珍本医书集成

（第四册） 医案、杂著类

（精校本）

裘庆元 辑

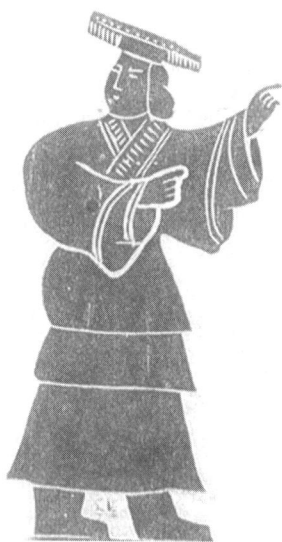

中国医药科技出版社

内 容 提 要

《珍本医书集成》是裘庆元先生晚年所辑的一部医学巨著，共收录古今医书 90 种，均是从其所藏的 3000 余种中医古籍文献中，精选实用的孤本、善本、珍本等。本书将 90 种医籍分隶 12 类，即医经、本草、脉学、伤寒、通治、内科、外科、妇科、儿科、方书、医案、杂著。这种分类既符合中医的学术特点，又便于后人对中医理、法、方、药的学习与掌握。全书内容丰富，校勘严谨，具有非常重要的文献和实用价值。

图书在版编目（CIP）数据

珍本医书集成：精校本．1~4/裘庆元辑．—北京：中国医药科技出版社，2016.7
ISBN 978 - 7 - 5067 - 8513 - 6

Ⅰ．①珍… Ⅱ．①裘… Ⅲ．①中国医药学 – 古籍 – 汇编 Ⅳ．①R2 – 52

中国版本图书馆 CIP 数据核字（2016）第 122441 号

美术编辑 陈君杞
版式设计 郭小平

出版 中国医药科技出版社
地址 北京市海淀区文慧园北路甲 22 号
邮编 100082
电话 发行：010 – 62227427 邮购：010 – 62236938
网址 www.cmstp.com
规格 787 × 1092mm $\frac{1}{16}$
印张 294
字数 6431 千字
版次 2016 年 7 月第 1 版
印次 2016 年 7 月第 1 次印刷
印刷 三河市万龙印装有限公司
经销 全国各地新华书店
书号 ISBN 978 – 7 – 5067 – 8513 – 6
定价 **488.00 元**（全四册）

《珍本医书集成》
整理委员会

出版者的话

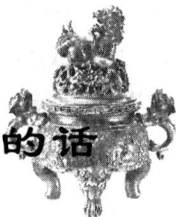

《珍本医书集成》是近代医家裘庆元1935年所辑的一部医学丛书。裘氏从其所藏的3000余种中医古籍文献中，精心选择切合临床的孤本、善本、珍本、稿本、精刻本、精校本、批注本等90种，分为12类（即医经5种、本草5种、脉学3种、伤寒4种、通治8种、内科12种、外科3种、妇科4种、儿科2种、方书17种、医案15种、杂著12种）汇编而成，内容丰富，校勘严谨，具有非常重要的文献和实用价值。

裘庆元（1873～1947年），字激声，后改吉生，浙江绍兴人，近代著名医家。16岁因患肺病，遂闲暇时间自学中医，后转而从医。1908年与著名医家何廉臣、曹炳章创办"绍兴医药学报"。1923年在杭州成立"三三医社"，组织杭州施医所。编纂了《国医百家》《医药杂著》《医药集腋》《古今医学评论》《三三医书》《杏林文苑》等书。还曾积极参加反对废止中医药的救亡事业，在我国近代中医史上贡献卓著。

本次整理，底本为1936年上海世界书局刊本，校本为1986年上海科技出版社重印本及2008年中国中医药出版社重印本。有文字互异处，择善而从。

1. 采用简体横排，底本中繁体字、异体字改为简化字，方位词左、右改为上、下。

2. 书中凡例、各书提要、插图等遵循原貌，予以保留。

3. 底本中明显讹字，经核实无误后予以径改，不再出注。

4. 底本中《内经素问校义》《难经古义》《难经正义》《古本难经阐注》《伤寒括要》《伤寒捷诀》《伤寒法祖》《松崖医径》《湿温时疫治疗法》《重订温热经解》《疯门全书》《医便》《丛桂草堂医案》《黄澹翁医案》《也是山人医案》《药症忌宜》等原无目录，今据正文厘定目录。

5. 书中中医专用名词规范为目前通用名称。如"藏府"改为"脏腑"、"龟板"改为"龟甲"、"白藓皮"改为"白鲜皮"、"兔丝子"改为"菟丝子"、"淮牛膝"改为"怀牛膝"等。

6. 底本中"症""证"混用，不影响原意者，保留原貌。

7. 凡入药成分涉及国家禁猎和保护动物的（如犀角、虎骨等），为保持古籍原貌，原则上不改。但在临床运用时，应使用相关的代用品。

书中难免出现疏漏之处，敬请读者指正。

中国医药科技出版社

2016 年 4 月

凡　例

1. 编者搜求医书四十余年，积三千数百种。兹于三千数百种中，选定九十种，辑成本集。名曰《珍本医书集成》。

2. 珍本包括孤本、精刻本、精抄本、批校本、稀有本、未刊稿。当时因搜求一书，有费时累年，费银四五百金者，皆海内不可多得之书。其中土已佚者，往往从日本求得之。

3. 本集中，间有数种曾收入《三三医书》中，皆以初印不多，为四方学者来函要求再版之书。又在坊间或有同样名目之本数种，皆已重加校订。且增补关于各书之文字。

4. 本集选辑，全以切合实用与可供参考为主。其不切实用者，即版本名贵，如《玄珠密语》《子午流注经》《绀珠经》《素女经》等，概不选入。

5. 本集凡辑入医经类五种，本草类五种，脉学类三种，伤寒类四种，通治类八种，内科类十二种，外科类三种，妇科类四种，儿科类二种，方书类十七种，医案类十五种，杂著类十二种。各科皆备，为学医者必读之书。即使不知医者家庭，亦可备参考检查之用。

6. 本集诸书，均经详细校订，并加句读，俾免鲁鱼帝虎之讹。惟孤本遗稿，无对勘之书，间有阙疑，幸祈读者有以匡政之。

7. 本集各书。卷帙浩繁，校雠厘订相助为理者，有周毅人、董志仁、沈仲圭、谢诵穆、包元吉、蔡燮阳、汤士彦、蒋抡元、桂良溥、陆清洁、刘淡如、马星樵、李锦章、徐志源、裘韵初、裘吟五诸医士，合志感纫。

8. 编者藏书尚多珍本，仍当陆续选辑，以饷学者。区区提倡国医之意，幸鉴及焉。

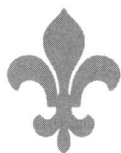

总目录

第一册

1

第二册

通治类（凡八种）

内科类（凡十二种）

外科类 （凡三种）

妇科类 （凡四种）

儿科类 （凡二种）

第三册

方书类 （凡十七种）

第四册

医案类 (凡十五种)

杂著类 (凡十二种)

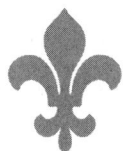

第四册　目录

医案类（凡十五种）

杂著类（凡十二种）

医 案 类

（凡十五种）

得心集医案

（清）谢映庐　著

内 容 提 要

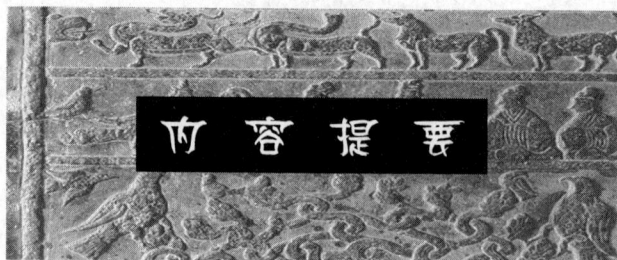

　　本书六卷，清·谢映庐先生遗著。其哲嗣杏园君搜辑刊行。分二十一门，每门皆附列自己治验奇方数则，头头是道，井井有条，令读者心领神会，易启临证处方之机。书虽有版，传实不多。剞家刻印赠，总不及书局发行之广。爰为重刊，以副杏园君辑传先人手泽之志。

姜　序

　　映庐谢先生父执也，实余心交。忆自先君弃世，先生悯余贫，重余守，每当燕坐倾谈，必出佳酿相饷，酒酣耳热，肝胆相示，先生常以箸击案呼曰：读书能如吾子，吾友有子矣。由今思之，謦咳如新，何世易沧桑，风流云散，先生遂不可复见。然不得见先生，得见先生著述如见先生也。先生自幼读祖父书，以医道济世，阅历近五十余年，所治验各症，存案不下千余条，题曰《得心集》。得乎心，斯应乎手，固先生本意也。近岁叠遭播迁，案多遗失，诸嗣君亟为纂集，而嘱勘定于余。余受而读之，益知先生医学，俎豆《内经》，鼓吹仲景，襟带李刘，炉冶喻薛，几于有书皆我，无古非今，以余浅识，独不虑买椟还珠，佛头着粪耶？虽然，精于理者意境毕呈，达于道者智愚共喻，夫以先生之医，匠心独运，故其案妙手写生，洞然秩然，需于余者无多。顾曩者先生不鄙不才，尝授笔砚序家乘记祭产碑传题赞，出予一手，今先生殁，而于是集垂成，作袖手观，无以对先生，更何以谢诸嗣君？况杏园所编，动中肯綮，法律谨严，予惟赞成之耳。乌乎辞，于是夜以继日，孜孜评点，以冀其成，亦既成矣，杏园又能出己所著一得集，附于后，予甚乐之。因即以先生当日称予者，转为先生颂曰：谢公有子矣。惜也予则守如故，贫亦如故，无可慰先君于九京者。遂无可慰先生，而先生乃以嗣君力，得成遗集，予亦幸共肩斯任，则即此报父执印心交也，奚而不可！是为序。

咸丰辛酉仲冬上瀚世愚侄金溪姜演谨撰并书

赵　序

　　医之道玄矣哉，自神农氏尝百草以兴斯道，后之宗岐黄者千百家，而得其传以不朽者盖数十人，医学之难，自古然矣。顾近代聪明之士，苟心通其意，每得其不传之绪，出所学以活人，且有非古成法所能拘者。世固时有其人，而医学之传，亦时赖其人以不绝于世。善夫明喻子嘉言之自名其书，有曰《寓意草》者，盖亦本乎医者意之说也，喻子真善言医者矣。我盱南映庐谢先生，少业儒以贫，故弃学肆力于医，遂通其术。其治病无常法，方投辄应，暇时则又取所治之已效于世者，具书于册，名曰《得心集》，先生之心盖欲以医一时者医天下后世矣，今夫学问之道公天下者也。而世之一二善诗能文之士，往往私其所学，家有传书，非其子弟不得观焉。降而至于方技术数者流，苟能神明其法，终将秘之不以授人，而先生独以活人之具为人言之，且著为成书以示天下，视世之私其子弟秘不示人者，相去何远也。先生季子杏园能读父书，克世其业，惧先生之书泯灭不传，亟为别类分门，授诸梓人，杏园可谓善继先人之志，而克述其事者矣。书成嘱序于予，予惟世之览是编者，得先生以意医人之法，推而广之，知医之不尽可以成法拘也，则读先生之《得心集》，即以为明喻子之《寓意草》也可。

金溪世愚侄赵承恩谨撰

黄　序

　　人生悲欢离合，如梦幻泡影，无从端倪，亦莫能超脱，顾当其时不觉也。由后追思，则感慨系之，甚且涕泣随之。余年四十后，叠遭大故，又值东南寇起，亲朋徂谢过半，屈指人琴，渺若山河。惟于后嗣继述，得瞻手泽，遂不啻謦咳亲聆，颜色相对，此余读《得心集医案》，所为往复嘘欷于映庐谢先生不置也。先生于余为世交，以精于医，余家老幼男妇，无弗乐就其诊，而于余姊与妇，尤有起死回生之恩，盖至是而交情益深矣。窃尝计之，自余髫龄以至既壮，二十余年中，余年鼎盛，而先生年未老，彼此家世更恬熙康乐，其间离合久暂，视为泛常，无容悲欢者。迨庚戌春，先君弃养，先生与汪伟堂世丈来吊，悯余孤苦，潸然出涕，则悲之矣。后二年余归自武宁，晋谒先生，先生久病初起，萧萧白发，步履蹒跚，余知为老景也，亦隐悲之。又四年，余至自粤东为先慈介寿，先生饮余家，旋招余饮，寓室平安聚晤，则又欢甚。越岁兵陷郡城，余随李观察次青先生入大营奔走局务，先生朝夕惴惴，惧余为其害。是冬兵复张，余奔信州，先生亦避匿盱南，故里居半载，有客自故乡来河镇者，传言先生以忧愤病卒，余为大恸，悲莫能已。其时地棘天荆，只鸡斗酒，无从致奠。幸再岁而全省肃清，余以秋试报罢，归省先慈，虽不得见先生而与先生哲嗣杏园日夕燕聚，于是悲欢交集矣。今年秋余方司铎高安，逆氛又大至吾邑，先慈见背，先姊先内，同时殉孝，家人相继亡者三口，余匍匐归里，勉营窀穸，苫块之次，念先生如在，当不知如何悲余也。未几，杏园出先生医案相示，余心如智井，不能匡赞一字，惟追念曩者先君病越月，兹先慈病四越月，均蒙先生暨杏园诊视，而余督乱俱未能壹志信从，致有今日。捧读遗案，夜阑感泣不能成声，盖继悲而痛且为之恨，此余与先生数十载离合悲欢历历可数者，梦幻耶，泡影耶？俱不得而知也。至先生是集审症之确，处方之良，与夫杏园编集校仇之妥，善观者知之，诸序详之，无待余言。

咸丰辛酉十月既望世愚侄金溪黄春魁补之谨序并书

李　序

　　吕东莱先生曰：不忧算之不多，而徒忧敌之难胜，天下之庸将也；不忧术之未精，而徒忧病之难治，天下之庸医也。医之道难言矣哉。夫医有医于未病，有医于将病，有医于已病，又或视有病若无病，见不病而实病，病之端多，即医之道大，医诚难言矣哉。得斯旨者，其谢映庐先生乎。先生少颖慧，嗜读书，士林每乐与之游。旋以境窘，弃举子业而就医，医于谢氏，固世精其业者也。先生既能自力其学，而又得先世心法之传，于是教人节饮食，慎寒暑，戒嗜欲，此则医人之病于未然。亢阳者抑之，纯阴者化之，阴阳驳杂者调之，此则医人之病于将然。辨症之表里虚实，审脉之浮沉迟数，且证以色之生旺休衰，而后拟方奏效，此则医人之病于已然。又或谵语癫狂，趋炎赴冷，人多仓皇失措，先生独声色不惊，应手而立愈。又神光外铄，坚匿膏肓，人每玩忽轻之，先生独深思竭虑，多方乃痊，此则医夫病如不病，不病而病之病。噫，先生之医，其良矣哉。若夫望五色，听五声，辨五行，度五候，因以定五气所由病，五病所由发，五邪所由乱，五劳所由伤，由是而调其五脏，顺其五气，固其五精，和其五味，此又先生数十年中精心苦志，济人之准绳也。夫至病必穷源，症必对方，以故疾无弗瘳，药无弗效，亦如兵家之战必克，攻必胜，此邑侯所以有妙手仁心之赠，而先生所以有得心应手之篇也。噫，先生之医，诚良矣哉。先生哲嗣杏园克承父志，医人亦多奇效，家学渊源，后先辉映，汇其先人手泽辑而成书，并附己所见效数十则于后，亦继志述事之意也。梓成而问序于余，余素不文，且不知医，以日与杏园游，谊不获辞，因即杏园平日所述先生之薪传独得者，撮其大要，而著之于篇。

　　　　　　　　咸丰十一年岁辛酉孟冬月上浣南州云岩李霖谨撰并书

王　序

古之不朽者三：太上贵德，次立功，次立言。医之为道大，其济人也普，以云功德无涯涘矣。而非立言以阐发之，后之人又乌能测其端倪，取法而推行之也？然则立言，乌容已哉，此先生之案所由立与。先生姓谢氏，映庐其别字也。予于甲寅秋一获见之，状貌清癯，有翛然出世之概，知必有所得于中，而非冒为孤高所能假托。予心仪久之，今得与哲嗣杏园交，因得读先生《得心集》，夫既有得于心，则表里精粗，无所不至，是化裁通变，因心作则，方不外乎古人，实不囿于古人。先生以数十年精力，本先人信心之端，参古贤启心之秘，原始要终，彻上彻下，而始有此得心之候。夫岂偶有一得，即自视为神明，矜为创获，以欺世盗名者所得而拟耶！然则先生功德岂有涯涘哉？先生季子杏园以聪明之士，学先生之学，心先生之心，取精用宏，无微不入，当世知名士皆乐就之，即名公钜卿如节相曾涤生先生，亦延之为座上宾。殆以良相良医皆有调燮阴阳之寄，故有相契于微者乎。昔汉丞相丙吉郊行见民斗不问，见牛喘辄问，惧阴阳之乖舛，燮理之失宜也。先生桥梓，可谓先得丞相之心矣。故精益求精，而效无不著，案亦于是乎始立，犹忆赠黄静夫先生句云：救时济世具深心，天有罅漏公能补。予将以之移赠先生，即以之移赠杏园，深识者当不以余言为河汉也。是为序。

咸丰辛酉仲冬月谷旦金溪小麓弟王敬遵拜撰

王　序

理莫难究于阴阳，即莫难通于医理，非知不能明，非仁不能任，非勇不能决。映庐谢先生，于斯道，余虽不敢知曰已臻夫知仁勇之神品，然而明矣任矣决矣。盖尝观其治病，阴阳虚实，辨之最悉而微，明也。扶正祛邪，或攻坚破结，不肯稍从因循，任也。审症必确，处方无疑，决也。三善备而先生之医著，先生之案，如山之立，盖惟得之心也，乃应乎手，《得心集》岂空言无补可同语哉。夫燮理阴阳，宰相事也。顺阴阳气化之流行，以愈六淫七情之疾，医之良也。先生平昔谈论，恒不离夫阴阳之理，故其医竟符夫宰相燮理之妙，即以知仁勇归之，谁曰不宜！是为序。

咸丰辛酉十月既望东乡舜臣王禹绪顿首拜撰并书

凡　例

伤寒　伤寒治法，乃医家第一着工夫。溯前贤诸案，各症备集，独于伤寒证验，多从简略。大抵忽于初起，淆于变证。案中分门别类，凡由外感而起，或误治传经，及兼挟风寒暑湿燥火六气之不同者，悉列卷一伤寒门，实遵《证治准绳》之例，非敢妄为创也。

虚寒　案中有真元不足，阴寒直中，状如伤寒，误表亡阳，疑于白虎证者，用表里先后救援缓急诸法取效，是为虚寒专症，故特标虚寒门。

内伤　案中治虚损不复、喘咳痰鸣、气促、泄泻、不寐等症，按此皆属五脏虚损，与六腑无涉，自应列入内伤。其有阴阳不和，水亏木郁，偏寒偏热，发作如疟者，亦由心肾亏损，同列内伤。至若燥气焚金，五心潮热，悉本嘉言秋燥论治法，兼参《内经》肾恶燥，母病而子失养之旨，似又于东垣法外，另施手眼，缘病在肺肾二脏，故亦列内伤门。

痿证　痿躄一症，《内经》论之详矣。首言因于湿，首如裹，头目昏重如物裹之，湿热不攘，大筋软短，小筋弛长，软短为拘，弛长为痿；次言肺热叶焦，则皮毛虚弱，急薄着则生痿躄也。注云：肺主皮毛，传精布气，肺叶热焦则不能输精于皮毛，故虚弱急薄，皮肤燥着，而痿躄不能行，犹木皮剥不能行津液于枝干而枯也。又曰：筋膜干，则筋急而挛，发为筋痿。下言治法，独取阳明，以阳明为五脏六腑之海，主润宗筋，宗筋主束骨而利机关也。由此合观，肺焦固生痿躄，而湿热不攘亦生痿躄。至于筋急拘挛之形，虽与痿躄弛长稍异，而筋受热伤则一也。今案中治验，痿躄拘挛诸症，悉从阳胜阴伤，燥气焚金，热盛筋急之旨治之。更有风热内蕴，表里交迫之症，则仿用河间之法。至若阳痿不起，或缩不伸，则从独阳不生，及肝胆内郁，筋急而挛，按法施治。更参乙癸同乡之义，以收全效。似于痿躄拘挛之治，无遗蕴矣。阴寒阳缩见虚寒门。另附门人问答，是又案中法外之法，当参阅之。

中风　按中风症，诸书咸列首卷，盖风为百病之长。而中风原有真中、类中之分，经络、脏腑、气血之别，故治有浅深次第之殊，法有攻风、劫痰、润燥、理气之异。大抵见症，百无一同，治法因人而施。总之经络素虚，风乘虚入也。案中风邪在上，卒然牙关紧闭者，为中风本门。其偏头风痛，脑鸣肢痹，及肠风暗厥，血虚风袭，筋脉抽搐之治者，为虚风，与肝风为患者，附列本门。

风火 案中治牙紧唇肿，咽喉壅塞，以及缠喉风之最急者，悉遵经旨火郁发之、甘以缓之之义。其或仓卒之际，汤药不及，用探吐法治之，然后斟酌处方，无非使风邪外达，不致内留为患，故统列风火门。

痰饮 痰饮之辨，仲景创论于前，嘉言阐发于后。愚窃谓昔贤以悬饮、支饮、溢饮为端绪，究未若以内饮、外饮为纲纪也。观大小青龙、半夏苓桂甘术、肾气等方，实为治内外二饮大法。大抵痰饮之萌，由于中焦不运，脾肾为患者居多，如木郁则土不生，火衰则水泛溢，中州泥泞，为痰为壅，聚于肺胃，为咳为呕，流于经络，为疼为痛。可由涌吐而治者，为外饮，可由攻涤而治者，为内饮。案中牙关紧闭，壅塞咽喉者，引之吐之，搜之逐之，治外饮法也。流注经络，肩臂疼痛者，攻之刮之，泄之下之，治内饮法也。又有脾阳不运，阴浊潜踞，用益阳消阴之法治之者，附列焉。

便闭 二便不通之症，古人有下不嫌迟之说，恐误下也。今案中治验，发前人未发者固多，阐轩岐底蕴者，亦复不少。如治男子腹胀拒食，二便不通，诸医束手，先君独于伤寒门中，触悟妇人外感传经热邪，经水适来，热邪既可乘虚而入，则男子内伤湿热，连值房劳，湿热亦可乘虚而入。旁通曲喻，揣摩入神。此外如阴气弥漫，三焦窒塞，用枳实理中以导之，术桂复剂以通之。胃腑冷积，呕吐呃逆，用景岳赤金豆，热以攻之，温以化之。膀胱湿热，用滋肾丸，寒以清之，辛以通之。脾阳不运，胸腹胀满，用枳朴理中以疏之，半硫丸以消之。冷积阻碍，势成关格，用姜附通阳，硝黄泄浊，更加草乌、皂角，为之向导。种种治法，悉导《内经》治胜复大旨，而神明其用焉。

癃闭 案中治小便不通，少腹胀急，有因湿热内蓄，膀胱气阻，用东垣滋肾法，取知柏泻内蓄湿热，肉桂通膀胱壅气而化之者。有独阳不生，腰腹胀痛，用六味地黄合滋肾丸作汤，滋阴而化之者。外仍用熨法摩法，通中以消之。又有木郁不流，举东垣升阳法，用六君子汤加升麻防风而化之者。同一癃闭，而治不一法，医道之不可拘滞如此。更有述治，详列于后。

吐泻 吐泻一证，责之脾胃，理固然也。治之不善，安危反掌。惟能窥其六淫之兼并，脏腑之寒热，则治之之法思过半矣。案中治吐泻胸胀，有从《内经》胃寒肠热之旨，则用连理汤及半夏泻心汤诸法。土虚木乘，面白飧泄，则仿古人培土必先制木之法。更有暴吐泄泻，厥逆无脉者，则从肾为胃关，用白通汤加猪胆汁，反佐通阳之法，较诸安脾理胃不大相悬殊乎。又治下痢，不以红白评寒热，而于营卫议虚实，以营主血，卫主气，红属血，白属气也。营卫不固者，先建立中气，脾胃虚寒者，理中焦之阳，俾脾胃有权，阳气乃运，庶气血各守其乡。其积热下痢，又有黄连解毒丸、六一散之治，附列本门。

冲逆 自下冲上之证也。如噎膈拒食，噫嗳呕呃，气急冲咽等类。有因七情起者。肝火僭越者，痰火上攻者。又有阴火上干清道，阴浊上泛咽喉，及肺气不降，与七情郁结诸症，俱列本门。总之此症，其冲也皆逆，惟逆也故冲，察其因、乘其机而消息之。遵经旨，而仍出以心裁耳。

肿胀　此症考诸古治，无非开鬼门、洁净府、除陈莝三大法门。喻嘉言增谓培养招纳二法，而亦不外补养升举两端。后人仿用得宜，可应无穷之变。案中肺气壅遏，周身尽肿，是为表实，实者自宜疏降。营冲不行，六淫内陷，是为表虚，虚者自宜升举。若夫脾肾阳虚，则专一补火生土，脾虚肺壅，肾囊如斗，则兼固本除标。更有病机变幻，如面跗疣然壅害于言者，则从风中廉泉，肾水泛溢而治。因病立方，随手取效。至于高者平之，坚者削之，是又案中常法，未可殚述也。

疟症　案中治寒热往来，或独寒无热，或独热无寒，以及阳维为病，病苦寒热，或元气不足，脾阳困惫，阴阳不和，亦恒偏寒偏热，按期而至者，治虽不同，皆可以疟症统之。更有淫气喘急，痹聚在肺，见为寒热往来者，并列焉。

头痛　考三阳三阴，惟厥阴有头痛，无身热，太阴少阴无头痛，有身热，若头痛身热则属三阳经矣。阴阳既辨，主治各有所当，古法森然，乌可混施？只以兼挟不同，内因非一，审症用药，权变在人。案中中虚气乏，清阳不升者，则仿东垣法以升之。痰火实热上攻清道者，则仿王隐君滚痰丸，仲景小承气、大柴胡及竹叶石膏等方，而从经旨上病下取之义。至若阴虚头痛，水亏火炎，肝木震动者，则用叶氏养肝息风、滋阴潜阳诸法。要皆头痛本症，不越内外二因，案仅数症，而治之大旨，尽在中矣。

诸痛　案中凡治各证，惟痛证最繁。如手足肩臂肘膝腰胁心腹，以及疝气为患者，症皆属痛，故列诸痛门。其妇人因产患癥瘕等类而痛者，另列入产后。

淋浊　淋浊一证，方书诸罕确论。余于辛酉秋，避乱后，曾患是疾，茎中热痛，如刀刺剜，溲溺仍清，惟窍端时流白浊，淋沥不断，腿缝间有核作痛，或牵引睾丸，溺时艰涩不堪。推原其故，精溺本同门异路，原浊流管中，逗遛其间，溲溺直趋而下，故并道相迫而痛。观于溺出四射，足为明征。治之者，若专以利水之剂杂投不已，必至增剧，盖败精腐浊，因劳役而成者，十居六七，脾虚下陷，湿热下注者，十仅三四。主治不越升清、祛浊、清热、利湿诸法，所谓澄其源、流自清耳。今案中治败精阻窍者，则仿古人制虎杖汤意虎杖汤牛膝、麝香，用宜通窍隧、逐瘀祛腐之品。其热结肝经，阴器肿胀，溺则号痛不已者，必下血乃愈，直用龙胆泻肝之法。昔叶天士，论厥阴内患，少腹绕前阴如刺，小水涓沥难通，环阴之络脉皆痹，气化之机关将息，其证最急，曾引朱南阳法，用归、桂、金铃、小茴，通阳泄急，佐入韭白、鼠矢，循经入络，实发前人未发奥旨，足与是案互相发明，岂执用五苓、八正散者，可同日语哉。

杂症　是门特就案中治上下内外各症列之，与内因七情，外因六气，不内外因之伤食跌仆，确有区别。如上则目盲不见，因火衰者，以暖命门治之。其精华不注，虚火上炎，则又用甘温泻火之法。阴火上冲，咽喉肿痛，则仿喻嘉言偷关之法。下则腹中疼痛，下利白脓，是为肠痛，故用托里排脓之法。内则时饥嘈杂，见为胃强脾弱，用扶脾抑胃之法。外则颈项生疽，日久浮烂，由于虚火内灼，遵经旨营气不行，逆于肉之条理，用归脾加减法。更有唇口腐烂，则从虫蚀其肛，用椒梅、理中之类。症难统同，治非一律，故以杂证分门。

产后 案中治妇人产后五更泄泻，崩漏不止，阴菌下坠，前后二阴诸疾，专以固奇经八脉为纲纪。或腹中胀痛，血寒凝泣，交骨未缝，寒入阴中，厥阴中寒，呕吐胁痛，中虚血寒，夜热咳嗽，津液内涸，口渴自汗，潮热腹痛，口舌浮烂，妄见妄言，诸症悉分虚实寒热，酌治取效，缘皆起于产后，故概列入产后。

痉痫 案中分痉厥、痫厥二门，以大小男妇为区别。缘小儿体气孱弱，血脉未充，筋骨柔脆，易感六淫之邪，为患最速。以手足抽搐，角弓反张为痉，四肢逆冷为厥，太阳中风，亦可类推。若方脉男妇，有七情之郁结，六淫之兼并，血气之盛衰，由来之暴渐，与夫产后血虚，及厥阴肝邪为患，四肢僵痹，不省人事者，皆为痫厥。

小儿 小儿体气稚弱，易于变幻，只凭望色审症，处治尤难。今案中治验小儿诸症，因伤寒传经，误治变痉者固多，而烦渴、吐泻、霍乱、慢脾者，端绪种种，亦复不一而足。及消渴、哮喘、目盲、啼哭等类，汇列卷六，特标小儿门，以便查阅。

谨按先君治验诸案，既分二十有一门，尚有述治答问二类，可与某门某案相发明者，附列某门某案之后，而标述治答问字样别之。又男澍管见数十余案，有可附载某门，亦标"一得集附"四字，低一格载于某门之末，非敢自炫，凛庭训也。男甘澍谨识。

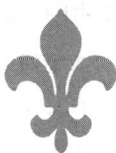

目　录

得心集医案

卷六

痉厥门

得心集医案卷一

南城谢星焕映庐甫著　　男　甘霖　时若　纂辑
　　　　　　　　　　　　　　澍　杏园

金溪　赵省庵先生　　　　侄甘棠　憩亭编次
　　　姜真吾先生　校定
　　　　　　　　　　　　　孙恩洪　　誊稿
门人　刘绍基莲溪　同校　后学杭州徐志源重校
　　　汪士珩节渠

伤寒门

阳证似阴

吴双龙乃室，得伤寒病，信巫不药，渐至潮热大作，胸前板结，谵语耳聋，数日未食，犹不服药，遂尔神识昏迷，眼翻牙紧。合室惊惶，延余治之。脉得细涩，十指微冷，面色黄白，问之不饮汤水，潮热时有时无，俨然虚极之象。细审此证，寒邪成热为阳，其返成阴候者，古人谓大实有羸状，即此类也。又河间云：郁热蓄盛，神昏厥逆，脉又滞涩，有微细欲绝之象，使投以温药，则不可救矣。盖其初原因伤寒失表，遂入于里，寒郁成热，热极变寒。理宜表里两解，治以柴胡、薄荷、菖蒲、大黄、枳实、甘草等味，急服两剂，连泄三次，潮热大作，口反大渴，知其里舒热出。三焦经络之热法当清之，以竹叶石膏汤四剂而安。

竹叶石膏汤 仲景

竹叶　石膏　人参　甘草　麦冬　半夏
粳米　生姜

误下呕泄

危廷阶年二十，始病发热恶寒，进表散药二剂，汗已大出，热仍不解。更医又用柴葛解肌之法，反增气逆干呕，胸前板结。一医进大柴胡汤一剂，遂尔腹中雷鸣，利下不止。其父亦知医理，邀集同道相商，交口当进七味白术散，余独议曰：仲景云胸中实，下利不止者死。其父惶悚，诸医默然。余又曰：此真谓之死证耶？但症极险耳，俟吾以法治之，二剂可收神效。其父且惊且喜，及见疏方，乃生姜泻心汤，又疑芩连不服，余曰：此证吾揣摩有素，非一时之拟用也。服下果然呕热顿止，但渴泄未止，更与甘草泻心汤，呕利随止。归语门人，门人不解，因诲之曰：此证头绪错杂，无非汗下伤胃，胃中不和，客气上逆，伏饮抟结聚膈。夫胸前板结，即心中痞硬也。胃虚火盛，中焦鼓激，以致腹中雷鸣。盖火走空窍，是以上呕下泄也。生姜性温，善助胃阳，甘草味甘，最益胃阴。因仿长沙之诀，汗后胃虚，是阳气外伤，故用生姜之温以助阳；下后胃虚，是阴气内伤，故用甘草之甘以补阴。药仅更一味，意则有二，先后两剂，欲起一生于九死者，敢操无师之智哉？门人问曰：甘草补阴止利之义，先贤开导来学，但此证胸前板实，生姜散满，固其宜也，吾师复用甘草，独不虑其资满乎？答曰：甘草味甘补土，土健而满自除也。况施火性急迫，阴气不守之证耶！且甘草之功用甚长，惟仲景之圣，方知举用，试观发表药中，如桂枝、麻黄、大小青龙辈，必用甘草者，欲以载邪外达，不使陷入阴分也。若邪入里，必无复用甘草之理，如五苓、承气、陷胸、十枣诸方，俱不用也。至桃核、调胃两方，以其邪兼太阳，尚属用之。若阴血大伤，竟重用甘草以复脉。可见前贤用药，取舍自有法度，而后之叶天士、黄宫绣辈，每视甘草为畏物，致令良药见屈，固不识此取舍之妙，又不察资满泄满之意也。又问曰：土健而满自除，则凡满证，俱不必忌乎？曰：非也。阴气内盛之满，法所必忌；阴气下亡之满，法所必施。如发表药中之甘草，必不可少；攻利药中之甘草，有断不可用者。举一隅，不以三隅反，则不复也。

半夏泻心汤 仲景治伤寒下之早，胸满而不痛者，为痞。身寒而呕，饮食不下，非柴胡症。

半夏　黄芩　黄连　甘草　人参　干姜　大枣

本方除人参再加甘草，名甘草泻心汤。

本方加生姜，名生姜泻心汤凡用泻心者，皆属误下之证，非传经热邪也。

误下胀满

何挺芳患伤寒病，服表散药而头痛，身痛，发热，恶寒诸症已除，可知表邪固解。惟大小便不利，咳唾多涎，医者不察，拘于伤寒法中有表邪既除、里邪可下之说，误与承气一服，遂至通腹反满，呕逆上气。前医再视，骇然辞去。余视口不渴，身不热，且脉来弦滑，知无热邪实结在里，不过痰饮阻滞肠胃，承气苦寒，徒损胃气，以致传化失常，湿邪不走，痰饮愈逆，故胃气愈乱，胀满愈增也。当取五苓散，

重桂化气利湿，加入陈半，甘遂，和中逐饮，一剂二便俱通，病者立时精神爽利，未劳再剂而愈。盖气化湿走，又病机中，当以小便不通之为标急也。

五苓散 仲景

猪苓　泽泻　茯苓　白术　官桂

误治传经

龚初福，初起畏寒发热，腹痛而呕，医以柴胡当归之属治之，更加大热。继以藿香砂仁温中之药，愈加沉重，以致人事昏愦，言语声微，通身如火。然发热犹衣被不离，四肢时冷，有如疟状，时忽痛泄，昼夜不寐。欲服归脾理中药未决，与余商，余诊之曰：此证全为药误，病之初起，原是太阳腑证，若以五苓散投之，得非对证之药乎？奈何以柴胡引入少阳，当归引入厥阴，病剧，又误以藿砂香燥之药，而劫其胆之津液，以助其火，又安得寐？而乃以久病体虚，欲服归脾理中之剂，岂相宜耶！夫寒邪郁而成热，颠倒错误，已成坏证，理宜急通经络，而兼以直降其郁火，庶几寒去而热除，热除而人事清，人事清而痞寐安矣。以仲景附子泻心汤，附子以通经，芩连以降火，正合其宜。乃渠犹畏芩连之凉，竟不肯服，力争之，一剂，大便下泄，小便红赤，再剂，诸症悉除，惟不寐，加入温胆汤，四剂而痊。

附子泻心汤

大黄　黄连　黄芩　附子

温胆汤

陈皮　茯苓　竹茹　半夏　甘草　枳实或加姜枣

阳邪入里

吴秀华，时值秋尽，头痛畏寒，略有潮热，

食减便泄，来寓索方。予视面色晦黑，舌色干裂，因告之曰：内有湿热，外感风寒，当节口腹，免成疟痢，疏与小柴合平胃与服。病已霍然，殊伊归里，房室不谨，食物不节，疟症果起。其疟寒少热多，自汗口渴，不能自支，自服理中丸，次日疟发颇重，延医称为热证，与石膏知母之属，热势虽轻，却无退刻，乃热邪内陷，非热邪外解，果然里急后重，下痢红白相兼，烦渴谵语，其势转重。延予视时，人事昏惑，细按其脉，弦数劲指，重按有力，上则呕逆胸满，下则后重逼迫，中则腹痛拒按，且身虽发热，尚有头痛畏寒，此热邪内陷，气血怫郁，充斥三焦，故有谵语妄见，是表里内外交困，棘手重证矣。反复思议，非表里交攻之法，势所难挽，与仲景治伤寒发热，汗出不解，阳邪入里，热结在里，表邪未除，里邪又急之例相符，处以大柴胡汤，寒热红白顿除，谵语亦息，仍与前汤，除枳实再进而安，后与甘寒而健。噫，圣人之法，布在方策，倘能寻其端倪，而起一生于九死者，岂非仲景之徒哉。

大柴胡汤

柴胡　半夏　黄芩　芍药　枳实　大黄
姜枣

失表发黄二条

仁元，佣工也，躬耕田亩。年及半百，时值暑月，发热畏寒，未药已痊，渐次肢体倦惰，头腰重坠，通身带浮，面色黄，唇舌指爪皆白，二便如常。告于余，余曰：此乃太阳病，未经发表，邪陷肌肤之中，非湿热发黄之证也。次早诊脉，按得三部浮紧而数，时或喘咳，复告余曰：已服黄疸草药，头上如蒙，腰间愈重，四肢忽麻，胸前时紧。余曰：昨之所拟，更无疑矣。以仲景麻黄汤加厚朴，连服四剂，每剂令啜热稀粥以助药力，俱得微汗。头腰方轻，症稍减，然脉象仍如前，与五积散一料，药完而病愈矣。

五积散

白芷　陈皮　厚朴　当归　川芎　芍药
茯苓　桔梗　苍术　枳壳　半夏　麻黄　干姜
肉桂　甘草　葱　枣

麻黄汤

麻黄　杏仁　桂枝　甘草

王富春，新婚匝月，得太阳伤寒病，头痛，发热，畏寒，误用补剂，邪无出路，遍身骨节疼痛，满头大汗热蒸，其面目如橘色之黄，其小便如栀子之汁，所服皆清补疏利，势愈迫切，诸医技穷，始延余诊。幸脉无阴象，腹无满结，胸无呕哕，谓曰：此证虽危，吾一剂立愈。其家且疑且信，服之果然。原仲景《伤寒论》中，有太阳病失汗，一身尽痛，头汗发热而黄者，有麻黄连翘赤小豆汤之例，盖发汗利水，令郁拂之邪，表里两解之意耳。

附： 王富春愈后，其妻一日微觉飒飒寒热，少腹疼痛，小水紧急，欲解不出，痛甚牵引腰胯，两目花乱，头重莫举。其家见症急厉，告诸母家，诸医群集，曰寒曰火，莫辨其证。余曰：小腹痛引腰胯，小便不利，头重眼中生花，岂非阴阳易之症乎？处逍遥汤，调烧裈散，药下果验。

按： 阴阳易证，男病新瘥，与女交，其病遂遗于女；女病新瘥，与男交，其病遂遗于男，故名。裈，裤裆也。男澍谨识

柯韵伯先生云：此证无内外因，本非伤寒，而冠以伤寒者，原其因也。因淫情之不禁，而余邪得以乘其隙而移患于无病之人，顿令一身之精气神形，皆受欲火之害，是不病于伤寒，而病于阴阳之易，故未可以男女分名也。夫邪之所凑，其气必虚，阴虚而淫邪凑之，故少气飒飒寒热，不能运躯，头重不举，身体皆重。精神散乱，故眼中生花，邪中于阴，故阴中拘挛，痛引腰胯，少腹里急，小便不利耳。谅非

21

草木之味所能愈，仍须阴阳感召之理以制之，斯裈裆之以意相求也。裈裆者，男女阴阳之卫，阴阳之以息相吹，气相聚，精相向者也。卫乎外者，自能清乎内，感于无形，以之治有形，故取其近阴处，烧而服之。形气邪感得其隐曲，小便自利，乃清阳出上窍，浊阴归下窍，而诸症悉除矣。然女病可服男裈，男病亦可服女裈，仍合阴阳交易之理，格物之义。至秽之品，为至奇之方，愚谓前贤用药奥旨，非立言阐发之，乌能使后人测其端倪，知所取法而推行之也！

男澍再识

麻黄连翘赤小豆汤

麻黄　连翘　杏仁　甘草　赤小豆　姜枣

逍遥散 局方

柴胡　白芍　当归　白术　茯苓　甘草　薄荷　煨姜

汗不得法

辛卯冬月，有同道长子，患伤寒病，畏寒头痛，发热无汗，屡服发散，汗不能出，热不能止，变痉而逝。其次子旋得此证，连进发表，皮肤干涩，发热愈炽，同道骇怖请视，告余曰：明是寒邪伤营，见症俱属外感，奈何汗之不应，又岂死证耶？余曰：辨证虽真，未能相体故耳。郎君关弦尺迟，面白露筋，乃中气虚而血不足，故寒邪外感，非滋其血液，何能作汗？汗既不出，热何由解？宜与当归建中汤。同道又欲减除饴糖，余曰：建中之用，妙义正在于此。且糖乃米谷所造，所谓汗生于谷也。如法啜之，果微汗热退而安。愈后同道尚不自悔，复向余曰：吾意亦如是耳。余知彼欲掩其过，而逞其能也。壬辰春，复闻乃郎患中虚气痛，缘脾向虚，肝木自强，且春升木旺之际，正宜补土荣肝，反以极力消导，竟堕前功，殊可惜耳。

仲景建中汤 加当归

桂枝　生姜　芍药　甘草　大枣　饴糖

风湿相搏

高汉章，得风湿病，遍身骨节疼痛，手不可触，近之则痛甚，微汗自出，小水不利，时当初夏，自汉返舟求治，见其身面手足俱有微肿，且天气颇热，尚重裘不脱，脉象颇大，而气不相续。其戚友满座，问是何证，予曰：此风湿为病。渠曰：凡驱风利湿之药，服之多矣，不惟无益，而反增重。答曰：夫风本外邪，当从表治，但尊体表虚，何敢发汗？又湿本内邪，须从里治，而尊体里虚，岂敢利水乎？当遵仲景法，处甘草附子汤，一剂如神，服至三剂，诸款悉愈。可见古人之法用之得当，灵应若此，学者可不求诸古哉。

甘草附子汤

甘草　附子　桂枝　白术

湿热内攻

张怀久乃郎，年方及冠，遍身忽发疮疹，形如麻粒，询诸疡科，内以凉血托里之剂，外以药汤沐浴，其疮尽伏，以致湿热内攻，恶寒发热，头痛身疼此表邪确据，延医又误为疟证，投以清脾饮服之此误认为半表半里，以致寒不成寒，热不成热，人事昏惑，绝粒不进。乃叩于余。脉颇浮数，问之不应，扪之身热，视之唇舌俱淡，此风热内蕴，抑遏于中，若不外达，势必内攻脏腑，机窍尽闭而毙，当与升阳之药，提出肌表。与升阳散火汤二剂，遍身发热，躁扰不安，其家惊惶，促余再视。其身虽热，而问之能答，则神识将清，且粥饮亦进，则胃气有权，余曰吉也。夫躁扰不安者，正邪气外达之征，明日毒气外出，则内可安，更与辛凉解表之法，以人参败毒散二剂，果然疮疹尽皆发出，形如绿豆粒，再与前法，疮皆灌脓结痂而安，仍与清散药而健。须知此症若不如此施治，脏腑能堪此毒乎？

升阳散火汤东垣

葛根　羌活　防风　升麻　甘草生炙　柴胡　独活　人参　白芍　姜枣

人参败毒散活人

人参　羌活　独活　柴胡　前胡　川芎枳壳　桔梗　茯苓　甘草　薄荷　生姜

同证异治

许庆承之子，及黄起生之弟，年俱二十，同患瘟疫，医进达原饮、大柴胡汤，潮热不熄，燥渴反加，因而下利谵语。许氏子，病经两旬，身体倦怠，两目赤涩，谵语声高，脉来数急，知其下多亡阴，所幸小水甚长，足征下源未绝，与犀角地黄汤，加蔗汁、梨汁、乌梅，甘酸救阴之法，频进而安。

附：黄氏弟，悉同此证，但此病不过三日，即身重如山，躯骸疼痛，谵语重复，声微息短，脉来鼓指无力，此病虽未久，然表里有交困之象，阴阳有立绝之势，急进十全大补汤，重加附子二十剂始安。夫同一潮热燥渴，同一谵语下利，而用药角立，毫厘千里，岂易言哉！

犀角地黄汤

犀角　地黄　白芍　丹皮或加芩连

十全大补汤

地黄　当归　川芎　芍药　人参　白术茯苓　甘草　黄芪　肉桂

风温答问附

家万生廷诏之子，春杪远归，头痛寒热，默默欲睡。医者不知风温之证，当用清凉之法，误作伤寒之病，而以辛温之药，渐至神识昏迷，谵语不食，大便不通，小溲或遗，与水则啜一口，与粥亦啜一口。延余两门人同治，汪生争用附子、干姜，陈生争用芒硝、大黄，两争莫决，急延余视，两生俱称脉象模糊，余诊亦然，及抉齿视，舌白干刺，唇虽干，而色稍淡。脉与症参，病邪不在脏腑，仅在三焦，因谓汪生曰：尔以为诸虚乘寒，有神虚谵语之例耶，但舌不应干刺。又谓陈生曰：尔以为三阳传经，有胃实谵语之条耶，然舌色不应尽白。究竟温脏攻腑，俱属偾事，盖此证，乃风温热邪蒙闭上焦气分，致令肺气痹极，古称郁冒者即此证也。但有入气入血之分，若入血分，则邪在膻中之内，此则仅入气分耳。夫肺主气，气阻血亦不行，故脉模糊，然亦重按触指。上焦不清，则胞中之络外蒙闭，故神昏谵语也。浮障之邪，惟与轻清味淡之药可得去也。汪生问小便自遗如何？答曰：曷不闻肺与膀胱司气化，热甚而阴挺失职乎？陈生又问大便不通如何？曰肺与大肠相表里，且天气不怖，地道亦阻之说，吾已讲明有素，何遽忘耶？两生愕然，促以疏方，佥用杏仁、杷叶、知母、通草、蒌皮、山栀皮、竺黄、灯草，药下安睡，大便果通。次早复视，能述病苦，再加琥珀镇心安神而安，仍以清肺药而健。越日两生叩曰：风温邪入气分之治，既闻命矣，但未知邪入血分，当以何法治之？答曰：若邪入血分，则入胞络之内，舌苔当必黑刺，而凉膈、导赤、黄连阿胶鸡子之属，养阴退阳之法，按症举用，以积热藉以宣散，而心胸自畅，脉渐以生。又曰：风温初起，脉症如何，治当何法？曰：温证甚该，凡春温，温热，湿温，暑温，风温，以及温疫，大头瘟，皆不可汗。故书曰：温邪忌汗也。今仅举风温之证言之。发热头痛，状似伤寒，但自汗身重多眠。夫身重似伤寒，然寒应无汗，自汗似伤风，而风应身轻，此当辨也。且鼻息多鼾睡，语言多难出，脉象尺寸当俱浮，唇口齿舌当不润，无非风温酝酿之机，此当辨也。总由表邪蓄热，故曰风温治之之法，当与辛凉解表，如葛根、薄荷、防风、杏仁、连翘、通草、白薇、甘草之属，内清经络，外彻肌肤，清温而不阻风之出路，驱风而不助温之暴虐，庶内外之邪，表里两解，为清散法也。若犯香苏羌独葱姜陈半，是以温治温，故在禁耳。两生退而喜曰：既闻风温入气入血之治，又闻诸温忌汗之理，真所谓闻一得三。

夏伤于暑

傅瑞廷，六月新婚后，触暑病热，头脑大痛，误用补剂，大热焦渴，医以瘟疫热证治之。凡清解疏利，升散养阴之药，治经数月，而病不瘳。节届大雪，始延余诊。视其形瘦面垢，身热谵语，自汗多渴，头痛有如刀劈，脉来长而不洪。是时医巫浩费，家计已索，病者因头痛难任，其叔孔翁曰：尚可治否？余曰：可治。戚友咸问病名，余语以暑邪之证，众诧为不然。问曰：何以知之？余曰：以气虚身热，谵语自汗，合于面之垢，脉之长而知之也。因请用药，余曰：甘寒解暑之剂，惟有天生白虎一方。旋重价觅至二枚，先将一枚破而与之。病者心躁口干，见辄鲸吞虎嗜，顿觉神清气爽。因再求瓜，家人止之，余更与之。食毕汗收渴止，头痛如失。但暑邪虽解，而阴气被阳热之伤尚未复也。夜仍微热，咽微干，睡不寐，仿仲景少阴病，咽干口燥不得卧之例，处黄连阿胶鸡子汤，三服而健。

黄连阿胶鸡子汤

黄连　黄芩　芍药

上三味煎去滓。入阿胶烊尽，少冷入鸡子黄，搅匀服。

温热传变

车觐廷妻，傅羽仪令爱也。初日，恶寒发热，次日大热不寒，饮水不辍，唇焦，红舌燥裂，大便闭，胸前板痛，烦躁莫当。余诊之，脉纯躁无静，刚劲冲指，谓曰：此乃温热病，非伤寒证也。若伤寒证，从皮毛而入，由传变渐入于胃，结成可下之证。至温热病，从口鼻而入，不由传变直入而附近于胃，结成大下之症。其来路异，其去路一也。然此证才二日，即一团邪热内结，如火燎原，其势已极，亦温热病之最速者，须防物极则反，或有痉厥之变，稍迟，有朽肠腐胃之事矣，是所谓急证急攻，无庸迂缓。疏方以凉膈散，大黄重用。药方煎时，掀衣发狂，怒目而视，牙关略紧，面红目赤，扬手掷足，乃邪火一概上冲，莫可止遏之势。忙进前药，灌至半，势稍平，剂终，人事略醒，自索前药，以其滓再煎服之，随取前方再进一剂，其病悉清。讵调摄不善，半月后，因口角盛怒，时见微热，初不以为意，倏于某日申酉刻，自觉难支，晬时声音悉闭，奄奄一息。问其苦否，但点额摇头，可见心地尚明，惟哑不能声耳。尤有奇者，腰以上发热去被，扬手摸胸，腰以下畏寒厚覆，两足僵直。医数辈，未敢下药，举家慌甚。羽兄即夜来请，余念知己之女，戴月而往，诊脉寸部浮数，尺中紧涩，似乎上下阻截，因其证从未经见，方非易拟，然目睹其状，心甚怜之，兼之房中稚子失乳，老姑抚孙相哭，吾大为踌躇，默以其证，证诸经旨，以冀一悟。其夫含泪问曰：前日重恙，幸叨再造，今复病此，先生亦蹙额无法耶？答曰：斯疾大奇大疑，泛泛一视，难明其理，吾正在谛审，且止啼哭，吾自当竭诚，以报知己。因环步思议，已而笑谓曰：此症虽奇，吾得之矣。窃思人身之气，全赖肺以运之。今上下不通，无非治节不行，失其常度，而为上热下寒之证。其上热下寒之由，盖前此温邪未得清解，今复加感冒，又值大怒，其气愈阻，愈阻愈结，其气遂横于胸。其热邪因气不流行，仍亲乎上，热多动，必扰其血，故见上热去被之症。其寒邪新感，亦因气不流行，仍亲乎下，寒多静，必滞其血，故见下寒僵硬之症。总因气结于胸，不能周流，以故旧热新寒，各随上下而相亲，热自热，寒自寒，俨然分疆界焉。曰：此先生大开生路之论，未知古圣亦有此论否？余曰：大哉问也，吾为子悉言之。尝读经曰：气并于阳，血并于阴，此上下相亲之义也。曰：其声哑如何？曰：夫声音发于肺，肺为娇脏，最易受伤。今气已结，更被热邪伤之，又被寒邪塞之，欲其出声，其可得乎？譬之钟磬，内以物塞之，外虽重敲，冀其响不可得。是其病之所受，全在于肺，法宜先开肺气而祛寒，使气宣通，热得下流，而胸结可散；后泻其蕴热，则肺可清，而壅塞自除。时际鸡鸣，疏方先以乌药顺气散一剂，以开肺气而祛寒。比晓遍体微汗，下身发热减盖，脚可屈伸，胸前亦宽。惟声音虽出，犹不清，时仍哑，日出进泻白散，合白虎加桂枝汤，此方足以泻热而清肺。一剂潮热悉退，声音清亮，前后两剂，病如冰释。后以保肺生津之药调理而健，观者钦服。

白虎汤

石膏　知母　甘草　粳米

凉膈散

连翘　甘草　薄荷　大黄　栀子　竹叶
芒硝　黄芩　蜂蜜

乌药顺气散

乌药　橘红　麻黄　川芎　白芷　桔梗
枳壳　僵蚕　干姜　甘草　加葱、姜

泻白散

桑白皮　甘草　地骨皮　粳米

咳嗽失血 三条

李赓扬先生，苦诵读，馆僧寺，冬月衣被单薄，就炉向火，而严寒外束，虚热内蕴，渐致咳嗽吐血，医者见其神形不足，谬称痨损，日与养阴之药，遂至胸紧减食，卧床不起。余诊其脉，六部俱紧，重按无力，略有弦意，并无数大之象。密室中，揭帐诊脉，犹云恶风，被缛垫盖，尚背心寒凛。按脉据症，明是风寒两伤营卫之病，若不疏泄腠理，则肺气愈郁，邪无出路，法当夺其汗，则血可止。经曰：夺血者无汗，夺汗者无血。奈体质屡弱，加以劳心过度，不敢峻行麻黄，然肺气久闭，营分之邪，非麻黄何以驱逐？考古治虚人外感法，莫出东垣围范。因思麻黄人参芍药汤，原治虚人吐血，内蕴虚热，外感寒邪之方，按方与服，一剂微汗血止，再剂神爽思食，改进异功合生脉调理而安。亦仿古治血证，以胃药收功之意也。然余窃为偶中，厥后曾经数人，恶寒脉紧咳嗽痰血者，悉遵此法，皆获全效。可见古人制方之妙，医者平时不可不详考也。

麻黄人参芍药汤

麻黄　芍药　黄芪　当归　甘草　人参
麦冬　五味　桂枝

生脉散

人参　麦冬　五味

徐晓窗，年逾五十，形伟体强，忽患潮热咳血，楚南诸医，咸称血因火动，叠进寒凉，渐至胸紧头疼，不能自支。于是检囊归家，坐以待毙。延医数手，无非养阴清火。迨至饮食愈减，咳红日促，予按脉象，紧数之至，且病经数月，而形神未衰，声音犹重，肌肤虽热，而厚衣不除。久病面色苍黑，额痛时如锥刺。内外谛审，并无内伤确据，一派外感明征。伏思表邪入阴，扰乱营血，必当提出阳分，庶几营内可安，乃以参苏饮除半夏，加入止嗽散与服二剂，助以热粥，始得微汗，似觉头疼稍减，潮热颇息。以后加减出入不越二方，或增金钗麦冬，或参泻白散，调理一月，药仅十服，沉疴竟起，未尝稍费思索也。

附：后李维翰先生，畏寒发热，脉紧无汗，咳嗽失红之症，医治弗效，慕名虔请。及余疏方，畏而不服，细为讲论，疑团稍释。奈前医纷纷，既不识表邪入阴之证，又不解夺汗无血之义，中坚阻之，而余独吹无和，以致热肠不投。越月见讣音悬市，自恨遇而不遇，抚躬一叹而已。

参苏饮

人参　紫苏　陈皮　枳壳　前胡　半夏
干葛　木香　甘草　桔梗　茯苓　姜　枣

止嗽散

桔梗　甘草　橘红　百部　白前　紫菀

泻白散　方见前本门温热传变。

温热不治二条

黄成斋学博，外艰解组后，忧思百倍，今春面色如赭，坐谈口秽，神情张皇，若有所失，盖显孤阳不生之机。予见而骇之曰：足下神形面色，阳气独治，无阴以守，然尚不倦，得毋出于强勉乎？渠曰不然。又曰：人身负阴抱阳，阴阳交恋不露，所以生生不息。今神形相失，急当潜心静养，庶几亢阳自返，所谓静则阴生也。渠曰唯唯。厥后闻伊不但应酬不节，抑且多方会计。延至秋深，忽潮热不退，自拟因食物未节，屡进消导发散，因而汗出呕逆，乃邀余治。余固早知其病必重也，视之汗大如雨，身热烙手，舌苔满黄，口秽难闻，抑且绝粒不进，彻宵不寐，热微则神识稍清，热甚则神乱妄言，及诊其脉，洪大躁疾非常。余以谊关世好，而又金丹莫觅，直以病在不治之例辞之。盖《内经·素问》篇云：有病温者，汗出辄复

热，而脉躁疾，不为汗衰，狂言不能食，病名阴阳交，交者死也。人所以汗出者，皆生于谷，谷生精气，今邪气交争于骨肉而得汗者，是邪却而精胜也。精胜则当能食，而不复热。复热者，邪气也。汗者，精气也。今汗出而辄复热者，是邪气胜也。不能食者，精无俾也。病而留者，其寿可立而倾也。此《素问》之言，已属吻合矣。又《灵枢》篇云：热病已得汗，而脉尚躁盛者死。今脉不与汗相应，此不胜其病也。狂言者，是失志，失志者死。今见三死，不见一生，虽愈必死也。况叔和云：汗后脉静，身凉则安，汗后脉躁，热盛必难。余以揣摩有素，莫敢援手，盖攻邪保精，两难立法耳。闻余告辞后，旋延二医，商从表里两解，未逾日，气高不返而逝。惜哉，设当日春升相见之时，肯听予言，急捣养阴镇阳之药，转刚为柔，归于中和，加以潜心静养，虽有此番病累，决无汗后洪大躁疾之脉矣。笔此以为养生者鉴，并为业医者鉴也。

车启南之子，年方二十，发热头痛，服表散药，汗出淋漓，而热反炽，更狂言乱语，口渴粥饮不进。其戚友知医者多，特邀余诊之。脉洪大急疾异常，尺肤烁指，余知此证，为阴阳交矣，坚辞不治。门人在旁，嘱其不可用药。余出复延二医相商，与竹叶石膏汤，众皆谓可，未晚果卒。次早门人问曰：昨车姓之病，愚辈视之颇轻，而先生直云不治者，何也？答曰：此症《内经》明有开示一款云：有病温者，汗出辄复热，而脉尚躁疾，不为汗衰，狂言不能食，病名阴阳交。交者，死也。谓阴阳交尽也。凡治温证，若得战汗，理当脉静身凉，伤寒汗后亦然，今大汗既出，而热反炽，是汗为阴气之亡，而热为阳气之丧。夫汗为阴液，阴气既出，而孤阳独亢，因显躁疾之脉，已属不治，再加狂言乱语，是心肾阴精绝于内，神明越于外，合于脉之躁疾，其何以施救援乎？若能饮食入胃，游溢精气，或使精生于谷，尚可幸图于万一。今口虽渴，而粥饮不入，合于脉之躁

疾，全失和缓之象，又无胃气矣。所谓今见三死，不见一生，虽愈必死也。吾侪身肩是任，可不见及此乎？门人促余笔之，以为后学之训。

述治张高腾兄暑温病书

予临斯证时，病已四五日矣。某月十一日，睹神呆色垢，烦冤莫耐，潮热微而恶寒，脉小数促，舌赤唇燥，溺短而艰，是暑温之邪，深陷于营，势非易治。姑与淡渗轻清之药，而溺愈不通，脉现涩小，因思温邪固不可缓图，而淋秘尤当急治。且数脉转涩，下元阴必不充，仿滋阴化气之法，下午随疏滋肾丸作汤亟进，溺始得长。次日便泄溺短，更用五苓散加知母、木瓜，而二便无恙。十三日复诊，其寒热烦冤之状仍若，脉仍小数促，盖温邪虽陷于营，其去路已非从下，必当提出于表，方为合法，遂给兰草分消饮连服，而恶寒发热之恙稍减其半。十五日复诊，脉舒不促，但数小不长，谅非滋阴清热之法不可。连日服之，而寒热更减二三，神始清，耳始聪，惟烦冤之状，尚未能解。十八日，脉转迟数，舌清唇红，但指尖时微冷，天庭候潮热而不自觉，盖温邪虽从表达，然脉象迟为阳虚，数断阴亢，是身中素虚之阴阳，尤当亟调。夫养正邪自除，理所有也。因订附桂八味连服二日，而脉皆平，诸病稍退，自云嗳气犹带地黄之味，意拟丹泽之寒乎？故改附桂理阴煎，脉来数多迟少，固知剂中之助其阳，念日更用柔阴扶阳之药，一服而寐已安。是日再视，二便寤寐如常，是暑温之邪已解。但脉来右犹带迟，左犹带数，口甘唇红，当从中治。似此阴阳两虚之体，寒热错杂余邪，最宜斟酌，非刚不足以涤秒，非柔何以济其刚？孔氏曰：宽以济猛，猛以济宽，政是以和，不佞谨以治国之法，而通于治病可乎？其药味必嘉言所谓能变胃而不受胃变者宜之，故疏连理汤与服，连进二日，所喜药与病机相投，但未

知鄙见有悖而理否。至善后之治，犹未敢臆揣，缘一病变态不常，四方水土有异，谨陈颠末，附质慧眼采鉴。而善后之法，是有望于高明焉。后闻病者至家，仍以理中加枸杞服，旬余而安。

一得集附

阳证似阴

熊清平，乃郎将冠，得温热病，自以感冒法治之。已不中病，延医更谓阴虚，投以六味地黄汤，益不中病。迁延旬日，胸腹饱胀，稍按甚痛，潮热渐退，四肢冰冷，手足爪甲皆黑，舌苔干燥，口不知渴，与之以水则咽，大便五日未通，小便赤涩而少，咽喉肿塞，口不能言，耳聋不知所问，六脉举按皆无。医者不审热深厥深之旨，郁热蓄盛，脉反滞涩之变；热甚神昏，口不知渴之情；复不将望闻问切，四字较勘，仅守发厥脉伏之假象，冒为真据；且将胸腹饱胀，为阴寒上逆，而可按拒按，置之不辨；咽喉肿塞，妄为虚阳上浮，而色之赤白，口气温冷，又置之不辨；又以大便燥结，谬为阴凝不化，而痞满实坚全具，又置之不察；直将一切内热明证，概为假热，竟用四逆汤，附子用到一两。清夫妇疑而未进，就正于余。内外一探，知为温热重病，阳邪亢热已极，反兼寒化，如酷暑雨雹之象，势亦在危。而细勘详询，明是在表失表，在里失里，酿成极重热证。再诊其脉，举按虽无，而沉候至骨，劲指甚坚，根蒂未绝，喜其可治。因谓曰：此大热证也。遂疏黄连解毒汤合普济消毒饮，重加大黄，嘱其日夜两剂，务俾大便通则火不伏，而厥可回，脉可出。清因二医一用附子、干姜，一用黄连、大黄，冰炭莫辨，无所适从。然其妇急欲将余方购药，而清究不能决，更延一医，匆匆一视，又谓为阴毒。其妇曰：生死有数，若服谢先生药，死亦无恨。清因妻意甚坚，勉为煎就，意

伪狐疑，其妇强为徐灌。约二时之久，一剂已终，小水甚长，即索水饮，清见人事略醒，复煎一剂，是夜连得大利，果厥回脉出。次早复视，更以凉膈散，重服清胃药而健。后置酒于家道谢，清因述曰：众医谓为阴寒，独先生断为阳热，小儿几希之命，固蒙再造，但承赐妙方，若非内子坚意，几乎误矣。余惊疑之，嫂何以独信予也？适其妇出房道谢，其妇曰：先生初视之时，面有忧色，是忧其难治也；及诊毕而踌躇深思，是思其可治也；至再诊而面忽有喜色，是喜其得法也。且审症而战战兢兢，疏方乃洋洋溢溢，是直无所疑也。先生慎重若斯，无疑若斯，予复何疑？余闻言深为叹服。夫医家望闻问切，而望居其首，业医者往往忽之，今熊妇竟能望医之神色而知医，吾辈昧昧不且有愧于妇人乎！

黄连解毒汤

黄连　黄芩　黄柏　栀子等份

普济消毒散东垣

黄芩　黄连　甘草　玄参　连翘　板蓝根马勃　牛蒡子　薄荷　僵蚕　升麻　柴胡　桔梗　陈皮

凉膈散　方见前本门温热传变。

水气头汗

尝读医门八法云：伤风自汗，用桂枝汤，伤暑自汗，则不可用。又曰：人知发汗退热之法，而不知敛汗退热之法。敛也者，非五味、酸枣之类，是谓致病有因，出汗有由，治得其法，汗自敛耳。如傅金生一证，时当暑月，天气亢燥，饮水过多，得胸痛病，大汗呕吐不止，视之口不渴，脉不躁，投以温胃之剂，胸痛遂愈，而呕吐未除，自汗头眩加甚。其父来寓更方，余以昨剂颇效，原方加黄芪与服，服后亦不见躁，惟汗出抹拭不逮，稍动则眩晕难支，

心下悸动。举家咸以为脱，吾许以一剂立愈，以半夏五钱，茯苓三钱，生姜一片，令即煎服，少顷汗收呕止，头眩心悸顿除。盖缘饮水过多，水停心下，火位不安，故惕惕悸动。本仅当心下作痞，兹以阳气素虚，更重为心下作痛，所以前投温胃之剂，助阳消寒，其痛自除，但水饮犹未下耳。水气上逆，则呕吐不止，水气上干，则汗眩难支。举以大半夏汤，行水散逆，使水下行，则呕悸汗眩俱止，所谓治得其法，汗自敛耳。由此益悟认证宜真，而辨证宜细也。试观瘀血证，亦头汗出，然必小便不利，而目珠先黄。又邪在少阳，亦头汗出，虽有呕吐目眩，胸满之兼症，然必有寒热往来之本症。至于伤暑自汗，郁热陷里自汗，阳明燠热自汗，三阳合病自汗，更有中寒冷汗，表虚自汗，阳脱自汗，汗多亡阳，与夫惊恐房劳，风湿漏风，产蓐津脱，以及盗汗诸症。凡阴虚阳胜，阳虚阴乘，种种汗出不一，各有兼症不同。且头与身皆汗，又与独见头汗迥异，乌可概指为虚脱耶？此余趋庭传受心法，今并志之。

小半夏加茯苓汤《金匮》《三因》名大半夏汤

半夏　茯苓　生姜

本方除茯苓名小半夏汤。治支饮呕吐，不渴，亦治黄疸。

本方除茯苓、生姜，加人参、白蜜，名大半夏汤。治反胃，食入即吐。李东垣曰：辛药生姜之类治呕吐，但治上焦气壅表实之病。若胃虚谷气不行，胸中闭塞而呕者，惟宜益胃推扬谷气而已，勿作表实用辛药泻之。故服小半夏汤不愈者，服大半夏汤立愈，此仲景心法也。

伤暑自汗

丁麒寿，时当暑月，腹痛泄泻，自汗神疲，叠进温补，遂至二便窘急，日益危笃。适一邻医，年六十余，谓病经数日，汗出不知几斛，

兼之四肢逆冷，法在不治。且补剂服至附子、鹿茸，仍无寸效，今脉绝，无可为也。其家固贫，医药已难继矣，又听邻医之言，遂无复再生之想。奈病人呻吟在床，不忍坐视，遥闻先君善治危症，托人求诊，适应酬未暇，命余前视。诊得脉虚，重按若无，审得额汗溺短，气虚烦渴，背微恶寒，四肢逆冷。余笑曰：此伤暑也，安得以阳虚目之？经云：气虚身寒，得之伤寒，气虚身热，得之伤暑。今症见烦渴溺短，气促脉虚，伤暑奚疑？议进清暑益气，合桂枝汤一剂，嘱其即服可效。前医执余方私语病家曰：年少之医，孟浪殊甚，临危之症，犹谓伤暑。今汗出淋漓，收敛尚恐不及，反用升柴桂枝以发汗，非速其毙耶？其家虽疑，缘病由奔走日中而起，信余不谬，即进一剂，病势减半，继进二剂，兼吞消暑丸一两，腹中呱呱有声，二便一时通利，汗收渴止，烦退而安。复将原方除桂枝，二剂痊愈。越三日来寓酬谢，始述前医之非，予不禁为之一快。夫暑属阳邪，心属离火，故伤暑必先入心，心主血脉，故脉虚大，不足重按。意在邻医，不知浮中沉三取之法，且暑脉多芤，状如葱管，浮沉二候易见，中取正在空处，故断为脉绝。余用参芪归术，合生脉散，养心而裕脉，固土以保金。其暑热伤津，故口渴溺短，饮水过多，停聚中脘，误进温补收敛之药，故二便不利，水气上涌，宜其头汗如雨。余二剂中，兼吞消暑丸，虽曰消暑，亦仿小半夏加茯苓汤，治水气头汗之意也。方中升柴葛泽，升清降浊，譬之云行雨施，然后沟渎自通，注之不盈，而额汗自收矣。

清暑益气汤 东垣

黄芪　人参　白术　苍术　神曲　青皮
陈皮　甘草　麦冬　五味　当归　黄柏　泽泻
升麻　葛根　姜枣

中风门 虚风肝风附

牙紧舌胀 二条

傅品金先生尊壶，于归后，即届大暑，天气炎蒸，一日群坐中堂，忽身冷怯寒，遍体麻木，进房加衣，犹然不足，唤婢取被盖卧，遂昏迷不醒，牙紧手散，舌胀出于齿外，喉间微有曳锯声。急延乡医诊治，进姜附之药，因牙紧未得下。复用通关散吹鼻，未能得嚏。其医见病危急，束手而去，曰：此脱绝之症，不可救矣。举族群集，皆曰：今年新生一种哑症，概不可治，此病近之。余至视之，既非木舌，又非婴舌，明是中风之病。但暗厥风痱之症，从未闻有舌胀出于齿外者，殆经所谓廉泉穴虚，风邪上入耶？夫廉泉，舌根小孔也，人之津唾出焉。此女必然痰涎素蓄，风从廉泉内入，内涎召外风，外风挟内涎，结聚于心胞络中。又舌为心苗，是胞络之风涎，仰从廉泉上壅，遂舌胀牙紧矣。撬齿视之，舌胀满口，黏涎壅塞，汤水难入，呼吸难通，危在顷刻，虽有神丹，其何以下？然出奇之病，非出奇之方，必不能济。因自计曰：无病，忽畏寒麻木，是外风内入之征。风为清邪，清邪中上，故见牙紧舌胀之症，今病最急处，尤在上也。经曰：病之高者，因而越之，非涌剂不可。考矾性涌吐风涎最捷，且居室易得，于是取白矾一块，开水调化，鹅翎蘸水，撬齿渗入，深探喉中，立时即呕出痰涎，舌即微缩开声，起身下床，自谓丑态难堪，盖不自知其病至斯极也。嗟乎，以几死之症，旋得回生，族众称以为神。余曰：非神术，实心术也。然此不过暂开其闭，尚未尽扫其根。随观其舌下根两旁，竟生两小泡，状如虾眼，明若水晶。问之别无所苦，惟是身不知热，大便数日未通，因用疏风化痰之药，比日饮食亦进。次早复身麻舌大，昏迷不苏，余至，遂与稀涎散调灌，下喉即呕，涎出即苏。惜乎未得大吐，兼之大便未通，内中必有结聚胶凝难解之涎，恐非攻剂不足以劫饮通幽。然宜温通，最忌苦寒，遂进雄黄解毒丸十粒，热水调服，连泄二次，随饮冷茶立止，自云轻快如常，遂不肯吃药。虽吐下兼用，犹然未尽病情，越数日，复发如前，仍用稀涎散调灌立苏。梳洗如旧，厚衣不除，足知风涎尚未尽扫，于是制霹雳劫巢之药，频服，汗出知热减衣而安。然舌下虾眼，犹然未除，与白矾肉桂末，放于舌下，一宿遂消。盖桂能散风，矾能散痰故耳。后因瓜果无忌，晕腥杂进，复发前疾，仍与前药而痊。细思此证固奇，而治法亦奇，因详录此案，并记其方于下。

附：后九月，治范室，年近三十，悉同此症，未费思索，直与稀涎散，灌之即吐。复进霹雳劫巢汤，戒口慎寒，病随药愈。因此益悟实邪盘踞上焦胀闭之证，随其上而治之可也。如风热痰饮，填食，喉风，胃痛，以及卒忤中恶，魇梦中毒之类，古人曾有瓜蒂散，稀涎散，葱豉汤，淡盐汤，莱菔子末，生姜汁，葱白酒，雄黄丸等，古之成方，随证施治，历历可纪。尤有寒痰闭塞，以及中脏脱绝之证，古人曾有橘红半夏汤，人参附子汤，因痰筑喉间，稍为变通，随灌随吐，痰随药出，又随吐随灌，拭出其痰，少顷痰开下药，随证处方，其人立苏，此皆古人之成法，皆可效为变通者。由是观之，吐法所关甚巨，奈何近时医家每将此法置之高阁，似乎汗下和温之外，更无吐法可施，以致危迫之际，坐以待毙者固多。即轻者转重，重者愈危，亦复不少。今勘破迷途，尚赖同道好生之士，曾而参之为幸。

自制霹雳劫巢汤

草乌　牙皂　麻黄　细辛　僵蚕　全蝎　南星　半夏　雄黄　姜汁　竹沥

如便闭，加玄明粉。如口臭，加石膏。大解后，除牙皂，加白术、茯苓，以不畏寒为度。

稀涎散

皂角四挺，去皮弦炙　白矾一两，或加藜芦

考古简便方云：治重舌，木舌，肿满强硬，或疼不止，不能言语，宜用粗针线扎箸头上，刺患处，甚者数十刺，只针舌尖及舌两傍，舌中心及舌下俱不可针，犯之令出血不止。而刺出之血，以红色者为毒轻，紫色者重，黑色者最危，仍以蒲黄研末擦舌上即消。舌或胀大肿硬，即时气绝，名为翣舌翣，衫入声，用皂矾不拘多少，焙新瓦上以火煅成红色为度，放地候冷，研细搽舌上立愈。重舌木舌皆效皙，蔽棺之饰，谓如皙之蔽于棺上也。舌肿满不能出声，以梅花冰片研烂敷之，或以食盐百草霜共为末，井水调敷即效。男澍谨识

牙紧咽肿

傅妇，叶孕四月，恶寒体木，咽肿牙紧，付外科医治，内服外敷，直至声音不出，汤水难入。危急之顷，商治于余，其意中仍泥为痛毒之病，其延余者，欲决生死，非求治也。诊得脉来浮滑，身中麻木畏寒，悉是风痰为病，盖风邪中上，故多有咽喉上痹之症。此与前案，治品翁内人，牙紧舌胀相符，余令将外敷之药洗去，先与稀涎散，调水灌之，涎出口开。更有奇者，视其舌下另生一齿，观者数十人，咸称从未见闻，其齿大如枣核，摸之棱指，按之似痛。遂以白矾肉桂末，点于舌下齿旁，立时取落，敲之即碎，外黄内白，遂乃开声。疏以驱风消痰之方，二剂而痊，胎亦无恙。然意谓向治品兄内人舌下之虾眼固奇，今治惠先兄室人舌下之鬼齿，则又更奇矣。究皆风涎所生，可见风无定体，其为病之变态，人难测识，类多如此。

附方

防风 荆芥 薄荷 胆星 桔梗 僵蚕 白芷 矾石 甘草 姜汁 竹沥

稀涎散 方见前本门牙紧舌胀。

偏头风痛

汪亮辉，年逾五十，患偏头风证，自汗不止，脑中觉有冷涕一阵，自鼻而出，医人不识，与苍耳散，盖错认鼻渊证也。汗愈大，涕愈冷，痛愈甚，又与真武汤，盖误作阳虚头痛也，渐至火升便艰。更医又与茶调散，满头筋胀，二便阻滞，盖不识虚实内外之风故也。考虚风内动之证，仲景以后，罕识其旨，惟近代天士叶氏，养肝息风，颇得其法。今此症脉左浮大，风居空窍，扰乱不息，头汗不止，是为内风虚风可知矣。夫风气通于肝，必养肝之中，佐驱风之品，然头脑空窍，隧隙颇多，最难尽逐，必兼佐以堵塞之义，则空窍之风，无隙可乘。乃仿《金匮》侯氏黑散，内取桂枝、龙骨、牡蛎、菊花，驱风填窍，更取叶氏养肝息风之法，如首乌、黑芝麻、金钗、钩藤、桑叶、荷叶之属，不数剂，诸病如失。此证余经验颇多，向未发明，学者鉴此，当知治法矣。

脑鸣肢痹

赵近仁，年将五十，须鬓已苍，左臂自肩臑肘胛，麻木不舒，脑中鸣响。医者见其满面油光，饮食如常，辄称其气血之华，谁识真阳外露，肝风内鼓？所服之药，不出独活寄生汤之法，欲为驱风，适以招风，乃由平时不讲内外之风故耳。即有进以八珍之属，冀其血行风灭，无如杯水车薪，不济所事。且值冬初，寒风凛冽，木叶尽脱之际，渐显头眩耳鸣肢堕等症。余诊脉象缓大，知水不濡木，肝风始张，肾气将腾，卒倒痱中之日来矣。授以河间地黄

饮子，加鹿茸，大剂煎服，欲其火归水中，水能生木，兼制扶桑丸，用以流利关节，祛湿润燥。服至腊月，肢体劲强，神彩内蓄，自觉神魂返宅，适因岁暮，停药未进，故头眩虽息，而脑鸣未止，应知髓海难充，亦功亏一篑之过耳。

地黄饮

地黄 巴戟 山萸 苁蓉 附子 肉桂 石斛 茯苓 菖蒲 远志 麦冬 薄荷 五味 姜枣

肠风下血

王惠阶，年壮形伟，大便下血，医治半载，以平素嗜酒，无不利湿清热以止血，如地榆、柏叶、姜、连之类，服之不应。厥后补中、胃风、四神之属，投亦罔效。求治于余，诊脉小弦，大便或溏或泄，不及至圊，每多自遗，其血清淡，间有鲜色，更有奇者，腹中无痛，但觉愊愊有声鼓动，因悟此必虚风内扰，以风属无形有声，与经旨久风成飧泄吻合。且脉弦者，肝象也，肝风内动，血不能藏故耳。因与玉屏风，重防风，加白术，乃扶土制木之意。更加葛根，辛甘属阳，鼓舞胃气，荷叶仰盂象震，挺达肝风，叠投多剂，其症一日或减，越日复增，轻重无常。予思虚风内动，按症投剂，疾不能瘳者，何故？潜思累夕，不得其解。忽记经有虚风邪害空窍之语，盖我居肠间，尽是空窍之地，非补填窍隧，旧风虽出，新风复入，无所底止，故暂退而复进。乃从《金匮》侯氏黑散，驱风堵截之义，悟出治法，填塞空窍，将原方加入龙骨、石脂，兼吞景岳玉关丸。不数日，果获痊瘳。

侯氏黑散

菊花 防风 白术 桔梗 人参 茯苓 当归 川芎 干姜 桂枝 细辛 牡蛎 矾石

玉关丸

面灰　枯矾　文蛤　五味　诃子

喑厥风痱

俞昌太，初病恶寒发热，继则热而不寒，喜睡羞明，二便略通。医以为外感，进败毒散，症变热炽谵语，又以为瘟疫，投达原饮，症变神识昏迷，更医断为虚脱，与理中汤，舌苔干黑，肢体若僵，绝食不进。家人治棺待毙，姑延一诊，以决卒期。诊得左脉沉缓，右脉数急，面黑目赤，昏昏嘿嘿，耳聋不知所问，上部扪之觉热，下部扪之觉冷，统计之，有似水衰火炎之象。细视左肢微肿，扪之觉有痛色，于是知为风邪所中，误治而至此也。法参喑厥风痱之例，以地黄饮子，服至二日方醒，七日痊愈。

地黄饮　方见前本门脑鸣肢痹。

四肢抽搐三条

何允中，年二十，两腿疮毒，脓水淋漓，医治半载，内服外敷，愈加浮烂。一日忽微热，身体抽掣，两目上瞪，喉中痰响，全似小儿惊风之形。请余视之，方诊脉，其老妪捧药一碗，辛散异常，诊毕，问所捧何药，系大秦艽汤也。余掷之于地，遂疏理阴煎，加黄芪、附子大剂与之。连服两剂，而眼已不戴，身已不强，随服十全大补汤数十剂，疮毒痊愈。然此证实有天幸，倘不遇余，大秦艽汤已投之矣。盖医者，只知风邪为害，不知风从何来。彼其阴血先已失守，津液枯涸，筋脉不荣，阳气不藏，是为阴阳两竭之候，此际收摄已晚，尚堪辛散耶？况古云：治风先治血，血行风自灭。不但疮家，凡误汗，失血，泄泻，痘疹，以及产后老弱小儿诸人，此证最多，皆当审察。

十全大补汤　方见卷一伤寒门同病异治。

理阴煎　方见卷二虚寒门内寒外热。

吴承先令爱，体素羸弱，勤于针黹，忽浑身战栗，牙关紧急，舌可略露，口不能言，时露抽搐角弓之状，寒热悉无，小水仍利，疏风解表之药不效，病经两日，其势渐危。诸医见大便未通，欲行攻下未决，余至，众皆推治。诊之脉来缓大，方思议间，手足抽搐，角弓反张，牙关紧急，两目翻视，诸医告退。窃此证其来甚暴，应知暴病非阳，且无寒热，决非三阳实邪。若果外邪固闭，其人早已昏迷不醒，安得清明若是？此必血虚风中，筋脉瘈疭无疑。与大剂十全大补汤，重肉桂，加附子急进，抉齿灌入，俾得略睡，其势稍止。昼夜一周，进药三剂，乃得口开能言，然犹微搐，共进十余剂始安。

附：厥后郭永明，老年独子，稚龄体弱，深夜看戏回家，立时即病，悉同此证，明是血虚风中。余与前药，畏不敢进，竟争疏风化痰，兼进法司符水，分明可生之证，竟至不起，诚可惜也。须知阳邪之发，其来必渐，阴邪之发，其来必骤。人鬼关头，先具成见，况闭证多握拳，脱症多撒手。又凡中证，有中腑，中脏，中血脉，中经络之殊，有真中，类中之别，若不平时领会，岂不害人于冥冥中耶？

十全大补汤　方见卷一伤寒门同病异治。

肝风胎痫

傅海翁之媳，于归匝月，时值暮春，忽然仆地，眼翻口噤，两手握固，半响方醒，已而复发。他医认为痰火闭窍，进大黄、槟榔、菖蒲、桃仁之属，治经半月不痊，众皆束手，延余诊治。见其唇红面赤，脉沉实而滑，问得饮食间，微若有呕，因称贺，海翁惊问，余曰：令媳之证乃胎痫，怀孕使然。因其体素有火，即误服破泻之药，而体坚病实亦无大碍，不治并亦无妨，但得药早愈，免合室惊惶耳。因以四物，加枯芩、半夏与之。仍然发闭，病者瞑目，口中吃语曰：我要银子还，不然，我要索尔命。众议此必邪祟所侵，又见其两手撮空，循衣摸床，皆曰：昨谢某在此，妄言胎痫，今已将危，何不延他一视？慌忙来寓，急延余往。余曰：早言胎痫小恙，何必如此大惊！此女肝家枯燥，此刻胎中正肝经主事，肝藏魂，血燥神魂不安，所以目中见鬼，口中乱语。又肝属木，木喜摇，所以手循摸耳。今吾以收魂药招之镇之，的可痊愈。疏方与服，数日未发，然不可停药，停药数日，往往复发如前，竟服至足月方已。后获弄璋，肥大之甚，母子均安，众称良治。

附方

首乌　胡麻　茯神　枣仁　钩藤　小麦
菊花　法夏　麦冬

金银汤代水煎。

大凡中风，中痰，气厥，血厥，病虽起于仓卒，决无屡发不愈。兼之如科患此，即不论脉与症，亦当拟度其胎。况有脉可凭，有症可据，有因可问，是以预许为胎痫之疾。今方中具有收魂，养神，镇惊，消痰，补虚，润燥，种种妙用，全无方书所用胎药，一概出乎心裁。

男澍谨识

肝风眩晕

姜吉甫翁令正，据述今春分娩，得子甚小，患胎风症，不育。今秋燥气异常，患咳者比比，及大雪，正值肾阴当权，得咳嗽气促畏寒之恙，每临夜，两颧赤如火烙。认为寒邪外束，与以疏散之药，数日未效，然亦不介意。偶于五鼓时，忽然眩晕，四肢如麻，俟时冰冷，人事默默，胸紧气促，喉内痰鸣，逾时方醒，醒而复

发。医者认为虚寒痰厥，进附杞陈半之剂未中。余见其形体清瘦，脉来弦数劲指，问知数日不寐，寐则口中乱语，且睡中每多惊怖，如坠于地，唇舌二便如常。因谓曰：尊阃之体，肝火太旺，以致血燥，无以荫胞，所以胎小而多风。即今之病，亦属肝风之证。夫人之一身，心高肾下，水火固不相射，然须相济。经曰：君火之下，阴精乘之。今元阴浇薄，何供所乘？所以火愈炎，木愈燥，风愈张，风火相煽，心主撩乱，而人事眩晕矣。治法发散攻下温补诸方，皆不相宜，发散而火愈升，攻下而阴愈亡，温补而阳愈亢，即补水之剂，亦后来调养之法，施于此际，殊属迂远。大约木喜调达，风宜静镇，火宜滋润，遂其生发之性，不令抑郁枯槁，使守其常而不变。吉翁闻余议，颇不以为非，促令疏方，连进数剂而愈。

附方

当归　白芍　丹参　丹皮　桑叶　川贝
柴胡　薄荷　枣仁　黑麻　洋参　麦冬　天冬
甘草

金银煎汤。

越旬日，人事清健，诸病顿除，更委善后之法。余诊毕论云：尊阃玉体清瘦，脉来尺涩关弦。夫涩者，血虚也。弦者，肝燥也。至于形质，在五行之中，禀木火而生者，其为人也性急，主正直，主多惊，主多怒，主善忧，主善敏，种种不一。大抵木有凋谢之日，又有生发之期，火有遏止之时，又有炎威之候，而火生乎木，木又畏火，前此之眩冒，肝风张也。吾不用驱风之药，但取养肝润燥之品，既已呈效，今嘱善后，所云补水之剂，可用参矣。诚能怡情善养，药饵平调，滋润苞根，不使枯槁作燃，即保无虞。管见酌方，后如叶梦，即当赐音召诊。

附方

地黄　人参　麦冬　茯神　当归　生芍

枸杞　葳蕤　阿胶

肝风撮指

杨桂生，初起呕吐，继而呵欠甚长，腹中绞痛，难以名状，身摇心振，十指紧撮，自谓爪掐肉痛，头汗气蒸如雨，发经片时，已而复发。日延数医，用尽驱风化痰之药而无效验，咸谓方书罕见，决无治法。余诊其脉，沉伏中忽显弦数，弦数中忽然沉伏。诊毕，一医旁问曰：先生，此何病也？余曰：木强土弱，肝风病耳。试观疟之初发，始必呵欠，今呕吐呵欠腹痛，显系土衰木往乘之，所以胃中不能容谷，肝阴被火所劫，是以筋急而牵引撮紧。但肝为刚脏，一切逐风辛散之药，反能助火劫阴，岂非愈加其病！况风热虽一，而木属有二，若病在少阳甲木之风热，固当仿小柴胡之制，今病在厥阴乙木之风热，又当变通小柴胡之制，仿喻嘉言先生，所谓丹田有热，胸中有寒之例治之，二剂而愈。

附方

桂枝　白芍　柴胡　姜夏　黄连　干姜
胆草　山栀　甘草

一得集附

四肢拘挛

周秋帆茂才内人，怀孕数月，一日周身痛痹，四肢拘挛，肌肤及手指掌皮，数变如蛇蜕之形，惊痛交并，恐成废疾。余诊脉得浮大，按浮为风，大为虚，此营卫不固，血虚风袭之候也。原中风，有中腑，中脏，中经络血脉之分，故见症各著其形。今起居如故，饮食如常，外无六经之形症，内无便溺之阻格，惟苦肢节间病，风中血脉奚疑！处以当归四逆汤，当归重用，佐以一派祛风之味，连进四剂而愈。

当归四逆汤　方见卷二虚寒门首案。

头痛门

肝肾阴虚

黄锦盛，头左大痛，医以为偏头风，凡疏风清火之药，服之其疼愈甚。观其脉盛筋强，纵欲必多，以致水因下竭，而火愈上炽，宜养肝以息风，滋阴以潜阳。仿仲景济阴复脉之例，参入嘉言畜鱼置介之法，与何首乌、阿胶、胡麻、麦冬、白芍、菊花、桑叶、牡蛎、龟甲，药下其痛立止。惟其房劳不节，加以服药不坚，宜其愈而复发也。凡阴虚头痛之症，法当准此。

清阳不升

曾魁星，六月由家赴湾，舟中被风寒所客，恶寒头痛，连进发表，头痛愈甚，又与归附芎芷之属，头愈不耐，呻吟床褥。同事中，见表之加重，补又加重，且有呻吟不已之状，莫敢措手。余诊之，脉来浮缓，二便胸腹如常，问其所苦，仅云头痛，问其畏寒，亦惟点额，又问饮食若何，则曰腹中难过，得食稍可，又不能多食，所以呻吟也。余曰：此中气大虚，清阳不升，浊阴不降，以致头疼不息，过辛过温，非中虚所宜，本宜补中益气，则清阳可升，浊阴自降，而头患自除，中虚自实。但因前药辛温过亢，肾水被劫，故舌苔满黄，小水短赤，故用益气聪明汤，果一剂而愈。可见医贵精思，不可拘泥也。

益气聪明汤

黄芪　人参　白芍　甘草　黄柏　蔓荆
升麻　葛根

痰火上攻

傅璜生，苦头痛，呕吐黄水胶痰，口渴喜饮热汤，发热恶寒，诊得寸口洪滑，此诸逆冲上，皆属于火之症。因令先服滚痰丸，继服小承气一剂，头痛如失，呕吐亦止，外症反加热象，目赤鼻干，小水短赤，咽喉作痛，口渴喜热。细察之，悉属阳明之火，其喜热饮者，同气相求之义，有非中寒者比，遂与竹叶石膏汤，加茶叶一剂，诸症方清，后与六味丸，调理而痊。可见医之为道，权变在人，倘入庸手，见其恶寒呕吐，错认外感，误投散剂，其火岂不愈升乎？又如口渴喜热属寒之论，要未可胶柱而鼓瑟也。

附：后治张宇山，卒然头痛，因前医误服附桂理中等药，以至日晡尤甚，诊得寸口洪大，令服大柴胡，倍加大黄，兼进滚痰丸，加茶叶，二剂而愈。按此二症，乃实热挟风寒痰火，上攻之患也。

滚痰丸

青礞石　大黄　黄芩　沉香

小承气汤

大黄　厚朴　枳实

竹叶石膏汤　　方见卷一伤寒门首案。

与龚渔庄先生论头风原委治法书

头风一症，古无确论。原风虽属阳邪，实有内外之分，浅深之别，病多委曲，治少精详，且更混列于头痛门，悖谬不可胜纪。惟近代叶氏、黄氏，始有头风失明之说，仆鉴头风害目之流弊，颇得其旨，知眼科内外诸障，即方脉科之内外头风也。日者仁兄语以头风之病，欲为急治，且谓多因饮食失宜，烦劳过度，以致内风为患，足下虽未习医，不啻深于医理者。及今诊脉，益信不诬。盖头痛一症，或风，或火，或寒，或痰，而脉遂成或浮，或数，或紧，或滑之形。今脉来主绪清晰，丝毫不紊，且来去应指纯静，在叔和，则谓六阴永寿之征，在《太素》，则称脉清品贵之验。正岐伯所言，众脉不见，众凶弗闻。然脉既无病，则内无实据之风火寒痰可知。而其所以头痛者，诚以紫思过度，加以夜坐气升，扰动肝阳，化风内起。夫肝为刚脏，体阴而用阳，又经言肝为将军之官，谋虑出焉，内因之病，当从此脏悟之。夫肝喜疏泄，故常有梦遗精泄之症。又上盛而下必虚，故见有足寒筋惕之症。且肝阳既已化风内动，必乘阳明而走空窍，故兼有牙龈牵痛之症。窃拟头形象天，为清虚之界，惟风得以居之。夫肝阳伏则风息而镇静，肝阳升则风旋而鼓舞，足下之头痛时止时发者，关乎肝阳升伏之故也。《内经》以目为肝窍，内风日旋，肝阴日耗，神水消烁，清窍遂蒙，阳亢阴涸，其明渐丧。然则头风害目之弊，亟宜除之。仆尝揆人身一小天地，天地不外阴阳以为运用，人身不外水火以为健行，审症当求虚实，治法必从标本。足下水非不足，火非有余，只因肝阳上行逆僭，不肯下伏潜藏。至于用药大旨，不过和肝息风、育阴潜阳已耳。然犹有权宜者，务在识机观变，巧施手眼。风若鼓时，乃标重于本，则兼治标以固本，凡轻清甘缓抑扬之味，不得不为酌投；风若静时，乃本重于标，则当固本以除标，凡介类沉潜柔濡之品，不得不为亟进。审度于可否之间，权衡于化裁之内，必使肾阴上注，肝阳下降，庶几清空之窍，永保光明之旧矣。辱承下问，敢抒蠡测，惟仁兄鉴之。

一得集附

眉棱骨痛

夫病有未经临治之症，亦必有未经用过之方，果症奇耶，抑方奇耶？总之内外之因，变幻不一，未经临治之症，汗吐下消和温清补八法，凡未经主用者，皆当触类旁通，分经别络为之主用其间，而收捷效者，乃曰善。王子冬，临治林用礼，心腹气痛，牵引头巅，绵绵半载，犹可治事，偶因用椒炒鸡，两块下咽，头痛如破，神昏气喘，不敢稍动。诊得脉如平人，不疾不徐，惟眉棱骨内痛如刀刺，天明痛发，至午如刺，至夜如失。余临症十余载，未尝一遇，即平日所读书中，亦不见载，惭愧实甚。勉从厥阳上冒，鸡性助肝之旨，且痛甚于左眉骨，用息风和阳，两剂不效，更进清肝凉血之剂，亦如故。窃思痛发天明，正肝木旺于寅卯，显属肝火为患，治之不中肯綮，其理安在？复将三阳头痛疆界辨别，计眉棱骨，属阳明，阳明者，胃府也。经曰：葛根阳明药，柴胡少阳药，于太阳有何涉乎？此三阳之药，治三阳之病，稍逊毫厘，尚无干涉。今眉棱骨痛，果阳明胃火，而主治厥阴，宜乎罔效。乃疏以石膏、石斛、生地、丹皮之属，佐以葛根为使，服之果获痊愈。余甚愕然，怪其速愈也。一日检阅诸书，适见《张氏医通》，于头痛门中，集有眉棱骨痛一条，分虚实两途，并用选奇汤，虚加归芍，实加葛膏。又曰：虚而痛者，天明时发，实而痛者，昼静夜剧。此虽与余治验痛发天明属热稍异，足征先贤纂述，用心颇苦。想张氏当日集头痛诸症，特拈出眉棱骨痛一条，多属阳明风热之语，以一时之心裁，启后人之端绪者多也。若曰分门别汇之症，先贤皆经临治，溯百岁之师，未尝尽遇也。所谓审机之士，不拘于文，通变之才，自符千古，亦视乎人之心思耳。

得心集医案卷二

南城谢星焕映庐甫著　　　男甘　霖　时若　纂辑
　　　　　　　　　　　　　　澍　杏园
金溪　赵省庵先生　　校定　侄甘棠　憩亭编次
　　　姜真吾先生　　　　　孙恩洪　　誊稿
门人　刘绍基莲溪　同校　后学杭州徐志源重校
　　　汪士珩节渠

虚寒门

寒毒中脏

汤胜参傍山而居，其地甚小，以农为业，时值暑月，其家腹痛呕吐，老幼相似，已亡数口，病之传染，沿门合境，而邻族中死者病者，更复不少。其戚友以为天灾流行，不相探问，近地诸医，咸远迹不至。及胜参自病，医巫交错，身已将危，始托友求治于余。至其村，满目凄凉，览其病，舌红口渴，目泛神昏。因问初起若何？其家哭云：起先腹痛呕吐，身热肢厥。余曰：此阴毒也，服何药而至此？乃将前医之方递出，悉柴胡、香薷、芩连之属。余曰：是矣。不待诊脉，先取药至，疏以附子理中汤，随进附子理中丸。于是汤丸互进，昼夜不辍，次早复视，其浊阴驳劣之逆，赖以潜消。但微阳复返之象，尚属游移，遍身小泡攒发，肤腠溱溱自汗，濈濈发热，脉来浮大，舌赤无津，转方以八味地黄汤，加黄芪五味，大剂缓进。昼夜再周，方得起坐思食，肤泡渐退，遍身复发小硬疖，肤无空隙，乃阴浊之毒，内伏而外出

也，仍与八味小剂频服。于是合村颠连之家，悉求治于余。初起者，多腹痛，呕恶，发热恶寒之候，给以藿香正气散，加附桂温中而通阳；有阴寒极甚，而格药不入者，与之白通汤，加猪胆汁，引导而通阳；有阴寒入于血脉，厥逆无汗者，投以当归四逆汤，加附子、吴萸，温经而通阳。种种治法，随症而施。匝月以来，虽皆安好，然愈而复发，病风尚炽，细揣必有其故。因忆临治以来，各家之茶，皆浑浊不清，初意以为不洁，久而疑之，因令取冷水一碗，视之其色浑浊，尝之其气冷劣，而味苦硬，因叹曰：此地毒也，岂天灾乎！即问水从何出，众曰：屋后山下有土井一孔，历有年矣。亲往视之，满井浑浊，余曰：毒也。试问时值六月，本当清泉澄映，况一向酷暑未雨，若非地毒，此水安得混耶？众皆醒悟，咸谓从无混水，今若此，或者山上旧冬所葬新冢之碍乎？嗟嗟，乡愚，昔清今浊，显然不识，其斯地之数乎？盖六月天时，阴气在下，人身阴气在内，再逢山脉之变，阴毒侵脏，酿成种种寒证。急令他处掘地取水，并制贯众、甘草、雄黄、黄土，各用斤许，煎汤一斛，与之皆啜。更经半月，病风遂息。由此观之，凡为医者，水土不可不辨。其乡人议建祠立位以报，因捐资维艰，有志未逮焉。

附：上案方成，有二三同道来寓索览，览毕，问曰：如斯治病，用心苦矣。但胜参之病，子视其舌红口渴，目泛神昏，人多认为阳毒，何能直指为阴毒，而又敢急进附子干姜乎？答曰：大凡治病，必当始终审察，看书尤宜上下留心。盖此症全因误治而致，非病势之自然也。余初望之际，亦尚骇疑，不得不以问字继之。据述初起腹痛呕吐，身热肢厥，则厥之来也，不为不暴矣。经曰：暴病非阳。其厥为阴厥，已无疑义，况前医既误认其症，肆进苦寒攻散，重竭其阳，逼其虚阳外越，故舌红口渴，目泛神昏，势将立竭，不得不以大剂姜附，急挽残阳而驱阴浊，舍此安从治哉？今诸君仅观俚案，明言显语，漫不加察，其何以得经文之妙意乎？又问曰：子辨症敏捷，足征渊源有自，肯与传欤？答曰：自古伤寒诸书，原有内外深浅伤中之别，岂无传乎？要知此症初起，原属内伤直中之例，故厥之来也暴；若外感伤寒传变之症，乃热深厥深，热微厥微，其厥之来也必渐。此阴厥阳厥，最紧关头，务在揣摩有素，庶危迫之顷，一问了然。余于斯道，虽上古经典疑关，达微通元之功，自知未足，而阴阳二义，以静而求，颇为得心。同道曰：适来观案，既得治病之要，复得辨症之诀，更知博古静求之功，请录之以质来者。

记读《景岳全书》，有刮痧新按云：向予荆人，年及四旬，于八月终，初寒之时，偶因暴雨后，中阴寒沙毒之气，忽于二鼓时，上为呕恶，下为胸腹搅痛，势不可当。时值暮夜，药饵不及，因以盐汤探吐之，痛不为减，遂连吐数次，其气愈升，其痛愈剧，因而上塞咽喉，甚至声不能出，水药毫不可入，危在顷刻间矣。余忽忆幼时，曾得秘传刮痧法，乃择一光滑细磁碗，别用热汤一盏，入香油一二匙，却将碗口蘸油汤内，令其暖而且滑，乃两手覆执其碗，于病者背心，轻轻向下刮之，以渐加重。碗干而寒，则再浸再刮。良久，觉胸中胀滞渐有下行之意，稍见宽舒，始能出声。顷之，腹中大

响，遂大泻如倾，其痛遂减，幸而得活。泻后得睡一饭顷，复通身瘙痒之极，随发出疙瘩风饼如钱大者不计其数，至四鼓而退。愈后，细穷其义，盖以五脏之系，咸附于背，故向下刮之，则邪气亦随而降。凡毒气上行则逆，下行则顺，改逆为顺，所以得愈。虽近有两臂刮痧之法，亦能治痛，然毒深病急者，非治背不可也。至若风饼疙瘩之由，正以寒毒之气充塞表里，经脏俱闭，故致危剧。令其脏毒既解，然后经气得行，而表里俱散也。可见寒邪外感之毒，凡脏气未调，则表亦不解，表邪未散，则脏必不和，此其表里相关，义自如此。故治分缓急，权衡在人矣。愚窃思寒毒中脏，脏为里，所以里气不达，外受之邪，表亦不散，非温经通脉，鲜克有济，足与是案互相发明，故特录出以公诸世。男澍谨识

附子理中汤

附子　干姜　人参　白术　甘草

四逆汤

附子　干姜　甘草冷服

白通汤

附子　干姜　葱白或加人尿猪胆汁

当归四逆汤

当归　桂枝　芍药　细辛　甘草　通草
大枣或加吴萸生姜，以上皆仲景方

藿香正气散 《局方》

藿香　白芷　茯苓　橘皮　厚朴　白术
紫苏　半夏　桔梗　大腹皮　甘草　姜枣

八味地黄汤

熟地　山药　茯苓　泽泻　山茱萸　丹皮
附子　肉桂

内寒外热

胡生考成，夜半潮热，头脑晕痛，脉来浮数，舌心带燥，似表有热邪。然其平时面色失华，声音不扬，知为中虚之体，不敢清散，姑以六君去术加金钗与之。是夜潮热愈炽，口出谵语，次早再诊，脉仍浮数，目赤舌刺，汗出透衣，开目谵语，昏不知人，小水赤色，大便不通，种种见症，颇似实热。但潮热虽重，尚可覆被，舌虽干刺，不喜冷水，与粥一杯，便如虎嗜，再啜发呕。参诸平时声色，而又发自半夜，知其表虽热，而里实寒，若果阳明实热，见此症候，便扬手掷足，安得覆被昏睡耶？又安得渴不消水，啜粥辄呕耶？昔喻嘉言，有谓热邪既盛，真阳复虚，此是真阳既虚，而热邪复盛耳。授以益元汤，原方中姜、附、参、草、艾叶、葱白，回阳补虚，合乎甘温能除大热之旨。浮火之泛，有黄连折之；阴气下竭，有知母滋之。且二味苦寒，更藉以制姜附之猛烈，庶于口干舌刺之症，服之坦然无碍。若夫大汗伤津，有麦冬、五味，生精敛液，仍以姜枣和谐营卫，更入童便冷服者，犹恐格阳之症，拒药不入，合乎热因寒用。其始则同，其终则异。统而言之，究归清补之药耳。一剂诸疑悉减，再剂热退身凉。但愈后难健，调理之药，大剂养荣汤，叠服数十剂，始获如原，盖由少年禀赋不足故耳。

益元汤《活人》

附子　艾叶　干姜　麦冬　五味　知母
黄连　人参　甘草　姜枣　童便　葱白冷服

误表戴阳二条

陈怡太年老体弱，辛苦劳力之人，得伤风小病，头身作痛，发热畏寒。医者不以劳力伤风之例施治，乃以败毒散二服，遂变大汗如雨，舌干如刺，满面赤色，神志昏惑。问其小便不

利，大解不通，俨似极热之症，余固知为误治所致。老年阴气既衰，误汗愈涸，故舌刺口渴，而泉源既竭，二便必变，诊脉洪大，按之寂然，虽无急疾之象，然恐误表戴阳于面，元气随汗立散。意欲行真武坐镇之法，但津液内竭，难受辛温之亢味；将欲与生脉救阴之意，而甘酸之药，其何以回垂绝之元阳？继思独阳不生，盖阳无阴，则孤阳失所，而飞越戴出矣。必得扶阳之药，而兼济阴可也，处古益元汤，回阳生阴。药一下咽，果获熟睡，舌刺少减。再剂，热退身凉，汗收食进，与理阴煎，数服而康。

理阴煎

熟地　黑姜　当归　炙草

许晴霁室人，患伤风咳嗽，诸医投以疏风清肺之药，渐出潮热口渴，尚不知误，更以柴葛、知母、花粉之属进之，遂变面红目赤，舌刺无津，渴汗齐来，谵语无次。余临其帏，视之骇布，固知其阳已戴于上也。而前医本所素信，忽忽复至，惘惘一视，尚谓传经热证，急取雪水服之。盖仅知其上热，而不知其下寒也；知其脉洪，而不知其大空也。因令煎龙眼汤斤许，遂疏八味丸合生脉散，是晚进药不辍，次早复视，俾无根飞越孤阳，才得退藏于穴，复追进附桂理阴煎，数十剂痊愈。

八味散　方见前本门首案。

生脉散

人参　麦冬　五味

误表亡阳二条

陈南圃先生，由京归里，舟泊许湾，忽觉浑身麻痹，自服灵宝如意丸，得稍安。日西，浑身大热，谵语无伦，昏夜邀视，见其面色如妆朱红，热势沸腾，脉虽鼓指，重按全无，上

身躁扰，下半僵冷，知为肾气素虚，真阳浮越肌表。恐其战汗不止，藩篱洞开，势必飞越而亡，宜用表里先后救援之法，因处大剂真武汤与之，坐镇北方，以安肾气。饮毕，复预煎黄芪二两，附子二两，五味、龙骨、牡蛎各五钱，沉香、肉桂各一钱，此畜鱼置介之法，以救既散之阳。后药方煎，人事已清，亥刻果然浑身战栗，魄汗不止，叉手冒心。即将预煎之药，亟为啜尽，俾得战止汗收。盖未绝之阳，先已安堵，而既散之阳，复以驷追，千金之身，救援有数，诚非偶然，重服养荣汤而健。

真武汤

附子　白术　茯苓　白芍　生姜

人参养荣汤

人参　白术　黄芪　甘草　陈皮　桂心
地黄　五味　茯苓　远志　白芍　当归　姜枣

陈甫三内人，洒淅恶寒，倏忽潮热，时值夏初，疫症流行。余诊其脉，缓大而空，舌白苔滑。又询其素有肠风便血，经不及期，且外虽肥盛，内实不足。察脉审症，知中气大虚，病从饮食劳倦中来，乃外耗于卫，内夺于营之症。与东垣益气汤，托里散邪之法，畏不敢服。更医谓是疫邪初起，当服达原饮，服后大热谵语，又见大便不通，更与大柴胡汤，连进二剂，症变热炽躁扰，张目不眠，谵语发狂，且甚有力。医见其表里皆热，更疏白虎合承气一方。甫三素与余契，药虽煎成，疑未敢服，就正于余。余视其目红面赤，乱言无伦，及诊脉，下指洪大，按指索然，此五脏空虚，血气离守之验。是日午刻以人参养荣汤，武火急煎，药才下咽，时忽咬齿，两手撮空。余甚怵惕，盖昆仑飞焰，挽救弗及，旁怨莫解，但审症既真，自当极力处治。时方申刻，又将原方四倍，加入附子二两，入釜急煎，逾时服毕，谵语未息，而发狂少止，似寐非寐。与粥一杯，大呕稠痰，

其色青碧，是又不得不先救胃阳。戌刻复煎附桂理中一剂，药未下咽，寒战咬牙，肉瞤筋惕，此假热一去，真寒便生之应也。只恐油汗一出，脉阳立越，幸药已备，亟与进服。亥刻果汗厥齐来，又与理中一剂，遂得安眠，片刻汗收肢温，复与粥饮不呕，差喜阴阳两交，胃气稍苏，余亦安睡。次早视之，阳已不戴，脉亦有根。然昏迷困惫，犹言见鬼，目尚赤，口尚干，此阴火未熄，虚阳未返，津液未生，神魂未敛，以归脾汤吞八味丸，数日喜获生全。但口苦少寐，与归脾汤，加山栀、丹皮，大便已闭十五日，至此始得一通。盖胃气素虚，仓廪空乏，经血不荣之故，更与十全大补汤，服半月方健。愈后，窃自笑昔吴又可先生治温疫热邪内盛，一日三变，急症急攻之条，数日之法，一日行之。余今治虚寒真阳外越，一日三变，有急症急补之验，亦数日之法，一日行之。症治不同，用意则一，学者当于读书之余，亟将阴阳真假之辨，逆从反正之法，殚力追寻，极穷其奥。日常闭目凝神，讨求至理，有如悬镜当空，妖魔悉显，庶几胸有定见，不为假症所惑，于以扶危拯溺，救世之慈航也。

八味丸　方见前虚寒门首案。

归脾汤

人参　白术　茯神　枣仁　黄芪　当归
远志　木香　甘草　龙眼　姜枣

十全大补汤　方见卷一伤寒门同病异治。

人参养荣汤　方见前本门误表亡阳。

误表气脱 二条

陈祥光，老年劳力感寒，医者不究其内伤色脉，拘定潮热咳嗽，日与外感之药，极力疏

散，乃至气急神昏，烦冤莫耐。与之以水，可饮一杯，与之以食，仅尝一口，问其头痛，则云头痛，问其胸紧，便云胸紧，此气脱神昏，与热盛神昏者迥然不同。余察其形羸色晦，黏涎满口，二便如常，按脉冲指，忽散如汤沸腾，知为虚阳上攻脱绝之候。急与大剂附桂理阴煎，吞黑锡丸数钱，得安卧，重服前药而健。

附：后其乃媳小产后，感冒寒热咳嗽，余视其面白唇燥，脉来虚大，其热忽有忽无，此产后血虚感寒，与补中益气加熟地、姜炭。其家咸议恐补住寒邪瘀血，更医进发表一剂，即变气促大汗。复延余治，更见其面红目赤，耳聋谵语，脉来如汤沸腾，此阴虚阳越，势在险笃。疏与八味地黄，重附子加五味，嘱其急服，尚可挽回。岂知复疑不决，且嫌言过激烈，旋延一医相商，妄称热入血室，竟用四物柴胡一剂，大汗发痉而逝，岂非下井压石者耶？呜呼，病家固不识病，又不识医，医者产后药禁不明，兼症不考，两者俱昧，每致伤生，悲哉！

附桂理阴煎

附子　肉桂　地黄　十姜　当归　甘草

黑锡丸

附子　胡芦巴　沉香　固脂　小茴　木香
肉桂　黑铅　肉蔻霜　金铃子　阳起石　硫黄

一得集附

阳虚自汗

陈希正学博，素禀阳虚，时届秋令，偶伤于风，寒热间作，脉来浮缓，议用桂枝汤，重加附子。将疏方，寒战鼓栗，热汗骤至，进药少安，越日咳嗽，知汗后腠理空疏，复召外邪，遂将原方去白芍，加荆防。服下汗倍于前，而寒热咳嗽悉除。后因口干鼻热，类于火气上炎，

自认秋燥焚金，未审汗后津伤，辛散耗阳之理，误进甘寒一剂。熟睡良久，越时口渴，火愈上炎，又误进参叶汤一碗，继进稀粥二碗，遂至胸腹饱胀，汗出如雨。复请予视，满面红赤，脉来冲指，内外一探，阴气弥漫，知为参叶稀粥阴壅之气，无由转输，上冲心肺，从皮肤而作汗。因悟搏激过额，逆行在山之理，取五苓散，加姜附以进，俾得膀胱气化，小便长行，汗止胀消而安。未越日，体间又津津自汗，于是汤扑兼施，按治不辍，面红虽息，汗仍不止。经云：阳气者，若天与日，失其所则折寿而不彰，故天运常以日光明，是故阳因而上冲外者也。今汗止复出，非由腠理空疏，阳不卫外之咎欤？遂用真武，重加附子，少佐收摄之味，服下汗虽渐止，而四肢渐厥，口渴喜饮，频引热汤自救。其间有议伏疟未分者，有议口渴服燥药太过者，纷纷聚讼，惟余独唱无和，坚执扶阳之法。复以附子四两，人参一两，浓煎汤服。服未终剂，汗收渴止厥回，诸症悉安，无何。越日汗渴厥逆交至，是为去而复返，必有所因。经云：欲伏其所主，必先其所因，可使气和，可使必已。兹者叠投汤剂，悉皆刚燥，于阳不违，于阴有乖，宜其退而复返也。乃进四逆汤，加童便，未甚效，继进白通加猪胆汁汤，吞黑锡丸数钱。药方下咽，忽然战栗，四肢渐温，阳气得所，顷刻间，诸症如失，所谓药不瞑眩，厥疾弗瘳是也。善后之法，一月未弃姜附，并须按日两剂。迨至卧不受被，有时手梗略冷，或掌心作热，是皆阴阳和而不合之势，乃将归脾、养心、十全大补，进退酌用，兼吞八味地黄丸。又遵阴平阳秘，精神乃治之旨，调理而后全安。

内伤门

五心潮热

周祥彩，肌体肥盛，惯服斑龙丸。客秋在

汉，连餐炙煿，复患伤风感冒，微觉咳嗽气急，自进橘附汤，得小愈。但苦头眩难支，惟坐睡片刻少可，深以暴脱为虑。医者又以内伤为词，参芪日用，病势日增，渐至五心潮热，肌肉消瘦。一日眩晕时，忽饮龙眼汤一碗，觉少可，以后每发，悉皆倚之。病已逾年，医药日费，客囊殆尽，带棺买舟归里，坐以待毙。其戚友知余循理治病，请诊而求治焉。见其面额黧黑，形似烟熏，唇口齿舌，干燥异常，时欲得食，食已即便，所泄完谷不化。脉虽细涩，然寸关劲指甚锐，余以千虑一得之悟，直许可治，疏方与之。时门人在旁，问曰：周兄之病，势已趋危，吾师许其可治，必有奥旨，可得闻乎？曰：此症始因饮食之火内焚，后加风寒外束，是内热而复外寒也。夫病之在身，始先居肺，肺为华盖，耸然居上。经曰：形寒寒饮则伤肺。注云：形寒伤外，饮寒伤内。今热伤于内，寒伤于外，故病咳嗽气急，此际但取辛凉解表之剂，岂不金彻水清耶？奈何自服橘附之药，以致热邪愈固，肺失清肃，无从输泄。由是身中之气，有升无降，所谓气有余便是火。其头眩难支者，气升火亦升也。医者不揣病因大旨，端守眩晕为虚，日进参芪龙眼，愈加锢闭，无一外隙可通。火既无出，只得奔走空窍。夫大肠者，肺之合也。下利奔迫，辛庚移热可知。时欲得食，消中之累又萌。至于完谷而下，固属火性急速，不及变化，正嘉言所谓其土已为火焚之焦土，而非膏沐之沃土，安可望其生化耶？经云：暴病非阳，久病非阴。今病经年余，洞泄半载，其为阳火甚明。其火属阳，其阴必伤，急救其阴，夫复何疑？岂可再用参芪，复蹈前辙乎！且吾之许以可治者有二：两目尚明，瞳神光亮，上焦之阴未绝，一也；下利虽急，小水犹长，下焦之阴亦未绝，二也。况下利奔迫，胸中不实，身体和温，即五心潮热，尚未至于大热躁扰，可见所禀阴气丰厚，即肠胃空洞奔迫，而粥饮饭食，尚能继进不辍，吾乘此一线生机，仿壮水镇阳之法，使无上僭下竭之

虞，效泻南补北之意，而无金热土伤之虑。爰引一派甘寒润濡之味，清肺泻火，救阴抑阳，如仲景立黄芩汤，治协热下利，虽清火迥殊，而存阴则一也。彼因胆火肆虐，移热于脾，故用苦甘之剂，直清胆火而存阴；此因肺火肆虐，奔迫大肠，故取甘寒之味，端清肺火而存阴。取用葳蕤为君，端清肺热，乃水出高源，象乎天也；地黄为臣，壮水保金，乃子母相生，象乎地也；佐以梨汁、蔗浆、蜂蜜、竹沥，除肠胃激烈之燥，济经络津液之枯，象乎人也。无论其邪火、正火、君火、相火、阴火、阳火，得此甘霖霡霂，如饥人求食，到口便消，吾故直许其可治也。下咽未久，便觉神魂返宅，安睡一晚，继进二剂，不饥不泄矣。至善后之法，仍从肺胃立方，即养百日，沉疴顿起。

仲景黄芩汤

黄芩　芍药　甘草　大枣

寒热如疟三条

吴俊明，年二十，咳嗽多痰，微有寒热，缠绵数月，形体日羸，举动气促，似疟非疟，似损非损，温凉补散杂投，渐至潮热，时忽畏寒，嗽痰食少，卧难熟睡。医者病家，咸言痨瘵已成，委为不治。闻余精究脉理，姑就一诊，以决死期。因见形神衰夺，知为内损。脉得缓中一止，直以结代之脉而取法焉。此阳衰阴凝之象，营卫虚弱之征，卫阳虚则发热，营阴凝则畏寒。盖肺卫心营之机阻滞，气血不得周流，故见为结代时止之脉。谛思结代之脉，仲景原有复脉汤法，方中地黄、阿胶、麦冬，正滋肾之阴以保金，乃热之犹可也；人参、桂枝、枣仁、生姜、清酒，正益心之阳以复脉，乃寒亦通行也。用以治之，数月沉疴，一月而愈。按结代之脉，须知必缓中一止，方为可治；若急中一止，便为参五不调；乍疏乍数，安可治乎？故古人有譬之徐行而怠，偶羁一步之语，旨哉

斯言，堪为结代之脉传神矣。世人惟知仲景为治伤寒之祖，抑知更为治虚劳之祖乎？

炙甘草汤 仲景

甘草　生姜　桂枝　人参　阿胶　地黄
麦冬　麻仁　大枣　水酒

傅妪，年逾七旬，素属阴亏，今春初起微寒微热，余以二陈加麦冬与之，一剂颇安。次日耳中忽流血水，耳傍筋痛，余曰：耳门属肾，老年下元先衰，非湿热停耳之症，乃肾气上奔之象。易曰：龙战于野，其血元黄。议早与《金匮》肾气汤，晚进当归、枸杞、萸肉、牡蛎、菊花、熟地，各二剂，筋痛血水齐愈。比晚寒去热来，是为阴阳不和，致令偏寒偏热，非疟症也。法当人参养荣汤，为阴阳两补之剂，嘱之曰：药固大剂，必多服乃可。岂知只投两剂，症未增减，更医误服升柴陈半之属，是夜大寒大热大汗，陡然人事昏沉，几欲脱矣。再延余诊，脉来鼓指，洪大无伦，声微息促，气高上迫，危在顷刻。细思此寒此热，固宜调阴阳，而值此气脱，又当收阳为主。以大剂六味回阳散，加芪术龙眼鹿茸，连进二剂，徐徐与服，次日人事清爽，寒热亦除而健。

六味回阳饮

人参　熟地　附子　当归　黑姜　甘草

人参养荣汤　方见卷前虚寒门误表亡阳。

彭绍英年十八，向有咳嗽，曾经失血，客腊婚毕，新正病疟。延医数手，疟未减，而神大衰，咳嗽仍作，夜不得寝，每已午时，寒去热来，寒少热多，热止无汗，间日一发。追至人事昏困，肌肤削极，饮食减少，始就余诊。脉得浮大而空，两关甚急，余知其失血也。视其舌干发槁，面色枯焦，更知其阴虚也。因谓曰：此冬不藏精，肾水愈涸，至春地气上升，

肝木发荣，全赖肾水灌其苞根，则枝叶畅茂。今水泉将竭，何供所乘？以致木郁不舒，发为寒热，渐至枯槁，岂细故哉！奈何医者，以柴芩斧斤之药，愈伐其生。见其人事昏困，凉散不效，更投补中益气，芪术助火，其阴愈烁。今议端以滋阴为主，又忌滞濡，而胃气戒，清营为佐，更忌苦寒，而阳愈损。经曰：损其肝者缓其中，损其肾者益其精。缓肝益精四字尽之矣，随症处方，因人而施，以一派生津甘缓之药频服而健。

咳嗽喘促 五条

陈东正，辛苦劳力之人，年近五十，一向时寒时热，咳嗽气急，而苏子、桑皮、枳桔之药，恣投屡矣。迨至两足浮肿，气急上冲，胶痰满口，卧不着席，医者见其小水涓沥，不知其肾阳不化之故，尤泥其大肠壅滞，未识其肺气不输之因，复误进滚痰丸。气愈急，痰愈鸣，及延余视，肩耸目直，脉辟辟然如弹石，势难逆挽。余悯其贫，求生无法，辞去不忍，姑疏肾气汤，以附子为君，互进黑锡丸五钱。私与其戚徐刘二友及乃郎曰：病本不治，只因尊翁垂危之际，尚有必求余剂死无憾之语，吾益不忍坐视其困。细按仅得一线生机，以小便不长，大解滞涩，盖上欲脱，而下未遽脱也。所订汤丸，竟乃郎复与前医相商，其医曰：前后俱秘，岂有可投补药之理！复给丸药一包，约重两许，嘱其急服。乃郎方进药时，适徐刘二友见而掷之，怒曰：竞闻谢氏生平谨慎，特因病势已极，故不肯担此重任。然视病反复，论症精详，足征持重有识。遂将余订汤丸亟进，次早复视，症未增减，脉亦如故，病之安危，犹未敢许。复将肾气汤加五味大剂以进，每剂吞黑锡丸五钱，令其昼夜三剂。是晚虽未能安枕，然辗转反侧，尚可着席，知其气已返矣。越日复诊，指下辟辟弹石之脉，方得柔软于冲和。再进三日，二便如常，卧可安枕。其后或投真武汤，

或进景岳右归丸，亟培土金水三脏之本，经月之久，方得散步于外。而起一生于九死者，皆徐刘二友之功也，乃归功于余，因为记之。

金匮肾气汤

熟地　山药　山萸　茯苓　丹皮　泽泻附子　肉桂　车前　牛膝

黑锡丸　方见前虚寒门误表气脱。

右归丸

熟地　枸杞　山萸　山药　菟丝　鹿胶杜仲　当归　附子　肉桂

真武汤　方见前虚寒门误表亡阳。

傅孔翁，于忧怒后，旬日鼻塞声重，咳嗽多痰。来寓索方，余知其元阳素亏，拟是肺胃虚寒，因与金水六君子煎一剂。咳嗽更盛，卧不安枕，气喘痰鸣，端人请诊。余思日间所服之药，其不疑陈皮之散，必议熟地之滞。再诊之，脉得尺部浮大而空，气促面赤，喉中痰响，元海无根，真阳上脱，急与黑锡丸。服后气略平，痰亦少止，随进大补元煎，加桂附一方。众曰：熟地滞痰，万不可用，余曰：下部之痰，非此不可。令服之，遂安卧，气亦归源。犹然鼻塞咳嗽，以原方加骨脂而痊。

又越月，行房后入水，胁傍微痛，发热恶寒，误投发汗之药，服后身热大汗不止，囊茎俱缩，胁肋胀痛愈盛，咳嗽带红，危在顷刻。不知仲景先生，有动气在下，不可发汗之戒，汗则肝肾阳亡。夫其肋痛者，肾气奔也。咳血者，龙雷动也。身热大汗，虚阳发外也。玉茎痿缩，阳气败也。法当镇摄封固，外用回阳火救之，内服黑锡丸，镇纳真气，叠服后方而愈。

附方 回阳火。图见卷三吐泻门阴寒直中。

人参　白术　附子　熟地　枸杞　当归牡蛎　肉桂　沉香

金水六君煎 景岳

熟地　当归　半夏　茯苓　陈皮　甘草

大补元煎

人参　熟地　当归　山药　杜仲　山萸枸杞　甘草

欧生石匠，夏间咳嗽，秋初益甚，但云胸紧气促，似属伤寒感冒之症，然无寒热舌苔之据。且声音面色，俱属不足，此劳伤中气，土不生金，金气衰馁，气耗咳嗽无疑。惟胸紧气促，参术难以骤进，姑先与建中汤，三服稍安，再加参芪当归薏苡，数剂而痊。

建中汤　方见卷一伤寒门汗不得法。

杨明质，三载劳损，咳嗽多痰，大便常滞，呼吸急促，卧不着席，买舟访治于余。诊得右脉数急，左脉迟软，系阴液虚也。仿古救阴液，须投复脉，因与炙甘草汤，令服百剂。逾年来寓谢曰：贱躯微命，自分必死，幸叨再造，感德不朽矣。

炙甘草汤—名复脉汤　方见前本门寒热如疟。

泄泻不食

胡晓鹤孝廉尊堂，素体虚弱，频年咳嗽，众称老瘵不治。今春咳嗽大作，时发潮热，泄泻不食，诸医进参术之剂，则潮热愈增，用地黄、鹿胶之药，而泄泻胸紧尤甚。延医数手，无非脾肾两补，迨至弗效，便引劳损咳泻不治辞之。时值六月，始邀予诊，欲卜逝期，非求治也。诊之脉俱迟软，时多歇止，如徐行而怠，偶蹶一步之象，知为结代之脉。独左关肝部弦大不歇，有土败木贼之势。因思诸虚不足者，当补之以味，又劳者温之，损者益之。但补脾肾之法，前辙可鉴，然舍补一着，又无他法可施。因悟各脏俱虚之脉，独肝脏自盛，忽记洁古云：假令五脏胜，则各刑己胜，法当补其不胜而泻其胜，重实其不胜，微泻其胜。此病肝木自盛，脾土不胜，法当补土制肝，直取黄芪建中汤与之。盖方中桂芍，微泻肝木之胜，甘糖味厚，重实脾土之不胜。久病营卫行涩，正宜姜枣通调，而姜以制木，枣能扶土也。用黄芪补肺者，盖恐脾胃一虚，肺气先绝。连进数剂，果获起死回生。但掌心微热不除，且口苦不寐，咳泻虽止，肝木犹强，原方加入丹皮重泻肝木之胜，再进而安。

黄芪建中汤

黄芪　芍药　肉桂　甘草　煨姜　饴糖　大枣

肾虚不寐

钱赞府，客秋患脱症，下元属虚，叠进芪术地归桂附颇效。而左胁气煽，夜难成睡，至今未除，服尽归脾养心之剂不应。面色㿠白，舌尖深红，肢体怠倦，脉来虚软，此乃心脾肝肾俱病。前服归脾养心之剂，未能疗及肝肾，而不寐由于气扇，气扇由于阳明脉络空虚，肝风得以内鼓，是填纳封固之法，万不可少。今议端以甘温填纳封固之品，服至十剂，饮食倍常，夜寐得安，乃二十剂，左胁之气亦不鼓矣。可见医者得心应手之妙，务在分清病源而已。

附方

熟地　白术　山萸　当归　石脂　牡蛎　枣仁　山药　肉桂　附子　甘草　枸杞

述治 六条

与许勋翁论失血书

尝观万物生成之道，惟阴与阳而已。盖非阳无以生，非阴何以成？有阴阳，即为血气。阳主气，故气全则神旺，阴主血，故血盛则形强。人生所赖，惟斯而已。尊阃玉体违和，前承不鄙，冒雨赴召，脉证相参，由来者渐，先天禀赋，已为薄弱之体，客腊分娩，调理不无失宜。心旌摇摇，内烁真阴，阴血既伤，则阳气偏盛，而变为火矣，是谓虚火痨瘵之萌也。前经治数手，不过见症投剂，未探真情。见其潮热，概行清火，目睹形羸，即为补血。孰知阴精日损，食饮无味，转劳转虚，转虚转劳，脉从内变，色不外华。而鼻血辄溢，食少力稀，正大易所谓龙战于野，其血元黄，乃亢龙有悔之象，非一二法所能疗。仆虽不敏，既叨不鄙，用敢直陈颠末，稍能深信，何辞病势之重，药进数剂，当有应验之功。足下勿以愚一管之见，视为泛常，幸甚。

复冯晓南先生论气喘书

阁下病志情形，愚心洞悉，然药之不愈，何也？请推言之。盖天地阴阳之道，得其和平，则气自调而万物生，此造化生成之理也。故道家曰：分阴未尽则不仙，分阳未尽则不死。可见阳为生之本，阴实死之基。阁下先天禀赋薄弱，而后天又暗凋残，故客冬病之将萌，即见气短喘促。一身之中，百体之内，阳气殄灭，阴气混扰，雾云遮蔽，日月无光，中州先失，脾肾两伤，以致木无所滋，金无所养。至今木帝司天之际，肝已告困，脾亦言伤，欲其不筋粗囊缩，其可得乎？设使脾气强健，尤赖施布药力以养生，今病势已剧，胃气日竭，汤药纵下，胃气不能施化，虽有神丹，亦难为力矣。所以叠进辛热之味，甘温之品，究竟呼之不应，遣之不灵，而桂附理中之补，黑锡丹之燥，两者之力量，素称猛将，今用之于此，亦毫无功，恭在相契。愚不能袖手旁观，姑为竭力疏方，稍尽知己之谊，倘能藉此挽回万一，此固愚之私愿，亦阁下之厚幸也。

论治姜吉甫翁丸药善后方启

尊体阴阳均亏，五脏皆弱，中焦困钝，气机不宣，故以术苓山药，大培土气，建立中宫，以运四旁，则胀满可磨，娇金可旺。熟地、枸杞、女贞，质纯能滋阴，使水源充足，庶肾家有归藏之安。附子、肉桂、小茴，气厚能扶阳，俾火宅温煦，中州无壅塞之患。鹿茸助阳，而精府常富，鹿胶补血，则形骸自强，斯中焦运而四脏和，水火交而阴阳偶，身中元气，岂不太朴淳全乎！或议地丹之寒，附桂之热，抑知非刚不足以化气，非柔何以济刚？且非从阴何以引其阳，亦非从阳何以引其阴，于理固合，于法不悖，谨启其端，附呈明鉴，此番已验宿年之胀。今日之痢，缘补中固肾而解，康健月余，谅无返复。但七情之郁，脏气之衰，必善调摄，历岁一周，寒暑再经，方可无忧。倘加情志感触，不遵戒忌，轻则痰咳复起，重则胀势复萌，莫谓赠言之不详也。

胡石泉先生，见余治周祥彩之病，心窃敬重，无病索诊，得两尺塞滞，如刀刮竹之状，挺挺而现于指，似艰嗣之脉，知为气血衰残之候。因诘之曰：足下欲求房中之治乎？石翁曰：然。余曰：夫五脏之色，有诸内必形诸外，占其表，以知其里。今观先生明堂眼下，青色发露于外，且满面黧色，独天庭火光炎炎，是为阴阳亢战之象。夫肾属水，水涸则面黧，又水涸则火必亢，火亢则离宫自燃，君相争权，房中举而不耐，临战即泄可知，实阳强不能藏密之故耳。且肾司精血之脏，君本形盛之躯，宜见两尺泥滑，今乃滞涩异常，势如刮竹勒指，枯槁已极，所以关睢虽咏，而麟趾难赓，以精枯血少也。石翁怫然曰：吾闻丈夫以阳强为美，信如君言，则阳不宜强乎？余曰：阳以亢悍为

畏，以潜藏为贵，值此衰残之候，当以寡欲为最。夫寡欲之善，一举两备。一则寡欲保身，一则寡欲多男。《内经》明言阴阳之道，阳密乃固，谓阳气秘密，而阴气自固也。若阳强不密，阴气乃绝，正阳根于阴，无阴则孤阳不生矣。至用药之法，必遵阴平阳秘，精神乃治之旨，合阴阳而两和之，而后雨泽降也。言时适一贵戚至，石翁藉口辞曰：先生言皆金石，今有俗冗，愿俟异日。余甚惜其不纳也。徘徊其间，索笔记案，以冀其悟，其婢辈私指背笑者有之，岂知余爱友之苦衷哉！后石翁卒惑于方士之伪，力求房中术，方士日进之药，假名固本养元膏，又谓久战不泄丸，更炫名扶阳不老丹，种种妖诞，实堪发指。究竟内有硫黄、鸦片、麝香、蟾酥毒烈药物，用之提拔阳气，以供一时之药，数月不辍，渐至彻夜不寐，两肩高耸，玉茎不痿，交接出血，此乃矫阳独升，真阳欲尽之候。医者尚不知急行壮水镇阳之法，以少折其炎赫之威，乃日用人参、麦冬，徒竭重资，旷日缓治，颠沛半载，真至大肉尽削，肌肤甲错，皮焦筋屈，百苦交煎。又以芩连知柏，苦寒杂投，以致胃气日戕。后复求诊于余，余因未病先鉴，坚辞不往。越旬日，而先生讣至矣。

陈鸿儒，年二十，时值春月，满面青白，步履不前，咳嗽多痰，声短语促，知其内伤甚重。余念世谊，谓乃尊曰：郎君青年，当此春生，反见尪羸之象，大有可虑。乃尊唯唯。匝月其病益剧，不能出户，始邀余治。诊得脉来弦数，时忽一止，自云别无所苦，只是少腹之气不上则已，上则心中战栗，周身寒冷，片刻内外皆热，冲至咽喉，必咳嗽不安。数月以来，请医专治，服疏表药，则汗多热重；服补脾药，则胸紧咳促；服滋阴药，则食少多痰；服降气药，则气愈升逼。余知其误，恐鄙见难以取信，因索纸书云：谨按脉来弦数停止，诀称乍疏乍数，三五不调谓之死脉，但数而不急，此处尚可转旋。据云：气上寒热咳嗽等证，乃厥阴伤寒病也。缘阴精素弱，肾气衰微，不能领邪外

达，仅依脏气推迁。《灵枢经》云：厥阴之脉，自少腹上贯膈，循喉咙，病则气上冲心，惟其冲触不已，故心主不安其位，见为悸动。夫心主血脉，因营卫不调，遂悖乱失常，寒热顿起，且脉来结代矣。若逆冲咽喉，乃肺肾脉络之所，肝气乘水侮金，故为咳嗽多痰，实肝威猖獗，心主失权之象也。《内经》又谓主明则下安，主不明则十二官危，可不畏哉？今欲治此，必滋肾之阴以补金，益心之阳以复脉，非刚不足以去暴，非柔何以制刚？能识此意，方可言治。拟以炙甘草汤，滋阴和阳，养肝益心，庶肝火息而不升，则心主安而血脉复其常矣。其寒热咳嗽，不治而治也。方中地黄、阿胶、麦冬、麻仁，一派柔药，济肝之刚，乃乙癸同乡，热之犹可之义也。人参、桂枝、生姜、清酒，一派刚药，去肝之暴，乃木火相生，寒亦通行之义也。谨将病机传变，并用药大旨，一一陈之，愿高明垂鉴焉。乃尊世全，见余议论精详，亟将药进。甫投三剂，诸苦减半，寒热悉瘥，药已显有明效矣。讵知前医适至，大訾其药，阅余案，反议迂儒之言，何足为信？又议痨症尚不能识，岂有厥阴伤寒之书？且议桂枝姜酒之药，大非痨症所宜，于是停药数日，寒热复起，诸苦复增。值余归里，复延他医，俱议桂枝姜酒，痨症最忌，每日令服人乳数瓯。其家戚友，咸称稳当，按日不辍，岂知人乳滑肠腻膈，卒至食少便溏，尚不知悟，犹以养阴清肺之药，卧床滑泄，竟致不起。嗟嗟，投珠按剑，诧为不祥，道穷于遇，可慨也已。

王玉溪先生，莅任之初，适报海寇滋扰，缉究为艰，复值饥馑凶岁，亟筹赈救，数载以来，辛苦百倍。突增太翁之变，惊忧备集，因而成病。语言慌惚，步履欹斜，颇似癫狂。春杪至家，其病益甚，走书托治于余。因见人事瞀乱，两目左右顾盼，有时发怒乱走胡言，然禁之即止，是不明中尚有明机也。且时以手按摩心胸，可知膻中之地，必有郁结征忡之苦。诊脉浮大而软，夫浮软为虚，大则病进，仆合

脉审症，知先生病从七情忧劳中来也。订归脾汤，加龙齿、五味。其戚友知医者多，悉皆诧异，且谓此癫狂之病，城中诸医，悉称痰火闭窍，已服竹沥铁落，火且不衰，若投人参芪术，则不可救。予复详为辨曰：狂之为病，阳郁太过，挟胆胃两阳之火上炎，故越人称为重阳。发之甚，则水火不避，笑骂声强，登高逾墙，迅速非常。其脉来或弦劲有力，或鼓激冲指，故有唇焦齿燥，胃实不便诸症，是以有铁落石膏之治，乃制胆清胃，重而抑之使下也。此则不然，其有时发狂，不过有狂之意，中无所恃，故禁之则止。若谓痰火闭窍，则窍便塞矣，岂能禁之即止乎？又果重阳之病，岂无鼓指之阳脉乎？盖先生之累，始于忧思不遂，抑郁不舒，渐至心精日耗，神明丧失矣。君主之宫自燔，谋虑之舍乃枯，如木将朽，何堪斧斤？《内经》有言：尝贵后贱，虽不中邪，病从内生，名曰脱营；尝富后贫，名曰失精。曰失曰脱，收摄之法，其可缓乎？坐谈一午，众皆唯唯，执意执迷不返，余药未投。厥后或服当归龙荟丸，或进礞石滚痰丸，其病日笃，大便溏泄。至六月，醴香少君，抵家省视，复邀余诊。脉来如火发燃，残阳尽逼指下，乃知心精已夺，告以事不可为。因问逝日，余以霜降为断，至期果卒。

答门人问死期脉解

门人问曰：玉溪先生精营脱失之病，吾师朗若明镜，某等业已解悟矣。至死期之验，犹有未明，请更示之。答曰：《素问》篇云：脉至如火薪然，是心精之予夺也。草干而死。又曰：君火之下，阴气承之。今脉来如火薪然，然者，燃也，是洪大已极之脉也。久病见此，乃真脏之脉尽发于外，岂非心精已夺乎！夫心为阳，夏令赤帝司权，天时之阳犹在，是内绝而外未遽绝，非死期也。草干之时，秋令金气已深，阳气已消，万类咸萎，残阳之脉已极，极则必尽，再合天时之阳气并消，安得生乎？门人曰：

唯唯，然某等尚有一疑请并示之。经又谓：脉至如弦缕，是胞精之不足也。病善言，下霜而死，不言可治。夫既言胞精不足，又安能善言？既能善言，又安得主死耶？又不言，为机关已阻，不曰主死，而曰可治者，何也？答曰：读《内经》之法，当字字推想。且上古文字古奥，尤宜贯通，庶得其真。弦缕之脉，其体虽细，最当玩其弦字。缕者，乃丝缕之谓，如弦缕，便伏有绞紧急疾下坠之象，此心阳已有亢燹之机，故言胞精不足也。胞精不足，残阳有丧亡之渐，神明失守之征，夫言自心发，其言必妄，善字当作妄字解，故云病善言。下霜之时，乃冬令水帝司权，正水来克火之候，残阳岂不消灭乎？故云下霜而死。若不妄言，则虽见胞精不足，却无神明丧失之症，城廓虽病，而君主尚安，亟以养营补心之类，尚可频施救援之法，故云不言可治也。某等跃然领悟，余因喜其明而复语之曰：前条盖言予夺，故必无可生之望，后条但言不足，故或有可治之症。此千古奥义，为尔辈笔之，以志一堂授受之心法云。

痿证门

肺热叶焦

黄守基，年二十岁，客汉阳，当秋寒热咳嗽，足跗浮肿。延疡科医治，误用敷药，足大指溃烂沥沥，又误用燥血药，煎熬津液，勉强收功。渐至足不能移，肌肤益削，已成瘫痪，历医不瘳，皆以不痛为不治。次年六月，买舟归里，求治于余。两人抬出诊视，余视其形羸发脱，脉象细数，腿股大肉已尽，脚垂纵缓废弛。因思经云：大筋软短，小筋弛长为痿。又曰：阳明虚则宗筋失润，不能束骨而利机关，法当端取阳明。且起自秋间，寒热咳嗽，肺失清肃，误进燥药，津液枯焦，此燥气焚金，当以肺热叶焦则生痿躄论治。盖痿者枯萎之象，

非滋血液，何以得生？惟胃为生血之源，又为金之母，故曰治痿独取阳明也。况寒暑交迁，又值燥金用事，宜清金润燥，佐以甘淡益胃之药。于是以二地、二冬、石斛、薏苡、梨汁、蔗汁之属，日进大剂，按治十日，饮食稍加，改进虎潜丸，加黄芪、白术、薏苡、桑枝、茅根，补助阳明。自秋至腊，按日不歇，仅得肌肉稍充，筋骨稍束，尚未能开步，次年继进前药百日，至夏乃愈，计治一载，始获全功。

虎潜丸

黄柏　知母　地黄　虎胫　龟甲　锁阳　当归　牛膝　白芍　陈皮　羊肉

火烁金伤

何国开乃媳，得足痛病，医谓为血虚生风，凡疏风养血之药，自春至夏，任服无间。迨至七月燥金用事，足不能移，形体羸瘦，又加痰饮呕逆不已，此火烁金伤，兼之阳明失节，以致机关不利。与丹溪大补阴丸及虎潜合法，重加石斛桑叶汁，三十剂痊愈。

大补阴丸

黄柏　知母　地黄　龟甲　猪脊髓　蜜丸

风火内淫

傅妪四肢疼痛，不能运动，医进驱风燥湿、清火补血之剂，烦热大作，汗出淋漓，耳聋口燥，胸紧气促，四体不知痛痒。前医仍认为筋骨之病，投附子、草乌、秦艽、独活、牛膝、木瓜等药，愈治愈笃。延予商治，乃翁问曰：服药两月，愈见沉重，果是何症？余曰：此症原由形体肥盛，素多痰火，痰火盛于内，而召风以入，风入空窍，痰火随之，共入经络，初犹不觉，迨至机关不利，而痰火与风，聚结一家矣。书曰：肺主周身之气，虽痰火风杂并为

病，无不关乎肺脏。正《内经》所谓肺热叶焦，则生痿躄是也。夫风药多燥，岂非助热而加其痿躄乎？《内经》云：风淫于内，治以甘寒。夫甘寒清火，人所共知，而息风谁能深信？不知风走空窍，原由火召，非甘寒厚味，监督其间，不能填塞其隙。开方服二剂，潮热减半，汗止，大便艰，却无痞满，尚属枯焦，未敢议下。更方又服二剂，潮热蠲除，人事始清，但时言痛楚，非病进也，盖经脉流通之佳兆耳。复立第三方，服至五剂，手足运动，再服五剂，形骸如常。人皆谓奇，实非奇也。后七月余访友至高姓，治一妇，悉同此症，但初起多服芪术龙眼等药，筋加短缩，与以前第三方，每剂加倍，半月而愈。可知医贵洞悉病情，运巧思以制方，毋按图以索骥，斯得之耳。

初方歌

风淫于内，痰火倒颠，
肺叶热焦，发为痿偏。
医用辛燥，病益迍邅，
古哲立法，泽枯为先。
药与病垺，庶几其痊，
毋具滞腻，休使油煎。
香蔬茶饭，苦茗相兼，
从兹调摄，永保天年。

第一方

桂枝　白芍　槟榔　薄荷　黄芩　石膏
麦冬　芥子　甘遂　竹沥　寒水石

第二方

生地　丹皮　白芍　薄荷　枇杷叶　矾石
牙皂　石膏　芒硝　薏苡仁　胆南星　竹沥

第三方

生地　石斛　葳蕤　麦冬　薏苡仁　天冬
石膏　地骨皮　黑芝麻　竹沥　蔗汁

表里风热

江妪下元素虚，今秋四肢十指肿痛，手足不能运动，有时右边肿甚，即右边痛加，似恶寒，或微热，舌苔灰白，二便略通，面色枯黑，口不作渴。有以血虚为治者，有以风湿为治者，有以痰饮为治者，竟无一效。卧床贴席，转侧维艰。其兄光裕，来寓请诊，脉得弦紧而数，时劲于指，认定为表里风热之症。踌躇良久，乃得其方。病者蹙额问曰：贱躯可活否？曰：三日之内即安。与防风通圣散，每日连进二剂，一剂而大便通，肿消肢软，二剂连泄黑粪两次，遍体得汗，痛止身轻。次早下榻向家人云：昨服药后，懵懂一日，至晚汗出始清，今晨周身轻快，但许久未经盥面。方取水间，乍闻余至，即出房诊脉。惟步履尚艰，犹须扶持，舌苔变黄，颇思饮茶。仍令原方再进一剂，复泄二次，下午速求止泄之药，余于原方中除硝黄，加葛根，服之泄止渴住，安睡进食，其病如失。病者急求补养之药，令买白皮梨，每日啜四五枚，十日外，更取熟早米煮稀粥，调养两旬，诸症悉痊。后其兄光裕来寓问曰：舍妹之病，几致废弛，先生一视，预限三日成功，果符所言，必有奥秘，可得闻乎？余曰：令妹之症，必先有饮食之热，后受外入之风，因其体虚不先伤卫，所以不病身热拘急，而直入于营，发为筋挛肿痛，与身中向有之热凝聚经络。夫风无定所，走注疼痛，或左或右，流注关节，风入既久，郁而成热，未经解散，久之必入于胃。夫阳明胃者，主束骨而利机关，阳明既病，机关不利，手足岂能运动？恶寒发热者，表邪之征也。舌苔灰白者，伏热之验也。合推此症，是上中下三焦表里俱实，有非轻剂所能疗者。又风邪散漫，非仅苦寒可以直劫。兼之下元素虚，即用重剂，又恐其放逸，更当以固护驾驭其间。由是观之，发表攻里之外，尤当寓一补字于中。然余自幼从不肯用错杂之方，追思古人表里门中成方，而得防风通圣散，此盖刘氏河间所制，虽非为此症而设，然与用旨默合，是以借之取效。方中麻黄荆防等药，能逐在表之风热，从皮毛而出；石膏硝黄等药，能驱在里之风热，从二便而出；风热深入于营，有归芎引表之药而入于营；风热淫聚于中，有术芍引里之药而入于中；而芎归术芍，又赖以扶持正气，使上中下表里之邪，悉从上中下表里而出。虽经络空隙之所，尽皆驱逐，何致久羁迁延！兼之汗不伤表，下不伤里，非比世俗补泻杂投之治，余是以知效，可计日而获耳。至病人药后而大便得通者，人皆知其攻里之验。其自云：药后懵懂一日，汗后始清者，人尚不得其解。夫懵懂者，冒闷之谓，乃身中作汗使然。譬之天欲雨，必地气蒸上为云，云升于天，雨施于地，而天地清矣。所以冒闷发汗者，发表之验也。至泄多而方仍不变，全不虑其虚者，此时补剂难投，只于原方除硝黄，以防身中在表之气，因咸寒而坠下，而加葛根升提，使身中清气上升，自然泄止渴住矣。以后不再制方者，以病虽至重，而表里未伤，只身中风热既久，津液必然受灼，故但以梨汁粥饮灌溉之，饮食消息之。此余自始至终，毫不紊乱如此。夫秘理深奥，化裁生心，本难言喻，今因吾兄愿闻奥秘一言，特一一剖之。光裕曰：医理真玄，治法果奥，请为立案。因详记之。后双某之子，亦患是疾，未费深思，按法而愈。此与前治傅妪一案大同，但病变稍异，故治法略殊，学者当合观之。

防风通圣散 河间

防风　荆芥　连翘　麻黄　薄荷　川芎　当归　白芍　白术　山栀　大黄　芒硝　黄芩　石膏　桔梗　甘草　滑石　姜枣

阳强足痿 二条

吴新祺冲年困于酒色，阳道强而不痿，股胫痿而不坚，呻吟床褥，百治不效。籍居崇邑，就治于余。余谓此症，始则阳胜阴伤，金被火炼，今则矫阳独升，真阴欲尽。所进苦寒固谬，而温补尤非所宜。记古降心火益肾水法，惟三才封髓丹，于此最合，按方大剂令服。喜胃气尚强，每日纳药二碗，服至六十剂，两症始痊。因忆向治龚生，初起便血，渐至两足痿弱，不能稍移，服归芪参术，其血愈下，其足愈软，买舟由抚来湾，就治于余。两脉细劲，面黑耳聋，余曰：肝血大伤，肾水浆竭也。然从来补阴之药，难期速效，疏与虎潜作汤，令服百剂，许以病根可拔。殊伊服至五十剂，脚可趋步，便血已除，吝费停药。逾年肠红复来，乃将前方再服，稍愈又停，以致便血不息，竟至不起。惜哉，世之剖腹藏珠者，可以为鉴。

虎潜丸 方见前本门肺叶热焦。

三才封髓丹 《拔萃》

天冬　地黄　人参　黄柏　砂仁　甘草

阳痿不起

陈鸣皋，体丰多劳，喜食辛酸爽口之物，医者不知味过于酸，肝气以津，脾气乃绝，以致形肉消夺，辄用参术培土，不思土不能生，徒壅肝热，故复阳痿不起。颠沛三载，百治不效。盖未悉《内经》有筋膜干则筋急而挛，发为筋痿之例。余诊脉，左数右涩，知为肝气太过，脾阴不及，直以加味逍遥散，令服百剂，阳事顿起。更制六味地黄丸十余斤，居然形体复旧。此种治妙，惟智者可悟，《内经》一书，岂寻常思议所可到哉。

逍遥散 《局方》

柴胡　当归　白芍　茯苓　甘草　薄荷　煨姜或加丹皮、山栀

六味地黄丸

地黄　山药　丹皮　泽泻　山茱萸　茯苓

阳缩不伸二条

陈春初，乃郎将婚，服补养丸剂半月，反致两足无力，阳痿不举。医谓当用大补，加附子、鹿茸，服之无算，渐至两足难移，玉茎尽缩。诊得肾脉独大，右尺尤甚，与滋肾丸一斤，服至一半，阳事已举，药毕，步履如旧，此孤阳不生之义也。

滋肾丸

黄柏　知母　肉桂　蜜丸

黄钦三，病发时，浑身洒淅麻痹，腹痛，囊胀，茎缩。一时灯火姜附乱投，得少安，其后屡发，更医数手，无非前法。盖医者总以阴证为治，而病者刻以缩阳为虑，紧持玉茎，诚恐缩完。诊得弦紧异常，目红唇燥，余知其误，以宽言慰之，令急服左金丸，合温胆汤，数剂顿安。后以一派养血济阴、镇心潜阳之药，调理而健。同道不解其故，余曰：吾人身中，惟色胆最大。肾家之强，均由胆家之旺，请鉴诸好色之流，有逾垣乘隙、高深不畏之胆，贪夜私奔、神鬼无惧之胆，而后能遂其欲。是凡潜踪入房，其胆家之火必先燃，而肾家之火乃盛。当其欲火初起，但制之以恐惧，其阳必顷刻而痿，岂非肾强由胆旺之验乎？故肝为阴脏，缘胆藏于中，相火内寄，其体虽柔，其用实刚。其性也，主动主升，其气也，彻上彻下，脏腑表里，为寒为热，身中内外，或现或隐，高自顶巅，深至血海，变幻莫测，病害最多。至其脉络阴器，尤喜疏泄。兹诊钦兄脉盛筋强，目红唇燥，乃肝胆俱旺，血燥不荣，且常有遗泄一病，明明肝火激动精关，诸医不察其遗泄之故，只想汇聚涩精补阳之药，岂非炽火涸血之弊乎？夫火愈炽，血必愈涸，血愈涸，火必愈炽，由是筋脉失滋，遂成结束，乃筋疝之象，非真缩也。加以惊恐，不缩亦缩矣。吾以宽言慰之，释其惊恐之缩，继以苦药清之。解其筋脉之结。补之以气，补肝即是补胆，养之以润，养肾便可养肝。吾临斯症，实非偶然，法参乙癸同乡之义。推观好色之原，丝毫不爽，所以获效。较诸阴证缩阳面青脉静，肢冷息微者，不大相径庭乎？

左金丸

黄连六两　吴萸一两　水丸

温胆汤　方见卷一伤寒门误治传经。

答门人问足弛治法

门人问曰：曾视一症，病后足膝痿弱，其机关骨节，俱如平人，惟软不能举，难以行立，所进皆气血两补，加疏风之药，本古人治风先治血，血行风自灭之旨。然调治一载，绝无效验，意疑药力不及，更进十全大补加鹿茸，服数十剂，病亦如故，岂药犹未及乎？抑尚有说乎？答曰：焉得无说！夫血非气不行，气非血不化，凡血中无气，则为纵缓废弛，气中无血，则不能静，不能静，则不能舒矣。故筋缓者，当责其无气，筋急者，当责其无血，今子所论，乃软弱不举之症，是为纵缓废弛之疾，与血无与，但当偏益其气。所进十全大补，乃气血平补之药，犹是气不胜血，所以不能取效。法当四君子加黄芪附桂，可收全功。如法治之果愈。

一得集附

风淫于内

汪宝泉，时届长夏，夜卧当风，值梦遗后，得风痹病，始苦左足肿痛，难以移立。即邀予视，亟祈补剂。诊之，脉大舌黄，身有微热，虽初起，其势已重，颇类脚气病，但无恶寒，发热，胸满，呕吐之症，且脉大舌黄，必是风痹。因告之曰：此风湿内蕴，久而化热，萃于经脉之中。法当轻扬辛凉之药，宣通经隧，兼以甘寒味淡之属，息风渗湿。但湿凝为肿，风胜为痛，而风为阳，阳主动，势必流走经隧，恐身中四肢关节处，难免流注之苦。以风性游移，非比寒湿之邪，仅着一处，留而不散，是以《内经》有周痹行痹之称，即此症也。必邪去然后正安，不可谓因遗精而病，辄与温补助邪。疏与杏仁、桂枝、防己、防风、蚕沙、羚角、桑叶、通草之属。日夜连进二剂，左足稍愈，身热已除，果然右脚肿痛，更加薏苡、萆薢以利湿。按服三日，两足肿痛虽轻，忽又肘腕掌节肩髃各处，逐日游移，肿痛不堪，又以前方参加石斛、黄柏、天冬、玄参、茅根、桑枝、梨汁、竹沥，便闭稍加明粉。盖遵《内经》风淫于内，治以甘寒。热淫于内，治以咸寒，半月之久，按日两剂，其功始半，续进地黄丸一斤，乃奏全绩。原自古风痹痿厥之症，治不得法，常多殒命，治或稍差，亦成痼疾。总由不知风痹痿厥该何证，寒热虚实从何据，捡方试病，误人良多。夫四末之疾，必识动而劲者为风，不仁或痛者为痹，软弱不举者为痿，逆而寒热者为厥。况风者必多风热相兼，痹者必风寒湿相合，痿者必火乘金，厥者或寒或热，皆从下起而逆上也。然又病机变化，寒热虚实，皆从人之脏腑转移。表寒里寒，表热里寒，阴虚阳虚，自有分别。或曰：风淫四末之症，案中分析甚明，但所言寒热虚实，皆从人之脏腑转移者何？答曰：凡邪之所凑，必乘人身之隙而入，内外相召也。如其人身中素有蕴热，外风一袭，则风为热风；若其人身中素有虚寒，外风一袭，则风为寒风。古之三化汤、防风通圣散，皆为治实火之风而设；八珍十全、地黄饮子之类，皆为治虚火之风而设。经曰：风者善行而数变。正为变虚变实，必从人之脏腑虚实转变也。其间祛邪养正，必察其脏气之偏胜，

究其邪气之深浅，庶几了然在望，投剂无差耳。

燥气焚金

刘瑞奇，余草角交也。经营异地，奔走长途有年，某年秋末，患足疾，初起咳嗽，筋痛，步履艰难，两腿尤痛，并无红肿。或治以燥湿利水益剧，更医疑为气血虚损，与以归脾养心，初获微效，继进无益，渐至腰屈不伸，夜多梦麻，深虞身废。次年春尽，买舟归里，邀余视之。面色憔悴，形容枯槁，毛发脱落，大肉尽削。余细询病源，复验其两腿膝筋浮于外，抽束一团。骇叹之余，沉思再四，念此症发自秋末，彼时肃杀气深，水亏之体，必挟时序之燥气，而肺先受病，故初起见咳嗽。若是时以喻嘉言清燥救肺投之，岂不金彻水清耶？无如误投燥湿利水之药，焚肺劫阴，加以芪术叠进，壅塞机关，虽曰补气生血，而实助火耗津。所以身中百骸之筋，无阴养荣，遂至抽束结聚。计惟清火为先，而清其火，又虑其虚，则补阴清肺，尤为紧要，水果充足，火自平矣。且此症余心所恃者，尤在胃旺，便得生气，甘药亦可多投。疏方每日三剂，服至二十剂，筋舒痛除，三十剂，腰伸阔步，五十剂，肌肤充盛，面容泽润矣。

附方

葳蕤　首乌　当归　狗脊　薏苡仁　石斛　麦冬　丹皮　黑芝麻　黑阿胶

或加早米、茅根，补助阳明，或减麦冬、丹皮，防损胃气，或加竹沥、桑枝通经达络。

嘉言清燥救肺汤　治诸气膹郁，诸痿喘呕。

桑叶经霜者，得金气而柔润不凋，取之为君，去枝梗，三钱　石膏煅，禀清肃之气，极清肺热，二钱五分　人参生胃之津，养肺之气，七分　甘草和胃生金，一钱　胡麻仁炒研，一钱　真阿胶八分　麦门冬去心，一钱二分　杏仁泡去皮尖炒黄，七分

枇杷叶一片，刷去毛，蜜涂炙黄

水一碗，煎六分，频频二三次滚热服。痰多加贝母、瓜蒌，血枯加生地黄，热甚加犀角、羚羊角，或加牛黄。

痫厥门

内热生风

吴元东之妇，形瘦多火，患风热病，头疼身痛，发热畏寒。医者不知风为阳邪，寒为阴邪，误用辛温发散，汗出昏厥，不醒人事。迫切求治，视之面红脉大，知为火气焚灼，以血液衰弱之体，又值汗出过多之变，决非清降可投。盖人身阴阳相抱，乃能动静有常，今阳失阴守，是以阳气独上而不下，而为厥逆之症。又与亡阳之症有别，法当生阴以维阳。古有此例，处用白薇汤，以白薇达冲任而利阴，参归生血液而固气，合甘草以缓火势。许其必效，药下果然。

白薇汤

白薇一两　当归一两　人参五钱　甘草钱五分

按：讱庵先生云：阴虚火旺，则内热生风，火气焚灼，故身热支满，痰随火涌，故不知人。又曰：汗出过多，血少，阳气独上，气塞不下而厥，妇人尤多此症，宜白薇汤。愚窃谓此方之妙，后人罕识其旨，且方载于本草小注，每多泛泛读过。今先君用治斯症，随手取效，殆所谓读书能化，因时以制其宜乎　男澍谨识

风火内淫

傅孚远女孙，形体清瘦，前夏月，遍身发出红块，大小不一。医以丹证治之，用草药搽敷而愈。至秋初，忽然仆地，神昏不醒，喉内痰鸣，片刻复清，一日数发。请医数手，通用化痰顺气等剂，毫无寸效，日夜数十剂。举家慌乱，急请余诊。脉得寸口洪大，两尺弦紧，自云腹中如焚，欲饮冷水，言未毕，卒然昏倒，口开手撒，身凉默默，面白唇红，任捏不知，头仰垂下。因思此症杂出，拟是肾阴枯槁，水火相错，发为痱中。陡进地黄饮子，服之未效。推原其故，中寒条中，决无此例，夏月君火专权之令，发出遍身红块，未经清解，误用草药搽敷，逼毒入内，留于心胞。况且素禀木火之质，肾水不足可知。心火过亢，肝木有余，木盛生风，风火相煽，两淫于中。先哲有云：心火内蕴，膻中如焚，凉膈清心，功见一斑。又《内经》有云：风淫于内，治以甘寒。理宜先进清心散，后服二丹丸，庶为合法。于是疏方，连翘、薄荷，清上焦之热，大黄、芒硝，救北方之水，芩连、竹叶，清心肺而治风，甘草、山栀，通三焦而泻火，调以蜂蜜，合为一剂。服之安睡一顿，醒起更衣，其病如失，仍令二丹丸，调理而健。

二丹丸方

丹参　丹砂　天冬　麦冬　地黄　人参菖蒲　云神　远志　甘草

寒痰堵塞

越日复治傅孔岳乃孙，忽然默默，手足抽搐，口开眼闭，面白痰鸣，一日十数发。此症原因小儿脾气未健，寒痰堵塞经隧，治宜健脾暖痰，于是以星附四君子汤与之。众云：此儿之病，与伊女之症相符，昨先生大黄一剂而愈，兹未周之见，敢用附子乎？余叹之曰：昨之痰，热痰也，今之痰，寒痰也。寒热迥别，岂曰相符？寒热不知，何复言医？遂令服之。一剂不发，二剂神爽。众皆称奇，余曰：医者，理也。凭症望色，又何奇哉？姑笔之，以为后学法耳。

肝火生风

王作仪先生之内人，形长肌瘦，平时喜进温补，时值暮春，乳房胁肋，渐次作胀。初尚不以为意，一日忽牙关紧闭，不知人事，手撒遗溺，张目精摇。诸医咸称手撒脾绝，遗溺肾绝，叠进补剂，欲图固脱，淹治旬日，渐至筋敛抽掣，始延余诊。各部应指急数有力，唇齿干燥，大便不通，乃知虽属烦中，实为肝火厥逆之候也。若果脱结之症，五脏凶例全见，当顷刻告变，安得尚延旬日？且六脉俱有力耶，缘素禀木形，兼挟内火，且令当木旺，肝气燥急，故乳胁作胀。夫肝主筋，筋脉不萦，故四体不用。木火生风，故目精动摇。筋脉不和，颊车不开，故牙关紧闭。肝威沸腾，津液妄泄，故汗大如雨。肝邪热炽，阴挺失职，故小溲自遗。津液被劫，故筋敛抽掣。统计之，悉皆肝火为患，处龙胆泻肝汤，合当归龙荟丸。连进二剂，病势大减，后进犀角地黄汤，兼龙荟丸，进食能言，随用八珍汤，除川芎，重加白芍、丹皮，调理而健。

龙胆泻肝汤《局方》

胆草　黄芩　栀子　泽泻　木通　车前
当归　地黄　柴胡　甘草

犀角地黄汤　方见卷一伤寒门同病异治。

当归龙荟丸

当归　胆草　栀子　黄连　黄柏　黄芩
大黄　青黛　芦荟　木香　麝香　蜜丸

中食二条

李妇，胸腹大痛，忽然昏倒，手足逆冷，口不能言，两手握固，两尺脉细。先一医，断其脉绝必死，已煎就附子理中之药，希图援救。适闻余至请视，诊得两尺果无，而症与脉反，若果真脱，岂有不面青大汗之理？书云：上部有脉，下部无脉，其人当吐不吐者死。似此必伤食所致，以故胸中痞塞，阴阳不通，上下阻绝。理宜先开上窍，俾其中舒，因问曾伤食否？伊姑应曰：曾到戚家贺寿，油腻肉面，颇为大啖。因放胆用法，而不用药，令炒食盐一两，热水灌服，兼用通关散吹鼻，大嚏大吐，顷刻而醒，吐出完肉数块，面蛋带痰数碗，其病如失。

陈茂初，年壮体强，早膳后忽然胸膈大痛，叫喊数声，卧地不省人事，四肢逆冷，身体仍温。余诊尺脉虽无，而寸关甚坚，且面色未变，喉无痰声。如此卒暴之恙，决非中风、中寒、中气之症。意揣食前无恙，食后即胸膈作痛，盖胸中阳位，食物犹在贲门，阻遏阳气，不得下行，合乎尺脉不至，古人原有食厥之条，当作中食之症。至于治法，有上部有脉，下部无脉，其人当吐之训，于是烧盐一两，煎水一碗灌之，涌出痰食二升而愈。

一得集附

七情郁结

记昔先君授澍曰：病欲十全，入门只先求无过，肱当三折，斯时莫道学有功。临症无论大小缓急，总当于望闻问切四字加意，不中不远。旨哉言乎，何敢一日忘诸！昨视徐妇中气一症，素无他病，顷刻仆倒，目闭口噤，手撒脚僵。其夫曰：早吃胡椒汤一碗，身战作寒，午吃龙眼汤一碗，嗳气不舒，因而仆倒。余忽忽一视，以为龙眼壅滞，用神香散调灌，不效。诊脉上浮下伏，与经言上部有脉，下部无脉，其人当吐之例相符，又以盐汤引之不吐。再掐太冲穴，身略动，自以两手扪胸，知心地尚明，无非会厌机枢不利，转瞬依然，四肢僵冷，细聆呼吸，状如死人。再诊脉伏，乃静念曰：面色青白，必挟肝邪为患，脉来紧伏，可是经络皆痹？今日不过服汤两碗，仓廪之官，久已运化而下，故引之无吐，想非风，非痰，非食，非火，其闭不通者气而已矣。再问素性好怒否，家人曰：多气多怒，曾因丧子，悒郁至今。夫郁气素横于胸，加以椒性助肝，龙眼壅气，肝愈横，郁愈结，膻中之气无由转输，安得不猝然仆倒！然则斯症虽危，自有斡旋之法，用乌附散香附、乌药，沸汤调灌。方下咽，喉间汩汩有声，即呕稀涎一口而苏。惟苦胸冈不舒，噫嗳自揉，继进越鞠丸一两，气畅郁舒，安睡复旧。越半月，胸紧头昏，复倒无知，目瞪口张，势似已危，脉象又伏，知非死候。余与伊夫常聚首，因谓曰：前番目闭口噤脉伏，今脉同症异，当从原意变通。言未已，开声知人，并云头晕目眩，重如石坠，面如火燎，转盼间，狂言见鬼，歌笑呻哭。众皆诧异。窃思中气之后，

因思复结，仆倒无知，固其宜也。然面赤神昏，妄见妄言，必因郁久化火，挟肝邪为患，应用清肝泻火之剂。又胸紧气急，头重如坠，必缘郁气固结，经道久闭，故脉沉伏。与《内经》血并于上，气并于下，心烦悗善怒之旨合符。遂疏方以逍遥散，加丹参、牛膝、玄胡、降香，兼进当归龙荟丸。服下未久，神识顿清，诸症渐减，按方再服，诸症悉除。越日复诊，脉转沉数，沉无固结之患，数有流动之机矣。再询经期，果闭四月有余。本拟速行决津之法，但昨议已效，仍仿原意再投。后更方未费思索，直以解结通经而愈。

逍遥散　方见卷二痿证门阳痿不起。

当归龙荟丸　方见前本门肝火生风。

55

得心集医案卷三

南城谢星焕映庐甫著　　男甘霖时若　纂辑
　　　　　　　　　　　　　　澍杏园
金溪赵省庵先生　校定　侄甘棠憩亭编次
　　姜真吾先生　　　　孙恩洪　誊稿
门人刘绍基莲溪　同校　后学杭州徐志源重校
　　汪士珩节渠

便闭门 二便不通

湿热阻塞

游长万，连值房劳，忽患小腹胀痛，喜以手按，二便阻滞，腰膝酸楚，屈而不伸，食饮难入，食即吐出，却无烦热，唇舌如常。医者认为阴证腹痛，进参术附桂之剂，病仍如故，亦不见燥，但腹中愈满。更医见二便不通，又以实热作痛，大进硝黄枳朴车前滑石之属，愈增胀满，腹中窒塞。更服巴霜丸，欲求一利，竟不可得，日吐涎水如青菜汁者数升，众皆骇然。竟至粒米不入，二便不通者五日，小腹极痛，胀闭难忍，百方不效，愈治愈危，诸医束手，坐以待毙，求治于余。余思人非金石，岂有竭尽攻剂，竟不能通者？今上不得入，下不得出，内关外格之证悉具，本当死在旦夕，何五日尚未死耶？仲景云：小便不利，腹胀喘急者死。今幸未喘急，所以尚可生也。脉得肝部独强而横，初甚踌躇，久之脉症相参，始悟与妇人热入血室一症，其义相同。夫妇人先因外感传经热邪，经水适来，热邪既可乘虚而入血室，此亦必先因内伤饮食湿热，积聚于中，适值房劳，精道陡虚，所有积聚湿热，亦可乘虚而入精道。其内外所伤虽解，其乘虚而入一也。惟其阻塞经隧，胀闭二阴，故前后二便皆阻。夫少腹者肝经所属，阴器者肝脉所络，今湿热乘虚阻塞，如横一闩于中，湿热之气愈阻，肝木之气愈横，所以胀痛难忍。下既不通，无由疏泄，拂逆充溢，势必上冲，直侮所克，上乘于胃，土受木克，而为呕吐。观其吐出如青菜汁者，显然肝威之现形矣。此症若不循经引治，何以解肝之结，搜湿热之陷，通其经络，而消其阻塞乎？法用牵牛达肾道，走精隧，搜热逐湿为君，以吴萸、小茴、川楝、橘核、桃仁解肝散结为佐，加以苦酒之酸以入肝，明粉之咸以入肾，二味化水拌炒诸药，引之以入肝肾，引上加引，使之直达。初剂小水长，仅得数屁，腹中气响，而痛大减，二剂前后悉通，诸苦如失。可见凡病必当曲尽其情，悉心审度，自有一定之理，既得其理，自可应手取效。若但见病治病，不为推求，而谓知医，可乎？原此症从前未经阐发，医者端守下法，屡攻不通，愕愕惊奇，殊堪浩叹。余临斯症，从伤寒门中妇人经水适来，热入血室，悟出男子适值房劳，湿热入精道，补前人之缺陷，广后学之见闻，详述受病之由，并纪制方之妙，俾后之患斯疾者，得开一生路也。

附方

牵牛　桃仁　小茴　吴萸　苦楝子　橘核

外用米醋调元明粉拌炒诸药，水煎热服。

酒毒内结

吴继文有腹痛病，时呕吐苦水，汤水难入，二便阻塞，而虽屡发得安，不过腹中宿积，由呕稍尽，究竟绸缪融结之情，并未去也。今春宿痰举发，倍盛于前，四肢厥逆，呕吐口渴，小水涓沥不通，大肠壅塞不行。延绵旬日，遍尝诸药，未能下咽，绝粒不进。脉尚弦数冲指，攒腹攻痛，每痛极时，索饮烧酒盏许，似若稍可。吴问曰：阴证乎？余曰：非也。若是阴证当早已入阴矣。又问曰：热证乎？余曰：非也。若是热证，岂有汤水不入，而反可咽饮烧酒乎？吴不悦曰：无病乎？余曰：兄之病，乃兄自招，良由舍命嗜酒，将息失宜，以致酒毒内结，已成酒癖。治疗之法，未易言也。亟宜从此痛戒，庶几希之命，得延岁月。言未毕痛复作，呕复升，急急促令疏方，数剂诸苦如失，但善后之法，犹未尽也。越日寓中诸生偶问吴之病，经先生手到病除，难明其妙。而酒癖之义，尤所不识，请受教焉。答曰：癖义颇微，难以言象，当喻而达之。酒关甚巨，夭枉死亡，吾不知其几许人矣。吾侪其操司命之权，各有尊生之任，可不亟讲乎？夫酒虽谷造，原藉曲水两性，湿热二气酿成，少饮未必无益，过饮暗中损命，多饮则乱血，恣饮则注肝。且酒后食必少，中必虚，饮入于胃，中虚未能施化，其浊质虽输注于小肠，而烈性必聚蓄乎肝经。故善饮者，面常青，于此可验。盖酒性助肝，肝性横逆，克于脾则腹痛，乘于胃则呃呕，横于血则肢痹，逆于气则便塞，是肝邪为患，此又历历可征也。又善饮之人，其有终于痿厥偏枯之疾者，禀阳

藏而伤于热烈之曲性故也；有终于肿胀膈噎之疾者，禀阴藏而伤于寒冷之水性故也。吴之病，其始必因过量，肝胃受伤，气血多乱，由是乱气乱血，随酒性而溢于络。其气血酒性，交互凝结，势难分解，傍依肝胃之膜，藏于隐微之中，结成囊癖，如燕之巢，如蜂之窠。其积垒，非一日也。继是所饮淫质，随饮随渗，由胃肝而入囊癖，久之囊癖充塞，满则必溢，势必仰冲肝胃，犯肝而为痛厥，犯胃而为呕吐。向者病发呕吐，数日得以安者，不过囊癖之蓄积，由呕暂空，得以暂息。其后仍饮仍聚，癖势日增，关隘渐塞，故所呕渐艰，未易出也。他日此癖，为蛊为胀，滋蔓难图者，在所难辞。然则今日之治，尤当亟讲矣。大抵酒客忌甘，酸味助肝，最难相适。斯义惟喻嘉言透此一关，必取其气味俱雄之药，所谓能变胃而不受胃变者。今师其意而扩用之，有如寇匪蟠据，侵漫已极，使非有斩关夺门之将，其何以突围而劫寨乎？方中附子、吴萸、肉桂、草蔻之辛热者，用之以通经入络，散痞消藏。然讨寇之兵，性情暴烈，每多峻厉，恐其放肆潜伏，不得不以法度制之，故以黄柏、桃仁、明粉苦寒咸下者，以制其猛烈，且藉以泄热佐之也。但膈膜隐僻之区，道路常多曲折，非所易入，恐难决胜，故复使丑牛、草乌、牙皂，气味俱雄者，有锋锐巧捷之能，且有逐水搜湿之功，饮之下咽，犹号令一举，各皆走而不守，直达癖所，赞襄成事，取功易易。然征伐之地，难免受伤，隐曲之处，尚未尽扫，故锐兵利导之举，可暂而不可常，则善后清净之法，尤不可无。

越日，吴闻余与诸生会讲是疾，透彻异常，于是坚志戒酒，亟求善后之方。疏平胃散，打糊小丸晒令干坚，以攻寇也。另以理中加黄连，研极细末，护晒极坚，以安民也。每日空心沸汤，吞服数钱，毋令间断。逾年疾不再发，胸膈顿宽，色枯者泽，肌槁者润。

冷积阻格二条

胡懋光，四肢逆冷，面色青白，吞酸呕吐，食不得入，六脉沉伏，大便不通，小水短赤。细察诸症，皆由阳气不舒，理宜先将下部疏通，庶几清气上升，浊气下降。因与大承气汤，叠进三剂，毫不为动，脉症如故，举家惊怖，余亦骇之，谓岂有大黄芒硝重剂，竟不能通者？继知其人嗜酒，每患足疾，今足未病，湿热未曾下注，致停中焦，将成关格之象。视舌滑润，非燥症也，中焦必有停积冷痰，以致闭结胶黏，正所谓阳微阴浊僭倨，非仅承气咸寒可能开者。法当通阳泄浊，开结驱阴。于是以姜附通阳以驱阴，硝黄开结以泄浊，加草乌、皂角，名为霹雳通关之将，以直劫其巢。方成药煎，即忙与服，未及片时，下秽污数斗，小便清长，四肢温暖，食粥二碗，不用再剂，诸症悉痊。此可为冷积绳墨，因详记之。

附方

大黄　芒硝　附子　干姜　草乌　牙皂

邓学文初起小水短赤，继则腹胀便秘，已服硝黄寒下之药，腹愈窒塞，更进车前渗利之药，尿愈涓沥，胀闭欲死。危迫之际，延余往治，至时呃逆呕吐，汤水难入，审知素多酒色，湿热壅于膀胱，冷积聚于胃腑，故前阻小便，后塞大肠，气无下降之权，只有升逼之势。细察人迎气口两脉紧急可骇，症属关格已极，势在难挽。举家苦劝求治，勉为推寻。因思胃腑冷积，当宗热以攻之，辛以通之，膀胱湿势，宜遵寒以清之，温以化之。于是攻与赤金豆，化与滋肾丸，连进未呕，昼夜三服，俾浊污升逼之气，方得下降于沟渎。不再剂，诸症悉痊。

景岳赤金豆亦名八仙丹

巴霜　天竺黄　木香　皂角　朱砂　丁香　轻粉　生附子切，略炒燥

滋肾丸　方见卷二痿证门阳痿不举

*脾阳不运*二条

胡生新科，胸腹胀痛，大解不通，已服枳桔香朴之属，毫无一效。又与滚痰丸，仍然闭塞。饮食虽甘，而食不作胀，每日探吐痰水数口，似觉稍宽，有粪结于肛门，努挣不下，挖之略出。延余视时，大便未通者，已十日矣。然脉来浮缓迟弱，身无寒热，口不作渴，舌无苔积，知为阴结之类，非阳结可比。此必胃气虚弱，津液不布，大肠传送之令不行，而胃中所蓄水谷，结而为胀。虽探吐稍宽，究竟津液愈涸，传送愈艰，与理中汤、加半夏、厚朴、枳实。才一疏方，众皆不悦，盖病家与病者，急欲求通大便，满想大黄巴霜之药，余独吹无和，只得详为辨曰：行医治大便不通，仅用大黄巴霜之药，奚难之有？但攻法颇多，古人有通气之法，有逐血之法，有疏风润燥之法，有流行肺气之法。气虚多汗，则有补中益气之法，阴气凝结，则有开冰解冻之法。且有导法熨法，无往而非通也，岂仅大黄巴霜已哉！今病原胃气空虚，津液不足，即按症投剂，亦必三五日始通，决非一二剂可效，盖胃气虚而运行迟也。但依吾见，力可承任。胡生闻言姑信不疑，每日二剂，腹中毫不为动，殊料服至五日，药已十剂，仍然如故，急欲更医，余恐前功尽堕，又苦劝之。因思蓄饮不行，加入半硫丸四钱，仍与前药吞服，再加婉言，把持二日，共计十七日之便，仅得半升溏粪而已。自此饮食起居，未费调理而健。然病家与戚友俱议曰：行医仅通大便，如此为难，何贵于明耶？嗟嗟，医固难知，医则愈难也。

吴立成，素好色多劳，吸洋烟，忽因忧郁气结，渐至胸膈不舒。医者妄投消导发散之药，遂至腹胀便秘，呕逆不食，大便不通。更投承气汤二剂，腹中窒塞，痛楚愈增。及余视时，

前医先至，又谓病重药轻，大黄今须加倍。余思凡病外感，或热邪传经，或热结胃腑，断无不发寒热之理。且有一攻不转矢气者，不可再攻之戒。又况攻之愈塞，其不可攻也明矣，其非热结也又明矣。此脾气衰败，运行失常，出纳将废，而腹中所受苦寒之药，一团阴气弥漫，身中冲和之气，愈攻愈散，使非大助脾阳，其何以驱此滔滔之阴邪也哉？然病者方急索巴霜丸，前病专主，竟欲与服，余力止之，病者病家，均觉不悦。余不得已，乃婉为讲辨，索纸疏枳实理中汤。坐视进药，进毕一剂，病者恍然曰：平时断烟瘾，理中丸亦曾服过，但此时腹中胀闭，务求先通大便。余曰：此正所以通大便也。病者不答而睡。嗣煎一剂，又亲进之。其医问病者若何，曰：腹中全无动静，但素日未睡，今忽得睡，而满似稍宽。其医寂然而去。余复将原方加倍，计术一两，增桂一钱，服下腹中气响甚喧，二便一齐通利，所泄之粪，半绿半黄，尽是稀糜秽水，并无结粪相间，此腹中一团阴气之验也。愈后调理之药，制附桂理中数斤，自是饮食渐增，烟瘾亦止。其家虽不以为功，余亦窃喜免谤，最后其医，犹谓此等之治，不过偶中耳。

癃闭门 小便不通

独阳不化

都昌舟子，大小便秘，腰屈不伸，少腹胀痛，倩人扶持来寓求救，狼狈之状，势甚可骇。细视之，面色正赤，鼻准微黄，额汗如珠，舌苔中黄。诘之曰：小便秘乎？其倩人曰：二日一夜，并无半沥，大便亦闭。余知鼻黄者，多患淋秘，淋秘鼻黄者，势必危。仲景云：无尿额汗者死。因谓之曰：事急矣，恐难治也。病者闻言大哭，余为之恻然，姑为诊之。尺寸沉小，幸劲指有力，复慰之曰：此症虽危，吾可

以法求之。意仿无阴则阳不化之旨，欲举东垣滋肾之法。病者忽云：服车前草及六一散大黄药一剂，愈加胀痛难忍。此又凉寒不服，意者，冷结关元乎？然脉象症候，固非无阳，且似有火，乃寒之而反重者何耶？因思《内经》有云：诸寒之而热者取之阴，所谓求其属也。遂订六味地黄合滋肾作汤，大剂以进，滋阴以化气，外用捣葱合盐炒热，布包熨脐，通中以软坚。自午至戌，内外按法不辍，俾得关通，二便顿解。此症生死反掌，读仲景书者方知。

滋肾丸 方见卷二痿证门阳缩不伸。

六味地黄丸 方见卷二痿证门阳痿不起。

湿热内阻 二条

王辅弼，初起腹鼓脚浮，小水短少，大便甚艰，气逆上冲，医用五苓八正诸方，愈加腹鼓，小水涓沥不通，按脉洪大，神彩尚存，足征禀赋甚厚，方可耐此重症。诊毕谓曰：此乃湿热内蓄，恐成单胀，膀胱气壅不行，以致小水悉闭。今欲治此，须通小水为急，但通小水，非气化不出。因问欲汤水否，曰：极不口渴。乃知确由下焦湿热所致，与李东垣先生治王善夫一案大同，遂以黄柏、知母之苦寒以泻内蓄湿热，肉桂之辛热以化膀胱之气。才下咽，腹中甚痛，小水遂行，胀满亦消，后以八味地黄丸，数服而痊。

八味地黄丸 方见卷二虚寒门首案。

黄万顺，善饮，素嗜炙食，每患淋秘，医投以五苓八正散，辄小效，渐至溺必艰涩，少腹觉满，时平时笃，已半载矣。一日房劳，前症倍盛，仍进五苓八正之属，服之溺愈不通，涓沥难出，腹胀腰屈，不可俯仰，匍匐就诊。脉得两尺坚搏，知为素蕴湿热聚于下焦，膀胱

之气不化，仿东垣法，以知母三钱，黄柏三钱，肉桂一钱，服之半响，安睡一顷，诸症如失。厥后一月数发，或一年数发，悉以此方必效。惟其酒色不节，调理不善，宜乎病源不清，湿热日聚，肾阳日耗，他日腹鼓喘急之患，殆所不免矣。越岁，果患是疾而死。

木郁不舒

许福生，春月腹痛泄泻，小水短涩，余门人以五苓散利水止泄，尿愈闭，腹愈痛，痛泄不耐，呼吸将危，急请余诊。门人问曰：分利而尿愈闭者曷故？答曰：所谓木敛病耳。《内经》有云：生郁于下，病名木敛。盖木者，肝也。敛者，东也。肝喜疏放，春月木气当升，今木气抑郁敛束，再被渗利沉降之药，致令生气愈不得舒，是有秋冬而无春夏，安望其能疏放乎？用六君子汤，加防风、升麻、桑叶，数剂，遂其条达而愈。

述治二条

小水不通，《内经》称为淋秘癃闭，最当详审。夫小水之源出于肺，故经曰水出高源也。其道由于三焦，故经曰：三焦者，决渎之官，水道出焉。其藏在于膀胱，膀胱者，州都之官，津液藏焉，气化乃出。可见小便之通与不通，全在气之化与不化，然而气化二字难言之矣。有因湿热郁闭而气不化者，用五苓、八正、禹功、舟车之剂，清热导湿而化之。有因上窍吸而下窍之气不化者，用搐鼻法、探吐法，是求北风开南牖之义，通其上窍而化之。有有阴无阳而阴不生者，用八味丸、肾气汤，引入肾命，熏蒸而化之。有因无阴而阳无以化者，用六味丸、滋肾丸，壮水制阳光而化之。有因中气下陷而气虚不化，补中益气，升举而化之。有因冷结关元而气凝不化，真武汤、苓姜术桂之类，开冰解冻，通阳泄浊而化之。有因脾虚而九窍

不和者，理中汤、七味白术散之类，挟土制水而化之。古法森立，难以枚举，总之治病必求其本。奈何近时业医者日益众，而古法日益荒，每遇小水闭塞之症，不究其本，执用车前、木通、苓泽，沉寒淡渗之药，以为知医，幸遇湿热聚蓄内结，侥幸得功，以为能事。倘遭一切阳虚之症，而用淡渗沉寒之药，其阳愈虚而阴愈盛，阴愈盛而便愈不利，势必腹胀。仍执槟榔牵牛之药，而阳愈损，其气愈乱，转输无由，势必上奔，而为喘急无救矣。仲景云：小水不利，腹胀喘急者死，正因阳亡气散故也。吾先君深知此理，曾有治詹姓冷结关元一案，足为承先启后之资。今秋尽冬初时，有字春和者，体肥面白，一日二更时，忽然腹痛，敲门邀视，余念邻谊披衣而往，见其腰屈不伸，自以两手抚按，小腹膨胀，腹中甚痛，面唇俱白，十指稍冷，小水紧迫欲解不出，脉来沉迟。内外一探，阳气大虚，因问曰：日间曾服物否？应曰：清晨无病，上午小便时，身中忽然战栗，尚有一半未能解出，以后微觉小腹带坠，服六一散一文，愈觉腹胀，腹中大痛。余曰：起先小便时寒战，足见身之阳虚，再进滑石沉寒之物，凝而不化，是犹雪上加霜，自然关元冷结。时值二鼓，正阴气充盛之时，阳愈不耐，故病见剧，法宜助阳开结，暖其水而冰自解，冰解而水自流，水流而壅塞自开，塞开而胀痛自消矣。疏方以附子为君，姜桂为臣，茯苓、甘草为佐，沉香为使。意用姜附桂以消阴也，茯草以泄满也，沉香以鼓升下焦氤氲之气也。药味精专，丝毫不杂，因病势已极，重剂与之。恐其阴盛亡阳，彼疑药之燥，分之重，竟不敢服，再四叮咛，勉强服之。余回寓，药下未半刻，彼见病虽未加，而痛尚未减，即更他医，至则大罪吾药，幸彼亦仅用猪苓、泽泻、车前、茯苓、陈皮、桔梗之轻剂，药一下咽，小水长行，立时而痛胀俱失，岂知余剂为之向导哉！次日医者病者皆曰：昨非后剂，几被姜桂闭死矣。嗟乎！彼居无功之功，我得无罪之罪，安得同道

高明之士，为我一正之。

记读　先祖著《医卜同源论》，末附治验，有詹姓癃闭一案云：病自腹痛，连日服药未愈，一日偶用车前草煎服，须臾痛转加甚，小水紧迫，膨胀不出。延余诊时，痛闷于床，呼吸将危，四肢厥冷，脉得寸部浮弦时止，尺部沉迟而疾。潜思阳明实痛，热结膀胱，痛极必汗，今无汗，知非阳证也。又初无恶寒头痛，则于表里无涉，此必生冷伤脏，是为冷结关元，阳气不化。经曰：膀胱者，州都之官，津液藏焉，气化则能出矣。重用附桂，加苓草，佐以枳实，合为逐冷化气。一剂后，人事稍苏，小便紧急十余行，仅得半盏，再剂后，安睡一顷，下榻小水长行，痛止而安。此症因案中引而未发，故特表而出之。男澍谨识

吐泻门 下痢红白症附

胃寒肠热

黄平福，形瘦面白，时当暑热，得呕吐泄泻之病，医见口渴溺赤，与石膏竹叶汤，而呕泄未止，反加心胸胀满，神气昏冒，躁扰不安，势甚危急。诊之脉来浮数，肌热灼指，舌边红刺，满舌白苔，中心黄黑。伊父绍邦，年老独子，求治甚切，因慰之曰：俟吾以二法治之，毋庸惧也。先与连理汤，继进半夏泻心汤，果得呕泄顿止，热退纳食而安。门人问曰：吾师治病，每预定安危，令人莫测。此症先定二法，服下丝毫不爽，其理安在？答曰：业医必揣摩有素，方有把握。《内经》有云：肠中热，胃中寒。胃中热，肠中寒，肠中热则出黄如糜，胃中热则消谷善饥，胃中寒则腹胀，肠中寒则肠鸣飧泄。胃中寒，肠中热，则胀而且泄；胃中热，肠中寒，则疾饥，小腹痛胀。斯人斯症，合乎胃中寒，肠中热，故胀而且泻也。然胃中之寒，始先原是盛暑逼于外，阴冷伏其中，而

医又以大寒之药清胃，则胃愈寒矣。故虽寒热错杂，不得不先与连理，调其胃气，分其阴阳也。然阳邪内陷，已成痞结，非苦以泻之，辛以通之，其何以解寒热错杂之邪耶？世医治病，但守寒以热治，热以寒治，倘遇寒热错杂之邪，不知《内经》胃热肠寒，胃寒肠热之旨，及仲景诸泻心，嘉言进退黄连汤法者，其何以肩斯任也？

半夏泻心汤　方见卷一伤寒门误治传经。

连理汤

人参　干姜　白术　黄连　茯苓　甘草

阴寒直中

傅德生，善饮，衣食弗给，时值暑月，吐泻交作，大汗如洗，口渴饮水，四肢厥冷，尚能匍匐来寓求治。余见而骇之，忙与附桂理中丸一两，更与附桂理中汤一剂，俱呕不纳。又托人求诊，见其吐泻汗厥恶症未减，余益骇之。尤可畏者，六脉全无，四肢冰冷，扪之寒彻指骨，顷刻间，肌肉大夺，指掌尤甚。急以回阳火焠之，诸逆幸挽，始获斟酌处方，以大剂附子理中汤加益志，又呕而不纳。因思胃者，肾之关也，寒邪直入，舍此大热之药，将安求乎？复悟肾胃之关，一脏一腑，寒邪斩关直入，与少阴肾寒之气，滔天莫制，大热之药，势必拒格。夫理中者，理太阴也，与少阴各别。原仲景治少阴病，下利厥逆无脉之症，格药不入者，有反佐通阳之法，用白通加人尿猪胆汁汤，按法煎进，下咽乃受。渐喜脉微续出，阴浊潜消，阳光复辟，九死一生之症，赖以生全。

白通加人尿猪胆汤

葱白　附子　干姜　人尿　猪胆汁

按：回阳火，不惟能回阳于无何有之乡，凡一切暴中阴寒、阳缩、痰厥、气闭等证，用之得当，无不立效。惟脐下平平三焦中焦宜稍

偏，病人长则下焦宜疏，病人短则下焦宜密，诊脉之理，下指亦然。

此余赵庭传受心法，未忍私秘，但焦之大小，焠之轻重，与夫按穴不差，神而明之存乎其人。

附夏禹铸治小儿脐风灯火图说

脐风症，初发吮乳必口松，两眼角挨眉心处，忽有黄色，宜急治之，治之最易。黄色到鼻，治之亦易；到人中、承浆，治之稍难；口不撮紧，微有吹嘘，犹可治也；至唇口收束，舌头强直，不必治矣。一见眉心、鼻准有黄色，即用灯火于囟门一焦，人中、承浆、两少商穴，各一焦，脐轮，绕脐六焦，脐带未落，于带口一焦，既落，于落处一焦，共十三焦，风便止而黄即退矣。

道光庚戌冬月，许柱臣先生，初产一子，即患此症，邀余往视。渠母曰：已不吮乳，胡

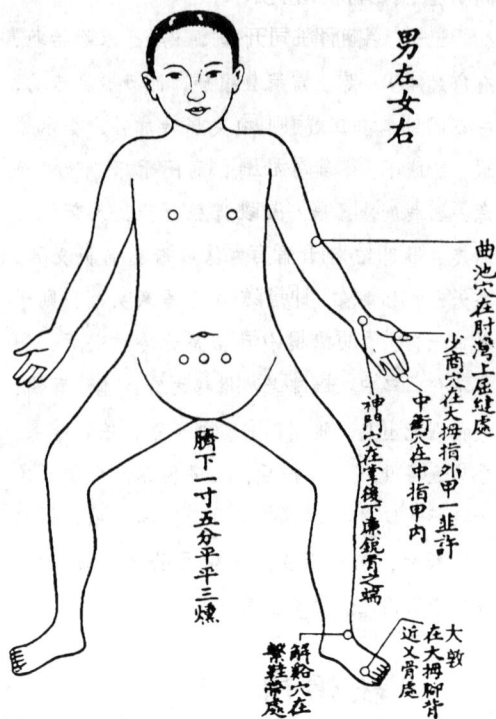

男左女右

曲池穴在肘湾上屈纹尽处
少商穴在大拇指外甲一韭许
中冲穴在中指甲内
神门穴在掌后兑骨锐骨之端
脐下一寸五分平平三燔
大敦在大拇脚背近义骨处
解谿穴在系鞋带处

附回阳火图

请医为？余欲回寓，柱臣色有不忍，勉为视之。眉心至鼻俱黄，口紧不哭，微有吹嘘而已，即以夏氏十三焦灯火治之。遂果苏，吮乳不辍，越早复视，生机勃然，以指迷七气汤，调集成沆瀣丹，疏利脏腑而愈。

用白通汤异症同验并答门人问

周孔昌体肥而弱，忽然腹痛，泄泻，十指稍冷，脉甚微，因与理中汤。服后泄未止，而厥逆愈进，腹痛愈甚，再诊无脉，知阴寒入肾。盖理中者，仅理中焦，与下焦迥别，改进白通汤，一服而安。

附：次日其堂兄，腹痛缠绵，渐至厥逆，二便阻闭，胀闷之极，已进攻下，而痛愈重，促余诊治。六脉俱无，且面青唇白，知为寒邪入肾，亦与白通汤，溺长便利而安。

门人不解，疑而问曰：一泄泻不止，一二便阻闭，何以俱用白通汤而愈？答曰：少阴肾

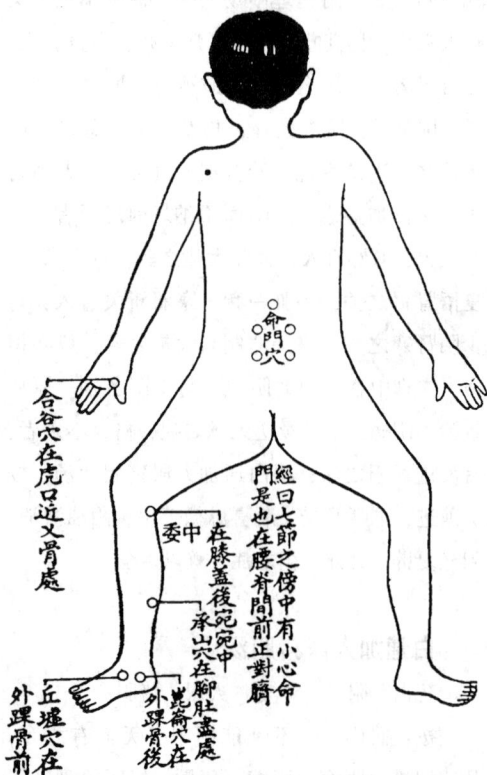

命门穴
合谷穴在虎口逆义骨处
腰口七节之傍有小心门是也在腰脊间前正对脐
委中在膝盖后兑兑中
承山穴在腳肚盖骨尽光兑穴在外踝骨后
丘墟穴在外踝骨前

回阳背面图

者，胃之关也。前阴利水，后阴利谷，其输泄有常度者，原赖肾脏司开阖之权耳。若肾受寒侵，则开阖失职，胃气告止，故厥逆无脉也。今两症虽异，而受病则同，一者有开无阖，故下利不止，一者有阖无开，故二便皆闭。均以白通汤，复阳散寒，温暖肾气，使肾气得权，复其开阖之旧，则开者有合，合者有开矣。噫！此《金匮》奥义，仲景隐而未发者，子辈既从吾游，读书必期悟境，悟能通神，洵非虚语。乃知圣人之法，变化无穷也。

白通汤

葱白　附子　干姜

木邪侮土

熊锦松潮热泄泻，呕吐蛔虫，咳逆牵引，左胁疼痛，历服清散温补之药，愈治愈危。迨至夜半，气逆神昏，面红目赤，汗大如雨，俨然虚脱之象。但从来热泄之症，最虑阴液消亡，断无戴阳之理。诊两寸弦数，知其脏体属阳，察脉审症，推肝火冲逆，犯土侮金，是以呕泄咳疼，诸苦并增，加以温补误投，以致热盛神昏也。与温胆汤，加石斛五钱，桑叶，白附，数剂果安。

温胆汤　方见卷一伤寒门误治传经。

答问

门人问曰：传孔英之子，夜半腹痛，自服曲蘖砂糖，次日上则呕吐而虫出，下则泄泻而血出，医者以桂枝、白芍、黄芩、木香之药，连下痰血数升，四肢厥逆，辗转躁扰极危，索饭一碗，食毕频笑频哭而逝，此曷故也？答曰：大凡治病，必先察其外感内伤，为吾侪临症之权衡，次究其在营，在卫，为人身气血之分别。然人有两死而无两生，故曰脱血者无汗，脱汗者无血。盖汗即血，血即汗。孔翁乃郎，吾早见其语声低陷，神彩外扬，声陷而气必弱，神扬而内必空，固知其非永寿人也。今腹痛自半夜，其阳虚阴盛可见，奈何误为食积腹痛，而用曲蘖砂糖，极力消导，大戕其脾胃生气耶。盖曲蘖能化米为酒，而砂糖破血尤速。尝于吾乡幼科并方脉诸士，及处家者皆切戒之，乃世俗通弊。无论寒热虚实，一见小儿腹痛，即以曲蘖服之，产后腹痛，即以砂糖服之，盖只知其利之小，而不知其害之大也。幸遇体坚病实者服之，虽得取快之一时，每多暗损于后日。至若病虚体弱之人，害可胜言哉？且今人之禀气虚弱者多，虚弱之体，脾胃既伤，安得不上呕吐，胃虚虫无所养而上出，下泄泻，脾虚血无所统而下脱乎？当是时中气大困，安之固之，犹恐不及，奈何医者，尚认为外感实火之证，投以发散清上，致令阴阳表里俱伤，是其外感内伤之辨不明矣。夫其临危索饭者，仓廪空求救填也。大凡虚病将危，食饮倍常，俗云装路食者，此也。至此已为除中不治之证，除中者，言中气已除尽也。躁扰不安者，虚阳外绝，中气内断，厥逆脾绝，频笑心绝，频哭肝绝。盖心主血，肝藏血，脾统血，以三脏俱绝而殒，岂非寒中决裂之验耶？何孔翁及世俗尚不知曲糖医药之误，乃归咎于方隅鬼祟，不亦异哉？故医者能于望闻问切之间，先清其内伤外感之由则几矣。子辈后遇此症，必当以扶土救阳为先，盖万物以土为根，以阳为生，无土不立，无阳不长，此其大要也。门人又问曰：此证今先生道破，固知其为内伤矣。但分明下血，即为血虚，似宜救阴补血，乃言扶土救阳，其理安在？曰：吾早已言之，夫汗即血，血即汗，有形之血不能速生，无形之气，所当急固。况中虚之病，何堪辛散苦寒戕劫之剂？当知治此症，与仲景治误汗亡阳救逆之法无少异。且中土一脏，尤为人身吃紧关头，试以五行言之。土能生金，不待言矣，设使木无土，何以载其根，遂其生？水无土，何以御其边底，折其江淮河汉之流？又火能生土，而实火生于土，设使火无土，固无从始其赫曦之化，又何以蓄其升明伏明之胜复乎？盖土非火不坚，非木不疏，非金不泄，是以一岁之中，春夏秋冬，木火金水，各旺七十二日，土寓四季之末，每旺十八日，大哉地道，土膏一动，百草蕃茂，土气一收，万物归藏。究而言之，万物归于土，万物生于土也。推而广之，水火相克，水火又同穴，设使水中无火，则神机寂灭矣，火中无水，则万物枯焦矣。其实水包火外，火胎水腹，故《仙经》曰：龙从火里出，虎向水中生。又《道经》云：两肾一般无二样，中间一点是阳精。学者必须从此推求，自然心地顿开，所谓知其要者，一言而终，不知其要者，流散无穷。读书若但随文解义，何能精义入神？今因子辈不知人身以土为重之要，故并及之。

按：陈修园著《三字汇经》，有曰：若河间，专主火，遵之经，断自我。注云：《原病式》十九条，俱本《内经》，至真要大论多以火立论，而不能参透经旨。如火之平气曰升明，太过曰赫曦，不及曰伏明，其虚实不辨，若水炭之反也。男澍谨识。

痢疾附

劳伤中气

聂安生，腹痛下痢，红多白少，诸医以腹痛为积，又以红多为热，屡进消导不应，更与芩连归芍，服之潮热时起，下坠难支，欲进巴霜丸，疑而未决。余为诊视，左关弦大之至，唇舌虽红，然不喜茶水。脉症相参，知为劳伤中气，以致营卫不调。盖营虚则血不藏，卫虚则气不固，而为下痢红白也。加之苦寒迭进，致使阳虚外扰而潮热，中气内伤而下坠，意拟理中焦之阳，使气血各守其乡。但脉无沉细，且有弦大，又兼腹痛，据

症按脉，斯制木、补土、提气三法，在所必须，与黄芪建中加姜炭，四剂始安，后与附桂理中加固脂、鹿茸，十剂而健，孰谓下利脓血定为热耶？

黄芪建中汤　方见卷二内伤门泄泻不食。

脾胃虚冷

陈丹林之子十岁，病痢发热呕恶，医以藿香正气散，二日绝粒不进，所下血多白少。诸医见血为热，又称胃火之呕，进左金二陈之属，腹胀胸高，指尖时冷。余视其血，先下者凝黑成片，后下者点滴晦淡，知为脾胃虚冷，致阳气浮越而发热，阴气不守而下奔，中焦困乏而不纳，与干姜甘草汤。一剂呕吐，再剂胃胀已消，以早米汤亦受。更方与理中汤，发热下痢顿止，盖脾胃得权，阳气乃运，使气血各守其乡耳。

肠胃积热

王子仪先生，素善病，尝读医书，艰于嗣息，喜补畏凉。客春举子，属胎寒，甚小，自周以来，未进凉药，不知《内经》所谓久而增气，物化之常也。今秋深，得挟热下利症，自进止涩之药，利愈甚，及延医，言其为热，用连翘、黄芩清火之药，更呕乳，于是畏凉如虎，日延数医，迄无定见。子仪日夕看书，对本宣科，漫无适从，轻剂小试，以图稳当，日复一日，遂酿成一极重热证，犹自认为虚阳发外。即有医者认其为热，不令开方，即行辞去，然又不能自主，请余往治。余见症是一团火毒内焚，暴注下迫，诸逆冲上之大热证，非大寒不能胜病，而力争明辨，不足以破其惑，乃佯不发声，疏方附子、白术、干姜、肉桂、蔻霜，才一开出，众皆唯唯，共相契赏。及开等份术附一两，其余俱五钱，众皆缄口。子仪亲自持方曰：承赐妙方，大符鄙见，但儿小未免分两过重。余勃然曰：既不信，何劳相请？即欲同寓。子仪

坚留，众共挽，又佯为辞曰：事至此，不可缓矣。余有人参补药丸，两副同进。众谓此中必有真参，忙调灌之，岂知余用黄连解毒丸及六一散，一服呕住神安，再服泄止热退。但口尚渴，与六一散，令煎洋参麦冬汤调，频服而痊。子仪致谢曰：多蒙妙药，有费重资。余不觉一笑，然亦未敢明言其事，盖此乃一时权变之法，诚恐不知者，将以我为欺人之尤。然苟可救人，有所弗辞也。

黄连解毒汤

黄连　黄芩　黄柏　栀子各等份

一得集附

木邪侮土

邹锦元之妻，小腹纹痛，里急泄泻，每欲小便，腹筋牵引阴中。诸医见泄止泄，投尽理脾涩剂，月余不瘳，势甚危笃，继复呕吐，汤水不入，胸以上发热，腹以下畏寒。余诊之曰：若果内寒外热，安得月余痛泄之病，尚有弦数之脉？此必木邪乘土，下寒上热，当推关格之例治之。仿进退黄连汤，加吴萸、木瓜、川楝、蜀椒、乌梅，月余重病，不过三服而安。盖仿先君治熊锦松，泄泻吐蛔，潮热咳逆一症，推肝火冲逆，犯土侮金，用温胆之法，扩而充之也。

嘉言进退黄连汤

黄连　干姜　人参　桂枝　半夏　大枣

按：此方本仲景黄连汤，而黄连汤有甘草，与小柴胡汤同意，以桂枝易柴胡，以黄连易黄芩，以干姜易生姜，余药皆同。和解之意，一以和解表里之寒热，一以和解上下之寒热。仲景心法如此，嘉言有进退其上下之法，以治关格，非中人所能辨也。

风火门

牙紧唇肿

陈元东，连日微觉恶寒，两耳痛引及脑，然饮食自若，曾向吴医诊治，服川芎茶调散，下咽即浑身大热，面红目赤，牙紧唇肿，咽喉窒塞，瘾疹红块，攒发满项。举家惊布，急延吴医复视，吴医束手无法。陈氏昆季伯侄，交口怨为所误，乃一面闭阻吴医，一面各寻别医。及余至时，数医在堂，未敢用药，有谓此非桂附不可治者。余因问曰：此何症也？一医曰：误表戴阳于上，阴斑发于皮肤，必须桂附，方可收阳。余笑曰：先生可独领治否？其医曰：如此坏症，谁肯领治！余曰：吾可领之。遂将吴医原方加甘草五钱，并曰立可呈效。其家见余言直切，急煎与服，药一入喉，微汗热退疹消，头目俱清，一时人事大爽。诸医见余言已验，各自回寓，而吴问曰：加病是此药，愈病仍此药，且加病甚速，愈病仍速，如斯奇治，令人莫测，肯以传乎？答曰：五行之速，莫如风火，此症本风火内伏，阁下特未察其隐而未出之故耳。原药升发宣扬，治本合法，但一剂，其伏邪只到肌表，宜乎逼蒸发热，头目赤肿，皮肤疙瘩，盖发犹未透也。余乘机再剂，解肌败毒，攻其汗出，则邪可尽达，自然风静火平，合乎火郁发之之义。但风火交炽，势甚暴急，故重加甘草，以缓其火势，乃甘以缓之之意。法遵经旨，有何奇哉？吴长揖曰：先生诚高妙，胜吾等远矣。

牙关紧闭 二条

傅毓尚长子，潮热畏寒，医以羌防柴葛之属，热愈甚，大汗淋漓，四肢怠惰，食已即饥，医者犹谓能食为美，见其潮热不退，更认为疟疾，复用柴胡、槟榔之属，其热如故。问其大便甚难，又加大黄、枳壳，便仍未通，乃至牙关紧闭，口中流涎，面唇俱白，大汗嗜卧，腹中欲食，口不能入，前医束手而去，始延余诊。问其初有潮热畏寒，继则大汗易饥便坚，四体倦怠，后乃牙紧床肿涎流，诊得诸脉弦小，惟两关洪大之至。细察此症，虽属三阳经病，但与太阳少阳全无相涉，悉是阳明胃病。盖胃中伏火，为中消候也，以泻黄散，加七厘、升麻、大黄与之。方中最妙，防风、升麻有升阳泻木之用，所以能启发胃中伏火，不致清阳邪火，两遏其中，使之尽行舒畅。又有七厘诱之，石膏凉之，大黄泄之，栀子引之，甘草调之，蜂蜜润之。井井有法，诚为胃中伏热之妙剂也。下咽后，熟睡一顷，牙关即开，流涎亦止，潮热亦退，更以搜风润肠之药，频服而健。

泻黄汤

防风　藿香　山栀　石膏　甘草

熊妇，年十七岁，起日畏寒发热，次早大热不寒，不知人事，牙关紧闭，面唇俱赤，胶痰满口，遍身痿软，状若无骨，六脉急数，二便阻滞。医者见其身软，咸称不治，不知寒则筋急，热则筋弛，此真风火之症，古称类中之属也。询知食炒豆子过多，盖身中素积内火，加以外入之热，继受外入之风，风乘火势，火借风威，所以卒倒无知。理宜两彻内外之邪，使表里清而神识朗，先以稀涎散吐之，随进疏风清热、通关化痰之药而痊，后以生津之药而健。

附方

防风　荆芥　连翘　薄荷　大黄　明粉
黄连　南星　僵蚕　草乌　牙皂　甘草　姜汁
竹沥

稀涎散　方见卷一中风门首案。

缠喉风

熊惟忠女，年近二十，未出阁，素无病，六月夜食新炒花生，就睡，次早日高不起，家人视之，牙紧气促，遍身大热，昏迷不醒。即遣人报知姻家，其姻王君植阶，与余相契，邀余同往，路途遥远，日晚始至，伊家已具棺槟矣。熊君邀入书室就歇，告余曰：早间遣人报请时，尚身软大热，随后身冷僵硬，两家不幸，空劳台驾，姑请歇息。余思此症，若非虚脱，必是闭塞，因谓熊君曰：人之生死，原有定数，亦有定理。今令爱之病，揣理不明，欲为一视，以明其理。熊君止曰：小女不幸，然劳驾远来，微礼自当奉敬，但今将殓，断不敢烦。余曰：非为利也，不过明其死于何症耳。于是持烛入室，去帛，谛视满面红色，鼻准尚有汗注。余曰：如此活人，何故埋之？遂与雄黄解毒丸合稀涎散，调匀一杯，彻枕从鼻灌下。灌至一半，药从齿缝溢出，其口忽动，牙关忽开，观者大惊，复将所余之药，从口灌入，喉内有涎溢出，手足一时齐动，观者益惊，余益振发精神，仍加前药再灌，立时侧面而吐，又与前药，呕出胶痰一瓯，呻吟不已，人事始苏，然尚不能发声。时已鸡鸣，抱入卧床，嘱其开口，细视，满喉胶痰红丝绕塞，乃知缠喉风也。迨天色将晓，觅取土牛膝捣汁，调玄明粉一两，鹅翎卷出其痰，随呕随卷，乃得发声开目。与疏风清火药三剂，又频进生津药而安。是时竞羡为神，究竟不过察其情、求其理耳。

稀涎散　方见卷一中风门首案。

雄黄解毒丸

雄黄一钱　郁金二钱　巴霜一钱
醋糊丸。

痰饮门

喘息不已

王毅垣先生，平日操劳劳倦思虑俱伤脾气，素有痰饮，稍饮食未节，或风寒偶感，必气喘痰鸣。十余年来，临病投药，无非括痰降气之品。迩来年益就衰，病亦渐进，值今秋尽，天气暴寒，饮邪大发，喘息不休，日进陈半香砂之属，渐至气往上奔，咽中窒塞，喉如曳锯。密室中，重裘拥炉，尚觉凛凛，痰如浮沫，二便艰涩。余见其面赤，足胫冷阳被阴逼外出，两人靠起扶坐，气逼咽嗌，不能发声，脉得左手沉涩，右手缓大，因思喘急沉涩，已属败症，且四肢虽未厥逆，而足胫已冷，实未易治；继思胸中乃太空阳位，今被饮邪阴类僭踞，阴乘于阳，有地气加天之象。急以仲景苓姜术桂汤加附子一两，连进二剂，病全不减。再诊左涩之脉已转滑象，而右大之形，仍然如昨，乃知中土大虚，不能制水，饮即水也。嘉言喻氏曰：地气蒸土为湿，然后上升为云。若中州土燥而不湿，地气于中隔绝矣，天气不常清乎。遂将原方重加白术，减附子，大剂再进，而阴浊始消，胸次稍展，溺长口渴。毅翁恐药过燥，余曰：非也。此症仲景所谓短气有微饮者，当从小便去之。况渴者，饮邪去也，何惧其燥耶？仍将前药叠进，乃得阳光复照，阴浊下行。其善后之计，仍仿嘉言崇土填臼之法，缘饮水窃踞，必有科臼故耳。

咽喉壅塞

陈霁云尊堂，年逾五旬，形体肥盛，平素多痰，余每以姜附投之辄效，厥后医者，步辙屡进，渐有肩髀疼痛，手足拘挛之状。医又云：当防中风，日进茸附之药，既不知久而增气之例，又不审病因气变之理，竟到危急之极。深夜邀视，牙关紧急，咽喉闭塞，且满面火光炎炎。诸医环睹，皆认中风，称为戴阳危症，家人忙进参附。余见病势甚急，不能与辨，令取盐梅捣汁擦牙，俾得牙开，始见满口胶痰，壅塞咽喉，随用稀涎散，调水卷取其痰，约呕升余，其声稍开，然尚不能言。又以元明粉，搅洗喉中，随呕随搅，又呕涎升余，方云要睡。次日连进控涎丹，二日中将进六十粒，始得微泄，改进清肝化痰之药而健。

肩臂疼痛

傅沐初年壮体强，性豪善饮，患肩臂疼痛，每晚酸麻尤甚，手不能举，自虑风废。吴城诸医，疏风补血，历尝不瘳。余视其声音壮厉，又大便颇坚，知为酒湿内蕴，痰饮流入经隧。原人身卫气昼行于阳，阳主动，动则流，故昼轻；夜行于阴，阴主静，静则凝，故夜重。按此症，实痰阻滞经隧，法当攻刮搜逐，先与控涎丹，继进茯苓丸，旬日，微泄数次而安。

控涎丹

甘遂　大戟　芥子

等份为末，糊丸，临卧姜汤服。

茯苓丸《指迷方》

茯苓一两　半夏曲二两　枳壳五钱　风化石硝一钱五分

姜汁糊丸。

左右胁痛

余素胃气不清，喉间有腐秽结痰，如豆粒者时出。一日倚栏片刻，觉右胁疼痛，右肩肘胛，重坠莫举，身稍转侧，即牵引胁肋，疼痛颇甚，身略恶寒，投发表药不应，因思此症，非风非气，必败痰失道，偏注右胁之故，以平胃二陈，加芥子、蒌仁，二剂而安。

附：后治周成翁，恶寒胃痛，医与疏渗药，胃痛偶减，忽加左胁疼痛，时发眩晕，欲补未决，延余诊之。脉来濡滑，因推胃中痰饮，流注肝络，故有风旋痰眩之象，与二陈，加芥子、瓜蒌、枳实而痊。

平胃散

苍术　厚朴　陈皮　甘草

二陈汤

半夏　茯苓　陈皮　甘草

疟症门

独热无寒

杨有成先生，患疟两月，历试诸药弗效。其疟独热无寒，间日一发，口不渴，身无汗，自觉热从骨髓发透肌表，四肢如焚，扪之烙手，视舌润，脉又沉迟。窃思果属瘅疟，安得脉不弦数，口不作渴，且神采面色，不为病衰耶？此必过食生冷，抑遏阳气于脾土之中。阳既被郁，郁极不通，而脾土信，故至期发热如疟也。治之之法，必使清阳出上窍，浊阴归下窍，则中焦之抑遏可解。与升阳散火汤，果汗出便利而安。

附：陈友生病疟，脉象形色悉同，惟独寒无热，医治三月不痊，察其溺短无汗，知为外寒内热，伏火畏寒之症。盖火郁土中，而脾土主信，故至期如疟，惟有发之一法，亦与升阳散火汤而愈。

按：此二症一寒一热，俱用升阳散火汤，无非升发脾阳，与古人以肾气汤，治消渴溺多，又治水肿溺少，一开一阖，无非蒸动肾气，非深造微妙者，难与语也。男澍谨识

升阳散火汤 东垣

人参　防风　柴胡　葛根　升麻　独活
羌活　白芍　生熟甘草　姜枣

寒少热多

陈奇生室人，妊身九月，得疟病，久治弗痊。其疟寒少热多，汗大口渴，迨至坐卧不安，势难支持，腹中胎气乱动，诸医以安胎攻病，无从措手。余诊其脉，略有躁乱，再视其舌，已显镜光，面白唇红，青筋满露此木邪侮土，乃津液大伤，胃火掀腾。虽年少体强，然汗后脉躁，最犯禁例。盖恐明日疟至，而正虚邪盛，治不得法，则母子难保矣。因思胃火掀腾，而久疟食减，芩连决不能进；津液大伤，而土败木贼，归术又难酌投。拟补虚清热之药，惟有纯甘可采，因举黄芪五钱，石斛五钱，人参五钱，桂枝八分，乌梅一个，煎汤已成，另捣梨汁一杯，姜汁少许冲服，嘱其即服一剂，至夜备煎一剂，明早将曙再进。病者两服药后，俱云好药，以味甘可口，与胃相适也。是日疟竟不至，再与甘温调理而健。但此症脉来躁疾，面白唇红，青筋满露，若用柴芍伐肝，必毙。

饮食伤胃

周秋帆先生，秋间患疟，每日午发，寒热稍平，退时有汗，头疼或又不疼，口渴或又不渴，二便无恙，夜寐亦安。此客邪尚浅，然治经二旬，凡发表清里、和解补中诸法，投之渐剧。况体气素虚，而烦悗莫耐，叠投补剂，而胸膈加痞。余诊其脉，亦皆和平，舌苔黄滑，审症察脉，似当温补，然又补之不投，岂敢再陷前辙乎！谛思良久，不得其情，惟于审症中察其略有嗳气，或时以手摸胸，知饮食伤胃，食滞未消，方书称为食疟者也。法当消补，兼行疏通脾胃，庶几中无阻滞，营卫自通，俾枢机流利，其疟不治而治。方以生白术为君，佐

以陈半草果藿朴苓泽之属，一剂疟轻，二剂果愈。足见医家治病，如老吏审案，倘正案难凭，当以旁情参之，庶不为假证所惑也。

元气不足

许抡能，患疟，间日一发，寒时渴饮，热时汗出，久治弗瘥，因而食少困倦。予诊外邪已透，正气未复，抡以病苦为虑，疟未至而先恐。余曰：俟吾截之，尔当胆壮可也。令煎人参五钱，生姜三钱，将曙即服，疟果不至。其内人小产后，感触发疟，余以补血桂枝二方，合剂与之，疟虽轻而屡发不止，仍以参姜二味重用按服，其疟亦止。抡问生姜人参二味，诚为截疟之妙药乎？余曰：非也。凡病虚实多端，用药温凉不一，岂可以一法尽之。且古截疟之方，难以枚举，然有效于此者，不效于彼，甚至因截而误事者，皆由不识元气之厚薄，邪气之盛衰耳。今子夫妇，疟邪已透，经络无阻，但元气未复，且中无大寒，又无内热，夫参性寒，姜性温，寒温并举，参补脾肺而回元，姜通神明而去秽，用以平调寒热之疾，故药不多味而病已瘥。

风温暑热

许书升之媳，秋深患疟，无汗，一日疟至，大衄不止，促余视之，乃风温暑热，合而为疟，迫蒸营中，以致营中扰乱，血行清道故也。然而血为红汗，疟邪当从衄解，惟衄血过多，神气昏倦，令取茅根一握，入龙眼二十枚，同煎饮之，其衄遂止。但肺气未肃，疏与泻白散，令其再进，其家见次日疟果不来，停药未服。越数日，忽然寒热如疟，牙关不开，二便阻闭，气升呃逆，忙延数医，咸议中风重症，无从措手。余至视之，知为肺气郁痹，因慰之曰：如此轻症，吾一剂可愈。疏与紫菀、杏仁、蒌皮、桑叶、柿蒂之属，另浸乌梅擦牙，牙开进药，

顷刻二便通利，呃逆顿止。诸医不解，归语门人曰：天气下降则清明，地气上升则晦塞，此降令不布，则升令必促，故经言上焦不行，则下脘不通，夫下脘不通。则地道亦塞，总之天失下降则如是耳。且人身脏腑，肺位最高，端司清肃之权，当知肺主治节，原与大肠相表里，水出高源，又与膀胱司气化，故二便之通闭，肺之关系常多。今肺气郁痹，治节不行，则周身气机上下皆阻矣，故自飞门至魄门亦阻矣。爰取微苦微辛之属，用以开降肺气，令其机化流通，启其橐籥，故二便自利而愈，仿徐之齐轻可去实之义也。

似疟非疟 三条

许静常之女，于归后患疟数月，自秋徂冬，百治不效，转居母家，就治于余。视其面黄肌瘦，唇淡口和，本属虚象，阅前医成方，悉多峻补，无一可投。询其病，间日一发，或二日一发，甚或一日一发，总无定期。此当着眼，须知脾主信，今无信，病不在脾胃也。又询发时，或早或晏，亦无定候。尤属无信。且发时寒则身冷如冰，热则身热如烙，有阴阳分离之象，口渴饮水，面赤如朱。有虚阳外浮之据。及诊其脉，颇觉弦大当推水不生木，因谓此症全非疟疾，乃阴阳不协，致亢龙有悔，故为似疟非疟耳。处以八味丸全服四剂，其疟不治果愈，蒙称神治，安知循古而非新裁也。

八味丸 方见卷二虚寒门首案。

傅妪，于疟疾流行之年，秋将尽，忽然浑身战栗，瞬息大热烦躁，热去寒复生，寒止热复至，先寒后热，心烦意躁，脉来洪大无伦，两尺上涌抵指，唇红面赤，喜饮热汤，舌上白苔布满，时吐稠痰甚多，正《内经》所谓阳维为病，病苦寒热，发为劳疟。证虽疟名，方非疟治，急宜引阳回宅，整顿纲维，大固中州，

69

阴阳调和，寒热自止。以六味回阳饮为主，加暖中摄下之药。是晚连进三剂，寒热顿止，次早精神爽利，仍服三剂，间日微寒微热复至，再服原剂而痊。

附方

地黄　当归　人参　附子　甘草　干姜以上名六味回阳饮　益智　肉桂　白术　澄茄　半夏

韵语：详批徐廷达先生疟病，按治获愈。

食鳖发疟，阳虚之因。

先后天弱，病剧缠身。

跷维失固，寒热交征，

非关表里，损在奇经。

气虚寒至，血虚热兴，

似疟非疟，朝惕夕兢。

治宜扶阳，乃中病情，

消散叠进，病何以胜？

连日受困，营卫失真，

形憔容悴，面黄唇青，

自汗盗汗，手足如冰，

便频遗泄，火衰明征，

假疟夜剧，阳损沉沦，

诊脉控弦，明者亦惊。

于期时也，药不可轻，

甘温之剂，辰戌两巡，

通阳泄浊，补血益精，

鲜肉萝卜，加飧可珍，

喜饮难禁，龙眼一瓶，

枸杞八两，乌豆半升，

窨酒十缶，价值连城，

更有妙要，养心安神，

远房独宿，保命守真，

阳固元足，福禄骈臻。

附方　辰进

首乌　当归　枸杞　鹿茸　鹿角霜　黄芪　甘草

戌进

白术　附子　干姜　胡芦巴　固脂　五味　益智　牡蛎　枣仁　甘草　龙眼

淫气痹肺三条

王云周之子，秋间患疟，其疟二日一发，以其邪气内藏于风府，其道远，其气深故也。然病经两月，而神不衰，惟发时心中寒，寒久热甚，多惊，一日偶触外风，以致寒不成寒，热不成热，四肢僵硬，医者不知内风召外风之理，犹以归附燥血，羌防升气，乃至气急上冲，两人挟坐，不能着枕。危急之顷，始延余治。诊得便秘脉浮，许以一剂可愈，遂疏桂枝、桔梗、蒌皮、苏子、杏仁、紫菀、杷叶之药，果得便通气平，诸症皆安。五弟启明，未识此中妙义，问曰：此症之最急处，似在气逆上冲。但气逆便阻，惟有虚实两途，一则收摄温通，一则破气攻利，今不治气而气得平，不攻便而便得通，且药味平淡，而取效甚捷，何也？答曰：此病见症虽多，无非全在于肺。察其疟时，心中寒，多惊，尝考《内经》论病，惟疟最详。有云肺疟者，令人心寒。注云：肺为心盖也。又云：热间善惊。注云：肝主惊，有金克木之象也。夫内风召外风，最易成痹，然外风既入，内风必乱，故寒不成寒，热不成热。夫肺主皮毛。经云：皮痹不已，复感外邪，内舍于肺，因而营卫行涩，故四肢僵硬也。至于气逆上冲，能坐不能卧者，正《内经》淫气喘息，痹聚在肺也。盖人身之气，全赖肺以运之，今肺气痹矣，机关必窒，是以肢僵，便秘气逆，诸症丛集。方中惟桂枝、桔梗二味，领风邪外出，余皆轻清疏降之药。且桔梗能通天气于地道，观其有升无降，但得天气下降，而地道自通也，肺气通调，而百体自舒也。至于取效甚捷之义，原《内经》所谓风气胜者。寻其治病易已也。五弟退而专功《内经》。

刘正魁患疟症，先寒后热，发时胸旁气闭，喘咳不伸，热甚口渴，自午至酉大热，直至彻晓，微汗乃解，间日依然，屡治弗效。余以胸痹喘急之兼症，悟出《内经》肺疟之例，而取法治之。夫人身营卫，昼夜流行不息，今肺素有热，复感外风，则肺气窒痹，毛窍不舒，经络乃阻，故发为寒热，日晡金旺之时，故发热尤甚。胸膈之旁，乃肺位之道，淫气痹聚，则喘咳不伸。法当疏利肺气，使淫气尽达于表，则内可宣通，庶几其疟不治自愈耳。与紫菀、杏仁、知母、桔梗、半夏，加入桂枝汤中，除姜枣，一剂而安，孰谓不循古而敢自用哉？

附：王衍堂之孙，年三十，初起咳嗽，腹中觉热，命妻煮鸡子食之，便觉寒凛，胸紧，气急，四肢发痹，若作风痉之状。以后但热不寒，大便闭塞，小水亦短，诸医发表攻里，作痉愈形，此乃表寒束其内热，亦是《内经》淫气喘急，痹聚在肺之症。仍以此方取用，因未得汗，不取芍药之酸收，大肠气闭，更加苏子、杷叶以宣肺，兼入竹沥、姜汁，疏导经络，以通四肢之痹。一剂症减六七，再剂痉愈。按此二症，当与前治王云周之子一案参看。

徐锦窗先生，年逾六旬，患时行疟症，尚未分清，医以柴葛大黄之药治之，寒愈入里，反至纯热无寒，口渴饮水，小水全无，时欲登桶，溺不得出。诸医日投四苓芩连之属，迨至神识昏迷，舌白干刺，奄奄一息，无从措手，始延余治。余曰：此症之最急处，全在小水不通。夫溺闭虽属下病，然有上取之法，东垣有云：渴而小便不利者，热因上焦气分，故脉之浮数，舌之白刺，口之渴饮，神之昏迷，非热邪蒙闭上焦气分乎？盖上焦肺部，主周身之气，司治节之权，今肺热痹，清窍已窒，浊窍自阻，非与轻清之药，其何以解上焦窒塞之邪？上焦不布，降令弗行，其何以望其输泻乎？疏以葳蕤、石斛、知母、通草、桂枝、杏仁、紫菀、

杷叶，一派轻清之药，果臻奇验。

肿胀门

肺气壅遏

陈景阶内人，初冬忽然遍身浮肿，小溲不利，医以利水消导之药，胀满日甚，气急不能着枕。视其形色苍赤，脉象浮大，独肺部沉数，舌苔灰黄，以苏叶、杏仁、防风、姜皮四味，连进二剂，气急消减，再与人参败毒散加入生黄芪与服，小水通，肿胀遂消。缘此症时当秋尽，肺气消索，天气暴寒，衣被单薄，风邪内入，腠理闭遏，营卫不通，肺气愈塞，致失清肃之令，又无转输之权，水邪泛溢，充斥三焦，故启其皮毛，疏其肺窍，合《内经》开鬼门之法。盖腠理疏通，天气下降，而水气自行也。

人参败毒散 方见卷一伤寒门湿热内伏。

阳气不升

龚甥可象，时值秋尽，偶患咳嗽气急，微有寒热，已服参苏败毒之类如故，改与泻白散一剂，小水短涩，渐次遍身肿满，略与导湿利水之药，更加腹胀气促。窃思治病不过表里虚实，然散之表不除，清之里反逆，固非尽属实邪，又脉来弦数鼓指，唇皱红，舌灰白，此岂尽属于虚，其中错杂有非一途可尽。然既见寒热、咳嗽、气急、尿短、腹胀，无不关乎肺脏。肺气受病，既不服散，更不容清，其挟虚也审矣。况时值秋尽，燥金之气已虚，天令下降已极，人身莫不应之。今肺气已虚，便衰其护卫，失其治节。护卫衰，风寒得以外郁，治节失，湿热藉以内停。由是闭而不行，而肺家通调下输之道，其权已废，邪气正气清浊相混，一概

窒塞于中，无由输泄，只得散越皮肤。再加泻肺利药，以致阳愈下陷，阴愈上冲，故见腹胀气急。诊其脉来数急者，乃阴火上冲之明征矣，法当疏其肺，益其气，举其阳，降其阴，为法中之法。设使疏肺而不益气，则肺气重虚矣，益气而不疏肺，则抑郁不开矣；举阳而不降阴，则阴火不服矣，降阴而不举阳，则阳愈下陷矣。是必法兼四备，无一可缺。初欲仿补中益气方，加入知柏之属，虽有举阳降阴益气之能，却少疏肺开郁之力；后悟李东垣先生原有升阳益胃一法，直取其方，加入黄柏一味，服之小水倍常，乃降阴洁净府之验，连服十剂，诸症悉痊。愈后遍身发疮痍，可见里蕴之热，久被表寒外束，乃至内外交郁成毒，缘得开鬼门之药，逼其外出，不致内陷之明征也。方中参术芪草，益气升阳也。柴陈羌独、防风，升阳疏肺也。芩泻连柏，降阴导湿也。白芍敛阴和血，散中有收，姜枣调和营卫，补中有散，一举而诸法兼备，可谓先得我心矣。夫人知利药可去湿，而不知风以胜湿；人知破气以消肿，而不知益气以收肿；又知发表以散邪，而不知升阳亦散邪也。外此以及通因通用，塞因塞用，寒因热用，热因寒用，上病下取，下病上取，阴病取阳，阳病取阴，医家诸法最当素谙。学者于此一案，倘能类推其余，则于诸症，皆可得法外之法矣。

升阳益胃汤

黄芪　人参　甘草　半夏　白芍　羌活　独活　防风　陈皮　茯苓　泽泻　柴胡　白术　黄连　姜枣

表实上壅

吴应新乃郎，腋下肿痛，将欲作毒，疡医外用敷药已愈，随忽遍身微肿，其饮食二便如常，复延幼科，以消导利水之药，倏然头痛潮热，肿势甚急，肾囊肿大，状若水晶，饮食顿减，神气困倦。更医又议理脾利湿，医者病家，见症甚暴，疑而未决。余谓五行之速，莫如风火，盖因气血凝滞，始发痈毒，未经疏散，气血不宣，加以寒冷抑遏，致令邪气内攻，凡阳气被郁之症，必当疏通经络，启发皮毛，庶几肺气宣达，外则腠理舒畅，内则水道通调，原肺主一身之气化也。今肺气窒塞，与消导利水、理脾行湿何与？疏方以人参败毒散，加苏叶、防风、杏仁，助以热稀粥，令其皮肤津津，连服二剂而消。蒙称奇治，窃笑世医一见肿症，辄称肿症多湿，咸趋利水，见余发汗，便觉诧异，曷知《内经》治肿诸法，有开鬼门之例乎？

人参败毒散　方见卷一伤寒门湿热内伏。

表虚下陷

余玉堂幼郎，因患疮敷药，疮愈发肿，饮食二便如常，延医数手，调治多日，不识为疮盅之症，无非五苓平胃之药，渐至下肿尤甚，囊若水晶，形似鱼泡，呼吸不利，求治于余。余思邪气内陷，必当提出于表，又思病甚于下者，当从举之之义，乃与升阳益胃汤。按投二剂，寒热顿起，若有疟状，其家惊布。余曰：向者邪气内陷，今已提出，乃得表里交争，方有寒热相战，不致内结，正佳兆耳。仍令再进，共计十剂始消。噫！世人但知热退为病愈，抑知发热亦为病愈乎？

按：二症邪俱在表不在里，故饮食二便无恙。一则表实上壅，一则表虚下陷，表实非发汗不解，表虚非提邪不达，故治自尔获效。非寝馈东垣者，曷克臻此？男澍谨识。

人参败毒散　方见卷一伤寒门湿热内伏。

升阳益胃汤　方见前本门阳气不升。

湿邪内陷二条

傅乃谦先感风寒，犹不自觉，继以饮食不节，遂至腹胀，面足俱浮，上半身时潮，下部足膝常冷，目黄尿闭。本属寒湿结聚，因重与柴苓汤加苏叶治之，连进数剂，小水便利，面部及两手略消，而下半身及腹愈加肿胀，气愈急促，水囊光亮，肿若鱼泡。因思明是风寒外郁，食饮内伤，理宜和解利湿，合乎开鬼门洁净府之意，何上消而下愈肿？沉思良久，恍然悟得，斯症虽属外郁内积，实由脾胃失健运之权，中焦无升发之机，药味渗泄过重，胃阳下降至极，必当升举其阳，合乎下者举之之义，方为至理。然理法虽合，而方药难定，曾记东垣书，有自病小便不通，谓寒湿之邪，自外入里而甚暴，若用淡渗以利之，病虽即已，是降之又降，复益其阴，而重竭其阳也，治以升阳风药，是为宜耳。斯症寒湿内聚，积结胃阳，下降不化，法当用其方，名曰升阳益胃汤。善哉，方之名也！不升阳，何以能益其胃乎？斯症药品方名符合，殆所谓有是病即有是药也。一剂即效，连剂而安。

升阳益胃汤 方见前本门阳气不升。

吴乐伦，时当盛暑，陆路归里，中途发疟，其疟每日夜发，寒少热多，汗出口渴，小水短赤，面目浮黄，舌苔堆积如粉，大腹阴囊及腿胫一带，悉皆浮肿。又发旧痔，每日零星去血，约在升余，凡凉血消痔治疟之方，俱历尝不效。按脉属虚，而症似湿热，窃疟肿便血三症，皆虚中挟热，正合《内经》气虚身热，得之伤暑之旨。盖病者原因途中暑热，渴而啜瓜，湿热蕴蓄于胃，三焦不化，四海闭塞，以致营卫失常，而成斯疾。必须先洁净府，以少杀其暑热之炽，顺趋水道，令膀胱气化先行，然后再提阳陷之阴之疟邪，从鬼门而出，则腠理自和。俾卫分有气化之机，营中无扰乱之苦，而便血

不治可自止矣。于是以轻清微寒之味，解暑渗湿之品，方用西瓜、滑石、石韦、丹皮、通草。服至二剂，小便甚长，身肿消退，随以清暑益气汤除苍术，连服旬日，果然三症顿愈。所谓病变虽多，法归于一之验也。

清暑益气汤 方见卷一伤寒门一得集。

脾肾阳虚二条

傅孔怡，病缠服药，十有余载，初起，腹痛时胀，得食身重，时愈时发，渐次而甚。旧冬足跗有浮气，至春通身浮肿，腹皮胀满，腹中鸣响，上气喘急，胸前塞紧，食饮不运，左肾睾丸吊痛，遍身之病，自难名状。三楚名剂，历尝不瘳，买舟归里待毙而已。邀余告曰：今请先生为我决一逝期耳。余曰：此为单腹胀证，古贤皆曰难治，病源本深，但今诊其脉，尤有和缓之意，可知胃气以及真阳尚有微存，是为先天禀赋之厚，急进大药，尚属可治。经曰：阳气者，若天与日，失其所则折寿而不彰。今阳气所存无几，全是一团阴气混扰其中，所以腹中鸣响，哇哇之声，皆阴气漫弥也。阴气盛，则中州无光土，被浸润泥滑矣，所以饮食不运，胸紧腹鼓者，皆土病也。至于吊疝跗肿，乃命门火衰之征，而上气喘急，由乎肾阳为阴所迫，无根之气，端往上奔。为症如此，安之固之，尚且不暇，何医者见病治病，不明塞因塞用之法，希图目前之快，任行攻伐，使非先天禀赋之厚，真阳早已扑灭矣。吾今许以可治者，以崇土为先，而土赖火生，又当以治火为急，火旺则土自坚，土坚而万物生矣，火旺则阴自消，阴消而阳自长矣。方既立，何孔翁疑药之重，畏术之补。余曰：前被劫药之误，岂可犹陷前辙？今仅留残喘，岂能迁延时刻？比之黄河坝倒，岂担石培土所能竖立？而用燥药者，譬之贼兵鼓众，虽选强与敌，使非铳炮为之前，焉能直突营围？因亲验其药，面视其服，而犹药

轻病重，三服始验。告余曰：服白术之拦阻，胸前反宽，腹中之气，竟走肛门而出。余曰：此正云开雾散，日将出也。以后服五十剂毫不改味，而腹胀足肿始消，七十剂遂奏全效。可见阳气存留，得于先天禀赋之厚者，终克有济也。

附方

白术　巴戟　附子　干姜　熟地炭　当归　骨脂　胡芦巴　澄茄　小茴香　肉桂　沉香

余毓贤，堪舆为业，冒暑登山，因而疟痢交发。医者不究其劳，惟责其暑，凡胃苓香薷苓连之药，数手雷同，乃致疟痢未已，而气急肿胀日增。延余治时，败症百出，忙以补中益气、《金匮》肾气，日夜交斟，按治三日，疟邪不至，痢转滑泄，似乎大有起色。然细揣尚有三不治焉，盖水肿症脉宜洪大，今见沉细一也，且囊与茎俱肿二也，又滑泄而肿不消三也。以此告辞，求治不已，勉力处治。潜思火土伤败，非大剂破格，何能逆挽？用六味回阳饮，加白术、骨脂、肉蔻，兼进硫黄丸，日进三剂。按法不歇，五日之久，病全不减，扶至十日，附术各进两斤，硫黄丸已下九两，始觉气急略平，便转溏粪。再经旬日，进药不辍，方可着枕，便坚溺长，脉稍有力，皮肤始露绉纹，旋以归脾汤，吞八味丸，再经月余，始克起死而回生也。

归脾汤　方见卷二虚寒门误表亡阳。

八味丸　方见卷二虚寒门首案。

六味回阳饮　方见卷二内伤门寒热如疟。

脾虚肺壅

汪廷选秋间患疟，发表后叠进附桂理中汤，已获小安，惟疟邪未曾全止，急求止截。余晓以养正邪自除之义，竟私取截疟膏药贴背，疟邪虽止，渐加浮肿腹胀，玉茎肿亮，状似鱼泡，咳嗽气促，呻吟不已。视形容面色舌苔脉象，俱属大虚，拟以火土伤败，与术附姜桂。按服数日，色脉如原，茎肿尤甚，改进五皮饮，重加苡仁、桑皮与服，俾得溺倍于常，茎肿乃消。此症原是脾肺两脏，气化不行，水壅经络，泛溢皮肤，徒然益火燠土，与皮肤无涉，故诸症自若，而茎囊原为聚水之地，故肿尤甚，水溢皮肤，以皮行皮之义，故肿乃消。可见医贵圆通，不可执一也。

五皮饮

五加皮　地骨皮　桑白皮　大腹皮　生姜皮

肾虚水泛

陈敬斋先生，年逾八十，身体坚强，声音洪亮，耄年尚御女不辍。旧冬曾举一子，其先天禀赋之厚可知，迨值春升，面足带浮，语言不利，惟眠食犹安。诸郎君，各延一医调治，咸称脾肾之虚，理中肾气诸方，叠投益甚，渐加气促不能着枕，遂谓高年重症，无药可治。停药数日而病益进，托友转请于余。余至扶诊，脉颇浮大，遍身肿，而面部尤甚，语言壅塞，涎唾自流。予想从来肿症，未闻有言謇流涎之例，言謇流涎，惟中风有之。奈何肿症亦有之乎？默思《内经》病机篇云：有病肾风者，面胕庞然，壅害于言，缘邪之所凑，其气必虚。大凡水病多有由于肾虚者，况高年禀赋虽厚，而下元已衰，或加房劳惊恐，俱伤肾气。值此春升，风木司令，下虚不纳，肾液奔腾升越于表，适逢风袭中于廉泉舌根下两旁穴，故面胕庞然，而兼壅害于言也。处以归杞、附桂、白芍，抑风而制肾水，微加辛防、独活，用之流利经络，稍开鬼门以逐邪。一剂下咽，竟获熟睡，小水倍常；再剂肿消，语言清爽，流涎亦止。

可见圣人之法，不可不熟而深求也。

食停中焦

聂锦章乃郎八岁，体素坚实，荤腻杂进，以至面浮，腹胀，脚肿，喘促，犹然恃其强盛，惜金勿药。迨至鼻血谵语，便艰溺短，付医施治，屡用连翘、茯苓、枳壳轻套之药，胸前愈紧，胀满愈加，四肢倦怠，奄奄一息，乃延余诊。知为停食中焦，转输未能，以至肺气壅塞。盖脾主运行，肺主治节，二脏俱病，势非轻渺，奈何医者病重药轻，全无相涉。今五实全具，非下不除，于是以小承气汤，推荡脏腑壅塞，加以疏肺泻热之药，数剂始消。后因误食索面，胀满复作，喘促仍加，与木香槟榔丸，数服即清，随以六君子汤加草果、枳壳，调理而愈。

附方

熟军 厚朴 枳实三味名小承汤 苏子 芥子 杏仁 黄芩 栀仁 莱菔子

木香槟榔丸

木香 槟榔 青皮 陈皮 枳壳 黄柏 黄连 莪术 三棱 大黄 丑牛 香附 芒硝

一得集附

截疟成胀

杨志荣躬勤力作，感冒风寒，变成疟疾，自取截方服之，果愈。越三日，胸腹饱闷，时现寒热，更医数手，崇事消导，延至胸高气急，胀痛交迫，手不可触，卧不安枕，始请余诊。视其色，如饥，闻其声，先重后轻，问其苦，晚间尤甚，切其脉，浮大无力，知为苦寒攻伐伤中。谓曰：尔必先服槟榔、枳壳，其时痛尚可忍，后服大黄、枳实，胀不可当。荣曰：先

生何以知之？余曰：合症与脉而知之也。近世见病治病，不用破气攻下者鲜矣。疏以治中汤而重其剂，服下半日，胀痛未减，亦不觉增，然肠胃间已渐渐稍舒。继进二剂，即可安睡，二便通快如常。越日复视，惟四肢无力，胸喜推摩，更方以附子理中汤数剂痊愈，又以附子理中丸数两而健，此正嘉言先生，所谓健脾中阳气第一义也。

理中汤

人参 白术 干姜 甘草

本方加青皮、陈皮，名治中汤，治腹满痞闷兼食积者。

脾肾虚寒

织郎侄，长兄之次子也。素有腹满食少之困，然行动如常，未曾加意调摄，偶因饮食不节，延成疟疾。医以伤食治之，更加下痢红白，又以柴芍、芩连、木香、地榆之属叠进，转至里急后重，疟则间日夜发，痢则一昼夜数十次，兼之噤口不食，额冷时汗，恶症丛生。予见逆症纷更，攻补两难，惟凭唇淡舌白，足征脏腑阴寒，逐用理中加芍桂，一剂如故，再剂仍然，但药虽未效，而病情已中。适值岳翁程，邀一医来，用补中益气法，意欲以升举脾胃，疟痢交治，未始不无卓见，只置阴阳之理、刚柔之用不讲耳，姑从权进一剂。是夜疟发虽轻而下痢后重尤甚，岂此升举一端可尽耶？予于是又拟理中，重姜桂，加白芍、吴萸，一日二剂，俾得大势稍减，按服二日，疟亦不至，饮食渐进，惟下痢纯白而已。验唇舌淡白如故，口仍不渴，毫不为辛热所偏，窃喜此病，思过半矣。越日傍晚，骤然神疲气怯，胸腹鼓满，两胁俱胀，充斥腰围，因思仲景有经病暴变之文，法皆秘而不宣，《内经》有暴病非阳之旨，俱指阴邪而言。仍推原意，用理中去参，加附桂苓泽以进如故，再用肉桂研末调服。迨至子丑时，腹中呱呱作声，泻下秽水二三阵，诸胀

渐消，神爽思食，足征腹中之患，皆阴邪弥漫之气，虽藉药之辛温，犹待天之阳辟，始克有济也。于此益悟嘉言先生，所谓地气混天之理，非臆说矣。古称痢病转泻，是肾病传脾，为向愈之机，善后果未杂他歧，到底辛热温补成功。非不治疟而疟自止，不治痢而痢自愈乎。

愈后半月，始闻病变之日，竟吃柑橘豆腐等物，忘而弗告，使余背地苦想，幸获苟全，差免不恭之咎也。愿医者鉴诸。

得心集医案卷四

南城谢星焕映庐甫著 男甘霖时若 纂辑
甘澍杏园

金溪 赵省庵先生 校定
姜真吾先生

侄甘棠憩亭编次
孙恩洪誊稿

门人 刘绍基莲溪 同校 后学杭州徐志源重校
汪士珩节渠

珍
本
医
籍
丛
刊

得心集医案

冲逆门 噎膈呕呃气急冲咽

七情郁结三条

吴发明，得噎食病，咽喉阻塞，胸膈窄紧，每饭必呕痰水，带食而出，呕尽方安，遍尝诸药，竟无一效，粒米未入者月余。审其形气色脉，知为痰火素盛，加以七情郁结，扰动五志之阳，纠合而成斯疾。疏与四七汤，合四磨饮而安。盖察其形瘦性躁，色赤脉滑，且舌旁虽红，而白苔涎沫，如粉堆积其中也。次年复发，自以前方再服不应，余以四七汤除半夏，加石斛、桑叶、丹皮、蒌皮，数剂复安。盖察其脉虽滑而带数，且唇燥舌赤，故取轻清之味，以散上焦火郁也。越年又发，又将旧方服之，病益加甚，余于五磨饮中，用槟榔、乌药，加白芍，七气汤中，用厚朴、苏梗，加入旋覆花、郁金、橘红、淡豉、山栀治之，二剂而安。盖察其脉来浮滑，加以嘈杂胸痞，知其胃之上脘，必有陈腐之气与火交结也。后因七情不戒，饮食不节，药饵不当，调理不善，逾年仍发，自与知医者相商，谓余之治，无非此意，遂将连

年诸方加减凑合，服之愈服愈殆，余又用苏子、芥子、莱菔子、巨胜子、火麻仁，擂浆取汁，合四磨饮，服之顿安。盖察其脉转涩，而舌心燥粉堆积，加以气壅便秘也。吴问曰：世云古方难以治今病，谓今病必须今方，今以今方今病，且本症本人，而取效不再者，其故何哉？余曰：本症虽同，兼症则异，此正谓景因时变，情随物迁耳。夫药犹兵也，方犹阵也，务在识机观变，因地制宜，相时取用，乘势而举，方乃有功。若不识地势，不知时宜，敢任战伐之权哉？吴恍然曰：若是，真所谓胶柱不可鼓瑟，按图不可索骥矣。因请立案，以为检方治病之鉴。

四七汤《局方》亦名七气汤，以四味治七情也。

人参 官桂 半夏 甘草 姜

七气汤《三因》亦名四七汤。

半夏 厚朴 茯苓 苏叶 姜枣

四磨汤 一方人参易枳壳，一方去人参加枳实、木香，白酒磨服，名五磨饮子，治暴怒卒死，名曰气厥。

人参　槟榔　沉香　乌药等份，浓磨煎三四沸温服

吴敬伦先生，年近六旬，得噎食病，每食胃中病呕，痰饮上泛，欲吐甚艰，呕尽稍适，久投香砂六君丁蔻理中等药，毫无一效，计病已五阅月矣，诸医辞治。肌肤削极，自分必毙，其嗣君姑延一诊，欲决逝期。诊得脉无紧涩，且喜浮滑，大肠不结，所解亦顺，但苦吞吐维艰，咽喉如有物阻，胸膈似觉不开，因谓之曰：此症十分可治。古云：上病过中，下病过中，皆难治，今君之病，原属于上，数月以来，病犹在上，故可治耳。以四七汤合四磨饮，一服而胸膈觉开，再服而咽嗌稍利，始以米汤，继以稀粥，渐以浓粥，进十余剂，始得纳谷如常，随以逍遥散，间服六君子汤，调理两月，形容精彩，视素日而益加焉。门人疑而问曰：自古风劳蛊膈，四大重症，法所不治，而吴翁噎病，先生一视，极言可治，用药不奇，而取效甚捷，何也？答曰：昔先君尝诲余曰：人身有七门，唇曰飞门，齿曰户门，喉间会厌曰吸门，胃之上口曰贲门，胃之下口曰幽门，大小肠之下口曰阑门，肛肠之下曰魄门。凡人纳谷自飞门而入，必由魄门而出，原噎食一症，始则喉间阻塞，继则胸膈不舒，涎食涌吐而出，推其原，多由七情气结，或酒色阴伤，或寒热拒隔，或蛔虫贯咽，或凝痰死血，或过饮热酒，虽所因不一，而见症则同，以贲门上至飞门俱病矣。由是津液日涸，肠胃无资，幽阑渐窄，粪结弹丸者，势所必至。脉或弦数劲指，甚则紧涩坚搏，无非阴枯而阳结也。至此不究所因，而不治则一，以贲门下至魄门俱病矣。故善治者，必先乘其机，察其因，而调其上，务期速愈为工，倘贲门一废，虽有灵芝，亦难续命，而况庶草乎？此千古未发之旨，独先君悟彻病情，不以五脏六腑定安危，而以七门决生死，更分可治不可治之例，其亦神矣。今吴翁之病，喉间若塞，胸膈若闭，而脉来浮滑，大便甚快，是病尚在贲门之界，故许其可治。余乘机投以

辛温流利，舒气降逆，则阴阳自为升降，七门运用如常，亦先君乘机速治遗意也。至吞之不入，吐之不出，此七情气结，方书所称梅核症耳。张鸡峰先生云：噎症乃神思间病，惟内观善养者可治。

四七汤　四磨饮　二方俱见本门前案。

逍遥散　方见卷一伤寒门阴阳易症。

傅光廷令堂，年逾七旬，时微发热，躁扰呻吟，大扇扇之，或可稍安，口渴饮汤，辄呕稠痰。医以发汗药治之，遂时热时汗，饮食药物，入口即吐，大便阻格。又以攻下药治之，仅得一解，仍然秘塞，面浮腹胀，胸紧气促，心烦口苦，日夜不寐，身软难支。有议下者，有议补者，其家惶惑无主，求正于余。诊其脉，流利平和，余曰：用补者，因其年老，已经汗下也。用攻者，因其腹胀便秘也。究属见病治病，不察其因，不辨其症。其因者，内因、外因、不内外因是也。其症者，六淫七情之属是也。夫其初起之际，时微发热，已非外感热甚可知；身可受扇，其骨蒸内热，又可预拟；兼之先病呕吐，后加汗下之劫剂，宜乎困倦神昏，口淡无味；而心烦口苦，日夜不寐者，知其肝胆相火上升也；又病缠日久，表里俱伤，脉宜细数短涩，今流利平和，其先天之厚可知。由是推之，其所以脉流利者，痰也。心烦口苦者，火也。胸紧呕吐者，痰也。腹胀便闭者，气也。发热受扇者，内热也。口渴饮汤者，痰逢冷则愈凝，遇汤则暂开也。合观诸证，显系内因七情之病，必因素有思虑郁结之情。盖思虑则火起于内，郁结则痰聚于中，而五志厥阴之火，早已与痰饮结为一家。夫火动则阳亢，痰聚则阴涸，乃病势所自然。今阳气结于上，所以呕吐不食，阴液衰于下，所以腹胀便秘。若误补则阳愈亢，误攻则阴愈涸，此定理也。然则治之当何如？余思病，既由于七情郁结，痰火内

生，下秘上吐，九窍已属不和。经曰：九窍不和，都属胃病，但胃属阳土，较治阴土不同。盖太阴脾土，喜刚喜燥，阳明胃土，宜柔宜和，故阳明无壅补之条，太阴有忌下之禁，此阴土阳土，最紧疆界，世医不察者多。斯疾阴枯阳结，呕吐便秘，发热不寐，凡此皆阴阳不和之本症，法当清胃和中，但久病阳气亦惫，是清胃又忌苦寒滞腻，老年阴精已竭，故和中尤非香散可施。惟有温胆汤可用，内加乌梅一味，取其和阴敛痰。一剂呕吐略止，稍能纳粥，大便亦通，腹胀顿减，再剂食已渐进，夜寐亦安，后以生津济阴药，洋参、麦冬、石斛、葳蕤之属，频进而痊。

温胆汤 方见卷一伤寒门误治传经。

肝木克土

聂镜章，呕吐拒食，时平时笃，已十载矣。今春丧子忧愁，病益日进，每食气阻格咽，翻涌而吐，甚至呕血数口，肌肉枯槁，众议劳伤噎食不治。余曰：非也。此人全因操劳性急，稍拂意必怒，怒则伤肝，所以目久欠明者，皆肝病也。至于每食气阻，乃肝木克土之象，此属七情中病，当以七情之药治之。仿古四磨饮，以治气结，气结必血凝，以玄胡、郁金，破宿而生新。久病实亦虚，以归芍养肝而补血。合之成剂，气血交治，盖气病必及于血，血病必及于气，并嘱静养戒怒。竟以此方服至半月，告余曰：向者胸前觉有一块，今无之，何也？余曰：木舒而郁散耳。服至一月，食欲倍常，形体充盛，此则揆之以理，并因其人而药之之一验也。

附方

乌药　槟榔　枳壳　木香　沉香
上四味浓磨汁各一匙，冲入后药。
当归童便洗　白芍各三钱　郁金　延胡索各

一钱五分
水煎去滓，和入前汁同服。

痰火上攻

傅定远，得痰膈病，发时呃逆连声，咽喉如物阻塞，欲吞之而气梗不下，欲吐之而气横不出，摩揉抚按，烦惋之极。医治两月，温胃如丁蔻姜桂，清胃如芩连硝黄，绝无寸效。延余诊，视其气逆上而呃声甚厉，咽中闭塞，两肩高耸，目瞪口张，俨然脱绝之象，势甚可骇。然脉来寸口洪滑，上下目胞红突。辨色聆音，察脉审症，知为痰火上攻肺胃。其痰也火也，非气逆不能升也。遂处四磨汤，加海石、山栀、芥子、瓜蒌、竹沥、姜汁，连投数剂，俾得气顺火降痰消，再以知柏地黄汤，加沉香，以导其火而安。

肺气不降

黄达生食犬肉，大热腹痛，服巴霜丸数次，潮热不退，口渴妄言，更医进柴葛石膏大黄芩连之属，忽发呃逆，又用丁香柿蒂汤，呃逆愈甚，前医束手，延余视之。目赤，舌干，便闭，本属实火，正思议间，忽闻大呃数声，睁目直视，满面红赤，昏不知人，举家大哭。适悟天气不降，地道不通之旨，惟有苦辛开降肺气一法，乃用杏仁八钱，枇杷叶三钱，忙煎与服，下咽未久，嗳气一声，腹内雷鸣，再与前药，二便通利遂安。窃思此症，暴厉惊人，若非胸有定见，殊难下手。《内经》云：欲伏其所主，必先其所因，可使气和，可使必已。一段经旨，不正可为此治之明证乎。

肝火上僭

黄大亨先生乃郎，忽患嗳气上冲，似呃逆之象，医进藿香二陈之属，更加呕逆不已，又用柿蒂、香砂、丁蔻之药，遂至嗳逆不休。余诊之曰：吾一剂立愈，以左金，加大黄、柴胡、丹皮，药下果平，次除大黄，重加石斛而安。此诸逆冲上，皆属于火，所谓欲求南风，须开北牖也。

左金丸 方见卷二痿证门阳缩不伸。

阴火上冲

梅生茛臣，得冲气病，医人不识，自分必死，每发气上冲，咽喉窒塞，一身振战不已，耸肩目突，不能出声。家人意拟为脱，一日数发，延医丛集，亦称气脱，日进理中、黑锡，缠绵数月，竟服黑锡丸斤许，其病愈进，诸医辞治。予诊其脉，右尺数盛，人迎亦大，因思《内经》有诸逆冲上，皆属于火之例，遂制滋肾丸，煎《金匮》肾气麦门冬汤吞服，旬日始见微功，一月乃奏全效，未尝更变药味也。

滋肾丸 方见卷二痿证门阳缩不伸。

金匮麦门冬汤

麦冬 半夏 人参 大枣 甘草 粳米

金匮肾气丸 方见卷二内伤门咳嗽喘促。

阴浊上干

周维友，高年体盛，素多酒湿，时值严寒，饮食未节，湿邪不走，始则胸紧咳嗽，医以陈半枳桔消导之剂，继则气急痰鸣，更医又谓年老肾气不纳，而姜附沉术二香之类叠进，病渐日笃。延余视时，气急上冲，痰响窒塞，阻隘喉间，日夜不能贴席。尤可畏者，满头大汗如雨，气蒸如雾，时当大雪之际，不能著帽。问其二便，大解数日未通，小水涓沥难出，满舌

痰沫，引之不透。及诊其脉，沉而劲指，知为阴浊上攻，雷电飞腾之兆，正《内经》所谓阳气者，若天与日，失其所则折寿而不彰。法当通阳泄浊，连进半硫丸，俾得冷开冻解，二便稍利，阳光复辟，阴浊下行，胸膈始舒，而痰壅头汗气蒸诸急，不觉如失。亦阳气得所，则寿考彰明之验也。后与冷香饮，数服而安。

冷香饮

附子生用 草果 橘皮 甘草炙，各一钱
生姜五片
水煎冷服。

述治

龚后翁乃内，未诊问方，据述咳呛口苦，咽喉如有物阻，时呕清涎，卧难安枕，兼之经候愆期，紫黑成块，余断以肝火痰饮。经曰：诸逆冲上，皆属于火。以此观之，虽经停三月，难断有孕，前医所用杏芥枳桔，法非不善，但徒有开金化痰之力，却无清火伐木之能。兹以病因大旨，兼以经义酌方，大抵此症根原，多由情怀抑郁，必须怡情开怀，庶可速愈。

附方

当归 胆草 黄连 赤芍 枳实 蒌仁
茯苓 黄芩 半夏 姜汁

按：此乃小半夏汤合当归龙荟丸之意，以夏芩枳姜，去饮劫涎，以归芍芩连胆草，入血分而清火，加蒌仁以润下，庶几金安木平而愈。男澍谨识。

一得集附

中虚气怯

余启初，捕鱼为业，患呃逆病，医以丁香柿蒂汤，叠服如故，复就原医诊曰：丁香柿蒂

汤为止呃神方，连服数剂，毫不见效，且脉已离根，病在难治，因而辞去，始请余诊。诊得脉来迟细，重按乃得，满面浮气，状如通草糊成，呃声甚长，似空器中出。谓曰：此症之可望生者，正得脉之迟细耳。且细玩有神，毋容惧也。遂用代赭旋覆汤与服。药方下咽，呃声即止，继进二剂，呃声复起。越日又诊，脉症如前，呃则抬肩，声类牛吼，溯仲景设代赭旋覆汤，原为重以镇怯立意，今声如牛吼，中虚可知。故一服呃止者，乃得重镇之力，再服又呃者，足征中州之虚，而仓廪空乏，尤恍然悟矣。因详诘之，启曰：始因感冒风寒，来求先生数次未遇，向药铺问服一剂，寒已除清，后因胸前不舒，得食身重，复问一剂，不识何药，只见有花色如槟榔者，服下未久，五脏翻裂，有如刀割肠断之苦。始知以往之误，于是以理中加赭石、当归，镇中安脏，日进两剂，呃渐休，脉渐充，按方再服，诸症皆平，惟面部尚浮，以脾虚失统治之而安。按此症，因胸不舒，得食身重，理当健运脾阳，或辛温助胃，亦可奏效。夫呃逆，一总名也，有因寒，因热，因虚，因实者，治以清火、温寒、降气、理虚之法，种种不同，敢曰柿蒂一方，遂足以毕斯症之能事乎？

诸痛门 手足肩臂肘膝腰胁心腹

四肢肿痛

王氏妇年近三十，孀居十载，今春四肢肿痛，手掌足跗尤甚，稍一触动，其痛非常。迨俯仰转侧不敢稍移，日夜竖坐者，业经两旬，身无寒热，二便略通，但痛经数月，而面色不瘁。阅前医之药，尽是养血驱风，服至茸附，亦不见燥，惟是肿痛渐加。余诊两尺弦数，两颊赤色，且肢体关节近乎僵硬，而痛楚彻骨，手不可摸。若果气虚血少，安得不可摸触乎？

且数月之苦，而神色不为病衰耶？此必热伤营血，血液涸而不流，正丹溪所称败血入经之症，名为痛风是也。缘寡居多郁，郁则少火变壮火，壮火食气，郁火焚血，恶血结而不行，失其周流灌溉之常，故关节肿痛。处龙胆泻肝汤，加桃仁、泽兰清火逐瘀，同入竹沥、姜汁通经入络，外以泽兰兜捣敷肿处。内服外敷，按治十日，肿痛乃除。然尚关节不利，步履维艰，日与清肺之药，缘秋令将至，恐燥气焚金，痿软无力。且肺主周身之气，必得肺气清肃，则关节清利矣。又肝强劲急，藉金以制之也。调治半月，乃得全瘳。

龙胆泻肝汤 方见卷二痫厥门肝火生风。

肩胛腋痛

汪纶诏，患左肩胛疼痛，自肩入腋至胁，觉有一筋牵引作痛，昼夜叫喊无少休息，凡攻风逐痰，历尝不应。延余视时，病已极，然虽痛闷，口不能言，脉尚不停，且弦大洪数之至，明明肝火为病。曾记丹溪云：胛为小肠经也。胸胁，胆经也。此必思虑伤心，心脏尚未即病，而腑先病，故痛起自肩胛，是小肠经已先病也。及至虑不能决，又归之于胆，故牵引胸胁作痛，是胆经又病也。乃小肠火乘胆木，子来乘母，谓之实邪，与以人参木通煎汤吞当归龙荟丸，应手而愈。

当归龙荟丸 方见卷二痫厥门肝火生风。

肘膝酸痛

王国翁，少年嗜酒过度，致经隧凝痰，近来嗔怒频生，木火炽盛。今春肝阳暴升，肘膝痛楚重坠，寐难成睡，面白而光，舌黄而裂，鼻煤，眼泪，腹痛，便秘，旧痔复作，恶寒鼓栗，玉茎痿缩，脉得关弦尺数，洪而有力，固非阳绝，亦非阴虚。细按诸症丛杂，由乎肝阳拂逆，木盛生火生风，《内经》病形篇曰：诸禁鼓栗，皆属于火。于是以左金丸为君，加入山栀、苍术、白芍、瓜蒌，连进十剂，接服搜风顺气丸而愈。

搜风顺气丸

大黄　牛膝　火麻仁　郁李仁　山药　独活　山萸肉　菟丝子　防风　槟榔　车前子　枳壳

蜜丸。

左金丸　方见卷二痿证门阳缩不伸。

腿缝肿痛

胡埠生，初起寒热交作，次日右胯腿缝肿胀，状如腰子，痛闷难忍。自疑痈毒，延外科治，疡医云：外须用药烂开，内服解毒之剂。埠生母子惶惑，不敢用伊敷药，惟服其败毒之方。是夜彻痛非常，次早邀视，余晓以横痃之疾，乃酒醉入房、忍精不泄之因，以致精血凝结，挟有肝经郁火而成，决非毒也。授以龙胆泻肝汤，加山甲、桃仁、肉桂，连服数剂乃消，此症若淹缠日久，用药外敷，不为解散内结，必成鱼口便毒矣。

龙胆泻肝汤　方见卷二痫厥门肝火生风。

湿热腰痛

徐伯昆，长途至家，醉饱房劳之后，患腰痛屈曲难行。延医数手，咸谓腰乃肾府，房劳伤肾，惟补剂相宜，进当归、枸杞、杜仲之类，渐次沉困，转侧不能，每日晡，心狂意躁，微有潮热，痛楚异常。卧床一月，几成废人，余诊之，知系湿热聚于腰肾，误在用补，妙在有痛，使无痛，则正与邪流，已成废人。此症先

因长途扰其筋骨之血，后因醉饱乱其营卫之血，随因房劳耗其百骸之精，内窍空虚，湿热扰乱，血未定静，乘虚而入，聚于腰肾之中。若不推荡恶血，必然攒积坚固，后来斧斤难伐矣，以桃仁承气汤，加附子、玄胡、乳香数剂，下恶血数升而愈。

桃仁承气汤 仲景

桃仁　大黄　芒硝　甘草　桂枝

蓄血腰痛

黄绍发腰屈不伸，右睾丸牵引肿痛，服补血行气之剂，病益日进。余诊脉象，弦涩带沉，询其二便，小便长利，不及临桶，大便则数日未通，知为蓄血无疑。处桃仁承气汤，加附子、肉桂、当归、山甲、川楝，下黑粪而愈。

肝郁胁痛 二条

刘氏妇，青年寡居多郁，素有肝气不调之患，今秋将半，大便下坠，欲解不出。医用疏导之药，并进大黄丸，重闭愈增气虚可验，两胁满痛非补中可投，诊脉浮大而缓是风邪确据，饮食不进，四肢微热中虚可知，小水甚利，月经不行又是蓄血之症。据此谛审，不得其法，细思独阴无阳之妇，值此天令下降之时，而患下坠之症，脉来浮大且缓，系中气久伤，继受风邪入脏无疑。两胁满痛，肝气郁而不舒，惟有升阳一着，四肢独热，亦风淫末疾之义。月经不行，乃风居血海之故。执此阳气下陷，用三奇散，加升麻以提阳气，复入当归少佐桃仁以润阴血，果然应手而痊。

三奇散

黄芪　防风　枳壳

万海生，腹胁胀痛，或呕或利，而胀痛仍

若，医者不察，误与消食行滞之剂，遂腹胁起块有形，攻触作痛，痛缓则泯然无迹。自冬迄春，食减肌削，骨立如柴，唇红溺赤，时寒时热，诊脉两手弦数，似属木邪侮土之证，究归阴阳错杂之邪，正《内经》所谓胃中寒，肠中热，故胀而且泻。处仲景黄连汤加金铃、吴萸、白术、川椒，数剂而安，随进连理汤乃健。

黄连汤

黄连　干姜　人参　桂枝　半夏　甘草　大枣

连理汤　方见卷三吐泻门胃寒肠热。

少腹胀痛

汪慎余，由苏州归，时当酷暑，舟中梦遗，旋因食瓜，继以膏粱，致患小溲淋痛此湿热乘虚入于精道之据。途次延医，投利湿清火之药，淋痛虽减，又加少腹胀急，舟至许湾，左睾丸偏坠，胯胁牵痛，而少腹之胀日益甚，小水清利，大便不通，连延数医，俱以五苓散合疝气方，更增车前、木通，颠连两日，少腹胀不可当，左肾肿大如碗，烦躁闷乱，坐卧不安，急切邀治。脉得沉弦，遂处桃仁承气汤，重用肉桂，加当归，一服大便下瘀黑二升而愈。夫邪结膀胱、少腹胀急之症，原有便溺蓄血之分、在气在血之辨，盖溺涩症，小便不利，大便如常，蓄血症，小便自利，大便黑色，此气血之辨，古训昭然。今者少腹胀急，小便自利，则非溺涩气秘，显然明矣。独怪市医既不究邪之在气在血，且已知小便自利，反以利水耗气之药，其何以操司命之权耶？

此症愈后，继以后一方连服数剂，以杜其根。

附方

当归　附子　肉桂　山甲　元胡　桃仁

按：《伤寒论》云：蓄血症，少腹硬满，小便自利，大便黑色，桃仁承气汤主之。水气症，头汗出，大便如常，小便不利，五苓散主之，十枣汤亦主之。燥粪症，腹满痛，大小便俱不通利，承气汤主之。男澍谨识。

冷积腹痛

江发祥，得痃癖病，少腹作痛，左胁肋下有筋一条，高突痛楚，上贯胃脘，下连睾丸，痛甚欲死，或呕或利，稍缓若无，呕利则痛苦迫切，连宵累日，绝粒不进，或得腹中气转，稍觉宽舒。医人不识，辄以治疝常法，苦辛之味，杂投不已。有以肾气不藏者，或以冲任不固者，而金匮肾气、青囊班龙，叠投益甚，误治两载，疾已濒危。视其形瘦骨立，腹胁贴背，知为误药减食所致。按脉滑沉，且觉有力，审病经两载，形虽瘦而神不衰，拟是肝胃二经痼冷沉寒，积凝胶聚，绸缪纠结，而为痃癖之症。盖痃者，玄妙莫测之谓，癖者，隐辟难知之称。察脉审症，非大剂温通，何以驱阴逐冷？于是以附术、姜桂、骨脂、胡芦巴、丁蔻大剂，稍加枳实、金铃以为向导，兼进硫黄丸火精将军之品，用以破邪归正，逐滞还清，冀其消阴回阳生魂化魄之力，日夜交斟。按治半月，病全不减，再坚持旬日，势虽稍缓，然亦有时复增，且沉滑着指之脉，仍然不动。因谓之曰：病虽减而积未除，尚非愈也，此症颇顽，姑忍以待之。所喜者，倾心信治，余益踌躇，因思冷积不解，欲与景岳赤金豆攻之，然恐久病体衰，断难胜任其药，只得坚守前法。再进旬日，忽然大便大通，所出尽如鱼脑，其痛如失，姑减硫黄丸，仍与前药，稍加黄柏，每日出鱼脑半瓯，再经半月，前药不辍，鱼脑方尽，冷积始消，前此腹肋高突之形，泯然无迹。厥后露出皱纹一条，如蛇蜕之状，乃知先贤人身气血痰水之积，均有潦巢科臼之说，为有征矣。

血寒腹痛

蒋振辉乃室，向有腹痛带下之疾，用通经去瘀之药获效，医者病家，辄称用药之妙。讵痛虽暂止，而经水自此失常，迨至旬日一下，又旬日点滴不断，累延半载，腹痛仍作，痛时少腹有块，触之则痛愈增，痛缓则泯然无迹。旧医犹引旧例，更指拒按为实之条，用尽通瘀之药，以为通则不痛，而有形无形，置之弗论。自此胀痛愈增，无有缓时，及加呕逆不止，大便不通，医复于桃仁、灵脂药中，更加大黄、枳实。服下腹中窒塞，气急上冲咽嗌，四肢冷汗时出，迫切之顷，夤夜邀视，病家绝不怪前药之误，尚问巴霜丸，犹可及否？余曰：补之不暇，尚可通乎？况腹中真气悖乱，愈攻愈散，于是以丁蔻、附桂、小茴、川楝，猛进二剂，所幸少年形体尚旺，俾浊阴迷漫之逆，藉以潜消。后加紫石英、枸杞、当归、苁蓉亟进，间以归脾汤吞滋肾丸，一月方健。缘此症多由房劳过度，冲任损伤所致，医者不知端固奇经，反行破气耗血，致有此逆。最可恨者，医与病家，不知定乱反正之功，谓余为偶然之中。且议少年妇女，服此补剂，必难怀孕，嗣后每一临月，辄用通行之药，致令果不怀孕，可胜慨哉！

归脾汤 方见卷二虚寒门误表亡阳。

滋肾丸 方见卷二痿证门阳痿不举。

积热腹痛

吴妪，初起心腹间微痛，越二日，痛苦异常，汗大如雨，水米不入，口不作渴，小水清利，神昏懒言，坐难片刻，俨然虚极之象。自云素属中寒，难以凉剂。诊得六脉时伏，内外一探，虚实难决。因思痛症脉多停指，况阳明痛极必汗，若三阴之痛，必面青背曲，何得汗大如雨？势必内有积热，所以饮食加痛；病方

入里，所以口不作渴；痛难支持，所以神昏懒言。乍观虽惑，细究无疑。于是君以芩连、白芍平肝清火，臣以槟榔、厚朴下气宽中，佐以油归润肠，使以泽泻下行，三剂通利而痊愈。盖此症极多，治不一法，倘大便旬日未解，及壮实之体，宜承气汤攻之，正所谓痛随利减，通则不痛之意也。

宿食腹痛

傅妇，素属阴亏，常宜斑龙丸。无病求诊，冀余写补剂，余曰：脉来弦紧而沉，有凝滞之状，腹中必有宿食，秋深恐成痢疾，目今调治，昔药非宜。况邪气久居肠胃，其脏气之虚实可知。但伏邪未溃，岂可暴攻，譬之贼兵方聚，未张其势，我等只宜先固城郭，以示其威，令其自散可耳。以四君子汤加枳壳。一剂服下，腹中略响，正邪气缓散之征，讵妇女辈，闻余言有滞积，竟私煎服浓姜茶二汤一碗。下咽之后，腹中绞痛难堪，下利数十行，头身大热，十指微冷，时值傍晚，急延余视。初不知其服姜茶汤也，谓曰：四君逐邪，果有如此之暴耶？因述所误，盖微积久伏，肠胃素薄可知，得此姜茶刮决之物，岂不大张其势？然至图虽勤，所下甚少，余邪尚存未尽，而既已误治，惹动其，无如乘其元气未败，再与疏通，尽驱其邪。更以小剂行气之品一剂泻下，腹痛略减，但潮热指冷不除，次早复诊，问所下何物，视之，一团白沫，隐然秋深肠癖之征，此时人事困顿，脉仍弦紧，是知当理阳气，投建中汤，以大建中建立中气，弗投理中，以复削其阳气，与《金匮》小建中汤一剂，其症悉痊。愈后，余不禁自笑，盖初因未病，余为寻病治之；中因自误，余即以误治之法治之；末因脾阳衰弱，余全不以补药补之。见亦奇矣，而非见之奇，实见之先耳。

小建中汤

芍药　桂枝　甘草　饴糖　姜枣

胸脘胁痛

吴鼎三，形禀木火之质，膏粱厚味，素亦不节，患胁痛冲脘之病，绵缠两载，痛时由左直上撞心，烦惋莫耐，痛久必呕稀涎数口，方渐安适。始则一日一发，继则一日数发，遂至神疲气怯，焦躁嘈杂，难以名状。医者不从正旁搜求，用控涎导痰诸方，治之毫不中窍，延磨岁月。迨至春升，一日痛呕倍甚，吐血两碗红白相间，结成颗粒，是阳明离位之血留久而为瘀者，所当审辨也，神昏气涌，目瞪如毙，即进人参、当归二味，渐渐苏回。嗣后神容顿萎，杜门静坐，不乐对客交谈，而气上撞心，胸胀脘闷诸症，仍是一日一发，守不服药，以攻补两难，惟日进参汤而已。值余道经其门，邀人诊视，细询其由，始知原委。问曰：伤症乎？余曰：非也。曰：痨症乎？曰：非也。曰：非伤非痨，请先生明示何症。余曰：肝气病也。诊得脉来弦大弦为肝强大，则病进，记读《灵枢》经脉篇云：足厥阴所生病者，胸满，呕逆。又仲景云：厥阴之为病，消渴，气上撞心，心中疼热，饥不欲食，故见嘈杂焦躁等症窃意焦躁嘈杂即古人所谓烦宽懊憹之状。知肝气横逆，郁火内燔，仿仲景治胸中懊憹例，用栀子淡豆豉汤，以泄郁火，参入叶天士宣络降气之法，以制肝逆，酌投数剂，诸症渐愈。

附方

栀子　淡豉　郁金　当归须　降香　新绛
葱管　柏子仁

厥后诊云：前进泄郁降逆之法，虽两载痼疾，数剂而瘥，然拟暂行之法，未可久恃。缘甘平之性少，苦辛之味多，仅使中病即已，勿过用焉，亟当善为转方，所谓用药如用兵。更订四君子加白芍、远志，续服，多多益善。

复舅父治腹痛书

昨接来谕，藉知仁台旧病，尚未痊愈，晚遍考方书，兼参尊体素禀，互相酌筹，总由命门火衰，不能熏蒸脾胃。请试饮食，恶寒喜暖，而脾胃之阳虚可验。更征腹痛绵绵不绝，而脏腑之阴寒可凭。药当温固中焦，宣通肾气，但固中勿令壅闭，宣肾毋耗真元，如附子、骨脂、胡芦巴、鹿茸、益志等类，殆所必需。阴味宜减，阳味宜加，审度于可否之间，因应于化裁之内，务令真阳健旺，阴气潜消，俾中焦丕振，脾胃运化有权，下焦温暖，肾元开阖有职，则身中元气，浑然太和，奚患腹痛之不愈也！辱承下问，谨陈大略如上。

与长兄治气痛书

屡接来书，颇为病累，急欲图治，以保天年。弟于手录中，查阅甲辰秋有来书，偶因醉酒激怒，心悸难支，服参数钱，遂好如故。自后每逢喧闹之地，则惕然而惊，至幽静之处，方渐安适，连年所服之药，无非养心生血。近月以来，怔忡尤甚，动静无分，所幸时惊时止，故不服药尚可捱过。惟虑作文之时，心悸难以完卷，现在精神，似实为惊所困，时爽时滞，难以名状，望为斟酌云云。余思兄之旧病根源，良由将息失宜，耽酒多怒，扰动五志之阳，下元水亏，风木内震，肝肾阴耗，故多怔忡。连年所进汤丸，悉责心虚为患，是故终难杜绝耳。弟于时惊时止之情，悟出肝风内震之旨，仿叶氏养肝育阴方法，佐以潜阳为治，服之已获大效，奈停药半载，心悸虽觉如失，而气痛之累渐至矣。己酉春，气痛尤甚，横攻两胁，直冲上咽作嗳呃声，进清肝凉血及五磨降气诸法，仍无实效。迨至庚春，不惟诸症未减，而胸脘肩髃间，更加痛胀交迫，嗳症之状又渐著矣。古称喉间如物阻，咯之不出，咽之不下，曰梅核症。又饮食之际，如有物梗阻塞之状者名曰噎。兄于此症殆有暗符。夫噎与梅核之由，皆因七情郁勃，或纵情恣欲，或偏嗜酒食，令人气结痰聚，阴阳不得升降故也。今兄之病，既非噎膈，又非梅核，形症虽异，而其因则一也。据述胸胀脘痹诸症交迫之时，饮酒一瓯，似觉渐减，饮至数瓯，则渐如失者，盖缘平日之偏造为坚垒，必藉酒引转为输导，乃同气相求之义也，故饮之甚快，而不知病之所造益深矣。原夫曲麦之性，极能升腾，横纵难制，亦为各归五脏而受之，故有喜怒忧悲恐五者之不同。更有禀阳脏者，伤于栗悍之性，而终于咳嗽，吐血，痿躄，偏枯之疾也。禀阴脏者，伤于清冽之气，而终于肿胀，关格，脱肛，噎膈之类也。至于偏注肝经而为病者，不一而足。每观酒后，多言好怒，则酒偏投肝，已有明征。然酒性虽仅投肝为胀为痛，而浊气必输于肺，为壅为痰，是以金失其刚，转而为柔，木失其柔，转而为刚，横逆上冲之势，实基于此去春大人用清金之法，其心思处治已见一斑。故喉间如有物阻，皆气与火，互相交成也。欲杜此患，先宜节酒，次宜节烟，再以药饵，参以静功，俾肝无助虐，肺有清肃，则浊邪不致上升，肝阳抑之而下，谨调半载，可望全安。弟搜尽枯肠，愿兄留意，谨复。

淋浊门

败精阻窍

潘绍辉，得淋浊病，溺则管痛艰涩，茎口时有败精溢出，凡利湿清热、养阴制火诸法，久治不效。视其形肥年壮，溺出浑浊，停久底有膏积，据此精溺同出之症，决非小肠湿热。细思溺管与精管，外窍虽同，而内窍各别。若果湿热壅塞溺管，则前药岂无一效者？此必少年欲心暗萌，或房劳强忍，精血离位，忽而不泄，古云如火之有烟焰，岂能复返于薪哉？其离位之精，出而不出，日久必聚为腐秽胶浊，且牵引新精妄动，故溺欲出，而败精先阻于外，是以管痛艰涩也。若不急驱精管腐浊，徒然渗利溺管，岂非南辕北辙乎？爰拟宣通窍隧瘀腐之法，以牛膝、桃仁、黄柏、山甲、金铃、远志、琥珀、白果、鹿角屑，合煎服之，秽浊果通，溺出如鸦胆子大者六七粒，每粒红白相间，更有精裹血者，共服四剂始痊。须知精道之浊，亦有肾虚不摄之症，然必滑而不痛耳。

肝经热结

傅瑞廷之女，年十龄，时值六月，发热口渴，小便淋秘，溺则号痛不已。延医以利水之药，渴热不减，而阴户肿胀，又以三黄散、马齿苋敷之，遂至溃烂不堪，臭秽之极。更延疡医，概以解毒之药，因而益剧，腿胯结核，稍欲解溺，则号痛日甚，畏解不解，而少腹胀满难当，内服外敷，百治不效。危急之间，请决死生，以余非外科也。余视斯症，内外脉色，悉皆火象，独唇舌不燥，尚有可疑。因思阴器属肝，此必湿热下陷，聚于肝经血分，故唇舌不显燥象，若湿热在于气分，则唇舌必燥也，故清利无效。但十龄稚女，冲任未通，亦无热入血室之症。因询食桃子颇多，盖未熟之桃，最能助肝燥血，热结肝经故耳。处龙胆泻肝汤，兼龙荟丸，大便下血一瓯，小便乃利，阴溃自愈。

龙胆泻肝汤

当归龙荟丸 二方俱见卷二痫厥门肝火生风。

按：集中各门，惟淋浊一症，案仅二条，概由兵燹之后纂辑故也。前凡例中，独于此条病机，阐发尤详，语虽不伦，理或非诬，学者当合观之。倘博览之士，更能搜采补入，则幸甚。男澍谨识。

杂症门

颊颐浮烂

许静堂内人，年近六十，素多劳虑，患口疮唇裂，顶生痱疹，久服祛风清火药，渐至两颊满颐浮烂淋滴，愈治愈剧。时值寇氛，静堂商楚被劫，家计萧条，疡医亦束手辞之，始延余诊，决一逝期，非求治也。余视所患处悉白色，水液流注，并无秽脓，自口颊延及胸项，亦无漫肿，且喜脉象不大，肉食不呕，身亦凉，便亦利，因谓此症七恶不见，五善备陈，十分可治，但取效甚迟耳。其家甚喜，及见疏方，用薛氏加味归脾法，戚友皆蹙眉，诸郎君亦咸缄口，察其必不能用。姑与在庠季子论曰：尊堂颊项浮烂，孰不谓之毒火？夫火犹贼也，贼至则驱之固也。然有邪盛正虚之时，不但贼不受驱，且驱之而正反伤，此安民攻寇之法，即医家攻补兼行之法也。况养正之法，可转为驱贼之方，当今之世，乘正之虚，寇盗蜂起，孰知乱世之寇匪，即治世之良民？古之良帅，奉行坚壁清野之法，以养正安民为怀，首逆潜消，而胁从归顺。通之于医，正所谓养正则邪自除，未有伐正而能保身者也。况《内经》原有少火壮火之分，后贤更详有形无形之辨，乌可混施而不讲乎？尊堂禀赋虚弱，素多劳虑，离宫自燃，心火外炎，此本身之元气外越，收之养之不暇，尚可视为毒火而清之驱之乎？考古明贤之论，谓无形之火，生生息息，窈窈冥冥，为先天之化，为后天之神，为死生之母，为玄牝之门，又岂于形迹所能摹拟者哉！夫形迹不能摹拟，则虽外显火象，不可断为真热，概行攻伐。然亦非谓无实火也，惟在察其真假耳，故曰有形之火不可纵，无形之火不可残。若能知火之邪正，而握其盈虚伸缩之权者，则神可全而病可却，是生道在我矣。试观疡科痈疽溃后，

气血已耗，每以补药收功，如八珍、十全、养荣、归脾之法，历历不爽，此岂余之创见乎？季子长揖钦服，其昆季与戚友谓曰：此老用药似非，而所谈却是。命煎药当余面进，服后果安。余归时，嘱临夜再进一剂，旬日中，竟服二十剂，其烂始敛，服至五十剂其功始半，但苦流注不干，促余外药。疡科余素不娴，敷贴之方未备，姑与古矿灰敷之。转进十全、保元，间服而痊。季子感余再造，蒙赠诗联，余亦领笑曰：此秀才人情也。因忆向年朱叔岳母太夫人孀居有年，焦劳忧郁，虚火外炎，患口舌糜烂，日进清凉，虚火愈炽，复延外科包治，愈增糜烂，延及唇外。适余归里招视，其色甚白，脉息亦微，余谓并非外症，实皆心脾郁结，虚火烁金。夫心主血脉，脾主肌肉，肺主皮毛，故皆受累，急当调养气血，则虚火自藏，疏与归脾汤，兼进天王补心丹，嘱其多服。讵意只服数剂，余转浒湾，而前医复至，总认热毒攻注，谤余为火上添油，岳家无所依治，疡医日进丸药，外用膏丹，乃至牙宣颊裂，爪脱发落而逝。因思疡医之药，必是丹铅之毒，方有如此之酷，深堪悼惋。若知乱世之寇匪，即治世之良民，通于壮火食气，气食少火，壮火散气，少火生气之理，何至生灵荼毒，玉石俱焚耶？此余耿耿于衷，深为感悼，因并志之。

记读《张氏医通》石顽曰：尝读《内经》，有脱营失精之病，方书罕言，近惟陈毓仁痈疽图形，仅见失营之名，究无方论主治，故粗工遇此，靡不妄言作名，为害不浅。夫脱营者，营气内亡，五志之火煎迫为患，所以动辄烦冤喘促，五火交煽于内，经久始发于外，发则坚硬如石。毓仁所谓初如痰核，久则渐大如石，破后无脓，惟流血水，乃百死一生之证，是以不立方论，良有以也。其形著也，或发膺乳腋胁，或发肘腕胫膝，各随阴阳偏阻，而瘕聚其处，久而不已。五气留连，病有所并，则上下连属如流注，然不可泥于毓仁之耳前后及颈间，方目之为失营也。以始发之时，不赤不痛，见

珍本医籍丛成

得心集医案

证甚微，是以病者略不介意，逮至肿大硬痛，蟠根错节已极，岂待破后无脓方为百死一生之证哉？原夫脱营之病，靡不本之于郁，若郁于脏腑，则为噎膈等症，此不在脏腑，病从内生，与流注结核乳岩，同源异派。推其主治，在始萌可救之际，一以和营开结为务，而开结全赖胃气有权，方能运行药力。如益气养荣之制，专心久服，庶可望其向安；设以攻坚解毒清火消痰为事，必至肿破流水，津复外渗，至此日进参芪，徒资淋沥。其破败之状如榴子之裂于皮外，莲实之嵌于房中，与翻花疮形像无异，非若流注结核之溃后，尚可图治，亦不似失精之筋脉痿躄也。详脱营失精，经虽并举，而死生轻重悬殊。脱营由于尝贵后贱，虽不中邪，精华日脱，营既内亡，瘕复外聚，攻补皆为拮腕，良工无以易其情志也；失精由于先富后贫，虽不伤邪，身体日瘦，内虽气结，外无瘕聚，投剂略无妨碍，医师得以施其令泽也。然二者之病，总关情志，每每交加，而有同舟敌国，两难分解之势，故毓仁以失营二字括之。惜乎但启其端，而肯繁示人之术，则隐而不发，何怪粗工谬言为道，妄用砭石，宁免五过四失之咎欤！愚窃思石顽之论，足与是案互相发明，故并录之。男澍谨识。

归脾汤

人参　白术　茯神　茯苓　黄芪　当归　远志　枣仁　木香　甘草　龙眼或加丹皮、山栀、柴胡、白芍

天王补心汤

生地　人参　元参　丹参　桔梗　远志　枣仁　柏仁　天冬　麦冬　当归　五味一方有菖蒲无五味

咽喉肿痛

陈继曾尊堂，体素清癯，高年无病，旧冬患伤风咳嗽，疏解已痊，随患咽喉微肿，小舌垂下，盐点无益，守不服药之戒，渐至喉间窒塞，饮食维艰，始延医治。投疏风化痰之药，口舌糜烂，啜芩连知梗之属，喉痛愈增，吐出蛔虫二条，人事大困，肌肤发热，医者群至，俱称风火，然见高年形衰色败，究竟不敢下手。余视牙关甚松，会厌口舌一带俱白，细思咽主胃，喉主肺，今肺家无恙，故呼吸无碍，其吞吐甚艰，是病在于咽，而不在于喉也。又赤色为阳，白色为阴，今满口色白，其为阴火明矣。若果阳火为患，咽喉出入之地，岂能久待累月乎？必高年脾胃既衰，中土聚湿，新进水谷之湿不能施化，与内中素蕴之湿，挟身中生生之气，郁蒸如雾，上冲咽嗌，故作痛楚，延于口舌则糜烂，浮于肌肤则身热，是少火变为壮火，良民变为匪类矣。奈何反进苦寒戕胃，致中土湿而且寒，故蛔虫外出，而成种种危候。急与理中丸五钱，青黛为衣，令其口含噙化。是夕咽痛减半，竟得安睡，继进连理汤数剂而安。其病愈后，同道咸议余为补医，以咽痛烂舌之症，从无参术干姜之治，岂知凡病有阴有阳，有虚有实，法当随症施治，岂独咽喉口舌为然哉？

连理汤　方见卷三吐泻门胃寒肠热。

颈项生疽

黄荣青，项外结喉之间，忽生硬疽，延疡医调治，与疏风化痰之剂，疽形渐长，按之坚而不痛，将欲敷药，就正于余。余曰：岂有不寒不热不痒不疼之毒乎？此症由于思虑郁结，营卫留滞，以致气结不行，当进益气和营之药，不治而治也。连服归脾数十余剂，其核疽自化而消。

归脾汤　方见前本门颊项浮烂。

下唇生疮

詹盛林，冬月由远地言旋，沿途下唇燥裂，时忽干痛，谓为霜风所侵，屡以猪膏涂润，而掣痛反增。质之医者，皆称风火，日与清凉之药，因而糜烂。至家就诊于余，许以一剂可效，再剂可痊，遂疏椒梅附桂连理汤去甘草。盛闻余功限甚速，坦然服之，果验。门人疑而问曰：唇烂不受寒凉之药，愚辈知为虚火矣。既举附桂理中，何以复加黄连？又何以更用川椒乌梅乎？答曰：此正所谓下唇生疮，虫蚀其肛，其名为狐。若是虚火，岂有下唇已烂，上唇安然，且口舌无恙乎？门人退而喜曰：毫厘千里，良不诬也。

考狐惑症，谓狐惑，狐疑不决之状，内热生虫之候也。上唇生疮，则虫食其脏，曰惑；下唇生疮，则虫蚀其肛，名曰狐，雄黄丸主之。按先君临治斯症，不以雄黄丸，而投与椒梅理中汤，殆医之不可尽以成法拘者也。男澍谨识。

雄黄丸

雄黄　当归炒，各七钱五分　槟榔五钱　芦荟二钱五分　麝香二钱五分

面糊为丸，如桐子大，每服二十丸，粥饮下，日三服。

火衰目盲

黄荣青，年近六旬，形体素虚，今秋忽患目视不清，至晚直不见物，来寓索补水之方。余视其面色萎黄，形容憔悴，知由忧思抑郁，损伤心脾所致。夫水仅能鉴物，而火则能烛物，今至夜不见，则无火不能烛物可知。夫心为阳而居上，心火过亢，则多妄见，心火衰微，则不能烛照，故至夜如盲也。与理中加固脂、益智，间进归脾汤数十剂，乃获复旧。

归脾汤　方见前本门颊项浮烂。

目赤羞明

金绍裘内人，患两目红赤，畏日羞明，左眼尤甚。延目科医治，日进清火散寒，目愈难开，饮食日减，形体日瘦，始延余治。余于目科素所未娴，谛思经旨有云：五脏精华，皆上注于目，禀气于脾。合于色脉，当推中气久虚，五脏失禀，精不注目，虚火上炎。此内因之疾，既非发散可解，更非沉寒可清，当从甘温泻火之法，授以归脾汤，加柴胡、丹皮，十余剂，目赤渐退，光明如旧，且从此气充血盛，已怀孕矣。

消中

喻廷锦，能食而疲，时饥嘈杂，小便赤涩，胸膈间微若有痛。诸医咸谓消中，误认为火，连服生地、麦冬、芩连、知柏，数月不辍，遂至时欲得食，旋食旋饥，面黄形瘦，小水愈赤，有进竹叶石膏汤者，疑而未服。余诊得脉息属虚，曰：君几误死。能食而疲，此乃脾弱胃强，法当扶脾抑胃，奈何认为实火耶？其昆季咸知医理，群起而问曰：小便赤涩，岂非火乎？余曰：曷不闻经云：中气大虚，溲便为之变耶？且从来大小二便，岂定为虚实之确据耶？今诸君以便赤即认是火，则天下皆医矣。遂疏六君子吞左金丸，数日稍愈，后除左金，独用六君子汤，百余剂而安。

左金丸　方见卷二痿证门阳缩不伸。

脚气

聂义远之妻，病始畏寒发热，两足僵硬，微肿疼痛，步立不能，医者不知为脚气之病，误与发表，渐至气急上冲，腘皮红赤，热痛难

耐。又疑为毒气所致，遂付疡科医治，而气冲热痛，愈觉不支。急迫之间，求治于余，诊得右脉洪而无力，左脉伏而不见，形羸唇白，声微舌润。询其体格，又属素虚，理宜调补气血，但气冲，便秘，足腨红肿热痛之极，此属气实明征。且脚气古称壅疾，是又不可遽补，从此酌量先后缓急诸法，当先治其标，而后其本也。缘按症以气血虽虚，而经络必滞，宜先与疏通经络，而后调补气血，方为合法。于是将古方鸡鸣散除苏叶，恐再散也，加生芪，以固表也，入桑皮，以下气也，减桔梗，恐载浊也。面嘱只服一剂，次日当视症定方，服后大便亦通，肿痛少除，气冲大减，寒热悉瘥。其家见药已效，更进一剂，亦觉相安。越日疡医适至，意在侥图诈取，谬谓毒气未化，当用敷药，更仿余方加防己、苍术，内服外敷。是夜寒热顿起，汗出衣发俱湿，神魂飘荡，气上冲心。余复视时，张口瞑目，危险至极，急进十全大补汤，二剂始得稍安，又数十剂方全安。原此症《内经》所言因于气为肿，四维相代，阳气乃坏。只因气冲便秘，订一剂之方者，势不得已也。乃病家轻命图便，违嘱投药，而疡医复贪

功射利，罔识忌讳。嗟嗟！此当世通弊，独聂氏哉？

十全大补汤　方见卷一伤寒门同病异治。

鸡鸣散

苏叶　吴萸　桔梗　木瓜　橘红　槟榔
生姜

鸡鸣时冷服。

肠痈

文定辉，病苦少腹胀满，肛门重坠，欲解不解，时下脓血，诸医咸称休息痢，百治不愈，淹缠半载，延余施治。视其神色不衰，少腹按之愈痛，所下或尽是白脓，然亦有时污血，诊脉举按皆滑，沉候略带微数。疏方与黄芪、防风、银花、山甲、丹皮、瓜蒌、连翘、白芷、甘草，一剂下白脓带黑污而出腥秽不堪者一勺，少腹始舒，后重乃除。再剂除瓜蒌，加薏苡而痊。此肠痈之症，因用排脓之药也。

得心集医案卷五

南城谢星焕映庐甫著

男甘 霖 时若 纂辑
　　澍 杏园

金溪 赵省庵先生 校定
　　姜真吾先生

侄甘棠 憩亭编次

孙恩洪 誉稿

门人 刘绍基莲溪 同校
　　汪士珩节渠

后学杭州徐志源重校

珍本医籍丛刊

得心集医案

甘草　黑豆　童便

失笑散

蒲黄　五灵脂等份醋调服

周秋帆茂才之内人，产后恶露甚少，腹大如箕，自言作胀，小水甚长，大便不通，俨似蓄血之症。但口虽渴，喜饮热渴，两尺脉亦软濡，可知血寒凝滞。投以黑神散不应，更医用大黄、红花、枳壳之药，腹胀愈甚，腹坚如石，再求余治，知为寒邪凝结，必当温通，连进附桂、干姜、归芍，似胀稍宽。叠投二日，已经四剂，而恶露不下，窃思舍此温通之法，决无破血可进，然非血行，胀何由消？考古治虚损吐血逐瘀之法，有花乳石散之例，能化瘀血为水，不动脏腑，可引以为用。遂煎米饮调服二钱，少顷腹中气响，前阴出秽水甚多，大便亦通，叠进前药，胀消一半。惟腹右稍坚，十指挛急，足亦时僵，此气血虚寒，今始大露，改进理阴煎，重加附子，诸症悉瘥，后进养荣汤数十剂，调理全安。

人参养荣汤　方见卷二虚寒门误表戴阳。

按：花乳石散局方　治气虚血凝，瘀积壅

产后门

腹胀便闭 二条

孙康泰内人，产后一日，畏寒发热，恶露不下，满腹作胀，手不可按，二便俱闭，胸紧气迫。危急邀视，知为产后受寒所致，盖血得寒则凝泣而不行，非温不通，先与失笑散二钱，次进黑神散，重用姜桂，加漆渣、山楂，急煎与服。顷刻小水先利，污水随下，腹始稍宽，气始稍平。是晚再进一剂，大便甚通。次日泄泻不止，腹痛口渴，当斯时也，于泄宜补，于痛宜通，是通补两难立法。询知临产，食鸡汤过多，缘腹中所蓄瘀血，今得温通，腹中宣畅，恶露已从前阴而下，食滞又从后阴而出，津液暴失，宜乎口渴，然审脉无洪大，神不昏迷，许以无忧。但身中之津液下泄，精气不腾之症，当从釜底暖蒸，庶几氤氲彻顶，疏与苓桂、骨脂、姜炭、木瓜、甘草，投之渴泻腹痛俱止。

黑神散

地黄　当归　赤芍　蒲黄　桂心　干姜

聚，胸膈作痛，宜用重剂竭之。

花乳石五两，产硫黄山中，状如黄石，有黄点如花之心，故名。近世皆以玲珑如花乳者伪充，欲试真伪，煅过置血上，血即化水者真　硫黄二两

上二味，同入炀盛罐内，盐泥封固，煅一伏时，研如面，每用二钱，食远童便调服。妇人产后血逆血晕，胞衣不下，或子死腹中，俱宜服之。瘀血化为黄水，然后以独参汤调之。男澍谨识。

少腹绞痛

周吉人先生内人，冬月产后，少腹绞痛，诸医称为儿枕之患，去瘀之药，屡投愈重，乃至手不可触，痛甚则呕，二便紧急，欲解不畅，且更牵引腰胁俱痛，势颇迫切。急延二医相商，咸议当用峻攻，庶几通则不痛。余曰：形羸气馁，何胜攻击？乃临产胎下，寒入阴中，攻触作痛，故亦拒按，与中寒腹痛无异。然表里俱虚，脉象浮大，法当托里散邪。但气短不续，表药既不可用，而腹痛拒按，补剂亦难遽投。仿仲景寒疝例，与当归生姜羊肉汤，因兼呕吐，略加陈皮、葱白，一服微汗而愈，得心应手之妙，不知其然而然者有矣。

当归生姜羊肉汤

黄芪　人参　当归　生姜　羊肉煮汁煎药

如恶露不尽，加桂行血。

潮热腹痛二条

吴元初室人，产后三日，潮热腹痛，八珍五积之属，辄投不效，反致潮热愈盛，腹痛愈增。至第七日，口疮唇烂，有以为实火者，投芩连不纳；有以为虚火者，用附桂亦呕。遂至呃哕神昏，人事大危，诸医袖手。余谓此症唇口虽烂，然喜饮热汤，脐痛虽痛，而手可重按，显系内寒外热。第寒热拒格，药当偷关而过，

所谓求其属也。宜与理中，先调其胃，法取小丸二两半，青黛为衣，石膏为衣，或呷或吞，任其缓进，盖仿长沙白通加人尿、猪胆之遗意也。药下果得胃安不呕，随选八味地黄汤，以导阴火，热收痛止而安。

八味地黄汤　方见卷二虚寒门首案。

吴显余内人，小产后腹痛，夜热，咳嗽，医者作瘀血治之，遂尔腰屈不伸，痰多食减。又以理中、四物之属投之，致今夜热大作，少腹极痛，脉来迟紧带弦，因谓之曰：此中虚而血寒也。四物泥腻，非痰多食减者所宜，理中壅燥，岂夜热咳嗽者能任？遂疏黄芪建中汤，叠进而安。

黄芪建中汤　方见卷二内伤门泄泻不食。

呕吐胁痛

陈飞云学博之女，产后两月，忽然战栗，左胁微痛，胸中窒塞，屡进表散之剂，寒栗愈盛，呕吐清水。时值天气炎热，诸医莫辨虚实，招予视之。诊其面色，红中带青，脉象甚微，久按觉弦，细揣知为久寒在血。其左胁微痛，是肝气郁而不伸；肝挟相火，是以面色青红；木邪侮土，是以胸中窒塞，呕吐清水。因思厥阴中寒，相火内寄，非发表温经，病必不解。但发表宜兼养血，温经最忌助阳，宗仲景治厥阴久寒之例，与当归四逆加吴萸、生姜，药下立安。

当归四逆汤　方见卷二虚寒门首案。

寒热如疟

萧洪元室人，产后偶然寒热如疟，医以外感投五积散不效，洪元自知医理，又与黑神散

不应。更医以为血虚，进八珍汤，是夜潮热烦躁，次早口干舌裂。又用归芍芩连，服后火势愈腾，唇口愈燥，咽喉窒痛，胸腹胀迫，燥渴异常，脉来洪数，按之亦皆鼓指，内外一占，俨然大热之象。但临产艰难，神气固丧，且血下甚涌，阴营亦伤。思人身阴阳相抱，始得资生，今阴精内竭，孤阳外扰，若非滋液敛神之法，势必阴亡阳灭而已。因处大剂理阴煎，加附子、五味，另用龙眼二斤，熬汤挽服。服后寒战，重复不减，唇舌俱淡，乃阳微之状已彰，但明知产后血枯阴涸，且脉形未敛，尚不敢偏行辛温，确守前意，滋液敛神甘温到底而安。

按：妇人产后，血虚发热燥渴诸症，愚曾用理阴煎，重加姜炭而安。盖产后血夺，阳无所依，浮散于外，姜炭散虚热之上品，引血药以生血之灵丹也。男澍谨识。

理阴煎 方见卷二虚寒门误表戴阳。

谵语发狂二条

戴琪圃室人，小产后，业已越月，忽然浑身战栗，卒倒无知，目瞪手散，半晌略醒，旋发强言，或骂或笑，或歌或哭，一日两发，驱风养血之药，投之无算，而病不少衰。延余视之，见其产后久病，犹气旺神充，因笑曰：病之情由，吾深得之。戴曰：何谓也？余曰：令正之禀，必素多肝火，前之小产，必因多进补剂，以致血得热则沸腾而下。产后身中之火未息，冲任之血未安，胞宫之秽未尽，则污瘀之血，势必从火势而冲心胞，以致神魂狂乱。稍顷火降而人事清，移时火升而神机似乱矣。故病发时，浑身战栗者，正《内经》所谓诸禁鼓栗，如丧神守，皆属于火。病经两旬，若谓血虚风动，安得久病而神不衰耶？用铁落饮合当归龙荟丸，加漆渣、桃仁、花乳石，下污血一片，而神清病愈。世知药能治病，抑知药能治鬼乎？近时通弊，尤属可笑，故记之。

周捧书乃室，小产后数日恶露如崩，胸紧腹胀，气迫室塞，怒目而视，人事大困，自言见鬼于前。余临其帷，犹用法师敕符喷水，燃火叫喊，余见之大为惊骇，盖知其心阳将脱也。急以芪术、鹿茸、姜炭、枣仁、五味、龙齿，约重斤余。捧兄以产后瘀血，且因天令亢热，疑不敢用，因面令煎服。进药时，神气愦乱，目已半合，身已将僵，余为惊怖，盖恐其药之不及也。亟为灌完，随合复煎一剂更服，毫不为动，于是又煎一剂，服之而神少醒，自云：身非己有，渺茫不知所从。盖神魂尚未归宅之验耳，更加五味一倍，又服一剂，是晚神魂略安，犹然时惊时惕，时恐时昏，不敢开目。次早脉犹未敛，按之豁大如空，下血痰少，仍与前方连进一剂，始敢开目，饮食大进，忽然肠中作痛，下血水，腥臭不堪，意者果有瘀乎！于是原方加泽兰、益母、生蒲黄、肉桂一剂，下出朽腐白肉一团。众妇不知何物，余曰：此双胎也。妇视之果然。痛始除，胀始消，随以归脾汤加鹿茸、姜炭、肉桂，连进十剂而健初视时，舌白胀满塞口，外以蒲黄、干姜末搽舌，遂缩如原。

谵语自汗

黄杏帘先生之媳，体气屡弱，素禀肝火，且针黹书画，日夕劳神，今秋产后，即下榻如常。因目中觉燥，自取旧方药只熟地、白芍二味，立时恶露顿止，目瞪反张，逾时方醒，醒而复发。昏夜邀视，合室惊惶，坐视片刻，连发二次，醒时忽言见鬼，一身战栗。余诊两脉，幸无洪大，知为神魂不藏。隔壁喊叫，闻之则发，探病客至，见之亦发，立时怒目上视，十指紧撮，牙关随闭，面若涂朱，汗出如雨。片时之久，稍呕微涎，人事复清，余坐二时之久，已发三次。家人咸称邪祟，又议恶露上攻，余曰：闻声则惊，见生人则惕，显属正气大伤，因生惧怯。且恶露虽止，腹无着痛，实因芍地酸寒凝滞之故，惟有收敛温通一法，尚何恶露可破，邪祟可驱哉？重用参归、姜桂、龙齿、五味、茯神、钩藤、龙眼，叠进不辍，其势渐缓，恶露随下而痊。或问曰：病因血止而变，今用补血而反通者何耶？答曰：《素问》病机篇云：血气者，喜温而恶寒，寒则凝而不流，温则消而去之耳。

腹痛自汗

吴应新内人，产后寒热腹痛，诸医以芎归加入行瘀之药，两投愈痛，人事困顿。余以血虚腹痛，当温养血液，疏以理阴煎，畏而弗服。明是血虚发热，气虚生寒之症，误以时行疟症之治，以致大汗如洗，衣被皆透。举室慌乱，复延余至。原知产后津脱之症，未敢轻许可治，所喜脉无躁扰，神明未乱，亟以大剂人参养荣汤，叠进三剂，外以五倍末，津调敷脐，其汗稍收，而寒热乃除。惟腹痛既非瘀血，必是内寒无疑，但血去液伤，辛温难进，爰拟交骨未缝，寒入阴中，仿仲景产后腹中疞痛属寒疝之例，与当归生姜羊肉汤，服下腹痛果除。后数日，又因换衣触寒，寒热复起，舌心灰黑，与理阴煎加附子一剂，寒热虽熄，而大汗仍来，重进养荣汤，三剂不应，外以荞麦粉扑之，汗亦不止。余甚踌躇，其家以为尸汗，咸称不治，余曰：药虽未效，症尚未变，且脉亦甚微，亦属吉象。仍将原订养荣汤，用五味子八钱，外以龙骨牡蛎粉扑之，其汗稍息。复将原方昼夜三剂，其汗始收，舌黑始退。自云：心多惊怖，犹是血去液伤。重进归脾养心，数十剂始健。

养心汤

黄芪　茯苓　茯神　当归　川芎　半夏
柏仁　甘草　枣仁　远志　五味　人参　肉桂

当归生姜羊肉汤　方见前本门少腹绞痛。

口渴自汗

吴鹤皋乃室，是临川陈祥光之女，产后两旬，忽然汗出二日，医治数日，身热烦扰，口干发渴。祥光因鉴媳妇之误命也，请诊而任其治焉。视其舌光如镜，边刺红燥，身热烙指，汗出黏手，口虽渴而热渴不畏，脉虽洪而重按无力，可知汗血同源，内液枯涸之故，非收神敛液，势必神丧而亡。急用黄芪、桑叶、麦冬、五味，四味同煎，不杂他味者，盖仿血生于气，水生于金之意也。直进十余剂而康。祥媳误案附虚寒门误表气脱。

五更泄泻

吴乐伦乃室，年近四旬，素患小产，每大便必在五更，服尽归脾、四神、理中之药，屡孕屡堕。今春复孕，大便仍在五更，诸医连进四神丸，不仅解未能移，并且沉困更甚。商治于余，诊毕，乐兄问曰：拙荆虚不受补，将如之何？余曰：此乃八脉失调，尾闾不禁，病在奇经，诸医丛事脏腑肠胃，药与病全无相涉。尝读《内经》骨空论曰：督脉者，起于少腹以下骨中央，女子入系庭孔。又曰：其脉循阴器，合篡间，绕篡后，别绕臀。由是观之，督脉原司前后二阴，尊阃督脉失权，不司约束，故前堕胎而后晨泻也。又冲为血海，任主胞胎，治之之法，惟有班龙顶上珠，能补玉堂关下穴。但久病肠滑，恐难以尽其神化，当兼遵下焦有病人难会，须用余粮赤石脂。如斯处治，丝毫无爽，五更之泄，今已移矣，十月之胎，今已保矣。《内经》一书，可不读乎？

按：四神丸原为五更火衰泄泻而设，今施于下虚关滑，宜乎不中肯綮。矧五更为诸阳之会，八脉之聚，非专固奇经，乌乎有济？而余粮、石脂二物，人皆泥为重坠伤胎，今反不然者，《内经》所谓有故无殒，亦无殒也。男澍谨识。

阴菌下坠

桂煜堂内人，因取乳服药，患阴菌下坠，足腹肿满。又误治半载，忽变口噤舌缩。诸医无从措手，延余诊脉，六部按之全无，似属不治，盖心主血脉，舌为心苗，有内外交绝之象。然呼吸调匀，神明未乱，面无杂色，均非死候。因原其始而求其理，妇人两乳，乃冲任所关，故乳汁与月水相应，误投下乳之药，冲任大伤，以致子宫脱出。又因误治，肾气散越而为肿满。按少阴肾脏，位虽居下，然其脉常萦舌本，今气已坠散，脉道不能上朝，故脉不至而舌本不能萦也。此际收摄之法，有断然必用者矣，遂处大剂养荣人参汤，重加鹿茸、艾叶，频进旬日，新旧诸恙，统获痊安。噫！医可不求其理哉。

人参养荣汤 方见卷二虚寒门误表戴阳。

崩漏二条

丁桂兰内人，年近五十，得崩漏之病，始则白带淫溢，继则经行不止，甚则红白黄黑各色注下，绵绵不绝。迁延五载，肌肤干瘦，面浮跗肿，胸胁作胀，谷食难进，所下已有腥秽，自分必死，所喜脉无弦大，可进补剂。然阅前方十全、归脾之药，毫无一效，窃思妇人久崩，调补气血不应，必是冲脉损伤。考《内经》逆顺篇，以冲称血海。又为五脏六腑之海，又云：冲脉起于胞中，而胞中原属命门。因推人身自头至足，腹前背后，无不禀承于命门，以海为百脉之宗，经络发源之地。然非独血海为然也，即气海、髓海、水谷之海，亦皆禀承于命门，与人身气血之盛衰，大有关系。再考《内经》于胸胁支满，妨于食，时时前后血，必因少时有所大脱血，或醉入房，气竭肝伤，此症虽非醉犯房劳，必当年产后胞户未肩，房室不慎，损伤冲脉可知。夫冲既不蓄，则诸脉

皆废不用，有职无权，由是任脉不为之承任，带脉不为之带束，督脉不为之统督，阴阳跷维不为之拥护，故身中之精华，散漫无统，无所禀承，不及变化，所以诸般颜色之物，注于冲路而下，譬之漏卮不竭不已也。所服参芪归术，计非不善，但甘温守补，岂能趋入奇经？仿《内经》血枯血脱方法，特制乌鲗丸，义取咸味就下，通以济涩，更以秽浊气味为之引导，参入填下之品，立成一方，似于奇经八脉，毫无遗义。且令其买闽产墨鱼，间日煮服，亦是同气相求之意。如此调理两月，按日不辍，五载痼疾，一方告痊。后黄鼎翁之内悉同此症，但多有少腹下坠，未劳思索，迳取前方加黄芪而痊。

附方

熟地　枸杞　苁蓉　鹿角霜　故纸　茜草
牡蛎　锁阳　海螵蛸　桑螵蛸
鲍鱼汤煎。

按：《内经》四乌鲗骨一芦茹丸，《素问》治气结肝伤，脱血血枯，妇人血枯经闭，丈夫阴痿精伤。

乌鲗骨四两即乌贼骨　芦茹一两本草作芦茹，即茜草

丸以雀卵，大如小豆，以五丸为饭后饮以鲍鱼汁，利肠中及伤肝也。窃忆《内经》之方不多见，除此方外，惟有治心腹满，旦食则不能暮食，名曰鼓胀之鸡矢醴。一剂知，二剂已，其方用羯鸡矢干者八合，炒香，以无灰酒三碗煎至一合，滤汁，五更热饮则腹鸣，辰巳时行黑水二三次，次日觉足面渐有皱纹，又饮一次，渐皱至膝上则愈，及阳气盛，阳跷之脉不得入于阴，阴虚故目不瞑之半夏汤。以千里长流水扬万遍，取五升，半夏五合，煮为升半，饮一小杯稍益以知为度，覆杯则卧，汗出则已而已一剂知，谓药病相知，犹言药与病合，二剂已，谓病已除也。男澍谨识。

一得集附

妄见妄言

傅补轩内人，产后匝月，忽患四肢僵痹，呼号鬼神，众惊以为邪祟，祷之不灵，召余往诊。脉得右大左伏，面青唇白，舌苔边白中黑，兼之久未更衣，小便短少。按：此症舌心滞黑，便闭溺短，当推实热例治。然无口渴痞满之患，舌黑而滑，四肢僵冷，当推虚寒例治。而脉候又非微细迟弱，复于色窍细审，面青目瞪，似属肝邪为患居多。且左脉隐伏，应有绸缪郁结之情，原肝为刚脏，体阴而用阳，魂被火迫外游，故探病客来，未至先知虚证亦有，肝不藏魂，能知宅外之事，而妇人产后血虚，尤多此证，宜养荣汤之类者。况肝主筋，热盛筋急，故目瞪上视，四肢僵痹也。又肝主疏泄，脏病联腑，故便闭不通也。此则肝气愤郁，足为明征。补轩与余素契，执前医方来阅，皆参甘归杞守补之味，大概泥于左脉不见，惑于丹溪产后当补气血一语，似于凭症审视之道尚未尽善。补轩信余甚笃，并述右乳肿痛，已经数日。原乳房属阳明，乳旁属厥阴，经曰：营气不从，逆于肉里，乃

生痈肿，故见症于阳明厥阴之部分。又肝之为病，足为明验。直疏以逍遥散合龙荟丸，进退酌用。是夜连进二剂，谵语肢痹俱止，惟于天晓时前症欲萌，旋尔又止，是得前方叠进之力。设认症不确，小剂暂试，势必病重药轻，前症复萌，定归咎于药之不当，又作更方之想，则失之远矣。其前症欲萌于天明时者，乃肝木旺于寅卯故也。后又将原方加疏肝导气一剂，诸症潜消，视其乳房，果红肿迫进，欲作脓溃之势，继将原方加公英、香附、白芷，托里排脓，果得出脓一碗，肿痛悉瘥。只经数日，尚未更衣，渠母促用通剂，余以下不嫌迟，遵王道之治立方，用五仁以代通幽，连进数日，大便渐通，末症亦渐以除，未费调补而安。此虽余临症审治之不差，实补轩信余之不差也。倘补轩任前医参甘稳当之方，势必肝气愈结，四肢渐变厥逆，指甲皆青，神识愈见昏愦，舌卷乳缩有之。而参附姜桂，又安能禁之不用？值此错乱纷更，则余亦无所适从矣。

逍遥散　见卷一伤寒门阴阳易症。

当归龙荟丸　见卷二痫厥门肝火生风。

得心集医案卷六

南城谢星焕映庐甫著

男甘　霖　时若
　　澍　杏园　纂辑

金溪　赵省庵先生
　　　姜真吾先生　校定

侄甘棠　憩亭　编次
孙恩洪　　誉稿

门人　刘绍基莲溪
　　　汪士珩节渠　同校　后学杭州徐志源重校

痉厥门

太阳伤风

熊继先乃郎半岁，肌肤娇嫩，笑舞爱人，继先常与余言可喜，余曰：凡娇嫩之物，最忌风霜，当预防之。继因见其易于抚养，乃私议余言之非。一日患伤风小恙，鼻塞咳嗽，医以二陈苏防之属，因而得汗，即至嗽声不出，气急神扬，尚以不嗽为效，盖不知外感，以有嗽为轻，以无嗽为重。又误进苏子、枳壳之属，下咽未久，忽然目珠上瞪，四肢抽掣；又误进镇惊丸，诸医见其小水短少，更与疏风之药，加入淡渗之味。继因见病急未服，危迫之顷，先自谢罪，恳余治之。遂疏桂枝附子汤与服，尔时变症愈出，忙煎灌之，一剂而风痉自止，再剂而诸恙悉痊。嗟嗟，药只一方二剂，而成功旦夕者，原有自耳，此正分经用药之妙也。仲景云：太阳病发汗，遂漏不止，其人恶风，小便难，四肢微急，难以屈伸者，桂枝附子汤主之。盖此儿阳气素微，汗之有亡阳之变。夫汗为心之液，四肢为诸阳之本，小便为阳气之化，误发其汗，阳越于表，津弱于里，营卫将离，机关大乱，是皆太阳阳亡之象，亦诚危矣。欲返太阳之阳，必当循经引治，故以桂枝色赤属火入心之品，用附子以补心肾之阳。元府不密，赖白芍酸以敛之也。津弱筋急，处甘草以缓之也。营卫不谐，藉姜枣以和之也。一方之中，如此妙用，乃仲景之深心，正为太阳救逆之法。举世不察，徒事惊风之说，千中千死，执迷不悟，总由不究六经之义耳。

夹食伤寒

吴聚群令爱发热头昏，目珠上视，四肢逆冷，然唇燥溺短，病情已露于外，而医者泥其发厥，更见其软弱困倦，欲以灯火姜附急施，适会至而切止之。因辨之曰：此夹食伤寒证也。虽四肢为诸阳之本，因食停胃中，加以新寒外入，以致胃气抑郁，不能四达，故发厥而昏沉，乃大实有羸状，即此类也。且既无吐泻之因，又大量汗下之后，此先热后厥，明是热深厥深之病，安得认为阴证耶？以槟榔丸一剂，下出胶黏之物一团，而人事遂醒。但厥回复厥，更以四厥散，升散表邪，推泄里热，复微热微汗，而诸逆悉解，似此人鬼关头，不过先攻后和两法，未费周张，二剂以生。此阴阳疑似之症，最宜详辨。

四逆散

柴胡　白芍　枳实　甘草各等份

槟榔丸　方见卷三肿胀门食停中焦。

表里不和 三条

姜德华之子二岁，潮热不退，胸紧气促，诸医用尽柴前陈半枳桔芩连之属，毫无一效。遂尔手足抽搐，角弓反张，烦扰啼哭，夜间尤甚，灯火汤药，杂投无数，皆言已成惊风必死之症。德华来寓邀治，视其体肥面白，唇焦齿燥，舌苔灰白，黏涎满布，舌尖略有红刺，胸紧气促，七窍干燥，小水短赤，大便通而不燥，潮热异常，四肢指尖微冷。细详此症，乃风热痰三字合为病也。览前医之药颇是，何故更加抽搐反张也？此中宜急讲矣。夫医只执迷清火化痰之方，而不知有下痰泻热之法，盖柴胡发散，而于驱风无益，陈半枳桔，虽称化痰，今施风热之症，岂非愈燥痰涩乎？芩连只能清火，却无泻热磨刮之功。延缠日久，风无出路，痰愈胶黏而热愈甚。小儿筋骨柔脆，身中风热既久，津液必然受灼，机关愈阻，经络如焚，安得不为抽搐反张耶？考古惟防风通圣散，正为分清表里，兼能驱风泻热，使风乃从外解，热从下出，其痰不治自除，其风不截自止。定见如是，直许可治，姑与通圣散，开水调灌。大解一次其哭稍定，反张略止，随进通圣散方，除麻黄、白术，加蒌仁、槟榔二剂，遂下胶痰数块，如鸡子大，黏结腥臭异常，乃身中津液痰涩，愈蒸愈结之物也。病随药愈，众称神治。此症小儿颇多，皆由在表失表，在里失里，延缠多日，遂成此候。医者病家，多执牛黄苏合抱龙等丸，外用灯火乱烧，概不知此取用。余治斯疾，颇有所悟，今录之，可为小儿另开生

门之法，后之幼科得览是编，未必非临症之一助云。

防风通圣散　方见卷二瘰证门表里风热。

郭大兴之子，因食桃李甚多，腹痛口渴，四肢厥冷，泄泻半日，饮水即吐，以后大便不通，人事虽困。然吐声甚洪，痛声甚厉，舌虽不燥，而唇极焦。一医不明先泄后闭之义，更不细审内伏之情，且不知沉涩之脉，妄谓无脉，迫以附子理中急投，余见而止之，与左金合四逆散，加元明粉五钱，下秽物甚多而痊。盖桃李生硬难化之物，最能助肝犯土，阻格中焦，以致肝气抑遏，故腹痛而厥，乃阳不能舒布之象。起先腹痛下利，不过热结旁流之泄，究竟燥结未下，故虽利而痛不减，后因水入即吐，肠中槁而无下利矣。古云：食不得入，是有火也。且因吐泻甚频，舌虽不燥，而唇已焦，势虽笃而声甚厉，种种明证，如宝炬当空，幽怪悉显，奈何其医匆匆不察，遂有毫厘千里之差。古谓医者意也，如操舟之工，如对敌之将，其可不尽心乎？

左金丸　方见卷二瘰证门阳缩不伸。

四逆散　方见前本门夹食伤寒。

吴启明之子，甫及周岁，发热呕吐，泄泻迸迫，烦躁不能少睡，大渴饮水不休，医者误为脾胃不足之呕，虚阳发外之热，津液下陷之渴，与七味白术散。一服，遂至两目上吊，角弓反张，肢体痉强，牙紧气促，唇口齿舌干燥而不可解。余知此症，乃疫邪传胃，未经清解，以致协热下利，直以葛根黄芩黄连汤，一服病气大退，再以小柴胡汤去半夏，加花粉，二剂而安。盖哑科之病，人皆详其外而略其内，所以头疼身痛，胸中膨满，小腹涩痛，大便热泄，人所不知，而医者又不详为谛审，徒执白术散为渴泻圣药一语，致令疫邪愈炽，燥热偏强。

小儿筋骨柔脆，极为难耐，欲其不筋脉牵引变为痉症，其可得乎？余因解肌清热，将表里两症，外内合邪，一同并解。记此一案，不仅协热下利之绳墨，尤为幼科疫疾之鼓钟矣此症着眼处全在泄泻迸迫，唇口齿舌干燥而不可解上谛审。

葛根黄芩黄连汤仲景

葛根　黄芩　黄连　甘草或加姜枣

小柴胡汤仲景

人参　柴胡　黄芩　半夏　甘草姜枣

风湿相搏

吴德华之子十岁，藜藿之儿，血燥之体，忽然发热恶寒，小水短赤，腹中甚痛。医者误认食积，端行消导，次日足不能移，并无红肿，抚之甚痛，痛声惊人，甚至口喎反张，医者又称惊风，连进镇惊抱龙等丸，病日渐重。余曰：素禀血燥，其筋易急，先必涉水湿入内，继必伤风，寒湿相搏，客于经络，名为痛风，非病痉也。当与导湿，疏风，清燥之药。如法治之果愈，此亦治病相体之一验也。

附方

苍术　黄柏　桂枝　白芍　灵仙　防风　荆芥　山栀　防己　寒水石　甘草　生姜　大枣

*热疟似惊*三条

黄应保之子四岁，潮热不退，医以消导发散，渐变昏睡露睛，默默不食。医者不知有热甚神昏之例，谬认为脾土虚败，误投参术之剂，愈加昏睡，目瞪上视。又以牛黄抱龙等丸迭进，益趋于危。余揣其遍身熇热内炽，舌苔满布，此是温疟确据。因谓此症，乃温疟之属，未得分清，故变痉耳。与达原饮一剂，是夜得汗，熇热渐减，次早仍热如前，又与达原，加元明粉一剂，方得表里两和，汗利热退身安。举家咸议病愈不乐，余曰未可，明日疟至，必然又热，但少轻耳。转方以清脾饮，药方煎时，果然又热，傍晚汗解，次日更加乌梅而退。原此症，余治经多人，成效可纪，盖小儿稚阳之质，三阳之邪，发热，头痛，畏寒，胸满，口苦之症，概不能言，医者不加详审，误治而致死者，不知几许。考古法，惟夏禹铸有热疟似惊风之说，诚足补前人之未发也。后黄培苏先生乃郎，悉同此症，医以发散消导，养阴理脾，误治变痉，余视其神昏热炽，舌苔堆积如粉，且有龂齿咬牙，明是温疟确据，赐明胃热已极，奈其家信任前医，执迷不悟，犹以养阴理脾之药，疟邪愈闭，出路无由，为可惜也。

达原饮

槟榔　花粉　草果　白芍　黄芩　知母　甘草

清脾散

青皮　陈皮　厚朴　柴胡　黄芩　茯苓　白术　甘草　草果　生姜

一方加槟榔，大渴加麦冬、知母。

吴月山乃孙，体肥痰盛，暑月发热呕吐，昏迷不醒，目往上视，角弓反张，一二时久，汗出略醒，醒后微热不息，人事昏沉，每日皆然。前医所用之药，一概镇惊祛风，化痰行气，数手雷同，其病愈重。余视其面色黄滞，舌苔浮黄，虽呕吐发热，反张上视，然而发作有时，知病在脾胃，以脾主信故也。仿夏禹铸热疟似惊之例，连进清脾饮而安。须知痉症痫症，断非发作有时耳。

脾虚痫搐

傅芬圃之子，忽尔眼翻抽搐，喉内痰鸣，

胸紧气促，发热汗出，盖不知为虚风之病，乃归咎于神煞所害，医巫杂治，合室惶惑。余至其厅，锣鼓宣扬，男妇杂集，声满房中。急为视之，面色黄白浮浮，两眼白珠纯青，一老妇擎杯灌药，余将药嗅，乃麝片之香，因掷其杯，大声曰：此等治法，真属可笑。先令将锣鼓停止，盖病全是虚怯，正当安神为上，锣鼓声动，惊则气散。其药虽云截风，内有麝片，皆能散气耗神。且天气暑热，加以人气满房，熏蒸逼炽，仓迫之际，纵有明者主张，医者高见，亦当怵惕塞机，将何恃以望生耶？品翁敬服，辞巫散人。诊其额热气冷，胸紧痰鸣，便泄尿短，黑珠上吊，角弓反张，此乃脾虚痫搐之证。诚由胃气久弱，不能运化乳食，痰涎凝滞于胸，阻塞灵窍为病。盖阳明胃者，主束骨而利机关，饮食入胃，游溢散精，上归转输，宣布洒陈之义，全赖胃气运行之力。今胃气既困，机关不利，运行失常，所以反张直折。治之之法，全以助胃扶脾为主，但使胃气旺，便能复其稼穑之常，运行之旧，其风岂非不截而自止乎？先与理中丸调灌，随以星附六君子汤加天麻、钩藤，数剂而安。

厥阴腹痛

王志耕乃郎半岁，夜半腹痛，啼哭不已，以热手重按其腹，似觉哭声稍可，久以仍否。延诸幼科，无非行气消食，误治两日，目珠上瞪，四肢微搐。余视其面色赤中带青，目中白珠颇蓝，手足指尖略厥，小水直无，指纹透甲。危急之顷，静神默悟，详推此症，原是寒邪入里，与方脉寒证无异，意拟姜桂通阳。然细察面色唇舌二便，又非无阳可比，倘辛热误用，而稚阳之质势必血燥津涸，愈增筋掣瘛疭。因思肝藏血，寒伤营，非养血通脉，寒可由解，痛何以除？先以灯火焠腹，疏通凝寒，以仲景厥阴篇当归四逆汤，一剂霍然。

肺窍壅塞

陈调元之子五岁，忽然昏倒，目瞪鼻扇，咽喉气壅，两手握拳，举家大哭，时已傍晚，同辈环视，莫敢用药。余用通关散，吹入鼻中，连搐二管，始得一嚏，又搐一管，连得二嚏。复用红棉散，葱汤调服一钱，令其裹取微汗，立时即瘥。此幼稚肺气娇薄，腠理不固，感阴物恶毒之气，阻塞肺窍。清道壅而不宣者，取其嚏，发其汗，则塞者开而壅者通矣。

红棉散

白矾二钱　胭脂一钱，烧灰存性

通关散

细辛　皂角等份

霍乱门 消渴哮喘目盲啼哭附

风热内蕴 七条

许静常乃郎，素禀阳脏，形骸骨立，暑月焦哭不安，渐至烦渴，因而吐泻。医不察其吐泻由烦渴而来，并不察其烦渴为阳脏所生，误以藿砂燥胃，参术补脾，乃至手足搐搦，角弓反张。余视其头毛作穗，独左脑侧隐隐觉高，知为火毒内攻，热盛生风之候。所喜危迫之际，其肿色隐隐尚红，许以可治。时有同道在旁，私议余之张大其词也。疏方以石斛为君，合麦冬、知母、桑叶、枇杷叶、丹皮、薄荷、荆芥之药，服下而风痉大缓，吐泻顿止。随加生黄芪、金银花，再剂其左脑侧，果然高肿耸突，神识清爽，乳食寤寐如常。尚有微热微渴，更以清胃疏风排脓托毒之药，服至十余日外，脓出而安。五弟启明问曰：烦渴吐泻之病，本属夏月霍乱之症，详考幼科诸书，并无此等治法，其中原委，请明示之。答曰：此症盖察其阳脏为患，而阳脏多火，与焦哭之症相合，渐至烦渴吐泻，较之阴脏猝然吐泻者，大不侔也。经云暴病非阳，久病非阴是已。且小儿风火内伏之症，吾尝悟出治法，成效可纪，盖仿仲景热邪下陷，嘉言逆流挽舟之法而变通也。须知一病当前，纵然变态千般，必有所以致病之情，既得其情，病斯起矣。试观小儿夏月之病虽多，然有疮疖者少病，无疮疖者多病。况疮疖出则吉，不出则凶乎。夫书不尽言，言不尽意，惟在后人神而明之。

许先廷之孙，暑月吐泻发热，肢冷、躁扰、口渴，诸医以藿砂陈半乌梅扁豆之属，不知辛温之药，已为扬汤止沸，再加乌梅扁豆，固涩郁火，迨至反张直视，已无生机。余细视面色，既非虚寒，亦非实热，无从逆挽，只得辞治。其家坚留，察其满头疖毒，概已靥陷，惟左脑后大疖，尚隐隐若红，且脑侧及项漫肿颇阔主脑在此，余谓此子生机或在于此。盖风热内蕴，未得外达，势必内陷，扰乱肠胃，以致吐泻交作，而为霍乱之症也。医者不知风为阳邪，寒为阴邪之理，概以风寒称之；更不究辛凉辛温之别，风火之病，误以辛温治寒之药，邪火内迫，筋膜干急，则反张抽掣。近世不察者多，更治以抱龙牛黄等丸，势不竭绝不止，疏方以连翘、干葛、防风、薄荷、知母、丹皮、木通、山栀、灯心、甘草、灶土与服。乃孙不知药苦口渴之故，立时服毕，顷刻安睡，吐泻渐稀，风痉亦息。次早复视，两疖悉皆高耸，仍与前药二剂，小水甚长，吐泻顿止。其家见头项愈肿为虑，余曰：两疖必俟透脓，其肿方消。前方除栀子，加参芪贝母，二服果得大脓，头项肿处皆消。后以清养胃阴之药，洋参、石斛、苓薏、桑叶、麦冬、甘枣之属而痊。

附：家满春之孙，亦是吐泻交作，发热肢冷，医以藿半辛温之药，致发刚痉，察其舌刺唇裂，皮肤隐隐带红。余谓此症，风火伏于血分，名为流丹不达，内攻脏腑，告变最急。亦同前意加丹皮、荆芥，果得遍身红赤，更与疏风凉血而安。

许秀翁之子半岁，时届大暑，发热呕吐，泄泻色青，口渴饮水，温凉补泻杂投，渐次沉困。视之舌时外舐，苔现黄滑，唇红带绛，喘急气促，且通面火光炎炎，时忽惊怖，显属热证，理宜前医清剂可效，为何不应？更视其泻色纯青，知有风邪夹杂其中，其实热蕴于表，风陷于里，所以挥霍撩乱，而为上吐下泻，理宜从感冒而治，法当使风邪达之于表而出，令热邪归之于里而下，则表里清，而上下和。不治吐而吐自止，不治泄而泄自止，表邪清则热可退，里邪清则渴可除。遂疏防风、干葛、连翘、赤芍、苏叶、白芷、半夏、黄连、甘草、灯芯、灶土。一剂下咽，遍身发出红块，如丹瘾甚痒，此名疙瘩风，乃风热久客，内蕴成毒之验也。再服二剂，诸症悉痊。然此症若不如此体认，为之解肌清热，其丹决不能出，必致闭毒而死，虽死不明其故。记此一案，后之学者，其知所取用焉。

许永茂之子三岁，六月吐泻，口渴烦躁，医以藿香正气之属，烦热愈炽，吐泻愈急可知不受辛温之药。余视其面色皮肤俱苍黑，二便苗窍俱有热象，而脑后数疖，色晦不红，已有陷状，遍身虽热，而指尖略有厥意此是热深厥深，唇干齿燥，扬手掷足热邪确据。其家以为惊风，欲与抱龙牛黄等丸，强为止之。余知为风火扰胃，疖毒因吐泻内陷，急以辛凉疏风、解表清热之药，嘱其必有红丹外出，便是佳兆。服后躁扰不安，复延余至，仍将原方加入生芪、石斛，重用防风、连翘，再剂脑后疖毒，悉皆高突出脓，俾得安睡，再与甘露饮二剂，吐泻顿止，热退而安。须知风火内蕴，扰乱胃中，故见吐泻交作，必使风火外达，庶几中土安谧，胃气一清，吐泻自息。此症颇多，古罕发明，宜留意焉。

附：庄生之子周岁，暑月烦渴吐泻，医以柴葛藿半之药，症变四肢厥逆，角弓反张。余视其满头疖痱，已将靥陷，且颈项胸膈，攒发天疱，大如龙眼，小如豆粒，俱皆平陷，知为毒气内攻，辞不可治。病家再四挽留，惟左耳一疖，尚属鲜红，余拟生机仅在于此，疏以参芪、荆防、翘芷、木通、甘草、灯芯、灶土之剂。药下四肢渐温，耳疖出脓，烦渴吐泻减半。是晚复视，令前方重参芪再进。次早又视，烦渴吐泻顿止，天疱略起，生气勃然，许以无忧。盖风火透于外，肠胃得安也。然肝木尚旺，经络不舒，故四肢搐掣未息，复将前方除荆芥、白芷，加钩藤、羚角、米仁、绿豆壳，疏风清热，嘱其再服。其家见霍乱已愈，风痰未息，意谓仅当祛风，自取牛黄抱龙蜡丸与服，天疱一时自破原此二丸俱有麝片，角弓复震，促余再视。昏沉不醒，小蝇丛集，拂之不去，事不可为。嗟嗟，余焦思劳神，功亏一篑，惜哉。

杨鸿超乃郎，阳脏多火，烦渴吐泻，病因乳母冒暑赴席，医以夹食伤寒治之，乃至大热躁扰而成危候。盖暑邪内攻之羔，反以辛散温胃之药，而火愈炽耳。视其头面疖痱已变平黑，气急神昏，龂齿咬牙，舌苔黄刺，口渴不止，所泄迸迫如箭，余知为阳热拂郁于胃。与甘露饮，日夜频进二剂，诸病大减，再加黄芪、银花，遂疖痱奋起，仍转红润而安。然疖痱变色，有阴邪内盛之黑，气血内衰之黑，其颜色苗窍，与此不同。

甘露饮

生熟地黄　茵陈　黄芩　枳壳　麦冬　枇杷叶　石斛　甘草　天冬

木邪克土六条

黄杏爷孝廉侄女，烦渴吐泻，昏睡露睛，医以丁蔻理中治之，反变手足厥冷，时静时扰，神形惊怖风木侮土之据，面色㿠白，唇红带绉，满舌白苔，心中烦躁。此脾虚有火，表邪内陷，阳气抑遏，不能敷布于四末，风木肆侮于脾家。与四君子，加柴葛知芩，服下遍身瘙痒风邪外达之征，再剂而安。

傅兼金乃孙，夏月吐泻，视其神慢眼大，白珠带青，发热口干，所泄澄澈青色，知其脾虚胃弱，进香砂六君连服数剂，其症不减。复视之，更用柴芍六君，加防风，三剂而愈。此风泄之证，乃土虚肝风侮脾，所以其色青绿，非补土制木兼用，宜乎不应。可见用意用药，毫厘之不可忽也。

李贯英乃郎四岁，于季夏月，初则泄泻，不以为意，致加呕吐口渴，时言腹痛泄泻，甚至满床皆污，泻后又言腹痛，自始至此，并无寒热。有云是霍乱者，有云是食积者，究未能审其病情，愈治愈笃。迨余至，云时下霍乱，虽有呕吐泄泻，必有寒热之表见，今儿始终无之，固非霍乱也。若云食积，固有腹痛泄泻，然泻后腹痛必减，今泻后而痛不减者，知非食积也。此儿脾气久虚，肝木得以乘之，责之土败木贼，是以吐泻不止。使非补土制木，何以匡一时之急乎？泻久胃中必虚，虫无所养，诸多蛔虫，必贯膈间，吸其津液，为之拒食，所以呕吐口渴亦有之。今仿刘氏所制痛泻要方，加以制虫之味，岂非病药相当乎？以白术补脾燥湿为君，白芍泻肝缓痛为臣，陈皮利气为佐，防风引经为使，加以乌梅之酸，川椒之辣，既有安虫止吐之妙，又有生津醒脾之功。方成药就，数剂而安。

周祉华乃孙，向有疳疾，今秋痢后泄泻，

已获小愈，而食物未节，忽又溏泄，身热呕渴，烦扰躁急，乳食不进。察其神色，均属脾胃大虚，十指稍冷，右手尤甚，外肾右睾丸胀大红赤，诸医咸称当以疝气为治，药宜辛散。余曰：此症脾胃大虚，土受木克，治当大培土气，兼制肝木，否则厥阴阳明合病，最防吐蛔而生变。以苓术、姜桂、连柏、乌梅酸苦辛热之剂。药方煎时，竟果吐虫，急以药进，始获略睡。再与前药，加入川椒一味，是晚安卧，热渴呕泄顿止，睾丸胀大遂消。愈后其医谓余畏姜桂之热，故以连柏监之，岂知厥阴之症，每多寒热错杂之例，用药安得不如是乎？

杨协胜之女，寒热咳嗽，腹痛泄泻，医者未知痛一阵泻一阵属火之例，木强反克之理，妄用消耗之剂，渐至面浮气促，食减羸瘦。又误用芪术之药，潮热愈重，痛泄愈多，延绵两月，众谓童痨难治，乞余诊之。先与戊己丸作汤，二剂痛泄顿止，继以泻白散合生脉汤，二剂潮嗽皆安。

戊己丸

黄连　吴萸　白芍各等份

生脉散　方见卷二虚寒门误表戴阳。

泻白散　方见卷一伤寒门温热传变。

邓维明之子，暑月呕吐泄泻，视其面色青白，粪色清澄，乃木强土弱，肝气乘脾，用益黄散一服，兼进六君子加白芍二剂而痊。

益黄散飞霞　治食积盗汗。

陈皮五钱　青皮四钱　诃子肉四钱　甘草四钱　丁香二钱

暑邪入里

周庆华乃孙，因乳母冒暑哺乳，暑邪入胃，一时吐泻交作。医以夹食伤寒治之，投以正气散，辛温发散，以致大热躁渴。更医见热势升腾，又以白虎汤治之，大寒重坠，以致热邪入里，而成四肢厥逆。又复更医，匆匆一视，见其肢厥，即与附子理中服之，殆至奄奄将息，冷过肢肘，不食不呕，不哭不便。复延群医环视，咸称不治，弃之一日，未见其死，始延余治。视其四肢虽厥，而肌肤尚隐隐微红，唇齿干燥，满头犹热，且眼眵干燥，溺出极臭，知为暑邪入里，与传经热证相同，所谓热深厥深、热微厥微之症也。意拟解肌清热，使邪气分消。但四肢厥逆已久，胃阳抑遏已极，不能敷达于四末，先当和解表里，宣通胃阳，然后解肌清热，方为合法。即煎四逆散，以柴胡发少阳生气，枳实疏阳明抑遏，芍药敛阴和血，甘草和中补土，更煎米饮和服，取其助胃生津。服之片时，果然四肢温和，神气清爽，大便亦通，立时吮乳食粥。复与防风、干葛、连翘、赤芍、灯芯、灶土之属，果然遍身红赤，瘙痒之甚，再剂而安。门人问曰：此症暑邪入胃，吐泻交作之时，不识何药可治？答曰：暑令吐泻，必先辨脏腑阴阳，次审阳暑阴暑，以及风寒食滞之有无，苗窍便溺之症据，烦渴之真假，病因之传变，所谓必先议病，而后议药也。但此症初起，既知阳暑，若与四味香薷饮服之，岂不冰解乎？而四肢厥逆一症，原有阴厥阳厥，自古分晰甚明，奈时医一见肢热，辄投寒剂，若遇肢冷，靡不温燥，遗害不可胜纪，皆由不究阴阳真假之疑似耳。考薛立斋治小儿吐泻之症，亦以手足并热为阳，手足并冷为阴，教人如此认症，未免千虑一失，蒙害至今未已。可见立言之难，非敢驾过前人也。

春伤于风

傅彩凤之子三岁，自春至夏，肌肤燔热，形体瘦极，惨惨不乐，大便泄泻，每多鲜红，诸医用凉血之剂，泄泻愈频，又与四君子汤，潮热愈大，口愈渴。余视其惨惨不乐，似属阳气不舒，且潮热无汗，面虽白而带青，舌虽淡而颇红，再视所泄之粪，逾时变青，此必风邪郁于土中，正春伤于风，夏生飧泄之症。因风邪内扰，则营卫不固，而血液迸流，致阳气愈陷矣。仿经旨下者举之之义，与升阳益胃汤，数服而安。

升阳益胃汤东垣　方见卷三肿胀门阳气不升。

冷热互伤

黄锦阶先生乃孙，饮食未节，又误啜冷水，因而吐泻交作，发热口渴。前医已进藿香正气散，服后躁扰不安，扬手掷足，号哭不已，稍静则气急目闭，转瞬间仍呕渴交作，躁扰之极。深夜邀视，细看苗窍颜色，尚非虚象，然而情形张惶，躁扰可畏。窃思此症，内伤饮食之寒热，外感不正之邪气，阻遏中焦，寒热交迸，上下奔迫，腹中绞痛不安，故尔躁扰号叫，方书称为湿霍乱，俗名绞肠痧是也。以寒热邪气交迫，药当寒热解散互用，于是取胡椒二十粒，绿豆四十粒，一寒一热，捣碎煎水一瓯，用以和其阴阳，另以棉纱一扎，取其一转一旋，足解其绞结。煎水一瓯，二汤和匀，原口渴不知所辣，下咽亦受，啜尽乃安。次早复视，面色淡白，舌苔浮黄，尚有微热微泄，知脾胃虽伤，而虚中挟火，当用清补无疑，与六君加石斛、桑叶而愈。按此症急时不得其药，而竟捡俗方用者，所谓礼失而求诸野也。

三焦郁火

胡永隆之子三岁，其弟久隆之子四岁，时当夏季，患烦渴吐泻之症，俱付幼科医治，病势转剧，惟永隆求治于余。视其汗出烦躁，饮水即吐，泄泻迸迫，小水短赤，舌干芒刺，中心黄苔甚厚，时时将舌吐出因干刺故也。细为思之，与仲景所谓太阳中风，发热六七日，不解而烦，有表里证，渴欲饮水，水入即吐，名曰水逆，治与五苓散者相符。但此症，烦热蓄盛，三焦有火，宜加苦寒之味，引之屈曲下行，妙在剂中之桂，为膀胱积热化气之上品，又合热因寒用之旨，庶几小便通而水道分清矣。以猪苓、茯苓、泽泻、白术、肉桂、黄连、栀仁，二剂而愈。

附脾胃困惫　久隆见余治效之速，始投余治，抱出一视，大为惊骇，面现五色，惟目中神彩尚存，生机只在于此。谓曰：此症全因克伐，过伤脾胃，中土困惫。其唇红口圈青黑者，即脾胃败也。鼻准黄而两颧独白者，肺气败也。败症丛生，本属不治，幸得五色之中，尚有润泽，真脏尚未枯槁，兼之目中精光了然，虽有呕吐，犹时可纳粥，即有泄泻，尚未至于鸡口牛后，通盘揆之，犹在方败未绝之界，所以许为可治。但非参术叠进，固不能起。久隆问曰：昨舍侄之病，苦于烦渴吐泻，小水不通，而先生乃用栀子、黄连凉之。今小儿之症，历历皆然，而先生乃称重用参术者，何相反若是？曰：令侄之病，全因胃中伏火，势如燔燎，焰扰诸经，为之挥霍撩乱，故用苦寒之药，直清其肠胃之火，使由小便而出，而诸经自安，是以烦渴吐泻立止。今令郎之症，相隔天渊，先天之体质不足，后天之脾胃更虚，乃因饥饱乳食致伤，复因药饵攻伐，是虚上加虚矣。脾胃一虚，便失其传运之职，关门失禁，所入水谷，迸走肛门而出，遂使津液下陷，不能上升，所以口干烦渴。脾失传运，肺亦言伤，失其治节下输之道，而小水无矣。此与虚阳发外之症，同类并称。值此之际，亟宜大固中州，兼以保肺生津，庶中土安而诸经健运有常，此必然之理也。倘误认为火，妄用苦寒，定然神机寂灭，成慢脾厥逆不治之症。渠竟不信，遂曰：姑看晚间何如，明早再请先生可也。余曰：医有好生之心，吾不忍其觳觫，疏与四君子加附子，合生脉散一方，并嘱勿复疑迟。及余回寓，旋延二医，或曰寒，或曰火，商进一派辛散寒凉之药，至以参术为不可服，同声而和之。迨鸡鸣阴阳交界之时果变厥逆，至黎明木旺之时，中土告尽木克土也，忽变角弓反张而殒。姑笔之，以为择医者戒。

脾胃阴虚 二条

王启元之子，夏月烦渴吐泻，唇红舌赤，尿短烦躁。启元自知医理，疏就香薷、扁豆、车前、滑石、黄连一方，未服，商治于余。视其面白神慢，气急多痰，脉息微细，显系脾虚，非暑热之燥。谓曰：分利止泄，解暑除烦，固医门之法则也，然必因人而授，因证而施。今苗窍脉色，脾胃大虚，与此法全不相涉。斯疾唇红舌赤者，津液由吐而上亏也。尿短烦渴者，津液由泄而下亏也。与七味白术散二剂，烦渴略，减再进六神散加枸杞，十余剂而安。凡泄泻脾阴亏者，当仿此，若脾阳亏者，六神加干姜，为至稳之法，用者详之。

七味白术散

人参　白术　云苓　木香　藿香　葛根　甘草

六神散

人参　白术　茯苓　山药　扁豆　甘草

吴某三岁，时值夏月，患烦渴吐泻，医以消食利水之剂，愈治愈剧，急延余治。视其面色青白，两目神陷，初泄迸迫如箭，白沫甚多，四肢虚软，时忽惊叫，似此寒热虚实错见，必须错杂之药，仿古香连丸，清火以逐垢，加熟地补肾生水，用白术健脾燥湿，以早米扶胃生金，有金水相生之妙，脾胃交治之法。服之渴止烦减，神清泄住，人事大清，随令再进，毋饮茶汤。次日病减大半，但时干呕不止，胃虚

发哕何疑！微渴微泄，津液下陷未升之故耳。以前方加入参麦汤，正甘酸生津养胃之品，加竹茹、柿蒂，止呕清火，二剂痊愈，后以六神散，调理胜旧。此症近今颇多，因笔记之。

胃气不和

李惟贵，举子甚迟，今春末得子颇肥，奈乳食缺乏，夏中天气燥热，乳母不慎口腹，致儿受病，患烦渴吐泻之症。付幼科医治，通用清暑利水，生津消食之剂，病转危笃，迨至慢惊之候，目瞪声直，四处干枯。是夜来寓请救，视其气息奄奄，面唇青白，问其泻下甚稀，只是乳食入口即吐，不能少停片刻，遍身如火，指尖略冷，小水短少，口渴不止，一切败症，殊难逆挽。然此症重处，正在呕吐口渴为急，至于目瞪声直，都是津枯筋急之故。虽用生津之药，奈胃不能受，将如之何？窃舍安胃一法，决无生理。仿仲景所谓汗下后，哕气不除，食不能下者，用旋覆花代赭石汤之例。方中有赭石之重坠，乃安胃之最妙者，有旋覆花旋转于上，诚为胃虚客气上逆之症而设，合之生津解烦，允为定法，疏方与服，其吐泻烦渴略止，二剂不复吐矣。仍与安胃理脾之剂，调理而痊。后临症，此病颇多，悉以此法加减治之，皆获全安，孰谓幼科治法为易易耶？

初方

人参　白术　葛根　茯苓　麦冬　乌梅　半夏　赭石　覆花　早米

次服

人参　白术　山药　薏苡仁　乌梅　石斛　扁豆　粉葛　地骨皮　甘草　早米

阴阳两虚

熊惟谦，晚年举子，甫及半周，体肥面白，

先患吐泻，医以二陈、藿香、扁豆之属，继加烦渴，更医进七味白术散，入口即吐，人事大困，请余视之。时静时扰，静时气急目闭，动时角弓反张，遍身如火，四肢独厥，唇红舌光，干燥之极，囟沉睛白，头项青筋累累，此乃阴阳虚竭，本属不治。熊君素知医理，曰虽有灵丹，奈胃不能受何？余曰：吾虑亦在此耳。因思此症外显假热，内本真寒，四肢发厥，元阳亦败，舌燥无津，元阴亦损，但救阴无速功，回阳宜急治，今格药不入，可见中寒已极，必得反佐向导之法，庶克有济。遂将人参白通加猪胆汁，徐徐与服，入口不吐，乳食亦受，四肢渐和，余即回寓，仍嘱是夜再进一剂。熊君虑其胆汁苦寒，遂减胆汁，仍然吐出，因加日间所剩胆汁数滴，下咽即受。次早邀视，身体温和，舌已生苔，尚有微泄未除，连服八味地黄汤加花椒而愈。

白通汤

八味汤　二方俱见卷二虚寒门首案。

杨甸成之子，夏月发热溏泄，医治两旬，气短神倦，其热夜重日轻，其泄日多夜少，毛发枯槁，囟沉枕陷，唇舌干燥。余曰：阴阳两虚也。杨曰：曾服石斛麦冬，其泄愈多，而食不进，服人参白术之药，其烦愈重，而口愈干。余曰：皆错也。病属阴阳两虚，药当刚柔并进，麦冬甘寒，非阳虚久泄所宜，白术苦燥，岂阴虚久渴可投？酌为一方，连进而愈。

附方

熟地　附子　枸杞　怀山　扁豆　山萸石脂　甘草　龙眼

慢脾风四条

聂秀章之子，三岁尚不能行，皆由体禀素弱。时值长夏，患烦渴吐泻之症，医者不究其脾胃之虚，执用外感之治，误投知连陈半之属，延经十日，愈治愈危，商请于余。冒暑视之，神已大败，呼吸将绝，视其眼生翳膜，肌肤削极，吐泻交作脾胃败也，小水赤涩泄多亡阴也，口中时渴津液亏也，声微息促气不相接也，昏睡露睛脾败不能合也，四肢厥逆阳气竭绝也，手足微搐，喉内痰鸣枯涎无统也，脑后腹上发热虚阳外越也，通计诸状，皆由脾肾两败，真脾慢风症。然喜尚能饮乳不辍，但不能久乳因其虚而乏力之故，众曰此症患者皆死，何治之有？余亦蹙额踌躇，然慢惊之证，固由脾肾之虚，至古人所制金石脑射之方，后贤已辟其谬，今极重之症，非取后贤所选理中、六君之药，大剂急投，鲜克有济。遂将古方十全、理中、六君、胃关之意，加入驱风之品，酌为一方，每剂十两之重，每日夜令进三剂，缓缓与服，如灌溉之法，欲其周身空虚之地，无处不到。每药嘱其戚人聂方兄督进，毋令稍减。如此三日，败症稍回，神已渐醒。四日内，白珠赤脉贯眼，口舌糜烂，白垢满布，状似积粉，如月内小儿鹅口之形，众嗟热药之误，急欲更医，聂方兄委曲周旋，邀余再视。众持改用凉药之见，余曰：服补剂而眼红口烂，不但世俗谓之燥，即医者亦多谓之燥矣。殊不知虚火上冲，阳气将回，游移不定，扰攘于外，尚未归宅，斯正岐伯先师所称阴病见阳者生，正属可喜。此时若改用凉药，势必前功悉废。遂将开水拭去口中白垢，仍令原方加熟地三钱，以和其阴，再进，日夜三剂。次早视之，口中润滑，眼内俱清，遂减一剂，每日令服二剂，逐日渐愈。不一月，前后共计药三十斤，肌肉充盛，遂能趋步行走，众始钦服。然余尝叹小儿之死于慢惊者，多由于此，即如此证，设认定其虚，或知其用药而不能以重剂多剂救之，是为病重药轻，延绵复死。即进此方后，多有阳回而现阳证者，咸疑为热，稍无定见，每多意乱心迷，乃至大变其法，改用凉剂，无不立毙。余每于斯证临治之时，苦心体察，深恨世医所治小儿吐泻之证，无分寒热虚实，端守辛散清凉之药，实者侥幸得功，虚者脾肾两败，露睛厥逆，吐舌抽搐，遂曰惊风。复不分急慢虚实等情，更以凉散香疏汤药丸散灯火杂投，以致二便不禁，四肢冰冷，五脏竭绝而死。至死不明其故，良可悲也。近时人体禀气浇薄，夏月极多此症，堪为痛心。是以愈加精研，博览古训，参以拙见，似有寸长，久欲与同道勘破，恐管窥之见，有不尽然，近年阅历稍深，凡治慢惊悉用此法，屡验不爽，敢望同志之士，共明夏月伏阴在内之理，当先顾脾胃为主，后察其六淫兼证，战战兢兢，毋伤其正，庶几得焉。因名其方曰大回生汤。

大回生汤 端治小儿夏月吐泻及杂病，误治成慢脾风症，一切脾肾虚寒发惊风，实有起死回生之功。

人参　白术　黄芪　附子　枣仁　枸杞　干姜　茯苓　肉桂　丁香　白蔻　钩藤　全蝎　甘草

用水一碗，煎至不见水，提起入夏布巾内取汁，调赤石脂，缓缓服后，如吐不止，加赭石调服，姜夏同煎。肝木旺者，羚角汁调服。痰盛者加泡星天麻。肾阴亏者，加熟地、枸杞不炒。泄止厥未回者，加当归、引药入于血分。服数剂后或眼内翳膜不能退清，加冬瓜仁二三十粒，以润肝燥。小便利者去茯苓。方内只有干姜之性，取其大能补火生土，阴虚者未免有劫水之弊，用者量之。肺气虚及津不生者加五味。

傅锦翁乃孙，端阳后，时忽吐乳，未曾介意，二十日外，其吐愈多，一幼科用藿香正气散一剂，开肠洞泄，大热发渴。延余视之，面色浮白，两目无神，虽吐次多，而无秽气，泄泻频而澄彻清冷，唇虽燥而无绉纹，热虽重而指尖冷，口虽干而热汤不畏，诊得脉息沉微，

最防慢脾，遂疏理中附子丁香一方。服后诸症渐减，但有微渴微烦未除，更用七味白术散一方，嘱进数剂，勿图速效，俟其清阳升而渴可止，脾阳健而热自除。适余他往，只服二剂，更医大罪吾药，用柴胡、知母、乌梅、花粉、藿香、半夏之属，连服数剂，人事默默，干呕身冷，医者病家，咸以安静为功。偶于途间遇余述及，余曰：尔以默默为快耶？岂不闻人事不醒，神识昏迷为重乎！尔以呕吐无物为快耶？岂不闻呕吐有物为轻，哕无胃气为重乎！尔以身冷无热为快耶？岂不闻身温为和，肢冷厥逆为重乎！此虚风内养，脾慢之证已显危候。言未毕，其家端人来报云：此儿手足牵动，睡则露睛，喉中痰鸣。复延余视之，昏迷不醒，掐之不哭，睡不交睫，翳膜遮睛，二便长流，四肢厥冷，时忽抽搐，喉如曳锯，内外一探，阳气竭绝。因其无阳，药可偏恃，但救危须在顷刻，药饵一时难回，令研胡椒五钱，津唾调敷于脐，立时身动，似觉微烦，口中闻有椒气，哭声渐出。随调扶阳丹一两，徐徐灌下，大呕一声，胶痰旋出，随吐随灌，随灌随吐，约吐胶痰半碗，其色青碧，系由无阳，津液冷凝所致。随进大回生汤一剂，计十两之重，每日夜三剂，连服二三日，败证皆回。尤有奇者，不过一周之儿，服乳后自能以手探吐，余甚讶之。但胃中全赖乳食充养，因束缚其手，仍以回生汤加赭石，以安其胃。前后共服回生汤五十剂，厥病方瘳。愈后专理脾阳，两旬而健。

自制扶阳丹 端治小儿夏月吐泻，致成慢惊，脾肾阳衰之证，兼治男妇中寒呕吐腹痛，一切火衰等证，并皆神验。

白术　附子　干姜　砂仁　丁香　肉桂　甘草　胡椒　川椒　洋茄

米糊为丸。

附： 陈蕃宗之子，烦渴吐泻，医治两日，延余诊治，视其眼沉凶陷，面色青黄，唇深红

107

如艳朱，舌深红而干刺，脉得急数无伦，睡时烦扰，此胃败津伤，五脏精华尽发于外，中无所蓄，乃阴阳两竭之候，诚为死证。救阴碍阳，救阳碍阴，两不能受，直辞无治，随延别医，是夜果卒。然此症倘遇相信之士，竭力挽救以尽人工，当用理中、附子、猪胆汁，从阳引阴，从阴引阳，及胃关、理阴二煎，阴阳两救之法，或可回生于万一也。

许受基乃郎，时值六月，病烦渴吐泻之症，尝清凉补泻之药，渐至四肢冰冷，额腹发热，手如数物，足忽抽掣，眼皮连扎，目珠瞬动，吐泄交作，所下白冻甚多，小便赤涩，时欲饮水。一时数医咸至，有疏竹叶石膏汤者，有疏黄连解毒汤者，有疏洁古芍药汤者，有谓惊风不可治者。议论纷纷，毫无定见。余揣势在竭绝，本不可治，但细视其两目尚黑白分明，生机犹在。因再三辟其差谬，遂疏理中加附子枸杞与之，即令购药面煎，灌完回寓。次早复视，病势如前，因加黄芪，大剂面令煎服，自早至晚，灌药不辍。按治一日，诸风皆熄，四肢温和，小水已长，吐泻已止。次日烦躁之极，发出唇肿口疮舌赤等症，众议药燥之误，急欲清凉，余曰未可，更用八味地黄汤，导其阴火而愈。数日后复发遍身红肿，其家复议附子之毒，急于清解，余曰未可，更进理中加丹皮、桑叶，收其浮火而痊。许兄问曰：先生之见，与众不同，其理安在，请略言之。答曰：夫药之寒热，全在虚实之分，症之疑似，关乎真假之异。若非于此道，洞彻始终，值此垂危之际，焉能枯木回春乎？

八味地黄汤　方见卷二虚寒门首案。

消渴二条附

林寿之子三岁，脾胃素亏，今夏发热口渴，医者不知其脾虚发热，误用外感之药，其热愈盛，其渴愈加，小便甚多，大便甚艰。更医又不究其津液前阴已泄，致后阴津枯便艰之理，误投破气润肠之药，陡泄数次，肌肉消瘦，面唇俱白，舌光如镜，饮水无度，小便不禁，饮一溲二，喜食酸咸之物。亟求余视，谓曰：此消渴之候，遍身肌肉血脉津液，皆从二便消泄而上愈渴，若不治其消，何以止其渴？且败证种种，阴阳两损，前贤已无治法，愚何敢任？所喜两目精彩尚存，声音犹响，生机或在于此。但未审能舍此三分之命，服吾十分之药否？曰：无不信从。遂酌裁一方，阴阳两补之意，加以涩精秘气之药，连服三十剂而愈。以后连遇数症，消渴泄泻，诸医执用滋火之方，一经余治，悉用此法，加减出入，皆获痊愈。以龙眼莲子汤代茶。

附方

熟地　人参　白术　干姜　枸杞　黄芪　菟丝　牡蛎　五味　肉桂　鹿茸　甘草　附子　桑螵蛸

萧占春乃郎，自恃体质坚强，日食桃李，因患疖毒，头项及身大如卵者十数枚，及疖毒大溃，脓血交迸，理宜身凉安静，反加身热躁扰。医者不以清金润燥，日与柴葛知芩，胃气益削，口渴饮水，小溲无度，用尽滋水制火之法，消渴愈炽，形羸骨立，始延余治。余曰：痈疽溃后，气血耗泄，非补气养血，渴不能止。处黄芪六钱，甘草一钱，银花三钱。盖黄芪补气，忍痛养血，气血充溢，渴何由作？服之半月，果获痊愈。

哮喘附

黄含宇乃郎，忽然喘嗽气促，医用解表之药，其气愈紧。又加汗大，鼻扇胸高，其家惊怖，迫前医复视，误认气脱，忙以人参五味之属下咽，胸高喘迫，不能出声，目瞪上视，汗大如雨，痰声如雷。促余治之，知为胸膈积热，心火凌肺，肺胀喘急，变幻最速，幼科称为马脾风者，即此是也。以集成牛黄夺命散，加苏子以疏肺，又入莱菔子以反参，急煎与服，危状皆平，更与清肺药而愈。窃此症目不常睹，医者学而不思，不亦闷乎？

牛黄夺命散

黑牵牛半生半炒，取头末，五钱　锦庄黄酒润晒干　陈枳壳麦麸炒，各一两

目盲附

聂恒兆乃郎四岁，忽眼生翳膜，延目科医治，说寒说热，内服外点，其翳愈厚，遮满黑珠，直不见物。其家意为自己瞎定，安心不治，奈焦烦啼哭，昼夜不安，始延余治，不过欲少止其焦哭耳。细为审之，病虽久而声犹大，形虽瘦而腹甚高，知为热积生虫之候。所幸白珠尚有红赤血丝，因慰之曰：不仅病可愈，且目可明。遂以胡连、黄连、胆草、栀仁、雷丸、鹤虱、吴萸、鸡内金、君子、石决、厚朴，一派清火杀虫之药，研为细末，每日用鸡肝一具，如无，以猪肝两许代之。入药末三钱，蒸熟与服。所喜伊子不以药饵为苦，且日争服之。服至三日，下虫十余条，目翳渐消，遂大安。阅半月，虫下数十条，果然眼内俱清。后以扶脾和胃之剂，加清肝之品，饮食渐进，形肥于旧也。

啼哭二条附

聂秀章，举子甫及旬日，苦于啼哭不乳，或时惊怖，或时搐搦，或胸紧气急，或目瞪头摇，众云惊风之候，已服金石脑射之药。余视之，曰误也。夫脐风一症，月内之儿固有之，但虽啼哭不乳，必兼撮口噤口之类。今儿之病，苦于啼哭不止为急，至于他证，不过时有之，所为更缓耳。尝考方书所谓口中之啼，多因腹中之痛，正所谓月内小儿盘肠气痛是也。因视其腹，已果胀满，肚上青筋累累，随用灯火焠之，其哭稍定。更悟此儿因乃父秀章，自患气阻之病，曾效四磨汤饮者，余前案中已发明之，斯儿亦禀受此根，仍与四磨饮，以散结气。更因大便甚坚，用酒大黄水磨，以下其腹中之气，不致久羁脏腑，一服悉安。后数日，治许发科之子，方月，悉同此证，但多有呕乳一病，乃脏腑阴阳不和，升降未顺，是胎寒之属，以指迷七气汤，母子同服而愈。

指迷七气汤

青皮　桔梗　半夏　益智　甘草　陈皮　莪术　肉桂　丁香　藿香　香附　生姜　红枣
上咬咀，水三碗，煎至一碗，母子同服。

陈庶凡之子，素禀木火阴亏体质，及周时当季夏，每多夜啼，渐至口糜舌烂，唇红齿燥，面白颊赤，小便赤短，时忽惊叫，微有搐掣，用尽石膏竹叶芩连木通之药，苦寒叠进，其火愈盛。前医束手辞去，庶凡来寓请救。余视之，果属火症，并无他岐，前医之药，种种皆是。然凉之不效，乃太仆所谓大热而甚，寒之不寒，是无水也，当滋其肾。况此儿阴亏之质，纯阳之姿，内火发外之症，岂六淫外入之疾者比。以六味地黄汤，生脉散，数服而安。

答问

门人问曰：昨视一小儿起自烦渴吐泻，他医误认为火，妄用芩连栀子之药，已服两剂，其泄稍止。更加厥逆昏睡，脉得沉涩，面唇俱白，明是无火之症。投附桂理中，下咽反大泻如倾不止即毙。岂苗窍脉息，不足以为据耶？
答曰：连服寒药，其泄既减，若果热证，自当人事清爽，安得厥逆昏睡耶？明是阳气竭绝。由此可明寒药太过，窒塞中焦，所进寒药，未

能转输，如天寒地冻，水不流行。今骤进热药，阳气通行，如开冰解冻，决江疏河，促之而下。奈气已先亏，不能上吸，宁不随泻而下脱乎？此寒则凝，热则流，乃医门之要义也。

一得集附

消渴腹胀

徐心田乃郎，年仅七龄，时值六月，患消渴病，日夜不宁，诸医称为实火，叠进芩连膏知之属，渴愈甚，溺愈多。更医见小溲清利，唇舌亦淡，连投八味地黄汤，燥渴愈甚。延余视时，病势已深，望其四肢消瘦，腹胀如鼓，因思三消水火之病，断无腹鼓之症，此必脾胃病也。幼读濒湖《纲目》，曾引《夷坚志》治奇疾，有消渴因虫之患。询之此儿素啖瓜果，内必生虫，虫在胃脘，吸其津液，故口中发渴，饮水致多，土困弗制，小溲遂多，理当补土制虫。处方以白术为君，兼以史君、金铃、胡连、川椒、乌梅、厚朴，酸苦辛辣之味，只服二剂，下虫十有余条，消渴顿止，腹鼓亦消，以异功散调理而安。

呕吐泄泻

傅凤翔之子，夏月吐泻口渴，身热无汗，手足时冷，余知脾胃素虚，连投六君子汤，更加烦躁，唇红舌刺，四肢发厥，所泄进迫如箭，粪色形如鹜溏。余思此症，唇红舌刺，身热似火，而粪溏肢厥，又类于寒，寒热错杂之症，其中必有伏匿之情，决非一途可治。再为详审，见其躁时似有惊惕，粪色逾时变青，乃知脾胃久虚，加以风热内炽，不能外达，以致抑郁不舒，肝风乘虚侮土，而为挥霍撩乱，致成此候。若非补土解肌，势必强者莫制，弱者将绝，不变痉逆不已也。于是以四君子汤，补脾扶胃为

主，佐以葛根、防风、丹皮、灶土诸味，解肌疏风，升阳散火。是日连进二剂，果然遍体红赤，喜人搔痒，发热如烙，时忽战栗。其家见儿躁扰不宁，议为药病不对，天未晓，复端人来寓，请余易方。余曰：病已愈矣。此症先是风邪内攻，今已外达，正为可喜，当用原方再进一剂，诸症必除。随进一剂，果然微汗，热退红消，及睡醒时，则诸态如失。此与先君治陈元东风火内伏一案相同见风火门首案。

述治慢脾

李阳升幼子，方六岁，疟后恶食，医以伤食治之，遂至颗粒不入，聊以糕饼度日，渐至肌肤瘦削，始延余治。见其面色浮黄，唇舌白，指纹淡淡，推之不动，确知脾胃大伤，慢症已成，以六君子加干姜二剂，服之如故。再以原方，重用白术二剂，饮食渐进，神气稍爽。越三日复视，头垂涎流，呻吟不已，安危只在呼吸。余愕然问故，渠母下泪谓曰：数月以来，时现寒热，总因疟未尽除，近日腹痛，必因糕饼之滞，昨进神曲一盏，干呕作泄，腹痛尤甚，自此呻吟不已，不识尚可治否？余曰：脾胃已困，仓廪久虚，温补尚恐不及，反用神曲苦辛开降，呕泄安得不至乎？姑以大剂附子理中汤，希图救援，即于方末批云：小儿脾胃久败，火土交伤，呕哕厥逆，难许生机。渠家见余言急切，复延幼科，谓唇红腹痛，火积为患，用胡连、使君，一派苦寒破气之药。是夜神气壮旺，腹痛求食，食方下咽，喉响痰鸣而殇。嗟嗟，此儿如已落井，而又下之以石，岂慈幼保赤之心哉！夫唇红者，脾败真形露也。头垂者，真阳衰竭也。种种败症，目所共睹，奈何以唇红之假症，立火积之妄名！哕泄呻吟，置之不讲，头垂涎流，置之不究，可胜叹哉！请详幼科夏氏之论，以明斯症之误，始见余言之不谬也。

跋　一

　　基自弱冠受业映庐夫子门下，学夫子学，心夫子心，宜有以传夫子也。顾赋性鲁钝，自少至壮，迄无所成。迨夫子云亡，学愈荒，心愈塞，直不啻置身门外者。昨岁杏园三世兄，纂集夫子医案，而以钞录委任于基，基既乐夫子医学可永其传，又乐杏园兄善为继述，有以慰夫子于地下。于是孜孜研席，穷再岁之力，凡其字迹剥蚀难辨者，悉为揣摩添补，八易稿而书乃成。呜呼，以夫子医学之精，治验之神，当此兵戈扰攘，而得成其书以传于后，谓是天之厚爱吾夫子固也，而岂徒厚爱吾夫子已哉。

受业刘绍基谨跋

跋 二

映庐夫子，珩姨表叔父也。珩兄弟九，珩行二，先父特钟爱。知夫子精医理，俾珩受业门下。其时夫子季弟启明者，与珩同笔砚，读《灵枢经》，夜辄数十行，夫子亦深夜督课，不间寒暑。珩羡启叔之敏而感夫子之勤，益奋力于经旨，恒偕启叔挑灯彻晓，夫子为之叹甚。亡何，启叔体弱肝强，因劳致疾，遂以不起。夫子大恸曰：是天丧予也。自是珩独侍门下，阅三十余载。有延珩治病者，夫子示曰：病欲十全，入门只先求无过，肱当三折，斯时莫道学有功。呜呼，斯语也，岂独珩当永志哉！间尝观夫子临症，始或蹙额，继乃舒颜，其慎重为何如也。迨道光辛卯，始有《得心集》之著，每一临症，必书之册，置诸箧中，不下盈千累万。咸丰丁巳，惨遭兵燹，夫子悲愤弃世，集亦散佚过半。大嗣君时若专举子业，惟三嗣君杏园，侍学有年，克承先业，惧夫子著述湮没，爰与珩及同门绍基汇集抄出，取其已效于世堪为准绳者，编成六卷，并附杏园《一得集》数十余案于后。我夫子失之弟而得之子，天何尝丧夫子哉！珩既沐夫子训迪深恩，又忝襄校之末，敢附数语以志渊源一脉耳。

受业汪士珩谨跋

跋 三

窃忆丁巳遭乱，先君忧愤弃世，检点行囊，医案累累。呜呼，音容杳矣，手泽犹存。幸耶悲夫！夫医凡利于人者可以传，矧利人奕世，宜奕世并传。霖家自先曾大父士骏公，弃儒就医，兼通数学，著有《医学数学说》。先大父职夫公，继其业亦善卜著，有《医卜同源论》。迨先君映庐府君，医阅三世，著述益富，《得心集》其初稿也。先君尝谓霖曰：异日者是集可附祖父，称医学三世录，意深远矣。亡何兵燹叠至，事时顿非，向所谓三世录者，先曾大父之《医学数学说》失矣，先大父之《医卜同源》又失矣，存者惟府君是集耳，顾亦散逸过半，梦如乱丝脱并，此久而湮没，霖罪滋大。霖兄弟四，其二与四皆新故，惟三弟甘澍侍学有年，克守先业。去年春，亟命纂辑编次，而请勘于金溪孝廉姜真吾，明经赵省庵，皆博学通医，与霖为世交，知先君深，先君亦雅契之。固知责有难谢，亦心所乐从也。十阅月而稿粗定，十一阅月而门类标题告成，案计二百五十余首，兼述治答问，按类分附，缮写既竣，三弟澍亦参差附《一得集》于分类之末，以为流泽一证。呜呼，奕世医学利人多矣，即合先代并传何负！顾只此戈戈劫灰余烬，慰府君万分之一于地下，幸耶悲夫。

男甘霖谨识

跋　四

医案者，医士据证议病，治验昭著，可为法于后世，犹老吏断狱，理法兼备，可永著为例也。先考映庐府君，承先代两世医学之传，托业五十余年，临症四十余载，读医书三百余家，一折衷于经旨，不以偏僻任其治，不以坚执行其意。故凡经验之症，无不洞情中理，动合古法。然亦有非古法所能囿者，殆所谓读书能化，因时以制其宜乎。道光辛卯岁饥，时疫大作，诸医专事发表攻里，多致不起。先君独谓荒年肠胃空虚，何堪攻伐？宜于温补托邪，一时活人无算。金溪邑侯胡惺夫先生，尝亟称之曰：谢公能得病情而医理通彻，故治皆合法。厥后解组，以妙手仁心四字榜其室所以志，爱慕者綦至。是知医贵学问，尤资通变，而又非可轻心为也。澍幼侍先君日，受望闻问切之训，及察其审病决治，如士子为文，必将前后反正，推勘无遗，而后直捣中坚，刊落群言，用心亦良苦哉。先君座右铭云：下笔虽完宜复想，用心已到莫多疑。其自勖也正可自见。今者叠遭兵燹，先代著述，遗失殆尽，惟先君《得心集》尚存，然亦散佚过半。长兄甘霖惧其久而湮没，谓澍仰承先业，略知先君医学渊源，命纂集案稿，已经裘葛再更，裒然成帙，固将藏之家塾以示孙子，未敢遽以问世。然而道之所寄，无微弗彰，业之所成，有目共赏。是案也，其可法于后世否也，果如断狱者之可永著为例否也，当必有能辨之者。

男甘澍谨识

跋　五

　　上《得心集》六卷，先伯父映庐府君遗稿也。伯父幼颖异，好读书，家落弃儒术，继先代业，遂肆力于岐黄诸书，问医者日踵其门，治之辄奏奇效。暇则取所得于心者悉编之册，兵燹后惧散佚不复存，三兄杏园谋梓于世。棠蒙伯父爱，幼善病，五六岁体尤弱，种痘时，伯父多投参附诸药，体为之变。尤喜棠读书，每于解馆归，辄课棠吕诗文，其王成夫棠者盖如此。今《得心集》告成，基可无一言哉？敢谨附数语于简末。

侄甘棠谨识

杏 轩 医 案

（清）程杏轩　著

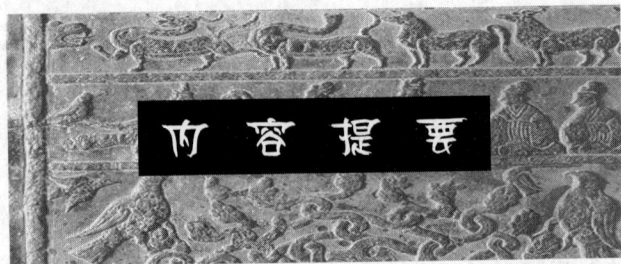

　　《杏轩医案》，初集一卷，续集一卷，辑录一卷。清·程观泉著。程氏著有《医述》，与本书同为世重，亦同属罕见。书中各案，皆疑难重症，得其治疗而愈。足为临证之助，允宜亟于公世，不特因其书少见当传也。

杏轩医案初集序

新安程子杏轩，深于医，著有《医案》一书，发明其理甚悉。予因思医书，惟《灵枢》《素问》最古，虽未敢必为神农氏以后之书然其为战国时，神于是术者之所为无疑也。由是推之，《春秋》左氏传医和医缓诸论说，更推之周官医师食医疡医诸职守，所云阴阳风雨晦明之生疾，九窍九脏之变动，辞约义备，医之理尽矣。后世著书者代作，短长往往互视，程子去其短集其长，盖尤有心得，《医案》一书，谓与《灵枢》《素问》并传可也。

嘉庆十年孟夏月长沙刘权之

杏轩医案初集序

　　轩埃绵藐，岐风阒寥，《素》《灵》之书，辽乎远矣。杏轩程子，高悟绝世，精思迈伦，擅潘陆之诗名，工俞扁之道术，平生疗疾，多著奇效。或蹈背而出血，或举水而灌头，瞩垣一方，腾誉千里。仆尝遘危候，赖君获全。爰契洽夫兰金，实感深于肉骨，暇日造膝，示我成编，紧要则象内之挈元珠，钩沉则纪昌之贯轮虱。生枯起朽，能事匪一，视色察毫，殊绩累奏。虽葛仙《金匮》之作，孙氏龙宫之秘，隐居本草之录，宣公集验之书，方兹蔑矣。瀵然心服，退而弁言，洵堪拯夫膏肓，请以授之剞劂。

嘉庆庚申长夏愚弟鲍桂星

杏轩医案初集序

　　子华子有言，医者理也，意也。盖理明则意得，意得则审脉处方，无所施而不中，于以称国工不难，吾宗杏轩先生其人也。先生性颖悟，工诗，隐于医，为人疗疾，应手辄奏效，余同年鲍觉生尝遘危疾，赖先生起之，每称道不去口。一日出先生所著医案，属余弁言，余受而读之，见其审脉处方，深得古人四然二反之理，而神明其意，以是叹先生之艺之精，非寻常执经方习针石者所能望其项背也。然则是书，其桐君之别录，越人之逸篇也夫。

　　　　　　　　　嘉庆十年岁在旃蒙赤奋若余月中瀚鹤樵国仁拜书

杏轩医案初集自序

　　医之有案也，昉于汉之仓公。继仓公而作者，代有其人，若明之薛氏立斋，喻氏嘉言，其尤著矣。余自惭颛陋，安敢步诸圣之后尘？虽然，壮生不云乎，轮扁之斫轮也，得之于心而应之于手，余亦自道其得心应手者而已矣。且夫医之为术也，蔑古则失之纵，泥古又失之拘。余自业医以来，以古为师，亦或间出新意，以济古法所未及，虽未能发皆中鹄，而郑重不苟之心，固有可自信者。故凡应手之处，往往录而存之，以自验学力之浅深。太史鲍君觉生，见之称善，劝付剞劂，余迟疑者久之。迄今所存之案日益多，友人江君晋三，复促梓行，窃不自揆，竟徇其请。因即其信于心而应于手者，聊录一二，尚乞海内高明君子，进而教之。

　　　　　　　　　　　　　　岁在阏逢困敦嘉平月既望程文囿自序

杏轩医案续录序

曩余在都门，知鲍觉生侍读，少遘奇疾，赖程君杏轩获全。越二十年，觉生视学中州，复病如前，杏轩又起之。心奇其人，以不得一见为恨，嘉庆丁卯春，余撄疾南归，遇杏轩于大梁使院，乞刀圭焉，十数年来，殆不知其疾之在体也。丁丑夏，余再至新安，杏轩亦倦游归，相见甚喜，晤语浃旬，尽出其所著书数种示余。上溯轩岐，旁及越人、仲景，下逮河间、东垣、丹溪诸家，靡不究其精微，扩其旨趣。就中《医案续录》一编，说理精当，视前刻《初集》尤佳，余劝其付梓，杏轩让未遑。余曰：子无然也。余见世所为医者多矣，读《汤头歌括》一册，诵《药性赋》一篇，遂榜于门曰医室，号于人曰医师，病者不察，从而求诊乞方焉。幸而得资财，愈益肆其欺谩，乘坚车，策怒马，驰骋以耀于衢人，尊信之者日益众，杀人日益多。其不忍为此态者，又或达心而懦，讷于言语，拙于文词，为世所轻，而医理卒以不明于天下。今先生立卢扁之帜，入孙葛之垒，使是书不胫而走，风行海内，天下望而争趋，登苍生于仁寿，甚盛事也。纵山川修阻，针砭莫及，世医即可奉为准绳，以奏效于旦夕，其善养生者，得领绪余，亦足以却病驻年，所全不已多乎！夫士君子之托业，国家之设官，皆为养人计也。先生少业儒术，长习方书，常自恨不得用于世，以竟其学。余观斯编所载，审是非于毫厘，察虚实于微渺，其良有司之矜慎以折狱乎！补养以培元气，和解使无郁湮，其良有司之和煦以爱民乎！法当攻伐，如厉鹰鹯以逐鸟雀；法当清凉，如沃渊泉以救燎原。其良有司之锄暴安良，不事姑息乎！吾愿与先生同业者，皆以先生之学为学；其不与先生同业者，皆以先生之心为心，则郡邑之呻吟皆起矣。先生斯编，顾可秘而不宣乎哉？杏轩曰唯唯，然犹藏之箧笥，自是又增入数十条。今年春邮寄是书，问序于余，披阅之下，犹记曩在新安，与吾杏轩晤言一室时也，爰追述之以为序。

道光四年岁次甲申季春月桐城吴赓枚

杏轩医案续录序

　　家弟端生，昔游新安，适遘痁疟，观泉先生为之蠲疴，归述盛名。越数年，予始得见，丰颐蔼度，信为有道者。既乃读所刻古近体稿，多隐居冲澹，及壮游奇丽之作，既又读所著《医案》，益肃然于先生之为通儒也。夫医者意也，必有与天地同流之意，而后能诵古人方药之书。又必一空胶窒方药之言，而后能伸其用当通神之意，医果可以意为，案果可以臆说哉！先生尚有未刻之书，曰《医述》，盖博览《灵》《素》以后，历代诸家之论，采其精当者，萃为一集，卷帙盈尺，其精勤过于海录，他日刊布，读者参考互证，当益知通儒之所阐扬，不仅功侔良相也。

道光六年子月上浣白下侯云松拜识

杏轩医案续录序

内传称良医者再，医缓视晋侯疾曰：在肓之上，膏之下，攻之不可，达之不及。数语即案也。又医和视晋侯疾曰：是谓近女室，疾如蛊，非鬼非食，惑以丧志。后及六气六淫，不节不时，并括《内经》运气诸篇精义，所言亦案也。医案如谳案，根源洞澈，治法精严，均系乎此。顾非博物君子，深于医理，未足语此。杏轩先生，于嘉庆九年，刊有《医案初集》，随证处方，灵心独运，足度后学金针矣。嗣后所闻见益扩，所全活益众，又汇记治验若干条，定为二集，出以示钟。反复读之，弥叹先生之才大心细，师古而不泥于古也。虚实判之病，寒燠审之时，南北燥湿因乎地，弱壮贫富视乎人，批却导窾，有指与物化，而不以心稽之妙，因亟请付梓以善世。其初集藏版，不戒于火，今乃一并补刊，以著双玉为珏。钟盖于道光丁亥冬日，访道至岩镇，亲见先生，勤求医奥，手不释卷，积数十年博览之功，事弥高而学弥笃，真所谓博物君子，深于医理者也。吾愿先生，自今以往，日记所治，由周甲而晋期颐，灵丹救世无尽，而新编傅世传世亦无尽，三刻四刻，钟且不揣梼昧，自订续为序言，以期附名于骥尾也。

虹桥朱钟谨序

杏轩医案辑录序

　　嘉庆九年，岁在阏逢困敦，先生既成《医案初集》一编，寿诸世矣。原版不戒于火，其《续录》尚藏巾笥中。今年春又成《医述》十六卷，集诸家之大成，垂不刊之定论，诚医宗之盛轨也。既乃合医案前后集，付剞劂氏，而先生行踪所至，与凡所施治，随笔扎记，及榜等录存者，历时既久，积而盈帙。先生以出于一时，论列详略或殊，始末未备，不欲付梓，榜等窃以近世叶氏一家，亦临证笔记，然惜其辞多简括，而义少发明。若先生斯编，证必求其本，治必折其衷发聋觉聩，引示迷津，实有前贤屡齿所未及者。昔史迁传太仓公，论证论治，辞繁不杀，几及三十条，岂不以活人指南，端在是乎？乃敦请于先生，排次而梓行之。因并附记数语于其后云。

道光九年岁在屠维赤奋若阳月上浣门人倪榜许朴

小门人许俊洪鼎彝汪有容叶光煦郑立传等谨识

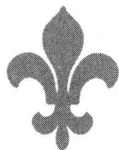

初集目录

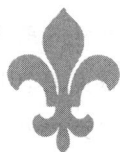

续录目录

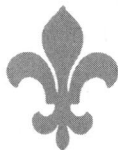

辑 录 目 录

杏轩医案初集

新安杏轩程文囿观泉甫著　弟侄　文畹绮兰　文荃春圃　光庭鉴亭　光庠养和　诸暨刘淡如重校录　校

许静亭翁夫人，产后感邪，重用清下治验

丹溪云：产后当以大补气血为主，他证从末治之。言固善矣。然事竟有不可执者，乾隆乙巳仲夏，岩镇许静翁夫人病延诊。据述产后十二朝，初起洒渐寒热，医投温散不解，即进温补，病渐加重，发热不退，口渴心烦，胸闷便闭。时值溽暑，病人楼居，闭户塞牖，诊脉弦数，视舌苔黄。告静翁曰：夫人病候，乃产后感邪，医药姑息，邪无出路，郁而为热。今日本欲即用重剂清解，恐生疑畏，且与一柴胡饮试之。但病重药轻，不能见效，明早再为进步。并令移榻下楼，免暑气蒸逼。诘朝视之，脉证如故，舌苔转黑，众犹疑是阴证，予曰：不然。阴阳二证，舌苔皆黑，阴证舌黑，黑而润滑，病初即见，肾水凌心也；阳证舌黑，黑而焦干，热久才见，薪化为炭也。前方力薄，不能胜任，议用白虎汤加芩连。饮药周时，家人报曰：热退手足微冷。少顷又曰：周身冷甚。静翁骇然，亦谓恐系阴证，服此药必殆，予曰：无忧，果系阴证，前服温补药效矣，否则，昨服柴胡饮死矣，安能延至此刻？此即仲景所谓热深厥亦深也。姑待之。薄暮厥回复热，烦渴欲饮冷水，令取井水一碗，与饮甚快。予曰：扬汤止沸，不若釜底抽薪，竟与玉烛散下之。初服不动，再剂便解黑矢五六枚，热势稍轻，改用玉女煎数剂，诸候悉平，调养经月而愈。众尚虑其产后凉药服多，不能生育，予曰：无伤，经云有故无殒。至今二十载，数生子女矣。壬戌岁，与订朱陈焉，予来岩镇谭医，自静翁始。

刘明府少君，先天不足，心脾内亏治法

刘少君年近三旬，春间由都来，微抱疾，数月食减形倦，心悸少寐，浮火上升，间或见血。医云：肝肺火盛。药投清降，屡治不效。金文舫中翰，荐延予诊，谓曰：病由先天不足，心脾内亏所致。丹溪云：虚火可补，实火可泻，虚以实治，宜乎无功，拟黑归脾汤合生脉散，数服稍应。复诊令照原方再进，诸恙渐平，接服丸药。次春北上，秋归晤之，状貌丰腴，前病如失。

鲍觉生宫詹，郁伤心脾，证类噎膈，殆而复生

鲍宫詹未第时，游昆陵幕，抱疴半载，百治不痊，因买舟回里，延予治之。望色颊赤面青，诊脉虚弦细急，自述数月来，通宵不寐，闻声即惊，畏见亲朋，胸膈嘈痛，食粥一盂，且呕其半，粪如羊矢，色绿而坚。平时作文颇敏，今则只字难书，得无已成膈证耶？予曰：君质本弱，兼多抑郁，心脾受伤，脾不能为胃行其津液，故食阻。二肠无所禀受，故便干。若在高年，即虑成膈，今方少壮，犹可无虞。

133

方仿逍遥归脾出入。服至数十剂，病尚未减，众忧之，予曰：内伤日久，原无速效，况病关情志，当内观静养，未可徒恃药力。续得弄璋之喜，予曰：喜能胜忧，病可却矣。半月后果渐瘳，仍劝往僧斋静养，共服煎药百剂，丸药数斤乃瘳。因更号觉生，盖幸其殆而复生也。

洪楚峰孝廉，中脏殆证，再生奇验

洪楚峰孝廉病，遣使延诊，问其使曰：何疾？曰：中风。问：年几何？曰：耆矣。予曰：殆证也。辞不往，使者强之，将及门，闻邻人语云：病将就木，医来何为，若能起之，其卢扁乎？入视身僵若尸，神昏不语，目阖口张，声齁痰鸣，遗尿手撒，切脉虚大歇至。予曰：此中脏也。高年脏真已亏，况见五绝之候，不可为矣。其弟曰：固知病不可为，然尚有一息之存，安忍坐视？求惠一方，姑冀万一。勉处地黄饮子，合大补元煎，以为聊尽人事而已。讵意服药后，痰平齁定，目开能言，再剂神清食进，复诊更加河车、鹿茸，脉证大转，续订丸方付之。半载后，因视他病，过其家，见翁矍铄如常矣。

方萃岩翁公郎，滑精证治

萃翁公郎，禀质向亏，诵读烦劳，心神伤耗。初病浮火上升，继则阳强不密，精时自下，诊脉虚细无力，方定六味地黄汤，除茯苓、泽泻，加麦冬、五味、远志、枣仁、牡蛎、芡实，期以功成百日。服药数剂未应，更医病状依然，复召诊视。予曰：此水火失济象也，岂能速效？仍用前方再加龙骨、蒺藜、桑螵蛸、莲蕊须，合乎滑者涩之之意。守服两旬，虚阳渐敛，精下日减，但病久形羸食少，究由脾胃有亏。经云：肾者主水，受五脏六腑之精而藏之。是精藏于肾，非生于肾也。譬诸钱粮，虽贮库中，然非库中自出，须补脾胃化源。欲于前方内，参入脾药，嫌其杂而不专，乃从脾肾分治之法，早用参苓白术散，晚间仍进前药，服之益效。

续拟丸方，调养而瘳。

余氏子疟后变证

余氏子八龄，形瘦阴虚，夏患瘅疟，愈后失调，值秋燥时，偶作寒热，幼科泛投疏散之剂，转致躁扰搐搦，危证百出。余翁求视以决死生。予见其儿，肢瘛痰鸣，身热烦躁，势颇危笃，诊脉神根未败，予曰：疾固剧矣，然尚可生。翁喜叩其说，予曰：惊风一证，时世无传，小儿受害，不可胜数。喻氏虽辟其谬，特重外感轻内伤。经曰：东方青色，入通于肝，其病发惊骇，医昧病因，用方通套，偶遇强实，而应者有之。特此儿所患，本非外因，良由肾水下虚，肝失所养，木逢金制，故作寒热，状似外感，误投疏散，津液更伤，因而肝风鼓动，变幻若此。予尚望其生者，因其脉犹未败耳。方拟六味地黄汤，滋水生木，更加归芍、甘草、钩藤之属，和阳息风，风熄而惊自定矣。翁闻言甚悦，服药痰平热退，不搐不烦，另制膏子药与服痊愈。

汪典扬翁外孙女，体弱感邪，证变抽掣

典翁外孙女，年三岁，病经旬日，发热便泻。初服疏导药不应，忽作抽掣，复请前医视之，云系动惊，更加金药、琥珀。典翁邀予商酌，望其儿色白神疲，头身虽热，四肢冰冷，按脉沉细无力，谓曰：病乃质亏感邪，便泻多日，脾元受伤，以致肝风内动，金石之品，不可用也。拟六君子汤，加炮姜、桂枝，服药热退泻稀，再服肢温泻止，惊亦不作。

方玉堂翁孙女，暑风惊证，详论病机治法

玉翁孙女年四龄，夏间感受暑风，热发不退，肢搐体僵，目斜口唒。予曰：此暑风急惊也。暑喜伤心，风喜伤肝，心肝为脏，脏者藏

也，邪难入亦复难出。证虽可治，然非旦晚能愈，且内服煎药，仍须参以外治之法。令挑黄土一石捶细，摊于凉地，上铺荷叶，再用蒲席，与儿垫卧，慎勿姑息，俟热退惊定，方可抱起。药用防风、香薷、柴胡、钩藤、连翘、川连、石膏、木通、生甘草，引加鲜菖蒲、扁荽叶，清暑疏风，一切金石之类，概置不用。盖病因暑风生热，热生惊，金石镇坠锢邪，最为害事。依法服药，守至七朝，热退惊定，渠家以为病愈，恐久卧凉地不宜，将儿抱置床上，当晚热复发，予令仍放土上，热即退。尚不之信，次晚复抱起，热又发，乃问所由，予曰：邪未净也。又问：邪何日可净？予曰：伤寒以十二朝为经尽，大概亦需此期。届期上床安卧，不复热矣。药换养阴，调和肝胃，诸恙皆平，惟暗哑不能言，其母忧甚。予曰：无伤，将自复。阅三月果能言。予按此证，小儿夏间，患者甚多，治不如法，往往不救，较之寻常惊证特异。考诸古训，鲜有发明，惟近时吾郡许宣治先生，叙有十则，辨论颇详。至若卧置土上，垫用荷叶一法，犹未言及，予治此证，每用此法获验，盖土能吸热，荷叶清暑故耳。特其惊之作，必由热盛而成，然有一热即作者，有热二三日而作者，其状悉皆昏迷搐搦，肢厥咬牙，轻者时昏时醒，重者七日方苏，极重者至十二朝始转。若由吐泻而起，脉细质亏，不能受清凉者，多不可治。倘不因吐泻，一热即惊，脉洪质实，能受清凉者，十中可救七八，勿视其危而弃之也。再按惊后暗哑一证，诸书亦未论及，每见证轻者，病后多无此患，重者有之。然有暗至一两月愈者，有三四月愈者，有终身不愈者。予堂侄女，惊后数载始能言，又见保村族人子，惊后暗哑，至今十余年，竟不能愈，其故总因多服金石之药所致。若未服此等药，虽包络暂闭，当自开耳。

方宅揆翁幼孙，暑风惊证，病愈之奇

宅翁幼孙，夏月患暑风惊证，热盛神迷肢掣，齿啮，目斜。予照治玉翁孙女法，数日证犹不转，不啼不食，气息奄奄，俨如就毙。翁以为殆，予曰：病诚可畏，若在他候，则无生理，惟此证乃暑邪内闭心窍，幸得窍开，尚可挽回，仍令守视勿懈。一夕迅雷骤至，儿卧地上，忽然作声，如梦初觉，此后神明渐苏，热平惊定。斯证予虽为治愈，然理殊不可测，岂雷气通于心，雷动则蛰启，心为邪闭，得雷声而启耶？

洪荔原翁尊堂，大头时疫，真热假寒之证

荔翁尊堂，年届六旬，初发寒热，疏散不解，越日头颅红肿，渐及面目颐颊，舌焦口渴，发热脉数。予视之曰：此大头时疫证也，东垣普济消毒饮最妙。翁云：家慈向患肠风，体质素弱，苦寒之剂，恐难胜耳。予曰：有病当之不害，若恐药峻，方内不用黄连亦可。市药煎熟，仅饮一杯，旋覆吐出，病人自觉喉冷，吸气如冰，以袖掩口始快。众见其拒药喉冷，疑药有误，促予复诊，商欲更方。细审脉证，复告翁曰：此正丹溪所谓病人自觉冷者，非真冷也。因热郁于内，而外反见寒象也。其饮药旋吐者，此诸逆冲上，皆属于火也。如盈炉之炭，有热无焰，试以杯水沃之，自必烟焰上腾。前治不谬，无庸迟疑。令将前药饮毕，喉冷渐除，随服复煎，干渴更甚，头肿舌焦如前。荔翁着急，无所适从，予曰：无他，病重药轻耳，再加黄连，多服自效。如言服至匝旬，热退肿消，诸恙尽释。可见寒热真假之间，最易惑人，若非细心审察，能不为所误耶？

又夫人子嗽

荔翁夫人，怀孕数月，嗽喘胸痹，夜不安卧，食少形羸。予曰：此子嗽也。病由胎火上冲，肺金被制，相传失职，治节不行。经云：咳嗽上气，厥在胸中，过在手阳明太阴。夫嗽则周身百脉震动，久嗽不已，必致动胎，古治子嗽，有紫菀散百合汤，法犹未善，鄙见惟补

肺阿胶汤，内有甘草、兜铃、杏仁、牛蒡，清金降火，糯米、阿胶，润肺安胎，一方而胎病两调，至稳至当。服药两日，咳嗽虽减，喘瘀未舒，方内加苇茎一味，取其色白中空，轻清宣瘀，再服数剂，胸宽喘定，逾月分娩无恙。

族兄奏韩，挟虚伤寒，因循贻误，救治原委

族兄奏韩，年逾四旬，外腠内亏，邪乘虚入，寒热咳嗽，头身疼痛，脉大无力。予初投温散不解，转用补中益气汤加姜枣，辅正托邪。语其侄曰：令叔病候不轻，慎勿泛视，旁人以为病轻药重更医，漫不为意。迁延数日，势渐鸱张，延同道余朗亭先生诊治，不肯立方，既而曰：程某现居比邻，胡不邀来同议？乃复相招，观其病状增剧，面红目赤，舌黑唇焦，神识昏乱，脉息豁大空虚，势欲内陷。因与余君商以补中温托，仿六味回阳饮方法，无如渠家皆系女流，其侄少不谙医理，或谓烦热若此，再投姜附，必致逾墙上屋，故此迟疑，药不敢服。又复因循，病势更剧，再请余君不至，阖家张皇，其侄偕鲍履平兄来舍恳治，并乞扎邀余君。予为作书，余君始至，宾朋交集，时金融若兄在座，私谓予曰：子可尽力举方，服药之事，吾能任之。复与余君斟酌，仍用前方。融兄俟药煎熟，面督服下，次日神采稍回，脉象渐敛，方除炮姜加枸杞、山萸，又服一剂，热退舌润，再将附子分两减半，加杜仲、山药，继进大补元煎，两月始康。

方牧夫兄尊堂，寒湿内伏，加感外邪

嘉庆甲子初秋，牧兄邀视伊母恙，云：家慈年逾五旬，外腠内亏，病经八日，上热下冷，痰多汗少，咳嗽作呕，昔患淋痛，兹亦带发，医为散风清暑，治俱不应，又以为肝火，拟用龙胆泻肝汤，求为决之。予曰：淋证为本，感证为标，从本从标，当观病之缓急，未

可臆断也。比往诊视，脉细面青，身热足冷，时正酷热，病人犹盖毡被，舌苔白滑，胸腹胀闷，不渴不饥。谓牧兄曰：尊堂之病，乃寒湿内伏，加感外邪，治宜温中逐邪，淋痛无暇兼顾。方用苍白二陈汤，加姜附、白蔻，以温中燥湿，桂枝、秦艽，以彻其表。牧兄问：服药以何为验，何期可愈？予曰：伤寒以舌为凭，舌苔退净，病邪自清，计非二候不可。初服舌苔稍退，再剂已退其半，服至四剂，寒热全解，舌苔退净，淋痛亦止。惟腹闷食少，大便未行，次日忽便泻数次，金以伤寒漏底为虑。予曰：无妨。仲圣云：胃家实，秽腐当去也。方易六君子汤，加谷芽、苡仁、泽泻、神曲，健脾渗湿，三日内共泻二十余行，始得胸宽食进。越日忽又发热，诊脉浮大，予曰：此复感也。牧兄曰：病人日来俱卧帐中，邪何由入？予曰：想因日前便泻，夜间下床，恙久体虚，易于感耳。仍用六君子汤，加姜附、秦艽，一服即平。

曹近轩翁，感后食复

近翁同道友也，夏月患感证，自用白虎汤治愈后，因饮食不节，病复发热腹胀，服消导药不效，再服白虎汤亦不效，热盛口渴，舌黄便闭。予曰：此食复也。投以枳实栀豉汤加大黄，一剂和，二剂已。仲景祖方，用之对证，无不桴鼓相应。

曹肖岩翁，春温两感危证

道友曹肖岩翁，故居杨村，侨寓岩镇，乾隆甲寅春，初病寒热头痛，自服温散不解，又因胸膈胀闷，疑夹食滞，加用消导亦不效，直至七朝，热发不退，精神恍惚。予视之曰：病由冬不藏精，又伤于寒，邪伏少阴，乘时触发，即春温两感证也。渠虑客中不便乃归。诘朝延诊，势渐加重，神昏脉大，面赤舌黑，方仿理阴煎，补中托邪。渠师仇心谷先生，见方称善。次早复诊，予告仇公曰：此病全是真元内亏，

邪伏于里，猝难驱逐，吾料其热须过二候，始能退去，热退神自清耳，复订六味回阳饮与之。越日再视，热盛舌干，烦躁脉数，因易左归饮，令服两剂，期届二候，果汗出热退。守至两旬，饮食大进，日啜糜粥十余碗，便犹未圊，其昆季问故，予曰：人胃中常留水谷三斗五升，每日入五升，出五升，缘病中全不能食，胃中水谷，久经告竭，今虽日啜糜粥，不足弥缝其阙，并未有余，焉能骤便？予阅方书，案载一人病后，纳食颇多，并不欲便，亦无胀楚，众疑之。医曰：胃津亏耗，燥火用事，所进之食即销熔，其渣滓须待津回燥润，方能便利如常。阅月余便始通，今才两旬，何虑为？后至三十余日便通，病亦全却。

又三郎，麻闭急证

肖翁三郎心成兄，幼时出麻，冒风隐闭，喘促烦躁，鼻扇目阖，肌肤枯涩，不啼不食，投药莫应。翁商于予，见其势已濒危，谓曰：此麻闭急证，药非精锐，蒉能挽救！方疏麻杏石甘汤与之。一服肤润，麻渐发出，再服周身麻出如痱，神爽躁安，目开喘定。继用泻白散，清肺解毒，复用养阴退阳之剂而愈。予治麻闭危候，每用此方获验。盖麻出于肺，闭则火毒内攻，多致喘闷而殂。此方麻黄发肺邪，杏仁下肺气，甘草缓肺急，石膏清肺热，药简功专，所以效速。可见仲景方，不独专治伤寒，并能通治杂病也。

吴芳崖兄，幼孙胎疟

芳兄乃孙，甫生两月，即患胎疟，幼科金用疏导和解不愈，面色黄滞，口鼻手足俱冷。予疏六君子汤加炮姜，芳兄曰：褓褓即可服参耶？予曰：小儿如初生萌芽，不惯风日，攻伐宜少，补益宜多。况疟久脾伤，温补脾元，重扶生气，不易法也。服药色泽肢温，疟止无恙。

方理丰翁，中寒脱阳，殆证救苏

理翁年逾五旬，耽于酒色，时值寒夜，邻家邀饮，起身小解，昏眩仆地。促予往视，面白肢厥，口鼻气冷，神昏遗溺，脉细如丝。予曰：阳脱矣，奈何？渠子弟泣求拯治，仓卒市药不及，令先取艾火，灸气海、关元数壮，并煎姜汤灌之。少顷呻吟出声，方订参附汤，因其力难办参，姑用党参二两，附子一两，浓煎服讫，四肢渐温，目开能言，异归。诘朝脉色略回，惟呕恶畏寒，不思饮食，将前方分两减半，参合理中汤方法，与服二日，转用右归饮，温补肾元，月余方能起簪。

方晋偕翁乃媳，咳嗽成痨，预决不治

晋翁乃媳，秋间咳嗽，不以为意，交冬渐甚，午后寒热，医云外感，服药不效，遂致形倦肌瘦，食少便溏。予视其行动气促，诊脉弦劲无胃，询其经期，三月未至。私谓晋翁曰：此殆证也，危期速矣。翁惊曰：是病不过咳嗽寒热，何以至此？予曰：经云二阳之病发心脾，有不得隐曲，女子不月，传为风消息贲者，死不治。矧脉弦劲无胃，乃真脏也。经又云：形瘦脉大，胸中多气者死。脉证如此，何以得生？辞不举方，逾旬而殁。

潘氏室女，经闭成痨，不治之证

潘氏室女，年十五岁，初患腹痛，驯至咳嗽寒热，形瘦食少，诊脉细数。询经事，愆期三月，予曰：瘵证也。辞不治，未百日而殁。历见妇人咳嗽寒热，脉数经闭者，多不可治，若室女更无一生。任用补虚清热，解郁调经诸法，总无灵效。求诸古训，鲜有良法，惟《金匮》载有大黄䗪虫丸及百劳丸二方。喻氏阐发其义，窃思此证，当其初起，血痹不行，瘵瘵将成未成之际，即以此药投之，祛旧生新，或能图功，亦未可料。倘迁延时日，元气已衰，则无及矣，识此质诸明哲。

方灿侣翁，腹痛蓄瘀脱血治愈，并商善后法

灿翁年近七旬，向患腹痛，一夕忽吐下紫瘀血块数碗，头晕自汗，目阁神疲，诊脉芤虚，谓其子曰：此血脱证也。书云：久痛多蓄瘀。盖腹痛数年，瘀蓄已久，一旦倾囊而出，夫气为血之帅，高年气虚，切虑晕脱。古人治血脱，每用独参汤，以益其气，但目下参价甚昂，恐难措办，乃订大剂黑归脾汤，资其化源，固其统摄。未几获痊。次年病复，虽不若前之剧，亦觉困倦莫支，仍守前法治愈。其子忧甚，恐其再发，商图善后之策。予思血蓄之故，必有窠囊，如水之盈科而进，按胃为生血之源，脾为统血之脏，苟脾健胃强，则气血周流，何蓄之有？经以六经为川，肠胃为海，譬诸洪水泛滥，究缘江河失疏。为订二方，早用归脾丸，晚用参苓白术散，每方俱加丹参、干漆二味，冀其去瘀生新，服药经年，其病遂绝。

农人某，攻痞动血，昏晕急证

农人某，久患痞积，腹如抱瓮，偶遇方士，教以外用灸法，内服末药，即可刘根。某信之。数日后忽觉心嘈如饥，吐下紫瘀，成碗成盆，头晕不能起坐，无力延医。昇至镇中戚家，招予往视，病者蜷卧榻上，闭目呻吟。方欲诊脉，又血涌出，状如豚肝，遍地皆污，昏晕手战咬牙。戚家恐其脱去，急欲扛回。予按脉虽虚细，尚未散乱，戒勿惊扰，姑俟之。少顷晕定，先令灌米饮，以安其胃，续灌党参汤，以益其气，再与八珍汤一剂，嘱尽今晚服尽，明日再商。诘朝人来请云：昨服药血幸止，惟心慌气坠，睡卧不安。思血脱之后，心脾必亏，乃易归脾汤，加黑姜，令其扛归，多服自效。后果如言。

王以仁翁乃郎，暑病热久伤阴

以翁乃郎年五岁，夏月病逾两旬，诸药罔效，发热不退，汗多口渴，色白肌瘦，切脉虚数无力，阅前方悉皆清散之属，翁问病势何如，答曰：极重。又问此为何病，予曰：暑病也。初治甚易，医不如法，热久伤阴，元气被伐，犹幸肝风未动，急宜养阴，保金生水，尚有生机。方用首乌、料豆皮、扁豆、沙参、玉竹、麦冬、五味、石斛、茯苓、丹皮，令取稻露煎药。守服四剂，汗止热退，更进麦易地黄汤，神采渐转，惟饮食欠旺，参用六神散，餐加元复。

又翁自病肝郁证似外感

以翁自病，寒热胁痛，口苦食少，呻吟不寐，已经月余，服药不应，自以为殆。诊脉弦急，知其平日情志抑郁，肝木不舒，病似外感，因系内伤，与加味逍遥散，一服而效，数服而安。

吴秀森翁干脚气

秀翁年将五十，体虚多劳，初病足痹，医治数月不效，诊脉虚濡无力，视其腓肉枯瘪，膝盖肿大，谓曰：此干脚气也。又名鹤膝风。病由肝肾下亏，邪乘虚伏，医者不知温补托邪，泛从标治，转致血气耗伤，无性命之虞，有终身之患。治仿大营煎加附子、党参、河车、鹿角胶，初服十剂，其痛已减，再服十剂，足能履地，续服丸药，枯回槁泽，行动如常。

洪临川兄幼女偏废

临兄女三岁，右肢痿软，不能举动，医作风治。予曰：此偏废证也。病由先天不足，肝肾内亏，药当温补，若作风治误矣。临兄曰：偏废乃老人病，孩提安得患此？予曰：肝主筋，肾主骨，肝充则筋健，肾充则骨强，老人肾气已衰，小儿肾气未足，其理一也。与右归饮加参芪、鹿角胶，数十服乃愈。

吴礼庭兄，时感肿腮消后，睾丸肿痛

礼兄平素体虚，时感寒热，耳旁肿痛，惟时此证盛行，俗称猪头瘟。医与清散药两剂，

耳旁肿消，睾丸旋肿，痛不可耐，寒热更甚。予思耳旁部位属少阳，睾丸属厥阴，肝胆相为表里，料由少阳之邪，不从表解，内传厥阴故耳。仿暖肝煎加吴萸，一剂而效。同时族人泽瞻兄病此，予诊之曰：得无耳旁肿消，睾丸肿痛乎？泽兄惊曰：子何神耶！亦用前法治愈。后阅《会心录》，载有肿腮一证，云医不知治，混投表散，邪乘虚陷，传入厥阴，睾丸肿痛，耳后全消。昔贤之言，洵不诬也。

庄炳南兄，素禀火体，病治与众不同

炳兄禀质多火，喜凉恶热，夏月常以冷水灌汗，露卧石地为快，素患痰火，方用生地、丹皮、麦冬、山栀、瓜蒌、黄芩、知母等味，发时服之即安。乃至他病，亦服此方，并食肚肺馄饨汤，汗出即解。暇时向予道及，予曰：痰火药应用凉，若凡病守服一方，似无其理。倘属伤寒阴证，恐其误事，后当慎之。一日果患阴暑感证，寒热身痛，脉细肢冷，予投以附子理中汤不应，再强服之，病反加重，坚不服药，索食馄饨肚肺汤。予谓荤油腻邪，戒勿与食不听，食后得汗反安，欲服常治痰火方，家人劝阻不可，竟服之病却，后亦无损。予思咫尺间，人病体质之殊若此，则南北地土不同，风气各异，其人其病又何如耶？《素问》异法方宜论，不可不玩索也。

柳荫千兄令爱，无故发斑

嘉庆甲子秋，予在邻村，偶值余朗亭先生云：日前往富谒视一女子病甚奇，初起无故发斑，医言是火，多投凉药，渐变损怯，今脉证俱败，此何故也？予曰：无故发斑，事属罕闻。若云变怯，大都清凉过剂，元气被戕耳。越日荫兄令爱，两胫斑出密密，形如锦纹，诊脉和平，询其寝食如常，别无他疾。予曰：勿药。荫兄曰：斑乃重候，安可勿药？因以余公所云告之，竟听予言，后斑退无恙。设当时杂投汤药，不几蹈富谒女子之覆辙乎！

柳闻莺兄，挟虚伤寒，并后患阴疟，误截致变，拯治始末

闻兄体虚感邪，兼挟内伤，病起寒热肢厥，诊脉沉细，初投当归四逆汤，肢厥虽回，身热未退，审属少阴下亏，邪乘虚陷，更进理阴煎两剂。复诊脉转浮大，舌黑面红，奄奄欲脱，贫士无力服参，姑以党参、熟地各四两，熬成浓汁，昼夜与浆粥间进。神稍回，脉稍敛，尚觉心烦内热，舌枯津涸，嘱煮团鱼汤煎药，诸候渐平，又转为疟，发时甚剧，多方图治，百日始痊。后数年因夏伤于暑，秋发痎疟，邪伏于阴，寒热夜作，予用补中益气汤参香薷饮。数剂未止，自求速愈，杂服截疟诸方，气血大伤，面青形倦，寝食俱废，目中时见红光，溲溺淋漓。复迓予治，悉屏疟门套药，仿四明治久疟不愈，用养营汤，送八味丸法，十剂而止。

方绣文兄夫人怀孕，日吐清涎数碗

绣兄夫人，旧冬曾患弱证，今春又病肝风，俱予治愈。续复得一奇证，口吐清涎，日计数碗，《道经》云：涕、唾、精、津、汗、血、液七般灵物，总属阴，涎亦液属，久吐真阴必伤。然百计治之不止，语其妇曰：古有咽华池真水之法，咽之不吐何如？妇曰：若强咽下，即惯惯欲呕，诊手少阴脉微动，问经事，两月未行，告绣兄曰：脉象似属妊娠，不卜昔年怀孕，有此证否？曰：拙荆往年受孕，原有吐证，但所吐者食耳。此番证绝不类，况旧病体虚未复，焉能受孕？予曰：据脉多属重身，不然，断无此等奇证。今不论其孕否，专意补养肝肾，兼益脾胃，以俟消息。交夏后，腹中跃动，孕形渐露，复邀诊视，绣兄笑曰：拙荆果孕矣，但吐涎如故奈何？予曰：无伤，产后当自止。分娩后涎竟止。计自春徂冬，十月之间，所吐涎沫无算，而津液竟无所损。且胎前诸治不应，产后不治自痊，亦异事也。

曹德醉兄，乃郎水肿

德兄乃郎年十四岁，证患水肿，医投利水诸药无效，转致腹大如鼓，足冷如冰，头身俱肿，阴囊光亮欲裂，行动喘促，势甚危急。诊脉沉细无力，谓曰：此脾肺肾三脏，内亏之病也。肺虚则气不化精而化水，脾虚则水无所制而反克，肾虚则水无所主而妄行。仲师金匮肾气丸，如禹之治水，行所无事，实为至当不易之方。无如病久形羸，消耗药多，真元败坏，恐难挽矣。德兄固请救治，仍用本方，旬日而验，不月而痊。

方咏莨兄，伤寒转疟，并论胎疟病因

咏兄先天不足，形瘦质弱，夏夜贪凉，醉而使内邪乘虚伏，交秋病发。初诊脉细肢冷，舌白面青，畏寒不热，腰痛无汗，方订附子理阴煎。服后夜发壮热，次日复视，谓其尊人曰：令郎病候，乃夹阴伤寒，势防内陷。药当温中托邪，冀其云蒸雨化，令守原方。服至六日，病犹未减，举家忧甚。予曰：正亏邪重，未易驱除，日来证未变幻，即为见效，须过二候，方望转机。方内加入参芪、枸杞、杜仲，一意照顾真元，毫不杂投标药，届期得汗热退，渠家以为病愈，是晚复发寒热，诘朝往视，予曰：疟作矣。咏兄曰：疟疾吾生平未曾患过，恐其缠绵，恳为截之。予曰：子病乃极重伤寒，赖温补诸剂，守住三阴门户，不使内陷。经言少阳为枢，今未净之邪，得从少阳转枢而出，乃佳兆也，乌可言截？于是早进八味丸，晚服补中益气汤，十数发才止。予曰：慎之防复。旬日后，疟果复，更用养营汤，吞八味丸乃愈。按胎疟一证，诸书鲜有言及，患者多至淹缠，轻则月余，重则数月，治不如法，或成虚劳，或变肿胀，即质实之人，亦累成疟母，为终身之患。且常疟有不入阴，胎疟每多入阴，常疟愈后少复，胎疟愈后多复。又究此病，淹缠之故，想由经隧路径生疏，故邪不易出耳。续阅《会心录》云：常发疟者，邪从毛窍熟径而出，

其愈易。若胎疟，则隧道少疏通之机，毛窍非熟由之路，其愈难。乃知昔贤之言，先得我心矣。再按其证，似与痘疹相类，人生皆不能免。夫人禀父母之精血以成形，其所以必患痘疹者，盖因淫火种于有形之先，发于有生之后，不识胎疟之因，果何所本耶？录中惜未详及，或谓此乃胎中感受风邪，故名胎疟，是说予未之信。

闵方田兄，初患少阴伤寒喉痹，治愈后患脚气，杂治成痿

方兄体素清癯，证见身热足冷，喉红肿痛，脉息沉细无力。诊毕谓予曰：贱恙似属风热，烦君为我散之，不卜喉痛可吹冰硼散否？予曰：不然，君病乃少阴伤寒。少阴之脉，循喉咙，良由肾元下虚，寒邪客之，雷龙不安其宅，是以上热下寒，其喉为痹。治当温补下元，引火归根，若泛视为风热，而清散之殆矣。方仿镇阴煎，一服喉痹愈，再服寒热退。是日有何生者，从本里吴谵泉先生游，证候相类，向与喉科某善，因便道托诊，某与清散药一剂，服后彻夜烦躁不安，比晓吴公迓予，至已逝矣。归告闵君，骇为吐舌。后数年，渠又患脚气肿痛，予初为祛风渗湿，因其下元素亏，兼益肝肾。诊视数次，病犹未减，更医消散过剂，血气耗伤，腿膝枯瘪，致成痿废，足不任地，阅十余年，始能出户。

汪心涤兄夫人，半产血晕危证

汪心涤兄夫人，体羸多病，怀孕三月，腹痛见血，势欲小产，延余至时，胎已下矣。血来如崩，昏晕汗淋，面白如纸，身冷脉伏。予曰：事急矣，非参附汤莫挽。金谓用参，恐阻恶露，予曰：人将死矣，何远虑为？亟煎参附汤灌之少苏，旋覆晕去，随晕随灌，终夕渐定。续用参、术、芪、草、归、地、枸杞大剂浓煎，与粥饮肉汁间服，旬日始安。再投归脾汤，数十剂乃愈。后张效伊翁夫人证同，亦照此法治验。乾隆甲寅秋，予室人叶孕三月，胎堕血晕，

日进参芪十数两乃定。后仍半产数次，势皆危险，均赖补剂挽回。倘惑于浮议，并殆矣。

吴立亭翁幼孙，伤暑危证治验

嘉庆辛酉夏，立翁幼孙，伤暑发热，吐泻不止，神烦体躁，唇赤舌黄，口渴欲饮，饮后即吐，诊脉沉伏，手冷过肘，足冷过膝，料非寒厥。欲投凉剂，恐其吐泻，脾胃受伤，拟用六君子汤除白术，加川连、木瓜、黄土、稻花，安脾胃，祛暑邪。服药不效，维时赤日当空，暑气正酷，偶见庭前花卉，枝叶枯萎，童子汲水溉之，因悟病机，乃与生脉地黄汤。一服吐泻即止，再服脉出肢温，未及旬而愈。思前脉伏肢厥者，乃童真未充，吐泻日频，津液顿伤，脉乃血派，脾主四肢，脾不能为胃行其津液，四肢不得禀水谷之气故也。六味大培真阴，生脉保金化液，小儿脏气，易为虚实，是以效速。

梅文彩兄令堂，病类噎膈奇证

噎膈一病，古人论之甚详，尚有似膈非膈之证，犹未言及。文兄令堂年届四旬，病经数月，初时不能食饭，后并米饮俱不能咽，强之即吐，膈证无疑。然每日尚可啖干面粿数枚，思古人论膈证，不出胃脘枯槁四字。又称阳气结于上，阴液衰于下，今既不能食饭，何独能食面？且饮汤即吐，干食反安，理殊不解，与逍遥散数服不应。考《张氏医通》，有饮鹅血法，行之又不验，更医多方图治，亦不效，因劝勿药，两载后可食面汤，并精猪肉。今十余年，肌肉不瘦，起居如常，亦奇证也。

郑鹤鸣，挟阴伤寒

郑鹤鸣君平之流，冬月适患伤寒，初起寒热身痛，不以为意，延挨数日，陡然肢冷脉伏，肌肉青紫，面赤烦躁，呃逆频频。请同道曹肖岩翁诊视，询知系欲事后起病，以为少阴下亏，寒邪乘之，逼其真阳外越，与六味回阳饮。服之不应，势已濒危，邀予商酌，予曰：景岳回阳二方，皆能救急，其中尚有分别。夫寒中阴经，审其阴阳俱伤，而病尚缓者，则从阴阳两回之法。苟真阳飞越，重阴用事，须取单骑突入重围，搴旗树帜，使既散之阳，望帜争趋。若加合阴药，反牵制其雄入之势。定方单用姜附参草四味，煎令冷服，外用葱艾炒热熨脐，老姜附子皮煮汁，蒸洗手足。于是一昼夜，厥始回脉始出。惟呃未止，每呃必至百声，知为肾气上冲，于前药中，参以熟地、枸杞、五味、丁香摄纳真元，诸恙渐减，改用右归饮，与服二日，口辣舌燥，投六味地黄汤，浮阳顿平，复为调理脾胃，及脾肾双补而起。

郑媪便闭

郑媪年逾古稀，证患便闭，腹痛肛胀，寝食俱废，已经两旬，诸治不应，延诊以下为嘱，切脉虚细而涩。谓曰：此虚闭也。一补中益气汤足矣，何下为？服药两日，便仍不通，自言胀痛欲死，刻不可耐，必欲下之。予曰：下法吾非不知，但年高病久，正气亏虚，下后恐其脱耳。媪曰：与其胀闭而死，莫若脱之为快。因忆心悟篇云：病有不可下，而又不可以不下，下之不得其法，多致误人。沉思良久，于前汤内加入制大黄三钱，仿古人寓攻于补之意。饮药后，肠鸣矢气，当晚便解结粪数枚，略能安卧。次日少腹尚痛，知其燥矢未净，仍用前方，大黄分两减半，再剂便行两次，先硬后溏，痛止食进而愈。夫补中益气汤，原无加大黄之法，此虽予之创见，然医贵变通，固不容胶柱鼓瑟也。

吴光先翁，偏中便闭

光翁年逾七旬，偏中卧床不起，治用地黄饮子，参左右二归饮。服药半月，证已守住，惟大便两旬未圊，腹痛肛胀，盖由气血俱亏，不能传送，方如通幽汤、补中益气汤、五仁汤、济川煎，屡投不验。思用猪胆汁蜜煎导法，无如燥粪已抵肛门，阻不能入，每一努挣，魄汗淋漓，头晕欲脱，无可如何。偶记叶氏案中，载治便闭，有用挖法，令病人自用中指，染油探入肛内，将燥粪挖碎而出。奈病者肢废，自难掉动，嘱其孙依法行之，当即挖出燥粪数块，随后自解秽腐甚多，不劳余力，病者称快，洵治便闭捷法也。

董千云，伤寒格阳证

董千云卖花为业，年逾四旬，外状丰腴，冬月患伤寒，诊脉沉细无力，症见寒热烦躁，头身疼痛，面红目赤，舌吐唇外数寸，病来势暴。询因房劳，感受寒邪，逼其虚阳外露，即格阳证也。方定六味回阳饮，令其煎成冷服。无如饮药旋呕，并吐蛔虫，躁扰如故，甚为踌躇。其母跪求救治，勉取前药半盏，冲入猪胆汁数匙，试服不呕，良久又与半盏，夜间尽剂。晨诊躁象略安，舌收吐止。仍照原方再进，次易八味地黄汤，时届九朝，忽口噤不语，十一二日，又寒热如疟，有从外感起见者，予曰：温中即可以散邪，强主正所以逐寇。力排众议，坚持数日，稍见转机。此后尚多枝节，极力扶住正气，守至两旬，寝食虽安，神采欠爽。因思前病重时，只图固正，未暇驱邪，温补药多，未免留邪闭窍。曾记方书论伤寒时疫，愈后神识不清，有属邪滞心包之语，与服蛮煎，两剂神明顿清，续为调理而痊。

许妪伤寒，疑难证治

许妪冬月病伤寒，寒热头痛，医投疏表和解不应，渐致昏谵口渴，更进芩连清之亦不应。便秘经旬，用大黄亦不下。予初望其面赤烦躁，意属阳证，及切脉细涩，又疑阳证阴脉，思维未决，因问其汗，自病起至今未出，扪之肤槁而枯，予曰是矣。且不立方，姑先与药一剂，有验再商。幸彼农家不谙药性，与药即服。次日往视，面红稍退，烦躁略平，肤腠微润，予曰：生矣。疏方付之，乃大青龙汤也。又服一剂，更见起色，转为调理而安。渠族人佩之兄

与予善，亦知医理，问曰：君治此病，殆有神助，不然，如斯重候，何药之奇效之速也。予曰：仲圣云，太阳病不罢，面色缘缘正赤者，此阳气怫郁在表。其人躁烦，不知痛处，但坐以汗出不彻，更发汗则愈。何以知之？脉涩故也。子能参悟此篇，自知此病之治法矣。

吴某时疟变证

吴某尝富后贫，体虚多郁，病患时疟，坚不服药，已半月矣。一夕忽发热不退，胸闷干呕，医投小柴胡汤不应，热盛汗多，神昏体倦，脉细无力，呓语音低。急延予诊，按仲师云：谵语有虚有实，实则谵语，虚则郑声。《素问》云：言而微终日乃复言者，此夺气也。用补元煎合生脉散，两服霍然。

族叔晓堂，失志狂妄

族叔晓堂，向在吴地贸易，情志不舒，抑郁成病，神迷谵妄，诸医无效。同人虑有不测，送回里中。诊脉弦急搏指，知其因郁生火，因火生痰，痰火扰其神明、蒙其心窍，是以语言不正，举动异常，与阳明胃实狂乱之候不同，故前医用下药不应。病久正气固虚，补之又恐助其痰火，爱仿服蛮煎，加梨尖、铁琥珀、辰砂为引。初服谵妄稍定，再剂寝食渐安，共服十二剂，神清语正，举止如常。盖此方能清心肝之热，而通神明，故效速如此。

族人联升，休息痢证治奇验

族人联升，患休息痢，淹缠两载，药如清火固涩、补中升提，遍尝无效。偶遇诸涂，望其色萎气怯，知为脱血之候。谓曰：尔病已深，不治将殆。渠告其故，予曰：吾寓有药能愈尔病，盍往取之。比随至寓，付药再服即愈。渠以两年之疾，百治不瘳，此药效速如此，称为神丹。方用鸦胆子一味，去壳取仁，外包桂圆肉捻丸，每早米汤送下三十粒，旋以食压之。此方初得之人传专治休息痢，并治肠风便血，

少则一二服，多则三四服，无不应验。然其物不载本草，无从稽考。其味极苦，似属性寒，后阅《幼幼集成》书云：痢久邪附大肠屈曲之处，药力所不能到，用此奇效。思治虚怯沉疴，参芪归地，有用数斤愈者。治伤寒热病，姜附硝黄有用数两愈者。何此物每用不过二三分，治积年之病，其效如神？物理真不可测。先哲云：千方易得，一效难求。信矣。

堂妹感冒暑风证治

堂妹适邻村许姓，夏日浴罢，忽头晕仆地，家人扶起，旋即发热，夜间热盛，烦渴呕吐，谵妄不安，手指掣动，医药无效。予诊脉息弦数，视舌尖绛苔黄，谓其翁曰：病由暑风相搏，邪热燔炽，亟宜清解，以杜痉厥之患。方用川连、香薷、甘草、半夏、茯苓、钩藤、防风、青蒿、羚羊角、荷叶、扁荚叶，服药两剂，热缓神清，呕渴亦止。方内除川连、香薷、钩藤、防风、半夏，加沙参、麦冬、石斛、稻露，又服两日，证减七八。再除青蒿、羚羊角、荷叶、扁荚叶，加玉竹、生扁豆、女贞子、当归、白芍，调养而愈。

家炳然兄女，肝郁气厥，实有羸状

炳兄女在室，年已及笄，性躁多郁，初春曾患吐血，夏间陡然发厥，厥回呕吐不止，汗冷肢麻，言微气短，胸膈胀闷，脉息细涩，状似虚象，医投补剂益剧。予诊之曰：此郁病也。经云：大怒则形气绝，而血菀于上，使人薄厥。又云：血之与气，并走于上，乃为大厥。议与越鞠丸加郁金、枳壳、茯苓、陈皮、半夏。兄曰：女病卧床数日，粒米不入，脉细言微，恐其虚脱，奈何？予曰：依吾用药则生，否则难救。盖此脉乃郁而不流，非真细弱，欲言而讷，乃气机阻闭故也。观其以手频捶胸臆，全属中焦郁而不舒。且叫喊声彻户外，岂脱证所有耶？请速备药，吾守此，勿迟疑也。取药煎服，少顷，膈间辘辘有声，嗳气数口，胸次略宽，再

服呕止，寝食俱安。转用八味逍遥散，除白术加香附、郁金、陈皮，病愈血证亦泯。

陈某子感证，体脉俱厥

陈某子年十六岁，夏月患感证，壮热神昏，面赤烦渴，唇燥舌焦，口鼻牙根出血，俱属热象。惟脉息沉细，四肢厥冷，诸医不效，时届九朝，延予商之。予曰：此非阴证，乃阳证也。今日本应重用凉药，恐汝家畏而不服，姑以小柴胡汤去半夏、人参，加生地、花粉、山栀、丹皮试之。无如歙俗以为吃坏热药有救，凉药无救，因见方有凉药，果畏不服，三日后势更剧，复来迓予，予辞不往。乃浼友人胡君景三代请，予曰：救病如救焚，彼病已重，况复迁延，恐难治矣。胡君曰：试往一决，可治则治之。至诊其脉，前之沉细者，今竟绝，抚扪其肢，则冷过肘膝，更加腹痛拒按，欲便不解，惊狂不定。予曰：疾急矣，非承气汤下之不可。疏方讫，胡君私叩予曰：从来伤寒阴阳二证，凭脉用药，不拘浮沉大小，总以有力无力分之，有力为阳，无力为阴，今按脉全无，四肢冷甚，恐属阴证奈何？予曰：此乃阳极似阴，证载吴又可《温疫论》中，所谓体脉二厥也。归检书与阅，胡君以为然，竟服下剂，夜间便行二次，比晓厥回脉出，改用甘露饮，后易生脉地黄汤，匝月而痊。

又妇忧劳传染，药误致变

陈某子病愈后，其妇忧劳传染，初起头疼寒热，予与香苏饮，一服汗解，旋又劳复发热，口苦耳聋，兼值经期，恐其热入血室，酌以柴芩煎，加生地、赤芍、丹皮。热犹不退，更加面赤舌黄，谵语脉数，予曰：邪犯少阳阳明也。仿生生子小白汤，炒黄芩换生黄芩，加竹叶、灯心为引。并语某曰：予适有他出，倘明日到迟，可请胡君商之，或照原方先服一渣亦可。次日午刻予归，渠已着人相促数次，急造其庐，其泣曰：病大变矣。问其何状，曰：昨服尊剂，

夜来烦热不眠，今早忽咬牙闭目，昏厥遗尿，已请胡君斟酌，并照原方煎服之渣，迄今不转，奈何？予曰：咋病虽重，然已加增药味，即不应验，亦不至此，岂更服他医药欤？某曰：小儿病承救活，深为感佩，今且专心倚仗，曷敢易医？胡君恍然曰：往日市药，吾未之阅，今早阅剂内生黄芩，药店错发生黄芪，比令换去，得无咋剂中误服黄芪耶？因验咋倾之药渣，果然。予曰：此病受邪本重，前药悉力驱之，尚不能解，误服黄芪，将邪热补住，内攻心包，迷塞窍隧，故致变若此。惟有急泻心包之热，通窍避邪，庶有生机。拟导赤各半汤，除人参，加银花、金汁，外用紫雪点舌。饮药至暮，神采略回，连投四剂，浸有起色。惟神呆耳聋，时多妄语，易以服蛮煎两服，神明稍清。后用养阴定志之品，月余始平。是役也，使非胡君验明药误，在病家必归咎于医，而医亦不自知其故矣。识此凡治重病，所市药剂，医须亲验，不可忽也。

许生母伤食腹痛

许生咏堂，母病请治，据云因食豚肝面饼后，偶触怫郁，致患腹痛，自用麦芽楂曲香砂二陈不应。因其痛在少腹，以为寒凝厥阴，加吴萸、炮姜，服之益剧。予问痛处可按乎？曰：拒按。又问：日来便乎？曰：未也。切脉沉细，视舌苔黄，中心焦燥，顾谓生曰：此下证也。生曰：连服温消诸剂不验，思亦及此。因家母平素质亏，且脉沉细，故未敢下。予曰：痛剧脉伏，此理之常。质虽虚而病则实，书称腑病以通为补。仲师云：腹满不减，减不足言，当下之。又云：舌黄未下者，下之黄自去。今痛满拒按，舌黄焦燥，下证悉具，夫复何疑？方定大承气汤，用元明粉代芒硝，仍加香砂、楂曲，兼行气滞。服头煎后便行一次，其痛略定，随服复煎，夜半连下三次，痛势大减，舌干转润，易以调中和胃，旬后起居如常。

叶习方甥麻疳

予甥习方，稚年出麻，麻后热久不退，干咳无痰，肌瘠食少，粪如羊矢，神形疲困，诸医束手，姊氏忧惶，抱负来舍。予曰：此麻疳也，病属难疗。姊嘱拯治，思麻后热久，阴血必伤，干咳便难，津液必涸，计惟养阴保液，清肺润肠，庶可望效。方定麦冬地黄汤，加石斛、沙参、玉竹、芝麻、阿胶、梨汁、白蜜，并令饮人乳，食猪肚汤。姊言前医以嗽热未清，戒勿食荤。予曰：谷肉果菜，食养尽之。今病久肠胃干枯，须假物类脂膏，以补人身血液，古有猪肤汤，猪肚丸，可法也。于是药食并进，热嗽渐减，便润食加，调治一月，诸候均愈，肌肉复生，乃送归焉。

族兄女痘证，并妇感证濒危，救回大路

族兄女三岁，出痘如蚕种，医初认为麻，越日始识为痘，骇甚辞去。更医泛投清解套药。延至九朝，色白顶陷，势欲痒塌。兄商于予，予曰：毒盛气虚，船轻载重，本属险逆，初起按法图治，尚望生机，今无及矣。兄恳救治，勉订保元汤。用糯米、鲫鱼、羊肉煮汁煎药，昼夜频灌，喜得浆行陷起，再加熟地、当归、枸杞、鹿茸温补之品，侥幸收功。无何，妇病感证，两进逍遥散不应，热盛脉数，口渴舌黄，照方加生地、黄芩，次日证仍未减，神昏舌苔干黑，予曰：疾急矣，非重剂莫挽。乃用大剂甘露饮，令其浓煎数碗，尽今日夜服尽。诘朝复视，昏热舌黑如故，反增胸腹胀闷，旁议二冬寒凉，二地滋腻，与胀不合，予曰：古人论治感证，始终以存津液为主，今热炽舌涸如斯，舍是别无良法。兄曰：固知药好，然腹胀药势不行奈何？沉思良久，令市大西瓜一枚，取汁与服。汁尽少顷，忽作寒战，目𥇒昏睡，汗出如雨，衣被皆濡，至晚始定。兄问故，予曰：此战汗也，非此则邪不能达，今无忧矣。嗣此热退神清，知饥纳食，惟觉身轻如叶，倦怠不支，

徐为培养血气而安。

菜佣某，单腹胀

菜佣某，初患腹胀，二便不利，予用胃苓之属稍效。渠欲求速功，更医目为脏寒生满病，猛进桂附姜黄，胀甚，腹如抱瓮，脐突口干，溲滴如墨，揣无生理。其兄同来，代为恳治，予谓某曰：尔病由湿热内蕴，致成单胀，复被狠药吃坏，似非草木可疗。吾有妙药，汝勿嫌秽可乎？某泣曰：我今只图愈疾，焉敢嫌秽！令取干鸡矢一升，炒研为末，分作数次，每次加大黄一钱，五更清酒煎服，有效再商。某归依法制就，初服肠鸣便泻数行，腹胀稍舒，再服腹软胀宽。又服数日，十愈六七，更用理脾末药而瘳。众以为奇，不知此本《内经》方法，何奇之有？予治此证，每服此法，效者颇多，视禹功神佑诸方，其功相去远矣。

胡某乃媳感证

胡某乃媳，夏月患感证，延诊时已七日矣。切脉弦数搏指，壮热谵狂，面目都赤，舌黑便秘，腹痛拒按。诊毕令先取冷水一碗与服，某有难色，予曰：冷水即是妙药，饮之无伤。盖欲观其饮水多寡，察其热势之轻重耳。其姑取水至，虽闻予言，心尚犹豫，勉倾半盏与饮，妇恚曰：何少乃尔。予令尽碗与之，一饮而罄。问曰：饮此何如？妇曰：其甘如饴，心地顿快。吾日来原欲饮水，奈诸人坚禁不与，致焦烦如此。予曰：毋忧，今令与汝饮，但勿纵耳。因谓某曰：汝媳病乃极重感证，邪踞阳明，已成胃实。问所服何药，某出前方，乃小柴胡汤也。予曰：杯水能救车薪之火乎？即投白虎泻心，尚是扬汤止沸耳。某曰：然则当用何方？予疏大承气汤与之。某持方不决，邻人曰：吾妇昔病此，曾服此方得效。于是取药煎服，夜间便行两次，次早腹痛虽止，他证依然，改用白虎泻心及甘露饮三方出入，石膏用至四两，芩连各用数钱，佐以银花、金汁驱秽解毒。数日间

共计用药数斤，冷水十余碗，始得热退病除。众皆服予胆大，予曰：非胆大也，此等重证，不得不用此重剂耳。

汪氏妇，热病喜饮沸汤

汪氏妇患热病，壮热不退，目赤唇干，舌黑起刺，便闭溲赤，诊脉弦数有力，应用清剂无疑。试问渴乎？曰不甚渴，惟喜饮沸汤数口，稍凉即不欲思饮。如此热证，当渴饮水，何反嗜饮沸汤？若以此一端而从阴治，似乎不可，偶忆律云：二罪俱犯，以重者论。今脉证均属阳热，乌可以喜饮沸汤一事为疑？先与小白汤，病状仿佛，知其药不胜病，乃进大剂白虎汤，石膏重用四两。因其胃热上冲，呕恶不食，更加芦根、竹茹为引。另取元明粉蜜拌涂舌，以润其燥。如此寒凉叠进，阅十四朝，始得热退神清，便通舌润。使拘古法，以喜热从阴，而投温药，不几抱薪救火乎？孟子云：尽信书则不如无书。斯言可证矣。

蒋某阴暑

蒋某夏月，病患发热口渴，头疼身痛，医云伤暑，初用香薷饮不应，因其热盛，更加青蒿连翘，服之益剧。诊脉沉细，望色舌白面青，身虽热而反近衣，口虽渴而喜热饮，谓曰：此阴暑证也，非姜附莫治。其家人曰：病者日来热盛，连服凉剂，尚未见效，且天时酷暑，姜附恐未可用。予曰：夏月伏阴在内，人多畏热贪凉，受寒最易。若云夏月不可服热药，则冬月不可服凉药矣，何仲景治冬月伤寒，每用石膏芩连耶？舍时从证，自古有之。乃投附子理中汤，一服热退，再服病却。

汪木工感证，舌苔变易之奇

汪木工年二旬余，夏间患感证，初起寒热呕泻，自汗头痛，他医与疏表和中药，呕泻虽止，发热不退，汗多口渴，形倦懒言，望色青白不泽，舌苔微黄而润，诊脉虚细。经云：脉

145

虚身热，得之伤暑。因拟清暑益气汤加减，服药一剂，夜热更甚，谵狂不安。次早复诊，其脉更细，疑为阳证阴脉，及视舌苔，与昨大异，色紫肉碎，凝有血痕，渴嗜冷饮。予思此必内有热邪，蕴伏未透，当舍脉从证，改用白虎汤加生地、丹皮、山栀、黄芩、竹茹、灯心。下午人来请云：服头煎药后周身汗出，谵狂虽定，神呆肢冷，不识何故？予往扪其手足，果冰冷异常，按脉至骨不见，阖目不省人事，知为热厥。命再进药，旁议以为体脉如此，怕系阴证，前药恐未合宜。予曰：此非阴证，乃阳极似阴耳，若误投热剂则殆。否则今晚勿药，明日再看何如？众然之。次日神呆略回，体脉如故，视其舌苔，又与昨异，形短而厚，满舌俱起紫泡，大如葡萄，并有青黄黑绿杂色，腻苔罩于其上。予甚惊异，辞以不治。其母哀恳拯救，予悯之，揣摩再四，令取紫雪蜜调涂舌，于前方内加入犀角、黄连、元参以清热，金汁、人中黄、银花、绿豆以解毒，另用雪水煎药。翌日再诊，厥回脉出，观其舌泡消苔退，仅干紫耳。再剂热净神清，舌色如常。是役也，予虽能审其阳证似阴于后，然未能察其实证类虚于前，自咎学力未到，但生平历治伤寒瘟疫诸候，曾未见此舌苔之异。且诊视五日，变幻如出五人，前贤诸书亦鲜言及，真匪夷所思也。谚云：读尽王叔和，不如临证多。洵非妄语。

农人某，伤寒误服凉药，舌见人字纹

农人某，患伤寒数日，寒热交作，自汗如雨。就予诊治，脉虚神倦，视其舌苔白滑，分开两歧，宛如刀划。考《己任编》中有阴证误服凉药，舌见人字纹之语，阅前方果然，予辞不治。渠恳拯救，先与六味回阳饮服之有效，继进左右二归饮数剂，舌苔渐退，诸恙续痊。

李某阴证伤寒，见纯红舌

李某患伤寒，畏寒发热，下体如冰，脉息沉细，饮沸汤犹不知热，阴寒脉证悉具，药当从温无疑。然视其舌色如朱，方书云：舌见纯红，热蓄里，与证不符，因其病初起，凭脉用药，先与小剂理中汤探之。无碍，随用重剂六味回阳饮，数服病痊，舌色亦退。为详其故，殆所谓肾水凌心，逼其心阳外越者欤。

郑氏妇，肝风头痛

郑妇年近三旬，质亏多郁，证患头痛，上及巅顶，下连齿颊，医称太阳风邪，药用羌防芎芷，痛剧而厥，呕吐不食，经脉动惕。予曰：此肝风病也。经云：诸风眩掉，皆属于肝。下虚上实，为厥巅疾，究由水虚不能涵木，怒木生风，勃勃欲动，误投温散，益助其威，鼓舞鸱张，渐变痉厥，诚可虑耳。方用地黄汤，加菊花、钩藤、白芍、甘草，数服稍应。思阳但上冒，阴不下吸，息风务用咸寒，潜阳必须介类，方加阿胶、鸡子黄、牡蛎、龟甲，取用磁石为引，使其吸引肝肾之气归原，服之病释。

汪某头痛，预见真脏脉

汪某中年，质薄且多研丧，头痛时作时止，夏间诊脉，弦急而枯，嘱以脉象欠佳，速宜静养，多服补药，切勿因循。病者以疾虽时发，然寝食如常，犹不为意。逮冬至前二日，忽目花面赤，昏晕不支。延予至，势已败坏，且无力服参，因辞不治，逾日而逝。是病虽败于冬，而真脏脉早见于夏，乃枝叶未害，本实先拔故也。

方氏妇，目疾误治变证

方氏妇，本体血虚，偶患目疾，眼科认为实火，初用芩连清之，更用大黄下之。饮药一盏，顷忽晕去，舌吐唇外，不能缩入，肢厥脉伏。时已薄暮，急延予诊，谓曰：寒下耗伤真阳，阳气暴脱，势属可畏，速投温补，希冀挽回。方疏通脉四逆汤，药熟不能下咽，令取艾火，灸气海、关元数壮，身始动，舌始收。忙灌药一盏，移时又厥，仍令再灸，厥回复进前

药，守至黎明始苏，续进左归饮及滋肾生肝诸剂，病痊目亦明矣。

闵某心脾虚脘痛

闵某处境艰难，向多忧虑，脘痛经岁，诸治不瘥。望色萎黄，切脉细弱，问痛喜按乎？曰：然。得食痛缓乎？曰：然。予曰：此虚痛也。古云：痛无补法，此特为强实者言，非概论也。为订归脾汤，嘱多服乃效。如言服二十剂有应，百剂获痊。后一丐者患同，某检方与之，服数十剂亦愈。

许细长食厥

许细长石工也，病起少腹胀痛，坚硬如石，医用消导药，转致吐蛔，便溺俱闭，更医目为寒凝厥阴，投以姜附吴萸，痛剧而厥，肢冷脉伏。急来延予，予以手按其少腹，见其眉攒难忍之状，谓其妇曰：此食厥证也。妇曰：病果因食冷面而起，然已服过消导药无效，或药力不及，亦未可知。第停食小恙，何至厥逆吐蛔，便溺俱闭？予曰：谷食下行，由少腹右角后出广肠。今食积不下，故大便不通。直肠紧胀，撑迫膀胱，小溲因而不利。下既不通，气反上行，故为呕吐。呕多胃逆，蛔必上攻，是以随呕而出。务得大便一通，通则不痛，诸证自释矣。但病经多日，凝洉已坚，非精锐之品，不能奏绩。旋进备急丸三钱，顷之腹中雷鸣，下结粪数枚，再与钱半，复泻十余行，厥回脉出，痛减腹软。观者动色，惊有神助，后畏药不服，将息而起。

商人某，唇衄奇证奇治

唇衄之名，医书未载，而予则亲见之。证治之奇，理不可测。乾隆壬子秋，一商人求诊，据述上唇偶起一疮，擦破血出不止，或直射如箭，已经旬矣，求与止血之药。按唇属脾，必由脾热上蒸，以故血流不止。初用清剂不效，因血流多，恐其阴伤，更用滋水养阴之剂，亦

不效。及敷外科金疮各种止血药，又不效。挨至月余，去血无算，形神羸惫，自分必死，忽梦其先亡语曰：尔病非医药能治，可用栗一枚，连壳烧灰，同硫黄等份，研末和敷自愈。醒后依法敷之，血果止。商人亲向予言，真咄咄怪事也。

汪氏妇鼻衄止衄奇法

汪氏妇，夏月初患齿衄，衄止旋吐血，血止鼻又衄，大流三日，诸治不应。诊脉弦搏，知其肺胃火盛，非寒凉折之不可，乃用犀角地黄汤，取鲜地黄绞汁，和童便冲药，外用热酒洗足，独蒜捣涂足心，一昼夜衄仍不止。因忆门人许生，曾言人传止衄奇法，先用粗琴线数尺，两头各系钱百文，悬挂项下，再用手指掐定太溪穴（太溪穴在两足内踝下动脉陷处），神验。外治之法，于病无伤，今既诸治罔效，姑一试之，衄竟止。惟神形疲困，头昏少寐，思血去过多，真阴必伤，改用麦冬地黄汤加龟甲、石斛、白芍、女贞、沙参、阿胶，旬日霍然，识此以广见闻。

某妇胎动下血

昔闻先辈云：补中益气汤乃安胎圣药，予未深信。乾隆癸丑秋，某妇怀孕数月，腰腹俱痛，恶露行多，势欲下堕，诸药不应，投以此方，加阿胶即安，后屡用皆验。缘方中有参芪归术，培补气血，妙在升柴二味升举之力，俾胎元不至下陷，然后补药得以奏功。血热加黄芩，血虚加地黄尤妙。

吕妇产后，胞衣不下，误药晕脱

吕妇年甫三旬，平时面黄体弱，因少乳求方，与八珍汤服之有验。数年后，又因胎产，胞衣不下，予诊之曰：此气虚不能传送，血虚不能濡润故也。令服十全大补汤。众议以为新产，胞衣积血，阻障不出，补之不宜，或授以单方，用芒硝一两煎服，云下胞如神，众咸称

善，一匕入喉，即时晕脱。

族媪血崩奇证

族媪年逾八旬，天癸复行，日渐淋漓，时或如崩，头昏食少，心悸不寐，予与黑归脾汤，服之不应。他医投以清补固涩诸方，亦不效，淹缠数月而殁。予历见老妇病此，皆不能治，古罕言之，亦奇疾也。

方氏女孩带下，罕见之证

邻村方氏女，年才四岁，其母抱负，来舍求治。予问何疾，曰带下。问疾何时起，曰女夜遗溺，常以帛垫卧，旧春晨起晒帛，乍见白物，以为偶然，后频下不已，渐觉面黄肌瘦，饮食减少，今经一载，时发时止。附近求医，皆言未见之证，予曰：此先天禀弱，脾虚挟湿故也。但童真未充，早泄诚非所宜，令夜服地黄丸，早服参苓白术散，匝月而效。半载后疾复发，仍令守原方服愈。嗣后不闻消息，及阅《怡堂散记》载一七岁幼女，患此证，虽已治痊，后出室怀孕，一产即脱，亦夭之由也。方氏女孩得无类此。

洪大登痉病

洪大登为人厮役，体虚多劳，初病颊车紧痛，服疏风药二剂，卧不能起，口不能张，日饮米泔，仅以茶瓶嘴灌入，四肢挛急，每小便，须两人抬起，痛甚汗淋，诊脉细濡，两尺尤弱，有从外感起见，仍欲用风药者。予曰：此痉病也。气血大亏，服此即不救，拟用大剂补元煎。旬余未效，病家亟请更方，予曰：毋庸，药力未到耳。原方令守服二十剂，渐能掉动，服至两月，始出户庭。

王木工反关脉

王某木工也。向患胃痛，诸治不效，一医以草药与服，陡然便血半桶，时时晕去，闭目懒言，汗淋气怯，诊脉全无。按脉乃血派，此必血脱之故，然血脱益气，须用人参，彼木工焉能得此？辞不与治，料其旦晚必脱也。越月遇诸途，见其行动如常，心窃讶之。后因他病来视，问其前恙，如何得此？曰：先生言我病危，非参莫救，求医无益，只得日煎党参汤饮之，侥幸得活。予曰：此亦血脱益气法也。再诊两手，仍然无脉，思人久无脉，焉能得生？沉吟半响，恍然悟曰：此必反关脉也。覆候之果然。渠乃匠人，脉之如何，原不自知，予前诊时，因见其外证之危，仓卒未及细究。识此告诸诊家，务须留神详察也。

王某血证频发

老医方星岩，曾向予言，昔从上海王协中先生游，论及血证愈后，每多反复者，此由胃膜破伤，须用法补之。思之至再，订方用白及、鱼膘、丝绵三味烧灰，等份为丸，服之永不复发。王某患此证，莫能除根，令服此丸果验。

族子石淋奇证

族子年方舞勺，初时小便欠利，不以为意，后每溺，茎中涩痛，医作淋治，溺更点滴不通，少腹胀硬，卧床号叫，昼夜靡安。延予至家，其母手拈一物，与予视之，云病者连日小便全无，昨夕努挣多时，突然溺出此物，当觉通快，喜为疾却，今又复闭，岂尿管内尚有此物塞住耶？予视其形如豆，色苍而坚，置臼中捣之不碎。考方书虽有石淋一证，即予平素目睹患此者，亦不过如盐沙之细。今此石形大如豆，从未之见。初以为妄，试取簪柄探入茎中拨之，硁然有声，方信溺之不通，竟由于此。思将此石取出，特古无是法，不敢妄出意见，辞不与治。闻后石不得出，茎根烂开一孔，溲由彼泄，迁延而殁。越数年道出庐江，遇吕墨从先生言，彼邑昔有徐姓老医，能治此证，亲见其治愈数人。其术用刀将阴茎剖开，取出石子，敷以末药，旬日即愈。予心异之，欲求其方，其人已物故矣。因并志之，倘后有患此者，须求巧手剖之可也。

曹某忍精淋痛

淋痛一证，今人多用八正分清等方，然有效有不效者，盖阴茎有精溺二窍，若因湿热阻闭膀胱，病在溺窍，则前药投之是矣；尚因房劳忍精，病在精窍，乃有形败浊，阻于隧道，徒进清利无益。此证叶香岩论之甚详，言古有虎杖散，近世不识此药，治用杜牛膝根绞汁一盏，冲入麝香少许，隔汤炖服。并宗朱南阳方法，用两头尖、川楝子、韭白、归尾等味。曹某患此证，予仿前法治愈，后治数人俱验，因并识之。

王氏妇痹证

王妇周体痹痛，医作风治，卧簀月余，肢挛头晕。予见之曰：此痹证也。躯壳外疾，虽无害命之理，但病久寝食不安，神形困顿，速救根本，犹可支撑，若见病医病，则殆矣。方

定十全大补汤，加枸杞、杜仲、鹿角胶，两服未应，众疑之。予曰：缓则疗病，急则顾命。今病势败坏如斯，舍是不救，且补虚与攻实不同，非数十剂莫效。又服十日，周身发肿，众称病变，予曰：勿忧。凡风寒客于人，壮者气行则已，怯者著而为病。本由营气不足，邪陷于里，今服补剂，托邪外出，乃佳兆也。仍命照原方多服，痛止肿消而愈。识此为治痹恣用风燥药者戒。

自病臂痛

嘉庆癸亥岁，予因夏热，夜卧石地受凉，秋后臂痛，莫能屈伸。初服温经散邪之剂不效，外贴膏药又不效。思筋骨间病，药力难到，古有暖洗一法，日洗药水，其痛如故。偶阅《韩氏医通》云：有痿痹疾者，倘卧患处于壮阴之怀，久之生气和浃，病气潜消。试仿其法，将痛臂夜令室人以热体偎之，数日而愈。按《归田录》云：人气能粉犀，则疗痹固其宜矣。

杏轩医案续录

新安杏轩程文囿观泉甫著

男 光台芸甫 校
　 光墀丹甫
孙 书酉山 诸暨刘淡如重校
　 春序先 录

黄敬修兄咳血

敬兄向在金华贸易，恙患咳血，医治无效，食微肌瘦，虑成损怯。予时至兰溪，友人荐延诊视。阅前诸方，偏于温补，谓曰：古人治血证，虽有此法，然须审其证属虚寒，方为合辙。据兹脉证，责诸肺肾阴亏，肝阳上僭，咳甚火炎，血随溢出，理应滋水生木，润肺保金，得以咳稀，血当自止。服药投机，予欲辞回，敬兄固留，为治月余，咳血全好，餐加神旺，肌肉复生。

鲍宗海，风寒喘嗽，误补肺胀欲绝治验

黄敬修兄店内，有同事鲍宗海者，因感风寒，喘嗽多日。就彼地某姓老医看视，谓其证属内亏，药与地归参术。予见方劝其勿服，宗海以为伊体素虚，老医见识不谬，潜服其药。是夜喘嗽益甚，次日复往加减，医谓前药尚轻，更增黄芪、五味子。服后胸高气筑，莫能卧下，呻呀不休，闭闷欲绝。敬兄询知其故，嘱予拯治，予曰：前药吾原劝其勿服，伊不之信，况加酸敛，邪锢益坚，如何排解？敬兄云：渠与我同事多年，不忍见其死而不救。揣摩至再，立方用麻黄、桂枝、细辛、半夏、甘草、生姜、杏仁、葶苈子，并语之曰：此乃风寒客肺，气阻痰凝，因而喘嗽，医不开解，反投敛补，以致闭者愈闭，壅者愈壅，酿成肺胀危证。《金匮》云：咳逆倚息不得卧，小青龙汤主之。予

于方中除五味、白芍之酸收，加葶苈、杏仁之苦泻者，盖肺苦气上逆，急食苦以泻之，如救眉燃，不容缓待也。敬兄欣以为然，即令市药煎服。少顷嗽出稠痰两盂，胸膈顿宽。再服复渣，又吐痰涎盏许，喘定能卧，宗海始悟前药之误，泣求救援。予笑曰：无妨，枉自吃几日苦耳。次剂麻桂等味分两减轻，参入桔梗、橘红、茯苓、苏子，更为调和肺胃而痊。

胡某妇脏燥，面论证治方法

长林胡某，延诊妇病，据述证经半载，外无寒热，饮食月事如常，惟时时悲泣，劝之不止，询其何故，伊不自知。延医多人，有云抑郁，用逍遥散者；有云痰火，用温胆汤者，药俱不效。又疑邪祟，禳祷无灵，咸称怪证，恳为诊治。视毕，出语某曰：易治耳。立方药用甘草、小麦、大枣。某问病名及用药方法，予曰：病名脏躁，方乃甘麦大枣汤，详载《金匮玉函》中。未见是书，不识病名，焉知治法？宜乎目为怪证也。某曰：适承指教，足见高明。但拙荆病久，诸治无功，尊方药只三味，且皆平淡，未卜果能去疾否？予曰：此仲圣祖方，神化莫测，必效无疑。服之果验。

余振如兄，幼子胎痫

振兄乃郎，出胎两月，突然肢搐目斜，逾时乃定，乳食如常，以为偶然，次日又发，幼

科作胎惊治，药用疏风镇惊不应，发经数日，俱在巳午时候。予视之，曰：此非胎惊，乃胎痫也。振兄云：胎惊则尝闻之矣，胎痫之名，请问出于何典？予曰：名出《内经》。帝曰：人生而有癫疾者，病名曰何，安所得之？岐伯曰：名为胎病，此得之在母腹中时，其母有所大惊，故令子发为癫疾也。注云：癫痫也。夫惊之搐搦无定，痫之发作有时，大人之痫疾亦然，惟其发作有时，故较惊稍轻耳。爰用茯神、远志、麦冬、丹参、甘草、白芍、菊花、钩藤、桑寄生以安神定志，养肝息风，少入橘红、半夏曲以涤扰心之痰涎。盖疾由母腹受惊而得，病在心肝二脏，神安风熄，其疾自平。妄行疏散，则风益动。襁褓胃气薄弱，金石镇坠，尤非所宜。服药其发渐轻，未几而定，所见数儿证同，皆照此法治愈。

柳圣依翁夫人，热病战汗而解

圣翁夫人，夏间病患热盛无汗，烦渴昏谵，医治旬余不解。圣翁外贸，伊郎荫千兄，延予诊视，脉数舌黄，谓曰：此热病也，非清不可，疏竹叶石膏汤与之。时夜将半，闻叩扉声甚急，启视，荫兄慌入而言曰：病危矣。询其故，曰：妙剂，当服头渣，至暮未见动静，再服复渣，更静后，忽寒战肢抖，少顷汗出如浆，肤冷息微，闭目不语，众以为殆，归咎药性太凉，欲投参附以救其脱，亟求复诊以决之。予即随往，扪其肌肤果冷，细按脉虽虚软，然至数和缓，并不急疾，曰：无妨，此战汗也。因本气不足，邪气鸱张，予重用清剂驱之，邪不能留，遂与正争，是以战而汗出。邪虽从此而解，正亦由此而亏，且任其养息，切勿惊扰，元气来复，自然肤暖神苏。若骤进参附，诚恐余烬复炎，反为害矣。叶氏论温热病战汗解后，胃气空虚，有肤冷一昼夜之说。取书与阅，群疑始释。另立一方，用生脉散加茯神、玉竹、白芍、甘草，嘱市药煎好，俟其苏醒与服，并啜稀粥，以养胃气。次早荫兄来谢云：昨夕非子有定见，几

为旁言所误。遵嘱静守，逾时汗敛神苏，忙将煎好之药服讫，复睡至晓，肌肤已温，唯形倦气怠耳。更为辅正，养阴和胃，渐次而康。

鲍子钦兄，感风停食小恙，猝变虚脱，宜用急疗之法

子钦兄幼年质弱，偶因停感，发热腹痛，儿科药用荆防楂曲，服后热退痛止，以为应验。讵意次日，卧床不起，头重目眍，气怯懒言，不饮不食，急延予至。见其形状倦怠，切脉细软无神，维时伊舅柳荫千兄在座，予告之曰：令甥之恙，乃元气不支，切恐虚脱，亟宜峻补，迟则难救。荫兄云：舍甥病才两日，消散又未过剂，童质固虚，何至遽脱？岂可骤投重补耶？予曰：小儿脏气易为虚实，脉证疲惫如斯，舍此别无他策。仿补元煎方法与服二剂，病仍未转。伊乃堂忧甚，予曰：凡治病，补虚与攻实不同，攻实可求速效，补虚本无近功。服药病既不增，虚能受补，即为见效，古称填补，如地有陷阱，方能容填，若平地填之，成敦阜矣。仍依原方加入芪、术、茯神、枣仁合归脾汤，守服浃旬，头竖目开，饮食照常，俨如无病。

族妇眩晕，续堂弟媳所患证同，治皆无效，不药自瘥

予童时，见族中一妇人，头额常系一带，行动须人扶掖，云无他病，惟头目昏眩，饮食倍增，形体加胖，稍饥心内即觉难过，医治无效，只得屏药。越数年，疾自愈，形体退瘦，饮食起居如常。其致病之由，及所服方药，均不可考。后堂弟媳，年二旬余，因遭回禄，忧郁成疾，见证与族妇仿佛。予知其疾由郁而起，初投逍遥达郁，继加丹栀清火，更进地黄、阿胶滋水生木，白芍、菊花平肝息风，磁石、牡蛎镇逆潜阳等法，俱不应。他医以为无痰不作眩，药用豁痰，又以为无虚不作眩，药用补虚，亦皆无验，遂不服药，四旬外病自瘳。予生平

所见眩晕之疾，未有甚于此二证者。且病中诸治不应，后皆不药自瘥，事亦奇矣。细求其故，盖病关情志，是以草木无灵。由此观之，凡情志内伤致病，皆可类推。

洪荔原翁，挟虚伤寒

荔翁年逾强仕，冬月重感寒邪，诊脉细紧，见证寒热无汗，头疼体痛。初投附子理阴煎，汗发不出，复诊方加人参、麻黄。翁曰：麻黄性悍，快不能御，吾质素弱，恐不可服。予笑谓曰：他人之麻黄或不可服，予之麻黄放心服之。盖医当论方，不当论药，若以此加入表散药中，则诚快不能御，今合补剂，有人参、熟地监制之，虽勇过孟贲，亦难肆其强悍之性矣。古人用散法，有皮毛、肌肉、血脉、筋骨之殊，峻散、平散、温散、凉散之异。至于阳根于阴，汗化于液，云腾致雨之妙，独景岳先生得之。其所制理阴煎，及麻桂饮、大温中饮数方，真可称长沙之功臣，而补其所未备也。况理阴煎方后，原有加麻黄之法，又何疑耶？翁信予言，一服汗出而解。

洪召亭翁夫人，胎动血晕，急救保全

召翁夫人，怀孕三月，胎动血崩发晕，促往诊视，乃告翁曰：妊娠胎下血晕，已为重险，今胎未下而晕先见，倘胎下晕脱奈何？翁嘱立方，予曰：血脱益气，舍独参汤，别无良药。翁问所需若干，予曰：数非一两可。翁出取参，予闻房内雇妇私语，胎产后参不宜，亟呼之出语曰：尔何知，勿妄言以乱人意。少顷，翁持参至，予欲辞回，思适才雇妇所言，恐病人闻之，疑而不服，岂不偾事？只得俟之。翁持参汤，予随入房，病人果不肯服。翁无如何，予正色言曰：性命安危，在此一举。今若不服此汤，胎下晕脱莫救。俗见胎产忌服人参，无非恐其补住恶露，在胎下后，犹或可言，今胎未下，与平常临产无异。岂平常临产，可以服参，今昏晕欲脱，反不可服乎？予治此证颇多，

勿为旁言所惑。病人疑释，一次而罄。予曰：有此砥柱中流，大势可守，尚防胎下复晕，其参渣再煎与服为妙。诘朝复诊，翁云昨遵谕仍将参渣煎服，薄暮胎下，恶露无多，晕亦未作，令多服培养气血之剂而瘥。续翁媳升冶兄令政半产，胎下血晕，时值寒冬，夤夜招诊，两脉已脱，面白肢冷，亟以参附汤灌苏。一家两证，势俱危险，皆仗参力保全。胎产不可服参，殊属谬语。

曹引泉翁竹筒痢

引翁年将花甲，秋季患痢，缠绵日久，清利过剂，肛如竹筒，直下无度，卧床不起。诊脉细濡，望色憔悴，知为脾肾两亏，元气下夺。所幸尚能纳谷，胃气未败，仿胃关煎，调石脂余粮末。与服两日，其痢稍减，再加桑螵蛸，晚间参服四神丸，治疗匝月始。

王策勋先生，幼孙疳疾

予弟绮兰，服贾庐江，戊辰冬予自中州回，道经彼地，羁留信宿。有王策勋先生者，与予弟善，抱其幼孙，恳为诊治。视其体热面黄，肢细腹大，发焦目暗，颈起结核。予曰：此乃疳疾。疳者干也，小儿肠胃柔脆，乳食失调，运化不及，停积发热，热久津干，故名曰疳，又谓之丁奚哺露。丁奚者，言奚童枯瘠如丁；哺露者，言愈哺而骨愈露。但是疾，每多生虫，虫蛊日滋，侵蚀脏腑，非寻常药饵所能去病。古方有布袋丸，治此证多验，药用人参、白术、茯苓、使君子肉各一两、芦荟、夜明沙、芜荑、甘草各五钱，共为末，蒸饼糊丸，每粒约重三钱，日用一丸，以夏布袋盛之。另切精猪肉二两，同煮汁服，肉亦可食。如法制就，服完一料而愈。

金荫陶封翁，久泻滑脱之证

封翁年愈古稀，恙患泄泻，公郎迈伦兄善岐黄，屡进温补脾肾诸药，淹缠日久，泻总不

止。招予诊视，谓迈兄曰：尊翁所患乃泻久肠胃滑脱之候也。《十剂》云：补可去弱，涩可去脱。泻久元气未有不虚，但补仅可益虚，未能固脱。仲景云：理中者，理中焦。此利在下焦，赤石脂禹余粮丸主之。李先知云：下焦有病人难会，须用余粮、赤石脂，况肠胃之空，非此不能填，肠垢已去，非此不能复其黏着之性。喻西昌治陈彦质浦君艺泻利，久而不愈，用此俱奏奇功，遂于原方内加入石脂、余粮，服之果效。

洪梅渚翁，肝郁犯胃，痛呕发黄，温补药误，危而复安

嘉庆辛未春，予患眩晕，不出户者累月。友人张汝功兄来，言洪梅翁病剧，述其证状，起初少腹痛，呕吐，医谓寒凝厥阴，投以暖肝煎，痛呕益甚。又谓肾气上冲，更用理阴煎合六君子汤，每剂俱用人参，服之愈剧，脘痞畏食，昼夜呻吟，面目色黄，医称体亏病重，补之不应，虑其虚脱，举室忧惶。复有指为疸证，欲进茵陈蒿汤者，嘱邀予诊以决之。予辞以疾，汝兄强之，于是扶掖而往，诊毕笑谓翁曰：病可无妨，但药只须数文一剂，毋大费主人物料。方疏加味逍遥散，加郁金、陈皮、谷芽、兰叶。乃弟并锋翁曰：家兄年将花甲，病经多日，痛呕不食，胃气空虚，轻淡之品，恐不济事。予曰：此非虚证，药不中病，致益剧耳。经云：诸痛属肝，病由肝郁不舒，气机遏抑，少腹乃厥阴部位，因而致痛。肝气上逆，冲胃为呕，温补太过，木郁则火郁，诸逆冲上，皆属于火，食不得入，是有火也。至于面目色黄，亦肝郁之所使然，非疸证也。逍遥一方，治木郁而诸郁皆解，其说出赵氏《医贯》，予辑载拙集《医述》中，检书与阅，翁以为然。初服各证均减，服至四剂，不痛不呕，黄色尽退，共服药十二剂，服食如常。是役也，翁病召诊，日皆汝兄代邀，语予曰：翁前服参药不应，自以为殆，予药如此之轻，见效如此之速，甚为感佩，

嘱予致意，容当图谢。予曰：医者愈病，分所当然，惟自抱疾，为人疗疾，行动蹒跚，殊可笑耳。翁有盛情，拙集辑成，借代付梓，亦善果也，胜酬多矣。晤间翁问尊集成乎？予曰：未也。翁曰：且俟脱稿，薄助剞劂。阅兹二十载，集成而翁已仙矣，集首阅书姓氏款中，谨登翁名，不忘其言。

又令爱暑邪扰胃，发热吐泻，欲作惊搐

梅翁令爱，年甫两龄，仲夏时发热吐泻。渠宅同事，方心树兄知医，作暑风食滞治，热甚烦渴，吐泻益频。延予至，心兄述其病状，并用药大意。予视其儿，身热肢冷，舌绛苔黄，烦扰不定，谓心兄曰：证属暑邪扰胃，热气上冲，以故渴饮吐泻。经云：诸逆冲上，皆属于火，暴注下迫，皆属于热。但婴儿质脆，暑邪酷烈，最易激动肝风。许宣治先生论暑风惊候，由吐泻而后发搐者，谓之慢惊，治之不易。且吐甚于泻，吐多胃伤，不能宣布津液，是以诸药无验，必得生机活泼，方转灵轴，所制黄土稻花汤一方甚妙。予遇此证，每仿其法，治多应手。于是方疏黄土、稻花、沙参、茯苓、甘草、半夏、乌梅、木瓜、扁荽叶，因其热甚，再加黄连，一剂而效。夏月小儿感受暑邪热渴，吐呕不利，于香砂术曲者，服此方而晏如。

又乃郎，湿温感证

梅翁幼郎，夏间患感证，见其发热口干，舌苔白腻，知有伏邪。思膏粱稚子，提携捧负，邪何由受？询其乳媪，据云：向系楼居，近缘天暑，移住地房，霉气甚重，病因此受，亦未可知。予曰：是矣。盖微湿之气，从口鼻吸入，伏于膜原，酝酿为热，自里达表。不比风寒，客于皮毛，可以辛温发散而治也。初用淡豉、苏梗、鲜藿香、秦艽、广皮、桔梗、连翘、甘草、通草之属，芳香解秽，辛凉透邪。服药热

甚烦渴，舌苔转黄，方除苏梗、广皮，加入黄芩、黑栀、赤苓、泽泻，热渴不止，舌色欲焦。予素手战，渠宅视恙，方俱心树兄代书，乃谓之曰：此证热势炽甚，非白虎汤不能去病。心兄云：据证应用此方，但白虎之名，俗多恐畏，或至明日，如病不减，再进如何？予曰：拯溺救焚，急不及待。今舌欲焦，邪热燔灼，胃津已伤，倘到明日，舌若变黑，而成胃实，则非白虎所能胜任。再投承气，岂不更骇听闻？因将病原治法，细与渠宅说明，当用石膏一两，知母一钱，并加滑石、芦根，其余栀、芩等味，分两均照前加重。次日复看，身热较轻，舌焦亦润。但病来势暴，若骤松手，恐其余烬复燃。仍守原方，再服一剂，转用沙参、玉竹、麦冬、丹皮、石斛、料豆、梨汁、芝麻，养阴濡液而痊。

张汝功兄乃郎，嗽久伤阴，奇治验

汝兄乃郎，年方龆龀，秋间咳嗽，入冬，不止。初起呛嗽，痰涩气急面红，渐次潮热脉数，食减肌瘦，药如泻白散、止嗽散、清燥救肺汤，遍尝无验。汝兄虑成童怯，嘱予筹治。今且停药，每日用甜雪梨一枚，去皮渣，雄猪肉四两同切块，清水煮汤啜之。其肉与粳米稀粥同食，儿病日久，戒食荤油，复为药苦，得此可口，食而甘之，数日而效，浃旬而痊。汝兄称谢，并问其故，予曰：斯证即喻西昌所谓秋伤于燥，冬生咳嗽之候也。夫燥者濡之，其所以服诸清润之剂而不应者，缘童质向亏，嗽久阴伤，凡药皆草木根茎，只可濡其时邪之燥，未能滋其津液之干耳。经云：阴之所生，本在五味，五谷为养，五果为助，五畜为益，故用猪肉、雪梨、粳米，诸多濡液滋干之品，气味合而服之，以补精益气，岂寻常方剂可同语耶！汝兄慨然曰：人知药能疗病，不知药反增病；人知食肉病复，不知食肉病愈。今而后益信医理渊深，不易知也。

又令爱暑入心包，拯治无功，后见数人证同，皆不可救，并答门人四问

汝兄令爱，笄年在室，时届季夏，薄暮忽觉微寒，夜发壮热，头痛呕吐。次早迓予，其女出房就诊，脉弦急数，舌苔白腻。谓汝兄曰：证属时感暑风，来势不轻，防其生变。方用葛根、防风以祛风，香薷、茯苓、甘草、半夏、滑石、扁荳叶以清暑。诘朝入房诊视，脉证如故，舌苔转黄，热盛口渴，目定神呆，方除葛根、防风、半夏，加入连翘、知母、花粉、鲜荷叶。四朝再视，病者扶坐榻上，昏昏不语，令其伸舌，勉伸半截，尖绛起刺。汝兄云：小女夜来热炽，烦渴呻吟不安，黎明稍定，以为病减，不意神更昏迷，肢渐厥冷，未识何故。予曰：此暑入心包，邪陷于里，热深厥深，肝风欲萌，势属危险，可延他医酌之。汝兄坚嘱拯治，思暑由上受，首先犯卫，渐传入营，叶氏有清络热必佐芳香，开里窍以清神识，用至宝丹一法，吾乡苦无此药，姑用生地、元参、银花、麦冬、川连、犀角、鲜菖蒲、西瓜翠衣，令取荷露煎药。翌日复召，病势益剧，目阖肢掣，口噤牙咬。予曰：肝风已动，证成痉厥，不可为矣。汝兄乞筹，以希万一。揣诸病情，治法不过如此，奈服药不应，无已再想外法。令挑黄土摊地上，铺荷叶，将病人抬置其上，另用紫雪牛黄蜜调涂舌，方加钩藤、桑寄生、羚羊角，平肝息风。至第六朝，汝兄来云：昨晚肢掣不作，口噤已开，似有生意，再烦视之。至见病人眼戴口张，痰声辘辘，切脉如丝，予曰：此非痉定，乃元气内夺，无力鼓动故也。脉证俱败，危期速矣，延至七朝而殁。未几，又见鲍奉莪翁令媳之证。

奉翁邀视媳病云：日前因热贪凉，起初头痛恶呕，旋即怯风发热，至今热犹未退，但属外感，烦为解散，免致成疟。导予入室，诊际问其头痛乎，病者不答。转令使女询之，亦复默然。予曰：殆证也。辞不治。奉翁云：小媳

病才两日，其候不过发热头痛，何以言殆？予曰：症虽未形，其机已露。盖此病因于冒暑，夫暑喜伤心，心者君主之官，神明出焉。顷问病原，蔑知应对，足征邪犯心包，神明为之紊乱。按心肝为脏，脏者藏也，邪已入脏，断难驱逐。且手足厥阴相表里，肝风瘛厥，蝉联而至，预期一候，恐有风波，并将张汝兄令爱病状告之。翁虽唯唯，然未深信，续延他医疗治，诸证蜂生，果至七朝而逝，始信予言不虚。后旬日，又见许礼门翁，令侄媳之证。

礼公儒而通医，因乃侄媳病见招。晤间予告以近视张、鲍两女病，均不治之故。翁蹙然云：舍侄媳病候，与此仿佛奈何？予问：病经几日矣？曰：五日。问其状，曰：身热肢凉，昏迷瘛疭。予曰：邪已入脏，不可救矣。其姑坚托诊视，脉证俱殆，翁求举方。予曰：适谈前视张鲍两女证，维时病人犹能行动，尚不可疗，况如是乎！辞欲登舆，其仆乞诊妇病，询其何疾，云病起三朝，发热不退，神渐昏冒，今早手足微瘛。予曰：此亦暑入心包之候也，可不必往。翁强之，偕至其家，见妇昏卧于床，热盛息粗，面赤唇干，舌伸不前，抉视色绛苔黄，切脉弦数。辞不用药。仆人跪恳，勉议清解暑邪，芳香宣窍之剂，并嘱用黄土荷叶垫卧。越日仆来，言主母已故，妻病服药，热缓瘛定，神识稍清。复为加减，幸得获痊。后期年再见洪蕊春兄，令媳之证。

蕊兄乃媳，长夏患病四朝，热盛神昏，舌黄口渴，肢冷脉细。予诊之曰：此暑邪内犯心包，棘手之候。蕊兄嘱治，勉商清暑涤邪，参以芳香开窍。并语之曰：服药热减神苏，庶可图幸，若肝风一动，则难救矣。旁议予方过凉，另延他医，以病者肢冷脉细，认为阴寒，遂用姜附，置诸阳证不问，欹俗病家，服药喜热畏凉，膏粱殆甚，维时姻娅咸集，度其少年新婚，当从阴证治法。蕊兄自不知医，因听众咻，信以为是。友人方瑞征，病者之表兄也，予视病时，渠亦在座，见后医之方，与予相左，

私叩所以，予曰：病属暑邪入脏，热极似寒，实非阴证，亟为清解，犹恐不及，再投姜附，岂不火上添油乎？瑞兄云：家姑现在伊宅，吾往告之，勿服其药如何？予曰：子固婆心，但予虽能决其服彼药而必死，然未能料其服予药而必生。续闻竟服彼药，肝风大动，颠簸反张，凭空跃起数尺，爬床搔席，啮舌咬齿，未至一候而亡。予所见数证，临危俱动风抽掣，然不若此之剧，盖由姜附燥烈，以刚与刚，益助其威耳。后十余年，复见吴蔚扬兄令爱之证。

蔚兄令爱，适本里洪宅，即星垣翁之乃媳也，年近二旬，形瘦质弱，星翁乃郎，向外贸易，因病遄归，媳侍汤药，忧劳交集，时值溽暑，偶作寒热，次日热发不退，头痛呕吐。逆予诊之，拟属暑风相搏，投以轻解之剂。诘朝脉证如故，神识欠慧，予谓星翁曰：令媳病势颇剧，刻防传变，可速告知令亲，切勿轻忽。原方佐以清热辟邪，四朝再召，蔚兄在座，据言昨夕热盛烦躁，今晨人事更迷。予入房诊毕曰：邪已入脏，且晚肝风即至，病人体薄，且多忧劳，料难支撑。并将畴昔所见诸证向说，嘱早延医斟酌。蔚兄务求画策，勉于昨剂中，参入芳香开窍，以尽人工。五日黎明，星翁遣价来请，予辞不往，再四相邀，至见病者昏卧肢掣，喉中痰鸣，予曰：内闭外脱，蔑能为力，他医用药，亦无效灵。越日而殂。

门人问曰：暑入心包一证，古人略而不详，近叶氏案载，证治数条，似非不救之候。且六淫首重伤寒，其危莫如两感。虽轩岐只有死期，而无法治，然后贤谓，用药先后，发表攻里，复推出可生之机。今读先生所著，暑入心包数案，咸辞不治，或拯无功，果斯候之危，甚于两感，而竟不可救耶？答曰：伤寒两感固危，毕竟其邪，表里双传，犹或可据以疗。暑邪变幻无常，彼暴中之激烈，扁鹊不及搤指而投咀。盖缘心为君主之官，心包乃其外郭，邪犯心包，至危至急，乌可同类而语乎？

155

又问曰：暑入心包，危急之故，已闻命矣。然三因病候多端，岂无一二可与比类者乎？答曰：安得无之。小儿夏月，冒暑发热，陡然神昏肢搐，俗呼暑风急惊，其证仿佛，其原相同，洵可以称比类也。但暑邪感触，小儿即作惊搐者多，大人即入心包者少。小儿暑风急惊，十中可救七八，大人暑入心包，十中难拯一二。此中奥义，不可不明。盖小儿质弱，脏气未实，邪入易故病多；大人体强，脏气已实，邪入难故病少。惟其入之易，则其出亦易，故治易；入之难，则其出亦难，故治难。即此观之，病情思过半矣。

又问曰：夫子发蒙解惑，畅论病机，顿开茅塞。顽钝辈以为古人治病，证分寒热，药析温凉，今见数案，法悉是清暑辟邪，参以芳香通窍，不识此外尚有他法可施与？答曰：凡治他病，证有寒热之殊，药有温凉之异，惟此一证，有热无寒，比例温病，病必有阳而无阴，药必用寒而远热。夫暴病暴死，皆属于火，若寒则凝冱稽迟，焉有如此之激烈哉！予为子辈再伸其义，医方八法，汗吐下和，温清补渗是也。此证邪已入脏，汗之不宜，腑病宜通，脏无下法，温则以刚与刚，和解渗利，绝无干涉，痰食结胸，则吐之，脏邪从无吐出之理，至于补法，伤寒中风，邪陷于里，往往用之。无如此证，邪入弥漫，虚灵闭塞，不涤其邪，徒补无益。故舍清法，别无可施，譬诸救焚，舍水他无可用。再按小儿暑风惊证，质实能受清凉者可治，质虚不受清凉者不可治，此证亦然。曩治许礼门翁仆妇之证得愈者，亦因其藜藿体坚，能受清凉故也。膏粱羸弱，患此欲求幸免者几希。

又问曰：《伤寒论》云：太阳病，头痛至七日以上自愈者，以行其经尽故也。若欲作再经者，针足阳明，使经不传则愈。此仲师验治伤寒传经之法也。夫子言暑入心包之候，危于伤寒，但寒之伤人尚少，暑之伤人甚多。暑邪之入脏，如伤寒之传经，应可预知，曷不仿仲师针法，使其不入可乎？答曰：此未可易言也。夫寒邪未传之先，有证可据，暑邪未入之先，无证可凭。当其疾作之始，身热头疼，呕吐口渴，与寻常暑证不殊，有此慧眼，能预知其邪之欲入，而为设法堵御耶？《内经》论卒中云：急虚身中卒至，譬如堕溺，不可为期，可类推矣。虽然，邪之未入，固难预知，而邪之既入，不可不识。凡诊暑证二三日，间视病者神识微呆，即是邪入之征。此语未经人道，舟子望云而知风讯，予阅历有年之一得耳。既知邪之已入，维时其入尚浅，肝风未萌，似可极力驱之，勿令入深可也。无如暑邪变幻，电掣雷奔，迅速异常，纵使驱逐，枉竭其力，罕见其功；亦非临证目击，不能知之。兹因子辈之问，一伸病机，惜未水饮上池，无浣肠涤胃之术，能起人于九死一生之中，徒自歉耳。

叶蔚如兄胁痛便闭，一剂而效

蔚兄来诊云：病初右胁刺痛，皮肤如烙，渐致大便闭结，坐卧不安，每便努挣，痛剧难耐。理气清火，养血润肠，药皆不应。切脉弦急欠柔，谓曰易治耳，一剂可愈。蔚兄云：吾病日久，诸药无灵，何言易治？予曰：此乃燥证。肺苦燥，其脉行于右，与大肠相表里，方书论胁痛，以左属肝，右属肺，今痛在右胁，而便闭结，肺病显然。但肝虽位于左，而其脉萦于两胁，《内经》言邪在肝，则两胁中痛。今痛虽在右胁，不得谓其专属肺病已也。夫金制木，忧伤肺，金失其刚，转而为柔，致令木失其柔，转而为刚。辛香益助其刚，苦寒愈资其燥，润肠养血，缓不济急。订方用瓜蒌一枚，甘草二钱，红花五分。蔚兄见方称奇，乃询所以，予曰：方出《赤水玄珠》，夫瓜蒌柔而润下，能治插胁之痛，合之甘草，缓中濡燥，稍入红花，流通血脉，肝柔肺润，效可必矣。服药便通痛减，能以安卧，随服复渣，微溏两次，其痛如失。

曹静川翁孙女，颏脱音哑

静翁孙女，年甫三龄，夏月发热，医作暑风治，投清散药两剂，忽颏脱音哑，食莫能嚼，饮莫能啜。又以为风中会厌，仍用散药，静翁迟疑，邀予商酌。谓曰颏属肾，颏脱肾虚之征，肾脉循喉咙挟舌，本为声音之根。经云：内夺而厥，则为喑痱。儿质本薄，暑复伤气，更服辛散，元气益漓，致变若此。倘再行疏泄，肝风一动，慢惊旋至，不可救矣。仿左归饮，合生脉散，服之而瘥。

堂妹吐证

堂妹年二旬，因情怀忧郁，致患吐证，每餐膈间哽哽，少顷即吐，轻则只吐数口，甚则所食之物，倾囊而出。温中调气，清火解郁，治俱不应。予用安胃制肝法，亦不验，只得停药。越十余年，疾仍如故，肌弱不瘦，产育如常。予见此证数人，药皆罔效，然亦无损。复有梅氏女一证，案载辑录卷中，其候更加经期阻闭，缠绵数年，咸目为殆，出室后得自愈。可见情志之病，药饵难疗。至于病久而血气无损者，良由胃为多气多血之经，腑病较脏病轻耳。若果脏真损伤，焉能久延不坏乎？

方萃岩翁乃郎，跌后又患腹痛，药伤胃气治验

萃翁公郎葆晨兄，禀质素弱，曩患滑精，予为治愈，案载初集中。斯病之始，偶因登山，跌仆伤足。吾乡专科接骨颇善，但其药狠，弱者每不能胜，葆兄缘伤重，欲图速效，日服其药，已戕胃气。又患腹痛，更服温肝行气活血等方，胃气益伤，神疲蜷卧，痛呕不止，药食不纳。邀予诊视，脉虚细涩，气怯言微，面青自汗，谓萃翁曰：公郎病候，乃药戕胃气，恐蹈脱机。人以胃气为本，安谷则昌，治先救胃，冀其呕止谷安，然后以大补气血之剂继之，不徒愈病，且足得血而能步矣。但治

呕吐之药，最宜详辨气味，不独苦劣腥臊不能受，即微郁微酸，亦不能受。惟人参力大，气味和平，胃伤已极，非此莫可扶持。而单味独用，分两需多，购办不易，姑以高丽参代之。日用数钱，陈米水煎，缓缓呷之。守服数日，呕止食纳，神采略转，接服大补元煎，渐可下床移步，尚苦筋脉牵强，行动艰难。翁虑成跛，予曰：无忧，血气未复耳。仍服前方半载，后步履如常。

又翁自患阴疽，复中寒阳脱，救急治法

壬午冬，萃翁患外证甚重，因往候之。翁卧于床谓予曰：背偶生毒，已经旬矣，知子不专疡科，故请潘日章兄看视。溃脓无多，并不痛楚，惟形疲食少，烦为诊之。切脉沉细而软，观其毒形平塌，乃告之曰：此疽也。其病在阴，治须温补内托，由阴转阳，焮肿作痛，毒化成脓，庶几无虑。嘱邀潘日兄同议，方订十全大补汤，加白芷、穿山甲。薄暮使来促云：刻病甚剧，祈速往。入室见翁靠坐于地，众皆仓皇。予惊问故，乃弟子桥先生言，家兄因起身更衣，踮立不住，忽然跌仆，遂作昏晕，故此不敢动移。按脉迟细欲伏，面青肢冷，呕恶频频，予曰：此中寒也。病上加病，切防脱变，计惟参附汤，以济其急。呕多胃逆，更以干姜佐之。古有霹雳散之名，形其迅速也。适日兄亦至，意见相符，于是用高丽参五钱，附子、干姜各二钱五分。令先扶掖上床，药熟倾服。予与日兄同坐室中，俟其消息。时届三鼓，渐见呕定肢温，神苏脉出。予喜曰：可无忧矣。令煎二渣与服，次早复召，谓日兄曰：昨夕中寒急暴，幸赖参附汤挽回。今视其疽，形仍平塌，尚不知痛，昨同议之方，犹恐不济，商以大剂养荣汤，加附子。再诊更增枸杞、菟丝、巴戟天，及河车、鹿茸血肉之属，日渐知痛，肿起脓稠，腐化新生。治疗月余，疮口始敛。

157

次儿光墀，单腹胀奇验

墀儿年逾弱冠，向无疾病，夏间偶患腹胀，以为湿滞，无关紧要。虽服药饵，然饮食起居，失于谨慎，纠缠两月，腹形渐大，肌瘦食减，时作呕吐，自疗不愈，就同道曹肖岩余朗亭二公诊治。药如和渗温清消补，遍尝无验，其时尚能勉力出户，犹不介意，予思既诸药无功，谚云不药得中医，遂令停药。迨至冬初，因事触怒，病益增剧，食入旋呕，卧即气冲，二便欠利。予忆经云：肝主怒，怒则气上，得无肝气横逆，阻胃之降，是以为呕为胀？与自拟越鞠逍遥，及安胃制肝方法，亦不应。渐致腹大如鼓，坚硬如石，筋绽脐突，骨立形羸，行步气促。予技已穷，复邀同道诸公视之，皆称证成中满，消补两难。有进专治鼓胀丸药者，言其应如响，一下其腹即消。予料彼药，乃巴黄霸劫之品，今羔久胃虚，如何能受？即古治单胀，有用鸡矢醴一方，顾斯畏食呕吐，气味亦不相投。昼夕踌躇，无策可画。俄延至腊，忽睹梅梢蕊放，见景生情，旋摘数十枝，令以汤泡代茶，日啜数次，机关勘破，触类旁通，家有藏酿，用木瓜、橘饼各三钱，另以村醪煎熟，与藏酿对冲，晚饮两杯，以前腹胀否塞，绝不响动。如此啜饮三日，腹中微鸣，不时失气，坚硬稍软。迨至旬余，胀势减半，二便觉爽，食入不呕，夜能安卧，匝月后腹胀全消。当时胀甚，腹如抱瓮，疑谓何物邪气，若此之盛？及其胀消，大便并无秽恶遗出，可知即此身之元气，与此身为难首耳。儿病愈后，咸以为奇，友人问予，所用梅花治胀，出于何书？予曰：运用之妙，存乎一心，此予之会心偶中，无古可师。大概梅占先春，花发最早，其气芳香，故能舒肝醒脾。橘皮调和诸气，肝以敛为泻，木瓜酸柔，能于土中泻木，更藉酒力，是以得效。友人喟然曰：子良工也。公郎之疾，固虽有术起之于后，尚且无法疗之于前，此医之难也。然使此证，患于不明医理之家，当其迫切之际，未有不随下药而毙者，此又医之不可不知也。予聆斯语，不觉悚然。

巴声茂生布痘斑闭险逆，一剂救转

巴生居近比邻，尊公秉昭翁，早子俱殇于痘。是春痘令盛行，儿多夭折。生年数龄，尚未出痘，翁以为忧。一夕忽发热呕吐，卧寐不安，比晓迓予，望其颊赤唇干，扪其身热指冷，烦渴舌黄。细验周身，标点隐隐，夹有紫斑，顾谓翁曰：此布痘斑闭险逆之证也，服药斑消痘透，庶可无虞。方定羌活散郁汤，加石膏、灯心。午后复视，云服头渣药后，热盛闷乱，头摇肢掣，予曰：此欲作惊，令服复渣。薄暮烦热益甚，昏谵渴饮，舌吐唇外，掉弄不休，痘仍不透，斑反增多，其势颇剧，举家仓皇。旁议剂中石膏过凉，冰伏为害，予辞焉，秉翁坚求拯治。因在邻居素契，且此子又从次儿受业，情难固却，复告之曰：方书虽有痘初宜于升发，忌用清凉，恐其冰伏之说，特此证乃心胃火毒，壅遏致成斑闭，不清其火，斑何由消？痘何由透？前方清药力轻，故不胜任。于是重用石膏为君，佐以犀角、酒炒黄连、元参、升麻、连翘、赤芍、牛蒡、紫草之属，灯心、笋尖为引。每服另冲无比散，取其去热利小便，亦釜底抽薪之义。方已写就，思舌为心苗，今舌吐弄不休，内服煎药，须外用紫雪涂之。奈此物吾乡甚罕，乞诸其邻，所与些微，亦不济事。翁云：吾有紫雪，藏之久矣。取出称有三钱，快甚，即令蜜调涂舌，并速煎药与服。次早翁来云：昨夕遵谕服药涂舌，至半夜热缓舌收，渴止躁定，似有转机，再烦一看。果诸证悉平，斑消痘透。予曰：生矣。询其紫雪，只剩三分，余皆涂去。予笑谓翁曰：此证虽仗药力挽回，然非如许紫雪，亦无此速效。今火势既平，药当褪松，酌以十神解毒汤，仍稍用石膏、犀角，清其余火，转用太乙保和汤，人易沙参，加天虫、白芷、贝母、鲜鳞。浆成之后，补脾利水，清凉解毒，渐次收功。此等险证，幸在比邻，朝夕看视，药随病转，得以保全。使病家与医居隔远，仓卒变幻，鞭长莫及，欲图庆成，不亦难乎？

答鲍北山翁，询伊郎饮澼证治始末，并商善后之策

饮证名载《内经》，特经文专论运气，司天在泉，胜复之义，仅启大端。仲圣于《金匮玉函》中，阐发病机，详辨治法，条分缕析，后世有所遵循，可称幸甚。经云：水火者，阴阳之征兆也。水为阴，火为阳，足见饮为阴类。致病之由，必其人之元气亏乏，阴盛阳衰，津液凝滞，不能输布，留于胸中，则清者悉变为浊矣。使果真气充足，饮入于胃，游溢精气，上输于脾，脾气散精，上归于肺，通调水道，下输膀胱，何患之有？经又云：阳化气、阴成形。夫气即水也，水即气也。气可化水，水可化气。今则阴霾弥漫，水精凝聚，得无阳衰，气无以化之故乎？人身之阳有三：一曰膻中之阳，如离照当空，纤云不掩，膻中阳虚，则浊阴上干，窃踞阳位，所谓浊气在上，则生䐜胀也；一曰肾中之阳，如釜底之火，熟腐水谷，肾中阳虚，则釜底无火，物终不熟，所谓戊癸少化火之机，命阳无蒸变之力也；一曰膀胱之阳，膀胱者州都之官，津液藏焉，气化则能出，膻中位于膈内，膀胱位于腹内，膀胱气化，则膻中之气，得以下行，膀胱阳虚，则气不化，失其通调水道之职矣。童年既无色欲之戕，又鲜情志之扰，其膻中肾命膀胱之阳，从何而亏？饮病从何而起？得无水果生冷所伤之咎与！轩岐于病治之后，尚以谷肉果菜食养尽之，非谓水果不可食也，惟食之有节，无使过之，过则伤矣。童质禀薄，素嗜水果，胃阳受伤，致成饮澼。夫蔗性寒，清胃，诗称大官还有蔗浆寒者此也。旧夏日啖蔗浆，致发宿疾，胸膈支满，辘辘有声，愦然无奈，呕吐冷水，成碗成盆，投以苓桂术甘、理中六君之属，通肠涤饮。服至月余，始得获效。复订温健脾胃丸方，并嘱戒食生冷，冀杜病根。仲秋

病复召诊，询知丸药未服，复食梨菱，此则自误，非医咎也。窥其病状，较前加甚，不但呕吐水冷，并且脘中喉口，俱冷如冰，食姜不辣，溲色如泔。经云：中气不足，溲便为变，诸病水液，澄澈清冷，皆属于寒。初则胃阳之伤，继及膀胱肾命，一寒至此，诚为可畏。姜椒桂附，屡投不应。思商硫黄丸，大热纯阳，差堪有济。此药吾乡苦无市处，无已，每日方内，附子加至五钱，连进十二剂，才见春回旸谷。细揣此病，定有窠囊附于膈间，如贼寇依山傍险，结成巢穴，出没不常。窠囊之说，许叔微论之于前，喻嘉言详之于后，师古而非杜撰。前番势轻，病后只须治脾，此番势重，病后务须治肾。因仿肾气丸方法，令其上紧制服，并嘱水果不可沾唇，即菜蔬性寒之品，均不可食。讵意旁人少所见，多所怪，因见方内附子，分两加重，咻为有毒不可多服，致令药已奏功，反生疑畏。又将所立丸方，付未达不敢尝之例。无如病虽暂愈，其根犹在，交春萌动，一夕吐水半桶。夫水之为物，不盈科不行，积之日久，故复倾囊而出。不明窠囊之因，反诋温药之过，嗟吁《周礼》，冬至采毒药以供医事，凡攻疾之药，俱是有毒，不独附子为然。但有病病当，彼性攻寒不逮，何暇留连作毒？如兵者毒物也，然剿贼必须用之。若无故用兵，则受其毒矣；倘用兵以剿贼，剿贼以安民，则不惟不见其毒，而反受其益。故第论用之当不当，不必问其毒不毒，苟用之不当，即无毒亦转为大毒，用之得当，即有毒亦化为无毒。仲圣伤寒方中，如四逆汤回阳救急，生附俱用一枚，今时种附力薄，况经童便、甘草制透，其力更缓。方将虑其无毒以攻疾，何至虑其有毒以伤人乎？试思一月之中，附子服过斤许，设不对证，早已祸起萧墙，何以病后毫无喉痛口疮之恙，安得视为砒鸩，执迷不悟耶？果疑温药非是，盍请他医疗之。医来案称冒寒气痛，药用吴萸、丁香，杂以枳朴、芦根、石斛。仆因素契，不忍缄口，复实告以证

属寒凝饮积，且发经数次，吐多胃伤，岂特不可寒凉，即枳朴硝耗真气，亦属不合。此次病发，得以势轻，未始非仗从前温药回阳之力。观其吐后即渴，《金匮》饮证条中，以渴者为欲解也。愈期非遥，不药亦可，但寒囊不除，终为后患耳。如言停药数日即安，谕商善后之策，所云五氲朝元丹，仆前原思及此，惟是此番疾作，寒象既已减轻，温药亦应稍损。纯阳刚愎，似可无需，剂寒囊之疾，非迅速可以荡扫。药性过悍，须防增气，且前仅用附子，众咸诋其有毒，今若再进硫黄，更骇听闻。莫若仍从外饮治脾，内饮治肾，不偏不倚，中正和平，禹之治水，行所无事。病去元气不伤，斯为尽善。再按治饮用温，固属无难，要知其病，虽由虚而成，非同全实，可以直行攻消，然亦非同全虚，可以专行温补。酌于温药中，少加开导，俾饮邪不至逗留，合乎温而和之之旨。考诸《金匮》云：心下有痰饮，胸胁支满目眩，苓桂术甘汤主之。心下有支饮，小半夏加茯苓汤主之。原痰饮之作，不外脾胃阳虚，浊阴凝聚，而施治之法，亦不外燥土升阳，驱导饮邪。盖胃寒则痰生，胃暖则痰消，脾湿则饮留，脾燥则饮去。二方虽治支饮，然用之于诸饮，亦无不行。并考许叔微《本事方》，专用苍术一味，疗痰饮之澼囊。喻氏《寓意草》中，有华太夫人饵术方法，效验彰彰。圣域贤关，心心相印，外饮治脾，当如是也。《金匮》又云：短气有微饮，当从小便去之，苓桂术甘汤主之，肾气丸亦主之。盖治饮虽以升阳燥土为第一义，然从小便去之，尤为先务。苓桂术甘，亦导水利小便之剂也。设其人肾阳不充，则难胜任，故又主之以肾气丸，以桂附加入六味补肾药中，益火之源，蒸暖中焦之阳，使胃利于消，而脾快于运，则饮邪自无伏留之患矣。况方内苓泽，原有淡渗水邪之能，亦本温而和之之意，较他温补诸方，相去迳庭。奈世无好桂，而种附力复浅薄，虽以枸菟佐之，犹恐不逮。再假斑龙血肉，纯

阳温煦奇经，以补玉堂关下之阙。方内减丹皮者，恐其清泻相火故也。内饮治肾，不亦宜乎！

许玉书翁大郎，腹痛吐泻，危证拯治之奇

玉翁大郎，童年曾患头昏，诸药不愈，予作肝风治，疏归芍地黄汤。金谓头昏，是有风寒，童子不可轻服熟地，翁排众议，依方多服而瘳。次春又患腹痛，呕吐便泻，延诊药用温中调气。两服未愈，家人着急，令更他医，日请数人，或以为虫，或以为血，或以为火，治总不验。淹缠旬余，痛甚不止，呕泻不停，寝食俱废，复邀诊视。脉细面青，呻吟疲惫，予思病势增剧，玉翁固虽相信，然旁议纷纷，难与着手。转荐同道余朗亭先生诊治，初投五苓散，续进真武汤，亦俱不应。玉翁坚嘱想法，予曰：非不欲为借筹，奈令郎病久，胃气必空，轻剂谅不济事，若背城借一，尊公爱孙如珍，见方骇然，焉肯与服？翁沉吟云：有一善策。今早友人谈及，邻村有扶鸾治病者，家人欲往求方，予呵止之，祈拟一方，予持语家人云：是乩仙所开，自必信服。予曰：策固善矣，治法尚难。令郎之病，起初不过寒凝气滞，本无大害，因求速效，诸治庞杂，痛久伤气，吐多伤胃，泻多伤脾，致困顿若此。倘仍见病疗疾，必至土败气脱。计惟扶阳益气，以拯其急。爰议附子理中汤米水煎饮，气固胃安，庶堪保守。诘朝玉翁来舍喜云：曩服他药，如水投石，昨服尊方，不但病减，并可啜粥，家人信为神丹，相烦往视，恳为加减。予曰：药已对证，勿轻易辙，今日照方仍服一剂，明日再为斟酌。次早往诊，病势大转，因其体素阴虚，方内除去附子。又服两日，更用参苓白术散，调理而瘥。是役也，非玉翁平素信心，兼施权变，安能图成？志此以见医家临证，不特病情之难窥，而人情之难处尤甚也。

又次郎脾肾阳虚，伏寒凝沍，重用温补而瘳

玉翁次郎，形貌丰腴，向无疾病。丁亥季秋望后，陡作寒热，延予次儿光墀诊治。药投温解，其热即退。嗣后单寒不热，肢麻指凉，口吐冷涎，脐腹隐痛，便溏畏食，知系伏寒凝沍。方换姜附六君，附子初用八分，增至一钱，未见松动。邀予商酌，切脉迟细无力，望色面白舌润，予曰：此正仲圣所谓无热恶寒，发于阴也。前方不谬，尚恐病重药轻，附子加用二钱，更加吴萸、肉桂、砂仁、川椒。次日复诊，病状仿佛，思火为土母，阳虚生寒，温理脾阳不应，非补火生土不可，王冰所谓益火之源，以消阴翳也。仿生子壮原汤，加吴茱萸、胡芦巴、肉果、巴戟天，附子增至三钱，以为必效矣。诘朝脉证依然，玉翁问故，予曰：无他，药力未到耳。盖市中种附力薄，况经制透，其味更淡，可增四钱，再加鹿茸、枸菀，峻补真阳，自可春回旸谷。依法服之，证仍如旧，翁侄召成兄私询予曰：舍弟之病，先生审属阴寒，第用如许热药，毫不见功，理殊不解。且附子大毒，今已服过数两，久而增加，可无患否？予曰：其他勿论，时下秋燥，此等纯阳之药，若不对证，一匕亦不能堪，况其多乎？夫攻病之药，皆有毒，无毒之品，不能攻病。凡伤寒中阴等证，非附子不能驱阴回阳，有病则病受之，何有余性，遗留作毒？即使有毒而生，不胜于无毒而死乎？仍守原方，附子加至五钱。维时旁议沸腾，幸玉翁信而不疑，予告之曰：此证确属沉寒痼冷，然煎剂温药止矣，再得硫黄丸佐之，庶有裨益。于是煎丸并进，渐见好机，热药稍减，参入熟地、河车、杜仲。予与墀儿日为诊视，两阅月，始得痊愈。共计服过附子一斤，硫黄丸二两，干姜六两，鹿茸一架，党参三斤，高丽人参共十余两，其他肉桂、吴萸、川椒等，不可胜计。予生平治阴证，用温药未有若斯之多，而效验亦无如此之迟也。

鲍宅京翁仆人，中寒暴脱，救转之奇

宅翁令政，质亏恙久，是岁季春，病剧延诊，投以大补之剂，诸证渐减。六月初旬，病人夜卧受凉，微觉怯寒体痛。其时宅翁往淮，公郎辉远兄，遣仆相招。予至视毕谓曰：此新感阴暑，但病躯不胜表散，暂进参附汤，得以邪从汗解，仍服本药。比用人参二钱，附子钱半，各煎和就，正待与服，恰病人睡去，少顷辉兄出告曰：家母方才睡醒，身已有汗，体痛亦松，不甚怯寒，日内天暑，附子过温，或可不用，即服本药何如？予曰：质虚偶感，邪原无多，标证既除，自应治本。仍将旧方加减配药，其所和之参附汤，留贮盏内，置放几上。时值正午，辉兄留餐，甫将举箸，忽仆人之妇，张皇奔入，泣云伊夫病在垂危，叩求拯救。予曰：尔夫早间迓我，随同归来，并未见有病状。妇云：陡然晕倒，不知所由。辉兄本家莆田翁偕往，果见神昏，汗冷肢厥脉伏。初为踌躇，继而猛省，笑顾莆翁曰：证固危殆，然有一大奇事，可望生机。翁惊问故，予曰：此证乃卒中阴寒，阳欲暴脱，而救脱必须人参，伊等焉能得此？况安危呼吸，急不可待。顷辉兄乃堂，所煎之参附汤未服，人参虽贵重之物，但和有附子在内，他人无此病，断难服此药。不意盛纪突遭斯疾，适与此药吻合，岂非天造地设乎！令妇跟至辉兄宅中，予道其详，众咸称异，当将几上参附药盏付之持去，谕其稍温与服，再看动静。下午其妇来云：服药逾时，汗敛肢温，人事渐苏。复诊脉出神清，惟倦怠耳。方疏参芪建中汤，仍加附子，嘱向伊主人处，乞高丽参四钱，分两剂服，更见起色。续增枸杞、山萸、当归、杜仲，服之而瘳。观此可见人之死生有数，而一饮一啄，莫非前定矣。

许绸之兄齿痛

绸兄质亏多病，予为调治，所用药剂，不外归脾汤、补元煎之属。一日遣使相促，予至时将薄暮，绸兄蜷卧榻上，起告予曰：早晨齿

牙忽痛，甚不可耐，至今不止，恐挟风热外因，故停前药，相烦诊视，暂解标邪。切脉沉细无力，见证形寒足冷，谓曰：此属虚寒，非关外感，不徒用补，更须从温。爰仿古方八味地黄汤，加骨碎补，一服痛已。

鲍智原翁令孙，痘后鬼肿溃久，药投温补果愈

智翁令孙三岁，痘后左手曲池穴侧，鬼肿溃经年余，外科疗治，不能收口，逆予商之。维时伊兄朗玉翁，及同事叶殿扬兄在座，二公俱知医理，予视毕告曰：毒生手足，固不害命，然溃久脓水流多，气血受伤，面黄肌瘦，神形疲倦，目无精采，天柱骨垂，一派大虚之象，最为可虑，溃口收否，无暇计也。朗翁云：证既属虚，虚则当补。予曰：不但用补，且须用温。智翁云：时下炎暑如蒸，过温恐其难受。予曰：医家治病，盛夏遇寒证用热药，隆冬遇热证用凉药，所谓舍时从证也。病若虚而不寒，单补亦可见功，今虚而兼寒，非温补莫能奏效。爰定人参养营汤，加附子、鹿茸、枸杞、杜仲，合乎《内经》形不足者，温之以气，精不足者，补之以味之义。二公见予称善，初服精神略转，再服颈骨不倾。守服数十剂，气血恢复，溃口亦敛。此证获痊，虽予之执理不阿，亦赖二公赞襄之力也。

吴尚时兄，春温两感危证治愈，附载郑晋康兄令弟，病同致殂之故，并诲门人

尚兄体素清癯，春月病温延诊，金迈伦翁偕往。据述昨午，先寒后热，头痛汗出，热灼不退，口渴心烦，夜不安卧，形倦莫支。就榻诊之，脉虚浮大而数，视舌无苔，抚如干板。予为之骇曰：此证乃春温两感，至危至急。仲圣云：发热而渴，不恶寒者为温病，发汗已，身灼热者，名曰风温。《内经》云：冬伤于寒，

春必病温，冬不藏精，春必病温。既伤于寒，又不藏精，同时病发，谓之两感。凡伤寒温疫，热盛舌干，亦须至一候之外始见，今病才一日，舌即干润，足征肾水素亏。冬伤于寒，邪伏少阴，暗吸肾真，劫其家宝，故一见发热，津液无以上供，舌即干矣。热论篇云：伤寒一日，巨阳与少阴俱病，则头痛口干而烦满，断为两感，不可救药，比类而推，殊难着手。爰用熟地一两，当归三钱，料豆五钱，玉竹五钱，甘草一钱。疏方讫，告迈翁：予生平治少阴先溃于里，太阳复感于表，伤寒春温两感危殆之候，初起悉宗景岳新方，理阴托邪，往往获效。无如此证，津液既涸，再投姜附，则阴立亡。故但师其意以广期前辈风温汤佐之，虽一时之权宜，亦经营之惨淡耳。迈翁曰：善。遂服其药，热减神安，舌稍转润，再加沙参、麦冬、女贞、石斛，更进复脉、左归，渐次而愈。

郑晋康兄，侨居潜口，设帐汪宅。予因其居停延诊，晤间云舍弟抱恙，便托一看。予问：恙经几日矣？曰：昨日起病，发热至今未退。予曰：此感证也。汪宅去伊家不数武，即与偕行。途次谈及时下患感证者颇多，须验其舌，若初起舌苔腻厚，则受邪深重，缠绵难愈。既至其室，病者出房就诊，令其伸舌，干涸无苔，形如镜面。予曰：殆矣。晋兄惊问所以，予曰：适言感证轻重，须验舌苔厚薄，不意令弟，舌毫无苔，光明如镜，初病见之，甚非佳兆。晋兄云：子言感证，苔薄病轻，今舌无苔，反以为殆，此曷故耶？因将曩视吴尚时兄病情向说，即照所用治法，疏方付之。并告之曰：服药应效则吉，否则难救。渠以予言为过，另更他医，日甚一日，挨至六朝，势已沉笃，予言果验。欲复相招，恐予不至，乃札托家芑生兄劝驾，予曰：非不肯往，奈彼病本重，即服予药，亦难必效。况复稽迟，《内经》论两感之危，在于六日，今已届期，卢扁再世，亦无能为。芑兄曰：固虽如此，但渠昆仲与吾交契，今急而相求，且屈一行，以全吾之友谊耳。勉为呼舆，

将及门，其疾已革。

门人问曰：叔和序例云：寒毒藏于肌肤。思肌肤浅近，岂容邪栖数月，而病始发与？答曰：喻氏云：寒邪由肌肤而入，辛苦之人，邪藏肌肤则有之。若膏粱之辈，冬不藏精者，其寒邪且有藏于骨髓者矣。程扶生云：藏于肌肤，当云藏于骨髓。周禹载云：逆冬气则少阴不藏，不藏寒邪得而入之，伤于肌肤，伏于骨髓。合三条而观之，谓伤于肌肤则可，谓藏于肌肤则不可。又问曰：序例又云：至春变为温病，喻氏谓变字，下得怪诞骇人，周禹载言变字大妙，未审孰是。答曰：《内经》论伏气为病，如冬伤于寒，春必病温，春伤于风，夏生飧泄，夏伤于暑，秋必痎疟，秋伤于湿，冬生咳嗽等条，未言变也。又如夏暑汗不出者，秋成风疟，亦未言变也。其有称变者，如高粱之变，足生大疔，逆春气则少阳不生，肝气内变，逆之则伤肝，夏为寒变等条，乃谓病之由此变。彼如实证变虚，热证变寒之类，始可言变。若春温则本冬伤于寒，至春病作，流异源同，似未可言变也。经又云：秋伤于湿，上逆而咳，发为痿厥。曷不一宗经旨曰：至春发为温病，岂不韪乎？又问曰：经云冬不藏精，春必病温，然则室女童男，旷夫嫠妇，皆无温病乎？答曰：经语浑融，在人之意会耳。盖冬不藏精一语，亦指天时，非专指人事也。试观天明，则日月不明之句，义可见矣。夫一日之中，早明而夜晦者，即藏精也。一岁之中，春生而冬藏者，亦藏精也。使入夜不晦，入冬不藏，人物能无天札疵疠乎？轩岐于此，分定两例，曰冬伤于寒，春必病温。冬不藏精，春必病温，但寒乃冬令之正气，人知畏避受病尚少。冬阳开泄，天暖而雷，乃为淫气，受病殊多。此虽予之臆说，然揆其理，似当不谬。又问曰：刘松峰谓：《内经》冬伤于寒，春必病温，《云笈七签》改作冬伤于汗，盖言冬时过暖，以致汗出，来春必病温。冬日严寒，来春并无疫疠，以其应寒而寒，得时令之正故耳。以汗易寒可乎？答曰：此创论也。似

亦近理，但《内经》格言，岂容率改耶！

家芑生兄，怔忡治法

芑兄恙抱怔忡，久而不愈，每发心旌摇摇，头晕神倦，辗转不安。予诊之曰：此烦劳郁伤，心脾肝三经病也。方遵黑归脾汤去木香，加白芍、柴胡，合逍遥散，间参以麦冬、五味、柏子仁、丹参、牡蛎之属，疾发虽轻，然犹未断，芑兄忧之。予曰：神者伸也。人之神好伸而恶郁，郁则伤神。孔圣二论，首揭说乐，佛家般若经，首称自在，庄生著南华，首标逍遥游，情志中病，未可全凭药力，务须屏烦颐养，方能除根。如言闲散半载，服煎药两百剂，至今疾不复发。

汪靖臣兄乃郎，冒暑泻甚欲脱，亟挽元气一法

靖兄乃郎，年甫四龄，禀质向亏，夏冒暑邪，发热便泻。幼科金用清散消导之品，服至匝旬，热泻如故，形疲气馁，食入作呕，医称邪滞未净，仍用前药，乃致食粥泻粥，饮药泻药。更医以为脾虚，投六君子汤不应，始来逆予。儿卧几上，阖目无神，脉细如丝，予曰：胃气告竭，慢惊欲来，不可为矣。靖曰：固知病久属虚，然昨服六君补药，亦无灵效何也？予曰：病有倒悬之危，一缕千钧，焉能有济？考古人制六君子汤，原为平时调养脾胃而设，非为救急拯危而设也。且阅方内，并无人参，仅用钱许党参，数分白术，而市中种术，味苦性烈，与苍术等，不能补脾，而反燥脾，复有二陈消之，茯苓利之。欲求拨乱反正之功，真蚍蜉之撼大树矣。靖兄曰：然则治当如何？予曰：非真人参不可。盖参者参也，与元气为参赞也。鱼一刻无水即死，人一刻无气即亡。儿质本薄，泻久气伤，加以医药重戕胃气。经云：食入则胃实而肠虚，食下则肠实而胃虚。今肠胃通为一家，幽门阑门，洞开不固，饮食入胃，不使少留，即从肠出，仓廪之官，废弛厥职，

此诚危急存亡之秋，惟仗参力，急固其气，气不夺，则命不倾，然须独用，始克见功，古有独参汤可法也。靖兄闻言大悦，即恳立方，专用人参二钱，令分两次，米水煎服，热退泻稀。次日照方再进，便泻全止，啜粥不呕，更制八仙糕与服而痊。

又幼女外感咳嗽，误药酿成肺痹急证

歙俗信神，无知之徒，将神庙签诗，混编药名，乡愚患病，辄往求之，呼为神药，贻害甚多。靖兄外贸，幼女在襁褓中，时值冬寒，感冒外邪，发热咳嗽，其妻误听人言，往求神签，药用贝母三钱，女流不谙药性，即市煎灌，咳嗽顿止，以为神验。少顷忽痰涌气促，头仰胸高，彻夜搅扰，次早迓予，视其儿身热肢冷，口张鼻扇，啼声如鸦，乃姑告其所以，予曰：此肺痹大证，危期甚速。夫肺主皮毛，皮毛受邪，肺气闭塞，因而发热咳嗽，不为疏解，反投寒敛之品，且单味重用，为害更烈。经云：风寒客于人，使人毫毛毕直，皮肤闭而为热，病入舍于肺，名曰肺痹。孩提弱质，焉能堪乎！辞不举方，友人谭萃升翁，代恳试施一匕，以图侥幸。予思病既濒危，药非精锐，料难应效，方用麻黄、桂枝、杏仁、桔梗、橘红、半夏、姜汁，并嘱服药竖抱旋走，勿令卧倒。如此一昼夜，始得咳嗽出声，痰喘略定，知其痹象稍宽，但病势过重，药虽见效，未便骤松。麻黄昨用三分，令其减半，余照原制，再进一剂，汗出肤润，热退喘平。更用六安煎加桔梗，卧稳嗽稀，予曰：痹开病去，大局无虞。古云小儿勿多服药，盖儿质薄弱，脏腑娇嫩，药多恐伤真气，今可停药，乳哺调之，自然恢复。果如予言，识此为乡愚信求神药者戒。

黄曙堂翁乃郎头痛，忽变痉厥，续见数证，皆不治

头痛久而不愈，名曰头风。头风多害眼，方书固已言之矣。尚有一种突变神迷肢掣，不

可救治之证，前贤未经道及。曾见曙翁乃郎，年约十岁，头痛时发，予因他事过其家，见儿号泣，询之，翁告之故，出方药皆辛散之属。予曰：此由先天不足，木失水涵，风阳上冒，辛散不宜。翁求方，疏归芍地黄汤代之。翁惑旁言，遂置不服，仍请原医看视，以为前药尚轻，更增细辛、藁本。一夕痛剧而厥，手足瘛疭，急来延予，予曰：肝风动矣，不可为也。翁恳拯援，勉用熟地、党参、麦冬、阿胶、炙甘草、麻仁、枣肉、茯苓、白芍，合复脉汤，参入牡蛎、龟甲，方诸水介潜之法，不验，辞之。更医无功，迁延数日而殁。续见仇姓稚子及方氏女，证同皆不治。推详病机，证属头痛巅疾，下虚上实，治当上病下取，医昧病原，恣行辛散，以致变幻，其理显然。凡诸痛厥，可治者尚多，惟此证一经神迷，即莫能救，此其故，岂所谓甚则入肾，内夺而厥，则为喑痱者欤？初集载有郑氏妇一证，予虽为治愈，然亦幸也。

家秀翘兄肝郁痛伤胃气，详论病机治法

秀兄年逾五旬，向在维扬贸易，患病数月，延医多人，愈疗愈剧，因买舟载归。望其形容枯槁，行动艰难，诊脉弦劲欠柔。询其病原，据述旧冬少腹痛起，渐次痛连中脘，时作呕恶，彼时纳谷虽减，尚餐烂饭一盂，交春病势日增，即啜稀糜亦吐，形羸肉脱，便秘皮枯，药饵遍尝，毫无一效。迩来更加，恶闻药气，入口即吐，君将何以教之？予曰：医之审病，如吏之审案，审案必得其情，审病须明其理。推详脉证，其病机已了然心目矣。按弦为肝脉，诸痛属肝，厥阴之脉循少腹，究缘平日情怀不适，木郁失条，少腹因而致痛。然肝为将军之官，脏刚性急，医投辛香温燥，希图止痛，肝阴被劫，怒木益横，冲胃为呕，此肝为受病之源，胃为传病之所，医多药杂，胃气益伤。夫胃为水谷之海，气血俱多之经，既不安谷气，血从何生化？肤无血润则枯槁，肠无血润则干燥，

阳气结于上，阴液衰于下，欲走噎途，岂区区草木所能回枯转泽耶！经云：诸涩枯涸，干劲皴揭，皆属于燥。燥者濡之，治法固无难也。无如濡润之品，恒多凝滞，现今胃气空虚，呕吐恶闻药气，焉能强进！考古人治血气两伤之候，先当益气，气为血之帅也。但益气药品殊多，首推人参者，以其能回元气于无何有之乡也。再考东垣云：胃中虚热，谷气久虚而为呕吐，但得五谷之阴以和之，则呕吐自止，不必用药。谨择参米饮一方，气味冲和，谅当合辙。于是每日用人参二钱，陈米水煎，果受不呕，服至匝旬，餐加色转，再合参乳汤，守服两月，便濡肤泽而起。如此大证，只此二方，并未别参他味，药简功专，信矣。

别驾菽田何公，仆妇子痫

吾郡别驾何公，续迁甘肃，眷属仍居郡城。宅中一仆妇，重身九月，偶患头痛，医作外感治，其痛益甚，呕吐汗淋，至二鼓时，忽神迷肢掣，目吊口噤，乍作乍止。何公少君六吉兄，当晚遣力相召，晓造其宅，六兄告以病危之故，入视搐搦形状，诊脉虚弦劲急，谓曰：此子痫证也。势虽危险，幸在初起，当不殒命。六兄曰：昨夕仓皇，恐驾到迟，故近邀女科一看，亦言证属子痫，然服药不效奈何？出方阅之，羚羊角散也。予曰：此乃古方，原属不谬，不知子痫疾作之由，因子在母腹，阴虚火炽，经脉空疏，精不养神，气不养筋，而如厥如痫，神魂失守，手足抽掣。其病初头痛者，即内风欲动之征也。医家误作外风，浪投疏散，致变若此。至羚羊角散方内，惟羚角入肝舒筋，当归、枣仁补肝益血，茯神安神，甘草缓急，与证相符，其余防、独、木香、杏仁，俱耗真气，苡仁下胎，多不合宜，岂可以为古人成方，漫不加察耶！于是仍以本方除去防、独等味，参入熟地、沙参、麦冬、阿胶、芝麻，养阴濡液，少佐钩藤、桑寄生，平肝息风。头煎服后，其搐渐平，随服二煎，搐定头痛亦减。六兄喜甚，

予曰：病来势暴，今虽暂熄，犹恐复萌，嘱再市药一剂，尽今晚服尽，搐不再作，方许无虞。次日复诊，痛搐俱止，神清脉静，纳食不呕，方除钩藤、寄生，加白芍、玉竹、女贞、石斛，逾月分娩，母子俱得无恙。

鲍觉生宫詹，病发三次，不能复起

宫詹前于乾隆丁未冬，自毗陵抱疾归，证类噎膈，已濒于危，予为治之而愈。嘉庆乙丑，宫詹视学中州，病发召诊，又为治愈，案载初集及辑录中。道光乙酉秋，宫詹在都，前疾又作，初时尚轻，来书语状，予辄忧之，虑其年逾花甲，血气既衰，非前此少壮可比。末又云：幸得请假南归，便图就诊。深为之喜。及至腊底，伊宅报中，详述病情，较前两次发时更剧，体惫不支，势甚危笃，令侄子硕兄，亟欲邀予，入都诊治。予虽老迈，谊不容辞，适迫岁暮，冰雪严凝，水陆舟车，都难进发，道阻且长，恐其病不及待。子硕兄踌躇无策，再四相商，只得酌拟一方，专足送去，冀幸得效如前，即可回籍调治。另函致意，劝令速归。回书云：手翰再颁，感沦肌髓。妙剂服之，不似昔年之应手，盖衰惫日久之故。欲归不得，进退维谷，负我良友，何以为人？弟之心绪，不可名状，永别之戚，惨割难言。然奄忽而徂，胜于痴狂而活也。专泐敬谢，不能多写，亦不知结草何时。南望故乡，惟有怅结。未几遂卒，悲夫！宫詹自订年谱未竟，令弟时任乾州，续成之谱，末有云：兄病中尝语人曰：吾生平患此疾，及今而三矣。丁未乙丑，皆濒于危，皆赖程杏轩治之而愈，今无杏轩，吾病殆不可为矣。予阅及此，不禁泫然。

黄就唐表兄，脘痛呕吐，危证治验

就兄体素虚寒，向患腹痛，服温药相安，年来痛移上脘，气逆呕吐，饮食渐减。丁亥之秋，病发益剧，食至不纳，自服理中六君之属，温理脾阳未应，形羸气怯，卧床不起，遣价迎

予。诊脉胃少弦多，望色青白不泽，自以为殆。予曰：无妨，治未中肯耳。尊体平素虚寒，原宜温理，据兹脉证，由于心境欠舒，木郁不达，厥阴干犯阳明，肝气逆横，胃降失职。仲景云：厥阴为病，气上冲心，心中热疼，饥不欲食。夫肝为将军之官，脏刚性急，脾胃虽俱属土，然须分别治之，不容笼统而论。叶香岩谓胃司受纳，脾主运化，脾宜升则健，胃宜降则和，太阴湿土，得阳始运，阳明燥土，得阴自安，数语实发前人之所未发。观其食入即呕，足见其病在胃，而不在脾，理中六君，皆是脾药，不能治胃，今胃空若谷，必须参力扶持，始克有济。寒士购参不易，姑思其次，以高丽参代之，乃于六君子汤中除术甘之柔，加入川椒、乌梅、干姜、木瓜、白芍，另用陈老米水煎服药，则辛酸并投，法合制肝安胃。予辞归，越日就兄专札来云：妙方连服两剂，痛缓呕止，稍能安谷，颇见效灵，深为感佩。尚祈加减，照原法略为出入，守服而痊。次春相晤郡城饶君扬翁宅中，丰采倍胜于前。

燕云亭司马伏暑感证

戊子夏，微郡蛟水暴涨，横流泛滥，田庐人畜，到处被湮，歙休尤甚。公奉委往勘，暑湿烦蒸，感伏膜原，交秋疾作，始而寒热似疟，继则单热不寒。吾宗思敏翁，为治两旬，大热已退，日晡微潮，拟属邪去正亏转为养阴和胃。越日寒热又作，以为感复，辅正驱邪，病状如故，神形益疲。度其恙久，阴阳两虚，连投补剂，寒热总不能止，嘱邀予商。予进署时，公寒热正发，卧榻呻吟，诊毕思翁适至，谓予曰：燕公祖之恙，吾看多次，愈而反复，烦子酌之。予曰：顷诊脉象，数犹带弦，热时口犹作渴，是属秋时晚发，感证似疟之候，大局无妨。但恙久正气固虚，余波似仍未净，过补恐其腻邪，过清虑其伤正，酌以辅正剂中，微寓和解之意，邪退而正不伤，斯为美也。思翁称善，遂令疏方，药用首乌、人参、当归、茯苓、甘草、料

豆衣、扁豆壳、陈皮、半夏、糯稻根须，引加鲜姜、红枣，另以井河水各半煎，露一宿，明早温服，后旦再议。届期复召，询其家人云：昨服药后，寒热未来，夜眠安稳。入室公起坐就诊，笑曰：疟魔已被君驱去矣。复与思翁斟酌加减，不旬日而痊。公善画山水，有倪迂风，惜墨如金，求之不得，病痊后亲绘一箑赠予，并序其事。

饶君扬翁公郎，风温证治原委

道光戊子冬，郡城饶君扬翁公郎厚卿兄病，初起寒热，头痛咳嗽，服辛散药一剂，次日单热不寒，口渴烦躁，嗽痰带血，下午突作昏晕，当晚折简迎予，黎明至郡。见其面目俱赤，舌黄耳聋，呛咳胁痛，汗出而热不衰，诊脉洪大数疾。谓君翁曰：公郎之恙，乃风温犯肺，邪在上焦，速为清解，免致蔓延中下，辛散之品，不宜用也。方用料豆、甘草、桑叶、蒌皮、杏仁、桔梗、牛蒡子、贝母、梨皮之属。诘朝复召，问知夜来热甚烦谵，咳血甚多，望其面目仍赤，诊毕昏晕又作，额汗淋漓。翁甚彷徨，适黄就唐表兄至，予告之曰：此证确属风温为病，但质亏病重，虑难支撑，昨方力薄，故不应效。就兄曰：鄙见亦然，不识当如何用药？予曰：噫难言，考风温名载仲景《伤寒论》中，但只言脉证及误治之变，并未出方。叔和以下，亦皆无治法，惟朱奉议创立六方，可谓登坛树帜。然既言不可发汗，何葳蕤汤中，又用麻黄、羌活等药耶？宋元迄今，名贤代出，所论风温证治，未有一言折衷，可为法守者。惟近时休邑汪广期先生，所立风温汤一方，只葳蕤、料豆、甘草三味，药简功专，颇有深意。予治此证，每宗此方范围而扩充之，往往获验。就兄以为然，于是照方加入沙参、生地、丹皮、地骨皮、知母、贝母、黄芩，引用芦根、梨汁、白蜜，服之大效。诊视数次，热势渐退，苦寒渐减，转手养阴润肺，调理两月，幸得保全。是役也，使非君翁信而不疑，就兄推诚赞助，

未见其有成功也。予常语人曰：凡起一大证，务须病家能笃信，医者有主持，旁人不妄议，三者失一，不可为矣。

饶厚卿兄幼女，因热生风之证，治愈并明其理

厚兄病愈，其女三岁，发热目赤，医谓证属因风生热，投以羌活、荆防。目肿如李，眵流如脓，热甚搐搦，尊公君扬翁嘱予治之。予曰：此因热生风证也，非清不可。方用生地、丹皮、山栀、生甘草、菊花、桑叶、石决明、羚羊角，服之热退搐定，目肿亦消。君翁疑而问曰：小孙女之病，医云因风生热，子云因热生风，同一风耳，风则当散，何服散剂，而病反增，服清剂而病旋愈，此曷故也？予曰：风热二字，不可概言，须知内外标本之别。因风生热者，乃外入之风，风胜则热遏，散其风而热自解，所谓火郁发之。此风为本，热为标也。因热生风也，乃内出之风，热胜则风旋，清其热而风自熄，所谓热者寒之。此热为本，风为标也。医家因风热二字，义未解明，摸棱施治，是以多误。翁喟然曰：医患不明理，理明则治病视诸掌矣。

又仆人肝风，用药大意

君翁盛纪，年将二旬，暮春之初，始觉头筋抽痛，旋见口眼歪斜，肢凉脉细。以为风寒外感，药投温散，其病益剧，肢掣头昏，心悸汗浆。君翁令昇至舍，嘱为诊治。按诸风眩掉，皆属于肝，春深时强木长，水不涵木，阳化内风，乘虚绕络。凡治风须分内外，外入之风则可散，内出之风散之益助其长腾鼓动之势。现在左肢瘫痪，防变痉厥神迷，议以滋水涵木，和阳息风。方用炙甘草、党参、熟地、麦冬、阿胶、芝麻、茯神、枣仁、五味子、牡蛎、小麦、南枣。初服四剂，势已减轻，更加白芍、当归、葳蕤，服至二十剂病瘥，虚犹未复，令制丸药，阅数月始得元复如初。

许兑岩兄尊堂，久痢治验

兑兄尊堂，年将及耋，本质阴虚，时常头昏口干，耳鸣心悸，药服滋补相安。秋初患痢，后成休息，延至次春，昼夜或十余行七八行之不等，每便腹痛后重，粪带鲜红，间见白垢，形疲食少，医治无效。召诊脉如平时，予曰：体素阴亏，原宜滋养，但痢久脾虚肠滑，滋药又非所宜，方仿异功散，加首乌、白芍、山药、扁豆、莲肉、老米，剂内俱用人参，数服痢仍不止。复诊告兑兄曰：令堂证属休息痢矣，病根在大肠曲折之处，诸药力不能到，即服人参，亦皆无益。兑兄云：然则奈何？予曰：非鸦胆子，莫能奏效。特此物本草未收，他书亦鲜论及，惟《幼幼集成》，载其功能，名为至圣丹，予用治此证，颇多获验。检书与阅，兑兄云：据书所言，并先生经验自必不谬，第恐此药性猛，家慈年迈难胜耳。予曰：所虑固是，但每用只三十粒，去壳取仁，不过二三分，且用桂圆肉包裹，兼服补剂，扶持正气，断乎无伤。盖非此莫达病所，病不能除，正反伤矣。如法制服，三日全瘳。是秋其疾复作，家菡洲兄为治，多日未瘥，复邀同议。予曰：上春曾投鸦胆子见功，何不再用？兑兄仍以高年质虚为忧，予曰：有病当之不害。亦三服而愈。兑兄虑疾复萌，商用此味，研入调养丸药内，冀刈病根。予曰：善后之图固妙，然研末入丸，似不合法。更与菡兄斟酌，仍照原制，每以五粒，与丸药和吞服之两月，至今三年，其病不发，可见此药之功效如神。

许月邻翁令爱齿衄

月翁令爱患齿衄，药服生地、丹皮、赤芍、连翘、石膏、升麻之属，衄反甚。予于方内除升麻加犀角，一服即止。翁问曰：古人治血证，用犀角地黄汤，云无犀角代以升麻，盖升麻能引诸药入阳明也。今服之不效，岂古方不足信欤？予曰：朱二允有言，升麻性升，犀角性降，用犀角止血，乃借其下降之气，清心肝之火，

使血下行归经耳。倘误用升麻，血随气升，不愈涌出不止乎？古方未可尽泥也。翁又问入阳明清胃热，药品尚多，惟犀角与齿䐃相宜者，得无齿属上部，角长于头，本乎天者亲上之义耶？予曰：不宁惟是。人之上齿属足阳明，礼云戴角者无上齿，阳明之血脉上贯于角，齿䐃用之辄应者，职是故也。

族弟羲采，血涌欲脱

予侨居岩镇，距祖居之东溪几五十里，丁亥春，族弟羲采证患吐血，近延予弟春圃门生咏堂酌治，血涌不止，势欲晕脱，专价星夜迎予。至见病者仰靠于床，气息奄奄，自云脐下热气上冲，血即涌出，切脉虚大不敛。顾谓弟与生曰：此水火失济之候也。经云：水为阴，火为阳，夫人身之阴阳，相抱而不脱，是以百年有常。故阳欲上脱，阴下吸之，不能脱也。今阳但上越，阴不下吸，恐蹈危机。所服皆滋纳之品，药病相当，其所以不验者，病重药轻故耳。方定大剂两仪煎合生脉散，更加龟甲、怀牛膝、白芍、茯苓、山药、童便、阿胶之属。服后血虽不涌，脉犹未敛。予曰：慎之，防复吐，上午因亲属问病，应答烦劳，血又上涌，神思飘荡，几欲脱去。忙照原方，熟地由一两增至二两，再加磁石吸引肾气归原，另煮团鱼汤煎药，盖治真阳之飞越，不以鼋鳖之类引之下伏不能也。如言饮药，血旋止。日晡又因家人嘈杂，血复溢出，虽不若前之甚，亦觉难支。思血属阴喜静，动则阳化，故越出上窍。令其闭户屏烦，如此两昼夜，始得脉敛神安，血止不吐。仍守前法，调治月余而瘳。

何少君令政传尸虫异，附载历见诸证，并详治法

何别驾少君六吉兄，召视令政病，诊之曰：此瘵证也。危期甚速，可勿药。忆别驾公如君，前亦患此疾而殁，因谓六兄曰：令政病状，显属传尸。此证五内有虫，人将殁，虫先出，迭

相传染，为害最烈，慎防之。六兄曰：吾亦疑及，此据内子云：家庶母病笃时，伊坐榻旁，见帐中一物飞出，攒入伊鼻，自此得病。予曰：是矣。六兄求杜患之策，令研獭肝末，每人日服钱许，思虫由鼻入，当以法御之。嘱捻纸球，外裹雄黄，入病人房，以此塞鼻，倘见虫出，即钳置火中炼之。一夕六兄入房，突有物飞集于头，似觉蜿蜒多足，惊拨随地而没。秉烛四照，瞥见其物，潜伏几下，蠢蠢然，急呼家人，持钳夹住，视形如蝶，翅翼生毛，毛色杂花，投诸火唧唧如鼠声。六兄有妹，时又病剧，越日令政逝，有邻媪来慰，顺至伊妹房中问疾，归家脱衣，陡见一虫，缀其裙，媪亦如法炼毙，伊妹殂后，患遂绝。

曩见方理丰翁宅中，始而妻死于是，继而媳死于是，后弟媳又死于是，一岁之中，同病而死者三人。次春皆续弦，未几长子死焉。翁娶继室，质伟体坚，自以为无患，不数月而病矣。其前妻之女，年已及笄，侍继母汤药，忽见病人鼻内，有物蠕蠕而出，心异之，其物飞扑女面，倏不见。继室殂，女疾作，未百日亦殒，一岁之中，又同病而死者三人。传尸之祸，可胜言哉。

又许玉生翁，有女四人，先是二三两女，俱患此证，相继而夭。居无何，四女又病，予谓之曰：此证有虫传染，三传乃灵符药莫制，宜设法以杜后患。翁因将长女远送戚家，病女移于后院，家人日服獭肝，女殁患幸泯，但三病临危，俱未睹有虫出，或能变化，而人莫之见欤。

愚按传尸，乃虚劳中另自一种。虚劳无虫，传尸有虫，虚劳不传染，传尸传染。但此病与虚劳形状仿佛，卒难识认，而治之之法，诸说不同，务将证治辨明，则临病庶有主持，亦医家之不可不讲也，请先以证言之。稽求古训，如苏游之说，道藏之言，不为不详，然后人谓其类于不经，流于妄诞，似难取信。夫传尸之异在于虫，但其虫须俟人之疾笃而后见，不比

别病之虫，可先后吐从便而见也。紫庭方用乳香熏病人手背，有毛出者为传尸，法虽未试，然恐不验。又烧安息香烟，令病人吸之，嗽不止者为传尸，不嗽者非也。此说亦不足凭。凡虚劳多嗽，嗽最畏烟，断无吸之不嗽之理。惟喻氏谓狐惑声哑嗄，痨瘵亦声哑嗄，是则声哑者，气管为虫所蚀明矣，斯言可为此证之一验。愚于此更有一得焉，如一家之中，先有患虚劳而殁，未几又一人所患证同，不问前病之见虫有无，后病之声哑与否，即可断为传尸。盖寻常虚劳，不传染也。至于治法，《肘后》有獭肝散，治冷劳鬼疰，一门相染。《青囊》有取虫用啄木鸟法。喻氏又谓虚劳热久，蒸其所瘀之血，化而为虫，遂成传尸瘵证。獭肝散非不可以杀虫，而未可以行血去瘀。仲景所制大黄䗪虫丸，及授陈大夫之百劳丸，驱旧生新，诚有一无二之圣法。愚考二方，《金匮》原文，只言治五劳七伤，内有干血，并未云治传尸，喻氏从《金匮》叙虚劳于血痹之下悟入，以为血痹则瘀，瘀则生虫，非具过人之识，不能若是。然则䗪虫丸、百劳丸，可涤虫之原，獭肝散、青囊药，可除虫之害。证有辨之之法，虫有治之之方，传尸之候，或有可生，然须及早图之。若待其势已成，噬脐何及？

汪绍由翁尊堂，脱证救苏

戊子之春，予由旌邑至孙村汪生德辉家，伊族绍由翁尊堂，病剧延诊，比至已治木矣。入见病者，色白如盐，切脉弦劲少胃，予曰：此脱证也，何以至此？翁述病原云：家慈年近古稀，体虚多郁，向患气痛，服辛香之品稍快。旧夏病目，眼科疗治，其目已盲。今春又因疫嗽，药如二陈、枳桔、杏仁、苏子，服经多日，前夕忽心慌晕汗，至今不止，畏食懒言。出所服诸方，予阅之曰：病伤犹可治，药伤最难医。今脱机甚速，驷马追之，尚恐不及，奈何？翁退举方，商以两仪煎合生脉散，每剂拟用人参三钱，熟地八钱。翁云：家慈因患气痛，补剂

向不敢尝，分两过重，虑其不受，请小试之如何？予曰：亦可，但大厦摇摇，一木恐难支耳。姑用人参一钱，熟地三钱，麦冬一钱五分，五味子五分。予下榻汪生宅中，次早翁郎岷山兄来云：家祖母昨夕服妙药后，安睡片时，汗敛晕定，略啜稀粥，稍能言语，幸已获效，乞求复诊。予曰：子归先煎人参二钱，熟地五钱，备用。往察脉证，颇有起色，仍守原方，续仿千金复脉汤，以救阴液。再加茯苓神、归芍、牡蛎、女贞、石斛，柔肝养胃，渐次而瘳。

汪商彝翁夫人，风寒袭络之证

商翁夫人，本质虚寒，常多疾病，旧春曾为诊治，药投温补有效。今春因乃郎心疾，昼夜看守，辛劳风寒之邪，乘虚袭络，比时不觉，渐致颈脊酸痛，喜暖畏寒，欲人揉打。纠缠两月，医用羌、独、防风以驱风，香砂、陈皮以理气，屡服不应。季夏予至孙村延诊，谓曰：此风寒袭络之证也。夫初痛在经，久痛在络，经主气，络主血，考督脉并于脊里，至风府入属于脑。《素问》云：痛者寒气多也。寒则冱而不流，温则消而去之。方法治风先治血，血行风自灭。理当养血为君，佐以温通脉络，非驱风理气所能治也。方定当归、枸杞、杜仲、巴戟天、附子、鹿角胶霜、狗脊、五加皮、秦艽、桑枝。四剂痊愈。

予久患腹痛，忽下瘀血而痊

予患腹痛多年，由午餐饭冷，强食而起。痛处在脐之上，痛时腹冷，掌按热熨稍瘥，虽盛暑亦必以帛护其腹，饮食渐减，喜暖畏凉，他物食尚相安，惟饭蒸煮未透，或稍冷，食则必痛。素嗜瓜果，得疾后不敢尝。向患痔红，食姜蒜烧酒即发，故忌之。此疾作时，食入阻滞，饮烧酒一二杯，反觉通畅，不但姜蒜不忌，即食椒末辣酱，均与痔红无碍。经云：痛者寒气多也。证属寒凝气滞无疑，予素果药，痛发无何，香砂姜黄陈半谷芽神曲之类，服一两剂

即罢去。往岁发疏尚轻，惟餐饭不能如常。年来发频且重，不拘何物，餐后必痛，须食下行，其痛方止。于是餐后不敢坐卧，乃学古人养生，食后行百步，常宜手摩腹之法，并遵释教，过午戒食，然亦无益于病，遂视食为畏途。无如疾经多载，消恐耗元，补防助壅，踌躇无策。友人谓予年近古稀，命阳衰弱，寒从内生，是以喜暖畏凉；釜底无火，物终不熟，是以谷食难化。须用八味丸，补火生土，所论固是，予意终未坦然。思痛若在膈，虑其妨食成噎，今幸在腹，当不害命，药饵乱投，恐反有伤，恪守不药得中医之诫。己丑季夏，旌邑孙村汪宅延诊，下榻塾中，时二鼓既寝，急欲大便，灯灭暗中摸索，跌仆莫能挣扎，大孔汩汩，遗出如泻水状。呼仆持火至，扶起视地，皆污色如漆，汗淋气坠，即忙就枕。汪宅献楠志仁二公，闻之驰至，殊为着惊。予曰：无妨，此因久痛蓄瘀，刻瘀下脱，未免伤气耳。饮党参桂圆汤，少顷气稍续，汗亦敛。次早登厕，犹有余瘀。

予恐其瘀复脱，遄归到家，更衣瘀已无矣。自此腹不再痛，餐饭如常。细求其故，究由瘀凝肠胃，阻其传导之机，以故食入则痛。夫血犹水也，血之结而为瘀，亦如水之结而为冰，所以痛处常冷，按熨饮醇，热气至，故觉稍快。至于瘀蓄，年久胶固已深，一旦倾囊自出，理殊不解。得无长夏炎蒸，奔驰烦劳，动则阳化，如雪消而春水来耶？从斯悟入，书称久痛入络，络主血，不独肢体之痛为在络，即胸腹之痛，痞积之痛，皆为在络，皆宜治血，无徒从事于气。又如噎膈一证，方书虽有胃脘枯槁，及阳气结于上，阴液衰于下等语，然由瘀血阻塞胃口者恒多。进而思之，予疾将十年，固未能自知瘀蓄于先，然不药稳持，尚不失为中驷，不然，补泻杂投，不殒于病，而殒于药矣。予见败坏之证，自萎者十之二三，药伤者十之七八，药本生人，而反杀人，可不惧哉！自今以往，伏愿医家证未审明，勿轻用药，病家疾如可待，勿急求医，如此或亦可为卫生之一助耳。

杏轩医案辑录

新安杏轩程文囿观泉甫著

及门诸子辑录
诸暨刘淡如重校

庆敬斋方伯耳鸣

经言肾气通于耳，故人至中年以后，肾气渐衰，每多耳鸣之患，喻氏论之甚晰。然不独肝肾之阴气上逆，必兼挟有内风，乘虚上升。夫风善入孔窍，试观帘栊稍疏，风即透入，人之清窍，本属空虚，是以外感风邪，其息即鸣。韩昌黎云：草木之无声，风挠之鸣，水之无声，风荡之鸣。凡物之鸣，由于不得其平。人身之阴失其平，阳失其秘，化风盘旋，上干清窍，汩汩之声，昼夜不息，其义亦然。议与潜阳息风，静以制动之治。

又公子痘证

见点九朝，成浆之期，孩提先天禀薄，痘形陷伏，根脚不齐，浆清色白，便溏食少，嗜卧无神，一派气血虚寒之象，亟亟温补内托，尚有生机。医犹以为肌热未退，火毒未清，药仍清解，误之甚矣。夫痘证发热，此其正候，盖不热则表不能透，标不能长，浆不能蒸，靥不能结。故痘证治终无不赖此热力，为之主持，若欲尽攻其热，不顾戕损其元，元气受伤，安能送毒归窠，苗而不秀能成实者鲜矣。外科论痈疽，谓有脓则生，无脓则死，痘证亦然。又伤寒有养汗之法，痘证有养浆之法。伤寒须七朝以前，邪气未传，尚可养得汗来；痘证须七朝以前，逆证未见，尚可养得浆来。倘至七朝以外，生气已离，再思养浆，亦犹伤寒邪气已传，再思养汗，其可得乎？无脓痒塌，势所必至，十二险关，虑有风波，勉议保元汤合参归鹿茸一法，冀其堆沙发臭，或可侥幸图成。

齐方伯胁痛

肝者将军之官，谋虑出焉。情志不舒，木郁为病，据谕恙起数年，左季胁下，不时作痛，饮食入胃，其气常注于左，不行于右。经言：左右者，阴阳之道路也。肝位居左，其气常行于右，脾位居右，其气常行于左，左升右降，如环无端。今气偏注一隅，岂非升降失司，肝脾不和之所使然？目前虽无大患，窃恐肝病日久，土困木横，冲胃为呕，攻脾为胀，可不早为曲突徙薪之计乎？

福方伯哮嗽

哮嗽多年，原属锢疾，往岁举发尚轻，此番发剧，胸满喘促，呼吸欠利，夜卧不堪着枕，药投温通苦降，闭开喘定，吐出稠痰，而后即安。思病之频发，膈间必有窠囊，痰饮日聚其中，盈科后进。肺为华盖，位处上焦，司清肃之职，痰气上逆，阻肺之降，是以喘闭不通。务将所聚之痰，倾囊吐出，膈间空旷，始得安堵。无如窠囊之痰，如蜂子之穴于房中，莲子之嵌于蓬内，生长则易，剥落则难，不刈其根，患何由杜？考《金匮》分外饮治脾，内饮治肾，且曰饮邪无以温药和之。议以早服肾气丸，温通肾阳，使饮邪不致上泛，晚用六君，变汤为散，默健坤元，冀其土能生金，兼可制水。夫痰即津液所化，使脾肾得强，则日入之饮食，但生津液而不生痰。痰既不生，疾自不作，上工治病，须求其本。平常守服丸散，疾发间用煎剂搜逐，譬诸宵小潜伏里闬，乘其行动犯窃，易于拘执，剿抚并行，渐可杜患。

台静亭州尊，阴阳两亏，伤及奇经

复诊寒热依然，神采更倦，前方初服，微见痰红，疑系附子温燥所致。续服五剂，红不再吐，口并不渴。仲圣云：身大热而反近衣者，热在皮肤，寒在骨髓也。且越人明以阳维为病，苦寒热为训，岂寒栗如此？经年累月，憔悴不堪，不从温补，尚有何策可施耶？王太仆云：热之不热，是无火也。益火之源，以消阴翳。旨可悟矣，虽《内经》有诸禁鼓栗，如丧神守，皆属于火之言，丹溪有治用清凉之案，然与此似乎不合。无如补虚门中，归脾、十全、补元煎、养营汤之属，均已服过，即治奇经之鹿茸、河车，亦无应验，殊为棘手。但细详脉证，总不外乎阴阳精气两亏，张介宾所谓以精气分阴阳，则阴阳不可离，以寒热分阴阳，则阴阳不可混。古人复起，不易斯言。

长中堂病机治法

经云：阴阳者，万物之能始也。水为阴，火为阳，是病机虽繁，可一言以蔽之，曰阴阳而已。试观天有四时，以生寒暑燥湿风，人有五脏，以生喜怒悲忧恐。五脏所患不同，要不外乎心肾，此阴阳窟宅，水火根基。恙缘凤夜烦劳，心肾不交，水火失济，夫营卫二气，行阳则寤，行阴则寐。若卫气不得入阴，则但寤而无寐矣，医用补心丹、养心汤，安神定志，未为不善。要知心为虚灵之脏，草木无情，非假物类之灵以引之，焉能望效？拟以纯甘，加入龟甲、虎睛、龙齿、琥珀、珍珠，谅当有应。

马朗山制军公子，中寒阳脱，急救不及

诊脉沉伏模糊，证见肢厥声鼾，口鼻气冷，人事迷惑，良由真元内戕，阴寒直中，阳气外脱，势属危殆。《内经》以阳气者，若天

与日，今则沍寒凝泣，阴霾用事，使非重阳见晛，何以复其散失之元乎？夫人身之真阳，譬之鳌山走马灯，拜舞飞走，无一不具，其间惟是一点火耳。火旺则动速，火微则动缓，火熄则寂然不动。而拜舞飞走之躯壳，未尝不存也。方用参附二味，重加分两，昼夜频进。本草言人参，能回元气于无何有之乡，附子为斩关夺门之将。潭底日红阴怪灭，分阳未尽则不死。但脉证败坏如斯，欲图断鳌立极之功，亦难之难矣。

温景侨制军，饮伤脾胃，商善后之策

脉沉细缓，外腴内虚，饮多谷少，恙经三载，发时脘痞嗳噫，小便欠利。年来戒饮，其疾虽平，然精神起居，未能如昔。饮食稍有失调，脘中犹觉不快，虑其病根复萌，商图善后之策，此不治已病，而治未病也。夫脾胃清和，始能生化气血。酒者熟谷之液，其气慓悍，入于胃中则胃胀，气上逆满于胸中，故致患若此。今病虽愈，而仓廪之官，未得骤反清和之旧，计惟调养脾胃，以资运化。考古治病，有煎膏丸散之别，心肺病在上焦宜用煎膏，肝肾病在下焦宜用丸，脾胃病在中焦宜用散，审其致疾之因，投药自中肯矣。

周都宪咳久医误治，用温肺涤邪

岐伯虽言五脏六腑，皆令人咳，然其所重，全在于肺。盖皮毛者，肺之合也。皮毛先受邪气，邪气以从其合则寒。饮食入胃，从胃脉上至于肺则肺寒，肺寒则内外合邪，因而客之，则为肺咳。是咳之不离乎肺，犹疟之不离乎少阳。据谕病缘夏热晓起，感冒凉风，更兼饮冷，始而微咳，渐至咳甚，服药月余，咳仍不已。经云：形寒饮冷则伤肺，此致病之大端。医者只知天时之气热，不察人身之脏寒，频投滋润，希冀清火止咳，适燕指南，无怪药愈服而咳愈频也。盖肺为娇脏，性虽畏热，然尤畏寒，金被火刑固为咳，金寒水冷亦为咳。五行之理，

生中有克，克中有生，金固生水者也，然金寒则水冷，使非火克金，则金不能生水矣。譬诸水冰地坼，犹以霜雪压之，其能堪乎？诊脉沉细，口不干渴，时当盛暑，背犹怯风，使非温中涤邪，何以春回旸谷？倘再因循贻误，寒邪不解，久咳肺伤，更难为计。拟温肺汤一法。

方来青制军，便泻溲数

经云：中气不足，溲便为变。人之二便，全藉中气为之转输，故不失其常度。肾气虚，则关门不固，脾气虚，则仓廪失藏，便泻溲数之病生焉。方定补中益气汤，升举脾元，四神丸，固摄肾气，二药合投，并行不悖。加枸菟佐蔻萸之功，增莲芡辅参术之力，方则脾肾分施，病则溲便并治矣。

曾宾谷中丞痢疾

痢疾古名滞下，然此滞字，非单指饮食停滞之谓，言其暑湿内侵，腑气阻遏而为滞耳。长夏感受暑邪，伏于肠胃，新秋患痢，腹痛后重，赤白稠黏，日夜频次。考古贤治痢，不外通涩两法，大都初痢宜通，久痢宜涩。夫暑湿邪热，客于营卫，则生疮疖，入于肠胃，则为泻痢，痢之红白，如疖之脓血，脓血不净疖不收，红白不净痢不止。证在初起，治贵乎通。经曰：通因通用。然此通字，亦非专指攻下之谓，言其气机流行而无壅滞，乃为通耳。丹溪以河间发明滞下证治，和血则便脓自愈，调气则后重自除，二语实盲者之日月，聋者之雷霆。特其方法，每用芩连槟枳苦寒攻伐，藜藿涧属合宜，膏粱恐难胜任。敝郡汪氏蕴谷书称，痢疾即时疫，浊邪中下名曰滞，亦杂气之所乘，故多传染于人。其自定黄金汤一方，药虽平淡无奇，然于逐邪解毒之义，颇为切当。谷食不减，胃气尚强，约期二候，可以奏功。

张观察如夫人，经期不调

先天禀薄，情志欠舒，心脾抑郁，诊脉细涩，细为气少，涩主血虚。问寝食如常，惟月事失调，每值经期，洒淅寒热，腰膂酸疼。按冲为血海，任主胞胎，二脉交通，乃能有子。脉证若此，即无他患，恐难孕育。间进加味归脾汤，调养心脾血气之源，常服毓麟珠，补益冲任。阴阳和协，冲任调匀，则合浦珠还，蓝田玉苗，可预必也。

龚阆斋观察令媳瘵证

轩岐论五郁，首究乎肝，肝主春生之气，春气不生，则长养收藏之令息矣，而欲其无灾害者几希。夫病端虽始于肝，久则滋蔓他脏。肤浅见血投凉，因咳治肺者，固无足论，即知求本，而不审诸阴阳消长之理，依然膈膜。所谓补阴补阳，义各有二。芩连知柏，有形之水也；麦味地黄，无形之水也。以无形之水，制无形之火，如盏中加油，其灯自明。干姜桂附，温烈之温也；参芪甘草，温存之温也。以温存之温，煦虚无之气，如炉中覆灰，其火不熄。日内咳频，痰犹带血，似须先投甘寒以降火，未可骤用参芪以补阳耳。《医贯》云：凡人肺金之气，夜卧则归藏于肾水之中，肾水干枯，无可容之地，故复上逆而为患矣。病始不得隐曲，渐至不月风消，喘咳息贲，莫能正偃，所以然也。虽云火炽之相煎，实由水亏之莫济，夫火空则发，使非填实其空，炎焰何能敛纳？王太仆云：益心之阳，寒亦通行，强肾之阴，热之犹可。诚见道之论。昨论便溏多，恐脾元下陷，夜来便圊数次，烦热少寐，夫土为物母，心肝肺肾，若四子焉，子虚尚可仰给母气，苟土母倾颓，中无砥柱矣。古人论脾肺两亏之证，最难措置。方欲培土强脾，恐燥剂有妨于阴液；方欲濡燥生津，恐滋润剂有碍于中州。惟上嗽热而下不便溏，下便溏而上不嗽热者，方好施治耳。今日用药，当以扶脾为急。昔士材先生治虚劳，尝云今日肺病多，保肺药中，兼佐扶脾；明日脾病多，扶脾药中，兼佐保肺，亦因时制宜法也。但脏真损伤已极，药饵恐难图成。

吴春麓仪曹不寐眩晕

经曰：水火者，阴阳之征兆也。肾为坎卦，一阳居二阴之间，故须阴得其平，然后阳藏于密。童年知识已开，阴精早泄，此致病之大端。及壮血气方刚，尚不觉其所苦，人四十而阴气自半，起居日衰，精神不充，蝉联疾作。诊脉尺虚细涩，寸关大于平时，按尺为肾部，脉见细涩，肾虚奚疑？寸关大于平时，阴弱阳浮之象耳。夫医之治病，不以用补为难，而以分别水火气血为难，冯氏书云：小病治气血，大病治水火。盖气血者，后天有形之阴阳也。水火者，先天无形之阴阳也。太极之理，无形而生有形，是治大病可不以水火为首重耶？请以不寐言之。人知其为心病，而不知其为肾病也。心虽为神舍，而坎离尤贵交通，越人以阳不入阴，令人不寐，岂非水火未济，坎离失交之故乎？《内经》又有头痛巅疾，下虚上实，过在足少阴巨阳之语，形容眩晕病机最切。方书称风称火称痰，漫无定见，景岳师其意，以为无虚不作眩，治当上病疗下，滋苗灌根，精矣精矣。暂服煎剂，再订丸方，王道无近功，内观颐养为要。旧患眩晕征忡，不寐遗泄，本属心肾两亏，水火失济，曾订煎丸，服经十载。兹诊脉候平和，精神矍铄，此亦颐养之功，非全关草木之力也。惟食多尚难运化，腰膂时痛，遗泄间或有之，药物所需，仍不可缺。考古人用药，有攻病保躬两途，攻病则或凉或热，当取其偏，保躬则适其寒温，宜用其平。盖温多恐助相火，精关不藏，润多虑伤脾阳，坤元失健。如云食蜜便即溏泻，脾虚不胜润滑之征，青娥丸固能治肾虚腰痛，但故纸胡桃，味辛性温，久而增气，恐其助火。且常服丸药，亦须分别气候，夏令炎热，远刚近柔，以防金水之伤；冬令严寒，远柔近刚，以遂就温之意；将交夏至，一阴初复，元精不足之时，商以益阴保金，兼调脾胃，秋季再为斟酌。

又少君水火失济之证

水火之道，宜交而不宜分，水上火下名曰交，交为既济，不交为未济。由是观之，水火之切于人身者大矣。据脉与证，良由肾元下亏，水火失济，以致魄汗淋漓，玉关滑泄。腰为肾府，肾虚则腰膂多疼，心为神舍，心虚则夜卧欠逸，面赤颈热，虚阳上炎，体倦头倾，髓海不足。且金乃生水之源，肺肾为子母之脏，子虚盗窃母气，此喘咳之所由。肾开窍于二阴，心与小肠相表里，心热移于小肠，此血淋之所自。昔肥今瘦，虚里跳动，种种见证，虚象奚疑？不知持满御神，日啖草木无益，积精自刚，积气自卫，积神自旺，酸以收之，介以潜之，厚味以填之，水火交，精神治矣。

胡观察疝证

经云：任脉为病，男子内结七疝，督脉为病，不得前后为冲疝，是疝病虽属于肝，而实冲任督三脉所主。据证睾肿少腹形坚痛甚，攻冲腰俞，病根深远，愈发愈剧。考任脉起于中极之下，上毛际，循腹里，冲脉起于气街，督脉统督诸脉，而为奇经之长。叶氏云：大凡冲气从背而上者，系督脉主病，治在少阴；从腹而上者，系冲任主病，治在厥阴。揣诸病情，确为奇经受病无疑，医不中肯，是以药治无功。

郭松崖郡侯疟疾

疟虽小病，而《内经》论之最详。首称夏伤于暑，藏于皮肤之内，肠胃之外，因得秋气，汗出遇风，内外相搏，是以日作。可知疟病由于暑风相搏而成。然暑必兼湿，若无湿但为干热非暑也。即此推之，疟病虽属暑风相搏而成，又必挟有湿邪，酝酿之所致矣。特六淫分配四时，暑之与湿，气虽异而因则同，有可分不可分之义也。今岁太阴司天，湿土主事，其变骤注，其灾霖溃，人在气交之中，感而即病者，为霍乱吐泻，肿满诸候，其不即病，邪伏膜原，内趋大肠则为痢，外走少阳则为疟，故疟之寒热往来，亦犹痢之赤白胶黏耳。羌逾匝旬，疟经五发，胸腹饱闷，呕恶不渴，脉沉弦缓，显系湿郁中焦，腑阳失运，幸得从枢外达，不至滞下痞满。邪净自瘳，无烦过虑。

鲍莳春部曹尊堂，血枯久伤奇经

产育多胎，冲任受亏，兼之自乳，阴血更耗。羌经年远，腰膂刺痛，转侧维艰，小便血淋，痛引少腹。揣摩其故，非特血气之伤，而且奇经亦损，故归地养阴，参芪益气，均无灵效。冲脉起于气街，任脉起于中极之下，淋病诸候，必有所关，即寒热一端，亦阳维为病耳。病由血海空虚，损及奇经八脉，寻常药饵，谅难奏功，宗《内经》血枯，治以四乌鲗骨一蔍茹丸。

周司马肝风病后，足膝软弱

前患肝风，调治小愈。案牍劳形，元虚未复，腰膂虽能转侧，足膝尚觉软弱，肝肾真元下亏，八脉不司约束，参芪归地，仅可益其气血，未能通及八脉。古人治奇经精髓之伤，金用血肉有情，岂诸草木根茎，可同日而语？推之腰为肾府，膝为筋府，转摇不能，行则振掉，不求自强功夫，恐难弥缝其阙。恬澹虚无，御神持满，庶几松柏之姿，老而益劲也。

王明府夫人，积聚久痛

脉弱质亏，操持多劳，昔年产后，少腹起有瘀块，不时作痛，迩来痛于早晨，日日如是。经云：任脉起于中极之下，循腹里，任之为病，其内若结男子七疝，女子瘕聚。再考古人论积聚，分瘕瘕两端。瘕者征也，有块可征，其病在血，瘕者假也，聚则有形，散则无迹，其病在气。良由新产之后，或因寒侵，或因气滞，以致循经之血，凝结成形，胶黏牢固。长大则易，铲削则难，须待本身元气充旺，始能消磨。倘务急攻，非但积不可消，反伤正气。《内经》有大积大聚，其可犯也之戒，旨可见矣。现在痛势攻冲较甚，滋腻之补，似非所宜。思久痛在络，冲为血海，先商煎剂，调和冲任，使其脉络流通，气机条畅，痛势稍缓，再议丸药，图刈病根。

沈虹桥广文疫证

时疫十朝，正虚挟邪，证见神倦耳聋，热发不退，脉息沉细无力，凭脉用药，理应壮中温托。阅方曾服理阴煎三剂，病样日增，前法似难再进。夫阳证阴脉，原属不宜，方书有时疫邪伏于里，脉多沉细，不同伤寒，邪自外来，脉多浮大，语属可参。仿赵氏六味汤加柴胡一法。复诊脉仍虚细，神形倦怠，唇齿干枯，舌苔黄燥变黑。夫邪热最为真阴之贼，高年肾阴本亏，热甚津液更耗，《己任编》所谓感证，始终以存津液为第一义。盖阳明燥土，全赖少阴肾水以滋养之。如旱田侧有井泉，犹可供其灌溉之资，倘并井泉干涸，燥土炎蒸，则苗槁矣，宗甘露饮。

洪广文少君，损过脾胃

书云卫虚则恶寒，营虚则发热。证见日晡寒热往来，已经数月，洵为营卫二气之虚，断非客邪外感也。病既属虚，虚则当补，昨服补剂，胸膈反增滞闷，此中消息，颇难窥测，盖非药不能应病，乃胃气不行药力耳。夫上损过胃，下损过脾，越人且畏，姑遵经旨，虚痨不足，当与甘药。两进甘药，寒热依然，惟粥食稍增，嗽咳略缓，药病尚觉相符。稽古补虚方法，千蹊万径，而其关键，总以脾胃为之主脑。夫人之一身，内而五脏六腑，外而皮肉经脉，何一非藉谷气长养之功？苟土母倾颓，既难输化饮食之精微，焉能传送药力，宜乎虚不纳补也。《难经》发明五损，勿过脾胃，仲景治虚痨诸不足，出活人手眼，其所立建中方法，亦皆稼穑作甘，此古圣贤明训内伤大病，可不以脾胃为首重耶？然病真药假，终难图功。

鲍觉生官詹精气内亏，详叙证治次第

恙经半载，脉证合参，究属质亏烦劳，以致坎离不交，水火失济，五液内涸，虚阳不藏，误服苦寒，重戕胃气，诸证蜂生，纠缠不已。揆之古训，以虚能受补者可治。虚火可补，参芪之类，实火可泻，芩连之类，劳伤之火，虚乎实乎？泻之可乎？赵氏谓阴虚之火，如盏中油干，灯焰自炽，须以膏油养之，专主补阴，其说是已。然阴生于阳，血生于气，顾此食少欲呕，脘闷不快，又难强投滋腻。反复推详，计惟培养脾胃，默运坤元，以为先着。脾为土母，安谷则昌，《金匮》治虚劳，首用建中。越人言损其脾者，调其饮食，脾元日健，饮食日增，变化精微，滋荣脏腑，不治火而火自熄，不润燥而燥自濡，充肤热肉之功，可渐见矣。然内伤之病，宜内观静养，所谓大病须服大药，大药者天时春夏，吾心寂然秋冬也。参透此关，以佐草木之不逮为妙。服药旬余，脉象稍转，寝食略安，惟足膝酸软，项脊时疼，形神疲倦。考治五脏之虚，《难经》言之甚悉，曰：损其肺者益其气，损其心者调其营卫，损其脾者调其饮食，适其寒温，损其肝者缓其中，损其肾者益其精。阐发精微，了无遗蕴。再考《金匮》云：男子脉大为劳，极虚亦为劳。夫脉大为真气泄越，心脾耗伤，此归脾、建中、养营、四君等汤之所宜。极虚亦为劳，乃精血内夺，肝肾下衰，此六味、八味、天真、大造等丸之所宜也。但病证多端，治须次第。首从稼穑作甘，培补中宫，专崇其土，次当荣养心脾，盖心为离阳，补心阳以生胃土，虚则补母之义。至于皮枯肉瘠，肢懈形羸，精髓内竭，筋骨废弛，明属本实先拔，舍填纳固摄，则解亦何由而振？枯槁何由而回？特草木无情，须假物类之脂膏，益人身之血液，煎丸并服，脾肾分施，炼石补天，而收桑榆之效矣。

调治两旬，虽未大效，然处境烦剧，犹能支撑，未始非赖药饵扶持之力。七年之病，三年之艾，原无速功，春三月此谓发陈，恪服煎丸，春气得生，夏可得长，一阴来复，自可霍然。病机前案已详，其中奥义难测者，尚有数端，请再陈之。凡人病若劳动，反觉精神强健者，此阴火沸腾，扶助于内，不觉其元气之衰。若静养调适，反觉神疲气弱者，此阴火退，本相露故也。病情有类乎此者一也。解亦一证，由于肝肾二经之虚，肝虚则筋软，无力以束周身肌肉，皆涣散而若解。肾虚则骨痿，不能自强，遍体骨节，皆松懈而多亦。故恹恹悒悒，若不知所以为人，病情有类乎此者二也。男子精未满，而早摇其精，五脏有不满之处，异日有难状之病，病情有类乎此者三也。卫气昼行于阳主寤，夜行于阴主寐，平人夜卧，则阳升阴降，阴阳交合，然后渐入睡乡。若营弱卫强，坎离失媾，神明之地，扰乱不安，万虑纷纭，却之不去，卫气刚入于阴，契合浅而脱离快，升者复升，降者复降，是以欲寐之时，忽惊而寤矣。病情有类乎此者四也。至若饮食，虽能强餐，腹中常觉不畅者，胃得受纳之司，脾失健运之职也。大便燥结，数日始一更衣者，肠脂枯涩，传导艰难也。脘中时痛者，木失水涵，肝叶怒张而迫膈也。心乍怔忡，营虚之故，臂多青脉，血脱之征。更有皮肉之间，时如冰水滴溜，证状之奇，方书未载。曾治一妇，患此疾数年，投补药百剂而愈，岂非血气空虚，失其温分肉实腠理之司耶？

殷仲周先生，筋挛便浊

据谕病原始末，考诸经云：肝主筋，身之所束者筋也，所以荣筋者血也。病本血不荣筋，而附筋之血，又耗于足瘤之渗漏，加之时疫热邪，深入经络，足跗之大筋，得热而短。经又云：肝气热，胆泄口苦，筋膜干，则筋急而挛者是矣。然治挛固难，而治浊亦不易。虽津液藏于膀胱，气化能出，但肺为生水之源，金燥则水不生，诸病水液浑浊，皆属于热，义可知矣。进而求之筋挛血涸，使非养血荣筋不可也。然徒知荣养，而不明夫辅金制木之法，亦不可也。苟以金制木，而木反荣筋反舒矣，且金清则水生而热降，此荣筋即可以治浊也。水足则木畅而筋柔，此治浊即可以荣筋也。明见谅以为然。

张佩韦先生，肝肾两亏证治

两尺细涩，肝肾下亏，必得之醉而使内也。壮时血气方刚，故无所苦，自强仕以来，渐觉目盲，不能远视，耳如蝉吟，蛙鼓虚里，其动应衣，阖目转盼，则身非己有，腰膝酸楚，行步不正，种种病状，就衰之征。经云：肝开窍于目，肾开窍于耳，目得血而能视，耳得血而能听，血气衰耗，不能上充，故视听失其常度。心为君主之官，血虚心无所养，故掣动不安。脑为髓海，下通命门，上气不足，头为之苦倾。腰者肾之府，肾惫则惮于转侧；膝者筋之府，筋惫则艰于屈伸。方用人参为君，形不足温之以气，地黄、河车、龟鹿胶为佐，精不足补之以味。更用山萸、五味，摄纳肾气归元，气旺精充，百骸司职，收视而视明，返听而听聪矣。

家近陶翁肝阳逆肺咳嗽，加感风温，标本异治

两寸关脉候俱大，左关尤急，据述前冬因情志抑郁，先见此脉，后觉心烦不安，旧春心烦稍定，咳嗽至今不止，舌苔时黄时退，此肝为受病之源，肾为传病之所。夫肝之伤脾，人所易知，肝之伤肾，人所不识。譬如折花枝安插瓶中，花枝日茂，瓶水日为吸干，肝阳吸引肾阴，此之谓也。且肺为肾母，子虚必盗母气，不特金不制木，而木反得侮金。肝阳上升，冲心为烦，冲肺为咳，脉大不敛，舌见黄苔，要皆阳亢阴亏之所使然。所幸寝食如常，别无兼证，议以滋肾生肝，保金化液，辛温刚愎，似非所宜。复诊脉急依然，连日嗽甚于前，夜卧欠安，头额手心俱热，是属挟有风温外因。若云阴虚之热，当发于日晡，不应发在午前，且

其来也渐，何骤若此？质虚恙久，固不能正从标治，然亦未可过补，仿汪广期前辈风温汤方法。

汪舜赓翁令爱水肿

色白肤嫩，肾气不充，数月病魔，脾元又困，诸医调治，病势日增，请求其本而论治焉。经言诸湿肿满，皆属于脾，曩服五苓五皮，非无所据，但肾为胃关，关门不利，故聚水而从其类，仲师主用肾气丸，即此意也。若谓童年精气未泄，补之不宜，然治标不应，理应求本，所谓有者求之无者求之是矣。夫水流湿，火就燥，二阳结谓之消，三阴结谓之水。消者患其有火，水者患其无火。且水病虽出三阴，而其权尤重于肾，肾居水脏，而火寓焉。此火者真火也，天非此火，不能生物，人非此火，不能有生，即膀胱津液藏焉，亦必由命门气化而出。华元化曰：肾气壮则水还于肾，肾气虚则水散于皮，前服肾气丸颇应，日来饮食不节，病复再投不效。考诸《己任编》云：此病单用肾气丸不效，单用补中益气汤亦不效，须用补中益气汤，吞《金匮》肾气丸。谨宗其旨。

方芷南茂才夫人产后心脾两亏之证

《金匮》云：妇人新产有三证，一曰痉，二曰郁冒，三曰大便难。三证所因，无非阴伤血耗之所致耳。人知四物汤能补血，此第认其面目，而未审其根源。夫血生于心，统于脾，欲求其源，舍此谁欤？再按脾主肌肉，脾虚故肌肉发热，心主神明，心虚故神明失藏，计惟黑归脾汤一方，可称对证之药，泛涉他求，恐多歧也。语云：宁医十男子，莫医一妇人。盖女科病本无难，其所难者，胎产两端而已。胎前诸病，尚须培养气血，况乎产后百脉空虚，不言可知矣。产经十朝，发热昏冒，肢掣烦躁，夜卧欠安，脉息数大无力，断非蓄瘀风邪，显属阴亏阳越，病关根本，非枝叶小恙可比。归脾汤培养心脾化源，喜其虚能受补。第补药治

虚，如旱田稼穑，灌溉宜频，病人畏药，昨晨至今，停药未进，心烦肢扰，痉厥欲萌，原方加胶黄枣麦，守服勿懈。

鲍禹京翁夫人厥证治法节略

伤寒论厥证，分别阴阳，阴厥属寒，阳厥属热，寒宜温而热宜凉。杂病论厥证，分别虚实，夺厥、煎厥、痿厥为虚，薄厥、尸厥、食厥为实，实可消而虚可补。病由情怀不释，肝失条达，血气日偏，阴阳不相顺接，因而致厥，与全虚全实者有间。理偏就和，宜用其平，偏补偏消，乌能治情志中病？厥证妇人常有之，其为情志郁勃致病显然，惟昼夜频发，阴阳脏气俱伤，却为可虑。若乍发乍止，疏而且轻，亦无妨碍，所嫌病关情志，难以除根，务须戒怒舒怀，惜劳静养，冬令收藏之际，加意慎持，来春草木萌动，庶可不致复发。厥证有因痰者，有不因痰者，因痰而厥，厥时喉中必有痰声辘辘，此则厥来寂然无闻。且痰厥脉应带滑，今脉细兼弦涩，洵属气厥无疑。持脉之道，须知人之平脉，然后察其病脉，质亏脉细，此其常也。惟细中见涩，右寸关兼带弦象，故主病耳。涩者血虚气滞，弦者胃弱肝强，细小弦涩主病尚轻，牢大弦长主病重矣。诸厥属肝，女子以肝为先天，肝主怒，怒则气上。经云：血之与气，并走于上，乃为大厥，其由肝郁为病可知。考古人治郁证，多用越鞠、逍遥二方，但越鞠燥而逍遥则润矣，越鞠峻而逍遥则和矣。治肝三法，辛散、酸收、甘缓，逍遥一方，三法俱备。木郁则火郁，加丹栀名加味逍遥，滋水以生木，加熟地名黑逍遥。《己任编》中，一变疏肝益肾汤，再变滋肾生肝饮。前用逍遥减术者，恐其守中，用丹皮减山栀者，恐其苦泄伤胃也。肝胃二经同病，须分别其肝阴胃液，已亏未亏。如阴液未亏，气药可以暂投，若阴液已亏，治惟养阴濡液，所谓胃为阳土，宜凉宜润，肝为刚脏，宜柔宜和。叶氏论治郁证，不重在偏攻偏补，其要在平用苦泄热，而不损胃，用辛理

气，而不破气，用滑润濡燥涩，而不滋腻气机，用宣通而不揠苗助长，数语深得治郁之理。血虚治当补血，四物汤为补血之首方，然其中尚须分别阴阳。若血虚肝燥，木火沸腾，芍药微酸微寒，在所必需，地黄先应用生，凉血生血，继则用熟，补水涵木，川芎辛窜，固属不合，当归亦须蒸去辛温之性。养血诸药，除四物外，惟丹参为胜，本草言其色赤入心，有去瘀生新之能，功兼四物，乃女科要药，可以备用。木郁生火，火则宜凉，第此火非从外来，良由木失水涵，以致肝阳内炽，芩连知柏，苦寒伤胃，洵非所宜，不若生地、丹皮之属，清肝凉血为稳。五行克制，木必犯土，肝气上逆，胃当其冲，询其厥来，脘中有块，按之则痛，食下阻滞，此肝犯胃，厥阴顺乘阳明故也。既知气逆为患，治应先理其气，无如气药多燥，肝阴胃液已亏，如何燥得？经言兰除陈气，并能醒胃舒肝，可加为引，桑叶轻清，能泻肝胆之郁热，叶案每与丹皮，同用见功。虚则补其母，肝肾同治，乙癸同源，乃治肝肾第一要诀。然须俟其痞消厥定，以作善后之筹。若用六味汤，可加当归、白芍，或去山萸，恐其温肝故也。如用须陈者乃佳，分两减轻，并用盐水拌炒。肢掣名为肝风，此非外来之风，由乎身中阳气变化，故曰诸风眩掉，皆属于肝。第肝为刚脏，须柔和济之，治用和阳息风，及养阴甘缓等法。至于钩藤、菊花、桑寄生，均有平肝息风之能，发时随宜加入。《内经》有肝苦急，急食甘以缓之语，《金匮》出甘麦大枣汤，只用甘草、小麦、枣肉三味，盖小麦春生，肝之谷也，最能养肝，合诸甘草、枣肉之甘，以缓其急。后贤治肝风诸病，每参此法。木喜滋而恶燥，阴亏血燥之体，或逢天时阳气泄越，或触情志恚嗔，因而激动肝风，变幻痉厥，纠缠日久，阴液内竭，可以借用《千金》之复脉汤。盖脉乃血脉，血脉既亏，藉其药力，以通营卫致津液，叶氏于方内，除去姜桂益精。诸厥虽属肝病，然心为君主之官主安，则十二官各得其职。厥发日

久，肝风内扇，震动心营。养心安神，药品虽多，首推抱木茯神者，盖茯神本治心，而中抱之木又属肝，以木制木之义；其次柏子霜，既能养心，更可润肾滋肝。用枣仁须猪心血拌蒸晒用，麦冬须辰砂拌染，或加琥珀龙蛎，均有镇静之功。肥人之病，虑虚其阳，瘦人之病，虑虚其阴，阴亏于下，则阳越于上，下虚上实，而为厥巅之疾。是故养阴药中，必佐以潜阳者。如畜鱼千头，须置介类于池中之意，牡蛎、鳖甲、淡菜、龟甲，皆介类也。方中只用牡蛎、鳖甲者，取蛎之咸能软坚，鳖之色青入肝，不独潜阳已也。

张仲箎翁息贲喘嗽

情志抑郁，原属肝病，辛散酸收甘缓，俱厥阴正治之方，屡投未应。窃思肝木不平，金失其刚，肺脏不能无患。肺欲收，观其胸痞喘咳不得卧，岂非肺张不收，卧则叶黏背俞，阻塞气道之故乎？经言：诸气膹郁，皆属于肺。喻氏发明秋伤于燥，冬生咳嗽之义，是知郁病，可不专责于肝，而燥证则全关于肺也。盖肺主气，居相傅之官，苟治节有权，则清肃下行，克称其职。病缘木郁生火，兼挟燥邪，金受火刑，令失清肃，肺燥叶张，阻塞气机，而为患矣。倘果专属肝病，而不涉肺，何至喘咳不能着枕耶？且肝病治肺，辅金制木，道犹不悖，设令肺病不救，则烦冤逆满，内闭外脱，更何如耶？拟《千金》苇茎汤大意。

方竹坪翁头痛

质亏烦劳，证经多日，诊脉虚弦带急，精神欠充，夜寐少逸。询其病初，并无寒热，知非外因。惟头痛乍轻乍重，推求其故，东垣云：内伤头痛，时痛时止，究缘烦劳抑郁，水不涵木，肝风上扰清空，鼓动不定。夫头痛神烦，倏然而至，迅速莫如风火，但身中阳化内风，非发散可解，寒凉可平，必须阳和，庶乎风熄。经旨以下虚则上实，阴伤阳浮冒，上病疗下，

滋苗灌根，语可味也。

洪并锋翁脾阳虚，寒湿内伏，重用温补治法

夏月伏阴在内，当于寒湿中求之，议以理中汤，温理脾阳。服药泻止呕减，舌苔少退，此由脾阳向亏，卑监之土，易于酿湿，阳气不足，寒自内生，即无外邪干之，本气自能为病。今既投机，只可于方内增分两，不必于方外求他味。其所以不骤加阴药者，盖恐肥人之病，虑虚其阳耳。经云：阳气者，若天与日，失其所则折寿而不彰，故天运当以日光明。日光不到之处，恒多湿生，土之薄也。经又云：脾苦湿，急食苦以燥之，脾阳健可冀运矣。昨方加增分两有效，足见尚是病重药轻。然当此盛暑，参附大剂，服逾两旬，病犹未却，虚寒情状，亦可畏矣。安心稳守，功到自成。

洪庭光兄肝风眩晕，证类猝中

病起偶然眩仆，医谓急虚身中，猛进甘温峻补，转增胸胀呕吐，不饥不便，有时浮阳上腾，面赤唇口干燥。然脉尚和平，寝尚安稳，言语尚觉明白，求其所因，良由肾元下虚，水不生木，肝风鸱张，以致发时状如中厥。经谓诸风眩掉，皆属于肝，温补药重，激动肝阳。其胸胀呕吐，不饥不便者，无非肝风扰胃，阻胃之降而然。使果真阳飞越，雷龙不藏，则脉必浮大无根，证必烦躁，无暂安时。且前服温补诸方，岂有不效而反病增之理？所定制肝安胃，尚有商者，盖肝阳冲逆，非介不足潜其威，木火沸腾，舍酸无可敛其焰，拟于方内加牡蛎、乌梅二味，更觉相宜。痰涎频吐，胃液必伤，再加石斛、蔗汁，益阴保液，尤为符合。

叶振标翁证患似隔非隔

肝主怒，怒则伤肝，脾主思，思则伤脾。病缘情志不适，初患上焦痞闷嗳噎，此肝气横

逆，阻其胃降而然。医者不察，浪投槟榔枳朴，损伤胃气，转致胸脘胀痛，泛泛欲呕，食面尚安，稍饮米汤，脘中即觉不爽。纠缠三载，似隔非隔，百计图之，总不见效。经云：肝在地为木，其谷麦，不能食谷而能食麦者，肝强胃弱之故也。盖胃弱故谷不安，肝强故麦可受耳，安胃制肝，法当不谬。但证属情志内伤，未可全凭药力。张鸡峰以为神思间病，当内观静养，惟逃禅二字甚妙。夫禅而名之曰逃，其心境为何如哉？

洪星门翁吐血

脉大不敛，阳虚体质，兼多劳烦，旧病喘汗，服温补煎丸相安。月前偶感咳嗽，续见鼻衄痰红，日来吐多不止，口苦食减，头昏气促。若论寻常吐血，不过肝肺之火，药投清降，火平其血自止。尊体精气本虚，一阳初复，形神交劳，水火不交，气随血脱，病关根本，再投清降损真，则阴阳离决矣。先哲有见血休治血之语可味也，议从黑归脾汤，培养心脾，佐以生脉保金，摄纳肾气，服药三剂，血止脉敛。经云：人四十而阴气自半。平素质亏多病，今复大失其血，生生不继，脏真耗伤，灌溉栽培，尤非易事。夫血虽生于心，藏于肝，实则统于脾。古人治血证，每以胃药收功，良有以也。再按痰之本水也，原于肾，痰之动湿也，由于脾。《内经》以痰多为白血，此果痰也，果精血也，岂精血之外，别有称痰者耶？故昔贤又有见痰休治痰之论。参五阴煎，水土金先天一气化源也。

龚西崖兄咳血

向患血证，发将匝月，医用血脱益气之法，未为不是，惟嫌脉数不静，肌热咽干，呛咳莫能正偃。咳甚则血来，咳止血亦止。血去阴阳，阴不恋阳，水不制火，刻值金燥秉权，肺被火刑，金水不相施化。《医贯》云：不投甘寒以降火，骤用参芪以补阳，此非医误，不知先后着

也。自述胸脘，乍觉烦冤，即咳频血溢。按冲为血海，其经起于气街，挟脐上行至胸中，冲脉动则诸脉皆动，岂非下焦阴火上逆，血随火升之故耶？火在丹田以下曰少火，出丹田以上曰壮火。少火生气，壮火食气，欲止其血，须止其嗽，欲止其嗽，须熄其火。然非寻常清火止嗽之药，所能奏功，务使下焦阴火敛藏，火不上逆，金不受刑，嗽止血自止矣。

吴曜泉翁乃媳，痉厥变幻，证治之奇

前议安胃制肝，呕吐稍止，脘仍痞痛，大便未圊，手抖目窜，齿龂唇干，舌黄肌热，肝风痉厥，状已显著。据述病因，情怀郁勃，夹食而起，郁则伤肝，食则伤胃，木郁宜达，腑病宜通。昨宗仲圣厥应下例，便解结粪数枚，中宫痞形稍软，饮入不呕。惟肝风未熄，痉厥仍发，肌热口渴，面赤齿干，胸脘嘈杂，病由肝木抑郁，腑气阻闭，变化火风，下焦腑气虽通，上脘火犹未降。姑议平肝息风，舒郁清热。诸厥属肝，肝为风木之脏，相火内寄，体阴用阳，肝气上逆，胃当其冲，食不得入，是有火也。古称寒热之气，相结于心下而成痞，相阻于心下而成格。又云：厥阴为病，气上冲心，心中热疼，饥不能食，仿半夏泻心，减去守中之品。肝郁逆胃，阻胃之降，中焦痞塞，不食不便，连日肝风势平，脘热亦减，惟胸痞未宽，不思饮食，前用润下，微解结粪，昨晚两番欲便，未得解出，似有宿滞未净。胃宜通，肝宜凉，乃病治之法则。郁抑夹食，激动肝风，神昏肢掣，烦热胸痞，不饥不便，曾投承气、泻心获效，加怒病复，连日诊治，证犹未减。自言脘中热闷，口渴唇干，头筋抽痛，有时气冲厥晕，即发大便，欲出不解，病久反复，诚难想法。然扬汤止沸，不若仍用釜底抽薪，阳明腑气一通，厥阴风木自平，但成败利钝，虽武侯之明，亦难逆睹也。便通复闭，脘痞依然，按之尚痛，食下阻塞不行。然下法用经两次，燥粪已圊，所有热滞，亦应推荡，何至牢锢若此？迁延两旬，言微

形倦，似未可以再攻，奈痞结不开，补之不纳，仍宗土郁夺之，实有羸状之义。

叶震先兄肝风眩晕

肝者将军之官，刚极之本，其藏血，其主筋，肝病则血病，筋失所养，眩掉强直，诸证生焉。要知此乃肝家自生之风，非外中之风也，治肝之法，可不以为先着耶？但东方木，生于北方水，使无此水，何以生？使水不足，何以涵之？虚则补母，厥有深意。平昔嗜饮，醪醴伤阴，足间常患流火，行步振掉，皮肉干瘠，春来渐有眩晕之象，肝风勃勃内动，加以阴络之血，又从痔孔外溢，淋漓不已，将何以荣筋泽肉乎？斯恙由来有自矣。目下年纪尚壮，犹可撑持，过此以往，欲求良治，不可得也。

吴双翘兄幼女目疾

目得血而能视，黑轮上戴日久，涩痒羞明，弦烂流泪，眼科苦寒消散，屡服无功。可知无形之火，原非苦寒可折。王太仆云：寒之不寒，是无水也。壮水之主，以镇阳光。小儿纯阳，从钱氏六味地黄汤治法。曩缘血虚肝燥，目痛羞明，苦寒消散，阴气益弱。今年厥阴司天，风木气王，秋深燥气倍张。肝藏血，其荣在爪，观其爪甲，枯槁剥落，肝血内涸显然。前议壮水，以平厥阳冲逆之威，继佐芍甘培土，酸味入阴，甘缓其急。交冬肾水主事，木得水涵，庶可冀安。

哭泣躁烦，究由脏燥。肝在窍为目，肺在声为哭，地黄滋肾生肝，二冬清肺润燥。所加黑羊胆汁引之者，盖肝位将军，胆司决断，胆附肝叶之下，肝燥胆亦燥矣，故取物类胆汁以济之，同气相求之义也。

汪式如兄阴暑感证，转为瘅疟，前后治法不同

证经七朝，两投温解，寒热退而复发，干呕不渴，舌腻头疼，病缘本质不足，因热贪凉，感受阴暑之邪，怯者着而为病。方订理阴煎，冀其云蒸雨化，邪从少阳转枢，归于疟途则吉。寒热如期，呵欠指甲变色，似走疟途，证因阴暑逗留，非开手正疟可比，仍宜壮中温托，参以姜枣和解。现在寒来，且看晚间热势若何，明日再议。寒热仍来，邪犹未解，口仍不渴，体犹怕风，时当盛夏，姜附服至四剂，并无火象，使非阴暑，安能胜任？不问是疟非疟，总属正虚邪留，辅正即所以驱邪，强主即所以逐寇。昨热发至五更，汗出始退，今日午初又至，呕恶呵欠，前次尚有微寒，此番并无寒意，脉见弦急，由阴转阳之机。大凡阴证，得以转阳为顺，证既转阳，温药当退，中病则已，过恐伤阴。病经多日，正气受亏，辅正驱邪为是。汗出热退，头痛稍减，脉仍弦急，舌苔转黄，疮刺俱见，寒邪化热无疑。恐其势盛伤阴，酌以补阴益气煎出入。质亏感证，经十二朝，单热无寒，午初起势，黎明汗出退凉，确系伏暑为病。较之伤寒，其状稍缓，较之正疟，寒热又不分明。经云：少阳为枢，阴暑伏邪，得从枢转，尚属好机，不然，则邪正涸涩，如白银中参入铅铜，不成银色矣。夫伤寒一汗可解，温暑数汗不除。盖暑温之邪，伏匿膜原，所以驱之不易。今寒邪既化，似可清凉，惟嫌受病之原，终从阴分而来，甫经转枢，苦寒未便骤进。昨用养阴和解，夜热稍轻，头痛稍减，脉急稍平，窥其大局，守过二候，当可获效。热来稍晏，势觉和平，黎明退凉，渴饮较多，汗至午时，尚未收净。夫暑汗与虚汗不同，经言暑当与汗皆出勿止。脉急渐缓，头痛渐轻，小便渐淡，邪剩无多，今将二候，愈期不远。按纯热无寒曰瘅疟，瘅即阳亢之名，用药自应转手。昨热作止，势犹仿佛，脉急已平，神采稍好，惟舌根尚有黄苔，口犹作渴，仍属伏暑余波。今明两日，热难骤止，好在发作有时，与瘅疟同例。《内经》以为阴气孤绝，阳气独发，参加减一阴煎。

昨热仍作，其势较轻，证属瘅疟，因系伏暑，了无遗义。喻氏论瘅疟，会《内经》《金匮》微旨，从饮食消息，调以甘药二语悟入，主用甘寒保阴存液，《指南医案》治用梨蔗，亦此意也。推诸病状，似与秋时晚发之证相类，气候稍有不符，情形大略则一，必须两三候外，日减一日，方得全解，届期可许霍然。

又乃嫂喉痛，清药过剂变证

恙经两旬，起初喉痛，清凉叠进，喉痛虽好，变出舌强语涩，食少形疲，头昏足麻，虚里跳动，一派虚象，切防肝风变幻。若恐余烬未熄，亦当壮水养阴，断无再用苦寒之理。舌乃心苗，肾脉系舌本，当于心肾两家，求其水火既济之道。早诊言防肝风变幻，午后突然口眼歪斜，心悸肢掣，此肾真下虚，水不涵木，以致内风鼓动，更怕痉厥之险。经云：肝苦急，急食甘以缓之。祖《千金》复脉方法，连日肝风已平，食少欲呕。人以胃气为本，病久正亏，全仗饮食扶持，胃气不旺，药难奏功。究缘前患喉证，煎吹二药，清凉过度，脾胃受伤，不必虑其有火，且恐变为虚寒。脾开窍于口，脾和则口能知五味，口冷不渴，岂非脾胃虚寒之明验！与温养脾阳，仿理中、六君方意。服药两剂，呕止胃安，虚里跳动，舌强口歪诸证，尚未见效，虚风不息，谷少胃虚，固当扶助脾元，建其中气，第土由火生，既虚且寒，更须兼补其母。

又患伏暑危证，拯治原委

日前诊视，拟属质亏受暑，热伤胃阴，诸呕吐酸，皆属于热，商仿黄土稻花汤，养胃涤邪。服药呕减热缓，惟舌腻未退，脉急未和，寐仍欠逸，心烦体躁，正虚邪留，辅正兼理余波。治法固虽不谬，所嫌势久呕多，形倦不支，目阖少神，不独伤阴，亦复伤气，不患邪之不除，而患正之不守，未可以呕减小效，恃而不恐。昨夜仍不安寐，今日巳刻，陡然神昏齿噤，状类痉厥，舌苔黄腻，反甚于前。证虽多朝，伏邪未透，本体向亏，况经三候之久，驱辅两难。暑喜伤心，风喜伤肝，入心则昏迷，入肝则瘛疭，其危若此。姑订甘露饮，合于一老人汤，养正涤邪，稳持不变，庶可转危为安。

夏暑内伏，秋时晚发，前见热势鸱张，不得不为清解。复虑正气不胜，兼佐养阴固本，以杜痉厥脱变。其热朝轻暮重，口渴心烦，舌黄欲黑，足征内热燔灼，若非急为徙薪，必致焦头烂额，幸得热退，方许坦途。质亏伏暑，病经多朝，邪热虽减，正气更虚。自云心中焦烦，口渴嗜冷，固知邪热未清，然形倦如此，清凉又难再进，前案所谓不患邪之不除，而患正之不守，洵非虚谬。原知邪实正虚，未敢直行荡扫，无如邪热蕴炽，舌苔欲焦，神迷欲厥，所商养阴固正，清热涤邪，睹斯证状，邪未净而正欲倾，将何图治邪？复脉生脉合参，再望幸成。昨订亟固真元，以拯危殆，夜来狂叫晕汗，黎明神识渐苏，脉大稍敛，面赤略退，舌苔仍黄，口仍作渴，头额手心，尚有微热，倦怠依然。惟询问病原，略能应对，较昨昏沉形状稍好，质亏载邪，纠缠四候，正虚固不待言。余烬似乎未熄，苦寒虽不可投，甘寒尚可取用。证将匝月，危而复苏，虽属伏邪黏着，迅速难驱，亦由正气不充，无力托达。凡治质亏加感之病，起初最难着手，不比壮实之躯，发表攻里，邪去病除之为易也。神明清爽，似属转机，然肌热未退，大便欲圊不解，固非实热为映，亦缘虚焰不熄。仍议育阴固正，濡液存津，阴血下润，便自通耳。养阴濡润，便仍未圊，热仍未净，病人自言心烦，口渴喜吃生冷，总属热久阴伤，津液被劫，虽仲景有急下存津之法，现在正气动摇，焉能商进！考诸张介宾及高鼓峰前辈，所论伤寒温暑，热甚伤阴，舌黑便闭之候，悉用左归、六味、甘露等方，以代白虎承气，见效虽迟，稳当过之。谨宗其旨。病候缠绵，变幻不测，刻诊脉软，形疲气坠，都系虚象。外热已轻，舌苔既退，内热料亦无多，大便未圊，腹无苦楚，听其自然，知饥啜粥，胃气渐开，一意固本培元。当此九仞，加意留神为上。

吴妇血崩

经云：阴虚阳搏谓之崩。又云：悲哀动中，则胞络绝，阳气内动，发为心下崩。病机已见大端，至于治法，方书虽有暴崩宜温，久崩宜清之语，要知此温清二字，乃示人大意，未可执论也。夫气为血之帅，暴崩气随血脱，每见晕汗诸证，故宜甘温以益其气。盖有形之血，不能速生，无形之气，所当急固。初非指温字，为温烈之温也。阴为阳之守，久崩血耗阴伤，每见躁热诸证，又当滋养以培其阴。盖壮水之主，以镇阳光，盏中加油，浮焰自敛，亦非指清字为清凉之清也。病由半产失调，始而经漏，继则崩中，黑归脾汤一方，按心脾肝三经用药，暴崩之顷，洵属合宜。若谓反复之故，除肝脾失其藏统之外，或情怀不释，因怒动血者有之；或冲脉空虚，不司约束者有之；或肾水下亏，不能坐镇心火者有之；或元气大虚，不能收摄其血者有之，断无因服归脾汤，而反致崩之理。凡血离宫便成块，未可见血之有块，即认为瘀。果真内有蓄瘀，必然胀痛拒按，何崩决数番，腹无所苦耶？血色紫黑，固多属热，然须辨其热之虚实。经言：阳搏其阴必虚，心崩由乎悲哀太甚，其旨可见。再按肾开窍于二阴，冲为血海，脉起气街，据言小解后，血随溢出，此肾真下亏，冲脉不固，益彰彰矣。

许妇内伤经闭，辨明非孕

病由不得隐曲，以致脏真内伤，经期阻闭，女科不察病原，金用清热安胎，愈医愈剧。考《金匮》虽有䗪虫丸治虚劳血痹之法，顾此羸躯，恐难胜任。即水土金俱病，古人亦无笼统治理，议以早用四阴煎，育阴保金，晚仿周慎斋前辈，淡养胃气，甘益脾阴。盖土为物母，脾乃至阴，其他退热止嗽之药，皆置不用。叶

氏云：勿见热而投凉，勿因咳而理肺。诚哉是言也。形瘦阴亏，脉虚近数，证见咳嗽，侧卧汗多，食少经停九月，失红三次，据述囊因腹中微动，疑是妊娠。经云：妇人手少阴脉动甚者，孕子也。又云：身有病而无邪脉也。今脉证如此，谅非孕征。果真有孕，不过气血之虚，胎不长养，虽费调理，尚在可为；无孕则血海干枯，势走怯途，殊难着手。且妇人重身，即有病端，但去其病，而胎自安。漫究妊娠之是否，惟论疗治之何如。君以育阴保金，佐以调养胃气，夏至一阴能复，差可保守。

汪孚占翁乃孙，暑风惊证，反复治法

一热即搐，幼科呼为急惊。经云：东方青色，入通于肝，其病发惊骇。昨日惊作，至今热发不退，神识昏迷，哭不出声，唇干鼻燥，舌苔中黄尖绛，虽属时感燥邪，然必挟有伏暑，两邪相合，致病势暴若此。叫喊作努，头仰肢搐，肝风动摇，亟亟清解。守过一候，邪净热退，庶可安稳。夏暑伏邪，秋时感发，病起三日，热甚作惊，新旧两邪，内犯心肝二脏，入心则昏迷，入肝则抽掣。观其撮唇弄舌，尖绛苔黄，伏邪化热显著。夫邪在皮毛，疏散可解，伏热内蕴，非清不除。病来势暴，未可因循，亟当清解伏邪，舍此别无法想。两服清解，热退七八，惊势虽定，神犹未清，舌仍干黄，唇红目赤，伏邪未净故也。口中生疮，火寻窍出，心热外解之征，清药仍不可少。虑其热盛阴伤，参以养阴亦可。九朝惊定复作，余烬复燃，肝风熄而复动，幸病不由吐泻而来，证属急惊，犹可无妨。热蕴在里，外反不热，肢反厥冷，所谓热深厥亦深也。若谓热盛伤阴，理则有之。若直指为虚寒，思投温补，断乎不可。仍当涤邪清热，平肝息风。病逾两旬，惊犹未定，神迷齿䶘，肢掣头摇，证由夏伏暑邪，兼感秋燥之气，两邪相并，一热即惊，邪传手足厥阴，深伏于里，所谓脏者藏也，邪难入亦复难出，故治法宜守。更有初中末三法，病初邪热炽甚，

治宜清解，急驱其邪，不使陷伏，中治则和阳息风，末治惟有养阴存津，缓肝之急而已。若云初起热甚，惊作之时，当服桂枝汤，岂不抱薪救火，而犯桂枝下咽，阳盛则毙之戒乎？是病纠缠至今，尚有生机可图者，幸能纳谷，胃气未败，倘一投桂附温补，阳遇阳则为焦枯，胃气消亡殆尽矣。病势溃裂若此，恐难扭转机关。伏暑至秋而发，邪陷手足厥阴，证经五十余日，肝风虽定，神躁未安，舌绛唇红，鼻疮便结，虽属病久阴亏，而心肝伏邪，总未涤净。今岁少阴君火司天，阳明燥金在泉，故多热燥之证，治病须明运气也。缓肝之急以息风，滋肾之液以驱热，服药数日，躁定寐安，时或仍有强直之状，经云：诸暴强直，皆属于风。许宜治前辈，书称暑风惊后，强直者属阴虚，治当养阴舒筋，僭仿其旨。

黄禹功兄阴虚咳血，误服阳药致害

操持经营，劳思过度，病起咯血，后加咳嗽。孟秋诊过，告以肺肾阴亏，久咳虚火上升，津液生痰不生血，治当补水制火，则其痰自除。第此甘醇静药，本无速功，更医参附养阳，服至半月，诸证倍增。经曰：刚与刚，阳气破散，阴气乃消亡。是知证有阴阳，药有动静，阳主动，以动济动，火上添油也。且一屋之火，能烧千仞之山，一杯之水，难救车薪之火。恙本火多水少，救阴尚恐不逮，岂堪燥烈更灼其阴乎？三冬肾水枯涸，来春奉生者少。语云昌阳引年，欲进豨苓，其斯之谓欤！

方侣丰兄挟虚伤寒，误治致变坏病

年届五旬，心事内伤，兼挟外邪，误药因循，邪留不解，脉濡无神，汗多头晕，交午寒热，此阴阳衰惫，邪正交争，乌可与传经少阳之寒热同语？张介宾云：邪气如贼，其来在外，元气如民，其守在中。足民即所以强中，强中即所以御外。斯证斯时，曰：但驱邪，可以却病，吾不信也。曰：舍辅正，可以拯援，亦不

信也。仲景云：伤寒若吐若汗若下若温针，不解者，名曰坏病，知犯何逆，随证治之。虽然，理固如斯，而病已濒危，大厦欲覆，一木恐难撑持。劳感经旬，因循误治，邪陷正亏，喻氏所谓轻则半出不出，重则反随元气缩入。观其晕汗，每现于寒热之顷，此阴阳交争，正不胜邪，脱机显露。如盗入人家，门户洞开，藩篱不固。主惫如斯，何堪与贼角胜负耶？请先求人，后医病。

谢翁证治，并答所问

年逾花甲，天真既薄，酒多谷少，脾胃复亏。书称胃主四肢，脾主肌肉，脾宜升则健，胃宜降则和。睹此手足牵强，肤腠绷急麻痒，岂非脾胃不和，失其升降之道乎？《内经》以胃之大络，名曰虚里，出于左乳下，即今乳房肿胀，胃络不和之征。又按痰生于湿，湿生于脾，由土薄也。土厚则无湿，无湿则无痰矣。阅所服诸方，均从肝治，以为凡病皆生于郁。但土为万物之母，试以五行言之。木虽生于水，然江河湖海，无土之处，则无木生。是故树木之枝叶萎悴，必由土气之衰，一培其土，则根本坚固，津汁上升，布达周流，木欣欣以向荣矣。又问：肾气丸，能治手足麻木否？答曰：天一生水，水之凝处为土，坚者为石，其最坚者为金，水土金原同一气。凡人戴九履一，心肺居上，脾胃居中，肝肾居下，胚胎始基，先具两肾，此肾为先天之根，元牝之宅。肾气丸先天药也，能助右肾命门火，使肾火生脾土，脾土生肺金，肺金生肾水，肾水生肝木，一方而五脏皆调，一法而水火两备。且夫人之手足，犹树之有枝也。人之肾命，犹树之有根也。乌有根本充盈，而枝叶不敷荣畅茂者乎？引指使臂，灌叶救根，何可与言至道。

饶君扬翁脾虚泻血，肺燥咳嗽，证治异歧

诊脉细濡，恙经多时，始而便泻，继则下

血，渐致食少欲呕，形疲心愦，药无灵效，略投辛温，血下即多，稍用清凉，饮食即减，辗转却难借箸。然医贵变通，未可见病治病，印定眼目。经曰：湿多成五泻。病始于泻，脾虚酿湿，治湿固宜于燥，但脾为血之统，刚燥过剂，致动其血，内溢不已，阴络受伤。无如养阴之品，恒多腻滞，又与脾胃欠合，此培其中州，扶其土母，不得不为之亟亟也。昔贤治血证，每以胃药收功，土厚自能胜湿耳。酌以淡养胃气，甘益脾阴，宗嘉禾饮。服药数日，谷食稍增，视其病状，与痢相似，即痢久正气未有不亏，亦当培养本元，资其生气。据述脘中如饥如嘈，是属下多亡阴，兼伤其气，观其得食则安，情已显露。方内参力加重，佐以乌梅，取其酸能生津，并可摄血。再考方书，论久痢病根，在大肠曲折之处，药力所不能到，有用至圣丹一方，余仿其法，治验颇多，可备采择。经云：阴络伤血内溢。然药用清热养阴，而不效者何耶？经曰：营出中焦，中焦取汁，变化而赤是谓血。中焦盖指胃而言，夫胃为水谷之海，气血俱多之经，病之浅者，饮食如常，旋去旋生，病之深者，谷少气衰，所生不偿所耗。脾与胃以膜相连，胃弱则生化无权，脾虚则统摄失职。书称不问阴阳与冷热，先将脾胃为调和。万物以土为根，元气以土为宅，议进归脾，理当如是。又述向有肝阳冲逆之恙，近兼举发，方内加入首乌，既可益阴，又可固摄，非熟地滋腻可比。乌梅畏酸，不用亦可，但肠滑已久，须参涩以固脱。李先知云：下焦有病人难会，须用余粮、赤石脂。便稀食进，大有好机，病缠两月，气血受伤，以故尻骨酸楚，颊车乍痛，便时急坠，行动乏力。初议专培脾胃，乃血脱益气之法，续进归脾，乃虚则补母之方。李士材先生云：先天之本在肾，后天之本在脾，二脏安和，百骸皆治。今既食增泻减，脾胃已调，自当进加肾药。治疗匝月，诸证均减，寝食俱安，精神渐长。体素阴亏，加以便血，久伤阴络，屡服胃药，气分虽充，阴犹未复。金为生

水之源，金燥不能生水，是以上膈焦干，鼻痒咳呛。夫药随病转，移步换形，医如珠之走盘，贵乎活泼。气不足便是寒，气有余便是火，改议养阴润肺，金水相生，津回燥自濡矣。经言虚邪贼风，避之有时。恙后体亏，加受外因，形寒头痛，脘闷欲呕，然舌无苔，脉不急，受邪知不甚重，正气不充，未可直行表散，治宜辅正驱邪。外感已解，痔疮举发，肛痛便复见红，然每日便止一次，并不溏泻，此乃痔血，非前肠血可比，痔平血当自止。知饥能食，食后脘中微痛，按胃司受纳，脾主运化，脾健失职，运化较迟，若果食滞致痛，则饱闷不饥矣。地黄益阴固妙，稍嫌其腻，不利于脾，暂商养胃调脾，复诊再筹进步。据谕向来冬春左畔畏风，夏秋上焦热闷，药投清散，服时虽效，过后依然。揣度其故，谅缘营卫失和，藩篱不固，邪之所凑，其气必虚，断无六淫之邪，久羁人身之理。使非探本寻源，徒泛治标无益。且俟新病瘥后，再为图之。下极为魄门，魄门亦为五脏使，痔血去多，阴亏阳冒，上焦燥热干咳，阳加于阴谓之汗，前则泻多纳少，故仿胃药收功。兹则大便如常，多食善饥，病情迥别。丹溪谓男子阳常有余，阴常不足，阳主动，阴主静，理当育阴济阳，静以制动。据言每届秋时，即患咳嗽，服清润之剂颇验。日前感后恐有余邪，地黄滋腻，似未可服。按质虚偶感，邪本无多，既已驱逐，谅无逗留。肺与大肠相表里，肠热上熏，肺燥则痒，痒则咳。此咳嗽之故，非关于风，而实由于燥也。经云：燥者濡之。痔血咳嗽，同归一途，无烦分治矣。

方女慢惊

周岁女婴，病经两月，消散多剂，脾元内伤，面青目定，肢掣指冷，证属慢惊，势颇危殆。无风可逐，无惊可疗，治惟温补脾阳，百中冀图一二。病缘脾元大亏，木横土困，变生慢惊。屡进六君，温健脾元，已臻小效，日来停药，神形复疲。小儿脏腑柔脆，初生萌芽，

非苍枝老干可比，根蒂伤戕，恐难图效，尽人工以邀天眷耳。

某妪本病风痱，加感暑邪

本证风痱，近加受暑，脉虚身热，倦怠口渴。经云：脉虚身热，得之伤暑，暑伤气，是以倦怠。夫暑乃六淫标邪，虽无大害，特恐质亏不胜病耳。商仿清暑益气汤大意，以俟消息。脉仍虚急，热甚心烦，夜不安寐，方内酌除芪术，加以玉竹，本草言其用代参芪，不寒不燥，且能治风淫湿毒，寒热瘅疟。大便五日未圊，小溲数热，肺与大肠相表里，又与膀胱通气化，古人治暑证，每用生脉散者，以其有保肺清金之能也。病躯加受暑邪，恙经六日，两进清暑益气，辅正涤邪，形倦肤干，热仍熇熇，心烦口渴，溲数便闭。张介宾云：干锅赤裂，润自何来？但加以水，则郁蒸畅然，而气化四达。宗玉女煎，早服玉女煎，薄暮复视，病热依然。暑邪留着，原难急驱，今日已服药两渣，未便再进，暂与荷蜜煎代茶，便通肤泽。往日早晨热缓，交午复甚，心内如焚，今午热势平和，无焦烦辗转之状。病躯治标，亦不得已，兹既势平，自当斟酌，无使过也。前药退松，昨午其热复甚，溲数口渴，心如煎熬，质虚恙重，况加反复，切虑变更。揣诸病情，得无心营胃液，为热灼伤，以致焦烦嘈杂者，与宗阿胶鸡子黄汤法。

胡某令郎麻后，颈生瘰疬，筹治三法

麻出于脏，由阴而及乎阳，火毒燔灼，营血耗伤，故麻后每多遗毒之患，不可补气以助火，只宜养阴以退阳，此治法之大纲也。病由麻后，颈生瘰疬，自春徂冬，滋蔓不已，鄙筹三法而论治焉。盖瘰之未消，由毒之未净，然毒即火也，欲去其毒，须去其火。要知火有虚实，病有新久，麻出之先，其火属实，药宜清凉；麻敛之后，其火属虚，药宜滋养，酌以六味地黄汤，煎送消瘰丸，庶乎瘰消而元气不伤。

且人以胃气为本，久病服药，必究脾胃，此养阴软坚消其瘰，培补脾胃扶其元，道并行而不悖也。

家若谷兄乃郎胁痛

感证已逾两旬，胁痛依然不愈。按外感胁痛，病在少阳，内伤胁痛，病在厥阴。今外邪解经多日，胁痛何以不瘳？既无情志抑郁，定属动作闪力之伤，外邪引发耳。夫久痛在络，络主血，防其蓄瘀动红，从《金匮》肝着例，用旋覆花汤一法。

梅氏女呕吐经闭

病逾四载，起初呕吐，渐致经期不行，温清攻下，遍投无验，医乃视为痨瘵，弃而不治。诊脉不数，亦无风消息贲，寒热咳嗽兼证，似与痨瘵有间。果真损怯已成，病入膏肓，焉能久延岁月乎？经云：治病必求其本。又云：先病为本，后病为标。恙由呕吐而起，自当以呕吐为病之本也。苟能止其呕吐，则仓廪得藏，生生有赖，气血周流，诸证不治而自安矣。考诸方书，论吐证非止一途，斯病既非真寒，又非实火，所以温清，俱不投机。至于下法，乃治伤寒暴急之方，施于内伤久病，殊属悖谬。询其饮食下嗌，停注膈间，不肯下行，旋即呕出，冲逆不平，时时嗳噫，所以然者，乃肝为受病之源，胃为传病之所，胃宜降则和，肝气横逆，阻胃之降，致失其和而为患也。夫脾为湿土，胃为燥土，六君异功，止可健运脾阳，今病在胃，而不在脾，湿燥异歧，不容笼统而论矣。再按肝为将军之官，脏刚性急，木喜条达，最嫌抑郁。古人治肝病，辛散酸收甘缓，与夫补水生木，培土御木，方法多端，非仅伐之泻之而已。治宜安胃制肝，厥阴阳明两调。王道无近功，戒怒舒怀，以佐药力为要。

叶某喉痛

病逾一年，医称阴亏阳升，水不制火，育

阴清火潜阳，屡治无效。若云痨瘵已成，非草木之所能治。再在饮食如常，脉不细数，似又不侔。求其何以屡治不效之故，理殊难测，岂非另有隔膜未窥透耶？据述病缘，旧春郊外垂钓，感冒风热而起。经云：肺主皮毛。皮毛者，肺之合也。皮毛先受邪气，邪气以从其合，此肺为受病之原。比诸劳风法在肺下，巨阳不能引精，青黄之涕不能咳出，适足伤肺之例，当时虽曾服过清解之剂，但外邪入肺，如油入面，有仓卒难以浣涤者。胶黏酝酿，郁而为热，郁热熏灼，津液受伤，所谓因病致虚者，由肺病而累及之也。何以言之？凡人咽喉两管，咽通于胃，喉通于肺，今喉虽辣痛，而纳食无碍，可知其病在喉，而不在咽。人身之气，左升右降，肝主升，其脉萦于左，肺主降，其脉萦于右。今左畔肢体如常，而病端偏着于右，足见其病在肺，而不在肝。肺脉虽萦于右，然位居上焦，为脏腑之华盖。观其上脘烦热，时冲喉咙，颈下皮肤作痒，搔爬如痱，咯吐痰色灰黄等因，其为肺脏蕴热，金燥液干，情已大露。再按大便坚硬，数日始一更衣者，肺与大肠相表里也。倘果因虚致病，悉属内伤，水不制火，而致喉痛，早已咳血音嘶，走入怯途，焉能缓待？且滋阴壮水，药证相符，何以久服不应耶？然病情虽窥一斑，治法尚难计议。盖治病须分新久，用药贵审机宜。病初体质无亏，治惟涤邪，无庸顾虑；兹则病魔经岁，正气已亏，岂容孟浪！进而求之，肺为娇脏，喜润恶燥，邪热久处，肺中金被火刑，津干液涸，是以养阴药饵，只可滋其津液之干，莫能驱其蕴伏之燥耳。古人治燥，甚少良方，惟西昌喻氏，会悟经旨，发明燥病根源，见得诸气膹郁，诸痿喘呕，以及心移热于肺，二阳之病发心脾，各种病机，俱关于肺，所立清燥救肺一方，颇有深意。盖辅金制木，即所以治肝，清肺澄源，即所以治肾。僭仿其法，谅当有应。

朱百春兄令婶，半产崩晕，寒热似疟

质亏生育多胎，此番重身三月，又复半产，气随血脱，昏晕频发，幸赖独参汤挽回。日来热发不退，时时怯寒，舌白喜饮热汤，头疼形倦，脉急无力。合参脉证，明是气血两虚，即有外邪，投鼠忌器。丹溪云：产后当以大补气血为主，他证从末治之。仿甘温除大热之旨。下午复诊，脉象仿佛，早间服药，安眠片时，顷复寒热交作，此属阴阳两虚，正气不胜，非疟证也。原方更进一渣，明日再议。两进甘温，昨午寒热后甚，扶掖下床，小溲遗出，直至半夜，热始渐缓。切恐今午寒热复来，撑持不住，揣其寒热之故，非阴阳两亏，即正虚邪陷，当此危迫，不问有邪无邪，一意扶元固本，盖辅正即所以祛邪也。本草谓人参能回元气于无何有之乡，古人治气随血脱之候，悉仗参力斡旋，昨药分两固虽加重，惜乏参力，故难奏效耳。昨午寒热仍来，神形益倦，二更后，热势渐平。然起床劳顿，即作昏晕，顷进诊间，晕又复发，连服温补大剂，尚未见功，即云寒热由于外因，睹此狼狈情形，焉可再从标治？仍守原制，佐以河车，亟挽真元。医当医人，不当医病，昨夕昏晕频作，顷诊右脉虚软，左犹带数，体倦无力，气怯懒言，虚象无疑。病缘质亏半产，加之寒热纠缠，波涛汹涌，现在热退神清，固见小效，奈病来势暴，大厦摇摇，前议补元归脾，更从养营进步。两日未诊，脉象依然，在前发热之际，脉由热搏而数，今外热既退，理当和缓，何至数犹未平，口不干渴，并无火象，无非产时血去过多，营阴受亏，脉乃血派，是以急数不平耳。但诸药皆是草木根茎，人身真元耗伤，仓卒焉能挽转？参力既艰，他策又无可画，前方减去辛温，稍佐柔和之品。产后崩晕，血气大亏，阴阳枢纽不固，见出种种疲惫之候，赖诸温补药饵，竭力挽回。寒热已除，胃安谷纳，无如事多磨折，臀生疡毒，痛楚不安，疡甫溃脓，痛势稍定，又加时感湿邪，腹痛便泻，节外生枝，暂与香砂六君，俟其痛泻愈后，仍须峻补真元，冀图恢复。

王氏妇妊娠，二便闭塞

孕妇脉来滑数，证见便溺不通，二阴牵胀，足膝浮肿，医药滋阴，疏利升举，屡施不验。按肺与大肠相表里，又与膀胱通气化，是二便之通闭，肺有所关系焉。金燥水无以生，清肃之令不能下降，是以二肠交阻。喻氏谓人身之气，全关于肺，肺清则气行，肺浊则气壅，清肺之热，救肺之燥，治其源也。气行则气壅自通，源澄斯流清矣。凡禽畜之类，有肺者有溲，无肺者无溲，故诸水道不利，而成肿满者，以治肺为急。前商清燥救肺，小溲虽通，大便未畅，足肿未消，二阴仍然牵胀，夜卧不适，口苦舌黄，原方加枯芩、梨汁。

李某鼻渊孔溃

经云：肺气通于鼻。又云：胆移热于脑，则辛頞鼻渊。可知鼻渊一证，病端虽责于肺，实由胆热移脑之所使然。证经数载，腥涕流多，肺肾为子母之脏，金被火刑，阴液受伤，加之鼻窍右侧，旧夏曾已穿溃，甫经收口，左侧又溃一孔，至今红肿未消。经谓热胜则肿，虽由胆移之热，酝酿为患，但治病须分新久。诊脉数大无力，是属恙久，阴虚阳浮，非新病实热可比。苦寒伤胃，洵非所宜，计惟壮水保金，冀其水升火降，庶几红肿可消，溃口可敛也。

王某背疡，溃后余毒未净

痈从六腑生，疽从五脏生。营气不循，逆于肉理，乃生痈肿。此先圣论痈疽之大端，疡科之纲领也。证起月余，毒发于背，始初平塌不痛，药服温补内托，得以由阴转阳，焮肿溃脓，腐化新生，疮口渐敛。无如一波未平，一波又起。日前龈微肿痛，渐次肿甚流血，病中饮食本少，兹因龈肿，米汁难嚼，人以胃气为本，疡溃之后，胃气空虚，全藉饮食精华，资其生气，既不安谷，仓廪必倾，何恃不恐？且

疡后与产后同，理应培养气血，现在龈肿咽干，下利粪色如酱，利下龈肿稍松，利止肿痛复剧。详审病机，似乎余毒未清，奈病久困顿如斯，固正则火势不平，清火则正气不守，如何借箸？姑仿少阴不足，阳明有余之例，宗玉女煎方法。盖肾主骨，齿者骨之余，上龈属手阳明，下龈属足阳明，据理推详，冀图侥幸。

王锡章肺肾虚喘，畏补致脱

经云：呼出心与肺，吸入肾与肝。是肺主出气，肾主纳气，肺为气之主，肾乃气之根。母藏子宫，子隐母胎，金水相生之义也。前商保金生水，纳气归根，正本澄源，治不为谬。据述服药，脘中微觉痞闷，心疑药补，即不敢尝，此由胃虚，不能传送药力之故，与补无干。如果补之为害，何喘不见增，病不见甚耶？经曰：能合脉色，可以万全。岂色悴神疲，喝喝不继者如是，而能以耗散收功者乎？先哲有云：喘生毋耗气。气本弱而复耗之，元本亏而复竭之，抱薪救火，入井下石，脱机甚速，勿怪言之不祥。

吴媪肺痹

羌经三月，脉大而急，证见呛咳气筑，胸满背胀，夜不安卧，卧则气冲，呼吸不利，目烂舌赤，口干心烦。审诸脉证，是属肺感燥邪，加之抑郁，痰气胶结，肺窍阻闭，清肃失司，酿成肺痹危险。盖肺为气之主，肺气逆，则诸气皆因之而逆矣。平素质亏受补，兹则补剂不投，体虽虚而病则实，不去其病，徒补无益。经云：诸气膹郁，皆属于肺。秋伤于燥，冬生咳嗽。计惟清燥宣痹，幸得胸展痹开，方许机关扭转。仿苇茎汤，遵《金匮》法。服药四剂，喉口燥象稍减，舌根焦苔亦退，脉象依然，痹犹时发，甚则胸膈膜胀，喘喝不已，欲人捶摩，咯出浊痰，略觉宽展。病由燥邪蕴伏上焦，治节不行，痰壅无形之火，火灼有形之痰，交相为患。夫痹者闭也，内闭则外脱，至危至急，

无如上焦不开，未能填补其下，是以每投补剂，其闭更剧。按肺窍蕴结之痰，如屋之游，树之萝，石之苔，胶黏滋蔓，岂寻常消爽之品，所能芟刈？原方加蒌皮海石，轻清宣痹，病象未减，下虚不能纳补，上实通之无功，消补两难，颇为棘手。据述每痹甚时，惟饮菔水，则痰气稍平。即此推求，定有顽痰胶黏肺管，阻塞气机，苇茎频投不应，惟有进步葶苈一钱，非不虑及老人质亏难任，当此危迫，畏首畏尾，身其余几奈何？苇茎、葶苈，乃《金匮》治肺痹两大法门，前因年高恙久，不敢骤用葶苈峻攻，惟取苇茎轻清宣痹，冀其病去，元气不伤，服药虽见小效，痹终未宣。前论燥热，酝酿为痰，肺窍气机阻塞，清肃失司，因而逆满，却非谬语。夫顽痰滋蔓，譬诸顽民，不服王化，不忍猛而宽，则崔苻盗风何由而息？所加葶苈，虽系无可如何，亦理之所当然，非徒行险侥幸也。现在痹势稍松，足见有故无殒。从来峻剂，原属可暂而不可常，然证经数月之久，痰势弥漫已极，甫得稍开，若旋行易辙，病根尚在，虑其复萌。今早鼻仍流血，可知肺火未清，方加石膏、山栀、竹沥，彻其痰热余波，今夜得以痹再减轻，明日可为转手。老人病逾百日，痰凝气壅，肺痹不舒，上实下虚，原难想法，数番诊视，因其痰火势盛，不能受补，无已初投苇茎，轻清宣肺，继进葶苈，涤饮除痰，佐以膏栀竹沥，以彻痰热余波，此皆古人成法，非杜撰也。今痹象稍减，虚状渐露，高年恙久，恐其元气不支，商佐保金辅正。

施妇感证

证逾三候，始而寒热溷淆，继则不寒单热，日晡热甚，黎明渐退。阅方初投逍遥，次用桃仁承气，愈医愈剧，食少便泻，足肿腹胀，热甚胀亦甚，热缓胀亦缓。若云肝气，未必发热，亦不必胀随热至；若云血痹，当在下焦，不应胀在中脘。求诸病因，非关气滞血凝，乃伏邪留着故也。《己任编》云：秋时晚发，感证似

疟。本是伏暑之病，暑必挟湿，盘踞膜原，膜原即中焦部位，邪伏既久，乘时而发，自里达表，是以外热内胀。至于便泻足肿，更属湿病无疑。欲消其胀，须祛其邪，邪一日不去，胀一日不除。所谓伤寒究六经，温暑辨三焦，上焦不解，势必蔓延中下，淡渗佐以微辛，盖无形之邪，未可作有形攻击耳。前议服药汗出，热退胀减，伏邪外达之机，盖暑湿伏邪，与风寒外邪不同，新邪当先彻表，伏邪当先清里，里清表自解也。日来兼见咳嗽，泻仍未止，按外感以嗽为轻，腑病以通为补，嗽泻均系伏邪之出路，不可止遏。

江妇崩证

女子二七而天癸至，任脉通，大冲脉盛，月事以时下，故曰月经。经者常也，反常则为病矣，是以妇人首重调经，经调则百病不生，失调则诸证蜂起。夫血生于心，藏于肝，统于脾。而冲为血海，血犹水也，若江河之流行，设有枯涸崩决，其为患也大矣。求其致病之因，有谓血枯者，盖女子以肝为先天，素性多郁，木郁生火，火灼阴阳，以致经血日耗，地道不通。经言二阳之病发心脾，有不得隐曲，女子不月者此也。有谓崩决者，崩如山冢崒崩，决如波涛横决。盖血属阴，静则循经营内，动则错经妄行。经言阴虚阳搏谓之崩，阳气内动，发为心下崩者此也。病经日久，形瘦阴亏，木火郁勃，旧春经阻崩晕，现又愆期两月，勿愁血之不行，切恐崩患复发。议养肾阴，以济心阳，兼培冲任，冀其生生有自，血气调匀，无错妄之虞，复经常之度，不徒病去人安，更可勿药可喜。

江氏子足痹，误治成废

经云：风寒湿三气杂至，合而为痹。风气胜者为行痹。据述证由，右足膝盖痛引腿胂，渐移于左，状类行痹。行痹属风，治以驱逐，理不为谬。但邪之所凑，其气必虚，况童质禀薄，肾元未充，驱逐过猛，血气受亏。肝主筋，

筋无血养则挛急，脾主肉，肉无气煦则枯瘦，以致腓日干，髀日肿，足不任地，酿成废疾矣。古云：治风先治血，血行风自灭。阅所服诸方，非全无治血之品也，无如桂麻羌独，药性太狠，难以监制，故只见其害，不见其益。在病初血气未衰，犹可辅驱并行，今则疲惫如斯，尚有何风可逐，何络可通？倘再求速功，见病医病，非但病不能医，而命亦难保矣。要知疾既成废，欲图转泽回枯，诚非易事。惟有培补肝肾一法，膝为筋府，肝肾之脉丽于足，足得血而能步；复有调养脾胃一法，四肢皆禀气于胃，脾病不能为胃行其津液，脉道不利，筋骨肌肉，皆无气以生，故不用焉。脾强胃健，四肢得禀谷气，脉道流行，自能充肤热肉。二法虽不言治病，然治病之旨，在其中矣。

叶翰周世侄，感证反复，状类内伤

曩议和中通腑，大便解后，痞闷渐舒，谷食稍进，时候寒暄不常，质虚最易加感，以致寒热愈而复作。日来寒象虽除，热犹未净，脉虚近急，是属节外生枝，尚非本证变幻。特元亏未复，腠理空疏，起居最宜谨慎。若谓此番寒热，不关外感，全属内伤，则是阴阳两虚，奇经为病，不应急骤至此。且内伤之寒热，当在日晡，日日如是，不能偶然，其状洒淅，亦不若此之重。据理推详，似当不类。现在大便，又复旬余未解，腹中虽无所苦，总觉欠舒，呆补惟恐不受，所以然者，病由湿凝气滞而起。医药庞杂，胃腑欠和，输化失职故耳。淡养胃气，甘益脾阴，参以润肠，不至蹭蹬再生，自可渐跻蔗境。复诊便虽半月未圊，腹无所苦，下不嫌迟，毋庸亟亟。日前感复，寒热作后，至今申刻，仍有微潮，热时口渴，交戌汗出始退，固属余波未清，但热久津液必伤，商进养阴，阴血下润则便通，非徒退热已也。感证反复，热盛阴伤，肠枯便结，叠进养阴濡液，热退餐加，脉急已平，神采渐转。据述昨午便圊燥粪，依然努挣艰难，足见病魔经久，元气受亏，津液未充。便通犹防复闭，按救阳气当用建中，救阴液须投复脉，宗《千金》方法，佐以人乳、团鱼、燕窝，血肉有情，且俟液复虚回，胃强脾健，再议善后之图。

跋

　　吾宗观泉先生，博学工诗，而尤精于医，著声嘉道间，求诊者踵相接，名公钜卿，咸相倾仰。盖先生每治一病，必详审立案，穷其病所由来，察其病所由伏。间有疑难之证，征引博洽，动中肯綮，举《灵枢》《素问》以后诸名家，融会贯通，师古而不泥，随证以立方，著手辄应，全活甚众。余昔年犹及接颜色，聆绪论，丰颐蔼度，仿佛如在目也。著有《医述》一书，最为详备。其余医案各种，亦经刊布行世。惜兵燹后，多遭灰烬。顷哲嗣北垣司马来鄂，述其先人手泽，尚有存本，第囊无余资，未克全付剞劂，拟先将医案三种，重为校刊。以桓习闻世德，嘱缀数言，用志颠末。余既敬其孝思，且冀先生全书将复接续付梓，俾广流传，则利人济世之功，岂浅鲜哉！爰不辞而为之跋。

　　　　　　　　　　光绪六年岁次庚辰秋九月后学桓生拜撰于汉皋醵次

古今医案按选

（清）俞东扶　辑

（清）王孟英　选

内 容 提 要

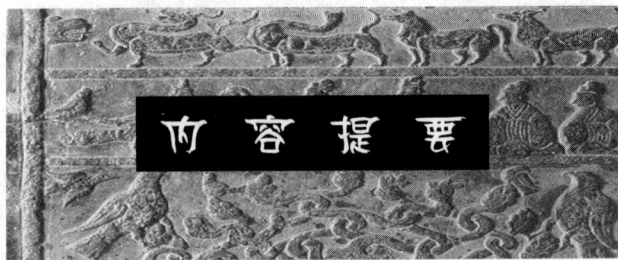

　　本书四卷，清·王士雄选俞东扶所辑《古今医案按》，复由会稽董镜吾君校雠付梓。版成，刷样本一部，请绍兴裘氏重校者，因事未果。嗣闻版为董第大水所没。虽已由鄞县曹氏收入王氏丛书中，惟此为裘氏重校本，又即董氏刻版所刷之样本，较可珍也。

序

乾隆间，钱塘魏柳洲先生重校《名医类案》之后，复选《续类案》六十卷。脱稿未久，先生寻逝，幸已邀录四库馆书，不致散佚。定州杨素园大尹，意欲付梓，尝嘱余校订，奈四方多故，余亦疏陋无以应，是以未果。今年春，秀水吕君慎庵，以其侄倩鲍君蕙谷所藏之俞氏《古今医案按》寄示，余展读数四，虽不如《续案》之网罗繁富，而所附近案暨按语，颇可补魏氏之未逮。爱不揆谫侻，选其尤善者，参以一管之窥，用俟大方之教。

咸丰三年癸丑长至日安化后人王士雄书于潜斋

乙卯夏，杨侯自京来，曾将此稿评点，携至南昌，欲授剞劂，讵江右频年扰攘，迄今未靖。赖徐君亚枝缮存副本，而各案仅摘其由，兹将鸠刻公世，胡君次瑶谓宜详载原案，俾览者了然。复向蕙谷谋之，云原书已佚，余甚傍徨。吕君慎庵，访得嘉善吴君云峰家亦有藏本，遂蒙慨假补录，因笔之以志诸君子玉成之功。

丁巳腊八日士雄又书于淳溪归砚草堂

原　序

　　孟子言：梓匠轮舆，能与人规矩，不能使人巧。巧者何？变通之谓也。巧固不能使人，其实不出规矩，人可即规矩以求巧，而巧自无方，是亦不啻使之矣。医之道将毋同？自古迄今，医书多不胜纪，一病必列一门，一门必立数法。究之法有尽，病无尽，一病之变已尽，或萃数病于一人之身，其变更无尽，医之法于是乎几穷。盖以法也者，不过梓匠轮舆之规矩，病不依规矩以为患，医第循规矩以为治，常者生焉，变者死焉，转恨医之法未备也。不知法岂能备，要在乎用法者之巧耳。闻之名医能审一病之变与数病之变，而曲折以赴之。操纵于规矩之中，神明于规矩之外，靡不随手而应，始信法有尽，而用法者之巧无尽也。成案甚多，医之法在是，法之巧亦在是，尽可揣摩。惜《名医类案》醇疵互收，一为去取，而巧者愈见，此余所以有古今医案之选也。惟是彼之所谓巧者，自今视之，犹规矩也。倘执巧以为巧，而不更加变通，则巧反成拙矣。故余于每条之下，妄据鄙见以按之，辨其真伪，别其是非，晰其同中之异，表其青出于蓝。或综数事为数语，以隐括其大略，或纂述旧说新说，以补诸案之未逮。随选随录随按，不惮烦词，窃附举隅之意。第恐载籍极博，见闻有限，譬诸审曲面势者。能免斫而小之之讥乎？然欲求巧于规矩，敢不择材以削镱？爰自甲午冬月为捉笔之始，至戊戌春月乃得藏事，时年已七十，阅历既多，或片话之可取，因付剞劂，质诸同志。

乾隆四十三年戊戌春三月嘉善俞震

叙　例

鉴幼习于观巷田氏，田丈杏村中翰晋蕃，以名孝廉，精岐黄术。尝谓近世医家，推王孟英先生为祭酒，以时多热证，而先生善用凉药也。光绪辛丑，友人薛朗轩明经炳假馆省垣陈氏，临行田丈嘱求先生遗书。薛访得先生嗣子耕雨者杭州府诸生年六十余，往还数四，知先生手校诸书，半多散佚，惟医案按选评稿成未刻，而先生卒于上海。耕翁什袭藏之，从不示人，以薛君为人恳诚，因出与过录。原书间有虫蚀脱黏之处，薛君细心校定，另缮清本。予往杭，薛君为道其事，余请任剞劂焉。复请田丈批阅，丈以老病侵寻，遂不果。癸卯夏，丈亦作古，以书还薛君，仅有手校夹签一条，今亦附注其下。兹当校刻工竣，爰将得书缘起，赘诸简端，而附录薛君写定凡例于下云。

此为先生癸丑年初稿，由徐亚之先生写定，而杨素园先生加以评点者也。丁巳将付剞劂，复从友人之请，补录原案，凡一万四五千字。更作后序一篇，则当时又有重定本，迁延未刻，稿亦无存，幸得初稿两册，及丁巳序文纸稿，得以想见此中曲折而已。

凡另纸黏附者，皆经先生于癸丑后陆续手补以气冲门末条有乙卯补注四字推之可见，今亦依次写入。

原本分上下两卷，嗣以页数颇多，改分四卷，其墨笔添注涂改之处，显然具在，今从其后定者而已。

原本眉批及旁批均用朱笔，盖即杨素园先生评语以伤寒门谵语条徐君亚之语证之可见，凡遇有朱批处，辄于正文绝句之间，加一墨笔钩识，殆欲于誊真时将评语分行注入耳。今从其意，并加杨曰二字，以为识别。

光绪三十年岁次甲辰季冬之月会稽董金鉴识

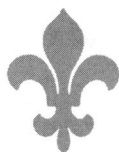

目 录

古今医案按选

古今医案按选卷一

嘉善俞　震东扶辑　　会稽董金鉴镜吾刻

杭州王士雄孟英选

定州杨照藜素园评　　绍兴裘庆元吉生校

中风

许允宗治柳太后案（雄按：所列各案，已见江篁南《名医类案》者概不重录，以下仿此）。

俞按：书称允宗医术若神，曾曰医者意也。在人思虑，即此条思虑巧矣。然仅可治真中风，《内经》所谓其有邪者渍形以为汗也。邪从汗解故得语。若概试诸不能言者，决无效。如罗谦甫治史太尉案，乃风中阳明经之表证也。又治赵僧判案，乃中腑兼中脏之里证也，皆风邪实证也。又治张安抚案雄按：三案俱见江选，乃中经兼中腑，本虚标实之证也。许氏所治，亦系本虚标实者，但病起于暴，故用蒸法，亦如通关散之取嚏，稀涎散之探痰也。

丹溪治浦江郑君，年近六旬，奉养高粱，仲夏久患滞下，又犯房劳，一夕如厕，忽然昏仆，撒手遗尿，目上视，汗大出，喉如曳锯，呼吸甚微，其脉大而无伦次部位杨曰将脱之象，可畏之甚，此阴虚阳暴绝也。急令煎人参膏，且与灸气海穴，艾壮如小指，至十八壮，右手能动，又三壮，唇微动。参膏成，与一盏，至半夜后，尽三盏，眼能动，尽二斤，方能言而索粥，尽五斤而利止，十数斤全安。

俞按：此种病，今常有之。医所用参不过一二钱，至一二两而止，亦并不知有灸法。无效则诿之天命，岂能于数日间用参至十余斤者乎？然十余斤之参，办之亦难矣，惟能办者，不可不知有此法。

田杏村按：因餍高粱而成滞下，因久患滞下，遂至剥伤阴分。经言阴在内，阳之守也。故一犯房劳，阳即欲脱。案中阴虚阳暴绝五字，的中病根，故急以灸法回阳。但阳回之后，不有以弥补其阴，终在险途。《神农本草经》人参味甘微寒，补五脏。经言脏为阴，腑为阳，气味甘寒而补脏，其为补阴之品无疑。因久患滞下而剥伤阴分，故非十余斤之参不能复其阴。

俞按：尚是囫囵吞枣。

赵以德治陈敬初学士，因醮事跪拜间就倒仆，汗如雨。诊之，脉空大而虚。年当五十，新娶少妇，今又从跪拜之劳役，故阳气暴散，正与丹溪治郑义士之病同。急煎独参浓汤，连饮半日，汗止，神气稍定，手足俱纵，暗而无声，遂于独参汤中加竹沥，开上涌之痰。次早悲哭不已，以言慰之遂笑，至五七日无已时。此哭笑者，为阴虚而劳火动其精神，魂魄之藏气相并故耳，正《内经》所谓五精相并者，心火并于肺则喜，肺火并于肝则悲是也。加连柏之属泻其火，更增荆沥开其闭，八日笑止手动，一月能步矣。

俞按：此条与前条大同小异，而所以治其小异处，立言用药，绰有精义。可见古人善能模仿成法，又不蹈袭成法也。

杨曰：前证遗溺上视，已现绝象，脉又几几欲脱，较此条证为重，非灸法则不及救，此条证稍轻，故不必灸。

雄按：脉既空大而虚，证复汗出如雨，虽无新娶少妇之事，亦当急固阳气，是中风门脱证治法。设遇闭证，虽有新娶少妇之事，不可捕风捉影，辄投补剂（杨曰：至言须切记）。徐悔堂听雨轩杂纪云：蔡辅宜中暑，一名医见其室有少妾，遂以为脱证，云：非独参汤不能救。家人不敢服，复邀邻医诊之，曰暑闭耳，进益元散而愈。故医者须有定见，而察脉证，以施治疗，不可胸怀成见，而妄为揣度也。然病家畏虚喜补，不识病情，医者避湿推干，但迎人意，不分闭脱，温补妄施，重者辄亡，轻者成锢，是乃仁术，可如是夫。触目伤怀，言之可慨。

丹溪治一妇人，年六十余，手足左痛，不言而健，有痰案。

俞按：前条脱症，脉大无伦，此条闭症，脉伏而微，非有确见，敢用此两路重药乎？须知脉与脉宜合参（杨曰：要诀），如此条左瘫不言矣。而健又有痰，其得闭在此，与浦江洪宅妇病疟无脉条相似。

虞恒德治一妇，年五十七，身肥白，春初中风暴仆案。

俞按：此条与上丹溪案，俱以实邪治而效，可见辨证宜真，不得专守景岳非风之论，先有成见在胸也。如立斋善于用补，而治郭艾武一案见江选，亦用吐下而愈，故临斯证者，必须分别闭与脱二证，是下手第一要著。

雄按：粗工每执肥白之人阳气必虚之说，不辨脉证，温补乱投，真杀人不以刃也。

立斋治车驾王用之案。

俞按：此治中寒寒痰壅塞气道之药，肥人脉沉伏，无火象者，可用之。若脉微细者，必加人参，实非中风药也。黄履素曰：三生饮，施于中风之寒证妙矣。或有虚火冲逆，热痰壅塞，以致昏愦颠仆者，状类中风，乌附非所宜服。立斋治王进士虚火妄动，挟痰而仆，急灌童溺，神思便爽案见江选。予从弟履中，痰升溺遗，状类中风，亦灌以童溲而苏（案见魏玉璜《续名医类案》）。

此等证候，皆火挟痰而作，断非三生饮可投，并姜汤亦不相宜也（雄按：不但三生饮不可服，虽当归枸杞之类，亦不宜用，余治顾听泉一案可参）。同一卒然昏愦，而所因不同，须细审之。《太平广记》载唐梁新见一朝士，诊之曰：风疾已深，请速归去。其朝士复见郫州高医赵鄂诊之，言疾危与梁说同，惟云只有一法，请啖消梨，不限多少，咀嚼不及，绞汁而饮杨曰：甘寒息风法。到家旬日，依法治之而愈。此亦降火消痰之验也。（雄按：《资生经》亦云：凡中风，由心腹中多大热而作也）。

喻嘉言治杨季衡案见魏氏续选。

俞按：偏枯，昔人谓左属血虚，右属气虚，自得喻氏之论，其理始明。而随时换药，及刺四末，尤见巧妙。因思幼读《内经》生气通天论曰：风者，百病之始也。清静则肉腠闭拒，虽有大风苛毒，弗之能害。又云：风雨寒热，不得虚邪不能独伤人。又曰：虚邪之风，与其身形，两虚相得，乃客其形。是确指虚人而后中于虚风也。然犹系因虚受风，故《灵枢》又有真气去，邪气独留，发为偏枯之说。偏枯难疗，二语尽之。再读通评虚实论曰：凡治消瘅仆击，（仆击者，如人被击而仆，即今之卒倒也），偏枯痿厥，气满发逆，肥贵人则膏粱之疾也。此条暗包痰饮湿热，阴虚阳虚诸候，并未尝偏中于邪风矣。盖肥贵人自然慎避邪风，而膏粱之变，风从内生，刘李朱三家从此悟入。大凡治病必求于本，仆击偏枯，以虚为本也。后读刘宗厚《玉机微义》，暨王宇泰《灵兰要览》二书，益信塞外多真中，江南多类中。至缪仲淳立论，谓真阴亏而内热甚者，煎熬津液，凝结为痰，壅塞气道，不得通利，热极生风，亦致卒然僵仆，类乎中风，此即内虚暗风。初用清热顺气化痰，次用治本，或益阴，或补阳，其药以二冬、二地、菊花、枸杞、胡麻、桑叶、首乌、柏仁、蒺藜、花粉、参芪、归芍、鹿茸、虎骨胶、霞天膏、梨膏、竹沥荆沥、人乳童溺等出入互换，另出机杼。今《临证指南》中风一门，大半宗此，又可补刘李朱张所未备矣。

又按：中有十种，曰中气，中食，中寒，中暑，中湿，中恶，中痧，中瘴，与痰中，虚中，散见诸书，当荟萃而详辨之。其异于中风者，虽卒倒昏愦，而无偏枯㖞斜也。其治之异于中风者，惟虚中宜补，而余皆不宜补也（雄按：此是名言）。只在临证时，审其轻重浅深耳。至《名医类案》有虚风一门，《临证指南》有肝风一门，总不出缪氏内虚暗风四字。惟《指南》所载，泄木安胃，镇阳息风，浊药轻投，辛甘化风，种种妙义，直驾古人而上之，又洗缪氏之髓者矣。

雄按：王清任云：人之行坐动静，全仗元气，元气藏于气管之内，分布周身，左右各得其半。若元气足则有力，元气衰则无力，元气绝则死矣。若十分元气，亏二分，剩八分，每半身仍有四分，则无病；若亏五分，剩五分，每半身只有二分半，此时虽未病，半身不遂，已有气亏之证，因不疼不痒，人自不觉。而元气既亏，经络自然空虚，有空虚之隙，难免其气向一边归并。如右半身之二分半归并于左，则右半无气；左半身之二分半归并于右，则左半无气。无气则不能动，不能动名曰半身不遂。不遂者，不遂人用也。此说甚创。然类中风内未尝无此证，即景岳所谓非风是也。而类中风内，亦未尝无实证（杨曰：此条未经人道，足补昔贤之缺）。所谓实者，其人素禀阳盛，过啖肥甘，积热酿痰，壅塞隧络，治宜化痰清热，流利机关，自始至终，忌投补滞。三十年来，如此治愈者，指不胜屈。故医者不必拘于西北多真中，东南多类中，及真中属实，类中属虚等说，以横于胸中，总须随证辨其虚实，而施治法也（杨曰：凡病皆宜如此体认，不独中风为然）。

伤风

俞东扶曰：伤风是轻病，然有伤风不醒即成劳之说。今人犯此者甚多，总由阴分先亏也。昧者峻用发散，不知人愈虚，邪更易入也。或径用滋补，不知邪未清，补之适以助长也。此中之权衡在于医者，此际之调理在于本人耳。

伤寒

俞东扶曰：仲景《伤寒论》，犹儒书之《大学》《中庸》也。文词古奥，理法精深，自晋迄今，善用其书者，惟许学士一人而已。所存医案数十条，皆有发明，可为后学楷模。至《名医类案》有内伤一门，所列病证，皆与伤寒无异，则其病之为伤寒为内伤，惟在医者之能辨耳，非另有一种情形也。东垣《内外伤辨》殊不足凭，诸案皆以脉为辨，大抵内伤之脉，皆虚大无力，或微数无力，其药不外补中益气汤，甘温为主，有风寒加入表药，有停滞加入消导，有火亦加一二味凉药，无他奇巧。盖外感风寒者伤其形，故曰伤寒，劳役过度饮食失节者伤其气，故曰内伤，此言受病之原也。及其为病，一般发热头疼，恶风恶寒，甚则痞闷谵妄，岂可就其述病原而作凭据？医者见得真，乃能分晰之，曰：彼是伤寒，此是内伤。亦如伤寒一门，为虚为实，为热为寒，头绪纷纭，听人审辨，焉能条分缕晰而各立一门耶？

吕沧洲治一人，伤寒十余日，身热而人静脉伏案。

又治一人，伤寒旬日，邪入于阳明案。

俞按：阅二案而知发斑蓄血有脉伏之一候，然窃思斑未出而脉伏，理或有之。斑既透矣，何以必待化斑脉始复耶？吴又可有脉厥之说，用承气微下则脉出，与此用白虎彷佛。但发斑脉伏，势亦可畏。上条妙在语言不乱，次条虽神昏如睡，由于误服真武，故皆凭证以治之。

王宇泰治一人，伤寒七八日，服凉药太过，遂变身凉，手足厥冷，通身黑斑，惟心头尚温，诊其六脉沉细，昏沉不知人事，并不能言，状如尸厥，遂用人参三白汤，加熟附子半枚，干姜二钱，服下一时许，斑色渐红，手足渐暖而苏。然黑斑有因余热不清者，又当以黄连解毒、竹叶石膏汤调之而愈。

杨曰：观此可知白虎汤非正伤寒之方。盖伤寒在表则宜麻桂，在里则宜承气，用之得宜，其病立已。若误用白虎等凉药，冰伏其邪，则变证蜂起矣。

龚云林治一人，夏月因劳倦饮食不节，又伤冷饮得疾，医以时证治之不愈。至十日苦身体沉重，四肢逆冷，自利清谷，引衣自盖，气难布息，懒言语，此脾受寒湿，中气不足之病也。口干但欲水不欲咽，早晨身凉而生粟，午时后烦躁不欲去衣，昏昏睡而面赤，隐隐红斑见于皮肤，此表实里虚，故内虚则外证随时而变，遂用钱氏白术散加升麻，合本方之干葛、甘草，以解其斑，少加白术、茯苓，以治其湿，而利小便，人参、藿香、木香，以安脾胃进饮食，两服而斑退身温利止。次服五味异功散、治中汤一二服，五日得平。此仿完颜小将军暑月内伤发斑治法也。

云间怀抱奇治一妇，夏月饮火酒，烦热面赤发斑，诊其脉绝无，怀曰：此火郁而热极，用栀豉汤加葛根厚朴黄连清之。斑大出而脉遂见（此与吕沧洲案相似。雄按：葛根用得最妙，解酒透斑，一举两得，厚朴尚可商）。又治一人，伤寒过经不解，遍体黑斑，唇口焦枯，脉大便结，以三黄石膏汤饮之痊此可与王宇泰案合观之。又治一妇，热入血室后发斑点，以小柴胡汤加生地获愈。又治一人，身热发斑，胃有停滞，胀闷不堪，用枳朴硝导药而斑出热退。

俞按：阅抱奇数案，益信朱奉议所云凡见斑不可专以斑治，须察脉之浮沉，病之虚实，而分别用药，真至言也。俞惺斋治叶念劬身热发斑不透，群用提斑药无效，俞见其吐涎不已，手足软不能动，脉大无力，是内伤发斑，用补中益气汤而愈。又治张素安室，身热足冷，目肿便溏，发斑不透，脉沉细无力，乃阴证发斑，用真武汤加人参而愈。此效法海藏与《准绳》

之治法也。虽然，舌不燥，神不昏，故可用温补耳。若夏秋时行疫病，又多以大黄速下之而斑出者，盖内邪之壅塞得通而斑出（雄按：初治得法，邪不壅塞，则不发斑），与虚寒之得温补以鼓舞而斑出，同一理也（雄按：初治不误，何致发斑？不必温补鼓舞矣。杨曰：俞语精当，而孟英注语尤精）。又生平见蓝斑二人，一则脉细神昏，辞不治，其蓝斑之大者如棋子，发烂而死（雄按：此即瑇瑁瘟也）。一女人蓝斑色如翠羽，咯血齿衄，舌红不干，神不昏，犹可扶而登圊，用犀角地黄汤，间以大黄微下之，后竟愈。

吕沧洲治张息轩案。

俞按：此条以伤寒而变肠痈，虽不多见，亦不可知。观其所告之言，两句出仲景《伤寒论》，两句出高阳生《脉诀》，因思自明以前皆用此诀，何近贤之痛诋不堪耶？

又治一妇伤寒阴间阳证案。

俞按：此为阴盛格阳，亦曰下寒上热。吕翁以寒药裹热药，与热药冷服义同，其理精矣。然阅各家医案，能识此证者亦不少。至如阴中伏阳，则惟有许学士用破阴丹一案，此与阴格阳用参附者似是而非，从古无人认及，可不谓发仲景之未发哉？

陶尚文治一人，伤寒四五日，吐血不止案。

俞按：经文衄字，向来止作鼻衄解，不知吐血为内衄，仲景原不凿定鼻衄也，故活书不可死看。但麻黄汤虽为太阳经正药，苟非其时，非其经，非其人之质足以当之，鲜不为害，未可轻试也（杨曰：凡药与病相违，皆能为患，不独麻黄为然）。怀抱奇云：一医者素自负，秋月感寒，自以麻黄汤二剂饮之，目赤唇焦，裸体不顾，遂成坏证。一药客感冒风寒，用麻黄五钱服之，吐血不止而死。此二证亦进黄连解毒、犀角地黄汤解救之，终不挽回，可不鉴哉！

杨曰：余见伤寒多矣。当邪在太阳时，用麻黄一啜即解，其效甚神。但从未有用至一钱外者，且不须与桂枝同用。若非其经，非其人，诚有如俞氏所云者。曾见一温病误服麻黄，两颐暴肿，竟溃烂而死，可畏也。

怀抱奇治一人，积劳后感寒发热，医者好用古方，竟以麻黄汤进，目赤鼻衄，痰中带血，继以小柴胡汤，舌干乏津。怀诊之，脉虚数无力，乃劳倦而兼阴虚候也（杨曰：伤寒无虚数无力之脉）。设投热药，能不动血而竭其液耶？连进地黄汤三剂，血止，神尚未清，用生脉散，加当归、枣仁、茯神、远志，神虽安，舌仍不生津，乃曰：肾主五液，而肺为生化之源，滋阴益气，两不见效，何见？细思之，因悟麻黄性不内守，服之而竟无汗，徒伤其阴，口鼻虽见血，药性终未发泄，故津液不行。仍以生脉散加葛根、陈皮引之，遂得微汗，舌果津生，后以归脾汤、六味丸而痊。

雄按：萧建廷秋月患感于归安，医进麻黄汤，汗透衣衾，奄奄一息，改用参芪术附等药，汗虽止而舌燥无津，神昏沉寐，所亲顾味吾亟为买棹送归，延余视之。脉来细软，睛赤唇焦，小溲全无，皮肤燥热，不食不便，嫩语音低，灌以大剂西洋参、生地、麦冬、杞子、甘草、葳蕤、当归、花粉、藕汁、童溺等药，三剂神渐醒而舌润溺行，略啜稀粥。药不更方，旬日后身热始净，音亦朗爽，粥食渐加，半月后始更衣而脉和，月余能下榻矣。复于方内加熟地、天冬、牛膝、仙灵脾，令熬膏服之而健。

杨曰：怀案用麻黄而未得汗，邪尚未去，故复用葛根饮之。此案汗已大出，止是伤津，故纯以甘寒生津。

节庵治一壮年，夏间劳役后食冷物，夜卧遗精，遂发热痞闷，至晚头额时痛，两足不温，医不知头痛为火热上乘，足冷为脾气不下，误认外感夹阴，而与五积散汗之，则烦躁口干，目赤便秘，明日便与承气下之。但有黄水，身强如痉，烦躁转剧，腹胀喘急，舌苔黄色，已六七日矣，诊其脉六七至而弦劲，急以黄龙汤下黑物甚多，腹胀顿宽，躁热顿减，但夜间仍热，舌苔未净，更与解毒汤合生脉散加生地，

二剂热除，平调月余而安。

俞按：此案可使因遗精而认为阴证者释其疑。

雄按：脾气升则无病，东垣治劳倦内伤脾气下陷者，以升柴佐参芪术草以升之，岂可以足冷为脾气不下乎？恐脾字是肺字之讹。杨曰：卓识，俞氏从而和之，疏矣。

喻嘉言治陆平叔案。

俞按：此案，其审病机，如武侯用兵，纶巾羽扇；其发明道理，如生公说法，顽石点头，真名医佳案也。

慎柔和尚治薛理还仆，远行忍饥，又相殴脱力，时五月初，遂发热谵语，服过补中益气及五苓数剂不效。诊之，六脉俱无，乍有则甚细，外证则面赤口碎。一医曰：阳病见阴脉，证在死例。慎柔曰：当以阳虚，从脉舍证治之。用附子理中汤冷服，二帖脉稍见，四帖则脉有神而口碎愈矣，六帖则脉如常，但谵语未已。慎柔曰：脉气已完复，而谵语不休者，胃有燥矢，以猪胆汁导之。果下燥结，谵语遂平。

张路玉治泡求先患伤寒，恶寒三日不止，已服过发散药二剂，至第七日，躁扰不宁，六脉不至，手足厥。逆张诊之，独左寸厥厥动摇，知是欲作战汗之候，令勿服药，但与热姜汤助其作汗。若误服药，必热不止，果如其言而愈。

俞按：谵语有三路，一系邪传阳明，热邪与燥矢搏结而谵语，三承气合白虎之一路也（杨曰：此自是三承气证，不必合白虎）。一系内是虚寒，外象实热而谵语，王宇泰所述丹溪治卢兄吕仲陶明节三案（雄按：俱见江选内伤门）之一种也。一系病本虚寒，恰挟宿食，因发热燠为燥矢而谵语，慎柔与阳旦证之一路也。医者孰有燃犀之照乎？投药一差，死生反掌，故伤寒及温热病均为大病。有今日许以无害，明日忽然溘逝者；有操券断其必死，淹延竟得全生者。不比风劳鼓膈，病虽危笃，尚可从容商其缓急，所以仲景自序云：若能寻余所集，思过半矣。明示天下后世以伤寒难治，《伤

寒论》难读也。苟非难读，何待寻乎？难乎难乎，可不寻乎？

杨曰：《伤寒论》统论六气之邪，而后人误以为专论伤寒，故恒窒塞而不通。

徐亚枝曰：热邪与燥矢搏结而谵语，自是三承气证。俞氏合白虎之说，是据三阳合病条而言，不知三阳合病之谵语，即后条王氏所云痰因热动，蒙蔽清明者是。俞氏与承气合为一路，甚欠分析，杨氏正之是也。

雄按：温热病之谵语，尚有心阳素扰之神不安者，热邪烁营之欲逆传者，痰因热动而蒙蔽其清明者，殆不止俞氏所云之三路也。至虚实寒热之的据，古人成案皆以脉为断，然伤寒温热，不比内伤杂证，往往脉难全恃，必须详审舌苔，按其胸腹，诘其二便，汇而参之，庶可得其真谛也。此古人隐而未露之秘，学者尤宜究心焉。杨曰：审察病机之法，一一指出，真救世苦心也。

俞东扶曰：伤寒为大病，治法最繁，言之不胜言也。必熟读仲景书，再遍读后贤诸书，临证方有把握。仲景为叔和编次，或有差误，而聊摄注解殊觉稳当，续注者张卿子、王三阳、唐不岩、沈亮宸、张兼善、张隐庵、林北海诸人，总不越其范围。自方、程、喻三家，各以己意布置，而仲景原文，从此遂无定局。三注互有短长，大约程不及方，方不及喻。然喻注太阳经分三大纲，以误汗误下结胸蓄血发黄等证，分隶两门，似乎界限井然，谁知以之治病，全用不着。盖病初起时，必将营卫分别，过半月后，殊难追溯，何以指其此由中风传变，此由伤寒传变，此由风寒两伤营卫传变哉？传变之证，虚实寒热，犹恐模糊，又要恰合三纲，此能言而不能行者也（杨曰：此论甚通达。然余所见传变诸证，皆系伤寒，至中风一证，则或半月或一月仍是本证，并不传变，殆因其汗出不已，故不能郁热而传变耶）。魏柏乡、周禹载、沈目南等俱宗之，亦徒悦服于空言，而未尝以之试验耳。卢子由疏钞金錍，不派三纲，

添出气化形层标本四大等说，愈觉支离，愈入迷网。其脏结诸案，几如牛鬼蛇神，柯韵伯将两家并讥，不亦宜乎？至《伤寒论翼》，固属出奇高论，所谓读书具只眼，不蹈前人窠臼者。微嫌其论六经尽翻前案，欲立异以惊人，究属纸上谈兵也。从来注《伤寒论》者，俱是顺文注释，若遇不可通处，或敷衍混过，或穿凿文饰（杨曰：说尽著书家通病），既不明道理之是非，何以为临证之运用？惟程扶生经注，颇明白易晓，然亦不敢直指原文之差误。柯氏始敢放胆删改，虽觉僭妄，颇堪嘉惠后学，而以方名编次，又是一局。徐洄溪《伤寒类方》，实宗其式，简洁明净，以少许胜人多许，较之程郊倩之繁词，一可当百。沈尧封《伤寒论读》，亦以少胜多者，用六气为提纲，将平脉辨脉编入其中，别开生面。其论大青龙汤，发前人所未发，一洗风寒两伤营卫之陋说（雄按：尤在泾已论之）。《左传》云：拔戟自成一队，此书似之。而删改本文，非其志也。予细绎柯氏删改处，万不及钦定《医宗金鉴》《伤寒论》之精当，先刊仲景原文，另立正误存疑二篇，应改者注小字于傍，可删者摘诸条于后，是非判然，智愚皆晓，真苦海之慈航，昏衢之巨烛也。江西舒诏《伤寒集注》（杨曰：舒注甚谬，专用温燥，不足为训），大半斥为伪撰，并取数方痛加诋毁，别拟方以易之，此亦救世婆心，特未免于狂妄。以视汪琥将阴阳二候分为二编，各补后贤之方，其意均欲使初学者不泥古方以害人。而汪犹拘谨，舒则放纵矣。此外注家尚多，如钱氏《溯源集》，陈明伯《集注》，尚有发明。其余碌碌因人，殊不足道（雄按：王坤载之经注明白，入理最深；张路玉之剔清温热，迥出诸家。又倪冲之集成，聊摄赵嗣真、虞纯一、王三阳、张兼善、王宇泰、卢子由、张卿子、林观子、程郊倩、沈亮宸、喻嘉言、王子律、张隐庵《十四家精义》，为伤寒汇言，亦可观也）。兹举夫各立格局，各竖论者，叙述于上，以便同志者之诵习焉。要之读书与治病，时合

时离；古法与今方，有因有革。善读书斯善治病，非读死书之谓也。用古法须用今方，非执板方之谓也。专读仲景书，不读后贤书，譬之井田封建，周礼周官，不足以治汉唐之天下也。仅读后贤书不读仲景书，譬之五言七律，昆体宫词，不可以代三百之雅颂也。故吴绶《蕴要》，节庵《六书》，王宇泰《伤寒准绳》，张石顽《伤寒绪论》，俱有裨于后人，即有功于仲景。学者诚能以所引诸书广为探索，则临证了如指掌矣。

温热

林北海治一人，夏月远行劳倦，归患热证，下痢脓血，身如煤炭，舌黑而燥，夜多谵语，曰：此阳明病也。不当作痢治，但脉已散乱，忽有忽无，状类虾游，殆不可治。其家固请用药，林曰：阳明热甚，当速解其毒，在古人亦必急下之以存津液。然是证之源，由于劳倦，阳邪内灼，脉已无阴，若骤下之，则毒留而阴绝，死不治矣。勉与养阴，以冀万一。用熟地一两，生地、麦冬、归芍、甘草、枸杞佐之。戒其家曰：汗至乃活。服后热不减，而谵语益狂悖，但血痢不下，身有微汗，略出即止。林诊之，脉已接续分明，洪数鼓指，喜曰：今生矣。仍用前方，去生地，加萸肉、丹皮、山药、枣仁，连服六帖，谵妄昏热不减，其家欲求更方，林执不可。又二日，诊其脉始敛而圆，乃用四顺清凉饮子，加熟地一两，大黄五钱，下黑矢而诸证顿愈。越二日忽复狂谵发热，喘急口渴，举家惶惑，谓今必死矣。林笑曰：岂忘吾言乎？得汗即活矣。此缘下后阴气已至，而无以鼓动之，则营卫不治，汗无从生，不汗则虚邪不得外达，故内沸而复也。病从阳入，必从阳解，遂投白术一两，归芍、干姜各三钱，甘草一钱，尽剂汗如注，酣卧至晓，病良已。

俞按：此证疑难在于初末。初时脉类虾游，若援景岳证实脉虚之说，而用参术姜附，则必死。末后狂热复发，若引又可余邪注胃之说，而用白虎承气，亦必危。此案见解用药俱佳，然其得生处，在于养阴而血痢顿止，脉即应指耳。中间连服六帖，谵妄昏热不减，幸不见手足厥冷，尤幸不至声喑不语，绝谷不食也，则以脉之敛而圆故也。但白术一两，干姜三钱，以治狂热喘渴，殊难轻试。

又云：温热病最怕发热不退，及痉厥昏蒙，更有无端而发晕（雄按：此却不妨），及神清而忽间以狂言者，往往变生不测。遇此等证，最能惑人，不比阳证阴脉，阳缩舌卷，撮空见鬼者，易烛其危也。要诀在辨明虚实，辨得真方可下手。然必非刘河间、吴又可之法所能救，平素精研《伤寒论》者，庶有妙旨。至如叶氏之论温热，有邪传心包，震动君主，神明欲迷，弥漫之邪，攻之不解，清窍既蒙，络内亦痹。豁痰降火无效者，用《局方》至宝丹，或紫雪，或牛黄丸，宗喻氏芳香逐秽宣窍之说，真足超越前贤，且不蹈用重药者一匕偶误，覆水难收之弊也。此翁聪明，诚不可及。

瘟疫

壶仙翁治张文学病时疫，他医诊其脉，两手俱伏，曰：阳证见阴不治，欲用阳毒升麻汤升提之。壶曰：此风热之极，火成则伏，非阴脉也，升之则死矣。用连翘凉膈之剂，一服而解。

俞按：此条是瘟疫病以证为则，勿专以脉为凭之一据。

雄按：疫证将欲战汗之时，其脉多伏，即勘杂证如痛厥霍乱食滞痰凝，凡气道阻塞之暴病，脉亦多伏，俱宜以证为则，岂仅瘟疫不可专以脉为凭耶？粗工不知此理，乱投温补，因而致毙者多矣。

孙文垣有仆孙安，远行途次食面三碗，劳倦感疫，又加面伤，表里皆热，昏闷谵语，头痛身痛腹痛，医以遇仙丹下之，大便泻三四十行。邪因陷下而为挟热下利之候，舌沉香色，额疼口渴，烦闷昏愦，脉左弦数，右洪数，但不充指，知为误下坏证，以柴胡、石膏各三钱，白芍、黄芩、竹茹、葛根各一钱，花粉、甘草各五分，山栀、枳实各七分，葱白五茎煎服。后半夜吐蛔一条，稍得睡，次早大便犹泻二次，呕吐酸水，腹犹痛，改用小柴胡加滑石、竹茹。夜热甚（雄按：内有姜也），与丝瓜汁一碗，饮既神顿清爽。少顷药力过时，烦热如前，再以丝瓜汁一大碗进之，即大发战，孙谓此非寒战，乃作汗之征耳。不移时，汗果出而热依然，因忆《活人书》云：再三汗下热不退，以人参白虎汤加苍术一钱如神，迹此再加元参、升麻、柴胡、白芍、黄连，饮后身上发斑，先发者紫，后发者红，中夜后乃得睡而热散，斑寻退去。腹中微疼，肠鸣口渴，右脉尚滑，左脉已和，再与竹叶石膏汤加白芍苍术。服后睡安，腹仍微痛，用柴胡、白芍各一钱，人参、黄芩、橘皮、半夏各六分，甘草三分，乌梅一个，腹痛渐减而愈。惟两胯痛不能转动，此大病后汗多而筋失养之故，用参芪、白芍、枸杞、薏苡、木瓜、熟地、归身、黄柏、牛膝、桑寄生，调养全安。

俞按：战汗后热不退，势亦危矣，引用《活人书》治法佳极。再看其石膏、人参之去取，并不执着；两胯疼痛之调养，方更周到，的是高手。

雄按：文垣治案，佳者甚多，若此案尚有可议也。时疫挟面食之伤，下之原不为谬，惟以热药下之，则津液耗夺，邪热披猖，非下之误，乃以热药下之误耳。清解以救其误，不应杂入参半姜枣之辛甘温。幸灌丝瓜汁之甘寒，始能战汗，又赖人参白虎之充津，始能发斑退热。可见前用清解之法，未能纯善，故愈后复有两胯疼痛也。

又治张孝廉患疫，头大如斗，不见项，唇垂及乳雄按：此恐言之过甚，色如紫肝，昏愦不知人事，见者骇退。诊其脉浮弦而数，初以柴胡一两，黄芩、元参各三钱，薄荷、连翘、葛根各二钱，甘草一钱（杨曰：何不用普济消毒饮）。服三剂，寒热退，脉转洪大，知其传于阳明也。改以贯众一两，葛根、花粉各三钱，甘草一钱，黑豆四十九粒，三剂而愈。

雄按：仲圣小柴胡汤，虽用柴胡半斤，以今准之，亦止六钱零八厘，且分三服，此案柴胡用一两，而服三剂，恐未可为训也。

丁汉奇素嗜酒，腊初醉后，夜行二里许，次日咳嗽身微热，两目肿，自用羌芷芎芩等药，颐皆肿，又进一剂，肿至喉肩胸膛，咳频不爽，气息微急，喉有痰声，其肿如匏，按之热痛，目赤如鸠，而便泻足冷。医谓大头瘟，而用普济消毒饮子。药未服，沈尧封诊之，六脉细数，右更细软，略一重按即无，曰：此虚阳上攻，断弗作大头天行治。病者云：内子归宁，绝欲两月矣，何虚之有？沈曰：唇上黑痕一条，如干焦状，舌白如敷粉，舌尖亦白不赤，乃虚寒之确据。况泄泻足冷，右脉软微，断非风热之象。况无痞闷烦热，躁渴不安之候，岂有外肿如此，而内里安帖如平人者乎？其为虚证，更何疑焉！遂以菟丝、枸杞、牛膝、茯苓、益智、龙骨，一剂而肿定，二剂而肿渐退，右脉稍起，唇上黑痕亦退。但舌仍白厚，伸舌即颤掉，手亦微振，乃用六君加沉香而肿大退，目赤亦减，嗽缓痰稀，舌上白苔去大半矣。次日再诊，右脉应指不微细，重按仍觉空豁，肝气时动，两颧常赤，口反微渴，复用参苓、杞芍、橘红、龙骨、沙蒺补元益肾敛肝而痊愈。

雄按：此人不但虚阳浮动，且素有寒湿停饮。案中虽未明言其小便如何，然看其前后所用之药，必便溏而溺色清白者，故治法如是也。（炳按：小便小字，原作二，后改为小）。

暑

俞东扶曰：张洁古云：动而得之者为中暍，为阳证，静而得之者为中暑，为阴证。以暑暍二字析为两项，殊属不然。夫夏之暑喝，犹冬之寒冷也。若指喝为阳，指暑为阴，亦将派冷作阳，派寒作阴耶。《内经》云：先夏至日者为病温，后夏至日者为病暑。明以时令别其病名耳。病暑之有阴有阳，一如伤寒之有阴有阳，大顺散、冷香饮之类，实为纳凉饮冷。因避暑而受寒，固暑月之阴证也，非中暑也。所以罗谦甫治参政商公泄泻完颜小将军斑衄二案，俱用热药，俱不名之曰中暑。吴球治暑月远行之人，直曰中寒三案俱见江选，恐后世误以热药治暑，乃举病因以称之，诚为名正言顺。故以动静分阴阳则可，以暑喝分阴阳则不可，惟以脉证辨阴阳斯可矣。近世叶氏治暑，每用滑石、芦根、通草、白蔻仁、杏仁等药，以暑气从鼻而吸入，必先犯肺，故用轻清之药，专治上焦，其西瓜翠衣、鲜荷叶、鲜莲子、绿豆皮、丝瓜叶、竹叶、银花露等，皆取轻清，以解暑邪之上蒙空窍，不犯中下二焦，殊有巧思。盖暑病必究三焦，非比伤寒，若来复丹、大顺散，案中偶一见之，又足征暑月阳证居多，阴证原少耳。

湿

俞东扶曰：古人治湿病案，殊无高论奇方，惟《临证指南》佳案甚多，良足私淑。其除气分之湿，用滑石、白蔻仁、杏仁、半夏、厚朴、瓜蒌皮为主，有热则加竹叶、连翘、芦根等，全取轻清之品，走气道以除湿。若湿热甚而舌白目黄，口渴溺赤，用桂枝木、泽泻、猪苓、滑石、茯苓皮、寒水石、生白术、茵陈，此从桂苓甘露饮加减。湿热作痞，神识如蒙，用人参、芩连、枳实、生干姜、生白芍，此从泻心汤加减。若脘中阻痛，大便不爽，用豆豉、枳实、黄连、姜汁、芩半，热轻则去连加郁金、橘红、薏苡、杏仁，此湿伤气痹治法，热甚则用黄连、生术、厚朴、橘皮、淡生姜渣、酒煨大黄水法丸服，此治气阻不爽。治腑宜通法，

湿伤脾阳腹膨，用五苓散、二术膏。湿热横渍，脉膜腹满，用小温中丸。以及脘痞便溏之用苓桂术甘汤，吞酸形寒之用苓姜术桂汤，虽皆古人成法，而信手拈来，无不吻合。湿温身热神昏，用犀角、元参、连翘、石菖蒲、银花、赤豆皮煎送至宝丹，乃清热通窍，芳香逐秽法。更奇者湿温之头胀耳聋，呃忒鼻衄，舌色带白，咽喉欲闭，谓邪阻上窍空虚之所，非苦寒直入胃中可治。而用连翘、牛蒡、银花、马勃、射干、金汁，此俗人梦想不到者也。不食不寐，腹痛便窒，脉迟小涩，谓由平素嗜酒少谷，湿结伤阳，寒湿浊阴，鸠聚为痛，而用炒黑生附子、炒黑川椒、生淡干姜、葱白，调入猪胆汁，此加味白通汤，亦神奇不可思议者也。更有嗜酒人胸满不饥，三焦皆闭，二便不通，用半硫丸。又有病中啖厚味者，肠胃滞，虽下而留湿未解，肛门坠痛，胃不喜食，舌上白腐，用平胃散去甘草，加人参、炮姜、炒黑生附。此二条不因酒肉认作湿热，竟以苦辛温药通阳劫湿，尤觉高超。至如阳伤痿弱，有湿麻痹，虽痔血而用姜附茯苓生术，舌白身痛，足跗浮肿，太溪穴水流如注，谓湿邪伏于足少阴，而用鹿茸、淡附子、草果、茯苓、菟丝以温煦阳气，均非浅识所能步武。湿久脾阳消乏，肾真亦惫，中年未育子，用茯菟、苍术、韭子、大茴、鹿茸、附子、芦巴、故纸、赤石脂，仿安肾丸法，治病调元，化为合璧，益有观止之叹。湿门得此诸案，方法洵云全备。

消渴_{雄按：消渴列于燥门，}

本诸河间《宣明论》

俞东扶曰：风寒暑湿燥火，六淫之邪也。江氏分类集案，不立燥之一门，缘诸病有兼燥者，已散见于各门，却无专门之燥病，可另分一类也。故于湿之下，火之上，间以消渴。盖消渴有燥无湿也，其见解极是，允宜配列于此。

东垣治安抚张耘夫案。

俞按：古今治消渴诸方，不过以寒折热，惟苦与甘略不同耳。要皆径直无甚深义，独此方委蛇曲折，耐人寻味。

张肱治揭颖臣案。

俞按：此人似消渴实非消渴，张公之见识殊高，用药最巧。

石山治一妇年逾三十消渴案。

景岳治周公年逾四旬消渴案。

俞按：此条与汪案略同，但无渴且不能饮，已具有虚无火之象。景岳喜用温药，然所谓养阳者，并不参以桂附，则知消而且渴，必非桂附所宜矣。余请下一转语曰：消有虚实，不得遽认为寒。

火

虞花溪治一妇，年四十余，夜间发热案。

俞按：夜热脉数，的系阴虚，因其脉伏且牢，浮取不应，故用升阳散火得效，仍以阴药收功。然阴药用六味地黄及二地二冬必不效，妙在芎归合知柏，及从治之炒干姜也。

雄按：此血分有热，故以血药收功，与阴虚生热，可用阴柔者，治法有别，误用皆为戈戟。俞氏之论，尚欠明晰也。

周慎斋治一妇，五月间身凉，自言内热，水泻二月，一日数次，小水绝无，自言上热极，下冻死，腰腿足俱冷，腹痛如冰，或一时发热不欲近衣，或一时怕冷遍身尽然，面目红肿，药之不愈，六脉洪大，此伏火也。火性炎上，故上热下冷耳。用四物汤加柴葛、升麻、甘草、芩栀、黄柏二帖，小水行，泻止，复发牙疼，三日不愈，用黄芪建中汤加附子，一服愈。

一人七月病，上辰昏晕，下午不言昏睡，一日不醒，人叫不应，身凉不食，不寒不热，皆曰阴证，议用理中四逆。慎斋诊其脉，沉小带伏，曰：内有火邪也。故小便一二日不解，延至夜不醒。其妻曰：前日房事，如何是火？周曰：夜有房事，内虚又劳热甚（杨曰：恐有

脱遗）。夫干热从虚入，则阴气将绝，以水救之则可。取冷水一桶，饮至五碗，病者曰渴甚，饮至七碗，大汗如雨，病者曰饿，啜粥一碗，用补中益气汤，加炮姜、泽泻温中，泻冷水而愈。

一妇六月卒死，遍体俱冷，无汗，六脉俱伏，三日不醒，但气未绝耳。众用理中四逆，亦不能纳。四日后，慎斋诊之，仍无脉。念人一二日无脉立死，今三日不死，此脉伏也，热极似寒耳。用水湿青布放身上，一时身热，遂灌冷水五六碗，反言渴，又一碗，大汗出，后用补中益气加黄柏十帖愈。

俞按：慎斋之治上热下寒，腹痛如冰，粗工必引立斋治韩州同之例矣，乃与花溪升阳散火汤同轨合辙。此等案必须合看则有益，至于饮以冷水，覆以青布，亦是试火之真假。

雄按：此三条论证设治，洵属可传。惟首条既伏火如是之甚，则泻甫止而牙疼，显为余火上升，岂可用建中汤加附子哉？一服而愈，殊有可疑。次条饮冷水而大汗如雨，则水已外泄，何必以炮姜、泽泻，泻其冷水耶？画蛇添足，此之谓也。

杨曰：目光如炬，如此读书，方不被古人所瞒。

泄泻

庞从善治著作王公萍泄利，诊之曰：两手三部中得脾脉，浮而弦，浮主风，弦主湿，杨曰：湿不能弦。又弦为肝脉，病因风湿外伤，致肝木刑于脾土，而为洞泄，又名飧泄也。《内经》云：春伤于风，邪气留连，乃为洞泄。又云：春伤于风，夏生飧泄，其利下物主浑白而元出是也。遂以五泄丸煎服之，数服而瘥，王公曰：从善年未四十，亦医之妙选，曾撰《脉法镃源论》一部，共二十篇，示愚观之，诚得叔和未尽之趣者也。

俞按：庞公此条，已为张戴人导其先路矣。

然余所阅历，凡直肠泻者多死，不可概许以风药能治也。读太仓公治赵章一案可知矣。

黄子厚治一富翁案。

俞按：医说会编注云：百会属督脉，居巅顶，为天之中，是主一身之气者。元气下脱，脾胃无凭，所以泄泻，是谓阁不得地。经云：下者上之。所以灸百会穴愈者，使天之气复健行，而脾土得以凭之耳。《铜人经》谓百会灸脱肛，其义一也。余谓仲景《伤寒论》已言之矣。其曰：少阴病下痢，脉微涩，呕而汗出，必数更衣反少者，当温其上灸之。上字即指百会穴，何待子厚始悟出耶？及读《资生经》云：旧传有人年老而颜如童子者，盖每岁以鼠粪灸脐中神阙穴一壮故也。余尝久患溏利，一夕灸三七壮，则次日不如厕，连数夕灸，则数日不如厕。足见经言主泄利不止之验，是又与灸百会穴同一捷法。

雄按：陷者举之，不过治泄泻之一法耳。有某妇者，年三十余，孀居数载，体素羸弱，月事按年一行。仲夏偶患泻，医知其虚也，即进六君子加味，反腹痛而下白垢，以为寒甚也，因灸之，痛利加剧。改用升阳法，遂呕吐痰嗽，不寐不饥，且利时觉腰内有冷风飒飒，于是理中、肾气、四神、乌梅等丸，及余粮石脂，遍试不效。至季秋，乃父金某浼许某延余诊脉，甚弦涩，暮热晡寒，舌色鲜红，苔白口苦，小溲短少，吐水极酸，此由情志不舒，木乘土位，治不中窾，煽动内风。予橘半、苓茹、苓连、柏苡、木瓜、芍药为方，服后二便如火，呕嗽腹痛，腰风皆止。三剂后复诊，弦涩渐退，苔化知饥，大便犹溏，日仅一二行。病者以为遇仙，乃以养胃和肝善其后。又治高又苏令姊，年十六岁，经甫行一次，遂患泻而月事不至，形日瘦，愈疑成损，妄通其血，而痛泻益剧，饮食不思，改用滋填亦无效。余诊脉微弱略弦，曰：此歇经也。泄泻乃脾弱耳，予参芪、甘芍、桂枝、山药而愈。

不食

俞东扶曰：因他病而不食者，不在此例。夫人身以胃气为本，经年累月，粥饭全废，似无不死者。然余曾见两家闺女，皆十余岁，皆无病，渐渐厌恶粥饭，每日略啖菱栗、枣橘、芝麻、落花生、薄脆豆腐干之类，或饮酒一二杯，或腐浆数口而止，其父母甚忧之。余视其形色不变，起居如常，六脉均平，乃许以无事，亦不处方。后皆出嫁。盖谷肉果菜均以养生，去谷而犹存三项，与绝食者原不同也。

雄按：《星甫野语》云：吾师陆寅斋先生之配张孺人，病后忽辟谷，师精和扁术起家，而孺人之病不之识，阅十数年，孺人年六十余，以寿终，此尤奇也。

疟

王宇泰治其外祖母，年八十余，夏患疟，诸舅以年高不堪再发，议欲截之。王曰：一剂而已，亦甚易，何必截乎？乃用柴胡、升麻、羌活、防风、葛根之甘辛气清以升阳气，使离于阴而寒自已；以知母、石膏、黄芩之苦甘寒引阴气下降，使离于阳而热自已。以猪苓之淡渗分利阴阳，使不得交并，以穿山甲引之，以甘草和之，果一剂而止。

俞按：《灵兰要览》载此方治疟屡效，又附随证加减法，最为精当，是金坛得意之作也。李士材治程武修案蓝本于此，惟以白蔻仁换穿山甲，亦其善用药处。

雄按：此案但言夏月患疟，而不详脉证，所用升散之药五种，苦寒之药三种，虽为金坛得意之作，余颇不以为然。后人不审题旨，辄钞墨卷，贻误良多。邹润安云：据金坛云：是使阴阳相离，非使邪与阴阳相离也。使邪与阴阳相离犹可言，人身阴阳可使之相离乎？斯为先得我心。余治门人张筠山之弟疟来瘁闷欲死，以枳桔汤加柴芩橘半，一饮而愈，是调其升降而使邪与阴阳相离也。

僧慎柔治淮安客年三旬外，季夏患瘅疟，但热不寒，连日发于午后，热躁谵语，至次日天明才退。数日后忽腹痛，昼夜无间，勺水不进，呼号欲绝，遇疟发时即厥去。医治不效，求慎柔诊之。脉弦细而软，乃谓弦细为虚为暑，而软为湿。盖暑邪成疟，湿热乘虚内陷而腹痛。用酒炒白芍一两，炙甘草一钱五分，水煎调下天水散五钱，一剂痛如失，次日疟亦不发。

俞按：腹痛如是，遇疟即厥，恐戊己天水未必胜任也。

雄按：湿热乘虚内陷而腹痛，亦非戊己所宜投。脉象弦细而软，固属暑湿，其腹痛，恐兼肝木凌脾，故此药一剂即瘳也。

高果哉治张习可五月间受微雨及风冷，遂患三疟，疟发于暮，热甚于夜，至九月中，诊得六脉虚数，此阴虚而暑入阴分，最难治。当先升举其阳，用生地、川芎、归芍、炙草、知母、干姜、干葛、升柴、姜枣煎服，四剂后加首乌、人参。又定丸方，首乌四两，生地三两，参术、当归、龟甲、猪苓、知母、黄芩、山楂各二两，柴胡一两六钱，牛膝一两五钱，干姜、穿山甲各一两，甘草五钱，活鳖一个，入砂仁末二两，煮取鳖肉，同药捣匀烘干，其骨亦炙为末加入，荷叶汤法丸，服完痊愈。

雄按：此暑湿兼风冷之邪，而入于营分也，故用此法治之而愈。其人虽属阴亏，并非暑邪入阴，设是暑热入于阴分，则升散燥热之品，皆为戈戟。高君治法虽神，立案尚觉颠顸，学者须加咀嚼也。

又治高文甫三疟，有三月余，用首乌、生地、当归、白术、知母、青皮、枳壳、升柴、煅制穿山甲、姜枣煎服，过疟期三转。第二次用生地一两，老姜一两，第三次用当归一两，姜皮一两，第四次用白术一两，姜皮一两，每帖加桃叶七瓣。三转后检不破荷叶烘燥为末，三白酒调服五钱。又三转，疟渐止，但骨节腰膝疼酸，无力行走，腹上常热老姜一两之故耳，

乃用四物汤加首乌、枸杞、萸肉、杜仲、牛膝、白术、甘草、虎骨、麦冬、五味、贝母、橘红为末，活鳖一个煮取肉，捣药烘干，鳖甲骨俱炙燥为末加入，以酒蒸常山四两，煎浓汁煮枣为丸，姜汤送下三四钱。

俞按：果哉乃王金坛之高弟，《准绳》序中所谓嘉善高生隐从余游，因采取古今方论命高生次第录之者是也。著有《医林广见》及《杂证》二书，又有医案数卷，均未刊印，略选数条，以存吾邑之文献云耳。

雄按：此条脉证俱不载明，不知疟属何因，难以垂训。观其用药，似系疟久邪入厥阴经者，然老姜用至每剂一两，殊为可议。至用桃叶，则未免惑于世俗之论，尤可陋矣。

杨曰：疟久则正虚邪亦衰，用滋阴而愈者有之。若参入升柴姜枣，未免错杂不伦，宜孟英议之也。

沈尧封治一张姓少年，春间患寒热如疟，始服发散，继服养阴，已愈矣。越数日疟又作，且兼白浊不止，服小柴胡加首乌、生地、丹皮、草薢等不应。又数日寒热渐重，不能起坐，口渴烦躁，舌赤唇焦，服白虎汤而热益甚，发晕昏沉几死，热气冲开二三尺，两目赤肿，目眵胶闭，舌红且干，唇焦面赤，两足如烙，惟大便泄泻。沈诊之，脉虚而软，遂用人参二钱，熟附子三钱，茯苓五钱，白芍一钱五分，一剂而热少定，连服旬余。惟以牡蛎、牛膝、枸杞、生地出入加减，粥进热退，病去六七，忽然腹痛大作，连泻二三十次，烦渴又作，懊憹迷闷不安，举家骇泣。沈曰：无恐，此久积之寒饮，因脾得参附子力以运动之，饮乃大下也。雄按：所加之牛膝、枸杞、生地，未尽善美，宜以薏苡、泽泻、橘半之类佐之为妥。复用附子五钱，干姜二钱，芩芍炙草数剂而安，又用参术平补痊愈。

俞东扶曰：古云疟疾日作者轻，间日者重，此不可拘。若日作而寒热之时短，势又不甚，则诚轻。苟势甚而时又长，反不如间日者尚有

休息之一日也，何可云轻？惟疟发渐早为易痊，渐晏为未止，乃一定之局。间有不一定者。如发渐早而热退不早，则其寒热加长矣，愈长则病愈进，不得引《内经》其气上行九日出于缺盆之中为据也。雄按：经文难泥，病机甚活。有疟至将愈之时，其发陡重，大寒大战，大热大渴，遂大汗而解，其疟遂已者。有一日两发或数发，而其疟遂愈者。如发渐晏而热退不晏，则其寒热渐短矣，愈短则病愈衰，不得引昔贤自阳之阴者难愈为据也。雄按：发渐晏，退渐早，则邪气渐衰，此疟愈之常也。隔二日曰三阴疟，较诸疟为最重，有二三年未愈者。雄按：皆初治之误，或口腹不慎所致也。亦有二三月即愈者雄按：初治得法，何致延及二三月而始愈，俞氏之意谓二三月即愈，似是喜出望外之词，盖亦未知治疟之法也。只看其寒热之轻重短长，以辨病之浅深。然三阴疟无骤死之理，反不比日作与间日者有骤死之人也。雄按：疟有经病，有腑病，有脏病，治不如法，轻者重而重者死矣。间二日而作者，脏病少而腑病尤少，经病络病为多，故骤死者罕耳。此皆就余生平所验者言之。大抵疟疾因风寒者，多初起无汗，必该发散，羌苏防葛之类。若有汗则用桂枝白芍。兼见热象，则桂枝、柴胡各半汤。深秋初冬，寒重无汗，口不渴，脉不数者，麻黄汤小剂用之。兼见热象，则加石膏，即越婢法雄按：此正疟之治法，虚人可用建中汤加减，能食者饱啖羊肉酒饭，亦能汗解而愈。今人以此法概治诸疟，遂致轻者延绵，重者变证蜂起，殊可叹也。表证而挟里证，有痰食者加朴半麦芽之类，向有无痰不成、无食不成疟二说，皆不可废。疟疾因于暑者，必热多寒少，有汗口渴，桂枝白虎汤、竹叶石膏汤酌用。暑兼湿，则苍术白虎汤、桂苓甘露饮酌用。以上皆疟疾之表证药，而疟发每多呕逆痞闷，又须以草果、知母、藿香、枳朴、白蔻、姜汁、干姜、竹茹、芦根等，审其寒热加入，亦统属疟疾之实证药也。雄按：外感为疟，原不外乎风寒暑湿，里

证亦不外乎痰食二者。但疟疾本是感证，不过轻于伤寒耳。故伤寒有五，疟亦有五，今世正，伤寒少，温热暑湿之病多，疟亦尔也。故善于治温热暑湿者，始知治疟之全体也。若素虚人，或病后疮后产后，不可一例论雄按：虽如此说，然亦未尝无实证。古云无汗要有汗，散邪为主雄按：取汗之法，不止发散一端，有汗要无汗，扶正为先雄按：汗多者不独虚也，未可专以扶正为法。汗之一端，尚且严为分别，岂有虚证虚脉而可虚其虚乎？补中益气汤、人参养营汤、参茸归桂饮、理中、八味、真武等方，择其脉证相合者用之。盖温补温通，补脾补肾，方义微别耳。惟是大虚必挟寒雄按：阳分大虚必挟寒，阴分大虚必挟热，况温热之邪，尤易伤阴耶。昔贤治久疟，用补者少加附子，其效如神。故虚疟之用桂附，与三阴疟之用丁香，俱有奇功可据。雄按：不可执死法以治活病，误用而致奇祸者不少。然或虚疟不见寒证，却有热象，脉弦数或洪数者，势难投以温药。雄按：邪分寒热，虚则阴阳，何必虚者皆属于寒。既见热象，而脉至弦洪且数矣，尚不知热邪伤阴，而为此无可奈何之言。曰势难投温，殊可笑也。则甘寒生津，如蔗浆、秋露水、梨藕汁，壮水制火，如二地、二冬、阿胶，以及生脉散、何人饮又堪供我驱策矣。复有虚实参半之热证，则小柴胡原方、人参白虎汤、半夏泻心汤、黄连汤可以奏功。若虚实参半而寒者较易治，毋庸再赘雄按：昔贤论疟，多主风寒，今世之疟，多属时邪。故觉寒易治，而以热为难治矣。但寒热二字，全在凭之以脉，纵使热多，甚至但热无寒，而脉细软者，当以虚治，不得轻用白虎汤。雄按：脉细软者固不得轻用白虎，然壮火食气，竟有热极而脉反沉涩细软者。盖暑伤气脉多微弱，岂可遽认为虚乎。寒多甚至但寒无热，而脉洪实者，当以热治，不得便用姜桂，此妙诀也。夜疟皆云邪入血分，当用血药以提其邪，说固可通，景岳归柴饮、鼓峰香红饮，二方俱佳，然初在夜，嗣后不早不晏，始终发

于夜者是也。设趱前渐近日昃，缩后已至日出，皆不得谓之夜疟矣。禁法与截法不同，禁是外为镇厌，其法甚多，效者亦多，即祝由之意也。然轻者效，重者不效，比之打仗，掠其残兵耳。设用药中綮，何藉此乎？截是服药以截止，常山最有奇效。截止后须谨慎调摄，否则复发增重。用砒者亦然。然砒必大吐，恐至伤人。雄按：邪势方张，妄行劫截，虽能调摄，病必反加，不但砒恐伤人也。轻者原不须截，欲截则露姜饮最佳，虚加人参尤妙。缪仲淳谓疟由于暑，暑得露而解也。雄按：秋后白露降，始可取也。若秋前露自地升，露药无谓。余考古法，露忌著火，叶氏用秋露煎药非也。雄按：截者，劫去其病之谓也。欲行劫截，亦须审其病属何因。露姜饮能截之疟，必有露姜饮能截之证据，并非露姜饮能截一切之疟也。今云截疟则露姜饮最佳，是囫囵吞枣矣。举世医家多犯此病，如徐宗可《金匮注》云：小儿未纳谷食者，以冰糖煎浓汤饮之极效。盖未纳谷食之儿，中虚可知，一味冰糖，即建中之意，又不苦口，胜于强灌苦汤而伤其脾胃也。世人不察，遂以冰糖为止疟之药，闻其疟久，竟不察其中之虚实、邪之盛衰，概用冰糖为引。邪衰中疟者，未始不效，设痰湿暑热之邪，失于清解，而延久不愈者，服之能不更为邪气竖帜乎？露姜饮误用，其祸尤烈，叶氏《景岳发挥》，详言其弊矣。故医者用方，必先辨明证因也。外有胆汁二姜丸，蒜烧醋草果蒸参常山炒参诸方，以及景岳云小柴胡汤加常山二钱，截疟如神，皆在乎人之善用耳。雄按：善用无他秘诀，在乎辨证明白耳。疟母必用鳖甲煎丸，丸中除去人参为大谬。或以参汤送之，汤力已过，丸力才行，譬如悍卒无良将统驭，步伐岂能整齐雄按：此论深得用药之理。又此丸偏于寒削，若阳虚者宜用仲淳之疟母丸为妙。三疟虽属三阴，亦只要辨明寒热虚实，而应以温凉补泻。雄按：此论极是，诸病皆宜如是。若谓阳经轻浅之方治之无益，必以仲景治三阴之法为根蒂，似属高谈，实门外汉也。总之医者多读书，多阅历，病者能调摄，能谨慎，斯四难并，二美合矣。

痢

叶先生名仪，尝与丹溪俱从白云许先生学。其记病云：岁癸酉秋八月，余病滞下，痛作绝不饮食，既而困惫不能起床，乃以祍席及荐阙其中而听其自下焉。时朱彦修氏客城中，以友生之好，日过视余，饮余药，但日服而病日增，朋游哗然议之，彦修弗顾也。浃旬，病益甚，痰窒咽如絮，呻吟五昼夜，私自虞，与二子诀。二子哭，道路相传谓余死矣。彦修闻之曰：吁，此必传者之妄也。翼日天甫明，来视余脉，煮小承气汤饮余。药下咽，觉所苦者自上下，凡一再行，意冷然，越日遂进粥，渐愈。朋游因问彦修治法，答曰：前诊气口脉虚，形虽实而面黄稍白，此由平素与人接言多，多言者中气虚。又其人务竟己事，恒失之饥而伤之饱。伤于饱，其流为积，积之久，为此证。夫滞下之病，谓宜去其旧而新自图，而我顾投以参术、陈皮、芍药等补剂十余帖，安得不日以剧？然非浃旬之补，岂能当此两帖承气哉，故先补完胃气之伤，而后去其积，则一旦霍然矣。众乃敛祍而服。

俞按：此与许学士治伤寒太阳病，因尺脉不应，用黄芪建中同法。见江选。彼先补而后散，此先补而后攻。但二公把握得定，故嫌疑不避，设麻黄承气之用于后者不能愈病，则人之归咎难辞，而医之用药无路矣。

雄按：此治饥饱劳伤之虚痢，故可先补而后攻。况其所谓补者，参术之中，仍佐陈皮、芍药，以调气破滞，并非后人之重浊蛮补药也。设暑热滞下，虽属虚人，必急去其邪，以存阴液。（杨曰：此层尤宜知）。不可辄援此案为例也。而世人未悟其理，不辨何因，率引养正积自除之语，以售其温补之术。病家误信，贻害无穷，可哀也已。

缪仲淳治一少年贵介，暑月出外，饮食失宜，兼以暑热，遂患滞下，途次无药，痢偶自止。归家腹痛不已，遍尝诸医之药，药入口，痛愈甚，亦不思食。缪视之曰：此湿热耳。其父曰：医亦以湿热治之而转剧。缪问投何药，曰：苍术、黄连、厚朴、陈皮等。缪曰：误也。杨曰：此可与上条对参。术性温而燥，善闭气，郎君，阴虚人也。尤非所宜。雄按：此昔人未发之旨，今世之体质如是者多，医者不可不知也。乃以滑石一两为细末，以牡丹皮汁煮之。别以芍药五钱，炙甘草二钱，炒黑干姜五分，煎调滑石末服之。须臾小便如注，痛立止。

高果哉治丁清惠公，予告在藉，患痢里急后重，白积兼鲜血，昼夜十余次，饮食减少，两尺脉似有似无，两寸关弦数，小便短少。众医皆以望八高龄，当凭尺脉以投温补。高独谓禀赋素厚，宜从寸关而用清理。遂进黄芩、白芍、厚朴、槟榔、甘草、陈皮、阿胶、滑石、槐花、木香四五剂痊愈。

俞按：此必兼有实证可据，及神气不衰，以断之也。

张路玉治春榜陈颖雍，暑月自都门归，抵家即患痢疾，半月以来，攻克不效，遂噤口，粒米不入。且因在京久食煤火，肩背发毒，不赤不疼，陷伏不起，发呃神昏，势日濒危，内外医科互相推诿，乃延石顽诊之。六脉弦细欲绝，面有戴阳之色，所下瘀晦如烂鱼肠脑，证虽危殆，幸脉无旺气，气无喘促，体无躁扰，可进温补，但得温补而痈肿焮发，便可无虞。遂疏保元汤，每服人参三钱，生芪二钱，甘草、肉桂各一钱，伏龙肝汤代水煎服。一服，粥饮稍进，二服后重稍轻，三服痈毒贲起。另延疡科敷治其外，确守前方，而十余服而安，前后未尝更易一味也。

雄按：痈毒滞下可用温补者，必见此等脉证，才为合法，然不多觏也。而医者亦不可不知有此法。设不辨其脉证，但崇景岳，动辄温补，杀人以刃与药，有以异乎？

孙见心治张玉堂，秋间下痢脓血，昼夜百余次，里急后重，前医见脉歇止，谓因积滞所致，用槟朴、青皮、枳壳、木香等。孙诊之，脉弦洪而数，或一二至或三四至或五六至辄一止，曰：毒及少阴矣，当急顾其阳明杨曰：用药与此语不相照顾。用生熟地各一两杨曰：嫌腻滞，归芍、丹皮、黄连各三钱杨曰：得效在此，甘草五分，群疑阴药太重，恐饱闷增剧，然服二帖，次数尚频，急重已除，脉之洪数亦减。至数相续，仍用前方，病去大半。又次日去生地、黄连，加参术、茯苓、山药杨曰：加减俱不如法。饮食大进，午后弦脉亦减，而至数复有止状，或骇曰：病退而脉复变，防其加重。孙曰：无妨也。歇止者，即古代结促之俗名耳。若冲气中绝脏脉自见者危，今此证歇至，本以毒盛壅遏隧道，阴精不承，故一二至或三四至或五六至而止也。经曰：数动一代者病在阳之脉也。泄及便脓血，今余去阴药过甚，进阳药太骤杨曰：自供缺失，中脏得补，则木土和而胃气安，故饮食进而毒尚未尽者，亦随壮气而旺，故复有止状也。于方中仍加生地、黄连即平矣，果验。

俞按：洪数而歇止，是为邪壅。若细涩无神而歇止，则为冲气中绝矣，断不可治。

嘉善一妪常便血，时发时止，至五旬外，夏月便鲜血，里急后重，时或不禁，脉软不数，用五苓建中转甚。因向宜凉血药，仍用四物加槐榆植曲亦无效。叶天士以用生苍术、生厚朴、炒橘皮、炙甘草、鸡肫胵、砂仁壳、丁香柄丸服痊愈。又有一童子患久痢，叶亦用此方而愈。人不解其故，俞惺斋云：此方名醉乡玉屑，治小儿食瓜果致痢久不愈者。见徐春甫《医统》。

疟痢

孙文垣治董浔老家马厨案。

俞按：古方中寒热并用者诚多，如仲景五

泻心汤、黄连汤、乌梅丸、麻黄升麻汤，为后贤连理汤、左金丸诸方之祖。夷考其义，泻心汤用芩连之苦以泻痞热，姜夏之辛以散结气，即寒因热用也。黄连汤则以桂枝代柴胡，黄连代黄芩，干姜代生姜，喻氏所谓换小柴胡之和表里者为通上下法也。乌梅丸则以厥阴一经本阴标热，故用姜附之辛热，佐连柏之苦寒，柯氏引经文所谓伏其所主而先其所因也。麻黄升麻汤以知母石膏合麻桂干姜，犹是越婢汤成例，其参入归芍、苓术、天冬、葳蕤，则因邪陷厥阴，寒郁热伏，又为下药重亡津液，故以辛温升散其邪，必兼凉润以制药之燥。仲景诸方精义入神，岂如混沌汤清暑回阳一网兜乎？乃引附子泻心汤为证，不知大黄芩连以麻沸汤浸，而附子别煮取汁，是重剂固阳为君，略寓泄热之意为佐，法律固森然也。节庵之制回阳返本汤，以腊茶、黄连、地浆作人参四逆之响导，方为妥帖。再考仲景证象阳旦条，厥逆咽中干，两胫拘急而谵语，亦是寒热并现，乃先与桂枝加附子汤，增桂令汗出（杨曰：从来俱如此解，然桂枝实不能发汗），虽阳明内结，谵语烦乱，更饮甘草干姜汤，俟阳回足热，乃与芍药甘草汤以伸其脚，然后用承气汤以止其谵语。先后缓急之间，不为病所惑，而次第合节，方称仙手。若使孙公当此，应将四方合而煎饮之，不反笑仲景之跋涉耶（杨曰：《伤寒论》中此条最不可解，生平未见此证，古人案中亦未见用此法者。果兼有阳明内结之证，而先用姜桂附子，恐不待先生之用承气，而其人脚已伸矣）。

又按：孙公原案云：实者邪气实也，故以白虎汤益元散应之。虚者正气虚也，故以理中汤应之。今考此方分两，纯是少阴经阴盛格阳治法，若果有暑邪，岂五钱之石膏滑石，能与大剂参术姜附并取其效哉？案载脉洪大，不言有力无力，亦不载口渴与否，舌苔及小便若何，何以放胆用温补？若痢兼红白，腹痛恶心，面红汗多，寒热大作诸证，确系暑邪为病，温补殊属反背。若果能取效，则的系虚寒，其些微

之知母石膏，正如白通加人溺猪胆汁汤耳，不得牵扯暑邪二字以混之也。然病经二十余日，虚寒证早已亡阳矣，能待孙公用药耶？

又按：虞花溪治妇人疫病，以三方合为一方，曰三合汤，不过于血药中加寒下药，却是一路，与混沌汤风马牛不相及也。混沌汤之名，出于白云集，乃滑氏治陈伯英肺气焦满，而告之曰：病由多欲善饮，且殚营虑，中积痰涎，外受风邪，发即喘喝痰咳，不能自安，为制清肺泄满降、火润燥苦辛之剂，服之既安。众诘出何书，名何汤散？滑应之曰：是为混沌汤。然观其制方之义，实非混沌，不似孙公之真混沌也。

雄按：孙公之治，乃临证之变通；俞氏之说，乃论治之规矩。至谓少阴格阳，则不应寒热大作，汗淋淋下矣。暑邪忌用温补，却是正论。但既有瓜果寒凉之过度，则参术肉桂，与石膏滑石辈并用，仍是桂苓甘露饮之例。即干姜附子，未始不可为寒冷伤中者补偏救弊。惟不可以御女一端，牵合阴证，致启东扶格阳之疑，岂皆未读喻氏书耶？若混沌汤之名，不过信口答俗人之问耳。杂合之病，不妨以杂合之药治之。必欲执古书以合今病，未免胶柱刻舟，是病不依规矩以为患，医第循规矩以为治矣，奚可哉。

杨曰：俞氏之论，凿凿有据，读孟英此论，又爽然若失矣。可见学问无穷，在人之善悟耳。

又治金达泉疟兼痢，日夜四十余度，小腹痛甚，每登厕汗出如雨，下迫后重，小水涩痛，头疼口渴，下午发热，天明始退，左脉浮弦而数，右软弱，中部稍滑，此内伤饮食、外感风邪所致。先与柴苓汤一剂，小便即清不痛，疟发时寒多热少。晚与人参败毒散，去羌独，加葛根、防风、桂枝、白芍。次日头痛痢疾俱减，夜才起三次，改与补中益气汤，加酒芩、桂枝、白芍杨曰：先治外感，后治内伤，亦一定之序。其夜疟止，但微热，再改胃风汤，人参、白术、桂皮各二钱，白芍四钱，酒炒芩连各一钱，当

归、茯苓、川芎佐之，炮姜、地榆为使。服后寒热殄迹，夜起一次是粪，前方去桂枝，再三剂而巾栉出户矣。

俞按：此案用方妥当出色，可以效法。若王金坛治刘蓉川深秋患疟而洞泄不止（雄按：洞泄与痢迥殊），欲去其一为快，乃用《局方》双解饮子，一服而二病俱愈，更觉神妙，是得法于澹寮，所谓用药多一冷一热，半熟半生，分利阴阳之义也。然窃思疟痢并作，初起者专用发散，如羌防、柴葛等（雄按：风寒为病，固当如是，温热暑湿，不可概用，余治曹泳之一案宜参）。佐以赤苓、神曲，见血痢参入归身、川芎，右关脉大可加厚朴，使在腑之邪提并于经而外解，最为捷法。倘或不应，审其挟寒挟热，而用表里分消之法。热者去羌防，加芩连、香薷、滑石；寒者去柴葛，加桂枝、干姜；若热甚者多实证，风药不宜矣，大柴胡汤加黄连、滑石；寒甚者多虚证，风药当戒矣，真武汤加桂枝、人参。此仍表里双解之法。至如人参败毒散、补中益气汤，虚证之表药也。理中汤、八味丸，虚证之里药也。表证之虚而挟热者，小柴胡汤；里证之虚而挟热者，连理汤；表证之虚而挟寒者，麻黄附子细辛汤；里证之实而挟寒者，温脾汤。以此诸法，将脉证配合审用，无不手到成功（雄按：皆治风寒为病之法也）。如此条右脉软弱为虚，疟发寒多热少亦为虚（雄按：寒多热少，亦有不属虚者，总宜以脉证参看）。故第二剂即用人参。但汗出如雨，而于败毒散去羌独加桂芍是矣，又加葛根、防风，尚觉太过。

217

古今医案按选卷二

嘉善俞　震东扶辑　会稽董金鉴镜吾刻

杭州王士雄孟英选

定州杨照藜素园评　　绍兴裘庆元吉生校

痉

周慎斋治一人，身热至六七日，医用地黄汤，遂致身体强硬，六脉沉伏，目定口呆，气喘不能吸入。周曰：能呼不能吸，病由中焦实，脾不能运耳。用远志、茯神各一钱，附子四分，橘红六钱，磁石、苏梗各一钱五分，沉香二分，一帖身和，六帖而安。盖脾者，为胃行其津液者也。脾不运，则胃阳不行于肌肉，肌肉无阳，所以强耳。醒其脾，则胃阳通而身和矣。

俞按：议论甚佳，然不能解其制方之义。

雄按：此所云中焦实者，殆痰湿盛于中也。地黄汤纯阴凝滞之剂，服后自然闭塞。方以六钱橘红为君，佐以沉香、苏梗，皆是宣降开通之品，而磁石镇逆，远志舒郁，附子温运，茯神通心，制方之义如此，别无奥妙。其实橘红不必如是之重，尽可以枳实为君也。他如附子可易薤白，远志可易菖蒲，即沉香、磁石、茯神，亦可以旋覆、半夏、赭石、茯苓等易之也。慎斋好奇，专走僻径，故用药如此，而令人莫测其意耳。

杨曰：绝世聪明，具此卓识，方许读古人书。

俞惺斋治文选金萃之劳倦伤寒而发斑，斑出犯风遽隐，遂发痉，手定搐掉，不时跳跃，浑身震动，时欲昏晕，用牛蒡、僵蚕、土贝母、荆防、钩藤不应。其脉细而弦劲带数，改用虎膝、归芍、生地、钩藤、秦艽、荆芥、桑枝，

痉跳减半。因思病属厥阴，当寒热兼施，乃以桂枝、羚羊角为君，仍佐血药，加竹沥姜汁，一服而愈。盖宗丹溪治少年痘后发痉之法也。

疝

吴心所治黄新阳案。

俞按：叶氏云：子和法中原有虎潜诸论，后医弃诸不用，今观此案，后医亦有用之者矣。惟是叶案疝疾门集案甚少，而方法甚多，取材既富，运用又巧，更不可及。余乡万枫亭，乃莲幕老名宿，年近七旬，忽患癫疝，自检古方中三层茴香丸，恪遵其法，服一月而病痊愈。以是知古方每有不可思议之妙，岂独虎潜丸哉？

常州尹文辉嗜火酒能五斤，五月间入闽中，溪水骤涨，涉水至七里，觉腹痛甚，半月后右丸肿大，渐如斗形。闽中医与肝经之剂及温热之品，半载无功，归而就商于李士材。李曰：嗜火酒则湿热满中，涉大水则湿寒外束，以胃苓汤加栀子、黄柏、枳壳、茴香，十剂而略减。即以为丸，服至十五斤，全安而不发。

俞按：此案若用三层茴香丸必不妥。观李公之论病，益信医贵变通也。

骆元宾患疝十年，形容枯槁，士材视之，左胁有形，其大如臂，以热手握之，沥沥有声，甚至上攻于心，闷绝者久之，热醋熏炙方苏，曰：此经所谓厥疝也。用治疝当归四逆汤，半

月积形渐小，更以八味丸间服，半载不辍，积块消尽而不复发矣。

卢不远治陈孟枢之父，六月自山东邸中受寒起，尚淹淹未甚也。至次年二月，忽小腹与腰急痛，即令人紧挽外肾，稍松便欲死。卢曰：此小肠腑病也。经云：小肠病者，腰脊控睾而痛，乃以羌活入太阳小肠，佐黄柏、茯苓、肉桂等，并刮委中穴，痛立止，但足软。卢曰：病因六月伤寒，太阳有所未尽，故入腑而痛作，原以寒邪郁火，仍需夏时则火力全而血脉通，邪始去也。果至五月天热，身发紫斑，有汗至足而始健。

俞按：此条引经证病，毫不牵强，其用药及刮法俱佳。至因足软而溯病情之源流，真大有会心处。

气冲

汪石山治萧司训案。

俞按：此条仍合丹溪二说同用之，非专主气虚也。惟汪公于软缓脉多以参、芪加麦冬、黄柏，不加附子，想系一生得手处。至如陈皮加作七分，气即冲上，止尤气虚之显然者，前方可操券取效也。窃忆生平治气冲证，用熟地、归、杞、牛膝、石英、胡桃、坎炁、青铅等药而愈者，不计其数。又有用肾气丸、补阴丸、三才丸而愈者，总不出丹溪之训。惟一陆姓书生，形瘦饮食如常，别无所苦，而气自脐下上冲，始仅抵胸，后渐至喉，又渐达巅顶，又渐从脑后由督脉及夹脊两旁而下，又渐至腿踝足心，仍入少腹，再复上冲。其冲甚慢，约一年而上下周到，谷食递减，肌肉愈削，凡两年半而其人方死。凡温凉补泻之药，靡不备尝，针灸祝由，无不遍试。余固不能愈之，就诊于天士、一瓢两先生，亦无寸效，恨其不遇张戴人、喻西昌诸公，听其议论，以开茅塞也。

马元仪治袁玉行，小腹厥气上冲即吐，得饮则吐愈甚，诸药不效。马诊之，两脉虚涩，

右尺独见弦急，此下焦浊气上腾，则胸中阳气不布，故饮入于胃，上壅而不下达。宜通其地道，用调胃承气汤，下宿秽甚多，继渐培中气而愈。

俞按：凡病皆有虚实，勿谓气冲证皆系阴虚气虚也。如此条可谓别开一例，然必是暴病，或便秘，乃从右尺脉印其机耳。昔年曾与杜良一先生治下焦肾虚、上焦气冲者，杜用六味地黄汤合五磨饮子去木香，以汁和服而效。亦是新翻花样也。

雄按：吴馥斋令正体腴皙，凡患恙，必延余诊，虽时感重证，投药三剂，无不愈者。惟二十八岁娩后，汛事遂绝，而别无所苦。余曰：此赋质使然，非病也，不必服药。迄今十载，形体如常。仲秋患痰嗽，气自少腹上冲至胸，即迷闷如寐，面目发黄，身热足冷，肤痛拒按，云气冲起于上年，曾发数次，但不如之剧耳。今则稍食荤腥，气即上冲，余脉之软滑微弦，遂予雪羹、杏朴、连夏、竹茹、旋覆以开痰降逆，送下当归龙荟丸，直泄肝阳。一剂胸舒，再剂黄退，三剂便泄如火，诸恙霍然。

晕厥

俞东扶曰：眩晕有实有虚，如壮盛人实痰实火脉滑大有力者，二陈芩栀，不恶心者用酒制大黄二三钱，或加入，或为末，茶调下。如肥白人痰多气虚，脉软大或细软者，六君加芪附。又按《内经》谓诸风掉眩，皆属肝木，故因于外风者，二陈加荆防、钩藤、天麻；因于内风者，即类中之渐，宜虎膝、牡蛎、枸杞、首乌、桑叶、菊花、生地、人参。戴复庵曰：头脑挟风，眩晕之甚，抬头则屋转，眼常黑花，如见有物飞动，或见物为两，宜大追风散，或秘旨正元散加鹿茸。不效，一味鹿茸，每服五钱，酒煎去渣，入麝少许，盖鹿之阳气钟于头，故以类相从也。此即就风之一端而有虚实之分也。若在夏月，有冒暑而眩晕者，又不得概从

风治。夫肝为风木之脏，故《内经》以眩晕专责之肝。若肾水亏少，肝枯木动，复挟相火上踞高巅而眩晕者，近时最多。董载臣云：妇人患此更多，宜逍遥散为主，轻则合四物，重则合六味加黄连，极有效验。雄按：如果肾水亏少，肝枯木动之眩晕，惟甘露饮、琼玉膏、集灵膏、固本丸等方为宜。逍遥四物，如何有效？董氏所云，盖血虚眩晕耳。他如晨晕属阳虚，昏晕属阴虚，亦辨证之大旨，未可据以为准也。又《内经》仲景所谓厥者，手足逆冷耳，故有寒厥热厥之辨。今人所谓厥者，乃晕厥耳，亦兼手足逆冷，而其重在神昏若死也。其证亦有数端，因怒而厥者，亦名肝厥，因瘀而厥者，亦名薄厥，虚厥之极者，即为脱厥，因痰而厥者，多兼气厥。雄按：痛极而厥者曰痛厥，阴虚火动者曰煎厥。此外更有瘀厥、食厥、疟厥、风厥、寒厥、暑厥等证。又星甫野语云：湖州汤荣光解元，世精于医，有甲乙二人，凌晨忿争，互抱不释，故未尝斗殴也。甲忽卧地而僵，汤视之，遍体无伤，脉息未绝，胸次尚温，面色青瘦，是虫证也。空腹用力，蛔升而厥。以川椒、使君子等味，煎而急灌，须臾即苏，下蛔升许而愈。

虚损

丹溪治一老人头昏眩而重案。

俞按：脉缓大重按无力，参芪术是矣，连柏丸何耶？盖以其微渴，大便四日一行，是缓大为虚，中有热也。

李士材治何金阳令郎患虚损，梦遗盗汗，羸顿已极。简其所服，以四物知柏为主，芩连二冬为加减。诊其脉大而数，按之极软，李曰：中气大寒，反为药苦矣。乃以归脾汤入肉桂一钱、人参五钱。当晚得熟寐，居十日而汗止精藏，更以还少丹兼进补中益气，间服而瘥。

俞按：脉大而数，按之极软，诚宜温补矣。然用补得数脉退则愈，数脉不退则仍不愈也。

亦惟大而数，按之极软，故可温补。若细而数，按之极软，死期已近，温补何益耶。

杨曰：分别精当。

吴门张饮光，发热干咳，呼吸喘急，服苏子降气不应，服八味丸，喘益急，迎士材视之。两颊俱赤，六脉数大，曰：此肺肝蕴热也。以逍遥散用牡丹皮一两，苡仁五钱，兰叶三钱，进二剂而喘止。以地黄丸料，加麦冬五味，熬膏服而痊。

又治主政唐名必劳心太过，因食海鲜，吐血有痰，喉间如鲠，日晡烦热，喜其六脉不数，惟左寸涩而细，右关大而软，思虑伤心脾也。以归脾汤大料加丹皮、生地、麦冬，二十剂而证减六七，兼服六味丸，三月而愈。

俞按：上条以服温纳不应，悟其病因，此条于左寸右关得其病因，上条喜脉之数大，此条喜脉之不数，盖二人俱系新病，一实一虚，尚易辨也。

雄按：两条凭脉论证，固有卓识，而用药皆未尽善也。

叶天士治一人，年二十岁，夏月咳嗽，时带血出，常发寒热，食减形瘦，口不渴，行动时或仆地，有日轻，有日重。雄按：因此故断其当发疟。牙宣龈肿，晨起则血胶厚于齿龈上，脉细带数。群以弱证治，二地二冬等滋阴药，遍尝不效。叶用芦根、滑石、杏仁、苡仁、通草、钩藤、白豆蔻，嘱云服二十帖痊愈矣，若不满剂，后当疟也。其人服十帖已霍然，即停药，十月中果发疟，仍服此药而疟愈。

俞按：此系伏暑（雄按：暑兼湿也），似乎虚劳，故决以后当发疟。设遇立斋、景岳、慎斋、慎柔诸公，此人无生理矣。

雄按：虚劳因误治而成者多，余案中屡言之矣。有高某者年逾冠，于去秋完姻之前，曾患吐血，治愈之后，患疥遍身，上及耳头，至今夏仲疮愈，血复上溢，医谓虚损也。迨血止后，痰嗽不已，寒热时形，或碍左眠，或妨右卧，形消食减，左胁聚痕，诸药备尝，不能起榻矣，延余诊之。脉虽弦数，而兼软涩，嗽必痰出而始松，舌色紫黯无津，汤饮下咽则胀，夜间不嗽，溺涩便艰，并非虚损。而病逾一载，初起必由吸受暑热，殆滋补早投，遂致血痹于络，气滞于经，升降失调，机关窒塞，亟宜通展，庶可渐瘳。予苇茎汤合雪羹，加沙参、旋覆、竹茹、冬虫夏草服之。病人云：前次所服，皆是滋润之药，下咽后，胸腹极其不舒，今服此剂，甚觉舒畅，二剂后腹微痛，解青粪一次，嗣后每服药，必下一次，其色渐黑，甚至如胶如漆，而各恙皆减，饮食渐加。继去桃仁、雪羹，加养阴之品，调理而愈。昔袁简斋太史云：人身气血贵乎流通，否则有余者为痈疽，不足者为痨瘵。杨素园大令谓袁公真绝代聪明人，虽不知医，而此二语，已将虚实诸病因，括尽无余，奈古今之以名医称者，竟未达此义也。

天士治黄公子劳病案曰：大凡精血内夺为虚，虚不能复为损，但须分析自上自下，从阴从阳起见为调理。是病始于饮酒劳心，营气先伤，心阳下溜，肾阴不主涵蓄，素多梦遗，上年九月先有泄泻，继发痎疟，虽暑湿热六淫外侵，然邪之所凑，本气先虚，血附于络，络凡十五，络伤血溢，莫能堵御，皆是阳气动极无制，譬诸飓风波涛矣。阳和风息，势必渐缓，但既去难追，所谓血脱益气，以无形能生有形也。必须静形体，宁神志，令阴平阳秘，以收全功。用药亦本四时生气，间有客邪标恙，惟投轻剂一二即止。雄按：虚人受感，宜知此法，俾即解散，则本元不伤。昧者杂以温补，遂致外邪留恋，反致戕元。冬春两季按法，入夏色脉颇安，然里真未复，长夏阳泄地升，深抱复发之忧。果以霉湿潮蒸，骤暖郁勃，遂令诸脉中之气皆泄，络中之血大沸，一损再损，脏真少藏，奇经八脉乏气支持，冲任由前而升，咳逆烘热，跷维失护，督脉无权，炎熇日炽，脂液日消。急固护大气以包举，渐引渐收，冀其根蒂之把握；次则调和中土，以安谷知味，百日安静，再为斟酌。其清凉治嗽，热燥刚补，

一概屏弃，天暑午后服生脉散，若便溏泻则停之。每晨服一炁丹丸，遗滑必用桑螵蛸散，饮食不和用异功散，加炒黑神曲、炒黑麦芽，四君子汤兼参苓白术散间服。

俞按：此论真虚损病之上池水也，其方亦虚损病之返魂丹也。较夫专于滋阴、专用补阳者，偏陂平正，吴窜霄壤。

雄按：上损下损，皆以脾胃为扼要，固治损之大旨也。然亦此人脾胃素弱，故病前先有泄泻，而病后调理于天暑服生脉散时，独嘱云便溏则停也。设病属肝肾，真阴不足，能食便艰者，亦不能舍滋濡之药为治矣。故医者治病，必先辨证而后议药，不可因俞氏之言，以为凡治虚劳，概不可用滋阴补阳之药，而专以此数方，特为返魂丹也。

喻氏治杨季登长女案。

俞按：此条见识最高，用药甚巧。然幸不咳嗽，想其饮食虽少，未必大减，故以苦寒取效（雄按：饮食大减，因于脾胃弱者，大忌苦寒。若因热郁气滞而减，则苦药开泄，病去而食自加矣）。但不知脉之数乎大乎有力乎，设脉至细数无力，兼见便溏食减，此方其可用乎？因思生平所见损怯证，大抵真阴亏损者居多，如此案之可用大剂苦寒，及可用大剂热补者殊少杨曰：此真阅历之言。盖阳虚易治，阴竭难治，譬之盆花，泥干根槁，日以一匙之水浇之，岂能望活（雄按：惟根未全槁，尚有一线生气者，灌溉得宜，未尝不可转活，滋濡之法，理亦如是）。惟灵雨霖霖，庶可复生。夫雨从何来？惟地气上而为云，斯天气降而为雨。但得脾胃健旺，嗜食善化，则水谷之精华上供于肺，可拟诸云，而肺以其精华下溉百脉，可拟诸雨（杨曰：理虽极是，无如损之重者，多不能食，殊难望其脾胃健旺也）。此虽老生常谈，实系养阴要旨也。

雄按：此说极是，但真阴亏损之证，亦有虽能食而不可治者。曩诊闻步洲孝廉病，形虽消瘦，胃纳不减，且能肩舆出门，惟脉甚细数

而兼弦涩，坚辞不治（杨曰：凡损证得细数脉，无不死者）。逾月其同年商华伯谓余曰：君何指下有神耶？步洲并不上床，忽于食后释箸而逝，数日前医犹谓其能食可以无虑，此曷故也？余曰：真阴亏损，能食不充肌肤者，死证耳。

痨瘵

孙文垣治程道吾令眷，夜为梦魇所惊，时常晕厥，精神恍惚，一日三五发，咳嗽面色青，不思谷食，日惟啖牛肉脯数块而已。时师屡治无功，吴渤海认为寒痰作厥，投以桂附而厥尤甚。孙诊之，左脉弦，右脉滑，两寸稍短。道吾先令眷二皆卒于瘵，知其为传尸瘵证也，不易治之。乃权以壮神补养之剂消息调理，俟饮食进，胃气转，始可用正治之法。姑用参、苓、柏子仁、石菖蒲、远志、丹参、当归、石斛以补养神气，加陈皮、贝母、甘草、紫菀化痰治嗽，服半月而无进退，乃制太上混元丹，用紫河车一具，辰砂、犀角、鳖甲各一两，鹿角胶、紫石英、石斛各八钱，沉香、乳香、安息香、茯苓、紫菀、牛膝、人参各五钱，麝香五分，蜜丸赤豆大，每早晚盐汤或酒下三十六丸。又制霹雳出猎丹，用牛黄、狗宝、阿魏、安息香各一钱，虎头骨五钱，鹨俗名啄木鸟一只，獭爪一枚，败鼓心破皮三钱，麝香五分，天灵盖一个酥炙，炼蜜丸，雄黄三钱为衣，每五更空心葱白汤送下五分，三五日服一次，与太上浑元丹相兼服。才服半月，精神顿异，不似前之恍惚矣。但小腹左边一点疼，前煎药中加白芍一钱，服之一月，精神大好，晕厥再不发矣。次年生一女，其宅瘵疾亦不再传。

俞按：比较袁州道士所授方更奇更好。盖彼则专于杀虫，此则杀虫而兼穿经透络、搜邪补虚也。

喻氏治杨季登次女案。

又治熊仲纾幼男案。

俞按：前案笺方释证，直造轩岐之堂，后案酌古斟今，足分和缓之座。

发热

罗谦甫治王传郎婿盗汗案。

俞按：此论可为损怯病之秦镜，何以《类案》不收（雄按：魏选已收）。又罗君治韩子玉父六十病消渴，至冬添躁热，须裸袒以冰置胸腹乃快，其脉沉细而疾。罗亦曰人身为主，时令为客，大寒之令，其热更甚，经谓当所胜之令而不能制，名曰真强，乃孤阳绝阴必死之证也。与此条义同。

雄按：庚戌冬卜子安少府三令郎，久患虚嗽，医用引火归元法，频投桂附，驯致喘汗大热，不能著复衣，甚欲摇扇，延余诊之。脉洪数无序，曰：阴已竭，孤阳欲飞，天时犹不能胜，而况于药乎？辞不治。果交春而没。

立斋治王以道元气素弱，复以考试积劳，于冬月大发热，泪出随凝，目赤露胸，气息沉沉欲绝，脉洪大鼓指，按之如无，舌干如刺，此内真寒而外假热也。令服十全大补汤，嘱曰：服此药，其脉能收敛为善，少顷熟睡，觉而恶寒增衣，脉顿微细如丝，此虚寒之真象也。以人参一两、熟附三钱，煎服而安，夜间脉复脱，以人参二两、熟附五钱仍愈，后以大剂参、术、归身、炙草等药调补而痊。

俞按：见证皆是火象，惟气息沉沉欲绝是虚象。脉洪大按之如无，则可决其内虚寒而外假热矣（雄按：其便溺必露虚寒之真谛，惜未载明）。服温补后脉当收敛为善，此是格言，所当熟记。

李濒湖自记痰嗽肤如火燎案见《本草纲目》黄芩条下。

俞按：此条与立斋治法，天渊之别，故病者如人面之不同，千态万状，无有定形。治病者能如以镜照面，使随其形而呈于镜，则妍媸自别，不至误认矣。

高果哉治陈几亭病身热，自卯辰以后，上

半身热，申酉时中半身热，亥子时下半身热，热至足底更甚，周而复始，一日一夜，循环无间，服药久而不效，辗转沉重。高诊之脉微无力，右尺脉伏而不起。因思尺脉沉伏者，肾虚也。日夜之热上下循环者，肾火之浮游也。至子时而足底大热，则肾火之归就于下也。若当归下之时，而能摄住其性，不使上走，则热自退矣，须效烧丹法治之。夫丹家用两个阳城罐，一盛水银丹药，填塞其中，一则空而无物，以两罐对合其口扎住，盐泥封固。然后煅炼其上空罐，必用湿纸当烧红时搭于罐底，频以冷水润之。盖下罐丹药为火所逼，则渐渐望空罐中来矣，如升药之望上而飞也。但水银甚活，虽上入空罐，又能复入旧罐，必得凉冷之处，方能摄住其质，故用湿纸搭于罐底，丹必稳贴矣。今仿此法以制方，用童溺炙龟甲一两，熟地、枸杞各七钱，麦冬五钱，黄肉四钱，此五味皆补肾滋阴之药，犹水银与丹药也。附子二钱，以从治而导火归元，犹炼丹之火也。又用黄柏七钱，以降其火，犹罐底之湿纸与水也。黄昏煎好，子时方服，从前服药，皆积于胸中而难下，服此药觉胸中易下，三剂而热除病愈。

俞按：此案认为肾虚火不归元，大剂补肾，寒因热用，与证极合，与脉似有未合，然其讲理取譬，真堪嘉惠后人。

雄按：阴虚阳浮，于大剂壮水之中，反佐附子以从治，立方甚佳。取譬之义，仍是阴能摄阳，阳以阴为基之旨，并无新异也。

孙文垣治徐三泉令郎，每下午发热，直至天明，夜热更甚，右胁胀痛，咳嗽吊疼，以疟治罔效，延及二十余日，热不退，后医谓为虚热，投以参、术，痛益增。孙诊之，左弦大，右滑大搏指，乃曰：《内经》云：左右者，阴阳之道路。据脉，肝胆之火为痰所凝，必勉强作文，过思不决，木火之性，不得通达，郁而致疼。夜甚者，肝邪实也。初治只当通调肝气，一剂可瘳。误以为疟，燥动其火，补以

参、术，闭塞其气，致汗不出，而舌苔如沉香色，热之极矣。乃以小陷胸汤，用大瓜蒌一两，黄连三钱，半夏二钱，加前胡、青皮各一钱煎服，夜以当归龙荟丸微下之，遂痛止热退而安。

又治潘宅小价，年十六七，发热于午后，医者以为阴虚，用滋阴降火药三十余剂，热益加，且腹中渐胀，面色青白，仍以六味地黄汤加知、柏、麦冬、五味之类。又三十剂，而腹大如斗，坚如石，饮食大减，发黄成穗，额亮口渴，两骸大肉消尽，眼大面小，肌肤枯燥，如松树皮，奄奄一骷髅耳。孙观其目之神尚五分存，乃曰：证非死候，为用药者误耳。譬之树木，若根本坏而枝叶枯焦，非力可生。今之焦枯，乃斧斤伤其枝叶，而根本未伤，设灌溉有方，犹可冀生。雄按：药无定性，总以对证者为良，故用失其宜，滋补即是斧斤，用得其宜，攻伐亦为灌溉。世人昧此，不问何证，喜服补剂，至死不悟，可叹也。以神授丹日用一丸，煮猪肉四两饲之。十日腹软其半，热亦消其半，神色渐好。潘问此何证，孙曰：此疳积证也。误认为虚，而用滋阴之药，是以滞益滞，腹焉得不大不坚？况此热乃湿热，由脾虚所致，补阴之药皆湿类，热得湿而益甚矣。盖脾属土，喜燥恶湿，今以大芦荟丸、肥儿丸调理一月全瘳。

俞按：发热有两大局，一系外因，《内经》所谓热病者皆伤寒之类也。一系内因，《内经》所谓阴虚则发热也。然伤寒之类，已有风、暑、湿、风温、风湿、湿热、温病、热病、瘅疟、脚气十余种分别。若内因自阴虚之外，如劳倦内伤，阴盛格阳，气虚血虚，火郁阳郁，停食伤酒，伏痰积饮，瘀血疮疡，头绪不更多乎？得其因又当分其经，而十二经之外，又有奇经，如阳维为病发寒热，此非可以疟治者，故临证贵乎细辨也。即如孙公二案，一系肝经郁火，一系疳积似劳，非其明眼，安能奏功。

血证

东垣治一贫病吐血案。

俞按：此条认病制方，其义最精。药之分两甚轻者，因受病在卫在肺，皆系亲上部位，经云：补上治上制以缓，缓则气味薄也。然系久虚之体，热为寒束，故用此法。若体不虚而热为寒束者，又当以麻杏甘膏汤加血药以治之。

孙文垣治藏六老案。

又治族侄明之作文过劳，痰火上逆，大吐痰沫，因而呕血，一涌数碗，昏晕汗出，奄奄而卧，略不敢动，稍动即呕吐而血随出，色鲜红，饮食汤水皆不敢入，入即吐而眩晕，血即随之。医谓血涌如泉，体热脉大，眩晕而药难入，似无佳兆。孙诊之曰：无妨，凡看证要圆活，勿拘泥。经云：心主血，肝藏血。又云：怒则气上。又云：脉虚身热，得之伤暑，今左脉弦大，右脉虚大，是不独作文劳心动火，且亦被怒伤肝，抑又为暑所逼，以致木火土升，眩晕作吐。经云：诸风掉眩，皆属于肝。诸呕吐逆，皆属于火。又诸动属火。内为木火上冲，外为暑气所迫，故吐而汗多，血随吐出也。先以白丸子三钱解其暑气，清其痰饮，抑其冲逆，则吐可止。吐止气平，血自归经。服后果嗒然而睡，醒则吐止食进，眩晕寻已。继用滑石、香薷雄按：此味不妥各三钱，黄连、扁豆各一钱五分，竹茹一钱，甘草五分，四帖而痊。

俞按：上条胸背皆胀，服阴药胀更甚，合以两关脉之洪滑有力，尚易辨其非阴虚，况恼怒食犬，亦可问而知之。此条因作文过劳，呕血数碗，昏晕汗出，稍动即吐，而血随至，势殊危矣。况右脉虚大，不认为虚而认为暑，竟合左脉之弦大，大剂清暑清肝，真妙手也。

雄按：关琴楚令孙少西之证，与此略同。今年三十四岁，素善饮，夏季忽患发热呕吐腹痛，伊父母以为痧也。诸色治痧丹丸遍饵之，寻即气冲咳嗽，血涌如泉，不能少动，动即气涌，血亦随之。沈某但知其阴分素亏，遽从滋补，服之益甚。延余诊之，左脉弦洪而数，右洪大，曰：虽属阴虚，但饮醇积热于内，而暑火外侵，所服治痧诸药，无不香窜燥烈，诚如火益热矣。苟不亟为清解，则邪无出路，气何能平，血何能止乎？而家素畏凉药，连服滋补不应，遂求乩方服之。药虽离奇，并木鳖、麝香亦信而不疑。旬日后血吐已尽，气出如奔，自汗形消，热犹不退，彻夜无寐，舌绛无津，再求余治，脉已细数如丝，不能救药矣。

董元宰少妾吐血蒸嗽，先用清火，继用补中，俱无效。士材诊曰：两尺沉实，少腹按之必痛。询之果然。此怒后蓄血，经年勿去，乃为蒸热，热甚而吐血，阴伤之甚也。以四物汤加郁金、桃仁、穿山甲、大黄少许，下黑血升余，少腹痛仍在，更以前药加大黄三钱煎服，又下黑血块如桃胶蚬肉者三四升，腹痛乃止，虚倦异常，与独参汤饮之，三日而热减六七，服十全大补汤，百余日而康。

俞按：两尺沉实，决其少腹有瘀，因瘀而蒸热，因蒸热而吐血，盖从脉象认得病根，故大下之而病根拔也。

喻氏治顾枚先案。

俞按：此条议论制方夐绝人寰，岂西昌真有隔垣之见如长桑元化哉？亦惟熟于《内经》，而善于运用，则引集经义，证合病机，头头是道，无勉强附会之陋矣。士材云熟读而精灵自启，深思而神鬼可通，诚哉是言也。

周慎斋治陈姓人，年三十五岁，性嗜酒色，忽患吐血，一日三五次，不思饮食，每日吃粥一碗，滚酒反用数杯，次日侵晨再吃粥，前粥尽行吐出，吐后反腹胀，时作痛割酸，昼夜不眠，饮滚酒数杯略可，来日亦如此，近七月矣。医人并无言及是积血者，俱言不可治。周诊之，六脉短数，曰：吐后宜宽反胀，吃滚酒略可，此积血之证也。盖酒是邪阳，色亦邪阳，邪阳胜则正阳衰，又兼怒气伤肝，肝不藏血，思虑伤脾，脾不统血，中气大虚，血不归络，积血中焦无疑，宜吐宜利，但脾胃大虚，不使阳气升发，阴寒何由而消？先用六君子汤，白术以苍术制之，加丁香温胃，草蔻治中脘痛，三十余帖。再用良姜一两，百年陈壁土四两同煎，待土化切片，陈皮去白，草蔻、人参、白术、茯苓、甘草、胡椒、丁香各五钱，细辛四钱，共为末，空心清盐汤或酒送下二钱，此药专在扶阳，积血因阴寒凝结，阳旺而阴自化。服药后血从下行者吉，乃血从上吐，约六七碗，胸中闷乱，手足厥冷，不省人事，急煎人参五钱，炮姜八分，遂静定，后胸中闷乱，脐下火起而昏，用茯苓补心汤一剂而安，后用六味加炮姜、人参而痊。

俞按：此条认病有卓见，用药有妙解，与诸吐血治法绝不相关。因在血止后得吐反胀，当治其胀耳。案中邪阳胜则正阳衰，至言也。凡人逞欲，藉酒为助，自觉阳强可喜，不知仍靠命门真阳作主。迫欲既遂而邪阳息，真阳始宁，欲火频起频息，真阳必渐用渐衰，或欲起而勿遂其欲，似与真阳无损，然如灯火本明，而于灯下另添一火以逼之，此火渐旺，则灯火渐灭，理更可悟。故凡中年之后，多病之人，必以闭关为福，尤以泊然不起欲火为大福也。

张路玉治陶震涵子，劳伤咳嗽失血，势如泉涌，服生地汁墨汁不止，用热童溲二升而止。张诊其脉弦大而虚，自汗喘乏，至夜则烦扰不宁，与当归补血汤，四帖而热除。时觉左胁刺痛，按之辘辘有声，此少年喜酒负气，尝与人斗狠所致，与泽术麋衔汤，加生藕汁调服，大便即下累累紫黑血块，数日乃尽。后与四乌鲗一芦茹为末，分四服，入黄牝鸡腹中煮啖，留药蜜丸，尽剂而血不复来矣。

俞按：自汗喘乏，脉弦大而虚，不混投地黄汤、生脉散，高矣。用补血汤者，以其夜间烦扰不宁耳。至因胁痛想及斗狠，则此人形色必壮实，故消瘀不补益，最为得法。

又按：吐血一证，近日最多，有有因而患之者，亦有无因而患之者。外因六淫之邪，动血犹轻；内因酒色忧愤，动血为重；及不内外因，作劳举重，忍饥疾行，皆使失血，然尚可求其因而治之。若与诸项并不相犯，无端而吐血，此则最重。《内经》谓地居太虚之中，大气举之也。大气偶泄，即有地震山崩之患。而水不安澜，或溢或竭。人身亦然。人气厚足以包固，纵犯三因，亦成他病，不至吐血。大气衰不能担护，如堤薄则水易漏，堤坍则水必决也。世人只守血热妄行一说，误矣，至缪氏治吐血三诀，举世奉为明训，实未细绎其义耳。首条云：宜行血不宜止血固是，然行血之药，惟有大黄，所谓血以下行为顺也。又须看其血证之久新与失血之多少而去取之。盖宜下于妄行之初，不宜下于脱血之后也。今本文不注明行血者何药，但云行血则血循经络，致近日有多服山羊血而死者，安知不误于此句？至于血来涌涌，必须止之。古方花蕊石散，十灰散，及童便墨汁等，皆欲其止也。止之后或消或补，尚可缓商，任其吐而不思所以止之，何从求活？特是止血之法，贵于虚实寒热认得清，斯于补泻温凉用得当耳。本文云：止之则血凝，血凝则发热恶食而病日锢。抑思今之吐血者，每多发热恶食，何尝由于血凝耶？果系血凝，则仲景大黄䗪虫丸尚可救之。只虑血去无算，阴虚则病，阴竭则死，奈之何哉？此条宜补肝不宜伐肝，注谓养肝则肝气平而血有所归，伐之则肝虚不能藏血，血愈不止。此说诚妙，然亦要看脉象若何。肝阴固宜养，肝阳亦宜制，设遇木火两亢，血随气逆者，则抑青丸、龙胆泻肝汤，醋制大黄、桃仁、枳壳、青铅、铁锈水等，何尝禁用？盖用得其道，则伐之即所以补之。不得其道，而徒奉熟地、当归、萸肉、枸杞等为补肝之药，则谬矣（雄按：诸病皆然，医宜识此）。末条宜降气，夫气有虚实，亦分寒热，血证之气虚者多，实者少，热者多，寒者少，惟恃强善怒之人，肝气实而吐血往往有之。抑肝清肝，宜降气，又宜降火矣。他如肺气虚而不降，则生脉散、观音应梦散；中气虚而不降，则四君子、参橘煎；肾阳虚不能纳气而不降，则八味黑锡丹；肾阴虚不能纳气而不降，则大补阴丸、三才封髓丹。必求其所以不降之故而治之，斯为善降，乌可恃韭汁、苏子、降香为下气药耶（雄按：凡用药之道，不论何病，皆当求其所以然之故而用之，不独此也）。至不宜降火之句，医中狡狯者藉为口实，辄称吐血服生地、麦冬必成劳病，随将假阿胶售人以代二物（雄按：即不售假阿胶者，亦藉此为口实，不问其病因，辄用人参、熟地、甘草、干姜、附桂、黄芪等热补药以误人矣）。不知世之一见血证，概用生地、麦冬，诚应诃责，若将二物屏弃，岂非因噎废食乎（雄按：岂但此耶，甚有凡属清凉之品，如沙参、竹茹等药，一概视同砒鸩者矣）。余生平所见血溢上窍之人，合乎丹溪所谓阳盛阴虚有升无降者，十居八九，合乎仁斋所谓阳虚阴必走者，百中一二而已。惟虚而有火者，清补并用，虚而无火者，气血兼培，或宜降火，或不宜降火，总无一定之法也。若谓服苦寒药必死，则仲景《金匮》之泻心汤，不几为罪之魁哉！

杨曰：舒驰远于虚损失血，极斥滋阴之谬，陈修园亦主此说，或俱未见此等证乎？

便血

丹溪治老妇下血案。

俞按：此条脉证，似虚似实，非寒非热，甚为难辨。观其讲病源与用药法，及药之轻重去取，俱有精义，又极平和，十年之病，半月而愈，仙乎仙乎。

孙东宿治陈鹿塘有肠风脏毒之证，大便燥结，数日不能一行，痛苦殊甚，百医不效。其脉两寸皆数，两关皆弦而无力，两尺洪滑而左尤甚，孙曰：东垣谓大肠喜清而恶热，脾胃喜温而恶寒，以胃属土，而大肠属金也。今此乃胃寒肠热之证。杨曰：以脉与证合参而得之。当以肠风脏毒之药为君主，外以养血之剂裹之，使不伤胃气。杨曰：巧法。盖药先入胃，而后传入大肠，入胃时裹药未化，及入大肠，则裹药化而君药始见，亦假途灭虢之策也。因以大黄酒浸九蒸九晒二两，木耳二两，槐花三两，郁李仁、皂角子、象牙屑、条芩各一两，血余、升麻、荆芥各五钱，为末炼蜜丸，外以四物汤加蒲黄各一两为衣，空心午后各以米汤下二钱，果血止而大便不燥，饮食日加矣。

俞按：裹药法，以治肠风便燥颇相宜。盖裹药晒使坚干，诚可传入大肠，非比走经络及他脏腑，必由脾胃转送也。

周慎斋治一人患肠风，血大下不止，头晕倒地，三四年不愈，皆曰不可治。周诊脉左手沉细，右手豁大，此因内伤寒凉太过，致阳不鼓，故右脉沉细。血不归络，火浮于中，故尺脉豁大。用补中益气汤十帖，再用荆芥四两，川乌一两，醋面糊丸，空心服愈。

俞按：此丸名乌荆丸，恰与脏连丸为对待之方，一热一寒，判如裘葛，用得其宜，神应无比。

洛阳一女子，年十七，耽饮无度，多食鱼虾，蓄毒在脏，日夜二三十次，大便与脓血杂下，大肠肛门痛不堪任，医以止血痢药不效，又以肠风药则益甚，盖肠风有血无脓也。如此半年，气血渐弱，食渐减，肌肉渐消，稍服热药，则腹愈痛，血愈下，稍服凉药，则泄注气羸，粥食愈减，服温平药，则如不知。将期岁，医告术穷，待毙而已。或教服人参樗皮散，漫试之。一服知，二服减，三服脓血皆定，不十服而痊。乃求其方，云治大肠风虚，饮酒过度，挟热下利，脓血疼痛，多日不瘥，樗根白皮、人参各二两为末，每服二钱，空心温酒调下，不饮者温米饮下，忌油腻湿面青菜瓜果甜物鸡鱼蒜等物。

俞按：此方治久病则可，治暴病则不可，以补涩之药，恐留锢病邪也。

雄按：鸦胆仁治久痢脱肛肠风等证，为能去留锢之邪而坚阴也，较此方尤为无弊。

嘉兴府尊王竺庐，因案牍劳神而得便血证，服天王补心丹及玉女煎、知柏地黄丸等方，屡愈屡发，至次年三月渐剧，食减面黄形瘦，精神衰弱。无锡龚商年用补中益气汤，以醋炒升麻、当归而血止。半月后偶食青菜腐汤，血复下，龚谓寒湿伤脾，用苍术理中汤遂愈。十月中值府考阅卷过劳，血又大下，龚诊脉弦劲带数，腹胀不思食，易怒，进加味逍遥散不应，改用桃花散、归脾汤，转口干咳嗽，佐以阿胶、熟地。又溏泻肠鸣不食，困惫难支，胡灏轩自省中来诊，曰：归脾须合右归，重用人参则效。定方人参五钱，山药三钱，枸杞、菟丝、枣仁各四钱，茯神、白芍、文蛤炒各钱半，炙草、炮姜各七分，地榆炭八分，乌梅、大枣各二枚，一剂而血止。递加芪术、熟地，再去地榆、文蛤，佐以附子，而谷食渐增，病遂痊愈。

杨曰：方与脉不相证对，既以此得痊，则脉象必别有可据处。

溺血

俞东扶曰：《内经》谓胞移热于膀胱则溺血，故溺血证属热者多。实热则脉洪数有力，宜导赤散加栀芩、淡竹叶、鲜小苏，调滑石末，冲生藕汁；虚热则脉洪数无力，宜生地、归芍、栀芩、牛膝、麦冬、黄连等，调发灰或芽根汁。若夏月有感暑热者，六一散加黄连、生地。若少年有血虚挟瘀者，阿胶、三七二味多服。若阻塞不通，并可加冬葵子、生蒲黄以化之。多怒人有肝火怫郁者，龙胆泻肝汤，甚则当归龙荟丸。惟久而不止则为虚，归脾、补中益气酌用。或老年及久病人，始虽热证，久变虚寒，并可用八味地黄丸、四味鹿茸丸等方。然用至此种药，小愈仍复发者多不救。雄按：老年久病，有温补误投，虽至死不属虚寒者，不可不知也。

汗

慎斋治一人自汗足冷，不能行动，尺脉沉大，此脾气下陷也，故肺失养而汗出。足乃脾肾经行之地，脾阳不舒，肾气亦郁，所以冷也。以启脾养肺为本，温肾为标，用参、芪、山药，补脾阴固表扶肺，稍加桂温之而愈。

俞按：自汗而足冷不能行动，显系下焦虚寒矣。尺脉当沉细，何反沉大？粗工舍脉凭证，必将温补肝肾，而用熟地、枸杞、苁蓉、鹿茸、桂、附等药。即凭脉论证，亦将认为下焦湿热，而用二妙散、防己、黄芪等方，俱与脾气下陷隔一层也。

又按：阳虚自汗，用参附、芪附、黄芪建中。阴虚盗汗，用当归六黄汤、地黄汤加白芍、牡蛎、小麦、糯稻根须。表虚用玉屏风散，心虚用归脾汤，肝火用左金、白芍、龙牡，胃火用凉膈散、白虎汤，风胜用桂枝汤，湿胜用羌活胜湿汤，痰用导痰、温胆，暑用清暑益气（雄按：有宜清不宜益者，故所论诸方皆不可执也）。以及麻黄根、败蒲扇、封脐药、外扑法，皆可择用。他如头汗、阴汗、心窝汗、饮食汗，方各另采，总宜多阅诸书，固难备述也。

七情

王中阳治江东富商案。

俞按：豁痰汤亦逸人自定，乃以小柴胡汤去姜枣，加紫苏、薄荷、羌活、陈皮、厚朴、枳壳、南星，云：治一切痰疾，为滚痰丸之副，或以前胡易柴胡，其泥金膏，则用阴地上蚯蚓粪三分，熟皮朴硝二分，同研细，水调敷。杖毒活血方，则用蛇床子、光草乌、火煅炉甘石、枯矾、槟榔、花粉、绿豆粉、凌霄花、赤石脂、白石脂、大苏根叶、小苏根叶为末，另煎大黄汁调敷，云治杖疮奇妙。

又治一富室子弟，因忧畏官事，忽患恶闻

227

响声，鞋履作声亦即惊怖，有事则彼此耳语而已，饮食自若，举动无差。王令服滚痰丸二次，即能起坐应酬，再以豁痰汤、分心气饮，相间服之而愈。分心气饮者，乃二陈加紫苏、羌活、桑白皮、肉桂、青皮、腹皮、木通、赤芍也。

又治一人，因相识官员，为事猝为当道直入其室搜索，男人即惊死，其妻须臾苏省，失志颠倒，弃衣摸空。王令服滚痰丸二次，下咽即睡，次夜又一服，仍用豁痰汤加枳实，服数日而愈。

郁

周慎斋治一人，六脉涩滞，胁痛吐臭痰，恶心食不下。盖胁者，少阳之分也。清气不升，浊气郁于少阳之络，故痛，浊气上逆，故吐臭痰而恶心，浊气故臭也。食不下者，少阳清阳之气不升，则肝不能散精也。用柴胡、白蔻各二分，黑山栀、甘草各五分，白芍、丹皮各一钱，茯苓、广皮各一钱五分，归身八分，麦冬二钱，十帖痊愈。

俞按：胁痛吐臭痰，昧者必妄认肺痈等症，得此论可与石山治臭痰一案，并垂不朽。

雄按：余治一劳力男子，深秋患发热凛寒，咳嗽气逆，不能仰卧，痰出甚臭，嗽则左胁大痛，溺赤便闭，口渴苔黄，脉则弦滑而数。细询病因，其人平素嗜饮，醉饱后偏向左眠，是痰饮之积于左者，久而即臭，非内痈也。其发热谵语，胸闷不饥，是积痰因感而动也。遂予石菖蒲、旋覆、竹茹、蒌仁、冬瓜子、枇杷叶、省头草、滑石、黄芩、连翘、丝瓜络、杏仁、芦蕧、海蛇，为大剂投之。痰更大吐，大便亦行，数剂而平。然舌转光红少液，脉亦弦数而劲，随用甘凉养液涵阴，而食进病痊。

杨曰：读此案，可知周案立论虽高，而用药尚不能丝丝入扣，勿谓后人不及古人也。

痰

李集虚劳而无度，醉而使内，汗出多痰，服宽膈化痰之药，转觉滞闷。李士材诊其脉沉而涩，两尺尤甚，因谓其婿曰：痰得涩脉，一时难愈，况尺中涩甚，精伤之象也，在法不治。勉用补中益气加半夏、茯苓，二剂有小效，众皆喜，余曰：涩象不减，脉法无根，死期近矣。果十余日而没。

俞按：此与立斋所治梁厚斋同一涩脉，而死生不同者，彼惟尺脉浮大，按之则涩，此是六部沉涩，两尺尤甚，轻重自别也。况又云脉法无根，想是沉而细涩，按之欲绝耳。不然，哮嗽门中顾明华案见喘门亦系涩脉，何以先补养而后吐下，仍能愈之耶？

雄按：汗出精伤，脉法无根，固是死证，然不宜用此等药矣。

杨曰：尺中既虚，何故复用升提？既患汗出，何故又用升柴？

又治秦景明素有痰饮，每岁必四五发，发即呕吐不能食。此病久结成窠囊，非大涌之弗愈也。须先进补中益气，十日后以瓜蒂散频投，涌如赤豆沙者数升，已而复得水晶色升许。如是者七补之七涌之，百日而窠囊始尽，专服六君子、八味丸经年不辍雄按：脉证皆未详述，不知何故。

俞按：人身本无所谓痰，痰因病而生耳。惟治其所以生痰之病，则痰自除。至方书所载有风痰、寒痰、火痰、湿痰、燥痰、清痰、老痰、味痰、酒痰、郁痰、顽痰、惊痰、虚痰种种名色，而变现诸证，千态万状，又似种种杂病，此又不得以种种杂病法治，但治其痰则病自去。盖标而本之，本而标之，总在医家之变通也。

雄按：黄锦芳云：铅山张敬亭患痰喘反覆颠倒，夜不能寐，不思饮食，舌苔甚滑，诊其脉洪数有力而左独甚，医者谓其痰白为寒，进广半川朴。余力止之曰：凡审病须兼众证，与脉并审，不可专指痰色一证为据。若痰白而见气缓不促，脉数无力，或软滑，其白应作寒看。今则六脉皆数，皆数非火而何？又痰白而见胸腹不热而和，其白亦作寒看。今自脐至胸，有如火烙，非火而何？又气喘不急，痰出舒缓，其痰之白亦作寒看，今喘如雷鸣，急迫已极，非火而何？正如釜下火急，釜中之水，被火逼迫上沸，滚为白沫，宜乎其痰白如银也。遂以六味地黄汤投之，两剂而沸略减，多剂而沸始平，雄谓世人但以痰色辨寒热，每多误治，何氏《医砭》尝论之矣。而此案审证须兼众证与脉并审一语，尤为临证要诀，不仅为辨痰而发也。第案中未辨其溲便如何，则兼证尚欠详晰。如兼见小溲短赤者，六味汤送下滋肾丸，必奏效更捷。

杨曰：痰证极多，而古今方书所载，不过燥湿健脾而已。至治热痰之方，已不多见，若阴虚生痰，则绝无论及者。喻氏稍引其端，而不肯畅明其旨，致后人无径可寻，诚憾事也。

痞满

孙文垣治陈松奕，五更胸膈胀疼，寒热温凉遍尝不效，诊之右寸软弱，左平，两尺亦弱。孙曰：此肺肾二经之不足也，补而敛之，可无恙矣。以人参、破故纸、山茱萸各三两，鹿角胶、鹿角霜各五两，杜仲、巴戟、茯苓、车前各一两五钱，山药二两，鹿胶酒化为丸，空心淡盐汤送下。又以御米壳三两去筋膜，蜜水炒诃子面煨去核一两，陈皮一两五钱，蜜丸，五更枕上白汤送下一钱，服一月，病不再发。

俞按：人参鹿胶之丸，人犹能用，粟壳诃子之方，梦想不到矣。与陈武塘嚼化丸可比，熊掌、猩唇，各一异味。

雄按：此条不但脉象属虚也，膈胀只在五更，则余时不胀，显为虚证。人参鹿角之丸，佐以茯苓、车前，是导之下行，以敛虚气之上逆，故不用蜜丸，而送以盐汤。粟壳诃子之方，

丸之以蜜，服于枕上，是使其留恋胸膈，收敛肺化痰之绩。用药之法，真丝丝入扣也。

杨曰：注语精极。

又治李古愚，每食后即大便，腹皮稍胀急，胸膈饱闷，医与参、术则痞闷愈甚，小水清而长。孙脉之左寸涩，右寸滑，按之如黄豆大，且鼓指，关尺之脉皆弦小，左尺迢迢有神。杨曰：列脉象甚明晰。据脉，乃积痰郁滞于肺莫能出，以致大肠之气不固也。法当效丹溪治乃叔用吐以去上焦痰积，而大便自实矣，先用苦梗、莱菔子各三钱，白蔻仁、橘红、山栀各一钱，川芎五分，生姜三片，葱白三茎，煎服探吐，不能尽出，又以莱菔子一合擂浆水，加蜂蜜，与半碗饮之，始吐胶痰二碗。平日每小水则大便并行，吐后小水始能独利，连行三四次，而胸腹宽舒。初亦以吐为惧，至是豁然称快，大便亦不频下矣，再以二陈汤加白术、旋覆、麦芽调理全安。

俞按：右寸滑而有力，故知肺有积痰。左尺迢迢有神，故可吐而不伤。

陈武塘曰：余长子揆，向患遗精，于天启丁卯冬，遗证大作，肾窍漏气出如烟雾，时作时止，眠食渐减，形瘁骨痿，大便艰涩，其色颇黑，用猪胆汁入大黄、皂角末导之。初用甚快利，并上部诸火亦觉清息，延至戊辰六月，则愈导愈秘。因思胆汁、大黄苦寒，皂角刮削脂膏，故求润而弥燥，乃以猪胆去汁入蜜同温水满之以为导，导久而便始不艰。然八月后不能起床，至己巳五月，肌肉愈瘦，眠食愈减，胸膈如有物踞之。腹则空虚，上则痞闷，每食少许，辄停留不下，隔六七时犹噫，呼吸之气亦碍而不畅，以为因虚致滞，则服人参必增满，以为稠痰蓄血，用疏快之剂，又无寸功，身常畏寒，夏令犹掩重帏。惟身不热，口不渴，声音虽轻而不变，面色白而不赤不黑，每日仅用粥饵二戋，或终日不食，旁人疑在旦暮，却已绵延两载。时名医高果哉孙见心晨夕诊视无功，又延姑苏柯生。柯大言人也，乍闻其论不胜喜，

及治罕效，乃追忆从前大肠气数不禁，遂觉胸膈痞闷，继因过防衄证，日饮童溺及滋清药过多，大便渐润。然大便后即觉腹中虚怯，而胸膈分毫不宽，若大便所下甚多，则胸膈痞闷愈甚，于是疏上补下，茫无措手。远延镇江张承溪至，张诊二次，曰：男子久病，以太溪冲阳脉决其死生，今六部无险，太溪冲阳有根，必不死之脉也，其证名为下脱。凡阳气上绝，阴气不得上交于阳，则为下脱，阴窍漏气是也。阴气下绝，阳气不得下交于阴，则为上脱，耳中出气是也。方家以失血之证为错经妄行，而不知气证亦有错经妄行者。盖肾纳气，过泻成虚，则肾气不能自纳，遂错行而妄漏。经云：醉饱入房，五脏反覆。五脏部位宁有反覆之理？正谓其气错乱也。今未能提其气复使归经，所以时漏不止。漏则气虚，气虚于下，则痰结于上，故饮食难化，而成郁结痞满之证。今用药，宜疏导郁滞，不宜误用滋阴，宜有提有降，合成疏通，不宜专用顺气。若认此为阴亏之证，遂谓虚不受补者不治，则大误也。阴虚生内热，岂有阴分大亏，卧床年半，而不发骨蒸潮热者乎雄按：可治之机在此。滋阴之药不惟无功，且于开胸膈进饮食有大碍，今但使膈间日宽一日，谷气日增一日，则阴不补而自补矣雄按：论证论治句句名言。起色可指日而待。煎方用苏子、山楂各二钱，橘红、半夏曲各一钱五分，茯苓、乌药、香附、五谷虫各一钱，升麻八分，柴胡四分，临服入韭汁二匙，此方疏郁为主，而升降互用，其旨颇精。服二十剂，虽不大效，然视向之服一药增一病者，则霄壤矣。秋初张别去，余因其疏郁大旨，为之推广通变，自定嚼化丸，用人参六钱，醋制香附、橘红各四钱，贝母、桔梗各三钱，松萝茶二钱，白蓬砂、西牛黄、干蟾炙存性各一钱，薄荷叶三分，以乌梅肉二钱蒸烂，同竹沥梨膏为丸，每丸一钱。余因胸中结块，原起于午食后即卧，用嚼化丸，使睡中常有药气，疏通肺胃之间，彼将欲结，药往疏之，新结不增，旧结渐解。卧时成病，

以卧时治之。且病在膈上，不用汤之荡涤，丸之沉下。雄按：胸膈痞塞者，坚硬之丸并不能沉下，徒增其病耳。而用嚼化，徐徐沁入，日计不足，月计有余也。服六七十丸后，膈间渐宽，尔时医家疑气坠之证，恐深秋逾剧，以秋金主降也。余谓肺主气，气得其令，则降者自降，升者自升，各得本职，非谓有降而无升也。能使清升浊降，则气坠之病，正宜愈于深秋。雄按：陈公因承溪之旨而推广变通，可谓善得师矣。其嚼化丸中不用升药，洵为青出于蓝。论气数言，尤推卓见。至八月病人偶伤麦粉，下以沉香丸，忽去胶痰数升，胸膈顿爽，殆药力渐到，而元气渐回，邪无所容，而乘势自下也。然气弱形羸，长卧不起如故，冬底医家又防春来木旺，脾病转剧。余曰：无忧。凡脾受肝克，则畏木气来侵，今乃脾困而非脾弱，冬气闭塞，脾困所畏，幸喜及春，方藉木气以疏通之。已而食果稍增，肌亦渐泽，五脏之情变化如此，执生克之常，几何而不误人。雄按：即《内经》土得木而达也。庚午四月，张公复至，曰：胶痰去，病根拔矣。骨痿不能自行立者，湿气留伏脾经故也。投以白术煎，用白术一斤，苍术四两，作膏服之，未终剂而起。此病奇而久，约费千日之医治，竟得全生，故备识之。

俞按：陈公以缙绅先生而讲医理，却极精深，所论嚼化丸治法微妙，切合病机，虽老医见不到此（雄按：《广笔记》庄一生曾用此法宜矣）。至于承溪之用杰煎，不认骨痿为肾虚而为脾湿，见亦高人数等矣（雄按：张公早洞悉其病源也。盖湿痿与阴虚痿见证相似，而病源迥异，须参脉色舌苔及便溺，自有分别）。

嘈杂

孙文垣治叶润斋案。

俞按：嘈杂证，丹溪谓是痰因火动，乃噎膈之渐，故多用黄连、山栀、苍术、半夏、白

芍之类。然亦有思虑伤血者，有肾阴虚而胃火旺者，又宜用生地、阿胶、柏子仁、麦冬、石斛、芦根之类。若此案乃虫蚀脂膏，嘈杂门中所未载者（雄按：魏选列诸虫门）。昔年曾见天士先生治一妇人，胸痞心嘈，用盐水煮石决明三钱，经霜桑叶二钱，丹皮一钱，黑栀一钱，三角黑胡麻二钱，细生地三钱，四帖而愈，此又肝火郁于胃之嘈杂也。

雄按：余治高隽生孝廉令堂，嘈杂便溏，肠鸣少纳，脉至虚弦软滑，虽肝火炎而痰饮动，然脾脏受戕，舌色淡而无液，苦燥凉润，皆不可投，与潞参、九蒸白术、甘草、木瓜、薏苡、白芍、竹茹、建兰叶、茯神、盐水炒橘红、牡蛎为方，数剂而愈。

呕吐

李士材治兵尊高元圃，久患呕吐，诊脉气口大而软，曰：此药气多而谷气少也。且多犯辛剂，可以治表实，不可以治中虚，可以理气壅，不可以理气弱。用熟半夏五钱，人参三钱，陈仓米一两，白蜜五匙，甘澜水煮服，十剂而愈。

又治孙潇湘夏月食瓜果过多，得食辄呕，二十日勿止，困顿床蓐，手足如冰，举家惊惶。李曰：两尺按之有神，胃气缕缕不绝，只因中气本弱，复为寒凉所伤耳。遂用红豆丸，连进三服。至明日便能食粥，兼与理中汤加丁香、沉香，旬日之间，饮食如常矣。

孙文垣治邵姓者年五十，呕吐物如烂猪肺状，胸背胀，前医以反胃治不效，反加潮热烦躁，饮食不入，因谓肺坏，辞不治。孙诊两寸滑数，左关尺涩，乃曰：若果肺坏，声音当哑。今音朗而独胸背作胀，由于酒后忿怒，瘀血痰饮，积于胸膈为病耳。以滑石、茜草、桃仁、小蓟、归尾、香附、贝母、栀子、枳壳、甘草，十帖而愈。

噎膈

周慎斋治一人，年五十五，胸前微痛，无休息时，六脉俱无胃气，惟胃脉略缓，盖胸中受气于丹田，时时心下微痛，乃丹田阳气不到胸中，隔气无疑。脾脉微缓，调理脾胃，犹可迁延，保元汤加山药、沉香。

又治一女，喉间常起噎鲠，饮食难消，舌上干燥，胸前痛如有所伤，两腰无力，面上肉紧，六年矣，用六味汤加白芷、细辛。

又治一人饮食能进，遇子时则吐泻交作，慎斋谓其人必苦忧思，思则脾气结，不能散精于肺，下输膀胱，故津液直走大肠而泻也。吐者脾不健运，不能传化幽门，宿食积于胃中，子时阳升，冲动陈垢，故吐也。宜扶脾为主，用人参、白茯苓、山药各一钱，炙草五分，附子、制乌药三分，姜一片，煎服愈。

俞按：此三条非真膈证（雄按：首条是胸痹，治宜通阳，次条是水不涵木，宜从魏玉横峻补肝肾，末条是吐泻，治法颇合，皆不当列入膈证门）。然治法新奇，可与喻氏分道扬镳。西昌载膈证三案，亦非真膈证，李思萱室，是胎前呕哕洞泄也。黄彤旭室，是胎前大呕痰沫，二便不通也。倪庆云是呕吐黑臭水，及噫气不绝也。此皆暴病，形似关格，与由噎而膈，以渐加重者悬殊。

张石顽治膈诸案。

俞按：石顽治病，喜用古方杂以新药，能开后学之智慧。如此数条，虽皆昔贤成法，无甚精义，亦足以广识见。然《金匮》只有反胃汤药，不载噎膈情形，岂真正膈证，虽医中之圣，亦无法以治之耶。

杨曰：噎膈一证，昔人皆与反胃混同立论，其实反胃乃纳而复出，与噎膈之毫不能纳者迥异，不容强合也。即噎与膈亦有辨，噎则原能纳谷而喉中梗塞，膈则全不纳谷也。至为病之源，昔人分为忧气恚食寒。又有饮膈、热膈、痰膈、虫膈，其说甚纷。叶天士则为阴液下竭，阳气上结，食管窄隘使然。其说原本《内经》，最为有据。徐洄溪以谓瘀血顽痰逆气阻隔胃气，其已成者无法可治，其义亦精。然以为阴竭而气结，何以虚劳证阴竭致死而阳不见其结？以为阴竭而兼忧愁思虑，故阳气结而为噎，则世间患此者，大抵贪饮之流。尚气之辈，乃绝不知忧者，而忧愁抑郁之人反不患此，此说之不可通者也。以为瘀血顽痰逆气阻伤胃气，似矣，然本草中行瘀化痰降气之品不一而足，何以竟无法可治，此又说之不可通者也。予乡有治此者，于赤日中缚病人于柱，以物撬其口，抑其舌，即见喉间有物如赘瘤然，正阻食管，以利刃锄而去之。出血甚多，病者亦困顿累日始愈，以其治甚险，故多不敢尝试。又有一无赖垂老患此，人皆幸其必死，其人恨极，以紫藤鞭柄探入喉以求速死，呕血数升，所患竟愈。此二人虽不可为法，然食管中的系有形之物阻扼其间，而非无故窄隘也明矣。又河间献县人患此，临危嘱其妻剖喉取物以去其病，比死，其妻如所诫，于喉间得一物，非骨非肉，质甚坚韧，刀斧莫能伤，掷之园中树上，经年亦不损坏。一日其子偶之园中，见一物黏缀草间，栩栩摇动，审视则其父喉中物也。异而伫目，半日许，物竟消化，遂采其草藏之。有病噎者，煎草与饮，三啜辄愈，遂以治噎擅名。如是十余年，后其草不生始止，是世间原有专治此证之药矣。余臆度之，此证当由肝过于升，肺不能降，血之随气而升者留积不去，历久遂成有形之物，此与失血之证同原异派，其来也暴，故脱然而出为吐血，其来也缓，故流连不出为噎膈。汤液入胃，已过病所，必不能去有形之物，故不效。其专治此证之药，必其性专入咽喉，而力能化瘀解结者也。昔金溪一书贾患此，向余乞方，余茫无以应，思韭叶上露水善治噤口痢，或可旁通其意，其人亦自知医，闻之甚悦，遂煎《千金》苇茎汤，加入韭露一半，时时小啜之，数日竟愈。后未尝以治他人，未知其果能累试辄验否。偶举此以告孟英，以为可存，因附录之，以质世之深于此道者。

雄按：近得一方，以新生小鼠新瓦上焙干研末，醇酒冲服，极有效。

古今医案按选卷三

嘉善俞　震东扶辑　会稽董金鉴镜吾刻

杭州王士雄孟英选

定州杨照藜素园评　绍兴裘庆元吉生校

喑

吕元膺治一僧案。

丹溪治一中年男子案。

又治一五十余岁嗜酒吐血舌不能言案。

俞按：三条皆治舌喑，非喉喑也。首条化痰通窍是实证。次条伤寒五七日神昏而喑，岂无实热证用大黄黄连石膏者耶，而猥云作体虚有痰治也。魏注云恐热传少阴心经，此案未可为训，极是。但细读之，案中不载舌干苔黑、便秘烦躁等证，则所谓神昏者，身热人静而默默耳，岂必有欲言不能言之状也，其脉必濡滑无力也。参芪术服之数日，病无进退，即可知其对证。观于十二日舌始语得一字，又半月而舌能言，热乃退，全绘一虚证情形矣。凡遇伤寒舌喑者，宜以此条寻绎之，勿竟以陶氏热传手少阴心经，笼统为治。第三条吐血后不食，舌不能言，是虚证无疑矣。渴饮水，脉带数，不与滋阴，而与参术，见识岂不高哉。

又治一人遗精后失音案。

一男子年近五十，久病痰嗽，忽一日感风寒，食酒肉，遂厥气走喉，病暴喑。与灸足阳明别之丰隆二穴各三壮，足少阴照海穴各一壮，其声立出，信哉圣经之言也。仍以黄芩降火为君，杏仁、陈皮、桔梗泻厥气为臣，诃子泻逆，甘草和元气为佐，服之良愈。

一乡人力田辛苦，复饥甚，饮食骤饱，倦卧半晌，醒后忽喑哑不言，如是者二旬余矣。

高鼓峰诊曰：劳倦伤脾，饥饱伤胃，阳明之气遏而不升，津液不行，贲门壅涩，故语言不能出也。以补中益气汤十大剂与之。偶午睡觉，通身汗下，言语如常。

雄按：脾足太阴之脉连舌本，当云饥饱伤胃，贲门壅涩，劳倦伤脾，脾气陷而不升，不能为胃行其津液，故语言不能出。补中益气，升举脾阳，则津液行而汗出周身，喑亦遂愈也。

张路玉治王惟一案。

俞按：此四条皆是喉喑，而治法各异，其异处仍合于古训，切于病情，故能取效。若今人之用叫子芦衣等物，虽若新奇，而与病无涉，效何由得？

咳嗽

李士材治史明霦，经年咳嗽，历治无效，自谓必成虚劳。李曰：不然。脉不数不虚，惟右寸浮大而滑，是风痰未解，必多服酸收，故久而弥盛。用麻黄、杏仁、半夏、前胡、桔梗、甘草、橘红、苏子，五剂止，十剂痊愈。

孙东宿治许卓峰，多酒多怒人也。上吐血，下溲血，咳嗽声哑，医皆以为瘵。孙诊其脉，左关弦大，右寸下半指累累如薏珠，乃曰：此有余证也。病由嗜酒，酒属湿热，助火生痰，火性炎上，迫肺不降，积而生痰，壅于肺窍，以致失音。此痰壅之哑，非肺痿之哑也。性又善怒，怒气伤肝，故血妄行而不归经，以致吐血溺血。法宜清热开郁化痰，导血归源。若滋阴之药，反助其塞而益其热，声音何由而开？况血随气行，气不清，血又何得归原哉雄按：此与承溪之论错经妄行，可以互相发明。乃用滑石、青蒿解酒热为君，贝母、郁金、栀子、香附开郁为臣，杏仁、桔梗、丹皮、丹参、小苏、甘草化痰清血为佐，服十帖，血果止。又以贝母一两，童便浸一日，为末，柿霜等份，时时抄舌上化下，五日而声音爽矣。

张路玉治吴佩玉次女案。

俞按：张公此论，曲尽时医丑态，然谓表药必兼桑皮、芩粉，血证必用犀角、地黄，恐不致众人皆醉如此。至于病随药变，实有其事，所以古有不服药为中医之说。若欲见病知源，投药辄效，随其寒热虚实，应以温凉补泻，不执一法，不胶一例，变化生心，进退合辙者，其惟丹溪乎？丹溪则药随病变，病随药愈，宁有病随药变，药为病困之理哉！《临证指南》咳嗽门方法大备，温凉补泻皆全，而轻松灵巧处，与丹溪未易轩轾也。

喘

孙文垣治凌绎泉，年已古稀，原有痰火之疾，正月初旬，因劳感冒，内热咳嗽，痰中大半是血，鼻流清水，舌苔焦黄芒刺，语言强硬不清，二便不利，喘急碍卧，亦不能仰，以高枕安桌，日惟额伏枕上已。医治半月不效，孙诊之，两手脉浮而洪，两关脉滑大有力，知其内有积热，痰火为风邪所闭，复为怒气所加，故血上逆。议者以高年见红，脉大发热为惧，孙曰：此有余证，诸公认为阴虚而用滋阴降火，故不瘳，法当先驱中焦痰火积热，后以地黄补血等剂收功可也。乃以瓜蒌、石膏各三钱，半夏曲、橘红、桑皮、前胡、杏仁、酒芩、苏子水煎，冲芦菔汁一杯，一剂而血止。次日诊之，脉仍浮而洪大，尚恶寒，此因先时不解表，竟用滋阴，又加童溺降下太速，以致风寒郁而不

散，故热愈甚也。改以定喘汤，一剂而喘减，二剂而热退不恶寒，再诊之两手浮象已无，惟两关脉鼓指，此中焦痰积胶固，不可不因其时而疏导之，以清中丸同当归龙荟丸共二钱进之，其夜下稠黏秽积甚多。余忆丹溪有云：凡哮喘火盛者，白虎加黄连有功，正此证对腔法也。与十剂外，以清中丸同双玉丸液服，调理而安。

俞按：此人以富贵之体，古稀之年，不能卧又半月之久，亦甚危矣。乃竟用消痰发表清火行滞重剂收功，可见病无一定之局，只恐弃活著而走死著，又防活著认得不清，必以半攻半补、不攻不补为持重之法，仍是死著也。

张路玉治孙起伯肺胀案。

又治一尼案。

俞按：此方加减最巧，上案用七气汤成方亦巧。观其论脉溯因，而细心体帖之，乃知其巧。

缪松心治嘉善范某，哮喘已久，向服金匮肾气，时效时不效。缪曰：伏饮内踞有年，明是阳衰浊泛，但绵延日久，五旬外痰中杂以血点，阴分亦渐损伤，偏刚偏柔，用药两难措置。仿金水六君煎意，用熟地炭四钱，当归炭、青盐制陈皮各一钱，茯苓、淡菜、漂杏仁去皮尖盐水炒各三钱，炙草四分，川贝一钱五分，半月后复诊，晨用金匮肾气丸以治本，晚用苓桂术甘加味以治标，生於术米泔浸切片晒，茯苓、鹿脊骨用麻黄四钱煎汤炙，各三两，粗桂木晒八钱，半夏炒二两，炙草六钱，杏仁霜一两六钱，北细辛三钱晒，水泛丸。此证向来背脊恶寒，甚则哮发，服此方而畏寒除。隔三年忽起淋浊，茎中胀痛，缪曰：此新病，以泻丙出壬为正治。但素有痰饮，滋腻之品，伤阳助湿，究非所宜，当变法治，庶与本证无碍。羊脊骨五钱，小木通一钱，盐水炒黄柏三分，赤白茯苓各一钱半，甘草梢、水飞辰砂调各五分，三剂淋浊即愈，半年后改定丸方。曰：饮踞中焦，历年已久，前主温煦太阳寒水之脏，与病机极合，用药可无事更张，第溺管有精淋，由来已

非旦夕，虽云肾气不坚所致，其降多而升少，亦非所宜。雄按：然则前云三剂即愈者，虽愈而未痊愈也，未必不是多服桂附所致。今造一方以兼顾之。嫩毛鹿角镑二两，羊脊骨炙黄打碎，生菟丝子晒，生於术米泔水浸晒干，茯苓晒，各三两，北细辛晒、蜜炙麻黄各三钱，生黄芪皮晒、杏仁霜炒黄半夏各一两五钱，粗桂木七钱晒，炙黑甘草五钱，橘红一两晒，为末，用薏苡仁煮浆糊丸。后隔数年，已六旬余，换丸方，用熟地水煮四两，归身、嫩毛鹿角、泽泻、炒半夏炒黄各一两五钱，茯苓、生白术米泔浸晒干、羊脊骨炙黄打碎、杏仁霜各三两，橘红晒一两，炙黑甘草五钱，熟附子七钱，怀牛膝一两四钱，生左蛎研细水飞二两，北细辛晒三钱，蛤蚧两对去头足炙为末，薏仁煮浆捣丸。

俞按：所用诸方，摄纳肾阳，温通督脉，疏刷肺气，开豁浊痰，标本悉能照顾，巧更极矣，宜乎服之而宿疾全瘳也（雄按：哮喘属虚寒者，可仿此案设法）。

喘胀

罗谦甫治一贵妇年逾五十喘案。

程明佑治张丙案。

王中阳治富翁喘而囊胈肿案江选列痰门。

俞按：喘而兼胀，病势亟矣，必非轻剂所能治。此三条是实证治法，若虚寒证，当重用桂附，如天真丸、黑锡丹、金液丹之类，皆可类推，不得以五子、五皮、沉香、椒目等为稳当法也。

肿胀

俞东扶曰：《千金方》云：凡水病，忌腹上出水，出水者一月死，故水分穴可灸不可针，惟水沟穴可针也。而今有专门治肿胀者，用铜管子从脐下刺入，出水如射，顷刻盈缶，腹胀即消。以此水露一夜，明晨视之，浮面者是清水，中央者是淡血，沉底者是脂膏。盖病者清浊不分，气血皆变为水，决而出之。去水即去其气血也。虽一时暂快，或半月，或一月，肿胀仍作，再针之亦死，不针之亦死矣。孙真人之言，预知有此诡术耳。

杨曰：曾亲见一人如此而死。

孙一奎治马二尹，年五十五，过食鳗肉卷饼，心腹胀痛，市医遽用硝黄下之，大便不行，胀痛愈增。继至者以木香槟榔丸、大小承气汤连服十日，胀痛益甚，粒米不进，大便并不行，小水亦仅点滴。后医以硝黄不效，杂进备急丸、白饼子、十枣汤、黑白丑之属，服数日，不惟大便不行，并小便点滴亦无矣，胀不可言。众医大叫称怪，一人为灸中脘三十壮，毫不为动，因断三日当死。孙至，观其色苍黑，神藏不露，声音亮，腹大如覆箕，不能反侧，诊其脉，两手皆滑大，两尺尤有力，询其病源，阅其前方，骇然以为未闻未见也。因思一治法，先进香砂六君子汤，参术各用二钱，众医皆惊，谓中满胀痛，二便俱闭，如何用补？况苍黑之人尤忌参术乎。孙曰：此非鼓胀证，乃内伤证也。当始伤时，犹在上膈，法当用吐，经所谓在上者因而越之也。不用吐而用下药以伤其脾，脾伤则失运动之职，是以愈下愈伤，愈伤愈胀，脾气全然不动，药亦全然不行矣，故用六君子以醒其脾，香砂以助其运动，再用吐法吐出前药，始有生机。此方非治病，乃治药也。且余非虑其大便不行，独虑行之不止耳。医谓求其行而不得，何以不止为虑？孙曰：君试思常人能服硝黄几何，巴豆、牵牛几何，今幸其未行，药性未动，尚可为计，一行而诸药性动，譬水底漏，其中能蓄点滴否？医又云：多服下药而大便不行何也？孙曰：此易知之。始为食伤，继为药伤，所伤在上中二焦，下元未损，故两尺脉尚有神气。《难经》曰：人之有尺，如树之有根也。《内经》曰：肾者胃之关。盖肾主二便，观其色苍黑，神藏气固，皆由根本未动，赖此犹可为耳。服药后腹中大痛，孙谓药力已动，改用参芦、防风芦、升麻、桔梗各三钱煎服，少顷用鹅翎探吐之。前服药物一涌而出数十碗，病者喜曰：目前有光矣，此已时也。孙曰：酉时大便必行，可多备人参，以防不虞。至午进至宝丹一帖，以温中气。未申间腹中汩汩有声，浊气下滚，顷刻腹中宽数寸，至晚大便行一次，小水略通，孙即用人参、白术各五钱，炮姜三钱，茯苓二钱，陈皮一钱，木香、甘草各五分，令急煎服。四鼓又大便一次，小水继至，胀痛渐减。次日大便泻十余次，因以是方煎丸并进，计泻七十二日，服人参二斤余而收功。

俞按：喻氏治袁仲卿子，以理中汤运转前药，可与此案颉颃。

张路玉治王庸若案。

李濒湖治士人妻案。

俞按：金液丹、神秘汤，人所罕用，而善用之则各奏奇功。因思古方具在简策，特患寻不著对头帽子耳。又按神秘汤乃生脉散合二陈汤，去麦冬、茯苓，加紫苏、桑皮、桔梗、槟榔，以生姜三片为引，施于此证恰好，加麻黄更好，并非八寸三分通行之帽也。

不寐

俞东扶曰：肝胆之不寐易治，心之不寐难瘥。盖心藏神，肾藏精与志。寐虽由心，必赖肾之上交，精以合神，阴能包阳，水火既济，自然熟寐。《内经》谓阳气满则阳跷盛不得入于阴，阴虚故目不瞑。又云：阴跷阳跷，阴阳相交，阳入阴，阴出阳，交于目锐眦，阳气盛则瞋目，阴气盛则瞑目，此是不寐要旨，非肝胆之不寐也。如人并无外邪侵扰，亦无心事牵挂，而常彻夜不寐者，其神与精必两伤，大病将至，殊非永年之兆。虽投补心补肾之药，取效甚难，即《内经》秫米半夏汤，亦有效有不效，或初效继不效。而病者辗转床蓐，必求其寐，愈不肯寐，更生烦恼，去寐益远。慈山先生《老老

恒言》云：寐有操纵二法，操者，如贯想头顶，默数鼻息，返观丹田之类，使心有所著，乃不纷驰，庶可获寐。纵者，任其心游思于杳渺无朕之区，亦可渐入朦胧之境。此诚慧心妙悟，可补轩岐所未逮。

杨曰：二法均妙，确实可行，非悬揣之谈。

怔忡

滑伯仁治一人，病怔忡善忘，口淡舌燥多汗，四肢疲软发热，小便白而浊，众医以内伤不足，拟进茸附等药未决。脉之虚大而数，曰：是犹思虑过度，厥阴之火为害耳。夫君火以名，相火以位，相火代君火行事者也。相火一扰，能为百病，百端之起，皆由心生。越人云：忧愁思虑则伤心，其人平生志大心高，所谋不遂，抑郁积久，致内伤也。服补中益气汤、朱砂安神丸，空心进小坎离丸，月余而安。

高果哉治铁塞庵，怔忡不寐，心脉独虚，肝脉独旺，因述上年驿路还乡，寇盗充斥，风声鹤唳，日夜惊惧而致。遂用生地、麦冬、元参各五钱，人参三钱，龙眼肉十五枚，服数剂，又用夏枯草、羚羊角、远志、茯神、甘草、人参大效，仍以补心丹常服痊愈。

癫狂

叶天士治嘉善米怀音，初患癫狂，医用清痰清火药而愈。越三年复发，消痰清火不应，用天王补心丹而愈。越二年又发，进以前二法皆不应，用归脾汤而愈。越一年又发，发时口中哼哼叫号，手足牵掣搐掉，如线提傀儡，卧则跳起如鱼跃，或角弓反张，其喊声闻于屋外，而心却明白，但以颤掉之故，口欲语已将唇舌嚼坏，如此光景，半刻即止，止则神识昏瞀，语言缪妄，又半刻而发如前矣。吴某用人参、鹿茸、肉桂、熟地、龙齿、青铅、远、茯

等药，服之甚相安。然匝月不见效，叶诊曰：渠用贵重之药，必自信为名医，但多费病家之财，与病毫无干涉，即庸医也。吾以轻淡药二十剂当减半，四十剂当全瘳矣。因叩其掣掉则心明，止则神昏之故，曰：操持太过，谋虑不决，肝阴胆汁两耗，阴跷阳跷，脉空风动，非虚寒也。用白芍、萸肉各一钱五分，白石英、小麦、南枣肉各二钱，炙草五分。病人见其方，殊不信，旁人亦以药太轻淡，并两帖为一帖，服十日病减半，二十日果痊愈，后遂不发。

梦遗

叶天士治项某梦遗，色黄食少，腹胀便溏，用生菟丝、覆盆、蛇床、五味、韭子、益智、补骨脂、龙骨，以莲子粉丸，服之而愈。又治一人遗滑，月五六作，兼有腹痛，触冷即痛，痛极昏晕，初以荆公妙香散不应，乃用鹿茸二钱，人参一钱，雄羊肾十枚去膜研，茯神、龙骨各一钱五分，金樱膏三钱，十剂而愈。

俞按：医书咸云：有梦而遗者，责之心火，无梦而遗者，责之肾虚（杨曰：虚字火字可删。盖心热而遗，未有不虚者，肾虚而遗，未有不热者。正不如责之肾责之心之为简明无弊也）。二语诚为括要，以余验之，有梦无梦皆虚也。不虚则肾坚精固，交媾犹能久战，岂有一梦即遗之理！故治此证者，惟湿热郁热二项，勿以虚治。而二项又各分二种，曲糵之湿热宜端本丸，膏粱之湿热宜猪肚丸。积痰之郁滞，宜滚痰丸、神芎丸，伏火之郁滞，宜滋肾丸、猪苓丸。除此二项，必须人参（雄按：此不可执，如阴虚水不涵木，肝阳盗泄母气而遗者，宜纯阴壮水之中佐连柏以坚阴和阳，人参远茯皆忌）。如荆公妙香散以治心虚，桑螵蛸散以治肾虚，三才封髓丹以治阴虚，固精丸以治阳虚，或分用，或合用，再参之以熟地、萸肉、湘莲、

芡实、五味、牡蛎、线胶、金樱膏而已，无余蕴矣。然亦有效有不效，则因虚者之有小虚有大虚，而虚者之心或有嗜欲或无嗜欲也。人若于欲事看得雪淡，更极畏怕，则熟寐时亦能醒觉。先贤云：醉犹温克方称学，梦亦斋庄始见功，此为上乘（杨曰：此说不的。余见愈畏愈遗者多矣，其人皆苦志读书之士也。若欲事过多，精滑而遗者，补之涩之，即可致愈，非难事也）。其次则用刘海蟾吸、撮、提三字，做运想工夫，先以一擦一兜，左右换手，九九之数，真阳不走之诀，继以一吸便提，气气归脐，一提便咽，水火相见之诀，久久行之，功成可以不泄（杨曰：此法颇稳，而取效甚迟）。尚有欲念，再于上床临睡时，以两手大肉擦热，反向背后擦肾俞三十六次，肾俞热则相火不作，夜无淫梦（杨曰：阴虚火盛者，用此法其遗更甚）。斯皆应验之金丹，殊胜咬咀之草药，故不惮饶舌以言之。

杨曰：一吸便提四语中有口诀，须于密室中澄心定虑，使气息调匀，然后大张其口，则真气自满。切勿吸气致令风入，则为患不小。随即闭口用力咽下，以意送至丹田，降至两足，随即提起，从脊后升至泥丸，仍降至口中，放归丹田，此为一度，名曰火炼。随即漱津满口，用力咽下，照前提放，名曰水炼，如此四次而止。凡提气时，即握拳曲股耸肩，使气易上，降气时以渐舒放，使气易下，且用功完后，须用枕垫胁下，倚卧良久，左右更换，使气周流不滞。若觉火衰则多用火炼，水衰则多用水炼，每日按时为之，其功甚巨。然或误用，其患亦深，不可不防也。

雄按：白髭老人云：遗失之证，须用牵转白牛之法。其法不拘布帛，做一小兜，将外肾兜起拴在腰后裤带之上，此病自免，道家谓之张果老倒骑驴。

杨曰：塞海底法，较此尤捷。其穴在谷道前有小坎，用手揣之即得。每早晚用指向后推百十下，即不遗泄，随用随效，真妙法也。

古今医案按选

便浊

俞东扶曰：医书向有精浊溺浊之分，以余验之，浊必由精，溺则有淋无浊也。凡患浊者，窍端时有秽物黏渗不绝，甚则结盖，溺时必先滴出数点，而后小便随之，小便却清。惟火盛则色黄，亦不浑浊。古云溺面如油，光彩不定，溺脚下澄如膏糊，此是膏淋与下消证，非白浊也。白浊之因，有欲心萌而不遂者，有渔猎勉强之男色者，有醉酒及用春方以行房忍精不泄者，皆使相火郁遏，败精瘀腐而成。故白浊多有延成下疳重候，岂溺病乎？《内经》谓：水液浑浊，皆属于热。热甚则为赤浊，或白浊久而血不及化为精，亦变赤浊，此则危矣。治法不外养阴清热，佐以坚肾利水，盖癸窍宜闭，壬窍宜通也。初起者，当兼疏泄败精之品，如滑石、冬葵子、牛膝、萆薢之类；日久者，当兼补元实下之品，如人参、熟地、湘莲、芡实之类。即湿痰湿热为患，虽非精病，然湿热内侵肾脏，则精不清而为浊。孙文垣治潘见所案及世人用腐浆冲滑石或白果浆者，去其湿热，精自固也。湿痰下注肾脏，则精不宁而为浊。丹溪治一妇年近六十之案，李士材治武科张姓案，消其湿痰，精自驻也。若系溺病，何以不用淋证门石韦散、八正散等方耶？即日久而元气下陷，有用补中益气汤者，亦以元气得补，才能升举其精，不使渗漏耳。惟夏月冒暑便浊，用辰砂六一散，及筋疝之白物如精随溲而下，用龙胆泻肝汤，二条方是溺病，然与赤白浊情形原有别也。

五淋

孙文垣治丁耀文母案魏选列郁门。

又治侄孙淋痛案。

俞按：上条不用补，次条不用养阴，认证最清。设效立斋、景岳，狃于归脾汤、补中益气、六味、生脉者，必为二证之戈矛矣。

又治李寅斋患血淋，几二年不愈，每发十

余日，小水艰涩难出，窍痛不可言，将发必先面热牙疼，后则血淋。前数日饮汤水欲温和，再二日欲热，又二日非冷如冰者不可，燥渴之甚，能饮井水二三碗。其未发时，大便燥结，四五日一行，发则泻而不实。脉左寸短弱，关弦大，右寸下半指与关皆滑大，两尺俱洪大。据此中焦有痰，肝经有瘀血也。向服滋阴降火，及淡渗利窍之剂皆无效，且年六十三岁，病已久，血去多，何可不兼补治？当去瘀生新，提清降浊，用四物汤加杜牛膝补新血，桃仁消其瘀血，枳实、贝母以化痰，山栀仁以降火，柴胡升提清气，二十帖而诸证渐减。再以滑石、知母、黄柏各一两，琥珀、小茴、肉桂各一钱五分，元明粉三钱，海金沙、没药各五钱，茅根汁熬膏为丸，每服一钱，空心及晚茅根汤送下而愈。

又治祝芝冈案。

俞按：前案云何可不兼补治，而所谓补者，不过四物汤耳，其余则皆消瘀及清利药也。次方以滋肾丸加味，而重用滑石、元明粉、没药、海金沙，以茅根汁为丸，仍是清利兼消瘀。以六旬之老，二年之久，治法如此，信乎血淋之宜通不宜补矣。后案用肾气丸加黄柏、琥珀、海金沙，以杜牛膝汁熬膏为丸，是于温补下元药中，佐清利湿热，疏通瘀窍之法，较前案稍异，而煎方之芎、归、杜牛膝，末药之滑石、海金沙、桃仁、麝香、韭汁、藕汁，仍是行瘀通窍，并无参、芪、熟地等药，大旨约略可见。

张路玉治沈韩悼案。

俞按：治淋如文垣诸案，经也；此案之治法，权也。经权合宜，皆审脉以为辨。庄子云：匠石觉而诊其梦，梦何以诊？诊之为言审也。向来但云诊脉，未达诊字之意，不知善诊即是善审，审得明白，病自显然。推之望闻问切，素称四诊，可见四件都要细审也。

小便不通

李士材治袁启莘平素劳心，处事沉滞，时

当二气，小便不通，用六一散不效，再用芩、泻、木通、车前等又不效。李诊脉两寸洪数，知为心火刑金，故气化不及州都也。用黄连、茯神、牛膝、人参、麦冬、五味，一剂而愈。

孙文垣治一富家妇，当仲秋，大小便秘者三日，医以巴豆凡二服，大便泻而小便愈秘，胀闷脐突二寸余，前阴胀裂，不能坐卧，啼泣欲自尽，此转胞病也。柏树东行根皮一寸，滑石三钱，延胡、桃仁、当归、瞿麦各一钱，水煎入韭汁半杯。服后食顷而小便稍行，玉户痛甚，小便非竭力努之则不出，改用升麻、桔梗、枳壳、延胡，煎成调元明粉二钱，乃提清降浊之意，二便俱行而愈。

慎柔治一妇，年五十，小便时常有雪白寒冰一块塞其阴户，须以手抠出方溺，否则难。慎柔曰：此胃家寒湿，因脾胃虚寒凝结而下坠。至阴户口而不即出者，脾胃之气尚未虚脱，但陷下耳，用六君加姜桂，二十剂痊愈。

小便不禁

张路玉治闵少江案。

俞按：痛则淋涩，痒则溺遗，原与不禁有别，故以胞痹证治。其论药病不合处理精义确，后来叶氏处方最讲此旨。再观其治黄元吉、亢仁轩二案，病情同而治法不同，用药俱有妙解，能细参之，庶不犯枳、朴、归、芩到手便撮之诮。

孙文垣治南都大司马袁洪溪，冲暑理事，致发热燥渴，因食冰浸瓜梨新藕杨曰：又伤中气，遂成泄泻，小水短少。医以胃苓汤加滑石、木通、车前子利之而泻止杨曰：去湿热而未照顾中气，大便又因之结燥，艰涩不堪，乃用润肠丸，复泻不止。又进以前通利之剂，泻虽止而小水不能流通直遂，脐下胀急，立起解之，则点滴不出，卧则流之不竭杨曰：通利太过则中气愈陷。以频取溺壶，致通宵不寐，治半月余而精神削，寝食废。诸医俱不识，将认为癃

则立解时点滴不出，认为闭则卧时涓涓而流，谓气虚下陷心血不足，而补中益气与安神丸服皆无效。孙诊之两寸短弱，关缓大，两尺洪大，曰：此余暑未解，而素善饮，湿热流于下部也。今已下午，恐脉未准，俟明早细察定方。司马曰：望子久矣，姑求一剂，以邀夜间一睡。孙不得已，用益元散三钱，香薷汤调服，略无进退。次早复诊，六脉如昨，思之而恍惚悟曰：此由溺窍不对也杨曰：英雄欺人语。司马曰：名出何书？孙曰：《内经》云：膀胱者脬之室也。脬中湿热下坠，故立解而窍不对，小水因不得出，卧则脬不下坠而溺渗出。膀胱亦以窍不对，虽涓涓而流，终不能通达直遂，故了而不了也。治惟补上中二焦元气，兼清下焦湿热，斯得矣。又有一法，今气虚下陷已久，一两剂未能取效，安得睡耶？但此不寐非心血不足，因着意防闲小便而不敢寐也。暂将布袋衬于席上，任其流出而不必防闲，免取溺器，自然能寐矣。方用补中益气汤，加黄柏、知母，如法果愈。

俞按：立则溺闭，卧则不禁，与石顽治案证因又别。溺窍不对之说，从唐与正治吴巡检案悟来。

杨曰：膀胱有上口无下口，与溺管相连，并非二物，岂有不对之理，仍是气虚下陷之证。所以服补中益气不效者，以遗却下焦湿热也。观其仍用此方加知柏即愈，可见矣。

小便涩数

俞东扶曰：此证有热有虚，数而少为实热，宜渗之。频数不可略忍，又复短少，日数十次，或有余沥，为肾大虚之候。数而多，色黄者为阴虚，宜滋阴；数而多，色白体羸者为阳虚。升者少而降者多，宜补火。立斋诸案具备诸法。

二便不通

俞东扶曰：此证脉实者八正散倍大黄，或

倒换散亦妙。若形弱及老人，或病后产后有此，悉从虚秘治，润燥养阴为主，下用导引法雄按：未尝无实证，须以脉候参看。若体健神旺，二便秘涩者，必脾胃气滞不转输。加以痰饮食积，阻碍浊道，脉沉实者升柴二陈二术汤。他如王中阳治一人九日便溲俱不通，用外治法。及李濒湖治外甥柳乔案，并皆佳妙，可与东垣滋肾丸相为鼎足。

大便秘结

高果哉治温体仁初谢政归，患大便燥结不通，胸膈塞闷而有食，肾脉沉小而无神，以枳壳五钱，苁蓉二两洗净，水煎服即效。后又秘结，以当归、生首乌大剂煎服，遂痊愈。

李士材治顾以贞，素有风疾，大便秘结，经年不愈。李曰：此名风秘，治风先治血乃大法也。用十全大补汤，加秦艽、麻仁、杏仁、防风、煨皂角仁，半月而效。三月以后，永不患矣。

俞按：花溪峻药缓攻，妙在蜡丸穿窍（治一妇年五十余，身材瘦小案）。而香油解毒，妙在上吹下吹（治一男子痘后案）。薛案（治一妇年七十三）、汪案（治一妇改醮）之用补，轻重不同；高氏李氏之用润，淡浓微别。濒湖之牵牛皂角，疏通迥异硝黄（治宗室夫人）；景岳之姜附参归，辛热远殊寒滑（治朱翰林夫人案）。法云备矣，学者明之。

交肠

俞东扶曰：余初习医时，有金姓缝人，年二十余岁，雨途道滑，臀仆坐地，亦无痛苦，次日腹中欲去大便，而矢气从前阴出，自觉大便不往后去，转向前走，茎中痛苦不堪，其粪逼细如稻秆而出。余师金尚陶先生用补中益气汤，一服即愈。四五日病复再发，用此汤不效矣。溺行并不带粪，粪来亦不杂溺，溺孔渐为干粪撑大，痛苦莫可名言，大肠竟废而不用。

是时吴郡王叶薛诸公皆在，遍求之皆不能疗。吾师断其次年三月当死，届期人已羸瘠不堪，然犹能饮食，二便之迭从阳道出者，反习以为常，痛苦亦减，似可未死。忽一日小便顿闭，大便仍来，闭三日而小便从鼻孔涌出，其色黑，立死。似与喻氏论姜宜人证，病机仿佛。余近日治一舟人，蛔虫从阳具出，蛔活，有一摺叠而出者，痛不可言，三日出蛔五条，从此阴吹甚喧，投以补中益气汤得愈。

雄按：此证虽与姜宜人相似，然彼成于渐，此起于暴，彼为血枯，此为气错，病机大不同也。魏柳洲谓姜病宜用集灵膏以濡其血，而大肠之故道可通。余谓此证初宜理气，继则亦当参以濡阳明之燥。盖气错既久，则血液不能循经而下，润于大肠也。润其肠可冀大便渐通，纵不能渐通，则润药频溉，粪必稀溏，虽从溺窍而出，亦可减其痛苦。观仲圣治阴吹用猪膏发煎，其义自见。盖转矢气之由前阴而泄，实因大肠之燥而转趋于前也。当时王叶薛诸公，不知用何治法，然其败也，小便顿闭，逆涌而从鼻出，则渐延枯燥可知。喻氏所谓有肺者有溺，无肺者无溺。鼻为肺窍，肺为水之上源，而大肠者肺之腑也。大肠既久闭而不用矣，腑不通则脏不安，脏不安则失其肃化之权而不降，肺不降则水源绝而溺闭，遂致溃败决裂，而溺由鼻涌以死也。丁未春，一童子十余岁矣，登梯失足，堕骑梯档，扶而下，寻患小便不通，少腹渐以痛胀。多医治之，溺仅滴沥如癃，既而于肛前囊后之间另辟一窍，溺杂脂血涓涓而漏，自此溺窍复闭，而别无痛苦，仍能饮食。惟形日尫羸，以血液杂溺而漏泄也。数月后始就诊于余，已脉细色夺，奄奄一息，不能措手矣，又阅半月而毙。此与金缝人病因相同，而见证稍别，皆由卒然震跌，经气错乱所致。张承溪所谓气亦有错经妄行者，故便溺遂失其故道也。

杨曰：怀抱奇云：交肠者，大肠与膀胱破裂也。必大肠所破之孔，与膀胱破孔相对，始成此证。云曾见一兴人，少腹生疮，溃出大肠而成此证。今观此二案，前一人似是大肠与膀胱俱破，后一人似是膀胱破而大肠无恙，故倾跌同而见证各异。

雄按：《星甫野语》云：庐江姬氏妇，母女皆无谷道，便遗悉由前阴，而不害生育。其女嫁后，婿家因此涉讼，邑宰刘为幹据其母供，麾令入内堂夫人质验而讼遂息。刘判有尾闾偶阙，无亏种玉之田云云，此虽异禀，医亦不可不知。

古今医案按选卷四

嘉善俞　震东扶辑　　会稽董金鉴镜吾刻

杭州王士雄孟英选　　

定州杨照藜素园评　　绍兴裘庆元吉生校

骨鲠

窦梦麟曰：隆庆三年正月，盐商胡小溪家人媳妇，年二十三岁，怀妊九月矣。一日食鱼，骨鲠喉间，至半日呕吐，继之以血碗许，鱼骨尚在喉中。忽吐出一条，约有二尺余，形如小肠，阔五分，内有所食鱼菜粉皮饭未化，家人为推入口中，尚余五寸，其夫复纳入之，遂昏倦。自此呕吐不止，汤亦不能进。延余治之，即将炭火一盆放病榻前，以醋一碗沃之，使醋气盈其室，以清其神，用牛黄清心丸，一服觉腹有微疼，再用四物汤加人参、阿胶、红花、丹皮，五六帖病痊愈。盖此妇所吐之肠，有类于肠耳。若肠出而断，顷刻立毙，岂有得生之理？此吐出者肺之系也。因呕吐太甚，被气冲逆而断，其连肺之一头，随吐而出。今既纳入，复吐不已，气不平耳，故用醋汤以醒其神，牛黄丸以清其心，煎剂以补其气血，自然安妥。医者意也，全在活法，书此以为世劝。

俞按：此条活法虽佳，但云吐出者为肺系则谬杨曰：诚然。夫谷肉果菜，由食管入胃，岂由肺入肺！即如刀伤者断食管可治，断气管必死。今云断其连肺之一头，则其人安能活哉？既能推纳入口，则原未断也。然究系何物，或即食管杨曰：是也。又不详明。骨鲠何以脱去，殊多疏漏。因《类案》骨鲠门无有义理可取者，所载橄榄细嚼，及核磨汁，与贯仲煎汁，或白饧糖吞咽之。治鱼骨鲠，俱叙其方之所自来耳，

南蓬砂含咽，治火肉骨鲠亦然。然以此种入集，又不胜收矣。故鱼骨鲠者，有楮叶捣汁频咽，水老鸦翅羽烧灰水服，及其干矢研末水服，并以水和涂喉外，水獭爪爬喉咙下，皆妙法也。而皂角末吹鼻中得嚏即出为尤妙。昔贤云：凡诸骨并竹木刺鲠塞咽喉不出者，不可频以干物压下。若刺骨坚利者，愈压则愈深矣惟以鹅翎微蘸桐油入喉探吐，则刺必随吐顺拔而出，为势最顺。或以韭菜勿切，煮半熟，略嚼咽下，少顷探吐，势必牵挂而出。窦公所治之证，其鲠骨谅亦随呕吐去，只存呕吐所伤之病，故如是治。

头痛

孙文垣治蔡乐门令眷，头痛如破，发根稍动，则痛延满头，晕倒不省人事，逾半时乃苏。遍身亦作疼，胸膈饱闷，饮汤水停膈不下。先一日吐清水数次，蛔虫三条，原为怒起，今或恶风，或恶热，口或渴或不渴，大便秘，脉则六部皆滑大有力。孙曰：此痰厥头痛也。先以藿香正气散止其吐，继以牛黄丸、黑虎丹清其人事。头仍疼甚，又以天麻、藁本各三钱，半夏二钱，麻黄、薄荷、白芷、陈皮、生姜、葱白煎服，得少汗而头痛少止，至晚再服之。五更痛止大半，而人事未全清。孙谓此中焦痰盛，非下不可，乃用半夏五钱，巴霜一分，面糊丸，每服三十丸，生姜汤送下，午后

大便行三次，皆稠黏痰积也。由此饮食少进，余证差可，惟遍身仍略疼，改用二陈汤，加前胡、藁本、薄荷、黄芩、石膏、枳壳、石菖蒲，调理而安。

僧慎柔治一贵介，年三旬，因齿痛服石膏三钱，即满头皆肿痛，牙龈上腭肿势尤甚，天明稍退，盖得阳气故也。诊之右关细涩，左关洪，左尺亦涩，曰：此须纳气下达，方得脉和，定方名羌活散火汤杨曰：既欲纳气下达，何故又参入风药。酒炒羌活五分，防风三分，酒连一分，酒芩二分，茯苓一钱，人参二钱，甘草五分，半夏一钱，破故纸一钱，枸杞一钱，二剂脉渐粗大，是阳气下行矣。头痛稍止，可见前因下焦无阳，阴火上冲而痛剧也。服至八剂，头痛全止，龈肿未退，脉则渐和，曰：将愈矣，此阳气已至羑所。果四五日出脓少许而瘥。

俞按：《类案》谦甫治柏参谋，是气虚头痛。戴人治一妇偏头痛五七年，是积热头痛。立斋治刘尚宝，是肝火头痛。士材治蒋恬庵，是肾虚头痛。文垣案是痰厥头痛。慎柔案是阳升不降头痛。六种之外，又有因风痛者，抽掣恶风，鼻塞眼胀；因寒痛者，恶寒战栗，面惨肢冷；因湿痛者，痛而且重，天阴转甚，或四肢疼重，面目浮肿，此皆外因也（雄按：暑热为痛，亦是外因也）。内因则气虚之外，血虚更多，积痰之外，积食亦有。丹溪云：肥人头痛，多是湿痰；瘦人头痛，多是血虚有火。斯诚要言。然因虽数端，靡不兼风，无风入，但作眩，不作痛也（雄按：外风由于风入，内风由于火升。若内风及暑热头痛，均忌风药）。故古方中川芎茶调散、大追风散，颇易取效。痛久则成头风，其方更繁，不能缕述。真头痛乃死证，外灸百会穴，内进参附汤、黑锡丹，或冀挽回，实未试验。寻常头痛亦有死者，高阳生云：头疼短涩应须死，生平曾见之矣。头与腹俱痛有五证、臭毒、伤酒、伤湿、不伏水土、疝毒入腹也。有头痛止则腹痛，腹痛止则头痛，此属脾阴虚，胃火随气上下，芎归、芍药、木香、

香附、黄连、葱白。又有头痛诸药不效，其痛更甚者，或因督脉为病，宜用茸珠丹，或香茸八味丸。复有雷头风，另是一项，乃内郁痰火，外束风热。大头风即大头瘟，或痛或不痛，或溃或自消，死生反掌。至于眉棱骨痛，系足少阳风热与痰，最能伤目，若两耳出脓则危矣，宜以浓茶一碗探吐之。次用清上药，如选奇汤、清空膏之类。妇人注目针绣，往往眉骨酸痛，止宜滋阴养血。

心脾痛雄按：系胃脘痛也

丹溪治一人以酒饮牛乳患心疼案。

又治一妇春末心脾疼案。

俞案：二人脉象俱是虚寒，而皆以湿热治者，上条屡服热药不效，且年久饮食无碍，大便或秘或泄，知其为停饮也；后条以胸前畏热喜凉，及脉沉细涩为据。所谓稍重则绝者，以细涩故也。与阔大而软之虚寒不同矣，故加黄连、滑石。遍观丹溪案，凡脉弦细涩者，俱不用温药，想其阅历多而认得真也。

游以春治一鳌妇，年三十余，忽午后吐酸水碗许，至未时心前作痛，至申时痛甚晕去，不知人事，至戌方苏，每日如此，屡治不效。游用二陈下气之剂亦不效。熟思之，忽忆《针经》有云：未申时，气行膀胱，想有瘀血滞于此经致然。遂用归尾、红花各三钱，干漆五钱，煎服吐止痛定，晕亦不发，次日复进一帖，第三日加大黄、桃仁饮之，小便去凝血三四碗而痊。

俞按：先吐酸水，然后心前作痛，医者必认谓病，而以痰气兼湿热治，或兼寒湿治耳。乃从所发之时，想到气行于小肠膀胱，果得小便去凝血而愈，《内经》所谓病在上求之下也。此岂庸手所能辨！

雄按：还当以脉象别证兼参，未可谓未申时之痛厥，即是瘀滞膀胱，而可用峻药也。读者慎毋印定眼目。

吴人峰之室，胃脘作痛，两胁胀急，痛一阵则汗出一番，两颧红，唇口亦红，饮食入口即吐者三日夜矣。孙文垣诊之，两寸脉洪大，两尺沉微，孙以井水半碗，百沸汤半碗，名曰阴阳汤，调元明粉一钱五分服之。不惟不吐，痛减半矣。少顷大便行三次，因食豆腐及粥太早而痛复作，唇脸皆红，此必有虫，故如是也。与桂枝、白芍、甘草、乌梅、川椒、五灵脂、杏仁水煎服，痛定大半，再以苍术、厚朴、山楂、枳实、茯苓、延胡、香附，一帖痛全止。但心背皮肤外疼，不能著席而眠，以芎、归、苓、术、橘、半、厚朴、腹皮、香附、甘草，调养痊愈。

李士材治章鲁斋，暑月心中大痛，服香薷饮痛尤甚，寸口弦急，乃痰食交结也。服香砂二陈汤两帖，痛虽略减，因苦烦闷，更以胃苓汤加半夏二钱，大黄三钱，下黑矢数枚，痛减三四，再加大黄一钱，下胶痰十数碗始安。

嘉善一人胃脘痛，胸膈痞塞，向作痰治气治，均不效。后服控涎丹，数日大泻不止，上稍舒而体倦甚，遂以六君子汤，数帖精神渐复，而痛胀如前矣雄按：先攻后补，原是治病法程，但中虚停饮，宜攻补并用。余治黄某久患此证，诸药不效，以六君去甘草，送服控涎丹，数剂而瘳。薛生白用千金子煎汤，磨沉香、木香、檀香、丁香，服一月而痊愈。服时亦作泻，薛云无妨，故守其法而收功雄按：此方可名千金四香饮，服此能痊，盖气郁饮停之病也。

杭州叶醴临，少年时脘痛不能食，身极羸瘦，上海杜良一用《纲目》厚朴煎丸，每晨以人参二钱，煎送丸药三钱，服一月而痛除根，食大进，身遂肥硕雄按：此攻补兼施法也。

俞按：《临证指南》治脘痛，大半是肝邪犯胃，或挟痰，或挟瘀，或兼寒，或兼热，再辨胃之虚实，肝之寒热，而错综参伍以为治，即紫金丹，瓜蒌薤半桂枝汤，泻心加枳实汁，异功加归芍，总皆古法，不立新方。其用石决明、桑寄生、阿胶、生地、杞、苓、石斛等以养胃

汁，即鼓峰滋肾生肝法也。其用苏木、人参、桃仁、归尾、郁金、柏仁、琥珀、茺蔚，以红枣肉丸，即孙文垣治查良川法也。惟缓逐其瘀，或用蜣螂、䗪虫、灵脂、桃仁、桂枝、蜀漆、韭白汁丸，以虫豸入血搜逐为最巧。又阳微浊凝，用川椒、干姜、乌附大剂辛热驱寒，不加监制之药为最猛。惟此二方有大力量，然《指南》全部，亦仅数年之医案，岂足概先生之一生？自刊行以来，沾溉后学，被其惠者良多。而枵腹之辈，又藉此书易于剿袭，每遇一证，即钞其词句之精华，及药方之纤巧而平稳者以应酬，竟可悬壶。无论大部医书畏如望洋，即小部医书亦束之高阁，惟奉《指南》，乐其简便，而不知学之日益浅陋也。嗟乎！岂《指南》误人耶，抑人误《指南》耶？

腹痛

丹溪治一人投渊取鱼案。

俞按：小腹痛甚大汗，脉如循刀责责，昧者必认为真脏脉矣，否则认其病因是寒，惟用桂附耳。丹溪连以温乐下之，殊不可及，最难者，痛止复作，不改前方，陡加桃仁，迫瘀下痛止，仍不改前方，又加附子，至愈后伤食复痛，忽变前方而用建中，总由指下认得真，故攻补毫无疑惑也。虞天民治一人冬月入水网鱼案，因受寒深重，又误于寒下，故先投温补及艾灸，而后进温下之药，与此皆确切不移，彼此难换，若认脉不清，必至两误。

虞天民治一妇，年五十余，小腹有块作痛二月余案。

俞按：尺脉沉实，则为下焦结粪，今两尺绝无而断结粪，又见取脉之巧，非出一途。若死血则脉必涩，前已历载多案矣。

汪石山治一人，年五十余，瘦黑理疏腹痛案。

俞按：汪公之察病情，讲病因，精细无比，故参芪、归地、麦冬、知柏、乳溺，并非腹痛

门所列之方，而竟能奏功。愚者遇某病即于某病门检方以治，一望迷津，何尝得济？况诸书所载方法，此有彼无，彼详此略，将恃何种为宝筏耶？

嘉言治叶茂卿男案。

周慎斋治一人年二十余，房事不节，因食酒店饮食，遂火挟脐起，上入胸膈，腹内痛，外皮抽进，如有物闭住胸中。用消导者有之，用温补者有之。服药愈多而病愈凶，自分必死。周诊之，思相火自下冲上，直至头面，今火起于脐，至胸而止，乃色欲过度，真阳不足，丹田有寒也。作痛者，脾虚有寒，土无火生也，用乌药二钱，以制附子一枚，每用附子三分，水煎服。盖附子扶阳，乌药破滞，只此一味，煎汤极清，清则下行甚速，故五日见效，服附子百枚而愈。雄按：既能五日见效，何待百枚始愈，百字疑误。

俞按：喻氏以黄芩阿胶日进十余剂，周公以乌药、附子每次用三分，皆五日见效，可称绝对。然服附子至百枝，以每次三分计之，功程毋乃太远乎。

腰痛

丹溪治徐质夫腰痛案。

俞按：跌伤有瘀，似宜先逐瘀而后补。丹溪则以年之老，脉之散大，反先补而后逐瘀，是其学问之高也。昧者必以为补住恶血，惧不敢补，则尽力逐之，瘀终不去，而变端起矣。损伤且然，况内伤乎？观此案及叶先生痢疾案，而知补住邪气、补住恶血之为谬谈也。大抵元气果虚，则补药惟元气受之。而或邪或瘀不相干涉，或元气不虚，则补药为邪助长，为瘀增痛，诚非所宜，要在能辨其虚与不虚耳。

雄按：亦当审其虚之微甚，邪与瘀之重轻，而后斟酌其先攻与先补之宜也。如此案虽宜先补，而以苏木驾驭参芪，自无补住恶血之虞。叶先生痢案，以陈皮、芍药辅参术，亦非蛮补

留邪之剂也。

李士材治方鲁儒精神困倦，腰膝异痛不可忍，皆曰肾主腰膝，而用桂附，绵延两月，愈觉四肢痿软，腰膝寒冷，遂恣服热药，了无疑惧。李诊之，脉伏于下，极重按之振指有力，因思阳证似阴，乃火热过极，反兼胜己之化，小便当赤，必畏热汤，询之果然。乃以黄柏三钱，龙胆草二钱，芩、连、栀子各一钱五分，加生姜七片为向导，乘势顿饮，移时便觉腰间畅快，三剂而痛若失矣。用人参固本丸，日服二两，一月而痊。

祝茹穹治张修甫腰痛重坠，如负千斤，惟行房时不见重，服补肾药，总不效。祝曰：腰者肾之府，肾虚斯病腰。然何以行房时不重？必瘀血滞之也。盖行房时肾摇而血行，行即不瘀，遂不见其重。以知柏、乌药、青皮、红花、桃仁、苏木、穿山甲、木通各一钱，甘草五分，姜枣煎，二剂愈。

俞按：瘀血腰痛，古人原有治法，而想到行房时肾摇血即不瘀，岂非明哲乎？然行瘀多用肉桂，此反用知柏，岂于脉中见相火之强耶？

雄按：血因寒而瘀者，宜散以热。苟因热而瘀者，岂可谓必须肉桂乎？俞君固矣。

杨曰：总因热则流行一语，印定眼目。

孙文垣治吴东星案。

俞按：此条病情反复，孙公能随其病机曲折以赴之。就所录者，已有七次治法，惟始终汇载，方知其中间有效有不效，而终底于效，乃可垂为模范。苟逸其半而存其半，则不知来路之渊源，未明结局之成败，何以评骘其是非乎？因不禁慨然于《临证指南》矣。

背痛

汪石山治一人年逾三十，季夏日午行房多汗，晚浴又近女色，因患白浊。医用胃苓汤，加右眼作痛，用四物汤入三黄服之。睡醒口愈加苦，又加左膝肿痛，仲冬不药浊止，渐次延

至背痛不能转侧，日轻夜重，噎则如绳索撮腰胁，痛楚不堪，呵气亦应背痛，时或梦遗。次年正月，汪诊之，脉皆缓弱无力，脾虚可知，左脉滑者血热也。遂以参芪各二钱、苓、术、归身、麦冬各一钱，牛膝、神曲、陈皮、黄柏各七分，甘草、五味各八分，煎服三十余帖。再以龟甲、参芪、黄柏各二两，熟地、萸肉、枸杞、杜仲、归、茯、牛膝各一两，丸服而愈。

卢不远治张二如病瘵脊痛，艰于起拜，形伛偻楚甚。曰：此房后风入髓中，骨气不精，故屈伸不利，用龟鹿二仙胶，服三月，以填骨髓，佐透水丹二十粒，以祛肾风，遂愈。

祝茹穹治一人，患心重如千斤下坠，背弯不能直，每发时疼痛难忍，眼珠直出，舌皆咬碎，无药可疗。祝曰：此必打铜铁生理，终日用力，伤于饥饱，间以欲事，或因偷情为人所惊，精不得泄，用槌则弯背，惊则心血走，不泄则肾气逆，以气裹血，渗留包络，遂成是证。究之果打铜匠也。乃以麻黄、羌活各一钱，茯神、香附、归尾、赤芍各八分，甘草四分，两剂发汗而心轻，再以熟大黄三钱、赤芍、槟榔、枳实、黄柏、黄芩各一钱，两剂便通而背直。服八味地黄丸一料，而用力生理如常矣。

俞按：汪案养阴益气，卢案补精搜风，祝案汗下以通经，温纳以固肾，俱真实学问，非肤浅伎俩。再论背属太阳，若暴痛，则审其脉浮紧为伤寒，脉沉缓为寒湿，麻黄汤、羌活胜湿汤可酌用也。脊系督脉，若久痛，则审其热而痛为阴虚，寒而痛为阳虚，麋茸六味、鹿茸八味可分用也。若肩背痛则兼肺经，腰背痛则兼肾经，又当各求其因而治之。更有胸与背互换作痛，项与背牵连作痛，背痛彻心，心痛彻背，散在诸书，均宜博考。

胁痛

张戴人治一人危笃胁痛案。

俞按：胁下结硬如石，的系积块，若宗养

正积自治之说，而用参术，何异助纣为虐耶！幸遇戴人以涌法起其沉疴，亦赖脉之沉实有力耳。因知善于切脉者，则如礼乐与干戈，俱能戡乱致治也。

王宇泰曰：秦文山掌教每患胁痛，遇劳忍饿则发，因来求方。余以参芪、术地、芎归、萸肉、枣仁、牛膝、木瓜、石斛、苡仁、柏仁、桃仁之属，令常服之。后来谢云：自服药后，积久之疾，一朝而愈，不复发矣。闻魏昆溟吏部，亦以劳饿得胁痛，无大病也。误服枳壳、青皮破气之药，痛愈甚，不数日而殒，可不鉴哉。

孙文垣治李悦斋夫人，胸胁大腹作痛，谵语如狂，寅卯辰三时少轻，午后及夜，痛剧咬人，昼夜不睡，饮食不进者十八日。究其故，原有痰火与头疼、牙痛之疾，又因经行三日后头疼发寒热，医以疟治，因大恶热，三四人交扇之，而两手浸冷水中，口噙水而不咽，鼻有微衄，又常自悲自哭，目以多哭而肿，小水直下不固，喉梗梗吞药不下，脉则左弦数，右关洪滑。孙曰：热入血室也。误服刚燥之剂而动痰火，以致标本交作，诸人犹谓热入血室，惟夜间谵语如见鬼，何至胸胁疼剧咬人耶？孙曰：仲景云：经水适来适止，得疾皆作热入血室治。痛极咬人者，乃胃虚虫行求食而不得，故喉中梗梗然也。以小柴胡加桃仁、丹皮而谵语减，次日以安蛔汤与服，而疼止食进。

俞按：痛极咬人，合以喉中梗梗，认为蛔饥求食，亦属偶然应验。若欲据以辨证，恐不可执。

雄按：此证究属肝阴大亏，为其本病。善后之法，必用滋养肝肾为宜。

脚上诸证

孙文垣治一贫士，两足不酸不痛，每行动绝不听其所用，或扭于左而又坠于右，或扭于右而又坠于左，之玄而行，不能一步正走。此亦目之希觏，书所未载。余臆度之，由筋软不能束骨所致，故行动则偏斜扭坠也。夫筋者肝之所主，肝属木，木纵不收，宜益金以制之，用参芪、白芍以补肺金，苡仁、虎骨、龟甲、杜仲以壮筋骨，加铁华粉以专制肝木，炼蜜丸早晚服之而愈。

孙文垣治一人，生霉疮后，偶遭一跌，环跳脱出，不能复入窠臼，疼痛殊甚，两足因长短不齐。余思不能复入窠臼者，以瘀血流入窠臼，占满故窍，致骨不能复入也。今宜消去瘀血，必以行气活血之剂为主，以下行响导之剂佐之，庶可复原。用陈年窖中砖瓦，洗净煅过四两，生地、杜牛膝、骨碎补、丹参、赤芍各一两五钱，自然铜三两，蒲黄、车前子、苏木各一两，鹿角二两，元明粉五钱，各为末，以茅草根一斤，红花四两，煎膏拌晒前药，再以蜜丸，服之寻愈。

施笠泽治张侗初患足胫痛三年矣，诊之，脉沉细而涩，曰：此下焦元气不足，不能荣养筋骨，当用滋补舒筋之剂。服后微效，因劳旋作，再诊之，脉兼浮数，元气愈耗矣。为制人参膏，及河车天乙丸间服。元气渐壮，独两胫作楚不能忍，因制万灵膏，去樟脑加韶粉、苏合、麝香，以软帛紧系两胫，仍令饮甘草汤，不顷刻而痛若失。此膏良验，方载《本草纲目》，后用黄芪、建中汤加参归，调理痊愈。

何嗣宗治钟沧柱少年得脚弱病，酸楚无力，兼小便艰难，欲溺必久立之始通。大补肝肾药不应，何用六味地黄丸加黄牛骸骨髓一具而愈。以之治此者，道在迩而求诸远也。

雄按：秀水沈岷源《奇证汇》云：一男子患脚跟骨脱落，动之则痛，艰于行步。叶天士先生视之曰：此湿伤筋络也。以苦葶苈四两炒，防己、木香、茯苓、木通、人参各二钱五分，为末，枣肉丸如桐子大，每三十九桑皮汤下，名圣灵丹，服之果愈。

面病

罗谦甫治一妇，三十余岁，忧思不已，饮食失节，脾胃有伤，面色鰲黑不泽，环唇尤甚，心悬如饥，饥不欲食，气短而促。罗曰：人身心肺在上，行营卫而光泽于外，色宜显而不宜藏；肾肝在下，养筋骨而强壮于内，色当隐而不现；又必赖脾胃在中，传化精微以灌四旁，冲和而不息，若其气一伤，则四脏失所。今忧思不已，脾胃气结而不行，饮食失节，脾胃气耗而不足，故使阴气上溢于阳中，而黑色见于面。又经云：脾气通于口，其华在唇，今水反侮土，故黑色见于唇，此阴阳相反，病之逆也。上古天真论云：阳明脉衰于上，面始焦，可知阳明之气不足，乃用冲和顺气汤，以葛根一钱五分，升麻、防风各一钱，白芷、黄芪各八分，人参七分，甘草四分，白芍、苍术各三分，以姜枣煎，巳午时前服，取天气上升之时，使人之阳气易达也。数服而愈，此阴出乘阳治法也。

雄按：罗氏此论虽精，但此证乃脾胃虚而清阳不升，故面无华色，并非阴气上溢于阳中之色黑也。如果阴出乘阳，亟宜驱降浊阴，岂可再服升剂，以助其逆哉！更有多服温补之药，火气上熏而面黑者，宜清解化毒为治。

杨曰：议论与方不相照顾，古案多有之。当是病愈后补叙之案，故参差如此，非孟英发明其旨，几何不贻误后学耶。

鼻

祝茹穹治游成宇患一证，遍身畏寒，夏月亦须绵袄，夜即烘火，鼻中全然不闻香臭，鼻孔有一物，如豆大，痒极，若以手搔之，则又痛极，惟以黄泥入鼻，知为土气，常半月不开口，无医能治。祝曰：证有奇证，治有奇法。令觅一间极小房，四面砌砖，不许漏风，而四面俱锥一孔，地下掘一坑，仅盘大，可容人面，然后锁闭病人于房内，用艾百斤，渐从四

247

面孔内烧人，自辰至午，烧至三四十斤，烟塞满房，不能容鼻，遂伏地而寻空隙，得盘大之小坑以鼻抵之，须臾觉鼻息通畅。自午至子，遍身热极，绵衣尽卸。天明开视，其鼻中赘疣已落，不畏风寒，服补中益气汤十剂痊愈。究此病所以，因居楼上，木气太甚，冬月用火太多，无缝可泄，木又生火，积久成锢。热在脏腑，寒在皮肤，用艾以灸皮肤之寒，而通脏腑之窍。木入土而朽，火入土而烬，观其病时，惟闻有土气，固已得治法矣。

俞按：此法固奇，然亦甚险，不可学也。夫人生于气，如鱼生于水。若以十笏小房，闭人于内，四面糊之，不通一窍，半日而人死矣，以其与天地之气隔绝也。今虽四面有孔，孔既极小，又以艾烟熏入，掘地之坑，仅容人面，恐呼吸皆烟，闷极无逃，岂不危殆？

雄按：祝氏诸案，立论颇新，然有意矜奇，不无过实。读者但师其意，毋泥其迹可也。

发

丹溪治一女子，十七八岁，发尽脱，饮食起居如常，脉微弦而涩，轻重皆同，此厚味成热，湿痰在膈间，复因多食酸梅，以致湿热之痰，随上升之气至于头，熏蒸发根之血，渐成枯槁，一时脱落。治须补血升散，乃用防风通圣散去硝，其大黄酒炒三次，兼以四物合作小剂与之。月余诊其脉，知湿热渐解，乃停药，淡味二年，发长加初。

俞按：发落补肾，宜兼补心。若眉落宜兼补肝，以眉裹木气而侧生也。但肝为风脏，眉落多是患风之征，防成疠风。至于须落，必系肾虚，以须裹水气而下生也。《魏书》李元护为齐州刺史，姬妾十余，声色自纵，情欲既甚，肢骨瘦削，须长二尺，一时尽落。又《北史》载王颁痛父僧辨为陈武帝所杀，至隋灭陈后，召父时壮士潜发其陵，剖棺见陈武帝须皆不落，其本皆出自骨中。此虽赋形不同，亦可见肾气

之独厚，故勇略殊常也。

目

孙真人奉旨治卫才人眼疼，前众医不能疗，或用寒药，或用补药，加之脏腑不和。孙诊之，肝脉弦滑，非壅热也。乃年壮血盛，肝血并不通遂，问宫人月经已三月不通矣。用通经药，经行而愈。

俞按：肝脉弦滑，能不误认为风痰病眼乎？因肝藏血而知其血盛不通，诚切当矣。然犹问宫人，始得停经三月之信，并不先言，据脉当停经也。真人尚如此，奈何讳疾者每不言以责其断病耶？此正犯东坡所云：我欲困医，而我病亦适为医所困耳。

孙东宿治孙如亭令正，年过四十，眼偶赤肿，两太阳疼痛，大便不行者三日，平时汛期一月仅两日，今行四日未止，眼科治之。逾候肿赤不消，而右眼内眦突生一白疱，垂与鼻齐，大二寸余，医见而骇走，以为奇疾，莫能措剂。又见其呕吐眩晕，伏于枕上，略不敢动，稍动则眩愈甚，吐愈急，辞不治。孙诊之，两寸关脉俱滑大有力，两尺沉微，孙曰：此中焦有痰，肝胆有火，必为怒气所触而然。《内经》云：诸风掉眩，皆属于木，诸逆冲上，皆属于火。盖无痰不能运也。眼眦白疱，乃火性急速，怒气加之，气乘于络，上而不行，故直胀出眼外也。古壮士一怒而目眦裂，与白疱胀出理同。肝为血海，故血亦来不止，治当抑其肝木，清镇痰火，则诸证自胶。先用姜汁益元丸压其痰火，以止呕吐，再以二陈汤加酒连、酒芩、天麻、滑石、竹茹、枳实、吴茱萸，一帖眩吐俱定，头稍能动，改用二陈加芩、连、谷精草、夏枯草、香附、苡仁、吴茱萸，四剂目疾痊愈，血海亦净。

俞按：此案见证甚怪，治法甚稳，因知医病只要明理，毋庸立异也。

张石顽治澄和尚案。

咽喉

马铭鞠治倪仲昭案。

李昆阳治许某初起外感发热，继则左耳门生小疖溃腐，认为聤耳，敷以药，溃腐不退，通耳肿赤，延及头面皆肿赤痛极，汗大出，身热反得凉，颇能进食，似觉稍安。越三日，忽又发热，左耳前后连头面肿痛更甚，渐神昏谵语，盖因连日出门登厕，复受风邪所致。内外科皆以脉小而数，按之无力，虑其虚陷，李曰：此耳游风也。非致命之疮，重复冒风，故现险象。外敷以药，内用大剂风药散之，而肿痛身热俱退，惟神昏谵语不减。两日后昏谵更甚，汤粥入口即吐，手足厥冷，呃逆不止，势又危极。李以箸抉其口视之，则咽喉腐烂，悬雍赤紫，肿大如茄子下坠，脉仍细数，右手尤软，乃曰：连日不食，胃气大虚，故呕且呃，命以白米三升淘净，大锅煮粥，取锅面团结之粥油与食。雄按：赵恕轩云：粥油能补人精。遂纳而不吐。复用药搅洗喉间之腐秽。雄按：以锡类散掺入更妙，若未腐者，诸葛行军散亦佳。随以石膏四五两，竹叶一大把，煎汤与漱且服。服之竟夜，神昏始醒，呃止厥回，又进大剂芩连白虎栀翘等药，数日而痊愈矣。

俞按：此与景岳治王蓬雀案，冰炭相反。然蓬雀能受温补，故一剂即效。亦有证如蓬雀，虽投温补而不效者，即阳证阴脉之死候也，未可谓景岳之法概能活人。况许证之脉虽软小，而病非格阳，设从景岳之言，尚待问哉。故为医者，读古人书，断不可执其一说，自以为是也。

唇

高果哉治魏子一未发时，常患嘴唇干燥，自服麦冬一两，生地四钱，元参二钱，五味一钱，甘草六分，乌梅三个，虽有小效，而病根不去。果哉云：此证宜用神水，其法以铅熔化，散浇于地成薄片，取起翦作长条数块，以一头钻眼，悬吊于锅，锅内置烧酒，烧酒之上，仰张一盆，与铅片相近，使酒沸而气上冲于铅片，铅片上有水滴下盆内，谓之神水，取服之。以此水从下而上，能升肾中之水，救上之干燥也。

俞按：神水亦古方所载，得高公之释，其义始明。

雄按：何西池《医碥》所云甑气水之功，似胜于此，而取之亦较易也。

齿

易思兰治一人患齿病案。

俞按：此案医理讲得最精，由于脉象诊得的真，而更以巧思，斯发无不中矣。清胃散之庸，诚不足责，即泛用滋阴药，亦难应手。只此三味，铨解甚明，信乎缺一味不可，多一味不必也。余乡有患齿痛数年，诸药不效者，叶天士先生用山萸肉、五味子、女贞、旱莲各三钱，牛膝、青盐各一钱，而痊愈。此取酸咸下降，引肾经之火，归宿肾经，可与易公之方并垂不朽，而其义各别。

黄疸

仲淳曰：顾仲恭遭鼓盆之戚，复患病在床，一医诊视，惊讶而出，谓其旦晚就木。因延余诊之。左手三部俱平和，右手寸尺亦无恙，独关部杳然不见。谛视其形色，虽尪羸，而神气安静，余询之曾大怒乎，曰：然。余曰：此怒则气并于肝，而脾土受邪之证也。经云：大怒则形色绝，况一部之脉乎！甚不足怪。第脾有积滞，目中微带黄色，恐成黄疸。后果遍体发黄，服茵陈利水平肝顺气药，数剂而痊。

俞按：《金匮》云：病疸当以十八日为期，治之十日以上瘥，反剧者为难治。就余生平所验，分毫不爽。有先因他病而后发黄者，有先发黄而后现他病者，必于半月一日之内退尽其

249

黄，则他病亦可治。设或他病先瘥而黄不能退，至一年半载仍黄者，必复现他病以致死。大抵酒伤及有郁结与胃脘痛，皆发黄之根基，而泄泻肿胀不食，乃发黄之末路。若时行病发黄，亦多死证，谚曰瘟黄也。惟元气实者，审其为瘀血，为湿热，逐之清之，得黄退热亦退，乃可无虞。古人医案，俱未有说及久黄者，可为余言之一证。即如此条关脉不见，亦云数剂而瘥，要知因于大怒，偶然不见耳。若并未动怒，关脉连日不见，目中微带黄色，即为脾绝之征，死无疑矣。

麻木

俞东扶曰：麻多在于手足者，以四末道远气馁，则卫行迟而难到也。故麻不兼木，必属气虚，否则风痰。凡脉浮而软，或大而弱者，气虚也。脉浮而滑，按之不衰者，风痰也。若麻木兼作，则有寒湿积痰死血之殊，其脉有沉迟滑实与沉涩而扎之分矣。

杨曰：语语精当，宜熟识之。

痛风

韩飞霞治一都司案。

俞按：此证甚危，此论甚佳。乃以清燥汤一方收功者，盖五志过极，皆为火郁，此方连柏以清火，苍曲以散郁，郁热能蒸湿，二苓泽泻以渗湿，湿热甚则脾土衰，二术人参以助脾补元，湿热胜则肺金困，参、芪、麦冬、五味助金以制木，使不生火。又火亢者水必亏，故兼归地养血。再合升柴之升清，苓泻之降浊，恰与经络奇邪吻合。所谓奇邪者，乃奇经之邪，故云：非十二经中正疾也。

杨曰：凡用成方，必须与病吻合，如此乃佳，否则必须加减。

孙文垣治孙质庵案。

俞按：此案论治处方，俱极精当，叶案有

蓝本于此者。

祝茹穹治闽闱典试，半月前忽腿疼，两脚筋缩，脚根缩黏至腘，寸步不能行，将一月，屡药无效，咸以此为痿痹证。祝曰：非也。察其脉左寸忽洪忽涩，迟数无定栖，因其好饮冷酒，酒新则性热燥，冷饮又犯寒湿，寒热相搏，遂有此病。乃以川乌二钱去皮脐，麻黄二钱，两股梢一股根苍术一钱，以甘草汁拌炒，白蒺藜一钱，去刺酒蒸熟焙干，同为末，每服一钱二分，用老酒热服，盖被出汗，一服即能行动，三服而瘥。

叶天士治嘉善周姓，体厚色苍，患痛风，膝热而足冷，痛处皆肿，夜间痛甚。发之甚时，巅顶如芒刺，根根发孔觉火突出，遍身躁热不安，小便赤涩，口不作渴，脉沉细带数，用生黄芪五钱，生於术三钱，熟附子七分，独活五分，北细辛三分，防己一钱五分，四剂而诸证皆瘥。惟肿痛久不愈，阳痿不举，接用知柏、虎膝、龟甲、苏蓉、牛膝不应，改用乌头、全蝎各一两，穿山甲、黄柏各一钱，防己一两五钱，麝香三钱，生马料豆二两，茵陈汤泛丸，每服一钱，开水下而愈。

俞按：此与《指南》所载治鲍姓周痹，用蜣螂、全蝎、地龙、穿山甲、蜂房、川乌、麝香、乳香，以无灰酒煮黑大豆汁法丸者，各有妙义，非浅见寡闻者所能窥测。

痿

滑伯仁治一妇疟后善饥成痿案。

俞按：东垣长夏湿热成痿法，即清燥汤也，用于此证最妥。合丹溪治一人春病痰气，至夏月足弱案观之，可为善用辛燥热药者戒。

石山治一人久坐腰痛案。

俞按：此条讲病最精，用药则未敢深信，既云热多者筋急而痛，且现右齿面痛，何以重用参芪甘温之药？其些微之知柏，宁有益耶？

葛可久治同郡富人女案。

俞按：香为脾臭，何以蚀脾？意者香能开窍，香极则诸窍大开，脉缓筋弛，关键尽撤，故身软目瞪不食也。界入土坎者，诸毒得土而化，且土为万物之母，四肢百骸得土气，则生气自复也，仍合治痿独取阳明之义。

雄按：香能开窍，气大发泄，发泄既久，脾气乃虚，故曰蚀也。盖脾胃主四肢，不但脾虚四肢不用，胃实亦有之杨曰：凡病虚实寒热，俱有对待之证。余治朱茂才疟愈之后，已服补剂，且能食肉，忽然卧床不起，四肢痿痹，不能自食，目瞪不语，医治四日，病如故。余诊之，脉弦细而软，苔薄微黄，大便不行，察其胸腹皆柔软，神气亦清，耳不聋，与之亦食，此补之太骤，痰阻枢机，气郁不舒，非痿症也。予菖蒲、远志、胆星、枳实、茯苓、半夏、竹茹、橘皮、旋覆为方，芦菔汤煎服，一剂而更衣起榻，谈笑如常。故余先曾祖随笔中，谓治痿独取阳明，不专指虚证说。由此推之，即中气不足，溲便为之变，亦不可泥不足为虚也。如湿热痰食，皆能阻滞脾胃，而中气窒碍，不足转输，致溲便变其常度，岂可根视为虚证乎？故读书必悟两面，临证庶免执一。

李士材治朱太学、倪文学、高兵尊三案。

俞按：此三案精妙绝伦，以药对脉，确切不移。首案连用承气，继用参汤送寒下药，皆是独取阳明治法。末案补中益气与大黄补泻不同，总归乎取阳明也。

又按：《临证指南》痿门，首列轻清治肺二方，实宗肺热成痿之旨，第恐力薄难效。其用二妙、茵陈、草薢、茯苓皮、蚕沙、海金沙、防己、龙胆、寒水石等，直清湿热，较之清燥汤反胜一筹。不涉虚者，允宜仿此。又有治下虚上实，而用犀角地黄汤，去芍药，加元参、连翘、桑叶、钩藤，似乎专理上实，不顾下虚。然云头目如蒙，入夏阳升为甚，议清营热，以息内风，想其人脉必弦数，有热甚生风之象，未可兼顾下虚。或他日再诊而后滋填下焦，亦未可知。至于滋填下焦方，有用虎潜加减者，

有用四物金刚健步及地黄饮子加减者，有用熟地、苁蓉、巴戟、远志、鹿角霜、桑葚、苍术、小茴，以狗脊酒蒸，熟水熬膏为丸者，有用苁、戟、杞、膝、青盐、线胶、茯苓、沙苑、鹿筋胶、羊肉胶、牛骨髓、猪脊髓者，却无参术补阳明法，亦无承气泻阳明法，惟脾肾双补丸有人参，然其案重在晕麻痕泄，尚未痿厥，非以治痿也。统观之，不外清湿热，益肝肾，岂二种病情偏多耶？或案有遗逸，未能详备耶。

瘕瘕

仓公治临淄女子薄吾案。

俞按：此条辨证最佳，上肤黄粗者，腹大而腹上肤黄粗也。循之戚戚然者，如以手摸老松树皮之枯燥也。其尺索刺粗者，亦是枯燥之象。然眉发皆润美，面色又光泽，知为虫病也。

又按：《类案》所载偏嗜成瘕诸案，可助麈谈，难充诊则，惟诸病名亦所当知。但嗜酒嗜茗，尚非怪异，如鲜于叔明嗜臭虫，权长孺嗜人爪，刘邕嗜疮痂，唐舒州刺史张怀肃、左司郎中任正名李棟服人精，贺兰进明好啖狗粪，明初僧宗泐嗜粪浸脂麻杂米煮粥，驸马都尉赵辉喜食女人阴精月水，南京祭酒刘后喜食蚯蚓，吴江妇人喜食死尸肠胃。此种癖疾，惜无能治之者，遂作小说，传流至今，令人绝倒耳。春夏间蛇精及液沾菜上，误食之，腹内生蛇，须用赤头蜈蚣一条，炙为末，分二服酒下。

积块

陈自明云：余族子妇腹中有大块如杯，每发痛不可忍，余诊之知为血瘕，投黑神丸，尽三丸，块气尽消，终身不复作。

俞按：黑神丸载在《济阴纲目》，以弹子大一丸，分四服。据云：痃气十服，膈气癥瘕五服，血瘕三丸，当瘥。想系神效之方，并注漆有飞补之力。但世间有一种人，沾染漆气，即

251

患漆疮者，若误投之，宁不为害，所当慎也。余又见一妇，先因痞块经闭，里医用生漆浓涂纸上，阴干煅灰，同诸行血药服之。数服后，顿下鲜血盈桶，遂困惫不堪，就余治，虽大进补剂，终淹成弱证而死，所谓飞补者安在哉？

张三锡治一少年，体薄弱，且咳血，左边一块，不时上攻作痛，左金、芦荟俱不应。诊其脉三部虽强，而细涩不流利，因作阴虚治，四物加知柏、元参、丹皮，不六剂顿愈，此阴虚似肝积也。虽因部分名积，诊视之际，尤当详审，惟圆机者乃不昧此。

雄按：此血中气滞，郁而成热，热复耗营，气愈不宣，而成此证，故如此用药。血虚亦属阴虚，然与真阴虚者有别，学者辨之。

喻氏治袁序东案。

俞按：此人克伐太过，换以温补，未足为奇。惟两尺脉洪盛，非此诠解，谁不面墙？至于桂附、河车，同补肾药为善后计，则与肾气传膀胱之论，紧切不泛，非通套治痞成法可比。

李士材治于鉴如，每酒后腹痛，渐至坚硬，得食辄痛。李诊之，脉浮大而长，曰：脾有大积矣。然两尺按之软，不可峻攻，令服四君子汤七日，投以阴阳攻积丸三钱，但微下，更以四钱服之，下积十余次，皆黑而韧者。察其形不倦，又进四钱，于是腹大痛，所下甚多。仍服四君子汤十日，又进丸药四钱，去积三次，又进二钱，下积六七碗，脉大而虚，按至关部豁如矣。以补中益气汤调补一月而痊。

俞按：脉浮大而长，为脾有大积，较之丹溪诸案，或沉涩而小且数，或微而短涩，或虚微短涩，或脉迟而弱者，大不同矣。须于临证时，能以古人各种脉法，俱为我之正鹄，庶期中的。若两尺按之软，不可峻攻，固是正理，然亦要看得灵变。盖两尺软为虚，则喻按之两尺洪盛，宁不认为实而峻攻之耶？故又当以形色及病情参计也。

又治侯启东腹甲嘈痛，按其左胁，手不可近。凡饮食到口，喉间若有一物接之者，然脉

大而数，腹痛呕涎，面色萎黄，此虚而有湿，湿热相兼，虫乃生焉。当煎人参汤送槟黄丸以下虫积。虫若不去，虽补何益乎？病者畏不敢用，后竟不起。

俞按：此是虫积，犹之饮积，俱无块者也。彼肯服攻积丸而愈，此不肯服槟黄丸而死，因知病之宜补宜攻，总贵用其所当用，诚不可专守洁古之说为稳着也。

周慎斋治一妇素善怒，左胁下有块，身肥大，经将行，先一二日必吐下，此肝木乘脾，脾虚生痰不生血也。善怒胁块，肝气亢也。吐下者，脾气虚也。身肥则多痰，痰盛者中焦多湿，故经行时气血流通，冲动脾湿，且吐且下也。久而不治，必变中满，宜理脾燥湿，白术一两，半夏五钱，生姜七钱，沉香二钱，共研末，白糖和服。又一人左胁下有块，右关脉豁大，用乌药一两，以附子五钱，浓煎制透，将乌药日磨二三分，酒送下。俟积行动，乃以补中益气汤加附子服之，后用六君子丸服痊愈。

俞按：慎斋云：凡积不可用下药，徒损真气，病亦不去，当用消积药，使之熔化，则除根矣。积去须大补，诚格言也。即此二案，亦平淡之神奇矣。

叶天士治一妇产后恼怒，左边小腹积一块，每发时小腹胀痛，从下攻上，膈间乳上皆痛，饮食入胃即吐，遍治不效。叶用炒黑茴香一钱，桂酒炒当归二钱，自制鹿角霜、菟丝子各一钱五分，生楂肉三钱，川芎八分，水煎送阿魏丸七分，八剂而愈，次用乌鸡煎丸原方半料，永不复发。又一人患疟补早，左胁成痞，连于胃脘，按之痛甚，用炒桃仁为君，佐以阿魏、穿山甲、鳖甲、麝香，丸服全消。

俞按：消积之方，如桃仁煎，用大黄、虻虫、芒硝，黑神丸用生漆、熟漆，东垣五积丸俱用川乌、巴霜，《局方》圣散子、三棱煎丸俱用硇砂、干漆。此皆峻厉之剂，用而中病，固有神效，若妄试轻尝，鲜不败事。《千金》硝石丸，人参、硝黄并用，丹溪犹以为猛剂，治婢

一案，每与补药迭进，此真善治病者也。丹溪治积聚诸案，轻重曲折，适至病所。如治方提领，用参、术、归、芍等煎汤，下保和丸二十五，龙荟丸十五。治冯氏女，先用左金丸、青六丸，复用参橘桃芍丸。治卢子裕疟后食酒肉而成块在左胁，用参、术、柴、芩，枳壳煎汤，下阿魏五、保和十、抑青十、与点五、攻块五。攻块者，青皮、三棱、桃仁、桂枝、海藻、醋调神曲为丸也。治下邳钱郎，用保和二十、温中二十，抑青十，以白术木通三棱汤下。此等方法，皆补药与磨积相半，而必兼清肝之药，大抵因怒成块者多也。又治陈里长男，饱食牛肉豆腐，成块在右胁，脉弦而数，即明告以此人必性急，块上不可按，按则愈痛，痛则必吐酸黄苦水，而用荔核、山楂、枳实、山栀、茱萸、人参、姜汁以止痛，继用皂角煎汁制半夏合黄连石碱，用糖球膏为丸以消块，仍是治肝为主，磨积为助。学者能逐案细绎，自有悟处。再阅叶案积聚门，只用鸡肫皮、莱菔子、蛤粉、芥子、蜣螂、䗪虫、青朴等，并无古方狠药，其理尤可想见矣。又余目击杭州一妇患痞块，用黑神丸大效，每痛作呕胀不堪，服此即愈。数十服后，百苦皆除，半年外以他病暴亡。因思漆身为癞之言，脏腑能常漆耶？清纯冲和之气，耗丧于此药而不觉也。再按：阿魏丸方甚多，如《医林》阿魏十四味，内有石咸风化硝，小阿魏丸七味，乃棱蓬、胡椒、青皮、木香、麝香，《心统》消积阿魏丸共八味，内有三棱、莪术、牵牛、穿山甲，丹溪阿魏丸治肉积者只四味。又《医林》小阿魏，即丹溪治陈星长男之三味，却无阿魏，犹之琥珀膏只大黄、朴硝各一两为末，以大蒜杵膏贴之，并无琥珀也。总须对证择用耳。

阳痿

周慎斋治一人，年二十七八，奇贫鳏居，郁郁不乐，遂患阳痿，终年不举。温补之药不绝，而证日甚。火升于头不可俯，清之降之皆不效，服建中汤稍安。一日读本草，见蒺藜一名旱草，得火气而升，能通人身真阳，解心经之火郁。因用斤余炒香，去刺为末，服之效，月余诸恙皆痊矣。

景岳治一少年遭酷吏之恐阳痿案。

俞按：《巢氏病源》以肾间动气为人之根本，故老年能御女，七十岁至八十岁犹生子者，其动气之禀于生初者独厚也。厚则刚，阳自不痿。亦有未老而阳即痿者，必不能至大寿。须任其自然，绝意淫欲，尚可延龄。设以兴阳药内服外洗，求为御女之事，不数年而死矣。若壮年无病而阳痿，其人多夭，少年虚损而阳痿，其死立至，皆由肾间动气早衰也。动气即命门真火，所以生长元气，煦煦元阴，故气曰阳气，精曰阳精。其盈亏俱得于先天，盈者虽斫丧而无伤，亏者虽葆养而不足，并非药石所能扩充。乃《扁鹊新书》载王超老淫故事，而云保命之法，灼艾第一，丹药第二，附子第三，此说荒唐，断不可信。又考宗筋聚于前阴，前阴者足之三阴，及阳明、少阳、冲任督跷九脉之所会。而九脉之中，阳明为之长，《内经》云：阳明者，五脏六腑之海，主润宗筋（雄按：经言有极可征者，如马之鼻黑者阴茎亦黑，若鼻白者阴茎必白。盖鼻虽为肺窍，而位镇中央，实阳明脉之所钟也）。所以胃强善啖之人，其于欲事必强，反是则痿而不举，或举而不坚，是胃气能为肾气之助。古云精生于谷，又云男子精盛则思色，其道理可喻矣。《新书》之言，不过如宋人揠苗耳。况丹药之害，可胜言哉！

杨曰：先天亏损者，非药石所能充，此语良是。然未始无葆养之法。人若于闲暇时，即静坐数息，绵绵降下丹田，则肾气自然强固。于静中或睡卧时，觉阳具自举，即正坐撮提谷道，使气从夹脊上升泥丸，仍复降至丹田。如此数次，阳气自回，每行一次，则精神增长一次，此元门不传之秘也。

脱肛

俞惺斋治一人脱肛，肿痛出水，尺脉洪数，用樗根白皮、川柏、诃子肉、没石子、鳖头灰而愈。其人好酒形实，乃湿热下注，非气虚下陷也。

痔

俞惺斋治徐某，先患内痔，复生外痔，外则肿痛出脓血，内又胀痛异常，每登圊后，内痔坠出，欲捺之进内，碍于外痔，欲俟其自收，则相抵痛极，以致行坐不得，昼夜侧卧而已。内服芩连、槐花等药，外抹熊胆及冰片、田螺水等法，总不应。痛甚汗多困乏，稍进人参则痛益加。余诊之，右关尺沉大有力，令以荞麦面、猪胆汁为丸服，凡服猪胆二十枚，而内外之痔皆泯迹矣。

俞按：酒煮黄连丸及脏连丸，皆治痔痛下血之正法。余如干柿烧灰饮下，四时取其方柏叶烧灰调服亦佳。慧禅师云平直量骨脊与脐平处推上灸七壮，年深者更于椎骨两旁各一寸，灸如上数，无不除根者。

女科

叶杏林《指掌赋》曰：医学之传，首自黄农；女科之始，则由扁鹊。邯郸为带下之医，史迁所载；《产宝》著愈风之散，华陀所传；病机不等，巢元方之立论最详；精血攸关，褚侍中之遗书甚善；热入血室，脏燥悲伤，胃气下泄而阴吹（雄按：阴吹乃妇人常有之事，别无所苦者，亦不为病。况系隐疾，医亦不知。相传产后未弥月而啖葱者，必患此，不可谓之病也。惟吹之太喧，而大便坚燥者，乃称为病。然亦但治其燥，不必治其吹）。非张长沙孰能辨此？三十六病，转女为男，巧夺造化之枢机，舍孙真人其谁与归？唐白敏中访答殷备集验方

三百七十八首而为《产宝》，宋郭稽中补濮阳李师圣产论二十一篇以为产方，作《大全》，陈自明之勤最，补医案，薛立斋之功多，高宾刻《便产须知》，杜莀著《产育宝庆》，朱丹溪之《百问》可传，陈无择之《三因》宜读，搜罗众善，王宇泰之《女科准绳》，分晰群芳，武叔卿之《济阴纲目》，议论具备于经纶，方法谨承夫家秘，东垣河间，各有名言，春甫养葵，亦多妙义，诸书悉当诵习，临证自探渊微，学问思辨，不辞人十而己千，补泻寒温，可即一隅而反四，功行满则青城有望，怠惰久则白首无成。

经水

丹溪治一妇年二十余形肥痞塞不食案。

俞按：饮薄粥一碗，必吐水半碗，卧不能起，将认作大虚证矣，其辨在于痞塞，及经停之前，虽通而黑色也。此怒火食积，郁成湿热，上则饮停，下则瘀阻，实证似虚耳。辰时寸关脉滑有力者，辰为气血注胃之时，胃满甚而连及上焦，午后惟关脉滑，独显胃实之象矣。方主消痰消食，破气活血，加黄连、滑石以清湿热，仍兼人参以鼓舞胃气，使诸药得行其疏通之力，再佐姜汁之辛以开道路。又治呕吐，此真纪律之师，有胜无败者也。然犹有病深药浅之虑，隔三日以二丸微下，则直捣贼巢，病根可拔矣。

石山治一人年逾四十，形色颇实，常患难产经不调案。

俞按：人有一手无脉者颇多，若两手无脉者则少，此乃母胎中或襁褓时攀挫其经隧，致脉不通，原非病也。石山又诊一妇，左手无脉，而动于腕臂外廉阳溪、偏历之分，是即今所谓反关脉也。汪乃曰：左脉离其部位，其病难以脉知。诚然，反关脉多洪大，且可推动，果不足以审病情。又丹溪治一妇，久疟食少经闭，两手无脉，每日以三花神祐丸十余粒，津咽之。月余食进脉出，又半月脉愈，又一月经行。此

则因病而无脉，非向来无脉也。

孙文垣治马二尹媳，每月汛行，子户旁辄生一肿毒，胀而不痛，过三五日，以银簪针破，出白脓盏许而消，不必贴膏药而愈，略无瘢痕。但汛行即发，或上下左右无定所，第不离子户也。内外科历治数年不效，且致不孕，因询于孙，沉思两日而悟曰：此中焦湿痰，随经水下流，壅于子户也。经下而痰凝，故化为脓，原非毒，故不痛，用白螺蛳壳，火煅存性为君，南星、半夏为臣，柴胡、甘草为佐，面糊丸，早晚服之遂愈。

俞按：孙公颖悟殊不可及，原非毒故不痛，亦格致名言。

沈尧封治一寡妇，体素弱，每逢月事声哑。盖肝肾之络，俱上连肺，精血下注，肺中必枯，故哑。用地黄、天冬、肉苁蓉、归身等大补精血，病反甚，加细辛五分，通厥少之络，才入口声即出，后用八味丸调理，经来不哑。

俞按：今人称月事为天癸者，谬也。经云：女子二七而天癸至，任脉通，太冲脉盛，月事以时下。又云男子二八而肾气盛，天癸至，精气溢泻。若天癸即月事，丈夫有之乎？顾名思义，谓是天一之真水，乃精血之源头也。盖男女皆有精，易云男女构精可据，然指天癸谓精亦不妥，天癸为精，不该又云精气溢泻矣。后贤讲受孕之道，有阳精阴血先至后冲等说亦谬。夫男女交接，曾见女人有血出耶？交接出血是病，岂能裹精及为精所裹哉？大约两情欢畅，百脉齐到，天癸与男女之精偕至，斯入任脉而成胎耳。男胎女胎，则由夫妇之天癸有强弱盈虚之不同也。任脉督脉，皆起于前后两阴交之会阴穴，督总诸阳，任总诸阴，任隶足少阴，冲隶足阳明，所谓冲为血海，任主胞胎也。经云：前阴总宗筋之所会，会于起街，而阳明为之长，阳明水谷之精华，变化成血，以灌输太冲，太冲脉盛，月事以时下矣。既孕则血聚以养胎，不能输入太冲，故月事不下。由此辨之，任脉通而天癸至，冲脉盛而月事下，明系两

项矣。

雄按：此说蓝本于沈尧封而加详者也。

崩漏

江汝洁治叶妇案。

俞按：脉大而无力，乃气虚之确据，何可指定为血虚？况麻属气虚，先哲之成言，气虚不能摄血则崩，参芪在所必用。惟左脉举之略弦，似有风邪，少加荆防亦是。第其议论拖沓，借司天运气以张大其说，反觉浮泛矣。

孙文垣治潘敬斋媳，经水不调，医投安胎之剂，越七月经水忽大行，内有血块筋膜如手大者一二桶，昏冒困惫，其脉右关洪滑，左寸洪数，两尺皆洪大，病交夜分，咬牙乱语，手心热，口噤，时手足皆冷，心头胀闷不快，面色青，诸医皆谓难治。孙曰：无恐，此浊痰流滞血海。以误服安胎之药，益加其滞，血去多，故神魂无依；痰迷心窍，故神昏语乱。其发于夜半者乃热痰在心包络与胆经，故每至其时而发。为之调气开痰，安神养血，可愈也杨曰：识力绝高。即以温胆汤，加石菖蒲、酒芩、天麻、枣仁、丹参与服。其夜证即减半，次日再服，每帖加竹茹五钱雄按：此经产及诸血证要药，故宜重用，即《金匮》之竹皮也。临睡又与黑虎丹数粒，诸证悉愈。

俞按：此证不用脱血益气之法，其察脉审证高矣。然此时着眼在昏冒胀闷等证，非血去多而犹不止也。

雄按：产后亦有此证，沈尧封《女科辑要》中，论之颇详。

施笠泽治祁君万之内崩中，服地榆、续断等药不效，诊其脉，沉而结，曰：蓄血证也，得之汛至而怒。祁曰：然因怒经止，半月后即患崩证，今一月矣，乃用桃仁、大黄行血破瘀，或谓失血复下，不导其势乎。施曰：血随气滞，蓄积不散，壅塞隧道，溢而妄行，决壅去滞，则血自归经矣。不然，舍其本而治其末，何异

随流塞水耶？服二剂果下坏血，汛亦旋至。

雄按：治病总须察脉辨证，而后议治，设泥成说，但执暴崩宜补，必致酿成锢疾矣。

带下

俞东扶曰：妇人患此者十居八九，而此病之虚证亦十之八九，虚证挟肝火挟湿热者，又十居八九。若不虚而但因肝火湿热者，仅十之一二而已。

恶阻

俞东扶曰：此证《千金》半夏茯苓汤最佳，二陈加生地、芎芍、旋覆、桔梗、细辛、人参、生姜也。有寒者《千金》茯苓丸可用，六君加枳实、桂心、干姜、葛根也。橘皮竹茹汤治胃热，抑青丸治肝火，若诸法不应则停药，《金匮》所谓加吐下者则绝之也，过八十日自愈雄按：虽挟寒，姜桂不可轻试。

堕胎

孙文垣治侄妇戴氏，孕已五月，忽血大下，午后发战，六脉俱数，左寸滑大，右关搏指，左关软弱，予以白芍二钱，生地、阿胶、人参、蒲黄各一钱，柴胡、香附、地榆、荆芥各七分，甘草五分煎服。午后发寒热，每夜凡三次，头痛恶心，腹中硬块，所下血块甚多，心下怯力，此虚无疑也，以补中益气加阿胶、炮姜、白芍、乌梅。下午右眼白珠发一白泡，先肿下垂，而面亦肿，此虚火游行无制之证。其夜大发寒热，指爪皆黑，唇白，汗大出，腹中作痛，牵引两乳皆痛，仍以补中益气加阿胶、白芍、桂枝、五味、麦冬，服后热退汗止渴除，神气少定，乃有生意。次日咳嗽而胎坠，即以独参汤继服。其夜肠鸣，泻二次，以参、术各三钱，炙草钱半，炮姜一钱，桂心、茯苓各五分，陈皮七分，

莲子大枣煎服。后因咳嗽，以四君加炮姜、五味、紫菀，调理而愈。

俞按：胎甫堕而即进独参汤，一见泻即用参术至三钱，盖因未堕之前，已是虚证，新堕之后，何妨骤补！若庸流必主停参，且与消瘀矣。

雄按：黄锦芳云：杜仲续断二味，举世用以安胎，而不知续断味苦，专入血分，活血消肿，故乳痈癥结肠风痔瘘金疮跌仆一切血瘀之证，皆可用也。虽稍有涩性，行不至泄，然误施于气弱气陷之妇，则顺流而下，奔迫莫御，而有排山倒海之势，岂区区涩味所能止其万一者乎！杜仲色紫而润，辛甘微温，性专入肝，补气强筋，筋强则骨亦健，凡肾虚肾寒脚弱之病，用之最宜。若气陷气弱之辈，断不可服，以其性最引气下行，而无上升坚固之意也。夫胎坠本忌血行气陷，其服此二味亦有奏效者，以人身气血贵乎温通，坠胎之因不一，亦有因肾气不温，经血凝滞，而胞胎失荫者，得此二味，则气煦血濡，不滞不漏，而胎自安矣，非为下虚上实之证设也。故胎坠而尺强寸弱者，动作少气者，表虚恶风汗时出者，心下悬饥得食则止者，一身之气尽欲下坠者，皆在禁例。奈作俑者既不分辨明晰，流传既久，遂以为安胎圣药。总缘医理不明，药性不晓，证候不知，见方号为神验。滑脱之妇，亦尔通用，岂知杜仲续断，原或因于跌仆，或下寒挟瘀而胎动者之妙剂乎！苟不知审顾区别而妄用之，则不但不能安胎，反能催胎坠胎，甚有殒其母命者，可不戒哉！雄谓不察证因而执一方以治众病者，多犯此病。杜仲续断二味，世人皆视为补药，而不详察其功用。黄氏此论，洵是发人未发。

黎西野治一妇，半产胎衣不下，连服行血催衣之剂，点血不行，胸痛瞀乱。黎曰：此脾失职也。先与黄芪、当归各一两，下咽而瞀乱顿减，随用大剂参、术、归、芍、苓、甘等药，一服而恶露渐至。众皆惊曰：恶露不行，胞衣不下，女科书中并无参芪之方，君独以补奏功

何耶？黎曰：君等忧血之不下，吾正忧血之不止，故相反耳。盖此病本气血大亏而致，半产脾失统血之职，水湮土崩，冲决将至，故生督乱，不为之修筑，而反加穿凿，是虚虚也。乌乎可曰：今从子法，遂得免乎。曰：不能也。穿凿过当，所决之水已离故道，狂澜壅积，势无所归，故必崩。急服吾药，第可固其堤岸，使不致荡没耳。至第三日，诊尺内动甚，曰：今夜子时以前必崩，用补中益气加参芪各二两。嘱以血至即服，至黄昏果发，如其言得无恙，次用调补脾肾而愈。

俞按：恶露不下，用参术归附等药而下者，生平经手颇多，然必脉象细软，口不燥渴，内不烦热，方为合治。此案不言脉象，但曰脾失其职，谅此妇平昔怯弱，以致胎堕。且连服行血催衣之药四帖，宁不反其道以治之耶。

产后瘛疭

孙文垣治潘大司马媳，年二十五，体素弱，语言端谨，因难产伤力，继以生女拂意，后又女死悲戚，即时晕厥。醒而神思迷昧，手足瘛疭，不可诊脉，目上视。细询之，自女落地，恶露绝无，有女医时与人参干嚼，及独参汤并粥乱进，参与粥皆壅塞膈上不下，以故神昏瘛疭不已也。孙教以手于喉中探而吐之，喜其随手吐出痰饮粥药盈碗，瘛疭方定，乃与川芎、山楂、泽兰、陈皮、半夏、茯苓、香附进之。稍得睡，不虞女医又私与补药二帖，子丑时陡然狂乱，如降神之状，汉声官话，问答如流，其声壮厉迥异平时，其家咸谓神附，禳祷百端。孙曰：此恶露不尽，乃蓄血如见鬼之证，非真有神佛相附也。以归尾四钱，川芎一钱五分，泽兰、益母、滑石等煎，和服热童溺，连投二帖，狂乱少定而未除，意其胸中必有余痰作滞，前方无佐使之品，故药力未行也。大加山楂为引，恶露稍行，神思既静，嗣后稍睡片时，手足微动，或自以手掌其面，或自以手捶其胸，

昏乱不息，诊其脉近虚，早间面红而光，申酉时面色白，此血行火退，故脉虚而当补矣，与人参、川芎、泽兰各一钱，当归、山楂各二钱，茯苓、陈皮各八分，卷荷叶一片，琥珀末五分，服后嗳气二声，孙喜曰：此清阳升而浊阴降矣。自兹安静，恶露行，大便通，而索粥饮矣。

俞按：此条前半段治法不难，盖得其参粥杂进之病情，自有消瘀及消痰食之方法，但探吐法尤捷耳。蓄血如见鬼，知者亦多。后半段恶露稍行，神思即静，略睡片时，昏乱不息，仍是蓄血形状，乃于轻剂消瘀之中，复用人参，并不以前曾误用而畏葸故辙，此为高手。其讲脉与面色极是，但产后谵语昏狂，有纯因于痰者，又不可不知（雄按：《女科辑要》论之最详）。

雄按：此证总不宜用川芎，而方方用之，是白璧之瑕也。至于嗳气谓为清阳升而浊阴降，则误矣。其证既因痰瘀阻滞，气窒不行，故用多方通降而得愈则是，浊阴降而清阳始得升也，何可颠倒其词哉。

程石洲室，因产难子死忧闷，小腹有块作痛，下午发热，不思饮食。文垣诊之，脉右大于左者三倍，且数，与芎归汤加山楂、泽兰、肉桂。次日下午，腰腹胀痛，诘之，晌午食龙眼一斤矣。从此小腹渐胀，大便三日未行，早晨鼻衄，夜间极热口渴，脉大无绪，势甚危急，用芎归、红花、桃仁、青皮、槟榔、莪术、山楂水煎，调元明粉二钱，服后下结粪二枚，安而就寝。醒后进粥稍多，又复胀痛，腹大如斗，坚如石，气促不安，势危之至，乃与五灵脂、山楂各四钱，凌霄花二钱，赤芍一钱，服后大便通，腹软气定，始可进粥，渐有生气，但脉仍鼓指，此腹中积滞尚多，不可不因其时而驱去也。用山楂、大黄各三钱，桃仁二钱，桂心、红花各五分，炙草七分，煎调元明粉一钱五分，其夜下黑粪四次，热始退，上腹虽消，脐下仍大，仍以桃仁承气加山楂、滑石、红花煎服。五更大便行，脐腹胀又减，复与积块丸调理全

消。是役也，女科于初起发热腹痛之时，即以常套十全大补汤投之，讵知龙眼入腹，渐渐胀开，故腹亦因之大胀。且其味甘，尤能作滞，复加地黄、参术，宁不塞其塞哉！由是而成大坚之证，《内经》谓中满者泻之于内，良以此夫。彼亦泥乎丹溪产后须大补气血之误也。

马元仪治王氏妇，产后一月，神气昏倦，胸满中痛，咳嗽喘促发热，服药反渐加重，势将治木。诊脉两手沉涩兼结，曰：此胎前已有伏邪，产后气血既虚，邪益内结，法宜表里两和，使邪从外达，气从内泄，病自愈矣。用桂枝、柴胡、苏根、枳壳、半夏曲、菔子、杏仁、广皮透邪达滞之剂，服后病势偏安，脉亦稍舒。前医尚以气血两虚，遽投生地、归芍敛滞之品，遂致彻夜靡宁，如丧神守，不知邪结于中，反行补法，如欲盗之出而反闭其门也。急改透邪散结法，用桂枝、炮姜、黄连、枳实、厚朴、广皮等，一剂而胸满中痛之证释。复用瓜蒌实、柴胡、桂枝、半夏、枳实、杏仁、苏子、桔梗等，再剂而表热喘嗽之证平。但大便不行，此久病伤津液，肠胃失养之所致也。加生首乌一两，大便得解，余邪尽去。然正气大亏，继进滋补气血之剂而安。盖病有虚邪内结，而正气积亏者，当补正以托邪，而不知者反治邪而伤正。有正气未伤，而邪势方张者，当去邪以安正，而不知者反用补以滞邪。虚实莫辨，多致冤沉无诉而尚不觉也，岂不谬哉。

产后惊

戴元礼治乐元忠妻，产后病惊，身飘飘如在浮云中，举目则旋转，持身不定，四肢酸软，医以安神补虚治之转甚。戴诊左脉芤涩，神色不变，是因惊致心包络积血耳，乃下血如漆者一斗遂愈，古云大实似羸者此也。

俞按：此证必共认为虚矣。苟不辨其左脉之芤涩，岂能测其心包之血积耶！人但知惊是病，不知因惊而又致病，则治病无益也。可举此案，以例其余。

产后泄泻

金大文治一妇，产后三日发疹，细而成粒，不稀不密，用荆芥、蝉蜕、鼠黏等药，一剂头面俱退。越一日渐有回意，忽大便溏泻数次，即神昏不宁，问其所苦，曰热且渴，语言颤怯如抖出者，脉来微细数有七至，外露但欲寐，少阴证据，曰：阳脱证也，属少阴。用生附子三钱，水洗煠如炒米，炒干姜八分，炒甘草一钱，炒白芍一钱半，水煎和入人溺一杯，青鱼胆汁四小茶匙，以代猪胆汁，服毕即睡。觉来热渴皆除，续用黄芪建中汤，加丹参苏木，二帖而安。

沈尧封治一妇，产时去血多，随寒战汗出，便泻不止，用大剂真武汤，以干姜易生姜，两剂战定，而汗泻如故。又服两日，寒战复作，再用补中汤，无人参，加附子两帖，病者云我肚里大热，口渴喜饮。然汗出下利，寒战不减，沈方凝思，其母云：彼大孔如洞，不能收闭，又无力服参，谅无生理。沈用黄芪五钱炙，北五味四钱杵碎，白芍、茯苓各二钱各炒，归身、甘草各钱半各炒，大枣三枚，一剂病减，四剂痊愈。

俞按：此二案有大见识，大力量，故能起死回生。

雄按：观沈案，则可见气虚不能收摄者，宜甘温以补之，酸涩以收之，不可以辛热走泄，助火食气也。

汪石山曰：余一日庄居，一乡人踵门哀恳，道其妻产后数日，喘促不能卧，痰与血交涌而上，日夜两人扶坐，稍侧身壅绝，乞救疗之。余以意度，新产后，血气脾胃，大虚顿损，故虚痰壅盛，而败血乘之。犀角六君子加失笑散，一服痰血俱下，喘亦立止。次日来谢云：诸病皆去，止不能食耳。与参苓白术散，调理痊愈。

俞按：此证其危，此方甚巧。若用六君而

不加犀角失笑散则不应，用犀角失笑散而不合六君亦不应。但意度之，不凭脉象，固由汪公熟能生巧，而其病机在痰与血交涌而上，才侧身便壅绝，显系败血随痰上升。然非血气脾胃之大虚，败血何由随痰上升耶，此方所以恰对也。闭门造车，出门合辙，先生之谓欤。

又按：产科奇病甚多，奇方不少，如遇怪异证候，当于叶杏林所述诸书检求之。夫学医何难，不过多读书耳。《金史》载张洁古学医，夜梦有人用大斧长凿凿心开窍，纳书数卷于其中，自是洞彻其术。因思天使此人为良医，尚须纳之以书，我侪既不梦斧凿开窍，必从目从口，将书纳之于心。纳之诚多，宁让洁古独步耶！设遇奇病，自有奇方，可向腹笥检求矣。

外科痹痤

孙文垣治查景川遍身痹痤，红而焮痒，诸人以蒺藜、荆芥、升麻、葛根、元参、甘草、石斛、酒芩与之。不愈，又谓为风热，以元参、蝉蜕、羌防、赤芍、甘草、生地、当归、升麻、连翘、苍耳，服之饮食顿减，遍身发疮，痛痒不可言。孙诊之，两手脉皆缓弱，以六君子汤去半夏，加扁豆、砂仁、薏苡仁、山药、藿香、黄芪，一服而饮食进，四帖而痛痒除，十帖疮疥如脱。

杨曰：俱治此证之药，而服之益甚者，以未审其脉，故与其人之体气相违也。

肺痈

王宇泰治一妇，感冒风寒，或用发表之剂，反咳嗽喘急，饮食少思，胸膈不利，大便不通，右寸关脉浮数，欲用通利之剂，王曰：此因脾土亏损，不能生肺金，若更利之，复耗精液，必患肺痈矣。不信仍利之，虚证悉至，果吐脓，乃朝用益气汤，夕用桔梗汤，各数帖。又朝用益气汤，夕用十全大补汤，各五十帖，痊愈。

胃痈

石顽治谈仲安案。

儿科

潜村治仙潭孙自范甥慢脾证，痰涎涌盛，咳嗽身热，四肢抽搐，自汗嗜卧，露睛撮空手振。屡进补脾兼消痰逐风药不应，以方就商于杨，杨曰：此诚风自内出，本无可逐，痰因虚动，亦不必消，但补脾土，诸证自退。然据所示兼证，则其面必晄白，眼必散大，舌必胖滑，色必嫩白，颈必软而头必垂矣雄按：必如是者，可用此法。曰：诚然。然救虚不应何耶？杨曰：诸证皆属寒，而诸方止救虚也。使天柱未倒，固能取效，尚须除去逐风消痰之品。今颈软头垂，则天柱已倒，而虚上加寒，确有显据，非炮姜、肉桂，何以追已去之阳，而苏垂绝之气哉？乃写参附养营汤，嘱之曰：如阻以幼稚纯阳无补阳之法，则百不救一矣。服三剂竟愈。次用五味异功，加煨姜、白芍，调理而健。

一女六岁，才发热一日，即腰脊中命门穴间，骨节肿一块，如大馒头状，高三四寸，自此不能平身而立，绝不能下地行走，已半年，人皆谓龟背痼疾，莫能治，即以幼科治龟背古方亦不效。孙文垣曰：此非龟背。盖龟在上，今在下部，必初年乳母放在地上坐早之故。彼待筋骨未坚，坐久而背曲，因受风邪，不觉其渐入骨节间而生痰涎，致令骨节胀满而大，不急治之，必成痼疾。今起未久，可用万灵黑虎比天膏帖之，外以晚蚕沙，醋炒绢包，于膏上热熨之，一夜熨一次。再以威灵仙为君，五加皮、乌药、红花、防风、独活水煎服，一月而消其半，骨节柔软，不复肿硬，下地行，行走如初矣。人皆以为神奇，后三个月，蓦不能行，问之，足膝酸软，载身不起，故不能行。余知其病去而下元虚也，用杜仲、蚕沙、五加皮、薏苡、当归、牛膝、独活、苍耳子、人参、仙茅水煎服，二十帖行走如故。

雄按：叶氏医案，乃后人所辑，不无错简，且有屬杂及门之案，故多纯疵不齐之处。惟《幼科要略》一卷，为先生手定，华氏刻于《临证指南》之后以传世。徐洄溪谓字字金玉，可法可传，得古人之真诠而融化之，不愧名家。乃大方视为幼科治法，不过附庸于此集，皆不甚留意，而习幼科者，谓此书乃大方之指南，更不过而问焉，即阐发叶氏如东扶鞠通虚谷者，亦皆忽略而未之及也。余谓虽为小儿说法，大人岂有他殊！故采其春温夏暑秋燥诸条，纂入《温热经纬》，学者举一反三，不仅为活幼之慈航矣，更闻其治痘多活法。尝于肩舆中见采桑妇，先生令舆人往搂之，妇大怒詈，其夫将扭舆人殴打，先生晓之曰：汝妇痘已在皮膜间，因气滞闭不能出，吾特激之使怒，今夜可遽发，否则殆矣。已而果验。又一富家子患痘闭，诸医束手，先生命取新洁大漆桌十余张，裸儿卧于上，以手展转之，桌热即易。如是殆遍，至夜痘怒发得生。又先生之外孙甫一龄，痘闭不出，母乃抱归求救。先生视之甚逆，沉思良久，裸儿键之空室中，禁女勿启视。迨夜深始出之，痘已遍体，粒粒如珠，因空屋多蚊，借其咬肤以发也。又汪益美布铺伙友，壮年患痘闭，群医不能措手，先生令取鸡粪若干，以醇酒热调如糊，遍涂其身面手足，越宿鸡矢燥裂剥落，而痘已出矣。先曾祖云，此皆神而明之之治，殊可发人慧悟。然激之使发者气闭也，展转于新漆之桌者火闭也，假蚊口以撮之者血闭也，涂之以鸡矢醴者寒闭也。苟欲效颦，亦当审谛。又徐洄溪云：痘证因时而变，不但历代不同，隔数十年亦有小变。余谓痘证，每因时邪引动而发，万密斋尝言之，王清任亦论之。故不但数十年有小变，即一二年间亦有判然迥异者。盖痘有痘疫，痧有痧疫，儿科拘守古法，但可以治常痘，此建中《琐言》之所以为救偏良法也。后人不知此义，辄訾其浪用石膏大汤为偏，谓止可以救惯用热药之偏，岂为知人论世之言

哉！若痘挟疫邪，非用费氏之法不可，惜幼科罕读其书，不识病因，往往阖境沿村，天枉载道，诿诸天数，岂尽然欤！吾先慈幼时患痘，头面虽少，遍身密布，紫黑焦枯，略无润泽，诸医束手，老医包士安曰：此名螺疗痘。用大黄石膏多剂，毫无起色，奄奄一息，已绝望矣。偶亲串中遣一越人陈媪来探疾，见而叹云：尚可图也。亟以银针将遍身之痘逐粒挑出如黑豆者一颗，随以珍珠八宝丹糁入，外用朱养心家碧玉膏（一名铜绿膏，治一切痈疽疮毒，有神效）封之，即能进粥，不劳余药而生。又定州杨素园大令云：阜平赵功甫邃于医，凡一切丸散，人所不能辨其中为何药者，赵一嗅而知之，历试不爽。殆与离娄之明，易牙之舌，相鼎立也。生平长于治痘，痘始萌，一望而知其结局，虽极危之证，治之无不收功。自云一生疗痘，无药不用，而从未有用附子者，并识之以质治痘名家。（杨曰：余见赵功甫处方极轻，尝曰：小儿之腹几何，须令其胃气足以运化药力，始能取效，亦至理也）。

又按：《幼科要略》后，郑望颐所述种痘之法甚详，洄溪极为赞美。徐氏《医学源流论》亦云种痘有九善，奈嗜利之徒，胆用时苗，害人不少，并令世人连种痘之法亦不信矣。更有以水痘痂为苗者，种出之时，痘极稀朗，并无稠密棘手之候，医者索谢而去，为父母者亦欢然放心矣。孰知真痘未出，迨时痘流行之岁，天花陡发，病家医家皆不预料，往往误指别证，妄投药饵，纵不误治，痘必危险。较彼妄用时苗之罪更深十倍，反得脱身事外，人不知之。然天地神鬼鉴察难逃，罚及子孙，噬脐何及。梁应来谓种痘始于宋真宗朝，王文正公旦，其后各相授受，以湖广人为最（吾浙以德清人为最），今西洋夷酋哟哈吱善种痘，法以极薄小刀，微剔儿左右臂，以他人痘浆点入，不过两三处，越七八日即见点，比时行痘大两倍，儿无所苦，嬉戏如常。夷言本国虽牛马亦出痘，恒有毙者。因思得此法，由牛而施之于人，无

不应验，于是其法盛传。然又必须此痘浆方得，他痘不能，故互相传种，使痘浆不绝，名曰牛痘，诚善法也。邱浩川云：外洋无痘，后由他处传染，患者滋多，惟畜牛取乳之家不染。医者玩牛乳旁有青蓝小疱，形与痘类，于是按古针刺法取牛痘之浆，种人两臂消烁、清冷二穴，旬日果于种处出痘数颗，按日灌浆满绽，按日结痂落靥，无一损伤，无一复出。以后即用小儿种出之浆，递传其种。嘉庆十年，由小品宋载婴儿传至广东澳门，适浩川未出天花，身试果验，行之家人戚友，无不验者。于是洋行嘱浩川往会馆专司其事，历十数年，种者盈千累万，无一损失。按《铜人图》消烁穴去肩头四寸，清冷穴在肘上三寸，幼孩大小不等，以此类推。其刺穴种痘，用尖薄小刀长寸许（仿洋刀式），其取浆用象牙小簪，两头尖利，刺皮仅一纸薄，阔一分许，将苗浆连刺出微血注于穴中，自然奏效。种几颗，出几颗，从不至多。不拘寒暑，不用服药。如痘浆必不可得，亦有取靥作苗者，简妙无比。又海丰张雨农司马谓余云：鼻孔种痘，犹或十失其一，惟牛痘万无一失。其法传自夷医，由广东而渐及川黔闽楚各省。曩三儿曼臣尝种牛痘于先君屏南署中，欲出几粒，则种几粒，目击道存，允称神技。而三江不行其法者，一则痘医衣食于此，若证无平险，治无方药，则其道不重，其酬亦薄，必多方曲说以尼之。一则浆不易得，且有子之人，爱惜过甚，闻欲刀破其皮，不肯试种，其实微刺皮肤，殊不甚痛，凡欲保全子女身命者，慎勿惜分许之薄皮，而贻日后之大患也。然余近闻赵春山司马之孙，曾种牛痘于都城，而复出天花，是必传授不真，或奸人假托以图利，皆不可知。但如此鬼蜮，不仅害人，且令良法见疑于世，尤为罪不容诛矣。

261

花韵楼医案

（清）顾鬟云　著

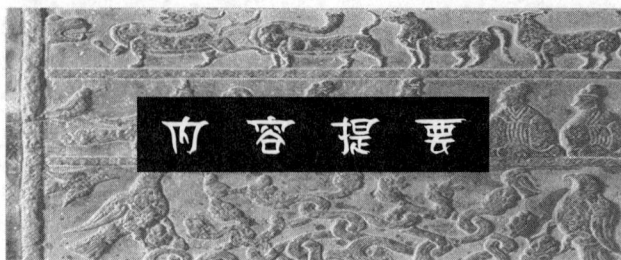

内 容 提 要

　　本书为清·顾德华女士遗稿。女士字鬘云，江苏吴县人。近贤顾允若名医之太姑母。苏州宋爱人名医从顾氏学，知之甚详。女士在日，名盛一时，治验之案必多。本书经撷华咀英，钧元提要，咸属精粹之作。在十余年前，由其同县张玉田医士录寄三三医社，久未刊行用。特辑入本集，以广其传。

序

　　何谓乎医案也？断病与处方而已。盖医案汗牛充栋，大都统治男妇杂症为居多，而专治妇科则甚少。吾吴顾鬘云女士，妇科名医也。道咸间吴下士大夫皆争延诊而钦仰之，曾著有《花韵楼医案》一卷，惜乎未刊行世，知医者偶一道及，每有欲求不得之憾。余向藏有顾女士医案抄本，其论治透彻，立方平善，洵是经验之作，方之现今女医中实罕有与匹。余屡欲镌刊，以供海内诸君子之研究，然深惭力棉，未能如志公诸同好，意诚怏怏也。爰是函商绍兴医药学报社裘君吉生，谋付剞劂以广流传，幸承允可。自兹以往，风行寰宇，则顾女士济世利人之婆心，既可不致湮没，裘君之赞扬功宏，亦并垂不朽云。

　　民国纪元十年辛酉季冬，吴县张元瑞玉田氏序于吴趋青选书屋

花韵楼医案

吴县女士顾德华蘩云著　吴县玉田张元瑞录校

汪医案

小产之后，血崩月余，音低气怯，寐少咽干，面目浮肿，干呛阵作，良由血去过多，一派虚象螺集矣。古人以血崩为之崩中，中者，即脾胃也。前方纯用滋纳固涩，久服不效，何以尚不悟其理耶！盖肝主藏血，脾主摄血，脾失统血之司，血从内渗不已。由于滋之涩之，凝滞络中，所以时或淋漓若净，忽又瘀块如掌大者络绎而下，自觉心神无依，肢冷泄汗。经云：阴阳互根，如环无端，阴从下渗，阳从上冒，其中枢纽，能无虑其不续耶？急进归脾法以为砥柱中流之计。

大有党参三钱　九制於术一钱　新会皮七分　丹皮炭一钱五分　大有黄芪二钱　大熟地炭五钱　地榆炭三钱　元眼肉三钱　归身一钱　白芍一钱五分　枣仁三钱

用藕肉二两，湘莲肉五钱，煎汤代水。

汪又诊

前进血脱益气法，兼清营分，虚火崩决之阵顿止，胸脘乃觉舒和，略思纳谷。可知从前谬执黄芪闭气之误。然肝肾空乏，八脉交虚，最虑腹膨漏带，干呛寒热，此四者崩后极易见之，不可不为预防。

人参须一钱五分　大有芪一钱五分　陈阿胶二钱　地榆皮三钱　西党参三钱　制於术一钱五分　炒丹皮一钱五分　枣仁三钱　白芍一钱五分　云苓三钱　元眼肉三钱　湘莲肉四钱

汪又诊

崩止三日，神脉皆振，头晕轰热，时仍有之。必得营阴恢复，风阳游行之象，方可全熄耳。

人参一钱　制冬术一钱五分　陈阿胶二钱　牡蛎五钱　枣仁三钱　黄芪二钱　西党参三钱　熟地炭四钱　川贝三钱　白芍一钱五分　加鲜藕肉一两

汪又诊

肝风渐定，诸症较平，夜寐渐安，惟面色指爪㿠白不堪。胃气虽醒，脾少健运，知饥不任油腻。须得屏除烦劳，静养百日，气血充复可期也。

人参须一钱五分　制於术一钱五分　甘枸子三钱　炒枣仁三钱　绵黄芪三钱　炙甘草四分　陈阿胶二钱　炙陈皮七分　元眼肉三钱　大黑枣二枚　加建莲三钱

汪又诊

日来精神大胜于前，唇渐转红，眠食颇佳，阳明血液日长矣。

党参三钱　炒枣仁三钱　炒米仁三钱　九制於术一钱五分　黄芪二钱　炒白芍一钱五分　炙陈皮五分　炙黑甘草三分　陈阿胶二钱，蛤粉炒　元眼肉三钱　大黑枣两枚

张医案

脾肾阳衰，早食暮吐，完谷不化，是无火

也，并非火热暴迫之完谷下趋耳，舌质淡而苔白，脉细带弦，温中以理气分。

上肉桂　淡吴萸　白茯苓　老苏梗　益智仁　煨肉果　炒白芍　新会皮　戈半夏

张又诊

水谷入胃，易生痰湿者，多由脾虚土衰。今且肝木来侮，上则嗳腐吐食，下则便泄腹胀，升降皆属格碍，专理中宫之阳为的当也。

淡干姜　益智仁　云苓　新会皮　淡吴萸　甘草炭　炒白芍　姜半夏　干玫瑰花

张又诊

温煦脾胃，中焦气机已得旋运，果然阴复迟而阳复速也。

制附子　煨肉果　炒白芍　苡仁　制厚朴　淡吴萸　橘白　建曲　云苓

张又诊

反胃已止，当扶脾胃之气，佐以养肝之血。

人参条　云苓　新会皮　净归身　生冬术　炙草炭　姜半夏　炒白芍　炒苡仁　香谷芽

停药剂后以香砂六君丸三钱，每朝炒黄米泡汤送下。

谢医案

思虑伤脾，郁怒伤肝，血崩之下，气营大虚，彻夜不寐，神不自持，触事惊疑，此乃怔忡疑虑之症，并非癫痫类也。脉症合参，脾脏气血大伤，脾为营之源，虽云心主生血，然血不自生，须得脾气运液，中焦取汁，变化而成。心虚而不知补脾，绝其生血之源矣。且大便亦溏，胆怯异常，显属不足之症，切勿执定痰火有余也。

大生地　炒白芍　炒枣仁　云苓　制冬术　广郁金　元眼肉　麦冬　莲肉　川贝

谢又诊

脉象细而带弦，微见虚数，血崩本属气虚下陷，血去阴液亦亏，心中悸惕，惊疑无主。寻源求本之计，宜补立中气为先，倘专清痰火，必有延成痼疾者也。

党参　制冬术　大麦冬　归身　黄芪　炙黑草　血余炭　白芍　云苓　枣仁　川贝母　加龙眼肉　大黑枣

谢又诊

日来脉象，颇形起色，元气渐振，故恐惧忧疑之象，已可支持，肝郁日畅，寡有恼怒，诚佳机也。心脾血液未充，尚须怡养为佳。

制洋参　云茯神　五味子　川贝　制冬术　左牡蛎　元眼肉　苡仁　枣仁　生甘草

加金橘饼，野蔷薇露，临卧服白金丸三分。

谢又诊

不寐阳升，脾气下陷，风阳游行无定，肾志少液，当引阳潜藏之法。

党参　大熟地　左牡蛎　白芍　黄芪　制附子　池菊瓣　枣仁　橘白　炙草　川石斛　元眼肉　加鸡子黄

谢又诊

大便得实，肾液藏而脾气运矣。神情渐复，惟或感心事，肝阳犹易扰及包络，亦由心营血气未能充足耳。

党参　元参心　远志炭　炒枣仁　黄芪　川贝母　大熟地　柏子仁　山药　炙甘草　龙眼肉

谢又诊

行动步履有力，眠食亦均匀适中，中气虽复，血虚犹少营养。血不养肝，肝经郁火，欲达未达。现值暑令，当于补剂之中，参入清畅之品，秋凉肃降时，可冀无恙。仿许学士法加减。

大生地　党参　赤芍　川贝　乌犀尖　云苓　玳瑁　山药　麦冬　橘白

加圂圂鸡子黄，白荷花露。

张 医案

新产两朝，瘀不下行，发热神蒙，肢麻汗多，脉芤舌红，酷暑外迫，阴气郁冒，血随气逆，时有昏晕，变险可危。急扶产母端坐椅中，敞轩窗以湘帘护风，切勿听信妪辈，胶执吃热苦草汤也。急嘱，急嘱。

细生地　广郁金　怀牛膝　归身　川贝母　白蒺藜　西琥珀　赤芍　丹皮　白薇　鲜藕肉　童便

张 又诊

热退神清，气火平降，瘀亦下行，两臂尚麻，少腹酸楚。仍从养血通瘀，即是治风先治血之意也。

细生地　净归身　茺蔚子　赤芍　炒山药　白蒺藜　怀牛膝　丹皮　白薇　楂炭　琥珀

汤 医案

郁火越冒，冲心为厥，厥后心悸不寐，惊恐疑惧，劫肺而为痰血，不时形凛轰热，经行如崩，月行二次，盛暑而厚衣，稀粥不敢下咽。以脉症参之，非真寒，实由疑虑过深所致也。金先生指为劳损不起之症，窃恐未确，当放胆啖饭，不必避风，以怡畅襟怀，佐以药力，可许向痊者。

乌犀尖　小川连　云苓　麦冬　大生地　广郁金　白芍　橘白　枣仁　川贝　加建莲子

汤 又诊

病人深信所嘱，肝胆舒畅，寒热未作，人咸异之，即俗名疑心病也。信能坚决，何疑之

有？所谓智慧剑斩烦恼魔。须药饵外求之者，仍须清畅郁火，补养心脾，方无反复。

细生地　乌犀尖　小川连　麦冬　生於术　羚羊角　川贝母　枣仁　米仁　红枣

汤 又诊

谷食如常，神情安适，心悸咳血皆止，鼻流腥水如注，此乃郁火从心包而畅于肺经也。养阴佐以清和肺肝。

制首乌　元参心　川贝母　白芍　羚羊角　蔓荆子　怀山药　生甘草　薄荷叶

汤 又诊

鼻渊虽止，其郁火未净，心脾气血未复，诸恙和平，癸水尚易骈前，仍从前法减轻为治。

细生地　羚羊角　川楝子　左牡蛎　生冬术　川贝母　元参心　大麦冬　云苓　小红枣

张 医案

冬温乍发，月事适行，阴气先虚，邪从内传，一候之前，失于开泄肺经，今病交十三日，曾服小柴胡汤微微得汗。惟邪转充斥肺胃，兼入营分矣。昼夜烦躁，神魂飞越，脉涩弦数，舌绛苔厚，痰滞并阻，大便溏泄，深恐痉厥，必多风波变险。

淡豆豉　牛蒡子　丹皮　川贝母　细生地　淡黄芩　楂炭　广郁金　苦桔梗　秦艽　赤苓

张 辰刻又诊

病交两候，癸水淋漓未净，色带紫黑，营热炽甚，通宵不寐。寅卯时肝风内动，指痉发厥，目窜痰涌，遍体汗泄而定。顷诊右脉洪数，舌苔根厚，色转灰黄，大便连泄，自觉火热下注，温邪欲陷，昏闭可虑。但营分渗泄于下，肺邪壅遏于上，断不能执煞热入血室之古法也。

细生地　淡黄芩　丹皮　薄荷　小川连　广郁金　赤芍　生甘草　天花粉　生麦芽　白

269

茅根

张酉刻又诊

温邪自口鼻吸入，肺先受之，逆传心包，入暮病剧，脉较晨间数甚，再与清解，勿致昏闭为妙。

鲜生地　玉卷心　丹皮　川贝　淡黄芩　元参心　麦冬　桔梗　天花粉　生甘草

张又诊

昨宵烦躁阵作，风痉略缓，子后稍稍得寐。寐醒痰火上升，欲厥未厥，便泄溲短，阴伤热恋，热化庶无变幻。

乌犀角　天竺黄　元参　赤芍　细生地　竹卷心　麦冬　花粉　知母　淡芩

张又诊

温邪自肺传入手厥阴经，烦躁谵语，痰潮昏涌，叠进清滋化热，内保心阴，虽然不致内闭，其邪欲达未达，包络清虚之所，邪火烁津，凝痰蒙闭，非芳香宣窍莫解。

陈金汁二两　化服至宝丹四分

张又诊

昨诊脉后，狂躁厥逆，即以至宝丹服下，神志渐定，吐咳脓痰颇畅。黎明时得寐，寐醒尚觉气逆，便泄已止，口苦咽关痦点密布，冬温化毒，乃外泄之机。

乌犀尖　鲜霍斛　苦桔梗　甘中黄　鲜生地　元参心　天竺黄　土贝　黄芩　赤芍

加陈金汁　野蔷薇露

张酉刻又诊

胸膈肌肤热势大减，额上解而不了了，脉息左含静意，右寸关尚见滑数，舌绛苔少，痦点起腐痛甚，心中烦扰，月水将净，清化上焦痰热为主。

羚羊角　淡芩　海浮石　土贝　鲜霍斛　元参　白杏仁　甘中黄　天花粉　广郁金　枇杷叶　鲜芦根

张又诊

冬温失治于前，病涉三候，温邪化燥，几至内陷，幸得邪从痦化，热退转机，经水乍止，营阴亏乏，肺胃余热尚炽，须防液涸。

乌犀尖　鲜霍斛　元参　知母　鲜生地　淡黄芩　麦冬　土贝　飞青黛　甘中黄　陈金汁　银花露

张又诊

舌苔焦黄已化，脉数颇缓，汗多如注，痦势蔓延亦定，白腐渐退，音闪渴饮，痰多黄厚，口中腻涎若涌，外邪将净，脾虚血热，湿火内生，以玉女煎合甘露饮加减。

大生地　生洋参　知母　川贝　生石膏　生冬术　川连　甘中黄　鲜霍斛　鲜竹茹　白粳米　鲜芦根

张又诊

汗尚多，热退极净，大便三日未行，邪滞已得归并胃腑，可免传变之虑。口腻渴饮均减，小便渐利，阳明余烬未熄，仍恐复燃。

生洋参　细生地　甘中黄　鲜竹茹　鲜霍斛　生石膏　川贝母　生枳壳　肥知母　全瓜蒌　鲜芦根　枇杷叶露

张又诊

痦痛大缓，谷食可进，寐醒之后，溲急欲遗，数而且多，是余热宿垢蕴结阳明，迫其膀胱津液下行也。汗泄又多，胃津更伤，大肠愈燥，燥火更易伤阴，纳谷未多，能勿虑其液涸乎？《伤寒论》有可下不可下，并急下存阴等法，两者俱是回生要关，但须用之的当。今见口渴引饮，舌苔老黄干裂，根尤厚浊，脉象数实，按腹微痛，如斯确据，诚乃急下存阴时候矣。每见邪未归腑，误下致逆，不可胜数。

生西参　元明粉　全瓜蒌　生白芍　鲜霍斛　火麻仁　莱菔子　生甘草　大麦冬　白粳米

张又诊

矢气频转，而便未行，舌苔化动，纳谷较多，仍守昨法。

西洋参　鲜首乌　火麻仁　生甘草　鲜霍斛　元明粉　生白芍　白粳米　大麦冬　甜梨汁

张又诊

昨晚大便后，夜卧极安，胃思纳谷，神脉安静，小便合度，肠胃宿垢已彻，余邪下注肛侧，结有小瘰。且痉厥时擦伤皮肤，滋水频滋，两相蔓延，颇形痛楚，虽属微末，犹恐妨碍眠食，亦属节外生枝之累也。

西洋参　鲜首乌　生白芍　川柏　鲜霍斛　火麻仁　生甘草　肥知母　橘白

加大黑豆五钱，绿豆五钱。

张又诊

大便续通，自觉脘腹舒畅，安寐安谷，腑邪化净，疡痛亦缓。偶触恼怒，心悸耳鸣，胃阴初长，不胜木火之煽烁也。温邪病后，调养失慎，三复可虑，重言以申明之。

西洋参　鲜霍斛　生白芍　生甘草　细生地　淡天冬　天花粉　甜梨汁　濂珠粉　燕窝屑

张又诊

神怡，气阴渐复，饮食寒暖，慎调是嘱。

人参须　川石斛　山药　茯苓　细生地　鲜竹茹　白芍　橘白　生谷芽　小红枣

家母痢症

操劳之体，真阴不足，夏令心阳少畅，交秋肺气郁而不宣。肝木挟暑湿，先从上扰，巅痛咳嗽，旧恙发而未甚，适触秽气，浊邪壅遏，反从下走。先泻转痢，赤白杂下，表有微热，正虚邪盛，势正方张。拟表里合解，邪宜速达，则免伤正。

广藿梗　赤芍　青皮　枳实　秦艽　赤苓　楂炭　建曲　白蔻仁　鲜佛手

家母又诊

表热得汗而解，痛势里急后重，痢次昼夜数十遍，赤白紫滞，纳谷勉强，口苦舌糙，乃血郁热结也。每于痢下甚时，积多粪少，后重极甚。细参病机，寐中略有咳嗽，醒时痛缓。乍醒痛缓之时，积少粪下极畅，似乎寐则气火下行，阴液得养，肺气开而肠胃积滞能下。当顾肾阴而化里邪，逆流挽舟法，断不能用。谨以辨证之法，质诸高明教正焉。

广藿梗　桔梗　青皮　楂炭　丹皮　枳实　建曲　白芍　赤苓　益元散

家母又诊

气分湿滞已减，但痛势盛于下午，邪伏血分何疑？痢色紫滞夹白，气阴兼理。

西党参五钱，建曲一钱五分同炒　白蒺藜三钱　青皮五分　乌药一钱　阿胶二钱　荠菜花三钱　丹皮一钱五分　银花炭三钱　侧柏炭一钱　山楂炭三钱　加香连丸一钱

家母又诊

舌苔渐化，纳谷较增，痢畅而稀，其痛势虽在胃脘，观食下时并不作痛，关脉弦数，属血分之邪发越，肝木并逆也。

党参三钱，建曲一钱五分同炒　丹皮炭一钱五分　枳壳三分　银花炭三钱　阿胶二钱　青皮五

分 白蒺藜三钱 侧柏炭一钱 乌药一钱 益元
散三钱

家母又诊

血分之暑邪郁邪俱化，痛止痢亦将止，脾
气肾阴，虚机略振。便时指尖微冷，寐少耳鸣，
守脏真为主，和肠胃为佐。

老山人参三钱 炮姜炭二分 五味子五分
枣仁三钱 熟地炭三钱 煨木香三分 白芍一钱
五分 云苓三钱 陈皮三分 小红枣三枚

家母又诊

胃气颇醒，知味加谷，食后气觉下坠欲便，
小溲尚少。然痢必伤肾，不宜渗利，盖膀胱为
津液之府，与肾为表里者也。

人参三钱 於术一钱五分 制首乌四钱 炒
枣仁三钱 党参三钱 生芪一钱五分 阿胶二钱
炒白芍一钱五分 阳春砂仁五分 炒苡仁三钱
炙甘草三分

大伯母痹痛

肝火湿热下注阳明之络，外束风寒，两腿
痛甚，艰于步履，脉细舌白。姑先疏解外风，
但症系内伤虚痹，最属淹缠者也。

桂枝四分 赤芍一钱 白蒺藜三钱 赤苓三
钱 秦艽一钱五分 苡仁三钱 嫩桑枝 归须一
钱五分 防己三钱 萆薢三钱

大伯母又诊

环跳痛缓，移于内臁，左脉转数，外风已
渐化火。盖阳明主一身之络，气血亏，不能灌
溉络脉，郁火湿热，乘隙内踞，而为脾痛。去
秋曾患流注，病虽异而其源则一也。拟补血汤
兼理湿热。

黄芪一钱五分 川柏五分 秦艽一钱 防己
三钱 白蒺藜三钱 郁金五分 苡仁三钱 天麻
五分 萆薢三钱 归身三钱 滑石三钱 桑枝一

两，酒炒

大伯母又诊

肝风湿热，逗留经络，痹痛夜甚，脉软带
弦，舌红苔黄。此内因之病，不宜峻剂，攻风
劫痰，再伤血液，须防血枯筋挛而肢废，或痹
乘中土而变腹胀。当养肝阴，佐以化瘀定痛。

细生地四钱 生冬术一钱五分 防己三钱
归身三钱 小胡麻三钱 淡干姜三分 木瓜一钱
杞子三钱 金毛脊三钱 苡仁三钱 加乳香三分
没药三分，后下

大伯母又诊

昨宵痛缓得寐，脉数和而舌苔稍化。病由
气血两亏，用药慎其偏胜为要，拟葳蕤加味。

葳蕤一两 生冬术一钱 木瓜一钱五分 金
毛脊五钱 细生地四钱 细木通三分 干姜三分
归身三钱 炒米仁三钱 云苓三钱 杞子三钱
生甘草五分

大伯母又诊

意伤忧愁则肢废，盖脾主四肢，心阳不畅，
肝失生发之机。水谷入胃，易生痰湿，少于生
血，血不养筋，右腿拘牵，不能伸屈。且持斋
百日，阳明血液之亏，不待言矣。所虑延为痼
疾，然治法不外乎养肝培脾和胃而化湿热耳。

羚羊角二钱 肥玉竹三钱 杞子三钱，酒炒
钩藤三钱 白蒺藜三钱 汉防己三钱 木瓜一钱，
酒炒 金毛脊三钱 川石斛三钱 苡仁三钱 阿
胶二钱 归身三钱 桑枝一两

大伯母又诊

血枯经络少舒，内风痰多并阻，仍守昨法。

羚羊角三钱 防己一钱五分 苡仁三钱 小
胡麻三钱 秦艽七分 钩藤四钱 青蔗汁一杯
肥玉竹五钱 木瓜五分 归身三钱 白芥子三分
加白麻骨五钱，桑枝五钱，煎汤代水。

大伯母又诊

昨今两日，痛势大缓，环跳经络，俱未抽掣。惟足刺痛，痛幸式微，郁火湿热全化矣。

羚羊角　白芍一钱五分　松子仁三钱　钩藤三钱　淡苁蓉三钱　归身三钱　木瓜五分　桑枝三钱　枣仁三钱　青蔗汁一杯

大伯母又诊

肝火已化，和补阳明气血为主。

人参须一钱　细生地三钱　肥玉竹三钱　归身一钱五分　生冬术一钱五分　怀牛膝一钱五分　云苓三钱　白芍一钱五分　枸子三钱　钩藤

大伯母又诊

阳明气血日旺，渐能行动，惟步履力不足耳。

人参须一钱　细生地四钱　肥玉竹三钱　归身一钱五分　生冬术一钱五分　杜仲三钱　米仁三钱　云苓三钱　杞子三钱　白芍一钱五分

尹医案

痰阻胃阳恶心，暑邪乘虚内陷，大疟发经四次，神疲纳少，脉弦濡，舌白腻。邪在太阴，达之非易，拟东垣法为主。

人参须一钱　升麻二分　陈皮七分　大防风一钱　柴胡二分　冬术一钱五分　茯苓三钱　鲜藿香一钱五分　姜半夏一钱五分　鲜佛手一钱五分

尹又诊

疟早且轻，邪能速达，正气亦可速复矣。

参须一钱五分　川朴五分　白芍一钱五分　防风一钱　冬术一钱五分　升麻二分　归身一钱五分　藿香一钱五分　建曲三钱

某氏医案

咳呛淡红血痰，证起三载，肺脾津气两竭，

不治症也。拟《金匮》培土生金法，以为带疾延年之计。

人参七分　川贝母二钱　肥玉竹三钱　云苓三钱　麦冬二钱　扁豆衣三钱　怀山药三钱　生甘草三分　阿胶一钱五分　白粳米四钱　白花百合一两

李医案

交秋肃降，暑风湿热，壅迫二肠，发为赤白二痢。起经四月，先有寒热，脘腹大痛，汗泄如注，见谷漾漾欲呕，邪势壅遏三焦，高年深恐不能支持。经云：病有急当救里救表者，今里重表轻，当从疏为急。每见里滞充斥者，误用败毒散，多变噤口。

川朴五分　枳实七分　丹皮一钱五分　赤芍一钱五分　川连四分　藿梗一钱五分　青蒿一钱　青皮一钱　秦艽一钱　红曲三钱　楂炭末七分

李又诊

痛减痢稀，伏邪尚盛，肝木乘胃虚上逆，为恶心悸惕。表热退净，略可安谷，病虽转机，尚非坦途也。

人参须五分　川朴七分　藿梗一钱五分　赤芍一钱　淡吴萸二分　川连五分　楂炭末一钱　青皮五分　神曲三钱　砂仁末五分　鲜佛手一钱五分

李又诊

表热退净，痛减过半，痢稀挟粪，恶心止而谷食加，洵称佳兆。但痢伤肾阴，肾为胃关，舌心光红，高年患痢，液涸生糜之风险，务宜预防。

人参七分　藿梗一钱五分　乌梅炭四分　炒米仁三钱　川连三分　青皮五分　焦白芍一钱五分　炒楂炭三钱　阿胶一钱五分　荠菜花三钱　生甘草三分

李又诊

病交一候，痢已全止，高年气阴两亏之体，

273

邪达迅速，诚大幸也。纳谷未旺，神脉尚弱，拟益气生津以恢复之。

人参须一钱五分　制首乌四钱　焦六曲三钱　归身一钱五分　绵黄芪一钱五分　五味子五分　炒苡仁三钱　白芍一钱五分　阿胶一钱五分　荠菜花三钱　枣仁三钱

华医案

大疟已近半载，纳少腹膨，质小任重，理之非易。

连叶苏梗一钱五分　秦艽一钱　桔梗五分　赤芍一钱　防风一钱五分　青蒿一钱　建曲三钱　益元散二钱　牛蒡一钱五分

华又诊

寒热渐减轻，病机向佳，腹形膨大已久，脾阳衰象也。盖无有中气不虚而患疟痢者，谁谓小儿无补法哉！况幼稚血气未充，病久转虚，扶本祛邪，一定之理。

人参须七分　元武板四钱　桔梗七分　归身制首乌一两　炙鳖甲五钱　青蒿二钱　赤芍　加左金丸一钱五分

华又诊

寒势大减，热亦渐缓，脾胃素弱，仍须扶本驱邪，以防腹满浮肿。

人参须一钱　元武板五钱　秦艽一钱　归身一钱五分　制首乌四钱　炙鳖甲四钱　冬术一钱五分　赤芍一钱　老苏梗一钱　大腹皮一钱五分　建曲三钱　麦芽三钱　加益元散三钱

华又诊

疟发渐早，邪从阴分转入阳分，守法治之。

人参须一钱　炒冬术一钱　姜半夏一钱五分　防风五分　绵黄芪一钱五分　炙鳖甲三钱　小青皮五分　建曲一钱五分　归身一钱五分　煨姜五分　红枣二枚

华又诊

腹膨日松，神情健旺，汗泄虽畅而觉冷，此即是气虚也。

人参七分　桂枝五分　炙鳖甲五钱　云苓三钱　制首乌四钱　干姜三分　苏梗一钱　炙甘草三分　归身一钱五分　红枣三枚

华又诊

大疟两期未至，脾阳振而伏邪俱化矣。

人参须七分　制首乌四钱　干姜三分　白芍一钱五分　炒冬术一钱五分　炙鳖甲四钱　米仁三钱　云苓三钱　归身一钱五分　麦芽三钱　红枣三枚

华又诊

疟止匝月，脾胃元气已复，腹膨全可，神采日旺。前定扶正托邪之法，原属正治，小儿谷气不足，脾土最易亏损，拟资生丸调摄。

人参须一钱五分　制首乌四钱　川斛三钱　白芍一钱五分　炒冬术一钱　苡仁三钱　云苓三钱　麦芽三钱　归身一钱五分　南枣三枚

王

肝风从络外达，腿足即能舒展，初诊面许必愈，岂谬谈哉！此乃血热生风，袭于阳明大络，状如类中，实非中也。误投桂枝辛温，故以犀角汤救其逆，竟得应手焉。现在步履如初，入夜足力稍软，血液未充，风阳上旋作眩，拟养肝阴和阳明调摄为主。

绵芪一钱五分　川断三钱　米仁三钱　云苓三钱　生冬术一钱五分　阿胶三钱　木瓜一钱　橘络一钱五分　制首乌三钱　归身三钱　小红枣三枚　青蔗浆一杯

尤

脉症合参，始由气不摄血，血崩阴伤，自

患大疟而产，产后旋即腹胀如臌。服过斗门方，戒盐半载，病已磨久，而腹大依然，半月或旬日一发，肝脾伤而阳气式微也。脉细如丝，当从症治之，仿仲景法。

人参须七分　制附子三分　炒米仁三钱　云苓三钱　生芪皮一钱五分　制首乌四钱　炒枣仁三钱　元眼肉一钱五分　桑白皮一钱五分　大腹皮一钱五分　苏梗汁五分　竹叶三钱

尤接服方

人参须五分　左牡蛎一两　茯苓皮三钱　白芍一钱五分　制首乌四钱　炒苡仁三钱　大腹皮一钱五分　元眼肉一钱五分　枣仁三钱　苏梗汁三分　淡竹叶三钱

尤又诊

阳回脉起，舌强渐平，肿胀亦减，诸恙皆轻。自觉神情颇振，此亦气旺之明征，拟宗血脱益气法，冀其便血勿崩，病之扼要也。

制附子三分　左牡蛎七钱　带皮苓三钱　炒建曲三钱　制首乌四钱　车前子三钱　焦米仁三钱　大腹皮三钱　苏梗三分　干竹叶三钱　红枣三钱

加赤小豆三钱，煎汤代水。

尤又诊

腹形瘪小，便血稍见，心悸不寐皆减。时值夏至大节，营卫两虚之体，船路尤易触动风热，还宜谨慎。

人参一钱　川连三分　丹皮炭一钱五分　制首乌四钱　黄芪一钱五分　枣仁三钱　地榆炭三钱　生冬术一钱五分　党参三钱　小红枣三枚

尤又诊

交节前后，便血未行，神脉皆段。

人参一钱　制附子三分　春砂仁五分　云苓三钱　绵芪一钱五分　地榆炭三钱　炒枣仁三钱

苡仁三钱　左牡蛎八钱　小红枣三钱　元眼肉

尤又诊

便血匝月未发，中气有权摄血矣。血得贮于营，则虚阳不致上越，所以自觉精神行动，颇属安适也。

台人参一钱五分　制附子三分　炒枣仁三钱　左牡蛎八钱　黄芪三钱，陈皮五分泡汤炙　煨木香三分　炒木瓜一钱　炒丹皮一钱五分　炒冬术一钱五分　春砂仁五分　大黑枣三钱

尤

临经旬日前，腹痛不已，入夜交寅卯时更觉痛极难堪，肝郁血分也。拟疏其痰气，养其营血，可许得瘥。

旋覆花一钱五分　广郁金三分　甘枸子一钱五分　白芍一钱五分　老苏梗一钱　瓦楞子三钱　杜仲三钱　青皮五分　归身三钱　枣仁三钱

尤又诊

叠进养血化痰法，是月月事如期，病势大减，眠食并适，仍守前意。

旋覆花三钱　老苏梗一钱　小茴香三分　川断二钱　白蒺藜三钱　广郁金五分　炒丹皮一钱五分　真橘络一钱五分　归身三钱　小青皮一钱

尤又诊

癸水甫净，养心脾佐调奇脉。

炒枯熟地三钱　广郁金三分　川贝母三钱　归身一钱五分　紫石英三钱　怀牛膝一钱五分　老苏梗一钱五分　白芍一钱五分　炒枣仁三钱　橘白五分

尤又诊

日来脉情和缓，营卫气血流通，拟培养奇经八脉，佐理肝脾。

熟地炭二钱，砂仁末拌　川杜仲三钱　川贝

母三钱　云苓三钱　白蒺藜一钱五分　净归身一钱五分　炒枣仁三钱　青皮七分　苡仁三钱　炙橘白一钱

尤又诊

气为血帅，气顺则营血，循序，叠进和肝运脾，诸恙皆安。仍守前法，冀其临经痛止为妙。

尤又诊

痛经止后，怀麟三月矣。微见呕痰纳少，虽属恶阻余波，即是肝胃不和也。

制首乌　川断　冬术　白芍　厚杜仲　山药　黄芩　生甘草　川贝母　砂仁　枣仁　橘白

加川石斛煎汤泛丸。

尤

乳房结疬，大小不一，起经四载，屡发酸胀，痛楚则更坚大，胸膈梗痛如束，脉弦舌红，一派肝郁，结于阳明部分也。有关格之根柢，怡养为佳。

制首乌四钱　乌药一钱　青皮三分　归身一钱五分　川贝母三钱　广郁金三分　橘络一钱五分　白芍一钱五分　瓜蒌皮三钱　杞子二钱　左金丸五分

尤又诊

乳疬痛缓胀松，胸脘亦舒。脉症合参，究系营虚肝郁也。

制首乌四钱　川贝母二钱　枣仁三钱　归身一钱五分　元参一钱五分　枸杞三钱　柿霜三钱　东白芍一钱五分，生炒各半　广郁金四分

蔡

历节风痛已缓，四肢尚是麻木，内风未化也。

生芪皮三钱　明天麻七分　姜半夏一钱五分　归身三钱　白蒺藜三钱　广郁金五分　钩藤四钱　生甘草五分　秦艽三钱　桑枝七分　蔗浆一杯

龚

暑风暑热，蕴伏于经，病交四日，昨午壮热无汗，烦躁昏谵，热逼肝胆，气火直升犯胃，呕吐痰少，频频嗳气，夜半得汗极畅，表热退净，脉尚濡数，舌红苔黄，伏邪未必即化，转疟可虑。

金石斛三钱　枳壳一钱五分　赤芍一钱五分　鲜佛手一钱五分　炙鳖甲三钱　青蒿一钱五分　鲜竹茹一钱五分　老枇杷叶一钱五分

加白荷花露一两

龚又诊

暑风郁伏肺卫，暑温热蒸营分，争而为间日疟。寒轻热重，曾发两度，邪犹蕴蓄。治宜先解卫风，继清营热，非比秋邪入少阳，而用小柴胡和解者也。

带叶藿梗一钱五分　苦桔梗五分　郁金五分　归身一钱五分　牛蒡子一钱五分　青蒿一钱五分　黑栀一钱五分　赤芍一钱五分　鳖甲四钱　秦艽一钱五分　丹皮一钱五分　鲜佛手一钱五分

龚又诊

暑疟今交三度，寒势减轻，汗易泄而热退颇早，营阴素虚之质，伏热犹深，非坦途也。

牛蒡子一钱五分　广郁金五分　丹皮一钱五分　赤芍一钱五分　香青蒿二钱　炙鳖甲五钱　黑栀一钱五分　鲜佛手一钱五分　秦艽一钱五分　益元散三钱

龚又诊

辰刻指尖微清，即时壮热，渴饮如长鲸吸川，神烦谵语。酉刻得汗，汗多如注，小溲频

数，此乃瘅疟明征。经云：阴气孤绝，阳气独发，但热不寒，是为瘅疟。细参其文，既云不寒，即是阳明潮热矣。此不寒，但身不觉寒，其指尖微清，背觉微寒，皆作但热不寒例看。故云：饮以桂枝白虎汤，二进必愈。《内经》《金匮》文辞深奥，非精思参悟，则临症不明其妙也。同议方，以冀应手。

鲜生地五钱　肥知母一钱五分　桑叶一钱五分　小青皮五分　生石膏七钱　川贝母三钱　丹皮一钱五分　生甘草五分　生鳖甲五钱　白粳米五钱

龚又诊

连进白虎汤，疟来热短且缓，口渴谵语并少。再守前意，益其津气，以化余邪。

鲜霍斛一两　肥知母一钱五分　淡芩三钱　大竹叶三钱　青蒿一钱五分　川贝母一钱五分　丹皮一钱五分　鲜芦根一两　秦艽一钱　益元散三钱

龚又诊

疟将止，养阴清理为主。

生洋参一钱五分　金石斛　肥知母一钱五分　鲜竹茹　细生地七钱　羚羊角一钱五分　天花粉三钱　竹卷心三钱　鳖甲四钱　川贝母二钱　青蒿一钱　白茅根一两

龚又诊

疟止热化，胃中痰气未清，治以疏通腑浊，佐理脾元。

生洋参一钱五分　生冬术一钱五分　枳壳三分　川贝一钱五分　生鳖甲四钱　制半夏一钱　瓜蒌二钱　建曲三钱　金石斛三钱　广郁金一钱　佛手露一两

龚又诊

细生地五钱　生冬术一钱　川斛三钱　建曲一钱五分　生洋参一钱，人参须一钱同蒸　金石斛

三钱　橘白五分　藿梗一钱五分　鲜竹茹一钱五分　鲜莲子三钱

俞

经居三月之余，骤然腹痛，酸坠不已，曾经小产，手厥阴经络受伤，脉胎已至脱根，气从下陷，深恐血崩之虑，仿东垣法。

人参三钱　柴胡二分　新会皮五分　云苓二钱　黄芪二钱　枣仁三钱　春砂仁五分　炙草三分　冬术一钱五分

俞又诊

昨进补中益气汤，酸坠之势虽缓，而瘀下如崩，肢冷发痉。幸元气尚属扶住，未知厥脱。然胎尚未下，须防气陷血脱，浊瘀下泛。

人参须七分　老苏梗一钱五分　炮姜炭四分　陈皮五分　炒冬术一钱五分　春砂仁三分　枣仁三钱　茯苓三钱　归身一钱五分　胎产金丹半粒

俞又诊

血崩止之后，自觉胎元跃跃如常而动，肝升烦热。寅卯更衣，感冒寒邪，形冷发搐，郁木内扰，悲从中来，骤然哭泣，面色泛㿠，神志模糊，脉细无神。此属血去胎伤，又失于调养，胎殒腹中，浊向上蒙，至危至险候也。

人参须一钱　大腹皮一钱五分　陈皮七分　老苏梗一钱　炮姜炭一钱　江枳壳一钱　砂仁五分　赤苓三钱　广郁金五分　胎产金丹半粒

俞又诊

药后得寐，神志渐清，面㿠略转，少腹酸楚，急坠极甚，如欲大便而便闭。盖小产胎殒，重于大产，或有气衰血热，或因内外感触，损其根柢。漏红之后，本当调养气血，听其自然，但血去已多，胎涸难于下行，不得已，用平胃法，宜佐保本为要。

人参须七分　元武板五钱　大腹绒三钱　炙

陈皮五分　炮姜炭一钱　元明粉七分　江枳壳一钱五分　焦白芍一钱五分　老苏梗一钱五分　归身一钱五分

俞又诊

昨投平胃散加元明以下瘀浊，佛手散温通气血。刻间腹中酸坠异常，秽水下行极多，即觉舒和，因知人立方之神妙也。但瘀浊尚有未净，胞衣或有留顿，亦宜留意虚阳上冒，慎调至嘱。

熟地炭四钱　炮姜五分　陈皮七分　归身一钱　炒於术二钱　丹皮三钱　云苓二钱　白芍一钱　炒枣仁三钱　青皮五分　谷芽三钱

益母草煎汤代水。

俞又诊

瘀露下而黑色，停瘀留顿未化，胃纳渐安，寐亦稳贴，神脉皆涉和平，但恐有胎元未化，仍宜留意也。

熟地炭四钱　川石斛三钱　煨枣仁三钱　川贝母二钱　生冬术一钱五分　白蒺藜三钱　净归身一钱五分　粉丹皮一钱五分　西琥珀五分　陈皮一钱　云苓三钱　桃仁七粒

俞又诊

益阴通瘀之下，夜寐得安，脉息稍静，正气渐醒。今晨瘀中虽下茄蒂之象，此即胞胎之根柢也。前日或指停经，或指崩漏，定可剖析分明而无惑矣，仍守昨法。

熟地炭四钱　怀牛膝一钱五分　川贝二钱　炒冬术一钱五分　紫石英三钱　枣仁三钱　白芍一钱五分　旋覆花三钱　西琥珀五分　益母膏三钱

俞又诊

小产后，肝肾阴虚，虚阳易升，逆胃为汗泄气急，脉见芤数，阳衰已复，阴血尚难速长，眠食向安，自可日臻佳境，百日内务宜慎养。

生洋参一钱五分　制首乌四钱　川贝母二钱　归身一钱五分　生冬术一钱五分　金石斛三钱　茺蔚子三钱　白芍一钱五分　西琥珀五分　枣仁三钱　茯苓三钱　小红枣三枚

俞又诊

日来色㿠已转，脉维右寸关尚弦数，由乎盗汗自汗互伤营液，故易于心悸也。今瘀已净，可以补中，寓以收摄法矣。

党参三钱　熟地炭四钱　甘枸子一钱五分　炒白芍一钱五分　炒冬术一钱五分　五味子三分　炒枣仁三钱　生甘草三分　炒竹茹一钱五分　菟丝子三钱　炒香谷芽三钱

蒋

产虚未复，郁怒动肝，肝火上熏肺胃，寅卯时咳呛缠绵，半载未能全止。纳谷勉强，五心烦热，脉细，左部虚细，右寸关弦数，虑涉损途，急挽可许向吉。

北沙参三钱　天花粉一钱五分　瓜蒌皮一钱五分　广郁金四分　羚羊角一钱五分　真川贝三钱　炙橘白五分　生谷芽三钱　制首乌四钱　怀牛膝一钱五分　滁菊瓣一钱

蒋又诊

五更咳呛得缓，癸水先期而至，舌心露质，诊脉左见数象，胁中刺痛，产后营虚肝郁也。

北沙参四钱　天花粉一钱　瓜蒌皮三钱　广郁金五分　羚羊角一钱五分　川贝母二钱　青蒿梗一钱五分　炙橘白五分　制首乌四钱　阿胶二钱　怀牛膝一钱五分　鲜稻叶五钱　怀山药三钱

蒋又诊

前进平肝养阴，寅卯时咳呛渐稀，脉息左部弦数，右尺虚软，经事乍过，毓阴平肝为主。

生西洋参一钱五分　川贝母三钱　瓜蒌皮一钱五分　炒白芍一钱五分　制首乌四钱　元武板

五钱　广郁金三分　怀山药三钱　金铃子一钱
鲜佛手一钱

蒋又诊

郁火已化，阴血不致为其所耗矣。脾气尚弱，纳谷不多，大便少调，脾胃之根，在乎金水流行，水火升降为佳。

参须七分　羚羊角一钱五分　炒木瓜五分
五味子三分　麦冬二钱　金石斛三钱　杜仲三钱
白芍一钱五分　怀山药三钱　橘白五分　生谷芽
三钱　鲜佛手一钱五分

俞

阴虚之体，肝火劫伤胃液，痰气凝结于胃，下午腹痛，痛甚无寐，头眩便燥患经五月，防痛甚致厥。

瓦楞子三钱　姜半夏一钱五分　青皮一钱　白
芍一钱五分　金铃子一钱五分　枳实一钱　乌梅一
钱　使君子三钱　老苏梗五分　鲜佛手一钱五分

俞又诊

前进两和肝胃，脘痛得减，痰血未呕，大便续通未畅，唇色泛紫，瘀痰犹滞络中也。

苏梗五分　炙鳖甲五钱　枳壳一钱　木瓜五
分　瓦楞子三钱　使君子三钱　青皮七分　单桃
仁三钱　川楝子一钱五分　乌梅七分　鲜佛手一钱

俞又诊

叠进平肝和胃，蛔厥之痛势虽止，阴血已伤，起居宜慎。

制首乌四钱　炙鳖甲五钱　川楝子一钱五分
香苏梗五分　炒山药三钱　乌梅肉一钱　瓦楞子
三钱　宣木瓜五分　川石斛三钱

沈

肝阳化火生风，从冲脉逆行乘胃，巅顶胀痛，不能转侧，面部肌肉跳跃，屡发屡止。今

春烦劳之下，阳气越胃凌心，而致煎厥，每进滋纳肾肝得平，自后萌发颇稀，宗《内经》治肝第三法，镇守中州以靖逆气。

西党参三钱　杜仲四钱　乌梅肉一钱　生炒
白芍各三钱　生炙甘草各四分　大熟地六钱　牡
蛎一两　宣木瓜一钱　北五味五分　新会皮一钱
佛手露一两

车

肝火逆上触心，络伤血从口溢，竟有盈碗之多。近增便泄，暑湿亦兼内袭也。左脉细弦，胃气衰，谷气自少旋运。益气清暑为治。

乌犀尖一钱五分　生芪皮一钱五分　肥知母
一钱五分　生甘草三分　鲜霍斛五钱　五味子五
分　丹皮一钱五分　鲜稻叶三钱　麦冬二钱　扁
豆三钱

车又诊

前进清暑益气法，纳谷知味，天气酷暑外迫，慎防呕血复萌。

北沙参三钱　生牡蛎五钱　天花粉一钱五分
炒白芍一钱五分　大麦冬二钱　金铃子一钱　宣
木瓜七分　生甘草三分　羚羊角一钱五分　紫石
英三钱　怀山药三钱　鲜稻叶三钱　五味子三分

周

心脾两亏，经行先期，心悸寐少，舌心光剥，脉息细数，气分亦怯，养血毋庸重滋。

人参须五分　牡蛎一两　天冬一钱五分　大
白芍三钱　大麦冬二钱　龙齿三钱　杜仲四钱
生甘草四分　柏子仁三钱　五味子九粒　青蒿二
钱　生谷芽五钱　炒枣仁三钱

周又诊

叠进养血安神，颇合病机，诸恙皆轻，拟守前法。

279

生洋参一钱五分　龙齿五钱　柏子仁三钱　生白芍二钱　大麦冬二钱　钩藤三钱　枣仁三钱　生甘草三分　青蒿一钱　谷芽三钱　鲜藕节一两　白荷花露一两

张

前进养血平肝法，哮发减轻过半，脉息左数右弦，心中似乎烦扰，寐不安贴，癸水将至，营虚血热，再防反复，当加意养金水为妙。

乌犀尖一钱五分　细生地四钱　杜苏子五分　秦艽一钱五分　羚羊角一钱五分　瓜蒌皮三钱　莱菔子一钱五分　白薇一钱五分　川贝母三钱　银杏肉三钱　左金丸五分

张又诊

喘哮每发于经至之前，营虚显然矣。今值癸水将至，其病必发，无外感可驱，急先存阴平木，兼以治风先治血法，冀能由渐转轻为幸。

羚羊角二钱　广郁金五分　焦杏仁三钱　归身一钱五分　细生地四钱　瓜蒌皮三钱　怀牛膝二钱　赤芍五分　秦艽一钱五分　川贝母三钱　银杏肉三钱　左金丸五分

蔡

脾经素亏，经事愆期，血不养肝，肝木挟痰，上循少阳经络，结为瘰疬成串，交节续增，自颈下连于季胁，约有二三十枚，曾经溃过，时有寒热，乃虚劳根柢也。仿逍遥归脾合而加减。

羚羊角一钱五分　广郁金三分　川贝母二钱　归身一钱五分　制冬术一钱　制首乌四钱　生芪皮一钱五分　白芍一钱五分　左牡蛎五钱　鲜竹茹一钱五分　枣仁三钱　云苓三钱　鲜稻叶三钱　元眼肉五枚

蔡又诊

日来疬串痛缓，核俱流动，癸水逾期未至，

五心焦热，头目眩晕，培太阴脾土，畅少阳木火以治。

绵黄芪一钱五分　杭甘菊一钱　川贝母二钱　归身一钱五分　制冬术一钱五分　白蒺藜一钱五分　杞子二钱　白芍一钱五分　枣仁三钱　云苓三钱　鲜稻叶三钱

华

肝脾气陷，便后下血，患经数载，近则脱肛，血下无度，小溲淋痛，寒热时作，舌光起刺，脉形乙数虚弦，情志内伤，药力断难奏效者也。所虑秋令肃降，有血从下脱之变。

柴胡三分，醋炒　丹皮一钱五分　归身炭一钱　炙川柏七分　生冬术一钱　黑山栀一钱　地榆炭三钱　赤苓三钱　细生地三钱　小青皮五分

华又诊

寒热二日未作，纳谷亦增，便血未下，溲淋痛楚仍然，适交冬至，加意慎调为嘱。

生冬术一钱五分　鹿角霜一钱五分　左牡蛎一两　木瓜五分　细生地四钱　元武板五钱　川柏五分　生甘梢四分　西琥珀四分　青皮五分　丹皮一钱五分

华又诊

淋痛减轻，稍有咳嗽，舌干虽润，光剥未能立苔，心肾阴虚也。

细生地五钱　焦米仁四钱　麦冬一钱五分　木通五分　川连三分　五味子五分　生甘梢五分

送服补中益气丸三钱。

师太

脾虚血热，湿火生疮，耳菌翻花，流血之后，目光四散，旋有蝇飞撩形。拟清脾甘露饮加减治之。

生冬术一钱五分　鲜霍斛一两　丹皮一钱五分　赤芍一钱　细生地四钱　川连四分　炒

白芍一钱五分　云苓三钱　橘白五分　白茅根五钱

顾

郁火湿热，内伤肝脾，痰火化风，升扰阳明，脉弦舌红，有类中之机，防眩晕倾跌。

人参须七分　生冬术一钱　杜仲三钱　归身三钱　制首乌四钱　整玉竹三钱　牡蛎一两　白芍一钱五分　广郁金三分　川贝母三钱　枣仁三钱　盐半夏一钱五分

王旭高临证医案

（清）王旭高　著

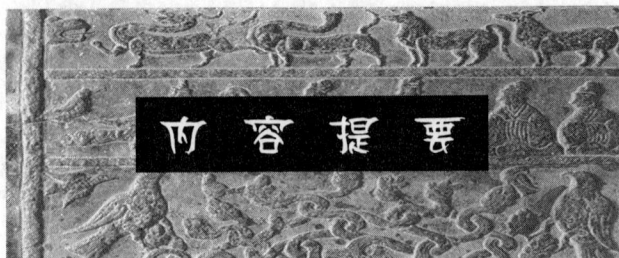

内 容 提 要

　　本书四卷，王旭高名医临证治案，方耕霞前辈编订。光绪戊戌，在无锡以活字版排印，赠送同道。书本无多，易为湮没。爰为辑入本集，以广其传。并公于世，因王、方二公之学问经验，均足为后学津梁。

序

　　临证医案，非古也。古人视病，不立案语，但书方药。自宋设医学科命题考试，医生取其学问高等者，入太医局，自后医生诊病，相沿先立案语，后书方药，但随作随弃，无有辑之者，如宋之许知可、张季明，明之薛立斋、陈维宜、孙文垣，以及国初喻嘉言、徐大椿辈，虽有医案，类皆因治疗效验笔诸于书，其文乃记事，非临证也。良以病多转变，方难一定，恐泥学者眼目，故作者揿置之。然余谓医之有方案，犹名法家之有例案，文章家之有试牍，对病书方因题立义，相对斯须，人之性命系焉，己之得失亦系焉，虽不足为根柢之学，而病者之情形，医者之学识心思，尽在于是。苟能溯其脉证，观其变化，奚啻与病者医者一堂共语，不大可触发手眼哉！故叶氏《临证指南》，海内风行，然叶案语意高深，方多平淡，学者践其迹，未必入其室。因叶负一时重名，所视者非富贵膏粱，即病深气竭，贫贱初病者廖廖焉。盖气体不同，方法即异，读其书而得其用者鲜矣。余旧得无锡王泰林旭高先生方案二卷，爱而藏之，以篇页无多未梓，更求二十余年不可得。客春游梁溪，访老友刘君石香，石香出十卷示余云：新得于李氏者。亟假归读之，其心思之敏，见识之超，清华而不高深，灵变而有矩矱，视叶案易于学步，且复诊甚多，前后推究，考其得失，尤足以资助学者，因并余所藏者去其重复，合而选之。间有字句冗沓率意处，略为删整，依类编次，分二十六门，每门附以拙论，略见大意。其有精警与未惬意者，复随案指出，正之有道，非敢有意毁誉也。原书十卷，约得五六，厘为四卷，命儿辈录出，不敢自私，付之梓人，以公同学焉。

　　　　　　　　　　光绪二十三年丁酉孟春耕霞方氏序于倚云吟馆

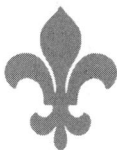

目　录

王旭高临证医案

王旭高临证医案卷一

后学方仁渊耕霞参订

无锡王旭高著　侄履成　子应麟校刊

后学青田包元吉重校

温邪门

某　久患三疟未愈，劳力更感风温而发时证。及今八日，壮热烦躁，汗不能出，疹不能透，热郁蒸痰，神糊呓语，两胁疼痛，难以转侧，胸闷气粗，动则欲厥。所以然者，邪热与瘀伤混合，痰浊与气血交阻，莫能分解，以致扰乱神明，渐有昏喘之险。

豆豉五钱　苏梗一钱　郁金一钱　赤茯神三钱　连翘三钱　丹皮钱半　当归三钱　杏仁三钱　天竺黄钱半　木通一钱　猩绛七分　菖蒲五分　青葱　枇杷叶

渊按：郁金杏仁解气郁，当归葱猩解血郁，豆豉苏梗从里达表，尤宜佐黄芩鲜地等，以解热郁，否则，热不解，诸郁亦不开，热蒸痰阻，陷入胞络易易。

宋　湿温过候，斑疹并见，心胸烦懊，神识模糊，脉数混混而不清，舌心苔干而不腻，湿蕴化热，热渐化燥，气粗短促，目赤耳聋，阴精下亏，风阳上亢，虑其内陷昏痉，拟生津达邪，兼芳香逐秽。

鲜斛　淡豆豉　竹茹　连翘　橘红　赤苓　天竺黄　黑栀　菖蒲　郁金　羚羊　陈胆星　牛黄清心丸五分　加犀黄三厘

又　湿温邪在太阴阳明，湿胜于热，太阴为多，热胜于湿，阳明为甚，日晡烦躁，阳明旺时也。口虽渴，苔仍白腻，乃湿蕴化热，余湿犹滞，气火熏蒸，蒙蔽清窍，故斑疹虽透，而神识时糊，脉沉小而数疾，皆邪郁不达之象。倘若热甚风动变劲，便难措手。

半夏　赤苓　鲜斛　连翘　川连姜汁炒　菖蒲　通草　豆豉　郁金　益元散　竹茹　茅根　黑栀

渊按：宜参凉膈散，缓缓通下，不致下后化燥内陷耳。盖湿温虽不可早下，而热胜挟滞者，不下则热邪挟滞不去，湿邪亦从热化燥化火也。

又　湿温旬日，脉数较大于昨，热势较盛于前，所谓数则烦心，大为病进，并非阴转为阳，自内达外之象。舌苔白厚，上罩微灰，面红目赤，阳盛之征。头昏耳聋，阴虚之象，小溲窒塞，气化不及也。当生津以彻热，利窍以化湿。救阴不在肾而在生胃津，去湿不可燥而在通小便。盖汗生于津，津充汗出而热解。小肠为心之府，小便通利，心火降而神清。

羚羊角　赤苓　菖蒲　竺黄　泽泻　益元散　知母　鲜斛　通草　竹叶　鲜薄　荷根
另用珠子五分、血珀五分为末调服。

渊按：名言谠论，勿草草读过。

又　湿热郁蒸，如烟如雾，神识沉迷，脉时躁时静，静则神倦若寐，躁则起坐如狂，邪内陷矣。虽便不通，而腹鸣不满，肠胃不实，其粪必溏，未可骤攻下之。大凡温邪时症，验舌为先，今舌苔白，上罩微霉，邪在营气之交。叶氏云：邪乍入营，犹可透热，仍转气分而解，如犀羚元翘等是也。从此立方，参以芳香宣窍。

犀角　羚羊角　鲜斛　竺黄　元参　连翘　益元散　赤苓　竹茹　至宝丹一粒

又　前方加鲜地、瓜蒌仁、枳实。

又　舌黑而干，湿已化燥，频转屎气，脘腹按痛，邪聚阳明，肠胃已实，当商通腑。但小便自遗，肾气虚也。正虚邪实，津枯火炽，惟有泻南补北，勉进黄龙汤法。

鲜地　人参　生军　元参　元明粉　菖蒲　竺黄　连翘　竹叶　甘蔗汁代水煎药

渊按：蔗汁生饮最妙，代水煎药，不但腻膈，且失凉润之性矣。

又　下后舌黑稍退，而脉反洪大，神识仍昏，阳明火旺也。清阳明燔灼之火，救少阴涸竭之阴，用景岳玉女煎。

鲜地　元参　鲜斛　知母　竺黄　麦冬　石膏　竹叶　芦根　蔗汁一杯冲

又　津回舌润固属休征，风动头摇仍为忌款。温邪虽退，元气大虚，虚风上扰不息，又防眩晕厥脱。今当扶正息风，参以生津和胃。

生洋参　钩藤　天麻　茯神　制半夏　石决明　秫米　陈皮　麦冬　竹茹　甘蔗皮

渊按：热滞虽从下而松，肝家阴液，早为燥火所伤，故见证如此，迟下之累也。

胡　素有肝胃病，适挟湿温，七日汗解，八日复热，舌灰唇焦齿板，口渴欲得热饮，右

脉洪大数疾，左亦弦数，脘中仍痛，经事适来，静思其故，请明晰之。夫肝胃乃腹中一脏一腑，木乘土则气郁而痛，若不挟邪，安得寒热？即有寒热，断无大热，以此为辨也。又询大便坚硬而黑，是肠胃有实热，所谓燥屎也。考胃气痛门无燥屎症，惟瘀血痛门有便血，然此症无发狂妄喜之状，则断乎非蓄血，此又一辨也。渴喜热饮，疑其为寒似矣，不知湿与热合，热处湿中，湿居热外，必饮热汤，而湿乃开，胸中乃快，与阴寒假热不同。再合脉与唇，其属湿温挟积无疑。伤寒大白云：唇焦为食积。此言诸书不载，可云高出前古。

豆豉　郁金　延胡　山栀　香附　赤苓　连翘　竹茹　蒌皮

外用葱头十四个，盐一杯，炒热熨痛处。

按：病本湿温挟食，交候战汗而解，少顷复热为一忌，汗出而脉躁疾者又一忌，适值经来，恐热邪陷入血室，从此滋变亦一忌。故用豆豉以解肌，黑栀以清里，一宣一泄，祛表里之客邪；延胡索通血中气滞，气中血滞，兼治上下诸痛；郁金苦泄，以散肝郁，香附辛散，以利诸气，二味合治妇人经脉之逆行，即可杜热入血室之大患；瓜蒌通腑，赤苓利湿，加竹茹，一以开胃气之郁，一以治上焦之烦。外用葱盐热熨，即古人摩按之法，相赞成功。

渊按：此虽有食积，亦不可下，以胸痞脘痛，渴喜热饮，中焦湿饮郁遏不开，寒热错杂，阳明之气失于顺降，若遽下之，轻则痞膈，重即结胸矣。同一湿温夹滞，其不同有如此者。

又　服药后大便一次，色黑如栗者数枚，兼滞溏粪，脘痛大减，舌霉唇焦俱少退，原为美事，惟脉数大者，变为虚小无力，心中觉空，是邪减正虚之象，防神糊痉厥等变，今方九日，延过两候乃吉。

香豉　青蒿　沙参　赤芍　川贝　郁金　黑栀　竹茹　稻叶　金橘饼

渊按：大便通而痛减，乃葱盐按摩之功也。

葱能通气，咸能顺下，阳明之气得通，胃气自然下降，胃气通降，大便无有不通者。夫便犹舟也，气犹水也。水流顺畅，舟无停滞之理。若但知苦寒攻下，不明中气之逆顺，是塞流以行舟耳。

秦 温邪十二日，斑疹遍透，神识仍糊，大便屡行，齿垢未脱，舌尖红，中心焦，阴津灼也。左脉大，右脉小，元气弱也。昨投清泄芳开，是从邪面著笔，今诊脉神委顿，当从元气推求。要知温属阳邪，始终务存津液，胃为阳土，到底宜济甘凉，所虑液涸动风，易生痉厥之变，胃虚气逆，每致呃忒之虞耳。

羚羊角 沙参 生草 竺黄 菖蒲 鲜石斛 犀角 元参 洋参 泽泻 茯神 芦根 蔗汁

另用濂珠粉三分，上血珀末三分开水调服。

又 昨用甘寒生津扶正，病势无增无减，然小便得通，亦气化津回之兆也。症交十三日，是谓过经，乃邪正胜负关头，从此津液渐回，神气渐清，便是邪退之机；从此而津液不回，神糊益甚，便是邪进之局。正胜邪则生，邪胜正则重。仍以生津救液，冀其应手。

羚羊 鲜斛 沙参 洋参 麦冬 泽泻 赤苓 元参 蔗汁 芦根 珠黄散 又加知母 川贝

又 甘寒清润，固足生津，亦能滋湿。向之舌绛干焦者，今转白腻，口多白沫，是胃浊上泛也。小便由于气化，湿滞中焦，气机不畅，三焦失于输化，故不饥不思纳，小便不利也。法宜宣畅三焦。

豆卷 赤苓 猪苓 泽泻 生苡仁 杏仁 通草 竹茹 陈皮 半夏曲 谷芽 血珀五分，研末冲服

渊按：帆随湘转，妙于转环。脾肾阳气素虚，阳邪一化，阴湿即来，在脉神委顿时，早

防之，庶免此日波变，然不料其变之如是速耳。古方大豆卷治筋挛湿痹，苏地用麻黄汤浸，借以发汗，与此症总不相宜。

又 瘀热蓄于下焦，膀胱气痹不化，少腹硬满，小溲不利，下既不通，必反上逆，恐生喘呃之变。开上疏中渗下，俾得三焦宣畅，决渎流通。

紫菀 杏仁 桔梗 川朴 陈皮 赤苓 猪苓 泽泻 苏梗 血珀 通草

又照方加参须五分，煎汤调下血珀五分。

外用田螺二枚，葱白一握，桃仁三钱，曲少许，麝香五厘，肉桂五分，合打烂炖温，敷脐下关元穴。

又 温邪甫退，少腹板硬，膀胱气化无权，昨议疏泄三焦，小便仍不畅，今少腹硬满过脐，其大如盘，按之不痛，脉沉小，舌白腻，身无热，口不渴，所谓上热方除，中寒复起是也。夫膀胱与肾相表里，膀胱气化，赖肾中阳气蒸腾，肾阳不足，膀胱水气凝而为瘕，须防犯胃冲心、呃厥等变，急急温肾通阳泄水，犹恐莫及。

肉桂五苓散，送下金匮肾气丸三钱。

渊按：须此方解下焦之围，再佐葱盐按摩更妙。

又 通阳泄水，与病相投，虽未大减，已奏小效。腹中觉冷，中阳衰弱显然，照方加木香炮姜。

尤 症交十二日，目赤耳聋，舌白烦渴，脉洪大而汗出，当辛凉以彻气分之热邪，甘凉以救肺胃之津液。

北沙参 麦冬 知母 竺黄 元参 生石膏薄荷同打 滑石 竹叶 芦根

又 目张不语而神慧,与汤则咽,身能转侧,舌苔灰白,脉形洪滑,并非邪闭心包,乃肝阳夹痰火阻塞清明之腑,勿再芳香开达,开则邪反内陷矣,慎之。

羚羊角 川贝 郁金 茯苓 胆星 石决明 远志 鲜斛 竹油 姜汁 北沙参

渊按:清火息风,豁痰通窍,丝丝入扣,惟沙参可斟酌,以其补肺也。舌苔灰白,痰火征兆。

又 目张不语多汗,脉大,阳盛阴虚,防其厥脱,急救其阴,希图万一。

生洋参 石决明 沙参 茯神 麦冬 川贝母 五味子

又 目已能合,口已能言,但舌謇而言涩,汗多稍收,脉大稍敛,似有一线生机,所嫌两臂动强,恐其发痉,拟存阴息风法。

羚羊角 鲜地 生地 洋参 沙参 石决明 麦冬 钩藤 蔗汁

渊按:几乎类中,大抵平素肺肾阴气不足,肝阳有余,年过四十者,每有是证。

华 温邪八日,神识模糊,斑色红紫,脘腹拒按,结热旁流,舌红干燥,目赤唇焦,而又肤冷汗出,脉伏如无,邪热内闭,阴津外泄,颇有内闭外脱之虑,勉进黄龙汤法。

大生地 参须 生军 枳实 连翘 天竺黄 元参 菖蒲 鲜斛

渊按:肤冷汗出脉伏,非虚象,乃闭象也。从斑色红紫上看出,参须可斟酌。

某 久病,元气未复,又感湿温,已逾旬日,解表疏中通下之药皆已服过,现脉仍数,舌白腻,头汗多,身热不解,咳嗽不扬,小溲不爽,且以分泄三焦,再看转机。

豆卷 杏仁 赤苓 腹皮 川朴 桔梗

蒌皮 苏梗 泽泻 滑石 通草

高 舌白口渴咽痛,湿温化热,症方四日,年高正虚,势防战汗,冀其无变为佳。

薄荷 桔梗 射干 滑石 牛蒡子 橘红 杏仁 枳壳 蔻仁 芦根

又 温邪挟积化燥,昨服药后,战汗不透,大热虽减,里热仍炽,舌霉边白,脉形不显,高年恐其内陷。

大力子 香豉 鲜斛 连翘 黑栀 薄荷根 滑石 枳实

又 胸脘板痛拒按,此属结胸,舌心燥边白,此挟痰水挟气积症。交七日温邪内伏,将燥未燥,将陷未陷,昨午投生津达邪一剂,今结胸症已具,势不容缓,再进小陷胸法。

川连 半夏 枳实 蒌仁 香豉 黑栀

渊按:仲景小陷胸,以枳实佐川连,瓜蒌佐半夏,苦泄辛润,开中焦之痞,以化痰水热邪,方名陷胸,与诸泻心汤出入,并非下剂。今人以蒌枳为通腑之药,殊属可笑。

顾 温邪得食则复,舌心尖焦黄而干,边苔白腻,心胸痞闷,此挟积挟气挟痰挟水,大便已十二日不通,其势不得不下。

半夏 茯苓 泽泻 川连 枳实 川朴 蒌仁 大黄 元明粉

杨 胸闷头痛,寒热往来,邪在少阳,有汗热不解,是伤于风也。舌薄白,边色干红,阴亏之体,邪未外达,而津液暗伤,渐有化燥之象,症交七日,中脘拒按,似欲大便而不得出,少阳之邪,传及阳明,胃家将燥实矣。防其谵语,拟少阳阳明两解法。

柴胡 淡芩 半夏 枳实 甘草 香豉 黑栀 蒌仁 桔梗 滚痰丸钱半

渊按：从大柴胡陷胸变化，不用大黄黄连，以阴亏液伤拒按，在中脘不在大腹也。借滚痰丸以微通之，心灵手敏。

又 得汗得便，邪有松机，是以胸闷心跳烦躁等症悉除，而头痛略减也。虽自觉虚馁，未便多进谷食，亦未可就进补剂，但和其胃，化其邪可耳。

香豉 豆卷 半夏 川贝 赤苓 陈皮 郁金 川斛 通草 竹茹

又 用和胃化邪法，一剂颇安，二剂反剧，良以畏虚多进谷食，留恋其邪，不能宣化，郁于心胸之间，湿蕴生痰，热蒸灼液，烦躁恶心错语，两手寸关脉细滑数，两尺少神，舌边干红，心苔黄腻，皆将燥未燥，将陷未陷之象。拟导赤泻心各半法，生津化浊，和胃清心。

犀角 川连 鲜斛 枳实 半夏 赤苓 连翘 黑栀 橘红 生甘草 通草 郁金 竹茹 芦根 万氏牛黄清心丸五分

渊按：阳明痰热未清，遽进谷食，致有下文，如是大变，宜仿仲景食复法，佐大黄以微下之。

又 症交十三日，身热不扬，神昏舌短，苔霉，邪入膻中，闭而不达，急急清泄芳开，希冀转机。

犀角 连翘 枳实 竺黄 芦根 菖蒲 黑膏 牛蒡 元参 薄荷根 郁金 鲜斛 紫雪丹五分，另调服

又 神情呼唤稍清，语仍不出，邪欲达不达，胸胁红点稍现，迹稀不显，斑欲透而不透，口臭便秘，时觉矢气，阳明燥实复聚，舌短心焦边绛，膻中之火方炽，芳开清泄之中，参以生津荡实。

前方加沙参 细生地 磨大黄

又 口臭喷人，胃火极盛，斑疹虽见，透而未足，目赤神糊，脉洪口渴，急急化斑为要。古法化斑，以白虎为主，今仍参以犀地清营解毒，再复存阴玉女煎。

犀角 黑膏 麦冬 竺黄 大生地 知母 沙参 洋参 菖蒲 人中黄 芦根 石膏薄荷打

渊按：前方未知下否，若未通可再下之，所谓急下以存阴也。有犀地白虎清营救液，见证有实无虚，不妨放胆。

又 目能识人，舌能出口，症渐有生机，当大剂存阴，冀其津回乃吉。

大生地 鲜石斛 麦冬 洋参 元参 生甘草 鲜生地 石膏 犀角 沙参 蔗汁

又 黑苔剥落，舌质深红，阴津大伤，燥火未退，左脉细小，右脉洪大，是其征也。际此阴伤火旺，少阴不足，阳明有余，惟景岳玉女煎最合，一面存阴，一面泻火，守过三候，其阴当复。

鲜生地 生石膏 元参 洋参 大生地 黑山栀 生甘草 知母 沙参 连翘 芦根

渊按：右脉洪大，阳明热结夹滞显然。

又 频转屎气，咽喉干燥，燥则语不出声，此阳明火势熏蒸，津不上承，重救其阴，兼通其腑，再商。

大生地 鲜生地 麦冬 生军 海参 北沙参 生甘草 元参 元明粉

渊按：从前欠下，尚是实热见象，海参嫌腻膈。

又 下后液未回，急当养阴醒胃。

生洋参 茯苓 橘红 麦冬 蔗皮 大生地 石斛 沙参 元参 谷芽

又 耳聋无闻，舌干难掉，阴津大伤，用

复脉法。

大生地　麦冬　元参　洋参　阿胶川连三分
拌炒　生甘草　鸡子黄

又　叠进滋阴大剂，生津则有余，泻火则
不足。今交三候，齿垢退而复起，神识已清，
非阴之不复，乃燥火未清耳，今当法取轻灵。

洋参　枳壳　川贝　橘红　赤苓　枣仁猪
胆汁炒　川连　雪羹汤煎

又　诸恙向安，每啜稀粥，必汗沾濡，非
虚也，乃津液复，而营气敷布周流也。小溲涩
痛，余火未清，惟宜清化。

冬瓜子　鲜石斛　通草　黑栀　生谷芽
甜杏仁　甘草梢

又　病退，日间安静，至夜发热神昏，乃
余热留于营分也。小溲热痛，心火下趋小肠。
仿病后遗热例，用百合知母滑石汤合导赤散。

木通　草梢　竹叶　知母　鲜生地　滑石
百合

泉水煎服。

范　阴虚挟湿之体，感受时令风温，初起
背微恶寒，头略胀痛，欲咳不爽，发热不扬，
舌白腻，大便溏，峻投消散，暗劫胃津，以至
饥不欲食，嗜卧神糊，呃忒断连，斑疹隐约，
症方八日，势涉危机。阅周先生方，询尽美善，
僭加甘草一味以和之，具生津补中之力，未始
非赞襄之一助也。若云甘能滋湿，甘能满中，
孰不知之？须知苔薄光滑，胸不满而知饥，乃
无形湿热已有中虚之象，此叶氏所以深戒苦辛
消克之剂，幸知者察焉。

牛蒡子　前胡　橘红　竺黄　郁金　刀豆
子　桔梗　神曲　菖蒲　连翘　薄荷叶　竹茹
甘草　枇杷叶

渊按：此痰呃也。中虚挟痰，胃气通降不

顺所致。

又　症逾旬日，系温邪挟湿，病在气营之
交，苔白腻而边红，疹点透而不爽，寐则谵语，
寤则神清，呃声徐而未除，脉象软而小数，周
先生清营泄卫，理气化浊，恰如其分。

羚羊角　连翘　竹黄　川连　橘红　牛蒡
子　半夏　丁香　柿蒂　竹茹　薄荷根　通草
茅根

渊按：寐昏寤明，痰火阻塞上中焦显然，
方较上首好。

又　热处湿中，神蒙嗜卧，呼之则清，语
言了了，舌白腻，脉软数，知非邪陷膻中，乃
湿热深漫于上焦，肺气失宣布耳。呃尚未除，
胃浊未化，拟从肺胃立法。

射干　杏仁　郁金　橘红　代赭石　川贝
沙参　桔梗　通草　旋覆花　茅根　冬瓜子

渊按：开肺降胃，更为得旨，所以呃除
神清。

又　呃除，苔稍化，欲咳不扬，仍从前法
加减。

前方去代赭石　加蛤壳　赤苓

又　去旋覆花　射干　桔梗　加豆卷

又　便泄数次，黏腻垢污，胃浊以下行为
顺，故连日沉迷嗜卧，昨宵便惺惺少寐，且屡
起更衣，愈觉神烦倦乏耳。今便泄未止，舌苔
仍白，身热已和，酒客中虚湿胜，拟和中化浊，
仿子和甘露饮。

生洋参　於术　赤苓　泽泻　滑石　鸡距
子　广藿　木香　葛花　橘红　通草　竹茹

渊按：痰从便去，热亦随之。中焦之浊清，
上焦之热亦降，故诸恙若失，转惺惺少寐耳。
然苔未化，余湿未清，脾胃转运未复也，不可

早补。

又 病已退，湿未楚，前方加减。

前方加参须 於术 神曲 谷芽

孙 温邪袭肺，肺失清肃，湿挟热而生痰，火载气而逆上，喘息痰嘶，舌干口腻，昨日之脉，据云弦硬，现诊脉象小而涩数，阴津暗伤，元气渐馁，颇有喘汗厥脱之虑。夫温邪为病，隶乎手经肺胃，位高治宜清肃，痰随气涌，化痰以降气为先，气因火逆，降气以清肃为要。姑拟一方，备候高明酌夺。

鲜石斛 射干 杏仁 象贝 沙参 苏子
桑皮 沉香 芦根 竹油冲服 冬瓜子 枇杷
叶 姜汁

渊按：议论明晰，最宜学步。方中沉香易黄芩则善矣，盖热化肺清，不患不降，凡诸清肺药，皆能降气，沉香属木，降肝不降肺耳。

黄 舌干而绛，齿燥唇焦，痰气喘粗，脉象细数，无形邪热，熏蒸于膻中，有形痰浊，阻塞于肺胃，而又津枯液燥，正气内亏，恐有厥脱之变，拟化痰涤热治其标，扶正生津救其本，必得痰喘平，神气清，庶几可图。

羚羊角 旋覆花 葶苈 杏仁 川贝 鲜
石斛 元参 茹根 竹油 沉香 代赭石 苏
子 姜汁 枇杷叶 滚痰丸三钱

人参汤送下。

又 头汗淋沥，痰喘不止，脉形洪大，面色青晦，舌红干润，齿板唇焦，此少阴阴津不足，阳明邪火有余，火载气而上逆，肺失降而为喘，症热危险，深虑厥脱，勉拟救少阴之津，清阳明之火，益气以敛其汗，保肺以定其喘，转辗图维，冀其应手乃妙。

大生地海浮石拌捣 洋参 牛膝 五味子
石膏 桑皮 川贝 炙草 麦冬 人参一钱 另

煎冲

陈粳米煎汤代水。

渊按：脉形洪大，合之头汗面青，上实下虚大著，从补下纳气之中，想出清热救津之法，故能应手。人参石膏粳米，救肺清热，亦所以救肾也。

又 汗稍收，喘稍平，脉大稍软，但气仍急促，心中烦躁，舌红干润，齿垢唇焦，津液犹未回，虚阳犹未肩，上逆之气犹未降，虽逾险岭，未涉坦途。今少腹似有透痦之象，是亦邪之出路，仍拟救少阴、清阳明，再望转机。

大生地蛤粉炒 洋参 沙参 元参 麦冬
鲜生地 牛膝 通草 豆卷 五味子 竹叶
枇杷叶

陈粳米煎汤代水。

渊按：前方应手，此即头头是道，通草豆卷，淡渗泄表，恐其耗津，不必虑邪之不去，津气回，而邪自不容矣。

又 阴津稍回，气火未平，仍宜步步小心，勿致变端为幸。

大生地 洋参 沙参 元参 泽泻 麦冬
天竺黄 鲜石斛 石决明 茯神 芦根

张 温邪两候不解，脉形洪大中空，神昏蒙而如醉，舌淡红而无苔，与汤亦不却，不与亦不讨，呓语如呢喃，叮咛重复道，昨日用芳开，神情略觉好。然凭症而论之，乃津枯而液燥，是必甘寒润燥生津液，俾得气化津回方保吉，聊立方法以备参，候高明以商夺。

大生地 鲜石斛 沙参 茯苓 麦冬 羚
羊角 鲜生地 竺黄 甘蔗汁 芦根尖

渊按：案语清华，方法简洁，非学识兼到者不能。

许 温邪内蕴，痰浊上泛，壮热无汗，神

295

识模糊，气逆痰多，舌腻尖红，大便不通，势防厥脱。

羚羊角　葶苈　杏仁　川贝　竺黄　黑山栀　蒌仁　枳实　豆豉　菖蒲　滚痰丸三钱

此方效。

渊按：实热夹痰，滚痰丸甚合，煎方亦好。

吴　温邪五日，舌苔干黄，壮热无汗，胸腹板满硬痛，手不可近，此属结胸，烦躁气喘，口吐涎沫，防其喘厥。

黑山栀　豆豉　蒌仁　川连　杏仁　生大黄　葶苈　柴胡　枳实　淡芩　元明粉　皂荚子

凡结胸症，烦躁气促者死，此方是大柴胡汤，大小陷胸栀豉合剂。

渊按：烦躁无汗而有气喘者，柴胡不可用，用柴胡仍蹈前人治伤寒之故辙也。幸有硝黄连杏主持其间，否则坏矣。

又　下后结胸之硬满已消，而烦躁昏狂略无，定刻舌苔干燥，渴欲凉饮，壮热无汗，邪气犹在气分，以苦辛寒清里达表，冀其战汗，无变为妙。

幸其壮热无汗，可冀战汗，若汗出而仍壮热，则内陷矣。此方三黄石膏汤，鸡苏散与栀豉合剂。

又　战而得汗，脉静身凉，邪已解矣，舌黄未去，胃中余浊未清，尚宜和化。

川贝　赤苓　豆豉炒　连翘　黑山栀　通草　滑石　枳壳炒　竹茹

凡战汗后，脉静身凉，用方大法，不外乎此。

严　病后元气未复，温邪乘虚窃发，初起即便壮热神糊，舌干，肩膊胁肋疼痛，今方二日，邪未宣达，已见津涸之象，其为重候可知。

当此论治，是宜达邪以解其表，然叶氏云：初起舌即干，神略糊者，宜急养正，微加透邪之药。若昏愦而后救里，有措手不及之虞矣。

北沙参一两　牛蒡三钱　杏仁三钱　焦曲三钱　黑山栀钱半　豆豉三钱　连翘三钱　竺黄一钱　枳壳一钱　茅根一两　鲜薄荷根五钱

渊按：深得叶氏心传。

孙　营阴素亏之体，感受温邪，病起肢麻寒热，旋即便泄神糊。今交七日，脉数而洪，舌燥齿干，心荡气促，阳明之火方炽，少阴之阴已涸。又腹硬痛，大便三日不通，积聚于中不下，气火尽浮于上，似宜通降为先，然阴津大涸，不得不先养其津，姑拟一方备商。

鲜生地一两四钱　北沙参二钱　磨苏梗五分冲　杏仁三钱　天竺黄钱半　茯神三钱　麦冬五钱　川贝三钱　雪梨汁一杯，冲　枇杷叶三片

渊按：先养正救津，斯为老眼无花。

又　津回舌润，汗出甚多，热势亦退，惟心烦不寐，大便不通，仍以前方加减。

前方去苏梗　加细生地一两　天冬三钱　麻仁三钱

蔡　温邪发斑透疹，总在肺胃两经。邪热郁蒸，从里达外，血分热炽则发斑，气分热炽则发疹。邪从外入，由气传营，热自内出，由营达气。此症胸前先发斑点，身未觉热，数日之后，始发寒热，续布痧疹，似乎营分先有伏热，而后温邪凑集，肺胃受病，始见咳嗽寒热等症。然斑已将化，疹已透齐，即有余邪，清之解之可已，乃反脘痞烦闷，气升恶心，喉痛难咽，其故何欤？良以怀孕八月，适当太阴阳明养胎之候，邪热甚于肺胃，胎气失荫而上逆，由是胸高气逆，烦躁不得卧，岂非病虽由热而实，乃胎气上冲所致也。为今之计，清解肺胃温邪，以化斑疹热毒，是为正治。然燎原之下，液灼津伤，亦必养其津液，胎气上升，为变最

速，尤要先平胎气，肺主一身之气，又必降其肺气，肺气降而得卧，胎安不上冲，庶无喘厥之虞矣。

鲜生地一两　淡豆豉三钱，同鲜地研　川贝母三钱　磨苏梗五分，冲　磨犀角五分，冲　磨郁金五分，冲　纹银一两，先煎　元参二钱　白薇三钱　竹茹一钱　野苎根五钱　枇杷叶三片，去毛

又　温邪上受，自气传营，而化火上炎，由胃及肺，喉属肺经，咽属胃经，凡咽喉之症，属实火者多。因肺胃之阳盛，肾脉循喉，肝脉绕咽，系虚火者，始关肝肾之阴亏，是其大略也。此症乃斑疹之后，喉痛色赤，全由邪火炽张，图治之方，犀角地黄，不出甘寒清解，昨吐红痰，无非气火熏蒸。今观脉色，已觉神情爽朗，喜逢知己，共斟酌而揣摩，幸谢主人，转忧疑为欣慰，立夏恰今朝，病能减即是退，怀麟当此疾，胎不动而却是安，大便才通，亦是转机之兆，小心调理，冀无欲速之讥，略泐数行，伏希叹政。

犀角　羚羊角　川贝　鲜石斛　元参　知母　鲜生地　麦冬　枇杷叶

金银花露，绿豆皮煎汤，与燕窝汤相和频饮。

又　夫温邪燔灼之余，余热固未能净，肺胃燎原之下，阴津必受其戕。养阴不在血，而在津与汗，叶氏之名言；安胎须顺气，阴火忌上冲，妇科之要论。此症几及两候，温疹既退，安得邪火复炽？喉肿既消，何以燥痛复盛？所以然者，胎当七八月之间，正肺与大肠司养之际，肺肠相为表里，肺主气，而大肠主津，肺受火淫，燥热移于大肠，大肠当养胎之际，遂移热于胞络。《内经》云：人有重身，九月而喑，是胞之络脉绝也。胞脉者系于肾而络胞胎，今热上迫肺，故音哑咳嗽，而喉复痛也。按此段经文，明指胎中阴火，当九月中期，有此音哑一症，教人勿亟治之，惟恐伤其胎气耳。兹

方八月，即得音哑咳频，岂非殃及池鱼之谓欤？今以甘凉生津治其上燥，参入咸寒，以降阴中伏火，经所谓热淫于内，治以咸寒是也。须知治病要察机宜，养阴而火自降，指久病虚羸而言，火退而阴自充，乃暴病未虚之症，先辈有提其要曰：暴病多实，久病多虚，是其义也。然欤否欤，仍候华先生裁正。

北沙参一两　川贝去心勿研，三钱　元精石三钱　知母三钱，秋石煎汤拌浸　蝉蜕一钱，去翅足　大豆卷三钱　元参三钱　天花粉三钱　枇杷露冲服一杯　野苎根三钱　赤苓三钱　生甘草四分　纹银五分

改方加羚羊角钱半，鲜生地七钱，黑山栀钱半。

渊按：伏温由内达外，由里传表，从少阴而出太阴，所以退而复来，轻而再重，不尽由乎胎热。疹属肺，肺主一身之表，斑属胃，胃为万物所归，温邪每从两经而达也。胞络者，乃胞门子户之胞，非心胞络，胞络系肾，少阴之脉贯肾，上入喉中，热邪由少阴上干喉中，故音哑，甚则喉痛。

鲍　半月不大便，症交十二日，神昏舌煤，齿垢干枯，阳明邪火极炽，少阴阴液已亏，肠中宿垢不下，邪热无从出路，不下恐火盛劫液而痉厥，下之恐亡阴而呃脱，极难着笔，姑备一方。

犀角　鲜生地　生大黄　茯神　当归　菖蒲　大生地　连翘　枳实　麦冬　竺黄　元明粉

渊按：一面养阴彻热，一面通腑，最稳当，硝黄宜轻用。

又　便解三次，神气稍清，舌煤已化，今拟生津。

鲜石斛一两　川贝二钱　茯神三钱　元参三钱　生甘草五分　麦冬三钱　竺黄钱半　竹茹一钱　北沙参一两　大生地一两　甘蔗皮一两

297

沈 阴虚之体，感受温邪反复，今交九日，神识时迷，舌满碎腐，脉象渐沉，防其昏厥，备方候致和先生叹政。

犀角四分，磨冲　连翘三钱　丹皮钱半　瓜蒌仁三钱　鲜生地五钱　元参三钱　竺黄钱半　鲜薄荷根一两

另珠子三分，血珀四分，研细末芦根汤送下。

又 照前方去蒌仁　加大生地　生洋参　沙参　麦冬

又 阴津大亏，痰火炽盛，内风暗动，痉厥将至，煎药不肯沾唇，姑以汤方备试。

参须一钱　川贝二钱　石决明八钱　杏仁三钱　芦根一两　竹油三十匙，冲　麦冬三钱　羚羊角钱半，先煎　雪梨汁一杯，冲　蔗汁一杯，冲

又 症势稍转机，仍候济慎先生裁正。

羚羊角　鲜生地　大生地　天冬　麦冬　鲜石斛　北沙参　石决明　西洋参　钩藤　芦根　竹油　茯神　蔗汁　梨汁　淡姜汁　生甘草　元参二味济慎先生加

渊按：数方养阴则有余，泻火尚不足，致有下文邪热逗留之弊。

又 照前方加元精石，备候济慎先生裁正。

大生地　川贝　鲜石斛　石决明　元参　丹皮　麦冬　生洋参　北沙参　芦根　甘蔗汁

又 腑气不通，阳火不降，阴津不升，元气虽虚，不得不通其腑。

大生地八钱　鲜石斛五分　北沙参一两　元参三钱　知母钱半　生大黄三钱　当归三钱　生洋参三钱　麦冬三钱　芦根一两

洪 温邪初起，胸闷头痛，发热有汗，先宜凉解。

牛蒡子　豆豉　黑山栀　连乔　桔梗　橘红　荆芥　杏仁　薄荷　芦根

秦 发汗太过，津液内夺，昨日生津以达邪，汗虽未出，而疹点已化，热虽未退，而脉象稍和，是佳兆也。苔煤而不甚燥，神糊而有时清，犀角地黄虽可用，然大势无变，方亦无事更张，仍照前方加味。

北沙参一两　竺黄钱半　鲜石斛一两　连翘三钱　麦冬三钱　茯神三钱，朱拌　生甘草四分　元参三钱　茆根一两，去心　灯心三尺，朱拌　九节菖蒲八分

渊按：神糊苔煤，鲜石斛可用，北沙参不可用，虽养肺阴，究嫌补肺助痰，麦冬亦然。此老好用二物，瑕瑜并见。

张 久患便血，阴气先伤于下，今感温邪挟积，肺胃之气阻窒，上喘下泄，发热口渴，舌绛如朱，额汗不止，遍体无汗，脉小数疾，厥脱险象，勉拟一方备正。

葛根一钱　黄芩钱半　石膏三钱，薄荷同研　赤苓三钱　黄连四分　杏仁三钱　牛蒡元米炒，三钱　生甘草四分　枇杷叶三片

上药用水两盏，煎至一盏，另用人参一钱，麦冬钱半，五味子五分炒，生地四钱，阿胶二钱蛤粉炒用水两盏另煎，煎至半盏，冲和前煎，徐徐服下。

此为复方法，病系温邪，而阴虚欲脱，故立此法。凡暴喘多实，而壮热舌干，宜从清解。惟久患便血，今更下泄不止，所谓喘而不休，泄痢不止，水浆不入者，不治，故不得不救其阴，希图万一。

渊按：阴血既耗于下，脾气复伤于中，故一感温邪，而上喘下泄，泄为脾陷，喘为肾逆，两脏不守，厥脱易易。头汗者，阴不守而阳越也。身无汗者，阴液虚而气不能化也。舌绛如朱，胃阴亏而心火炽，脉小数疾，阴血虚而邪火伏，两方颇有心思，惟葛根嫌升发，牛蒡嫌

泄肺，盖阴阳两虚，中气不守，气虽陷不可升，汗虽无不可发，急急顾虑中气阴液，犹恐不及。然肯用心如此，敬服之至。

幼 阳明热邪，充盛遍体，发出紫斑，鼻血龈碎，急与清解，防内陷。

犀角 石膏 薄荷 茜草 丹皮 鲜生地 连翘 紫草 元参 茅芦根

仁渊曰：温邪一证，前人每与伤寒混同论治，自喻嘉言始力辨其非，然犹不能跳出。至叶天士乃别开生面，吴鞠通继之，温热之治，始大昌明。然非前人之误，前人亦为古人所误也。一误于《内经》：病热者，伤寒之类也。遂谓伤寒即温病，温病即伤寒，漫无分别，再误于王叔和集仲景《伤寒论》，以温病搀入伤寒之中，以为温热乃伤寒之变证，至后人有春变为温，夏变为暑之说，其实伤寒与温热，相去霄壤。然温病亦非一端，有冬温春温，冬温春发，风温痧疹湿温之别。风温痧疹，即春温一类，以感春令贼风，伤其皮毛，内合于肺，引动伏温，故见证咳窒气粗，或发痧疹，病在肺胃气分，宜辛凉轻泄上焦，不可用重剂及血分药。若冬温春温，轻者亦在肺胃，咳窒气促，重者或发自少阳少阴，甚有涉厥阴者，由其阴精先虚，邪热蓄伏于虚处，其机一发，少阴阴精先已告困，液涸劫津，昏痉颤振，接踵而至，起而腰痛胁痛，有汗不解者，不可轻视。盖腰为肾府，胁乃少阳经络游行之地，肾水不足，木火炽张故也。吾吴地处温下，湿动最先，冬温夹湿者少。春温已有夹痰夹湿，湿温乃湿热相合，清其热，尤须开其湿，清热用苦泄凉润，开湿不得不佐辛通淡渗，而化燥者即不合，盖湿从热化，见热而不见湿矣。温邪以验舌为先，不可动轧发汗，有汗固不可再发，即无汗亦宜视其津液何如。若热盛液亏，妄汗最易昏痉，轻则咳窒气促，重则口鼻出血。辨六经与伤寒同，治法与伤寒大异，自汉唐及元明，多以伤寒之方治温热。虽经叶天士等，大畅厥旨，然

乡曲之士，遵师传而日读汤头《医宗必读》等书，仍以羌独柴前为发表套剂，其祸尚未息也。

暑邪门

温 暑邪挟积，身热腹痛，先与疏达。

香薷 川朴 花槟榔 砂仁 藿梗 苏梗 赤苓 焦六曲 陈皮 通草

又 腹痛拒按，当脐有块，壮热无汗，舌苔黄腻，气升烦懊，防其发厥，法以表里两解。

柴胡 淡芩 枳实 赤苓 赤芍 半夏 元明粉 生大黄

又 投大柴胡汤法，下出碎块溏粪两次，腹痛不减，烦懊不安，气升呕逆，舌苔黄燥，食积填塞阳明，暑邪内走厥阴，防其昏厥，拟以泄厥阴通阳明。

川连吴萸炒 楂炭 淡豆豉 黑山栀 瓜蒌仁 当归龙荟丸三钱，绢包煎 枳实 苏梗 木香三味磨冲

外敷方

葱一把 碱一杯 丁香一钱 飞面三钱

打烂敷痛处。

此四磨饮，合小陷胸栀豉左金合剂，疏通气分，泄肝化积，再用外敷法，其气有不通行者乎？

渊按：暑必挟湿，湿为阴邪，最能阻碍阳气，故暑湿病多脘腹痞痛，积滞内阻，暑湿之不化，实由气机之不通。下而痛仍不减，乃未得辛通之药，中焦痞滞未去耳。

丁 暑乃郁蒸之热，湿为濡滞之邪，暑雨地湿，湿淫热郁，惟虚者受其邪，亦维素有湿热者感其气。如体肥多湿之人，暑即寓于湿之内，劳心气虚之体，热即伏于气之中，于是气逆不达，三焦失宣，身热不扬，小溲不利，头

王旭高临证医案

额独热，心胸痞闷，舌苔黄腻，底绛尖红，种种皆为湿遏热伏之征。邪蕴于中，不能外达，亦不下行，颇虑内闭之变，拟以栀豉上下宣泄之，鸡苏表里分消之，二陈从中以和之，芳香宣窍以达之。冀其三焦宣畅，未识能奏功否。

淡豆豉　黑山栀　通草　半夏　菖蒲　鲜荷叶　六一散　薄荷　赤苓　竹茹　蔻仁研后下

吴　劳碌之人，中气必虚，暑湿热秽浊之气，自口鼻吸入气道，满布三焦，虽舌苔满布，而胸无痞闷，非邪伏膜原之比。重浊之药，徒伤中气，与湿热弥漫之邪无益。今交五日，神气似清而浑，恐其过候，有耳聋神迷呃逆等变。为治之法，且以芳香理气逐秽再议。

刀豆子　郁金　泽泻　石菖蒲　杏仁　瓜蒌仁　陈皮　滑石　香薷　桔梗　北沙参　赤苓　藿香　佛手　鲜荷叶　鲜佩兰叶

顾　久处南方，阳气泄越，中脏常寒，惯服温补。现患温疟，及今旬日，舌尖已红，根苔满白，便泄稀水，兼有蛔虫，渴不欲饮，口中甜腻，皆是湿遏热伏之象。就锡邑治法，葛根芩连是主方。若合体质而论，似宜温中渗下，清上解肌，拟用桂苓甘露法，试服之以观验否。

生石膏三钱　猪苓三钱　泽泻钱半　肉桂三分　滑石三钱　生茅术一钱　茯苓三钱　藿香一钱　通草八分　木香四分

又　照前方加北沙参五钱。

丁　咳嗽已久，近患时温之后，元气未复，又感暑风，闭其汗孔，身复发热，法当先理暑风，用轻剂宣上。

桑皮　苏梗　杏仁　川贝　橘红　茯苓　冬瓜子　竹茹

此虚而挟邪，暂用轻扬表法，未便著手。

蒋　三疟日久，又感暑风，咳呛痰血，热势变乱，且以解暑清肃肺胃。

香薷一钱　北沙参五钱　冬瓜皮三钱　六一散四钱　神曲三钱　青蒿钱半　杏仁三钱　丹皮钱半　桑叶钱半　白扁豆三钱　枇杷叶二片

渊按：咳呛痰血，肺阴肺气已伤，虽有表邪，香薷用宜斟酌。

李　暑邪内闭，恶寒发热，脉象不达，口不能言，先有咳嗽，此肺气闭塞，拟开而达之。

射干五分　桔梗一钱　连翘三钱　豆豉三钱　杏仁三钱　象贝三钱　香薷一钱　橘红一钱　菖蒲五分　竹茹一钱　牛蒡子二钱　玉枢丹四分，磨冲

安　连日烦劳忧虑，深暑邪伤，气易归心，神昏，脉数细而沉，病危甚，邪闷心胞，如火如焚，舌色干黄，唇齿燥，耳聋，便泄津枯了，三焦皆病，须分晓，究治疗，河间热论宜参考。

鲜石斛　竺黄　连翘　菖蒲　赤苓　北沙参　通草　益元散　茉莉花　竹茹　薄荷叶　芦根　鲜荷叶　紫雪丹另调服

李　暑湿阴分之气，从口鼻肌表而入，寒热便泄头胀，拟芬芳逐秽，分消湿热方法。

藿香　川朴　焦六曲　半夏　茯苓　陈皮　泽泻　大腹皮　砂仁　通草

仁渊曰：两日相合而成暑字，暑为阳邪，行役道途，力作田间，辛苦于烈日之中，受天地炎热之气而病者，名曰伤暑。此外飧凉袭冷，乘风露卧，皆因避暑，而感受寒风冷湿之邪，虽病在暑天，名曰暑湿，其与伤炎热之暑不同，不得以暑邪名之。前人有阴暑阳暑之论，皆蛇足也。然盛暑之时，反多阴寒之病者何？盖天地之化，盛极则变，六阳尽泄，一阴早寓乎其中，地上则热，地下已寒，人身小天地，何莫不然？且湿土司令，湿浊为盛热蒸腾，湿热相

合，最易感病，故四时之病，惟盛夏为杂，寒湿、热湿、霍乱、泻痢、痧秽、暑风，名目不一，随其所感与其人之本体而变焉。要皆暑天兼有之证，非伤暑热之正病也。然证虽夹杂，要不离太阴阳明脾胃两经，试思夏令用药，不外芳香辛淡苦泄，虽有治心治肺治肝胆膀胱，用寒用热之不侔，莫不为中焦脾胃开脱，不但湿土司令，主气使然，以脾胃属土，喜燥恶湿，暑天之病，无有不夹湿耳。

伏暑门

李 暑湿先伏于内，凉风复袭于外，交蒸互郁，皆能化火，湿遏热伏，其热愈炽。故其为疟也，先寒后热，日轻夜重，经旨所谓先伤于热，后感于寒，喻氏所谓阴日助阴，则热减而轻，阳日助阳，则热甚而重也。夫疟之发，必从四末始，既必扰及中宫，故心胸烦躁，中脘痞塞，又必先呕吐而泄泻，泻已乃衰，腹中犹胀，所以然者。热甚于中，蒸熏水谷之湿上泛而复下泄，热势得越，烦躁乃安，余湿复聚，故仍作胀也。今当疟退，脉弦带数，舌苔白腻，小溲不爽，本有胃寒，痰浊素盛，虽从未得汗，表邪未解，而病机偏重于里，法从里治，大旨泄热为主，祛湿兼之，解表佐之，是亦表里分消、三焦并治意。

葛根　淡芩　川连　甘草　苍术　川朴　橘皮　藿香　菖蒲　赤苓　泽泻　薄荷　滑石　郁金　竹茹

渊按：泄泻呕吐，乃兼有之症，非必有之症，由暑湿秽浊郁遏中官，太阴失升，阳明失降，不克分化使然。

杨 年过花甲，病逾旬日，远途归家，舟车跋涉，脉沉神昧，舌强白，中心焦，身热不扬，手足寒冷，气短作呃，便泄溏臭，是属伏邪挟积，正虚邪陷之象，虑深厥脱。

大黄　人参　制附子　柴胡　半夏　茯苓

陈皮　淡芩　泽泻　当归　枳实　丁香　柿蒂　竹茹

渊按：虚象实象杂沓而至，立方最宜斟酌，如无实在把握，还从轻面着笔，否恐一误，不可收拾。

又 症尚险重，再望转机。

桂枝　柴胡　人参　白芍　川连　半夏　枳实　丁香　陈皮　蔻仁　炙甘草　竹茹

又 伏暑化燥，劫津动风，舌黑唇焦，鼻煤齿燥，神昏，手指牵引，今早大便自通，据云病势略减，然两脉促疾，阴津消涸，邪火燎原，仍属险象，恐其复剧。

犀角　羚羊角　鲜生地　元参　芦根　钩藤　鲜石斛　六一散　沙参　连翘　通草　天竺黄　枇杷叶　竹叶　珠黄散另调服

陆 外有寒热起伏之势，里有热结痞痛之形，上为烦懊呕恶，下则便泄溏臭，此新邪伏邪，湿热积滞，表里三焦同病也，易至昏呃变端，拟从表里两解，佐以芳香逐秽。

柴胡　生大黄　淡芩　枳实　半夏　川连　瓜蒌皮　赤苓　郁金　菖蒲　蔻仁

又 投两解法，得汗得便，竟安两日。昨以起床照镜，开窗看菊，渐渐发热，热甚神糊，两目上视，几乎厥脱，逮黄昏，神渐清，热渐减，脉沉不起。据述热时舌色干红，热退舌色黄腻。此乃湿遏热炽，将燥未燥，将陷未陷，但阳证阴脉，相反可虞。勉拟河间甘露饮，涤热燥湿之中，更藉桂以通阳，苓以通阴，复入草果，祛太阴湿土之寒，知母清阳明燥金之热。

甘露饮，去滑石、白术，加茈术、草果、知母、姜汁、葱白头。

某 暑邪内闭，不达神糊，舌白，恐其昏厥，芳香透达为宜。

鲜藿香　天竺黄　菖蒲　赤苓　连翘　益元散　郁金　竹茹　泽泻

另至宝丹一丸，菖蒲汤化下。

又　暑湿内蕴，热势起伏，胸痞泄泻，神糊心跳，经行未止，乃正虚挟邪，虑其晕厥，据云腹胀恶心，且宽中理气。

太无神术散去草加茯苓　泽泻　苏梗　葛根　淡芩　党参　柴胡　砂仁　通草　竹茹

某　怀孕六月，感暑热伏邪，恶心懊憹，炎天居舟，防其晕厥堕胎。

青蒿　大腹皮　半夏　赤苓　川朴　淡芩　焦六曲　苏梗　陈皮　鲜佛手

某　暑湿热阻滞，阳明积垢，虽下尚未尽净，夜间热甚，神识沉迷，所虑津伤化燥等变，今以生津泄热化浊佐之。

鲜石斛　赤苓　连翘　香豉　瓜蒌仁　天竺黄　淡芩　山栀　菖蒲　竹茹

某　伏暑为病，湿热居多，阴虚之体，邪不易达，此其常也。然阴虚大有轻重之分，须知此症虚亦不甚，邪亦不多，耳鸣眩悸，口渴胸痞，微寒微热，脉形弦数，未便大补，亦不可重剂攻邪，但得脉情无变，可保无虞。

洋参　半夏　茯神　甘菊花　蔻仁　青蒿　陈皮　钩藤　刺蒺藜　秫米　豆卷　竹茹

胡　伏暑三候，神糊呃逆，手肢微痉，痰多舌白，渴不多饮，音低，脉大而虚，殊属棘手。今日忽周身干燥而痒，烦躁不安，细询病原，从未得汗，按仲景云：汗出不彻，身痒如虫行皮肤中，久虚故也。吴又可云：发根燥痒，心烦如灼，名曰药烦，中气虚也。《金匮》云：声如从瓮中出，是中气之湿也。又按《内经》

言微音低，谓之夺气，由引推之，明是中虚浊恋，液涸痰蒙，势极凶危，惟和中宣化，听其胃气自为敷布，以冀万一生机。

洋参三钱　橘饼三钱　甜杏仁三钱　豆卷五钱　蜜梅一枚　北沙参三钱　麦冬三钱　枇杷叶蜜炙，二片　姜汁少许

上方取辛甘化浊，酸甘化液，考又可药烦条中，重用人参生姜，和中宣化法，有来历。

某　营阴素亏，伏邪晚发，热势起伏，心嘈胸闷，舌心光红，边薄白，疟邪初起，势防加重。

豆豉　赤苓　半夏　沙参　桑叶　青蒿　黑山栀　陈皮　淡芩

某　症经九日，热势起伏，神糊，舌干黑，此伏邪壅遏，劫液入营之势也。高年最易昏痉之变。

鲜生地　天花粉　黑山栀　犀角　菖蒲　香豆豉　鲜石斛　薄荷叶　连翘　芦根　天竺黄

吴　暑湿伏于太阳，中焦阳气不化，神蒙若寐，身热不扬，肢冷脉濡，手指牵引，舌根牵强，风痰阻络之象。服过通阳益阴，云蒸化雨之法，病亦无甚增损。然舌苔灰白厚指，口泛甜味极甚，中宫有浊，阳不舒化，仿缩脾饮，醒中化湿浊，浊化则口甜减，阳舒则蒙昧清。

党参　乌梅　淡干姜　草果　炙甘草　砂仁　茅术　大生地　茯苓　生姜　大枣

渊按：据舌苔口甜而论，湿痰阻遏中宫，阳不舒化无疑，党参乌梅生地，酸甘助阴腻膈，大不相宜，矛盾一至此乎。手指牵引，虽属木燥土虚，肝风内动，当此上中焦湿痰蒙闭肺胃，气机不能舒布，即欲养阴，如胃气不化何，治病当先急者大者，若头痛医头，便为庸手。

赵 高年元气素亏，未病以前，先已倦怠乏力，微觉咳嗽，五六日来，加以发热，热势起伏，是有新邪乘虚而袭，引动伏邪晚发也。今诊脉小数而虚，干咳欲呕，舌边光红，根苔白揩，热甚无汗，津枯邪恋，虑其化燥神昏。

北沙参　苏子　青蒿　杏仁　川贝　牛蒡子　前胡　橘红　通草　枇杷叶

吴 伏邪内蕴为瘅疟，外发为流注，入于肺则喘咳，注于肠则便溏，正虚不克支持，幼孩当此易致成惊。

青蒿　杏仁　淡芩　泽泻　荆芥　象贝　桔梗　橘红　赤苓　六一散　双钩藤

童 伏邪晚发，朝凉暮热，头痛胸闷，舌白无汗，似宜疏达。至于腰痛眼花，其阴内亏，邪不易达，恐致淹缠，宜小心为是。

秦艽　赤苓　青蒿　苏梗　杏仁　甘菊花　枳实　杜仲姜汁炒　豆豉　桑叶

顾 病方三日，外无大热，而虚烦懊憹，反复不安，寐则神思扰乱，舌苔白腻，恶心欲呕，腹中鸣响，大便溏泄秽臭，邪积在里，气机不达，用栀豉以发越其上，陈朴以疏理其中，葛以散之，芩以泄之，夏秫和胃而通阴阳，阴阳交得寐，明日再议。

渊按：起病即是湿痰挟滞，阻遏中官，热郁不达之象，勿谓外热不扬而轻视之。

又 伏暑至秋而发，其发愈晚，其伏愈深，故其为病也，大起而大伏，热一日，退亦一日，既非间疟，又非瘅疟，瘅疟则但热不寒，间疟则寒热往来，此症微寒发热，热一昼夜而退，退亦不清，名之伏暑，其说最通。夫暑必挟湿，湿蕴则化热蒸痰，痰不易出，热盛劫津也。身重属湿，烦躁热，热来口渴，渴不多饮，仍是湿遏热炽见象。舌苔白而干枯，是湿邪在于气

分，气虚故湿不易化也。叶氏云：舌白而薄者，肺液伤也。病方八日，邪未宣达，刻下用方，无庸深刻，但须解表而不伤正，去湿而不伤阴，清热而不助湿，生津而不碍浊，中正和平，耐心守服，扶过两候，始冀渐安。

黑山栀　连翘　茯苓　川贝　通草　北沙参　滑石　泽泻　豆豉　枇杷叶　鲜薄荷根

渊按：伏邪深重，脾肺气弱，力不足以化达之，故大起大伏耳。

马 幼稚伏湿挟积，阻滞肠胃，蒸痰化热，肺气窒痹，是以先泻后咳，继以发热。今便泄已止，更气急痰嘶，肺气阻痹尤甚，法当先治其肺，恐肺胀生惊发嗌，其变有莫测耳。

葶苈子三钱　莱菔子三钱　六一散三钱　枇杷叶三片

渊按：遏重消痰，泻肺清热，化积即在其中。

又 痰气喘逆，平其大半，热势起伏，退而复作，时下多疟，须防转疟。

白萝卜汁一杯　鲜薄荷汁半杯

二味略煎去渣，加入冰糖三钱烊化，再以姜汁一滴冲服。

渊按：此方更妙。

何 伏暑挟积，寒轻热重，已经月余，舌心焦黄，舌边白腻，阳明积热，化火劫津，炼浊成痰，将至蒙闭。至于脘痛拒按，两经攻下，痛仍不减，苔犹未化，非清化不能荡其实，拟用凉膈散加味。

凉膈散　鲜石斛　川连

两下之后，舌心犹然焦黄，故仍可用下法。然舌边白腻，必挟水气，凉膈散中再加半夏亦可。

陆 伏邪挟积，但热不寒，头痛鼻血，便

泄稀水，热甚于里，拟清里解表法。

葛根芩连汤　豆豉　连翘　枳实　黑山栀

鼻血，便泄稀水，知其为热，不用犀角者，其舌苔白也，不用大黄者，其脘腹按之不痛也。

李　伏邪湿热，内蕴三焦，气机不达，午后发热，胸闷头胀，尿少无汗，舌苔白腻，脉象软细，拟开上疏中渗下，仿河间法。

豆卷　杏仁　陈皮　藿梗　滑石　赤苓桔梗　半夏　焦六曲　川朴　通草

胡　素有痰饮咳嗽，今夏曾经吐血，是肺受热迫也。兹六七日来，伏暑内蕴，凉风外袭，病起先寒栗而后大热，热有起伏，表之汗不畅，里之热不退，所以然者，痰饮阻于胸中，肺胃失其宣达故耳。舌色底绛，望之黏腻，苔心白厚，如豆大者一瓣，此即伏暑挟痰饮之征，而况气急痰嘶乎！据云：二十六日便泄数次，至今大便不通，按腹板室，却不硬痛，小溲先红浊，今则淡赤不浑，乃湿热痰浊聚于胸中，因肺金失降，不能下达膀胱，故湿浊上逆，为痰气喘嗳之候，病机在是，病之凶险亦在是，法当从此理会。涤痰泄热，降气清肺，乃方中必需之事，但清肃上焦，尤为要务耳。

葶苈子　郁金　川贝　杏仁　枳实　羚羊角　胆星　连翘　赤苓　竹油　枇杷叶　滚痰丸入煎绢包

陈　余邪余积，留恋未清，元气元阴，消耗欲竭，暂停苦口之药，且投醒胃之方，化气生津。忌夫重浊，变汤蒸露，法取轻清，效东垣以化裁，希弋获以图幸。

清暑益气汤　荷叶　香稻叶
蒸露每晨温服四五杯。

渊按：汤丸膏散，古人各有意义，非徒具虚文。若变汤为露，法取轻清，惟大邪去而胃气不胜苦药者宜之。此处恰合。

徐　热伏心胸，湿蕴脾胃，病起如疟，延今两月，胸中热闷，饮食不思，从未得汗，舌色底绛，苔如酱瓣，此即湿遏热伏之验也。无汗者津液亏，徒发其汗无益也。生津彻热，化湿开胃，胃气敷布，其汗自来。

川连　黑山栀　豆豉　广皮　香薷　麦冬赤苓　薄荷　生姜　六一散

此药煎好露一宵，早起温服。

浦　伏邪挟积，阻塞中宫，疟发日轻日重，重则神糊烦躁，起卧如狂，此乃食积蒸痰，邪热化火，痰火上蒙胞络，怕其风动痉厥，脉沉实而舌苔黄，邪积聚于阳明，法当通下，仿大柴胡例备商。

柴胡　淡芩　川朴　枳实　生大黄　瓜蒌仁　半夏

又　下后热净神清，竟若脱然无恙。惟是病退太速，仍恐变幻莫测，拟方再望转机。

川连姜汁炒　陈皮　半夏　淡豆豉　淡芩枳实　郁金　瓜蒌仁　六神曲　竹茹

病退太速，仍恐变幻，老炼之言宜省。

凡下后方法，总以泻心加减，仍用瓜蒌枳实何也？盖因胸痞未舒，舌苔未化故耳。

又　昨日疟来，手足寒冷，即腹中气撑，上塞咽喉，几乎发厥，但不昏狂耳。此乃少阴疟邪，内陷厥阴，上走心胞为昏狂，下乘脾土为腹撑。脾与胃为表里，前日昏狂，病机偏在阳明，故法从下夺。今腹胀舌白脉细，病机偏在太阴，法当辛温通阳，转运中气为要，随机应变，急者为先，莫道用寒用热之不侔也。

淡芩　半夏　陈皮　茯苓　熟附子　川朴丁香　槟榔　草果　白蔻仁　通草

前方用寒，后方用热，随症用药，转换敏捷，不避俗嫌，的是一腔热血。

渊按：少阴阴邪，上凌君火，下乘脾土，

经所谓有余则制己所不胜，而侮己所胜。案亦老练，必如此转语，方不为病家指摘，否则虽有热肠，亦招谤怨。

又　投姜附达原神香二陈合剂，喉中汩汩，痰声顿时即平，腹胀遂松。今脉缓大，神气安和，腹中微觉胀满，痰多黏腻，脾藏阳气虽通，寒热痰涎未化，仍宗前法轻减其制。

前方去附子、槟榔，加大腹皮。

又　腹中之气稍平，湿热余邪未尽，所以微寒微热，仍归疟象，头胀身痛，知饥能食，法拟疏和兼调营卫。

二陈去草　豆卷　青蒿　秦艽　焦六曲　谷芽　生姜　红枣

仁渊曰：暑邪与温邪异，伏暑亦然。当暑感而即发者为暑邪；暑天受暑湿之邪不即发，秋后复感凉风，闭其汗孔，欲发不能速发，外则形寒，内则发热，寒热起伏无已，有类乎疟，为伏暑。古人谓往来寒热属少阳，余谓暑湿伏邪，往来寒热，全由脾胃为病，少阳胆甲，因脾胃失化波及之耳。盖脾为阴土，恶湿喜燥，燥则升化，湿郁之而不得升；胃为阳土，恶热喜凉，凉则顺降，热阻之而不得降。升降窒滞，故多胸腹痞闷，木寄土居，土失温凉，木不条畅，必然之势。湿重者多寒热，甚者多热，热则消水而口渴，湿郁于中，又渴不多饮，湿热互蒸，胃浊不化，舌苔每布白腻底绛者，热为湿遏也，淡白者，湿胜也。化黄化燥化灰，热胜于湿，湿亦化燥化火也。胸腹痞满，板硬拒按，或挟痰挟食，视其人之本体，及所感之轻重，而为变迁论治。初病以苦辛芳淡为正轨，徒为发汗无益，盖苦能泄热，辛能通气，芳可解郁，淡可利水，使中宫郁遏通解，不汗自汗，不便自便，为邪在气分治法，入营则不然。若初入营分，犹可透营就气，仍从气分而解；已陷营分，昏蒙狂呓，犀地牛黄至宝之类，亦所必需；劫津化燥，痞结硬满，邪实阳明，救阴

通腑，与温邪同治。但温邪从温化火，火退而病解，伏暑从湿化燥，燥去而湿或再来。所以然者，湿虽化燥，终属阴邪，且湿最伤中，中虚而阴湿易生，故清到六七，须为审顾。下法亦有不同，温邪可下宜速，伏暑可下宜缓，温邪下之邪清，伏暑下之邪未必清。温属火为阳性速，暑夹湿多阴性迟；温邪阳明兼少阴者多，伏暑兼太阴者多也。甚有大便半月不通，胸腹痞满，仍属无形湿热，而不可下者，总宜验舌，若厚白而未化黄燥者，虽满亦未可下，下之不但邪热不服，中气大伤，更为难治。须识气通病解四字，其于治伏暑思过半矣。再者热虽灼而汗少，苔虽燥而灰黄，若渴饮不多，或多而胸痞，凉苦可用，须佐芳香，若龟甲鳖甲鲜石斛鲜生地等，清滋沉降宜慎，每见愈投愈燥者矣。其故由暑必夹湿，中气不升不化，清滋抑遏，而邪愈不化也。

疟疾门

严　年届六旬，元气素弱，向有肝气，近患三疟两月，以前先受伏暑，小愈之后，三疟遂作，脉弦，肝胃尤甚，木胜胃土，恶谷厌纳，痰多呕恶，心跳少寐，便闭溺赤，盖胃气一虚，百病丛生矣。高年虽大便两旬不通，未可以通阳为务，培养中气，启胃化痰，是为扼要，调和营卫，退其寒热佐之。

党参　冬术　茯苓　半夏　陈皮　当归　桂枝　淡芩　枣仁　泽泻　谷芽　鹿角霜　生姜　红枣

上方以六君子汤坐镇中宫，补脾健胃，气运则痰湿自化，气旺则津液自生。合入当归桂枝，和营散邪，更复鹿角霜之通阳者，以治背独恶寒，再加黄芩以泄热，监制桂鹿之辛温，使无偏畸，不失调和之义。枣仁安神，泽泻去湿，谷芽醒胃，姜枣调和营卫，皆佐使之助耳。

某　大疟百日，营卫两虚，胃为冲之本，

脾乃营之源，胃阳虚，则胸腹时痛而吞酸，脾阴虚，则经事愆期而盗汗，补脾胃以化其疟痰，和营卫而退其寒热，营卫一和，盗汗自止。

党参姜汁炒　冬术土炒　半夏　茯苓　陈皮　川连吴萸三分煎汁拌炒　制首乌　白芍桂枝三分煎汁拌炒　煨姜　红枣

吴　三疟一载有余，经停将及两载，腹中胀满，有块作痛，是血先凝结于前，气复阻滞于后，加以寒痰积聚，中气失运，法当先运其中。

六君子去炙草，加木香、当归、川朴、生姜、茺蔚子、红枣。

石　三疟久而痰涎聚，肝胆逆而郁火盛，以致发狂。今狂已退，痰火犹未全除，拟化胃经之痰，平肝胆之火。

半夏　茯苓　橘红　牡蛎　淡芩　川贝　牛膝　鳖甲　白术土炒　竹茹　钩藤

徐　盗汗便溏，心脾之病也。脾气不运则便溏，心阴不守则盗汗。大疟日久，寒热仍作，营卫不调，补心脾，和营卫，归脾汤加减治之。

党参　黄芪　冬术　熟地　白芍　砂仁　六曲　枣仁　归身　茯神　木香　牡蛎　浮麦　红枣

渊按：运脾气，补脾阴，和营卫，温督脉，前数方皆虚疟久疟治法。

萱　久患疮疥，湿热浸淫，复因外感暑湿为疟，缠绵不已，变为三疟。诊脉濡小，其湿仍恋，而元气渐伤，虑加腹满，宜早图之。然须安逸忌口为要。

白术　半夏　赤苓　陈皮　大腹皮　川朴　神曲　藿梗　蔻仁　通草　鸡距子

此用正气散，去甘桔苏芷，加通草蔻仁，疏通气分之湿，用鸡距子以解酒湿。

朱　厥阴过升，阳明失降，疟成烦闷痞呕，当变柴胡制而为泻心法，和阳明即所以和少阳也。

川连姜汁炒　半夏　陈皮　藿梗　白蔻仁　竹茹姜汁炒

此人舌苔半边白，如水晶粉团，必有痰饮，后于此方中加生姜三片，其呕即止。

渊按：本不当去生姜，若去之，便失南阳制方之义矣。

庄　但热不寒，此为牡疟，柴胡桂枝汤主之。

柴胡　桂枝　半夏　茯苓　陈皮　川朴　草果　炙甘草　生姜　红枣

又　疟发间日，但热不寒，口腻多涎，乃寒痰郁于心下，阳气不得宣越故也。

蜀漆　桂枝　半夏　陈皮　茯苓　羌活　菖蒲

另独豆蒜六枚，黄丹六分，雄黄五分，共研末，为丸，清晨朝向东分五服开水送。

又　舌白胸闷，背寒独甚，拟宣通阳气，以化痰浊。

麻黄汤合二陈汤加鹿角霜、石菖蒲。

又　疟止当调胃气。

半夏　茯苓　炙甘草　陈皮　白蔻仁　生姜　红枣

孙　间疟变为大疟，其寒也三日一作，其热也日无间断，此卫气不得疏通，邪痹不达，是属卫实而营虚，营虚故内热不止也。拟和营卫以祛邪。

桂枝　白芍　柴胡　半夏　赤苓　天花粉　淡芩　陈皮　生姜　红枣

徐 左脉细弦，肝肾亏也；右脉软弱，脾胃虚也。三疟之后，气血两亏，补肝肾，调脾胃，养气血，必得安逸少劳，而后可也。

党参 大熟地 杜仲 枸杞子 冬术 茯神 归身 陈皮 白芍 生姜 红枣

王 三疟止作，延及五年，营卫之不调，脾胃之不和，肝肾之不足，不言可知矣。近今月经频至且多，而有血块，腹反胀满，何也？夫血之与气，犹权衡也，和则平，偏则病，一胜必一负。血去多则血虚，血虚则气旺，非真气之旺也，气无血以涵之，则气肆横，而有似于旺耳。盖疟久必伤脾，脾伤则肝亢，脾统血，肝藏血，肝亢则血不藏，脾虚则血失统，故经事频来。而仍有血块者，肝亢则火炽，下焦冲任之血，受其迫燥，欲下而不尽下，故凝而为瘀，瘀则结块也。图治之方，藏统肝脾之血而固冲任之经，一层调其气之肆横而致和平，又一层是治月事与腹满之法。至于理脾胃，调营卫，又为三疟久缠之治，合而成剂，不出求本之图。

党参元米炒 冬术川朴五分拌炒 香附醋炒 丹参 陈皮 茯苓 乌药 鳖甲 当归炭 白芍桂枝三分拌炒 茜草炭 乌鲗骨漂淡 鲜生地渣姜汁炒焦 姜渣鲜生地汁炒焦

鳖甲煎丸十五粒，药汁送下。

渊按：因脾气伤而血失统，血去舍空，其气更失所依，故腹益胀满。调养脾气，治胀即所以摄血；润养肝阴，固血即所以涵气。妙在交加散，清血热而不寒滞，通营气而不辛散，其心思识力，超越寻常。若辛香耗气以治胀，苦涩凉腻以治血，则失之远矣。

叶 疟为少阳病，少阳者，胆与三焦也。胆失清宁则烦而不寐，三焦失其输转，故胸闷而大便带溏，口腻味甜，热甚烦闷，热处湿中，故热愈甚也。拟温胆法。

半夏 茯苓 陈皮 枣仁 枳壳 天竺黄

川朴 青蒿 秫米 佩兰 竹茹

曾 浴出当风，腠理闭塞，水气舍于皮肤之内，与卫气恋而不化，变为三疟，疟发不透，湿热内走筋络，四肢无力，微微内热，是半虚半实之症。和脾胃，化湿热，通筋络，达肌表，标本兼治。

茆术 半夏 香薷 茯苓 秦艽 独活 泽泻 防风 川朴 陈皮 通草 姜皮 生苡仁

奚 三疟发于夜，而渐移至日中，原有自阴出阳之象，今届春深，阳气升发，当助其升举，参以化痰为法。

柴胡 防风 茯苓 丹皮 杜仲 冬术 制首乌 半夏 陈皮 牛膝

黄 大疟十番，寒热虽轻，而邪陷入于三阴，治必从中以达外，体质虽虚，未可便投补药，仿王晋三加减达原饮。

柴胡 川朴 半夏 茯苓 当归 草果 川贝 花槟榔 陈皮 红花

童 大疟日久，小愈复作，寒热虽轻，其根不断。根者何？水饮痰涎是也。欲治其根，必温中土，用四兽饮加减。

六君子汤加乌梅、草果、蜀漆炭。

尤 久疟之后，脾虚木郁，痰阻气滞，胸闷恶心，头眩心嘈，经事不调。拟舒木郁，兼以化痰。

柴胡 石决明 半夏 陈皮 当归 炙甘草 茯苓 丹皮 砂仁 薄荷

又 投逍遥合二陈法，木郁稍舒，痰气稍化，今从前法加减。

柴胡 炙甘草 杏仁 冬术 陈皮 半夏

焦山栀　茯神　砂仁

吴　疟不离乎少阳，即兼阳明太阳，亦必使其还返少阳而后已。今预于疟发之前，先用柴胡引入少阳之界，则邪气从枢转出矣。

小柴胡汤去参、枣，加知母、草果、陈皮。

渊按：仲景小柴胡，治伤寒往来寒热，非治风疟往来寒热，风疟与伤寒判若天渊，后人往往借用，积习深矣。风疟早用柴胡，必纠缠难愈，须中焦湿热半化，或秋深邪深乃合。

又　疟脉自弦，弦大者为阳，其邪易达，今疟来热势稍轻而短，邪有退机矣，仍从前法。

照前方加沙参、茯苓、通草。

又　疟势渐衰，当和中气以化痰浊，养心阴，合病体标本而施治也。

沙参　陈皮　麦冬　炙甘草　冬术　半夏扁豆　枣仁　茯苓　生姜

渊按：疟病最忌扁豆，想未之知耳。

奚　三疟变为日作，延来两月有余。今则热发于夜，口干汗少，邪恋营分，其阴已亏，而又胃弱纳少，怀孕半身，恐其正虚不克支持，姑拟和胃扶正达邪。

党参　制首乌　冬术　茯苓　川朴　天花粉　柴胡　防风　陈皮　淡芩

丁　三疟久延，营卫两伤，复因产后，下焦八脉空虚，今病将九月，而疟仍未止，腹中结块偏左，此疟邪阻于血络，聚于肝募，是属疟母。淹缠不已，虑成疟劳，夏至在迩，乃阴阳剥复之际，瘦人久病，最怕阴阳，趁此图维，迎机导窍，和阳以生阴，从产后立法，稍佐搜络以杜疟邪之根。

制首乌　冬术　白芍　杞子　当归　地骨皮　青皮　川芎　香附　乌梅

用四物去地换首乌，从产后血分立脚。

另鳖甲煎丸每日服十粒。

渊按：产后阴血固属虚耗，然久疟而至结块，必湿热痰涎，伏膜原未化，此方宜斟酌之。

又　三疟日久，腹中结癖，夏至前和阳生阴，通调营卫，参入搜络方法。节后三疟仍来，但热势已减，癖块略小。然口干心跳，营阴大亏，情怀郁勃，多令化火伤阴，木曰曲直，曲直作酸，疟来多沃酸水，盖肝木郁热，挟胃中之宿饮，上泛使然。夫养营阴须求肝润，理肝郁必用苦辛，久疟堪截，癖块宜消，惟是体虚胃弱，诸宜加谨为上。

党参　冬术　鳖甲醋炒　当归　茯神　枣仁　香附　三棱醋炒　川连吴萸炒　牡蛎　陈皮

渊按：膜原所伏之邪见矣。

又　丸方

川贝　半夏　知母

共研细末，姜汁醋各半泛丸，每朝三钱，开水送下。

曹　劳疟因劳碌而发寒热似疟，淹缠不已，虑变疟劳。舌苔白而干燥，胃燥气伤也。法当益气生津，用益气补中意。

党参　黄芪　冬术　炙甘草　麦冬　归身　陈皮　青蒿　五加皮　生熟谷芽

张　间疟寒热，舌苔满白，用柴胡达原饮。

柴胡　黄芩　半夏　青皮　花槟榔　草果　川朴　茯苓　生姜

舌苔满白，邪伏膜原，必用槟榔草果，若舌苔白而燥者忌用。

仁渊曰：疟证甚多，所感不同，命名各异，《内经》言之详矣。而诸疟中，风疟最多，经谓夏暑汗不出者，秋成风疟，乃暑天喜当风取凉，露卧湿地，受冷湿热湿之邪，不使随汗泄出，秋后凉风闭其汗孔，疟始发矣。前哲云：疟不离少阳。其实不然。夫伏暑与疟，同一邪耳，寒热间断者为疟，不断者为伏暑。但伏暑虽重于疟，其伏较浅；疟虽轻于伏暑，其伏较深。伏暑邪在太阴阳明，不涉膜原者多，疟疾涉膜原者多。惟邪伏膜原，所以纠缠不清。膜原二字，古人多未讲明。夫膜在脏腑之外，肌肉之里，乃肌肉之里层皮也。俗名膜壑，原乃经穴六腑皆有之。经谓横连膜原，言不但邪在脏腑，并横及于肌肉之里，而伏于膜壑之原，伏甚深矣，亦太阴阳明所主。所谓少阳，亦犹伏暑之寒热往来，脾胃升降失职，木郁不达耳。惟脾胃失化，湿浊阻遏，所以疟必有痰，痰即湿饮，故疟发时，能呕出黄涎苦水，其愈较易。治能开其中焦，化其湿饮，最为先著。观古人清脾、休疟、四兽等方，无不为开中化痰立法。即久而为疟母，为黄疸中满，皆湿热痰浊，纠结不化，伤其脾胃所致。即各种疟疾，所因不同，所治各异，要不离太阴阳明脾胃也。脾胃一病，痰湿自生。谚云：无痰不作疟。其信然欤！

痢疾门

马 高年下利，一日夜百余次，舌苔白掯，身热恶心，诊脉细，饮食不纳，痢下五色，皆为忌款。败毒散法，初起的是，然须人参扶正和胃。若喻氏痢疾门中，五色噤口，不治者多，尚祈商政是荷。

参须 败毒散 陈米荷叶包 石菖蒲

苗 湿伤于下，风伤于上，热处于中。湿夹热而成痢，痢下红血，湿热伤血分也。风夹热而咳嗽痰稠，舌白，风热伤气分也。从手太阴阳明，一脏一腑立法。

豆豉 荆芥炭 黄芩 薄荷 焦六曲 桑叶 黑山栀 杏仁 桔梗 薤白头 赤芍 通草

孙 湿温邪陷厥阴，下痢色紫后重，左脉沉小，右脉弦大，舌黄晡热，是阳明积热内恋，而木本乘土，高年体虚神怯，防其厥脱。

沙参 川连 白头翁 升麻 淡芩 焦六曲 川朴 通草 楂肉 秦皮 葛根 金银花 白芍 砂仁

又 前方升阳明泄厥阴，以提下陷之邪，今改用败毒法，祛其邪从表解，即喻氏逆流挽舟之意也。

人参败毒散去薄荷、生姜，加神曲、陈米煎汤代水。

又 舌苔灰黄，腹痛下痢，是阳明湿热积滞，而倦怠音低，正气大虚，饮食不纳，虑延噤口重症，仍以苦辛寒化肠胃之湿热，而开通其气，冀其谷进热和痢减为妙。

北沙参 川石斛 川连 木香 石菖蒲 川朴 枳实 滑石 白芍 淡芩 焦楂肉 陈皮 荷叶 鲜藕

又 下利不减，胃气略开，病将半月，高年元气内亏，湿热未化，深恐生变。

沙参 淡芩 川连 川朴 枳实 白芍 广木香 木瓜 西洋参 茯苓 通草 荷梗

又 痢将半月，色如败酱，腹痛后重，舌苔灰黄，湿热胶滞，肠胃不和，纳谷殊少，高年防其虚脱。

西洋参 川连 陈皮 六神曲 谷芽 青皮 当归 白芍 地榆炭 淡芩 砂仁 茯苓皮

又 考治痢方法，因于暑湿热阻滞肠胃者，不出苦辛寒药，疏通理气。若胃不纳者，谓之噤口痢，九死一生。今高年体弱，胃不纳谷，舌色灰黄，身热腹痛，不可补，又难用攻，只得宣通化滞，开其胃气。

白头翁汤加枳实 红曲 白芍 青皮 楂肉炭 木香 荷叶蒂 茉莉花蒂 砂仁半生半熟炒研 稻叶

某 红痢日久，脾气必虚，营气必耗，前方理中汤下驻车丸颇验。奈轻听人言，服红曲滑石末，致痢复剧。脉迟缓而涩，舌薄白而底绛，渴不贪饮，口恶甜味，素体多湿，今脾阳失运，湿又动于中矣。徐灵胎云：血痢挟湿者，胃风汤最妙，医归痢疾门，亦采是法。

八珍汤去地草，加肉桂、升麻、粳米。

渊按：理中汤温运中阳，驻车丸分导湿热，从脉象迟涩看出，红曲滑石适与相反。

李 久吃洋烟，脉沉而细，病方三日，微寒微热，头略胀痛，昼不痢，痢在夜，是属寒邪，而反色赤者，寒伤营也。当以和营散寒，温通阳气为法，勿与常痢同治。

防风根 白术 陈皮 木香 白芍桂枝三分煎汤炒 炮姜 砂仁

服二剂愈，应手之至。

渊按：脉细肢寒，昼不利，利在夜，乃脾阳不能统摄营阴也。

蔡 右脉细弦，木侮土也；左脉细弱，肾水亏也。病由肝气而起，水不涵木也。兹患下痢赤白，木胜土衰，湿热不化也。华先生用补中升阳，参入育阴，从本求治，极有见地。鄙意再参温化，乃兼顾脾肾之阳气也。

党参 茯苓 冬术 归身 阿胶 杜仲白芍 炮姜 木香 川连 神曲 菟丝饼

尤 伏暑挟积，湿热内蕴，胸痞，呕恶，发热，舌燥，通腑之后，变为下痢，痢色红白腻冻，饮食不纳，虑成噤口，须得胃开谷纳，痢减不呕为妙，高年颇为重症。

川连 淡芩 白芍 陈皮 青皮 茯苓

焦楂肉 川朴 沙参 砂仁 谷芽 玫瑰花

此病两脉虚濡，脾胃元气大弱，似宜参入扶正为善。然下痢古称滞下，起于湿热居多，早补早敛，往往受累，此河间苦辛宣通腑滞之法，所以为痢门必采之方。若补阴阳，治脾胃，多为久痢而设也。

宋 远行伤饥，饮酒伤胃，而成休息下痢，痢经两载不愈，许学士香茸丸最妙。今师其意，变汤服之。

杜仲 菟丝饼 丁香 当归 白芍 炮姜鹿角霜 木香 茯苓 砂仁

陆 《脉经》云：代则气衰，细则气少，多指阳气为言。今下痢而得促脉，脾胃之阳微特者，况形衰畏冷，而小便清长者乎？惟是下痢赤者属血分，腹中痛为有积，立方从此设想，寻其罅而通之补之，亦治病之机巧也。

附子枳实理中汤，送下驻车丸。

薛 先患红痢，续加以疟，又变泄泻，泻止仍痢，两月有余，脉弦硬，昼无小便，每交子后至辰，便痢数次，小溲亦得稍通，此伏暑湿热，蕴于肠胃及厥阴。厥阴之表，便是少阳，故先见热痢，后兼疟象，乃厥阴少阳表里同病也。疟后大便溏泄者，少阳木邪侮土也。泻止而疟痢仍作者，胃气强旺，土不受邪，仍还厥少两经也。小便少者，阴气亏，用渗愈少，当滋其化源也。今清厥阴之热，而举清阳，兼益肾之阴，运脾之湿，从白头翁合胃风汤意。

白头翁汤加防风 白术 白芍 五味子大熟地 茯苓 神曲 谷芽 北沙参

渊按：议论如秋月寒潭，开后学心思不少，方亦精妙。

王 厥阴有寒，肠中有热，少腹冷痛，下痢红黏，身热肢寒，汗出舌腻，恶心不食，虑成噤口，拟辛通厥阴之寒，苦泄肠中之热，用姜萸当归四逆汤，加香连楂主之。

桂枝　白芍　吴茱萸　炮姜　炙甘草　木通　当归　川连　木香　黄芩　楂肉炭　砂仁

渊按：有热深厥深之象，乃湿热积，重遏肠胃气机，不得通化，宜佐通因通用法，使胶黏之邪速去。

范　肝胃不和，湿热积滞为痢，痢延半载，仍脘腹胀痛，恶心，治以苦辛泄肝和胃，佐以分消运化。

川连　茯苓　川朴　木香　楂肉　青皮　陈皮　砂仁　赤芍　白芍

另用驻车丸三钱，乌梅丸一钱，相和服。

又　痢减腹仍痛，肝胃未和也。现值经来脉弦，寒热，血虚木郁，拟养血疏肝。

八珍汤去草，加香附、木香、陈皮、神曲、砂仁。

驻车丸一钱，乌梅丸一钱，归脾丸一钱，相和服。

张　便痢白腻，如水晶鱼脑色，小便不利，少腹偏右板窒，诸医以为肠痈，固亦相似，然考肠痈为病，有寒有热，《金匮》并出二方，如大黄牡丹汤、苡仁附子败酱散，概可见矣。但此症则属寒积，脉弦紧而数，面色青而不渴，宜用温通。

肉桂五苓散加楂肉、砂仁。

又　温通已效，仍从前方加炮姜、木香。

又　欲溺不爽，溺后气向下坠，便痢白腻虽稀，然腰尻酸痛如折，全属阳虚气陷之象，仿东垣参入前法。

西党参　升麻　冬术　肉桂　茯苓　泽泻　炮姜　木香　诃子煨　砂仁　生鹿角

此方连三剂，大便白腻全无，脾胃已开。按此症并非肠痈，乃寒积下痢耳。因诸医皆云肠痈，只得委曲周旋，但从肠痈，有寒有热，轻轻转笔，折入温通方法，既不碍医，又与病相合，不得不然之事也，故志之。

某　休息痢将及五年，腹中块垒时痛，痢下仍兼干粪，脉弦迟，苔灰白，此虚而有寒积也。《本事方》云：痼冷在肠胃，泄泻腹痛，宜先取去，然后调理，不可畏虚养病，此症的是，姑拟一方备采，信则服之，疑则勿服。

参须三钱　熟附子三钱　干姜二钱，炒　甘草钱半　当归钱半，酒炒　大黄三钱，酒炒　川朴三钱　枳实三钱，土炒　元明粉二钱

共研细末，蜜水泛丸，每日三钱，砂仁汤送下。

渊按：痢疾湿热未清，早服兜涩，往往延成休息，用温下法，颇为合拍，但大黄分量宜重一倍，否则不但积不去，且不敌姜附之温燥耳。

张　症有变迁，治无一定，痢疾多由积滞，而烟客中气素亏，肾气亦损，小溲不利，肾虚阳气不化也。舌红无苔，肾虚阴津不升也。腹不痛，无积可稽，气下注，清阳下陷。种种虚象，所以淹缠，不易奏功，夫有胃则生，古人是训，而大烟伤气，剥削不虞。故烟痢一症，医家难以著手，诸宜自爱，谨慎为上。

熟地炭　白芍　川芎炭　肉桂　泽泻　归身炭　党参元米炒　冬术　茯苓　蜜炙粟壳

渊按：熟地不宜炒炭。

某　泄痢白腻，腹不痛，脉沉细，此寒也，宜温之。

吴茱萸　茯苓　木香　陈皮　炮姜　六神曲　焦白术　诃子　乌药　砂仁

李　河间论痢属热者多，而景岳论痢属寒

者不少。此症腹不甚痛，但肛酸且胀，脉紧肢寒，并不发热，兼素有寒疝，苔白不渴，寒象为多，宗景岳论治之。

吴茱萸　茯苓　炮姜　木香　炙甘草　焦六曲　陈皮　砂仁

刑　休息痢必有积，延来两月，近今发热，湿热郁蒸于肠胃，痢色或白或赤，化湿热以运中州，疏积滞以和气血，勿以为日既久，遽投固涩也。

白术　川连　白芍　木香　当归　茯苓　广皮　楂炭　升麻　泽泻　防风

另资生丸、补中益气丸、驻车丸等份相和一处，每朝服三钱，开水送下。

徐　红痢匝月，仍腹痛后重，据云先曾发热三次，此属中虚表邪传里，现今脉细肢寒，太阴阳气已弱，小便艰难，膀胱气化又钝，拟开其中焦，化其湿热，兼升阳解表，亦表里双解之法也。

柴胡　桂枝　茯苓　泽泻　川连　木香　白术　党参　砂仁　炮姜　炙甘草

张　疟后劳碌感寒，疟邪复发，更加红痢后重，此中虚气陷，湿热未楚也。用败毒散。

活人败毒散加神曲　楂炭　陈皮

许　热伏营中，久痢纯血，腰疼腹痛，舌苔薄白底绛，兼有紫点，此属湿热挟瘀之候。病将一载，法以咸苦通涩兼施。

杜仲盐水炒　阿胶川连炒　川断盐水炒　黄柏盐水炒　地榆炭　白芍　防风根　炙升麻　当归生熟砂仁

又　投咸苦通涩之剂，诸恙皆减，仍宗前法增损。

原方去黄柏、防风，加熟地、淡芩醋炒、荷叶蒂。

高　三疟汗少，邪不外达，饮食不节，变增泄泻。今竟下痢，红白黏腻，自来体质气虚多湿，最怕淹缠，急宜忌口为要。

羌独活　柴胡　前胡　川芎　花槟榔　莱菔子　陈皮　炙甘草　茯苓　山楂炭　焦六曲　木香　砂仁

金　红痢三年，腹左结块，板硬不移，按之则痛，辘辘作声，即便下痢。此瘀凝寒积，久留于肠腑，当以温药下之。

苍术炭　川熟附　枳实炭　地榆炭　茯苓　当归　通草　桃仁炒黑研　大黄酒炒

仁渊曰：洁古芍药汤，亦治痢要方。湿热积，郁结肠胃，甚者宜通下以开壅塞，使邪不久留，正气不致大伤，何数十证无一及之者，或未遇此等耳。夫痢疾古名肠澼，夏秋湿热居多，邪壅肠胃重而经络轻者成痢，肠胃轻而经络重者为疟疾。伏暑亦有经腑同病，寒热痛痢并作者，初宜苦辛芳淡，通而化之。挟表则活人败毒散。积重痛甚者，因而竭之，洁古芍药汤。病有寒热痛实，药有补泻温凉，非一法所能概也。若噤口不纳者难治，乃湿热伤胃，邪势扞格，绝不思谷，治法虽多，须中气尚有根底，犹或可治。烟痢亦难治，因久吸洋烟，肾精脾气先已告困，迨痢疾一发，势即不支，故诸药不效耳。初起视其正尚可支，急为逐邪，切勿傍徨辗转，三五日后，脏真伤而津气竭，欲攻不能，欲补不可，即棘手矣。若邪正并急，尤宜舍邪顾正，或温补脾肾，或清补气液，佐彻邪一二味，能受即是生机，否恐邪未化，而正已脱，但不可早用兜涩，无益而害之。盖兜涩莫过洋烟，洋烟不灵，岂禹粮石脂诃粟榴皮能为力乎？苟元气津液可恃，邪自不容，痢中亦自去邪，邪化痢止，必然之理，虚不受补者死，且胃气亦不可恃，平人能纳谷者，虽重可治。烟痢脾肾脏真受伤，虽能纳谷，不过稍延时日，待胃败则死耳。盖脾为仓廪后天之本，肾为先天二阴锁钥故也。根底一坏，神丹莫挽矣。论脉弦急大者死，缓弱者生，须看其所下何如。若虚坐努责，或紫水败酱，虽腹痛后重，虚象大著矣，切勿再进苦寒伤胃，宜温运脾肾，疏达肝木，木达气升，其痛自止。痢随痛减，胃气亦醒。达木用肉桂最妙，盖甘缓辛通，发散为阳，最能畅达郁结也。

黄疸门

王 两目身体皆黄，小便自利色清，此属脾虚，非湿热也，名曰虚黄。

黄芪一两　白芍三两　茯苓二两　地肤子二两

酒浸服。

周 伏暑湿热为黄疸，腹微痛，小便利，身无汗，用麻黄连翘赤小豆汤，表而汗之。

麻黄　连翘　杏仁　淡豆豉　茵陈草　赤苓　川朴　枳壳　通草　六神曲炒

赤小豆一两煎汤代水。

朱 湿热内走太阴，遍体发黄，肌肤粟起，小便黄赤，与茵陈栀子柏皮汤。

茵陈　连翘　赤苓　大黄　泽泻　黑山栀　黄柏　淡芩　通草

曾 脉形乍大乍小，面色暗晦不泽，似有一团阴气，阻遏于中，苔黄而湿，腹满足肿，小便黄赤，又有湿遏热伏之形，色症合参，是属女劳黑疸，变为腹满，在法难医，姑拟泄肾热以去脾湿，仿《金匮》法。

冬瓜皮　桑白皮　地骨皮　生姜皮　黄柏　川朴　茵陈

陈大麦柴煎汤代水。

施 三疟止而复作腹满，平而又发，今目黄脉细，面黑溺少，防延黑疸。然疸而腹满者

难治，姑与分消。

制附子　大腹皮　陈皮　麦芽　绵茵陈　赤苓　滑石　焦山栀　通草　瓜蒌皮

渊按：疸而腹满，前人未言其故，余谓肝脾脏气两伤，木土相克也，故难治。

又 面色黎黑，腹满足肿，脉沉而细，此脾肾之阳不化，水湿阻止于中，证势甚重。且与通阳燥湿。

四苓散加肉桂　川朴　陈皮　大腹皮　焦六曲　细辛　香橼皮　麦芽

黄 面黄无力，能食气急，脱力伤脾之证也。用张鸡峰伐木丸。

皂矾一两，泥土包固，置糠火中煨一日夜，取出候冷，矾色已红，去泥土净　川朴五钱　茅术一两，米泔浸，切炒　制半夏一两　陈皮二两，盐水炒　茯苓一两　炙甘草五钱

共研细末，用大枣肉煎烂为丸，每服二钱，开水送，饮酒者酒下，此方颇效。

仁渊曰：黄疸亦湿热郁遏之病，与伏暑疟疾同一来路，古人谓如盦酱，湿热壅遏不泄所致。但有阴黄、阳黄、女劳、谷、酒之分。同是湿热，阳黄则黄色鲜明，脉大口渴，其证多实，治如茵陈五苓平胃栀子柏皮等，甚则茵陈大黄之类，开化中宫，分泄湿热，从小便而出，其黄自退。阴黄则脾肾阳气素虚，不能分化其邪，黄色暗晦，脉细皮寒，口不渴，分化湿热，宜佐通阳理脾，如茵陈五苓，佐理中真武之类。谷疸则食伤脾胃，酒疸则酒伤肺脾，皆湿热阻而不化，各有所主。女劳黑疸，最为难治，乃内伏湿邪，更伤女劳而得，肾精大伤，根本已坏，湿热之邪，深伏厥少，正气不能胜任故也。又有虚黄一证，并非黄疸，乃中虚木胜，土色发见于外，其黄色淡白，小便不变，脉弱口淡，能食而无力，俗名懒黄，乃劳倦内伤之症，宜崇土疏木，调补中气，如补中益气之类。诸黄证虽以分泄湿热为主，尤须察其阴阳虚实、有无兼证而调之，始为尽善。

王旭高临证医案卷二

后学方仁渊耕霞参订

无锡王旭高著　　侄履成　子应麟校刊

后学青田包元吉重校

中风门

钱　类中五年，偏瘫在右，元气不足，痰流经络。近今两月，谷食大增，虽为美事，亦属胃火，火能消谷，故善食而易饥也。调治方法，不外补养精血，息风通络，和胃化痰。

制首乌　当归　大熟地　刺蒺藜　三角胡麻　桑寄生　茯苓　半夏曲　麦冬肉　新会皮

渊按：此肝肾水亏，而虚火盛者，故以滋水息风为治。

赵　风中廉泉，痰阻舌本，口角流涎，舌謇而涩，右肢麻木，仆中根萌，拟息风和阳，化痰泄络。

羚羊角　石决明　胆星　法半夏　茯苓　甘菊炭　远志　煨天麻　橘红

渊按：痰火用事，故泻火化痰，通络息风。甘菊不宜用炭。

某　口歪于左，手废于右，肝风胃湿，互相牵掣，舌强而謇，痰留心脾之络也，类中显然。

党参　当归　半夏　茯神　钩藤　石决明　川断　秦艽　胆星　桑枝

渊按：脾虚生痰，肝虚生风，运脾即是化痰，养肝佐以息风，为虚实参半之治。

王　两手关脉，皆见一粒厥厥动摇之象，此脾虚木胜，内风动跃之候也。左半肢体麻木不仁，头眩面麻，此属偏枯，虑延仆中。

制首乌　当归　白芍　茯苓　陈皮　煨天麻　秦艽　石决明　刺蒺藜　池菊　钩藤　桑枝

覆　两关脉厥厥动摇之象大减，其内风有暗熄之机，左手屈伸稍安，左足麻木未愈，今拟补肾生肝，为治本之计。

地黄饮子去桂附。

渊按：去附桂，水中之火尚不虚也。

金　左手脉沉弦，而涩数不调，乃血虚而肝风暗动也。右关脉独缓滑，胃有湿痰，尺寸俱弱，金水两虚，症见耳聋，两肩胛酸而难举，痰多，口中干腻，是其征也。

大生地　麦冬　归身　石决明　半夏　蒺藜　钩藤　橘红　牡蛎　元参　指迷茯苓丸

丁　脉左弱为血虚，右弱为气虚，气血两虚，上为头眩，半身以下，皆形麻木，而成瘫痪，甚则心乱神昏，此肝风挟痰所致，法当清上补下。

淡苁蓉　大生地　天冬　牛膝　元参　菖蒲　天麻　草薢　茯苓　陈皮　黄柏　洋参

渊按：清阳明以利机关，养肝肾以滋阴血，运脾气以化湿痰，丝丝入扣。

孙 血不养筋，肝风走络，左臂酸痛，或止或作，法当养血通络。

制首乌 当归 杞子 稽豆衣 丹参 蒺藜 苡仁 茯苓 秦艽 桑枝 红枣

蒋 酒客中虚嘈杂，木胜风动，头旋掉眩，兼以手振，此内风挟痰为患，须戒酒节欲为要。

天麻 冬术 茯苓 杞子 沙苑子 钩藤 制首乌 当归 白芍 半夏 石决明 池菊

谢 久患肝风眩晕，复感秋风成疟，疟愈之后，周身筋脉跳跃，甚则发厥，此乃血虚不能涵木，筋脉失养，虚风走络，痰涎凝聚所致，拟养血息风化痰通络。

制首乌 紫石英 白蒺藜 半夏 茯神 洋参 陈皮 羚羊角 石决明 煨天麻 枣仁 竹油 姜汁

渊按：疟后脾气必虚，风动虽由木燥，痰聚由于脾虚。若舌苔浊腻，运脾化痰，尤不可少。

薛 年已六旬，肾肝精血衰微，内风痰涎走络，右偏手足无力，舌强言涩，类中之根萌也。温补精血，兼化痰涎，冀勉偏枯之累。然非易事，耐心调理为宜。

苁蓉干 巴戟肉 茯神 木瓜 半夏 杞子盐水炒 远志肉甘草汤制 海风藤 芄肉酒炒 牛膝 杜仲盐水炒

又 肾藏精，肝藏血，肾肝精血衰微，筋骨自多空隙，湿热痰涎，乘虚入络，右偏手足无力，舌根牵强，类中之根，温补精血，宣通经络，兼化痰涎，守服不懈，加以恬养安泰，庶几却病延年。

苁蓉干 党参元米炒 牛膝 半夏 杞子盐水炒 陈皮 续断 茯苓 巴戟肉 桑枝

又 丸方

苁蓉干二两，酒煮烂捣入 党参三两，元米炒 麦冬二两，去心元米炒 枣仁三两，炒研 巴戟肉三两，盐米炒 熟地四两，砂仁末陈酒拌蒸烂捣入 归身二两，酒炒 草薢三两，炒 制首乌四两，炒 茯神三两 牛膝三两，盐水炒 天冬二两，去心元米炒 半夏二两 陈皮二两五钱 杜仲三两，盐水炒 虎骨三两，炙 菖蒲一两 杞子四两，盐水炒

上药各选道地，如法制炒，共研细末，用竹沥四两，姜汁三两，捣入，再将白蜜为丸，如黍米大，用磁器装好，每朝服五钱，开水送下。

唐 风痰入络，脑后胀痛，舌根牵强，言语不利，饮食减进，久防痱中。

羚羊角 防风 制僵蚕 生草 羌活 远志肉 川芎 桔梗 桑叶 薄荷 钩藤

又 颈项胀是风，舌根强属痰，风与痰合，久防类中。

熟地 白芍 续断 杞子 杜仲 秦艽 当归 牛膝

渊按：实多虚少，前方恰合，后方太补，与痰阻舌本者不宜。

费 类中之后，手足不遂，舌根牵强，风痰入络所致，防其复中。

党参 大生地 制南星 白芍 秦艽 冬术 制首乌 羚羊角 虎骨 归身 牛膝 海风藤 沙苑子 茯苓 枣仁 杜仲 生苡仁 陈皮 川贝 半夏

上药煎浓三次，加竹沥二茶杯，姜汁二十匙，白蜜二杯，阿胶四两，烊化收膏。

某 劳碌伤气，肝风阳气弛张，肥体气虚，湿热痰火扰动，忽然磕睡，几乎跌仆，舌强言漫，右偏肢痱，此属偏中。犹幸神识尚清，痰

315

涎未涌，或可图幸。治以息风化痰，安神清火，冀其得效为妙。

羚羊　决明　天麻　竺黄　茯神　菖蒲　川贝　胆星　半夏　橘红　嫩钩　竹沥　淡姜汁

范 惊动肝胆，风阳与骨中之痰浊，交互入络，营卫运行之气，上下升降之机，阻窒碍滞，周身皮肤肌肉关节，麻木不仁，胸脘不畅，饮食无味，口多涎沫，头昏心悸，风阳抑郁不伸，痰浊弥漫不化，苔白而裂，大便干燥，胃虽有湿，而肠液已枯矣。拟清火息风，化痰渗湿，参以养血滋液。

羚羊　苁蓉干　天麻　决明　半夏　麻仁　制南星　泽泻　橘红　茯神　当归　嫩钩　竹沥　姜汁

渊按：饮食不化精微而化痰浊，致胃湿肠燥，由气秘不行中焦，升降失其常度耳。

何 右关脉独滑动如豆，此有痰浊在中焦也。中脘皮肉觉厚，手足筋脉，时或动惕，痰走经络之象，法当攻补兼施。

朝服香砂六君丸三钱，夜服控涎丹十四粒，朱砂为衣。

陆 素有痰饮咳嗽，土弱金虚，金虚不能制木，并不能生水，土弱不能御木之侮，并不能生金而化痰，病情有似风痰瘫痪，足软难行，口流涎沫，舌左半无苔，口常不渴，脉虚弦滑，大便坚燥，种种见症，皆显金土水不足，而风痰有余，病根日久，调之不易，姑拟一方备采。

苁蓉干　半夏　五味　牛膝盐水炒　麦冬元米炒　巴戟天　麻仁　熟地　茯神　陈皮　肉桂　竹沥　姜汁

吴 体肥多湿，性燥多火，十年前小产血崩，遂阴亏火亢，肝风暗动，筋络失养，其根已非一日，去秋伏暑，而成三疟，疟久营卫偏虚，遂致内风夹痰扰络，右半身麻痹而似偏痱，调理渐愈。今但右足麻辣热痛，痛自足大指而起，显系血虚，肝经失养，据云腿膝常冷，足骱常热，并非足骱有火，而腿膝有寒也。想因痛处则热，上腿之处，气血不足，故寒也。至于左胫外廉，皮肉之内，结核如棉子，发作则痛甚，此属筋箭，是风痰瘀血，交凝入络而成，与右足之热痛麻辣不同。今且先治其右足，姑拟一方请正。

大生地　萆薢　茯苓　阿胶　天麻　五加皮　归身　牛膝　冬术　独活　丝瓜络　木瓜

渊按：筋箭之名甚新。

仁渊曰：中风一证，昔河间言火，东垣言气，丹溪言痰，各持其说。以余观之，要不外阴精阳气，不能转输布化，或痰或火或气，得以乘间窃发，阻其窍隧经络，致无故昏仆，或口噤语謇，手足偏废，虽有脏腑经络之分，总是本虚标实，惟本虚故容易受邪。而风也火也痰也，虽名外邪，其实风即逆气所化，痰即饮食所生，火亦阳气偏胜，乃化良民为盗贼耳。《内经》曰：人年四十，而阴气自半。阴气者，乃五脏之精气也。精气暗亏，三邪易发，故病者每在四十以后，少壮者鲜焉。王清任《医林改错》谓全属虚证，治以大剂黄芪，虽属偏见，不为无因。而细想病情，若非真脏大虚，安有如是猝暴，与外感伤风中风，岂可同年而语！彼则贼自外来，此则衅由内起，古人以小续命加减，治一切中风，余每疑焉。盖以辛温发散之方，而治内伤精气之病，朱丹溪曰：西北方气寒土燥，或有真中风，东南则因湿生痰，痰生火，火生风耳。若然，则西北之病，仍是外感风邪，而名为中风，与猝然昏仆偏废，大相悬绝，岂可混同论治？余生长东南，未见西北之病，读书至中风一篇，每不满意于古人焉。

肝风痰火门

王 血虚肝风上逆，痰涎走络，头眩心跳，干咳痰少，右肩臂不能举，足热无力，养阴以息风阳，化痰以调脾胃。

党参元米炒 生地海浮石同拌 半夏 决明 沙苑盐水炒 茯神 枣仁 蛤壳 茯苓 陈皮 嫩钩 竹二青

又 治风先治血，血行风自灭；治痰先化气，气化痰自失。

生地 茯神 嫩钩 陈皮 沙苑 决明 蛤壳 枣仁 竹茹

张 头痛巅疾，下虚上实，过在足少阳厥阴，甚则入肾，眴蒙昭尤。此段经文，明指肝胆风阳上盛，久痛不已，必伤少阴肾阴，肾阴一衰，故曰脘脘无所见，而腰痛复起也。前方清镇无效，今以育阴潜阳镇逆法。

生地 龟甲 杜仲盐水炒 牡蛎 茯神 枣仁 磁石 阿胶米粉炒 女贞盐水炒 沙苑盐水炒 石决明

渊按：此厥阴头痛也。三阴经皆至颈而还，惟厥阴上额交巅，甚则入肾者，木燥水必亏，乙癸同源也。

杨 郁火内燔，气血消灼，湿热不化，酿成疡毒，四肢麻痛，眼鼻牵引，肝风内动，脾胃受戕，虑延败症，姑先清气血之燔，佐以息风通络。

羚羊角 连翘 木防己 苡仁 滑石 黑山栀 赤苓 丝瓜络 丹皮 钩藤 通草 藿香叶

渊按：湿热风火内盛，故以清火化湿，通络息风，不涉虚故不用补。

荣 病起肝风，继增痰饮吐酸，所以口目筋掣，而胸膈不利也。近因暑热上蒸，咽喉碎痒，暂投凉剂，喉患即解，而胸脘愈觉撑胀，夫肝风之动，由于阴血之亏，而痰饮之乘，又

系胃阳之弱。病涉两歧，法难兼用，今且宣化胃湿以祛痰，稍佐平肝降热。

法半夏 茯苓 陈皮 麦冬 杏仁 旋覆花 川贝 山栀姜汁炒 郁金 丹皮 白蔻仁 竹茹

渊按：此等病最难看，其实在中焦脾胃也。盖饮生于脾，聚于胃，苟能治得痰饮，肝风无有不愈，脾气既升，肝自不郁，胃气既降，肝自清宁，何风之有？

朱 五脏六腑之精气，皆上注于目。目之系上属于脑，后出于项，故凡风邪中于项，入于脑者，多令目系急而邪视，或颈项强急也。此症始由口目牵引，乃外风引动内风，内风多从火出，其源实由于水亏，水亏则木旺，木旺则风生。至于口唇干燥赤碎，名铦唇风，亦由肝风胃火之所成也。治当清火息风养阴为法。

大生地 丹皮 沙参 钩藤 桑叶 羚羊角 石决明 白芍 川斛 芝麻 元参心 蔗皮 藜皮

顾 血不养筋，筋脉牵掣，昼日则安，暮夜则发，不能安卧，病在阴经，宜养血以和经脉。

大生地 党参 黄芪 川芎 茯苓 柏子仁 当归 白芍 枣仁 桑枝

何 肝风阳气上冒，头左偏痛，连及左目难开，胸脘气胀，肝木乘胃，法以泄降和阳。

羚羊角 蔓荆子 川连 刺藜 池菊 钩藤 石决明 神曲 茯苓 半夏 桑叶

施 久遗下虚，肾水不足，肝风暗动，上升则头痛眩晕，乘中则或吐或泻。近来夜昧出汗，左目锐眦赤肿，少阳木火上盛也。法以上息风阳，下滋肾水，中和脾胃，外实腠理，用汤丸并进。

珍本医案集成
王旭高临证医案

磁朱六味丸淡盐汤送下。

石决明　怀山药　白芍　元参　牡蛎　沙苑子　茯神　党参　芡实　红枣　浮麦

潘　情怀郁勃，肝胆风阳上升，右目蒙昏，左半头痛，心嘈不寐，饥而善食，内风掀旋不熄，痛势倏忽无定，营液消耗，虑其痉厥，法以滋营养液，清息风阳，务宜畅抱，庶克臻效。

大生地　元精石　阿胶　天冬　池菊　羚羊角　石决明　女贞子　白芍　钩藤

覆　服滋阴和阳法，风阳稍息，第舌心无苔，心嘈善饥，究属营阴消烁，胃虚求助于食，议滋柔甘缓。

大生地　石决明　麦冬　阿胶　白芍　大麻仁　女贞子　橘饼　洋参　茯神

渊按：舌心无苔，胃阴虚也，加炙草守中壮水更妙。

李　肝风阳气弛张，兼挟湿热上混清窍，左耳常流清水，时或作痒，右鼻燥而窒塞，头晕沉沉，法以息风和阳。

羚羊角　石决明　池菊　钩藤　粉丹皮　黑山栀　磁石　蒺藜　赤苓　通草　稽豆衣　左慈丸三钱

吴　上年夏季痰火迷心，神呆语乱，愈后，至今复发，现诊脉浮小弱，舌心红而苔白，语言错乱，哭笑不常。凭脉而论，似属心风，盖由风入心经，蕴热蒸痰所致，用本事方独活汤。

独活　防风　淡芩　山栀　元参　鲜地　茯苓　甘草　橘红　竹叶　石菖蒲　胆星

渊按：心脾有伏痰积热，故见症如是。

宋　营血内亏，不能涵木，加以恼怒，肝风暗动，不时头昏脚软，防其跌仆。今宜养血息风。

党参　当归　白芍　川贝　陈皮　茯神　枣仁　香附　橘叶　砂仁　石决明　刺蒺藜

渊按：营虚由脾不化，心不生，党参当归补脾以生营，砂仁橘叶快脾以疏肝，余亦清金制木，利气养营者也。

徐　少腹之块已平，小便已利，而反不禁，素有肝风脾泄宿恙，近增右手麻木，脉象弦大而滑，时觉痰多气升，此中气已虚，精血不足，内风走络，脾湿生痰，法当兼顾。

制首乌　怀山药　冬术　归身　白芍　菟丝子　沙苑子　茯苓　党参　半夏　陈皮　桑枝

朱　血与津液，其原皆禀于胃，胃气虚则血少而风动，风煽胃中，则精液亏而火炎。夫胃与大肠同属阳明，故上为牙痛，左肩亦痛，下则便艰而痔痛也。头眩心跳，血虚故也。拟养阳明气血，以滋津液为法。

制洋参　柏子仁　归身　麦冬　升麻　新会皮　元精石　黄芪　於术　茯神　荷蒂

渊按：胃气虚，未必风动，惟胃虚不能布化精微，营阴失其资生灌溉，始木燥风生。上有牙痛，下有痔痛，津枯金燥，风火交煽矣。

又　补气血以止痛，生津液以润肠。

制洋参　熟地　黄芪　於术　当归　柏子仁　陈皮　麦冬　麻仁　生谷芽

钱　外风引动内风，头偏右痛，不能着枕，用青空膏。

羌活　柴胡　防风　川连酒炒　甘菊　焦栀　黄芩　桑叶　丝瓜络　钩藤

薛　头风痛，偏于右，发则连及牙龈，甚则呕吐痰涎，肝风袭于脾胃，寒痰流入筋络，温补泄化为法。

竹节白附子　黄芪　羌活　刺蒺藜　半夏

吴萸　制僵蚕　钩藤

渊按：头痛牙痛，属热者多，而亦有寒痰流络用温散者。

胡　少腹胁肋，肝之部也。腰，肾之府也。年老则精血枯，而络脉空，肝气乘虚入络，湿热又从之为患，补养精血，疏肝通络，兼化湿热以治之。

川楝子　香附　乌药　当归　茯苓　旋覆花　延胡　新绛　陈皮　苁蓉干　青葱管

又　补养精血，疏通脉络，胁肋之痛稍减，惟小溲短少，夜半以后，脘腹觉胀，是浊气不化也。前方加通阳泄浊之品。

川楝子　吴萸　乌药　杞子　当归　延胡　茯苓　车前　橘叶　苁蓉干　九香虫　两头尖　小麦芽

苏　肝阴久亏，风阳上扰不息，头项目珠皆痛，痛则心嘈难过，漾漾欲呕，多烦少寐，大便燥结，高年当春分节，阳升勃勃之际，自宜育阴息风，镇逆宁神。

生地　茯神　阿胶　沙参　鲜首乌　麻仁　沙苑子　枣仁　甘菊　石决明　炙甘草　麦冬　金器先煎

又　耳目昏花，初起多由风热，次则因于肝火，久则必致阴虚，此证已及半年，其为阴虚阳亢无疑。毓阴以和阳，壮水以制火，是定法也。

大生地　麦冬　丹皮　磁石　茯神　石决明　焦栀　元参　枣仁　沙苑子　北沙参　另磁朱丸二钱，每朝盐花汤送下。

华　病久正虚，阴阳两弱，坎离不交，夜不成寐，久卧于床，不耐烦劳，兹因舟行跋涉，远道就诊，忽然神糊不语，两手不定，遮睛扪发，烦躁不安，诊脉促乱，饮食不进，想由舟中热闷，鼓动风阳，扰乱神明，卒然生变。姑拟息风和阳，安神定志，冀得神清谷进，或可再商。

生洋参　茯苓　丹皮　沙苑　石决明　天竺黄　竹茹　枣仁　嫩钩　远志肉　金箔

渊按：痰浊为风阳煽动，堵塞神明，猝然不语，须豁痰开窍，豁痰如羚羊、胆星、竹沥之类，开窍如牛黄、至宝、苏合之类，随证用之，或者有济。

苏　肝风上升于巅顶，原属阴亏；痰浊弥满于中宫，多因脾弱；目痛头疼心嘈便结，阴亏阳亢之征；舌苔浊厚，纳少恶心，胃虚浊泛之象。高年久病，图治实难，勉拟一方备参。

人参　半夏　天麻　橘皮　元明粉　茯神　沙苑盐水炒　磁石　黄柏　元精石　干姜

又　头痛减而得寐，苔薄白而带灰，火降则神安，湿化则燥显。前方加减，再望转机。

前方去干姜、黄柏，加知母、北沙参、姜竹茹。

又　头痛虽减，风阳犹未全平。舌苔灰白，痰浊仍未全化。心跳若饥，营阴亏而有火。闻喧欲晕，阳上亢而下虚。拟养营阴以降火，和胃气而化痰，参以镇逆，佐以宁神。

制洋参　牡蛎　茯神　沙苑　石决明　大生地　半夏　陈皮　杏仁　元精石　竹茹

钦差　军事倥偬，劳心劳力，眠食无暇，感冒风邪，引动内风，犯胃凌上，半边头痛，呕吐黄水。拟去外风，以息内风，兼和胃气而化痰湿，录方呈电。

荆芥　秦艽　防风　天麻　石决明　陈皮　茯苓　白芷　甘菊　钩藤　竹茹　白蔻仁　半夏

319

某　情怀郁抑，元气内亏，心中难过，虚火肝风上逆，唇口肿痛，头眩耳鸣，食少无力，时常太息，防其痰火神蒙之变，非轻证也。

羚羊角　沙苑子　川石斛　天竺黄　石决明　嫩钩藤　枣仁　甘菊花　元参　丹皮　灯心

又　痰火神烦不寐，防患风癫。

枳实　天竺黄　石决明　茯神　羚羊角　胆星　川连　竹沥　姜汁　枣仁　竹沥达痰丸三钱，开水送

朱　水亏不能涵木，阳升阴不上承，时际春深，木旺阳升之候，是以寒热头痛，胸痞少寐，便结等症见也。仿赵养葵法。

大生地砂仁拌　茯神　丹皮　柴胡盐水炒　枣仁　女贞子　麦冬朱砂拌　归身　陈皮　生姜　石决明　红枣

渊按：从逍遥散参入滋水养肝，颇有巧思。

陈　脉诊左关独弦滑，风阳挟痰上扰阳明，头额偏左，连及腮齿皆痛。拟息风阳，兼清痰火。

羚羊角　制僵蚕　桑叶　丹皮　嫩钩藤　甘菊花　石决明　鲜银花藤　刺蒺藜

另，细辛三分，荆芥钱半，生石膏五钱，共研粗末泡汤漱口。

另，乳香一钱　没药一钱　生南星一钱　生半夏一钱　僵蚕一钱　冰片三分

共研为细末，和入陈酒干面调敷。

徐　丧弟悲哀太过，肝阳升动无制，初起病发如狂，今则心跳少寐，头晕口干，略见咳嗽。拟安神养阴，清火降气为法。

石决明　丹皮　枣仁　茯神　川贝　北沙参　广橘红　麦冬　元参　竹茹　枇杷叶

章　经曰：上虚则眩。丹溪云：无痰不作眩。病机论曰：诸风掉眩，皆属于肝。是眩晕不出虚风与痰三者为患。健忘筋惕，虚与肝之病也。吐痰干腻，津液所化也。从三者治之，虽不中不远矣。

生洋参　天麻　天竺黄　川贝　茯神　制南星　石决明　牡蛎　甘菊花　牛膝　女贞子　嫩钩藤

又　眩晕虚风兼夹痰，前方布置已成斑，病来心悸宗筋缩，养血清肝理必参。

生洋参　天竺黄　天麻　川贝　嫩钩藤　羚羊角　石决明　菖蒲　茯神　大补阴丸

诸　外风引动内风，头两边及巅顶俱痛，咳嗽，舌苔白，身热，能食知味，病在上焦。古方治头痛都用风药，以高巅之上，惟风可到也。

荆芥一钱　川芎八分，酒炒　杏仁三钱　防风钱半　甘菊花一钱　淡芩钱半，酒炒　枳壳一钱　羌活钱半　藁本一钱

上药研粗末，外加松萝茶叶三钱，分三服，开水泡服。

另细辛三分，雄黄一分，研末搐鼻取嚏。

渊按：古方清空膏，一派升散，全无意义，可用之证甚少。

唐　肝风太旺，肝阴又虚，气旺则火动而风生，阴虚则液亏而血弱。血弱则心跳，液亏则口干，火动故发热，风生则头痛。拟佐金以平木，培土以息风，养血以柔肝，益阴以退热。

归身　丹皮盐水炒　北沙参吴萸三分拌炒　枣仁　陈皮　冬术土炒　刺蒺藜　稽豆皮　茯神　白芍　橘叶

陆　阳升头痛，心虚善忘，痰火迷心，若昧若狂。安神定志，人参可用，而腻补且缓，

以其纳少痰多也。舒郁化痰，川贝最妙，而燥劫须忌，以其舌苔干白也。潜阳息风，须参重镇，而收涩当戒，恐反敛其痰也。

人参　茯神　川贝　石决明　蛤壳　枣仁
川连三分拌炒研

又　脉细数，懒言蜷卧，其为精气神三者皆虚。然舌苔白腻，有痰且有饮。再察神情，静则气怠而若虚，动则气上而自乱，是虚而有痰兼有火也。火伏而痰不上升则静，静则虚象现；火动而痰升则躁，躁则虚象隐。非不虚也，痰火为之起伏也。治不越十味温胆加减，临症各有心思，悉关根柢。

参须　川贝　茯神　枣仁　石决明　橘红

又　阴遏于外，阳伏于内，阴如迷雾，阳若日光。今阳为阴遏，故沉沉默默而蒙昧，脉亦为之不显。有时阳光见晛，则起坐而神清，脉亦为之稍起，顷之阴霾四合，阳气复翳，则仍昏昏如寐。前案谓有痰饮郁于其中，十味温胆，屡投不应，再思病源起于头眩心悸，苔白多痰，常服苍术见效，近因神乱若痴，多从事于痰火，清滋重镇，阴胜于阳，以致变幻。然欲开阴雾，法必通阳，譬之离照当空，而后阴雾始散。议进仲景苓桂术甘汤加味。

苓桂术甘汤加远志。

渊按：此从喻氏《寓意草》得来，昧者见神乱若痴，从事于痰火，不思心主阳神，痰为阴物，以阴邪遏其阳气，灵明为之蒙闭颠倒。《内经》云：重阳则狂，重阴则癫。癫狂二证，未可混治，世医一见神志昏乱，多从事于痰火，由不读《内经》耳。

仁渊曰：肝风痰火，乃类中之渐也，故次于中风之后。原夫肝之所以生风，由肾水不足灌溉，致木燥火生，火生风起，脾弱不能运化饮食精微，而生痰浊。痰浊为风阳煽动，上盛下虚，轻则眩晕摇颠，气升呕逆，重则癫狂昏仆，与中风同类。案中治法，大都上息风阳，

下滋肾水，痰多者以化痰为主，虚多者以养阴为主，虚而寒者宜温，虚而热者宜凉。亦有本虚标实，痰火上盛，不得不先泻火开痰，俟标邪退，而再图其本。见证虽属肝胆，而病根全在脾肾。盖木之生也，栽培在土，滋灌赖水，苟土厚水润，燥湿得宜，虽有大风，枝叶动而根干不摇。惟土薄水亏，始根露干枯，无风且萎，有风宁不摇动乎。且脾土既虚，肺金失恃，金虚不能制木，火升转欲焚金，将军之性非可直制，惟咸苦甘凉，佐味酸微辛，经所谓火淫于内，治以咸寒，佐以甘苦，以酸收之，以苦发之。风淫于内，治以辛凉，佐以甘苦，以甘缓之，以辛散之。夫咸苦酸甘，益阴泻火，以柔济刚，辛味虽阳，以能通散，助金而制木也。

虚劳门

赵　血不养心，则心悸少寐，胃有寒饮，则呕吐清水，虚火烁金则咽痛，肝木乘中则腹胀。此时调剂，最难熨贴。盖补养心血之药，多嫌其滞，清降虚火之药，又恐其滋。欲除胃寒，虑其温燥劫液，欲平肝木，恐其克伐耗气。今仿胡洽居士法，专治其胃，以胃为气血之乡，土为万物之母，一举而三善备焉，请试服之。

党参　冬术　茯苓　半夏　枣仁　萹豆
陈皮　怀山药　秫米

渊按：土虚木燥，积饮内生，原木之所以燥，由脾不运化精微，而生营血以养肝木耳。治胃一言最扼要。

覆　阴虚则阳不藏，水亏而木自旺，金衰不能制木，脾弱更受木刑，久病不复，便谓之损，调补之外，何法敢施。

党参　茯神　枣仁　熟地　冬术　当归
陈皮　川贝　神曲　五味子　龙眼肉

又　阳明为阳盛之经，虚则寒栗；少阴为相火之宅，虚则火升，咽喉燥痛，耳鸣颧赤所

由来也。至于腹中撑胀，虽为肝旺，亦属脾衰。心跳少寐，咳嗽短气，心营肺卫俱虚矣。虚者补之，是为大法。虚不受补，谓之逆候。古有明训，后人莫得异议。

党参　怀山药　神曲　元参　白芍　茯神　大生地　枣仁　陈皮

侯　病已两月，外皮不热，而脉微数急，是里有热也。里热属阴虚，非关表邪，并无头痛恶寒。愈散其邪，愈虚其表，故反增咳嗽也。若谓湿热，亦似是而非，夫湿热蕴于中焦，必有胸痞恶心见症，此证无之，其非湿热明矣。近来数日，腹中不和，大便溏，且以和中为主，兼理其脾肺，再商治本可耳。

党参　茯苓　木香　广皮　砂仁　冬术　神曲　川贝　款冬花

又　和补相投，诸恙俱减，惟脉数未静，究属元气真阴亏损，但前之补在肺脾，再参入肾药，兼养其阴，以观动静。

党参　冬术　白芍　稽豆皮　莲肉　首乌　归身　茯苓　沙苑子　谷芽

丁　营阴虚则风阳易逆，脾胃弱则肝木易横。心嘈头眩，耳鸣液涸，阳升之兆；腹胀脘痞，厌食脾虚，气滞之愆。今吐泻之余，实系肝强脾弱。宗越人肝病缓中论治。

人参　茯苓　冬术　竹茹　麦冬　半夏　陈皮　橘叶　刺蒺藜鸡子黄拌炒

薛　阴亏营损，风木之脏失涵，木胜风淫，仓廪之官受制。是以头痛肢麻，腹满嗳气，心跳少寐，掌热腰酸等症见也。所虑水土俱弱，肝木独强，强者难于骤服，弱者宜急扶持。今再益营阴以抚绥之，实仓廪以堵御之，佐金气以制治之，亦剿抚兼行之法也。

大生地　归身　白芍　谷芽　怀山药　潞

党参　神曲　茯神　陈皮　刺蒺藜　红枣　川连吴萸炒

张　气虚则脾弱肝强，侮其所胜，食即饱胀，腹中气冲作泄也。扶土泄木，一定法程。

炙甘草　防风根　砂仁　陈皮　冬术川朴五分煎汁拌炒　焦神曲　茯苓　炮姜　白芍吴萸三分煎汁拌炒

薛　便泄半载，脾肾两亏；脉沉细涩，阴阳并弱；阳痿不举，精伤特甚；面白无华，气虚已极；足跗浮肿，阳虚湿注于下；纳食嗳气，胃虚气逆于中。调治之方，自宜脾肾双补，阴阳并顾。然刚热补阳，恐劫其阴，滋腻补阴，恐妨其胃。刻下节届清明，木旺土衰之候，脾者土也，肾属坎水，一阳藏于二阴之中，当于补土中兼顾肾藏阴阳为是。

怀山药　炮姜　炙甘草　党参　五味子　菟丝子　砂仁　茯苓　冬术　鹿角霜

如不效，党参换人参，鹿角霜换鹿茸。

覆　脾肾双补，略见小效。今腹中鸣响，气向下坠，属脾虚气陷。舌心光红，脉沉细数，为肾脏阴伤。用补中升阳法。

高丽参　怀山药　冬术　炙甘草　肉果　五味子　陈皮　菟丝子　沙苑子　川断　鹿角霜　白芍

丁　养心营以济肾阴，清肝热以安相火。

生地　茯神　丹皮　黑山栀　稽豆衣　枣仁　麦冬　北沙参　五味子

吴　气血两虚，心跳头眩，肝郁不舒，胸中痞胀，用景岳逍遥饮，参入丹溪左金丸。

大熟地　香附　当归　陈皮　白芍　茯神　枣仁　砂仁　白术　吴萸炒川连

渊按：熟地恐碍膈，头眩属痰阻中脘最多。

冯 夜凉昼热，热在上午，此东垣所谓劳倦伤脾也。上午热属气虚，用补中益气汤，补气升阳。

补中益气汤加神曲、茯苓。

李 病将半载，寒热淹缠，前方补营，兼以疏郁，心悸腹胀仍然，兹更便溏足肿，是脾气虚弱也。脉缓无力，当补其脾，进归脾加减法。

防风根 党参 黄芪 冬术 茯苓 大腹皮 归身 白芍 枣仁 木香 荷叶蒂

渊按：可参入桂枝姜枣。

赵 心肾虚而不交，脾肝虚而不调，内风上扰，头眩心跳，中土式微，不寐纳少，交济坎离，须藉戊己以为媒，欲平肝风，亦宜培土。

党参 归身 白芍 冬术 茯神 远志 枣仁 神曲 沙苑子

钱 心脾营阴内亏，肝胆风火上逆，内热头眩，项间结核，脉虚形弱，治以养营，然病由内生，不易速效。

大生地 洋参 元参 归身 白芍 石决明 茯神 嫩钩藤 稽豆衣 香附 广皮 川贝 十大功劳

汪 肾水不足，君火上炎，相火下炽，心中如燔，舌光如柿，阳事易举，阴精易泄。拟清君以制相，益肾以潜阳。所虑酷暑炎蒸，亢阳为害耳。

川连 淡芩 黄柏 阿胶 甘草 大生地
鸡子黄一枚搅和冲服。

另鸡子一个破头，纳大黄三分蒸熟，每日服一个。

又 投咸苦坚阴降火，以制亢阳。心中之燔灼，舌色之光红，已减三分之一，然上午之身热如燎者未退，幸纳食颇增，苦寒可进，再望转机为吉。

川连 大生地 淡芩 元参 蛤壳 阿胶 元精石 甘草
鸡子黄冲服一枚。

又 舌干红，知饥善食，水亏阳亢，土燥于中，咸苦坚阴之剂，虽衰其燔亢之势，未能尽除其焰，犹畏炎暑湿热，相火蒸腾，复入清中固下，仍不出咸苦之例。

洋参 甘草 川连 生石膏 蛤壳 知母 麦冬 阿胶 大生地
黄柏末猪胆汁丸三钱，每朝开水送下一钱。

渊按：胃气未败，可任苦寒咸润，直折其炎上之火，然亦须防胃败。虚损之所以难治者，大都如此。

金 骨骼瘦小，先天元气不足，夏秋寒热，至今不已。脉细数弱，气血两亏，头不痛而但身疼，或口沃清水，此胃气虚寒也。当商温补，仿东垣法。

党参 茯苓 陈皮 桂枝 柴胡 黄芪 半夏 神曲 当归 干姜 砂仁

渊按：中气虚寒，少阳胆木之气抑遏，故寒热纠缠，升阳益胃汤恰合，尤妙在加干姜。

又 补中益胃，温卫气开腠理，诸恙皆减，仍从前法。

前方去神曲、干姜，加白术、白芍。

张 劳碌内伤脾，倦怠而无力，凛凛畏寒频，淅淅盗汗出，咳多痰带红，食少身无热，土衰金不生，卫虚营不摄，延来半载余，劳损难调适。

炙甘草 当归 白芍 冬术 党参 怀山药 黄芪 麦冬 茯神 五味子 红枣

渊按：此非劳倦伤中，乃劳损伤精也。所

因不同，见证亦异，勿得混治。

又 益元气补脾土，土旺而金自生，气足而力自足。

前方去甘草，加陈皮、生熟谷芽。

陈 先后天俱不足，痰多鼻血，阴亏阳亢之征；纳少腹疼，土衰木横之兆。是以年将弱冠，犹然幼稚之形，面白无华，具见精神之乏。治先天当求精血之属，培后天须参谷食之方。

党参 茯苓 冬术 陈皮 黑芝麻 怀山药 白扁豆 炙甘草 砂仁 建莲肉 粳米

上药为末，米饮汤调服，加白糖少许，枣汤调服亦可。

附丸方 精不足者，补之以味。当求精血之属，治其肾也。

熟地 菟丝子 牛膝 白芍 鹿角霜 山药 五味子 归身 川柏 杜仲 茯苓 甘杞子 泽泻 天冬 龟甲 丹皮 山萸肉

上为末，用鲜紫河车一具，洗净煮烂，将上药末杵和为丸，如梧子大，每朝盐花汤送下三钱。

温 卫气虚则洒洒恶寒，营气虚则蒸蒸发热。营卫并出中焦，总以脾胃为主，补脾胃则金有所恃，不必治肝而肝自驯矣。

党参 冬术 当归 川贝 玫瑰花 黄芪 茯苓 白芍 陈皮

某 咳嗽发热日久，前投补益脾胃之药六七剂，谷食加增，起居略健，但热势每交寅卯而盛，乃少阳旺时也。少阳属胆与肝，相为表里，肝胆有郁热，戕伐生生之气，肺金失其清肃，脾胃失其转输，相火日益炽，阴津日益涸，燎原之势，不至涸竭不止也。其脉弦数者，肝胆郁热之候也。刻下初交夏令，趁其胃旺加餐，

拟进酸苦，益阴和阳，清彻肝胆之郁热。考古有柴前梅连散，颇有深意。

柴胡猪胆汁浸炒 白芍 乌梅 党参 炙甘草 淡秋石 前胡 麦冬 川连 薤白头

徐 肺脾两虚，心营亏损，咳嗽气塞，骨蒸夜热，脉形软数，面白无华，劳损根深，夏至防剧。

怀山药 茯苓 枣仁 川贝 党参 五味子 萹豆 苡仁 款冬花 橘饼

又 脉软数为气虚，骨蒸心跳为血虚，咳嗽头眩，面色萎黄，脾肺两虚之候也。

党参 萹豆 陈皮 五味子 款冬花 茯苓 枣仁 川贝 炙甘草 红枣

奚 阳虚生外寒，阴虚生内热。热气熏于肺则咳嗽，咳久则音哑，肺遗热于大肠，则肛门结痔，皆阴虚之为病也。至于阳虚之说，一则卫外之阳，一则胃中之阳。惟胃中阳虚，呕酸水痰涎，症成劳损，今当扶土生金。

党参 五味子 川贝 半夏 金石斛 茯苓 麦冬 萹豆 陈皮 炮姜 地骨皮 十大功劳

又 投扶土生金法，谷食反减，夜热增重，乃胃阴失降，虚阳外浮也。夫脾宜升则健，胃宜降则和，胃为阳土生肺金。今诊左脉数疾，为心肝阳亢之象，肝火戕胃，心火烁金，宜其食减热增，夏令防剧。

金石斛 党参 谷芽 陈皮 川贝 石决明 川连 麦冬 半夏 沙参 五味子 茯苓

又 前方退心肝之火，养肺胃之阴，其热稍减，而咳未平。然此为肺虚而咳，本非易治之症，再从前法加减。

党参 川贝 桑白皮 五味子 沙参 麦

冬　炙甘草　地骨皮　石决明　粳米

又　咳嗽内热俱减，惟脉之细数不退，仍为可虑。

党参　地骨皮　茯苓　白芍　川贝　麦冬　五味子　沙参　炙甘草

每晨服八仙长寿丸三钱，开水送。

张　左寸关搏指，心肝之阳亢，右关小紧，脾胃虚寒，是以腹中常痛，大便不实，病延四月，身有微热，是属虚阳外浮。近增口舌碎痛，亦属虚火上炎，津液消灼，劳损何疑。当以温中为主，稍佐清上，俾土厚则火敛，金旺则水生。

党参　炮姜　麦冬　茯苓　炙甘草　白术　五味子　灯心

渊按：坤土不能坐镇中宫，虚阳因而上浮，未可以口舌碎痛，辄进清降。腹痛便溏，脾土虚寒已著，不得不温矣。

王　病后胃气不醒，脘腹饱胀，近增寒热恶心，痰升气逆，咳呛口干，阻塞咽嗌，大便艰难，小便短涩，左胁有块，大如覆杯，撑攻作痛，此因脾胃不足，肝木亢逆，清气不升，浊气不降，攻消克伐，元气愈伤，纳谷大减，津液日枯，虚火内炽，戕及肺胃，渐见火升颧赤，脉数内热之象，当成劳损。宜以扶土为主，升清降浊，佐以泻火清金，俾得中气安和，自然饱胀渐解。

党参　升麻　川连　怀山药　延胡　茯苓　柴胡　白芍　杏仁　枳壳　通草　陈皮　半夏　川楝子　苏梗　蔷薇露　枇杷叶

渊按：痰升气逆咳呛，虽有寒热，升柴不可用，因攻克而元伤胃减，仍以连楝苦寒，延枳破气，无乃矛盾，欲望中气安和，其可得乎？法虽从东垣得来，但东垣不是如此用法。用古人方，须会其意，若徒袭其貌，适为所误耳。

杨　先咳嗽而四肢无力，肺脾两虚，加以怒动肝木侮脾，土益受戕，脘腹胸胁撑攻，曾经吐血，乃心火乘胃，胃中瘀血上溢，大便溏薄，每月必发寒热数次。姑拟扶土生金，佐以平木。

异功散加白芍　川贝　麦冬　神曲　川连　吴萸炒　川朴　沉香　五味子

渊按：乃土虚木横而胀也。川连川朴，益其胀耳。

又　就脉数内热、咳嗽脘胁仍痛而论，乃阴虚肝郁成热，肺失清肃，仍防吐血。

北沙参　陈皮　川贝　延胡　白芍　金铃子　茯苓　丹皮　橘饼　麦冬　藕汁冲服

朱　阴虚肝郁，郁火刑金，咳嗽痰中带血，乳房颈间，皆结痃痰心空嘈杂，头眩目花，腰酸腿软，劳损之根，治主养阴，佐以化痰。

大生地　归身　白芍　阿胶　茯神　稆豆衣　玉竹　香附　枣仁　沙参　石决明　丹皮　紫菀　川贝　钩藤　女贞子　藕节　橘叶　红枣

王　脾虚气陷，肛门先发外疡，疡溃之后，大便作泻，迄今一月有余，自云下部畏冷，而两脉弦硬不柔，此谓牢脉。症属阴虚，法以温中扶土，升阳化湿。

党参　防风根　炮姜　陈皮　冬术　川芎　破故纸　砂仁　神曲　四神丸一两　资生丸二两　和服，日三钱，开水送。

渊按：虽从阴虚而起，目前脾虚阳弱不得不先治之。

冯　病延半载，骨热不已，鼻血时流，周身骨痛，营阴大亏，虚火内亢，脉沉搏数，口燥渴饮，劳损根深，入夏防剧，拟滋少阴清阳明。

325

大生地　知母　元参　地骨皮　鳖甲　胡黄连　石膏　党参　炙甘草　麦冬　佩兰叶

丁　营阴内亏，头眩心嘈，下午微寒内热，能食无力，胃中有热则消谷，脾虚气弱则无力也。

党参　沙苑子　茯苓　川连　枣仁　知母女贞子　白芍　冬术　麦冬　竹茹

王　左脉空大，肾水亏也。倦怠无力，脾气弱也。食少则阴虚，阴虚生内热，症属内伤。

补中益气加黑山栀、白芍。朝服六味丸四钱。

渊按：阴虚有二：有营中之阴虚，有肾中之阴虚。此营阴虚也，故从东垣。若六味地黄，则治肾阴虚矣。

徐　二月间，吐痰带血，血止之后，略兼干咳。交清明节，咳嗽渐甚，四月初，身加发热。今诊脉细数，形容消瘦，行动气升，此属肾气先亏于下，复因劳碌感邪，延绵不已，虑成劳损，静养为佳。

阿胶　牛蒡子　炙甘草　茯苓　杏仁　川贝　款冬花　元沙参　蛤壳　枇杷叶

孙　久有咳嗽血痰之恙，今复肛门结疡，是肺遗热于大肠，脉数音哑，劳损之根，时当夏令，火旺金衰，颇有气逆血沸之虑。

沙参　地骨皮　阿胶　白芍　麦冬　杏仁白扁豆　川贝　枇杷叶　丹皮　白蜜二匙，药汁调服

高　脉沉取数，其阴内亏，其热在里，劳损之候。症见咳吐白痰，心腹不时疼痛，痛则气满，得矢气则稍宽，病兼肝郁。据云咳嗽已及三年，初无身热，则病从痰饮而始，宜从痰饮气郁例治之。

法半夏　炙甘草　桂木　茯苓　冬术　陈皮　川贝　神曲　归身　丹皮　白芍　香附沉香　橘饼

又　痰饮咳嗽发热，肺肾两亏，湿热不化，用苓桂术甘合二陈，治其肺脾，都气丸兼治其肾可也。

苓桂术甘汤合二陈，加沉香、杏仁、川贝。都气丸四钱，盐花汤送下。

石　行动短气而喘，头眩心跳，得食则胀，肝肾虚而气不纳，脾胃虚而气不运，用补中益气送下六味丸。

补中益气汤加茯神、半夏、神曲、砂仁煎汤，送下六味丸四钱。

某　费心太过，中气不足，湿热内蕴，咽下至胸，常若空空，行动无力，臀发湿疮，宜自安逸，防其心跳头眩。

冬术　半夏　茯苓　陈皮　归身　砂仁党参　香附　苡仁　草薢　桑枝

赵　脉沉数，手足冷，胸闷食少，脾胃衰弱，大便干燥者，肠中之津液枯也。法当温中土润大肠，仿菟丝子丸加减。

吴茱萸　淡苁蓉　花槟榔　怀牛膝　砂仁柏子仁　川熟附　陈皮　菟丝子　茯苓　怀山药

渊按：槟榔一味，取其沉降，直达下焦，引领辛润诸药至大肠耳，非欲其破滞气也。

又　前方加火麻仁、郁李仁、当归。

穆　思虑伤脾之营，劳碌伤脾之气。归脾汤补脾之营也，补中益气汤补脾之气也。今将二方并合服之。

党参　黄芪　冬术　茯神　归身　炙甘草

砂仁　枣仁　升麻　柴胡　制半夏　木香
陈皮

薛　肾气虚逆，非滋不纳，脾弱运迟，滋则呆滞。然则如何而可？曰：补肾之阳，即可以转运脾气。从仲景肾气丸化裁。

大熟地附子三分炒　五味子　茯苓　怀山药
肉桂心　麦冬元米炒　牛膝盐水炒　山萸肉　陈皮　紫石英　破故纸盐水炒　胡桃肉

丁　病本阳虚土弱，而乏生生之气，故脾胃大惫，时当夏暑，温药杂投，补脾虽不若补肾，然酷暑郁蒸，湿热用事，不若补脾胃为稳。

高丽参　陈皮　冬术　炮姜　茯苓　白扁豆　益智仁　谷芽

羊　病本阴虚，时当酷暑，潮热干咳，渐入损途，养阴冀其退热，然药宜轻不宜重，恐过滋反伤脾胃也。健脾可以加餐，然亦不宜燥，恐燥则劫烁肺阴也。姑拟一方备正。

生洋参　白扁豆　五味子　丹皮　麦冬肉
地骨皮　生苡仁　怀山药　沙参　茯苓　枇杷叶

奚　黄昏咳嗽，肺热也。黎明气升，肾虚也。纳食倒饱，脾虚也。补肾纳气治其下，清金化痰治其上，运脾培土治其中，三焦并治。

大生地　沙苑子　麦冬　川贝　茯苓　怀山药　六神曲　沙参　牛膝　枇杷叶

冯　久咳痰稠，上午发热，面色青黄，左脉细数，右脉软弱，病属上损。幸大便不溏，尚未过中及下，加谨调养，交夏至节无变再议。

党参　炙甘草　怀山药　麦冬　五味子
青蒿酒炒　白芍桂枝三分拌炒　川贝　茯苓　白扁豆　枣仁　煨生姜

又　咳嗽脉细数，前上午发热，今下午亦热，阴气渐伤，大便间或带血，脾气虚也。从景岳理阴煎例，扶过夏至节，一阴来复，病无增变，庶几可延。

四君子汤合生脉散加生地、怀山药、白芍、白扁豆、川贝、阿胶、红枣。

赵　漏疡日久，阴津暗渗，加以咳嗽气耗，考试劳神，于是咳甚气升，便溏内热，音哑喉痛等等，接踵而至，脉象细数，已成劳损。夫精气神为人身三宝，一有所伤，便为大患，况三者皆虚乎？敢谢不敏，幸熟察焉。

沙参　甜杏仁　麦冬元米炒　生甘草　川贝
茯苓　白扁豆　怀山药　十大功劳

童　年已十七，天癸未通，骨骼瘦小，先天不足也。不时鼻衄，虚火上炎也。腹痛绵绵，中虚木横也。曾见蛔虫，木横则虫动也。此属童损先天不足之症，以后天补之难矣。

茯苓　怀山药　陈皮　当归　茜草炭　乌药　冬术　白芍　丹皮　川椒　乌鲗骨

廉　肾阴虚而气升喘逆，心阴虚而心跳少寐，胃气虚而痰饮留恋，肝风动而头眩震掉，肠液枯而大便坚干。经云：肾苦燥，急食辛以润之。心苦缓，急食酸以收之。肝苦急，急食甘以缓之。肠胃津枯，当滋气血，拟都气丸意。

大生地蛤粉炒　茯神辰砂拌　半夏　炙甘草
五味子　沉香　柏子仁　石决明　怀山药　麦冬　西洋参

李　阴亏于下，气逆于上，抑塞于中，煎熬津液，气急痰凝，病成煎厥，本属为难，而药必清滋，效非容易。所虑酷暑将临，外受炎蒸之热，内无宁静之期，则有甚加剧耳。

鲜生地　枣仁猪胆汁炒　元参　茯神　牡蛎
女贞子　石决明　羚羊角　远志甘草汤制　竹茹

渊按：煎厥证，《内经》述之，世不多见。大抵水亏木燥，肝家风阳，挟痰上扰，阻气机塞窍隧，与肝风痰火有同类耳。

朱 心跳少寐，是血虚也。气攻作胀，是肝虚也。头眩筋惕，是肝风也。食少便溏，是脾虚也。平肝气，息肝风，养营阴，补脾土，是其治也。

制香附　青陈皮　茯苓赤白各半　归身　白芍　沙苑子　制首乌　神曲　砂仁　姜枣

倪 据述有时惊悸，有时肌肉顽木，或一日溏泄数次，或数日一大便，坚干难出，惟小便常红，此心气郁结，脾气失运，失运则生湿，郁结则聚火，火则耗精，湿则阻气，而气机不利矣。拟荆公妙香散加味，补益心脾、通达气机立法。

西洋参　黄芪　茯神　桔梗　远志　怀山药　麝香调服　辰砂　木香　川连盐水炒　炙甘草　麦冬元米炒

共为末，藿香陈皮汤泛丸，每朝三钱，开水送下。

徐 昔立斋治病，每定一方，令人服数十剂，非心精识果，乌能若此？然非病家信之真，任之专，亦乌能若此？林也不才，何敢妄希前哲，然审病既的，药当不谬，从此加鞭，以图进益。

天冬　麦冬　生地　熟地　怀山药　沙参　茯神　枣仁　牡蛎　白芍　洋参　阿胶　红枣　浮麦

此妇年三十四五，从未生育，因惊恐患怔忡，头昏耳鸣，火升发热，汗出，食少便坚，将及百日，服此方三十贴见效，则将此方加重，煎膏常服，几及一年痊愈，后生一子。

谢 汗多表虚，便泄里虚，腹痛中虚，气升肾虚，经停肝虚，多梦神虚，三焦皆病，五脏无一不虚。姑拟培土为主，以土为万物之母也。

党参　冬术　茯苓　沙苑子　怀山药　白芍　枣仁　陈皮　五味子　白扁豆　丹皮　红枣　浮麦

渊按：五脏皆虚，独治后天脾胃，诚为扼要。然便泄腹痛，宜少佐温脾更妙，以阳虚甚于阴虚也。

仁渊曰：此编集痰饮咳嗽，五脏阴阳偏虚之证，非尽属虚劳也。若虚劳证，经谓有所劳倦，形气衰少，谷气不盛，上焦不行，下脘不通，胃气热，热气熏胸中，故内热。言努力劳倦，伤其中气，致中气衰少，不能布化水谷，肺经治节不行，热气蕴于胸中，不得发越，而生内热，乃伤脾胃氤氲之气也。经曰：劳者温之。《金匮》曰：男子平人脉大为劳，极虚亦为劳。遗精失血盗汗，劳之病也。治以桂枝龙牡、小建中、黄芪建中等汤，即祖《内经》劳者温之之法，圣圣相传，后人莫得异议。然余窃有疑焉。盖《内经》之所谓劳，乃劳伤其中气也，故以酸甘温煦之药，温之补之，使卫旺生营，脾胃阴阳之气，有所依赖，则虚可补，劳可复。若《金匮》则相火旺而遗精，阴精虚而火升失血，热蒸于营而盗汗，亦用甘酸温煦以养之。一则伤其中气，一则损其精血，病不同而治则同，此何故也？近世治法，于劳倦伤中者，祖仲景东垣，于遗精失血者，不敢祖桂枝建中等法，都从事于朱丹溪葛可久滋阴之法，亦始效而终不效。良以苦寒滋降，能平炎上之火，易伤中焦之气，胃气一伤，百药莫治。故越人有上损及中，下损及中，皆不可治之说。然则丹溪可久，既不可恃，《金匮》方究竟可用否？曰：仲景为千古医祖，非贻误后人者。若内伤劳倦，于仲景东垣法不得异议；若遗精失血，自元明后诸贤，无敢用其方者。诚以相火方炎，阴血上溢，投以刚热，恐益其势耳。昔人聪明才智，岂逊于今，必有试而不合者矣。议者多疵丹溪，余则不敢出违心之论。盖滋降之法可暂用，不可久用，审其胃气元气可任，暂投以平炎上之火，止其逆流之血，亦治之必须，否则温既助火，凉则伤中。日从事于轻描淡写，坐以待毙，亦何取乎？俟血止火降，后以甘平味厚、固精纳气之药以补养之。经曰：损者益之，精不足者补之以味。《难经》曰：损其肾者益其精，损其肺者养其气。病伤精气者，仍从精气求之，庶于病情有益耳。

吐血门

叶 血止咳不已，脉沉带数，其根犹未去也。盖气犹风也，血犹水也。咳则气逆不顺，血亦逆而不顺矣。经络不和，血不宁静，必降其气，而后血不复升，亦必充其阴，而后火乃退耳。

大生地　紫菀　丹皮　川贝　赤苓　元精石　甜杏仁　沙参　赤芍　枇杷叶

渊按：此喻妙极，从《内经》天暑地热悟会得来。

尤 血止干咳，阴虚也。急以生津救肺。

沙参　丹皮　麦冬　茯神　五味子　桑白皮　蛤壳　川贝　鲜藕　甜杏仁

侯 脉数血涌，胃气大虚，胸中痞塞，大便带溏，是痞为虚痞，数为虚数。咳血三月，今忽冲溢，唇白面青，断非实火。大凡实火吐血，宜清宜降，虚火吐血，宜补宜和。古人谓见痰休治痰，见血休治血，血久不止，宜胃药收功，今援引此例。

人参一钱　白扁豆一两　川贝三钱　茯苓三钱　藕汁冲一杯　好墨汁三匙，冲

又 脉数退，血少止，而反恶寒汗出，盖血脱则气无所依。气属阳主外，卫虚则不固也。

最怕喘呃暴脱，犹幸胸痞已宽，稍能容纳，仿血脱益气例。经曰阳生阴长，是之谓耳。

人参　炒扁豆　五味子　炙甘草　炮姜炭　怀山药　藕汁

又 血脱益气，前贤成法，今血虽大止，而神气益惫，唇白面青，怕其虚脱，欲牢根底，更进一层。

人参　炮姜　陈皮　大熟地砂仁拌炒　麦冬　冬术　炒扁豆　五味子　附子秋石汤制

灶心黄土煎汤代水。

又 肝肾之气，从下泛上，青黑之色，见于面部，阴阳离散，交子丑时防脱，勉拟镇摄，希冀万一。

人参　大熟地　紫石英　五味子　麦冬　肉桂　茯苓　青铅　坎炁

又 血止三日，痰吐如污泥且臭，是胃气大伤，肺气败坏，而成肺痿。痿者萎也，如草木萎而不振，终属劳损沉疴。《外台》引用炙甘草汤，取其益气生津，以救肺之枯萎。后人用其方恒去姜桂之辛热。此症面青不渴，正宜温以扶阳，但大便溏薄，除去麻仁可耳。

人参　炙甘草　麦冬　阿胶　大生地　炮姜　五味子　肉桂　紫石英

又 病势仍然，从前方加减。

前方去炮姜，加制洋参。

又 连进炙甘草汤，病情大有起色，但咳呛则汗出，肺气耗散矣。散者收之，不宜再兼辛热，当参收敛之品。

人参　炙甘草　阿胶　五味子　大熟地沉香末拌炒　黄芪　粟壳　大枣

渊按：如此险证，一丝不乱，景岳所谓非常之病，非非常之医不能治。

某 久咳失血，精气互伤，连进滋补，颇获小效，但血去过多，骤难充复。从来血症，肺肾两虚者，宜冬不宜夏。盖酷暑炎蒸，有水涸金销之虑。今交仲夏，宜日饵生津益气，大滋金水之虚，兼扶胃土，则金有所恃，且精气注成于水谷，久病以胃气为要也。

制洋参　大熟地　麦冬　黄芪　怀山药　大生地　五味子　茯苓　陈皮　炙甘草　白扁豆　党参

又 血止胃稍醒，仍守前法。

前方加粟壳蜜炙，另用白及一味为丸，每朝服三钱。

朱 中气素虚，兼患痰饮，冬必咳嗽。近劳碌感寒，忽气升吐血，微寒发热，汗则心嘈，其血必三日一来，寒热亦三日一作。盖热邪内炽，逼血上行，病在三阴之枢，恐其下厥上竭，冲溢喘脱。

麻黄　西洋参　白芍　麦冬　五味子　归身　炙甘草　黄芪　川贝　荆芥炭　茆根藕汁

渊按：汗出心嘈，营阴虚矣，麻黄总属不宜。

邢 先天不足之体，曾发虚痰，溃而将敛，交春阳气升发，渐觉喉痒咳嗽，二三日来，忽然吐血，今又大吐，血色鲜红，诊脉细促，心嘈若饥，一团虚火，炎炎莫御。用药虽宜清降，亦当预顾益阴，否则恐血脱阴伤而晕。

生地　沙参　丹皮炭　茜草炭　小苏炭　阿胶　麦冬　五味子　朱茯神　京墨汁三匙　童便一杯冲

又 照原方加川贝、茅根。

又 节届春分，阳气勃勃升动，血证际此，稍平复盛，良以身中之肝阳，应天时之阳气，上升无制，故又忽然大吐。急当休养其阴，兼以清降，所恐火愈降而阴愈伤耳。

羚羊角　元参　鲜生地　丹皮　大生地　茯神　麦冬　阿胶　茜草炭　石决明　侧柏叶汁　茆根　藕汁

渊按：降火滋阴，亦不得不然之势。

张 阴虚内热，咳嗽痰红，脉数无神，渐延劳损。

沙参　白芍　川贝　丹皮　白扁豆　麦冬　甜杏仁　茯神　丹参　茜草炭　百合一两，煎汤代水

吴 血色紫而有块，此属肝火乘胃，瘀凝上泛也。仿缪仲淳法。

阿胶蒲黄炒　丹皮　白芍　苏子　鲜石斛　降香　大黄醋炒成炭　藕汁　黑山栀　白扁豆　枇杷叶

程 咳嗽而至于失血，音哑津液枯槁，劳损成矣。脉形细弱，精气两亏，《内经》于针药所莫治者，调以甘药，《金匮》遵之而立黄芪建中汤急建其中气。俾饮食增，津气旺，阳生阴长，而复其真阴之虚，盖舍此别无良法也。今仿其意而损益之。

黄芪秋石三分化水拌炙焦　茯神　白芍　麦冬　川贝　生甘草　炙甘草　玉竹　沙参　橘饼

顾 酒客湿热熏蒸，肺受火刑，而失清肃之令，咳嗽喑哑，吐血痰红，喉痹干燥，是皆肺火见证，尚非全属阴虚。虽然火亢不息，久必伤阴，究宜戒酒为上。治以清肃高源，兼养胃阴为法。

沙参　甜杏仁　丹皮　元参　山栀　川贝　茜草炭　鸡距子　藕汁　茅根

某 始由寒饮咳嗽，继而化火动血，一二年来，血证屡止屡发，而咳嗽不已，脉弦形瘦，饮邪未去，阴血已亏，安静则咳甚，劳动则气升。盖静则属阴，饮邪由阴生也；动则属阳，气升由火动也。阴虚痰饮，四字显然。拟金水六君，同都气丸法，补肾之阴以纳气，化胃之痰以蠲饮，饮去则咳自减，气纳则火不升。

大生地海浮石拌炒 半夏青盐制 麦冬元米炒 五味子炒 紫石英煅 丹皮炒成炭 牛膝盐水炒 怀山药炒 蛤壳打 诃子 茯苓 青铅 枇杷叶蜜炙

渊按：咳血一证，非尽由阴虚。若痰饮久咳，乃胃络受伤，胃气不降，血从气逆而来，治痰饮，降胃气，血自止矣。徒事滋阴，恐气愈逆，而血愈多也。

范 脉虚数，两尺愈虚，心肝脾胃，俱受其病，惟肾独虚，心肝火亢，肺胃受戕，痰由湿生，血随气逆，咳嗽黄痰带血，掌中觉热。法宜养肾之阴，以清心肝之火，而肃肺胃之气。

大生地海浮石拌 丹皮炭 沙参 川贝 白扁豆 甜杏仁 茜草炭 生苡仁 阿胶米粉炒 茯苓 藕节 枇杷叶

顾 头痛呕血，皆在上午，阳经之火无疑，法以清降。

犀角 羚羊角 麦冬 石决明 生石膏 知母 丹皮炒焦 竹叶 钩藤

又 清泄阳明之火，头痛已减，仍用前法。

羚羊角 元参 生石膏 麦冬 泽泻 知母 石决明 淡芩 生甘草

许 形寒饮冷则伤肺，两寒相感，中外皆伤，故气逆而咳嗽也。咳而欲呕曰胃咳，加以用力劳动，阳络受伤，痰中带血，久而不已，易入损门。

旋覆花 代赭石 杏仁 丹皮 郁金 半夏曲 款冬花 橘红 紫菀 茯苓 枇杷叶

某 咳嗽吐血，晡热便溏，腹中有块攻痛，肺肾阴伤，脾阳复弱，肝木横于中矣。饮食少纳，仓廪空虚，心如悬罄，何恃不恐。

党参 白芍吴萸三分拌炒 怀山药 枣仁 新会皮 川贝 款冬花 丹皮炒焦 茯神 沙苑子 生谷芽

某 饥饱劳伤，其病在胃。胃为多气多血之乡，胃伤则血从吐出。拟和胃降气化瘀法。

沙参 生苡仁 丹皮炒焦 茜草炭 杏仁 郁金 炙甘草 桃仁泥 白扁豆 茯苓 藕节

某 咳嗽成劳最难治，《十药神书》传葛氏；生津顺气化痰浊，补血安神分次第。病经一载元气亏，节届春分恐危殆；安谷则昌古所言，姑拟一方补脾胃。

玉竹 怀山药 生苡仁 白扁豆 川贝 茯苓 甜杏仁 款冬花 生谷芽 沙参

朱 操劳思虑，阴津元气内亏，脾失运而生痰，肺失降而为咳，痰中带红，时生内热，劳损之根，勿得轻视。

大熟地 川贝 生苡仁 怀山药 丹皮炒焦 甜杏仁 麦冬 茯神 半夏 枇杷叶

吕 脉数，左寸独锐，心经有火，吐血不止，法宜清养。

犀角 鲜生地 淡芩 阿胶蒲黄炒 丹皮炒焦 山栀 杏仁 茜草炭 茆根 藕节

庞 去秋咳嗽，些微带血，已经调治而痊，交春吐血甚多，咳嗽至今不止。更兼寒热，朝轻晡甚，饮食少纳，头汗不休，真阴大亏，虚阳上亢，肺金受烁，脾胃伤戕，津液日益耗，元气日益损，脉沉细涩，口腻而干，虚极成劳，难为力矣。姑拟生脉六君子汤，保肺清金，调元益气，扶过夏令再议。

生洋参　沙参　麦冬　五味子　白扁豆　制半夏　茯神　陈皮　炙甘草

枇杷露、野蔷薇露各一小杯冲服。

生脉散保肺清金，六君子去术，嫌其燥，加扁豆，培养脾阴，土旺自能生金也。不用养阴退热之药，一恐滋其腻肠，一恐凉则妨胃耳。从来久病，总以胃气为本，经云有胃则生，此其道也。

雷　久咳带血，今又音哑咽痛，此怒动肝火，肺失清肃，所谓金破不鸣，宜培土生金，稍佐降火。

沙参　甜杏仁　白扁豆　元参　茯苓　桔梗　生苡仁　蝉蜕　川贝　玉竹

白蜜、猪板油同蜜烊化冲服。

薛　吐血鼻血，牙血发斑，斑中出血，阳明之火极炽，而腹满濡软，少阴之气不运。病已三月，血有间断，有瘀血在腹中故也。食少身热脉数，其阴已虚，拟养阴化瘀，清胃和中。

大生地　五灵脂醋炒　归身炭　犀角　白芍　炮姜炭　茜草炭　茯苓　丹皮炭　焦山栀　荆芥炭　延胡醋炒　陈皮盐水炒　鲜藕

又　血上下溢，责之中虚，而邪复扰之。血去既多，余热上炽，鼻血时流，便血时下，中州之扰犹未已也。安中州，清热邪，理中汤加味治之。

西洋参元米制　白术炭　牛膝炭　黄芩　炙甘草　茜草炭　丹皮炭　炮姜炭　赤苓　百草霜　伏龙肝

渊按：脾阴虚，而伏热扰血分，黑归脾黑地黄最合。

某　吐血时发自止，阳络受伤，或夹瘀凝而然，不足虑也。血止之后，喉痒干咳，却不相宜。夫干咳则气热而火动，火动则难免其血之不来。倘加内热，易入损途，刻下胃纳甚少，先议养胃阴一法。

川石斛　丹皮　郁金　茯苓　炙甘草　生苡仁　麦冬　沙参　川贝　白扁豆　鲜藕

薛　痰饮久咳，咳伤肺络，失血，脉不数，舌苔白，不必过清，但顺气化痰，气顺则血自归经，痰化则咳嗽可止。

苏子　杏仁　川贝　茜草炭　郁金　桑白皮　丹皮　蛤壳　冬瓜子　藕节　枇杷叶

渊按：非但不可过清，直不宜清耳。仲景云：痰饮须以温药和之。可谓要言不繁。

华　咳嗽内伤经络，吐血甚多，脉不数，身不热，口不渴，切勿见血，投凉法当益胃，拟理中加味。

党参元米炒　白扁豆炒焦　炙甘草　炮姜　白芍　归身炭　血余炭　丹皮炭　杏仁　藕节　陈粳米

李　伤酒吐血，血出于胃，虽属无妨，其阴久亏，拟和胃降火法。

鲜石斛　川贝　丹皮　白扁豆　茯苓　山栀　白芍　沙参　炙甘草　元参　茆根　鲜藕

钱　内则阴虚有火，外则寒邪深袭，失血咳嗽。又兼三疟，病已数月，疟来心口酸痛，胸腹空豁难过。经云：阳维为病，苦寒热，阴维为病，苦心痛。此阴阳营卫之偏虚也。拟黄芪建中法，和中藏之阴阳，而调营卫，复合生脉保肺之阴，复脉保肾之阴，通盘合局，头头是道矣。

归身炭　炙甘草　大生地砂仁炒　五味子　鳖甲　黄芪　青蒿　沙参　白芍桂枝三分拌炒

阿胶　麦冬　煨生姜　红枣

渊按：三疟寒热，并非阳维为病。心口酸痛难过，乃胃有寒痰，肝有蕴热，肺胃失顺降之常，再袭寒邪而咳血矣。腻补之方，恐不相合。

殷　肝胃不和，脘痛呕酸，兼以酒湿熏蒸于胃，胃为多气多血之乡，故吐出瘀血甚多。血止之后，仍脘中作胀，呕吐酸水。法宜调和肝胃，切戒寒凉。

制半夏　陈皮　郁金　乌药　桃仁泥　炮姜炭　延胡　茯苓　香附　鸡距子　苏梗

孙　热在中脘部分，时吐红痰带臭，不甚咳嗽，病在于胃，留热伏于中宫，法当清泄。

犀角　冬瓜子　射干　当归　桃仁　苡仁　元明粉　川贝　连翘　大黄酒浸炒　金银花

又　不咳嗽，但吐红痰如脓，自觉灼热在胃脘之中，将及二月，此非肺痈，乃瘀伤湿热留胃中故也。法当以清化治之。

川贝　冬瓜子　当归　苡仁　沙参　连翘　川石斛　金银花　赤豆　芦根

郁　历春夏秋，血症屡发，诊脉虚弱，形容清瘦，年方十七，精未充而早泄，阴失守而火升，异日难名之疾，恐应褚氏之言。治宜滋水降火，须自保养为要。

大生地　生洋参　丹皮炭　茯神　白扁豆炒焦　怀山药　茜草炭　阿胶蒲黄炒　麦冬　茅根　莲肉　鲜藕

仁渊曰：少年咳血多起于遗精，遗精多由于妄想。夫男子二八，精道通，情欲念起，起而不遂，则相火时动，动而不已，致精关不得闭固，则梦交精滑。阴精下虚，相火上炎，迫其血府，咯血之症生焉。中年之辈，由劳碌伤阴，阴气内虚，最易怒动肝火，火迫其血，血遂上溢。始也咯血不咳嗽，既而胃气失降，肺脏为相火煽灼，或稍感微邪，渐增咳嗽，劳损成矣。夫咯血易治，咳嗽难医，所以然者，咯血为火炎迫血，气逆血溢，寻其源而清之降之，养之和之。或不因火迫而吐者，亦随其证而调之，无有不止者。若咳嗽则下焦阴气既虚，胃气逆而肺气亦耗，阴火时时上炎，肺无宁静之日，愈咳愈伤，愈伤愈咳，不至水涸金枯土败不已，故咯血证一加咳嗽，十死八九。亦有先咳嗽而后带血者，此先损其肺，后及其肾也。其寒热者，营卫虚而金火相争也。盗汗者，肺气虚而卫不固，营为热迫也。咽痛者，肺阴枯而虚火上冲。便溏者，脾不守而金绝土败，死期至矣。即越人上损下损，及中不治之谓，盖后天之生生亦绝矣。此论阴虚咳血则然，若不由阴虚者，如痰饮久咳，胃气逆而络伤，过饥过饱，疾行伤其胃络，郁热壅于肺胃，负重努力，斗殴伤络，更有妇人肝经壅热，经不顺行，皆有咯血呕血证，未可见血即事滋阴凉降，须求其本而治之。夫治血莫若顺气，气为血帅，气降而血自降，气顺而血自归经。即咳嗽一证，切勿沾沾治肺，盖咳虽属肺，其致咳不在肺而在肾，夫肾藏精者也。肾脏精虚，肾气无所依恋，上冲阳明，煽动肺脏，胃气逆不得降，肺欲不咳，安可得乎？古人谓肺犹钟也，钟不自鸣，有击之而后鸣。医者不去其鸣钟之具，而日磨沙其钟，钟破而鸣如故，此言深有至理。王应震云：见痰休治痰，见血休治血，喘生毋耗气，遗精不渗泄；明得此中趣，方是医中杰。当三复斯言。

臌胀水肿门

陆　经停一载有余，肝气不时横逆，胸脘胁肋疼痛，呕吐酸水，大腹日满，青筋绽露，此属血臌。盖由肝气错乱于中，脾土受困，血海凝瘀，日积月大，状如怀子，而实非也。今病已极深，药力恐难见效。

川楝子　丹参　归尾　香附盐水炒　延胡索　五灵脂醋炒　陈皮　砂仁　红花　淡吴萸

朱　肿胀已退，脉象较前稍大，汗出至膝而止，阳气有流通之象，阴湿有消化之机。今以温理中州，中州得运，庶几决渎流通，寒转为温，否转为泰矣。然须调养百日，庶无反复之虞。

熟附子　冬术　茯苓　通草　桂枝　焦六曲　牛膝　陈皮　泽泻　姜皮

又　肿胀由乎脾肾，阳虚水湿偏淫，通阳化湿水邪平，方法原为对证，面目四肢俱瘦，单单大腹膨脐，更兼遗泄再伤阴，久病恐难胜任。

桂枝　陈皮　冬瓜皮　益智仁　姜皮　另六味丸三钱，药汁送下。

王　湿热素伏，下焦皮肤顽癣，近感风邪着腠理，陡然寒热，面目上部先肿，蔓延中下，今大腹阴囊足胫悉肿，据云阳物暴缩足冷，似属阴寒，然鼻中热气上冲，此乃阳，被湿郁，气不宣通，非阳衰可比。夫诸湿肿满，皆属于脾，而肺主一身气化，俾得肺气宣通，斯风与湿自然而解。

射干　杏仁　大腹皮　苡仁　茯苓　泽泻　桑白皮　冬瓜子　通草　丝瓜络　沉香　琥珀　枇杷叶

渊按：阳被湿遏，肺气不得宣通，乃麻黄连翘赤小豆汤为的对，五皮饮虽加杏仁射干，恐仍不能开泄肺表。

覆　鼻头色微黑者有水气，腹满足浮囊肿，水泛而侮土也。腹中气攻胀痛，土虚则木横也。欲泄水必崇土，欲平气必疏木。

吴萸炒川连　沉香　白术　葶苈子　茯苓　大腹皮　香附　陈皮　川朴　泽泻

渊按：中焦阳气伤矣，左金非崇土之方，肺失通调，膀胱不化，何不用桂枝且能疏木。

覆　面黧腹胀，脉沉而细，此脾肾之阳不化，水湿阻滞于中，症防加剧，姑且渗湿通阳。

肉桂炒白芍　茯苓　猪苓　白术　大腹皮　细辛　泽泻　川朴　陈皮　焦六曲　麦芽　香橼皮

金　风湿相搏，一身悉肿，咽痛发热，咳而脉浮，拟越婢法。

麻杏甘石加赤苓、腹皮、通草。

覆　风水者，在表之风邪，与在里之水湿，合而为病也。其症头面肢体浮肿，必兼咳嗽，故为风水。更兼食积，其腹必满，三焦不利，法当开上疏中达下治之。

羌活　防风　枳壳　杏仁　大腹皮　川朴　茯苓　橘红　泽泻　莱菔子　桑皮　青葱　生姜

渊按：羌防不如麻黄，专开手太阴之风水，故古人有越婢麻黄赤豆等，治表实肿胀，无羌防等方也。细参本草，自无此等杂治。

冯　产后数十日，忽发肝风，心荡不寐，继以血崩。今周身浮肿气逆，不得安卧，头眩口不渴，病势夜重，血虚气胜，木旺土弱也。土弱不制水，水反侮土，土既受木克，又被水侮，是为重虚。欲培土，先补火，佐以泄木，即《内经》虚者补之，盛者泻之之义。

肉桂　冬术　茯苓　泽泻　大腹皮　木香　陈皮　炮姜　神曲　通草　血珀

渊按：温而不燥，补而不滞，和养肝脾之气，以招失亡之血，其胀自消。

秦　腹胀足肿，纳食则胀益甚，湿热挟气，填塞太阳，臌胀重症。

川朴　赤苓　大腹皮　青皮　泽泻　枳壳
黑丑　山楂炭　甘遂面包煨　通草　生姜

覆　腹胀稍宽，足仍浮肿，运脾化湿，冀
其渐平。

川朴　赤苓　大腹皮　川椒目　苍术　泽
泻　陈皮　焦六曲　黑丑　通草　枳壳　生姜

渊按：三方乃湿热实胀治法。

三诊　腹满月余，得食则胀甚，两进攻消
运脾之法，胃脘之胀已松，大腹之满未化，再
议疏通消导。

旋覆花　五加皮　赤苓　泽泻　槟榔　黑
丑　鸡内金　木香　通草　砂仁

朱　腹满面黄足肿，近因戽水受寒，又加
疝痛，脾虚有湿，肾虚有寒，防其疝气上攻，
大腹益满。

平胃散去甘草，加茯苓、小茴香、神曲、
吴茱萸。

杨　脉沉小，便不利，面目肢体、大腹阴
囊悉肿，病属里水，鼻中流血，喉间略痛，肺
家有郁热也。拟越婢汤。

蜜炙麻黄　杏仁　甘草　石膏　白术　赤
苓　泽泻　陈皮　防己　淡苓

覆　水湿侵于经络，外溢肌肉，发汗利水
诸法，效而不愈。今拟通阳渗泄。

五苓散加　巴戟肉　川朴　车前子　陈皮
牛膝　五加皮　大腹皮　姜皮

王　病后脾虚气滞，浮肿食少，大便溏泄，
法当温脾。

党参　茯苓　泽泻　木香　冬术　炮姜
茯神　神曲　砂仁　谷芽

张　痢后阳虚，水湿不化，腹满面浮足肿，
而色青黄，脉来虚细，虑延臌胀重症。

川熟附　猪苓　茯苓　白术　党参　上肉
桂　泽泻　陈皮　神曲　砂仁

又　温通脾肾之阳，疏利决渎之气，冀其
胀消肿退。

熟附子　肉桂　白术　猪苓　泽泻　茯苓
皮　冬瓜皮　川朴　陈皮　通草

渊按：两方治半虚半实，乃通阳泄水法。

尤　脾虚木横，腹中结瘕，寒热似疟，延
及半载。惟脾虚则营卫不和，故寒热；惟肝横
则气血凝滞，故结瘕。今食少便溏，舌红口渴，
大腹日满，足跗浮肿，形肉瘦削，脾肾阴阳两
伤。际此火亢金衰之候，火亢则阴益虚，金衰
则木无制，深秋水土败时，虑其增剧，急宜健
运和中，稍兼消暑。喻嘉言所谓刚中柔剂，能
变胃而不受胃变，此法是矣。冀其脾胃稍醒
为吉。

连理汤加陈皮。

朱　时令水湿内袭，与身中素有之湿热相
合，骤然浮肿，充斥上下三焦，拟宣表泻里之
法，以消其水。

香薷　川朴　通草　大腹皮　赤苓　泽泻
杏仁　滑石　车前子　莱菔子　葶苈子　葱
白头

某　痞块由大疟日久而结，多因水饮痰涎
与气相搏而成，久则块散腹满，变为臌胀，所
谓瘕散成臌也。脉细如丝，重按至骨，乃见弦
象，是肝木乘脾也。口干，小便短少，是湿热
不运也。匝月腹日加大，急宜疏通水道，泄木
和中。

五苓散加川朴　姜汁炒川连　青皮　陈皮
大腹皮　木香　车前子　通草

335

附厚朴散　川朴姜汁炒，三钱　枳壳三钱，巴豆七粒合炒黄，去巴豆　木香晒干研，三钱　青皮醋炒，三钱　陈皮盐水炒，三钱　甘遂面包煨，三钱　大戟水浸晒干炒，三钱　干姜炒黄，三钱

共为末，每服一钱，用砂仁车前子泡汤调下，是治癖块散大成臌之妙剂。

渊按：此方诚妙，但可施正气不虚者。若久病及老年气血衰弱之人，恐目前稍松，转瞬而胀益甚，将不可治，用者宜审慎之。

僧　水肿自下而起，腿足阴囊，大腹胸膈，泛滥莫御。今先从上泻下，肺主一身之气，又曰水出高源，古人开鬼门，洁净府，虽从太阳，其实不离乎肺也。

葶苈子　杏仁　川朴　陈皮　茯苓　川椒目　生姜　大枣

控涎丹每日服五分。

渊按：水肿实证治法如是。经云：其本在肾，其末在肺。葶苈泻肺，椒目泻肾，控涎丹不及舟车丸合拍。

某　暑湿伏邪挟积，阻滞肠胃，中州不运，大腹骤满，腹中时痛，痛则大便黏腻，色红如痢，小水短少，脉沉滑数，是积之征也。拟大橘皮汤，送下木香槟榔丸。

四苓散加橘红　大腹皮　木香　木通　滑石　砂仁末　川朴

煎汤送木香槟榔丸三钱。

又　气与水相搏，大腹骤满，脉沉，小便不利，大便欲泄不泄，法以疏气逐水。

香薷　大茴香　泽泻　莱菔子　赤苓　大戟　甘遂　枳壳　黑白丑　生姜

王　内有湿热，外着风邪，风与水搏，一身悉肿，此属风水，当发汗。

羌活　香薷　陈皮　防风　赤苓　焦六曲　通草　葱白　生姜

某　腹但胀而不满者属气，乃木乘脾土也。

川连姜汁炒　香附　砂仁　川朴　青皮　焦六曲　怀山药　茯苓　陈皮　泽泻

渊按：黄连治胀，乃开中州湿热也。土虚木乘之胀，大非所宜。

陆　疟后湿热内蕴，脾胃之气不利，为口糜，为腹胀，姑先和中清化为法。

川朴　川连　焦六曲　赤苓　大腹皮　枳壳　泽泻　黑山栀　陈皮　砂仁

渊按：连朴，此证甚合。

张　木旺乘脾，腹胀如鼓，形瘦脉细，症属瘅胀，法当温通。

淡干姜　茯苓　川朴　砂仁　怀山药　吴茱萸　陈皮　泽泻　大腹皮

金匮肾气丸五钱，开水送。

渊按：虚胀治法，以川朴易党参则善。

陶　年甫十三，断无忧郁之理，而腹满如臌，微微内热，将及两月，其义何居？良以童心太甚，饥饱不调，冷热不节，向有胃寒呕酸之疾，今反不呕，腹渐胀大，饮食不纳，内热时生，是非劳碌伤脾而失运，寒饮停聚而腹胀也。脾虚故内热生，单单腹胀，名之单胀，然治法不同也。今以温利中州，稍佐苦泄，取柔中之刚，能平胃而和脾。

党参　茯苓　半夏　陈皮　白芍　川连吴萸炒　炮姜　泽泻　川朴　冬瓜皮

渊按：饮食不节伤脾胀，宜佐消导，如鸡金谷虫之类。

孙　疮疥平面浮起，渐至腹满胸闷气塞，小便不利，肿势日甚，水湿之气，一无出路，证成疮臌，防加气急。发汗而利小便，是两大

法门。

麻黄　杏仁　白术　泽泻　茯苓　猪苓
葶苈子　川朴　通草　车前子　姜皮

又　肿势已平，小便通利，前方加减。

防风　白术　半夏　茯苓　陈皮　泽泻
杏仁　川朴　通草　葶苈子　车前子　葱白头
姜皮

孙　脾虚胀满，面浮足肿，小便不利，脉
形细数，元气大亏，虑其喘急之变。

党参元米炒　牛膝　茯苓　巴戟肉　陈皮
泽泻盐水炒　车前子　冬术土炒　怀山药　苡仁
杞子炭　生熟谷芽

沈　先泄泻而后目盲，服单方，目明而渐
腹满，是脾虚木横。又服草药，寒性伤中，病
成臌胀，其根已久，恐难骤效。

焦白术　冬瓜皮　川朴　茯苓　陈皮　焦
六曲　大腹皮　泽泻　砂仁　苡仁　陈香
橼皮

杨　两尺脉滑，湿热积滞在于下焦，小便
不利，大腹胀满，是下焦不利，中焦气不通也。

肉桂　赤苓　猪苓　白术　泽泻　大戟
神曲　陈皮　冬瓜皮　姜皮

冯　风水相搏，一身面目悉肿，咳嗽气升，
不得卧，症势险重，用越婢法。

麻黄　生甘草　杏仁　石膏　赤苓　泽泻
陈皮　葶苈子　大腹皮　生姜　大红枣

又　用越婢法，虽得微汗，手肿稍退，余
肿未消，咳嗽气急，良由劳碌之人，脾胃不足，
气不行运。今以扶脾和中理气，宣达三焦，冀
其气化流通。

冬术　生芪皮　大腹皮　防己　陈皮　防

风　茯苓皮　冬瓜皮　姜皮

何　内有湿热生疮，外受风寒浮肿，风湿
相搏，症成疮臌，防加喘急。

防风　羌活　杏仁　大腹皮　橘红　赤苓
桔梗　荆芥　川朴　桑叶　通草

杜　风水相搏，一身暴肿，上则咳嗽，喉
有痰声，下则溏泄，小便不利，发汗而利小便，
是其大法，计不出此。迁延匝月，节近清明，
天气温暖，肺胃久蕴之风，从中暗化为热，反
服肾气汤方，意欲通阳化水，阳未通而阴先劫，
水未化而火反起矣。于是舌燥唇焦齿黑，心烦
囊缩，胸腹肤红，危险之象，已造极中之极。
勉拟清肃肺胃，存阴泄热，以冀转机为幸。

生石膏　杏仁　通草　茯苓皮　豆豉　北
沙参　麦冬　川贝　丹皮　芦根　鲜薄荷根
　　绿豆汤代水。

又　肺得热而不降，肝有火而上升，胃居
于中，受肝火之冲激，欲降不能，而反上逆，
由是呕吐不纳矣。昨用清金以通决渎，幸水道
已通，高原得清肃之令，然中焦格拒，艮阳失
游溢之权，似宜转运其中。但肝火炽甚，徒运
其中无益也。当清肝之亢，以衰木火之威，胃
不受肝之克，而中气得和，则呕可以宁矣。

川连姜汁炒　黄芩姜汁炒　半夏　泽泻　陈
皮　黑山栀　竹茹姜汁炒　茯苓皮　川贝　芦根
枇杷叶　当归龙荟丸三钱
　　绿豆生姜汤送下。

渊按：风水坏证也，两方应变俱佳。

尤　疟止之后，腹胀足肿，湿热内归太阴，
防成疟臌，但小便清利，是属脾虚。拟厚朴温
中汤加味。

川朴　茯苓　陈皮　干姜　草豆蔻　木香
半夏　冬瓜皮　姜皮

337

廉 脾有湿热积气，渐渐腹满足肿，纳食则胀，证成气臌。

白茯苓 川朴 白术 苡仁 苏梗 五加皮 泽泻 陈皮 砂仁 通草

奚 湿热内阻肠胃之间，横连膜原。膜原者，脏腑之外，肌肉之内，膈膜之所舍，三焦决渎之道路。邪留不去，是为肿胀。胀属气，肿属水，是必理气而疏决渎，以杜肿胀之萌。

黑白丑各五钱 莱菔子一两 砂仁一两

用葫芦大者一枚，将三味纳入，再入陈酒一大杯，隔汤煎一炷香，取出葫芦中药，炒研为末，再以葫芦炙炭，共研和，每晨服二钱。

惠 湿伤脾肾之阳，先腰痛而后足肿，脘中作痛，口沃酸水，用甘姜苓术汤，合五苓散加味。

甘草 干姜 茯苓 白术 猪苓 泽泻 肉桂 半夏 陈皮 通草 五加皮

渊按：沃酸一证，《内经》言热，东垣言寒，究竟辛通药最效。

又 前用辛温通阳，甘淡祛湿，脘痛足肿呕酸等证皆除，惟跗肿未退，减其制以调之。

白术 茯苓 泽泻 川断 苡仁 牛膝 陈皮 通草 桑白皮 五加皮

薛 先足肿而后腹满面浮，寒湿伤于下而渐上攻也。通阳化湿以利小便立法。

桂枝 泽泻 陈皮 川朴 桑白皮 莱菔子 五加皮 茯苓皮 半夏 大腹皮 姜皮

骆 疮之湿热，与肝之气郁，互结于里，近感风温，寒热，咳嗽，骤然浮肿，证属疮臌。

苏梗 杏仁 川朴 桔梗 赤苓 泽泻 枳壳 橘红 大腹皮 茯苓 莱菔子 姜皮

又 湿夹热而生疮，风合湿而为肿，风从外入，故寒热而咳嗽；湿自内生，故腹满而气急。用仲景麻黄苡甘汤加味。

麻黄 杏仁 苡仁 甘草 川朴 滑石 连翘 淡芩 枳壳 莱菔子 元明粉 薄荷叶

共研粗末，滚汤泡服。

又 四肢面目肿退，而腹满未宽，在表之风寒虽解，在里之湿热未治。今拟宽中理湿。

赤苓 苡仁 陈皮 大腹皮 杏仁 泽泻 莱菔子 川朴 通草 枳壳 姜皮

白 火炎于上，水溢高原，肺金受邪，面红浮肿，唇鼻俱赤，而有皮烂之形，腹部腿足亦肿，三焦俱受其病矣。行步咳喘，邪在手太阴无疑。用吴鹤皋麦门冬汤，泻火泄水为法。

麦冬 冬瓜皮 通草 姜皮 桑白皮 丝瓜络 枇杷叶 陈粳米

渊按：此水肿之变证也。用轻清宣化上焦，所谓轻可去实。

范 下有湿热，上受风温，初起寒热，即便周身浮肿，咳嗽气塞，似与风水同例。拟越婢加术汤。

麻黄 葶苈子 半夏 赤苓 焦白术 桑白皮 射干 通草 杏仁 大腹皮 冬瓜皮 姜皮

诸 面肿曰风，足胫肿曰水。盖风伤于上，湿伤于下，气道蕴塞，肺失宣降，脾失转输，上则咳喘，下则溲涩，中则腹满，而水肿成焉。证名风水，载于《金匮》，病在肺脾，法以开上疏中渗下，从三焦分泄。

二陈汤 前胡 射干 川朴 泽泻 车前子 羌活 桔梗 桑白皮 大腹皮 通草 姜皮

范　伏邪湿热，内蕴太阴阳明，身热腹满，面浮足肿，两膝酸痛，小便短少。拟通经络以解表，燥湿热以清里。

羌独活　防风　川朴　陈皮　大腹皮　苡仁　柴胡　前胡　泽泻　赤苓

渊按：湿热作胀，病在太阴阳明脾胃，从败毒散加减，以分疏其内伏之邪。既有身热，宜佐苦寒一二味泄之，所谓苦辛通降，甘淡分利之法也。

仁渊曰：《内经》言胀者，皆在脏腑之外，排脏腑而郭胸胁，此气胀也。其本在肾，其末在肺，此水胀也。五脏六腑皆有胀，统气与水而言之也。石瘕肠覃，女子血凝气滞而病胀也。后贤分虚实寒热，在气在血，法已大备，似无庸再议，然余观劳损者病在精，肿胀者病在气，无论气臌水臌血臌，最重在肺脏。盖肺主一身治节，管领五脏六腑之气，肺气一伤，周身治节不行，于是脾失健运，肝木横逆而为气臌，肾失枢转，膀胱水道不利，而为水臌，肝失疏泄，气滞血凝，而为血臌。谓非皆由肺气伤残，不能化水化血自化之病乎。虽然，所因甚多，所病各异，从外感而得者，多暴多实多热，从内伤而得者，多缓多虚多寒。水肿多实证，其来也暴；气肿多虚证，其来也缓；湿热肿，在虚实之间，其来不暴不缓，必先见别证而后胀满。若水肿之咳逆喘呼，非大实即大虚，不可不辨。实则肺气壅塞不降，虚则肾气奔逆不纳。虚证固宜温补，实证必须泻降。如水肿实证，即舟车禹功，亦不为峻，但不可过剂。经云：大毒治病，十去其六。或从虚实间进之法，投峻药一服，续投调理药，三二日再进一服最稳，余验过数人。至单腹胀，乃脾肺肾真气败坏，全属虚证。血臌肠覃石瘕，虽病在血分，不可专求之血，宜导气以通血，气为血帅，古人明训，不可不知也。

王旭高临证医案卷三

后学方仁渊耕霞参订

无锡王旭高著　　侄履成　子应麟校刊

后学青田包元吉重校

积聚门虫积附

孙　厥阴寒气乘胃，直犯中州，虫动不安，腹痛如刀之刺，口吐酸水清涎。法宜辛温，佐以酸苦，泄之通之。

川楝子　延胡索　川连　青皮　吴茱萸
川椒　焦楂炭　乌药　使君子　竹二青

金　少腹两旁结块，渐大渐长，静则夹脐而居，动则上攻至脘，旁及两胁，已入九年矣。据云始因积经半载，疑其有孕，及产多是污水，后遂结块，想是水寒血气凝聚而成。

甘遂面包煨，三钱　香附盐水炒，一两　三棱醋炒，一两　蓬莪术醋炒，一两　桃仁炒，五钱　肉桂另研，一钱　川楝子五钱，巴豆七粒合炒黄，去巴豆　五灵脂醋炒，五钱　土鳖虫酒浸炙，二十一个

共研为末，炼白蜜捣和为丸，每服十丸，日三服。

渊按：水寒血气凝聚冲脉之分，果是实证，此方必效。

金　脐以上有块一条，直攻心下作痛，痛连两胁，此属伏梁，为心之积，乃气血寒痰凝聚而成。背脊热而眩悸，营气内亏也。法当和营化积。

当归　半夏　瓦楞子　香附　丹参　茯苓
陈皮　木香　延胡索　川楝子　砂仁

渊按：眩悸亦寒痰为患，未必即是营虚，否则背脊之热何来？

又　投化积和营，伏梁之攻痛稍缓，背脊之热亦减，仍从前制。

前方去茯苓、瓦楞子、木香，加茯神、玫瑰花。

王　腹中癥块渐大如盘，经事不来，腰酸带下，此实营虚气滞，瘀积内停，近日水泻，伤于暑湿，当先治其新病。

平胃散去甘草，加芍药、香附、吴萸、焦六曲。

又　腹块如覆盘，上攻则痛，下伏则安，足跗浮肿，时时沃酸，从肝脾胃三经主治。

川楝子　延胡索　吴茱萸　川椒　木香
蓬莪术　制香附　陈皮　茯苓　川连姜汁炒

又　腹中结块，内热微寒，四肢无力，口沃酸水，肝脾气郁，营卫两亏，劳损之象。

党参　香附　当归　丹参　川楝子　川椒　延胡索　冬术　干姜　青蒿梗　神曲　大枣

渊按：内热微寒，乃肝脾郁结，肺金治节不行，营卫不调也。宜参逍遥左金法。

丁 肝之积在左胁下，名曰肥气，日久撑痛。

川楝子　延胡索　川连　青皮　五灵脂
山楂炭　当归须　蓬莪术　荆三棱　茯苓　木
香　砂仁

又 左胁之痛已缓，夜增咳嗽，寒痰走于肺络，宜肺肝同治。

旋覆花　杏仁　川楝子　荆三棱　茯苓
款冬花　半夏　新会皮　蓬莪术　新绛　青
葱管

蒋 少腹结块渐大如盘，此属肠覃，气血凝滞而成，拟两疏气血。

香附　五灵脂　红花　当归　泽兰　桃仁
延胡索　丹参　陈皮　砂仁

大黄䗪虫丸，每服二十粒，开水送。

金 气从少腹上冲咽嗌，则心中跳，胁中痛，初起寒热而呕，此奔豚气之挟肝邪者也。半月以来，寒热虽止，气仍上逆，脉沉弦小，宜宗《金匮》法。

二陈汤去甘草，加当归、白芍、吴茱萸、香附、川朴、槟榔、苏梗、沉香、姜汁、东行李根。

又 奔豚之气渐平，脘中之气未静，当从肝胃求治。

淡吴萸　半夏　香附　川楝子　延胡索
茯苓　焦六曲　陈皮　白芍　蔻仁

丁 久患休息痢，止数日后，气攻胸脘板痛，上下不通，几至发厥，须大便通，始减其痛。匝月大便仅通三次，板痛者，聚而成块，偏于右部，是脾之积也。脉沉紧而细，当与温通。

熟附子　淡干姜　川朴　陈皮　茯苓　香

附　大腹皮　延胡索　沉香化气丸　东垣五积丸

米 右关尺牢弦，腰腹有块攻痛，是肝肾之积在下焦也。用缓消止痛法。

肉桂　雄黄　尖槟榔

共研细末，用独头蒜捣丸，早晚服各五丸，开水送。

渊按：雄黄散结，槟榔破滞，肉桂温散下焦沉寒痼冷，又能温脾疏肝，丸以独蒜，以浊攻浊，深得制方之妙。

唐 经停十月，腹微满，脉沉细涩，脐上心下，块长数寸，是属伏梁，因七情恚怒气郁痰凝所致。经曰：大积大聚，其可犯也，衰其大半而止。洁古谓养正积自除，不得过用克伐。今拟开郁正元散法，理气行血，和脾化痰，寓消于补之中。

二陈汤加归身　川芎　冬术　山楂炭　延胡索　香附　麦芽　苏梗　砂仁　茺蔚子

钱 少腹有块，痛则经来如注，气升如喘，冲脉久伤，肝木肆横。

香附醋炒　紫石英　当归　白芍酒炒　木香
三棱醋炒　大熟地　牛膝　小茴香盐水炒　青皮
醋炒

某 前年秋季伏暑症中，即结癥瘕，居左胁下，春来下午必发微热，晨必吐痰，食面必溏泄，此当时热邪未清，早进油腻面食，与痰热互相结聚于肺胃之络，当以攻消为主。

柴胡三钱，酒炒　青皮一两，巴豆五钱同炒去豆　三棱五钱，醋炒　蓬莪术五钱，醋炒　雄精一两　大黄一两，皂荚子三粒合炒，去皂荚子

上药为丸每服一钱，下午服六君子丸三钱。

渊按：柴胡青皮疏肝胆而升清，莪棱破滞气而消块，大黄攻热积，巴豆逐寒积，皂子去

油腻之积，雄精开结化痰也。无坚不破，无攻不利，正气不虚者可用。

陈 病起逢食则呃，食入则胀，今脐上至心下，一条胀痛，坐久则知饥，行动则饱胀，此属伏梁。胃为心之子，故胃亦病也。仿东垣五积治例。

川连　吴茱萸　干姜　陈皮　香附　半夏　茯苓　丁香　延胡索　五灵脂

渊按：所谓食呃也，病在肠胃。

钱 脉微细阴之象也。少腹有块，上攻及脘，自脘至嗌，一条气塞，发作则大痛欲厥，头汗如雨，用方大法，固宜以温通为主矣。惟舌有黄腻浊苔，便泄臭秽，必兼湿热，而块痛得按稍减，中气又虚，方法极难周顾，尚祈斟酌是荷。

川楝子　乌药　肉桂　乌梅　木香　淡吴萸　泽泻　延胡索　茯苓　川连酒炒

又 下焦浊阴之气，上干清阳之位，少腹胸胁，有块攻撑作痛，痛甚发厥，昨用温通，病势稍减，脉仍微细，泄仍臭秽，恶谷厌纳，中气大亏，阴气凝结，当脐硬痛。恐属脏结，攻之不可，补之亦难，诚为棘手。

肉桂　吴茱萸　炮姜　枸杞子　乌药　木香　延胡索　金铃子　白芍　茯苓　泽泻　萱花　金橘饼

丁 小肠遗热于大肠为伏瘕，腹中微痛，用圣济槟榔丸。

槟榔炒　桃仁　当归酒炒　青皮酒炒　沉香　火麻仁　党参元米炒　茯苓烘　木香烘　乌药烘　大熟地砂仁拌炒　白芍酒炒

上药为末，用神曲三两，煮糊为丸，每朝三钱，开水送。

伍 胸脘有块大如碗，每午后则痛甚于黄昏，连及腰背，时沃清水，诸药无效。

枳壳九枚，纳入阿魏三钱炙焦　牡蛎二两　肉桂三钱　白蛳螺壳二两

共炙为末，每痛发时服一钱，开水送。

渊按：枳壳破气，阿魏佐肉桂散寒，以浊攻浊，牡蛎软坚，白蛳螺壳始于丹溪，云化伏痰，消宿水。

周 食填太阴，肝气欲升而不得，胃气欲降而不能，气塞于中，与食相并，脘胁疼痛，气攻有块，汤饮辄呕，上不得纳，下不得出。法当疏运其中。

半夏　橘红　青皮　莱菔子　川朴姜汁炒　吴茱萸　赤苓　白蔻仁研冲

另苏梗、枳壳、槟榔三味磨冲。

丁 脉迟细，脘中有块，纳食撑胀，腹中辘辘作声，嗳腐吞酸，大便坚结，此脾胃有寒积也。当温药下之，仿温脾法。

附子制　干姜　枳实　大黄　桂木　陈皮　半夏

洪 结癖累累，久踞腹中，年逾六旬，元气下虚，中气已弱，肝气肆横，腹渐胀满。脉沉弦细，细而沉，为虚为寒，沉而弦，为气为郁。病关情志，非湿热积滞可比，攻消克伐难施，拟商通补，补者补其虚，通者通其气。

六君子汤加苏梗　肉桂　香附　川朴姜汁炒　白芍　生姜

冯 脉右关滑动，舌苔黄白而腻，是痰积在中焦也。左关弦搏，肝木气旺，故左肋斜至脐下，有梗一条，按之觉硬，乃肝气入络所结。尺寸脉俱微缓，泄痢一载，气血两亏，补之无益，攻之不可，而病根终莫能拔。根者何？痰积湿热肝气也。夫湿热痰积，须藉元气以运行，

洁古所谓养正积自除，脾胃健则湿热自化，原指久病而言，此病不谓不久，然则攻消克伐，何敢妄施？兹择性味不猛而能通能化者用之。

人参　茯苓　於术　青陈皮　炙甘草　泽泻　枳壳　神曲　莳术　当归土炒　黄芪　防风根　白芍吴萸三分煎汁炒

又 丸方

制半夏三两，分六份。一份木香二钱煎汁拌炒，一份白芥子二钱煎汁拌炒，一份乌药三钱煎汁拌炒，一份金铃子三钱煎汁拌炒，一份猪苓二钱煎汁拌炒，一份醋拌炒。炒毕去诸药仅以半夏为末，入雄精三钱研末，麝香一分，独头蒜三个，打烂用醋一茶杯，打和为丸，每晨服一钱五分，开水送。

渊按：制法极佳，通化肺脾之痰，疏利肝胆之结。丸法亦有巧思。诸凡与此证相类者，皆可用之。

曹 寒饮痰涎，气血凝结成癖，踞于脘胁，下及腰间，久必成囊而为窠臼，如贼伏于隐僻之处，一时难以攻捣。昔许学士有此论法，当内和脾胃，外用攻消，今仿其意。

半夏　茯苓　乌药　白芥子　当归　青皮　泽泻　吴茱萸　延胡索　桂枝　杜仲姜汁炒　生木香　生熟谷芽

华 脾虚胃弱，则湿热不运而生痰，痰停中脘，则食不化而成积。胃脘结块，按之则痛，面色青黄，木乘中土，饮食少纳，虑延胀满。

党参姜汁炒　半夏　陈皮　川朴　茯苓　白芥子　山楂肉　砂仁　六曲　鸡内金

丁 血虚木横，两胁气撑痛，腹中有块，心荡而寒热，病根日久，损及奇经。经云：冲脉为病，逆气里急；任脉为病，男疝女瘕；阳维为病，苦寒热；阴维为病，苦心痛。合而参

之，谓非奇经之病乎？调之不易。

黄芪　党参　茯神　白薇　枸杞子　沙苑子　白芍　当归　陈皮　香附　紫石英

又 和营卫而调摄奇经，病势皆减，惟腹中之块未平，仍从前法增损。

前方去枸杞子，加砂仁、冬术。

孔 病由肝气横逆，营血不调，腹中结瘕，脘胁攻痛，渐致食减内热，咳嗽痰多，当脐动跳，心悸少寐，口干肠燥，而显虚劳血痹之象，极难医治。姑仿仲景法。

党参　茯苓　枣仁　乳香　没药　桃仁　当归　川贝　香附　白蜜　酒炙土鳖虫

又 前方养营化瘀，下得血块两枚，腹满稍软，内热咳嗽未减，今且和营启胃，退热止咳，再望转机。

西党参　茯苓　丹参　广皮　血余炭　川贝母　杏仁　当归　阿胶　土鳖虫

又 气滞血瘀，腹满有块攻痛，内热已减，咳嗽未平。拟两和气血方法。

党参　香附　郁金　茯苓　山楂肉　延胡索　当归　杏仁　阿胶　桃仁　沉香　血余炭

又 咳嗽不止，腹仍满痛，肝肺同病，久延不已，终成劳损。

桃杏仁　车前子　川贝　当归　丹皮　阿胶蒲黄炒　旋覆花　苏子　茯苓　新绛

许 腹痛大便泄出细虫，延来已久，中气渐虚，此胃中寒积也。法当温中补中。

川连盐水炒　炮姜　木香　白芍　白术　使君子　吴茱萸　乌药　川椒　伏龙肝煎汤代水

某 阅病源是属虫病无疑。虫由湿热所化，

脾土不运而生，其发于月底之夜。原由脾胃虚寒，寒属阴，故夜发也。寒久化热，土虚木强，其发移于月初，必呕吐胸热，两乳下跳，虫随酸苦痰涎而出，多寡不一。或大便亦有，腹中微痛，虽口渴甚，不能咽水，水下复呕，呕尽乃平，至中旬则康泰无恙矣。所以然者，月初虫头向上，且病久呕多，胃阴亏，虚火上炎，故胸中觉热。虚里跳动，中气虚也。中气者，胸中大气，脾胃冲和之气，皆归所统，脾胃中气虚甚，故跳跃也。病延一载有余，虫属盘踞，未易一扫而除，图治之法，和中调脾，杜生虫之源，生津平肝。治胸热口渴，化湿热，降逆气，以治呕吐。久服勿懈，自可见功，欲求速效，恐不能耳。

川楝子　芜荑　党参元米炒　白术　青皮　制半夏　白芍　茯苓　焦六曲　干姜　陈皮　榧子　蔻仁　使君子酒

渊按：病从脾胃寒湿而来，湿郁生热，热郁生虫，变成本寒标热，本寒则脏真伤，而气结生积，标热则湿热阻，而虫属内踞。

吴　喜食生米，积聚生虫，腹痛面黄，口流涎沫，虫之见症无疑，先拟健脾化虫。

茆术米泔水浸　青皮　鹤虱　榧子炒打　芜荑　尖槟榔　陈米炒黄

共研为末，每朝调服三钱，略用砂糖少许。

马　心之积名曰伏梁，得之忧思而气结也。居于心下胃脘之间，其形竖直而长，痛发则呕吐酸水，兼夹肝气痰饮为患也。开发心阳，以化浊阴之凝结，兼平肝气，而化胃中之痰饮。

桂枝　石菖蒲　延胡索　半夏　川连吴萸炒　茯苓　川楝子　陈皮　蔻仁　郁金　瓦楞子

朱　久有伏梁痞痛呕酸之患，是气血寒痰凝结也。自遭惊恐奔波，遂至脘腹气撑，旁攻胁肋，上至咽嗌，血随气而上溢，甚至盈碗盈盆。两载以来，屡发屡止，血虽时止，而气之撑胀，终未全平。近来发作，不吐酸水，而但吐血，想久伏之寒，化而为热矣。立方当从气血凝积二字推求，备候商用。

郁金　香附醋炒　丹参　茯苓　炒黑丹皮　苏梗　延胡索醋炒　韭菜根汁一两，酒冲　童便冲　鲜藕

另用云南黑白棋子二枚，研细末，用白蜜调，徐徐咽下。

渊按：血从惊恐而来，所谓惊则气乱，恐则气下，气乱血逆，必然之理。棋子治何病未详。

又　肝郁化火，胃寒化热，气满于腹，上攻脘胁，则血亦上出。前方疏理气血之壅，病情稍效。今以化肝煎加减，盖肝胃之气，必以下降为顺，而瘀凝之血，亦以下行为安。气降而血不复升，是知气降而火降，瘀化而血安，必相须为用也。

郁金　三棱醋炒　延胡索　川贝　青皮　桃仁　泽泻　焦山栀　茯苓　苏梗　丝瓜络　鲜藕　鲜苎麻连根叶

范　素有肝胃气痛，兼挟寒积，脘腹胀满，痛及于腰，咳不可忍，舌苔白腻，渴不欲饮，大便似利不利，脉沉弦而紧，恐属脏结，颇为险候。非温不能通其阳，非下不能破其结，仿许学士温脾法。

制附子　干姜　肉桂　川朴姜汁炒　生大黄　枳实

渊按：咳不可忍，上焦之气亦闭矣，所谓五实证非耶。

又　脘腹胀满，上至心下，下连少腹，中横一纹，如亚腰葫芦之状。中宫痞塞，阴阳结绝，上下不通，势濒于危，勉进附子泻心一法，温阳以泄浊阴，冀其大便得通，否则，恐致喘汗厥脱，难以挽回。

制附子　川连姜汁炒　川朴姜汁炒　生大黄

酒浸

长流水煎，再服备急丸七粒，砂仁汤送下。

又 两投温下，大便仍然不通，胸腹高突，汤水下咽辄吐，肢渐冷，脉渐细，鼻煽额汗，厥脱可忧。按结胸藏结之分，在乎有寒热无寒热为别。下之不通，胀满愈甚，乃太阴脾脏受戕，清阳失于转运，崔行功有枳实理中一法，取其转运中阳。通便在是，挽回厥脱亦在是，惟高明裁酌之。

此证死。

仁渊曰：五积六聚，积属脏而不移，聚属腑而无定。又曰：癥瘕，癥者，真也，其块不散，瘕者，假也，聚散不常。夫五积虽分属五脏，不过分其部位病形，使学者有所遵循耳。究在脏腑之外，乃寒痰汁沫瘀血，凝结于膜墊曲折之处。因脏气不能运化，积年累月，受病非一途，先宜观其虚实。即形气实者，亦不可专于攻伐，况夫虚多实少！且痞气肥气多于奔豚伏梁，即今之癖块居脘胁之下，因久疟而生者十七八，又名疟母。由服药不当，或早用堵截，或饮食不节，致湿热痰浊，漫无出路，郁于膜原之分，中气不化，日久成积。初宜开化其邪，兼调营卫，中虚者先调其中，湿热化而块自消，中气和而块亦消，养正逐邪，各有分寸。六聚较积轻浅，病在气分，营卫不和，气聚有形，必挟肝邪，疏肝和脾，以调气机自效。积聚之证，大抵寒多热少，虚多实少，桂枝、肉桂、吴茱萸为积聚之要药，能温脾疏肝，使气机通畅故也。盖气温则行，血寒则凝，运行其气，流通其血，为治积第一法。有热再佐连柏之类，参以活变。若虫积乃由湿热食滞而生，或寒邪郁其湿热，肠胃之气不化，而九虫生焉。《千金方》分属五脏，不过分病形以定治法耳，未免凿空。盖无论何虫，不过伏在肠胃曲折之处，如果伏于五脏，必然五脏被咬，其人尚能生乎？虫积既从湿热食滞而生，固多实证，治无补法，即久虚亦必先去其虫，而后调补之，

不可泥养正积除之说也。

脘腹痛门

胡 腹中雷鸣切痛，痛甚则胀及两腰，呕吐酸苦水，此水寒之气侮脾，乃中土阳气不足也。温而通之。

附子理中汤去草，加川椒、吴茱萸、水红花子。

又 脾脏虚寒宿积，痰水阻滞，腹中时痛，痛甚则呕。仿许学士法。

附子理中汤加当归　茯苓　吴茱萸　枳实　大黄

渊按：温下之法甚善，惜以后易辙耳。

又 腹痛下午则胀，脉沉弦，此属虚寒挟积。前用温下，痛势稍减，今以温中化积。

川熟附　党参　干姜　花槟榔　茯苓　当归　青皮　陈皮　乌药

又 腹痛三年，时作时止，寒在中焦，当与温化无疑。然脉小弦滑，必有宿积，前用温下温通两法，病虽减而未定。据云每交午月其痛倍甚，则兼湿热，故脉浮小而沉大，按之有力，此为阴中伏阳也。当利少阴之枢，温厥阴之气，运太阴之滞，更参滑以去着法。

柴胡　白芍　枳实　甘草　吴茱萸　茯苓　木香　白术

另用黄鳝三段，取中七寸炙脆，共研末分三服。

渊按：既知宿积，何不再进温下？三年之病，谅非久虚。脉浮小沉大，乃积伏下焦。盖痛则气聚于下，故脉见沉大，此论似是而非。

又 腹痛，左脉弦，木克土也。仲景云：

345

腹痛脉弦者，小建中汤主之。若不止者，小柴胡汤，所以疏土中之木也。余前用四逆散，即是此意。然三年腹痛，痛时得食稍安，究属中虚，而辘辘有声，或兼水饮。今拟建中法，加椒目去其水饮，再观动静。

老桂木　白芍　干姜　炙甘草　党参　川椒目

渊按：此寒而有积，为虚中实证，与建中甘温不合，故服之痛反上攻。以甘能满中，胃气转失顺下也。

又　用建中法，痛势上攻及胃脘，连于心下，左脉独弦滑，是肝邪乘胃也。姑拟疏肝。

金铃子　延胡　吴茱萸　香附　高良姜木香　白檀香

沈　肝胃气痛，发则呕吐酸水。治以温通。

二陈汤去草，加瓜蒌皮、吴茱萸、白胡椒、当归、香附、川楝子。

时　脘痛不时发作，曾经吐蛔，兼见鼻血，女年二七，天癸未通。想由胃中有寒，肝家有火。

金铃子散加五灵脂　香附　干姜　川连使君子肉　乌药　乌梅　茯苓

又　肝胃不和，脘胁痛，得食乃安，中气虚。拟泄肝和胃。

二陈汤去草，加川连、六神曲、乌药、高良姜、香附、砂仁。

殷　呕而不食，病在胃也。食而腹痛，病在脾也。痛连胸胁，肝亦病矣。气弱血枯，病已深矣。和胃养血，生津益气为治。

淡苁蓉　枸杞子　归身　火麻仁　大麦仁茯苓　半夏　陈皮　沉香　砂仁

谭　脘痛欲呕，甚则防厥。

党参　陈皮　茯苓　川椒　吴茱萸　蔻仁生姜

冯　脾胃阳衰，浊阴僭逆，每至下午，腹左有块，上攻则心嘈，嘈则脘痛，黄昏乃止，大便常艰。拟通胃阳而化浊阴，和养血液以悦脾气。

淡苁蓉　陈皮　吴茱萸　茯苓　柏子仁郁李仁　沙苑子　乌梅　川椒　制半夏

又　脘痛呕酸，腹中亦痛，非用辛温，何能散寒蠲饮。

二陈汤去草，加肉桂、制附子、干姜、吴茱萸、川椒、白术、蔻仁。

冯　当脐腹痛，呱呱有声，此寒也。以温药通之。

二陈汤去草，加淡苁蓉、当归、干姜、吴茱萸、乌药、砂仁。

又　温肾通阳以散沉寒之气，久服腹痛自己。

前方去当归，加川熟附、胡芦巴。

顾　当脐硬痛，不食不便，外似恶寒，里无大热，渴不多饮，寒食风热，互结于脾胃中，用局方五积散合通圣散，分头解治。

五积合通圣共为末，朝暮各用开水调服三钱。

又　用五积合通圣，温通散寒，便通而痛未止。脉迟喜食甜味，痛在当脐，后连及腰，身常懔懔恶寒，此中虚阳弱，寒积内停。拟通阳以破其沉寒，益火以消其阴翳。

四君去草，加肉桂、制附子、木香、元明粉、乌药、苁蓉。

又 温脏散寒，腹痛已止，今当温补。

淡苁蓉 杞子 熟地 当归 茯苓 陈皮 吴萸 制附子 乌药 砂仁

渊按：尚嫌腻滞，仍从四君加减为妙。

袁 三四年来，腹痛常发，发则极甚，必数日而平。此脾脏有寒积，肝经有湿热，故痛则腹中觉热。拟温脾兼以凉肝。

金铃子散加陈皮 茯苓 干姜 白术 川朴 白芍 神曲 砂仁

又 腹中寒积，错杂而痛，古今越桃散最妙，变散为丸可耳。

淡吴萸 干姜 黑山栀 白芍 炙甘草

神曲末一两煮糊为丸，每朝服三钱，开水送下。

夫越桃散，惟姜栀二味，吴萸白芍者，复以戊己法加甘草，取其调和也。

某 中气不足，溲便为之变。腹中结瘕，亦气之不运也。

二陈汤去草，加白术、沙苑子、焦神曲、苡仁、泽泻、砂仁、通草。

又 肝胃不和，脘腹作痛，呕吐酸水痰涎，经来则腹痛，先与泄肝和胃。

川连 半夏 陈皮 茯苓 瓜蒌皮 薤白头 干姜 蔻仁 猩绛 旋覆花

又 腹中久有癖块，今因冷食伤中，腹痛泄泻，呕吐不止，心中觉热。拟苦辛通降，先止其呕。

二陈汤去草，加黄芩、川连、川朴、苏梗、藿梗、蔻仁、泽泻。改方加神曲。

某 自咸丰四年秋季，饱食睡卧起病，今已五载，过投消积破气之药，中气伤戕，脘间

窒痛，得食则安，不能嗳气，亦不易转矢气，脉迟弦，肝胃不和，阳虚寒聚于中。拟通阳泄木法。

苓桂术甘汤加陈皮 白芍 吴茱萸 干姜 大枣

又 胸背相引而痛，症属胸痹。

二陈汤去草，加瓜蒌仁、制附子、桂枝、干姜、吴茱萸、蔻仁、竹茹。

孙 中虚土不制水，下焦阴气上逆于胃，胃脘作痛，呕吐清水，得食则痛缓。拟温中固下，佐以镇逆。

四君子汤去草，加干姜、乌药、白芍、熟地、紫石英、代赭石、橘饼。

渊按：土虚水盛，用熟地未合。若欲扶土，不去草可也。

秦 悬饮居于胁下，疼痛呕吐清水，用仲景法。

芫花 大戟 甘遂 白芥子 吴茱萸各三钱 大枣二十枚

将河水两大碗，上药五味，煎至浓汁一大碗，去滓，然后入大枣煮烂，候干，每日清晨食枣二枚。

渊按：此十枣汤变法也。以吴萸易葶苈，颇有心思。

某 寒气凝聚，少腹结瘕，时或上攻作痛，法以温通。

小茴香 吴茱萸 木香 青皮 乌药 延胡索 三棱 砂仁 香附

钱 脉微细，阴之象也。少腹有块，上攻及脘，自脘至嗌，一条气塞，发作则块攻，大痛欲厥，头汗如雨，用方大法，温通无疑。惟舌黄腻，浊苔，便泄臭秽，必兼湿热，而块痛

得按稍减，又属虚象。

金铃子散加人参　乌梅　乌药　泽泻　破故纸　吴茱萸　木香　肉桂　枸杞子　五味子　茯苓　肉果

又　水饮痰涎，与下焦浊阴之气，盘踞于中，中脘腹胁有块，攻撑作痛，痛甚发厥。昨用温通，痛势稍减，但脉仍微细，泄仍臭秽，谷食厌纳，中气大虚，阴气凝结，当脐硬痛，恐属脏结，攻之不可，补之亦难，仍为棘手。

前方去人参、五味、乌药、故纸、肉果，加白芍、干姜、萱花、橘饼。

某　腹中有寒，疼痛不止，法当温通。

金铃子散加干姜　吴茱萸　当归　枸杞子　官桂　木香　乌药　紫石英

张　寒气稽留，气机不利，胸背引痛，脘胁气攻有块，宜辛温通达。

二陈汤去草，加瓜蒌皮、薤白头、干姜、吴茱萸、延胡索、九香虫。

某　肝胃不和，腰胁胸背相引而痛，舌光无苔，营阴内亏，大便溏薄，脾气亦弱，并无呕吐痰涎酸水等症。宜辛温通阳，酸甘化阴。

陈皮　茯苓　苏梗　吴茱萸　沙苑子　枸杞子　薤白头　白芍　橘饼

渊按：脾肾虚寒宜甘温，营阴内虚宜柔缓，故不用姜附刚燥之药。

某　饮停中脘，脘腹鸣响，攻撑作痛，大便坚结如栗，但能嗳气，而无矢气，是胃失下行，而气但上逆也。和胃降逆、逐水蠲饮治之。

二陈汤去草，加代赭石、旋覆花、神曲、干姜、白芍、川椒、甘遂、泽泻。

某　丹田有寒，胸中有热，中焦不运，湿甚生虫，与黄连汤。

川连　肉桂　吴茱萸　干姜　砂仁　使君子　半夏　青皮　乌药　花槟榔

又　虫痛面黄吐涎，拟苦辛法。

川连　桂枝　川椒　蔻仁　乌梅　芜荑　焦六曲　香附　合金铃子散

张　脘痛两载，近发更勤，得温稍松，过劳则甚，块居中脘，患处皮冷，法以温通。

二陈汤去草，加炮姜、吴茱萸、木香、川朴、归身、神曲、泽泻、生熟谷芽。

又　腹痛有块，肝脾不和，食少面黄，治以疏和。

丹参　白芍　怀山药　茯苓　茯神　冬术　神曲　香附　砂仁

仁渊曰：脘痛属胃，腹痛属脾。吞酸呕苦，俗名肝气，乃积饮病也。或得之喜飡生冷，或忧思郁结。夫肝胆属木而喜升达，寄根于土，今脾胃为生冷忧思伤其阳和之气，布化转运失职，肝胆无温润升达之机，郁久而肆其横逆，侮其所胜，脾胃受克，气机与痰饮凝滞于中脘，故作痛耳。其吞酸呕苦者，脾寒不化，胃中之水饮停积，如食物置器中不动，其味变焉。稼穑味甘，今胃不能化，木乘其胜，而齐木之味，化而为酸，齐胆火之味，化而为苦，木气冲逆，泛呕不已，久久积饮成囊，亦生癖块。由飡凉而起者，尚可治，由七情而起者，每成噎膈。盖忧思既久，中阳受伤，呕多胃汁槁枯，始则阳气伤，继则阴津竭，营卫少生化之源，胃管干瘪，肠液不充矣。徒恃医药无益，须怡神静养，治法喻氏进退黄连汤，最有深意。辛以化胃，苦以降逆，所谓能变胃而不受胃变也。罗谦甫治中汤亦合，用金以制木。若南阳之瓜蒌薤白等，或辛或苦，或通或润，皆可用。务在通中焦阳气，使脾胃之阴凝开，肝木之郁结达，其痛自已。若腹痛，须分部位。当脐太阴，脐旁少阴，少腹厥阴。尤宜辨寒热虚实，大抵寒多热少，虚多实少。热者多实，虚者多寒。《内经》举痛论，寒者八九，热者一二，须从脉证细辨焉。湿郁之年，亦多是证，亦脾胃为寒湿所郁，阳气不得宣化耳。

噎膈反胃门

王　痰隔中焦，食入脘痛，口沃清水，呕吐黏痰，大便坚结，肠液枯也。时多空嗳，胃失降也。拟化痰和胃，降气润肠法。

旋覆花盐水炒　代赭石　杏仁　半夏　橘红　瓜蒌皮　瓦楞子　苏子　白芥子　莱菔子　姜汁　地栗汁

胡　气郁中焦，得食则呕，已延匝月，虑成隔证。

川连吴萸炒　白术　半夏　藿香　陈皮　焦六曲　香附　茯苓　郁金　白蔻仁

张　营阴虚，故内热少寐，气火逆，故咽喉哽塞。拟四物以养其阴，四七以理其气。

大生地砂仁拌　苏梗　茯苓　当归　川朴　北沙参　白芍　半夏　枣仁　姜竹茹　枇杷叶

陈　营虚火亢，胃枯食噎，心膈至咽，如火之焚，有时呱呱作声，此气火郁结使然也。病关情志，非徒药饵可瘳，宜自怡悦，庶几可延。

旋覆花　代赭石　沙参　黑山栀　茯苓　川贝　焦六曲　麦冬　杏仁　竹茹　枇杷叶

复　气火上逆，咽喉不利，胸痛食噎，膈症已成。况年逾六旬，长斋三十载，胃液枯槁，欲求濡润胃阴，饮食无碍，还望怡情自适。

前方加西洋参、半夏。

丁　脉形弦硬，春令见此，是即但弦无胃。纳食哽痛，大便坚燥，已见木火亢逆，胃汁肠液干枯，治之不易。

旋覆花　杏仁　火麻仁　桃仁　苏子　青果　荸荠　芦根

复　前方润燥以舒郁结，今拟下气化痰之剂。

麦冬　半夏　杏仁　橘红　川贝　茯苓　竹茹　芦根　荸荠　海蜇　枇杷叶

渊按：两方清润可喜，洵属名家。

秦　痰气阻于胸中，故痰多而胸闷，纳食或呕，两太阳胀痛，清气不升，浊气不降，久延不已，恐成膈症。

半夏　橘红　赤苓　党参　吴萸汁炒川连　泽泻　藿香　旋覆花　枳壳　川贝　蔻仁　肉桂　大腹皮　冬术　生姜

来复丹一钱，药汁送下。

陈　丧子悲伤，气逆发厥，左脉沉数不利，是肝之气郁，血少不泽也。右关及寸滑搏，为痰为火。肺胃之气失降，肝木之火上逆，将水谷津液蒸酿为痰，阻塞气道，故咽喉胸膈，若有阻碍，纳食有时呕噎也。夫五志过极，多从火化，哭泣无泪，目涩昏花，皆属阳亢，而阴不上承。目前治法，不外顺气降火，复入清金平木。

苏子　茯苓　半夏　枳实　杏仁　川贝　竹茹　沙参　橘红　麦冬　海蜇　荸荠

此方系四七、温胆、麦冬三汤加减，降气化痰，生津和胃。病起肝及肺胃，当从肺肝胃为主。

秦　七情郁结，痰气凝聚，胸膈不利，时或呕逆。症将半载，脾胃太虚，前用四七二陈，降气化痰，今参入理中兼培中土，当顾本也。

349

四七汤合二陈汤、理中汤，加丁香、木香、蔻仁。

徐 气郁于胸为膈，气滞于腹为臌。饮食不纳，形肉顿瘦，阴气凝聚，阳气汩没，脉细如丝。姑与培土通阳化气一法。

党参　肉桂　白术　大腹皮　熟附子　泽泻　茯苓　来复丹

渊按：伤胃则隔，伤脾则臌，膈多郁火，臌多阳衰。肺金治节不行，肝木起而克贼。

周 胸痛吐清水，自幼酒湿蕴蓄胃中，阳气不宣，浊气凝聚。遽述前年，又得暴喘上气，额汗淋漓，发作数次，今又增心嘈若饥，此皆胃病，用小半夏汤。

半夏　茯苓　陈皮　竹茹　生姜

渊按：暴喘额汗，肺肾亦病，不独胃也。

复 停饮生痰，呕吐酸水，胸中板痛，前用小半夏汤，所以蠲其饮也。今风邪伤肺，咳嗽内热，拟金沸草散，宣风降气，仍寓祛痰蠲饮，肺胃兼治之方。

金沸草　半夏　陈皮　茯苓　款冬花　杏仁　荆芥　前胡　竹茹　枇杷叶

赵 气水郁结成痰，咽噎碍食，食入辄呕清水米粒，病在胃之上脘，降气化痰之药，须择不燥者为宜。

瓜蒌仁　半夏曲　川贝　橘红　丁香　蛤壳青黛三分同研包　白蜜　枇杷叶　竹茹　芦根生姜汁冲服

复 诸逆冲上，皆属于火，食入即吐，是有火也。

川连　半夏　苏梗　制军　竹茹　枇杷叶

渊按：《内经》病机十九条，都有不尽然者，注者不敢违背，随文敷衍，贻误后学。其实是是非非，明眼自能别白。即如诸逆冲上之证，不属于火者甚多，未可一根论也。读经者知之。

祝 胃阳虚则水饮停，脾阳虚则谷不化。腹中辘辘，胸胁胀满，纳食辄呕酸水清涎，或嗳腐气，法以温导，崇土利水。

炮姜　陈皮　苍术　半夏　熟附子　白术党参　泽泻　枳实　瓜蒌仁　蔻仁　谷芽

沈 食下则饱胀，作酸呕吐，病属反胃。胃脉浮，按则紧，沉按则弦，弦者木侮上，紧者寒在中。

党参　干姜　半夏　陈皮　茯苓　丁香焦六曲　荜茇　蔻仁　陈香橼

许 吐血后呃逆，迄今一月，舌白腻，右脉沉滑，左脉细弱，其呃之气，自少腹上冲，乃瘀血挟痰浊，阻于肺胃之络，下焦冲脉相火上逆，鼓动其痰，则呃作矣。酌方必有济，幸勿躁急为嘱。

半夏　茯苓　陈皮　当归　郁金　丁香柿蒂　姜汁　藕汁　水红花子

东垣滋肾丸一钱，陈皮生姜泡汤下。阴寒呃者，用肉桂五分，坎炁二条，沉香六分，分两服。

渊按：所谓气呃痰呃是也，与虚寒不同。

某 疟后痰气阻滞胃脘，清阳不升作呃，纳食辄呕，防成膈症。且与仲景化痰镇逆，再商。

旋覆花　代赭石　淡干姜　法半夏　赤苓制香附　丁香　柿蒂

秦 纳食辄呕清水涎沫米粒，病在胃也。曾经从高坠下，胁肋肩膊时痛，是兼有瘀伤留于肺胃之络，故呕有臭气。拟化瘀和胃，降逆止呕为治。

旋覆花　归须　广郁金　杏仁　半夏　炒
丹皮　茯苓　焦楂肉　橘红　蔻仁

渊按：佐韭姜藕三汁更妙。

复　止呕必以和胃，气升必须降纳。

半夏　茯苓　白术　蔻仁　藿香　陈皮
老桂木　神曲　干姜　沉香　伏龙肝

李　寒热咳嗽，一载有余，咳痰带血，饮
食沃噎，胸膈阻窒，又成噎膈。此必兼挟气郁
而成。今且和胃降气，冀其血止噎减为妙。

旋覆花　半夏　杏仁　丹皮　橘红　茯苓
郁金　瓜蒌霜　蔻仁　竹茹　枇杷叶

陈　卒然心痛，纳食梗塞，粥饮犹可。此
心气郁结，防变隔证。

瓜蒌仁　薤白头　旋覆花　川贝母　茯神
半夏　桔梗　远志肉　竹茹

朱　脉滑大，食入哽噎不下，舌腻，此属
痰膈，大肠燥火凝结。拟清痰火，佐以宣通。

旋覆花　麦冬　六神曲　黑山栀　赤苓
半夏　豆豉　陈皮　杏仁　竹茹　海蜇　荸荠
枇杷叶

吴　情志郁结，阳明津液内枯，少阴之气
上逆，少腹气上冲咽，咽喉觉胀，纳食梗噎。
拟温养津液，以降浊阴之气。

旋覆花　代赭石　苁蓉干　枸杞子　橘红
茯苓　川贝　半夏　沉香　鸡冠蜇　地栗

盛　气郁痰凝，胸中失旷，背寒脊痛，纳
少梗噎，甚则吐出，膈症之根。

旋覆花　桂枝　瓜蒌皮　杏仁　竹茹　代
赭石　薤白头　半夏　茯苓

又　诸恙仍然，痰稍易出。

桂枝　瓜蒌皮　干姜　薤白头　陈皮　杏
仁　旋覆花　生鹿角　竹茹　枇杷叶

又　服温通阳气之药，呕出寒痰甚多，未
始不美。惟纳食梗噎之势未除，仍以温通，再
观动静。

川熟附　桂枝　薤白头　半夏　陈皮　杏
仁　桃仁　瓜蒌仁　姜汁　韭菜根汁

又　上焦吐者从乎气，中焦吐者因乎积。
此纳食哽噎，少顷则吐出数口，且多清水黏痰，
是有痰积在中焦也。然究属隔症之根。

川熟附　半夏　瓦楞子　陈皮　苏子　莱
菔子　旋覆花　白芥子　桃仁　荜茇

高　坤土阳微湿胜，腹中不和，用平胃理
中合剂。

平胃散合理中汤。加延胡者，因有瘀凝也。

某　叠进温中运湿，腹中呱呱有声，朝食
则安，暮食则滞，卧则筋惕肉瞤，时吐酸水，
中土阳微，下焦阴浊之气上逆，病属反胃。温
中不效，法当益火之源，舍时从症，用茅术附
子理中合真武法。

附子理中加茯苓、陈皮、生姜。

渊按：水谷不化精微而生酸痰，肝木失于
濡润，筋惕肉瞤，是肝有燥火也。徒事温燥
无益。

张　胃汁干枯，肠脂燥涸，上焦饮食尽生
为痰，不生津血，纳食则吐，痰随吐出，膈症
之根渐深，高年静养为宜。

鲜苁蓉一两　青盐半夏三钱　茯苓　当归
陈皮　沉香　枳壳

又　津枯气结噎膈，苁蓉丸是主方。

照前方加炒香柏子仁、陈海蛰、地栗。

每日用柿饼一枚，饭上蒸软，随意嚼咽。

盛 背为阳位，心为阳脏，心之下，胃之上也。痰饮窃踞于胃之上口，则心阳失其清旷，而背常恶寒，纳食梗噎，是为膈证之根。盖痰饮为阴以碍阳故也。

熟附子 桂枝 杏仁 神曲 薤白头 瓜蒌皮 旋覆花 蔻仁 豆豉 丁香 竹茹 枇杷叶

渊按：温中化饮，降逆润肠，不失古人法度。惟豆豉一味不解，是何意思。

孔 先曾呕血，胃中空虚，寒饮停留，阳气不通，水谷不化，食入呕吐酸水，谷食随之而出。脉细肢寒，阳微已甚，证成反胃，虑延脾败难治。

熟附子 干姜 丁香 橘饼 苁蓉干 九香虫 二陈汤其中甘草炙黑

渊按：噎膈反胃，从呕血而起者甚多。盖血虽阴物，多呕则胃阳伤而不复，不能运水谷而化精微，失其顺下之职，始则病反胃，久则肠液枯槁，而为隔证矣。

严 噎膈反胃，胃脘之病也。上焦主纳，中焦司运，能纳而不能运，故复吐出。朝食暮吐，责其下焦无阳。拟化上焦之痰，运中焦之气，益下焦之火，俾得三焦各司其权，而水谷熟腐，自无反出之恙，然不易矣。

旋覆花 代赭石 熟附子 茯苓 枳壳 沉香 半夏 新会皮 益智仁 淡苁蓉 地栗 陈鸡冠海蛰

仁渊曰：噎膈证，昔张鸡峰谓神思间病，而有不尽然者。过于谋虑忧思，脾阴伤而肝火起，固有是证，而得之呕血过多，或餐凉食冷者不少，是皆脾胃阳伤也。胃阳伤则不化，而失其顺降，脾阳伤则不运，而失其升腾。饮食到胃，精微不化气血津液，而变酸水痰涎，中

土既失温和松燥，肝胆失其条达，郁结不舒，横克脾胃，气结而为痛，逆升而为吐，将稼穑甘味，化为木火酸苦之味，呕出胸膈稍快，明日再积再呕，久之中焦之气日伤，津液日竭，胃管之口缩小，纳食梗噎作痛。胃气既失顺降，二肠自少灌溉，渣滓留滞不行，加以肝胆郁结之火，日加煽灼，大便自然燥而不通，甚至经旬始通。通下如羊矢黑粒者，不可治矣。夫噎膈固属难治，而古人治此者，亦少精妙之方。云岐子九方，劫霸攻克，固不足道，《局方》过于香燥，近惟喻嘉言黄连汤，进退之议，深中窍要。此外如丹溪五汁安中饮、左金丸等，尚可取法。若大便不通，断不可以硝黄硬下，要知阳明气降，始二肠津液流润，不通自通矣。若夫反胃，即噎膈之根。古人谓食不得入是有火，食入反出是无火，盖肝胆相火郁于胸中，清旷之地，变为燎原之场，胃口被灼，气不得降，致食不能下。此不独噎膈，噤口痢亦是此意。若噎膈证如此，则五液被焚，不可为矣。至食入反出，虽属无火，乃中宫失温运之职，升降不灵，木火更从而为患。与火不生土，土虚阳衰之无火大异，未可以温燥从事。仲景论胸中有寒，丹田有热，与此相近。喻氏黄连汤，即仿其意，为之进退，治此者能想明孰寒孰热，孰虚孰实，得其机巧，则为良工矣。

三消门

李 稚龄阳亢阴亏，一水不能胜五火之气，燔灼而成三消，上渴中饥，下则溲多，形体消削，身常发热，法当壮水以制亢阳。

大生地 川连 麦冬 知母 五味子 茯苓 生甘草 生石膏 牡蛎 花粉

又 夫三消火病也，火能消水，一身津液皆干。惟水可以胜火，大养其阴，大清其火，乃治本之图。病由远行受热，肾水内乏，当救生水之源。

大生地　沙参　五味子　麦冬　牡蛎　西洋参　桑白皮　蛤壳　天冬

侯　脾胃虚而有火，故善饥而能食。肝气盛故又腹胀也。甘寒益胃，甘温扶脾，苦辛酸以泄肝，兼而行之。

王竹　川石斛　麦冬　党参　冬术　白芍　吴萸炒川连　茯苓　乌梅　橘饼

渊按：深得古人制方之意，而又心灵手敏。

查　脉沉细数而涩，血虚气郁，经事不来。夫五志郁极，皆从火化，饥而善食，小溲如脓，三消之渐。然胸痛吐酸水，肝郁无疑。

川连　麦冬　蛤壳　鲜楝树根皮一两，洗建兰叶

又　服药后，大便之坚难者，化溏粪而出，原得阴泄之功也。然脉仍数涩，郁热日盛，脏阴日消，舌红而碎，口渴消饮，血日干而火日炽，头眩目花带下，皆阴虚阳亢之征。当寓清泄于补正之中。

川连　淡芩　黑山栀　大生地　当归　阿胶　川芎　白芍　建兰叶

大黄䗪虫丸，早晚各服五丸。

渊按：建兰叶不香无用，徐灵胎论之矣。

又　诸恙皆减，内热未退，带下未止，经事未通，仍从前法。

川连　当归　洋参　白芍　女贞子　茯苓　麦冬　丹参　沙苑子　大生地

又　经曰：二阳之病发心脾，女子不月，其传为风消。风消者，火盛而生风，渴饮而消水也。先辈谓三消为火疾，久必发痈疽，屡用凉血清火之药为此。自六七月间，足跗生疽之后，消症稍重，其阴愈伤，其阳愈炽，今胸中如燔，牙痛齿落，阳明之火为剧。考阳明气血

两燔者，叶氏每用玉女煎，姑仿之。

鲜生地　石膏　知母　元参　牛膝　大生地　天冬　川连　麦冬　茯苓　生甘草　枇杷叶

钱　古称三消为火病，火有余，由水不足也。十余年来，常服滋阴降火，虽不加甚，终莫能除。然年逾六旬，得久延已幸，今就舌苔黄腻而论，中焦必有湿热，近加手足麻木，气血不能灌溉四末，暗藏类中之机。拟疏一方，培养气血之虚，另立一法，以化湿热之气，标本兼顾，希冀弋获。

大生地　当归　山萸肉　麦冬　洋参　怀山药　龟甲　建莲肉　猪肚丸三钱，另服开水下

朱　脉左寸关搏数，心肝之火极炽，口干，小溲频数而浑浊，此下消症也。久有脚气湿热蕴于下焦。拟清心肝之火，而化肾与膀胱之湿。

大生地　川连盐水炒　牡蛎　黄芪　茆术　麦冬　赤苓　黄柏盐水炒　蛤粉　升麻

猪肚丸，每朝三钱，开水送。

庞　胃热移胆，善食而瘦，谓之食亦。大便常坚结而不通者，胃移热于大肠也。胆移热于心，故又心跳头昏。今拟清胃凉胆为主，安神润肠佐之。

鲜石斛　淡芩　郁李仁　火麻仁　枳壳　枣仁　瓜蒌皮　龙胆草　茯神　猪胆汁

另更衣丸一钱，淡盐花汤送下。

此病服此方五六剂后，用滋阴，如二地二冬沙洋参等，煎胶常服可愈。

渊按：此似消非消之证，胆腑郁热移胃，传所不胜，故用苦寒直泻胆火。

方　脾阴虚而善饥，肾阴虚而溲数。肝气

不舒，则腹中耕痛，胃气不降，则脘中痞窒，此二有余，二不足也。然有余不可泻，不足则宜补，肾充则肝自平，脾升则胃自降耳。

党参　怀山药　五味子　茯神　麦冬　冬术　大熟地　枸杞子　陈皮　红枣

仁渊曰：三消为火证，人尽知之。而古人治火之方，如人参白虎、竹叶石膏、门冬饮子、玉女煎、大补阴等法，多有不应者，其火固非实火，亦非寻常虚火可比。愚意谓肺肾真阴耗损，肝肾龙相之火，浮越无制，以故寻常泻火清火之药，不能治其燔灼。多饮而不能润其烦渴，多食而不能充其肌肤者，固为邪火不杀谷实，由肺金治节无权。脾土虽转输运化，肺不能洒陈散精，以充灌六腑五脏，营卫失滋生之本，致愈食愈瘦；并不能通调水道，膀胱气化失其常度，小便如膏如油，致愈饮愈渴。夫肺为相傅，主一身治节，饮食转运，虽赖脾胃，而宣洒通调，则在相傅。今饮不止渴者，乃气不化津，以蒸溉上焦也。饥不充肠者，乃气不化液，以周灌脏腑百骸也。金病而水绝其源，火益炽而消益甚。夫肾为水脏，为阴阳之窟宅，而藏五液，五液既损于前，母气复伤于后，一伤再伤，而病独重焉。是以仲圣肾气丸，最有深意焉。《金匮》云：饮水一斗，小便亦一斗，肾气丸主之。不治其肺燥，而治其肾燥。不独治其肾之阴，并治其肾之阳，盖肾之阴不化，由肾之阳不腾。熟地、丹皮滋肾之阴，而佐以附桂，蒸肾之阳，使肾阴充而肾阳升，中焦上焦，均得其蒸化之力，所谓云腾致雨，品物流行，治肾即所以治肺也。若夫上中下之分，在肺脾所伤之浅深多少，肺伤重则多上消，脾伤重则多中消，而下消则无处不在，盖三消以肾为主也。

痰饮门

吴　饮停中脘，脘腹鸣响，攻撑作痛，大便坚结如栗，但能嗳气，不能矢气，是胃失下行，而气但上逆也。和胃降逆，逐水蠲饮治之。

半夏　淡干姜　陈皮　茯苓　泽泻　白芍　旋覆花　代赭石　甘遂去心面包煨　川椒炒出汗　焦六曲

潘　肛有漏疡，阴津先损于下，兼以嗜酒，湿热又盛于中。继因劳碌感寒，寒入肺经，与胸中素盛之痰湿相合，咳嗽呕吐清水，而成痰饮为患。仍饮烧酒祛寒，宜其血溢矣。况内热脉数，阴津已亏，欲蠲痰饮，恐温则劫其阴；欲除内热，恐清则加其咳。宜和胃降气。

生苡仁　紫菀　白扁豆　茯苓　款冬花　川贝母　郁金　杏仁　蛤壳　十大功劳叶

又　阴虚痰饮逢暑，既不可温，又不可清，舌苔黏腻，当和中化痰，兼以摄纳肾气。

二陈汤加杏仁　肾气丸一钱　都气丸二钱　相和开水下。

渊按：暑天何尝不可用温，惟痰饮见吐血，以为阴虚不敢温耳。其实血从烧酒伤胃而来，尚非真正阴虚。

又　咳呕清水，痰饮之病；脉细数，内热阴虚之候。治痰饮宜温，治阴虚宜滋。药适相背，肝肾为子母，不妨补母以益子。而胃土又为肺金之母，又当和胃以化痰。拟滋燥兼行，仿东垣法而不碍。

大熟地　冬术　阿胶　五味子　淡干姜　泽泻　茯苓　半夏　肾气丸

某　痰饮咳嗽，脾胃两亏。柯氏云：脾肾为生痰之源，肺胃为贮痰之器。近增气急，不得右卧，右卧则咳剧，肺亦伤矣。素患肛门漏疡，迩来粪后有血，脾肾亏矣。幸胃纳尚可，议从肺脾肾三经合治。然年近六旬，爱养为要，否则，虑延损症。

熟地砂仁末拌炒　半夏　陈皮　五味子　川

贝母 阿胶蒲黄拌炒 炮姜炭 冬术 归身炭 款冬花

此金水六君煎合黑地黄丸，加阿胶、款冬、川贝三味，补金水土三虚，上能化痰，下能止血。虽有炮姜勿嫌温燥，有五味以摄之。

周 饥饱劳碌则伤胃，寒痰凝聚，气血稽留，阻于胃络，而胃脘胀痛，呕吐黏痰，殆无虚日。倘不加谨，恐成胀满。

毕功散去甘草，加炮姜、熟附子、良姜、蔻仁。

又 温胃化痰，从理中、二陈、平胃三方化裁。

六君子合附子理中加川朴。

又 寒积中焦，胃阳不布，痰饮窃踞，为胀为痛，为吐为哕。法当温运中阳，但病根日久，必耐服药乃效。

六君子合附子理中去草，加川椒、白蔻仁。

又 中虚非补不运，寒饮非温不化。益火生土，通阳蠲饮，苓桂术甘汤主之，附子理中汤亦主之。

苓桂术甘汤合附子理中，去草，加半夏、陈皮、蔻仁。

又 病有常经，方有定法，药已见效，无事更张。袁诗云：莫嫌海角天涯远，但肯扬鞭有到时。

附子理中合二陈汤加老生姜、老桂木。

渊按：倜傥风流，足征读书功夫。

徐 痰饮伏于胸中，遇寒则咳而喘，心嘈气塞，头眩腰酸，年逾五旬，天癸当去而不去，是气虚不能摄血也。夫气本属阳，阳气日衰，痰饮日盛，法当通阳气以祛水饮之寒。仲景云：

病痰饮者，当以温药和之是也。

二陈合苓桂术甘加款冬 杏仁 蛤壳沉香

朝服都气丸二钱，肾气丸一钱，开水送下。

秦 痰饮咳喘，脘中胀满，时或微痛，虽肺胃肾三经同病，而法当责重于脾。盖脾得运而气化，则痰饮有行动之机也。

半夏 陈皮 泽泻 茯苓 杏仁 川朴破故纸 干姜五味子同研 胡桃肉

渊按：痰饮病，轻则治肺脾，重则治肾，数方皆治饮正轨。

又 痰饮停于心下，上则喘咳，下则脘胀，多由清阳失旷，痰浊内阻，转胸中之阳以安肺，运脾中之阳以和胃，咳喘与胀满当松。

瓜蒌皮 茯苓 陈皮 薤白头 川朴 半夏姜汁炒 干姜 泽泻 枳实麸炒

胡 痰饮久留于肺胃，或咳或喘，或胀满，皆痰气之为病也。化胃中之痰，宜苓半；化肺中之痰，宜橘贝，从此扩充以立方。

茯苓 橘红 桂枝 紫菀 白术 半夏川贝 炙甘草 杏仁 蛤壳

顾 阅病原，知由痰饮久留，肺脾肾三脏交伤，下则肾虚不能纳气，中则脾虚不能运气，上则肺伤不能降气。由是咳喘不得卧，肢肿腹膨，神气疲惫，虚亦甚矣。治上无益，当治中下。

大熟地海浮石拌炒 五味子炒 破故纸盐水炒 牛膝盐水炒 蛤壳打 沙苑子盐水炒 紫石英煅 怀山药炒 麦冬元米炒 茯苓

黑锡丹每朝服三钱，淡盐汤送下。

渊按：治下固是，然五味无干姜，熟地牛膝无肉桂，肺肾之气，仍不能纳降。赖有黑锡丹主持，可以取效。

355

王旭高临证医案

秦 悬饮踞于胁下，疼痛呕吐清水，用仲景法。

芫花 甘遂 大戟 吴茱萸 白芥子各二钱

将河水两大碗，入上药五味，煎至浓汁一碗，去渣，然后入大枣五十枚，煮烂，俟干，每朝食大枣五枚。

渊按：此五饮之一，乃实证也。用之得当，其效如神。

赵 寒入肺底，咳喘而呕，水饮停于心下也。腰胁痛而经停，肝肾已虚，拟开上温中补下。

麻黄 细辛 淡干姜 五味子 茯苓 陈皮 杏仁 炙甘草 大熟地海浮石拌 半夏 沉香枇杷叶

又 痰饮咳呕清水，而致停经发热，带下淋漓，营阴虚而肝肾亏矣。脘中胀满，大便偶利，则胀觉松，仍是饮邪见症。夫痰饮宜温宜化，而阴虚宜补宜清，所虑热久停经，恐成干血劳损。

半夏 陈皮 茯苓细辛拌炒 生地姜汁炒 干姜五味子同炒 沙苑子 白芍 当归 川芎 款冬花

渊按：经停发热，未必即属虚证。惟带下过多，营液虚矣。脘胀便通则松，乃肺脾气分不化也。

尤 痰饮咳嗽，朝晨必吐清水，本拟温药以化之，但时当酷暑，兼有臂痛，且以和胃化痰。

半夏 陈皮 茯苓 款冬花 苏子 杏仁 莱菔子 白芥子

指迷茯苓丸，每朝服三钱，开水送下。

许 寒咳交冬则发，兼以颈项强急不舒。

大熟地二两，麻黄二钱煎汁浸一宿，炒松 川

贝一两 党参一两，元米炒 陈皮一两 茯苓一两，细辛二钱煎汁浸一宿晒烘 款冬花一两 制首乌一两 苡仁一两 五味子五钱，干姜二钱同炒 杏仁霜六钱 归身一两，酒炒 胡桃肉一两

上药共为细末，炼蜜丸，每朝三钱，开水送下。

王 脉弦迟，脐以上连胃脘胀痛，此有寒饮。《脉经》云：迟则为寒。仲景云：口不渴而脉双弦者，饮也。

香砂六君汤去草，加炮姜、神曲、干姜。

又 当脐腹痛，痛则气塞胸中，气暖不得语，脉弦大而迟，此胃中阳气不足而有寒饮也。当以温药通之。

照前方，去神曲，加香附、川熟附。

吕 阴虚挟痰饮为病，痰饮内留，故咳嗽背寒。心胸着冷则痛，阴虚故内热也。金水六君煎加减治之。

大熟地 半夏 陈皮 沉香 蛤壳 款冬花 苏子 杏仁 沙参 茯苓

顾 头眩心悸，脉沉弦者，饮也。病发则呕吐酸水，满背气攻作痛，得暖则痛松，此浊阴之气上攻阳位，当以温药和之。

熟附子 桂木 半夏 陈皮 冬术 川椒 茯苓 沉香

强 中气不足，湿化为痰，气逆不降，喘息不安，夜重于昼，脉象弦滑。滑主痰饮，痰饮属阴，故病甚于夜也。拟降气化痰，兼扶中气。

半夏 苏子 陈皮 茯苓 前胡 旋覆花 神曲 竹茹 雪羹 枇杷叶

盖 夫邪之所凑，其气必虚，留而不去，

其病则实。留饮久踞不去，亦由中气之虚，欲逐其饮，先补其中。丹溪云：补完胃气而后下之为当。兹议先补中气一法。

六君子汤去甘草，加干姜。

又 甘遂半夏汤用甘遂五分

又 照前方用甘遂七分

又 照前方用甘遂一钱

虽大便仍未泻，而腹中已觉甚安，即定药三日。

某 春脉当弦而反微，是肝虚也。肝虚魂不藏，夜不得寐，昼日当寤而反寐，是胃虚也。胃为两阳合明之腑，胃虚则阳气失明，故昼日反寐。补肝之虚以藏魂，益胃之虚以补气。

生熟枣仁 茯神 新会皮 党参 半夏 生熟谷芽 秫米 白芍 炙甘草

渊按：此等方案，在古人亦不可多得。

某 水饮去后，中气大虚，胃液枯涸，难为力矣。夫中气大亏，非建中不可，而胃阴枯涸，非养胃阴又不可。然则黄芪建中，但补中气，而不能养其胃阴，仍非计之善也。今拟十全大补，阴阳气血双调，加入麦夏苏附，即十四味建中法，并建其脾中肾中之阴阳，或者其有济乎。

人参须 黄芪 大熟地附子三分煎汁炒 川芎 茯苓 半夏 白芍肉桂一分煎汁炒 苁蓉 炙甘草 麦冬 冬术土炒 归身 金橘饼

又 肝虚无直补之法，补肾即所以补肝；中虚有兼补之方，补火而更能生土。前投十四味建中，两建其脾中肾中之阴阳。证既大虚，药宜加峻，虚能受补，便是生机。

人参须 党参 黄芪 炙甘草 大熟地附子一分拌炒 肉桂 麦冬 归身 冬术 枸杞子 半夏 茯苓 枣仁 山萸肉酒炒 苁蓉

单 痰饮久留，咳喘不已；痰多黏腻，脾肾两亏。脾虚则痰不化而食减，肾虚则阳气衰而水泛，以致腹满足肿面浮，病成溢饮。《金匮》云：病溢饮者，当发其汗，小青龙汤主之。然脉细阳衰，便难液涸，肾气久虚，何堪更投发泄耗阴伤阳之剂！拟进附子都气丸，裁去熟地者，以其痰多痞塞也。

淡苁蓉 枸杞子青盐炒 茯苓 泽泻 半夏 五味子 制附子 牛膝炭 胡桃肉

孙 风邪久恋肺中，寒饮停留胃脘，风能化热，咳久伤阴，积饮生痰，胃阳失布。肺之子肾也，胃之妻脾也。肺伤肾亦亏，胃虚脾亦弱。脾弱故便泄，肾亏故左尺脉弦而大也。咳将一载，虽曾吐血，而时呕清水，其为寒饮无疑。今从饮门例治。

大熟地海浮石拌 麦冬元米炒 生苡仁 五味子 陈皮 焦六曲 茯苓 半夏 干姜 紫石英 细辛 沉香

吴 喘咳多年，近加咳呛，形消肉瘦，正阴大亏，虽有痰浊，法当补纳。

大熟地 党参 半夏 陈皮 牛膝 款冬花 麦冬 茯苓 紫石英 五味子 胡桃肉

许 痰饮流落心中，心痛彻背，大便干燥，多食哽噎，肠胃液枯，法当温润。

淡苁蓉 麦冬 茯苓 桂木 薤白头 枸杞子 半夏 陈皮 瓜蒌霜 白蔻仁

渊按：积饮久而伤胃，将成噎膈。桂蒌薤白，治痰饮亦可以治噎膈，盖二证皆上中焦阳微不化所致。

范 寒痰留于胃，则脘痛而吐清水，入于肺，则咳嗽而多白沫。宜仿小青龙法，辛温开达上焦。

淡干姜 茯苓 白芍 细辛 橘红 桂枝

357

半夏　五味子　款冬花　杏仁

顾　嗜酒多湿，湿蕴生痰，体质阴虚，烦劳伤气，去冬咳嗽，须微带血，行动气升，至今不愈。诊脉虚小，恐加喘急，兹以金水六君煎加味。

大熟地　半夏　陈皮　茯苓　款冬花　杏仁　蛤壳　五味子　麦冬　胡桃肉

另金水六君丸每朝服三钱，淡盐花汤送下。

金　痰饮停胸，清阳失旷，咳嗽眩悸，与苓桂甘术汤加味。

茯苓　桂枝　白术　炙甘草　紫石英　五味子　陈皮　半夏　蛤壳　胡桃肉

方　向有心痛呕吐之病，得食则安，明系中虚，而有痰饮伏留于心下也。上年春季，头痛寒热，从此咳嗽，喉有痰声，当时设遇明眼，用小青龙发汗散水，表邪与痰饮悉解，何至淹缠不愈耶！迨至酷暑，邪郁化热，咳痰带臭，肺气受伤，交白露节，秋金得令，肺气清肃，而后渐愈。至冬阳气少藏，其咳复作，交春入夏，咳频不已。病延一载有余，诊脉双弦，形肉瘦削，口不干渴，身不发热，头眩心悸，肝肾之阴已虚，脾胃之气亦弱，痰饮恋而未化，自浅及于深矣。昔贤谓外饮治脾肺，内饮治肾。今自外而至于内，从肺脾肾三经立法，前后绾照，以冀各得其所。

款冬花　苏子　杏仁　川贝　茯苓　陈皮　半夏　干姜五味子五粒同炒　大熟地海浮石拌炒　炙甘草　牛膝盐水炒　蛤壳　马兜铃　姜汁　胡桃肉　枇杷叶

渊按：外饮治肺脾，非杏贝等清润之药可治，当求之于《金匮》。想病已棘手，方药错杂，有不得不然耳。

费　痰饮伏于胸中，咳嗽喘促，其标在肺，其本在肾。此症本虚未甚，标实有痰，法当两顾。

大熟地　茯苓　蛤壳　川贝　牛膝　半夏　陈皮　杏仁　桑白皮　枇杷叶

郝　仲景云：风舍于肺，其甚则咳。又云：胸中有留饮，背寒冷如掌大，此其是也。

麻黄　桑白皮　象贝　橘红　黄芩姜汁炒　杏仁　半夏　生甘草　茯苓　款冬花

胡　痰饮咳嗽，饱则安，饥则甚，乃胃虚也。

黄芪　炙甘草　冬术　陈皮　白芍　玉竹　茯苓　杏仁　桔梗

李　胃有寒侵，肺有寒侵，两寒相得，饮邪停咳而喘。呕为痰饮，气亦宜平，痰亦宜平，病痰饮者，药宜温，仲师方法细详审。

二陈汤加老桂木　吴茱萸　川椒　苡仁　生姜

罗　干咳阴虚痰火盛，丹溪方法主生津，此由脘痛兼痰饮，烟体须当温化遵。

苁蓉养阴温润，咸能下降　枸杞子甘温益血　制半夏燥湿痰　茯苓清金燥湿　陈皮盐水炒，理气　水红花子饮停腹痛　白螺蛳壳痰停脘痛　白蜜润燥调服　姜汁豁痰冲服

又　烟体阴虚，兼夹痰饮，干咳无痰，脘痛微闷，前方咸降，兼以温润，咳虽稍缓，痰仍内蕴，唇燥舌腻，原方加味。

苁蓉　枸杞子　旋覆花　半夏　茯苓　陈皮　白螺蛳壳　海参漂淡去砂　姜汁冲入　地栗汁冲入

渊按：海参入煎剂，乃叶氏之作俑也。脘痛胸闷，明系痰饮，体虽阴虚，仍不相宜。

陈 宗台先生认此症为痰饮，卓识超群，曷胜佩服！窃思饮痰久踞，中土必受其戕，而脏气互伤，穷究必归于肾。肾为五脏之根，土为万物之本，脾土弱则清阳失旷，而气化无权；肾水亏则真阳失藏，而源泉消涸。夫以痰饮之病，久卧不起于床，加以寒热神疲，其为水土俱败明矣。节届春分，木旺阳升之候，木旺则土益弱，阳升则水益亏。清明节后，百花齐放，将奈之何？为今之计，崇脾土而转旋清阳，以治其中；补肾水而蛰藏真阳，以治其下。守过清明，若得病情安稳，有减无增，或者其克济乎。

苓桂术甘合二陈，上午煎服。

《金匮》肾气丸三钱，暮服。

胡 寒饮伏留于胃脘，清阳失旷于心胸，脘中微痛，腰背牵掣觉酸，时吐清水，与苓桂术甘汤，清胸中之阳气，理中汤理脾中之阳气，阳气复则胃脘之寒饮自化矣。

照二方加陈皮、砂仁、半夏。

又 前方通胸中脾中之阳，此方兼通肾中之阳。阳气得通，三焦气机自畅，胃中寒饮自化矣。

照前方加清和丸。

萧 腹满口舌干燥，仲景云肠间必有水气。渴欲饮水，水入即吐，名曰水逆。食已即吐，名曰格塞。今兼此三者，是寒饮水气伏留于肠胃也。病已四五年，非一旦可去，即宗仲景法汇集而加减之。

防己 赤苓 川椒目 泽泻 川连 大腹皮 桂木 焦白术 干姜 猪苓 半夏 白蔻仁

孙 水停心下则悸，气郁胸中则痛。痛甚则痞塞而吐白沫，得食则宽，此中虚夹痰饮为

患也。

六君子汤加川朴 干姜 桂木 沉香

杨 心胸觉冷，经事数月一来，食入则腹中胀痛，寒痰气郁凝滞不通，当以辛温宣畅，遵熟料五积意。

半夏 桂枝 茯苓 苍术 白芍 川芎 川朴 当归身 丹参 炙甘草 陈皮 枳壳 高良姜

又 苦辛温通之剂，而能调经散瘀，用之而效，益信古人言不妄发，法不虚立，在用者何如耳。

前方去良姜，加茺蔚子、砂仁。

胡 阳微浊聚于胃，寒饮窃踞中宫，脘痛连胁，腹鸣辘辘，法当转运中阳以却寒饮。

旋覆花 干姜 半夏 茯苓 泽泻 陈皮 水红花子 白蛳螺壳 生姜

又 脘胁之痛虽除，脾胃之气大惫，面浮足肿，土衰水泛，脉细少神。虑其腹满，急宜温补中阳以消水湿，又当自知节爱为上。

六君子汤去草，加炮姜、熟附子、神曲。

另金匮肾气丸朝暮各服一钱五分。

某 肾中之元阳不足，胆中之火用不宣。痰饮伏留于心下，故心胸如盆大一块，常觉板痛，背亦常寒，三四年来，每交子后则气喘，乃阳气当至而不至，痰饮阻遏，阳微阴胜故也。天明则阳气张，故喘平。至心悸咳嗽易于惊恐，属阴邪窃踞胸中为病。其常若伤风之状者，卫外之阳亦虚也。图治之法，当祛寒饮而逐阴邪，斡旋阳气，如离照当空，阴邪尽扫。用仲景苓桂术甘汤，先通其胸中之阳气再议。

茯苓细辛一分煎汁炒 冬术附子二分炒 党参姜汁炒 甘草麻黄一分炒 桂木 半夏 干姜五

味子五粒炒　破故纸青盐炒　紫石英　陈皮　胡桃肉　白蜊螺壳洗

贾　病已两月，先呕而后咳，多吐清涎，口不渴，心胸痛而痞闷，此痰饮停于心下也。虽微有寒热，并非外感风邪，当从胸痹痰饮门中求之。

半夏　茯苓　瓜蒌皮　橘红　杏仁　生姜

渊按：仲景治胸痹，用蒌皮须同薤白，治痰饮须同桂枝，否则不效。盖胸脘之阳不化，饮痹皆不去耳。

施　背筋常冷，胸腹有块，时吐酸水，此寒痰阻于胃，而太阳之气不宣，温之通之。

苏梗　桂枝　陈皮　茯苓　半夏　制附子　川椒　老生姜

仁渊曰：《内经》无痰饮证，并无痰字，痰饮之病，始于仲景，详于《金匮》。其论痰饮有四，曰痰饮、悬饮、支饮、溢饮。《千金》有五饮丸，治留饮、痰饮、溢饮、流饮、澼饮。明李时珍即《金匮》四饮加伏饮为五饮。古人以胸胃肠间有水饮内积，即名曰饮，不必尽有咳嗽也。今人以咳嗽气逆，倚息不得卧，名之曰痰饮，乃《金匮》之支饮也。其余或已更名，如脘痛吐酸，即古之悬饮也。饮水不化，不得汗出，身体疼重浮肿，古之溢饮也。去古渐远，其名遂更。夫五饮之生，总由肺脾阳虚，致水饮入胃，不能布化通调，停蓄胃肠之间，遂生种种病情。射肺则咳，凌心则悸，犯肝则胁痛眩冒，入肾则喘逆，侮脾则胀满痞闷，皆中上阳气不能布化之过也。然肺脾之阳虽虚，肾中之阳尚旺，其病犹可支持，故痰饮病有积延岁月而不死者。如此篇亦以咳嗽气逆为痰饮。然即以咳嗽气逆而论，其因多端，未必尽属痰饮也。大抵痰饮咳嗽，其痰多沫，其气多逆，其脉多弦多滑，其心多悸荡，其头多眩冒，其表畏寒，冬发夏愈，其口不渴，其舌苔多白，此痰饮咳嗽之状也。治法《金匮》要言不繁，曰：

须以温药和之。盖无论何饮，化其中上焦之阳气为先，而肾气丸一方，即开后人内饮治肾之门。故后人有外饮治肺脾，内饮治肝肾之说。盖饮邪久延，穷而伤肾，肾阳虚而肾气上奔，非温纳补摄不效。后贤之人参、蛤蚧、黑锡丹、天真丸等，都从肾气丸得来，为温纳肾气之法。若得病之由，或冒冷雨，或卧而受凉，或过饮伤其肺脾，非一端耳。

痰喘门

高　寒入肺底，久而化热，同一痰喘，先后不同矣。初病在肺，久必及肾，虚实不同矣。补肾纳气，清金化痰，是目下治法。

大熟地海浮石拌　麦冬　川贝　蛤壳　五味子　牛膝　杏仁　沙参　地骨皮　枇杷叶　雪梨皮

卢　肾司纳气，开窍于二阴，病发每因劳碌之余，先频转矢气，而后气升上逆，短促如喘，饮食二便如常。其病在少阴之枢，宜补而纳之。

六味地黄合生脉散，加青铅。

陆　喘哮十二年，三疟一载，疟止复来，喘发愈勤。中虚痰饮不化，虽痰中带血，而不可以作热治也。拟六君子加杏仁旋覆姜桂方法。

六君子汤加杏仁　旋覆花　桂枝细辛同炒　干姜五味子同打炒

渊按：痰中见血，仍用姜桂，非老手不辨。

冯　年逾七旬，伏暑挟湿，湿能生热，病起微寒微热，咳嗽痰稠，曾经吐血。今血虽止，而咳仍然，脉涩而数，舌苔灰白而渴，乃湿热痰浊，恋于肺胃。病将匝月，元气大伤，脾胃不醒，谷食少进，初起大便坚，今则软而带溏矣。病在肺脾胃三经，治在化痰降气和中。

甜杏仁　茯苓　款冬花　蛤壳　沙参　紫菀　川贝母　苡仁　陈皮　雪羹

另用人参　珠子　血珀　沉香　礞石

研细末，匀和一处，再研极细，分四服，日一服。

又　夫咳嗽痰喘之病，浅则在肺胃，深则属肝肾。凡用方之法，由浅而深，按脉察色，知其虚中挟实。实者痰浊也，故先以化痰降气和中为法。两剂咳嗽稍平，惟气之喘而短者，有出多纳少之意，则其本虚矣。左脉细微，肝肾之虚大著，虽舌苔黄浊不化，亦当以摄纳为要。且额上汗冷，胃泛不纳，将有虚脱之虑。

人参一钱五分　五味子八分　麦冬钱半，元米炒　山萸肉二钱　泽泻一钱　怀山药五钱，炒大熟地六钱，附子三分煎汁浸片时，炒成炭　茯苓二钱　紫石英三钱　怀牛膝三钱　紫衣胡桃肉不去皮，二个

另用好肉桂三分，上沉香三分，坎炁二条。

上三味各研末，和一处再研细，分作二服，今晚一服，燕窝汤调下，明日再进一服。若得额汗收敛，左脉稍起，犹有生机可理。若不应手，难为力矣。

杜　咳嗽有年，每遇劳碌感寒即发，并无痰涎，此属气喘。据述病起受寒，早用麦冬清滋之药，遂致邪恋于肺。曾服麻黄开达见效，然病根日久，肺气亦虚，虚而不治，累及子母。今三焦并治，乃肺脾肾三脏兼顾也。

杜苏子　淡干姜五味子合捣　甜杏仁　橘红半夏　款冬花　炙甘草

早服附桂八味丸一钱，金水六君丸三钱，开水送。

又　久咳肺脾肾交虚，前用温纳相安，今交夏令，肾气丸中桂附嫌刚，改用都气丸可也。

都气丸三钱朝服，金水六君丸三钱晚服，俱盐汤下。

又　肺为贮痰之器，肾为纳气之根，肾虚不纳，则气逆而生喘，肺虚失降，则痰贮而作喘。前方辛通肺气，补摄肾气，服下相安，而病莫能除，良以多年宿恙，根深蒂固。然按方书内饮治肾，外饮治肺，不越开上填下之意。

法半夏　茯苓　橘红　杏仁霜　款冬花干姜　白芍　五味子　炙甘草

上药为末，用麻黄三钱，白果肉三十粒，枇杷叶二十片，煎浓汁泛丸，每服一钱，朝晚并进，与都气丸同。

王　高年烘火，误烧被絮，遭惊受寒，烟熏入肺，陡然喘逆，痰嘶神糊面浮，防其厥脱。

旋覆花　前胡　杏仁　川贝　代赭石　茯神　苏子　沉香　桑白皮　款冬花　竹油冲姜汁冲

渊按：此火邪伤肺而喘也，与寻常痰喘不同，故不用温纳。

徐　喘哮气急，原由寒入肺俞，痰凝胃络而起，久发不已，肺虚必及于肾，胃虚必累于脾。脾为生痰之源，肺为贮痰之器，痰恋不化，气机阻滞，一触风寒，喘即举发。治之之法，在上治肺胃，在下治脾肾，发时治上，平时治下，此一定章程。若欲除根，必须频年累月，服药不断，倘一暴十寒，终无济于事也。此非虚语，慎勿草草。

发时服方　款冬花　桑皮　紫菀　苏子沉香　茯苓　杏仁　橘红　半夏　淡芩

平时服方　熟地　五味子　陈皮　苡仁胡桃肉　紫石英煅　半夏　蛤壳　杜仲　茯苓

又　喘哮频发，脉形细数，身常恶寒，下焦阴虚，中焦痰盛，上焦肺弱。肺弱故畏寒，阴虚故脉数。喘之频发，痰之盛也，有所感触，

则病发焉。病有三层，治有三法，层层护卫，法法兼到，终年常服，庶几见效，否恐无益也。

发时服方　桂枝生晒干　款冬花蜜炙　橘红盐水炒　杏仁霜　莱菔子　桑皮蜜炙

共研末，用枇杷叶十片，去毛煎汤，再用竹油半茶杯，姜汁一酒杯，相和一处，将上药末泛丸，发喘时，每至卧时服此丸二钱，苡仁橘红汤送下。

平时服方　大熟地砂仁拌　丹皮盐水炒　茯苓　牛膝盐水炒　泽泻盐水炒　肉桂　山萸肉酒炒　怀山药炒　五味子盐水炒　磁石

上药为末，用炼白蜜捣和，捻作小丸，丸须光亮，俟半干，再用制半夏三两，陈皮二两，炙甘草一两，研极细末，泛为衣，每朝服二钱，发时亦可服。

叶　喘之标在肺，喘之本在肾。脉迟者寒也，舌白者痰也，以金水六君煎加味。

大熟地蛤粉炒　半夏　陈皮　茯苓　杜仲　款冬花　桂枝　紫菀　杏仁　五味子　胡桃肉

又　喘发已平，咳嗽不止，吐出脓痰，今宜降气化痰。

苏子　旋覆花　当归　款冬花　桑白皮　橘红　半夏　茯苓　杏仁

金　痰气声嘶，面仰项折，久而不已，防有鸡胸龟背之变。盖肺气上而不下，痰涎升而不降，上盛则下虚，故病象若此。宜清肺以降逆，化痰而理气。

生石膏　紫石英　半夏　茯苓　橘红　石决明　川贝母　蛤壳　紫菀　杏仁　竹油　姜汁

另不蛀皂荚三枚，去皮弦子，煎浓汤一饭碗，用大枣三十枚，将汤煮烂晒干，将汁再浸再晒干，每日食枣五六枚。

某　汗出不休，气短而喘，是气血阴阳并弱也。足常冷为阳虚，手心热为阴虚。营不安则汗出，气不纳则喘乏，法当兼顾。

大熟地附子三分拌炒　黄芪防风一钱拌炒　归身　白芍　五味子　紫石英　茯苓　党参　冬术　浮麦　红枣

渊按：此劳损虚喘也。金受火刑，经所谓耐冬不耐夏，夏令见之，都属不治。黄芪为汗多而设，若喘而无汗，即不相宜。

又　汗出减半，气尚短喘，今当大剂滋阴，再参重以镇怯。

人参固本丸　龟胶　磁石　紫石英　白芍　五味子　胡桃肉

又　周身之汗已收，头汗之多未敛。气喘较前觉重，交午愈甚，掌心觉热，脉形细数，饮食减少，阴津大亏，肺气伤戕。兹当炎暑，水衰火旺，金受其灼，咳嗽痰黄，渐延损症。拟清金丽水，冀其应手为妙。

沙参　麦冬　大生地　龟甲　川贝母　五味子　知母　西洋参　川黄柏

仁渊曰：痰喘之因不一，须分虚实两途。实者因风寒痰火，大都病在肺胃，从外感而来，或寒热无汗，或不热有汗，咳嗽痰浓，便溺短赤，舌苔厚，脉数浮滑不空，乃风温痰热，壅于肺胃，不得降化也。宜宣通肺络，清降胃气。有汗葶橘贝苓翘石膏等剂，无汗麻杏甘石桑贝橘桔之类。若形寒表热不扬，咳窒不爽，脉浮而紧，乃风寒闭其肺络，元府不宣，肺气不利，不得肃降也。宜麻杏苏桔，或防风通圣等，开其腠理。虚者乃平素肺肾内虚，肃降摄纳无权，脾胃气弱，不克化饮食精微，即痰饮之类。痰留肺系胃络，一触外邪，肺胃即失顺降，肾气即为奔逆，喉间嗖吼有声，倚几布息，甚至自汗淋漓。无表热外感见证，脉浮滑空豁，或形瘦浮肿，种种虚象，宜温纳镇摄。又有半虚半实之证，如素有痰饮，感寒遇劳，即发咳嗽，痰沫喘逆倚息，仿痰饮例治之。若久病全属虚证，更有无痰而喘，火迫而喘，糖哮盐哮而喘，俱伤其肺气使然，当求其因。古人谓实喘治肺，虚喘治肾，确有见地，然不可执一。实喘治肺，须兼治胃；虚喘治肾，宜兼治肺。如肾气丸黑锡丹治肾，人参蛤蚧汤治肺，人参胡桃汤肺肾兼治也。大抵痰多脉空弦者，以肾为主；痰少脉虚不甚大者，以肺为主。痰稀多沫者宜温纳，痰少色黄厚者宜平降，一则肾阳虚，一则肾阴虚，而肺有火也。夫熟地最能消虚痰，以其能填补肾气，而化无形之痰也，勿嫌腻膈而畏之。

王旭高临证医案卷四

后学方仁渊耕霞参订

无锡王旭高著　侄履成　子应麟校刊

后学青田包元吉重校

咳嗽门

卜　心咳之状，咳则心痛，喉中介介如梗状，甚则咽肿喉痹。盖因风温袭肺，引动心胞之火上逆，故治法仍宜宣散肺经风邪，参入宁心缓火之品。仲景方法，略示其端，但语焉而未详，后人未细声耳。

前胡　杏仁　象贝　桔梗　射干　远志甘草汤制　麦冬　沙参

小麦一两煎汤代水，微妙在此一味。

渊按：非深入仲景堂奥，不能道用宣散肺金风温之方。加小麦一两，清心热即补心虚，何等灵敏。

胡　咳嗽呕吐，痰浓头痛，风热上蕴，肺胃失降。

前胡　杏仁　苏子　橘红　款冬花　桑白皮　防风　桑叶　冬瓜子

丁　形寒饮冷则伤肺，两寒相感中外皆伤，故气逆而为咳嗽。自秋冬历春夏，每每夜甚，气升不得卧，近来吐血数口，是伏寒化热，而阳络受伤矣。祛其伏寒，退其浮热，必兼降气化痰。

紫菀　杏仁　款冬花　橘红　川贝　茯苓　桂枝　淡黄芩　桔梗　半夏　桑白皮　枇杷叶

胡　肺有风邪则咳，胃有湿痰则满。肾虚则腰痛，肝虚则目花。既不可徒散，亦未可徒补，拟两顾法。

苏子降气汤去桂枝，加茯苓、玉竹、穞豆衣、桑叶、胡桃肉、枇杷叶。

某　素有寒嗽，时发时止。上年岁底，发时寒热六七日方止，至春初喉痒，三日声音遂哑，而咳嗽作。总因风温袭于肺部，宜宣邪降气，冀勉喘急。

旋覆花　荆芥　杏仁　款冬花　前胡　苏子　枳壳　川贝　川芎　桔梗　蛤壳　枇杷叶

许　寒嗽交冬则发，兼患颈项强急。

大熟地六钱，麻黄一钱煎汁浸炒松　茯苓三钱，细辛五分煎汁浸炒　胡桃肉四钱　陈皮二钱，盐水炒　半夏钱半，炒　贝川三钱　款冬花三钱　五味子八分，淡姜一钱同炒　苡仁四钱　杏仁霜三钱　归身三钱，酒炒　党参三钱，元米炒

上药为末，炼蜜为丸，每晨开水送下三钱。

渊按：久嗽宜此方。若颈项强急，未免有外风袭三阳经也，何不以汤剂兼治之？

僧　咳嗽七八年，咳甚必汗出，近半年以来，痰中见血两次，肺气肾阴亏损矣。虑加内热，延成劳怯。

大熟地　归身　蛤壳　北沙参　麦冬　川

贝　甜杏仁　苏子　桑白皮　炙甘草　枇杷叶

又　久嗽肺肾交虚，犹幸胃气尚旺。法以金水同治，冀精气渐生。

大熟地　归身　炙甘草　潞党参　桂枝　款冬花　炮姜　麦冬　半夏　阿胶　蛤壳

此仿炙甘草合麦门冬汤，病由寒伏肺底，致成咳嗽，日久伤及精气，故于滋补中兼化痰。

又　久嗽汗出，诸药不效，用宁肺散。

粟壳一两六钱，醋炒　炙乌梅肉四钱

共研末，每服三钱，下午开水调服，朝服金水六君子丸四钱，开水送下。

张　十年前三疟之后，盗汗常出，阴津大伤，去秋咳嗽气升，痰中带血，至今行动气喘，内热多汗，食少无力，脉虚细数，劳损根深。

四君子汤加五味子　熟地　焦六曲　粟壳　紫石英　熟附子　黄芪　白芍　麦冬

又　肺主出气，肾主纳气。肾虚不能纳气，气反上逆而喘，痰饮留中，加以汗出阳虚，咳血阴虚，内热食少，肺肾虚劳之候。

四君子汤加麦冬　紫石英　熟附子　丹皮　大熟地　半夏　白芍　沉香　五味子　粟壳　乌梅

渊按：夺血毋汗，夺汗毋血。血阴也，汗亦阴也。何以言阴虚阳虚？盖汗出为阳气失卫，咳血为阴火所迫，故有阴阳之分。

又　盗汗气喘，咳嗽脉细，精气两虚，舍补摄肺肾之外，更将何法以治？景岳云：大虚之症，即微补尚难见效，而况于不补乎。

前方加归身　牡蛎　龙骨　黄芪

姚　咳嗽将及一年，阴阳之气各造其偏，阳虚则外寒，阴虚生内热，夏令湿热用事，迩

日寒暄不调，脾胃伤戕，恐致成劳，毋忽。

沙参　茯苓　五味子　麦冬　黄芪　川贝　苡仁　沙苑子　玉竹　枇杷叶

又　脉数未退，阴虚未复，咳嗽不止，肺气日虚，夏暑将临，病尚未稳，仍宜小心安养为要。

大生地　生洋参　麦冬　川贝　玉竹　五味子　黄芪　沙参　茯苓　枇杷露

唐　七旬有六之年，面色红润，脉形坚搏，外似有余，里实不足。屡患咳嗽，娇脏暗伤。本月初旬，微感风温，咳嗽又作，舌苔薄白，底有裂纹，饮食略减，风温久恋，劫胃津灼肺阴，不可再投辛散，当以甘润生津。

花粉　沙参　玉竹　麦冬　苡仁　杏仁　川贝　桑叶

李　咳嗽喉痒，痰或稀或浓，浓则腥臭，脉象右弦而滑，左弦小数，肝经有郁勃之热，肺家有胶黏之痰，此痰为火郁而臭，并非肺痈可比，当以平肝开郁，参清金化痰。

沙参　橘红　苏子　杏仁　石决明　川贝　茯苓　丹皮　蛤壳　枇杷叶　陈海蜇漂淡　地栗

许　咳嗽面白为金伤，脉数而洪属虚火，是脉克色而火胜金也。夏至一阴生，正属火令，为剥极则复之际。倘若剥而不复，颇有火灼金销之虑。

党参　黄芪　炙甘草　茯苓　怀山药　麦冬　沙参　五味子　紫菀　陈皮

此生脉散合六君子汤加紫菀，夫四君去术，加黄芪、山药、陈皮，亦名六君，在《医方集解》中。

王　暑风从背俞而内薄于肺，湿热从胃脉而上注于肺，外内合邪，其气并于胸中，气不

得通，因而上逆，气升作咳，舌苔薄白，口腻不渴，治属饮家。

半夏　陈皮　枳壳　马兜铃　杏仁　射干　通草　冬瓜子　枇杷叶

渊按：宜佐开泄暑风之药一二味，如香薷、苏梗之类。

阙　体弱素亏，频年屡患咳嗽。今春产后，悲伤咳嗽复作，背寒内热，气逆痰多，脉虚数大，便溏，延今百日，病成蓐劳。按产后血舍空虚，八脉之气先伤于下，加以悲哀伤肺咳嗽，震动冲脉之气上逆。经云：冲脉为病，逆气里急，阳维为病，苦寒热，频进疏风清热，脾胃再伤，以致腹痛便溏，食减无味，斯皆见咳治咳之弊。越人谓上损及脾，下损过胃，俱属难治。姑拟通补奇经，镇摄冲脉，复入扶脾理肺，未能免俗，聊复尔尔。

大熟地砂仁炒成炭　当归小茴三分拌炒　紫石英　白芍桂枝三分拌炒　白茯苓　川贝　牛膝盐水炒

张　稚龄形瘦色黄，痰多食少，昼日微咳，夜寐则喉中嗘吼有声，病已半载，性畏服药，此脾虚湿热蒸痰阻肺也。商用药枣法。

人参　炙甘草　冬术　茯苓　制川朴　苍术　宋半夏　陈皮　川贝　榧子

上药各研末和一处，用好大枣一百枚去核，将药末纳入枣中，以线扎好，每枣一枚，大约纳药二分为准。再用甜葶苈一两，河水两大碗，用枣煮，候枣软熟，不可太烂，取出晒干，候饥时将枣细嚼一枚，一日可用五六枚。余枣汤，去葶苈，将汤煎浓，至一茶杯，分三次先温服。

此平胃六君子汤加川贝、榧子也。制法极好，治脾虚湿热，蒸痰阻肺，喉中痰多者。从葛可久白凤膏化出，颇有巧意，服之遂愈。

渊按：心思巧妙，触发后学不少。

毕　劳心苦志，耗损营阴，阴虚生内热，热胜则风动，由是心悸少寐，头眩咳嗽，晡热朝凉，种种病情，相因而至。前议甘凉生津，微苦泄热，服后热减咳稀，原得小效，而或谓外感，改投辛散，杂入消导苦寒，以致咳频汗多，犹云邪未尽达，再欲发汗，大言不惭，岂非痴人说梦耶！余今仍用甘凉，窃恐见此方者，又訾议于后也。呵呵。

沙参　玉竹　麦冬　地骨皮　茯苓　川贝　稽豆衣　茯神　钟乳石　雪梨肉　红枣

奚　风邪袭肺，肺气失宣，一月以来，咳嗽上引头痛，乃振动肝胆之阳也。幸胃旺能食，邪未延及于中。第久恋于肺者，势必渐化为热，乃咳而喉痛音哑，肺阴为热耗矣。宣风散热，润肺化痰，是其治法。然非数剂所能治，盖风入肺系，祛之亦不易也。

牛蒡子　马兜铃　川贝　桔梗　杏仁　生甘草　海浮石　蛤壳　阿胶　桑叶　枇杷叶

另蛤粉一两，青黛二钱，蝉蜕七分，共三味研为细末，分七服，药汁调下，每日一服。

肺阴已伤，引动肝阳，咳作头痛，青蛤散颇合，皂荚子不可用，恐劫液也。

戴　五脏皆有咳，总不离乎肺，肺为娇脏，不耐邪侵，感寒则咳，受热则咳，初起微有寒热，必夹表邪，邪恋肺虚，脉形空大。前方降气化痰，保肺涤饮，俱无少效。据云得汗则身体轻快，想由肺气虽虚，留邪未尽，补虚而兼化邪，亦一法也。用钱氏法。

牛蒡子元米炒　马兜铃　杏仁　阿胶蛤粉炒　苏子　桑白皮　款冬花　炙甘草　茯苓　桑叶　枇杷

沈　脉虚软而似数，内伤虚弱奚疑？夫邪之所凑，其气必虚，虚处受邪，其病则实。咳嗽虽由外感，而实则因于气虚，以为风寒固不可，以为虚损未必可。玉竹饮子主之。

玉竹　杏仁　苏子　桑白皮　款冬花　旋覆花　沙参元米炒　象贝　橘红　枇杷叶

岑　烦劳罢极则伤肝，肝伤则气逆而上迫，为胁痛，为咳嗽。秦氏所谓先胁痛而后咳者，肝伤肺也。治法不在肺而在于肝，夏令将临，恐有失血之虞。

旋覆花　桃仁炭　杏仁　川贝　苏子　冬瓜子　黑山栀　丹皮　郁金　苡仁　枇杷露

祝　咳嗽夜重，风寒伤于肺，劳碌伤于肾，肾气上逆，故重咳于夜也。

前胡　杏仁　象贝　橘红　半夏　旋覆花　紫菀　茯苓　沉香　沙苑子

渊按：治风寒则可矣，治肾虚则未也。

某　咳嗽白痰味咸，是肾虚水泛为痰也。小便黄，阴虚内热，初起虽有风寒，日久亦从热化，而元气渐虚矣。今从肺肾图治。

沙参　玉竹　橘红　甜杏仁　茯苓　川贝　紫菀　蛤壳　金狗脊　十大功劳

平　病起伤风咳嗽，邪留肺系，久咳伤阴，火起于肾，上冲于心，心中热痒则咳，甚而皮肤发热。迨火降而热亦退，咳亦稍平。其所以发热者，由于阴虚也。惟胃纳甚少，滋阴之药，不宜过当，以金土水三脏皆调，立夏在前，冀其热减为妙。

大生地蛤粉拌捣　阿胶米粉拌炒　怀山药　炙甘草　川贝　五味子　茯苓　牛蒡子　丹皮炒焦　橘红　紫菀　枇杷叶

仁渊曰：咳嗽一证，最为难治。外感固不可擅用清滋，即内伤之咳，亦未可擅用冬地，须宗其病因在何脏腑，而施治疗。久咳必先顾其胃气，未有胃不顺而咳可愈者。经谓十二经皆有咳，非独肺也。皮毛者，肺之合也。皮毛先受邪气，邪气以从其合也。其寒饮食入胃则肺寒，肺寒则内外合邪，因而客之，则为肺咳，此言外感之咳，从感寒饮寒而起。邪由皮毛而内合于肺，或散或温或凉，从肺主治。其饮热受热者，亦可隅反。若内伤之咳，则五脏十二经皆有，断不可专治其肺。盖咳在肺，所以致咳不在肺，五脏六腑，苟有一气之逆，触动肺气，即能作咳。绎经旨聚于胃、关于肺二语，深得咳嗽要言。夫胃有五窍，如闾里门户，水谷入胃，渣滓由下脘传小肠，水液即从傍窍而出，传布三焦，由中焦蒸化，至上焦为津液，渗下焦为便溺。今脏腑之气失顺，逆击于肺作咳。胃窍之水饮，不能尽化津液，聚于上脘而为痰涎，寒则痰稀，热则痰浓。前人论脾乃生痰之源，肺为贮痰之器，今读西国医书，谓咳痰不从肺出，即从胃脘而来。证以经文，聚于胃、关于肺二语，始知前人所论非是。按前贤论咳嗽者甚多，至聚于胃三字，从未论及，岂《内经》此言漫无着落耶？今得西医剖视之书，益见《内经》之精。至何脏何腑之逆，虚实之辨，当详参脉证，经文于此，尤为精细，不难按证用药。兹集外感内伤为一编，读者宜细绎之，勿混治也。

疝气门

某　先天不足，肾气虚寒，膀胱失化，肾囊胀大，疝气上攻，呕吐不止，防其发厥。

肉桂　金铃子　乌药　巴戟肉　葫芦巴　半夏　吴茱萸　泽泻　小茴香　荔枝核

又　末药方

棉子肉四两，炒　小茴香二两，盐水炒　糯米半升，炒黄

共研末，砂糖调服。

渊按：水盛凌土之象，须崇土御水为主。

曾　嗜酒之人多湿，湿注下焦，而成癞疝，

肿胀久而不已，虑其变酿囊痈湿漏等症，是属淹缠。

草薢　橘核　桃仁　茯苓　焦白术　海藻洗清　昆布洗清　泽泻　延胡　川黄柏　川楝子炒打　通草

附丸方　金铃子一两，炒打　草薢一两，炒　茯苓一两，烘　泽泻一两，炒　防己一两　焦山栀一两　白术八钱，炒　黑白丑各二钱，炒　黄柏五钱，炒　川连三钱，吴萸二钱煎汁炒　苡仁一两，炒　茄术八钱，米泔水浸　昆布一两，洗淡炒　橘核一两，炒打　海藻五钱，洗淡炒

上药共研细末，用老丝瓜筋三两，砂仁三钱，通草三钱，煎汤泛丸，每朝三钱，开水送下。

秦　湿热素盛，下注小肠厥阴之络，囊肿胯筋胀痛，小有寒热，已经匝月。拟泄肝络，兼通小肠。

金铃子散加柴胡　青皮　穿山甲　全蝎龙胆草　枳壳　山楂肉　黑山栀　沉香　吴萸　橘核

又　疝本属寒，久则化热，其热为标，其寒为本，当标本兼治。

金铃子散加木香　乌药　吴萸　橘核小茴香　车前子　川黄柏　枸杞子　胡芦巴

吴　子和论七疝，都隶于肝。近因远行劳倦，奔走伤筋，元气下陷，其疝益大。盖筋者肝之合也，睾丸者筋之所聚也。大凡治疝，不越辛温苦泄。然劳碌气陷者，苦泄则气益陷，今先举其陷下之气，稍佐辛温，是亦标本兼治之法也。

补中益气加茯苓。

又丸方　党参　白术　茯苓　吴萸　乌药　木香　小茴香　当归　枸杞子　川楝子淡苁蓉

上药研末，用荔枝半斤，去壳煮烂，取肉捣烂，另将核炙脆研末，连前药末，共捣成丸，朝暮用盐花汤送下三钱。

周　中气不足，湿热下注厥阴之络，胯凹肾囊之间，每逢劳碌必发疝气攻痛，兼有寒热。前用搜络方法，未获效验，今用补中益气汤，加搜络清理之药。

补中益气汤去黄芪、炙草，加黄柏、茴香、全蝎、吴萸、黑山栀、川楝子、橘核、丝瓜络。

又药酒方　枸杞子　沙苑子　茴香　仙茅川楝子　熟地　菟丝子　吴萸　杜仲　巴戟肉　党参

烧酒十斤浸，夏五冬十日，饮勿醉。

王　肝经久有湿热，伏于下焦经络之中，疝气交春而发，夏甚秋衰，至冬而平。发时每有寒热，是属湿火无疑，断非寒疝可比。去冬迄今患疟，兼以咳嗽，舌底红裂，而苔黄揩，此疝邪湿热伤阴之象。法以养阴化痰，和胃泄肝为治。

制首乌　鳖甲　陈皮　杏仁　桃仁　川楝子　青皮　延胡　川贝　沙参　红枣　生姜

仁渊曰：古人谓七疝都隶于肝，以少腹前阴，皆厥阴经脉部位故也。湿热寒邪袭郁厥少而成疝，此言诚是。然余谓病标在肝，病本在脾肾。盖厥阴风木，寄体在土，滋灌赖水，苟日暄雨润，燥湿得宜，欣欣向荣，何疝之有？惟水寒土湿，木失其荣，脏舍空而经络虚，始寒湿热湿之邪，乘虚袭入。邪郁不化，木不条达，愈郁愈横，于是将军之性，猝发难遏。其气不得升达，横塞本位经脉之间而作疝也。所以不涉他部者，他脏尚不虚耳。冲心则死，亦以心阳大虚，寒邪得以直犯君主耳。气体实而标邪盛者，其治尚易，惟积年累月，邪虽不重，而脏真大虚，一切苦寒辛通之药，未可迳施，施亦未必效验，最为难疗。若治疝都用辛通温散入方者，不独散其寒，亦所以通其气耳。通

则不痛，痛则不通，是之谓乎。

遗精淋浊门

严 淋浊三年不止，肾虚湿热不化，阴头碎痒，筋骨微疼，六味补肾能化湿热，耐心久服，莫计效迟。

大生地　怀山药　茯苓　山萸肉　五味子
麦冬　益智仁　丹皮　泽泻　湘莲肉

须 精浊连年不断，兼有血块淋漓，肝肾大虚，八脉无以固摄，湿热混乱不清，舌苔白腻。法当脾肾双补，固摄下焦。

怀山药　茯苓　菟丝子　阿胶赤石脂炒　血余炭　五味子　杜仲　沙苑子　金樱子　莲须
旱莲草

渊按：肝肾八脉之虚，由湿浊混淆，精血频下。若不先清湿热以宁相火，徒事补肾固精，所谓不清其源，而欲塞其流，能乎否乎？

顾 遗精无梦为肾虚，咳嗽寒热乃风邪，腹胀纳少兼肝气，此三者当先何治？曰：咳嗽盗汗出，不宜治肺，肝气横，不宜伐肝，然则治其肾乎？

六味丸去泽泻，加陈皮、白芍、沉香、牡蛎、芡实、湘莲肉。

又 遗精属肾，不寐属心。心火刑金则咳，心阳下陷则遗。阴虚则盗汗，肝虚则结瘕。法当交济坎离。

大生地　远志　芡实　茯苓　白芍　党参
龙齿　枣仁　怀山药　龟甲　六神曲　麦冬
牡蛎　五味子　丹皮　建莲肉

丁 水窍精窍，异路同门。二窍不并开，水窍开，则湿热常泄，相火常宁，精窍常闭。若水窍为败精瘀浊，阻塞不通，则湿热不泄。

病已二载，颇服滋补，使湿热败浊，漫无出路，致下焦浊气，上攻及胃，时时嗳气，腹中不和，二便不爽，失下行为顺之理。诊脉细，肢寒，肾阳与胃阳不布。法宜通阳渗湿，益肾化浊。

破故纸　韭菜子　茯苓　萆薢　小茴香
菟丝子

又 症热仍然，前方加减。

照前方加桂枝　白芍　龙齿　牡蛎

又 杂药乱投，诸病不除，中气早戕，故腹中不和，大便不畅。至于本病精浊溷混，亦脾虚湿热所致。

萆薢　益智仁　半夏　陈皮　党参　黄柏
石菖蒲　乌药　砂仁

又 九窍不和，肠胃病也。胃以下行为顺，肠以传道为职。肠胃失司，则嗳气肠鸣头眩，大便难，小溲浑浊，肛门溺窍皆痒。

白术　苦参　茯苓　陈皮　香附　泽泻
六神曲　桃仁　火麻仁　槟榔　青皮　茵陈草

又 湿热浊邪混入清气之中，无路可出，外则肌肤生瘰，如粟且痒，上则头眩，下则溺窍后阴俱痒，精浊时流，大便艰涩。三焦俱受其邪，虚实混淆之病也。疏泄浊邪，从下而出，复入交济坎离，虚实同治。

朝服控涎丹十四粒，陈皮汤送下，暮服磁朱丸三钱，沙苑子汤下。

渊按：借控涎丹以泻中焦湿热痰浊，磁朱丸以交济坎离，可谓善于腾挪。

王 病起膏淋，变为石淋，今又成血淋矣。盖肾虚精不藏聚，湿热相火蒸灼，致精化为浊，浊凝成块。阴伤日久，血亦下注，故见血块也。填补阴髓，以化湿热，法当滑涩兼施。

大熟地　阿胶　龟甲　天冬　血余炭　芡实　秋石　沙苑子　冬葵子　韭菜子炒　湘莲肉

李　北门之钥得守，则阳气固，坤土之阳得运，则湿浊化。湿浊化则精旺，阳气固则精守。所嫌肌肉尽削，夫肌肉犹城垣也，元气犹主宰也。城垣倾颓，主宰困穷，然则非大补元气不可。

大熟地　西党参　冬术　枸杞子　厚杜仲　麦冬　炙甘草　怀山药　淡苁蓉　当归　半夏　陈皮　茯苓　谷芽

萧　据述病情，多系情怀郁勃，肝肾下虚，小溲频数澄脚，遍体机关骨节不利，头面觉麻。此由阴液内亏，风阳绕络，源泉不足，膀胱不化使然。养阴液以息风阳，救源泉以通气化，又须怡情安养，庶几可瘳。

大生地　二冬　龟甲　沙苑子　五味子　川断　茯神　沙参　覆盆子　家韭子

渊按：既从七情郁结而来，乃心火不能下交于肾水，致肾关不固，似宜心肾兼治。

张　男子十四，发身太早，保真不固，究竟外丰内亏，不时内热，身倦乏力，恐其延成劳损。培补先天，兼理后天，尤宜自知爱惜为上。

党参　大熟地　怀山药　丹皮　茯苓　陈皮　沙苑子　苡仁　杜仲　金狗脊

薛　左尺极细，寸关微而似数，右三部俱弦滑。下有遗精暗疾，肛门痒而出水；上则头眩耳鸣，舌苔粉白。以脉合症，肾阴下亏，湿热相火，下淫上混，清窍为之蒙闭。法当补肾之阴，而清相火，清金和胃，分利膀胱，以化湿热。

草薢　大生地蛤粉炒　知母　泽泻　龟甲

麦冬　黄柏　赤苓　半夏　丹皮　牡蛎　怀山药

又丸方

大生地砂仁陈酒拌蒸　冬术土炒　黄连盐水炒　苦参　天麻　怀山药　丹皮盐水炒　川芎　芡实　龟甲酥炙　牡蛎煅　泽泻盐水炒　黄柏盐水炒　知母盐水炒　半夏　草薢盐水炒　赤苓　麦冬元米炒

上药为末，用建莲粉四两，神曲四两，煮糊捣丸。

渊按：此方治肾虚湿热遗精极妙，然须胃纳尚旺者。若谷食式微，连柏等苦寒宜斟酌。

高　淋浊而兼遗滑，耳聋目花，肝肾大虚，不宜渗利，法当固摄。

沙苑子　怀山药　破故纸　茯神　家韭子　芡实　龙骨　牡蛎

朝暮服威喜丸三钱。

渊按：纯属虚象，宜加熟地、山茱萸。

蒋　肾藏精，肝藏血，膀胱主疏泄，故前阴一物也而有二窍。二窍不并开，水窍开，则湿热常泄，相火常宁。若房事过度，则相火旺，而精血不藏，混入水窍，为血淋窍痛焉。

大生地　元精石　丹皮　龟甲　五味子　川黄柏　血余炭　沙参　知母　麦冬　茯苓　阿胶

高　脉细固属阴虚，若下垂尺泽，是相火下淫，故精血下流，小溲频数，溺窍疼痛，大便干结也。补养肾阴，兼清相火为法。

大生地　龟甲　黄柏　大黄酒炒　木通　小苏炭　阿胶蒲黄炒　焦山栀　甘草梢　知母　茯苓　元明粉　车前子　牛膝

陈　遗精无梦，不特阴虚，阳亦衰矣。干咳无痰，不特肺虚，胃亦弱矣。补精纳气，温煦真阳，治其肾也。补土生金，清肃高源，治其肺也。若夫救本之图，在于息心无妄，无妄二字，所该者广。心君镇定，自无震撼之虞。

大熟地　党参　五味子　枸杞子　茯神　菟丝子　龙骨　沙苑子　怀山药　牡蛎　龟甲　丹皮　杜仲　芡实

华　病由丧子，忧怒抑郁，肝火亢甚，小溲淋浊，渐至遗精，一载有余，日无虚度。今年新正，左少腹睾丸气上攻胸，心神狂乱，龈血目青，皆肝火亢盛莫制也。经云：肾主闭藏，肝司疏泄。二脏皆有相火，其系上属于心，心为君火，君不制相，相火妄动，虽不交会，亦暗流走泄矣。当制肝之亢，益肾之虚，宗越人东实西虚，泻南补北例。

川连　焦山栀　延胡　鲜生地　赤苓　沙参　川楝子　知母　黄柏　龟甲　芡实

另当归龙荟丸一钱，开水送下。

附丸方　川连盐水炒　苦参　白术米泔浸晒　牡蛎

共研末，用雄猪肚一枚，将药末纳入肚中，以线扎好，用水酒各半煮烂，将酒药末共捣。如嫌烂加建莲粉拌干作丸，每朝三钱，开水送下。

张　操觚莲幕，形逸心劳，肾水下亏，不能上承于心，心阳内亢，而反下趋于肾，即坎离之不交也。不交，则诸病生，由是而下为淋浊尿血，宗筋绊痛；上为眩晕咳嗽，心中震跃。诊脉左小右大，内伤虚证何疑？今远道初归，跋涉劳顿，且拟和平补益，庶无畸重畸轻之病。

马料豆　甘草梢　茯神　怀山药　麦冬　建莲肉　沙参　红枣　鲜藕　枇杷叶

又　心阴耗损，君不制相，相火妄动，强

阳常举，精浊时流，肛门气坠，大便溏薄，心中嘈辣，干嗽无痰，右脉空大，两尺皆虚。法宜补心阴以制相火，益肾气以固元精。

西洋参　黄柏　五味子　知母　牡蛎　大生地　龟甲　麦冬

另破故纸盐水炒，韭菜子盐水炒，研末炼蜜为丸，每服三钱。

渊按：相火旺，而肾阴亏极矣。二味为丸，专助肾阳，恐于此证不合。

包　劳碌气虚，湿热随之下陷。淋浊初起觉痛，今而不疼，但觉气坠，小便频数，色黄而浑浊不清。仿东垣补脾胃去湿浊，泻阴火升清阳方法。

黄芪盐水炒　柴胡　升麻　沙参　茯苓　芡实　萆薢　黄柏　知母　灯心　食盐冲服一捻

仁渊曰：遗精淋浊，古人每连类称之，其实三者因不同，病不同，治亦不同，未可一概论也。夫遗精乃精关之病，少年者，多起于意淫，或色欲过度。中年者，或由用心太过，心火不能下交，致肾精下溜，不梦而泄，甚则不寐亦泄。亦有湿热阻中，致肝木生阳之气，不能上达，郁陷于至阴之下，蒸煽精关而病。古人以有梦无梦分虚实，未必尽然。大抵从湿热来者多实，从意淫色欲，用心太过来者多虚。惟同一虚也，须分阴虚阳虚，及阴阳两虚，虚中夹实。今世医治此多不效者，由未辨明阴阳虚实，一味以补肾固精了事，及病者未能养心寡欲耳。盖相火妄动致遗精，肾阳不能固摄，亦致遗精。试观古方，其义自明。若淋证全由膀胱溺窍为患，虽分五证，半由湿热而来，前人辨之甚详。即劳淋虚淋，或从色欲起见，乃败精阻于溺管，溺管伤损。或淋久膀胱气虚，致肾亦虚，乃由标及本，由腑及脏，非病起于肾也。至浊证则肾与膀胱脏腑兼病，然脏病多，而腑病少。小便短赤，塞而不通者，为膀胱湿热。小便清通，脓浊时流者，为肾虚精不固。浊色黄厚为虚热，色白而清为虚寒。小便清通，

但短数，时时欲便，亦属肾气虚寒。前人于淋浊二证，不甚分别，都以为湿热，余少时执其说，而治之多不验，今阅历有年，始知淋属膀胱溺窍，浊属肾虚精窍。浊证虽有夹湿热，兼膀胱病者，总属脏多腑少，脏主腑宾。俟湿热清，而小便畅，即专益气固精。若阳气虚者，佐扶阳升阳。盖浊证大都色欲时，忍精不泄，精管受伤，致精关不固，肾液与阴精同下，病久则阴伤及阳，阳不摄阴耳。前案兼病俱多，方亦不能一例，读为神而明之。

痉厥门

陈 呕恶数日，止而发痉，每日必三五次，此乃肝逆犯胃，聚液成痰，内风阳气弛张，痰亦从之而为患。拟以和胃息风。

羚羊角 钩藤 半夏 陈皮 黑山栀 石决明 池菊花 元参 竹茹

又 痉厥日数发，口噤不能言，而心中了了，病不在心而在肝。夫心为君主，肝为将军，当其气火风相煽之际，一如将在外，君命有所不受，则君主虽明，安能遽禁其强暴哉！况胃为心子，胃家之痰，与肝家之风，相助为疟，舌红碎痛，一派炎炎之势莫遏。欲化胃痰，先清肝火。

羚羊角 大生地 犀角 茯苓 生山栀 天竺黄 石决明 元参 钩藤 金箔 枣仁川连炒 竹油冲服 姜汁冲服

钱 肝苦急，急食甘以缓之。

生甘草一斤，研末 红枣一斤

煮烂去皮核，与甘草打和为丸，每服三钱，开水送下。

此人并无表证，又不内热，一月数十痉，服此二料即愈。

仁渊曰：胃虚生痰，肝旺生火，火煽其痰，胃不能御，必至上逆而为呕吐，吐极而胃益虚，

肝益强，不至风动痉厥不已。夫所谓胃虚者，胃之降气不顺也。肝旺者，肝之郁热上升也。气逆化火，呼之为肝风肝火肝气者，以肝属巽木，为生风生火之脏，其性急暴，为将军之官，凡逆升之气，都主于肝故也。治以凉降者，以秋金之气，逆折其春木之太过也。夫痉厥之证，不止呕吐一端。若痉厥为木旺贼土，霍乱多有之。外如温邪液涸，中风痰阻关窍，小儿痰热蒙闭，吴鞠通有痉因质疑论。《内经》诸痉项强，皆属于湿，谓湿字乃风字之误。余谓风不得痰，尚不至痉，《内经》湿字，当作痰字解者甚多。然痰不得风亦不为痉。大抵风火痰三者，相因为患。今时痉厥与瘈疭不分，夫痉则角弓反张，戛齿吐沫，瘈疭则筋络抽挚，四指搐捻。痉乃风火痰交煽，闭其机关，多实证，瘈则液涸血空，筋络失养，多虚证。补泻不同，治法大异，不可不详辨之。

杂病门

某 风邪入络。

小续命汤 此症病后，一日数次不能言语，只要自己搋肩背，即可渐渐而言也。

某 久虚不能统血，并不能转运其气，是以便血时作，而又腹微满也。吐出之痰结硬，此为老痰，乃湿热所结，法当兼理。

四物汤去川芎，加党参、冬术、怀山药、陈皮、龟甲、蛤壳、荸荠、海蛰。

渊按：不统血，不转运其气，腹微满，皆脾虚也。

某 久病之躯，去冬常患火升，交春木旺，肝胆升，阳无制，倏忽寒热，头面红肿，延及四肢，燉热痒痛，殆即所谓游火游风之类欤。匝月以来，肿势大减，四五日前，偶然裸体伤风，遂增咳嗽，音哑痰多，口干舌白，续发寒热，胃气从此不醒，元气愈觉难支。风火交煽，

痰浊复甚，阴津消涸，阳不潜藏，清火养阴，计非不善。抑恐滋则碍脾，化痰扶正，势所必需，又恐燥则伤液，法取轻灵立方，但求无过。

北沙参　知母　鲜生地　蛤壳　蝉蜕　海浮石　豆卷　青果　海蛰　地栗　百合

另珠粉，朝晨用燕窝汤下三分。

上方金匮百合知母地黄汤，合本事神效雪羹，取其清火化痰，不伤脾胃，生津养液，不碍痰湿，酌古参今，归于平正。

袁　疡脓之后，气血必虚。奔走烈日之中，汗出招风，风与热毒，舍于皮肤脉络之间。至秋凉气外束，热郁于皮中，遂觉遍体瘙痒，几及两月。近来面色带黑而浮，少腹略满，据云奇痒之时，唇舌俱麻，是外风引动内风也。经云：面肿曰风。夫风行必燥，木胜克土，此症现为风癞，久防腹满，理势所必然也。

羚羊角　秦艽　地骨皮　陈皮　通草　北沙参　丹皮　苡仁　黄芪　防风

又　洗方　紫背浮萍　杜牛膝　侧柏叶　巴豆壳煎汤洗。

渊按：面黑腹满，乃脾肾两虚见症。

又　古有风癞一症，周身瘙痒，拟用《千金》法。

生石膏　防风　麻黄　茯苓　生甘草　白术　鲜生地　百部

沈　肾为欠，胃虚亦欠。欠之一症，属肾胃二经，大抵阳气欲升，阴气欲降，肾虚则阳欲升而迟，胃虚则阴欲降而缓，故《内经》曰：阴阳相引，故数欠。此兼胸背多汗，足跟时胀，气血两亏，法当兼顾。

西党参　归身　黄芪　冬术　茯神　大熟地　枸杞子　麦冬　川石斛　蛤壳

胡　脉软无力属气虚，便溏食少属脾虚，干咳无痰属肺虚，时觉口苦属心热移脾也。宜十补一清。

四君子汤加川连　防风　怀山药　陈皮　泽泻　六神曲　砂仁

潘　年近六旬，天癸久去，而反频来，是谓脱营。脱营者，元气极虚，不能固摄，血从外脱也。又名下竭，故腰痛如折，下竭者必上厥，故面赤，火升发热也。血属阴，阴虚则阳亢，故脉弦硬无情，其脉愈数，其阴愈虚，夏令一交，阳亢无制，恐致水涸龙飞，难为力矣。

阿胶赤石脂拌炒　牡蛎　海参　线鱼胶米粉炒　元精石　沙苑子　贡菜洗淡　猪腰子酒洗　茯神　龟甲胶余粮石拌炒　生洋参元米炒

朝服震灵丹二钱，暮服威喜丸二钱。

渊按：吴鞠通法也，妙以咸降有情之物，补下焦精血。

舒　乳房属胃，乳汁血之所化，无孩子而乳房膨胀，亦下乳汁，非血之有余，乃不循其道为月水，反随肝气上入乳房，变为乳汁，非细故矣。夫血犹水也，气犹风也。血随气行，如水得风，而作波澜。然则顺其风而使下行，如风回波转，不必参堵截之法，涩其源而止其流。噫，可与知者道，难为俗人言也。

元精石　赤石脂　紫石英　牡蛎　乌药　寒水石　郁李仁　大生地　白芍　茯神　归身　焦麦芽

某　茹素精枯液涸，更兼便血伤阴，去冬骨骱疼酸，今又心悬如坠，时或口不能言，心中恐怖，必大声惊叫而后醒。此风阳内扰，震动君主火溢冲激也。病出于肝，关于心，乘于脾，故又腹胀也。拟养阴柔肝而息风阳，佐安神和中，久病宜缓调，又宜常服膏滋方。

大生地八两　茯神三两　陈皮一两五钱　炙

甘草一两 归身二两，炒 天冬二两，去心 柏子仁三两，炒研 沙苑子三两 龙齿三两，煅 枣仁三两，炒研 洋参三两 枸杞子三两 石决明六两，煅 焦六曲三两 红枣四两 桂圆肉四两 五味子一两五钱，炒研 牡蛎三两，煅

上药煎浓汁用川贝末二两，莲心粉二两，白蜜四两收膏，朝暮开水冲服一羹匙。

渊按：精血两枯，肝燥火动，故见证如是。

某 易曰：男女媾精，万物化生。《内经》曰：两精相搏谓之神，两神相搏，合而成形，是为精。是知男女媾精，必神气交而后生育也。若精神不足之体，或临事而兴已阑，或对垒而戈忽倒，虽有蓝田，实难种玉。滋阴补阳，各造其偏，揠苗助长，日就枯耗。然则如何而后可？曰：天地无心而成化，得春气者多生，得冬气者多寂。欲补其精，先养其神，欲养其神，先补其气，而必兼壮其胆。胆为甲木，春生之气也。神为阳光，气为阳气，阴津者，犹甘露也。阳和气至，甘露滋之。草木欣欣向荣，生意源源不息，人身一小天地也，岂犹子嗣为然哉！若徒切切于子嗣，百忧感其心，万事劳其形，有动乎中，必摇其精。念谁为之戕贼，亦何恨乎药之不灵。

西党参 冬术 茯神 炙甘草 桔梗 酸枣仁 黄芪 远志 苦参 牡蛎 怀山药

猪胆汁为丸，每日开水送下三钱。

渊按：抵得一篇求子论，惟胆汁恐苦寒伤胃太甚。

妇人门

王 经来半月不止，有紫血块，少腹疼痛，气坠阴门。诊脉沉涩，下午恶寒，阳陷入阴，营虚失守。法以升阳收摄其阴。

党参 熟地 黄芪 升麻 归身 阿胶蒲黄炒 冬术 白芍 柴胡 淡芩 血余炭

陆 营分有热，则经至而淋漓，卫分有寒，则脉小而迟缓。脾为营之本，胃为卫之源，经至而舌苔反布，胸无痞闷，是胃阳虚，而无气以化浊也。拟醒胃阳以摄脾阴为法。

归芍六君子加神曲。

又 经行过多，血气两衰，肝肾失固，丽翁所论，包括尽矣。然治病之道，有相机从事之权。夫舌白多痰，胃有浊也。咽干色红，阴虚而火浮也。脉细迟缓，中气不足也。考古人肾虚有痰浊者，金水六君煎。气虚而上有浮火者，生脉四君子。合而参之，似觉不可擅易，还祈哂政。

大熟地 半夏 五味子 归身炭 陈皮 於术 茯苓 麦冬 人参 谷芽 建莲肉

又 肝肾与脾胃同治，经漏仍然不止，左脉稍觉有力，原得归地之功，右脉更觉细微，脾气虚衰不振。许学士谓补肾不若补脾，盖谓脾胃虚者言之。今心跳食少，心脾不足可知。经血如漏卮不息，冲任不得不固，腹中微痛，气虚且滞，不得不补，不得不通。仿黑归脾法。

熟地炭 黄芪炒焦 茯神 枣仁 白芍 广木香 归身炭 冬术 人参 陈皮 炙草

渊按：既云固冲任，而无固冲任之药，仍用归脾，恐漏仍不止。古人治崩漏急证，自有专方，如血余、棕炭、百草霜、倒挂尘等，殊有效验。且脉小迟缓，其漏未必属热，或脾肾阳虚，不能固摄其血，尤非固而兼温不效，未可见血即以为热也。

张 营虚不足，经事愆期，肝气有余，瘀凝停滞，心荡头眩，腹鸣胀满，是其征也。胀满能食，病在肝而不在脾。拟疏肝化瘀，和营养阴方法。

金铃子 吴茱萸 当归 延胡索 陈皮 沙苑子 茯苓 香附 大麦芽 青皮

曹 经事来多去少，似崩非崩，是血虚有热也。所谓天暑地热，则经水沸溢。用白薇汤加阿胶主之。

女贞子　白薇　阿胶米粉炒　淡芩炭醋炒　黄柏　沙苑子盐水炒　白芍　莲心　归身炭　旱莲草

奚 肝为藏血之脏，脾为生血之源。肝气郁则营血失藏，脾气弱则生源不足。腹中结瘕，肝气所结也。经事先期，肝血失藏也。饮食少纳，脾气弱也。便后带血，脾失统也。气弱血虚，宜乎不孕矣。调补肝脾，则冲任充足，自然有孕。

西党参　大熟地　冬术人乳拌　白芍　香附醋炒　杜仲盐水拌　茯神辰砂拌　菟丝子　归身　木香　川断　艾叶炭　阿胶米粉炒　乌鲗骨

丁 经事参前而色淡，淡则为虚，参前属热，是血虚而有热也。

四物汤加香附　阿胶　党参　冬术　丹皮　炮姜炭　玫瑰花

渊按：佐炮姜以行四物之滞，非温经也。可谓得旨。

朱 痛而经来，肝气横也。经事参前，血分热也。色黑有瘀，和而化之可见。

金铃子　延胡索　香附　当归　丹皮　山楂肉　泽兰叶　白芍　木香　茯苓　砂仁

陆 营虚发热，瘀阻经停，心中若嘈，饮食厌纳，时吐酸水，是脾胃不足，而夹痰饮者也。夫心生血，脾统血，肝藏血，胃为气血之总，司调治之方，以和脾胃为第一。脾胃健，则营血自生，停饮自运，瘀凝自化。

半夏　陈皮　川连吴萸炒　茯神辰砂拌　桃仁　旋覆花　新绛　丹参　野蔷薇花　白扁豆

孙 经期一载不来，大便时常秘结，每月胸中不舒数日，此肝血虚，而胃气不和也。理气之方，不在平肝，而在养血；和胃之法，不在破气，而在补气，气血充而肝胃自和矣。

西党参　熟地砂仁拌　枣仁　陈皮　归身　制半夏　丹参　於术人乳拌炒　茯苓　白芍　沙苑子　橘饼　谷芽

又 肝肾素亏，气郁，胃气不舒，脾阴不足，饮食知味而不能多进，经事不来，二便时常不利，肩膝酸疼，舌苔或黄或白，此有湿热夹杂其中。补养气血之方，虽稳当，然无理气化浊之品未能奏效，今拟一方以观验否。

制首乌　怀山药　枣仁　牛膝　焦山栀　柏子仁　茆术炭　陈皮　半夏　建莲肉

常服苡仁、红枣煮食。

某 经停，少腹痛，小溲淋塞有血缕，此肝火与瘀凝交阻，当通而导之。

龙胆草　小苏炭　车前子　丹皮　桃仁　大黄酒炒　冬葵子　海金沙　延胡　焦山栀

徐 咽干干咳，全由津液之亏，内热经停，已见虚劳之候。设欲生津降火以养其阴，而饮食减少者，适以伤脾。计惟调其中气，俾饮食增，而津液旺，以复其真阴之不足。盖津液生成于水谷，水谷转输于脾胃，舍此别无良法也。

白扁豆　茯苓　白芍　玉竹　炙甘草　怀山药　苡仁　金石斛　玫瑰花　枇杷叶

陆 惊恐饥饱劳碌，内伤气血，血凝气滞，经停不来，已及八月，内热食少，虑成干血劳损。

肉桂一钱二分　桃仁二钱三分　川断一钱　麝香五厘　当归二钱五分　大黄醋炒，一钱三分　砂仁四分　牛膝酒炒，三钱　乳香去油，五分　没药一钱　五灵脂醋炒，一钱五分共研细末，分五服，每日一服，陈酒送下。

渊按：此调经散加减法，颇得古人遗意，元气可支者用之。

徐 经行后，奔走急路，冷粥疗饥，少腹疼痛连腰胁，兼及前阴，此肝肾受伤，又被寒侵而热郁也。经云：远行则阳气内伐，热舍于肾，冷粥入胃，则热郁不得伸，故痛也。遵寒热错杂例，兼腹痛治法。

川连酒炒　炮姜炭　桂枝　白芍吴萸三分煎汁炒　木通　全当归　香附　山楂炭　焦山栀　旋覆花　新绛屑

王 经后少腹痛连腰股，肛门气坠，大便不通，小便赤涩热痛。拟宣肝经之郁热，通络脉之凝涩。

柴胡　川楝子　焦山栀　郁李仁　延胡索　新绛　旋覆花　归尾　龙胆草　青葱管

渊按：此经未尽，而行房过度所致，乃经血乘虚入络，冲任八脉伤也。

张 形壮面色紫黑，经事或数月，或数十日而后来，来亦色淡不多。今经行后，少腹攻痛，痛在左，则左股酸而无力，痛在右，亦如之。兼有淋带如膏，此瘀凝化浊，冲任失调也。通络泄浊治之。

五灵脂　香附　丹参　金铃子　延胡　当归尾　冬葵子　吴茱萸　旋覆花　新绛　青葱管

何 漏下淋沥不断，少腹板痛，微寒微热，口渴不欲饮，此有瘀血着于脐下。拟化瘀生新法。

小生地　当归　丹参　桃仁泥　泽泻　延胡　旋覆花　柴胡　大黄炭酒炒　土鳖虫酒浸

又 漏下淋漓，少腹板痛，化瘀和营，未能奏效，食少无力，微寒微热，治在肝脾，缓之调之。

柴胡　当归　丹参　茯苓　泽泻　赤芍　白术　香附　土鳖虫　山楂炭

某 寒热无序，脉促数，下有淋带，上则心跳，又少腹痛，大便坚，面色萎黄，血瘀之候也。虑延劳损。

大生地　桃仁　茯苓　冬葵子　当归　柏子仁　丹参　白芍　穞豆衣　玫瑰花

王 向有淋带，月前血崩，崩止淋带不断，少腹板痛，脉象细数，身发寒热，脾胃大虚，此血瘀未尽，复兼肝气夹寒也。法当通补。

鲜生地渣姜汁炒焦　当归炭　荆芥炭　杜仲　陈皮　生姜渣鲜地汁炒焦　香附炭醋炒　香谷芽

渊按：鲜地生姜互炒名交加散，能通瘀调气，和寒热而不伤血耗气，女科之妙方也。

陈 经行作呕，血虚肝旺也。呕止而腹中结块，经事四五月不来，当脐跳动，疑为有孕，恐其不然，想由瘀凝气聚，与痰涎互结成块耳。《内经》肠覃、石瘕二证，状如怀子，病根皆在乎血，虽不敢大攻，当气血兼理。仿妇科正元散法。

党参　白术　川芎　茯苓　陈皮　半夏　当归　砂仁　木香　枳壳　香附

有孕无孕，最难辨别，此症断乎非孕，服此二十余帖，至八九月而经始行。

李 妇人之病，首重调经。经事初起不来，状如怀子，以后来而略少，但腹渐胀大，三载有余，尚疑有孕，岂非痴人说梦耶？《内经》谓肠覃、石瘕，皆腹大如怀子，石瘕则月事不来，肠覃则月事仍来，而提其要曰：皆生于女子，可导而下。夫岂徒有虚文，而无斯症哉？余曾见卜红白垢圾，如猪油粉皮样者无数，调理得宜，亦有愈者。藉曰不然，则天下尽有高才博学之医，就有道而正焉，无烦余之多赘也。

大黄䗪虫丸，每朝三十粒，炒大麦芽泡汤送下。

苏　石瘕生于胞中，寒气客于子门，子门闭塞，气不得通，恶血当泻不泻，衃以留止，日以益大，状如怀子。此段经文，明指石瘕一症，由于寒气瘀凝，夹阻而成。今腹痛泄泻食少，脾胃虚寒，肝木横逆，病延半载，元气已衰。理脾胃，兼温中下，尚恐莫及，备候主裁。

肉桂　冬术土炒　陈皮　木香　金铃子　诃子　茯苓　干姜　泽泻　延胡索　生熟谷芽

吴　《内经》有石瘕石水之证，多属阳气不布，水道阻塞，少腹有块。坚硬者为石瘕，水气上攻而腹满者为石水。此症初起，小便不利，今反小便不禁，而腹渐胀满，是石水之象。考古石水治法，不越通阳利水，浅则治膀胱，深则治肾，久则治脾。兹以一方备采。

四苓散去猪苓，加大腹皮、陈皮、川朴、桑白皮、乌药、桂枝、鸡内金。

朝服肾气丸三钱。

仁渊曰：妇科首重调经，夫经乃心血与肾液相合而成，为天一之真水，故名天癸。按月而下，犹月魄之有盈虚，故名月信。不差时日，犹海水之有潮汐，故名月潮。夫月也，潮也癸也，皆阴类也。然月魄不得日光丽照则不明，潮汐不得阳气鼓荡则不盛，其质虽阴，其用则阳。妇人经水之盛衰，亦犹是耳。叶天士云：妇女以心脾为立命之本，心主血，脾统血，心气旺则阴血自足，脾气盛则统驭有权，无愆期崩塞之病。今世医调经，动曰冲任八脉，皆言末而忘其本耳。夫冲为血海，任主胞胎，在女科原不可不讲，而经水之所以盛衰通塞，其根源不在乎是。《内经》言奇经之于十二经，犹江河之于沟渠也。江河充足，沟渠自盈溢可知，

江河不充足，则沟渠涸竭窒塞矣。又可知江河充足，沟渠偶有不通不足，欲通之足之，亦甚易矣。能知此理，断不以通瘀养血套剂了事。即带下一证，虽有阴虚湿热之辨，亦莫非心脾之气不通不化而来。即癥瘕癖疝，鬼胎肠覃等疾，虽由痰凝血滞，风寒闭塞，肝胆生阳，不能布化，其因甚多，其根亦莫非心脾郁结所致。盖男子用阳而体阴，女子用阴而体阳。男子以肾为先天，女子以心为先天。心阳足则脾阳亦旺，阳生阴长，血气充沛，乃宜男之兆。若心阳不振，则脾阳亦弱。肝木生生之气少布，饮食少化，聚湿生饮，肝气郁陷而逆升，为气撑胞胀，为脘痛作呕，或错经妄行而鼻衄，或脾气下陷而崩漏，或风寒瘀污，客于子门冲任，为鬼胎石瘕，种种病情，相引而至。盖有形之病，皆属阴邪。大抵阳气不化而生，断非通瘀行血所能了事也。

产后门

丁　因疟小产，瘀凝未尽，冲任受伤，少腹结瘕，上攻疼痛，大便常溏，内热不已，迄今半载，不渴不嗽，病在下焦，通补冲任，和营化瘀，不越产后治例，与阴亏劳损有歧。

当归小茴香炒　川楝子　延胡　香附　肉桂心研冲　白芍吴萸炒　紫石英　砂仁　茺蔚子　玫瑰花

渊按：从疟而起，脾气先伤，大便常溏，即其征据，从治下焦血分无益。

又　产后蓐劳，已经八月，内热瘕痛，病在冲任。

当归酒炒　白芍桂枝三分炒　桃仁泥　丹参　党参　炒丹皮　稽豆衣　广皮　玫瑰花

张　寒气客于下焦，瘀凝停于小腹，中央乃膀胱之部也。寒气瘀凝，阻塞胞门，膀胱阳气失化，以致癃闭。产后八日，而小溲不通，

脉细肢寒，腹中觉冷，恐其气逆上攻发厥，法以温通下焦，化瘀利水。

全当归八钱　川芎四钱　山楂炭五钱　炮姜五分　桃仁三钱　车前子五钱

益母草汤、陈酒各一碗煎药。

另研桂心五分，血珀五分，甘遂三分，为末，药汁调下。

渊按：从生化汤加通瘀祛寒药可法。

又　小溲癃闭已通，恶露瘀凝未下，少腹板痛，再以温通。

肉桂　延胡索　红花　桃仁　丹参　归尾　山楂炭　牛膝　炮姜炭　冬葵子　两头尖　车前子

张　产后营虚发热，已经数月，多汗心跳，营阴大亏也。

大熟地　党参　黄芪　茯神　归身　酸枣仁　冬术　陈皮　玉竹　白芍　砂仁

某　产后营虚，内热日久，近感风邪，发热更甚，胸闷心跳，气滞血亏，显然可见。

香豆豉炒　黄芪　防风　全当归　白芍　白术　枣仁　茯神　玉竹　桑叶

渊按：虚多邪少，从补营方中加轻散药一二味，即可祛邪。重加发散，邪转不服，反多变证。

赵　病后小产，产后感邪，咳嗽寒热似疟，服解散疏和药五六剂，邪退未尽，夜犹微热。然头晕心跳，寐则惊惕，虚象见矣。拟养营化邪法。

四物汤合二贤加苏子　苏梗　苏叶　川贝　杏仁　枳壳　茯苓　款冬花

用三苏二贤四物，意在泄血分之风，和血中之气。加化痰止咳药，佐使之耳。

又　补肺阿胶合金水六君去半夏加川贝、款冬花。

某　左脉细数，营阴亏也。右脉细软，脾气虚也。产后不能发息，反加劳碌，气血伤而不复，致身常内热，心荡若嘈，久延虑成劳损，人参养营汤加减。

党参　大熟地　冬术　白术　丹参　香附　远志甘草汤制　砂仁　归身酒炒　陈皮　茯神　枣仁

孙　前年小产，恶露数日即止，因而腹中作痛结块，心神妄乱，言语如癫，此谓血风病也。胞络下连血海，上系心胞，血凝动火，火炽生风，故见诸症。诊脉弦搏，肝阳有上亢之象，防加吐血。为治之法，当以化瘀为先，清火化痰为佐。

川贝　赤苓　丹参　蒲黄炭　五灵脂　川连　香附　延胡　焦山栀　茺蔚子

另回生丹一粒，开水化服。

渊按：血风病有数种，此因产后瘀凝而得，病在冲任血海，上及心胞，不脱产后着笔。

毛　产后腹痛，一载有余，营虚木郁，脾胃受戕，时作恶心，时吐酸水，用千金当归建中汤法。

当归　炮姜炭　炙甘草　肉桂　川椒　白芍吴萸炒　橘饼　南枣

又　前投建中法，腹痛已止，复因经行之后，劳碌受寒，腹中又痛，加以晡热，饮食减少，舌苔干白，此属血虚肝郁，脾虚木横，用归脾法加减。

黄芪　党参　冬术　茯苓　砂仁　炮姜　木香　陈皮　归身　白芍吴萸炒　橘饼

胡　小产半月，感邪发热，又遭惊恐，冲任受伤，少腹胀痛，白带淋浊，眼花口苦，腰膝拘挛。证逾半月，饮食不纳，虑其昏厥，姑仿南阳以浊攻浊法，兼达邪化瘀备商。

淡豆豉　白前　泽兰叶　延胡　焦山栀　当归　丹参　焦楂肉　竹茹　交加散　两头尖

另旧裤裆一方，烧灰存性，药汁调下。

渊按：此名烧裈散，仲圣治阴阳易病。

章　先痉厥半日而后产，产后厥仍不醒，痉仍不止，恶露稀少，汤水不能纳，纳则仍复吐出，面赤身温，脉洪而荒，肝风炽张，营虚气耗，虚阳外越，冷汗遂出，恐其厥而不返，奈何奈何？姑拟一方，希冀万一。

肉桂五分　当归三钱

煎汤冲童便一杯，化下回生丹一丸。

渊按：脉荒者，乱也。究属杜撰。虚风挟痰上逆，化痰降火，冲入童便最妙。

又　前方勉灌三分之一，恶露稍多，面赤稍退，脉大稍软，而厥仍不醒，舌色灰黄，时沃涎沫，两日饮食不进，营虚气滞，胃虚浊泛，必得温通化浊，以冀阳回厥醒为妙。

肉桂　炮姜　半夏　全当归　丹参　山楂肉　陈皮　茯苓　紫石英　童便冲入

又　厥醒进粥半盏，诸无所苦，惟周身疼痛，不能转侧，舌苔白，口不渴。拟温养气血，兼和胃气。

肉桂　炮姜　黄芪　半夏　当归　丹参　茯苓　陈皮　桑枝

丁　产后瘀凝未尽，新血不生，身热日久，少腹疼痛，小溲淋浊，带下血筋，此肝经郁热，兼夹瘀凝为患，殊非小恙。姑拟泄肝化瘀和营为法。

鲜地渣姜汁拌炒焦　金铃子　延胡　丹参　焦山栀　生姜渣鲜地汁拌炒焦　龙胆草　当归

赤苓　甘草梢　青葱管　新绛屑

范　产未满月，操作猝遇大雨淋身，水寒之气，自毛窍而入于骨节，内舍于肾，外达太阳阳明，是以始病腰疼，继而上攻头痛，遍体机关不利也。脉沉而寒热，寐少而恐惧，纳少而恶心，邪气留连于胃肾。据云头痛甚则汗出，太阳之表虚矣，用许学士法。

香豆豉　牛蒡子　豆卷　杜仲　磁石　藁本　白芷　川芎　金狗脊　赤苓　半夏　甘菊花

渊按：太阳表虚，风药未免太过，况得之产后乎。

又　前投益肾通经，和胃泄湿，头项腰脊之痛，原有松机，今产后两月有余，经水适来，而心跳恐惧，是营气虚而不摄也。拟和营止痛，仍佐理胃泄湿。

党参　桂枝　秦艽　枣仁　杜仲　豆卷　半夏　赤苓　苡仁　金狗脊　归身　陈皮　桑枝酒炒

又　产后营虚，雨湿寒气袭入经络，机关不利。前投宣通养血两法，俱无少效，虽头痛略松，而右半之腿臂转增痛热，犹幸脾胃稍旺。今恶风发热口干，是寒湿渐化为热矣。拟疏泄湿热，以通经络再议。

羚羊角　丹参　防风　秦艽　苡仁　陈皮　羌活　丝瓜络　防己　当归　白芷　木通　桑枝　忍冬藤

王　产未百日，骨蒸发热，淹延匝月，热势渐加，迄今五十日矣。诊左寸关，轻取虚小，中按之数，重按数而且坚，知其热在阴中。心肝之火独亢，右寸关虚软而数，则知脾肺气虚。两尺皆虚，肾阴亏也。阴虚阳盛，热气熏于胸中，蒸动水谷之湿上泛，故舌苔反见浊厚耳。

379

耳鸣而聋者，肾虚肝阳上逆也。据述服参芪则热势愈甚，投胶地则胃气益惫。节近清明，地中阳气大泄，阴虚阳亢莫制，恐其交夏加剧，刻下用药，以脾胃为要。土旺四季各十八日，清明节后，土气司权，趁此培土，冀其脾胃渐醒，饮食渐加，佐以清金平木，必须热退为妙。

北沙参　地骨皮　丹皮　归身　怀山药　白扁豆　茯苓　白芍　生熟谷芽　白蔷薇露

仁渊曰：产后病最难治，最多变证，难以殚述。朱丹溪云：产后以大补为主，虽有别证，从末治之。此言虽是，亦未可泥。有少壮之妇，素体不虚，或兼外感六淫，内阻瘀滞，当见证治证，若执产后须补之论，不但本病不退，势必转增他变。盖新产百脉虽虚，感邪则实，急去其邪，即所以养其正也。倘遇可攻可下之证，即白虎承气不为过。胎前亦然，惟下笔切宜仔细，未可率意轻忽，心中须念此产后虚体，若一击而中，便与轻松调理。果是纯虚，自当大补，补之有方，不可集几味养血套剂，便为了事。再者，胎前温药宜慎，产后凉药宜慎。谚云：胎前一把火，产后一块冰。虽未尽然，却也不差。盖胎前多实，实者多热，产后多虚，虚者多寒，理固然也。

幼科门

李　胎惊之病，得之于母腹，胎孕之后，其母有所大惊，气应于胎，惊气入肝，故数月婴孩，即有胎惊之患，往往不能愈。姑拟一方备采。

羚羊角　天竺黄　陈胆星　石菖蒲　大黄　共研末，或竹油，或钩藤汤，调服五分。

许　音哑喘咳，痰亏嗳咯，风痰袭肺，肺胀夹惊，险候。

麻黄　杏仁　射干　桔梗　桑白皮　菖蒲　枳壳　前胡　白前　紫菀　白萝卜汁　冲服

朱　痧后夹积，移热于大肠，腹中热痛，每交寅卯二时则痛甚。拟开肺金之郁，仿丹溪论，参越桃意。

高良姜　桔梗　川连　通草　滑石　焦山栀　山楂炭　焦六曲　砂仁

又　痧后腹痛，甚于黎明，阳气为阴寒凝遏，欲升而不得升，故痛甚于黎明也。前用温寒并进见效，今仍前法加减。

桂枝　炮姜　吴茱萸　木香　延胡　香附　山楂炭　花槟榔　赤苓　焦山栀　白蔻仁

方　痧后肺火不清，移热于大肠之络，腹痛便溏，手腕内外肿痛，防发痧毒，治以清解。

升麻　葛根　赤芍　焦山栀　甘草　高良姜　丹皮　桔梗　忍冬藤

渊按：此方非夷所思，庸者必与清肺健脾，化积解毒套剂矣。

又　前方已效，轻减其制。

防风　焦楂肉　银花　砂仁　桔梗　甘草　陈皮　赤芍

仁渊曰：幼儿不能明告病情，脉亦难凭，虽以一指按寸口，惟得浮沉迟数大略而已，故称哑科。四诊只得其二，惟察声望色，询之乳母，得其梗概，最为难看。而难中亦有易焉，易者何？乃三因之中，绝少内因，大都外感六淫，内伤乳食而已。即有内伤，亦因病致虚，非七情六欲因虚致病者可比。苟仔细详审，不难得其要领。近世风气之最坏者，莫若挑惊。不问外感内伤，概以惊风呼之，非推即挑，继以牛黄脑麝香开之药。明理之家，亦蹈此习，不知冤杀多少婴儿矣。夫惊病偶亦有之，儿体脆弱，魂魄未坚，猝见异言异服，及奇怪之物，惊恐惶骇，此必有因。须将惊风二字折开，惊自惊，风自风，断不可混治。夫惊乃惊骇受病，风为温热所化，或感触风邪，治判天渊。喻氏云：幼科与大方一理，苟请伤寒名家视之，断无错误。此乃见道之言。夫六淫之邪，皆能化火，幼儿病热者多，病寒者少，由阴气未充，生阳正旺，化火尤易耳。为父母者，每未寒先衣，未饥先食，食不化即变为痰，痰与风热相并，最易痉厥，俗医即呼为惊风，病者亦认为惊风，非一日矣。吾愿同志大发慈悲，相与挽此颓风，功德无量。

外疡门

吴 足大指属厥阴肝经，太阴脾经，由此起令足大指干烂，乃肝经血枯，脾经湿热也。延及数月，防成脱疽。兼上唇麻木，亦脾虚风动，殊非易治。

　　萆薢　当归　牛膝　枸杞子　苡仁　丹参　川断　茯苓　桑枝

孙 痧回热减，温邪初退之余，咽喉反腐，虚火又从而起，良由久患喉痹，阴虚火亢，热淫摇动，亢焰复张。用方最宜加谨，过清恐伤脾胃，早滋恐恋余邪，姑拟甘凉平调肺胃，冀其上焦清肃。

　　鲜石斛　大贝母　元参　生甘草　丹皮　沙参　羚羊角　扁豆　稆豆衣　雪梨

刘 偏脑疽自右延及于左，三候有余，偏右穿溃脓少，偏左木肿未腐，头顶平塌，根脚散蔓，此气虚不能引血化腐成脓，托毒外出，高年殊虑内陷。至舌苔白腻，大便闭结，在疡科指为火毒内闭，湿热上蕴，而用内疏黄连等法。阅倪先生方案，谓内夹杂气，邪伏膜原，引用达原三消数剂，异想超出寻常。今大便已通，舌苔稍化，然右脉软弱，胃气残惫，疡不甚肿，色不甚红，深恐阳变为阴。大凡外疡起发脓腐，须赖元气承载。所谓元气者，卫外捍御之气，胃中冲和之气，三焦升降之气也。亏则脓腐不克依期，从此生变，故黄芪为外疡托

毒之圣药。即兼别症，再参他方，古法有攻补兼施，补泻同用者。拙见欲托毒必扶正。

　　生黄芪　当归　赤苓　陈皮　藿梗　法半夏　香附　谷芽

又 脑疽将四候，起发脓俱迟，欲问真消息，阴阳各半推，阳多方是吉，阴长便生危。顶不高兮根不束，皮不腐兮脓不足。凡此皆因气血衰，顺逆安危有结局。乃若疮流鲜血，即为变陷之端。况未年逾六旬，尤宜加谨为要。兹当补托佐以疏通，补其正而托其毒，疏其气而通其壅，俾胀满宽而加谷，期阳毒化而收功。聊以解嘲，非敢说梦。

　　黄芪　当归　制僵蚕　皂角刺　陈皮　川朴　赤苓　法半夏　香附

某 暑邪热毒，走入营中，遍身紫黑烂斑，鼻血龈腐，此发斑牙疳之险症也。倘至壮热神昏，不可挽矣。

　　犀角地黄汤加羚羊角　连翘　鲜石斛　黑山栀　银花　淡黄芩　芦根

某 疟久阴伤，项发痰核，头倾不举，腹中有块，年逾二八，天癸未通，虑延劳损。

　　大生地　制首乌　茯苓　丹皮　怀山药　软柴胡　白芍　当归　陈皮　十大功劳

某 肝经郁火，乘犯阳明，牙龈痒痛出血而发牙疳，舌红碎裂，头眩心烦，营阴内亏，而纳谷气撑，又属脾气虚也。犹喜大便燥结，可用清滋，先平其炎上之火。

　　羚羊角　鲜生地　鲜石斛　元参　麦冬　茯苓　石决明　女贞子　枣仁

某 阴亏火亢，绕颈生核，寒热似疟，而实非疟也。少阴水亏不能涵木，少阳火亢更来灼金，金木交战，乃生寒热，饮食少，脾胃弱，

虑延劳损。

六味地黄汤加牡蛎　党参　麦冬　柴胡
白芍　五味子

某　结喉痛，生于咽喉之上，视之不见，胀塞不通，汤水难进，极为险重。急以化痰宣窍，开通肺气方法。

射干　牛蒡子　僵蚕　薄荷　荆芥　桔梗
山豆根　贯仲　生甘草　茅柴根

渊按：吹喉之药，必不可缺。

某　对口生疽，足根发疔，此二处皆属太阳膀胱之络。湿热内聚，风热外侵，勿得轻视。

羌活　防风　连翘　归尾　萆薢　乳香
没药　土贝母　银花　甘草梢　桑枝

某　牙龈渗脓，二载不愈，此属牙漏，肾虚胃有湿热所致。

六味丸三钱　资生丸二钱
相和每朝服四钱，淡盐汤送下。

某　马脾风极重险症，危生倏忽，姑与牛黄夺命散。

大黄生切，四钱　槟榔一钱五分　黑牵牛三钱
共研末，分二服，白萝卜汁温调服。

某　肺痈咳吐脓痰，肺叶已伤，势属重候。
羚羊角　冬瓜子　桔梗　葶苈子　苡仁
生甘草　桃仁泥　野菱根　川石斛　芦根

又　痰臭虽减，咳嗽未除。
羚羊角　川贝母　杏仁　苡米仁　桃仁
桔梗　苏子　甘草　冬瓜子　芦根　野菱根

张　怒则肝气逆，而血菀于上，章门结块硬痛，寒热脉数，小便短少，症属肝痈，防其内溃，咳吐脓血而剧。

紫菀　郁金　新绛　柴胡　天花粉　桃仁
旋覆花　当归　穿山甲　忍冬藤　降香　青葱管

缪　病起微寒微热，右胁章门穴酸疼，两月后痛处略肿，食少便溏，面浮足肿，腰脊酸痛，脉附骨极细而锐，此脾家有湿热瘀伤，症属脾痈，日久正虚胃弱，恐其不克支持。

党参　炙甘草　陈皮　白术　川朴　木香
吴茱萸　干姜　当归　川芎　白芍　六神曲
茯苓　肉果　砂仁

敷方　官桂　吴茱萸　干姜　川乌　生半
夏　独活　乳香　没药　南星　白芥子　当归

各一钱研末，用陈酒干面调和炖温，敷痛处。

某　盘肠痈，腹痛已久，二三日来，骤然胀满，连及腰胁，小便茎中亦痛，势已有脓，拟用牡丹汤，排脓逐毒，从大肠导下之。所虑饮食极少，胃气不足支持耳。

丹皮　桃仁　皂角刺　冬瓜子　红花　大
黄制　延胡　广橘皮　山楂肉　赤苓　归尾

又　盘肠痈已成脓，不得不从大肠导下之法。

生黄芪　皂角刺　归尾　桃仁　红花　土
贝母　金银花　甘草　丹皮　山甲片　冬瓜子
广皮

又　肠内痈脓将足，脉细食少，治以托里，冀其外溃为妙。

黄芪　银花　穿山甲　肉桂　当归　赤苓
泽泻　皂角刺　苡仁　广皮　血珀屑

许　寒气入于厥阴，湿热随经下注，睾丸肿胀，少腹结硬肿痛，防成缩脚小肠痈重症。

川楝子　吴茱萸　枳壳　归尾　焦楂肉

橘核　小茴香　萆薢　焦黑栀　葱白头

某　环跳臀股之间，从前曾患外疡，今屏水伤筋，受水寒之气袭筋骨之中，臀股胯凹腓腨酸痛，大便燥结，小便不利，气坠尻酸，病在太阳少阴二经，防发附骨阴疽。

六味地黄汤去山药，加细辛、麻仁、独活、川熟附。

另东垣资肾丸二钱，开水送下。

渊按：辛独二味，发少阴之寒，从太阳而散，佐附子以温之，六味以补之泄之。

任　湿热伏邪内蕴，引动宿毒，遍发广痘，亦曰广风，恐其肢节酸强，殊难速效。

防风　当归　赤芍　皂荚子　银花　天花粉　连翘　甘草　陈皮　土茯苓

许　肾岩翻花，在法不治，怡情安养，带疾延年。

鲜首乌　马料豆　银花　生甘草

朝服六味丸三钱，淡盐花汤送。

刘　肾俞漫肿色白，脉虚微热，此肾俞发也。属三阴亏损，湿热入络，气血凝滞而生，最为淹缠。姑与消散法。

当归　防风　杜仲　秦艽　金狗脊　丹参　广皮　萆薢　独活　胡桃肉　桑枝

胡　胃脘生痈，脉虚形瘦，初起寒热，延今四十余日，晨必泄泻无度，是中气大虚，不胜攻消之任也。今与内托法，倘仍作泻，则难矣。

党参　木香　法半夏　茯苓　枳壳　砂仁　当归　冬术　干姜　陈皮

某　面颧毒，乃阳明郁火所结，今已穿溃，孔如豆大，虽与颧骨疽较轻，然收功亦迟，须忌一切发风动火之物。

羚羊角　白芷　茯苓　土贝母　广皮　党参　连翘　丹皮　银花　甘草

刘　平日豪饮，胃湿必甚，去冬龈肿咳嗽，仍不节饮，以致音哑龈腐，蔓延及唇，此沿牙毒也。虽非牙岩之比，然亦不易收功。

甘露饮去甘草、天冬，加赤苓、黄芩、鸡距子、葛根、蝉蜕、茅柴根。

渊按：阳明湿火所致。

陆　本原不足，兼挟风温发热，颈间结核成痰，二十余日，不红不肿，不消散，亦不作脓，属半虚半实。慎柔方有良法，用四君子加牛蒡子，世所未知，余曾验过。

四君子加牛蒡子　象贝母　桑叶

渊按：四君补虚，佐蒡贝以消风痰，桑叶清肺通络，从补虚中想出祛邪之法，心思灵敏。

又　昨用慎柔方，是托散法，服下若汗出热退，则数剂可消。若汗不出，仍发热，则数剂成脓，且易溃敛。

前方加钩藤。

又　三岁孩童，但哺乳汁，不进谷食，脾胃虚弱可知，颈结痰核，而有寒热，必挟风温，属半虚半实。今将一月，热退复热，其块不消，不作脓，大便溏，脾胃不足，气血两虚。

党参　冬术　陈皮　荆芥　黄芪　归身　防风　葛根　砂仁　桑叶

周　立斋云：外疡经久不消散，亦不作脓，气虚也。徒用攻消，恐无所益。

黄芪　党参　防风　归身　泽兰叶　穿山甲　僵蚕　丹参　广皮　桑枝

朱　结毒穿破不敛，在于当额眉棱，俱属阳明部位，已及半载，当养气血以化毒。

大熟地　党参　川芎　皂荚子　茯苓　土
贝母　黄芪　当归　生甘草　银花　土茯苓

陈　本体阴亏，四月间湿热成疡，溃脓而
愈。愈后正虚，肝风升动，眩晕跌仆，以致腿
股环跳受伤，漫肿色白，而生附骨痰疽。今二
便阻塞，少腹胀满，将有肠痈之变。

忍冬藤　丹皮　桃仁　延胡　鲜首乌　车
前子　归身　牛膝

血珀五分研末，药汁调下。

某　湿热积聚，阻于少阳，病起发热，便
少腹偏右板痛，足屈不伸，小肠痈也。身热不
止，防其成脓。

甘草　桔梗　枳壳　苏梗　赤苓　土贝母
砂仁　延胡　焦楂肉　川楝子　泽兰叶

许　肝胆郁火，凝结成痰，腮颊硬肿，牙
关不开，此骨槽痰也。脉象郁涩，气失利畅，
药力不易见效。

柴胡　黑山栀　香附　秦艽　制僵蚕　石
决明　土贝母　丹皮　桑叶　郁金　骨碎补
刺蒺藜　钩藤

某　鼓槌多骨流痰，脓孔甚多，手掌及腕
皆肿硬，而色紫不痛，已出过多骨，出骨之处
已敛，而余处仍肿，此风毒湿热锢结手经，延
来五月，收功不易。

当归　防风　苡仁　丹皮　连翘　广皮
生甘草　红花　桑枝

另蜣螂虫炙五钱，研末掺。

汪　《内经》云：一阴一阳结谓之喉痹。
指少阴君火，合少阳相火上逆而为病也。病由
内生，非关外感风温，故治之不易速效。养阴
降火化痰，每相须为法。惟嫌脉息太细，系素

禀六阴真阳不足。然清药亦宜酌用，恐阴未足，
而阳先伤耳，慎之。

沙参　石决明　白扁豆　元参　怀山药
蛤壳　川石斛　生甘草　茯苓　川贝　桔梗

另元明粉一钱，朱砂五厘，冰片二分，研
细末吹。

某　肾主骨，膝者骨之溪谷也。肾虚则骨
髓空，而寒湿乘之。两足跟痛及于膝，久而不
已，防成鹤膝风痹。

大熟地　萆薢　苡仁　牛膝　桂枝　枸杞
子　川断　防风　独活

另虎潜丸，每朝三钱。

某　心火与湿热交结而成痰核，上则舌下，
中则腕间，下则阴头，皆结小核如棉子，此皆
火郁之所致。

川连二钱，酒炒　陈皮一两，盐水炒　甘遂三
钱，面包煨去心　半夏一两五钱　茯苓二两　泽泻
一两　蛤壳二两，研粉　红芽大戟三钱，洗淡炒

上药共研细末，水泛为丸，每朝一钱，开
水送下。

渊按：直捣其巢，非胆识兼优不能，然虚
者未可漫试。

某　风毒内攻入脑，走入耳窍，疼痛出脓，
脓出不爽，盘及耳后颈间，硬肿不消，此盘耳
痛也。已延两月，症无头面，牙关不痛，恐滋
蔓骨槽等变，殊非易治。

羚羊角　元参　磁石　甘菊花　细生地
牛蒡子　制僵蚕　菖蒲　钩藤　葱白头

某　舌根边僵木不痛，已经数月，防变舌
疳，此属心脾郁火，治以清养营阴，稍参苦降。

鲜生地　川连　元参　丹参　麦冬　生甘
草　丹皮　桔梗

又 川连三分 蒲黄一钱 冰片二分 五灵脂一钱 人中白四分，煅

上味共研细末，吹舌根。

吴 暑热蒸迫，心火暴甚，喉舌肿痛，及今旬日，势防成脓。用凉膈散加犀羚，解上焦以泄君火之燔。

牛蒡子 犀角 连翘 焦山栀 生军水浸 大贝母 元明粉 竹叶 芦根 薄荷

又 消管丸

胡黄连一两 刺猬皮一两，炙 象牙屑一两 五倍子一两，炙 蟾酥酒化，三钱 陈硬明角灯二两，炙

上药为末，炼蜜丸，用上好雄精三钱，泛上为衣，每朝三钱，金银花汤送下。

渊按：方极佳，惟蟾酥大毒走窜之品，每日服分余，未知可否减半，则稳当矣。此治外症久而成管者。

某 足丫碎烂，南方湿热之常病也，患者甚多。今足指碎烂，掌心皮厚而燥，非徒湿热，血亦枯矣。经云：手得血而能握，足得血而能步。碎烂不愈，恐成疯湿。夫治风先治血，血行风自灭；祛湿先治脾，脾旺湿自绝，所谓治病必求其本也。

制首乌 丹参 当归 防风 苡仁 怀山药 茯苓 萆薢 豨莶草 红枣 三角胡麻

周 咳吐臭痰，已延三月，脉数而虚，其阴已伤，面白无华，饮食渐减，肺失所恃，防成肺痿。

沙参 黄芪 麦冬 白及 茯苓 元参 大生地 杏仁 百合 芦根尖

又 咳痰腥臭，面色青晦，脉数而虚，纳谷大减，此木火乘金，金伤及土，脏气克贼，恐延不治。

北沙参 桑白皮 麦冬 苡仁 茯苓 白扁豆 野茭根 橘红 紫菀 元参 芦根尖

杨 一阴一阳结谓之喉痹。一阴者，厥阴也。一阳者，少阳也。相火寄于肝胆，君火一动，相火随炽，上炎灼金，喉痹之症作矣。

鲜生地 元参 麦冬 焦山栀 大生地 石决明 沙参 桔梗 生甘草 稽豆衣 梨肉

王 寒痰凝阻，颊车不利，高而肿硬，色白不红。此属阴寒骨槽，与色红身热者不同。

大熟地 麻黄 桂枝 秦艽 防风 制僵蚕 当归 白芥子

赵 脾虚湿热入络，两手指节手腕皆木肿，此乃鼓槌流痰，不易速愈。

黄芪 白术 防风 秦艽 川贝母 当归 茯苓

冯 脐风由乎脾肾湿热而成，今腹痛便泄，先运其中。

白术 赤芍 茯苓 陈皮 木香 当归 六神曲 龙齿 砂仁

某 营行脉中，卫行脉外，体肥湿胜之人，卫恒虚冷，营多盛热，故肥人当暑，往往肌肤常冷，而易生外疡也。疡发背脊，三候，内脓已结，外腐未透，营中之火极炽。卫弱失于敷布，不能引血化腐，载毒外出，渐显内陷之机，颇为可虑。非温不能助卫阳以鼓舞，非清不能解营热以化毒。经曰：血实宜决之，气虚宜掣引之。此法是矣。

黄芪附子煎汁炒 鲜生地 穿山甲 地丁草 连翘 皂角刺 制僵蚕 金银花

另以三角风熏。

渊按：三角风未详是否三角胡麻。

赵 咽喉肿及上腭，的属喉痈，汤水难咽，痰多便闭，症交四日，邪火炽张，秀翁主以清化涤痰极是。鄙意竟用凉膈散，通彻表里，尤为简净，仍候裁正。

凉膈散加牛蒡子、桔梗、芦根。

仁渊曰：欲为疡科名家，须多读内科方书。盖外科之难治，在内伤阴证，然亦不外表里阴阳虚实寒热八字。能明此八字，生死难易，胸中自然了了。夫人身营卫，环周不息，一有壅逆，即肿硬作痛，而生外疡。外科旧分五善七恶，以定吉凶，无非在阴阳两字推求。谓五善不宜少四，七恶不宜有三，阳多即吉，阴盛即凶。若善恶兼见，可死可生，是在善治者，得治则生，失治则死。即奇怪之证，方书师传所未及，苟学问精深，定其六经部位，审其阴阳虚实，生死吉凶，胸中自有把握。而膏丹敷掺之药，宜不吝金钱，诚心虔制，自可应手取效。盖有形迹可求，较内科有捉摸耳。若手法刀法，须有师传，否恐动手便错，及至回头，其人已吃亏不小矣。

丛桂草堂医案

袁桂生　著

内 容 提 要

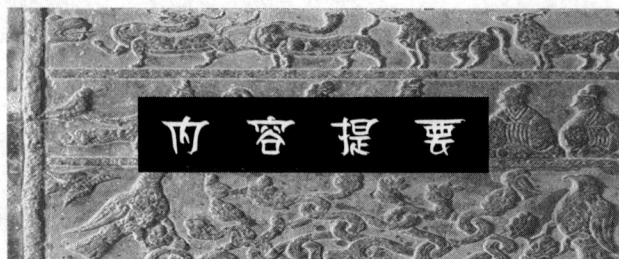

本书四卷，江都袁桂生名医著。袁君为浙绍何廉臣、裘吉生探讨医学之故交，是以何先生序其书甚详。所记治案，源源本本，案案有始末进退可寻。其自序云：仿《芷园臆草》《寓意草》之体例。然体例固如二书，则精湛实有过于二书。惟家刻印行不多，爰为之刊传。

序

先大父秀山公云：老医断病如老吏断狱，善断病者必善治病。前哲陆九芝云：案者断也，方者法也。惟能断而有法，乃可称方案，旨哉言乎。夫吾国医学之发明，其源古矣。周秦时代，医师诊病之法，大率注重于气色脉候，听声写形，详见《素》《灵》《难经》。后汉张仲景崛兴，于望鼻色目色外，更注意语声呼吸以参合脉候症状。六朝至唐，如褚彦道孙思邈辈，则又重在明症候询嗜好，督致疾之由来，辨病脏之虚实，相其老壮，酌其浅深，归本于博涉多诊层用三端，此周秦以迄晋唐，诊断术之大略也。厥后金元四大家，既明之韩天爵陶节庵等，名医飚起，则又兼审风土时令，以决病之阴阳燥湿，且兼施腹诊之法，佐望闻问切四诊之不逮，是又视周秦汉晋之时加详矣。清初江右喻嘉言出，乃主张先议病，后议药，取古人诊病之法而融会贯通之。凡风土时令，体质肥瘦，年龄长幼，病之新久，以及情志苦乐，脉症现状，莫不辨析毫芒，以审定其阴阳虚实，外感内伤，上下表里，何脏何腑，何因何症，然后采用古人七方中何方，十剂中何剂，规则谨严，有条不紊，盖至是而吾国医师诊病，乃有一定之规则，而颟顸卤莽妄投药饵之弊，赖以廓清，诚万世不祧之良法也。今日东西医家，号称为实质的学派，解剖的智识，而窃观其诊断一方，多凭官能的诊断，及尿之外观沉渣，与粪便、咯痰、舌苔外貌，眼势体温体量，及器械上诊詧之所得。其间泰半与吾国古法相通，然后叹中医诊断术之精妙，殊未逊于西人，虽器械之用未备，而脉诊望诊问诊腹诊之法既精，则亦足以赅括之矣。况辨虚实，分气血，论攻补，昔贤发明，尤多独到之处，足补西医之缺，而惜乎解人难索也。袁君桂生，吴中之名医也。邃于医学，立论平允，学术精堪，而感慨淋漓，保存国粹之盛心，跃然纸上，可谓先得我心者矣，顷邮示其所著《丛桂草堂医草》，属为之序浏览一通，见其辨症剀切，用方工稳，每述一病，原原本本，剖析无遗，洵足开学者之智慧，昔周学海氏有云：宋后医书，惟案最好看，不似注释古书之多穿凿也。每部医案中，必有一生最得力处，潜心研究，最能吸取众家之所长，余按医案一门，当推喻氏《寓意草》一书为冠，盖其案虽仅六十二条，而反覆推论，务闭明其审症用药之所以然，较之诸家医案，但泛言某病用某药而愈者，甚相悬殊。前清《四库全书提要》，赞其极有发明，足资开悟，近代名医如张石顽、叶香岩、顾松园、徐灵胎、尤在泾、俞东扶、吴鞠通、王孟英、林佩琴等，皆折衷其诊病之法，默收治疗之功，各发表于医案之内。今袁君此书，即仿喻氏体例，而先议病，后议药，悉遵喻氏法程，且其中有学宋人及金元诸家者，有学明人及清之张叶徐魏吴王诸家者，亦有运用经方及自出新意者，洵能萃众家之长而神明变化者矣。宜乎批却导窾，而恢恢乎游刃有余也。嗟乎！今之医风，茶然颓敝极矣，出版之书，除一二释本而外，几如凤毛麟角，而入主出奴，于今为烈，滔滔天下，伊于胡底矣，安得全国医家，皆如君者起而振此坠绪也。序君之书，盖不禁百感横集已。

民国四年六月廿八日越医何肖岩廉臣书于绍城卧龙山麓之宣化坊

自 序

予家自先伯父昌龄公，肆力于医，而家君继之，迄于今盖四十年矣。犹忆十岁时，家君遘热病，神识昏瞀，医药罔效。会先伯父自江南归，投以三黄石膏汤，匝旬而起。又忆十二岁时，家弟济生病中暑，壮热谵语，面赤烦渴，时家君还出未归，延郡中某老医治之，手甫按脉，即大声告曰：此儿之病，危在夜半，恐不治。翌日家君自外归，命剖西瓜汁与饮，一汗而解。未尝不叹医药之关系如是其重，而专门名家之罕见靓为可憾也。十六岁后，先伯父以积劳病逝，家君又曾患肺病，咳嗽咯血，呻吟床蓐，家庭之忧患日多，而予习医之志，因是益坚，遂发家中藏书，朝夕玩诵，家君又时为讲解，每治难病，必撮其大要，举以训示，凡诊察之奥窔，用药之精微，与夫鉴别死生，既寒热攻补先后之次序，皆了如指掌，老人谆谆，如蒙师之训学童，寒暑靡间，乐此不疲。数年以后，于医学始稍窥门径，于是益搜求旧籍，广购新书，凡坊间罕见孤行之本，以及管赵诸氏所译之西医书，均罗而置诸几案间，参观互证，久之遂别有会心，乃稍稍为人医治。丁未、戊申两年，前清两淮监运使司赵都转，与两江总督端制军，先后考试医学，友人陈君瑞辰等，相约观光，谬获最优等证书。嗣侨寓京口，遂以医问世，四方人士，不以予为固陋，竞来延诊，由是益有所考镜。既自幸，复自愧也。尝观吾国医学之历史，其学术精深之士，得力于社会个人之传习者为多，而政府提倡之力较少焉。非在上者不知提倡也，人材之出，本于山川灵秀，况医属专门科学，非学问阅历兼到，未易得其神髓。故吾国医书，皆以私家之著作为优，今虽世界交通，政治学术，多效法欧西，医学一科，亦采用西法，顾吾以为中华乃文明旧邦，先圣先贤所遗传之医学，自有其真精神在，决非他人之说所得而摇撼之。今而后欲求吾国医学之发达，仍必赖私家之纂述以相为辅助，予不敏，窃尝有志于此，顾以兹事体大，尚须有待。去年十月，家弟济生书来，嘱将平时治验方案，勒为一书，以供研究，人事倥偬，未遑议及，今夏济生复以为言，而知交中亦有借钞者。爰择要编次，不分门类，题曰：《丛桂草堂医草》，盖仿卢氏之《芷园臆草》，与喻氏之《寓意草》云：虽区区一得，未足方此二家，而十年经验，或可谓医林之借镜欤。

中华民国三年岁在甲寅立冬前一日江都袁焯桂生氏识于京口寓次

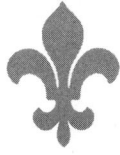

目　录

丛桂草堂医案

丛桂草堂医案卷一

江都袁　焯桂生著
绍兴裘庆元吉生校

镇郡陶骏声君令阃，肿胀呕吐，缠延月余，先是胎前足肿，产后肿益甚，咳嗽呕吐，经此间诸名医治之，叠进舟车丸、五皮饮、瓜蒌薤白白酒汤及八珍汤等弗效，且面目肢体悉肿，腹胀如鼓，咳喘不得卧，呕吐痰水，辄盈盆碗，吐后亦能饮食。诊其脉弦滑而有胃气，言语亦甚清晰，初用小半夏汤加干姜、五味子，及厚朴半夏甘草人参汤、枳术汤等，无大效，且呕吐大发，其时有人荐他医治之，亦无效。陶君复延予治，询得其情，则从前延诸名医时，亦时发时止，或吐或不吐，但每觉胸隔闷塞，则知病将复发，必吐出痰水数碗，然后始觉宽畅，近日又觉闷塞异常，呼吸几不能通，今虽吐后，犹嫌闷塞，咳嗽不得卧。予沉思久之，恍然曰：此肺中气管为痰饮闭塞不得通也。气管之所以闭塞者，缘腹胀溺少。胃中及膈膜间均为痰饮充塞之地，膈中痰饮充塞，则溢于肺中气管，肺中气管亦充塞，则满而闷塞不通，呼吸不利，内既充满，则激而上出而为呕吐，以故盈盆盈碗，皆痰涎水沫。痰水既出，则膈膜肺胃等处皆松，故知饥能食。待数日后痰水聚多，又复作矣，是则此病之真谛也。治法以驱痰饮为要，而驱肺中气管之饮为尤要，苦思半响，为立一方，用三子养亲汤合二陈汤，加麝香五厘和服，以白芥子能横开肺中之饮，麝香香窜，能通气管及膈膜间之闭塞，且能止吐。明日复诊，述昨药服后，觉药性走窜不已，上窜至咽，下窜至小腹，胸部尤觉窜走，随窜随呕，吐出痰涎甚多，半夜未能安枕，而胸闷觉宽，呼吸便利，

呕吐亦止。盖气管之闭塞通矣，遂以原方去麝香，接服三剂，而胸次大舒，咳嗽亦减，仍以原方，加冬虫夏草、北沙参、生姜、红枣。又三剂而浮肿亦消，咳嗽大定，但腹胀如故，坚满不舒，乃停煎剂，每日单服禹余粮丸二次，每服三钱，忌盐酱等物，五日后胀渐消，十日后胀消及半，而精神疲惫，自觉心内及脏腑空虚，盖饮滞消而气血虚也。令以前丸减半服，并以参、术、归、芍、山药、茯苓等煎剂相间服之。不十日而胀全消，病竟愈，闻者莫不叹服。迄今六年，病未复发，且已经孕育矣。

庚戌四月广安祥糖栈，袁尧宽君，患温病。初由章绶卿君诊治，服药数剂，病未大减。嗣章君往江北放赈，转荐予治，壮热谵语，见人则笑，口渴溲赤，每日只能进薄粥汤少许，舌苔黄薄，而干燥无津，体胖脉息滑数，右部尤甚。盖温病也，热邪蕴伏日久，蓄之久而发之暴，故病情危重若是。治法当以解热为主，而佐以豁痰润燥。方用三黄石膏汤合小陷胸汤，去麻黄、豆豉、半夏，加贝母、连翘、青蒿、梨汁，接服二日，热未大退，至第三剂后，乃作战汗而解，但余热未清，复以前方去石膏、芩、连、瓜蒌，加苡仁、滑石、芦根、花粉、沙参等清化余邪，数剂而瘥。凡温病之解多从战汗，刘河间、吴又可，发之于前，叶天士、王九峰畅之于后，证以予所经历，洵精确不易之学说也。盖前人于此，皆从经验中得来，惟必俟服药多剂，始能奏功，而作汗之时，必先战栗，其状可骇，医家当此，何可无定识定

力耶。

金峙生君令堂，年近五旬，发热身痛，舌苔白腻，溲热胸闷脉滑。予初以三仁汤，加连翘、山栀，接服两剂，热愈甚，口渴心烦，舌苔转燥，脉亦转数。盖伏邪病热邪蕴伏甚重，遂易方以黄芩、瓜蒌、地骨皮、青蒿各三钱，连翘、知母各四钱，木通一钱，银柴胡二钱，芦根、茅根、鲜生地各一两，梨汁一酒盅钟和服，一剂热少平，二剂后，病人忽战栗恶寒，震动床帐，盖欲作战汗也。病家误会，谓药之误，议延他医。幸其弟陶骏声君来告，速予往救，予谓此战汗也，病退之机，不可妄动。及予至其家，则战栗已止，身出大汗，而脉静身凉，神气亦甚安静，但觉疲倦而已，随用薄粥汤与饮，以扶胃气，并以沙参、麦冬、百合、苡仁、石斛、花粉、甘草、茯苓等调养两日而痊。

庚戌四月，史汉泉君患温病，昏沉不语，面垢目赤，鼻孔如烟煤壮热烁手，汗溅溅然，舌苔黑燥，手臂搐搦，两手脉数疾，溲赤，问不能言几日矣。曰：昨犹谵语，今始不能言，然大声唤之，犹瞪目视人。问近日大便通否，曰：始病曾泄泻，今不大便已三日矣。问服何药，则取前医之方示予，盖皆不出银翘散、三仁汤、增液汤之范围。予谓此热病未用清药，阳明热极，胃家实之病也，非下不可。乃与调胃承气汤合三黄石膏汤，去麻黄、豆豉，加犀角、蒌仁，接服两剂，竟未得下，惟矢气极臭，溲色若血，神识较清，而身热舌黑如故。原方去元明粉、大黄，加鲜生地，并令恣饮梨汁、莱菔汁，于是热减神清，黑苔渐退，脉息亦较平，时吐黏痰，目睛转黄。遂改用小陷胸汤，加芦根、茅根、青蒿、菖蒲、竹茹、贝母、冬瓜仁、木通等芳香清冽之品，以分消膈中痰热。接服四剂，胸部颈项间遍出白㾦，如水晶珠，腹部腿畔亦发白㾦，于是身热全清，知饥进粥，但精神疲弱耳。复以西洋参、麦冬、石斛、苡仁、贝母、竹茹、枇杷叶等调养数日，始解黑燥屎数次。当时两进大黄，而不下者，盖其威

友中有知医者，潜将大黄减去一钱，每剂只用二钱，故但有解毒之功，而无攻下之力，而奏效亦较缓也。然究胜于粗工之滥用硝黄，而偾事者矣。

姚某子十五岁，三月间由学校归家，自觉恶寒欲睡，旋即发热头痛，身痛谵语，不能识人，按其脉滑数，溲赤，当以栀豉汤、银翘散出入为方，下午四时复诊，神昏谵语如故，身热自汗溅溅然不止，面赤口渴欲饮水，脉息滑而不数，舌苔薄腻，不黄不燥，因思《伤寒论》云：阳明病，发热汗多者急下之。而面赤神昏又皆当下之症，遂改用小承气汤，大黄三钱，厚朴五分，枳壳二钱，加黄芩、连翘、知母各二钱。服后解大便两次，神清安睡，汗止热解，自能起坐，知饥欲食，其家以为病愈，不复延诊。越三日复发热有汗，口渴脉滑数，与白虎合小陷胸汤，石膏用三钱，服后热退神清，惟咳嗽痰中带血而已。复与泻白散加黄芩、知母、茅根等二剂痊愈。

张兆魁君室人，年约三旬，体质瘦小，发热谵语，口渴心烦，欲食冷物，胸闷溲热，舌苔黄腻不燥，两脉俱数，与小陷胸汤加柴胡、黄芩，不效，烧热益甚。遂改用凉膈散，大黄、元明粉各用三钱，服后得下两次，并得战汗，而热全退，惟精神萎弱，懒于言动。复以党参、麦冬、枸杞子、干地黄、黄芪、炙甘草等补养气血之药，两剂而起居饮食如常矣。

鸿泰糖栈陈祝山，年约三旬，今年七月患伏暑病，延某医诊治，服药四五日不效，壮热头疼，胸闷咽喉作燥，口渴舌绛苔薄焦燥无津，大便七八日不通，溲赤脉数。盖暑热蕴伏肠胃热结之病，治法当先通大便，以解肠胃之焚。乃以生大黄二钱，元明粉三钱，枳壳、黄芩、麦冬、天花粉各二钱，甘草五分，此药服后，得大便两次，热全退，头痛亦轻，舌苔转白腻，脉缓不数，小便仍红，知饥欲食，乃易方以连翘、苡仁、佩兰、花粉、沙参、贝母等以解余邪。越两日，又复发热口渴胸闷，是余

邪欲出也，以小陷胸汤合小柴胡汤，去人参姜枣，加连翘、青蒿，接服两剂，得汗而安。大凡应用硝黄之病，决非他药所能代，若畏而不用，必致缠延误事，但须辨认真切，用之有方，不可颠顷孟浪耳。

丁未夏月，予游吴门，适该处霍乱流行，死亡接踵，有神仙庙旁纸店孀妇，亦染此病，吐泻交作，医投五苓散、玉枢丹、附子理中汤、左金丸等法，入口即吐，已延三日。视其目陷形消，四肢逆冷，心烦不能安卧，口苦渴欲冷饮，舌红根有腻苔，头有微汗，两脉皆数，重按无神，盖暑病也，与黄连香薷饮，去厚朴，加苡仁、蚕沙、半夏、石斛、沙参、黄柏、枇杷叶。服后吐止神安，手足转温，二剂利减，能进粥汤。嗣以前方去黄柏、蚕沙，减轻川连，利止，惟心悸腰酸头晕精神疲惫，不能起坐，两脉细小，此病去而气血虚也。以西洋参、白术、石斛、山药、杜仲、枣仁、茯神、当归、甘草、红枣等，调补三日而瘳。

苏州阊门外，营盘场，有程姓少年，亦病霍乱，吐泻不已，烦躁畏热，身无寸缕，而犹畏热异常，欲卧冷地，四肢悉冷，胸腹部亦均不热，口渴欲食西瓜，小便短赤，头项微汗，脚腓疼挛，脉息寸关俱数，舌苔黄燥无津，此暑热内伏，热深厥深，内真热而外假寒之病也。乃以白虎汤，合黄连香薷饮，去厚朴、粳米，加麦冬、苡仁、石斛、阴阳水煎。一服吐止，再剂利亦止，而烦渴亦大定矣，惟肢体尚冷，嘱以稀粥与饮，安睡一夜，体温遂复常度，于是但以饮食调养，不劳他药而瘳。

徐某年约三旬，秋间陡患腹痛吐利，发热口渴，烦躁不安，舌苔黄腻，脉息滑数，盖暑湿蕴伏中焦肠胃中有宿滞也。与黄连香薷饮合平胃散，一服吐利止，身热退。接服一剂，知饥欲食矣。大凡黄连、石膏之病，其舌苔必黄腻，或黄燥，其小便亦必红赤。若小便清长、舌光无苔，则膏连二药皆为禁剂。盖舌质之光

否可觇胃脏之虚实也。

朱姓子八岁，秋间病霍乱，吐泻，手足悉冷，口渴，欲饮水，目陷形消，不食不饥，舌苔黄腻，脉息小数。用姜汁炒川连三分，法半夏一钱，扁豆三钱，苡仁三钱，木香五分，北沙参二钱。服后吐泻止，手足温，舌苔亦退，能进稀粥，但口渴殊甚。遂改用麦冬、天花粉各一钱五分，北沙参二钱，白术一钱，苡仁、扁豆各三钱，两剂瘳。

张姓妇年四十余，先于四月间病心悸怔忡，头眩发热，予以天王补心丹，加青蒿、地骨等药治愈矣。及至夏间，陡患腹痛上冲于心，呕吐清水，下利红白，痛甚则手足俱冷，汗出神疲，按其脉沉迟而小，望其色则面白唇淡，盖阳虚中寒之病，殆由乘凉饮冷所致，问之果连日卧竹床乘凉，且稍食西瓜等物也。与附子理中汤，加吴茱萸、桂枝、白芍、砂仁，一服痛稍缓，两剂痛始平，手足温。遂以原方去附子，减轻姜、萸，自是利止食进。复以归芍六君子汤，调治数日而瘳。

詹云溪先生幼子，甫生数月，夏间因服荷叶露、银花露过多，下利手冷，面色㿠白，口吐涎沫，其家以为难活矣。予用理中汤，加丁香，减小其剂，一服利止，而涎沫亦不吐矣，二服神气充，手转温。复以五味异功散，培养胃气而安。今已十岁，为小学校之学生矣。

张星五大令绍棠桐城人宰昆山时，其如君年四十余，患血崩症，经医治愈，自是遂不能寐，精神疲惫，饮食不多，延予治之。左脉细小，心脉尤弱，脐左有动气勃勃，甚则上冲，心悸多汗，颈胸间尝觉筋掣。盖血舍空虚，筋无血养，而虚阳不能敛纳也。乃与阿胶鸡子黄汤合三甲复脉汤，加女贞子、枸杞子、枣仁、茯神、柏子仁等，接服五剂，诸症稍退，夜间亦稍能寐。遂接服五十五剂，病大退，饮食亦较多矣。嗣以原方加生地、熟地，制成膏剂，常服全瘳。

庚戌三月，叶姓妇卧病垂危，其子来邀予

诊，行色怆惶，口称已经某医诊治数日，称为不治，并求速往。视之果神色大衰，时出冷汗，手冷额冷，面色萎黄，心悸头晕，精神不支，脉息小弱，盖阳气大虚，亡阳在即之危候也。遂以四逆加人参汤，再加黄芪、白术、枣仁、白芍、红枣等，姜附各用一钱五分，参芪术均用三钱，急煎与服，旋即汗止手温，神气亦转，能进米粥。原方去附子，稍轻其剂，接服三日全安。

朱姓妇因病小产，旋即手冷恶寒，自汗不止，胸闷不欲食，脉息软滑而小，舌苔薄白，此产后阳虚，而兼有痰湿阻滞也。用黄芪建中汤，去饴糖，加橘皮、半夏，一剂汗收手暖，二剂痊愈。

壬寅腊月，家慈因侍先外祖母病，乃经营丧葬事，悲劳过度，复冒风雪，遂患关节疼痛，不能起于床，服千金独活寄生汤数剂，痛止，亦稍稍能起坐矣。越两日晨间，忽大汗淋漓，目直视，手冷，家人见之，惶骇不已，以为不祥之征也。家君入视后，取吉林人参半枝，红枣约十数枚，急火煎服，才下咽而神色即觉宁靖，汗亦渐收，复以理中汤，加黄芪，接服两日而安。距今已十三年，未尝患病，此亦予家得力于医之一事也。

方兆珍君令媳，年二十余，卧病经旬，服药多剂，而烦躁谵语，卒不能平，延予治之。见躁扰不安，妄言骂詈，欲食冷物，手冷脉息沉弱，口虽渴而不能饮，唇虽焦而舌则润泽，且舌色不红，面色黄淡，身不发热，予谓此虚寒病也，殆以凉发散太过乎？检阅前方，果皆芩、连、羌活、瓜蒌、海石之类。病家问既系寒病，何以烦躁欲食冷物，而谵语不能寐也？予应之曰：寒病有常有变，凡恶寒手冷，下利清谷，口中和，而不渴者，此其常也。若躁扰不安，欲卧冷地，欲食冷物，则其变也。何谓之变？以其寒病而反现热象也。其所以现此热象者，因阳气虚寒，龙雷之火浮越于外，古人所谓阴胜格阳，又曰内真寒而外假热之病也。

治宜引火归元，否则凉药入口则立毙矣，乃与四逆汤，干姜、附子各二钱，加肉桂八分，党参、白术、熟地、枣仁、茯神各三钱，煎成冷服，果躁扰渐宁，接服一剂，能安睡矣，自是神安能食，不复骂詈。复以归芍六君子汤，调补数日而痊。

王姓老妇，年约六旬，偶病感冒，医者以发散药与之。次日遂发狂奔走，欲脱去上下衣服，欲卧冷地，其子惶骇，延予诊之。予视其面色黄淡，手足俱冷，脉息沉弱，是阳虚欲脱也。急以四逆汤，加党参、熟地、肉桂，两剂而安。嗣以人参养荣汤，调补数日乃瘥。

王子正月，利记糖栈骆达三君，患感冒病，头痛恶寒，饮食无味，脉息小滑，予用葱豉汤，加荆芥、紫苏、半夏、橘皮等，讵此药服后，忽喘息不能卧，头脑中觉热气上升，小腹左偏作痛，呕吐痰水，畏寒手指厥冷，脉息沉弱，盖阳虚受寒之病，得发散而阳气益虚也。其头脑中觉热气上升者，脑力素衰，寒气逼龙雷之火上越也。其喘息不能卧者，肺肾两虚，不能纳气也。其腹痛呕吐痰水者，寒气内扰，气血不能通调也。其畏寒手指作冷者，虚寒病之本相也。乃与理中汤合六君子汤，加肉桂、白芍、五味子，服后喘吐俱平，腹痛亦止，能进稀粥半碗。但仍觉畏寒手冷，益信为阳虚矣，仍用前方，去茯苓、橘皮，加熟地，服后诸症悉退。病家自以为病愈，遂不服药，越数日复恶寒头痛手冷，时或手足发热，精神疲倦，不思饮食，舌苔少而色白，小便黄，脉仍沉小，乃以理中汤合小建中汤，去饴糖，加半夏。服后诸症少退，但时觉虚火上升，则头痛大作，手足亦觉发热，而其身则殊不热，遂师李东垣法，用潞党参、白术各二钱，肉桂五分，升麻、柴胡、川芎各一钱，炙甘草八分，茯苓三钱，半夏一钱五分，加生姜、红枣同煎，覆杯而头痛止，手足亦不发热。接服一剂而安。凡老年之病属虚者多，非偏于阳虚，即偏于阴虚，而亦有阴阳两虚者。医家于此，尤宜加意焉。

卢谷山年近六旬，患泄泻，由夏炳如先生介绍邀诊，脉息小弱，两手俱冷，精神疲倦，此脾胃气虚阳气衰弱之病，乃用理中汤，加山药、木香，接服两剂，精神较好，能进饮食、原方加肉桂四分，枸杞子二钱，又服二剂，手稍转温，泄泻已止，但头眩殊甚。原方去姜、桂，加熟地，接服三日，头眩较减，而手仍冷。复于原方中加鹿角胶、黄芪，服两剂后，精神殊觉爽健，惟手终不暖。盖高年真火已衰，非旦夕所能奏功，乃嘱购鹿茸半具，研末，每日服五厘，用高丽参三钱，煎汤和服。卢君遂托友在沪购办参茸，如法服之。半月后返闽，今年春间，卢君复来镇江，言鹿茸甚有效，现在精神甚好，而手亦转温，今担任赖大有皮丝烟号经理云云。大凡积虚之病，皆须悠久成功，而尤必藉血肉有情之品，始易奏效。鹿性纯阳，能补人身阳气，茸生于首，兼能补脑，故有此特效也。

乙巳二月，季姓妇，咳喘倚息不得卧，恶寒发热，头疼身痛，胸闷不舒，心痛彻背，脉沉而滑，舌苔白腻，此风寒痰饮内外抟结，肺气不得下降而成肺胀也。乃用小青龙汤，合瓜蒌薤白汤，麻黄、细辛各四分，干姜、五味子各五分，瓜蒌、薤白各三钱，甘草五分，余药各一钱五分，服后得汗，而寒热喘息俱平，惟身痛咳嗽未已，易方以桂枝汤和营卫，加干姜、五味子各五分，细辛三分，以治咳，一剂效。因贫不复延诊，遂渐愈。

吴某年十五岁，咳嗽音嗄，自春徂秋，迄未能愈，咳而无痰，饮食能进，不热不渴，脉如平人，与三拗汤，加干姜、五味子、半夏，服三剂后，咳减声音如常，每次麻黄只用三分，至第四剂则减至二分，后以六君子汤，调补三日而瘳。

刘某病延两月，咳嗽吐痰甚臭，身热口渴，手足心热，舌红无苔，右脉滑数，此肺脏伏热，势将成痈也。与黄芩、贝母、玉竹、萎仁、桑叶、知母、枇杷叶等作煎剂，加梨汁和服，一剂热轻嗽减，三剂痊愈。

鲍姓子三岁，发热数日，咳吐臭痰，大便完谷不化，扪其额热烁手，舌干苔少，口渴脉数，乃肺脏受热也。拟方用黄芩、马兜铃、地骨皮、知母、贝母、瓜蒌、苡仁、桑叶、甘草、枇杷叶，一剂知，二剂已。

孙姓妇年四十余，素有肺病，咳嗽痰中带血，头晕心悸，彻夜不寐，精神疲惫，心内觉热，饮食不多，脉息细弱，此平日劳神太过，血液衰耗，肺病日久，将成肺痨也。拟方用百合、枣仁、茯神、柏子仁各三钱，沙参、麦冬、地黄各二钱，阿胶一钱五分，服后血止能寐。但汗多气喘，原方去百合，加黄芪五分，枸杞子二钱，浮麦三钱，胡桃肉三钱，接服两剂，汗收喘定。但尚有咳嗽而已，原方去黄芪，加地骨皮、贝母、枇杷叶，服三剂后，咳大减，精神亦健，能乘舆出门，遂改用集灵膏，令其常服而痊。

刘锡九君咳嗽多日，音嗄，起居如常，体胖脉息缓滑，舌有腻苔，盖痰饮病也。与二陈汤，加白芥子六分，白术二钱，苡仁三钱，三服而瘳。

周珊甫君夫人，年逾五旬，素患肺病，咳嗽哮喘，痰声如拽锯，呼吸几不能通，予视其体胖神强，两手脉滑有神，盖富裕之家，奉养太过，肥甘油腻，蕴酿成痰，致肺气管枝发炎也。拟方用杏仁泥、白前、桔梗各一钱五分，薄荷五分，橘红八分，贝母、苡仁各三钱，茯苓二钱，甘草五分，枇杷叶一片，作煎剂，一服呼吸大畅，哮喘亦定，接服三剂痊愈。

孙姓女，甫周岁，咳嗽多日，初延西医某治之无大效，后延中医某治之亦无效，因来求诊。予见其精神疲惫，面色淡白，舌红无苔，满舌俱破，有汗不热，乃虚证也。用生脉散，加百合、元参、扁豆等作煎剂，初次仅用沙参，接服两剂，咳嗽大减，神气亦佳。惟夜间汗多，原方加黄芪一钱，浮小麦三钱，改用党参，又两剂咳嗽亦减，舌破亦愈，其舌上亦并未用吹药也。

龙耀南君夫人，咳嗽多日，时发寒热，舌光无苔，脉息濡缓，与生脉散，加青蒿、黄芩、苡仁、百合、贝母、枇杷叶，接服两剂，寒热退，咳嗽亦减，惟目光不足，视物昏花，原方去青蒿、黄芩、苡仁，加干地黄、女贞子，三剂而痊。

丛桂草堂医案卷二

江都袁　焯桂生著

绍兴裘庆元吉生校

癸五冬月，裕大昌木行，伊君夫人，年二十六岁，怀孕三月，骤然腹痛下血，既痛且胀，痛甚则头出冷汗，手冷鼻冷，胸闷呕吐，前后阴皆阻胀不堪，左手脉伏不现，右脉弱小，面色淡黄白而无光采，舌色淡无苔，此气血虚寒之象，殆由劳力受寒使然。盖中下焦阳气不足，腹部受寒，则血脉流行阻滞而为痛胀，胃脏受寒，则消化停阻而呕吐，子宫之血管破裂则下血。左手脉伏者，血为寒凝，营卫之功用失常度也。右脉弱小者，气血虚寒之本相也。前后阴与腹部阻胀拒按者，血为寒凝，阳气不能运行也。额冷鼻冷手冷面色无神者，亦皆虚寒之本色也。其病殆与伤寒直中阴经无异，特孕妇之病，又兼漏下，与常人异耳。问之，果因送其伯父之殡，夜间操麻雀牌未眠，黎明乘舆登山，饱受风寒，归家即病。拟方以胶艾汤合建中汤法，当归、地黄各四钱，川芎二钱，阿胶三钱，以止血安胎，肉桂八分，制附子一钱五分，桂枝二钱，炒白芍三钱，以回阳止痛，而散寒邪，砂仁一钱，木香一钱五分，以温胃消滞，而通阻胀，党参三钱，红枣三枚，生姜三片，以扶元气而和营卫，作煎剂服。明日复诊，痛胀均大退，呕吐亦止，能对予发言，亦能进粥，左脉亦现，面色亦较有生气。但下血未止，心内常觉空虚，乃以原方去木香、砂仁、桂枝、川芎，并稍减桂、附，改地黄为熟地，而当归亦减用二钱，加枸杞三钱，茴香二钱，接服三剂，饮食起居，略如平人矣。一月后，始强健，而胎则杳然，盖下血时已随波而堕矣。

金平卿君哲嗣，年八岁，体质素瘦，今年三月出痧，痧后又生泡疮，至六月初旬，又病喉痧，发热咽痛，初由西医蒋某治之。用冷水浸毛巾罨颈项，又用水浴法，及服安知必林，与盐剥水漱喉等法，均无效，病势益剧。其岳家童姓荐予治，时六月十五日也，身热咽喉两旁上下皆溃烂腐秽，舌红无苔，口渴，溲黄，脉息软数，盖阴液大亏，热邪燔灼于上焦也。热不难解，惟咽喉全部腐烂，而阴液亏耗，断非实证可比，危险已极，幸神不昏，呼吸不促，不烦躁，尚可挽救。拟方以增液汤为主，鲜生地一两，麦门冬、元参各三钱，加鲜石斛、金银花、连翘各三钱，黄芩一钱，天花粉二钱，知母一钱，甘草六分，作煎剂服，外吹锡类散，先用淡盐汤漱喉，漱后吹药。金君自以寒暑针置病人口中验热度，已有一百零五度之高，予谓寒暑针，虽能验热度之高下，然不能分虚实，万不可泥以论病。若只准寒暑针所验之热度，以定治法，则当用三黄白虎，然就脉象舌色而论，则不独三黄白虎不可误投，即西药中之退热剂，亦非所宜，否则危亡立见，噬脐无及矣。金君韪之，遂以予方煎服焉。

十六日复诊，四肢不热，身热亦轻，舌色红色而光，毫无苔垢，大便通利，溲色黄浊，言语多，口不渴，彻夜不寐，喉烂如故，脉息虚数，原方去黄芩、花粉、知母、鲜生地，加西洋参一钱五分，枣仁、朱拌茯神各三钱，干地黄五钱，用百合一枚，煎汤代水煎药。

十七日复诊，舌上红色转淡，夜间能睡一

二时，谵语亦减，咽喉上部腐烂较退，惟下部及隔帘等处，仍然腐烂，精神疲惫，脉息虚细无神，是气血大虚之候也。急宜培补，拟方以大补元煎合增液汤法，西洋参二钱，炒熟地炭三钱，干地黄四钱，怀山药三钱，朱染茯神四钱，麦门冬、元参、石斛各二钱，人中黄四分，吹药仍用锡类散，日吹数次。

十八日复诊，夜寐甚安，谵语亦止，稍能进粥汤，喉烂减退大半，脉息仍细弱无神，仍用原方，熟地加至四钱，又加莲子三钱，女贞子三钱。

十九日复诊，喉烂全退，用毛笔蘸水拭之。腐物随笔而出，全部皆现好肉，不比前数日之黏韧难拭矣，脉息亦较有神，而现滑象，舌色仍淡无苔，小便清，能进薄粥，仍用原方，熟地减用三钱，去石斛，加扁豆三钱。二十日复诊，饮食较多，乃以原方减轻其剂，接服两日，眠食俱安，但忽又发热，或轻或重，而热之时间又不一致。金君复以寒暑针验之，仍在一百零五度，及零三四度之间，甚以为忧。予曰：无恐也，此气血未能复原，营卫未能调和，而邪热之内伏者，仍不免有余蕴耳。且现在喉烂痊愈，眠食俱安，种种生机，与七日以前之危险现状，相去不啻天渊，乃以前方去熟地，酌加青蒿、佩兰、苡仁、地骨皮等药，接服两剂，遍身发出白㾦，如水晶，如粟米，而热遂退，饮食亦渐多。但仍不能起床行立，嘱以饮食培养，如鸡鸭汤粥饭之类，尽量食之。自是遂不服药，越数日为其祖母诊病，此儿犹未能起床，但饮食甚多，每日夜须食六七餐，至半月后，始稍能行动，一月后始能出卧室，可以想见其病之危，体之虚矣。当其未能出卧室之时，亦间有发热便秘，面目浮肿诸现状，皆未以药治之。盖此为病后应有之现象，一俟气血精神恢复原状，则自痊矣。此病得痊，固由病家始终坚信，旁无掣肘之人，而夏君子雨赞助之力，亦足多焉。予用熟地时，病家不敢服，虑其补也，赖夏君为之解说，盖夏与金固旧交，而亦精于医者也。

金平卿君令堂，年逾五旬，体素胖，今年六月，疽发背，先由西医刘某医治多日，溃烂甚深，而不能生长肌肉，遍身发生小疖，形如豆大，其痛异常，手臂动摇，腿亦颤动，不能起坐，彻夜不寐，西医见之却走，称为不治之症，并断其死期不能出一星期之外。金君闻之大恐，适予为其公子治喉症，乃邀以诊治，并云聊尽人子之职分而已。其意盖深以病势之危，恐终不能起耳。予诊其脉洪大不柔，左手寸部，尤觉大硬，舌光赤无苔，亦无津液，盖高年阴液大亏，孤阳独炽，外症出脓后津血益伤，加以西医治法，只知消毒防腐，而不知培养气血为根本之图，宜乎愈治愈坏，变症百出也。其时亦有夏君子雨同诊，遂共商治法，用复脉汤，去桂枝、姜、酒，加枣仁、茯神、黄芪、熟地、枸杞子、鸡子黄等药，加重其剂，黄芪、熟地、干地黄、党参、枣仁、茯神等均用五钱，余药亦均用三四钱，鸡子黄一枚，生冲和服。接服三剂，夜间稍稍能睡，背部患处亦稍见新肉，而脉息亦较敛矣。接服至十剂，患处新肉日见增高，遍身小疖亦均出脓而消，舌色亦淡，饮食亦稍能进，手臂两腿亦均不动摇矣。惟精神疲弱，时欲睡眠，脉息转虚滑，仍以原方减轻其剂，又服十剂。患处肌肉渐平，而腰以下又发一痈，出脓碗许，仍以前方培养气血，越数日，病人忽不能安寐，自欲奔走，几类发狂，舌仍光赤，盖脓出后阴液复亏，虚火复炽也。乃以原方去参、芪，重用干地黄、柏子仁、枣仁、麦冬，加莲子心，两剂而安。复以培补气血之药，服至一月始瘥。

牛瑞堂先生令媳，筱川兄夫人，今年二月患喉痧症，服药不效，筱川邀予诊。痧出鲜红，咽喉右边破烂，色红而兼有白腐，并不大肿，舌前半红赤，无苔，颧红唇红，作恶，汤水不能下咽，脉数身热，此阴液素亏，感受温热为病。先宜养阴清热解毒，拟方用细生地、麦冬、金银花、紫花地丁、连翘各三钱，贝母、知母各二钱，甘草五分，橄榄三枚，作煎剂，外吹锡类散。明日上午九时复诊，述昨药服后，夜间能安睡两小时，热减恶定，能进茶汤，仍用原方。下午十时复诊，诸恙无大进退，惟舌光红无津，片刻不饮茶，则燥硬不柔，身微热，不能寐。盖日间亲戚问病者多，言语劳神，以阴亏之病，骤然劳神，则津液益亏，脑力益衰，而虚火亦益炽，此所以舌本燥硬，而光赤无津，不能寐也，非大剂养液安神之法，断难有济。幸筱川父子见信，乃以大剂增液汤为主，干地黄五钱，麦冬、元参各三钱，加鲜石斛三钱，朱拌茯神、枣仁各四钱，百合三钱，甘草五分，莲子心四分。予坐俟煎药，且监视其煎药之法。第三日，复诊，诸恙悉减，喉烂亦退，惟精神疲弱，夜间不能多寐，仍以原方，减轻其剂，并加茅根、沙参、地骨皮等药，接服两剂，喉烂全平，身热亦退，痧亦脱皮。但不思饮食，舌淡无苔，脉息软小，而兼有滑象，盖津液虽复，胃气尚虚，乃以四君子汤，加干地黄、炒熟地炭、生谷芽、炒扁豆、莲肉等药，调补数日而瘥。

刘子衡君令堂，年六十三岁，今年夏间，因孙儿病逝，悲哭太过，遂患喉症，延予治之。予视其发白如霜，舌红如朱，中间略有薄苔，咽喉两旁满布白腐，以毛笔蘸水拭之。则依然鲜红之好肉，并不溃烂，烦躁不宁，彻夜不寐，脉息虚软，盖劳神太过，虚火上升，心肾不能相交，水火不能既济之病也。而况守节四十年，持斋二十载，其精血之衰，脑力之耗，为何如耶？乃与增液汤，干地黄五钱，麦冬、元参各三钱，加西洋参二钱，鲜石斛、枣仁、朱拌茯神、百合各三钱，一服烦躁定，能安睡，接服四剂痊愈。

张文卿君夫人，年三十岁，今年五月初十日来诊，咽喉两旁肿塞，汤水不能下咽，虽口津亦不能咽，胀塞非常，口有秽气，两旁既肿塞，而其下复溃烂，身热口渴，舌苔白腻，脉息滑数有力，盖温毒痰热，蓄积上焦，污血壅

阻，而成喉痈，治不得法，致肿势日盛，将成喉闭而死矣。救急之法，当先放血以开其闭，否则牙关拘急，口不能张，呼吸闭塞，神丹莫救矣。乃以刀刺喉内肿处，出紫黑血块甚多，盖皆毒血也。随以蓬莱雪吹之，并以金银花、紫花地丁、黄芩、贝母、瓜蒌、金果榄各三钱，鲜生地八钱，干生地四钱，川连八分，橘皮一钱，作煎剂，加梨汁一酒盅和服。下午复诊，喉内见点有稠脓，乃以毛笔蘸水洗涤，洗出稠脓甚多，喉肿觉松，复于两臂曲池穴，针刺出血，以分毒血上行之势，仍以原方，再进一剂。明日大雨倾盆，未及来诊。第三日来复诊，则热全退，喉肿大消，能进薄粥两碗，舌苔亦退，又得大便，脉息亦转软滑矣。易方以金银花、贝母、花粉、苡仁、茯苓各三钱，佩兰一钱，元参、麦冬各二钱，干生地三钱，接服两剂痊愈。凡喉痈肿势过甚者，皆由污血为患，急宜刀刺放血，万万不可姑息也。

朱姓妇年五十一岁，素有脑病，发则卒然昏倒，口噤不语，惟心内尚觉了然，移时始苏，其家本住盐城，因其子在此经商，遂常往来。壬子九月，其媳分娩，三朝日，贺客盈庭，稍形劳碌，始觉头晕口燥，旋即昏倒口噤不能言语，两手指痉挛，口眼歪斜，至次日清晨，仍未苏醒。其戚李某延予治之，已全不省人事，面色晦惨，几类死人，身不发热，手指微凉，脉息小数，因其手指痉搐不柔，诊脉殊多困难，以箸启齿视舌，则光而微现白色薄苔，盖血液亏耗，脑力素衰，复因劳役动火，因而发为痉厥也。乃以增液汤，加羚羊角、贝母、石菖蒲、西洋参、白芍、花粉、橘皮，为煎剂，并以至宝丹一粒，研碎和入，徐徐灌之。午后七时复诊，则药已灌下多时，而病人亦稍能言语，口亦能张，视其舌色，则红赤而光，微有白苔数点，面色亦转活润，但手指尚痉挛如故，大便溏泻，脉息与前无异，口干欲饮茶，是药已大见功效。乃于前方去至宝丹、石菖蒲、羚羊角，加枸杞子、竹茹、枣仁、柏子仁，接服三日，

痉挛全止，能饮食起坐矣。今年六月，来予医院诊病，则貌颇丰润，精力亦佳，予几不相识矣。

城内磨刀巷李善门君，年四十余，呃逆不止，呃声震床帐。先是李君病，经某医屡用汗药，微有呃逆。嗣又改延某医诊治，断为湿温病，用大承气汤，云非下则呃不能止，病家信之。讵知承气汤服后，不惟呃逆加甚，且不能坐，不能言矣。予视其舌质焦燥无津，按其脉尚有胃气，扪其身则不发热，遂勉强担任，用北沙参、麦冬、玉竹、石斛、干地黄各三钱，贝母一钱五分，甘草一钱，莲肉十粒，作煎剂，非专为治呃也，不过以其津枯气弱，命在垂危，姑以此药救其津液耳。不料此药服后，安睡两小时，呃声顿止，特醒后则呃又作，予因戒其家人，今日之药，服后宜任其熟睡，不可频频呼唤，扰其元神，俟其自醒，则自然不呃矣。第三日复诊，果如予言，呃全止，且能进粥矣。惟神气呆滞，状若痴愚，其家甚以为忧，且恐予药之误。予曰：无恐也，再过半月，即不痴矣。因以六君子汤、养胃汤出入，培养胃气，接服数日而起。据近世生理学家，谓呃逆由于横膈膜之痉挛，麦冬、地黄为补液制痉之圣药，故能止呃，特未见前人发明及此，而西医之治呃，又仅有吗啡麻醉之一法。然则李君之病，于医学界乃有绝大之关系也。此病治愈，次年六月，有王某者，亦病呃，先是王在南京与人涉讼，被拘多日，遂病回镇江，予见其呃逆连声，言语阻碍，询其病状，则胸闷不舒，不饥不食，舌苔白腻，脉息沉小，盖郁抑过甚，痰水停结于胸膈间而不能消化也。乃与厚朴半夏汤，加柴胡、黄芩、香橼皮、佛手、沉香，接服两剂，胸闷松，能饮食。惟呃逆如故，其苦异常，因思李善门之事，用麦冬三钱，干地黄四钱，少佐木香、香橼、半夏、生姜、红枣等，服后酣睡两小时，而呃不作矣。翌日来复诊，病人感谢，至于泣下。然则此二药者，殆真有止呃之特效乎？特痰滞壅阻，人实证实之呃，

则当先豁其痰，未可骤用此药也。

丁未七月，予由苏旋里，道出京口，适童道生君病疟甚重，医治未效，因偕家兄往候之。见其汗出淋漓，身热口渴，神气疲惫，因问病起几日，何以如此困顿？曰疟发已五日，每至下午八时始发，但热不寒，热甚则汗出，甚至湿透衣衾，至天明始退，心烦口渴，不能安寐。因诊其脉，两手皆细数，按之极虚，溲赤而热，舌燥无津，并无苔垢。阅前服方，则清脾饮、二陈汤等法，盖暑病而得草果、槟榔等辛温克削之品，耗损阴津，而助邪热，热甚则迫液外泄，故有大汗淋漓，烦躁不寐之现状也。急宜甘凉滋润退热存津，庶几有瘳，乃与西洋参、百合、地骨皮、白芍、知母各三钱，川连五分，鳖甲五钱，元参三钱，甘草一钱，浮麦、红枣同煎，覆杯而愈。

吴德和年四十余，病疟，每发但恶寒战栗，头疼身重，骨节酸疼，毫不发热，胸闷无汗，舌苔白腻，口和不渴，按其脉沉缓而滑，盖贪凉饮冷太过，风寒外袭，冷滞内停，而为病也。与葱豉汤合平胃散，加桂枝、紫苏，一服，大出冷汗而瘥。

杨某由江北来镇，病疟甚重，盖已发数次矣，间日一发，发则大热烦渴，欲饮冷水，心烦不安，溲赤而热，诊其脉与平人无大异，但略兼滑数之象耳，盖暑气深伏为患也。用竹叶石膏汤，去人参、半夏，加柴胡、青蒿、黄芩、天花粉、知母、苡仁等，石膏用四钱，余药各二三钱，作煎剂服。明日复诊，述昨药服后，如饮甘露，爽适异常，仍以原方接服一剂。隔两日来，述病已去大半，颇思饮食，遂改用沙参、石斛、苡仁、麦冬、佩兰、花粉等，养胃生津之品而愈。

卢某年约三旬，癸丑八月间予方午餐，见其走来，旁一人扶之，犹踉跄不能自立，呻吟不已。予见其状，遂立即诊视，脉息滑数，身热甚重，盖疟病发数日矣，烧热不能耐，溲赤而热，舌苔干燥，与竹叶石膏汤，去人参、半

夏，加黄芩、知母、木通、柴胡等，石膏用四钱，黄芩用三钱，余药各一二钱。明日复诊，述昨药服后，觉小腹部如有重物压之，一夜未尝离汗，遍体舒适，能自行走。遂以原方减轻其剂，二剂而瘳。此病用石膏后，觉小腹如物重压，与赵藜村治袁随园之案略同，殆由石膏重镇之力，生理上起此特别之现象欤。

张姓妇年二十五岁，患疟病，先由西医诊治，服金鸡纳霜，疟止。数日后复发，仍由西医用金鸡纳霜，如是者数月，而疟终不断。延予诊治，疟症变为间二日一发，面黄头晕，胸闷作胀，但尚能饮食，舌苔白薄，脉息缓滑，盖暑湿痰滞蕴伏于中，营卫不能和调，金鸡纳霜虽能止疟，而性热有毒，且兼补性，不免有闭塞病气之弊，且服之日久，则中其毒。遂与柴胡桂枝汤合平胃散，两剂，胸胀遂松，疟来亦轻，遍身发出疹块，上自巅顶，下及两腿，其痒异常，盖病气外泄之征也。仍以原方，接服两剂而瘳。大抵金鸡纳霜治疟，只可一二服，不效，则须另用他药矣。

吴性宜君夫人，年逾四旬，寒热往来，头晕心悸，彻夜不寐，胸闷食少，舌光如镜，毫无苔垢，脉息小数，盖血液素亏之体，而又感受暑湿，且兼有拂郁。与小柴胡汤合增液汤，加枣仁、茯神、青蒿、佩兰、香橼皮，二剂而解，复以养血舒郁之方，以善其后。

徐姓妇年近三旬，病疟数日，始犹起居如常，继则不能起坐，每至疟发时，口渴自汗，头晕心虚欲坠，手指蠕动，舌边破裂，苔薄黄不燥，大便溏，小便热，左脉细数，右脉小滑，而亦兼有数象，盖生育已多，血液素亏，而又感受时令之暑气也。用西洋参、麦冬、元参、柏子仁、茯神、地骨皮、知母、白芍、青蒿、甘草，少加黄连为剂。服后诸症顿退，但关节酸痛，舌现白苔，胸次略闷，乃以原方去黄连、知母，加橘皮、半夏、当归、枣仁、生姜、红枣等，接服三日而瘳。

己酉秋友人陶冶青君病疟，始发时，尚能行走，继则不能起坐，延医服药，殊无大效。适予因事旋里，为诊之。脉沉弦滑，舌苔滞腻，胸闷身重，骨节酸疼，但恶寒身微热口不燥，盖寒湿痰饮冰伏中焦，阳气不能健运，非阳和之力，不能使之消融，乃以柴胡姜桂汤，合平胃散，加薤白、蔻仁、沉香等，厚朴、干姜、豆蔻均用一钱，沉香八分，余药各二三钱，煎服，吐出稀痰水饮甚多，胸闷略宽，恶寒始解。仍以前方减轻其剂，接服三日，遂知饥能食。后以香砂六君子丸，调养半月而安。

冶青介弟冠三君，病疟，每日午后发，发时先觉恶寒，旋即大热，口渴心烦，头晕不支，脉息细数，左尺尤甚，溲赤苔少，盖平日用脑太过，阴液素衰，而复受暑也。乃与青蒿鳖甲汤，去生地、丹皮，加川连、苡仁、沙参、银柴胡、元参、六一散等，覆杯而愈。

丛桂草堂医案卷三

江都袁　焯桂生著

绍兴裘庆元吉生校

楚观军舰邹允坤君，年二十八岁，因夏间冒两追取舢板，感受风湿，遂病腹胀腿肿，下及两脚。初在上海某医院医治，服泻药不效。九月该舰来镇江，延予诊治，发热胸闷，舌苔黄腻，腹胀不舒，脉滑溲赤，盖湿热蕴伏兼有痰滞，初用半夏泻心汤、小柴胡汤、小陷胸汤等方，热退胸宽。惟遍身关节作痛，因于清利湿热方中，加羌活、秦艽、桑枝、牛膝等药，以治其痛。讵知此药服后，次日忽大喘不止。速予往诊，视之果喘息不宁，精神疲惫，不能起坐。诊其脉，两手俱细弱无神，舌色亦转光而无苔，面色黄淡，盖病退而元气大虚欲脱矣。遂急录方，用潞党参三钱，西洋参三钱，熟地四钱，黄芪、枸杞子、胡桃肉各三钱，干姜八分，五味子、甘草各五分，水煎服。明日其伴某君复来延诊，谓予曰：先生真神人也。昨药服后，喘息即止，而神气亦宁，安睡一夜，予遂偕往观之，果安静如平人，但起坐时，仍觉喘促。因嘱以原方再服一剂，此药服后，喘则定矣，而腹忽胀大，如怀孕之妇人，大小便不通，乃以资生丸，去黄连，加橙皮、木香，作煎剂，一服而胀松。接服五剂，胀全消，每餐能进饭一碗余，并能起立行走，但觉腿脚酸痛无力而已。其时江浙联军，方攻南京，该舰奉调，急欲赴宁，乃于前方去山楂、神曲，加炒熟地炭、牛膝、杜仲等药，以与之而行。大凡虚实复杂之病，其中必多转变，医家当随其机而应付之。曲折变化，一如其病，苟稍执滞，其不覆败者几希。虽然，此岂可与浅人道哉。

孟姓妇年逾四旬，素患白带。庚戌秋间卧病，服药不效，遂延予治。病者烦躁不安，彻夜不寐，稍进汤饮，则呕吐不已，脐左有动气，白带频流，自觉烧热异常，扪其身凉如平人，脉亦弦小不数，舌红赤光，毫无苔垢。问其家人，病者性情素躁，且已产育十二胎，盖血液亏竭，阳热偏胜，加以所服药饵皆辛散苦寒之品，以致胃气益虚，胃液益竭，而神不守舍也。乃与黄连阿胶汤，加沙参、麦冬、熟地、枣仁、茯神、牡蛎、龙齿、珍珠母、朱砂块、磁石、萎仁等药，芩、连只用数分，熟地、阿胶等则用三钱，以鸡子黄一枚，生搅冲服，一剂烦躁定，能安睡。二剂后眠食俱安，但精神疲惫，遂以前方去芩、连，加苁蓉、枸杞，填补精血。接服数日而痊。

王姓妇，发热头疼，呕恶不已，医用荆防苏叶等药不效。予诊其脉数口渴，舌苔薄腻，溲热胸闷，此暑湿痰滞蕴伏中焦，胃脏不能运化之病。乃与橘皮竹茹汤，加黄连、半夏、旋覆花、佩兰、枇杷叶、茯苓、苡仁等药，服后得战汗而热退呕止，能进稀粥。复以原方减轻其剂，加沙参、麦冬，痊愈。

王善余次子，年十六岁，陡患腹痛呕吐，恶寒发热，痛甚则出汗，舌苔薄腻，脉缓滑，与柴胡桂枝汤，去人参，加蔻仁、木香，一剂痛呕俱止，寒热亦退。接服一剂痊愈。

吴姓妇年二十余，夏间陡患呕吐心烦胸闷，头眩口干，自服痧药，及十滴药水，均无效。予以黄连五分，吴萸二分，旋覆花、半夏各一钱五分，香橼花五朵，橘皮八分，六一散二钱，代赭石三钱，一剂而愈。

某妓十六岁，腹痛呕吐，先数日天癸来时，犯房事，旋即腹痛，呕吐下利，胸闷发热，痛作则呼号不已，舌苔腻，脉滑，此平日饮食不慎，胃病而兼子宫病也。因与桂枝汤，加厚朴、木香、砂仁、半夏、当归，服后腹痛较轻，惟吐利未止，身热口渴，溲热，溺时则小腹大痛，脉弦滑数。遂改用黄连汤，加厚朴，于是腹痛大定，身热亦清，但呕吐黏痰甚多。乃以原方去桂枝、厚朴、半夏加麦冬、竹茹、神曲、佩兰、生姜汁、莱菔汁等，服后得畅汗而痊。

查养和女佣十八岁，端午节啖糯米粽过多，遂病胸膈饱闷，恶寒发热，舌苔垢腻脉息滑大，先与平胃散合枳桔汤，加神曲、瓜蒌。不效，乃于方中加滚痰丸三钱，服后得大便两次，胸膈遂通。嗣以原方，去滚痰丸，合小陷胸汤，接服两剂痊愈。

黄焕文君病湿温，予已为之治愈矣。未几因饱啖鸡肉荤面莲子等物，腹病胸次满闷不舒，发热口干，舌苔干腻，与枳桔汤合小陷胸汤，加神曲，作煎剂，并令先服滚痰丸三钱。服后先得大便，随即得汗甚多，衣襟俱湿，盖前病之余气未尽，不仅食滞为患也。自是热退胸舒，知饥能食，复以六君子汤，加麦冬、苡仁，接服两日而瘳。

郭某年六十余，腊月间患疝病，外肾根部，肿硬如鸡卵，疼痛非常，恶寒不热，口干，舌光无苔，而色不红，盖寒疝也。其坚硬如鸡卵者，寒邪搏结得温则消散也。乃以乌头桂枝汤，蜜炙乌头三钱，桂枝、白芍各二钱，甘草一钱，加党参二钱，干姜八分，小茴香、当归各三钱，木香一钱，作煎剂服后至夜间痛始定，肿硬亦消，口干亦止。翌日以原方用羊肉汤煎药，并令其煨食羊肉而痊。

龙耀南年逾五旬，素有疝病，时发时愈，辛亥冬月，病复作，然与从前发病时情形不同，自觉有气从脐下直冲于心，则心痛欲裂，于是手冷汗出，不能支持，吸鸦片烟暂止片刻，然于病无济，初犹间一二日始发，继则日发无已，精神疲倦，饮食大减，两脉弦小，舌中有白苔，盖奔豚病也。乃肾气素虚复受客寒，身中阳气不能胜寒气之侵逼，则上冲而作痛，昔人所谓肾气凌心者是也。乃与桂枝加桂汤，再加熟地、鹿角胶、小茴香，服两剂后，痛大退。越两日天气愈寒，而病又复作，更兼呕吐，遂改用理中汤，加肉桂、吴茱萸、半夏、鹿角胶、沉香，接服三剂全安。

李姓妇年约四旬，天癸两月未来，呕吐不能饮食，茶汤入口便吐，略有恶寒发热等症。予诊其脉，缓滑有神，乃告之曰孕也。病家疑信参半，急欲止吐，屡服药而呕吐偏不能止，复延他医诊治，议论纷纭，方药亦各不同，数日后呕吐如故，日渐瘦弱。一月后其家复来邀诊，入其室则病人方痉厥未苏，两手紧握，两膝亦蜷，面色黄瘦，问之则诸医之药皆无效，而病人又不愿服药，故缠延多日，并问究系何病，死生何如，盖其家已议备后事矣。予曰：人虽瘦弱痉厥可畏，而脉则缓滑有生气非病也孕也。因嘱其不必服药，但以粥汤及鸡鸭汤与饮，盖以妇人恶阻有过六十日或八十日始愈者，不可妄以药治也。又月余，其侄来诊病，问之则已渐愈，稍能饮食矣。及至腊月，其婿送诊金来，复问之，则已饮食步履如平人矣。至今年三月果生一女。《金匮》论妇人恶阻，有绝之之戒，不图于今日见之也。

孙姓子七岁，腊月间发热恶寒，咳嗽体倦，饮食减少，脉缓不数，初用葱豉汤，加薄荷、桔梗、杏仁、甘草等，服后颈项及胸背等处发现痧点，犹隐约在皮肤间，尚未大现于外也。仍用原方，第三日痧大现，胸背颈项手臂等处，均密布而色红艳，夜间热甚口渴，遂改用桑叶、金银花、杏仁、益母草、花粉、贝母、甘草等。第四日热仍不退，舌色红赤起刺，毫无苔垢，遂易方，用地骨皮、干生地各三钱，麦冬二钱，北沙参一钱，白茅根三钱，贝母一钱，枇杷叶一片。一服热退神安，舌色亦淡而无刺矣，接服一剂痊愈。

杨某年近三旬，素有吐血病，遇劳则发，今年五月因劳役愤怒，血症又作，吐血成碗，发热咳嗽，延医服药，始尚小效，继则大吐不止，服药不效。其戚王姓延予治，问其情形，每日上午四句钟时，即大吐血，咳嗽有痰，心烦口渴，欲饮冷水，自觉胸部烧热，心胸间喜以冷水浸手巾覆之，知饥能食，舌苔薄腻微黄，两手脉数不大，形容消瘦，予谓此暑热伏于肺，胃热迫血而妄行，欲止其血，当先降其热，热降则血安于其位，不治而自止矣，以玉女煎合清燥救肺汤为剂，生石膏四钱，桑叶一钱，干地黄四钱，阿胶三钱，贝母、麦冬、沙参各二钱，杏仁一钱，枇杷叶一片，服后觉凉爽异常，腹中雷鸣，心内空虚，身热亦稍平，上午四时未吐，至午后始吐，咳嗽痰多，仍以原方加竹叶三钱，栝楼根二钱，枣仁、柏子仁各四钱，接服两剂，血几全止矣，惟精神疲惫，时出冷汗，脉息软大无力，舌上无苔，乃热退而元气虚也。况吐血多日，亡血已多，安有不虚之理，易方用生脉散，加黄芪、熟地、枸杞、枣仁、阿胶，接服两剂，汗渐少，能进粥两大碗，惟咳嗽痰中带血，嗽甚则亦或吐一二口，但迥非从前之汹涌耳，乃以百合固金汤合千金苇茎汤，出入调治，数日后能起床行走，饮食亦大进矣，遂以饮食滋补，兼服琼玉膏而瘳。

家君自少时即患肺病，咳嗽咯血，必服泻白散，及贝母、山栀、麦冬等药数剂始愈。嗣后遇劳碌及恼怒时病即复作，然亦有隔数年不发者。丁未夏月，偶因冒暑发热，而旧病亦复发，较前益剧，先是某日夜间，觉喉内有物上溢，以为痰耳，遂咯吐数口，及张灯视之，则皆血也。由是咯血不已，或纯血，或与痰质混和，精神疲惫，不能起于床，服阿胶、地黄、麦冬、贝母、枇杷叶等药不效，饮食亦稍能进，面色如常，身不发热，亦无盗汗口渴等症，脉息亦尚平静遂仍以前方进。讵意次日晚间，血忽上涌，连吐数口，遂昏晕不能言，奄奄一息，急以潞党参五钱，西洋参五钱，煎汤进，及参汤服下数分钟，始能言语，谓心内慌慌，周身肉颤，语时声音极低，盖元气大虚欲脱也。遂仍以参汤，和阿胶、熟地、枣仁、枸杞等药煎汤进，并以猪蹄煨汤服。如是调养至十数日，始渐入佳境，而胃纳亦甚佳，每日须六七餐，过时则饥，每餐皆猪蹄、海参、鸡子粥饭等物，且惟此等滋补品能受，若蔬菜、莱菔，及豆腐浆等类，皆不堪食，偶或食之，则觉嘈烦易饥。盖亡血之后胃液耗竭，非藉动物之脂膏不能填补也。迨一月后，精神渐复，亦能为人诊病，但不能用心思索，每写药方，则手颤眼花，行路只能及半里，再远则不能行矣。此丁未年焯由苏州返里，侍疾笔记之大略也。其后三年病未大发，精力亦较前康健，辛亥七月，天气酷热，偶因诊事劳碌，病又复发，咳嗽咯血，发热口干，服清养药数剂，虽小愈，而精神则殊疲弱。至九月间，武昌革命事正在进行之时，吾扬居民，纷纷迁避，几于十室九空，家君日闻此耗，惊忧交并，于是病又大作，咳嗽咯血，能坐而不能卧，精神益疲，煎剂无大效。乃以两仪膏进，日服三次，甚觉合宜，接服至十日，血渐少，亦稍稍能睡矣。自是遂以两仪膏、集灵膏，二方合并，仍制成膏剂，接服月余，咯血全止，精神亦大恢复，但微有咳嗽而已。计前后凡服党参斤许，西洋参数两，枸杞子斤许，熟地二斤，干地黄、麦冬、阿胶，亦各数两。距今已将三年，病未复发，且精神矍铄，日夕奔走，为人治病。呜呼，药之功顾不大欤，今编此书，特志崖略于此，以俟高明教正焉。

曹韵笙先生如君，年三十余，素患肺病及头痛病，每劳怒啖黏腻肥甘等物即发，发则头痛目昏，咳嗽喉中如水鸡声，胸闷不饥，舌苔薄腻，寸关脉滑，盖产育已多，脑筋衰弱，而又吸阿片，喜肥甘黏食，痰滞阻塞为病也。每次均用桑叶、杭菊、薄荷、杏仁、贝母、桔梗、前胡、橘皮等药奏效，今已数年，皆赖此方之力。现悉黏腻肥甘之患，已改用他种食品，而病发亦轻，不复如前此之剧矣。

姚某子六岁，六月间患痢症，里急后重，日夜不休，发热口渴，舌苔黄腻，两脉滑数，用香连丸，加黄芩、枳壳、槟榔、苡仁、六一散，作煎剂，黄连只用四分，余药亦只用一二钱，一剂痢减半，再剂全安。

张小芬君病痢，下利腹痛，里急后重，困苦不已，脉息滑数，与小承气汤，合香连丸，加槟榔、木香，服后痛痢俱止，但转为发热胸闷，是里气得通而余病将从表解也。乃易方用小陷胸合小柴胡汤，去人参、甘草，加枳壳、桔梗、厚朴，得汗而解，惟腹中作胀，不思饮食，舌现白腻苔。复易方用平胃散，加黄芩、苏梗、蔻仁、佩兰、苡仁等，两剂全瘳。

夏某子四岁，下痢红白，腹胀身不热，口不渴，舌色淡无苔，脉缓滑，与平胃散，加白术、木香、砂仁、扁豆等，接服两剂而痊。盖过啖生冷等物，肠胃不能运化也。

殷某子四岁，下痢多日，手足冷，时出冷汗，脉息小弱，神气疲倦口不渴，舌无苔，此非痢疾，乃阳虚欲脱也。不温则死。乃与理中汤，参、术各用三钱，干姜八分，甘草八分，加生姜、红枣，煎服，一服汗收手暖，下利亦减，接服一剂而安。

李善门侄女，年二十余，患痢疾，医用大黄、槟榔，及三物备急丸数剂，下利益甚，里急亦迫，至于脱肛。每至解大便时，腹痛肛坠，困苦异常，乃与补中益气汤，一服而脱肛愈，两服而痢亦止矣。

滕云路君令堂年七十余，病痢多日，至于脱肛，精神疲惫，头晕心悸，不能起坐，舌光无苔，脉息小弱，与补中益气汤，加麦冬、白芍、木香，三剂而痊。

江某子十五岁，泻利年余，面黄体瘦，食少作恶，舌光无苔，口干头晕心悸，脉细，每日犹泻十数次，所泻皆稀粪水，盖泻利日久，肠胃中之脂液消亡，昔人所谓下多亡阴是也。

与大补元煎，加黄芪、赤石脂、麦冬、玉竹，接服两剂，而泻利已减去十之六七，头晕心悸亦平矣，再服数日痊愈。夫参、芪、熟地，为泻痢病最忌之药，盖补滞之品，能闭塞肠胃中之病毒，致人于危，而此独以补药奏功者，虚实异宜也。然亦惟纯虚无滞者，始可纯补，否则又当别论矣。

路某病痢年余，日夜数次，手指清冷，脉息小弱，饮食起居如常，与理中汤，加黄芪、木香、厚朴、白芍。服两剂，痢即止，接服数剂痊愈。

完某子三岁，病后泄泻汗多，口干不欲饮茶，体瘦神疲，咳嗽有痰，小便清，舌色淡，纯属虚象，用四君子汤合生脉散，加黄芪、花粉。服后汗止泻减，但咳嗽多痰，原方以花粉易贝母，接服两剂而安。

王姓妇年五十余，夏间陡患泄泻，暴注下迫，一日夜二十余次，发热口渴，胸闷腹痛，舌苔黄腻，脉数溲热，盖暑湿蕴伏，肠胃中兼有宿滞，火性急速，故暴注下迫也。病者闻之叹曰：真名医也。今年家中因财政困难，故将楼下房屋，赁租与人，自居楼上，讵知亢热非常，自知受暑云云。遂用黄芩汤，加连翘、苡仁、六一散、佩兰、枳壳，一剂热退痢减，二剂痊愈。

壬子四月，张兆魁君患温病，头痛发热胸闷，舌苔淡黄腻，与小柴胡合小陷胸汤，去人参，加厚朴。服后热退闷松，至夜间觉烦懑不适，鼻衄如注，次日清晨，速予往诊，血仍未止。诊其脉缓滑不数，扪其身凉如平人，问其苦则但觉心中烧热而已，遂易方用干生地五钱，阿胶五钱，麦冬、牛膝、贝母各三钱，茅根五钱，黄芩二钱，梨汁一小盅，和服，覆杯而人愈。此四月十三日事也。至五月初二日，张君又病，咳嗽呕吐，潮热胸闷，胁痛，舌苔薄腻，脉滑不数，盖天气骤热，湿秽逼人，而又兼有恼怒郁闷之事，遂酿成湿温而兼胃病也。初用小陷胸汤，加柴胡、橙皮、佛手，接服两剂，不见功效，而呕吐益甚。遂改用旋覆代赭汤，去人参，加柴胡、黄芩、黄连、青蒿、六一散、苡仁，服后呕吐少平。遂仍用原方，明日午后复诊，则病人方战栗恶寒，厚被覆之。犹觉畏冷，旋即发热，予谓恐将作战汗，否则病将转疟而退也。因仍以原方，减轻其剂，至晚间八时，其仆复来延诊，述现在出汗不止，两手俱冷，举家惶恐，诊之脉息虚缓有根，惟神气疲惫，懒于言动，问其苦，则曰心内慌慌不宁，盖战汗后元气大虚，能放而不能收也，当以药力助之。用潞党参四钱，生黄芪四钱，枸杞子四钱，炒枣仁四钱，朱拌茯神四钱，甘草一钱，红枣五枚。立遣其仆购药，急煎与服，并力戒其家，不可慌乱偾事。服后汗止神安，酣睡一夜，明日复往诊视，则病人方坐而食粥，言语几如平人。仍以原方减轻其剂，数日后张君偕其弟小芬君，来予寓诊病，则痊愈矣。

张毕亭子十五岁，癸丑夏间卧病，服药五剂弗效，延予诊之。病人常觉心内烦杂不安，数日未能眠，大便泄泻咳嗽，咳则右胁作痛，身热舌边红，苔薄白，舌动则现裂痕，小便黄浊，精神疲倦，脉息软数。阅前服方，则槟榔、枳实、黄连、瓜蒌、薤白、生地、薄荷、桑叶等，盖克削过甚，胃津耗竭，湿热未清，而脑力复受损也。拟方用北沙参二钱，百合四钱，枣仁、朱拌茯神各四钱，苡仁三钱，青蒿三钱，佩兰一钱五分，杏仁二钱，枇杷叶一片，朱染灯草二尺，作煎剂。服后安睡两小时，心烦定，自觉爽快多矣，大便亦不泄泻，食锅巴糕数片，身热亦轻，脉转缓滑。原方去佩兰、杏仁，加鲜石斛三钱，贝母一钱，枸杞子二钱，茅根三钱，接服两剂而痊。

戴姓子甫周岁，壬子夏间，泄泻发热，延幼科治之，服药三四日，病益剧。延予诊之，则已喘促不安，目上视，手足抽搐，作舞蹈状，舌光红无苔，面色惨淡，头微热，手足微冷，身不热，胸部觉饱满，倏喘倏搐，搐则目上视，无片刻安宁，口渴与以茶则少安，顷刻又喘又搐上视矣，病甚危险。予见其母衣孝服而哭甚哀，盖其父殁才一月也，为之恻然，遂勉力治之。用四君子汤，党参二钱，白术一钱五分，茯苓一钱，甘草五分，加干地黄三钱，朱拌茯神三钱，扁豆三钱，木香八分，作煎剂。盖以泄泻多日，胃气已虚，而舌光无苔，气喘手冷，又为阴阳两虚之证，其手足抽搐而目上视者，则筋无液养，而现脑筋症状，昔人所谓痉病是也。姑以此方救其元气，养其阴液，非能必其活也。讵次日清晨，病家遣人来告，谓此药服后，即能安眠，喘痉俱止，至夜间两句钟时，解大便一次，胸满遂平，惟神气疲弱。仍以原方加枸杞子二钱，麦冬一钱，山药三钱，并令以乳与饮，及以米粥与食，如此调养数日后始痊。

潘锦文子两岁，泻痢数日，经幼科医治之无效，遂延予治，手冷汗多，精神疲惫，时作嗳气，舌苔薄腻，脉息软滑，此暑湿痰滞之病，治不得法，而胃气受伤也。宜先固正气，用理中汤，党参、白术各二钱，干姜五分，加黄芪八分，木香五分，服后汗渐少，手转温。接服一剂，汗全止，但泄泻发热，口渴欲饮，入暮热甚，舌苔转为黄腻。遂易方用青蒿二钱，黄芩、佩兰、桔梗各一钱，枳壳一钱五分，苡仁三钱，滑石二钱，花粉一钱。接服两剂，渴稍平，泄泻止，惟夜仍发热，舌苔厚腻而黄，舌尖红，目睛黄，小便清，盖湿热痰滞蕴结上焦，病在上而不在下也。仍宜清轻开化，遂易方用旋覆花五分，石菖蒲三分，苡仁三钱，桔梗八分，枳壳一钱五分，茵陈一钱五分，连翘二钱，茯苓、六一散各二钱，茅根四钱。服后热较轻，舌苔亦退，二便通利，乃以方中去菖蒲、旋覆、茯苓、六一散，加山栀、贝母、青蒿露、丝瓜络、沙参、枇杷叶。接服两剂，热全退，遂改用沙参、麦冬、百合、花粉、茅根、扁豆、苡仁、茵陈、石斛等药，三日而安。凡小儿之病易虚易实，此病本由暑湿乳滞蕴结上中二焦，致泄泻发热，徒以幼科医家，不知此理，犯叶天士之戒，妄以山楂、神曲、黄芩、防风、葛根、枳实等，消导升散之剂，致胃气受伤，故现汗多手冷，得理中汤，而胃气回冷汗止，然病究未去。故复转热，渴而舌上现黄厚苔，得清轻开化之药，则病去而热退，步骤井然，不可稍差铢黍，其舌苔转黄厚，与热渴大作者，实理中汤有以促成之。然非舌苔黄厚，既热且渴，则清化

之品亦胡可浪投，相违适相成也。又小儿之病，幼科多严禁乳食，不知乳食过饱固足增病，而过饥亦能伤胃。此病当热渴苔厚之时，则暂禁乳食，热轻苔退，及出冷汗之时，则渐与乳饮，但勿使其过饱耳，饮食起居为看护病人之紧要关键，小儿为尤要焉，盖襁褓之儿，饥饱皆不能自言，医家病家尤宜体贴周至也。

丛桂草堂医案

411

丛桂草堂医案卷四

江都袁　焯桂生著
绍兴裘庆元吉生校

王姓妇小产后，心慌不寐，发热恶寒，头晕汗多，口干舌苔少，舌尖破皮，脉息虚数，此临产时去血过多，气血两虚之象。盖阳虚则恶寒，阴虚则发热，阴阳俱虚，则恶寒发热也。问之果下血三日，而胎始堕，胎堕时，又极艰苦，晕厥数次，而体质又瘦弱。遂以补养气血安神敛汗之方，一剂而安寐汗收，寒热俱退，能起床行立，进粥半碗，一剂而痊愈矣。方用熟地、阿胶、麦冬、牡蛎、枣仁、茯神各三钱，干地黄四钱，黄芪二钱，红枣三枚，水煎。

癸丑四月，小码头洪姓妇，年逾二旬，患失血症，小便下血块，大便亦带血，阴户酸坠，甚至酸及于心，时时欲尿，精神疲弱，服某医参、芪等药数剂无效，且腹胀，而饮食减少矣。诊其脉虚小无力，此血虚而脑筋衰弱之病，殆由房劳过度欤。为制方用熟地、生地、枸杞子、鹿角胶、阿胶各三钱，炒枣仁五钱，柏子仁四钱，朱拌茯神五钱，香橼皮一钱五分，白芍二钱，煎服。接服两剂，越日复诊，则病已大退，又嘱其服数剂痊愈。

邮政局邮差某姓妇，产后忽大笑不止，笑声达户外，虽以手掩其口，亦不能止其笑，面色黄淡无华，两脉细小，自汗气促，此临盆下血过多，脑无血养，致脑之作用失其常度，殆由平日愤郁太过，遂乃有此变象欤，治法当以补养气血滋益脑髓为主，而一切治标之药，皆不可犯也。拟方用熟地、阿胶、枣仁、茯神、柏子仁各四钱，白芍三钱，五味子一钱，党参三钱，黄芪二钱，鸡子黄一枚，生冲和服。服后即能安寐，至次日下午，笑复作，盖血液尚亏，一剂之药方不足以填之也。仍以原方服二剂后，笑不作，遂以饮食调补而安。

三侄德谦生每安氏，今年六月初十日，陡患发热恶寒，手麻胸闷，身困，舌苔白腻，脉息沉缓，盖乘凉贪食西瓜过度，冷滞伤胃，而又感冒风寒也。初用藿香正气散煎服，无大效，手足俱麻，胸闷作痛，乃于原方加桂枝、丁香、当归各一钱五分，安睡一夜。明日午后，手复麻，胸闷作痛，嗳气作恶，舌苔白腻，口不渴，脉沉小缓，手微凉，不发热。盖寒湿之气，与痰水阻遏中焦，胃中阳气受其压抑，不能运化如常；其手足麻者，中焦受病，则应于四末，脾胃主四肢也。病势殊重，前药尚不免嫌轻，易方以桂枝二钱，厚朴一钱，苍术二钱，吴茱萸六分，母丁香、半夏各一钱五分，木香一钱，茯苓三钱，当归二钱，加生姜，煎服。先服头煎，服后旋即呕出清水涎沫约有碗许，胸腹窜痛，上下不停，手仍麻，复以二煎与服，服后出汗矢气，而痛遂止，能安寐，于是诸病悉除，但不思饮食而已。乃以桂枝汤，合平胃散，减轻其剂，接服两剂而痊。

马姓女年二十岁，今年七月患暑病，初由幼科某君诊治，用青蒿、六一散、瓜蒌、贝母等药三剂，又用大黄等药二剂，大便虽通，而病不退。幼科仍主张用大黄，病家不敢从，乃延予治。病人午后发热，胸闷不舒，口燥溲热，胸膈间热较他处为甚，舌苔黄薄有裂痕，脉滑兼数。盖暑湿蕴伏，肺胃病在上焦，攻下只通肠胃，与肺无涉也。治宜轻清开化上焦，则病自愈。拟方用杏仁、沙参、贝母、蒌皮各二钱，桔梗一钱，石菖蒲六分，佩兰一钱五分，连翘三钱，黄芩、麦冬各二钱，鲜石斛三钱，枇杷叶一片，煎服。明日复诊，述昨药服后，夜间能睡，热退，胸闷亦除，但觉饥而欲食耳。遂以原方去菖蒲、蒌贝、桔梗、黄芩、杏仁，加丝瓜络、天花粉、甘草，两剂而安。凡病在上焦，皆不可用重药，叶天士言之最详，此即《素问》所谓其高者因而越之之义，盖不仅指吐法言也。

潘信夫君哲嗣，年二十五岁，自去年八月病狂，妄言骂詈，弃掷杯具，延医服药，祈祷鬼神，病日以剧，其家另以僻屋居之。今年二月，始延予诊。骂詈妄语，终日不休，亦不能寐，面色如平人，舌尖红而苔腻，大便三日未行，饮食如常，脉息沉滑，此胃热有痰，病尚可治。盖胃热则登高而歌，弃衣而走，今彼骂詈妄语，与登高而歌无异，而舌苔腻，能饮食，数月之病毫无倦容，大便又常秘结，此皆实象，而非虚证也。乃以小陷胸汤，合涤痰汤，去人参、南星，加麦冬、茯神、知母等药，黄连用八分，蒌仁、竹茹、麦冬、茯神各三钱，余各一二钱。接服两剂，大便通利，夜间能睡，惟梦遗泄精，舌苔仍腻，原方去枳壳、竹茹、知母，减轻川连，合宁志膏，仍作煎剂。又服两剂，诸恙悉瘥，但觉困倦欲睡，遂以饮食调养，不劳余药而瘥。

城内红旗口王善余之子，十九岁，由常州病归，头疼身重，肢节酸疼，发热谵语，咳嗽痰中夹血，面色晦黯，脉息滑数，盖湿温而兼肺病也。用小陷胸汤，加青蒿、黄芩、贝母、苡仁、连翘、滑石、生地、茅根、枇杷叶等，一剂头面得汗咳少减，二剂热退神清，夜间能睡矣，复以原方减轻其剂，接服两日得大便一次，每餐能进粥碗许，遂改用北沙参、扁豆、苡仁、白术、麦冬、白芍、黑豆、甘草、茯苓等养胃之品而瘥。未几因口腹不慎，复病，胸闷不饥，饮食大减，乃与二陈汤，加沙参、麦冬、佩兰、桔梗、苡仁等消补之品，两剂，饮食能进矣。但消瘦日甚，复用六君子汤，加麦冬、枸杞子、苡仁、红枣等补养之剂，并戒其勿食煎炒油腻等难消之物，但以米粥蔬菜，调养半月，而康复如初。

张姓女十四岁，初觉身体困倦，饮食无味，越两日薄暮，先恶寒，旋即发热，谵语不识人，手舞，吃吃然笑不休，口渴烦躁，其家骇怪，以为痧，又以为邪祟，至夜深时，叩门延诊。予视其脉，滑数不调，舌尖红，中苔白腻，身热有汗，盖暑湿痰滞蕴结于中焦之病也。用小柴胡合小陷胸汤，去人参，加滚痰丸三钱，同煎。服后得大便三次，神清热退，能安睡矣，但尚不知饥，仍与小柴胡汤，加枳壳、桔梗、佩兰、益元散，二服而瘥。

德兴衣庄潘某，年约三旬，发热恶寒，头疼身痛，胸闷不思饮食，握其手臂，其热烁手，知其病重，非寻常之感冒也。然当时尚未现有热证，姑以葱豉汤，合二陈汤，加连翘、枳壳、桔梗，以待之。服后恶寒退，而心烦不得寐，胸闷作恶，脉滑舌燥，数日不大便，踌躇久之。乃毅然以大柴胡汤，大黄用三钱，下稀粪水五六次，前证尽退，但不思食而已。越两日复发热谵语，烦躁不宁，舌苔黄，脉滑唇红，口内破裂，大便溏，复以小陷胸汤，加大黄三钱。翌日复诊，则胸部脊背手臂等处，均发现斑疹，其色红赤，烦躁定，神识清，咳嗽多痰，舌苔黄燥，大便溏泻，脉不数，遂改用小陷胸汤，去半夏，加贝母、知母等平剂以治之。接服两日，赤斑发现愈多，手足胸背均满布，而脊背中尤为稠密，其色红赤鲜明，言语时清时乱，目赤唇红兼有呃逆，仍以原方接服一剂。讵次日复诊，则神昏不能识人，谵语呃逆，舌苔黑燥，脉息滑数，头汗出，时或手动唇动。盖伏热尚重，病势正在凶猛之时，仍当清凉攻下，双方并进，庶足以杀其凶猛之势。幸病家坚信不疑，得以放手用药，乃以白虎汤、小承气汤、

413

小陷胸汤，三方合用去厚朴，加梨汁。此药服后，神气转清，呃逆谵语亦渐定，遂以前方去大黄、石膏。接服三剂，病大退，乃以清凉和平之方，调理半月而瘳。大凡温病之重者，多从斑解，而尤必藉大黄之力，盖腑气通，则伏邪始能外发也。

米某年逾四旬，卧病多日，服药数剂，他病俱退，惟彻夜不寐，谵语笑不休，不饥不食。予视其舌尖红而苔少，脉息小滑，盖病退而津液大伤，痰热阻滞为患，遂以百合、知母、沙参、麦冬、贝母、花粉、枣仁、柏子仁、茯神、竹茹、黄芩，少加川连二分，一剂，而笑止神安，遂以饮食调养而瘳。

周某年约四旬，初患湿温病，由其戚某君用三仁枳桔，及小陷胸、瓜蒌、薤白等方，服十余剂，又以泻叶下之，神气遂大疲惫，心悸不寐。予视其面色黯淡，舌燥无津，手指蠕动，右脉小弱，左脉虚数，乃克削过甚，津液元气俱伤之候也。因用增液汤，加西洋参、牡蛎、石斛、柏子仁、茯神等。翌日复诊，汗出不止，舌燥而现黑色，略有薄苔，口干，病人自谓头重异常，盖元气大虚，前药嫌轻也。乃于前方去石斛、牡蛎，加党参、黄芪各三钱，五味子五分，白芍三钱。次日天甫明，叩门延诊，则汗出愈多，寐则汗出益甚，手冷神气疲惫，两脉虚细，心肾脉尤不足，势将欲脱矣。乃以别直参三钱，黄芪五钱，白术四钱，熟地五钱，枣仁五钱，五味子、炙甘草各一钱，浮麦五钱，红枣五枚，急煎服，外用止汗药粉，扑其周身。午后复诊，则汗止安睡，手足俱转温矣。仍以前方，又进一剂，自是遂能进粥，遂以六君子汤、资生丸等药，调养半月而痊。

冯懋轩君令堂，年近六旬，今年六月患发背，由西医徐君医治，将及一月而溃烂不收，汗多头晕，大便溏泻，精神疲弱，西医以有内症，嘱延内科诊治。予诊其两脉皆虚软无力，胸闷作恶，咳嗽心悸，头晕汗多，舌苔少，盖高年气血已亏，外症出脓血既多，饮食又多日

不进，气血大虚，阴阳欲脱之候也，危险实甚。乃以大补元煎，生脉散出入为方，潞党参、麦冬、枸杞各二钱，五味子三分，枣仁、山药、炒熟地炭各三钱，黄芪、橙皮、佛手各一钱。接服两剂，汗渐少，饮食稍进，但咳嗽心慌，原方去橙皮、佛手、黄芪、党参，加百合、茯神、柏子仁、西洋参、杏仁、贝母。又服三剂，精神较有起色，惟心虚呛咳，舌燥无津，左手手心热，鼻孔亦觉有热气外喷，此高年阴液素亏，肝肺之津液俱涸，则燥从中生，必润以濡之，始能有济。乃复定一方，北沙参、麦冬各一钱五分，燕窝、百合、地骨皮、枣仁、柏子仁各二钱，牡蛎三钱，并嘱其另煨燕窝汤，日服二次，间以母鸡汤与饮。又念外症与内症有密切之关系，乃令其解去绷带，详为检视。据冯君言，自服煎药后，肌肉已日见增长，不似从前之迟迟无进步矣。然患处溃润之地，仍长有三寸，宽二寸，皮能掀起，全无脓垢，而西医所用之药，则海碘仿一味而已。予谓外症此时宜速换生肌药，海碘仿只能杀菌防腐，欲无生肌之力，外症一日不收口，则内症必受影响，盖内外虽殊，而关系脏腑气血则一，冯君韪之。遂与徐君婉商换药，而煎药服数剂后，咳呛燥热等症俱退。仍以原方接服半月，燕窝汤亦常服，于是精神饮食，俱有起色，而外症亦渐痊矣。是病也，其始得力于参芪熟地，其后得力于燕窝，及诸清润之药。而惜乎今之业西医者，只知守他人之成法，而不肯取中国医书，以研究之也。

隆盛祥纸号王某年二十五岁，自今年四月患便血症，初仅大便带血，缠延三月余，始来诊治。每日下血二十余次，血色或鲜或紫或淡，头晕心悸，精神疲惫，面色黄淡，脉息弦缓无力，此平日劳神太过，经云阴络伤则血内溢，而缠延日久，失血过多，故气血大亏如此也。急宜止血，否则将暴脱而逝矣。遂以补养气血、止血敛血之方，服一剂后，血即大减，二剂血即减至五六次，接服五剂痊愈。方用潞党参、

白术、当归各二钱，炒熟地炭、白芍、赤石脂、枣仁、续断各三钱，升麻五分，煎服。

叶姓妇年二十余，因事烦劳过度，经水淋漓不止，头晕心悸咽痛，脉息虚小，舌红无苔。此劳神太过，阴虚血热妄行，热上升则咽痛，其头晕心悸者，血虚而心无血养，脑筋衰弱也。先宜养血调经以止血，方用干地黄四钱，元参、阿胶、枣仁、牡蛎、麦冬、白芍各三钱，炒熟地炭二钱，香橼皮一钱五分。接服两剂，经水已止，惟咽痛头晕，饮食不多，舌红无苔，左脉较小，前方加鳖甲三钱，珍珠母五钱，桑叶三分，枸杞子、女贞子各二钱，接服四剂痊愈。

李姓妇年逾四旬，素患血崩症，遇劳则发，思虑恼怒亦发，每发时，予皆以养阴止血之法奏效。壬子正月，病大剧，下血成斗，心悸头晕，奄奄一息，两脉虚弱，面色无华，盖失血过多，势将脱矣。因师魏柳洲治宋申甫室人之法，用熟地黄八钱，枸杞子五钱，阿胶四钱，枣仁四钱，潞党参三钱，作一剂煎。一日服尽，服后心悸稍定，血下亦稍缓，接服三剂而血止。复以此方加麦冬、柏子仁等作膏剂，常服而痊。

倪姓妇年逾三旬，产后下血不止，头晕心慌，汗多手冷，脉息细弱，其时有某医在坐同诊，主用童便，以防其血晕。予谓此阴阳两脱危亡在即之病，童便力薄，恐误事机。乃以党参、黄芪、熟地、阿胶、枣仁各四钱。此医亦以为然，遂以予方煎服，覆杯而血止汗收，能进粥一碗矣。复以原方减轻其剂，接服两日而安。

姜雨川由福建来镇江，复因事往湖南，沿途感冒风寒，左肩作痛，不能举动，痛处畏冷，脉息缓滑，饮食如常。乃以羌活、桂枝各一钱五分，秦艽、半夏、苍术各二钱，白芥子、川芎、木香、甘草各八分，天仙藤三钱，橘皮一钱，生姜三片，红枣三枚，煎服。两剂后，痛大退，能举动矣，惟腿膝觉痛，盖余病未清也。以原方去半夏、川芎，减轻其剂，加牛膝、苡仁、党参等，接服两剂而瘥。

丁姓妇年逾六旬，病延多日，由其婿金岇生君延予治。胸次闷塞不舒，饮食不进，身不发热，惟胸部一片热，溲热口干，舌苔薄腻，脉弦小滑。此暑湿痰滞郁结上焦不通，先宜宣开上焦，然后再议调补。方用石菖蒲三分，香橼皮、佛手、佩兰、枳壳、桔梗各一钱，麦冬、杏仁各一钱五分，连翘二钱。接服两剂，胸闷松，稍能进粥汤，惟心悸怔忡，头晕汗多，盖病退而气血虚也。遂易方用北沙参、白芍、干地黄各二钱，黄芪一钱，枣仁、柏子仁各三钱，香橼皮八分，麦冬一钱五分，甘草五分，接服四剂，诸恙悉除矣。

王姓妇，年六十一岁，夏间陡患头晕心悸，胸闷嘈杂，时发寒热。予诊其脉细小，口干溲热，身体素瘦，盖阴液素亏，兼有郁抑，而复受暑也。乃以轻剂调之，二剂而愈。方用北沙参一钱五分，麦冬二钱，枣仁、茯神各三钱，佩兰、香橼皮各一钱，青蒿连翘各三钱，六一散二钱，天花粉一钱五分，煎服。

赵姓妇年近四旬，禀质素弱，春间患怔忡不寐，自服人乳二十日始愈。夏间复病，每日午后发热，身困胸闷作恶，不思饮食，泄泻，自用元参、麦冬、山栀、桔梗、薄荷、甘草等药，热愈甚。延予诊治，右脉弦数，舌苔白腻，小便热，予谓此湿温病，最忌滋腻之药，虽体质素衰，亦不宜用补药，当先治病，特方法宜和平，而不可用重剂耳。遂拟方用黄芩一钱五分，苡仁、滑石、青蒿各三钱，佩兰一钱，蔻仁、通草各六分，橘皮五分。接服两剂，热退泻减，但胸次作痛，怔忡复作，手麻不寐，脉转缓小，咳嗽舌尖红，中苔薄腻。遂改用蔻仁六分，木香、佛手各八分，枣仁、柏子仁、茯神、茯苓各三钱，佩兰一钱，枇杷叶一片，两剂诸恙全退，能进饮食矣。

安雷川君令媛，两岁，冬月间因佣妇不慎，将沸水泼于其腿，溃烂如手掌大，啼哭不休，初延西医治之，不能定痛，乃邀予诊。予用藤黄膏涂之，旋即止痛，未及两星期，而长肉收口矣。

附藤黄膏方

藤黄一两　黄蜡一两　麻油八两

先将藤黄敲碎，置入麻油内，慢火煎之。俟藤黄枯焦，其汁尽出，即离火，滤去渣，将黄蜡置油中熔化，和匀成膏，置冷地出火毒，专治烫火伤，止痛生肌，效验无匹。用时将膏涂患处，以油纸盖之，外加布包扎，每日换一二次。

史姓妇年约三旬，患目疾，服药不效，延予治。视其两目，并不红肿，又无翳膜，问之但觉昏花作痛，畏见日光灯光，头晕神疲。此劳神太过，血液衰耗，脑力不充，血不足以养目也。经云目得血而能视，治宜养血为主。初用集灵膏合二至丸，作煎剂，接服五剂大效，嗣以原方作膏剂，服至半月，目力如常矣。

龚姓女七岁，夏间头顶生疔如贯珠，出脓后久不生肌，每三日必出脓一次，否则肿胀疼痛，乃以绿云膏贴之。每日洗换，不十日瘥。

家嫂于今年九月，陡患喉症，初起时，仅咽喉两旁红肿起白点，发热恶寒，头疼舌苔淡黄而腻，脉滑，盖湿热痰滞酝酿为患。初用薄荷四分，桑叶一钱，连翘四钱，瓜蒌、金银花、贝母各三钱，金果榄二钱，鲜生地六钱，煎服，外吹蓬莱雪。次日寒热退，而咽喉两旁则破烂，汤水难下，舌苔淡黄厚腻，右脉滑数，乃痰伏上焦也。前方去薄荷、桑叶，加杏仁三钱，冬瓜仁、丝瓜络各四钱，黄芩二钱，木通一钱，石菖蒲四分，梨汁一酒盅，和服。第三日复诊，喉部溃烂未至蔓延，咽内常觉痰阻，舌苔黄腻，痰浊甚重，轻剂不能治也。乃易方用旋覆花二钱，贝母四钱，海浮石、蒌仁、半夏曲、麦冬、生地各三钱，川连五分，橘皮一钱五分，梨汁、莱菔汁和服，并另用梨汁、莱菔汁与饮，痰渐活动能稍略咯出矣。然舌苔则满布黏腻，口黏而干，大便数日未通，右脉滑数，乃以原方去海浮石，加滚痰丸三钱，同煎。盖欲通其大便，使痰浊下降也。此药服后，夜间能睡一二时，知饥欲食，而病势遂大退矣。然并未大便，惟吐痰则甚多，舌苔尚腻，仍以前方去滚痰丸，服后诸恙俱退。家嫂以药太苦，遂不服药，但以薄粥调养，越日大便始通，而起居如常矣。

张姓女年十七岁，体素羸瘦，自去年秋间，经水止而不来，时发寒热，延医治已小愈。今年四月，偶因邻舍失火，突受惊恐，病势转剧，医药罔效，乃延予治。咳嗽发热，胸闷腹胀，胁痛不寐，肌肉瘦削，满舌光赤无苔，脉息弦细，饮食不进。夫肌肉既消于外，阴液又亡于内，而饮食复不能进，将何恃以生存乎，乃婉言谢之。讵病家必欲服药，乃用增液汤，加青蒿、地骨皮、西洋参、柏子仁、茯神、香橼皮、蒌仁等药，以养阴退热，兼消积滞。接服三剂，得大汗而热退，大便解出臭秽黏硬之粪甚多，知饥欲食。二三日后，居然能进粥饭碗许，素馄饨能食二十枚，亦能行走如常，其家狂喜，诧为神奇。予观其肢体太瘦，丰姿太薄，虑其终难收功，因告之曰：今虽小效，后事尚难预料。其时初交小暑，不数日天气骤然酷热，无病之人，尚觉难受，而此女果复发热睡倒，不能起床，饮食不进。予乃决其死期在立秋前后，病家仅此一女，必欲其生，遂复延他医及针科诊治。至七月杪而死耗至矣。又友人张抱山君内弟，自今年春间卧病，缠延床蓐，延医服药，病虽退而肛门之旁生一漏孔，日流脓水，每大便则粪从孔出。至八月间抱山君之夫人由安庆归，见其弟病危若此，乃荐予诊。予入其室见病人卧于床，瘦削不堪，几同枯骨，视其舌则光而不红，脉息细如蛛丝，每夜出汗甚多，予出其室，私嘱其家曰：速备后事，病不可为矣。其家谓现在尚能饮食，言语亦甚清晰，何不能治？予曰：大肉脱者死。此人仅剩皮骨，如何能生？果于是日夜间二句钟死矣。夫决生死之法，为诊病之重要关键，而其学理则莫精于《素问》《难经》两书，故欲讲求医学不可不于此二书加之意也。若近人好摘《内经》之小疵，而辄肆诋毁者，非无识少年，即别怀私意，又何足与之深论耶。

黄澹翁医案

（清）黄述宁　著

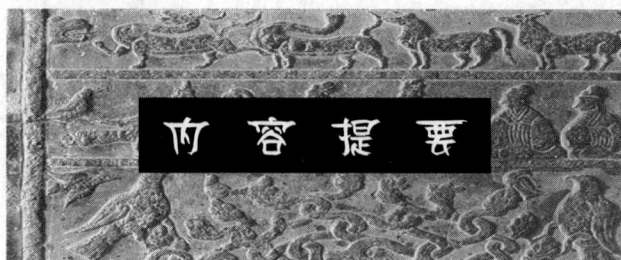

内 容 提 要

《黄澹翁医案》四卷，附生平所用医方二卷，绍兴
裘氏自扬州旧书肆购藏之抄本。因案方两切实用，民国
九年，特邮寄无锡周小农名医订正。今又由桂君重校句
读。虽黄氏为何许人无可考，然其书洵可传也。

小　序

　　《黄澹翁医案》二卷，《附方》二卷，为绍兴裘吉生君藏书，邮传至锡，属为勘定，以某才浅识薄，且无副本可校，仅为订正五十余字，至文字语气，一仍其旧，考黄君自述，于时邪危疴，调理杂症，均得心应手，附方亦多征验，以之传世，足以裨益医林，发扬旧学，爰书数语，以志景仰。

民国九年一月无锡周镇小农别署伯华谨识

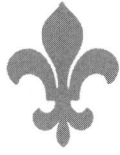

目　录

黄澹翁医案

黄澹翁医案卷一

黄述宁澹翁著

无锡周镇小农别署伯华订正
浙江杭州桂良溥重校并句读

句容杨庆侯，左寸关空软极矣，血已大亏，左尺亦弱，精元甚衰，右关甚弦，脾土受克，难以生金，而肺气致虚。据症颐后有蟹爪纹，胃脘痛极，年余以来，每发食物即止，近将一月，审此乃血瘕为祟，已成虫矣。

延胡索 当归尾 楝根 百部 川连 桃仁 红花 使君子 生地 千年健

服前方二剂，痛减，解虫二条。加鹤虱，痛大减，又解去虫二三条，蟹爪纹退。丸用四物加川连、百部、白术、白蔻。

管修五，右关尺弦急不伦，非龙雷之火而何，火之性善行而数变，动则升静则降，此一定之理也。今每于安卧时升，日间转安，此潜伏水底之火，静极而动，非纳气归元，未必效也。方用济生肾气去牛、车，加麦、味、沉香。

扬州吴申锡，先天本弱，又不谨守，梦泄神虚，腿酸腰痛，肢软怔忡，丹田如降精之状，每泄后则丹田疼痛，四肢头项，摇动不宁，督脉常热，先据来字病源，订一清督养肝之方。

生地 丹皮 山药 茯苓 泽泻 白芍 巨胜子 杜仲 地骨皮 龟胶 青盐为引

复来诊脉，六脉软弱如游丝，订丸方。

六味加天冬 麦冬 人参 白术 龟胶 鹿胶

上药制成，以十分之一，入羚羊角末二钱，蜜丸，先服后，再接服九分。

扬州汪焕臣，间日不寐，怔忡耳鸣，粪后便血紫色，小便多秘不等，大便或溏或泄，饮食多少不等，上四部脉软弱，两尺水火俱衰。脉诀云：软而弱者。湿家里急。乃寒湿凝于血分，徒服养神安心之品，何益哉。

秦艽 草薢 苍术 厚朴 泽泻 荆灰 赤苓 神曲

丹阳又周，右尺命门之火独旺，上炎三焦，以致消渴，小便多，将一年矣，当急戒酒色调理，方无增病之患。方用黄连猪肚丸。

川连 陈皮 花粉 茯神 知母 麦冬

扬州孔内眷，十六岁起，腹中有块跳动，有孕则不动，今已四十岁，二十余年不消，阔如三指，长将三寸，按之火热不疼，在脐四围。用棱莲聚宝丹。

泰兴潘有成，阴癫卵核之症，硬筋寸许，小便茎中痛，频频解带白浊，小腹胀坠。据脉肾肝两部弦数，必因已前阳痿时，服热药过多，阳虽举而有此病，后又服凉药，以致筋缩，皆做成之病也。

木瓜 茅术 荔核 牛膝 当归 白芍 草薢 秦艽 甘草 黄柏 冬葵子 海金沙

梁垛场胡安明，咳嗽声哑，寒热往来，吐白沫，脐腹痛，小便赤，大便黄，去年十一月起，囟会不仁，本年八月来诊，按脉右尺寸不足，关滑大，左三部软数。据此乃脾胃有留滞之象，当先理之。

陈皮 枳壳 山楂 炙草 赤芍 神曲 半夏曲

服此方三剂，腹中响，畅解大便一次。今

右关好些，咳亦减，沫亦减，加泽泻八分。右关滑大之象全退，所以腹痛除，白沫少，寒热减，小便淡，咳仍旧，饭后胀。

赤苓　陈皮　神曲　谷芽　甘草　白芍
泽泻　黄芩　木通　半夏曲

中秋前一日，右关又有弦数之象，鼻塞，上火，皮外热汗，当微解之。

荆芥　防风　前胡　陈皮　甘草　桔梗
杏仁　半夏

服前药二剂，周身有汗，诸症退些，痰咳未减，皮外微热。

桔梗　杏仁　甘草　前胡　柴胡　陈皮
神曲　枳壳　半夏

弦象无矣，数尚有之，咳减卧安，但热耳，囟会已仁，督脉热不退。

丹皮　白芍　鳖甲　远志　甘草　胡黄连
地骨皮　柴胡

症随药减，可喜，但督脉热不除为虑。

加山药　石斛　白术　扁豆　人参
去柴胡　鳖甲　胡连　地骨皮

左手脉好，右关复数大，症见肚疼，寒热仍有，大便溏，日一次，小便红黄，脉大好些，症亦减，未全清，但体更弱。

照前方加神曲　制首乌

按咳嗽生痰，乃因痰致嗽，痰去嗽止，病责在脾，内热腰痛，不耐久坐，病责在肾，所以初诊即用理脾药，而腹痛减，再服而止。今脾胃脉虽和，而肾脉尚不足之甚，拟晚用资生丸，早服大造丸，自有后效。

早服河车丸，加下药：
茯神　甘草　人参　山药　牛膝　龟甲胶
晚服资生丸。

胡亭直兄，目胀清涕，俱属肝邪，而右关甚滑，则脾胃不清更重，至云目眵甚多，则脾热可知矣，每至冬月，有头风之状。

二陈加楂炭　神曲　厚朴　麦芽　荆芥
防风　炒芥　枳壳

泰兴李福周，余脉俱好，惟肾脉独大，乃

火居水位，为反常之病，所以梦遗多年。近今不梦亦遗，则为精滑矣。

汤用八味减山萸，加麦冬　莲饼
丸用六味，加莲须　芡实　莲饼　牡蛎
龙骨

徽州吴希鲁，痹痛将十年矣，大筋短软拘挛，难于伸屈，咳嚏牵引俱痛，症乃风寒湿三气杂至，相合而成，为时已久，不能解散，只可养血荣筋，徐徐调治。但此治法，见效纤缓，不能一时见功，脉肝肺劲急。

秦艽　当归　白芍　熟地　生地　甘草
木瓜　松节　胡麻　桑寄生　威灵仙

六合王元昭，六阴脉左关尺更觉沉迟，右三部稍好。据症上年心事不遂，气恼皆有，继之患疟，疟虽止，而腹左成疟母未消，怔忡。近症督脉常冷，牵及心胸四肢，非大温补不效。

八味加千年健。服前药诸症稍减，督脉知暖，仍怔忡作胀。

煎用八味，加麦冬　枣仁　五味
丸用　河车　杜仲　枸杞　麦冬　天冬
人参　远志　枣仁　破故纸　千年健　莲饼
鹿角胶

天长系卢觐扬左寸右关滑数，要防泄泻，问之已泻三日矣。今当一阴复生之始，当助脾阴，以资万物。

丸方　石斛　百部　苡仁　山药　扁豆
芡实　黄芪　甘草　莲饼　茯神　白术　河车
阿胶　莲子　玉竹膏

湖广抚台刘讳殿衡太太。

据病源，自从四十六岁上断经，至四十九岁，因气恼惊赫，隔三五日便到，两三日便回，血总无多，去年因劳碌着急，因而每日皆到，或一二次，或二三次，至今未愈，年登五十，从未生育，其体丰隆，素多气恼。

按此症从前未断经，乃郁闭也。《素问》云：女子七七而天癸衰，四十六岁，非当止之时，况体质素厚，又从未生育，则血富可知矣，岂反有先期而止之理乎。血闭久则热，血闭久则污浊凝泣，不得运行，后因气怒见伤，发动肝经，冲开血络，不循故道，遂有淋漓不止之状，乃肝火血热，积而妄走也。如不信斯言，试问血色可知矣。初起时色必有紫，有黑，有成块，腰必痛，后则或鲜红，或淡黄水，而成漏下病矣。此症久之不愈，或成崩决，或成膏淋。膏淋者，所解小便，漩面如油，光彩不定，漩即澄下凝如膏淋，或如绵絮，或如脂油，皆其所化之症也。俟现此症，另有治法，今将因前治法，条分于后，紫黑成块，则用此方。

羚羊　苏木　当归　甘草　生地　川芎　白芍　郁金　泽兰叶　引加红槿条花枝同煎，食前服。

鲜血或淡黄水，则用此方，仍间日服金丹一丸。

当归头　白术　丹参　阿胶　续断　地榆　白芍　熟地黄　杜仲　蕲艾　人参　宝珠山茶花七支

如未全止，则用胎产金丹一丸，用童便好酒和匀，空心服。

毕凫洲，湿热下注，脚气。

木瓜　牛膝　当归　苍术　白术　苡仁　葳蕤　防己　茯神　萆薢　杨梅核内仁

酒方

松叶　玉竹　苍术　归尾　松节　苡仁　五加皮　海桐皮　忍冬花

如服此药后，间或小发作痛，则用蓖麻子仁，去壳一钱，苏合香油末一钱，同捣匀，贴足心，其痛自止，往后不发则已。若再发，则用后方除根。脚气发，必痛肿，用羊角烧灰存性，研细末，好酒调稀，敷痛处肿处，暖卧取汗，永不再发。

丁余实，胃中有湿痰，大便滑泄，酒后更甚。

大半夏整者用八两，矾水浸一宿，换清水洗五七次，晒干切碎，用生姜自然汁浸一宿，次日晒干，

用四两　胆南星　川黄连　白豆蔻　广皮　白术　茯苓　甘草　苡仁　山药　白蒺藜　泽泻

用葛花八两煎浓，米糊同丸，绿豆大，每空心服一钱，临卧二钱，用开水下。

扬州张名眉，痰饮十余年，每二三月，或四五月一发，发则人事糊涂，论脉沉小无力，乃水衰火盛，肾气不足。

熟地　山萸　陈皮　半夏　山药　泽泻　茯苓　丹皮　远志　石菖蒲

江宁吴以善，左尺寸皆濡弱，关洪大有力，右寸关滑数，右尺软小，少神。

按此症乃肺胃两经有痰有火，心血不足，肾水不充，肝火有余，助土为虐，以致湿热过甚，而生痰涎，幸邪入胃腑，不过嘈杂，中宫土失健旺之令，不能速其传送而已。若入肝肺脏窍，则有眩晕麻木木痹之症矣，将来饮食，宜戒气怒，劳碌宜慎，酒亦宜节饮为妙耳。

半夏　甘草　苍术　茯苓　白术　厚朴　橘红　胆星　沉香　天麻　蔻仁

方既白丸方，手大指属肺，手掌属心，此二处肉颤，由心思火动，肺气耗伤。

丹皮　丹参　天冬　麦冬　人参　茯苓　归身　沙参　熟地　枣仁　生地　生甘草　贝母　柏子仁

泰州周汉极，去年正月，因急躁伤气，以致饮食噎塞。起初入口则有之，继食亦能下，近日则只能食粥，干物不能矣，然初入口，即薄粥亦呕，从前之痰尚稠，近则皆涎沫矣。

诊脉六部皆弱，而两寸关兼涩，是中宫之瘀滞使然，治法以和气化瘀为主。

得食即吐知为火，停久而来却是寒，久病胃虚因不纳，或缘气逆与停痰，食填胃口多生呕，新谷如何得下关，欲辨热寒虚实候，大微迟数脉中参。今两寸关涩而弱，乃胃虚而有瘀故，治法不敢急攻，徐则可知。

初诊，用四物加延胡索　香附　郁金　白

蔻仁　广皮　枇杷叶

复诊，得食仍呕，而两乳傍胀而且痛，乃瘀滞豁而未行之故，大便燥结。

药加五灵脂　生蒲黄　桃仁

又诊，涩脉少退，瘀滞稍行，胸膈之胀达，小便酱色，紫黑之物尚未下净。

药加苏梗　枳实

又诊，右涩脉全退，大解已见黑色，初食上焦仍胀，吐一口则愈，胃冷，身亦恶寒，不知饥饿。

药减生地　赤芍　加砂仁　炮姜

又诊，六脉虚而迟。凡饮食入胃，必胀而吐，吐出之物极冷，小腹亦胀，据此仍属虚寒，前方服之。瘀虽下而未尽，今天气寒，背心怕冷而胀。

暂用理中汤加桂　理中汤去甘草　加红花千年健　川椒

天宁州贾凤来，血症五日一次，计患病五十五日，吐血十一次，其来也，先三日左胁作胀，至期则夹寒皆胀。发申酉戌三时，余诊其脉，左关弦数而结滞，问五十余日，曾发寒热否，曰：第一次有寒热，一吐而解。予曰：此外感邪热，客于少阳，留于募原，邪热与卫气相遇，夹血上行，故五日一次，如疟之应期至也，以血症药治之，故不应手。乃用小柴胡汤去半夏。

柴胡　黄芩　甘草　白芍　桃仁　茜梗

服四剂而愈。

朱姓，水邪射肺，喘急不得卧，前医投以苏子降气罔效，投麦冬、五味、沙参增剧，盖伊等初诊，以为肺邪有余。及不效，又见汗多，脉沉小，则认而为虚议补。不知汗多，乃因肺窍不利，阳不卫外，其沉小，正水饮之脉，乃用。

葶苈　桔梗　桑皮　胆星

一服而卧，调理半月全安，盖诸人为脉所误，而予之认定不疑者。亦即在右部寸脉也。

天场岔港赵姓妇人，年五十余，因悲伤之后，头脑拘紧，耳中蝉鸣，不闻人声，其鸣高下，大小不齐，每一大鸣，则从脑后督脉经而起。病于乙酉八月起，至丙戌三月就诊。从前服过芎、芷、细辛、菖蒲、橘、半、麝香不效。右关微弦，尚未大败，左关虚微如毛。审是下焦真阴大亏，火无所恋，以至上炎，因用归、芍、夏枯草、龟甲、地黄以养阴，山萸、五味、女贞以收敛肝气，磁石、朱砂、吸心火以下归于肾，一二服而头目已清，越半月余而症减八九，应对如故矣。乃照所服丸方，斟酌丸药，令其回籍调理。

东乡冯巷冯姓瓜州典铺为生理，喉中如有小核，项下颐下皆胀，前医投以香燥利气之药愈甚。予审其阴虚火炎，以致气结，乃用六味加归、芍、龟胶、麦、味，及沉香些少。服二十余剂而大减，照服丸料而痊。

姚绍箕三媳严氏，妊娠八月，耳底颧内作痛，项下颐下牵胀，十余日不寝不食矣。予初诊即留案云：风寒客于耳内，痛连颧项，因十日前未曾解表，留连至今，风化为热，气滞血凝。耳底颐项，乃少阳阳明之界，当以疏风为主，兼用活血风自灭之说，乃用羌活、独活、柴胡、秦艽、川芎、当归、香附、防风之药，一服而平。然后知前投之地、芍、栀、连，乃令寒凝，而痛愈增也。

乙酉八月，应扬州西山林宅之招，病人号孝思，系时邪已十三日，初起发表，即投芩、连、栀、粉，继以石膏，以致元府外闭，表邪内陷，身热足痛，舌干如锅焦，舌强不圆，胸前至下午即胀不可忍，脉象左手三部皆洪弦而数，右三部亦然。但洪大之中，有结滞紧涩之状，乃为前大剂石膏所逼遏也。附录方案，足痛，肌肤燥，微喘，表未解也；舌枯口干，胃为心肺之征，邪热内陷也；胸满胀，痰滞结气不清，阳明之里证也。三者以存津液为急。经云：开膝理则津液通。解表以提出内陷之邪，尤为急中之急。又恐转手不及，兼用前人充拓胃阴之说，尤为清痰导气，方用。

葛根　柴胡　秦艽　小生地　知母　广皮
枳壳　大贝　黄芩　生草

服后汗出，照方加

香附　厚朴　桔梗

下午胸前胀闷，因用草果、广皮以探吐，乃呕去痰涎宿食多许，其时汗更多，是夜辗转不安，至早身凉，调理半月而安。

黄澹翁医案卷二

黄述宁澹翁著　　　　无锡周镇小农别署伯华订正
　　　　　　　　　浙江杭州桂良溥重校并句读

钱朴斋，失血呕吐，服甘寒之药而效，月余复吐，诊脉右寸洪滑，余俱沉弦，所食者少，而所吐者多，症属有寒有热。初用旋覆代赭汤加竹沥不效。继用二陈加木香、沉香不效。汤饮不留，半月遍身皆冷，六脉沉陷，夜半汗出欲脱，细思寒痰痼结中下二焦，非辛温不通，因用

吴萸　沉香　丁香　砂仁　蔻仁　广皮　木香　郁金　乳香

作丸，以干姜汤送之。

至次日，腹不微响，手足或温而旋冷，三四日腹中大响，饮食半纳，调理半月而安。

李六稼，患二便不通，四五日，胸痛，手不可近，汤水不入。又五六日，呃逆不止，气促抬肩。症由痰涎夹气，闭塞中焦，肃清之令不降，诸药或以参术理虚，或以芒硝通下，或以桂附引纳肾气，卒皆不效。至半月后，症已九死一生，所幸当门之药未投。因立案云，痰气壅塞中焦，致使肃清之令，不得下降。经云：病在下，取诸上。不治上中二焦，虽日事疏浚，无益也。方用

旋覆花　代赭石　沉香　陈皮　苦桔梗　葶苈子　广木香　引加刀豆子

次日，呃逆大减，小便即通，但黏痰每夜三四碗，胸痛不除，因更以前汤送牛黄丸。三服后，痰呃喘皆止，饮食自进，又五六日，大便自通，调理月余而安。

吴立夫，贫人也。患时邪四五日，寸关皆沉，手足逆冷，舌堆厚苔，腹大而痛，起卧不宁，虽诊脉时，片刻亦不自持，而人事甚清，乃阴燥也。以达原饮去芩，加桂枝、炮姜，一服而脉出肢温，三服而脉大。始复发热，待其壮热，复用小柴胡全方，一服而平。询其初起之时，前医已用凉剂，症乃因药制成，时邪瘟疫之中，本无阴证也。

仁和布夥妹姓陈，寡居，夏日患刚痉，头足反张，口噤不语，身凉无汗，脉沉，其口当未噤时，曾言身痛异常，至此刻并无声音，只辗转床第而已。因用仲景葛根汤古方治之。一服能语言，次服汗出脉出。仲景之法，应如桴鼓，而世人每忽之。

仪徵南门外金月之，其人素患淋症，因小便不通，起卧辗转。数日后，小便全闭，间有涓滴微通，即周身寒战，四肢逆冷，六脉皆伏，诸医皆谓体质素虚，兼主膀胱不化之说，连投补中益气汤，人参加至七钱。予甫到榻前诊脉，后即问其人曰：胸膈饱闷乎。曰然。因遍告其亲友曰：症系厥阴少阴伏寒，投以补剂，寒未去而膈先满，三焦皆闭矣，若不急于温散，兼用消导，将来或为结胸，或为二痉，至于疝气囊痈，尚其祸之小者也。方用肉桂、元胡、山楂、枳壳、青皮、陈皮、通草、泽泻。诸医聚讼，延至初八日深晚，同道中有起而置辨者曰：因寒，何以遇小便微通，而病即来，两症似不连贯，我等均主虚淋。予应之曰：《内经》论厥，皆主于肝。又曰：肝主疏泄，肾主闭藏。今小便微通，即便发厥，乃肝家伏邪，因疏泄而触动，与卫气相争，微汗而解，与阴之疟，

同一理也。晚始进前药，至二鼓，小便微通，稍觉寒厥，至四鼓，小便不通，而厥去矣。但因向来出汗过多，正气虚弱，而数日前，参芪叠进，壅塞胃口，舌色深黄，此时攻补两难，乃用十味温胆汤去五味子，加郁金、元胡。左胁坚硬始化，而肾囊红肿，延及至茎。予初切嘱外科，只宜调养胃气为主。

周妇人，产后月余，感寒，头痛身痛皆备，投以羌、独、芎、苏，三服。除前症不解，反增呕吐，呃逆，错语神昏。细审之曰：太阳病，服太阳药不效，必有故。询床侧老妪曰：生养时去血过多乎？曰然。连日尚有血下乎？曰：从前已净，连日复下些许。因立案云：汗因血夺，寒气无从泄越。非养血，则脉之涩弱者不活；非辛温，则血之凝泣者不流。因用羌、苏、陈、半、干姜、当归，一服，汗如注而解。

曹妇，产后，左胁硬胀，浊气上冲，痰喘气急，九日不得平卧，渐至腹大如鼓，四肢浮肿，前服过补剂，继用攻伐降气，渐至昏沉。用回生丹一丸，分作四服，以沉香胆星汤下。连下六七十次，诸症悉平。

陈家集林舒言令弟上国之内，产后重恙，招往诊病。因产后恶露未尽，生男数日而殇，以致气逆恶留，腹大如孕，手肢青肿，饮食不进，终夜坐起，烦躁不宁，小便不通。数日前，溏粪一二遍，诸医有虑其脾泄，用四君五苓，加土炒当归不效。因立案云：产后，污败不行，始于冲任，流于隧道，以致胁痛肢肿，冲胃阻食，所喜未伤心肺，尚属可治。方用郁金、延胡、归尾、沉香、泽兰、香附、砂仁，和入回生丹。连进二服，灯后二便俱通，左胁胀痛消软，调理五日而安。

李书彝令正，患小便不通，投入正散不效，询知头痛鼻塞，因用前胡、防风、半夏、细辛之剂不效。午刻复召，诊其脉，左寸关沉弦而细，右寸微洪，及验舌，色白如粉刺，始知厥阴家寒与气凝，而昨昔之制军，尚欠斟酌也。方用干姜、吴萸、桂枝、细辛、郁金、元胡、

通草、麝香、沉香。虽夜间稍通，而腹大气逆，呕吐恶心，辗转烦躁，举室惊慌。次早诊其脉，右寸浮洪而数，左寸关沉细如无，因以左金丸服之。呕止，因连进二钱四分，至晚通利如注。

杨姓妇人，感冒时邪，适当经到，去血甚多，血没于初。七日服他医之药，自顶至足，大汗淋漓，神昏谵语，直视摇头，肉瞤筋惕。予按经水当期而到因客热动血，大损其荣，与不当期而到，及方到而忽止，列于血室条者，大有间别。其客邪混于三焦者，固已随血而去，乃因荣液亏虚，阴阳未复，此时若给以浆粥，兼进和荣养血之剂，一二日可愈。医者不察，仍用时邪通套之剂，以致汗出不止，复伤其卫，《内经》谓血夺忌汗之是矣。乃投以枣仁三钱，佐以麦冬、五味、远志、归、地之品，二服人事俱清，瞤惕皆止。询其年三十六岁，幸体强血富，而获效耳。

侍御蒋和凝五八胸痹已三十年矣，近复大便不畅，左关尤见枯涩。病因精血少，不能养肝，厥阴不可泄之职，木邪贼土，而转之机不灵，似此当以温和养肝，调气润燥，皆为切务。又按寸口亦甚枯涩，高源之水，不润燥金，日久恐防脏结之患，宜用丸方。

山萸　苁蓉　麦冬　人参　陈皮　当归　瓜蒌皮　沉香　山药　木瓜　牛膝　薤白叶　北五味　玉竹膏丸

吴，黄疸症，初服茵陈、苍术、赤苓、木通不效，改服茵陈栀子六黄汤，大小便通，目珠不变。询其自病以来无汗，因照原方去大黄，用茵陈、香薷、白术、黄芩、山栀、木通，加葱白二寸，桂枝六分。三服而目珠净白，黄色大减。此症始于风寒袭于肌表，初时经手之人，未曾解表，以致邪热留于经脉，故得桂枝、葱白，荣卫一和即解。

刑部左侍郎钱为城公，下消症医案。肾虚不摄，自应温扶，但现在六脉浮洪，毕竟阳旺于阴，恐精耗肉削，渐成损弱，右寸关皆空软，左尺犹觉衰微，司气之官，未免失守，以致疏

泄多而闭藏少，亦气化之使然，以益气养阴，兼静摄为主。

人参　麦冬　五味　沙参　远志　白及　龟甲　黄芪　杏仁　蚕茧为引

丸方　人参　黄芪　地黄　龟胶　麦冬　山萸　黄牛角尖　菟线饼　当归　白芍　益智　於术　北五味　桑螵蛸

常州原任太平县徐公讳培令郎医案。凡人之所以无病者，皆恃此气之流行转运，故《内经》云：大气一转，败劣乃去。今少老爷积聚多年，由小而大，由少而多。皆从此气之凝聚而起，其受病之地，本在肝脾，日久则阳亢于阴，心痰凝于肺，真气亏弱，一任痰火转旋，不能主持，而眩晕之症作矣，非真脱也。但恐将来脾泄，日久腹大，积坚变成鼓症，便不可治。佚方。

颜丰濯之媳，经闭六十余日，虑其有娠，以烧酒定粉（即铅粉）下之。其人素有痰症，多年不发，自服酒粉后，便觉腹中微痛，痛渐甚。三日后，夜间忽然晕厥，牙关紧闭，口有痰涎，手足搐搦。三更后，求救于予，令其觅苏合香丸投之。讵料齿关不开，咽喉亦闭，主人云：明知其不可奉，烦卜其脉之迟早耳。乃至榻前，手屈而强，已难于诊脉，而诊脉三至，筋一惕，脉五至，而筋或四五惕，或五六惕。予乘其不惕之时，参知脉状，浮洪滑数，正知此厥也，非绝也。气达则生，气闭则死，若不加人力，则待毙而已。出至前厅，语主人曰：此症已预辨送终，可容我一医否。主云：其如不能下咽？乃笑应之曰：我有下咽之药。乃用牛黄一分，沉香二分，黄连一钱，猪牙皂角、青黛各三分，干姜五分，乃以小匙投之入口，即大呛，后下咽数口。复以皂角末投之，连嚏数声，哼声继至。主人谓予，有回生之功？予曰：未也。铅粉之毒未除，人事未醒，非用大下之法，必将复变。乃进小承气汤加胆星、竹沥之药，人事稍明，自言腹中大痛，连进滚痰丸三日，下白物如油灰者，而人事大清矣。时

有兴化之行，乃留以归、芍、枣、志、曲、谷、姜、贝之方，调理数日而安。

蒋姓妇人，产后污浊不行，又因气郁相触，脐上人骨下，大如两拳，按之坚如石，四围充满，较之十月怀胎者而倍大。盖怀孕只腹大，而胸口不高。诸医以调气活血之药，投之不效。因用回生丹四丸，一丸分作三服，当其肺气喘逆，则配以疏肺之药，肝气冲逆，则兼用伐肝之品。三日后，胸前之坚者软，少腹及两胁之膨者亦消。其人始能起坐，犹以似八月怀胎之腹，忽添心慌意乱，汗出脉软，恶露少下，而大便无度，只得暂停攻伐，以八珍加沉香、木香固其正。三五日后，神气稍旺，又复以通逐而小其剂，初时只有浊物从二便出，至此始得浊气流通，渐消如三月之腹。又忽添少腹虚痛，小便不禁，竟似胞门大开之象，非峻补无以收功，又恐腹中余剩之坚，得补而固，甚为棘手。因与家传胎产金丹十丸赠之，令其每日服半丸，以黄丝绵汤送之。越半月，而神旺腹消，溲便如常矣。

有某姓氏，患心漏二十年，当胸数窍出血，屡访名医，皆云不治。后形神枯瘁，又疾苦腰，行则伛偻。韩子温授以后方，服之月余，腰屈复伸，小漏亦愈，且精神倍增。后有吏吴汝弼亦患是疾，服此亦愈，莫知其所以然。

治心漏并腰痛方

鹿茸去毛，酥炙微黄　附子炮去皮脐　盐花

上药为末，枣肉为丸，每服二十丸，空心酒下。

毕舜琴之侄患腹痛，医至三四月不效，已肉消骨离立矣。有乡人传单方，用楝树根为末，和红糖食之，下虫数百条。查《本草纲目》《夷坚志》载：消渴症，虫耗精液，用楝树根皮浓煎，加麝香少许。

家传类方

疗疮方

大风子　真川椒　水银　松萝茶叶　油胡桃　潮脑　油烛

治羊痫风，先用末药。

白牵牛生熟各半　槟榔　南木叶不见火　茵陈　猪牙皂火煨勿令焦

研末和匀，大人三钱，小儿一钱五分，清晨冷茶送下，泻出痰如皮鞋线之状，然后用药除根。

天麻　川芎各酒洗　天南星姜汁浸　秦艽　当归　茯苓　白僵蚕炒　白术极白

生姜汁打神曲糊丸，黍米大，朱砂为衣，每服七十丸，食远白汤下，忌牛、羊、鸡、犬、鱼、虾、诸血发物。

又琥珀寿星丹

琥珀　朱砂　牛黄　犀角　柏子仁　枣仁　冰片　南星

先以白矾煮数沸，晒干，次掘地一尺五寸许，用炭火烧红，扫净，以南星放下，用好酒二斤浇之。盆盖泥壅，经宿取出，焙干，同前药为末，姜汁同猪心血打糊为丸，绿豆大，每服六十丸，晚同灯心汤下。

肠风下血方

用米点卤豆腐浆，入好醋少许，和匀，每空心服一碗。

定喘实表散

黄芪　前胡　茯苓　甘草　杏仁　人参　陈皮　苏子　丹皮　桔梗　麻黄根　川贝母

腹痛，以千里马烘热熨之。

牙舌烂痛，因营实蔷薇根煮汤漱口。

粪后下血

侧柏叶　棕灰　柿饼灰　赤石脂　白芍　荆灰　白及末　甘草节

上药各等份，甘草节加倍，为末，空心米饮下。

腹中块痛，用千年健浸酒。

遇仙丹

黑丑　白丑　三棱　莪术　茵陈　大黄　莱菔子　木香　槟榔　牙皂

聚宝丹

白茯苓　破故纸　茅术　白术　赤石脂　广皮　青皮　生甘草　三棱　莪术　老米　绿矾　醋丸

止带丸

香椿根皮　木耳灰　腐锅衣　荞麦面

黄澹翁医案卷三

黄述宁澹翁著　　　　　　无锡周镇小农别署伯华订正
　　　　　　　　　　　　浙江杭州桂良溥重校并句读

治男妇小儿伤食等症方拟保合大和丸

赤茯苓　制半夏　广陈皮　焦楂肉　炒神曲　莱菔子　净连翘　江枳壳　大厚朴　炒麦芽　甘草

上为细末，水叠丸，如桐子大，每服三四钱，白滚水送下。

治小儿急惊症方拟神验抱龙丸

大黄　野郁金　明雄黄　白僵蚕　贡沉香　制半夏　飞滑石　明天麻　胆南星　真全蝎　真原麝

上为细末，用甘草四钱煎汤，化胆星为丸，如圆眼核大，用朱砂为衣，每服一丸，金器汤和服。

治鹅掌风方

猪胰一具，去油勿见水　川椒三钱

用好酒温热，将二味浸三日，取胰擦手，微火烘之。外用葱醋熏洗。

治喉疳方拟噙化丸

甘草三钱　川萆薢三钱　柿饼二钱　桔梗三钱　琥珀一钱五分　元参二钱　青黛三钱　珍珠五分　大贝二钱　硼砂三钱　牛黄三分　儿茶三钱　明雄五分　风化硝三钱　参三七一钱

上药共为极细末，蜜丸如圆眼核大，每噙一丸化之。

治劳嗽咽哑作痛

甘草三钱　风化硝三钱　山豆根二钱　桔梗三钱　水中金（即黑铅）二钱　诃子肉一钱　青黛三钱　元参三钱　獭猪肤三钱　硼砂三钱　川贝母二钱　巴杏仁三钱　儿茶三钱　柿饼霜一钱

五分

上药共为极细末，炼蜜成丸，如小圆眼核大，噙化一丸，时时咽之。

治烂喉疤锁顶，痰涎壅塞。

甘草三分　桔梗一钱　大力子一钱二分　连皮瓜蒌二钱　大贝母二钱　净连翘二钱　赤芍药一钱　前胡一钱　屋游三钱　马屁勃一钱五分　金果榄后又加三钱　射干

治梅核气阻，痰壅咽痛。

白茯苓　夏枯草　广陈皮　紫背天葵　黑元参　昆布　儿茶　芦根　加沉香　海带　海藻　风化硝　老君须　黑苏子　又加诃子肉　海浮石　山豆根　大贝母　月石

丸方　紫背天葵　夏枯草　诃子肉　大香橘叶　广陈皮　昆布　青皮　大贝母　元参　儿茶　甘草节　山豆根　桔梗　海浮石　老芦根四两，煎水叠丸

治面生风湿，如虫行之状。

大胡麻　当归尾　赤芍药　羌活　独活　威灵仙　僵蚕　全蝎　白芷　地肤子　引用白花蛇

治小儿乳癣疮方拟松柏丹

松香熬一两　黄柏二钱　雄黄二钱　冰片少许　黄丹二钱

共为末，菜油搽，如发热风疳，加大黄二钱　青黛一钱

治对口方

鲜何首乌三钱　茄子蒂三钱

酒煎服，三帖而愈。

治肾头生疳疮方

甘蔗烧灰　冰片　儿茶

为末搽。

治噎膈水谷不下

甘蔗汁　荸荠汁　雪梨汁　芦根汁　藕汁

各一碗，熬浓加　青竹沥一茶杯　生姜汁一蛤壳

再熬，入千叶白槿花五钱　研末，牛蒡草五钱，

研末　陈杵头细糠五钱　土鳖虫四条，杵汁　黄

牛乳一汤碗

和匀，熬成膏，用瓦瓮贮固，置井中去火

气，每日早晚服八钱，送下。

治肝气酒毒伤胃，时发痛极。方拟四七二

陈汤加

川郁金　白豆蔻仁　石菖蒲　远志肉　当

归身　陈佛手引六分

治左胁胀痛，咽噎气闭，常吐寒痰，遍体

动掉不宁。

大厚朴　黑苏子　广陈皮　白茯苓　制半夏

公丁香　白檀香　紫口蛤粉　海浮石　杜橘叶

又方　台乌药　白檀香　大白芍　枳壳

大厚朴　广陈皮　公丁香　净枣仁　海浮石

引同前

治肺痈，不论初起已成丸方。

柘黄　百齿霜（即梳上头垢）各等份，蜜丸如

桐子大，每早晚随后服之

又肺痈方

当归全一两　嫩黄芪二两　金银花三两　粉

甘草五钱

白水煎，时时代茶饮之。

又肺痈方

合欢树白皮　甜桔梗　嫩黄芪　肥玉竹

当归身　天粉花　川贝母　净银花　生苡米

引用鲜六谷根。

又肺痈方

肥知母　大贝母　大麦冬　明天冬　粉甘

草　甜桔梗　加瓜蒌皮　枯黄芩　化橘红　净

银花　引用鲜蕺二钱

治产后转胕，小便不禁，精神倦怠，不

思饮食，腹痛胀，寸关脉浮而芤，症系小

肠痈。

人参　黄芪　白术　甘草　熟地　当归

白芍　白及　续断　桑螵蛸　引用獭猪腰。

服三帖，出脓血一小盆。

又加益智仁　甜瓜仁　又加粉丹皮　肥玉

竹　煎浓净加合欢树皮

又丸方

人参　黄芪　白术　炙甘草　大熟地　当

归　白芍　益智仁　白及　桑皮　桑螵蛸　珍

珠　白蜡　獭猪腰煨烂，杵和丸。

治大肠痈丸方

大熟地　干山药　白茯神　熟洋参　五味

子　甘草　川续断　牡蛎粉　芡实　金樱子

蜜蜡　獭猪腰，煨烂杵丸。

治风热郁于皮毛，蕴若厉风，搔痒渗水。

细生地　当归全　赤芍　粉丹皮　净连翘

明天麻　威灵仙　川独活　苍耳子　车前子

白鲜皮　加全蝎　白花蛇　地肤子　五加皮

大胡麻

治赤游丹屡效

川黄连一钱　枯黄芩二钱　川黄柏二钱　寒

水石二钱　青黛一钱五分

共为末，用芭蕉叶捣汁，苎麻根捣汁，剪刀

草捣汁，和前末，敷患处。

治杨梅疮无论初起已溃。

生大黄　陈槐蕊各等份

为末，水叠丸，如绿豆大，每服三四钱，

土茯苓汤下。

又方解毒紫金丹

鲜红内消（即鲜何首乌）　陈槐蕊　煅石膏

石决明　大劈砂　败龟甲　大生地　牛蒡子

大贝母　净银花　土茯苓

治小儿暑痢，腹痛泄泻等症。

大厚朴二两　香薷二两　白扁豆二两　赤茯

苓四两　制半夏八两　广陈皮二两　焦楂肉二两

神曲二两　麦芽二两　飞滑石二两　生甘草一两

藿香二两　砂仁四两

丸如弹子大，重一钱六分，白滚水下。

治行路伏暑，白睛遍赤，头痛如崩，呕恶，烦渴不宁。

羚羊角　蔓荆子　香薷　苏薄荷　明天麻　木贼草　甘菊花　大橘皮　川黄连　炒山栀　引用白菊花根汁和服，一剂头痛止八分。　去苏薄荷　加蜜蒙花　谷精草　麦冬

服三剂，眼大明。

又加石燕子一个　石斛三钱

又服三帖而痊。

治湿热伤脾肺气虚中满之象。

白云苓　粉丹皮　泽泻　牛膝梢　桑白皮　陈皮　苡米　海金沙　厚朴　次去厚朴　加木瓜　又加麦冬　鸡内金一具　葛花

治气夹湿成鼓，服药二剂，行水而痊。

大厚朴　制半夏　广陈皮　上血珀　京三棱　薤白　青皮　车前子　稽豆皮　引用生姜　败鼓皮炙

揉方

撑路根半斤（疑即食茱萸根）　小麦面一斤

上杵烂，共入铜锅炒热，时时熨之。

治脾黄心虚，头眩眼花耳鸣。

白茯苓一钱　焦白术三钱　生苡米　当归身二钱　大白芍　建泽泻　净枣仁二钱　远志肉　西茵陈　引生姜皮小红枣，退肿加宣木瓜，身如黄金色加秦艽，心悸加黄芪、人参。

治气虚咳嗽，心悸盗汗。

生地　熟地　当归　粉草　橘红　天冬　柏子仁霜　净枣仁　黄芪　川贝母　水中金

肺寒咳嗽，痰多喘息。

桑白皮　蜜炙麻黄　巴杏仁　制半夏　橘红　赤苓　川贝母　白前　桔梗　引用老君须加蒌仁霜

治小儿八岁，患肺胃俱寒，咳嗽不已，痰壅眼戴。

干姜　洋参　白茯苓　白术　五味子　炙甘草　制半夏　细辛　姜枣引。

治一切风痫，用温胆汤加

明天麻　羚羊角　钩藤钩　远志肉　引用姜汁、竹沥

治中风，化痰驱邪。

赤茯苓　制半夏　橘红　明天麻　陈胆星　远志肉　白茯神　钩藤钩　石菖蒲　引用桃奴　桃花瓣二钱　铁落浆两碗，煎药。

加味郁矾丸　川明矾一两　大黄五钱　川郁金一两　胆南星二钱　溶化为丸。

治羊痫丸方

朱砂三钱　甘遂三钱　猪心一具

将前二味入心窍内，煨烂，杵泥为丸，每服二钱，钩藤汤下。

治谷道生风作痒，名曰脏风，服一帖痊愈。

细生地　当归身　白茯苓　甘草　连翘　白芍　蝉蜕　白芷　防风

白水煎服。

治男妇里寒痛极，难经丸方。

枳实炒，一两　干姜四钱　甘草四钱　熟附子八钱　肉桂六钱　公丁香三钱　红豆蔻六钱　白术一两　砂仁一两

用姜汁叠丸，如绿豆大，每服二钱，白水下。

春回散

白矾　胡椒　焰硝　黄丹

此法审症之轻重，日之深浅，分两随时加减，用酽醋调在手心，男左女右，合病者脐上，浑身汗出而罢。

治一切虚劳内亏方用加味霞天膏

紫河车一具，洗净煨烂杵泥　麦冬去心，四两　黄芪三两　大生地八两　燕窝四两　鹿角胶三两　龟甲胶炒，一两　龙眼肉三两　霞天膏四两　贡淡菜四两　大熟地四两　净枣仁一两　明天冬四两　当归全一两

以上诸药，盛入砂锅内，用水淹透，齐锅口，武火煮透，去渣，文火熬数滚，将生地捣汁、龟甲、鹿角胶再熬，加炼蜜四两，人乳霜二两，和匀成膏，盛磁瓶内，置井中去火气，每早用白水调服。

黄澹翁医案卷四

黄述宁澹翁著

无锡周镇小农别署伯华订正
浙江杭州桂良溥重校并句读

治龟胸龟背，喘咳而逆。

川百合　桑白皮　葶苈子　明天冬　江枳壳　大杏仁　白水煎。

加白茯苓　橘红

拟滋阴百补丸

大熟地　山萸肉　怀山药　白云苓　粉丹皮　北沙参　真龟胶　明天冬　大枣冬　北五味子　安石斛　女贞子

炼蜜丸，如桐子大，每服三钱，白水下。

治润肺不伤脾，补脾不碍肺，凡痨嗽失血之症，不可缺。方拟清宁膏

大生地酒炒，十两　大麦冬去心，十两　化橘红三两　龙眼肉八两　粉丹皮二两　桔梗二两

上用长流水煎成浓汁，去渣，加生薏仁炒热八两，苏薄荷五钱，川贝母二两，糯米拌炒，米热去米，均为细末，和匀，煎汁成膏，出去米气，频频食之。

治吐血，精神疲倦，口吐白沫，心虚自汗，两目朦闭，不分黑白，方定参谷饮，服之而愈。

人参　老陈米　真金石斛　麦冬

等份，煨汤随饮。

又咽燥咳嗽失音，方订蜜油膏。

白蜜一斤　健猪板油熬油去渣，二斤

熬成膏，徐徐服之。

又阴虚咳嗽煎方

肥知母　大贝母　大麦冬去心　明天冬　大生地五钱　白苏子一钱二分　大熟地五钱　川百合二钱　巴杏仁　金石斛二钱

又宁嗽膏

梨汁　姜汁　荸荠汁　萝卜汁

将四汁先熬后，入桑白皮二两。

麦冬二两　天冬二两　川贝二两　巴杏二两

再熬数滚，去渣，以冰糖成膏，出去火气，频频食之。

治一善饮者，夹食生痰，胸膈膨闷，咳嗽。

香附米醋炒　麦芽炒　黑苏子炒　神曲炒　莱菔子炒　制半夏　葛根　陈胆星　广陈皮　杏仁　青皮　查肉炒

为末，姜汁叠丸，如绿豆大，服三钱，白水下。

治胸痹刺痛，久延呕哕，致厥。

连皮瓜蒌　薤白　生苡米　白云苓　制半夏　广陈皮　白檀香　台乌药　雄獭肝炙

白水煎服。

治痈症。

人参须　茯苓　白术　炙甘草　熟地　当归　白芍　杜仲　钩藤　引金狗脊炙去毛

治中风湿痰，冲肝肺煎方。

羚羊片　钩藤　桑白皮　巴杏仁　橘红　茯苓　黑苏子　当归　白芍

白水煎。

治中风左瘫右痪，口眼歪斜。回生丸

川乌泡去皮尖　五灵脂炒　当归尾　鲜骨碎补去毛

各等份为末，无灰酒打糊丸，桐子大，服五十粒，酒下天香饼方。

又治中风经络，口眼歪斜。

天麻子　原麝捏饼如钱大，向右歪帖右手心，向左歪帖左手心

治肝风夹痰，以致咬牙弄舌，久则抽厥。

白茯神一钱二分　当归一钱二分　僵蚕炒，二钱　明天麻一钱　羚羊尖一钱　石菖蒲八分　远志炒，一钱五分　天南星姜汁炒，一钱　羌活一钱　天竹黄二钱　引用姜汁二匙，和服。

治遍身痛皆用。方拟定痛丸

茅苍术米泔水浸三日九次，二两　川乌泡去皮尖，二两　当归一两　川芎一两　乳香去油，三钱　没药去油，三钱　母丁香不见火，五钱

大枣为丸，丸小如王不留行大，每服二钱，宣木瓜酒下。

又定脚气方

陈艾绒半斤　川椒炒研末，二两　草乌二两，研末

和匀，用布袱铺如绵褥，用火炉踏于脚下烘之。

治脾胃虚弱，内受寒气，泄泻注下，水谷不分，冷热不调，下利脓血，赤少白多，如鱼肠。

粳米　广木香　肉果面包煨　粟壳去蒂蜜炙　干姜　炙草

又治久痢不止。

御米壳醋　龙骨　南白胶香　炙草　炮姜

治一妇人，耳内如鬼唱曲，此乃顽痰之火也。声只己闻，人未听之。以清火化痰，安魂定魄之剂，匝月而愈，方用

白云苓　制半夏　化橘红　拣麦冬　陈胆星　净枣仁炒　远志肉炒　白茯神　钩藤钩

治一轿夫往天长，夜过小厦，见一人在厦内饮酒，伊亦善饮，鬼呼入厦，二人共饮，轿夫大醉，遂卧内小榻，天明方醒，见卧在坟冢之旁，即谵语变音，不省人事，闻响声即与鬼言，常见鬼在家大笑，遂用

苍术一两　雄黄五钱　桃奴五个　铁落一两　姜汁三匙

白水煎服，后呕涎一斗，大白蛇四条而愈。

在徐州治一拾粪者，一家九口，吃甜瓜后，腹痛不止，已死五口，伊在外拾粪未吃，来乞方药，令伊回家，煮糯米饭加食盐一把，共煮熟，与病者食之而愈。

治虚劳方拟牛肉丸

甘草黄牛肉一斤　大原枝生地八两　大原枝熟地八两，杵膏和丸

用陈酒半斤，人乳一盏，童便一盏，清水和盐两盏，合入砂锅，用文火煨烂，以汤干为度，取肉杵泥和丸，用滚水浸一宿，杵烂，取汁和丸。

黄芪二两　阿胶蛤粉炒，二两　大麦冬去心，二两　川百合二两　明天冬二两　金钗石斛四两熬汁　肥知母一两五钱　净枣仁二两　川贝母一两五钱　龙眼肉四两，烘研

上药共为细末，牛肉膏、生熟地膏，和药丸，如桐子大，每服三钱，白水下。

治寒热失血，头眩胁胀，心虚气喘，脉象细涩，方拟滋阴保肺汤。

大生地　当归全　大白芍　肥知母　黄柏盐水炒　天冬　橘红　紫菀　桑白皮　粉草　五味子　阿胶蒲黄炒成珠

服三剂，血止，寒热解，方加减煎，加

麦冬　五味子　紫菀　金石斛　川贝母　肥牛膝　白芍

解未解加地骨皮。热退头眩去地骨皮，加元参。头眩痰多加橘红。

治伤寒虚损，不能发汗，用药法外取汗。

贯众　五倍子　大椒　火硝各等份

上为细末，用热醋为丸，男左女右，握手中取汗。

又治风寒后，皮痒洗之。

白菊根　苎麻根　苍耳子根

又治肺寒咳嗽，方用

桑皮　巴杏仁　黑苏子　白茯苓　制半夏　橘红　连皮瓜蒌　川贝母　炮姜　引用紫衣核桃仁

又一方去瓜蒌　炮姜　加白前　老君须

治哮喘，其人四十余岁，拟白砒散，服之大益。

白砒二钱，研细末　淡豆豉二两

洗净，将砒拌匀，盛碗内，置饭上蒸九次，晒干研末，上为细末，用神曲炒，辗曲打糊为丸，如绿豆大，每服七粒，白水送下，此药甚险，量人而用。

壁虎膏 贴瘰核

黄丹二两　麻油四两　青黛三钱　蒲黄五钱大条丸宜注正名二条　白龙骨研，三钱

先将蒲黄用绢裹，熬焦，次入壁虎再熬，以烟尽为度，然后入诸药熬成，未消，本方加川贝母二钱，真血竭五分，梅冰片三分。

护心丹 治火伤诸毒攻心。

绿豆粉一两　乳香去油，三钱　朱砂一钱甘草末一钱

白滚水和服，加珍珠五分更妙。

治湿癣方

川黄连五钱　煅明矾五钱　胡粉二钱　黄丹二钱　水银二钱

上药共为末，用健猪油两夹，研至水银星尽为度，盛磁瓶内，勿与好人拿之。

平沙丸 治

苍术五钱　重楼五钱　厚朴五钱　陈皮五钱青皮五钱　苏叶五钱　麝香五分　青蒿五钱　枳壳五钱　滑石一两　生甘草五钱　蚕沙五钱　藿香五钱　半夏五钱

葱汁米粉和丸。

治蛇皮癣

土荆皮一两　槟榔一两　巴豆三钱　斑猫一钱　枫子肉五钱　硫黄二钱　麝香三分　朱砂三分　烧酒一斤

将药入酒内，浸七天，涂搽，避风三四日即愈。

治化虫丸

巴豆去心膜，不经水醋煮研烂，五钱　乌梅肉焙干研末　川椒闭口者良，二钱　芜黄仁炒

二共晒干，研末，和前二味为丸，如黄豆大，每岁六粒，滚水送下，泄至五七次，用冷水一口便止。

普济丹

香薷二两　厚朴二两　神曲二两　制半夏八两　陈皮二两　藿香二两　麦芽二两　滑石二两　扁豆二两　砂仁四钱　赤苓二两　山楂二两　甘草二两

治大人小儿，脾败肌瘦，懒食，一切脾胃之症。

炙糕方

人参二两　生苡米二两　鸡内金酒洗瓦炙，二两　白云苓一两五钱　山楂肉炒一两　白术土炒焦，四两　六曲炒，一两　干山药二两　谷精虫五钱　生藿香一两　扁豆炒，一两五钱　麦芽炒，一两　建莲肉去心，二两　干蟾米泔水洗去头足，三只　芡实二两　砂仁研，五钱

上为细末，用白晚米粉六升，白洋糖六斤，和药作糕，随意食之。

仙方 治肺虚咳嗽见血

冬桑叶　杏仁霜　玉竹　北沙参　大白芍白云苓

上水煎三剂服之。此属清润之法。

又加换方

西党参三钱　冬白术一钱五分　白茯苓一钱五分　炙甘草七分　炙黄芪一钱　大熟地二钱　山萸肉一钱　干山药一钱五分　大麦冬一钱五分　五味子五分　当归身一钱五分　粉丹皮八分　陈皮八分　引用生姜一斤，大枣一枚，可煎服四剂。

治积寒腹冷，因肝气郁结，脉象浮数，再延成膈。

大厚朴一钱　苏梗一钱　陈皮一钱　白茯苓一钱　制半夏一钱　郁金一钱　白蔻仁研，一钱二分　制杷叶二钱　神曲二钱　引陈佛手六分

治肝郁不舒，湿痰犯胃，再延防膈。

大厚朴一钱　苏梗一钱　白芍一钱　白茯苓

一钱二分　制半夏一钱　陈皮一钱　海南沉香磨服，四分　当归身二钱　郁金一钱　引用老芦根三钱　小麦米三钱

治风邪遏肺

杏仁二钱　苏叶一钱　前胡一钱　白茯苓一钱二分　制半夏一钱　橘红一钱　大贝母一钱二分　桔梗一钱　甘草三分　引用葱白二根

治肝火逼肺失血

丹参二钱　郁金二钱　橘红一钱　白茯苓二钱　桃仁泥三钱　茜根一钱　当归身二钱　白芍二钱　粉丹皮二钱

治肝郁不舒，气夹湿痰，防膈。

大厚朴一钱　苏梗一钱　陈皮一钱　制半夏一钱　郁金二钱　白豆蔻仁研二钱　神曲二钱　白茯苓一钱二分　制杷叶二钱　台乌药二钱　引陈佛手六分

治头痛目花，肝火上冲。

川芎一钱　白芷一钱　苍术一钱　苍耳子一钱　苦丁茶二钱　细辛三分　羌活一钱　黄池菊三钱　甘草三分　苏薄荷二钱　引葱须三钱

诊余举隅录

（清）陈菊生　著

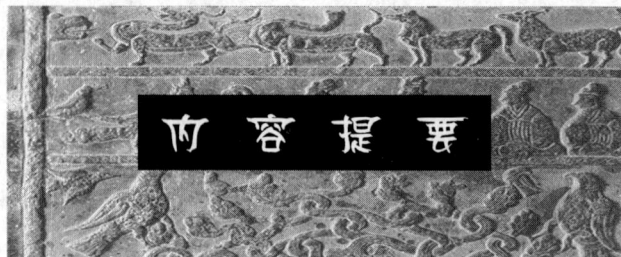

内容提要

本书二卷，清阳湖陈菊生著。名曰诊余举隅者，因读其一案，即可贯通或因寒、或因热、或因虚、或因实之同证各病，所谓举一隅，反以三是也。原书虽有活字本，印行不多，允宜广传。

陈　序

　　吾宗匊生，以医国之才，守传家之学，脉审枢阃，术受奇胲，垣见一方，争饮上池之水，月为千轴，不私禁要之书，以为两汉意勇。初非信史，三家俞矫，仅属寓言，丹溪辨疑，尚乖通元之旨，高阳伪托，益损叔和之真，非出手编，孰抒心得，于是观缕往迹，昭示来兹，凡夫诊脉处剂之宜，泻下温中之辨，靡不拘元提要，剖毫析芒，本布帛菽粟之言，阐金匮玉机之蕴，将以发挥名理，启导愚蒙，任举一隅，皆资三反，登之梨枣，将为寿世之谋，辱在枌榆，许附赠言之义，允颐犐知药性，罕读方书，曩在春明，尝婴末疾，赖君和缓，起我膏肓，遂解带以写诚，益推襟而送抱，习闻绪论，具识洲衷。君每诵孙真人之言曰：胆欲大而心欲小，知欲圆而行欲方。自谓生平心知此意，故能披窍导窾，嘘枯吹生。予维君介石贞操，浑金令器，范为士则，瞻盎眸之容。学有师承，秉庭闱之训，疑其敦谨，罕识变通，而乃察色觇豪，不差累黍，审同辨异，妙悟循环，游心于虚，独析三停之秘，银手如断，是为九折之良，如用兵而出奇，将由技而进道。固知俞跗治病，不在汤液之间，岐伯论医，别具神明之用。非夫悬壶市技，胶柱审音，所可絫量短长，较论得失者矣。活人无算，待树苏家丹橘之林，惟我知言，请读毕氏青囊之帙。

岁在丁酉日长至，武进陈允颐叙

柯　序

　　语云：儒者不为良相，必为良医，以医之治病，与相之治国，同其道也。顾世之习医者多矣，即著为书，亦复汗牛充栋，大都可訾者多而可法者少。医岂易言哉。陈君苕生，为毗陵名下士，早岁讲求医理，既得家传，而加以天资学力，迥非流俗所可同年语。中年客游南北，活人无算，公卿交誉，声名藉甚。予前在津门，获交苕生，屡躯多病，时赖诊治，受惠孔多。今年需次金陵，夏秋之间，得伏暑证，群医皆主燥湿利导，日见其惫。幸值苕生来应乡试，过我一诊，即用滋阴重剂，与诸方迥别。果一服而大效，三四服而豁然。举此一端，其医学之精，已可概见。出《诊余举隅录》见示，皆其生平所治疑难各证，或温或清，或补或泻，或重剂或轻剂，或用急法或用缓法，或数人同患一症而彼此治各不同，或一人迭患一症而前后治又不同。其临诊也如珠走盘，无呆滞处；其辨症也如镜鉴形，无模糊处；其用药也如称有权，无游移处；其制方也如纲在纲，无松懈处。虽顷刻告危，不难立救；纵累年宿恙，亦可挽回。洵医学中不经见之书，非若他书揣摩影响者所可比也。夫人能通天地人者为名儒，消息寸关尺者为良医，苕生以儒兼医，异日此书一传，有功医道，当非浅鲜，即谓与良相媲美，亦无不可。予虽不知医，而频年亲药饵，亦略窥其门径，用敢赘述数语以谂精于此道者。

　　　　　　　　　　　　　光绪二十三年岁在丁酉仲秋月古歙弟受丹柯铭谨叙

自　记

　　诊余偶举一二证引申其说，为王生攸芋号祖佑、胞侄晋蕃号秋坪等愤悱启发之一助，其痛斥庸腐陋习处，不免言之过甚。余明知过甚而不能自已于言者，盖以医虽小道，人之性命攸关，安危所系，不比寻常细故，可以含混了事，粉饰过场也。至于审症实情，用药要法，参天人之奥，酌今古所宜，则又有医学可观一书。频年作客，未遑删繁就简，一俟订正，即公同好。若兹所录诸篇，不过一隅之举云尔。

　　　　　　　　　　　　　　阳湖陈廷儒菊生自记于倦游之室

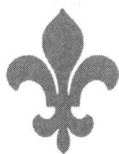

目 录

诊余举隅录卷上

阳湖陈廷儒菊生偶笔
绍兴裘庆元吉生重校

四时感冒虚脱证

春夏地气上升，秋冬天气下降，人在气交中，一呼一吸，与时消息，间有不和，名曰感冒。为病本轻，平人患此，表散和解，便愈。若系虚人，初起施治，即当标本兼顾，于祛邪中，寓扶正法，否则虚虚之祸，变不可言。丁亥，余授徒于家，及门梅锦培病感冒，一月后，病势由重转危，一二时流，断为立毙。其家请诊于余。余视之，身热未清，神气已极昏弱，脉象微不可辨，似有若无，时盖胃虚欲脱，非补不治。因急饮以参汤，少顷，又与以米汤，米汤后，再继参汤，更番迭进，一日数次。明日复诊，脉来有神，惟夜不安寐，独参汤外，又用冬地归脾汤，并戒其家曰：饮药后，必安睡，安睡后，必大便，防脱，须多备参汤以待。及饮药一时许，果睡，甚酣，夜半，果大便，便时，汗大出，如欲脱状，频饮参汤，得无恙。阅日又诊，身热已退，神识亦清，后以补中益气汤、八珍汤等方，出入加减，温补而痊。或问曰：前医皆云此症不可服参，独先生见之，即知非参不起，何也？余答曰：参之用不用，视症之虚不虚，人惟邪热积滞大实证，误用人参，酿祸最酷，乃世俗鉴此，视人参如砒毒，虽病至虚危欲脱，亦禁服参，未免太愚。夫虚者于参，譬如饥者于食，渴者于饮，实有相需以养，相赖以生之势，惟其人不饥而食，不渴而饮，所以停积为灾。使见停积为灾，遂疑饮食非生人之具，甘饥渴而死，有是理乎。喻嘉言曰：人受外感之邪，必先汗以驱之。惟元气旺者，外邪始乘药势以出。若虚弱之人，药力外行，气从中馁，轻者半出不出，重者反随元气缩入，发热无休，故表药中，必用人参三五七分，稍助元气，为祛邪之主，庶使邪气得药，一涌而出。又曰：伤寒专科，从仲景至今，明贤方书，无不用参，今日单除不用，全失相传宗旨，使体虚之人，百无一活。曾不悟其害，由是而思，能为虚人必用之药，彼不敢用参者，盍味斯言。

春温夹滞证

冬令寒邪，伏藏少阴，至春寒化为火，发于少阳，由内而出，名曰春温，与伤寒邪由外发不同，昔人治春温，以黄芩汤为主方，若因感受外邪，引动在里伏热，则先辛凉以解新邪，继进苦寒以清里热，缘温邪忌散，不与暴感门同法故也。使误散之，胃汁却尽，症必转危。乙未春，余客上海，凌少遗之母，年近花甲，患春温症，两旬后，身热汗出，谵语神昏，食不进，寐不安，势已垂危，似不可治。来延余诊，切其脉，虚细而疾，望其舌，苔腻而黄。令按胸脘，问痛否，闻伊答曰痛，出话声音，颇有清郎之致，外象虽危，中气未败。核脉参症，明是邪入营室，阴液被却，脘中更有积滞未消，用羚羊清营汤加枳实。二剂，热止神清，脉象亦静，惟神疲气弱，不思饮食，改用加减复脉法，二剂，胃气渐苏，神识亦振。再承前方去二冬加黄芪、白术，温补而愈。按春温症，随地有之，上海为多，盖东南地气，温于西北，上海一隅，尤偏于东，至春令木旺，天气与地气，合同疏泄，不能无偏胜之弊。主治者，若知救弊补偏，得其道矣。

夏热失治证

夏至以后，炎暑司令，相火用事，其人伏邪久郁，适随时气暑热，一朝勃发，名曰热病。及早清之，本无大害，特恐拘守六经分证，仍用伤寒法治，势必转重转危。庚寅夏，余客天津，金陵张君卧楼患病二旬，来延余诊。脉浮细而疾，面赤舌赤，目呆耳聋，神昏谵语，身热汗出，烦躁不寐者八日，米饮不进者六日，小便短赤，大便先溏后结，令人按其脘腹，拒不欲按，至少腹，更不能按。明是大热之症，中有结粪，非急为清下不可。因合白虎承气，去川朴、粳米，加元参、花粉、竹叶、芦根为方。并告其仆曰：服药外，恣饮西瓜水。余去，又有医至，虑病久正亏，所药过峻，不敢与服，改用牛黄清心丸法，入夜，猝起发狂，越户，仆地，举室骇然。其仆记予临去时，有恣饮西瓜水一语，即用西瓜取水饮之。神稍定，扶而入。比明，又延余往，见证较昨益危，询知其故，因告之曰：釜底抽薪之法，古人正为此等热证设也。不通下窍，则上中二焦火，清亦无功，余岂不揣病情，轻以猛药与人者。实因势已垂危，不如此则不救，迫于弗得已也。仍用前方加小生地、麦冬，饮药一时许，即安睡，至夜，大便一次，明晨，又大便一次，神识俱清，能进粥饮。即日又诊，比余至，时刚午刻，神识又昏，人谓此必病退正虚之兆，余曰：不然，面色尚赤，脉象尚数，按至少腹，尚有欲拒之状，见证仍实而不虚，神识复昏，实缘已午二时，阳气极盛，外火引动内火，相因而炽故也。今再服前药一剂，服后，睡如昨，合亦如昨，从此神清，不复昏矣。后去生军、芒硝，

专服石膏、生地等药至六十余剂，每剂膏、地必用两许，并饮西瓜至三石而后痊。夫此症起于五月，重于六月，其为热病明矣。古人治热病，以白虎汤为主，后贤刘河间创议，分三焦投药，以苦辛寒为主，治法具在，乃俗工不知早为之所，致兆焚如，迨势已垂危，又欲救车薪以杯水，名为慎重，实则因循。幸而气血尚充，稍延时日，否则火性至暴，顷刻燎原，虽有卢扁，其及抽薪于釜底耶。

秋燥脱肛证

春分以后，地气动而湿胜，秋分以后，天气肃而燥胜，秋燥致病，气分先受，治肺为急，人皆知之。然肺与大肠相表里，其为金也则一。燥从下受，往往大肠液涸，症转为危。辛卯秋，入都应试毕，吾友史怡之遣人持书，邀余往诊，脉象细数，舌微有黄苔而干，大肠燥结，便后脱肛，人见形容瘦弱，以脱肛为气虚，进以补中益气汤加味，遂至异常疼痛，日夜呻吟，安寐既不能，饮食尤少进。余思瘦人多火，此症系伏火为患，现届秋月燥令，燥火二气相并，庚金受灼殊甚，又服补气之剂，火得补而益炽病安得不剧。因用地冬润肠膏，二剂，大便润，疼痛平，能安睡矣。再用生地黄煎去竹沥姜汁，三剂，诸恙大减，饮食如恒。后又服滋养药，十余服而愈。论脱肛一症，小儿气血未壮，老人气血已衰，或产育及久痢用力过多，每患此疾，《难经》云：大肠与肺相表里，肺藏蕴热则闭，虚则脱，须升举而补之。盖缘气虚不能约束故也。后人宗其议，遇脱肛症，不问何因，率用补中益气汤为主方，岂知治者愈是，病者愈苦。症情百出，安能以一法绳乎。如此症，燥火烁金，非清润不可，若一于升补，邪愈实，血愈枯，后恐变不可测。昔人于大肠燥结门，有气血耗竭，呕逆不食，便如羊矢之戒，岂无所见而云然哉。

冬月伤寒两感证

霜降以后，寒邪直入三阴，谓之直中伤寒，治有温热一法，若由三阳传入三阴，谓之传经伤寒，在外为寒，入内为热，按经施治，宜散宜清，而且六经传变，厥名甚多，有巡经传，有越经传，有首尾传，有表里传，其症以表里传为至重，即伤寒两感症也。一日太阳与少阴同病，二日阳明与太阴同病，三日少阳与厥阴同病，以其阴阳俱病，欲汗则有里证，欲下则有表证，来势极重，辨之不早，顷刻害人。故《内经》、仲景皆云必死，并不言所治法。愚窃谓两感症，外寒内热，即冬温症又感重寒而发者，随其邪之轻重，按症施治，未必绝无挽回。吴鹤皋曰：易老制大羌活汤，用羌活、独活、防风、防己、细辛、川芎、白芷、苍术、黄芩、黄连、知母、生地、生草，意谓传经者皆为阳邪，一于升阳发散，滋阴养藏，则两感之浅者，尚或可平。所论与愚意颇合。至乙未冬，余客上海，有茶业王某患伤寒证，身热恶寒，头痛项强，口干烦渴，溺亦便燥，舌苔黄色，脉来浮举则紧，沉按则数，表有寒，里有热，内外邪俱盛，非太阳与少阴同病之两感症乎。余即师大羌活汤之意，用麻黄、紫苏、荆芥、防风以散外寒，用石膏、知母、元参、生地以清内热，又加枳壳、陈皮利其气而为之佐，重剂投之，两服而痊。可知伤寒两感症，即冬温感寒外寒内热证，本无不治，其云必死者，为误治者言之。非谓概不可治也，其不言治法者，欲后人将六经条治之法，融会贯通，权其表里寒热，分缓急而施治，故不复为赘言也。至六日死三日死之说，亦谓症情危急，图治当速，迟则无及耳，岂真计日待死，绝无法治哉。方书此类正多，不可不思。

精气不足衰证

人生五十始衰，过此以往，全赖随时节养，设或勤劳太过，则衰甚矣。癸巳夏季，应试入都，贵大司寇来延余诊。据云：去冬即有小恙，至春其恙大发，医药迭进，转重转剧，延今数月，食不甘，寐不安，面烧齿浮，溺涩便涩，心悸汗出，肢弱体疲，耳不足于听，目不足于视，语不足于音，一切精神，尤为惝恍。余切其脉，浮举似弦，沉按又微，知是血气大亏，风阳不潜所致。先用济阳息风之剂，加补益以佐之，五官稍可用，四肢较有力矣。再用补气养血之剂，频增减以治之，心神虽不足，眠食可如常矣，余症亦就痊矣。原此症由来，因平日劳心太过，精气受戕，迨病起初，又治失其宜，所以衰羸至此。前于虚人感冒症，特申扶正祛邪，标本兼顾之说，盖欲主治者，遇此等虚弱证情，为之早筹全局也。至论病后摄养，要药有二，大法有三。所谓二者何？一曰鹿茸，二曰人参，盖非茸不能补督脉之精，非参不能补五脏之气。所谓三者何？一曰益，二曰复，三曰恒，益者益其正气，复者复其元精，恒者恒久而后奏功。窃见今人，有病后失于调理，终身羸弱不堪者，是气之伤也。有病未复元，即起劳役，时愈时坏，后竟无可挽回者，是精之夺也。有病愈后，急需调养，听人讹说，谓补药不宜多服，因循自误者，是功败于垂成也。惟有明理人，知精与气为吾身至宝，既亏损于前，思补救于后，当病后元气未复，除药饵外，起居必慎，饮食必调，虽累月累年，不忍或劳，非自逸也。盖养气蓄精，犹欲出其身以有为，不敢轻于尝试也。则圣贤存心养性之功也。

气血两损弱证

人生二十曰弱，弱者，血气未充之谓。当血气未充时，劳乏以致疾，怯损矣成。己丑，内亲蒋丙炎，时十九岁，四月中，害目赤方愈，五月初，即应试澄江，北返，又病暑温，时而治愈，时而劳复，如是者数旬。其家疑医药无功，祷于神，服仙方，月余，病益剧，速余往

449

视。脉细如丝而数，忽寒忽热，咳嗽喘促，口吐清涎，间有红丝，自汗腹痛，室中略行数武，汗喘即甚，委顿不堪。其家问病可治否，余答曰：怯损已成，姑念年少，试设法以挽回之。用十全大补汤、生脉散、香砂六君丸等方，出入加减治之。数旬后，忽壮热不退，知是感冒外邪所致，另用紫苏煎汤冲饮，得微汗，热即退。又数旬，忽腹痛下痢，知是正气得理，邪无所容故，另加川连数分，因势利导之，痛痢即止。又数旬，因怒火上升，忽于午前，面赤神昏，两起逆冷，知是命火上泛，非引火归元不可。另以金匮肾气丸一两，分作三服，交巳刻，先用开水送下，并用火炉烘足，浮火即平。是症也，共治百数十日，症虽屡变，所药不变，随时随症，略加数味而已，居然逐次奏功，终收全效。使所见不确，施治不专，有不因循贻误者乎。迨病愈后，里中有老者见之，惊为异，踵余门，求治数十年老病。余曰：某病所以能挽回，固由医药功，亦由年华富。盖年未弱冠谓之少，年将花甲谓之耆。少如春初草，勾萌甫达，常存生长之机，耆如秋后林，枝叶虽繁，隐寓衰残之象也。惟事亦不必以常理拘耳。尝见世之人，老而强，每胜于少而弱，是知人定亦许胜天。齐邱子曰：松柏之所以能凌霜者，藏正气也；美玉之所以能犯火者，蓄至精也。惟人亦然，子能藏气蓄精，即却病延年之道矣。书一调补方与之，老者乃欣然而去。

咳嗽内外因证

肺为五脏华盖，体本清虚，一物不容，毫毛必咳，有外感六气而嗽者，有内伤七情六欲而嗽者。治当先其所因。癸巳冬，余寓天津，高君诚斋之室，晨起即嗽，至暮尤甚，连咳不止，延余往诊。切其脉，浮虚细数，知是寒束于表，阳气并于胸中，不得泄越所致。用利膈煎治之，下咽即安。又曹某，每日午后，必发干咳数声，病已年余，问治于余。切其脉，六部中惟左尺沉按则数，知阴分至深处，有宿火内伏，故午后阴气用事时，上冲于肺而咳。朱丹溪所谓火郁之干咳嗽，症最难治也。余用杞菊地黄丸意，加减治之，十余剂而愈。丙申冬，余又至天津，周菁莪大令患咳嗽症甚剧，终夜不得卧，来速余诊，切其脉，六部细数，右关尺按尤有力，知是大肠温邪，上乘于肺而咳。用芩知泻火汤加减，十数剂而治愈。丁酉夏初，江君镜泉子后午前，咳嗽痰多，并见筋骨酸痛，食少神疲等症。余诊之，脉来缓弱，知是脾虚寒侵，用理中汤加味，温补而愈。此数症也，或表或里，或虚或实，或寒或热，如法施治，应手奏效。故先哲有言，咳嗽虽责之肺，而治法不专在肺，诚以咳嗽受病处，不尽属于肺也。今人但知咳不离乎肺，凡见咳嗽，即以辛药治之，一切咳嗽不因于肺者，缠绵不已，永无愈期。迨至劳症将成，乃归咎于肺气不充，与肺阴不足。今试问气何以不充，阴何以不足，非缘过服辛药，肺经受伤之故欤。使能先其所因，不沾沾于治肺，则咳早平而金不受困，其得失为何如耶。

咳嗽吐血大肠火证

吐血一症，有心肝脾肺肾之分，或咳血，或呕血，或唾血，或咯血，或间血丝，或成盆或碗，辨清表里阴阳寒热虚实，按症施治，无不愈者。特恐病家自认为劳，医家亦误认为劳，畏首畏尾，因循从事，贻误滋多。庚寅冬，余客济南，杨君景澄病咳嗽吐红，医用地榆、归尾、前胡、橘红等药治之，旬有余日，转重转剧，来延余诊。切其脉，濡而数，右尺独疾，舌根有紧贴黄色薄苔，明是大肠火逆，上灼肺金，咳伤血膜，血随痰出。遂宗朱丹溪法，用三黄泻心汤加味，数剂，吐红止，咳嗽平。后又减三黄加参芪，调理而愈。丙申正月初，余旋里，吾友李经谊病。据云：初起不过咳嗽，未几气喘，未几吐血，延今月余，病益加剧，腰痛不堪。余切其脉，右尺滑疾，明是大肠火盛，上冲于肺所致。用槐花降气汤一剂，大便下紫黑血，咳喘渐平。再剂，吐血止，腰痛轻。后承是方加减而愈。此二君也，一则体瘦，一则体肥。肥人多湿，故燥而清之；瘦人恶燥，故润而清之。受病虽同，用药是异，未可混施耳。或以泻心方用大黄苦寒为疑，余曰：火盛则血不归经，用大黄无他，不过泻亢甚之火耳。李士材曰：古人用大黄以治虚劳吐衄，意甚深微，盖浊阴不降，则清阳不升，瘀血不去，则新血不生也。所恐俗工辨症不明，遇内伤挟寒，亦用大黄，罔不杀人。盖阳虚阴必越，营气虚散，血亦错行，须用理中汤甘草干姜汤以温其中，血始归经。较前二症，或寒或热，有天壤之别，不可不知。

喘因伏暑证

喘之为病，有风寒，有暑湿，有痰壅，有气郁，有水气上泛，有火邪上冲，致喘者不一端，要不越表里寒热虚实之分，先哲有言，治病以辨症为急，而辨喘症为尤急，盖见庸工治喘，拘守偏见，不能随症施治也。兹姑举其一。壬辰秋，余至天津，适张汉卿观察病气喘甚剧，终夜不得卧，绵延已月余，邀余往诊。脉虚细数，审是夏季伏暑未清，阴虚火升为患。用润气汤加石膏，一剂，喘嗽平，能安睡矣。后承是意加减，两旬余而愈。当初治时，有闻方中用石膏，传为大谬者。愚思症起六月，暑邪内伏，非石膏不解，何谬之有？彼以石膏为谬者，殆患喘而不敢用石膏者也。否则辨证不明，误用石膏治寒喘，未得其法者也。夫仲景续命汤、越婢汤等方，俱加石膏以为因势利导之捷诀。李士材治烦暑致喘，用白虎汤。古人治火邪上冲，喘不得息者，罔不藉石膏以为功。盖暑喘用石膏，犹之寒喘用干姜，虚喘用人参，实喘用苏子，不遇其症则已，既遇其症，必用无疑。俗流信口雌黄，原不足辨，所不能不辨者，此

等喘症最顽，愈未几时，倏焉又发，投剂稍差，贻误非小。丙申冬，刘伟斋大令之令郎，病喘甚剧，数日一发，发则头痛身热，转侧呻吟，苦不可堪，余切其脉，右部虚数，左更微不可辨，按久，又似有数疾情状，知是阴虚阳盛，与以冬地三黄汤，喘势渐平。继减三黄进以参芪，调养而痊。丁酉夏，因劳复发，他医以头痛身热为外感，而用温疏，以形瘦脉微为中虚，而与补益，病势又剧。余仍前清养治法之，旬余而愈。可见喘系宿疾，多由气质之偏，不得以寻常脉证相例，总恃临证者，随时论病，随病论治，阴阳虚实，辨得清耳。

呕哕虚寒证

呕哕有气血多少之分，有寒热虚实之异。实而热者，清之泻之，可以即瘳；虚而寒者，温之补之，不能速愈。壬辰秋，余客天津，张鸿卿观察来速余诊。据云：夙病呕吐，延今偶触凉风，即泛冷涎，若将哕逆者然。余切其脉，沉细而迟，知是积寒久郁，非用大热药，不足消沉痼之逆冷，不能复耗散之元阳，用四逆汤加味，重剂与之，每剂用附子一两，共服至百数十剂，宿恙始痊。或问：附子禀雄壮之质，用至一两，不嫌多乎？答曰：大寒证，非用斩关夺将之药不治，惟附子能通行十二经，无所不至，暖脾胃，通膈噎，疗呃逆，同干姜则热，同人参则补，同白术则除寒湿如神，为退阴回阳必用之味。近世疑而不用，直待阴极阳竭，而用已迟矣。古人于伤寒阴证厥逆直中三阴，及中寒夹阴，虽身热而脉细，或虚浮无力者，俱用附子以温理之。或厥冷腹痛脉沉细，甚则唇青囊缩者，急须生附以温散之。东垣治阴盛格阳，面赤目赤，烦渴引饮，脉来七八至，按之即散者，用干姜附子汤加人参。余于此症，附子外又加干姜、吴萸、白术、人参，共服至百余剂而止。可见阴寒固结，非重剂不为功也。

反胃噎膈寒热证

饮食之后，气忽阻塞，如有物梗者，名曰噎。心下格拒，饥不能食，或食到喉间，不能下咽者，名曰膈。如食下良久复出，或隔宿吐出，名曰反胃。症有寒热虚实之分。己丑夏，同邑张姓室，病噎膈症，据云：患已三年，初起数旬一发，今则五日一发，三日一发，饮食减少，大便燥结，较前尤剧。余诊之，脉虚濡细涩，右关独滑数，其时天气甚热，病者独穿夹衣，畏寒不已，知是胃脘热滞，清不升，浊不降，中宫失健运之司，治以开关利膈汤加石膏、枳实。一剂，舒快异常。二剂，夜半，腹中忽痛，便泄一次。复诊，脉象右关已平，余部亦起，去石膏、枳实，参用旋覆代赭汤，后又加四君子汤，调补而愈。丁酉秋七月，应试金陵，柯受丹观察嘱为汪君鹤清，治一反胃症，据云：前病外症，愈已半年，后渐神倦体疲，食入即吐。余见其鼻准有红紫色斑如豆大，切其脉，六部滑数，尺尤有力，知是肠胃宿火未清，浊邪因之上乘，非通下窍不可。初进承气汤去川朴加滋清药，呕吐即平。继进地冬汤加味，月余而症悉愈。此热者清之、实者泻之之一证也。壬辰冬，余客天津，苏州庞某患反胃月余，清涎时泛，食入即吐，神疲体倦，羸弱不堪，人以吐为肝风，迭进平肝之味，不效，延余往诊。脉象迟弱，知是胃中无阳，命门火衰所致，以附子理中汤加肉桂、丁香，数十剂而病愈。甲午冬，余旋里，同邑毛君寿恺，病噎膈二年，食少胸闷，瘗惫殊甚。余切其脉，细缓无神，知是虚寒痼疾，非重剂温补不可。用四逆汤理中汤等方加味，症稍平。十数剂后，渠寄书问余，意欲速效。余答云：治病如行路，路有千里，仅走数里，即期速到，恐医药中，无长房缩地法也。嗣后附姜热药，俱增至一两与八钱，据云：服至年余，病始痊愈。此寒者热之、虚者补之之一证也。或见后证药热，迥异前证药寒，问其所以异，余曰：太阳之人，

芩连知柏可常用，虽冬月亦如之；太阴之人，参附姜桂不绝口，虽暑月亦如之。此气质之不同也。然有时苦寒太过，素畏热者转而畏寒；辛热太过，素畏寒者转而畏热。此又气质之变易也。总之或寒或热，随证论定。见为热，治以寒，事宜急，缘火性至速，迟恐不及也。见为寒，治以热，事从缓，缘火有功候，九转丹成，非十二分功候不办也。故余遇热证用寒药，轻者一二剂即疗，重者不过数十剂，并须加壮水药以制之。至遇寒证用热药，轻者亦易疗，重者必须数十剂，甚至百余剂，累月经年服温补药者，无他。水之性缓，而用可急，火之性急，而用转缓，譬如以水洗物，可以一洗即净，以火煮物，不能一煮即熟，其势然也。且清火后，必归本于扶脾，补火后，必急顾其真阴。又有以火济水，以水济火，次第布施之道焉，非漫汉可以从事耳。

头痛实火证

头痛一症，在伤寒门，有直中传经之别，而传经中，又有太阳、少阳、阳明、太阴、少阴、厥阴之分。至于杂症，更有偏头风、雷头风、气虚、血虚、痰厥、肾厥、客寒犯脑、邪火上冲、破脑伤风、大头天行之异，所病在头，而所因不尽属于头。辛卯春，济南有王妪患头痛甚剧，人用荆芥、防风、藁本，是头痛治头之见也，痛势愈酷，日夕呻吟。余切其脉，数而弦，知是阴不胜阳，阳亢无制，上凑至巅，迫而为痛。前用风药，犹火焚而复煽之耳，风助火势，火借风威，痛故不可忍。治当滋水熄木，以清下法折之，冬地三黄汤加元参、羚羊角，一剂，大便润，痛即平。又合生料六味丸意，加减治之而愈。后余入都，闻有一人病火冲头痛颇重，延西医治之，用猪脬五，盛冰于中，头顶前后左右各悬其一。彼以为邪火上冲，用寒冰遏之，则火衰而痛可平。不知寒从外逼，火将内攻，症之轻者，不过多延时日，或可无

虞，若遇重症，尤恐火气攻心，挽回莫及。在西人以寒治热，较俗工以风助火，已胜一筹，然何如用清下法折之，一服即平为愈乎。

面痛虚寒证

面为阳明部分，而阳维脉起于诸阳之会，皆在于面，故面痛多属于火。惟火有虚火，有实火。实者可清，虚者不可清。乙未，余客上海，有张姓妾，小产后，两眼中间，常有一星作痛，病已经年，问之诸医，莫名所以然。余切其脉，细弱而迟，知是平素血亏，小产后，血尤亏，血亏则气亏，气亏即火亏。遂合当归补血汤、胶艾汤加吴萸、牛膝、肉桂为方，温补而愈。考《内经》察色篇，以两眼之间属心。经又云：心之合脉也。又云：诸脉皆属于目。西医亦云：心体跳动不休，周身血脉应之而动。可知脉为心血贯注之所，目又为血脉交会之所，今两眼间作痛，其为心中血虚无疑。何则？经云：诸痛皆属于心。又云：诸痛皆属于势。又云：心主血，心恶热。夫热，阳也。血，阴也。阴非阳不生，阴非阳不守，阴耗则阳气独胜，无所依附，势必循脉上浮，凑于两眼之间，安得不痛。余以补血为君，补气为臣，补火为佐，引热下行为使，病果应手而效。在麻衣相法，指两眼中央为山根，吾将以山根痛名之，附于眉棱痛、眼眶痛之后云。

心胸痛虚寒证

心痛一症，《灵枢》有肾心痛、胃心痛、脾心痛、肝心痛、肺心痛、真心痛之分。盖五脏之滞，皆为心痛。《金匮》用九痛丸，治九种心痛。后人以饮食气血寒热悸虫痐别之。虽祖此义，实未尽《内经》之旨，约而论之，要不越阴阳虚实。然实而属阳者易瘳，虚而属阴者难愈。庚寅冬，余至山东，有友朱汉舲患心胸痛，或数日一发，或一日数发，如是者六七年。余

切其脉，濡数少神，知是肝脾心痛，既寒且虚，与以温补重剂，服之，有小效，无大效。因思症系中空，甘草可满中，并能缓急止痛，仍前方加炙甘草至一两，痛果大愈。但此症由境遇不遂所致，且患已数年，除根不易。其时有谓炙草一味，前方已用五钱，今又加至一两，毋乃太多者。余曰：甘草生用气平，炙用气温，其性能协和诸药，故有国老之称。昔仲景甘草汤、甘草芍药汤、甘草茯苓汤、炙甘草汤，以及麻黄、桂枝、葛根、青龙、理中、四逆、调胃、建中、柴胡、白虎等汤，无不重用甘草，惟遇呕吐肿满，酒客诸湿症，概禁不用，则以用药治病有宜忌之分也。世俗治病，不明宜忌，甘草一味，重用不敢，不用不能，凡立一方，但用数分，以为如此，乃两全之计也。不知其计愈巧，其识愈庸。汪切庵曰：时医用甘草，不过二三分而止，不知始自何人，相习成风，审不可破，殊属可笑。曷为可笑，盖笑其庸耳。

腹痛宿证

腹痛一症，有热，有寒，有气，有血，有浊，有虫，有实，有虚，有内停饮食，有外感风寒，有霍乱，有内痈。治苟如法，虽数年宿恙，不难应手奏功。壬辰冬，余寓天津，苏州严某，每于申时后，子时前，腹中作痛，上乘胸脘，甚至呕吐，静养则痛轻而缓，劳乏则痛重而急，病经十年，医治不效。余切其脉，虚细中见弦数象，知是气血两亏之体，中有酒积未清，故至申子二时，蠢然欲动。尝见书载祝由科所治腹痛症一则，与此情形颇合，惟彼专去病，故用二陈汤加川连、神曲、葛根、砂仁，而此则病经多年，正气既虚，阴血亦损。法当标本兼顾，因师其方，加参术地芍治之。服至十数剂，病果由重而轻，由轻而痊矣。当此症初愈时，十年凤恙，一旦奏功，人闻其异，索方视之，以为效固神奇，药乃平淡，莫名所以然。殊不知治病原无别法，不过对症用药而已。

药与症合，木屑尘根，皆生人妙品，岂必灵芝仙草，始足却病以延年。

少腹痛火证

少腹正中，为任冲分野，厥傍，为厥阴肝经分野，其痛满有三，曰燥结，曰热结，曰血结，皆为内有留着，非虚气也。甲午，都中有胡某，少腹气痛，上冲两胁，日夕呻吟，甚且叫号，并见面赤汗淋，溺少便结等症，来延余诊。切其脉，痛极而伏，按之许久，指下隐隐见细数而浮之象，审是阴不济阳，阳气炽张，横逆无制所致，法当微通下窍，使浊阳不上干，诸症斯已。用清润汤加羚羊角，一剂，二便通，痛遽平。后承是方加减而愈。时有自命为知医者，进而问曰：热则流通，通则不痛，凡治腹痛，总以温痛为宜，今用清利，其偶然乎？答曰：固哉，予之论治病也。夫热则流通一证，是与寒则凝滞对待而言；通则不痛一语，是统言寒热虚实，通字当作和字解，犹言和则不痛也。今子牵合言之，是诬书之通者而不通矣，其能令病之不通者而通乎？且温通与清利，治法何常之有。子谓治腹痛总以温痛为宜，此等识见，真如井底蛙。蛙日处井中，因以为天极小，只有寒气与湿气，殊不知井以外，风火燥暑四气，较寒湿而倍之。并寒湿二气，久之亦从火化乎。况乎五志之火，六欲之火，七情之火，人固无在不与火为缘乎。惟寒邪初中，寒食留结，或房劳致损，或力役致伤，与夫病久误治致虚，则不得用清利之剂，又当温而通之，更温而补之。总之病无定情，治无定法，可温则温，可清则清，可通则通，可补则补，随症论治而已。若执一见以治病，其不误人者几希。

疝痛新久虚实证

《内经》云：任脉为病，男子内结七疝，冲疝、狐疝、癞疝、瘕疝、㿉疝、水疝、厥疝是也。又有偏坠、膀胱气、小肠气，其病亦与疝等。或因寒积，或因湿热，或为气，或为血，或为虚。或为实，治之者，明辨无讹，可矣。乙未，余寓上海，有宁波孙某患疝症，据述腰以下，牵引作痛，丸囊皆肿，午前轻，午后重。病经四年，屡治不效。余切其脉，虚数细弱，知是下焦湿浊，未能早除，留恋四年，真元受损已极，非大为补正，更佐温化不可。用十全大补汤加川楝子、橘核、吴萸为方，数十服而愈。丙申春，王君舒仲患左丸偏坠，有筋作痛，牵连及腰，脉来沉数，尺较有力，知是湿热蕴伏下焦，非急为清化不可。余用大力军汤加川黄柏、制僵蚕为方，十数服而愈。庚寅夏初，余客天津，杨艺芳观察之族侄某，病小腹痛，牵引睾丸，转侧呻吟，势不可忍，并时见吐逆等症。医与温补药，不效，饮食少进，夜寐不安，病情尤剧，来延余诊。脉象迟缓而涩，余思温补颇是，而不见效，缘桂附不得干姜不热也。仍前方加干姜五分，服后，吐逆即平，惟少腹及肾丸痛如故，而脉象顿数，盖前此火为寒郁，今则寒从火化。治有先清而后温者，亦有先温而后清者。阳以济阴，阴以济阳，调剂焉底于平而已。用地黄汤去山萸加川连、黑栀，数服而愈。以上三证，一则温而补之，一则清而道之，一则始温补而终清理之，均应手而效。可知疝症虽小，不能执一法相绳也。

腿痛气血虚实证

腿痛一症，有气血风湿寒热虚实之殊，治法，亦有标本之别。戊子冬，吾同里友杨怀冰，因母患腿膝痛，不能屈伸，稍动，即酸楚难忍，经数医诊治，饮食减而神益疲，邀余往诊。余切其脉，虚数而涩，知是衰年气分不足，偶因劳乏，经络停瘀所致。用补中益气汤桃仁四物汤加减为方，两剂后，痛若失，屈伸自如，饮食增，精神亦振。或问其故，余曰：治病之道，譬如行路，由东至西，咫尺间事耳，君子遵道而行，顷刻可到，若令盲者处此，东西迷于所向，虽劳劳终日，卒不能尽其程。无他，明不明之分也。夫人当半百以后，中气就衰，勉力劳役，停瘀致痛，症虽实而气益虚，彼误为痛风者无论矣。其明知血瘀作痛，恣用破耗之剂，而不见效者，亦治其末，未顾其本，犹之以寇治寇，恶者未能去，善者已罗其殃，究非上策。余用补中益气法，以扶其正气，更佐养血行瘀法，以祛其邪滞，正固而邪自去，邪去而正益理，所谓仁至义尽，王者之师，犹有不获安全者，无是理也。

痢疾表里寒热虚实证

今之痢疾，即古之肠澼，其症有表里寒热气血虚实之殊。辛卯秋，入都应试毕，李新吾太史来速余诊。据云：腹痛后重，下痢甚剧，五月初起，绵延至今，百有余日，日十数次，似脓似血。前医曰烂肠瘟，时用附子，时用大黄，时用人参，时用莱菔子，温凉补泻，诸法迭试，均不见效。余诊之，脉象细疾，面色黑瘦异常，舌苔黄薄贴紧，知是邪盛正虚，垂危之症，用神效治痢散补中益气汤加减治之，共三阅月而安。壬辰夏季，佑三观察至北通州，适病痢，以书速余往，黄昏时，余始至。诊其脉，滑而数，知是跋涉长途，感受时令湿热所致，与以葛根治痢散加味，天甫明，痢已愈。合观二症，可知治新病易，久病难矣。然而治痢之难，犹有数端，一则宿恙除根，一则刻期奏效，一则老年不能食，一则孕妇胎下坠。庚寅，余客天津，刘伟斋大令患血痢，已七年，医药不效。秋七月，问治于余。切其脉，虚细弦数，知是宿垢未清，本原已弱，合益气汤地黄汤神效治痢散治之，服二十余剂而愈。嗣后，旧恙竟不复发。乙酉，应试金陵，七月杪，秦君湘臣病痢甚剧，日夕数十遍，盛君葵臣代延余诊。切其脉，浮紧沉数，知是浊邪内蕴，寒邪外束，合香薷饮治痢散加减治之，约以七日

为期，至八月初四日，果大便如常，眠食俱安而愈。是年，即举孝廉。壬辰，天津官电局书吏沈姓母，患痢月余，日念余遍，食少神疲，用八珍汤加味而愈。己丑，同城小河沿酒业王姓妇，孕已数月，腹痛下痢，胎动欲坠，用补中益气汤加味而愈。此数症者，皆投剂辄效者也。又有以重药治重病，似不效而实效者：甲午秋，应试都门，有余某患痢旬余，予诊之，脉来滑实，知是浊滞内蕴已深，治用毒痢捷效汤。服后，腹痛异常，至明晨，病已愈十之五六，再服，腹不痛而痢即止。可知驱邪如驱贼，贼势大盛，非力能攻而克之。彼必负固不服，迨夫巨魁既歼，胁从自散，与虚证之遍地疮痍，急需抚养者情形又大不同，然则痢乌可以一法治乎。虽然，痢之不能以一法治者，非迭用温凉补泻，以药试病之谓也。使以药试病，今日一法，明日一法，后日又一法，法愈多，病愈不可为矣。譬如有人于此，患一虚病，吾治之，自初诊至复元，只有补之一法，即或改方加减，亦如行路然，数武一曲，数里一折，吾不过循由折而奔赴之，无用别户门径耳。设治病者，一方补之，更一方泻之，又一方温之清之。是犹行路者不识东西南北，往来踯躅于其途，迨急不能择，铤而走险，遗祸可胜言哉。丁酉夏初，余客天津，叶君云青之室病剧，来速余诊。据云：向有肠澼宿恙，是年三月，旧恙又发，延今两旬，胸闷腹痛，上吐下痢，日夕数十次，呻吟转侧，食不进，卧不安，症势颇危。余切其脉，疾，右尤盛，知是新邪引动旧邪，中更停滞所致，用枳术和中汤三黄解毒汤等方，加减治之而愈。按此症，痢疾转霍乱，较疟疾转痢疾，更为危险，然而治效不难者，识路故也。

泄泻阴阳寒热虚实证

《内经》论泄泻，或言风，或言湿，或言热，或言寒，又言清气在下，则生飧泄。要皆以脾土为主，然泻久未有不伤肾者。且肾伤，

又有阴阳之异。肾阳伤，人皆知之；肾阴伤，人每忽焉。辛卯夏，余客济南，奇太守病发热恶寒，头痛身痛，腹满便泄。旬有余日，来延余诊。脉大而缓，舌苔白腻，知是内伤寒湿，并非外感风寒。用理中汤加苍术附片等味，数服而愈。丙申夏，余入都，杨艺芳观察病泄泻，日夕十数次，饮食减少，烦躁不安，延余往诊。脉数，尺尤实，知是暑湿为患。惟年逾花甲，以顾正气为要，先合三黄汤六一散加白术、陈皮、砂仁为方。二剂，便泄顿止，即改用补益法，不数日而康健如恒，若未病然。秋初，陶端翼主政之子，年十二，大便溏泄，已经数月，食少气弱，病情颇剧，问治于余。切其脉，濡而缓，知是气血两虚，由虚致寒，用补中益气汤加熟地、牛膝、附子、干姜，数十剂而治愈。此三症，一为寒，一为热，一则脾伤及肾为阳虚。寒者温之，热者清之，阳虚者补之。治泻常法，所谓人皆知之者也。至人所忽焉不察者。则有养阴一法，丙申冬，余将出都，有陈姓室，患泄数月，每日必泄五六次，医以为脾土虚寒，用白术以补土，附子以回阳，木香以止泻，便泄如故，而面烧口燥足冷，饮食减少，夜寐不安等证迭见，大似上热下寒，阳虚重症。余切其脉，两寸微甚，左关尺濡迟少神，右关尺滑数有力，乃知证系阴虚，非阳虚也。遂用生地炭一两，炒怀药、酸枣仁、丹皮、白芍、牛膝数钱，炙草、砂仁、黄柏数分，人参、煨葛根各一钱为方。一剂，泻愈三分之二，脉象俱和。再剂，夜寐安，口燥润。三四剂，饮食甘，面烧平，两足俱温。或问病情奚似，余曰，此症如灯膏然，阳为灯，阴为膏，右关尺为灯，左关尺为膏，脉有力为灯有余，脉无神为膏不足。前用术附等药，譬如膏欲尽而频挑其灯，灯火上炎，膏脂下竭，因见上热下寒之假象。使再燥脾补火，势必膏尽灯灭，阴竭阳亡。余为益阴以称阳，阴复其元，阳得所附，诸症以平，脉象亦起，所谓膏之沃者灯自光也。渠又问用药法，余曰：治病无成法，随时论症，随

症论治而已。如必以古法绳之，此即六味地黄汤、补中益气汤合用之意乎。以六味益阴为君，故重用地黄，以补中益气为佐，故不用黄芪，以方中有人参，故用六味汤而去山萸，以方中有地黄，故用补中汤而去当归。恐真阴不固，加黄柏以坚之，恐清阳下陷，加葛根以升之。盖葛根一味，为泄痢圣药。昔张石顽治虚损症，欲用补中益气方者，往往以葛根代升柴，缘升柴劫阴，阴伤者禁用故也。此制方之微权也。

大便不通虚寒证

大便不通，有风秘、痰秘、热秘、冷秘、实秘、虚秘之分。风痰实热，可用润肠丸、控涎丹、四顺清凉饮等方；若冷而虚，当用四神丸之类。壬辰七月，余至天津，杨鹤年之室，病大便不通，旬有余日，人见舌苔微黄，唇口微焦，拟用下药，来延余诊。切其脉，沉而迟。余曰：沉迟为里寒，寒甚则水冻冰凝，投以大剂热药，犹恐不及，若之何下之乎？人曰：时当夏秋，似非冬月可比，大火炎炎，何至中寒若此。余答曰：舍时从症，古有明文，如谓燥热时必无寒证，则严寒时当无热证，昔仲景制大小承气汤，何以治冬令伤寒。可知夏热冬寒者，时之常，而冬不必热，夏不必不寒者，病之变。至唇舌焦黄，又真寒似热之假象。倘误认为热，投以硝黄，热将不救。王太仆曰：承气入胃，阴盛以败，其斯之谓欤。用四逆汤、四神丸意，并加当归、半硫丸为方。三剂，便闭依然。主人讶甚，嘱余改方。余曰：坚冰凝结，非用火煎熬至六七昼夜之长，其冻不解。仍前方倍与之，又三剂，夜半，腹中忽痛，大便始通。时有识者愕然曰：如此炎热，吾谓热中者必多，不料此症腹中，一寒至此，然则君子何待履霜，始知坚冰之至哉，后于热剂外，又佐补剂，调治月余而安。使误认实热，用清下法，寒者必冰结愈坚，虚者即取快一时，来

日必复秘愈甚。欲再通之，虽铁石亦难为功，可不慎哉。

痔疮热毒重证

痔证有七，一曰牡痔，二曰特痔，三曰脉痔，四曰肠痔，五曰血痔，六曰酒痔，七曰气痔，有藏肛门内者，有突出于外者，各审所因治之可已。辛卯，应试都门，镇江葛某患痔颇剧，每便一次，肛门肿痛异常，必呻吟半日许，头面臂腕，遍发疮斑。人误认气虚下坠，用补中益气方，病加剧。问治于余。余切其脉，六部数大，知是湿热蕴结，久久不化，酿而为毒，即肠痔、酒痔之类，非急为荡涤不可。用大承气去川朴加穿山甲、连翘、银花、生草为方。二剂，痛轻，又二剂，疮斑渐退。后合滋清法治之，月余而愈。惟愈后，当戒酒远色少劳茹淡方妙。若不守禁忌，后必复泛，久而不瘥，将变为漏。慎之戒之。

淋浊新久证

小便不通，有寒热痰湿气血虚实之分。惟淋症则多属于热，寒者绝少，盖热甚生湿，故水液浑浊而为淋也。庚寅冬，余至济南，有徐某来延余诊。据云：小腹胀满，溺涩不通，日夜涓滴，色赤而浑，病经五年，屡治不效。今夏忽重，入冬尤剧，溺后茎痛，下气上逆，喘急不堪。余切其脉，诸部濡数，惟左关尺屡数大，按之有力，知病久气血虽亏，膀胱湿热仍盛。遂用人参、芪、术以益气，地黄、黄柏以养阴，制军、甘草以清热，滑石、木通以利湿，僵蚕以化秽，青皮以行气，牛膝以下引，葛根以上升，标本兼顾，随症减增，数十剂而病愈。壬辰夏季，余寓都门，有刘某患浊，日夜淋漓不尽，前茎有筋胀痛，后连肛门，已十余日。余

诊之，脉象滑数，知是浊邪正盛，以涤瑕荡秽之峻剂，下紫黑脓血无数，半月而愈。可知淋浊治法，初起即与荡涤，其病易疗，如后症是已。惟恐治不如法，邪气留变，势必频年不愈，如前症然。或问前症治法，余曰：此为复方，方中有阳有阴，有温有清，有补有泻，有降有升，一阖一辟，理最元妙，征之古方，殆东垣清燥汤意乎。在东垣制此汤，所以治体虚夹暑，与一切湿热证，非为淋症设也。然淋至数年，正气已虚，入夏病加，暑邪自盛，溺浑茎痛，湿热尤多，按之清燥汤，治法颇合，余即师其意用之，病果应手而效。惟效后，宜戒酒少劳方妙，否则食复、劳复，甚易事耳，慎之。

遗精阴阳虚证

肾阴虚则精不藏，肝阳强则气易泄，故遗精惟肾肝为多，然亦有不在肝肾，而在心肺脾胃之不足者，又未可执一论。庚寅冬，余至济南，有黄姓某，五十余岁，精关不固，先遗后滑，病经一年，神疲气弱，委顿不堪，频服六味丸不效，来延余诊。脉象两尺细数，寸关虚大，知是阳气下陷，不能摄精，以补中益气汤加麦冬、五味，固摄而愈。乙未，余寓上海，宁波沈某二十余岁，形瘦色赤，咳嗽吐红，黎明梦遗，患已两年，医药不应，问治于余。余诊之，六脉滑数，左尺尤盛，知是阴虚有火，用六味丸去山萸、加元参、黄柏、车前，十剂，火平。又十剂，阴复。仍前法进以参、芪，调养而愈。此二症也，前系脾阳虚，后系肝阴虚，皆不足症也。然一阴一阳，判若霄壤。如当升补而反滋阴，元气愈陷；如当滋清而反补涩，相火愈强。不辨所因，谬然施治，病必加剧。又况郁滞积热，与一切痰火为病，每致不梦而遗，尤非聚精固精等丸所能奏效乎。总恃临诊者，有辨虚实审阴阳之权耳。

诊余举隅录卷下

阳湖陈廷儒朵生偶笔

绍兴裘庆元吉生重校

中风阴阳虚实证

中风，有偏枯，有风痱，有风懿，有风痹。治法，以气与血为本，外邪为标。乙未夏，柳君籽青自镇江至上海，中途劳乏，汗出遇风，卒中于阴，右偏臂胕无力举持，舌筋亦短而蹇于言，前医投以清疏药，不合，杨省臣太守代邀余诊。切其脉，右缓无力，知是肥人气虚，外卫不固，以独活汤、千金附子散、黄芪建中汤等方，出入加减，调治而愈。丁酉春，余客天津，吴桥王检予大令患偏中风，以车速余往诊。右偏面肿，口喎言蹇，手不任持，足不任步，膝胫畏冷入骨，食不甘，寐不安，烦躁尤甚。切其脉，左盛右微，望其苔，右厚左薄，谂是劳倦内伤，风寒外感所致。用黄芪附子建中汤、防风散、桑菊煎出入加减为方，两旬余而愈。此皆阳虚，以阳药效者也，然又有阴虚，当以阴药效者。庚寅春，余至天津，刘稼民观察病中风两日，来延余诊。食不进，语不出，神昏气粗，两目上视，手足右尚能动，左已不举。切其脉，滑大而数，知是阴虚阳盛，木火挟痰火，两相鼓煽所致。治以清火豁痰平肝息风之剂。明日复诊，神识清，已起坐。仍前方，佐以益阴补气法，月余，饮食如恒，渐能步履，大可望愈。后余以事他适，路隔较远，其家另延他医，专任温燥药，绵延两月，阴气消亡，小便频数，夜更无度。此时急救其逆，征之古方，当用六味丸加五味子，而他医畏用地黄，不敢与服，病竟不起。噫，人之死生有定数，

药之宜忌所当知。地黄一味，有生用者，有焙干用者，有以法制熟用者，《本经》主治，实多散血凉血补血之功，故云久服轻身不老，并尊之为药中上品。世俗不察，以生地为滑肠，熟地为腻膈，视如砒毒，亦谬其矣。夫用生地而滑肠，乃胃弱气虚之故，用熟地而腻膈，乃痰多气窒之由，此皆不明虚实使然。古方导赤散，以生地黄与木通同用，泻丙丁之火；琼玉膏、固本丸、集灵膏，以干地黄与人参二冬并用，治血劳喘嗽唾血；六味丸、八味丸、四物汤，均以熟地黄为君，盖熟地能填骨髓，长肌肉，生精血，补五脏内伤不足，与病后胫股酸痛，坐而欲起，目眩眩如无所见等症，功用非浅小矣。乃后人又泥张石顽之说，谓地黄性禀阴柔。如乡愿然，似是实非，似是实非，似利实害，虽病至阴虚火旺，五劳七伤，亦不敢用，岂知石顽之说，犹言生地防滑肠，熟地防腻膈，欲人明辨用之，非屏地黄于无用之地也。王好古曰：生地黄治心热，益肾水，其脉洪实者宜之。若脉虚者宜熟地黄，如此明辨其义，则地黄一味，无往不受其益矣。

痿因湿热证

痿由肺热，传入五脏，热蒸则湿郁，气机为之不利，与风病外感，善行数变者不同。乙未，余寓上海，刘君润甫之室，病起夏秋，缠绵数月，偃息在床，起坐无力，手足软弱，不任举持，来延余诊。切其脉，大而滑，知是夏

令湿热，蕴久不化，气分受伤，致成痿症，与草木在暑日中，热气蒸灼，枝叶皆痿软下垂无异，非得夜来清气涵濡，则生气必不能勃然。遂用清燥汤法，加减治之，月余而症悉愈。丁酉，余客天津，夏初，潘黎阁观察，为其孙缙华病久不愈，来速余诊。据云：患已数月，延今，手足心热，盗汗不止，胸胁胀闷，抽搐作痛，两腿酸不任地，痿弱如废。余切其脉，寸关虚缓，尺部滑实，知是上盛下虚之假象，当舍证从脉，作上虚下盛治。用补中益气汤、郁苓五苓汤等方，出入加减治之，两旬余而愈。论二症治法，即前哲泻南方补北方之意也。然或以泻为补，或以补为泻，或补与泻两相需，用意时有不同。又况兼食积挟瘀血，痿症常有之。余尝佐以消食浚血诸法，始能奏效。随症论治，岂可以一法尽乎。

痧麻虚实证

痧麻之邪，由阳明府上蒸手太阴经，而又为外寒所遏，故初起必见咳嗽身热等症，用辛平药以治外，滋清药以治内，此大法也。然症有虚实之分，治有标本之别。戊子春，内亲蒋子重病经两旬，来邀余诊。发热无汗，遍体麻粒，哕逆时作，便泄不已，舌苔灰黑，厚腻而干，脉象虚微，按之欲绝，神昏气弱，呼之不应，势甚可危。余思此症，正气虚极，垂脱之时，即有外邪，概从缓治。用高丽参五钱煎汤先饮，并用十全大补汤去茯苓加陈皮、煨葛根为方，大剂投之。两剂，神气稍振，能进稀粥，呕哕便泄亦止，惟身热未清，是外邪不能自达也。仍前方加紫苏，或谓既服大补药，不当用疏散药，去而服之，身热如故。余曰：病中止虚，补之则安，固不容散。若中虚又有外邪，补与散实两相需，今人不通此理，当补不补，因而当散不散，所以病多棘手。抑知东垣治阳虚外感，用补中汤加表药，丹溪治阴虚外感，用芎归汤加表药，补中寓散，用意最为元妙乎。

仍加紫苏等药四味，另煎冲入饮之。一剂，身热减半，再剂，身热始清。即去紫苏，专服大补药，数十剂而病愈。愈后，头面指甲浑身脱下如蜕，所谓灰黑舌苔，亦落下一大片。辛卯春，余客山东，周君申之元室，病痧麻症，前医投以清疏药，不受，饮入仍吐出，来延余诊。身热面赤，胸闷便泄，舌绛苔黄，脉滑而数，令按胸脘，内觉硬痛，知是温邪发外，物滞阻中，前药只可疏邪，不能导滞，所以饮药入内，格而不通，阅时复吐出。仍前医方，加消导药一二味与之。一剂，吐泻止，胸闷宽，再剂，身热清，能进粥饮。后又清养之调补之，满身皮脱而愈。此二症也，前则由病致虚，后则由滞致病，随时论症，权其因而治之，病自应手而效。乃世俗不察，气既虚而不知补，胸有滞而不知通，何哉。

霍乱阴阳寒热虚实证

霍乱一症，有触冒寒邪者，有感受暑热者，有停滞饮食者。其致病有上下浅深之分，有阴阳虚实之别。来势极速，拟议不及。或吐而不泻，或泻而不吐，或吐泻交作，或欲吐不得吐，欲泻不得泻。治法，既不可专用寒凉，又不可偏用温补，至滋养消导，亦有时而必用。总恃随时论症，随症论治，始能奏效。若拘守成法，不知变通，杀人易于反掌。近年霍乱盛行，死丧频仍，皆呆守成法者误之。戊子，余授徒于家，及门梅诠生之父，夜半患霍乱，医治以来复丹等方，吐泻不止，势甚可危。天甫明，来延余诊。切其脉，细数无伦，面赤舌绛，苔黄而薄，腹痛时作，知是阴虚有火。用复脉汤，易麻仁为枣仁，去桂枝、生姜，加川连、白芍。服后，吐泻即止，渐进粥饮。再仍是方加减，眠食俱安而愈。又同城小河沿郁长生之妇，孕已三月，患霍乱症，来延余诊。脉伏不见，遍体皆冷，惟两肩尚温，此为阴阳两亡，治以回阳为急，重用附子、干姜、高丽参，并加陈皮、炙草为方。一剂，遍体转温，惟足犹冷。再剂，两足亦温，能进粥饮。此时阳气偏胜，当顾其阴，去附子、干姜，加生地、白芍，数剂而愈。乙未，余在上海，福绥里钱姓小儿，腹痛吐泻，烦躁不安，其师俞梦池，是吾友也，来速余诊。切其脉，数而濡，审是暑邪内蕴为患，合三黄解毒汤、橘皮竹茹汤为方。一剂，吐泻即止。其家更延医视之，医以为螺纹已陷，病在不治。俞君讶甚，又速予往。予见病机已转，告以保无他虑，令再服前药一剂。明日复诊，腹痛烦躁俱平，眠食亦安，复为调理而愈。又同邑费君伯勖客居上海时，其室患腹痛吐泻，来延余诊。脉象迟缓，知是脾虚寒湿相侵，用理中汤加陈皮、蔻仁，数服而愈。又上海久敬斋王君翼亭之室，患干霍乱症，胸脘懊憹，肢体麻木，不吐不泻，来延余诊。脉象涩滞，知是秽暑凝结，用苏合香丸意治之，诸症渐平而愈。又丙申仲春，上海泰源庄某患先泻后吐，饮食不进，医以为客邪外感，迭用汤药不效，来延余诊。脉象模糊，令按胸脘，着手即痛，知是积滞阻中，并寒热二气不和所致。用枳术丸、姜连饮意合治之，服至两时许，即欲饮食。接服二剂，诸症悉平而愈。此数症者，或益阴，或回阳，或清里，或温中，或解秽，或导滞，俱应手效，可知霍乱症，未可以一法绳矣。然而世之乐善君子，往往不惜重费，配一丹方，以治千变万化之病，其心诚善，其法则未善也。余尝默体是意，以为至不一之症，而欲以一法治之。治已病，不如治未病，治重病，不如治轻病，因拟就一方，用扁豆四钱，焦曲三钱，陈皮二钱，枳壳、郁金各一钱五分，块滑石五钱，生草一钱。以方中重用扁豆、神曲，故称之曰扁鹊神方。戊子年，吾里霍乱极重，以是方传与亲友，凡有将吐将泻，或吐泻初起者，及早服之，颇效。十月初，至城南前横镇，有谈行村姓谈名蒙显者，一家止夫妇子三人，早起，同时吐泻，其邻人代觅痧药。与余遇诸涂，询知其故，是药三服与之。傍晚，其夫愈，妻与子病如故。

余又以是药两服与之，夜半均愈。乙未六月，余在上海，其时霍乱颇盛，苏友俞梦池索是方，寄归其乡，据云：是药甚效，盖扁豆、甘草、滑石，理脾胃而消暑湿，神曲、陈皮、枳壳、郁金，消积滞而利气机，上下既通，清浊自分，则中宫之撩乱可定。药性平和，当与六和等汤，并行不悖，较诸时传丹方，实为稳便。丹方药味，峻烈而偏，用之得当，顷生人，用之不当，亦顷刻杀人。不如此方，有利无弊，且品味寻常，价值亦廉，无论穷乡僻壤，不难预置以备不虞。倘有欲吐欲泻者，即与一服煎饮，重者可轻，轻者即愈。若服之太迟，则不效矣。所谓救患于已然者难为力，防患于未然者易为功也。至于病之险且危者，又非此药所能疗，须速请高明治之。慎弗因循而自误。

疟表里阴阳虚实证

疟有中三阳者。有中三阴者。在太阳为寒疟，在阳明为热疟，在少阳为风疟，在三阴为湿疟，远者为痎疟。症有表里寒热虚实之分。己丑冬，余居里门，及门刘子铣患疟，间日一发，人见形体瘦弱，并有盗汗，疑为虚象，与以补剂。旬余，病益剧。余诊之，面色晦浊，脉象浮紧而弦，知是表邪尚盛，治不可补，补之适助其邪，用小柴胡汤去人参，合香苏散以疏解之，数剂即愈。丙申冬，余至天津，刘君斐然患三阴疟，已经数月，迭进疏解药，盗汗体疲，饮食减少，夜寐不安。来延余诊，脉象虚弦，知是正气亏极，阴分亦损，用补中益气汤加桂枝、干姜、地黄、鳖甲，十数剂而治愈。以上二症，一表一里，一实一虚，表实则祛邪，里虚则补正，皆治疟常法，然又有始疟而不终于疟者，似疟而不得为疟者。壬辰冬，余客津门，周庚五观察之夫人，患疟七日，忽然神昏，气促汗多，谵语不已，来延余诊。脉虚微濡数，审是少阳客邪，袭入血室所致。用小柴胡汤去甘草、半夏，加生地、丹皮、桃仁、红花，一剂，谵语平，诸症减。再承前意加味补益之，数剂即安。其后周君谓余曰：当初诊之夕，药虽煎就，吾疑此方与疟邪不合，及既饮以后，乃知此药竟神效非常，道之所以异于人者，固如此乎。答曰：何异之有，不过随时论症耳。此症初起，邪在少阳，故寒热往来，继则少阳客邪，乘月水之来，潜入血室，所以神昏谵语，至气促汗多，非气虚所致，即药误使然，如法而治，应手何疑。所虑者，人之执一不通耳。丁酉四月秒余客津门，小站右营文案丁君铁臣，患病十余日，口渴烦躁，胸腹拒按，溺赤便结，寒热间日一发，症势颇危，以车速余往诊。脉疾无伦，约有十至，知是温邪夹滞，由少阳侵入少阴，所以寒热如疟。用元丹汤、羚地枳实汤、承气汤等方，出入加减治之而愈。若以小柴胡常法治，其能转危为安乎。

水肿阳虚阴虚证

内为胀，外为肿。其症，有气、有血、有虫、有单腹，不独水之一症也。而一症中，又有阴阳虚实新久之殊。治法总以健脾为主。余随症之所因，按症施治可矣。丙申秋，余客都门，有罗某患水肿半年，转重转剧。余治之，用五皮饮加白术等味，补益而愈。丁酉夏，余客天津，吕鹤孙别驾患水肿症，初从腹起，继则头面四肢皆肿。余切其脉，浮举缓大，沉按细弱，知是脾虚湿侵，用黄芪建中汤、理中汤、五皮饮、五苓散加减治之而愈。此皆阴水为患，故治从乎阳，若系阳水为患，又治从乎阴。甲午，余客都门，正月初，叶茂如中翰邀余往，为温姓治一水肿症。据云：向有痰饮，时发时愈。去年秋冬之交，痰饮又发，初起咳嗽气喘，继而头面四肢浮肿，缠绵三阅月，愈治愈剧，今则胸闷腹胀，饮食不进，饮水即吐，溺涩便结，烦躁不寐，已十余日，诸医束手，以为不治，奄奄一息，将待毙矣。切其脉，细涩沉数，舌苔微腻而黄。余思此症，外象虽危，并非败

象，不过正虚邪盛，治少专方耳。合加味肾气丸、舟车丸、五皮饮、麦门冬汤法，以意去取，配成一方。明日，主人贻余一纸书曰：昨晚服药后，至今晨，病已愈十之三四。并约再诊。余视之，病势果轻。仍用前方加减，又服三剂，病情大减。或问其故，余曰：此症始终不外脾土一藏，脾土之用，可借西医之说明之。西医言近胃处，有甜肉一条，甜肉汁入胃，饮食自化。夫甜肉即脾，脾本甘所生也，甜肉汁即脾中精汁。盖脾脉至舌本以生津液，便是精汁也。凡人饮食入胃，全赖脾中精汁，入胃为之运化。此汁苟亏，阴不济阳，阳气上蒸，痰饮发矣。今人一见痰饮，便用白术、半夏等药以燥土，土中精汁，被药却干，生气全无，堤防失职，肿胀成矣。又用猪苓、泽泻等药以导水，贼水未除，真水已竭，其始不过脾土阴伤，未几土不生金，金不能制木，木克土矣，又未几金不生水，水不能制火，火刑金矣。脾肺肾三藏俱病，危症所以丛生。余以益脾土之阴为君，以养肺金为臣，以滋肾水为佐，更以通调二便为使，是即朱丹溪治肿胀之意，又即《内经》洁净府、去菀陈莝之意。盖治水之法，如治河然，既补虚以厚其堤，腹泻实以导其流，水自安澜，无虞泛溢矣。后承是方，随症轻重缓急治之，月余而痊。惟此等重症，痊后，当加意调补，务使起居如昔，饮食胜常，方为复元。否则正气未充，旧恙易泛，发一次，重一次，虽有神丹，恐难为力。慎之戒之。

自汗阴阳虚证

自汗，有心肝脾肺肾之分，又有阳虚、阴虚、亡阳、卫不固、外感风湿、内因痰火、阴盛格阳诸症。而世之遇自汗者，概作阳虚治。虽曰古法，未免执一不通。辛卯春，余客济南，陈巽卿观察自汗不止，来延余诊。脉象虚微，是为阳虚，势将汗脱，以十全大补汤加味，温补收涩而愈。夏，又患自汗，复延余诊。脉象

细数，是为阴虚，与前此阳虚迥别，即以洋参石斛汤加味，清理滋养而愈。搜前后症，出自一人，而前为阳虚，后为阴虚，不同如此。然则春秋寒暑，天时犹有常也，南北高下，地宜犹有常也，贫富劳逸，人事犹有常也。即如春夏有时暴寒，秋冬有时忽温，西北有地向阳，东南有地背阴，贫贱有事快心，富贵有事劳力，天地人虽错综变化，犹可以常理测也，独至随时论症，随症论治，诚有可意会不可言传者。若胶柱而鼓瑟，毫厘之差，即千里之谬矣。

盗汗血虚非祟证

盗汗，有血虚证，有血热证，有少阳证，有阳明证，有酒客睡中多汗证，或因汗出合目后，并见谵语等情，遂以邪祟疑之，愚甚矣。丁亥，同里俞道生之母，来乞《易经》一部。据云：儿病月余，初起头痛，继而盗汗，延今，神昏谵语，目上视，食不进，溺器如新，无秽浊气，病势已危。昨延巫问之，巫言有鬼为祟，禳之不应，思有以镇之，并求治于余。余审是血虚所致，以十全大补汤去肉桂加五味、麦冬为方，一剂，谵语平，二剂，盗汗止，调养旬余而愈。愈后，或问巫言有鬼，信否？余曰：鬼胡为乎来哉，人苟此心常存，临天帝，质神明，鬼将敬惮不遑，安得而祸福之。惟其人乞怜昏暮，蓄计阴私，无时不与鬼为缘，鬼于是侮之弄之，时而为福，时而为祸。若夫平人，疾痛疴痒，乃事之常，于鬼何与，而有时求神祷庙，亦足愈病者。盖病家藉此收心养性，较诸庸医误药，犹胜一筹也。此不服药为中医之说也。

厥逆血虚证

厥有寒厥、热厥、痿厥、痹厥、煎厥、薄厥、风厥、暴厥、骨厥、骭厥之分，或表或里，或气或血，或虚或实，辨清施治，危者可安，

特恐躁心乘之，必多贻误。壬辰八月，天津有某姓子，病经月余，厥逆时作，而且两腮肿胀，饮食不进，来速余诊。脉象虚浮细数，知是阴虚生热，热甚生风，并感时气所致，以滋养兼清化法治之。两服后，肿消厥止，又用滋补法调理之。未及两旬，眠食俱安而愈。惟病愈后，两目有时昏暗。余云：此系真阴不足，非调养半年，不能如常，朱丹溪所谓阴虚难疗是也。主人以为迂阔，误听人言，求神可速效，设坛于家，专服乱方。又八阅月而殒。呜呼甚哉！邪说之足以惑众也。如神仙可召而来，丹药可求而得，则汉武诸人，虽至今存可矣。而不然者，书符弄鬼，直妖孽耳。驱而逐之，亦不为过，而人顾信此，以殒其身。命乎，非命乎。

眩晕阴阳虚实证

《内经》论头眩，多属于木，以木能生风，风主运动，故时目旋而头眩也。其症有阴阳虚实之分。乙未春，余寓上海，有程姓闺媛，早起必头眩欲呕，甚至呕吐酸水，饮食不进，患已多年，医药罔效。曾请治于西人，饮以药水，似效又不甚效。来延余诊，脉象左部弦数，知是肝阴不足，与以益阴汤加味，投剂辄效。丙申冬，余至天津，陈特夫大令室，病经二年，转重转剧，头晕目干，胸胁攻痛，心中荡漾，不自主持。来延余诊，脉象洪数，知是肝阳有余，用羚羊清血汤法，出入加减，调治而愈。乙未冬，余客上海，钱君昕伯病偏中风，言蹇足痿，神疲食减，医治两月，忽患头眩甚重，卧不能转，稍动即旋，来延余诊。脉左三部虚细，右关尺数大，左象为阴虚，右象为阳盛，遂用羚芍地黄汤以益其阴，参连和中汤以治其阳，二剂，头眩若失，起坐自如。此三症也，或为不足，或为有余，或为不足中又有余邪未净，要皆风木为患，治法故大同小异。然更有太阳漏汗不止而头眩，阳明风病善食而头眩，

汗吐下后气虚而头眩，素因怯弱血少而头眩，火载痰上而头眩，正气虚脱而头眩，妇人经水适来而头眩，易病真元耗脱而头眩。寒热虚实，各自不同，未可以一法尽矣。

目赤寒热虚实证

目赤有三，一曰时眼，二曰热壅，三曰气毒，古书用羌活胜湿汤、蝉化无比散、龙胆汤、蕤仁膏等方，大率辛凉苦寒之味为多，病久致虚。又有明目地黄汤、益气聪明汤，与一切养阴理气之剂，他若四生丸、补肾丸、夜光椒红丸等方。大抵治肾中火衰，目无精光之宿疾，非治新害赤眼也。而余谓病无定情，治无定法，目症亦然。丙申秋，余入都，吾友赵剑秋病目，红而不肿，溺赤便结，脉来数盛，知是暑火内伏，风火外然所致，余用凉膈散去芒硝加元参、麦冬、僵蚕，数服即痊。越半月，因劳复发，误饮人耗散之剂，以致流泪羞明，较前更剧，又延余诊。切其脉，濡细而数，盖缘病后写作过劳，又因误药却伤真阴所致，是为重虚，非急与滋补不可。以羚羊、地黄、阿胶、白芍、麦冬、生草、蒺藜、花粉、车前为方。数剂，病势渐平，胃气不旺。仍前方去花粉、车前，加党参、白术，调理而愈。甲午秋，都中有戚某害眼颇重，潘君爽卿代延余诊。两胞赤肿，痛极羞明，珠旁有浮白痕，若生翳然，脉来虚迟细弱。审知此人气血本虚，由虚致寒，适因脑怒动肝，肝木虚火，上乘本窍以致赤肿，所谓真虚似实，真寒似热，此症是已。法当引之使下，非祛外感之火，可用清下法折之也。遂以熟地、吴萸、干姜、肉桂、当归、牛膝为方，并嘱冷饮，两服即平。后又加黄芪、党参、白术、炙草，补益而愈。此二症也，前用古人目赤法治之，后取火衰宿疾意治之，病皆应手而效。可知症之寒热虚实有必辨，而新久之说，可不拘已。

咽喉虚实证

咽喉二窍，同出一脘，异途施化。喉在前，连接肺本，为气息之路，主出；咽在后，下接胃本，为饮食之路，主纳。故经云：咽喉者，水谷之道也；喉咙者，气之所以上下也。其症有寒热虚实之分。辛卯春，余客济南，高君仲闻之妾，患咽痛，饮食不进，夜寐不安，身热便闭，病势颇危，用符祝针砭法治之。不应，来延余诊。脉象洪大，审是温邪内蕴，不能下达，迫而上升所致。用三黄泻心汤加石膏、小生地，一剂，痛减，二剂，痛平。后以清养药，调理而愈。乙未夏，余寓上海，有张姓某喉辣心震，举发不时，病由劳怒后得，已经半年，问治于余。余切其脉，浮细而数，知是藏液不充，虚阳上乘所致。以四君子汤加白芍、山茱为方，数剂，症减，后更调治而愈。此二症也，一用苦降，一用甘温，俱应手奏效，乃咽喉病之轻者。他如缠喉风、走马喉风、双单乳蛾、喉疔、兜腮痈、喉疮、喉瘤、肺绝喉痹、经闭喉肿、梅核气诸症，轻者亦易疗，重者则至险。考古治法，皆急于治标，而缓于治本。以咽喉为要隘之地，缓则伤人，故治标为急耳。

牙根肿痛风火证

牙痛，不外风火虫虚，肿痛连腮，风火为多，时症常有之。世每疑为外症，误矣。丙申冬，余客都门，王莳臣大令左偏牙根，连腮肿痛，延余往诊。脉数，左尤有力，审是外风引动内风，兼挟痰火为患。治以加味元丹汤，二剂，肿消痛止。惟牙根有粒未消如豆，王君疑是外症，令外科治之。复肿如前，烦躁不安，又延余诊。脉象涩滞，舌苔灰腻，知为误药所致。仍用前法，二剂即平，再加调理而愈。盖病发于表，根则在里，无论非外症也。即遇外症，凭理立方，亦能奏效。丁亥，余授徒于家，及门李浩泉少腹生一疽，根盘约四寸许，外科名为肚痈，贴以膏药。余知之，令去膏药，治以白虎涤邪汤法，二剂即消。乙未夏，余寓上海，有李姓某左腿生疽二，一大如碗，一小如杯，痛疼异常，坐卧不便。余切其脉，滑大而数，与以一甲黄龙汤法，一剂，已成脓者溃，未成脓者消。丁酉春季，余寓天津，有事至武备学堂，适崔君少和病海底肿痛不堪，有类悬痈。余诊之，脉右关尺数大沉实，知是肠胃湿热下注，治以黄龙解毒汤，二服即平。此三症也，均属外症，以内症法治之，随手奏功，可知外象悉本内因，内患既平，外虞自弭。凡事如是治病其小焉者耳。

阴证辨诬证

前哲言左右手脉来沉细，身热面赤足冷，即是夹阴伤寒。此为色欲内伤外感，于是病由房事后得者，概以阴证名。癸巳，余客都门，有王某房事后，忽病憎寒振栗，体倦神疲，医以为色欲内伤，准是阴证，投以温剂。数日，神识昏愦，转重转危，来延余诊。切其脉，细而涩，酷肖虚寒，惟口燥唇焦，便闭溺赤，其象与阴证迥殊，知是邪热内郁。遂合凉膈散解毒汤为方，二剂，诸症悉减。再承是方，清理而愈。按此症，乃真热似寒、真实似虚之假象也，谬以阴证目之，岂非大误。汪䄂庵曰：房事饮冷患伤寒，亦有在三阳经者。当从阳证论治，不得便批为阴证也。世医不明，妄投热剂，杀人多矣。叶天士曰：房劳而患客邪，不过比常较胜，未必便是阴病。近代名贤，讹传阴证，伤人实多。余为推原其故，盖病人缘房事后，自虑其虚，医者即不问所因，但知迎合为务，误温误补，以致邪无出路，转辗内攻，病虽至死，莫测其非。天下不白之冤，郭有甚于是者乎。是皆寒热虚实，辨症不清之过也。丁酉，余客天津，夏初，有同乡某，年未及冠，新娶后，内热殊甚，人疑肾劳水亏，误用枸杞、元

武板等味，以致神疲体倦，烦闷不堪，来速余诊。脉象沉数有力，审是春夏之交，温邪内发，非清利不可，用三黄汤加味治之而愈。可见因症用药，效如响应，俗工不知，妄为臆度，轻者转重，重者转危，自误误人，洵非浅鲜。盖即前人名论，作当头之棒喝乎。

阳证辨诬证

凡人一身，只阴阳二气，阳气生发，阴气皆化为血，阳气不足，阴气皆化为火。治法，实火可泻，虚火当补。辛卯春，余客济南，有孙某患病月余，目赤唇裂，喉痛舌刺，吐血盈碗，症势颇危，前医用清火解毒之味，盖闻其人好服丹石，以为药毒迅发故也。迭饮不效，来延余诊。余切其脉，浮举似洪，沉按则细，知是命火外灾，无所归宿所致。用引火归元法，桂附八味丸加人参、牛膝为方，投剂辄应，数服而愈。此乃真寒似热之症也，与阴盛格阳，阴极似阳，治法相同，与阳气有余，药用寒凉者迥别。个中辨法，全以脉为凭。薛慎斋曰：人知数为热，而不知沉细中见数为寒甚，真阴寒证，脉常有七八至者，但按之无力而数耳。是寒热真假之辨也。且内伤与外感，治法亦异，外感宜散，可用姜附汤，内伤宜补，须用桂附八味法。仙经曰：两肾一般无二样，中间一点是阳精。其象横则为 ☵ 坎，竖则为 ䷜ 水，中间一点真阳，乃生身生命之原。不知闭藏，日加削伐，以致龙雷不守，厥而上炎，非补水中之火不可。六味，补水也。桂附八味，补水中之火也。真阳得补，返归其元，热自收矣，使误假为真，恣用寒剂，祸如反掌，不可不慎。

冰炭异治证

前哲云：久病咳嗽声哑者难疗。又云：左侧不能卧者为肝伤，右边不能卧者为肺损，新者可治，久者不可治。又云：久嗽脉弱者生，

实大数者死。又云：咳而呕，腹满泄泻，脉弦急者死。又云：咳嗽见血，似肉似肺，如烂鱼肠，此胃中脂膜，为邪火所烁，凝结而成，方书咸谓必死。执此而论，似遇前项症情，万无生理，而抑知不然。丙申冬，余客天津，启泰茶叶店主人方君实夫之室，病经一年，医治已穷。其友许绳甫，是吾友也，代邀余诊。据云：初起咳嗽眩晕，继而头痛，未几头痛减轻，咳嗽加重，面肿肢冷，自汗耳鸣，夜不能卧，痰中间血如脂，音哑咽疼，胸前胀满，大便溏泄，每月经来，两旬始尽，色见淡红，腹必胀痛，症象颇危。余切其脉，实大而疾，知是伏火久积，阴不济阳，所谓难疗不治必死者近是。此时风散不能，温补不得，惟有滋清一法。然恐杯水车薪，终不能胜。遂合犀角地黄汤、羚角石膏汤，重剂投之。并饮冰雪水以佐之。共服羚角、石膏各斤余，犀角一两，冰水数碗，生地等药无数，而后病始霍然愈。或闻之，惊为异。余曰：何异之有，所患者，世俗之庸耳，天下惟庸人最能误事，以迟疑为详审，以敷衍为精明，以幸免旁人之指摘为是，以迎合主人之意见为能，虽病至转重转危，犹莫求其所以然之故，此诚大可悯矣。夫症有轻重，有浅深。轻者浅者，略投轻剂，便可望愈，若来势极重，宿积尤深，非峻剂多剂不能挽回。譬如衣服，新染油污，一洗即去。若系宿垢，即送洗亦不能遽净，必浸润之，更刷之括之，几费经营，而后洁然若更新焉。无他，新久之势殊也。是月也，同乡左某因小星病，亦邀余诊。据云：初起服龙胆草，以致病剧，继饮吴萸、桂枝等剂，稍间，延今缠绵数月，头痛且眩，卧不能起，稍坐即旋，畏寒特甚，嗳气不已，腹满食微，症又转重。余切其脉，左弦数，右微缓，知是肝阴与胃阳两伤，合羚芍地黄汤、理中汤，出入加减治之，诸症渐平。或问其故，余曰：是症也，由误服龙胆所致。盖龙胆苦寒泻肝，误饮入胃，胃亦受戕，人第知龙胆寒肝，不复思其寒胃。恣用吴萸、桂枝，肝阴受灼，风阳

以升，而胃中积寒，仍不能化，所以见阴阳两虚之象。阴虚，用羚芍地黄以补之；阳虚，用参术干姜以补之。此正治也。所异者，汤药外，更用炭火炙腹，腹中有声如爆竹状，胀满即觉减轻，较之前症，用冰雪水，一寒一热，迥乎不同，故连类及之。

天人参治证

世之称医道者，每曰术究天人，诚以天有六气，人有七情，病虽千变万化，其大致要不外是。甲戌夏，予与友汤某，雇一叶舟，偕往澄江应试。黄昏解缆后，汤某齿缝见血。据云：前患衄血两次，盈盆盈碗，几濒于危。今又有血，将若之何。余切其脉，浮大而数，询是当午阳盛之时，负日而行，背受薰灼所致。因令舟人去一窗板，嘱伊起坐，以背承其夜气，觉冷，然后安眠。伊惧曰：又添感冒奈何？余曰：以凉治热，以阴济阳，适可而止，何感冒之有焉。依法试之，果愈。壬辰，余客天津，湖南太守周君之仆，病胸满食少，脉象虚细无神，余与以温补之剂，周君谓伊中有所郁，恐不任补。余问何郁？答云：昨接家书，知母不悦其妇故。余曰：是为虚也明矣。凡人之情，怒则气上，悲则气消，此等家事，身亲其境者，决无怒理，只自悲耳。服药数剂，果愈。此二症也，一于天时中尽人事，一于人情中见天理，何谓天时，昼与夜是；何谓人事，取夜之凉治昼之热是；何谓人情，念父母顾妻子是；何谓天理，不敢以爱妻之故迁怒其母是。盖惟尽人事，可以济天时之穷，亦惟循天理，所以为人情之至。试质诸今之善识时务者，与善用情面者。然乎？否乎？

妇女经闭热寒证

女子二七而天癸至。天癸者，天一所生，自然之水也。随气流行，一月一见，其行有常，

故名曰经。经至于闭，失其常矣。其病有外因六气而成者，有内伤七情而成者。乙未，上海有陈姓闺媛，天癸数月不至，迭饮通经之剂，以致形瘦食少，咳嗽吐红，心中烦懊，夜寐不安。冬初，来速余诊。切其脉，滑而疾，盖是年六月酷热异常，人感其气，蕴久不化，真阴销灼，阳气上蒸，血亦随之，有升无降，经由是闭。余用羚膏清血汤，二剂，症减。再用羚地益血汤，二剂，症平。后参调经方意治之，天癸即至。丙申春，上海有刘姓妇，血闭不行，恶寒发热，五心烦躁，口苦舌干，面色青黄，病情颇重，来延余诊。切其脉，缓而大，审是经行时过食生冷所致。以逍遥饮、紫金丸意合为一方，数剂即愈。按此二症，一系火邪外感，一系生冷内伤，随症治之，病去而经自来，以是知专事通经无济也。且女子与妇人异，妇人与师尼异，师尼与倡伎异，随人而治，因症而施，庶乎可耳。

妇人痛经阴阳证

经来作痛，有胁痛，有腹痛，有遍身痛，有小腹痛，有经前痛，有经后痛，有经未尽作痛，有经已尽作痛，有吊阴痛，有小便痛，其形不一，所因亦殊。壬辰，余寓都门，有王姓妇，经来月迟一月，遍身疼痛，形色不鲜，恶寒喜暖，症情颇重，来延余诊。切其脉，虚而迟，知是阴血素亏，复感寒邪所致，用当归、川芎、乌药、白芷、干姜、川椒、陈皮、柴胡、炙草、白术为方，数剂，经来渐早，痛势亦轻。后去川椒，加熟地、白芍，调治而愈。乙未，上海有李姓妇，每月经水先期而至，淋漓不尽，腹中攻痛不堪。余诊之，脉数舌绛，知是性躁多气伤肝，而动冲任之脉，合九味四物汤、滋阴丸意为方。数剂，经来少缓，痛热亦平。后仍前方加减，调治而痊。或问经水者，阴血也，妇人以血为主，而中气多郁，郁斯滞，滞斯痛，治法似宜耗气益血。余曰：不然，当随时论症

耳。夫气为血配，气热则血热，气寒则血寒，气升则血升，气降则血降，气行则血行，气滞则血滞。果系郁火，气盛于血，不妨用香附散、肝气散与木香、枳壳、槟榔之类，行气开郁。若夫气乱须调，气冷须温，气虚须补。男女一般，阳生则阴自长，气耗则血亦涸耳，岂可专耗其气哉。

妇人崩漏虚实证

非时下血，淋沥不止，谓之漏下，忽然暴下，若山崩然，谓之崩中，其症有虚实之分，实者易治，虚者难治，虚中有实者尤难治。丙申冬，余客天津，刘君伟斋之侄妇，月水淋漓不尽，已经数月，并见胸腹胀闷等症。余诊之，脉数，右盛于左，知是温邪内蕴，血不归经所致。用芩栀二物汤、槐榆清血汤加减治之，两旬而愈。愈后，匝月即孕，盖经所谓阴阳和而后万物生也。此实证易治之一证也。癸巳春，余客都门，水部主政周君涤峰之室，病血崩，每阅五日，必崩一次，崩后第一日，腹中稍宽，后又逐日胀满，至五日必复崩如故，绵延两月。夜寐不安，饮食尤微，面舌唇口并手指，俱痿白无色。医投补气摄血之剂，病势如剧，来速余诊。脉象虚微，惟按左尺，细数有力，余思此症，系温邪袭入血室，血得热而妄行，以致浑身之血，不能归经，久则血尽，气亦脱矣。人第知血脱益气，不知气有余即是火，不去其火，但补其气，非惟关门捉贼，抑且助纣为虐，何以望愈。因用桃仁承气汤加味，嘱仅服一剂，服后，泻两次，腹中快甚，病者以其效也。又服一剂，仍泻两次。明日再诊，六脉虚微已甚，改用大补气血之剂，并加桂附，调养而痊。盖此症正气虽虚，阴分深处，尚有邪热未净，所谓虚中有实证也，非用下夺法，邪不得去，正无可扶。先泻后补，实常法耳。然药味太峻，不宜多服，接服二剂，未免过矣。幸速温补，始能复元，不然，转而为危，谁执其咎。且不

惟硝黄峻药，不可或过，即寻常之味，亦以适病为宜。盖虚怯之人，陈皮多用数分，即嫌耗气；甘草多用数分，即嫌满中；藿香多用数分，亦嫌其热；白芍多用数分，亦嫌其寒。而况寒于白芍，热于藿香，满中甚于甘草，耗气甚于陈皮者乎。是不可以不谨。

胎前血虚气虚证

妇人二三月，经水不行，疑是有孕，又疑血滞，心烦寒热，恍惚不定。此时调护非法，往往误事。辛卯正月初，余寓济南，张勤果公以舆速余往，为大女公子诊病。据云：去年小产后，癸水仅一见，至今不至，已三阅月，咳嗽间红，腹痛便溏，浑身骨疼，食少神疲，症情颇剧，人以为劳。余切其脉，细而数，即曰非劳也，是胎也。胎赖阴血以养，阴血不足，内热自生，咳嗽吐红，火刑金也。腹痛便溏，木克土也。热久不清，诸症以起，前次半产，职是之故，因用复脉法，去桂枝、生姜，易麻仁为枣仁，加生地、白芍、川连、地骨皮为方，时有以川连为苦寒，生地、地骨为阴寒，非久病所宜，告余易去者。余曰：有是病，始用是药，去之即不效。照方服之，一剂，咳嗽平，吐红止。再剂，饮食进，神气振。三剂，腹痛便溏等症均愈。又阅数月，与以保产无忧汤，胎赖以安。癸巳春，余寓都门，吾友冯念勤之室，本体素弱，且有腹痛便溏宿症，经水适两月不来，速余往诊。脉象虚细，按左关尺，颇有和滑之致，大似育麟吉兆，主人疑气血太亏，未能受胎，防成虚劳。答曰：脉象已见，为胎无疑。用和中益气法治之。嗣后，阅一月，或两月，必延余诊。余仍前法加减，又阅数月，果举一男。大凡妊娠至三月名始胎，手厥阴心胞络脉养之，此时最易堕胎，不可不慎。缘心经火盛故也。至六七月后，苟非起居不慎，决不小产。再按月服保产无忧汤，一二剂尤妙。壬辰秋，余至天津，有一妇，产后必大病，是

年，其夫为未事之谋，问治于余。余以此汤与之，越两旬余，其夫来谢，盖此次产后，固强健胜常也。后客都门，有何姓室，胞浆水裂，已半日许，速余往诊。余即以此汤治之，夜半即产，平稳如常。可知汤名无忧，凡在产前，所宜多服。惟人之气质有不同，时之寒热有不同，用此汤时，不妨略为加减。改而不改，古人当不以多事责余，譬之周因殷礼，殷因夏礼，所损益可知也。因时制宜之道也。

堕胎血热证

妊娠至三月，最易堕胎，其说已详于前，然能调护如法，胎动无有不安者。某年月日，余与人治一胎动不安，腹痛见红症，有乙以胎动为气虚，重用党参、於术等药。初诊时，余令加入条芩、生地以佐之。服后，痛止胎安，惟血未净。有癸在暗中，以冷语恐主人，谓生地、条芩苦寒不可服，迨复诊时，乙与知癸谋，迎合主人意，专任参术等味，概置地芩不用。余曰：芩地洵属苦寒，然合之参术，一为两仪膏，一为安胎饮，以寒佐热，以阴济阳，实尽制方之妙。使去芩地而偏用参术，是如有昼无夜，有火无水，有春夏而无秋冬，有风日而无雨露，岂造化补偏救弊之道欤。余虽力辨，乙固不从，服药后，腹果大胀，血亦大下。盖参术等药，补气太过，气有余，即是火，火迫血而妄行，西医所谓有炭气无养气也，胎由是不安而堕。主人因是咎乙，乙谓戊曰：我辈被陈修园书所误。噫，是非古人误今人，直今人诬古人耳。夫古之医书，汗牛充栋，大抵为补偏救弊设也。如伤寒书重发表，所以救不发表之失；温病书重清里，所以救不清里之失；东垣书重补阳，所以救不补阳之失；丹溪书重滋阴，所以救不滋阴之失。而且重发表者未尝不清里，重清里者未尝不发表，重补阳者未尝不滋阴，重滋阴者未尝不补阳。可合众书为一书，可分一书作众书，默而识之，会而通之，酌而用之，

化而裁之。是盖存乎其人，乃俗人只知取巧，读书不竟，取古人一二笼罩语，别致语，执守以论千变万化之病，是犹胶柱而鼓瑟，坐井而观天，不通甚矣。关尹子曰：遇微言妙行，慎弗执之。执之者，腹心之疾，无药可疗。然则执一不通者，腹心先成痼疾，不暇自疗，而欲疗人之疾焉，乌乎能。

产后热滞轻重证

产后瘀血宜消，新血宜生，惟生化汤最当。考《本草》川芎、桃仁、当归三味，善去恶血而生新血，佐以炮姜、甘草，引入脾经，生血理气，化中有生，实产后之至宝也。然愚谓生化汤一方，所以治无病之常，非以治有病之变，既变而仍用常法治，断乎不可，间常入都，闻有产前血崩，产后服生化汤，以致昏痉而死者。又里中闻有产后服补药，以致胸胀满闷，口鼻流血而死者。此皆泥于产后，宜温宜补，不知变通误之也。己卯五月，余室人新产三日，患热病颇剧，先严诊之。凉药外，并用井水浸花露饮之。一夕，花露尽，渴甚，取所浸井水饮之。半月后，先严告余，明日当用热药一剂。至明日午刻，室人果言气闷，窗牖洞开，闷终不解，即以热药浸冷饮之。少顷，气闷释然，后又用清养药，调治半月而痊。是症也，初终俱服阴药，中间阳药一剂，殆如用兵然，移步换形，随时策应，岂拘守成法者，所能梦见哉。时有谓服凉药太多，难望生育者。先严曰：多服凉药，正为生育计也。倘祛邪不尽，病必缠绵，尚不望生育乎。其后连得数胎，今已十数龄矣。癸巳腊月，余由津入都，刘君伟臣之令媛，产后患冬温症，医泥产后，用药不敢过凉。绵延两月，热蕴不化，形乏气喘，夜不能寐，病情颇剧。脉来七八至，右尺按之尤有力，舌右偏近根处，有老黄腻苔一片，余与清化重剂，喘平寐安，症情大减。正月初，天气骤温，作服过暖，内热复炽，病势顿危。余诊其脉，数

疾如前，喘促烦躁，较前更甚，仍前药，加犀角屑二钱，服后，症稍平。减犀角，又服十数剂，脉象始和，舌苔乃退。丁丑，同邑青果巷薛仲梧之室，产后十余日，身热面赤，咳嗽气促，胸闷腹满，溺涩便闭，当时麻症盛行，前医疑为时邪，与以豆豉、浮萍等药，不应。来延余诊。切其脉，浮细而数，望其舌，苔腻而黄，审是积滞阻中，诸气为之窒塞，既不得以产后百脉空虚，疑为虚怯，又不得以此时盛行麻症，恣用清疏。用二陈汤加枳实、楂炭、焦曲为方，二剂，诸症悉平。后以八珍汤调补而安。丁酉四月初，余客天津，孙慕韩观察之夫人，产后五日，患温症颇剧，来速余诊。头晕咳呛，耳鸣耳聋，牙床肿烂，胸腹胀闷，身热汗多，食不甘，寐不安，脉数，右寸关尤盛。综核脉症，知是温邪内蕴，误服柴胡、参须劫阴助火所致。用犀角地黄汤、羚栀枳实汤等方，出入加减治之，两旬余而愈。此数症也，一则有热当清，即用治温热法清之；一则有滞当消，即用治积滞法消之；一则既热且滞，即合用治温热积滞法清而消之。病皆应手而效，可知方书治病诸法，皆产后治病之法。如遇虚寒证，自当温之补之；如遇实热证，不妨清之消之。随时论症，随症论治，在古人既以常法示后人以程途，未尝不以变法俟后人之取用也。带产后较平时，略慎重耳。虽然，以上数症，皆病之重者，故所药可重。若系轻病，药又不当重而当轻。壬辰春，余客都门，有殷姓室，产后患痧麻，医用大青、犀角等药数钱以清其中，又用荆芥、防风等药数钱以散其表。大剂投之，身热未解，胸中懊恢转甚，头痛腹痛身痛，神疲气促，饮水即吐，溺涩便结，呻吟转侧，苦不可堪。余切其脉，虚细而数，知是中气素弱，不胜外邪之扰，病本轻而药过重，所以加剧，譬如区区小窃，起数十营讨之。贼未能擒，乡间已受其扰，不如任用一二干役，擒之即获。再得实心办事之良有司，劝导有方，即可化莠为良，安贴无虞。若小题大做，非办事之善者。

因用川连、甘草、橘皮、砂仁各数分，石斛、白芍、竹茹、苡仁各一二钱为方，明日复诊，诸症释然。再加调养而愈。盖病重者，药宜重，病轻者，药宜轻。随症论治，无可混施。然而南人性缓，遇重病，往往以轻药治，其意但求寡过，而失之因循；北人性躁，遇轻病，往往以重药治，其意急欲见功，而失之冒昧。冒昧固非，因循亦误，要惟两祛其失，为能一衷于是，此通权达变之人，所以复乎不可及也。

产劳辨诬证

产劳，多因产理不顺，疲极筋力，忧劳思虑，又或将养失宜，感冒外邪所致，久之必见咳嗽等症。某年月日，余诊一妇，产后咳嗽便溏，脉象细数，声音清朗，无异常人。论其病，不过阴虚内热。而其家以为百日劳，刻期待死。噫，劳症果不可治，前哲于产后气虚咳嗽、骨蒸劳热、自汗盗汗等症，何以有用异功散、六味丸加麦冬、五味、阿胶、童便诸治法？可知症非无法可治，特恐治不如法耳。治苟如法，劳何由成。庚寅冬，余寓济南，沈君海帆之室，产后咳嗽，口渴自汗，食少体疲，百节烦疼，夜寐不安，绵延数月，大势似劳。来延余诊，切其脉，细数无伦，右关独滑，舌苔腻而微黄，知是阴亏气弱，中有宿火未清。用八珍汤去芎、归、白术，加石膏、黑栀、怀药、丹皮、陈皮为方。一剂，症减。五六剂，症平。再承前方去石膏、黑栀，加黄芪、白术、当归，调治而安。或曰：产后用八珍，是矣，去芎、归何也？答曰：丹溪治阴虚发热，用四物去芎、归，以芎、归辛温，非阴虚所宜用耳。或又曰：石膏、黑栀，不嫌凉乎？余曰：前哲言治黎明嗽，非石膏散不为功。又言治虚人早起咳嗽，用补中益气汤加黑栀。盖中有宿火，非膏、栀不能清耳。总之病无定情，治无定法，谓产后不当服凉药，则可，谓产后不必患热病，则不可。谓产后既患热病，不容服凉药，则尤不可。以凉治热，千古不易之常经，先之以清火养阴，继之以扶脾开胃，庶乎邪去正安。否则白术、黄芪，类能灼阴助火，投之不合，世俗将谓虚不受补矣。夫虚人决无不受补之理，要有不受补之时，时可补则补之，补自有功，时不可补而补之，补反为害。元珠曰：五行六气，水特其一耳，一水既亏，岂能胜五火哉？医不知邪气未除，便用补剂，邪气得补，遂入经络，至死不悟。又曰：劳为热证明矣，尚可补乎？惟无热无积之人，方可补之。必察其胃气，及右肾二火果亏，后用补剂可也。所谓时也。

小儿急惊证

小儿仓猝，骤然惊搐，名曰阳痫，从实热治。古人用凉膈散为主方，盖膈上邪热，逼近膻中，络闭则危。故治法，以清通膈间无形之热为先，若误认伤寒，殆矣。乙未夏，余从里门至上海，适李叔伦观察之小公子，两岁患惊风，一日惊五次。闻余至，夜半，速余往诊。指纹青紫，直透辰关，眉眼间绕有横纹，亦系青紫色，气促神昏，势甚可危，所幸面色沉晦中，宝光时露，风火虽炽，真气未漓。遂以芳香利窍法，与清瘀血分法，次第治之，数服而愈。按惊为七情，内应乎肝，肝病发惊骇，木强火炽，其病动不能静，来最迅速，故治法亦急。如果窍塞神昏，牛黄丸、至宝丹、紫雪丹可用也。如果劫烁血液，犀角地黄汤可用也。方书有镇坠金石之药，有攻风劫痰之药，虽非常用，不可不考。

小儿慢惊证

小儿肌肉柔脆，脏腑怯弱，最易致病，多延时日，变症错综，饮食绝而脾虚，泄泻久而肾虚，元气无根，孤阳外越，每至壮热不退，酿成慢惊，即古所称阴痫是也。治法，以理中汤为主方，重则十全大补之类。己巳，余从先严，至城南前横镇浩正茶室内，见有一孩置墙根窗格上。先严问儿置此何为？主人曰：儿将死。先严视之曰不死。设法与治，越时渐苏。先严治病，奇效甚多。尝诏余曰：医者意也。读古人书，当师其意，以意治病，其技乃神。丁亥十月，余又至此镇西，有潘纪福之子方三岁，病两旬余，面色萎白，大便时泄，俗所称慢脾风是也。前医与以清润之味，已服过半，余曰：此药幸未服完，若服完，恐不治矣。因师古人治阴痫意，用理中汤加附子、砂仁为方。一服，泄止，再服，纳乳，三服，喜笑如恒，而其病若失。使执惊风之名，概用重坠之药，又或散风清火豁痰破气，遗过将不可胜言矣。

小儿痘后危证

痘之出也，由肾至肝至心至脾至肺，自内及外，自深及浅。古人治法，有用寒凉者，有用温热者，有偏于清下者，有惯于汗下者，有以脾胃为本，保元为主者。诸家议论，各自不同。后人随时论症，择而用之可矣。惟恐择之不精，用之不当，势必变症百出，转而为危。丁亥，余同邑张阳生孝廉嗣子，方四岁，痘后患泄泻，日夕数十次，绵延月余，烦躁不安，呛咳殊甚，纳乳又少，症热颇危。余诊之，脉象细而疾，舌苔薄而黄，知是脾肾两虚，余毒未净。以补中益气汤、六味地黄汤合三黄解毒汤，随症加减为方。一剂，便泄愈十之八。再剂，症平，头面手足胸腹，毒发如疮，约十数处。盖正气得理，邪向外达也。主人并延外科治之，月余而愈。论症后，泄泻为元气有亏，烦躁为余毒未净，以其有毒，而仍用凉解药，必至肠滑不已，以其气虚，而峻用温热药，必至烦躁更加。余遵古复方之义，多方以应之，一益气，一养阴，一解毒，三者备举，诸症以平。如执一不通，安能竟收全效耶。

童劳辨诬证

自世有童子劳之说，于是幼年得病，久不复元，便疑为劳。抑知年甫成童，真阳未漓，治苟如法，劳何由成。辛卯秋，应试都门，陈聘臣太史之哲嗣公坦，年十四岁，病已数月，每日清晨，醒后出汗，食少气弱，医以为童年怯症，迭治不痊。来延余诊，切其脉，濡而数，审是病由内热，有热不除，阴液受耗，故至阳气发动时，阴不济阳，蒸而为汗，用益阴汤加味治之。数剂即愈，或见方中多阴药，因问昔人云：阳药象阳明君子，其过也人皆见之。阴药类阴柔小人，国柞已危，人犹莫觉其非，何也？答曰：是论药之性，非论以药治病之道也。以药治病，当立无过之地，苟有过焉，悔之何及。今设有一火燥症于此，用阳药则死，用阴药则生，将以阳药为君子乎，抑以阴药为君子乎？总之病偏阴者，当以阳药治；病偏阳者，当以阴药治。治之无过，即阴药可作君子观；治之有过，即阳药亦与小人类。譬如阳亢之秋，以雨露涵濡者为君子；阴冱之世，以雷霆霹雳者为君子。阳以济阴，阴以济阳，不可偏废也，偏斯害矣。老子曰：积阴不生，积阳不化，阴阳交接，乃能成和。此之谓也。

病有定凭治无定格证

病之有形者，可望而知，有声者，可闻而知。至无形无声处，须问而知，更切而知，此治病所以赖有四诊也。然而四诊中，有正象，有反象，有真象，有假象，往往诸诊无可凭。偶得一诊以为确据者，固恃临诊时，有神明之用耳。癸巳春，余客都门，有孙姓女公子患咽痛症，前医以其胸满闷溺短赤，任用破气导湿之剂，症益剧。来延余诊，切其脉，数甚，左尺独微，知是春温邪盛，水液受耗，非滋清不可，用白虎汤、冬地汤法，加减治之而愈。愈后，旬有余日，前症复作，余诊之，身热汗出，烦躁口干，脉来滑数，舌中苔厚而黄，谂是饮食不节，温邪复聚为患，又用白虎承气汤法治之。两剂，病不减。至再诊时，望见被褥太厚，始知病所以不减故，令去其半，告以症宜凉不宜温。投剂始效，十数服而病豁然。此望而知之一证也。丙戌秋八月，余同邑城南，陆家溇陆大兴，患胸痛半年，请诊于余。面色唇舌俱赤，鼻息亦粗，脉象尤数，大致似有火郁。及问病状，渠答曰：稍感外寒，痛势连绵，必饮热烧酒，始能止痛。因知症系虚寒，一切面舌之赤，鼻息之粗，脉象之数，是饮热烧酒所致。用四逆汤理中汤等方，加减治之，其痛即平。此问而知之一证也。癸巳秋，余入都，至某太史处，闻人笑语云：你太快活，故生病矣。阅时，即有某舆夫人求诊。余切其脉，细而涩，因知所闻快活生病，殆此人也。遂用十全大补汤法补之。或以其形貌壮伟，且系劳力粗人，疑药不合。余曰：此盖色劳，其外虽强，其中实馁，非补不治。服药数剂，果大效。后询诸人，渠果香巢遍筑，如狡兔有三窟然。此闻而知之一证也。庚寅春季，余客天津，适同乡余君秋田病剧，速余往诊。上吐下泻，神识支离，不惟饮食不思，并碧霞膏亦不能吸，症象颇危。然余切其脉，虚细中尚有和缓之致，外象虽险，真气未漓。与以附子理中汤加味，吐泻即止。继进十全大补汤法，随时减增，共调治月余而愈。此切而知之一证也。比而论之，可凭者在此，即不可凭者在彼，总恃临证时，于无可凭中，求其着实可凭处，奉为定凭而已。至于治病之法，寒者温之，热者清之，实者泻之，虚者补之。有一病即有一法，药味无可乱投，即制方有大小，用药有轻重，亦皆各行其是，未

可混施。然而有时寒热虚实，病情错出，治法亦不能不变通者，是又恃临治之人，善为权度焉。丁酉春仲，余往吴桥，为王君检予治中风时，渠夫人亦病剧，日夕惊恐，合目尤甚，畏寒不已，头裹重绵，犹觉冷风袭入骨髓，身热有汗，胸脘时觉火烧，溺赤便溏，舌苔灰腻，脉时虚缓，时滑数，时左盛，时右盛。余先用加味八珍汤法补之，继用郁芩五苓散法泻之，更间用理中汤、三黄汤法以温之清之，终以参斛汤法加味调治之，居然逐次奏功，月余而症悉愈。或问治病如行路，一病止一路，今之路何其多？余曰：路何尝多哉，不过盘旋往复，多费周折耳。此症气血极虚，中有湿热凝聚为患，故见症错杂如此。以其气虚有湿，而用补气燥湿之剂，必至血耗；以其血虚有火，而用养血清火之剂，必至气馁。合用之不能，专任焉不得。于是或补或泻或清或温，随时以策应之，譬诸路，有直捷处，亦有曲折处，遇曲折处，仍直捷之，必窒碍而难通，惟循途曲赴焉。斯曲折之路，与直捷之路，势虽不同，及其到也则一。尝闻人传述一种怪病云，其病已延数医，每易一医，初剂必效，再剂即不效，主人束手无策，坐以待毙。噫，此殆曲折之路，误为直捷之路。故有行辄阻，天下岂真有怪病哉。所虑者，主人苦于不知，多方畏葸，旁人不知而貌为知，妄虞殷勤。此中贻误正多。故愚谓前症情形极重，竟能转危为安者，实渠子元常侍奉之力，元常于余相交有年，每谈医理，吻合无间。故余得曲折如志，与为诊治，设遇逆旅主人，虽神明如扁鹊，亦莫可如何耳。只得诿之曰：数为之也，有命存焉而已。

也是山人医案

也是山人　著

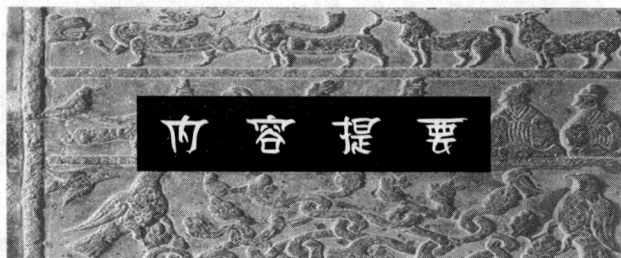

内 容 提 要

　　本书题也是山人著，系绍兴裘氏读有用书楼收藏抄本。所记治案，内外各症俱备，且皆引经据典，而明辨博思，较叶氏《指南》为胜。惟传钞多错讹，已于十年前，邮寄无锡周小农名医订正一过。近拟刊行公世，又由杭州桂良溥医士重加校雠，并向杭州王心原医士假得副本对勘，觉更可珍。惟山人为何许人，无从考证，为遗憾焉。

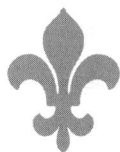

目 录

也是山人医案

也是山人医案

无锡周镇小农别署伯华订正

浙杭桂良溥重校

中风

苏五一　肝肾久衰，内风袭络，脉象缓大，肢体麻木，舌强言蹇。此属痱中之象，阴气不主上承。当重培其下，兼佐息风。

熟地四钱　淡苁蓉三钱　沙蒺藜二钱　清阿胶二钱　杞子二钱　黄甘菊一钱　茯神二钱

鲍五四　眩晕仆中，口㖞眼斜，舌强言謇，脉形浮散。此属晚年肝肾气衰，内风袭络，阴液无以上供。拟滋阴息风方。

制首乌四钱　白蒺藜二钱　怀牛膝二钱　归身一钱五分　黄甘菊一钱，炒　枸杞子二钱　明天麻二钱，煨

肝气

苏六三　夏令阳升，目昏头晕，复遭嗔怒，肝气大作，所以黎明跌仆，遂致神昏，脉形短数，舌苔黄厚，姑议滋清。

羚羊角一钱　炒焦半曲一钱五分　郁金一钱　小生地三钱　橘红一钱　石菖蒲根三钱　连翘心一钱五分　川贝母二钱

苏六三　前议滋清方，服至两剂，神识稍清，肝阳郁勃已解，脏阴虚损未复，今幸纳谷加餐，腑阳无恙，高年明是肝肾气馁，阴虚而阳无所附，阳神失守，致有目中妄见之象，非脱阳见鬼也。大忌祈祷，扰动阳神，恐阳愈偏

而不返。再拟镇阳法，以冀回春。

人参一钱　清河胶二钱　生左牡蛎三钱　五味子五分　龙骨三钱　茯神二钱　生白芍一钱五分

眩晕

时六一　痰火上实，头晕。

桑叶一钱　炒焦半曲一钱五分　钩藤三钱　羚羊角一钱五分　广皮白一钱　白甘菊一钱　明天麻二钱，煨

冯六三　肝风内动，眩晕。

制首乌四钱　黄甘菊一钱　白蒺藜一钱五分　稆豆皮三钱　杞子二钱　云茯神二钱　霜桑叶一钱

倪四六　烦劳则阳气张大，脉来寸急尺缓，为呕逆眩晕，是厥阳变化，内风鼓动，而后上凭诸窍，病不在乎中上。经云：上实下虚，为厥巅疾，信斯言也。

熟地四钱　杞子二钱　白蒺藜一钱五分　清阿胶二钱　菊花炭一钱　云茯神二钱　稆豆皮三钱

头风

赵四五　右偏头风痛，目赤，少阳郁火未熄。

477

霜桑叶一钱　丹皮一钱　白蒺藜炒，一钱五分　稽豆皮二钱　黄甘菊一钱　云茯神二钱　制首乌三钱　杞子二钱

卫五二　头风痛，呕吐便秘，肝阳化风上冒，拟柔缓和阳。复脉去参、姜、桂，加牡蛎。

生左牡蛎三钱　细生地三钱　炙甘草五分　清阿胶二钱　麦冬二钱　南枣三钱　大麻仁一钱五分

虚劳

吴五四　二气交衰，怯冷，气急妨食，且护阳，扶过一阳萌动再商。

人参一钱　制淡川附子一钱　茯苓三钱　老姜汁临服冲入，五分　广皮白一钱　炒焦半曲一钱

陆三二　经病阴损未复，气浮咳嗽，胃纳颇减，兼有吞酸。此属下焦元海已竭，生气不至，假借太阴面目，非苦辛泄肺所宜。

熟地炭四钱　远志八分，炒　杞子炒，一钱五分　五味子一钱五分　萸肉炭二钱　紫衣胡桃肉一两　茯苓三钱

戴三四　二气已偏，热炽气急，跗肿便溏。当此夏令升泄，难望久延。

人参一钱　河车胶二钱　胡桃肉五钱　熟地炭三钱　五味子五分　云茯神二钱　川斛四钱

王三六　胃气方苏，肺阴未复，咳逆便秘，非泄肺所能治之。

北沙参二钱　拣麦冬一钱五分　叭哒杏仁三钱　肥玉竹二钱　川贝二钱　南枣三钱　云茯神二钱　紫菀一钱　生甘草三分　上药十帖熬膏

董　骨蒸潮热，便溏。

大生地四钱　真小清胶二钱　地骨皮三钱　炙鳖甲五钱　川连三分　玉竹二钱　钗

石斛三钱

王十二　呛逆，咽痛，便泄。

霜桑叶一钱　叭哒杏仁三钱　苡仁二钱　象贝一钱五分　炙草四分　块茯苓三钱　嫩元参一钱五分　炒焦建曲一钱五分

又　溏泄已止，痰咳俱减，治宜扶土生金。

蒸於术二钱　苡仁二钱　真川贝一钱五分　拣麦冬去心，一钱五分　新会皮一钱　块茯苓三钱　南沙参一钱五分　党参一钱

咳嗽

凌四十　风温上受，咳嗽恶心，鼻塞脉大。

象贝母一钱五分　泡白杏仁三钱　瓜蒌皮一钱五分　牛蒡子炒研，一钱五分　橘红一钱　黑山栀一钱五分　霜桑叶一钱　桔梗一钱

陆廿八　咳嗽痰多，初愈复发。

霜桑叶一钱　杏仁三钱　桔梗一钱五分　象贝二钱　橘红一钱　连翘一钱五分　马兜铃七分

吴八岁　咳嗽呕逆，中焦已痞，肺气以下行为顺。

鲜枇杷叶三钱　郁金一钱　冬瓜子三钱　杏仁三钱　瓜蒌皮一钱五分　桔梗一钱　川贝母去心研，二钱　橘红一钱

徐十二　咳嗽呛血，腹中鸣响，咳早甚，则知胃阴虚，所服驱风降痰，徒伤其阳耳。

白扁豆三钱　玉竹二钱　白粳米三钱　炒麦冬二钱　北沙参三钱　南枣三钱　川斛三钱　生甘草三分

冯四八　咳嗽哮喘，宜当温散。

制麻黄五分　橘红一钱　茯苓三钱　川桂枝

八分　炙草四分　生姜一钱　杏仁三钱

沈妇廿一　寒热头痛，咳嗽，卧不着枕，呕逆。此属胃咳之状，当先制肝。

旋覆花绢包，一钱　制半夏一钱五分　代赭石三钱　川贝去心研，二钱　郁金一钱　茯苓三钱　瓜蒌皮一钱五分　泡白杏仁三钱

钟二十　脉虚细，晨咳，咳动即身热，拘束自汗，腹中微痛，望色㿠白，病几一月不痊。昨进辛寒不应，谅非邪着于里，是营卫二气交怯。宗经旨虚则补母之义，黄芪建中汤去饴、姜，加牡蛎、五味、茯神。

嫩黄芪三钱　桂枝八分　南枣三钱　五味子一钱　炙草五分　茯神二钱　左牡蛎三钱　大白芍一钱五分

陈四六　咳逆无痰已久，经阻，少腹有形瘕聚。

杜苏子炒研，一钱　草郁金一钱　炒楂炭一钱五分　瓜蒌皮一钱五分　炒桃仁去尖，一钱　归须一钱五分　黑山栀一钱五分　粉丹皮一钱五分　加降香末三分

戴二岁　面白无神，咳嗽，肺胃阴衰。

真川贝去心研，一钱五分　南沙参一钱五分　叭哒杏仁研，三钱　梨汁制陈皮一钱　茯神二钱　川斛一钱五分

吐血

朱三三　咳痰见血，肺胃久虚。

桑叶一钱　杏仁三钱　川斛三钱　大沙参二钱　象贝一钱五分　茯苓二钱　玉竹二钱

蒋三六　吐血已止，脉象弦数，胃纳不减，咳嗽气冲，少阴久虚之象，防血复来。

大淡菜一两　牛膝炭一钱五分　白扁豆五钱　川斛三钱　参三七五分　糯稻根须五钱　白茯苓三钱

徐三二　嗔怒肝阳上升，胃络血涌，诸气皆以下行为顺，拟降气法。

苏子炒研，一钱　郁金一钱　南楂肉二钱　桃仁炒，一钱　丹皮炒，一钱五分　黑山栀一钱五分　降香末冲入，五分

魏四八　心肾精血不充，痰中带血，胃纳颇佳，后天生气甚好，不致损怯之虞。

熟地四两　远志五钱　山药二钱　黄肉二两　五味子一两　茯苓三两　芡实二两　建莲三两

雷五四　脉左坚，肝肾阴伤失血。

生地炭三钱　川斛三钱　山药二钱　清阿胶二钱　麦冬二钱　茯苓二钱　左牡蛎三钱　五味子一钱五分

陆五三　吐血已止，咳痰晡甚，暮热气喘，肺胃阴虚所致，兼以养阴和阳。

川斛四钱　白扁豆五钱　炙草四分　生地炭三钱　麦冬二钱　茯神二钱　清阿胶二钱

又　昨进养阴和阳，痰咳已缓，暮热盗汗，寐醒即止，再当镇摄可安。

生左牡蛎三钱　五味子一钱五分　炙草四分　清阿胶三钱　麦冬二钱　云茯神二钱　熟地炭四钱　远志八分

戴　少阴久亏，阳不潜藏，肝肾之血，亦随气升，冲胃犯肺，震动络脉，溢于其上，以致咯出。左关脉渐平，右关濡软略旺。瘀行未尽，略有咳逆。前议熟地，又取壮水，乃阴旺阳乃复辟之意，即经旨所谓阳在外，阴之使也。拟方候裁。

479

熟地四钱　拣麦冬二钱　怀牛膝炭一钱五分
陈阿胶别烊冲，二钱　川贝母去心研，一钱五分
左牡蛎煅研，三钱　云茯神二钱　北沙参一钱五分
苡仁二钱

又

熟地四钱　白蒺藜一钱五分　云茯神二钱
拣麦冬二钱　霞天曲炒，三钱　制女贞一钱五分
北沙参三钱　川贝去心研，二钱

失音

卫三十　失音已久，胃纳颇佳，非其气之
馁，当金匮实无声议治。

麻黄三分　石膏三钱　杏仁三钱　生草三分
射干五分　苡仁三钱

钱四一　肺象空悬，其位最高，据述曾经
吐血之后，声音出不扬，饮食少纳，干咳频多。
此属少阴水亏，不能济火，致君相上腾，燔烁
娇脏，不无受伤，顾本是滋阴补虚为要。然岁
气当深秋之际，肃化犹为最先，莫若暂用固金
法，从金生水意。

阿胶二钱　北沙参一钱五分　生地三钱　生
鸡子黄一枚　麦冬二钱　川斛四钱　茯神二钱
生甘草三分

戴　瘀咯将净，痰咳亦缓，肺胃络脉，乃
肝阳潜伏，渐有宁静之象。今诊得左关弦形已
退，右关脉已鼓指，而独右寸软弱，左尺虚细，
右尺微小，六脉虽未调和，审体质未始不为平
脉。古人所谓未见病脉，即平脉也。仍拟养肾，
佐以健脾。

熟地四钱　北沙参一钱五分　怀山药炒，二
钱　陈阿胶二钱　拣麦冬一钱五分　建莲去心，二
钱　云茯神二钱　川贝二钱　蒲黄炒黑，五分

又　填纳下焦，肝肾肺胃络脉渐宁，痰咯虽
未净尽，而脏阴离络之瘀已尽。然而颐养宁神，
络脉完固，不致贻患。仍拟肝肾定例，少佐清化。

熟地四钱　拣麦冬一钱五分　建莲二钱　陈
阿胶二钱　川贝一钱五分　怀山药炒，二钱　左
牡蛎三钱　沙蒺藜二钱　云茯神二钱

又　自瘀尽以来，络脉巩固，肝肾根蒂亦
基，痰咯亦少，形神颇安，脉右寸软，尺小弱，
余部中和。但此小雪节候，值少阴用事之时，
只宜静养，以待一阳来复。其调剂仍宗前议，
聊以益气佐之。

熟地四钱　西党参二钱　酸枣仁炒焦，二钱
陈阿胶二钱　拣麦冬一钱五分　云茯神二钱　川
贝一钱五分　建莲二钱　炙草四分

又　照前议参脾为生痰之源治。

熟地四钱　炒焦冬术一钱五分　枣仁炒黑，
二钱　陈阿胶二钱　新会皮一钱　拣麦冬一钱五
分　云茯神二钱　川贝去心研，一钱五分　人参另
煎冲，一钱

又

熟地四钱　北沙参三钱　建莲去心，三钱
陈阿胶蛤粉炒，二钱　川贝去心研，二钱　淮牛炭
一钱五分　拣麦冬去心，一钱五分　云茯神二钱
九孔石决明煅研，三钱

肺痿

苏四十　咳嗽音哑，防肺痿。

川石斛三钱　炒扁豆五钱　茯神二钱　北沙
参一钱五分　麦冬三钱　南枣三钱　玉竹二钱

魏　冬温咳嗽，频吐涎沫，不能多饮，胃
纳甚少。此属肺痿，且拟甘缓，为邪少虚多
治法。

黄芪蜜炙，三钱　白及二钱　白百合三钱
当归一钱五分　南枣三钱　麦冬二钱　生苡仁三
钱炙草　四分

戴　络凝不固，肝脉布胁，呛逆凝瘀，左
脉已静，右脉未和。此即络虚留滞之意，议益
阴和阳，佐以宣络。

原熟地四钱　西党参二钱　建莲去心，二钱
真川贝二钱　陈阿胶蛤粉炒，二钱　米仁二钱
旋覆花一钱　云茯神二钱

　　又

人参另煎冲，五分　陈阿胶另烊冲，二钱　枣
仁炒焦研，三钱　原熟地四钱　大白芍一钱五分
茯神二钱　拣麦冬一钱五分

遗精

蒋廿三　精泄无梦，寤多寐少，少阴不司
藏聚。

熟地四钱　远志五分　山药二钱　桑螵蛸二
钱　湖莲三钱　茯苓三钱　柏子仁三钱　芡实
二钱

徐四一　多梦纷纭，遗泄频多，经营之人，
扰神动心，相火随之。拟介属以潜之，厚味以
填之。

熟地四钱　龟腹板五钱　远志五分　萸肉二
钱　线胶二钱　五味子一钱五分　淡菜二钱　湖
莲三钱　芡实二钱

张十八　面色萎黄，无梦遗泄，左脉虚数。
此属湿热下注，与固涩异政。

川草薢三钱　湖莲三钱　茯苓三钱　炒黄柏
一钱　山药二钱　泽泻一钱　远志一钱

小便不通

陈三十　脉细面白，小溲不通。此属中气
不足所致。经旨谓膀胱者，州都之官，津液藏
焉，气化则能出矣。倘投泄肺以展气化，是实
邪治法，决不效验。

生黄芪三钱　炒焦半夏一钱五分　茯苓三钱
白术二钱　广皮白一钱　炙草五分　高丽参
一钱

小便不禁

周十八　冲年遗溺，知识太早，肾脏不司
藏聚，非关足太阳腑经，当从心肾议治，亦肾
与膀胱表里相应之征也。

熟地四钱　覆盆子一钱　芡实一钱　桑螵蛸
二钱　龙骨生打三钱　建莲三钱　远志八分　五
味子一钱　茯神二钱

汗

范三二　脉细，形寒自汗。此属卫阳式微。

人参一钱　制淡附子一钱　炙草五分　熟於
术二钱　煨姜八分　南枣三钱　茯苓三钱

龙三十　卫疏汗泄。

生黄芪三钱　煨姜一钱　南枣三钱　熟白术
二钱　炙草五分　茯神二钱　防风六分

归三六　夜寐汗泄甚多，寐醒遍身如浴。
此属盗汗，是阴液所化，肾衰不能内营使然。
议镇阳以理虚。

生左牡蛎三钱　龙骨三钱　茯神二钱　五
味子一钱五分　麦冬三钱　南枣三钱　防党参
一钱

潘四三　汗泄脉大，劳伤营卫所致。

嫩黄芪三钱　白芍一钱五分　煨姜一钱　当
归一钱二分　炙草五分　南枣三钱　桂枝木四分

脱

钱三岁　喘急脉细，戴眼，已现脱象，
无方。

倪一岁　襁褓寒热旬余，肢肿腹胀，便溏。
近加喘急，戴眼，是厥脱根萌。此属太阳已绝，
辰戌日期小心，无方。

苏三一　中暍瘛疭，口噤不语，法所不治，勉拟黄土汤。

掘地尺余深，取新汲水，搅浊澄清，频饮。

洪三四　阴寒格阳，脉独疾而散，心胸热炽，面赤尤甚于两颧，烦渴干呕，胸闷，但欲寐，危期至速。勉拟热因热用之方，俾乃导火归原，庶有生机之望。

上肉桂五分　泡淡川附子一钱　茯苓一钱五分　淡干姜八分　熟半夏一钱五分　炙草四分　生白芍一钱五分

邵五八　昨脱癃闭，势甚窘迫，欲解不通，脉如雀啄。想前阴利水，厥阴主之，少阴主二便。此属肝肾气逆，已萌阴脱之象。三日内必有手足厥阴目盲等，疑不治之症，无方。

邹七一　邪陷已久，脘痹不纳谷，心胸热炽，两眼怕亮喜暗，自觉红光耀目，脉按之细而兼沉。总是邪陷，锢蔽日深，清邪疏邪之法，均已无效，症属棘手。勉拟热因热用之方，补里托邪，俾乃导火归原，庶有百中一幸之望。

人参五分　制半夏一钱五分　炙草五分　炮熟川附子五分　去皮上桂五分　淡干姜五分　茯苓三钱
　　又
人参五分　制半夏一钱五分　去白广皮一钱　炮熟川附子五分　去皮上桂五分　淡干姜五分　茯苓三钱

沈廿六　新产十朝，昨进育阴潜阳，腰痛带淋稍减，两颧赤色更甚，干呕不除，竟夜少寐，右尺不起，脉形独疾而散，而非数也。譬诸灯火，焚膏殆尽，往往有扑减之虞，治此症甚难。勉拟导火归原一法，候诸高明正。

人参另煎冲，五分　制淡川附子五分　炙草五分　原熟地四钱　炮姜四分　茯苓三钱　去皮上桂三分

脾胃

陆六十　病后，食复令伤脾胃，不饥不食，潮热口干，嗳气胀满，胸脘填塞。是属胃腑气机少宣，即《内经》所谓谷入少而气多者，邪在胃及肺也。

川石斛四钱　炒焦半夏一钱五分　焦谷芽一钱　南花粉一钱五分　新会皮一钱　块茯苓三钱　枳实皮一钱

家一五　正衰偏热，便秘，纳谷安适，良由肺胃阴液未复使然。

川石斛四钱　炒焦半夏曲一钱五分　枳实皮一钱　炒麦冬一钱五分　新会皮一钱　生谷芽一钱　块茯苓三钱　大麻仁一钱五分

钱四三　身无寒热，脉缓，便溏，纳谷而少，胃气方苏，脾弱不司运化，病后颇有是症也。

生白术二钱　新会皮一钱　建泽泻一钱五分　益智仁煨研，八分　焦麦芽一钱　茯苓三钱　厚朴一钱

柯廿四　邪去正衰，骤不肯复，胃气不振，不思纳谷，宜养肺胃之阴。

川石斛四钱　炒焦半夏一钱五分　枳实皮一钱　炒麦冬七分　新会皮一钱　生谷芽一钱　块云茯苓三钱

姚四三　冬温月余，服药数剂，但攻邪病，正气大衰，余热尚留于枢，阴伤未复，致有汗泄，口干，饥不能食，皆攻病时苦寒所伤，胃

气未苏之故。宜养肺胃除热。

　　川斛三钱　炒焦半夏一钱五分　枳实皮一钱
淮小麦三钱　新会皮一钱　生谷芽一钱　茯神
二钱

　　王十七　右寸脉数已退，大便已解，气分
尚怯，拟养肺胃，以理余邪。

　　制洋参八分　炒焦半夏一钱五分　草薢三钱
拣麦冬三钱　新会皮一钱　连翘壳一钱　茯苓一
钱　钗斛二钱

木乘土

　　朱五六　阳明胃衰，脉弦，呕逆吞酸，少
寐。此属木邪侮土，拟制肝木，以无犯胃土
则安。

　　淡吴萸七分　制半夏一钱五分　淡干姜一钱
川楝子二钱　木瓜一钱　茯苓三钱　生白芍一钱
五分　生益智八分

　　陈四一　肝木犯胃，呕逆吐酸。

　　吴萸五分　制半夏一钱五分　延胡一钱　淡
干姜一钱　高良姜一钱　桂枝木五分　茯苓三钱

　　乌四八　病伤未复，面无华泽，左脉涩弱，
寐而少寐，冲脉隶于肝肾，肝肾衰则冲脉动，
心下漾漾，涎沫上溢于口。此属肾气少纳，中
无砥柱，与肝胃症似是而非。拟甘酸摄阴，方
亦塞因塞用之一法也。

　　熟地炭四钱　炒黑栀子一钱五分　酸枣仁三
钱　五味子三分　远志炭四分　茯神二钱　淡苁
蓉三钱　紫石英一两　煎汤代水。

　　苏三一　肝木乘犯阳明胃土，呕酸食少，
经分不至，脉象弦数。拟制肝和胃。

　　川楝子二钱　制半夏一钱五分　茺蔚子一钱
五分　炒延胡一钱　郁金一钱　生香附三钱　南

楂炭二钱

　　汤十八　拟补太阴泄少阳方。

　　焦白术二钱　炒焦半夏一钱五分　钩藤一钱
五分　粉丹皮一钱五分　广皮白一钱　茯苓三钱
霜桑叶一钱

　　又

　　泡淡吴萸六分　制半夏一钱五分　广皮一钱
川楝子二钱　川郁金八分　茯苓三钱　生白芍二
钱　制香附三钱

　　又　后戊己汤，辛甘理阳。

　　西党参二钱　炙草五分　甜冬术二钱　广皮
一钱　茯苓三钱　生白芍二钱

肿胀

　　陈五一　跗肿腹满，膜胀，二便涩少。此
属脾胃阳虚，淡泊不堪所致，姑进通腑，少佐
泄肝。

　　生白术二钱　制淡附子一钱　吴萸七分　草
果仁八分　淡干姜一钱　茯苓三钱　厚朴一钱

　　曹五四　昨进苦辛宣腑，酸涩泄肝，跗肿腹
满未减。噫嗳胀势不消，二便皆秘，脉象沉伏。
此属血分聚水之象，再拟泄厥阴，通阳明法。

　　川楝子二钱　制大黄一钱　归尾一钱五分
郁李仁去皮炙研，一钱五分　小茴香三分　红花五
分　桂枝八分　炒桃仁一钱

　　杨八岁　少腹水胀，两足俱浮，小便不解，
温通太阳可效。

　　川桂木八分　焦白术二钱　茯苓三钱　汉防
己一钱五分　木猪苓一钱五分　泽泻一钱　苡仁二
钱　椒目四分

积聚

　　陈十六　肝气肆横，腹痛，向有瘕聚，法

当疏泄。

青皮一钱 归须一钱 芜蔚子一钱 炒延胡一钱 郁金一钱 黑山栀一钱五分 南山楂一钱五分

褚廿七 久患积聚，痛而不移，兼有肠澼，未呕缓攻。

青皮一钱 茅术炭一钱 归须一钱 煨木香五分 炒地榆一钱五分 生香附一钱五分 槟榔一钱 厚朴一钱

痞

许四六 昨用苦辛开痞，呕逆已止，脉象稍清，但胸次按之而痛。此属热邪阻遏中焦，清气为无形质，是与食滞两岐。

川连六分 制半夏一钱五分 枳实一钱 淡黄芩一钱 杏仁三钱 瓜蒌皮一钱五分 厚朴一钱

戴廿八 脉象短数，脘闷，舌白粘腻，得大便胸次稍舒。此属热结在上，为上焦不行，下脘不通，况肺与大肠，亦是表里相应。见症拟栀豉汤以解其陈腐之邪。

佩兰叶三钱 郁金一钱 枳壳一钱 炒香淡豉一钱五分 杏仁三钱 桔梗一钱 黑山栀一钱五分 瓜蒌皮一钱五分

马二六 胃虚痞塞，拟辛以助阳。

姜汁炒川连五分 制半夏一钱五分 枳实一钱 淡干姜八分 黄芩一钱 鲜竹茹三钱 茯苓三钱

噎膈反胃

龚四一 噎阻不舒，呕吐涎沫，食物格拒，咽中总属不爽，在上清阳日结。拟治肺以展气

化，勿与椒梅酸收闭塞可也。

鲜枇杷叶三钱 郁金一钱 炒香豉一钱五分 杏仁二钱 瓜蒌皮一钱五分 黑山栀一钱五分 川贝母二钱

蔡五一 阳明胃衰，纳谷脘中痛，嗳哕频频，气不展舒，胸膈是清阳旋转之处，失其下行为顺之旨，必胃汁先枯，然后脾阳亦钝，膈症萌矣。拟甘寒生津，以存其阴液，无暇理胃脘之清阳。是亦膈症治法。

川石斛三钱 鲜生地五钱 玉竹一钱 麦冬一钱 淡天冬二钱 柿霜一钱 甜杏仁三钱 梨汁半杯，临服冲入

田二三 早食暮吐，大便不爽，病在中下。

小川连四分 制半夏一钱五分 桃仁一钱 制大黄五分 郁金一钱 红花五分 枳实一钱

关格

王七二 脘痛不食，二便艰少，并不渴饮。此属阳气结于上，阴液衰于下，为关格，难治之症。

人参一钱 泡淡川附子一钱 枳实五分 淡干姜一钱 制半夏一钱五分 川连四分 茯苓三钱 生白芍一钱五分

嗳气

蔡三五 胃衰，胸膈不爽，嗳气呕恶。此属清阳不升，浊气不降，舍理胃阳无别法。

人参一钱 制半夏一钱五分 淡干姜一钱 旋覆花一钱 新会皮一钱 茯苓三钱 钉头代赭三钱

洪四八 嗳气不舒，脉缓便溏。此属胃阳虚，浊阴上干。

钉头代赭三钱　制半夏一钱五分　淡干姜一钱　旋覆花一钱　新会皮一钱　茯苓三钱　制淡川附子一钱

呕吐

姚三八　昨进凉解方，身热稍减，口渴已止，是大邪将解之象。但呕吐妨食，是余邪仍伏于胃。拟温胆汤去甘草，加川斛、茯苓。

竹茹一钱五分　制半夏一钱五分　枳实一钱川石斛三钱　广皮白一钱　姜汁一匙，临服冲食茯苓三钱

蒋三四　腑气热不解，清气渐退，蒸为痰，脘隔痰与气阻，为痞闷，不饥，食即吐。是胃不下降，亦由热邪深入于胃。拟温胆汤佐以苦味，制其冲逆。

鲜竹茹　橘红　郁金　枳实　制半夏　杏仁　南花粉　川连

张三二　春深气泄，阳气方张，呕恶吞酸，食入即吐。此属肝木乘犯阳明，胃脘清阳少旋，拟苦辛泄降。

吐蛔

吴三二　厥阴犯胃，吐蛔。

川连五分　制半夏一钱五分　炒焦乌梅肉五分　淡干姜一钱　黄芩一钱　炒黑川椒三厘　生白芍一钱五分

杨四六　寒热呕吐，格拒食物，已经吐蛔，厥阴之邪未达耳。

川连水炒，四分　乌梅肉一钱　炒黑川椒三厘　淡干姜一钱　黄芩一钱　细辛三分　生白芍一钱五分　桂枝木五分

肠痹

赵三三　温湿囚郁，二便不通，纳谷膜胀。此属肠痹，宗丹溪腑病治脏法。

紫菀一钱　杏仁三钱　枳壳一钱　炒香淡豉一钱五分　瓜蒌皮一钱五分　黑山栀一钱五分　郁金一钱

韩四九　温湿阻其气分，色痿少纳，二便欲解不通。此属肠痹之类。夫肠痹原系腑病，而腑病当治其脏，每用开提肺窍自能气化。斯湿温少解，渐可减轻。倘执体怯，不但治病不合，且味甘药饵，妨碍中宫，恐延绵变患，不可度思矣。

紫菀一钱　郁金一钱　枳壳一钱　炒香豉一钱五分　杏仁三钱　桔梗一钱　鲜枇杷叶三钱瓜蒌皮一钱五分

便秘

仲八岁　据述平昔，每更衣努苦，粪坚若弹丸，加之病后，胃津干涸，腑火，传导阴液愈耗，阳气愈升，而大便愈秘，宜清润以柔药和阳。

鲜生地　麦冬　柏子仁　清阿胶　大麻仁茯神　川斛

穆三三　脉涩，下焦气钝血燥，便难，进通幽方。

咸苁蓉　细生地　郁李仁　柏子仁　大麻仁　牛膝　当归

毛六一　年高脉伏，瘀热在营，血燥便难，进通幽法。

归尾一钱五分　柏子仁二钱　郁李仁一钱桃仁一钱　松子仁三钱　大麻仁一钱五分　红花五分

485

肺痹

陈四三 温邪内郁，舌白脘闷，频渴，脉大，二便不甚通利。此属肺痹，致手太阴气化失宰，宜苦辛泄降。

霜桑叶一钱 杏仁三钱 桔梗一钱 象贝二钱 姜皮一钱五分 枳壳一钱五分 南花粉一钱五分 郁金一钱

卢三八 身热脘闷，不饥不食，不大便，脉数，皆气分窒塞，苦辛自能泄降。

鲜枇杷叶三钱 郁金一钱 桔梗一钱 炒香淡豉一钱五分 杏仁三钱 黑山栀一钱五分 紫菀一钱 姜皮一钱五分

胸痹

唐廿五 嗳哕频频，胸次蔽塞。当此大暑节候，太阴用事，此属阴浊凝遏中阳。

薤白三钱 制半夏二钱 枳实一钱 淡干姜一钱 郁金一钱 瓜蒌皮一钱五分 茯苓三钱 临服冲入白酒半小杯

缪六一 胸脘阻蔽，脉微而痛，肢厥得嗳稍舒。此属胸阳失其旷达使然。

薤白三钱 制半夏一钱五分 郁金一钱 瓜蒌皮一钱五分 桂枝五分 延胡炒，一钱 茯苓三钱

哮

杨五六 久病痰哮，深秋复发，急宜温通。

川桂枝一钱 橘红一钱 杏仁一钱 制麻黄七分 茯苓二钱 淡干姜二钱 炙草四分

凌六一 阳衰痰哮，气喘背寒，拟温通法。

粗桂枝一钱 制麻黄五分 炙草五分 杏仁

三钱 橘红一钱 茯苓三钱 淡干姜一钱 五味子一钱五分

喘

程八岁 咳嗽气喘，小溲亦稀，肺气不降所致。

桑皮一钱五分 杏仁三钱 猪苓一钱 甜葶苈五分 大腹皮一钱五分 泽泻一钱 厚朴一钱 茯苓皮一钱五分 川通草一钱

杨七八 望八高年，吸音甚促，身动即喘，兼有痰嗽，暮剧，晨汗，小便短数。此属肾液正枯，元海生气亦少，气散失纳所致。

熟地四钱 北五味一钱 芡实二钱 萸肉炭二钱 炙草五分 山药二钱 茯神二钱 紫衣胡桃肉五钱 补骨脂八分

许三九 肾不收纳，阴虚喘呛。

熟地四钱 萸肉二钱 湖莲三钱 清阿胶二钱 山药二钱 芡实二钱 茯神一钱 淡菜胶二钱

陈五八 春阳萌动，在更余时气逆上升，脉右寸骨软，左脉细涩，缘喘症在肺为实，在肾为虚。肺主出气，肾主纳气，肺肾并衰，出纳无权，痰色瘀紫，亦气馁少液，拟方候裁。

熟地四钱 北沙参三钱 紫石英煅研，三钱 元武板炙三钱 怀牛膝盐水炒，二钱 抱木茯神拣麦冬去心，一钱五分 真川贝去心研，二钱 人参另煎冲，五分

呃逆

褚五二 脉小舌白，呃逆气冲，两脉微涩，大便滑溏。此属胃阳虚，浊阴上干，拟方候高明正。

钉头代赭　炒半夏　丁香皮　淡干姜　淡
吴萸　柿蒂　茯苓　炒川椒

蔡四六　邪去正衰，呃声异响，咽中总属
不爽。据服理中无益，必得清阳舒展，乃能旷
达耳。

枇杷叶三钱　炒川贝二钱　桔梗一钱　炒香
豉一钱五分　瓜蒌皮一钱　川通草一钱　郁金一
钱　杏仁三钱　紫菀一钱

李二五　阅服凉解方，身热已止，口渴亦
减，是邪解之象。但胃阳衰惫，致脉微汗泄，
呃逆便溏，火为重候。勉拟理中汤去甘、术，
加丁香、吴萸、川椒、茯苓。

人参一钱　制川附子一钱　淡吴萸八分　淡
干姜一钱　丁香三厘　炒川椒五厘　茯苓三钱

黄疸

徐四二　湿热内聚，脘闷不饥，目黄溺赤，
此属黄疸。

绵茵陈三钱　淡黄芩一钱　枳实一钱　白蔻
仁五分　杏仁去皮尖二钱　花粉一钱五分　飞滑石
三钱　川通草一钱

张四八　爪目皆黄，此属黄疸。
绵茵陈三钱　川黄柏一钱　猪苓一钱　海金
砂二钱　赤小豆三钱　泽泻一钱五分　赤苓三钱

王四〇　湿热留着于胃，呕逆，爪目皆黄，
溺赤，是阳黄之象。
柴胡八分　制半夏一钱五分　枳实一钱　金
铃子一钱　黄芩一钱　黑山栀一钱五分　延胡
一钱

康十一　湿热内郁，爪目皆黄，腹胀。
绵茵陈　大腹绒　赤苓　川黄柏　赤小豆

泽泻　汉防己

狄三一　湿热内聚，腹胀，爪目皆黄。此
属黄疸，议用中下分消。
绵茵陈蒿一钱五分　大腹皮一钱五分　猪苓
一钱五分　汉防己一钱五分　赤小豆一钱　泽泻一
钱五分　海金砂二钱　赤苓三钱

又　前后分消，二便如血，爪目皆黄色略减，
腹胀虽松，左少腹肝邪作痛，而有怯寒之象。此
病伤未复，阳黄显著，后泄少阳，厥阴主之。
柴胡八分　制半夏一钱五分　川草薢二钱
金铃子二钱　黄芩一钱　汉防己一钱五分　延胡
一钱　绵茵陈一钱五分　黑山栀一钱五分

风

薛廿二　寒热，头痛，脘闷，风伤卫阳。
苏梗一钱　杏仁三钱　枳壳一钱　淡豆豉一
钱五分　桔梗一钱　连翘一钱五分　厚朴一钱

寒

庄廿八　寒邪袭于肺卫，寒热，头痛，脘
闷，辛以散之。
苏梗一钱　杏仁二钱　枳壳一钱　淡豆豉一
钱五分　桔梗一钱　连翘一钱八分　厚朴二钱

徐九岁　头痛身热，呕吐面赤，寒邪内侵，
阳气拂郁之象，拟阳旦法。
桂枝八分　制半夏一钱五分　橘红一钱　淡
黄芩一钱　杏仁三钱　生姜六分　厚朴一钱

卫五六　阳虚感邪，形寒身热，头痛脘闷，
背痛无汗，拟辛温疏达。
川桂枝八分　制半夏一钱五分　生姜一钱
白杏仁二钱　广皮一钱　茯苓皮二钱　厚朴
一钱

中寒

陈四五　脉伏口噤，神昏鼾睡。此寒热直中阴经，阳气逆乱，症属棘手。勉拟辛温达邪。

乌药一钱五分　橘红一钱　枳壳一钱　川桂枝一钱　杏仁三钱　桔梗一钱　麻黄制，五分　炙草五分　炮姜五分

风温

陈二二　风温外袭肺卫，寸口脉大，身热恶寒，头晕且痛，拟轻剂宣通。

牛蒡子炒研，一钱五分　杏仁三钱　连翘一钱五分　象贝去心研，二钱　桔梗一钱　枳壳一钱　霜桑叶一钱

林四一　头旋脉大，身热恶寒，风温外袭肺卫所致。拟轻扬上焦。

桑叶一钱　连翘一钱五分　黑山栀一钱五分　象贝母二钱　杏仁三钱　钩藤二钱　牛蒡子一钱五分

陈十二　热势不减，口干胸闷，邪入营络，恐其见斑，因体虚，未敢遵用开泄。

羚羊角一钱　连翘心一钱五分　玄参一钱五分　象贝母二钱　丹皮一钱　黑山栀一钱五分　霜桑叶一钱　生地炭三钱

温热

马六六　温邪自里而出，两脉洪大，烦渴便溏，脘闷食少，舌苔中绛边白。是肺大肠表里见症相应，姑拟清里，少佐以泄邪。

桑叶一钱　杏仁三钱　连翘二钱　羚羊角一钱　桔梗一钱　川通草一钱　薄荷一钱　竹心廿根

赵六八　温邪逆传膻中，心阳受蒙不宣，

为呕逆，为神昏，为烦渴，脉数舌绛。高年五液皆涸，最有窍闭厥脱之虞。拟清营络热邪。

犀角一钱　元参一钱五分　郁金一钱　鲜生地五钱　丹皮一钱　连翘心二钱　石菖蒲根六分　竹叶心一钱五分　至宝丹

冬温伏邪

虞三〇　寒热交作，头痛口渴。夫寒伤营，风伤卫。表里邪踞两日，时发腹痛，膝痛，脉浮自汗，此皆冬令寒暖不匀，感冒时邪，至春阳气发泄，伏邪内动。治与疟病两歧。

苏梗一钱　淡黄芩一钱　桔梗一钱　淡豆豉一钱五分　杏仁三钱　黑山栀一钱五分　厚朴一钱

陆八岁　温邪内郁，寒热如疟，不与少阳同例。

淡豆豉一钱五分　杏仁三钱　桔梗一钱　厚朴一钱　淡黄芩一钱　连翘一钱五分　黑山栀一钱五分

暑

陈廿七　拟清暑法。

香薷　杏仁　滑石　淡黄芩　制半夏　瓜蒌皮　厚朴

顾廿五　暑温伏邪，头痛脘闷，身热吐蛔。

香薷八分　制半夏一钱五分　枳实一钱　淡黄芩一钱　杏仁三钱　小川连六分　厚朴一钱五分

苏廿六　暑湿未清，舌白脘闷，脉象濡弱，口渴便溏。据述始由奔走气乱，肺气䐜郁，有升无降，继则漫布三焦，所以身热，不为汗衰。服苦寒辛寒方，法属无益。想三焦为气之父，是气之郁，暑湿交阻，所藉在上，清阳舒展，

湿邪自能趋下，温去自然热清耳。

大豆卷三钱　郁金一钱　苡仁二钱　飞滑石三钱　杏仁三钱　川通草一钱　木防己一钱五分

徐八岁　泄泻日旺，陷腹痛，此属冒暑。

藿香叶一钱　制半夏一钱五分　南楂炭一钱五分　飞滑石三钱　陈皮一钱　赤苓三钱　炒厚朴一钱

陆六四　服清暑方，头重舌黄如昔，躯痛咳痰皆缓，而大便不解，渴思冷饮，不饥痞闷，嗳气频频，明是暑挟湿邪踞上焦气分，致气为所阻之象。但高年辛寒苦寒，恐妨胃口，多所误用，因拟辛温，宣达通阳。

香薷八分　制半夏一钱五分　连翘一钱五分　白蔻仁七分　广皮一钱　淡竹叶一钱　郁金一钱

岑四二　壮热微寒，舌绛渴饮，脉右寸关空大，左细小。议景岳玉女煎，去牛膝、麦冬，加丹皮、竹叶、川贝。

厚熟地四钱　生石膏四钱　嫩竹叶一钱五分　川贝去心研，一钱五分　知母一钱　生甘草三分　粉丹皮一钱五分　此方不应。

又　舌绛口渴，已刻寒栗而后身热，询手肢麻木，足少阴、厥阴二脏，真阴殆尽，阳不肯潜伏，频渴究不能救其焚燎，经旨所谓入肝则麻痹，入肾为消渴。肝肾之邪，邪深道遥，辛寒，辛凉，苦泄，俱未能入于至阴之地。仿古浊药轻投，不致因循贻变。

厚熟地四钱　上清阿胶另烊冲，二钱　炙甘草四分　拣麦冬一钱五分　大麻仁一钱五分　淡天冬一钱五分　洋参八分

董　右脉短数，左脉细数，寤而少寐，身凉而有寒热，时作气喘，脘闷舌白。此属热邪内陷，大为重候，姑拟清泄少阴之里，与解少阳之表合方，候高明正。

霜桑叶　鲜生地　黑山栀　香犀角　嫩元参　川贝　连翘心　粉丹皮　加茅根

又　昨进清提方法，脉数已缓，气急已退，得汗安寐，邪解之象，内陷无从再虑，前方可以渐愈。

香犀角六分　草郁金一钱　川贝去心研，一钱五分　鲜生地五钱　连翘心一钱五分　黑山栀一钱五分　霜桑叶一钱　粉丹皮一钱五分　加茅根五钱　荷叶一角

又　脘痹噫嗳稍舒，拟疏肝泄肺，以余理邪。

紫菀一钱　泡白杏仁二钱　草郁金一钱　炒香淡豉一钱五分　瓜蒌皮一钱五分　黑山栀一钱五分　羚羊角一钱　桔梗八分

湿

凤四八　头重若裹，胸闷不食，并不渴饮，脉小，便溏，此属湿邪阻蔽气分。

白蔻仁五分　制半夏一钱五分　赤苓三钱　绵茵陈三钱　杏仁三钱　飞滑石三钱　厚朴一钱

王四三　头胀脘闷，便溏，肢节痛，目眦黄。此属湿邪阻闭气分，郁而不宣，久则化热，传为瘅疟。

绵茵陈三钱　制半夏一钱一分　飞滑石三钱　白蔻仁五分　杏仁三钱　茯苓皮三钱　厚朴一钱

岑　仍议育阴清邪。

原生地四钱　拣麦冬一钱五分　西洋参八分　稽豆皮一钱五分　上清阿胶二钱　云茯神二钱　川斛一钱五分　炙甘草五分　加九孔石决明煅研，三钱

又　舌绛已退，渴饮，身热未除。

川斛　原生地　连翘心　南花粉　西洋参　粉草　拣麦冬　稽豆皮

又　身凉渴解。

原生地四钱　洋参四分　白蒺藜一钱五分　拣麦冬一钱五分　粉草三分　块茯苓三钱　川斛一钱五分　新会皮盐水炒，一钱

杏仁三钱　紫石英五钱　郁李仁　真石斛二钱　真阿胶二钱　咸苁蓉五钱　鲜枇杷叶三钱　小川莲三分

燥

苏廿五　肺胃素虚，咽干唇裂，上腭干痛，频渴不多饮，脉偏大于右寸。此属秋燥致伤，拟甘寒生津。

霍石斛一钱　北沙参一钱五分　麦冬二钱　鲜生地五钱　玉竹二钱　生甘草三分

曹三一　右脉数搏，肺胃交衰，鼻头胀，咽干，咯血，频渴不多饮。此属温邪化燥，良由阴分不足所致。拟清气中热，未许速痊。

霜桑叶　杏仁　连翘壳　大沙参　地骨皮　黑山栀　象贝母　南花粉

沈妇廿八　唇裂频呕，口干头痛，不寐足冷，左胁向有瘕聚，便秘，胸腹热炽，面色黄，脉左关弦大，右寸搏大。此属温燥内郁，喉间呼吸有声。是症虽属痰喘之象，但麻黄一味大谬。议喻嘉言清燥救肺汤合肺肝之治。

霜桑叶一钱　生石膏三钱　白蒺藜二钱　鲜生地五钱　杏仁三钱　石决明三钱　拣麦冬三钱　生甘草二分　大麻仁一钱五分　加鲜枇杷叶二张去毛蜜炙

又　呕频稍减，唇裂退。

霜桑叶　炒石膏　拣麦冬　真阿胶　杏仁　白蒺藜　制洋参　鲜生地　生甘草　加枇杷叶三钱

又　呕大减，润肺燥，益肝液。

鲜枇杷叶　北沙参　紫石英　白蒺藜　真川贝　真阿胶　甜杏仁　拣麦冬　炙鳖甲　霍山石斛　黑芝麻

又　呕减，潮热，咳乃胀痛，肝脉仍弦，大便秘，肺胃衰，肝阴亏，肝火上越。

紫菀草一钱　拣麦冬三钱　白蒺藜二钱　甜

疫

凌六八　温疫自口鼻吸入，由肺叶干于心包络，神识不清，左脉洪大，烦渴，鼾声，胸背间赤疹隐约，温邪郁遏，意有溃烂之形，是水谷之湿热交蒸，蕴于皮膜，蕴湿酿热而成毒，非清非散，热邪无发泄之机，三焦交炽，喉哑继起，舌色如赭。此温疫为化火化燥之因，势防热邪内陷，原属可虑。拟以滋清营分，兼佐泄邪，俾得络热稍清，庶几转机为幸，未识高明以为然否。

犀角一钱　鲜生地八钱　郁金一钱　牛蒡子三钱　银花一钱　黑元参一钱五分　连翘心二钱　石菖蒲根六分　紫雪丹三分

斑疹

谢三九　两脉洪数，夜躁不寐，热盛烦渴，斑疹未透。拟清胃腑热邪，兼以疏斑。

犀角　鲜生地　花粉　羚羊角　连翘心　银花　牛蒡子　嫩元参

钱八岁　感冒时邪，身热脉数，已经见斑。

犀角一钱　郁金一钱　嫩元参一钱五分　牛蒡子一钱五分　花粉一钱五分　黑山栀一钱五分　连翘一钱五分　银花一钱　加芦根一两

戴四八　时疫未经宣透，邪已蕴结阳明，见症烦渴，昏谵不寐，两脉洪数，分明发斑。阅方发散伤阳，苦寒损胃，总非腑病所宜。拟凉膈疏斑，请备参末议。

犀角　郁金　嫩元参　牛蒡子　花粉　银花　连翘心　石菖蒲根　紫雪丹一分

雷十三　温邪发疹，烦渴少寐，两脉独大。

牛蒡子炒研，三钱　杏仁去尖研，三钱　连翘壳一钱五分　羚羊角一钱　桔梗一钱　黑山栀一钱五分　薄荷梗一钱　加芦根一两　茅根五钱

杨二八　疹邪胸背已齐，脉右软短，烦渴热频，少寐，舌白，蛔厥，大便不解。仍议清疏营络透疹。

香犀角　鲜生地　桔梗　牛蒡子　草郁金　嫩元参　薄荷叶　连翘心　黑山栀　小川连　加芦根

又　烦渴昏谵，便秘，疹隐太早，冒风所致。

牛蒡子二钱　蝉蜕二钱　桔梗一钱　荆芥一钱五分　赤芍一钱五分　连翘一钱五分　生石膏四钱　黑山栀一钱五分　杏霜三钱　加芦根一两

又　热胜渴烦，辛寒清彻。

牛蒡子二钱　生石膏四钱　蝉蜕五分　荆芥穗一钱　杏霜三钱　知母一钱五分　薄荷叶八分　连翘一钱五分　黑山栀一钱五分　加芦根一两

吴

葛根八分　牛蒡子二钱　粉丹皮一钱　连翘一钱五分　荆芥一钱　甜杏仁二钱　犀尖八分　加芦根五钱　西河柳二钱

痰

田六岁　惊邪内炽，痰壅神昏，身热脉大，两眼矇闭，寐不转侧，症属棘手。所喜舌苔津液未涸，尚有一线生机。

小川连四分　制半夏一钱五分　郁金一钱　陈胆星五分　橘红一钱　石菖蒲根六分　川贝去心研，二钱　连翘心一钱五分

痰饮

凌六三　背寒胁痛，咳暮剧，并不渴饮，

此属饮邪。

粗桂枝一钱　杏仁二钱　五味子三分　淡干姜五分　制半夏一钱五分　炙草五分　茯苓三钱

管四九　脉象沉弦，背寒肢冷，咳嗽暮剧，并不饮渴。此属饮邪，议温药和之。

粗桂枝一钱　制半夏一钱五分　炙草五分　杏仁二钱　枳实一钱　茯苓三钱　淡干姜五分

郁

高廿二　潮热腹痛，经事愆期，脉象沉弦，气冲欲呕。此属肝郁，木不条达，宜泄少阳，补太阴，进逍遥方。

柴胡七分　郁金一钱　制香附三钱　当归一钱五分　丹皮一钱五分　茯苓三钱　炒白芍一钱五分

严三三　情志隐曲不伸，五心之阳皆燃，蒸痰阻咽，频呃嗳气，纳谷脘中不爽，在上清阳日结。拟治肺以展气化，不致气机郁痹。

鲜枇杷叶三钱　郁金一钱　桔梗一钱　杏仁三钱　瓜蒌皮一钱五分　黑山栀一钱五分　川贝母二钱

蔡三八　中怀郁勃，气不展舒，脉数脘痹，头目如蒙，胸胁隐痛，寐而少寐。此属郁火，宜当清散。

桑叶　郁金　连翘壳　羚羊角　瓜蒌皮　青菊叶　淡豆豉

郭四五　拟越鞠法。

香附汁三钱　制半夏一钱五分　丹皮一钱五分　抚芎八分　橘红一钱　黑山栀一钱五分　南楂炭一钱五分

肝火

缪三八　头目如蒙，寐而不寐，胸膈隐痛，

脘痹不饥，非关食滞，气火有余，拟清散理上为宜。

羚羊角一钱　郁金一钱　鲜生地一两　淡豆豉一钱一分　瓜蒌皮一钱五分　霜桑叶一钱　连翘一钱　青菊叶四片

张三六　肝阳犯胃，厥心痛，呕吐妨食，肢冷脉弦。

川楝子　制半夏　制香附　炒延胡　郁金　茯苓　生白芍　炒橘红

又　昨进苦辛方，呕吐已止，诸痛皆减，肝阳虽平，而耳鸣，咽干频渴，恶心脘痹。想六气都从火化，所以头面清空诸窍，皆为肝火蒙闭。再拟清散，亦为《内经》之其上可引，勿越之之义也。

青菊叶三钱　鲜生地一两　郁金一钱　瓜蒌皮一钱五分　霜桑叶一钱　黑山栀一钱五分　羚羊角一钱　连翘一钱五分

不寐

梅三六　昨进凉解方，身热已止，口渴亦减，是邪解之象，但呕吐妨食，寤而少寐，余邪未清于胃腑。经云：胃不和则卧不安。拟温胆汤。

鲜竹茹一钱五分　制半夏一钱五分　茯苓二钱　枳实二钱　橘红一钱　姜汁冲入一钱　川石斛三钱

车三一　不寐多日，气逆欲呕。此属肝阳上升，阳不下交于阴所致。进酸枣仁汤。

酸枣仁炒黑切研，三钱　知母四钱　茯苓一钱　生甘草三钱　川芎五分

潘三五　脉细面白，寤不成寐，归脾汤主之。

嫩黄芪三钱　焦於术二钱　远志五分　当归

一钱五分　炙草五分　枣仁三钱　茯神二钱　龙眼肉三钱

钟四五　痢久伤阴，痢止泻减，脉象右微，泻血一次，颇多，汗泄不寐，心、脾、肝、肾皆亏，阳气不肯下交于阳，脏病散，难奏效，深虑反覆。议养荣汤去桂、芍、远志、陈皮，加枣仁。

人参五分　炙黄芪二钱　炙草五分　炒松熟地四钱　五味子三分　当归一钱五分　茯神二钱　枣仁炒焦研，二钱　甜冬术二钱　加桂圆肉二钱

又　议人参养荣汤去桂、姜、枣。

人参五分　绵黄芪三钱　炙草五分　甜冬术二钱　原熟地四钱　当归一钱五分　五味子三分　陈皮一钱　生白芍一钱五分　茯苓二钱　远志去心研，四分　加左牡蛎二钱　龙骨煅研，一钱

又　两颧赤色，阴火上升，口干汗泄，少寐，下纯血已止。此血由经阻三月，心主血，肝藏血，脾统血，三阴大亏，经断瘀阻，乃温补内托，而始下此病根也。与痢症下纯血例于不治之条迥异。然前方已臻小效，脉右微已振，左脉稍濡，腹痛忽冷忽热，踞于少腹，腹为阴是也。酸水涌溢不止，木邪何疑。当此气血交亏，无清火法，必得导火归原，方是治病法程。仍议人参养营汤去当归、姜。

人参另煎冲，五分　嫩黄芪三钱　炙草五分　淮熟地五钱　五味子三分　炒焦白芍一钱五分　甜冬术二钱　远志去心研，四分　云茯神二钱　陈皮一钱　加大枣二枚

嘈杂

申三〇　胃虚嘈杂。

川斛三钱　生地三钱　柏子仁二钱　穞豆皮二钱　麦冬二钱　茯神二钱　生白芍一钱五分　炙草五分

冯四一　经半月一至，夜嘈痛。此属肝阴

久亏，肝阳化内风冲突所致。

小生地二钱　麦冬二钱　柏子仁二钱　清阿
胶二钱　丹参一钱五分　茯神二钱　生白芍一钱五
分　牡蛎三钱

三消

顾四○　肺胃交炽，右脉数搏，消渴善饥。
此属中上消症，拟甘寒方。

鲜生地一两　清阿胶二钱　粳米二钱　生石
膏五钱　麦冬二钱　生甘草三分　知母一钱

林三六　热胜渴饮，甘寒是用。

川斛三钱　生石膏五钱　粳米三钱　清阿胶
二钱　知母一钱五分　生甘草三分　生白芍一钱
五分

金三八　渴饮频饥，小溲浑浊。此属肾消，
元阳变动为患，非客热臻此。

熟地四钱　淡天冬二钱　山药二钱　龟甲胶
二钱　牛膝三钱　茯苓三钱　萸肉二钱　知母一
钱　麦冬二钱

龚五四　频渴易饥，肌肉消瘦，小便淋沥，
此属下消大病。

熟地四钱　山药二钱　茯苓二钱　萸肉二钱
牛膝二钱　泽泻一钱　丹皮一钱五分　车前一钱
五分

叶四八　肺胃交炽，频渴易饥，玉女煎
加引。

鲜生地一两　拣麦冬三钱　粳米三钱　生石
膏五钱　牛膝三钱　生甘草三分　知母一钱五分

脾瘅

吴三二　形体丰肥，素嗜甘美，近起口甜，

是脾胃伏热未清，古称脾瘅，而不饥不食，多
属有诸。

鲜竹茹二钱　制半夏一钱五分　川连六分
枳实一钱　橘红一钱　黑山栀一钱五分　佩兰叶
一钱五分

贝三○　热邪蕴结中焦，不饥不食，口甜，
此属脾瘅。

佩兰叶三钱　制半夏一钱五分　枳实一钱
竹茹一钱五分　橘红一钱　川连四分　块茯苓
三钱

疟

李十一　暑湿内郁成疟，前投凉解方，牙
宣血溢已止，脉象稍平，而寒已减，热未退，
脘闷舌白，痰多溲赤，医者一误于升、柴、苏、
菖并用，过于升泄，复缪于鹿角霜温理奇阳，
非独不能已疾，转能益疾，致有前日血溢之恙。
今虽小安，而在里之湿热，尚未尽透，兹当以
栀豉汤以引里邪出之于表，是亦疟症驱邪之
出路。

淡豆豉一钱五分　杏仁三钱　草郁金一钱
黑山栀一钱五分　橘红一钱五分　滑石三钱　连
翘一钱五分　川贝去心研，二钱　瓜蒌皮一钱五分
加嫩竹叶十片

顾三六　寒热头痛，脘闷频渴，脉弦滑，
从少阳开泄。

柴胡八分　制半夏一钱五分　草果仁七分
淡黄芩一钱　广皮一钱　赤苓三钱　厚朴一钱

王三四　久疟频呕，木邪伤土，阳明厥阴
同治。

川连　制半夏　草果仁　淡干姜　黄芩
茯苓　生白芍一钱五分　炒焦乌梅肉五分

慕九岁　昨进泄少阳方，疟邪未止，寒少

热多，渴饮无度，呕吐脉数，神烦汗泄，面赤，大便四日未解。当此深秋燥邪，内投苦寒攻胃，冀其疟缓，已属非法。投是辛寒，佐以甘缓，恰符仲景阴气先伤，阳气独发之旨。

鲜生地五钱　麦冬二钱　粳米三钱　知母一钱　生石膏三钱　生甘草四分　卷心竹叶一钱五分

苏三〇　疟来间日，头痛渴饮，此属暑疟。

香薷七分　杏仁三钱　飞滑石三钱　淡黄芩一钱　制半夏一钱五分　草果仁八分　厚朴二钱　赤苓三钱

施十八　寒热已久，左胁瘕聚，邪入肝络矣。

生牡蛎三钱　归须一钱　炒延胡一钱　炙鳖甲一两　炒桃仁一钱　桂枝八分　柴胡五分

虞十一　面赤痹热，恶心呕吐，神烦汗泄，衄血，脉大，并不渴饮。此属心经热疟，热邪迫于肺胃所致。清心热，凉肺胃，可不悖矣。

犀角八分　丹皮一钱　知母一钱　细生地三钱　元参一钱五分　生甘草三分　连翘心一钱五分　麦冬一钱五分　竹叶一钱五分

钱十二　寒多热少，移早则邪达于阳，跗肿，腹胀，面浮，皆太阴病，宜缓治。

草果仁煨研，五分　制半夏一钱五分　赤苓三钱　厚朴一钱　黄芩一钱　知母一钱　小青皮一钱

钱八岁　冲年三疟，寒热俱重，邪深而入客于阴，即疟来日迟之谓，非阴虚之谓也。然腹胀，口不烦渴，胃纳颇减，太阴见症，当温疏里邪。

草果仁五分　川桂枝八分　生姜一钱　知母

一钱　杏仁三钱　茯苓三钱　厚朴一钱　制半夏一钱五分

泄泻

牛三二　暑湿内踞，脘闷泄泻，议通三焦。

藿香叶一钱　制半夏一钱五分　赤苓三钱　飞滑石三钱　木瓜一钱　南楂炭一钱五分　炒厚朴二钱

姚三五　暑邪内郁，脾胃不和，泄泻。

藿香一钱　炒扁豆三钱　茯苓三钱　南楂炭一钱五分　木瓜一钱　泽泻一钱　厚朴一钱　广皮一钱　炒砂仁五分

倪十三　禀质最薄，滑泄不止。

焦白术二钱　炒焦谷芽一钱五分　茯苓三钱　益智仁五分　广皮一钱　泽泻一钱　厚朴一钱　姜炭三分

徐五岁　潮热泄泻，口渴已久，脱肛初愈。

煨葛根八分　六神曲一钱五分　猪苓一钱　焦於术一钱五分　淡芩一钱　泽泻一钱　土炒白芍一钱五分　大麦芽一钱

汤六岁　泄泻腹痛，呕恶头汗，在冲年总属脾胃气馁。从经旨后泄腹痛例，拟建中渗湿方。

焦白术一钱五分　炒扁豆三钱　茯苓三钱　苡仁二钱　木瓜一钱　泽泻一钱　南楂炭一钱五分　广皮一钱

又　泄泻腹痛，呕恶头汗，全是脾胃病。前服建中渗湿之剂，泻痛悉减，恶心汗泄仍在。经云：诸呕吐逆，皆属于火。恐脾传肾，而变为滞下之患，仿仲景泻心汤意。

炒小川连四分　制半夏一钱五分　吴萸七分　炮淡黄芩一钱　木瓜炒，一钱　茯苓二钱　生白

芍一钱五分

叶三八　脾肾两衰，腹鸣晨泄，阳微所致。

淡吴萸七分　淡补骨脂一钱　建莲三钱　煨肉果三分　炒菟丝饼一钱五分　山药炒，二钱　茯苓三钱　五味子一钱五分

王三八　前议扶胃疏瘀方，瘕泻大减，少腹微痛，腰微酸楚，寤而少寐，恶露已净，督虚背寒，总属妊去液伤，络脉空隙。投温防燥，过润恐清，均非产后至当之法。然瘕泄已减，殆非温下之品，无以入于至阴之地。择其温而不燥，润而不清者，治之自有并行不悖之妙。

鹿角霜三钱　炒香菟丝饼一钱　茯苓三钱　当归一钱五分　杜仲炒，二钱　炙草五分　炒黑小茴六分　小生地炭三钱　远志炒，四分

痢

高廿三　湿热内聚，腹痛，下痢初起，当分消兼清里邪。

青皮　煨木香　淡黄芩　炒厚朴　川连　南楂炭　槟榔

殷七岁　腹痛，下痢无度，渴烦肛坠，议用分消，兼佐升提。

青皮一钱　炒白芍一钱五分　煨升麻五分　炒厚朴一钱　炙草五分　醋炒柴胡五分　南楂炭一钱五分　广皮一钱

又　下痢纯血，气陷肛坠，昨用升举，原得小安，未能全退。想在里湿热未清，再当酸苦泄热。

小川连　炒焦白芍　炒当归　北秦皮　炙甘草　石莲肉　炒黄柏　乌梅肉

陈六三　湿热内聚，腹痛下痢，恶心眩晕，瘕闷不饥。此属高年肝阴久亏，肝阳乘

阳明上胃，最有身热之虞。拟苦辛宣通，佐以和阴。

淡黄芩一钱　制半夏一钱五分　藿香叶一钱　川连八分　枳实一钱　飞滑石三钱　生白芍一钱五分　淡干姜五分

钱廿八　暑湿内伏，下痢腹痛，拟分消主之。

青皮一钱　煨木香六分　藿香叶一钱　炒厚朴一钱　炒广皮一钱　六一散包三钱　南楂炭三钱　淡黄芩一钱

冯三二　赤痢月余，近日无度，因始病未经清理，致温热变迁，酿成厥阴下痢。今已身热腹痛，后重里急，胸痞不食，呕恶频加，胕气欲绝之验。昔贤虽有通涩二法，凭症难施。参仲景厥阴下痢篇，勉拟连芍苦辛之属，假其降火制肝之义，使其木得条达，则土自敦阜，俾得安谷，再商治痢。

吴萸炒川连四分　炒半夏二钱　川楝子二钱　淡干姜一钱　枳实一钱　茯苓二钱　生白芍一钱五分　香粳米三钱

桂三二　昨进疏泄，得汗邪解，身凉咽痛亦愈。询久卧湿地，蕴酿湿热，致腹痛下痢，并不渴饮，述嗔怒未曾发泄。是肝阳郁勃于中，脏土早热，治宜分消。

青皮一钱　煨木香五分　赤苓三钱　炒厚朴一钱　淡黄芩一钱　泽泻一钱　楂炭一钱　加老姜三分

便血

杨廿三　肠风便血，腹痛，脉濡弱，脾胃气馁，拟疏风、凉血、和阴。

荆芥穗　炒白芍　炒银花　丹皮　炙草　地榆炭　炒当归

高三四　湿热壅于脾络，腑肠空隙，粪前先有血下，然脾属柔脏，非刚不能苏阳。

茅术炭　新会皮　炒银花　川黄柏　地榆炭　煨葛根　厚朴　炒焦荷蒂

沈四五　便后下血，属远血也。

细生地　炒黑槐花　酒炒黄芩　炒丹皮　柿饼灰　地榆炭

曹十六　春源气泄，少阳木火，乘太阴脾阳愈竭，腹中微痛，便后始有血下。

焦白术　桑叶　茯苓　当归　丹皮　泽泻　地榆炭

凌四六　湿胜中虚，便红已久。

炒黑樗根皮一钱　炒黑地榆三钱　茯苓二钱　当归炭一钱五分　炒焦丹皮一钱五分　炒泽泻一钱　炒槐花一钱

程六岁　当脐腹痛，晨泄数次便血，不嗜食饮，冲年脾胃气滞，兼生冷内停，当和中、疏滞、驱寒。

焦白术二钱　南山楂一钱五分　炙草五分　煨益智五分　当归一钱　炮姜六分　厚朴一钱　地榆炭一钱五分

霍乱

汪十三　暑湿内踞，上吐下泻，拟宣达脾胃之阳。

藿香叶一钱　制半夏一钱五分　赤苓三钱　飞滑石三钱　木瓜一钱　南楂炭一钱五分　厚朴一钱

范廿八　暑湿内蕴，上呕吐，下洞泄，拟宣通三焦。

广藿香一钱　制半夏一钱五分　六一散三钱　炒厚朴一钱五分　广皮一钱　茯苓皮三钱　南楂炭二钱

汪十二　身热腹痛，呕逆便泄。

鲜藿香叶一钱　制半夏一钱五分　赤苓二钱　朱砂六一散三钱　木瓜一钱　南楂炭二钱　炒厚朴一钱五分　淡黄芩一钱

脱肛

骆八岁　稚年肛坠，拟升提法。

焦白术二钱　炒白芍一钱五分　炒广皮一钱　炒归身一钱　炙草五分　乌梅肉八分　柴胡醋炒，六分　升麻醋炒，五分

苏六八　肛挺翻出，痛坠窘迫，向暮之年，气虚下陷，与冲子升柴可举迥异。但是痛必有瘀热蕴结于下，益气摄阴之中，少佐苦泄，所谓临症权衡，当以如盘走珠可也。

熟地炭三钱　党参一钱　炒白芍一钱五分　归身一钱五分　焦白术二钱　炙草五分　炒黄柏一钱　五味子一钱五分

吴五八　向衰肛坠，起于痢病初愈，非独气虚下陷，而痢必伤阴。议投温补内托，迥异升提。

熟地炭四钱　补骨脂一钱　茯苓三钱　当归一钱五分　五味子一钱五分　炙草五分　鹿角霜三钱　大茴香四分

痿

毛六二　足趺软，面乏华色，宗经旨肺热叶焦，则生痿躄之义。

霜桑叶一钱　甜杏仁三钱　地骨皮一钱五分　玉竹二钱　苦百合五钱　麦冬三钱　大沙参一钱五分

汤三二　痿躄，左足偏枯，步履皆废，两脉涩弱，背脊喜捶。此属肾虚，失于收纳，藏聚少司，病根在下，当与虎潜意。

全当归一钱五分　金狗脊三钱　茯苓三钱　虎胫骨三钱　川断二钱　萆薢三钱　淡苁蓉三钱

许三六　痿躄足不任身，拟治痿取阳明之义。

制茅术二钱　生杜仲二钱　萆薢二钱　川黄柏一钱　淡苁蓉二钱　茯苓三钱　牛膝三钱

王　二气交衰，拟温里托邪。

嫩毛鹿角三钱　枸杞子三钱　西党参二钱　当归身三钱　新会皮一钱　炙草五分　淡苁蓉三钱　远志八分　酸枣仁炒焦研，三钱　原熟地四钱　大白芍二钱　抱木茯神二钱

痹

褚四八　痹痛，汗泄甚多，湿邪较风寒二气更胜。拟护阳法，从汗多亡阳例，仍佐驱邪。

生黄芪三钱　海桐皮一钱　粗桂枝八分　当归一钱五分　片姜黄一钱　生於术二钱　防风根六分　川独活五分

沈三七　风湿相抟，历节痛，四肢麻木，此属周痹。

粗桂枝八分　木防己一钱五分　海桐皮一钱　羚羊角一钱　晚蚕沙一钱　片姜黄一钱　川萆薢二钱　酒炒桑枝一两

又　风湿麻痹，服苦渐方，痛势已缓，所有入暮口干，当兼佐以甘润。

羚羊角一钱　甜杏仁三钱　苡仁二钱　晚蚕沙二钱　南花粉二钱　木防己一钱五分　桂枝五分

痉厥

吴廿八　面青汗泄，不寐，诸阳一并为厥之后，寒战肢瘈，牵引阳升，便秘，是肝肾内衰之征，往往有骤脱之虞。此止厥甚难，勉拟经旨肝苦急，急食甘以缓之。甘麦大枣汤加阿胶、牡蛎、枣仁、茯神。

阿胶二钱　炙甘草五分　牡蛎三钱　淮小麦一钱五分　南枣三钱　枣仁三钱　茯神二钱

癫痫

顾四六　神识如醉，厥阳上并，志意不乐，有时叫喊。凡动皆阳，诸静为阴。此属热痰阻蔽灵机。经云：重阳者狂，重阴者癫。议降肝胆相火。

羚羊角一钱　化橘红一钱　陈胆星五分　龙胆草一钱　天竺黄一钱　石菖蒲六分　远志七分

衄

陶廿四　阳升衄血，拟凉解肺胃法。

犀角　连翘　元参　细生地　炒牛膝　黑山栀　丹皮　炒黑侧柏叶

曹廿八　鼻衄已止，面白无神，脉细音嘶，血脱恐气无所归，安得不以阳气为首务耶。

炙黑黄芪　炒焦白芍　炒牛膝　洋参　炙草　炒山药　茯神

周八岁　痘后衄血，肺胃余火尚炽。

地骨皮　犀角　丹皮　川贝　生地炭　连翘　银花

戴三三　议育阴，清气热。

熟地炭　拣麦冬　淡菜　清阿胶　淡天冬　女贞子　云茯神二钱　龟腹板五钱

戴　瘀咯初净，肺胃阴液未充，值天时燥气加临，阳易旋动，清窍不司其肃，衄血乃因

复发，脉右寸关搏而疾大，是阳明燥气鼓舞之征。议滋清益阴肃上，候裁。

原生地四钱　拣麦冬一钱五分　怀牛膝炭龟腹板酒炙，五钱　陈阿胶二钱　连翘　稽豆皮一钱五分　真川贝去心研，二钱　炒黑侧柏叶一钱五分

又　脉左和静，右动搏已减，衄血渐止，口干，望色紫滞已退。凡动皆火易就燥，议益阴潜阳，佐清阳明燥热。

原熟地四钱　龟腹板五钱　拣麦冬一钱五分　陈阿胶另烊冲，二钱　怀牛膝一钱五分　真川贝二钱　霍石斛一钱五分

又

原熟地四钱　龟腹板五钱　拣麦冬一钱五分　阿胶另烊冲，二钱　淡天冬一钱五分　真川贝二钱　川斛一钱五分　制洋参一钱五分

又

原熟地一钱　真川贝二钱　川斛一钱五分　陈阿胶二钱　建莲二钱　茯神二钱　拣麦冬一钱五分　西党参一钱五分　九孔石决明煅研，三钱

疝

马廿五　肝络久虚，少腹坠痛。此属气疝，宗子和方。

川楝子二钱　归须一钱五分　炒橘核一钱五分　延胡炒，一钱　青木香八分　青皮一钱　粗桂枝一钱　炒小茴香七分

宗十一　稚年阴囊肿大，小溲通利。此属水疝，开太阳以驱邪。

川桂木五分　桑白皮一钱五分　姜皮四分　汉防己一钱五分　苡仁二钱　茯苓三钱　厚朴一钱

脚气

曾廿五　湿伤于下，足胫浮肿，此属脚气。

制茅术一钱五分　汉防己一钱五分　苡仁二钱　川黄柏一钱　木瓜一钱　川萆薢二钱　牛膝二钱

田十六　泄泻初愈，足胫浮肿，宜温通太阴。

煨益智八分　苡仁二钱　姜炭四分　汉防己一钱五分　茯苓皮三钱　桂枝木五分　木瓜一钱五分

沈五二　寒湿内郁，泄泻腹痛，小便频数，面痿跗肿。

煨益智八分　汉防己一钱五分　炮姜炭六分　炒焦厚朴一钱　木瓜一钱五分　苡仁三钱　桂枝木八分

又　跗肿，泄泻，腹痛。

西党参二钱　汉防己一钱五分　炮姜炭六分　淡吴萸八分　炒木瓜一钱五分　苡仁三钱　茯苓三钱　煨益智八分　桂枝八分　加台药一钱

陈五八　溏泄跗肿，晨起略爽，下午病剧，是脾肾阳惫残，何疑。

党参二钱　淡吴萸八分　炒焦小茴香八分　胡芦巴一钱五分　巴戟天一钱五分　茯苓二钱　制川乌一钱五分

尚　昨进抑肝蠲痰，喘象宁静，所谓急则治标之方。而脾肾阳惫，是病之本。今咽痛肛坠，虚火未熄，且性情躁动，心阳肝火亦为跌仆之形，即属上实下虚之验。身有微热，防其复喘。拟扶阳抑肝，以导浮火，再商。

制洋参二钱　陈半曲一钱五分　钗石斛一钱五分　白蒺藜去刺炒，一钱五分　橘红一钱　茯苓三钱　煨天麻二钱

又　拘束已减，夜寐稍瘥，肛坠便积，痰气下降，跗肿全消，脉右搏大，今现于左部，痰积下坠，浮火已熄。总之，宁湿内郁，蕴痰酿积，非温经通络，焉克有济。再拟通积消瘀痰，扶脾佐之。

粗桂枝八分　炒黑蜀漆一钱　茯苓三钱　生白术一钱　炮黑川乌一钱　炙草四分　厚朴八分

又　积滞已稀，痰哮不寐，阳衰窈发。

制洋参八分　制半夏一钱五分　石菖蒲根四分　厚朴八分　一剂后加猪胆汁一枚临服冲入　茯苓三钱　蒸白术二钱　炮黑川乌八分

又

桂枝八分　制半夏一钱五分　淡干姜六分　生白芍一钱五分　五味子八分　茯苓三钱　炙草五分

又　议真武汤去白芍，加炙草，合大半夏汤。

人参五分　制川附子五分　炙草四分　蒸白术二钱　炒焦陈半曲一钱五分　老姜汁临服冲入，五分　茯苓二钱

又　阳衰痰饮窈踞，气塞至咽，欲坐不卧，暂进微通胸中之阳。

薤白头三钱　制半夏一钱五分　淡干姜八分　瓜蒌皮一钱五分　草郁金一钱　茯苓三钱　桂枝八分　临服冲入白酒半杯为导引

头痛

徐三四　暑风热头痛，宜清散。

鲜荷叶边三钱　鲜菊叶一钱　木通八分　羚羊角一钱　连翘壳一钱五分　黑山栀一钱五分　蔓荆子一钱

杨三三　阳浮头痛，暮热早凉，脉小音嘶，面赤肉瞤。此属谋虑伤肝，肝阳挟内风上冒，致有巅顶之疾。是内伤之症，非清散所能治之。复脉去参、姜、桂，加鸡子黄、白芍。

生鸡子黄一枚　细生地三钱　炙甘草三分　清阿胶三钱　麦冬一钱五分　南枣三钱　生白芍一钱五分　大麻仁一钱五分

戴五九　左偏头痛，目眶净肿，肝阳挟内风上冒所致。

桑叶一钱五分　粉丹皮一钱五分　羚羊角八分　稆豆皮一钱五分　白甘菊一钱　连翘一钱五分　大生地三钱　赤芍一钱　加九孔石决明煅研，三钱

心痛

夏廿八　肝厥心痛，呕吐妨食，渴饮，进河间方。

金铃子三钱　制香附三钱　橘红炒，一钱　炒延胡一钱　郁金一钱　炒小茴香七分　南楂炭二钱

凌四二　嗔怒动肝木，厥伤营络，能食心痛，得嗳稍舒，拟辛甘理阳方。

粗桂枝八分　制半夏一钱五分　炙草五分　归身一钱五分　高良姜一钱　茯苓三钱　生白芍一钱五分

冯廿二　心痛如轧，经来两至，肝阴久亏，乃肝木阳化，内风不熄。拟以咸苦，佐以微辛，使从阴和阳。

阿胶二钱　牡蛎三钱　川楝子一钱　当归一钱　川芎三分　小川连四分　生白芍一钱五分

胃脘痛

苏廿八　胃痛呕逆，此属肝木侮土，进河间方。

金铃子二钱　郁金一钱　小茴香一钱五分　炒延胡一钱　制香附一钱五分　南楂炭一钱五分　青皮一钱

诸四八　嗔怒动肝木，犯胃，为痛，为呕，为消渴，肢冷，脉沉微。是木不条达，制肝木，理能取胜。

延胡一钱　制香附一钱五分　归须一钱　川楝子二钱　郁金一钱　青木香八分　桂枝八分　炒橘红七分

499

陈廿三　营虚胃痛，议辛甘理阳。

　甜桂枝八分　炙草五分　煨姜五分　归须一钱五分　南枣三钱　茯苓三钱　生白芍一钱五分

胁痛

曹三六　左胁痛，咳痰，邪入于络。

　粗桂枝八分　归须一钱　郁金一钱　炒桃仁去尖研，一钱　黑山栀一钱五分　降香末，五分　炒白芥子五个

赵廿八　嗔怒动肝，左胁连少腹痛。

　川楝子二钱　制半夏一钱五分　归须一钱　炒延胡一钱　郁金一钱　炒桃仁一钱　青皮一钱　炒小茴五分

夏四五　寒热胁痛，拟从少阳通络。

　青蒿梗一钱　制半夏一钱五分　归须一钱　郁金一钱　炒白芥子一钱五分　丹皮一钱五分　霜桑叶一钱

吴三六　形寒胁痛，半月不衰，面白足冷。此属操劳损阳，谋虑伤肝之征。是非轻象，辛香刚燥，决不可进。

　旋覆花一钱　柏子仁二钱　新绛一钱　归肉一钱五分　红花五分　青葱管五分　桃仁一钱

又　胁痛病自肝起，渐归及左，饮食少进，多梦纷纭，肝胃同病，勉拟甘缓和阳。

　人参一钱　炙草五分　枣仁炒焦研，二钱　当归一钱五分　龙骨三钱　茯神一钱　柏子仁二钱　金箔三片

腹痛

张六岁　肝木肆横，腹痛脉弦，宜当疏泄。

　青皮一钱　煨木香六分　生谷芽一钱　炒厚朴一钱　广皮一钱　炮姜炭三分　南山楂一钱五分

陆六岁　腹痛数日，始由跌仆惊恐而得。经旨谓惊则气乱，恐则气下。其气漫无所归，斯痛全在于气。今若是危笃者，误投下蛔，五味扰动厥阴肝络，以致胃伤废食，饮食不思，关脉迟缓，按之痛止，抚摩稍适，色现黑滞，倘加呕逆，乃为顺候。今因戊土残惫，难以立方，勉拟戊己成法，望其百中一幸。戊己汤去参，加半曲、谷芽。

　焦白术一钱五分　炒焦半曲一钱五分　谷芽一钱　炙草五分　广皮一钱　茯苓一钱五分　生白芍一钱五分

戴十一　寒客于胃，腑阳不宣，腹痛脉弦，少食。然六腑属阳，以通为用，古人谓痛则不通耳。

　生益智七分　炒焦神曲一钱五分　焦谷芽一钱　南山楂一钱五分　广皮一钱　块茯苓二钱　制厚朴一钱

陆六岁　昨用戊己甘缓，痛势略减，饮食稍进，幸之机也。但痛来汗泄，由惊则伤心，致心伤金，是脏气之伤。前以蛔下，腑阳未复。兹当培土泄肝，以扶其正。

　桂枝木五分　炒焦乌梅肉七分　煨木香五分　川楝子一钱　土炒白芍二钱　淡黄芩一钱　延胡一钱　茯苓一钱五分

朱八岁　腹痛呕逆，惊骇而起，例进辛香，其病可愈。

　延胡一钱　郁金一钱　青木香五分　金铃子一钱　制半夏一钱五分　炒小茴四分　青皮一钱　橘核炒，一钱

虞五岁　身热腹痛，前议疏泄得效。缘稚年体质最薄，邪气得以乘虚蔓延，腹痛复作，身热不止。幼科但知治惊，不明《内经》诸痛之义，所用方剂，皆镇惊化痛之剂，不惟腹痛

不减，益且大便坚秘，少腹痹热，四肢厥冷，酿成危患。

川桂木五分　南楂炭一钱五分　茯苓三钱　淡黄芩一钱　橘红一钱　泽泻一钱　苡仁二钱　生谷芽一钱

肩痛

夏五四　阳明脉衰，肩胛痛。

生黄芪三钱　生於术一钱　茯苓三钱　当归一钱五分　木防己一钱五分　萆薢一钱　防风根六分　桂枝五分

背痛

严六〇　背痛脊痛，此属督脉虚。

毛鹿角三钱　补骨脂一钱　茯苓二钱　当归一钱五分　淡苁蓉二钱　杞子一钱五分　生白芍一钱五分　沙蒺藜二钱　青盐调入，三分

臂痛

张四八　臂痛难于屈伸，即属风、寒、湿三气居多。

生黄芪三钱　生於术二钱　海桐皮一钱　当归一钱五分　木防己一钱五分　片姜黄一钱　防风根六分　加酒炒桑枝一两

苏三五　左肢节痛，麻木夜甚。

粗桂枝八分　木防己一钱五分　海桐皮一钱　晚蚕沙二钱　仙灵脾一钱五分　片姜黄一钱　川萆薢二钱　苡仁一钱

腰痛

章五四　五旬余年，阳气馁乏，交寒露节，为暴寒郁折生阳，所以暮年腰痛，每至深秋屡发，此属劳伤挟湿所致，劳最能损阳气。经言：劳者温之。

川桂枝八分　厚杜仲二钱　茯苓一钱　晚蚕沙二钱　怀牛膝二钱　萆薢　苡仁一钱

胡四六　两尺脉独小，腰溶溶而痛，形寒，面乏华泽。腰者肾之府，此属少阴久虚之象，理宜温养。

鹿角霜三钱　淡苁蓉二钱　茯苓三钱　当归一钱五分　补骨脂二钱　紫衣胡桃肉五钱　炒白芍一钱五分　炒小茴四分

腿痛

马四六　劳伤挟风，腿骨疼痛，拟以辛热，佐以苦温。

虎胫骨四钱　金毛脊三钱　油松节三钱　当归一钱五分　五加皮二钱　白茅根二钱　川独活一钱

曹四六　右腿疼痛，肌肉不肿。

炙山甲二钱　炒桃仁一钱五分　青皮一钱五分　归身一钱五分　乳香一钱　没药一钱　川独活六分

足痛

吴三三　两足皮膜，抚之刺痛。此属厥阴乘犯阳明，治宜疏泄。

川楝子一钱　延胡一钱　青皮一钱　归须一钱　炒桃仁一钱　黑山栀一钱五分　炒黑楂肉二钱

陆三〇　足跗软，脉微弱。

虎胫骨生打，三钱　生杜仲二钱　川萆薢二钱　全当归一钱五分　怀牛膝二钱　茯苓三钱　川续断二钱　淡苁蓉二钱

耳

沈五一　风温上受，耳聤胀痛，胆脉络于耳，议清少阳气分之热。

桑叶一钱　杏仁二钱　连翘去心，一钱五分　羚羊角一钱　桔梗一钱　川通草一钱　薄荷梗一钱　马勃四分

韩三八　暑风袭于少阳，胆脉络于耳，木火上炎，清窍失聪。

青蒿梗一钱　鲜菊叶一钱五分　马勃三分　鲜荷叶三钱　连翘壳一钱五分　黑山栀一钱五分　苦丁茶三分　鲜生地五钱

谢四二　少阴久亏，耳鸣时闭。书云：肾开窍于耳，心亦寄窍于耳。凡外邪治少阳，内伤从少阴为定例。

熟地三钱　牡蛎二钱　麦冬朱砂拌，三钱　北五味一钱五分　磁石一钱五分　白芍二钱　茯神二钱　龟甲二钱

戴六一　久患耳鸣，兼有鼻衄、牙宣等症，衄血虽经向愈，仍若是心肾素亏体质，而肝阳上逆，清窍蒙蔽，拟方候裁。

原熟地盐水炒，四钱　拣麦冬二钱　牡蛎二钱　大白芍刮净酒炙，一钱五分　龟腹甲四钱　磁石二钱　云茯神二钱　北五味一钱　泽泻一钱五分　加沉香三分　滚水磨冲

目

吴九岁　稚年目赤，障翳，勿取大辛大苦，转伤气分。

桑叶　白菊花　黑栀皮　夏枯花　草决明　小生香附　赤芍　谷精草

邱一八　目赤泪多，肿而不痛，必用轻散，不致风热损伤瞳神。

桑叶　谷精草　连翘　草决明　白甘菊　黑山栀　赤芍

叶三六　目赤肿痛。

桑叶一钱　夏枯花一钱　生香附二钱　稆豆皮一钱　草决明一钱五分　白甘菊一钱　赤芍一钱五分　黑山栀一钱五分

欧五四　头额胀，目赤痛。

羚羊角一钱　草决明一钱五分　夏枯花一钱　生香附二钱　连翘一钱五分　黑山栀一钱五分　苦丁茶三分　白甘菊一钱

陆六二　肝肾久衰，目赤障翳，热泪频多，昏暗无光。

霜桑叶一钱　黄甘菊一钱　石决明三钱　制首乌三钱　杞子一钱五分　小胡麻一钱五分　稆豆皮二钱　望月砂二钱

鼻

沈四四　少阳风热未解，移热于脑为辛，颏液下注为鼻渊。

羚羊角一钱　连翘壳　苍耳子　薄荷梗　辛夷　黑山栀　苦丁茶三分　白芷一分

钱三七　面赤咳嗽，脑热鼻渊，鼻属肺窍，少阳风热上炎，热逼清道为脑液下注，且议苦辛宣通。

羚羊角一钱　泡白杏仁三钱　郁金一钱　夏枯花一钱　连翘壳一钱五分　黑山栀一钱　苦丁茶三分　薄荷梗八分

沈二一　鼻塞右甚，肺之窍也。有形高突，气之阻也。清窍失司，心肺之火有余而水亏，则乘之矣。先拟辛通宣窍，从气分治。

薄荷八分　嫩元参二钱　蔓荆子二钱　羚羊

角一钱五分　连翘一钱五分　小生香附四钱　真北细辛五分　白甘菊一钱　黑山栀一钱五分　加鲜荷叶边一钱

舌

朱廿三　舌绛而腐，气急痰涌，症属棘手，勉拟下方。

犀角磨冲，五分　拣麦冬一钱五分　白扁豆三钱　小生地三钱　川贝去心研，二钱　北沙参一钱五分　丹参一钱五分　草郁金一钱　绿豆皮一钱五分

牙

薛廿八　两尺脉独大，疟陷入少阴，当血上溢，热逼血升，气散血随散，往往有骤脱之虞。止此血甚难耳，拟方候高明主裁。

熟地五钱　真百草霜三钱　龟腹甲五钱　炒黄柏一钱五分　乱头发灰五钱　黄芩一钱五分　知母一钱五分　临服冲入童便一小杯　一服后加人参另煎冲，一钱

柯三五　阳明风热上扰，牙龈肿痛。

马勃三分　嫩元参一钱五分　连翘壳一钱五分　羚羊角一钱　桔梗一钱　生甘草三分　薄荷八分　黑山栀一钱五分

陈六一　齿痛连太阳，左关脉洪大，议景岳方法。

防风一钱五分　北细辛五分　龙胆草七分　生甘草三分　升麻三分

贾三八　怀妊五六月，值脾胃司胎，而病上牙齿痛，况偏于右。此属肝阴不足，肝风内动，虚乘袭入阳明脉络，宜当息风。

熟地四钱　炒杞子二钱　白蒺藜二钱　清阿

胶一钱五分　菊花炭一钱　云茯神二钱　穭豆皮二钱　九孔石决明一具

疮疡

虞十二　两目疮疡，绵延一载不痊，服羚羊角反剧，眼癣。

川连四分　白甘菊一钱　生甘草二钱　夏枯花一钱　桑皮一钱五分　苡仁一钱　土贝二钱　连翘五分　茯苓皮二钱

又　前方已服三帖，略效，再拟。

制军一钱五分　银花一钱　桑皮一钱五分　夏枯花一钱　丹皮一钱　连翘一钱五分　大贝二钱　炒山楂一钱五分　川楝子一钱

又　前方又服三帖大效，又拟。

制军二钱　金银花一钱　川楝子皮一钱　夏枯花一钱　桑皮一钱五分　黑山栀一钱五分　大贝二钱　连翘一钱五分

张二　肺火。

桑叶一钱　川贝二钱　银花一钱　池菊一钱　杏仁三钱　连翘一钱五分　羚羊角一钱五分　黑山栀一钱五分

又　疮色已溃，尚未结痂，系肺热未清。

桑皮一钱五分　大贝二钱　池菊一钱　夏枯花一钱　制天虫二钱五分　连翘一钱五分　赤芍一钱五分　银花一钱　地丁一钱

彭三一　乳疖。

青皮一钱　全当归一钱五分　银花三钱　瓜蒌皮二钱　南花粉二钱　角针三分　橘叶一钱　生甘草三分　木通五分

邱三一　面目浮肿，左肢发疮，此属湿火，肤腠皆痒。

桑皮一钱五分　豨莶草二钱　银花一钱　制首乌四钱　汉防己一钱五分　连翘一钱五分　米

仁三钱　池菊一钱

又　两次。

桑皮一钱五分　川黄柏一钱　池菊一钱　夏枯花一钱　汉防己一钱五分　连翘一钱五分　米仁三钱　银花一钱

又　三次。

大贝一钱　川草薢二钱　银花一钱　夏枯花一钱　汉防己一钱五分　羚羊角一钱五分　池菊一钱　米仁二钱

王十二　气火上升，唇口生疮。

霜桑叶二钱　池菊一钱　丹皮一钱五分　南花粉一钱五分　连翘一钱五分　生甘草三分　赤芍一钱五分　马勃五分

咽喉

归十八　风温外袭肺卫，咽痛，辛以散之。

桑叶一钱　马勃三分　连翘一钱五分　象贝一钱五分　桔梗一钱　黑元参一钱五分　牛蒡子三钱

许廿八　风温外袭肺卫，鼻塞咽痛。

牛蒡子三钱　杏仁三钱　嫩元参一钱五分象贝母一钱五分　桔梗一钱　连翘一钱五分　霜桑叶一钱　马勃三分

沈五八　咳嗽腰痛，咽喉如梗。想少阴之脉，循咽，厥阴之脉，循喉咙，是肝肾内衰之征。无暇理嗽，当酸咸入阴。

熟地三钱　龟甲五钱　杞子一钱五分　黄肉一钱五分　阿胶二钱　茯苓二钱　淡菜二钱　青盐三分　芡实二钱

徐四七　咽喉肿痛，咯痰，宜清化。

桑叶一钱　杏仁三钱　嫩元参一钱五分　羚羊角一钱　桔梗一钱　黑山栀一钱五分　川贝去心研，二钱　马勃四分

曹三〇　损怯咽痛，润剂为稳。

川斛三钱　北沙参一钱五分　糯稻根须五钱炒麦冬一钱五分　生甘草三分　茯神二钱　细生地三钱　生鸡子黄一枚

调经

曹廿三　肝脏衰微，腹痛而后经至，纳谷颇减，潮热便溏，是气血交滞，拟宣通于痹。

延胡　制香附　郁金　南山楂　丹参　泽兰　当归

归一八　咳嗽失血，天癸不至。此属经例，肝胆气火上升所致。

苏子　南楂炭　钩藤　泽兰　炒桃仁　黑山栀　郁金　丹皮

经闭

陆三二　经闭数月，胸满腹胀，寒热消渴，大便燥结，脉微涩，两寸脉独大。此皆胃大肠之腑热，渐侵于心脾之脏，即《内经》所谓二阳之病发心脾，不得隐曲，女子不月是也。盖消渴者，胃大肠之热也。胸满者，心病上焦不利也。腹胀者，脾病中焦胀满也。脏腑俱病，故寒热也。考戴人治经闭逾年者，每责于心受积热为主，所有抑火升水，渗温润燥等方，不过谓胃以示其推陈致新而已。

鲜生地一两　炒桃仁三钱　郁李仁一钱五分制军三钱　杜牛膝三钱　老姜渣五分　浔桂心四分　麦紫管一两煎汤代水五帖

淋带

周三五　淋带起于产后，腰腹绞痛，是属

冲任交伤，而带脉空隙，宜固其下。

乌贼骨三钱　牡蛎三钱　生杜仲二钱　当归一钱五分　炒白芍二钱　白薇一钱　蕲艾一钱

鄂三四　阳浮头痛，身热，带下如注。

熟地炭三钱　萸肉炭一钱　炒山药二钱　清阿胶二钱　建莲肉三钱　芡实二钱　茯神二钱

缪三六　赤白带下，头晕，腰溶溶而痛，舌状如刺，面赤嘈杂，肝阴久亏，肝阳化火风上冒，致有产后淹缠之恙。想肝为刚脏，拟以息风法，以柔能济刚，兼以坚阴佐之。

生左牡蛎三钱　麦冬一钱五分　焦黄柏一钱　陈阿胶二钱　炒杞子一钱五分　炒黑樗根皮三钱　细生地三钱

崩漏

陆四八　肝肾久损，冲任交伤，崩漏，暴下如注。

龟甲心五钱　女贞实一钱　淡天冬二钱　清阿胶三钱　旱莲二钱　柏子仁二钱　熟地炭三钱

归五二　崩漏暴下不止，脉动，冲任交损，方议潜阳。

龟甲心五钱　归身一钱五分　阿胶二钱　川断二钱　炙黑甘草四分　蕲艾五分　炒枯熟地三钱

斯廿六　脉左迟右濡，寒热腰痛，脊酸楚，足缓腹痛，漏淋不止，肝阴虽属久亏，而昨议益阴镇肝之药，未尝不是。然淋沥已久，而疏泄逐瘀之法，既不可进，于理必得血脱益气之方，使其阳生阴长，冀其寒热痛淋渐止。拟《内经》乌贼丸意。

乌贼骨四钱　清阿胶一钱五分　女贞子一钱

五分　茜草一钱　淡天冬一钱五分　旱莲草一钱五分　人参六分　黄芪二钱　如不用人参用党参二钱

斯廿六　经漏，皮膜刺痛，养肝阴，泄肝阳。

生牡蛎三钱　小生地三钱　川楝子一钱　清阿胶二钱五分　拣麦冬三钱　小川连三分　柏子仁一钱

王三○　经漏半月一至，大便必两日始通。此属肝肾内衰，八脉无气拥护。经旨有胞络移热于膀胱之论。议三才汤参入益肝阴，养心液。

人参另煎冲，四分　原熟地四钱　柏子霜二钱　拣麦冬二钱　小清胶二钱　淡天冬二钱　云茯神二钱　制女贞一钱五分

胎前

吴廿五　寒热头痛，渴饮不化，胸闷呕恶。询经水三月未来，寸脉搏指，此属妊象。

细条芩一钱五分　炒焦半丑一钱五分　川芎五分　知母一钱五分　橘红一钱　花粉一钱五分　嫩苏梗一钱

魏廿八　妊娠暮热早凉，口干胸闷。

桑皮一钱　条芩一钱五分　麦冬二钱　细生地三钱　知母一钱五分　花粉一钱五分　生白芍一钱五分　川斛四钱

缪廿二　胎气上冲，干呕不食，势防小产则危。

小生地　麦冬　焦白术　阿胶　知母　黄芩　生白芍　云茯神　炒焦砂仁末

王廿七　妊娠咳嗽，适有七月，太阴司胎，作子嗽治。

桑根白皮　杏仁　鲜竹茹　淡天冬　桔梗
生甘草　紫菀一钱　加建蜜三匙临服冲入

王廿六　妊娠已及弥月，嗳酸膜胀。议安
胎饮去芎、归、条芩，加茯苓，即戊己汤加香
附、紫苏，茯苓易茯神。

西党二钱　炙草五分　制香附三钱　甜冬术
二钱　广皮一钱　拣麦冬四分　抱木茯神二钱
大白芍二钱　紫苏六分

产后

许廿四　新产腹痛，姑议逐瘀。

延胡一钱　制香附三钱　郁金二钱　当归一
钱五分　南山楂三钱　泽兰一钱五分　赤芍一钱

陈廿六　新产头晕，腹痛，先驱恶露。

归尾一钱五分　远志四分　制香附三钱　赤
芍一钱　桃仁一钱五分　泽兰一钱　丹参一钱五分
琥珀四分　炒山楂三钱

苏三一　新产十朝，阴气下泄，阳从上冒，
汗出烦渴，便难腰痛，每假寐，必魂魄飞越。
是阴怯而阳无所附之征，即仲景之郁冒见端也。
颇宜镇阳。

生牡蛎三钱　细生地三钱　大麻仁一钱五分
清阿胶二钱五分　麦冬三钱　炙甘草五分　茯神
二钱　柏子仁二钱

又　新产四朝，腹痛背痛，腰溶溶而痛，
恶露淋漓。此属督带交伤，宜理奇脉，以逐瘀
佐之，但不可骤用温补。

当归一钱五分　丹皮一钱五分　南楂炭三钱
川断二钱　泽兰一钱　茯神二钱

吴三一　新产潮热，腹痛汗泄，此属郁冒。

川斛三钱　丹参一钱五分　郁金一钱　淮小

麦一钱五分　南楂炭二钱　泽兰一钱五分　茯神
二钱

马三八　面色萎黄，形寒咳嗽。询产后下
虚，理宜温养。

鹿角霜三钱　鹿角胶三钱　杞子一钱五分
当归一钱五分　补骨脂一钱　熟地炭三钱　紫石
英三钱　炒小茴四分

苏三二　产后下虚，是冲任脉震而动，心
痛形寒，最怕淹缠蓐损，宜议温养。

河车胶三钱　淡苁蓉二钱　熟地炭四钱　当
归一钱五分　补骨脂一钱　茯苓三钱　紫石英煅
研，三钱

王三八　半产下虚，怯寒恍热，恶露未净，
少腹仍痛，所喜瘕泄已减，胃思纳食，阳明有
渐振之义，再拟扶胃疏瘀，方保无虞。

川斛四钱　半夏曲炒，一钱五分　茺蔚子
一钱五分　小茴香拌炒当归一钱五分　炒香菟
丝饼二钱　泽兰一钱　新会皮一钱　粉丹皮
一钱

王三六　阴气下泄，阳从上冒，头痛，巅
顶尤甚，恶露已净，脉象左部细涩，明是液亏
不司留恋其阳，为上实下虚之症。倘过用辛泄，
恐伤阳气，预为复热之防，理议益阴，和阳
息风。

原生地四钱　河车胶一钱五分　生左牡蛎三
钱　当归一钱五分　稆豆皮一钱五分　清阿胶另烊
冲，一钱五分　云茯神一钱

又　头痛已缓，畏寒食减，带淋心痛。

苏叶六分　延胡炒，一钱　细生地二钱　稆
豆皮一钱五分　丹皮一钱五分　川芎五分　川斛一
钱五分　炙草五分　蛤粉炒阿胶一钱五分　加姜
皮五分

又　液衰盗汗，少寐带淋。

川斛一钱五分　制首乌三钱　川芎炒，七分

淮小麦一钱五分　丹皮一钱五分　上清阿胶蛤粉炒，一钱五分　云茯神二钱　远志去心研炒，四分

王三二　新产四朝，潮热腹痛，便难头痛，恶露未净。此属郁冒，当与逐瘀为务。

归尾一钱五分　制香附三钱　泽兰一钱　赤芍一钱五分　桃仁去尖炒，一钱五分　茺蔚子一钱五分　丹皮一钱　延胡一钱　琥珀末临服调入，四分

癥瘕

朱三六　经闭半载，未有瘕聚，胀痛畏寒，是在小寒节，厥阴用事，肝胆木火上升，咳随气升而失血。然味辛易于入表，恐伤阳气，姑议调畅气血，再商通络诸法。

降香末五分　丹皮一钱　钩藤二钱　郁金一钱　炒桃仁一钱　黑山栀一钱五分　南楂炭三钱

殷三四　左胁瘕聚，少腹痛。

延胡一钱　归须一钱　郁金一钱　川楝子二钱　炒桃仁一钱　茺蔚子一钱五分　粗桂枝一钱　南楂炭二钱

王四一　胃脘胀痛，产后气血凝聚成瘕，头晕，骨脊痛，晨咳痰黏，胃纳颇减，肝逆犯胃，莫如泄肝以救胃。

生左牡蛎炒三钱　归须一钱五分　茯苓三钱　鳖甲炙，五钱　桃仁炒，一钱　白芥子炒，一钱五分　延胡炒，一钱　川楝子一钱　香附研，三钱

热入血室

徐廿七　热病初发，经水适来，知饥少纳，恶心嗳气，烦渴懊侬。此属热邪乘虚内陷血室，是不易治之症。拟两清气血方法。

鲜生地　麦冬　粳米　生石膏　牛膝　生草　知母　竹叶心

又　昨进两清气血方，热势稍减，恶心已缓，邪解其半，但懊侬烦渴未衰，腹痛便溏，仍宗仲景无犯胃气及上下二焦之戒立方。

细生地　麦冬　炙草　丹皮　知母　牛膝　生白芍　炒桃仁

王三八　昨议升泄少阳，为恐热邪乘虚内陷而设。今诊脉左数右大，咽痛，舌苔灰色，大便不解，头痛如昨，脘闷，欲呕，口干，鼻干，少寐。参色脉现症，已属热邪内陷血室，议景岳玉女煎加竹叶。

生石膏四钱　怀牛膝四钱　淮熟地四钱　知母一钱五分　拣麦冬二钱　卷心竹叶一钱五分

补前方

柴胡五分　连翘心，二钱　知母一钱五分　丹皮一钱五分　嫩元参一钱五分　丹参一钱五分　川斛三钱　赤芍一钱五分

脏躁悲伤

吴六三　肝阳亢为头晕，肾阴虚则耳鸣。此晚年肝肾气馁，下虚上实明甚。但忽惊悸，汗大泄，有时寤不肯寐，竟有悲伤欲哭之象，明系脏阴少藏，厥阳鼓动，内风上冒，舞于太阴，每有是症，病自情志中生，所以清之攻之，均属无益。议仲景妇人篇，参脏躁悲伤之旨，用药自有准绳，但王道未能速效。

阿胶三钱　牡蛎三钱　磁石二钱　淮小麦一钱五分　炙草五分　大枣三钱　茯神二钱

痧疹

韩十一　风温袭于肺卫，身热发痧，痰咳气喘，烦躁少寐，频渴脉大，且议清泄。

牛蒡三钱　杏仁三钱　桑皮一钱五分　羚羊

角一钱　桔梗一钱　连翘二钱　薄荷八分　象贝母一钱五分

又　痧痘已回，目赤咽痛，余毒未清，宜凉解泄邪。

犀角一钱　嫩元参一钱五分　银花一钱　小生地三钱　桔梗一钱　霜桑叶一钱　连翘二钱　生甘草三分　黑山栀一钱五分

痘

曹八岁　头面堆沙回靥，毒气未尽，口疳龈血，稚年阳亢阴虚，恐有暴脱之虑。

地骨皮三钱　犀角四分　连翘一钱五分　川贝二钱　生地炭三钱　生草三分　银花一钱　丹皮一钱五分

穆四岁　堆沙已经回靥，毒气未尽，咳痰不寐，稚年阳亢阴虚，最怕慢惊之变。治从和脾胃，利湿方法。

地骨皮三钱　川斛三钱　苡仁二钱　川贝去心研，二钱　炒麦冬二钱　茯苓三钱　银花一钱

惊

陆八岁　惊热内闭，躁烦不食，两脉洪大，倘邪陷心包，痉厥至矣。

羚羊角一钱　郁金一钱　嫩元参一钱五分　川贝二钱　化橘红一钱　石菖蒲根三分　连翘二钱五分　竹叶心一钱五分

高三岁　壮热不已，恶心未减，拟清络热。

羚羊角一钱　郁金一钱　元参一钱五分　小川连四分　丹皮一钱　黑山栀一钱五分　连翘一钱　卷心竹叶一钱五分

又　清络得效，热止神安，所有咳痰频频，

再守前议。

羚羊角一钱　杏仁三钱　苡仁二钱　川贝一钱五分　橘红一钱　块茯苓二钱　霜桑叶一钱　鲜枇杷叶一钱五分

严二岁　惊热不解，便青神呆，躁烦不安，邪陷心包，将有瘛疭之象。

羚羊角一钱　郁金一钱　元参一钱五分　川贝一钱五分　天竺黄一钱　细叶菖蒲根三分　连翘一钱五分　橘红一钱

冯四岁　风温内郁，身热咳嗽，脉大。

桑叶一钱　杏仁三钱　桔梗一钱　羚羊角一钱　象贝一钱五分　连翘一钱五分　牛蒡子炒研，一钱五分

吐泻

夏五岁　暑热内踞，上吐下泻，稚年脾胃气弱，不振使然。

藿香叶一钱　制半夏一钱五分　南山楂一钱五分　飞滑石三钱　木瓜一钱　茯苓块三钱　厚朴一钱

诸二岁　热犯脾胃，呕乳自利，最多变惊。

鲜藿香叶一钱　制半夏一钱五分　六一散二钱　小川连三分　黄芩一钱　淡竹叶一钱　生白芍一钱

吴二岁　两关脉数，吐乳洞泄，烦躁，睡喜覆卧，是腹痛按之痛止之象。据述跌仆之后，初泻而呕吐，乳食格拒，惊则气乱明矣。此属蛔厥之征。稚年脾胃，气馁不振，四肢厥冷，经旨谓蛔厥多从惊恐得之。是邪非邪，拟方候裁。

吴萸炒川连三分　制半夏一钱五分　炒白粳米一钱五分　生白芍一钱五分　草郁金一钱　炒

黑川椒三厘　姜汁临服冲入，二匙　茯苓一钱五分　加石菖蒲根

　　又　胃衰厥冷，吐泻不止。

　　参须条五分　煨姜五分

疳

　　曾八岁　腹膨便泻，羸瘦不食，潮热目翳，症属难治。

　　青蒿梗一钱　制半夏一钱五分　炒谷芽一钱　炒厚朴一钱　广皮一钱　块茯苓三钱　南楂炭一钱五分　鸡肫皮炙，一具

　　殷六岁　腹膨便泄，面黄肢浮，此属瘅疳。

　　焦白术一钱五分　广皮一钱　茯苓三钱　苡仁二钱　大腹皮一钱五分　泽泻一钱　南楂炭一钱五分　木瓜一钱

　　徐五岁　潮热羸瘦，咳则呛血，稚年阳亢阴虚，已属童劳之象，暂服甘寒，清养肺胃阴液。

　　地骨皮三钱　甜杏仁三钱　川斛三钱　川贝去心研，二钱　北沙参一钱五分　麦冬一钱五分　霜桑叶一钱　玉竹二钱　鲜枇杷叶蜜炙，三钱

　　徐八岁　羸瘦呛逆，骨蒸盗汗，拟润肺以肃金，宁心以止汗，养阴平肝以退热。

　　川贝一钱五分　白蒺藜去刺炒，一钱五分　生地炭三钱　拣麦冬一钱五分　川贝二钱　杏仁炒焦，二钱　地骨皮一钱五分　北沙参一钱五分　云茯神二钱　加石决明煅研，三钱

痫痉厥

　　沈五岁　痫厥病来迅速，醒后两脉皆洪，四肢搐搦，身热，由阳气拂逆，势防络闭。

　　暹罗犀角一钱　陈胆星三分　嫩元参一钱五分　羚羊角一钱　橘络一钱　石菖蒲根四分　连翘一钱五分　卷心竹叶一钱五分

　　史八岁　稚年痉厥，服清泄少愈，是在肝胆风邪，将解之时，阴液尚属馁怯，最多反覆复热。今又入暮，烦躁口渴，为热深厥深，痉厥复至矣。然刻下忌用清火寒凉，所防胆汁苦涸，难以援救。今拟滋清营络，退热，兼须养正，录法备参。

　　川斛三钱　嫩元参一钱五分　远志五分　小生地三钱　麦冬一钱五分　茯神二钱　丹皮一钱　生白芍一钱五分

虫

　　曲八岁　生冷食物不化，肠腑停滞，脾弱运化失宰，腹膨便泄，已经泻虫。此属湿热内聚，治宜苦味胜湿，兼佐理疳化疳。

　　土炒川连四分　土炒白术二钱　猪苓一钱五分　鸡肫皮炙，一钱　川楝皮一钱　泽泻一钱　生白芍一钱五分

　　全七岁　湿热内聚，腹膨泻虫，拟用苦味胜湿。

　　苦川楝皮一钱　土炒白术一钱五分　茯苓三钱　炒厚朴一钱　川黄柏一钱　泽泻一钱　南山楂一钱五分　槐米二钱

集方

截三日疟方立效
　　槟榔三钱　川流麻三钱　丁香七粒　乌梅七枚　杏仁七粒

臁疮膏方

铜绿三钱　淘丹三钱　白枯矾六分　轻粉二钱　菜油调挞于油纸上夹好，攒孔用。

镇惊丸

制半夏一钱　制南星三钱　巴豆霜一钱五分　轻粉一钱　礞石三钱　姜汁为丸，如芥子，朱砂为衣，一用飞滑石为衣。

眼癣挞药　取其金能制木。

青黛四分　炉甘石制，四分　铜绿煅，四分

朱黄散

药朱三厘　西牛黄二厘　当门子一厘

平胃散

制茅术一两　制香附一两　南楂炭一两　厚朴五钱　陈皮一两　鸡肫皮五钱

必胜丹

炒军一两　黑白丑一两　槟榔炒脆，二钱

清金丹

礞石　大黄一两　黄芩五钱　南星五钱　半夏制，五钱

六一散

飞滑石六两　炙草烘，一两　加雄黄一两即辰砂六一散

闻痧药

牙皂三分　丁香一分　麝香五厘　雄黄一钱　朱砂五厘

食痧药

茅术炒脆，一钱　雄黄五分　丁香一分　麝香五厘　蟾酥二分　烧酒浸烂研匀

龙砂八家医案

（清）姜成之　辑

内 容 提 要

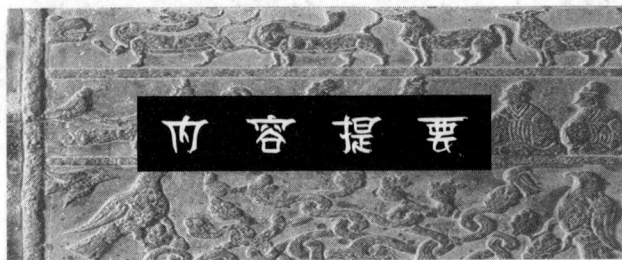

　　《龙砂八家医案》一卷，清·姜成之编录。八家者，戚云门、王钟岳、贡一帆、孙御千、戚金泉、叶德培、姜学山、姜恒斋，皆乾嘉时人。考《后汉书》班超传赞云：坦步葱雪，咫尺龙沙。龙沙盖塞外之称。清方式济著《龙沙纪略》，专纪黑龙江事，则沿用旧文，而东北又称龙沙矣。沙与砂相近，或疑此八家皆在塞外。然医案中所载地名，皆江南郡县，则知此说为无据矣。龙砂殆苏属之一镇耳。八家之案，面目各异。或饶于胆识，或流于工细，其用药之变化不拘则一，所载大案，多始末完具。学者可以觇其施治之经历焉。

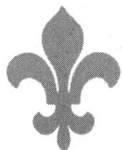

目　录

龙砂八家医案

姜成之辑　　兴绍裘吉生录存　萧山谢诵穆校订

戚云门先生方案字楚三

长泾程子能

少腹冲气，从左上逆，血即随气咳吐，时复喉燥唇红。此肝阳左升太过，皆因肾阴收摄少权。治宜滋养三阴，壮水制火。但血气无骤充之理，仍从血脱补气之法。

人参　茯神　枣仁　熟地　山萸肉　阿胶　芡实　女贞子　白莲肉

青旸沈荆山

久咳失血，寒热似疟，脉弦细，自汗过多。系营卫两虚，心肺不足之候。

黄芪　白芍　桂枝　麦冬　紫菀　橘红　甘草　北沙参　大枣

江邑高方锡令郎

金水二脏俱亏，不能滋养肝木，木燥生火，自左胁至胸脘，气逆升腾，上泛欲吐，交秋冬更甚，秋为燥令，不能制木，反助木之燥也。今拟早用保肺和肝，晚服养阴纳气之法。

北沙参　麦冬肉　旋覆花　杜苏子　沙蒺藜　牡蛎粉　川贝母　广橘红　白芍　青铅

晚服丸方，用六味加牛膝、白芍、磁石、沉香。

徽州吴端侯

诊脉虚滑，右大于左，两尺空豁，少年阳道不举，溺浊遗精，寐多汗泄。属真阴内亏，肾虚不固，未可徒作相火治也。

人参　茯神　枣仁　菟丝子　莲肉　芡实　五味　枸杞　益智仁

夏港夏两时令郎

脉虚数，两关坚锐，阴虚复多火郁，治法心肾宜补，肝脏宜疏。

生地　阿胶　丹皮　牡蛎　麦冬　川贝　夏枯草

江邑李希贤

久嗽失音，漏卮不实，金水二脏损伤，寝食已不安和。滋则碍脾，燥则伤肺，用保和法。

北沙参　茯神　苡仁　干百合　阿胶　款冬花　橘红　麦冬　枇杷叶

大兴邢奇功

诊脉左弦涩右弱，肺主出气，肾主纳气，咳嗽气虚，阳不下达，金不制木，木反乘金，致身半以上，先病浮肿，继以失血。治宜滋肝益肾，纳气归元，未可徒作相火治也。

生地炭　紫菀　牛膝　郁金　沉香　麦冬　杏仁　橘红　桑皮

江邑赵玉圃

风温初起，即发谵妄，自汗多卧，不发热，而大便结。据述脉沉细数促，已经半月，犹以汗下劫夺，焉望向安。今诊左脉细乱，右脉断续，口开目闭，唇板舌焦，不语失溲，头顶强直，手足拘挛。种种恶象，皆成坏症，立法制方，殊为棘手。至细按胸胁脐下少腹宗筋上，凝滞不和，时复冲逆，此非动气，亦非燥结。因思六旬高年，津液已枯，素多操持怫郁，夏秋省墓，强涉高巅，触山岚时气，越数十日而病发，乃阴气不荣，阳邪郁伏，少阴少阳，开合不司，枢转不利，而清浊升降失度，经络机窍不灵，即《内经》所谓精不能养神，柔不能养筋也。考古法中阳陷入阴，气血顽钝，每取味中之气，浊药轻投，从阴引阳，开之通之，清之泄之，补以运之，都以督之。冀其流利转运，关钥渐通，度可斡旋于万一。

地黄饮子用羚羊一钱　北细辛三分　玉竹三钱　茯神三钱　益元散三钱　煎汤代水，人参一钱，另煎冲入，温服。

徽州倪瑞周令郎

时感湿温之气，阳明蓄热发黄，非疸症可比也。今脉数无神，便闭已及二旬，肠胃枯燥，府气不通，心荣肺卫，悉被阳邪劫伤，内不守，外不固，神昏头汗有之。但延久正气日溃，邪火固踞，有正邪交脱之虞。

人参　鲜生地　大黄汁　鲜首乌　黑山栀　茵陈　麦冬　瓜蒌　川连　枳实汁　菖蒲汁　滑石

茂墅墩陆

风温风证，脉躁神狂，胸腹胀闷，身半以下，痛难转侧。此邪风被火，搏击营分，致血气流行失度，妊娠五月，际此危险，难免胎堕之虞。

川连　黄芩　焦栀　犀角　丹皮　甘草　玉竹　鲜生地

马御天令政

失汗过经不解，邪热郁蒸肺胃，致发颐毒，险症，且以辛凉清解。

连翘　柴胡　牛蒡子　桔梗　元参　赤芍　花粉　马勃　生甘草　研石膏末二钱

张维贞子

邪陷膻中，心阳散越，蒙蔽神明，天君不能主持矣。

天竺黄　贝母　郁金　竹沥　海浮石　元参　姜汁

姜宇瞻令郎

脉左关弦结搏指，两尺微细欲绝，齿舌喉闭，腹痛吐蛔，皆少阴厥阴见症，其脉俱循喉咙，而气至则为齿舌。夫肾藏虚，水无坐镇之权，斯肉膶而筋惕矣。此时不以回阳为治，虚虚之祸，将何所底止。

人参　附子　肉桂　白术　益智仁　白芍　陈皮　干姜　吴萸　甘草

杨库典程

脉数口甜，善食易饥，渴饮便数，多因过啖肥甘，积久酿热致病，发为脾瘅。子和云：消烁万物，莫甚于火，脾阴亏，邪火亢，肾元五液少司，而背为之痛，脾土主诸阳之本，而肢节为之酸也。议玉女煎合经义辛香荡涤陈气立法，玉女煎加人参三钱，省头草八钱，煎汤代水。

吴恂若

心脉涩，胃脉滑，两尺微，胸胁烦闷，气升兀兀，鼓动咽喉，窒塞多痰，嘈杂吞酸，汗多面赤，心阳虚，火上浮，肺燥令其膹郁，清肃不得下行。子和云：气火炎烁而道路不利，津液日消。拟嘉言清燥汤法。

桑叶　麦冬　阿胶　牡蛎　炒石膏　杏仁　川贝　橘红　枇杷叶

沙友林

肝为至阴之脏，故痛发必交阴分，疏肝佐

以养阴。

苁蓉　归身　白芍　桃仁　金铃子　延胡
茯苓　广皮　木香

徽州方时和

耳鸣重听，健忘泄精，心肾久属两虚，食
后胃翻欲吐，语多即喘促，中土亦已大亏。近
复增咳，咽喉不清，属心火刑金，脾弱失运。
宜早用心肾交通补养，晚以和中育脾清气化痰
之味佐之。

早服丸方　熟地　茯神　远志　枣仁　枸
杞　石菖蒲　芡实　菟丝　麦冬　益智仁　蜜
丸，冬加羊外肾四具。

晚服丸方　橘红　川贝　莲肉　於术　茯苓
川连　牡蛎　沉香　藿香梗　用枇杷叶汤泛丸。

玉岐苏逸美

左脉细弦，右寸关短滑，睾丸漏卮有年，
腰脊牵引酸痛，肾精肝血，已自内损。今食减
咳逆多痰，脾肺之阳亦亏，先崇土固金，后用
补益下焦之法。

煎方　人参　茯神　枣仁　麦冬　北沙参
芡实　枸杞　百合　枇杷叶

晚服百花琼玉膏　大生地　枸杞子　麦冬
干百合　阿胶　款冬花　法制熬膏，滤清，入
人参末一两，茯苓末一两半，琥珀末三钱，沉
香末三钱，同炼蜜收贮磁器，用绵纸箬叶封固，
隔汤煮一昼夜，再用冷水浸一宿，开水服。

休宁程公宾

酒湿酿热，多饮则肝浮胃胀，咳血半月，
脉已弦细。皆酒客伤中，阳络损伤，致血逆不
归经络，病在肝胃二脏。

活水芦根　鲜生地汁　苏子　丹皮　郁金
麦冬　山栀　射干　苡仁

张皋木令孙

血症脉弦大空豁，少年阳亢阴亏，血随气

火升动，急宜凉肝滋肾之品，以引血归经络，
再商进退治法。

大生地　犀角　阿胶　麦冬　牛膝　紫菀
苏子　橘红　茜草　藕

孟瑞占令政

头目眩晕空痛，脉虚弦无力，两尺微涩，
此皆木郁生火，风自火出，虚风郁火，上乘高
巅。经云：脑为髓海。而肝胆之络，又皆络于
脑。因平昔精髓内枯，肝郁血燥所致，非外感
温散可解，法宜滋肝养阴，息风降火，尤当情
怀开畅，善自调摄。

九制首乌　茯神　远志　甘菊　柏子仁
白蒺藜　元参　丹皮　活滋石煅研绢包，三钱

程又恒

脉左细涩，右虚滑，肢节酸疼，腿足麻木
不仁，患偏于右。凡男子中年后，精血易枯，
肝风鼓动，脾失健运之机，浊痰凝聚清阳，而
胸脘噎塞，此偏风血槁之渐也。

天麻　归身炒　牛膝炒　半夏　云苓　桂
枝　鲜首乌打汁　泡淡干姜　服四剂稍减，照
方去天麻，加木瓜、天虫、川芎。

无锡钱绍尧

精以养神，柔以养筋，元气损，血液不能
灌溉诸经，痹痛频作，寒热交争，所谓阳维为
病，苦寒热也。

鹿角霜　黄芪　当归　白芍　桂枝　牛膝
桑枝尖　枸杞　鳖甲　炙甘草　草薢

丸方，前方去白芍、甘草，加虎潜、白术。

黄土岩戴士周

右体酸疼麻木，迎风流泪失明，是肾肝精
血交损，致内风习习鼓动，头目冒昧，所谓下
虚必盛也。六味丸加龟胶、紫河车、茯神、
远志。

长泾方玉祥

诊脉弦滑，右关独大，头目眩冒，腿股酸痛。此风痰郁滞，经络郁久生火，火与风合，上凌空窍，蒙蔽清阳，致神不健爽，急者先治，降火豁痰，而风自愈。

钩藤　甘菊　玉竹　半夏　橘红　茯苓甘草　薄荷　菖蒲汁　姜汁　竹沥

张参可

脉数弦滑，痰火内滞，风邪外触。

半夏　橘红　茯苓　甘草　杏仁　薄荷蔻仁　桔梗　滑石

城中刘友陆

虚风偏中，调治两月，手足已能运动，误用薰药取汗，梦泄食减。悬拟一方，服二三剂。复延诊视，用都气丸作煎料，如饮子煎法。

又劫夺强汗，木燥火炎，营血耗，君相动，则精泄不固矣。今交长夏，火土司升而烦躁，面庞精采外越，须预防狂乱变幻。不然，曷不观乎仲景太阳条中，火迫劫汗亡阳之惊狂起卧不安者乎。仿复脉汤意。

人参　桂枝　麦冬　生地　阿胶　牡蛎龙骨　茯神　加姜、枣、小麦、玉竹、金器、益元散煎服。

无锡蒋尊之

脉左弦数，右关滑大，善饥肉脱，诸药不应。因思风横脾胃，煽灼中土，致谷食不能荣长肌肉，精力日衰。经云：二阳之病发心脾，其传为风消。可知子病必累其母，藏病必连及府也。仿河间法。

黄芪　人参　生地　牛膝　附子　川断茯苓　五味　石斛　玉竹　钩藤　地骨皮　枳壳　服十剂小效，又照前方加羌活、防风，晚服。

早服丸药方　人参　天冬　麦冬　续断

生地黄　玉竹　地骨皮　钩藤　山药　茯苓石斛　牛膝蜜丸　煎丸药前后守此法，四旬而痊。

城中刘声远夫人

右脉微弱，左弦细，木燥血枯，肾阴虚损，肝风内动，火灼津液，气壅生痰，阻塞隧道，机关不利，项强肢挛，筋脉不营，神倦流涎，语言艰涩。《内经》诸风掉眩，皆属肝木。木失水滋，母病而累及乎子也。顾质弱病延，大伤神气。治本则痰水未清，治表则本元耗散，风浮所胜，治以甘寒，中土不伤，标本兼施矣。

玉竹　钩藤　茯神　天麻　当归　白芍牡蛎　炙草

又神脉稍清，语言略爽，痰涎挛痛，仍复如前。经云：肝痹善痛，大筋软短，小筋弛张。肾痹善胀，尻以代踵，脊以代头。肝肾血痹，筋骨焉能流利。仍从前法加减，缓调多服为宜。

早服人参　玉竹　茯神　远志　牡蛎　钩藤天麻　紫石英　晚服人乳　竹沥　姜汁　汁梨桑枝嫩尖汁，各一小杯，煎膏调入血珀末二钱，羚羊角末二钱，胆星末二钱，同炼蜜二两，熬收厚，不拘时，开水冲服。

扬州程

大凡阳主动而阴主静，烦劳耗血灼精。风自火出，则喜饥而消，惟静养百天，不致暴中失血为妙。

人参　天冬　熟地　黄柏　知母　龟甲

又冬令失藏，肝风内动，忽然眩晕，心烦腹痞便血。盖五行变动，风火煽灼尤甚，阳扰乎中，脾肝俱失藏聚之功。所谓阴络伤则血溢于下也。

制首乌　柏子仁　地榆　乌梅　木瓜　白蒺藜　生白芍　茯神　枣仁

又左脉短数，较甚于右，肢体虚浮，倦卧痿弱，因去血过多，气亦无附。交夏至节前后，阴阳升降之大关，吉凶由此而系，宜加意慎之。

用逍遥去柴胡、薄荷，归脾去木香，二方合剂，加阿胶、龟胶、鹿胶（原注，此诊与上未符，似讹）。

杨纶宣

诊脉沉而有力，舌焦身汗，神昏壮热发斑，晦滞坚满，二便闭结，适合伤寒下格，邪气内盛，脉反郁伏之说。羌防辛散，徒耗其阴，于里证无与也。急当治苦以泄之。

大黄　厚朴　枳实汁　川连　山栀仁　黄芩　犀角尖磨汁　鲜生地

筑塘叶彩生

左脉细弱，右寸滑大，向患腰痛，近因风热客邪，袭伤肺络，先议清凉清上。

桔梗　杏仁　半夏　薄荷　桑叶　沙参　橘红　茯苓　甘草

程汉平

寒热胁痛，脉弦细数，系邪郁少阳不清。

小柴胡加桂枝、郁金、赤芍。

东庄陶

风火内郁，日久客邪外触，表里不和，寒热头痛胁痛，解表为先。

青蒿　紫苏　连翘　山栀　半夏　橘红　甘草

马嘶桥陶女

病过两候，脉不缓和，舌干鼻鼾，上哕下泄，非退象也。

川连　黄芩　半夏　广皮　干姜　炙草　竹茹　生姜　大枣

长寿方

脉弦浮，寒热头痛，经脉不舒。此风热外客两阳之象。

秦艽　葛根　赤芍　广皮　桂枝　半夏　炙草　生姜　大枣

倪振功

脉弦滑，右关独大，寒热似疟，肢体麻木不舒，虽外感风热，然中虚向有积痰，尤宜兼顾其里。

清脾饮去柴胡，加玉竹、钩藤。

常熟王

脉数浮弦，风伤肺胃之络。

杏仁　桔梗　郁金　苏梗　桑皮　川贝　防风　橘红

张应天徽州

喉痛目胀，里热外寒，痰咳浊饮。此系伏气为病，名曰风温。过服温散，夺液伤阴，致寐中躁扰多烦。经云：卫气行阴，乃得安寐。今少寐即躁，显系阴不交恋而动越也。节庵云：过时而发，病不在表，已经汗下，亦不在表。其忌于辛温表散可知。

复脉汤加天冬、茯神、玉竹、鲜生地，去麻仁、大枣。

顾村徐九官令政

脉细涩，少腹胀如覆杯，舌燥渴饮，躁狂便闭，乃心阳火炽，藏病连府，气不宣化，致手足太阳之府，俱热结也。议桃核承气汤。

筑塘张萌堂

客寒犯胃中，气关乖隔，蛔厥则呕，腹痛则泻，病属厥阴肝藏，肝性喜酸，蛔以苦下，取仲景乌梅丸法，合乎厥阴条中下利吐蛔论治。

乌梅　干姜　附子　川椒　当归　桂枝　黄柏　人参　川连　炙草　白术　苦酒冲三匙

北新桥赵

肝脾内伤致病，气血交涸，孤阳死阴，尽为干枯之象。宗经旨调寒热之逆，冷热并用，进连理汤法。

人参　附子　炮姜　川连　木香汁　白术　云苓　当归　炙草　郁金汁

顾山周价人侄女

脉虚滑数，两尺细微，久病羸弱，肝肾式微，阴不交阳，心神不聚，胞络空虚，痰火内迷，乘虚厥动，精识蔽蒙，虚中夹实，语言失绪，早安神志心肾为宜，晚涤痰火不失病机。方阙。

泰兴李琴先令郎

病后虚风柔痉，精气内灼，漐漐汗泄，乃卫阳失护，气易外浮，筋脉不得滋荣，而手足振掉，神志失其内守，而口噤不语。所谓精不能养神，柔不能养筋也。但脉涣无神，直视失溲，脉症俱系散脱，势已难挽，再请高明裁酌。

生脉散频灌。

后谷桥卞楚珍令郎

脉涩细数，两尺无神，初起咽喉肿痛，阴气下虚，阳浮上结。近因五火挟痛亢胃，乘虚暴中跌仆，口噤呕吐黑血，气机不宣，唇燥舌干。古称肺为水之上源，主司五声，肾为关钥闭藏，主司五液。水源不清，则关门不禁，遗溺便泄，有由来矣。今则痰火秘结于止，本气衰脱于下，际此险途，难保其无变端也。

天竺黄　川贝　麦冬　石菖蒲汁　乌犀尖　细辛　竹沥　生姜汁

徽友张声远

努力负重伤中，气结不舒，脘痛按之有声，脉左细右弦，两尺空豁。因痛久肝脾两伤，气血痹阻其经，遂致水饮溢膜外而为病也。且调气和络，冀病缓再商。

槟榔汁　白芍　苡仁　郁金　半夏　旋覆花　紫檀屑　绛绢屑

又服调气药胀痛稍缓，但按左胁下，气鸣响仍然不止，要皆饮邪外里，脾胃不舒。所谓最虚之处，便是容邪之地。

外台茯苓饮，加白蜡三钱。

徽友顾御六

关脉弦，尺脉弱，腰脊痛，少腹胀，气从左胁下绕脐攻逆，浊阴凝聚，下焦见症，皆属肝肾，议温柔通剂。

当归　白芍　肉桂　熟地炭　郁金　牛膝　桃仁　大红花绉妙　丸方　肉苁蓉　补骨脂　归身　牛膝　小茴　熟地　川断　肉桂

又胁痛脘闷，气塞不通，日晡烦热，小便赤色而脉弦数，都因水亏木张，肝火上乘，脾土交春夏，木火升腾，前病复来矣，暂拟疏泄。

孙团士

病起左胁，上及中脘，下趋少腹，脉弦结歇止。此胆阳不舒，肝邪用事，则气血痹阻冲突乎其间也，宗通则不痛之意。

当归　香附　丹参　青皮　通草　附子　茯神　新绛　青葱

许公安令媳

脉数弦芤，肝肾真阴内损，阴虚阳搏，血动下溢淋漓，固当滋益肾阴，引血归肝。但肝病必然乘脾，又当佐以植土。又脉缓弱，火渐降，血自得引归经。但汗多食减色夺，此阴虚阳无所附也，急宜补气以通血，勿徒见血投凉。

洋岐徐

经云：血脱补气。以有形之血，不能速生，无形之气，所当急固。即太仆所谓无阳则阴无以生，无阴则阳无以化也。今年高体弱，阳络伤而血外溢。治病之初，但以滋阴降火为事。不知周身之血，悉统摄于脾，脾恶湿而喜燥，过服归、地、芩、连，壅于脾胃，则中州窒塞，升降无由，遂成胀满之候也。况元气素虚，平昔思虑多郁，肝胆之阳，久已不和。去冬先患肿毒，后即继以血症，血去则脾损而气愈弱矣。今诊脉虚弦不和，两关尤大而涩，可知起恙因由，皆关肝脾两藏。是时急于寒凉止血，遂致屈曲之木，愈陷于壅塞之土。时当春令不复，焉有畅茂条达之机。急者先治，莫过调脾和胃一法，则州都运化，决渎宣通，而胃气自能下行，脾气游溢，上可散精于肺，以通调水道，斯清浊自分，上下无不条达。中土既和，精悍得以四布，又何必拘拘于开鬼门，洁净府，逐水消肿之验剂，而胀始释者哉。

补中益气汤去黄芪，倍人参，加茯苓、泽泻、姜、枣煎。

云葶李乾一

胀久气日益衰，致胸腹脐下渐硬，食下便甚，虽云脾病善胀，要亦肝肾少司摄纳使然。医家专事辛燥，罔顾下元虚损，多其不知量也。

金匮肾气丸

恬庄程

咳逆浮肿，脉得弦数。宗仲景汗出恶风，用越婢汤法。

越婢加茅术、桑皮、细苏梗、大腹皮、姜皮。

又脉缓嗽减，风水已退，从脾肺两经调养。

葶苈子 茯苓 苡仁 广皮 白术 车前子 姜皮

宋大年令政

脾病则九窍不利，以至阴之脏，不得阳和舒布，斯水谷入胃，传送不行，清浊混乱，遂成腹满。肿胀之病，此经旨所谓脏寒生满病。三阴结，谓之水也。病者胎前即患喘咳，产后继以肿胀，经今百日有余，脉来微弱无神，在右尤甚。可知气血式微，中焦窒塞，升降无由，州都失职，决渎不宣，日居月诸，灌入隧道，津液脂血，浸淫洋溢，悉化为水。总由中央孤脏无气，不能灌溉四旁，以镇流行，则水湿泛滥而难支矣。读《病机一十九条》，所以胀病独归脾土，盖脾损不能散精于肺，则病于上，胃损不能司肾之关钥，则病于上，三焦俱病，以肾纯阴之剂投之，求其向愈，岂可得乎。勉拟东垣脾宜升胃宜降，合以回阳，不失乎人事之当尽也可。

真武汤加肉桂。

顾山李

脉弦细，左胁亦坚大如盘，痰裹气凝血结，此五积症中之肥气也。

蒸白术 枳实 茯苓 厚朴 白蔻仁 白芥子 木香 青皮 煨生姜

施村蒋

神色萎弱，上下睛明穴黑滞，脉浮弦，腹痛喜食香味，寐则肠鸣，此虫积为患也。

白术 茯苓 广皮 榧子 槟榔 木香 厚朴 郁金

丸方 去木香、厚朴、郁金，加雷丸、沉香，水泛丸。

方子臣

脉沉细，肾肝交损，阴中之阳内离，健运不司，食减腹胀，乃脏之寒生满之渐也。宜用温通宣补。

白术炭 茯苓 广皮 肉桂 附子 熟地炭 益智仁 炮姜 炙草

邹曰乾令堂

向多痰嗽，食下噎塞欲吐，胸腕痰闷不舒，高年阳气，难复易亏，徒理其阴，焉中病之肯紧，拟肺胃清阳论治，所谓离照当空，阴霾必散也。用大半夏汤加干姜少许大效。

半夏　白蜜　人参　干姜

黄载阳

胃痛气逆，上引胸胁，纳食则胀痛猛甚，脉迟弦滑。此多思郁结，气陷于土，脾不升，胃不降，致水谷之海壅闭，所谓不通则痛耳。宜疏木以达之。取乎《内经》胜克治病之旨。

逍遥散合四磨饮。

峭岐赵湘远

人身气血，流布经俞脉络，全赖中州施化，得以纳谷生津，考之《内外伤辨》，所以独取脾胃立论也。今诊脉弦细而迟，胁痛嗽血，得自力伤，不独金水交亏，缘土衰少生化之权，致吞酸脘痛，妨于饮食。此即东垣所谓戊无火不运，而痛斯作。宜温中辛散，佐苦甘淡以泄之。若徒补下元，则太阴之脾脏愈窒矣。

川朴　橘红　炙草　北沙参　茯苓　干姜　木香　草蔻仁

又痛缓嗽减血止，饮食渐加，坤土健运已行，木火亦能和敛，然水弱难以骤补，宗缪仲淳脾肾双补法。

茯神　扁豆　沙参　蒺藜　芡实　生地炭　麦冬　白芍　枇杷叶

施村蒋献夫令郎

肾为藏精之府，木为相火之官，真阴亏，相火动，而梦泄不固，所谓精不能养神，阳虚阴必走也。夫耳者少阴少阳寄窍，脉络所主之地，精不守则龙雷不宁，上扰乎清空，以致耳鸣震动，上实下虚。法当厚味填阴，介类潜阳，取经义下病治下之旨。

紫河车　牡蛎　大熟地　龟胶　肉苁蓉　人乳粉　菟丝子　秋石　金樱膏　锁阳　蜜丸开水下。

徽友程

心脉细数劲，两尺微弱，乃阴不交阳，心君妄动，耳鸣失聪，梦多遗泄。盖肝阳左升太过，由肾母收摄少权耳。以填补不元，导引静镇为主。

熟地　山萸肉　山药　茯神　远志　麦冬　龟胶　芡实　牡蛎　金樱子　磁石　蜜丸开水下。

徽友方

久泄必伤肝肾之阳，腰痛脉数，皆水亏不能制火。

细生地　龟甲　知母　云苓　萆薢　甘草梢　牡蛎　芡实

钱维宁

脉细弱，气衰力倦，淋浊便溺作痛，得之劳倦伤中，所谓中气不足，溲为之白也。

归身　白术　益智　茯苓　泽泻　牛膝　萆薢　生甘草　芡实

唐墅王

脉数大，按之微弦，湿热交蒸，脾阳不舒，浊阴下陷膀胱，致便浊精遗，溺痛。淡以渗之，苦以泄之。

茯苓　泽泻　知母　远志　滑石　山栀仁　菖蒲　淡竹叶

日茂店徽友程

疾走远行，则肾肝损于内，冒暑临深，则热湿蒸于外，积久乘虚，从外至内，交互郁结，注肾成淋，著肝为疝，致溲浊睾肿，痛引少腹，虑成疝瘕之累。

赤苓　延胡　茅术　阿胶　乌药　川楝子　牛膝　泽泻　青木香

周尔元

小便淋沥，精随溺泄，脉至弦数，两尺细

涩，乃少阴肾藏有亏，致太阳府气不化，用滋肾丸方法。

川连　肉桂　菟丝子　车前子　生地　杜仲　生甘草

蔡港李位卿

脉症气结在上，中脘阻塞吐涎，男子中年后，阴气先亏，津不运行，聚液成痰，闭遏胃阳，稍食阻痛欲呕，辘辘有声，老年噎膈之渐。

旋覆　代赭　新绛　淡姜　半夏　白蔻云苓　橘红　炙草

苏州枫桥顾

脉左涩右滑，酒客伤中，胃阳痹阻，营血内枯，燥火易动，气逆胸痞吐痰，食入噎塞，大便燥结。所谓上焦不通，则上下脘不行。老年阴液已亏，怕延关格。

人参　半夏　茯苓　白蜜　麻仁　鲜生地活水芦根

陶介如

久嗽气损，未有不扰动乎肾者。入秋气而逆善嗳，肺胃之清阳已漓，胸脘刺痛，会厌抑塞。今则食下阻隔多噎，白沫自下泛上，脐右动气筑筑，乃气伤血槁，肺不降，肾不纳，已成痛膈重症。宗仲景噫气不除，用旋覆代赭汤法。

旋覆花　代赭石　人参　甘草　半夏　干姜　大枣　制川附　姜汁临服冲白蜜数匙

丸方　金匮肾气丸，用生脉散加白蜜汤送下。

施村徐

食下噎塞，痛连胸腹，脉左搏右平，由恚怒伤肝，肝厥必乘胃府，血不藏聚，致呕吐见血，而阳明之大络亦损，所谓阳络伤则血外溢也。用柔剂缓调。

半夏　人参　枣仁　炙草　陈皮　竹茹阿胶　白蜜　生姜　大枣

泰兴张来雍

积怒动肝损营，亢乃燥气乘复，上噫气，下泄气，由血少藏聚，流而不行，痹阻厥阴，循经之所致，喉不利，胁痞痛也。况脉至右滑左涩，涩为肺象，滑为阳盛，金刑木位，胆阳不舒，脘中迷痛，食减液消，有自来矣。但今值疟后，余邪未尽，先宜清暑和标，再商治本之法。

麦冬　云苓　半夏　扁豆　橘红　丹皮石斛　花粉　枇杷叶（服三剂后，用清燥救肺汤加减，又服二剂，进归脾越鞠法）

无锡严艺舫

人在气交，法乎天地，值长夏火土发泄，脾肾两亏，不耐炎暑，食减脘闷，喉燥音低，当流金烁石，离能灼物，尤宜加意于保真。

四君子汤合生脉散

无锡邹太和令侄

神伤于上，精损于下，药力难补其空匮，林泉清处，心旷神怡，天真可图来复。

芡实　建莲　远志　天冬　元武板　人参苁蓉　茯神　熟地

江阴北门陆

咽喉肿胀，气塞眩冒，心烦汗泄，食减便溏，脉至细小涩数。此心脾之亏，由肝肾内损，致阴心亢逆，上凌少阴循经之地。归脾虽当，泥于心脾，于少阴肾藏有间矣。

人参　茯神　归身　白术　紫石英　麦冬枣仁　益智　青铅一两

太平桥李

久淋久带，必伤肝肾之阴，致奇脉交损，

腰脊垂痛，维纲不振，寒热交作，女科以肝为先天，宜柔剂缓调，以和八脉。

人参　牡蛎　龙骨　五味　归身　白芍　阿胶　炙草　紫石英　鹿角霜

江辅臣

咳血脉弦，此肝血失藏，肺气不降，从清阳治法。

桑叶　阿胶　紫菀　麦冬　川贝　郁金　杏仁　丹皮　生苡仁

又血脱日久，阴气难以骤复，过劳脊膂微痛。此因营虚失守，致督脉亦伤。平旦口苦舌干，脉反见数，可知阴液内损，则君相之火，易以升动也。

生地　茯神　枣仁　紫菀　天冬　女贞子　阿胶　芡实　丹皮　麦冬　枇杷叶

镇江程

左脉小弱，右寸滑大，耄年喘症，数载不痊，遇劳感寒即发，即风痰结于肺底，积久竟成窠囊，阻塞空窍，清肃不令下行矣。且肺病善咳，咳久未有不传至三焦者。故每交少阳气分用事，喘促更无止息也。早用化痰定喘，晚用复脉和阴。

海浮石　马兜铃　杏仁　桑皮　橘红　川贝　紫菀　苏子　北沙参　枇杷叶　晚服复脉汤。

本镇沈

耄年体弱，咳嗽失音，阳虚必盗汗，阴虚生内热。近因春升发泄，风热乘虚袭入肺络而咳，更无停止，宜以清上为先。

补肺阿胶汤，加元参、地骨皮、茯神、枣仁。

高汝明

少腹冲气上逆，从左旋右，上攻胸脘刺痛，

皆肾阴少司收摄，肝阳升发横肆，血即随气咳吐。盖相火不宁，未有不挟君火而扰动。欲使气纳归元，仍宜静药导引。

人参　熟地　阿胶　补骨脂　黄肉　茯苓　柿霜　秋石

浒泾口

久嗽脉数，食减骨蒸，得自产后，阴亏蓐劳之渐也。

地骨皮　金石斛　百合　人参　麦冬　紫菀　当归　桑皮　炙草

丸方　乌鸡丸，开水下。

锡邑上山朱

性善躁郁，相火易动，忽崇朝而诸症交作，致潮热已至四旬，舌干便燥，胸痞胀满，坚硬不食。此以无形气病，渐成有形结痰，所以虚而不受补也。滋则助胀，燥则伤阴。惟丹溪宣补并用，既能宣壅，复可通津，适合此症揆度。

生地汁　川贝母　郁金汁　肥知母　苦杏仁　麦冬汁　左牡蛎　瓜蒌皮　广陈皮　白蔻仁　香谷芽

王圣清

病后失调，胃阳窒塞，中脘痞结，阻隔上焦，烦渴善饮，二便闭结，即《内经》二阳结谓之消也。法当养金生水，软坚消痞，俾得清升浊降，胃津游溢于上，肺气通调于下，病可内全矣。虽然渴而能食，必发疮疡，渴不能饮，易成中满。失调久延可虑，莫道赠言不详。

麦门冬汤合四苓散。

门村张

大风胀满，脉多沉迟，然按之有神，方为有胃气也。今诊得沉细如丝，寸关歇止，知谋虑伤肝，积久延及心脾。心病血不流，脾病食不化，胶滞凝结中脘，先成痞块，从微至著，暴腹胀大如蛊。医家不明肝喜疏达，脾升胃降，治法非苦降即温补，致脏腑气血日钝，胃阳困厄，无怪乎愈治愈剧也。但经百日以来，精神日以告匮，即进药饵，亦如杯水沃燎原矣。姑进参附理中，冀谷食渐进，再商。

人参　附子　於术　炙草

凤凰山朱

诊脉左弦劲而右细涩，气逆从左上升，引胸脘而闷痛，食下噎塞，高年精血内枯，恼怒动肝，横逆中土，上凌肺，下侵肾，致咳呕便闭，清阳不升，浊阴不降，关格之渐。拟缓肝润燥双开，通其经隧。

生地　阿胶　桃仁　茯神　半夏　广皮
郁金　归身　生姜汁　芦根汁

大石桥

酒湿酿热，味归于脾，气归于肺，内蕴日久，干肺则痰咳喉燥，乘脾则食少便溏，先从肺胃调治，用保和汤。

茯苓　芡实　百合　胡莲肉　麦冬　桑皮
乌梅　枇杷叶

苏州程逸超

操持谋虑，怫逆内伤肝藏，致脾胃氤氲之气，乾健之阳，失司宣化，纳食艰涩，积痰覆溢呕吐，渐成噎膈重症。虽高年液槁忌燥，然投阴柔润剂，壅湿助痰，又窒碍脾阳夺食。宜顺气平痰，滋液养肝，以调其升降而导引之。

人参　炮姜　生於术　麦冬　橘皮　炒木
瓜　炙草　云苓　海粉　半夏曲　白蜜　生
姜汁

程逸超令郎

经云：怒则气高。阳气薄厥于上，必致神蒙窍蔽。且向有厥症，包络之痰，易随气火上胃，胸闷口噤，耳聋神愦。今发五六日，心下

痞满不舒，脉微色脱，两颧时显红赤，乃气未平而神已耗。下虚本实先拨，从少阴厥阴两治。

人参　茯神　枣仁　麦冬　牛膝　五味子
附子　龙齿　菖蒲　小麦　化下紫雪一钱五分

王钟岳先生方案

顾山周敬立令郎

痢久不止，脉见细数，少阴肾虚，亡血失精之象也。又不能食，脾火不化，相火侵凌，上炎下夺，津液告竭，故又作渴。惟专救欲脱之真阳，兼能复返其阴，俟一阳来复之期，冀转回生发之气，则治矣。为拟三阴煎及三物桃花汤，间服之。

人参一钱　熟地三钱　白芍酒炒，钱半　五味子三分　炙草三分　当归炒焦，一钱　益智淡盐水泡，六分　又方赤石脂煅研，三两　炮姜二钱

上为末，用香粳米打糊丸，每服三钱，参汤送下。

山东周客

少年火盛，心肾不交，梦多走泄，或无梦自遗，颧赤脉数，全属阴虚，精气不固，玉关不闭，相火妄动之故也。则宜壮水制之，不再动其火，自然痊安矣。

大熟地三钱　煅牡蛎　莲须　龟甲炙　芡实
茯神　枣仁　沙蒺藜去刺，一钱　建莲一钱

泰兴李家襄

太阴厥阴之络，寒气引痛，致项强舌卷，语言似乎謇涩，其邪由腑及脏，气不外卫，血不内营，致风之所袭，并入于心者。沉著于络，无阳以煦之，故不条达也。当治八脉为病。

归全　淡附子　甘菊　远志　肉苁蓉　枸
杞　鹿角霜各一钱　熟地三钱

黄

六脉弦大搏指，足征平素火必有余。肝强胃盛，以内伏之火，挟外来之风，致口眼㖞斜，头目不明，清阳之分，经络为之所中也。然在上之风，乃实邪，缓散自出。

茯苓　首乌各二钱　黄芩　天麻　防风　川贝　蒺藜　甘菊　僵蚕各一钱

江阴三官殿马腹膨症

腹胀甚于少腹，按之坚急，大便泄，小便少，脉虚细，皆阴寒凝结，厥气在下而单腹膨满，当用温通之法。

淡干姜　熟附子　乌药　益智　车前子各二钱　吴萸三分　煨木香五分

苏州枫桥姚

小腹宽痛，呼吸俱甚，且上为咳逆，皆属二阴之邪，久积于中故耳。

桂枝五分　当归一钱　白芍　通草　乌药青皮　紫朴各一钱　吴萸三分　生姜一片

汪维敬如夫人

肝脾素郁，气血素亏，致清浊之混乱，窒塞中焦及小腹，足膝脉络不仁，食减吞酸，乃木来侮土之象，寡于畏耳。按脉皆微，真阳不运，阴凝阻遏，致脐郁不宣。当辛通达下之法，复以苦泄，胀可减矣。

吴萸盐水炒　干姜　白蔻　半夏　枳实　广皮　川楝盐炒　苏梗

又大凡脉微腹胀，小腹上逆者，即经云：厥气在下，营卫留上，真气逆上，正邪相攻而为胀也。况乎产后下焦空乏，寒从此入，致不行也。拟方宣通之法，兼温下元，自能释然。徐之才云：宣可去壅，通可去滞，温可去湿，因仿而用之。

吴萸　干姜　益智盐水炒　当归　官桂　广皮　故纸盐水炒　於术　丹参　神曲丸服三钱，参汤送下。

无锡杜凤山

肾脾久虚，水湿下陷，致足肿，阴囊无缝，本属阳虚，非温通下元不可，以复脾中之阳，兼复肾中之阳，日能雪消春水，冲和之致，渐可复矣。

上肉桂　淡附子　泽泻　茯苓　益智仁破故纸　神曲　白术　木香

无锡上山朱大伦

咳嗽半载，兼之脾不运化，金土二脏，皆虚可知也。所赖本质素足，未见其形色尽槁，虽虚阳上浮，咽燥音哑，似觉津液内夺，不过一时易退，而中土转运之轴失司，所必然也。然此时入秋燥令，火必伤肺，伤土不用事，脾土益衰，食不化而上泛，便则泄，咳则燥而内生烦火，此又必然也。大率治法，调金水两脏，抑肝培土，以复其元，约方之法，可附于后。虽未必有补天之力，方冀奏绩于将来。

川贝　麦冬俱半炒　茯苓　扁豆　广皮白谷芽炒　南枣　枇杷叶　又琼玉膏　加减资生丸

无锡上山祝振声夫人

大凡病之来，必由于调理失宜，风寒起居不节，日就耗损而然也。始因小产后，经则淋漓不断，甚至杂秽。今复春夏之交，遂崩漏不止，下元衰弱可知矣。况本质又属阳虚，血无所统，散失无度，积而不行，血必大下，而无留恋归经之日，致血与气两不维附，渐成抽丝引絮，日夜无度，为之索然。夫心主血，肝藏血，脾统血，虽属冲任所司，其源在此。今拟上益心脾之阳，下滋肝肾之阴，隶以涩可固脱，勿使病内苦结。阳归其宅，可望气血冲和，自能霍然。

熟地四两　当归三两　白芍二两　赤石脂煅一两半　鹿角霜　芡实　海螵蛸酒炒　枸杞各一

两　黄柏八钱　元武板刮净，两半　五味子五钱

少夫人

三疟之后，中脘痞结，气郁生痰，痛呕少食，兼之经水愆期，来时作痛且呕，甚至经逆不调，而脉细并涩，视其形气未弱，血则有余，而气太郁，色虽紫而有寒。乃因血积胞门，或凝子宫，致冲任不荣，经年不孕。今取义于震阳也，一索而得长男。更欲求其虚灵不昧之性，使三气混合，自然一举而得子矣。

熟地　川芎　白术　肉桂　菟丝　归身　白芍　艾绒　吴萸　枸杞　川断　香附

金匮陶叔和年五十外少腹有块

少腹是二阴所处，今少腹若有形质，其势日甚，上冲至胃，皆由平素胃阳有余，肾阴不足，湿热痰饮，日渐下趋，遂使阳不通阴，升降失职，非疝非痞，无所定名，潜匿其间，时或隐现。投以温治则热，凉治则寒，究竟下焦之邪，不因有形之蓄积，始来然耶。

茯苓　瓜蒌霜　山楂肉　半夏　飞滑石　延胡　青木香　川楝子　白蛳螺谷　水泛为丸。

吴载旸小腹痛症

二便俱闭，小腹形如覆杯，手不可按，浊气上逆，则烦闷不舒，暴怒趋急，渐至如此，膀胱气不化行，精液复伤，脂腴凝滞，闭塞下元。宜通达气血之滞，瘀散胀消，二便始快矣。

川连五钱　牛膝二钱　郁金　木通　枳壳各一钱　车前　桃仁钱半　韭汁一小杯　调琥珀末二钱。

又脉象略和，少腹痛处高突亦平，但交阴气冲，乃浊阴之邪，上干犯胃，尚宜渗利，以清肃上焦。

茯苓　泽泻　广皮　川连　山栀　知母　麦冬　石斛

江城东门外张腹胀症

少腹有形，似疝非疝，汩汩有声。此寒湿结于膀胱之络，非温不通。

肉桂　吴萸　干姜　小茴　香附　白术　茯苓　川附　半夏

苏载舆令政咳血泄泻症

夫人之症，由肝及脾，由脾及肺，致左胁呼吸引痛，中脘嘈杂，呕吞酸水，甚至脾虚上泛，面目色黄，燥咳动络，血随上溢，三者之恙，总不离乎燥火内伏，气逆上膈。故肝邪犯胃，且肺之清肃失司，不能平木，肝气上涌无制，变生不测。今和脾胃，滋肝木，俾气火之燥逆渐平，再商后治。

枇杷叶　冬桑皮　丹皮　天冬　谷芽　白芍　生鳖甲　稽豆衣

又大凡阴虚则火亢，内劫其津液，致咳无痰，又复脾虚，大便多泄，元气津液，亦从下走，且肝之燥逆，横格于中，上凌肺，下侵脾，以致咳泻不止。因思古人云：肝苦急，急食甘以缓之。又云：治肝必先实脾，况脾为肺之母，万物赖土以生。今拟养脾保肺和肝，不燥不滋，固本为先，庶几有合于病情。

麦冬　茯苓　白芍炒　人参　扁豆炒　谷芽　北沙参　南枣

殷家庄朱堃官时感症 乾隆甲申五月初三日

身热十余日，头有汗而热不解，口苦耳聋，自利不止，即此已为上厥下夺之症，前医所用辛凉达表不应。今细按脉皆浮弦，舌苔白滑，气弱神倦，治法宜从一表一里和之。用柴苓法，俾两阳之邪，自然解散矣。

茯苓三钱　柴胡　淡芩　猪苓　泽泻　半夏各一钱　桂枝五分　葛根二钱　生姜

初六　脉浮弦略减，自利稀少，里邪欲和，反恶寒者，表邪亦欲和也。身热，絷絷汗出，口渴，有转退少阳之象，用温胆法以清余热。

半夏　茯苓　甘草　枳实　花粉　黄芩
广皮　竹茹

马

脉数细少神，瘟毒之邪，郁而未散，一身斑疹隐然，症非轻候。

镑犀角　赤芍　豆豉各二钱　葛根一钱　连翘　山栀各钱半　贯众去泥　芦根各一两　大力子生研　滑石各三钱　茅根五钱

第三日方　荆芥　赤芍　牛蒡　元参　小生地　干葛　贯众　芦根

第五日方　左脉微而无神，甚属可虑，右脉数实，十余日不大解，颇有下证。但烦躁不宁，未敢轻下。且以竹叶门冬饮，止其烦乱为第一。

竹心五分　川连五分　麦冬三钱　茯神三钱　鲜生地打汁五钱　犀角一钱半　甘草三分　知母一钱　灯心三尺

第七日方　少阴之为病，但欲寐，躁不得卧者，不治。舌卷或唇焦，不大便，脉微欲绝，用苦辛入肾救逆。

阿胶二钱　川连五分　大生地五钱　鸡子黄三枚　天冬一钱　犀角尖一钱

第二剂症稍减，去犀角，加当归一钱，麻仁炒研三钱，白蜜三匙，调服。

第九日方　焦谷芽　麦冬　茯神　石斛　小生地　阿胶　丹皮　地骨皮

十一日方　大生地五钱　犀角钱半　元参　丹皮　山栀仁　黄芩各一钱　茅根五钱

十三日方　诸症悉退，余热未尽。大原生切片水浸打烂绞汁入煎，五钱　麦冬　谷芽炒　石斛各三钱　川贝　知母　元参各一钱　竹心五分　灯心三尺

程载光时感症

冬温邪伏，起于吐泻之后，致中气不和，热不减，神昏谵语，口渴恶心，苔白厚，左胁呼吸不利，肺气不清，时咳，总之热邪为害。

按脉浮大，且无汗，邪尚在经，未入乎府。宜先理阳明，邪散乃愈。

广皮　半夏　云苓　楂肉　杏仁　石膏　豆豉　芦根

二诊　脉浮大而数，因得微汗，势已略减，外热稍清，舌苔黄黑干燥，大便有转矢气，结燥未下，胃不和。前方再为加减，此时里热重于表矣。

广皮　茯苓　半夏　滑石　杏仁　石膏　前胡　生楂肉

三诊　脉症俱减，里热未尽，胃不和，大便未通，小便赤色。再用通利下焦，以生津液。

茯苓　滑石　瓜蒌皮　淡芩　泽泻　生楂肉　生谷芽晚齿痛，用清胃散一剂。

四诊　脉象略减，热亦稍清。此系余邪不足虑，惟左胁痛处，大如手掌部位，乃肺之经络，痛且拒按，系积伤气血，非细故也。用和伤之法。

川连　桃仁　滑石　瓜蒌皮　牛膝　红花　骨碎补　柏子仁

七诊　当归　川芎　桃仁　骨碎补　三七　丹皮　郁金　瓜蒌　刘寄奴　桑枝

八诊　生地　紫菀　川贝　地骨皮　桑皮　丹皮　麦冬　花粉　生苏子

九诊　胁痛少减，时复寒热，痛处发出白疹，隐现不定。此系从前留滞之余邪，因虚不能外达，所幸日饮糜粥，藉谷气渐充而见。忌用升提，只宜和胃养阴为法。

炙鳖甲　茯苓　丹皮　川石斛　小生地　广皮　制半夏

贡一帆先生方案

本镇某

食物化精，胃火盛，津液蒸变浊痰，逆阻气道，清肃之令不行，膈闷吐酸，痰多咽噎不利，见症在上部，宜甘寒清降。

活水芦根五钱　全瓜蒌打碎，三钱　甘草三分　水飞滑石三钱　橘红钱半　枇杷叶钱半

陈尔毕请叶天士先生看过不效，乾隆五年六月

行血无瘀，通则复痛，病起于忧思郁结，症属气分，非干阴血瘀凝。由脾胃之阳，郁遏四肢，故为厥冷。阳不降，阴上逆，暮夜则痛，乃胸痹之沉锢。仲景每使辛温之药，开通郁遏之阳，仿以为法。

瓜蒌　薤白　半夏　白酒

黄遇春头痛症

遇兄之症，至今念载。据述发时必先不寐，而后头痛发热。诊得脉左细弱，右弦大，乃阴虚阳盛，卫气不得下行之故。从阴引阳治法。

制半夏竹沥拌炒，三钱　秫米炒，五钱　甘草五分　夏枯草一两

孙御千先生方案 先生自记原本

丁亥正月二日，夏万隆子傅生，年七岁，卧床月余，身如燔炭，无汗干咳不食，儿科屡治，病益增，因请予视之。病热日久无汗，肌肉瘦削，扪之热愈炽。近复增干咳不食，纳谷无味，腹痛，按之虚软，诊脉左小右大而皆数。此肝胃之热已深，昼静夜剧，渐积为虫，有自来矣。再以去冬亢旱风燥之邪，乘虚上受于肺，咳频而愈增其困耳。用内外兼治法。

鲜地　骨皮　丹皮　玉竹　甘草　花粉芦根

甘蔗汁一杯冲服，四剂后热退汗出食进，继用肥儿丸一料大效。

丁亥清明前三日，予至洋岐徐葆中姨丈处，其兄潮音女，适无锡北门内杨蒪霖者，病甚笃，拉予往视，因述其概。

瘕聚少腹，偏左有形，发亦从左，升至胃脘，累累然满腹，便溺为之阻塞，顷之腹中气喧胀消，仍归少腹。医有平肝若左金之属，温补者肾气之属，论奇脉辛香苦温之属，寒热杂投，历治三载，日夜发作愈剧。今交春分节后，寒热大作，望之面如渥丹，而仍洒淅恶寒，骨似蒸苏，究则上热下冷，况兼头汗淋漓，气怯神倦，种种虚候，所共睹矣。从前脉象，据云细弱，今左弦而右大，中虚无神，阴阳有离脱之兆，可惧之甚。所幸经水届期不爽，生生未绝。大凡此症虽由肝郁起见，目今病久体虚，下焦脉海乏气，络虚气阻，易于聚结耳。今以峻补之剂，培其阴阳根本，敛其阳光下潜，仍不离通络之结也。

人参　鹿茸　北五味　熟地　紫石英　阿胶　当归　小茴香　牡蛎

丁亥六月，侄患痢极重，治疗月余已愈，然不能戒口戒气，复发。延至闰七月二十日外日没时，人事昏沉，更定后方苏。余诊脉细弱无神，右关为最，腹如仰瓦，脐右动气大如鸡卵，震跃不息，中虚已极，生气索然。投以建中法，次日病势不减。延姜体乾诊之，案云：

久痢亡阴，以致肉削形夺，神迷如厥，申酉属阳明时分，肠胃津液久亏，故现症若是，姑以养阴清燥之法治之。

真阿胶　大沙参　生白芍　炙甘草　冬桑叶　天门冬　生白扁豆

二剂后，下午神思不昏，再请戚向书姜体乾同诊之，向书案云：

痢下肠垢，五十余日，犹腹痛抽掣，憔悴尫羸殆甚，几几欲脱矣。虽胃口有滞，势难消导，急救其阴，以恋其阳，仿佛复脉汤之意。

天冬　麦冬　生地　阿胶　麻仁　炙草　白芍　南沙参

药无过煎，三五十沸即服，取义乎浊药轻投也。

八月初六日，脐旁动气已平，腹亦渐厚，痢减腹不掣痛，惟所下黏中有白点不已，众皆望其向愈矣。予与姜戚再诊之，案云：

诊左脉弱，右较有神，连进复脉汤，中宫

柔和，而神乱烦躁俱止，有津回液转之机。此时不问其虚，安问其余。

大生地　麦冬　生扁豆　炙草　大沙参　清阿胶　白芍　大白藕片五钱　井水煎五十沸服

自此之后，又服消积去滞丸药缓攻一法，余症俱减，而痢终不止。家贫不能服参，胃中邪火燔灼，日啖羊肉厚味斤许方快。凡除中能食，大约不过数日。此竟有月余不辍，但利不上，身亦不能转侧，面浮足肿，脉息俱绝，又延二三日方死，亦事之罕见者。是役也，虽未收功，医法另出一种，亦堪传也。

浦景文暑症治验

丁亥七月，浦景文患暑症，愈而复发，壮热不退。医者先发散，继则重用犀羚连石等药，连服数剂，身热渐退，舌苔反煤黑，两脉沉而数细，手指牵掣不停，眼目定，人事一毫不省，以手拍额上，微有醒意。予曰：此虚邪未清，寒药遏之太过，邪已舍于神明之室，顷刻难支。正治方法，已不能施，速以奇法治之，为订一方。

钩藤　丝瓜花　竹心　鲜石菖蒲　鲜荷叶　扁豆花　薄荷头　竹沥一杯

另取净水一杯，碾入犀黄五厘，即以煎剂调服，服后神思顿清。二剂后，舌上黑苔脱落，即能言语。惟两目赤翳遮满，视物一毫不见，家人咸以目损为惧。予曰：无妨，此阴虚也。须以大剂补阴药，兼粥食并进，五六日翳退目明，调理一月，方能起床。

毛禹谟时疫症

丁亥五月，长泾镇毛禹谟患时症，本镇医家，以三阳经药发表，苦寒药清火杂治，自余汗后，热不衰，神昏默沉，遍身似斑非斑。时复躁扰狂越，谵语片晌方定，胸腹按之痞满，咽喉多痰，舌苔色白中央黄，诊脉皆数大。此时行疫邪，横连募原，不易解散。遵吴又可法，用达原饮疏利之。

槟榔　厚朴　芍药　草果仁　知母　黄芩　甘草

二剂后症减二三，但暂时有如狂之状，欲殴人，大便闭结，于前方中加生大黄三钱利之，所谓三消饮也。其病遂不劳余力而愈矣。

王仲良阳虚证

丁亥冬至前，王仲良患伤寒，宋朝宗用羌活冲和汤二剂不效。戚向书诊之，身热脉沉而头不痛，曰此少阴证，须服麻黄附子细辛汤，发表温经。连进三服，亦无效。盖因其人生意操劳过甚，又多外宠，胃中有寒湿宿病蛰藏，与乾健之阳，素已衰微不振，直宜少阴附子汤法，细辛麻黄，过于外散，尚非法也。次日再诊，其父缵臣初不为意，向书曰：脉中神情来往不续，病难收功。举家惊惶无措。请体乾曰：事虽急，速进大剂参附，犹可挽回。用附子五钱，人参二钱，日夜各一服不效，且神思散漫，口中白沫，勃勃上泛，进吴茱萸汤又不效，再拟方。

人参四钱　附子五钱　五味　龙骨　牡蛎　益智仁

连进二剂，脉象或断或续，竟无寸功，招予同王履安、姜体乾、戚向书四人共商，议用黑锡丹碾化，参汤调服。白沫始下，少顷复上，再服又止矣。煎剂仍以前方频服，无可更改，日夜服参三四钱，两日后脉象来复，有向安之兆。伊新亲唐叔文，竟邀陈杏三来看，用六君子汤加减一剂，次日脉右尺又断续，左关微弱如丝，涎沫又上，危症复见。仍守前法二日，脉续涎沫可咽，而疲倦不堪，反甚于病重时矣。此后症屡增屡退，计服黑锡丹九钱，人参三两余，后改用八味，从阴恋阳，膏子以平调上下，立春前始能起身，犹腹痛胀闷，进真武汤而泄泻胀宽，再以参剂调补平安。是症也，赖有向书之先识，体乾之主持，二人之功居多，而予与履安，商酌赞襄，他人不能生别议，方克起一生于九死，为无功之功也。

季二世兄谐禹，赘于赵室，伊妻六小姐，年十七，患利极重，乃翁韶度乘请入城，时戊子七月十九也。利已五六日，始纯红，继白色相杂，今下纯白黏腻，昼夜四五十行，后重窘迫，多在腰尻尾间之间，少腹不过微痛，胃口不能纳食，阅前方并未解，用硝黄重剂增剧，外邪暑热凝结，下焦无从解散，先通其壅。

川连　生姜　秦艽　枳壳　木香汁　槟榔汁　楂肉　神曲　桔梗　荷叶　陈仓米煎汤

服一剂，次日坠痛少减，腹中喧响，矢气甚臭，滞未尽而有粪，色赤，且喜知饥纳粥。书谓下痢气者，当利其小便。急开支河以通之。

滑石　茯苓　甘草　川连　青皮　扁豆花　广皮　荷叶　阿胶　白芍

初二日　早诊，痢已减半，谷食渐增而安寝，脉皆和缓，右尺独劲大不平，浊邪陷于大肠之分未清。拟将欲降之，必先升之之法。

羌活　升麻醋炒　柴胡醋炒　滑石　甘草　防风根　茯苓　广皮　楂肉　槟榔　荷叶炒　南沙参　陈米煎汤

晚进末药一服　地榆　银花　木香　楂肉　麦芽　茯苓　广皮　甘草　以肠胃病必渣质有形，宜散不宜汤也。

初三日　痢止便溏，肌润泽有汗，神思清爽，谷食顿加，脉细弱而数，痢后阴亏宜和。

阿胶　白芍　炙草　扁豆　建莲　砂仁　广皮　茯苓

按：戊子少阴君火主气，小满后三之气，正属司天客气，亦属君火加临。二火盘于太虚，风自火出，日日大风亢旱，自春至秋，逢风息之日，即炎蒸异常。立秋之后，上自湖广，下至江浙，皆患疫痢，色赤或五色相杂，虚者受之，不必噤口而入脏肢冷，五六日告毙矣。轻者由赤转白乃愈，疟疾绝少。夫火盛之年，木能生土旺胃，因木火同性，肝胆肆横，挹取胃中津液，肠胃中被窃空虚，暑毒乘虚内袭，故患痢者多疟疾，乃少阳经病，木旺邪不入，故

少治痢之法。用往年败毒散芍药汤香连泻心等法，俱不效。因肝为刚脏，宜制以柔，阿胶、白芍。胃属阳土，喜通恶塞，人参、茯苓、炙草、陈仓米。因所伤在胃，与脾无与也。荷叶升清，广皮利气，银花清少阴君火而解毒，肠中壅滞，少加槟榔汁，本年治痢之药如此。

赵羹和令堂汪氏暑症

戊子六月，赵羹和令堂，因两孙布痘而夭其一，劳碌悲伤之后，骤发寒热，呕吐头痛，汗多腹中胀闷，二便不快。城中医者，先用小柴胡汤，后因其胸闷恶心，加入草豆蔻之辛温，遂困苦不堪，乃招予治。诊左脉不弦而小弱，右洪大，头偏右痛，抽掣入巅，目白赤，时泛恶心，交申酉时，则寒微热甚，口虽渴，脘痞不能饮汤，苔白，汗出淋漓，似有昏厥之象。余曰：此非少阳疟症，乃暑邪由肺入胃，暑必兼湿，而作壅阻，弥浸三焦气分，若延入营中。须防变幻，遵河间法，用宣明甘露饮，一剂症减半，二剂寒热止，改用人参、麦冬、甘草、竹叶、半夏、茯苓、五味、粳米，霍然。

祝肇文夫人痉症

祝肇文之妻，王巷徐东旭孙女也，四月归家，患时症发斑。太叔岳宗圣，知医调治，先用荆防风栀豉，继进犀羚膏连生地诸凉剂，二候不退。肇文作札致施兄登士，请予往视，至巳二鼓矣。进诊面光亮，目赤神思瞆瞆，手频欲缩去，舌赤齿燥，问之微微有声。余知其痉厥将至，曰今已更深，且不服药，明早进视，已口噤目定龂齿，两手牵搐不定，身僵无汗，面赤如妆，脉弦大搏如指数，右洪大，刚痉之症悉具。此邪未发泄，凉剂遏之太多耳。为用葛根、花粉、白芷、防风、僵蚕、犀角、羚羊角、牛黄、蚌水、钩藤、竹沥宣达阳明经分之邪，祛痰开窍，以息内风相火。服一剂，至夜半得汗遂苏。天明予欲归，时复又微厥，肇文甚恐。予曰：无妨，再服一剂，自然减可。至

龙砂八家医案

第二日到彼，诊脉数小而不能鼓指，虚汗津液，已现虚象。即用生地、麦冬、阿胶、白芍、炙草、玉竹、牡蛎、茯神，令服三剂。登士见方，疑补太骤，予以病久体虚液亏为虑，决不复痉，竟加枣仁、当归，补其营阴而安。

侄倩赵元复腰腿痛症

己丑八月中，先寒战一日，大汗热退，左半身痛，腰胯更甚，足不能伸，口渴面赤，溺浑浊短涩，平昔脉象六阴，今觉数大。予思本年春夏，雨霪过多，酒客素多内湿，为订一方，五苓散加滑石、桃仁，通阳利湿，以疏下部血中之滞。服二剂，左半上下之痛俱减，稍能起坐，但腰痛连胯，膝屈不伸，行走伛偻苦楚。思嘉言先生治腰偻废，瘀血内痹者，用桃仁承气加肉桂。此邪尚在经络，宗其意立方。

苡仁　桃仁　牛膝各三钱　肉桂五分　大黄钱半　地龙九条　胭脂绵一钱　麝香一分

炒黑豆煎汤服四剂，症又轻减，大便通快，稍有血下，左足尚短一寸，不能直，每三四更腹痛，竟夜不寐。此时予虽知为血病，不知内蓄甚多，用活络丹三服。又想少阳主骨，太阳主筋，用二经之药羚羊角散一方，症不少减，但口渴不欲饮，必极滚方快，时九月天气尚热，厚褥不嫌热。元复曰：余向喜热畏冷，今服附子而病如此，真虚寒矣。余细思良久，悟曰：腹痛夜甚，卧重褥不欲饮，喜滚汤，乃血滞之候，非寒也。下之为宜，方用：

白蒺藜　茺蔚子　丹皮　赤芍　炒滑石　牛膝　归尾　郁金

服四剂，连下紫血块六七回，腰胯之痛冰释，膝筋亦伸，步履如常矣。是役也，治法虽活络丹、羚羊角散，尚属隔膜不当。余尚切病得效，其施侄新学针灸，意欲针之，予劝其勿针。其四兄怫然曰：此病无用针之理乎？予曰：针固甚妙，但无神针耳。嘻，难言矣。

太平桥季七翁令政痢疾症

戊子七月十六日，季七翁乃室，患痢极重，招予与姜体乾诊视，予约体乾同去。是日予先至，痢已半月，五色相杂。始事者令君族侄祝冀堂，为梁溪著名士，因症由脾泻转痢，为脾传肾之脏病，药用干姜、白术、赤石脂、龙骨、蕲艾、人参等，一派辛温燥涩之药，但反佐川连、乌梅，病热日重，饮食已减，面色晦滞，精神困顿已极，诊脉细涩不和，右尺激之，时又鼓指，手温足冷，又时微热，舌苔白，心中烦，腹痛后重如初。予意此非脏病下利，究为暑湿内郁肠胃，初未外达，又未内消，邪未去而阴已耗，液已亏矣。拟和阴润燥之剂。

阿胶　白芍　炙草　扁豆炒　银花　茯苓　沙参　荷叶　丹皮陈仓米汤煎

是夜只痢三次，烦痛亦减，但神倦似睡，汗微欲出，举家咸喜病减，又疑欲脱。十七日早，体乾至，同进诊。脉象虚涩，未刻交白露节，正气当倍。

人参　阿胶　白芍　炙草　扁豆花　川连姜汁炒　荷叶梗　神曲　广皮

陈仓米汤煎服，一时许即索粥饭吃，神思稍清而能安卧，惟痔痛小便涩少，口中干燥。饮以麦冬汤一次，至夜小便二次，痢竟止矣。十八日前方去川连、神曲、扁豆花，加麦冬、小麦，以养心调理，令服四剂，饭后同体乾归。

述章兴官厥症一则

甲辰十一月，章南山次子兴官，忽患头痛，面色青黑晦滞，畏寒神倦，兼有痰嗽，曾服息风和阳疏解之药数剂，身发微疹，头痛旋止，神识日呆，耳聋无汗，溺少大便不解。越三日，适交冬至节候，暮夜昏谵而遗溲。伊兄洪远，邀予诊视。其脉浮而带弦，重按空虚，验其舌上无苔，不饥不渴，但有疼痛声而不知其处，询其病之所苦，而又不能鸣其状，目视瞑而神呆。予骇曰：此症渐入厥象也。变幻最多，此时尚在游移未定之际，极难图治，必须邀同姜乾干酌议，方可主持。奈又往锡未归，不获已。勉拟降厥豁痰开窍育阴息风方法挽之。服后至夜颇安，并且得汗身凉。清晨复诊，按其脉虚象忽退，予令彼将此药再服一剂。是日体翁适归，又邀为之诊视。就予方略为加减，更进一剂，耳聋忽闻，症反变出，多言无绪，似昏非昏，似清非清，脉变不调之象，舌色忽紫，中见微黑碎裂之纹，如蚕豆瓣大，大便久闭，小便一昼夜不解。体翁悉审视良久曰：此症因肾虚邪凑，致在下之风火，上干而脱其志，心虚邪混，致在上之痰厥，气不降而失其神。况头疼起见，显系木失水涵，肝风挟温邪而上冒，风火煽烁不已，肝肾失疏泄闭藏之权，而魂志日离，邪阳挟相火冲突，使津液成痰，而乱其神明之主，则神不守舍矣。虽然，温症变厥，治亦何难，独不若此症之不归经络，不归肠胃，而窃踞于神志之间，如油入面，打成一局，安居于难分难解之地，冥顽不灵，所以现出狂言失志之状。经云：狂言者是失志，失志者死。遍考方书，前而仲景之伤寒，后而河间之温热，从无成法可求，应归不治之例。但念与病者嫡表弟兄，虽死亦须图治，莫若以灵治灵之法，望其或成为尸厥，或变为发狂，其阴其阳，归正其候，乃可斡旋于万一，亦未可知。生死关头，惟此一举而已。因与予同拟一方。

真赤苓一钱　鲜生地洗，二钱　羚羊角镑，七分　生虎骨五分　生龙齿一钱　云茯神去木，二钱　川贝母七分　炙甘草五分　远志肉炒，三分　制附子三分　麦冬钱半　阿胶蛤粉炒，一钱　小麦二钱　玉竹二钱　归身七分　广皮七分　犀角五分　白薇五分　防风四分　牛黄调入，五厘　石菖蒲根二分　竹沥二十匙　生姜汁冲入，二匙

服此药后，至夜忽作痉状，口噤多汗，手足强，痰涎满口，不能言语，至上午时候，同体翁诊视，其脉弦急，舌苔转为白色，汤水与之能咽，不兴则不知。体翁曰：此正尸厥之象也。乃照前方去犀角、川贝，加入

钩藤钱半　川石斛　真天虫　半夏各一钱

木瓜七分　胆星末调入　诃子肉炒，各五分　石菖蒲汁五匙　龙齿减五分　远志姜汁炒，加至五分　附子加五分　竹沥加至半酒杯　姜汁加至五匙　牛黄加至一分

服此药后，至夜半忽发狂，天明复诊，其脉弦大而数，谵语狂妄。体翁曰：症转阳分，已见发狂，可无虑也。

羚羊角　鲜生地　赤茯苓　上阿胶蛤粉拌炒　净钩藤各钱半　净天冬三钱　云茯神三钱　川石斛　玉竹各二钱　远志姜汁炒　广皮　炙草　炒大黄　木瓜各五分　犀角汁冲入　胆星末调入　防风各三分　真天虫洗炒　麦冬　白薇各一钱　牛黄调下一分　小麦二钱　生铁打碎一两　生姜汁下冲三匙　石菖蒲汁冲下半酒杯

服此药后，至夜能寐，狂言少减，仍照前方去生铁。

鲜生地减用一钱　牛黄减用半分　炒大黄减用三分　犀角汁减用二分　金器一件　苡仁酒炒钱半　炒白芍八分　当归身五分

自服此后，狂越渐平，寝食得安，不药而愈。予因此症变幻非常，体翁议论卓立，出口皆应，故能用药灵妙，信手而验。谁谓医家无斡旋造化之功耶，详记其治，以为来者用法之一助。

戚金泉先生方案

施港王

弱脉神虚，肢振鼓栗，暑风内郁，药以寒凉杂进，病日益甚，体日益虚，以致神识渐有昏沉之累瘵，姑以枇杷叶散挽之。

枇杷叶　公丁香　茅根　木瓜　香薷　麦冬　厚朴　炙草　陈皮

十九日再诊　脉颇有神，鼓栗已减七八，舌苔尚白，胃阳为寒苦大伤，畏风多汗，以建中先立中宫之基。十余日不大便，此胃气不下行，必得健阳中运，化物自通，无庸攻伐。

生白芍二钱　桂枝木一钱　炙草一钱　大枣

三钱　炮姜五分　黄精二钱　枸杞子一钱

井水二碗，滤去渣，加入饴糖五钱，再煎至半碗服。

二十七日三诊　左寸关脉，浮弦而虚，右浮大，按之无神，舌苔白滑，鼻与环口，气色青黑，面微浮，身仍发热，鼻多汗，头痛烦闷不止，心加饥，食下则眠睡，中土阳和之气不运，风木厥动，水谷与风暑，郁而变幻不一，病根实深，未可轻视。仍从初诊静顺汤法，冀其中旺木和。

牛膝酒拌　木瓜　云苓　制附子各五分　炮姜　防风　诃子　炙甘草各三分半

上村朱女

咽喉哇塞，吞咽如有物碍，是为炙脔，肝气郁结所致，非清凉可解，宗仲景辛散开结之法，用半夏厚朴汤。

制半夏　制厚朴　真紫苏　赤茯苓　生姜

章

春夏阳升，忽然面目虚浮，畏寒喘息，渐渐肢胀，其为风水何疑，进分消五皮等法，皆疏里而不及表，徒增汹涌之势。今肤光亮，邪无去路，且以小青龙汤开其膀胱。

麻黄　桂枝　干姜　杏仁　细辛　滑石　苡仁

发汗后肿势大减，喘息渐平，但脉微神倦，恍惚惊惕。此水去而封蛰不固也，以真武镇之。方用真武汤，服数剂后，即以此作丸料。

梅里邵 七月二十七日

脉左涩结，关芤，右亦涩弱，失血十几年矣。今怒动肝伤，气逆上溢，精遗龙雷不宁，甚至无梦自泄，此阳虚阴必走也。当处巅阳发泄之候，尤贵调平气分，恰与仲淳三要，宜降气不宜降火符合。

青铅　柏叶　艾叶　线鱼胶　蔗节　荷叶

加八味丸三钱，红绢包煎。

又初一日，大暑之第七日也。连进济生八味丸两服，而血色遂稀，精不复遗，五内之病情，亦可略见矣。切其脉，亦似前日较胜，少涩结之形，有鼓荡之致。若云不能敛气凝神，毕竟氤氲之气，与乾健之阳，总未必反失冲和也。尝考阳虚之治有二，一理中，脾宜升也；一摄下，肾主纳也。今是龙雷不肯潜伏于收藏之地，反升清阳之所，故必引之导之。咸以润之，介以潜之。由此调摄勿懈，庶几病魔可却。

龟甲　苁蓉　牛膝　杞子　青铅　线胶　蔗节　送八味丸三钱。

壬辰秋分夜半起，今已四月，发热左胸胁痛，难以转侧，咳吐自汗，无头痛身痛恶寒等症，舌无苔，大小便自可，腹中和，口渴不欲饮，先悲泣而后能嗽咳，出痰有秽气，毛际胀痛不可近，脉弦大而数，目微赤，面色滞，多叫呼，与《内经》悲哀动中则伤魂正合。今正值四气风木湿土退，五气君火燥金加临，遇悲哀抑郁之境，用甘麦大枣，清燥救肺，枇杷叶散，静顺四汤意。

冬桑叶　净枇杷叶　飞滑石二钱　杏仁钱半　南沙参　炙草五分　麦冬肉钱半　瓜蒌皮一钱　麻仁　小麦三钱　南枣二枚　茅根二钱　木瓜三分　丁香一分　厚朴五分　杞子五分　牛膝五分　云苓五分

叶德培先生方案

阳明瘀热发黄，胸膈拒按，胁肋胀满，陷胸汤深为切当，再加以渗湿利浊之味，服之一剂可也。（发黄）

一人年将五十，身体肥健，素患肠风下血，已十余载矣。去冬因思虑忧郁，忽然下血数斗，后又下如尘水，或如猪脂状，延至今春，所纳之食，汩汩下行，不得停留变化，甚至直出如箭，以致肛门脱出数寸，每以热汤浴之，睁叫托入，顷之去后，其肛复脱，一昼夜下痢二十余行，苦不可言，面色浮肿，夭然不泽，唇焦

口干，鼻孔煤黑，右寸浮大，重按无力，脾脉软弱。（痢）

昨服一剂，药后内邪消去，但手太阳之脉洪数，此胃气未服也。今宜扶胃养脾为主，勿亟亟于治痢，痢亦自止。

白术炭　白蔻　紫朴　黄柏　广皮　木香甘草　茯苓　神曲　锅巴　建莲　泽泻

脉渐缓弱，嗽减痛止，胸脘亦宽，平昔木旺土衰，久患脾泄，中气大亏。若饮食杂投，诸症复增，愈难调摄，须慎之。（嗽）

橘红一钱　杏仁钱半　枳壳一钱　柴胡八分黄芩钱半　花粉钱半　知母一钱　楂炭三钱　六曲钱半　灯草三尺

肝脉渐平，胃脉反见滑大，此皆饮食不调之故。

麦冬三钱　元参一钱　花粉钱半　山栀仁钱半　橘红一钱　杏仁一钱　枳壳一钱　楂炭一钱灯心三尺　服二帖，去楂肉，加泽泻。

徐商珍令媳左腰膝足肿流走疼痛麻木

乾隆六年

六脉迟弱，两尺尤甚，左腰膝足肿，关节间疼痛麻木，遇温暖即稍止。此系三阴经之恙，治宜温肾养肝活络为治。

当归三钱　川芎钱半　肉桂五分　秦艽二钱川熟附八分　牛膝二钱　独活一钱　南仲二钱川断二钱　桐皮二钱　桑枝炒，二钱

左三部细弱，右三部滑大。此系病后失调，肺未清，胃为痰食所阻，而畏饮食。拟平淡药几味服之，自能渐愈。（痧后）

通州老相公姓胡

六脉弦数，外见寒热往来，间日而作，两额巅顶微痛，舌现黄苔，饮食不贪，小便通调，大便艰涩。此统属少阳阳明两经疟症之象。今治宜用小柴胡汤主之，加入阳明之药一二味。服之两剂，再议损益可也。（疟）

柴胡　黄芩　枳壳　知母　花粉　甘草

橘红　杏仁　桔梗　竹青　灯心

尊翁六脉弦数，身热如烙，舌起黑苔，中脘按之而痛，大便自利，小便赤色，邪热郁伏，值此高年，属在大险。拟方服之一剂，若能稍减，即是生机。（时感）

石膏八钱　川连一钱　连翘三钱　柴胡三钱葛根二钱　黄芩二钱　枳实二钱　甘草五分　知母二钱　山栀三钱　竹叶十片　灯心三尺　服之大效。

又六脉洪滑有力，舌燥唇焦，胸满胀痛，手不可按，口渴无汗。此阳明夹食之候，法宜先用解肌，后议清里可也。

粉葛三钱　石膏二钱　豆豉二钱　山栀钱半枳实二钱　甘草三分　薄荷一钱　姜二片

又初八日，晚诊得右寸关滑大，肝部浮数，腹痛虽平，而肌表之热未退，主解肌清表。

干葛三钱　石膏三钱　桔梗一钱　甘草三分黄芩一钱　蒌仁二钱　泽泻一钱　丹皮一钱　芦根五分　姜二片

七元泾陶世揆九月吐酸

呕吐酸水，连饮食俱出酸味，觉刺心而痛，系好饮酒之人，服四帖愈。

茯苓三钱　桂枝木一钱　泽泻一钱　黑山栀姜汁炒，二钱　橘红二钱　苍术钱半　楂肉二钱砂仁一钱　甘草五分　半夏二钱　姜汁二匙　铁锈水三匙

三疟之发，由风邪痰饮，伏于卫至深之处，始以散邪为主。若病久又必崇土为先，兼和营卫，脾土健，营卫和其邪自不能留矣。

炒白术钱半　嫩黄芪一钱二分，酒炒　归身一钱二分　炒白芍一钱　茯苓钱半　川桂枝五分广皮一钱　半夏钱半　炙草六分　秦艽钱半　大枣三枚　老姜二片

清晨河水煎服四剂，后去桂枝，又十剂，戒力作，忌发物。

钟狱处陈老老

左胁中痰气结成痞块，按之汩汩有声，服

之大效。

半夏姜汁炒，三两　白术土炒黄，一两　上肉桂去皮不见火，五钱　炒山楂二两　姜黄晒，一两　炒白芥子一两　瓦楞子煅，二两　醋炒青皮一两　广皮括去白，二两　炒茯苓二两　生木香五钱

共制为末，醋打神曲糊丸，如绿豆大，每服三钱，姜汤送下。

学山公方案 讳宗岳字岱瞻

王业侯令政伤寒治验

业侯令政，素多郁怒，因产后嗽咳未除，口干喜饮，至春夏之交，忽恶寒壮热，身重头疼，其上则时欲饮水，水入即吐，下则气痛泄泻，小水全无。所服皆柴胡、黄芩、桔梗、竹茹、泽泻、猪苓等药，外热似减，诸症转甚。予忝在相知，为越俎而代庖焉。诊脉两寸浮大，关尺弦数，且闻嗳气频加，并见上气难忍，不得不略陈一二。以辨症定治，大凡伤寒之来，始太阳而络厥阴，在一经则有一经之症，有一经之症，必有一经之脉，以符合之。虽其错综变化，自不可执，要不外乎同中察异，所谓有者求之，无者求之是也。故有时上病不必治上，下病不必治下，从乎中治；有时上病而反治下，下病而反治上，运用存乎一心。夫当头痛治头，脚痛医脚，遂以毕神奇之用，而称大方家哉。即今外显恶寒发热，头疼吐逆，是太阳表证未解也。喜饮汤水，仍不能饮，非热邪之入里，乃津液结聚于胸中也。肺主气，水出高源。故经曰：膀胱者，州都之官，津液藏焉，气化则能出矣。胸中为津液结聚，兼以素多郁怒，遂使肺失其职，不能通调水道，下输膀胱，须开其水饮，达阳和，则上之口干，不治自愈，而下之小便，不利亦多矣。因请立方，遂以小青龙减麻黄、细辛、五味，加茯苓、前胡、紫朴、苏梗、广皮，一剂立效。嗳气未除，两寸尚浮，

此气逆上也，再加益智、香附，服后向安。但下午微寒，寒过又热，至天明始退，如是者二日，此客病已去，本病犹存。因用调理脾胃，兼养血分之品，投之乃愈。壬寅初夏

桂枝　白芍　炮姜　炙草　半夏　茯苓前胡　紫朴　苏梗　广皮

陆绳武令政产后发热论治

产后之症，以补养气血为先，虽有他患，以末治之。所以内热口干者，不得任用寒凉，用寒凉则新血不生。而胃阳受困，头疼恶寒者，不可专行发散，行发散则气随汗出。而精神告匮，前六七日时见脉势涩弱，饮食不入，乳汁全无，频频自汗，以为平素体虚，而产后过伤气血，用阳阴平调之剂，从缓治也。目今寒热时发，神气不清，脉来涩数而弱，左关略旺。大抵皆阳阴二气，自为乘侮，非干外邪所致。其神气不清者，一由于血室空虚，留瘀得以随热势而入，一由于胃阳不固，心神因以随自汗而伤。法宜生血以退热，养气以安神，开胃以加食，乃能痊愈也。

俞君爱令郎危症治验

今春三月中旬，周庄俞君爱次子来，述其兄病症危笃，坚请一诊。至则见其面鼗神瘁，口噤自合，脉来软弱，沉思半响，因诘之曰：是病外无六经之邪，内无五脏之患，莫非负重远行，枵腹任劳乎？何厥状之困顿，至于此极也。其家人曰：兴工筑岸，半月来勿得休息，继又到贵镇探视，食生冷难化之物，归至中途，呕吐频作，胃中由是胀痛。三月前服导滞丸，大便行过数次，然终饮食不思，胀痛自若，转觉神气愦乱，今病危矣。原先生有以救之，乃恍然曰：劳苦旬余，过伤脾胃，复食以难化之物，其不能容而吐出也宜矣。一吐则脾胃愈伤，从前困倦之态，始显呈于外。药贵半养神而半和胃，乃能奏效收功，服下二剂，果不爽言。

戈道士劳伤发热咳嗽治验

戈道士，年二十余，先患伤风咳嗽，旬日后，勉力负重，发热卧床。于是口渴痰盛，自汗胁疼，兼下血水数次，微利便黄。前医四剂不效，加以气短食减，来延予诊，予见其面色浮红，三言三止，早已知属虚者半矣。乃诊之则弦数浮滑，左大于右，一似有余者然，然按之豁如，且不耐久诊，久则手动作振动之势。告曰：乃知内伤外感并发，由下虚而上盛，气怯而神露也。若纯用下气清热等药，症将不起矣。方用丹皮、花粉、桔梗、桑叶、橘红、薄荷、甘草、茯苓、白芍，加倍灯心为引。一剂热退，二剂气平，再服二帖，去花粉、薄荷，加麦冬、苡仁，遂获愈。

陆久凝三公郎寒热胀痛治验

泗港陆九文昆仲，夙年相知也。仲秋之月，久凝三公郎，忽寒热头疼，从胸至腹，胀闷不堪，久文知医，先服解肌消导之剂，不效。来镇相邀，值予在云亭曹氏，乃请承调元往诊。用小柴胡加石膏，头疼虽止，诸症转甚，加以恶心。使者相望于道，适又他出，不得已延余弟宇瞻诊视。云是结胸，主以瓜蒌、山栀、枳实、竹茹、黄芩等药，服后胸腹愈痛。伊兄允升，躬叩予门。同仲儿寻至慕义庄，飞掉归家，薄暮始得抵彼，病者闻声欣然曰：先生其救我乎。盖望之久矣，予因思结胸成于下早，否则日久邪陷亦成。今疾作而痛随起，定非结胸，细按右脉弦中带紧，其间必有寒物阻住升降，以寒凉治之，所以胀痛日甚。况是日阴雨两旬，天时之湿，感召极速，必平胃散加藿香、腹皮、苏梗、半夏、柴胡、乌药，始得破其壅塞。忙服一剂，下咽后恶心顿止，觉腹有声如雷，顷刻胀痛若失，遂能安卧无虞。丙申仲秋存案

苍术　陈皮　厚朴　甘草　藿香　腹皮
苏梗　半夏　柴胡　乌药

蒋天祥令郎伤寒危症治险

蒋天祥令郎，年十三，今秋患伤寒，更数医调治，有用麻黄发汗者，有用石膏泻火者，更有用牛黄大黄清心行滞者，鲜获一效。后市医以启脾为主，自谓妥当得法矣，亦卒无成功。比及四旬，势病转剧，将治后事。乃延余诊，涕泣哀告，请决行期之早晚，非以望愈也。余观大肉已脱，面赤唇红，时时干咳，午后发热尤甚，六脉浮数，两寸兼大，知其精液被药久伤，肺金为火所烁，是为阴虚阳盛之极，不速治之，必变成痨瘵，虽勿即毙，亦难望愈。所喜者，三部中无弦急不和之状，犹有生机。遂慰其父曰：是病虽重，可以不死。予且勿忧，从前之药，悉属误治，倘能坚信予言，数剂必获全效。方用门冬、青葱、沙参、秦艽、白芍、丹皮、甘草、薄荷、桔梗、桑皮、橘红，一剂热退，再剂身凉，咳犹未除。去薄荷、秦艽，加五味九粒，石斛一钱，连进四服，气平咳止，即思饮食。是余独有确见，所以立方用药，得心应手，因笔之以志一时之见云。

方裕远政伤寒发痉将危治验

方裕远政，寒热如疟，柳仁和以解肌清热之法治之。数剂后神昏口噤，手足拘挛。有蔡松涛者，江宁人也，近居吾乡，新与方结为秦晋，迎归调治，见势危急，束手无策，遂辞去。于是遣使相招。进诊时，力持其手，乃可切脉，观松涛所定药案，议论似是，用药实非，犹以一杯水救一车薪之火也，安能起一生于九死哉。即索笔纸，立书数行，大约谓风寒湿三气，杂合难解，正虚邪盛，以至此极。当遵太阳刚痉法，用桂枝、天麻、钩藤、秦艽、木瓜，通其经络，茯神、菖蒲、半夏、甘草、丹皮，开其心神，频频灌下。半日人事稍清，三宿手足亦舒。见胃虚神困，加人参、归身，平调四剂。裕远以为无事，不复医治。半月后神呆气滞，语言恍惚，就商于予，为用清心消痰之药，遂

获愈。

又伤寒后神呆气滞语言恍惚论治

裕老夫人，秋间患伤寒，濒于死，余为起之，实未痊愈也，迄今神呆气滞，语言恍惚，目不停瞬，请约略言之，以定主治之方。经曰：言者心之声也。又曰：心藏神。是故心气实，则神完气固，可以虑周万事，而应变无方，可以答对如流，而秩然有序。伤寒之来，津液先耗，邪气内陷，昏愦累日，不语经旬，知清阳之受困者深矣。所以饮食如故，形体如故，而其神明之地，久为余邪所据，生火生痰，已非一日。非有以抉去之，则厚味之人，适足以资盗粮；非有以镇固之，则游子之归，恐难期之岁月。且经曰：木属肝，肝能生风，风主摇动，目得血而能视。由此观之，肝气虚，肝血亦亏矣。今当养心补肝，兼以消痰，斯为合法。

沙瓯瞻二媳时气治验乙卯二月

瓯瞻次媳，缪氏女也。缪无子，止生此女，性多躁，久患三疟，春初归探母病，维持而调护之，寒热交作。有程姓蒙师，属在比邻，亦稍知医，道服发散药，热已渐退，连食腐浆大枣等药，胸前遂觉胀闷，热又复作。乃延余诊，因用和解清导一帖，已自减可。程不思彼体虚，加入三棱、蓬术，嗳气转加，吐痰不已，酌方主和营卫，兼清气化痰，寒热乃止。但汗出过多，反觉恶寒脉细。且所吐者皆清水，而小便全无，少腹肿满，余思脾气又虚之人，土不制水，水泛为痰，土不生金，金难化气，惟纳其气以归肾，燥其脾以培元，则水不患其无制，金不患其失司。遂以五苓散加益智、半夏、广皮、车前，外用杉木皮煎汤熏洗，病即痊愈。

六娘娘

胎前寒热，以致小产，去血过多，精困神

昏，语言不出，寒热仍来，势亦险矣。勉拟于下。（小产后）

当归三钱　丹参二钱　茯神钱半　泽兰一钱　青蒿一钱　炙草五分　炮姜四分　菖蒲三分　浮麦三钱　大效。

得病六七日，转觉头疼壮热，咳逆烦渴，诊脉右滑大，左弦急。此系风热郁遏三阳，当凉解为法。（风热咳）

石膏　杏仁　甘草　桑皮　前胡　麻黄　薄荷　橘红

宇瞻公方案

徐云上令郎忽然吐泻症

吐泻六脉微弱，面青肢冷，气脱神疲，中气衰而脾阳欲脱，已成慢脾风候，拟参附理中一法。

人参六分　附子三分　广皮八分　藿香六分　半夏八分　茯苓钱半　乌梅一枚　炮姜三分　陈米一撮　服一帖，去乌梅参附姜米，茯苓减去五分，加炙草三分，白术钱半，益智仁五分，三帖痊愈。

产后脉涩而数，形羸气怯，腹痛腰疼，潮热心悸，将成蓐劳，症非轻可，宜建中汤。

黄芪　云苓　白芍　甘草　桂枝　枣仁　丹参　广皮　香附　煨姜

恒斋公方案公讳健字体乾

常熟萧宅女

上则喉口糜烂，下则腹痛便溏，病由去秋延及今夏，时作寒热如疟，缘劳心体质，夏气失长，秋冬收藏，今至暑气，为之内伏。今诊脉左尺寸俱紧，右关重按见涩，面色赤黑晦滞，舌苔腻厚黄白。睹色切脉，见症情形，明明肾水郁及丙火，三焦失司宣化耳。河间云：膀胱移热于小肠，膈肠不便，心胃壅热，上为口糜，主以柴胡地骨散。奈病久食减亏虚，虚火易以升动，用药以此为棘手，不获已。小其剂，缓其制以进之。

柴胡去苗、地骨皮二味等份为末，水一盏，煎至八分，去滓，食前服，每服药末，或二三钱可也。进三服大效。

门生戚孟扬室胎前痢

龟甲　牛膝　炮姜　白芍　炙草　夏枯草　麦冬　沙参　薄荷梗

女人年二十四岁，难产旬日不下，请稳婆割下，割伤内里大肠，以致粪皆从小便出，所喜饮食如故。

真黄绢如无以黄茧代之、猪大肠，二味煨熟，吃猪大肠。如此吃三日，即愈矣。

治血痢　细生地　归身　山栀　白芍　知母　牛膝　薄荷　炙草　荷叶　夏枯草

瘀血不下，用司天升明汤，紫檀、野蔷薇根、半夏、枣仁、青皮、车前子、生姜、甘草，加归尾而下。

刘某口臭，用地骨皮、石决明、牛膝、冬桑叶等愈。

张某肿胀症，用司天升明汤，紫檀、车前、青皮、半夏、枣仁、蔷薇、生姜、炙草、茅术、白术、槟榔、厚朴、防己、生地、泽泻，愈。

肝气痛秘方

制川附　归全　焦白芍　赤苓　陈皮　丹参　远志　制半夏　炙草　内虚热，加川楝子。

彭元瑞，小便不通，姬妾多而服春药之故。案云少年误服丹药，以致小便不通。

金汁芦根汤冲服。

邵 氏 医 案

(清) 邵兰生 著

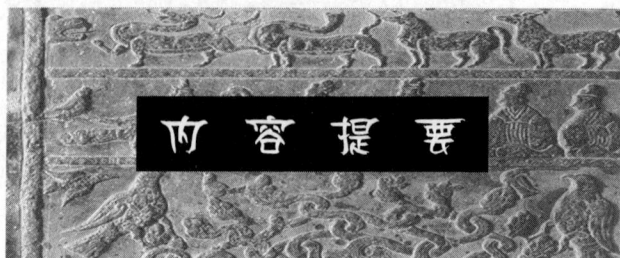

内 容 提 要

　　本书一卷，为清山阴邵兰生名医临证散方。绍兴裘吉生医士收集录存。因邵氏医名之盛，两浙东西，大江南北，无不知者。其方案皆简括切要，洵为可传之案。

邵 氏 医 案

山阴邵兰生著

绍兴裘吉生辑录
诸暨刘淡如校正

癸涩趑迟，带注腹痛有癥，左脉涩右沉弦，中脘胀闷，背掣，姑宜顺气利中平肝。

乌药一钱五分　鸡内金三钱　青皮八分　化龙骨三钱　沉香五分冲　木蝴蝶四分　广郁金三钱原杵　绿萼梅一钱五分　川楝子三钱　炒谷芽四钱　厚朴一钱　四帖

稚孩虫气内着，腹痛作泻，脉滞滑，苔白，口渴呕恶，姑宜安胃利中。

乌梅一个　川连五分，吴萸四分拌炒　广藿香二钱　川楝子二钱　炒川椒廿粒　厚朴八分　炒谷芽四钱　延胡一钱五分　茯苓三钱　仙半夏一钱五分　通草二钱半　三帖

便泻较减，面跗浮肿不退，脉弦滑，经停，仍遵前法加减为稳。

乌药二钱　炒江西术一钱　东瓜皮三钱　苏梗二钱五分　阳春砂八分冲　广木香七分　大腹绒三钱　天仙藤三钱　炒谷芽四钱　新会皮一钱五分　绿萼梅一钱五分　四帖

崩漏后，腹满气滞作痛，脉清数，腿跗浮肿，宜和营卫为主。

当归二钱　豨莶草三钱　西琥珀八分　炒白芍一钱五分　广木香六分　炒车前三钱　抱木茯神四钱　五加皮三钱　东瓜子三钱　九香虫一钱　佛手花八分　四帖

宿恙夹新邪，痰壅气塞，咳嗽暮夜尤剧，脉弦苔滑，姑宜清降化痰。

瓜蒌皮三钱　射干一钱　仙半夏一钱五分　光杏仁三钱　象贝四钱　赖橘红八分　杵苏子二钱　白前一钱五分　海浮石三钱　葶苈子三钱　生蛤壳六钱　引鲜竹肉一丸　三帖

癸涩迟滞，腹中疠痛，脉两手沉弦，苔白根微黄，带下为注，宜四物汤主治。

生地四钱　瑶桂心片四分，冲　沙苑子一钱半　当归三钱　炒白芍一钱五分　延胡三钱　川芎一钱　广木香七分　芫蔚子三钱　制香附三钱　鸡血藤三钱　四帖

咳逆痰阻，午后恶寒，脉清气口浮滑，左沉弦，癸水适至，脘闷便利，苔根黄滑，宜清解为主。

淡豆豉一钱五分　前胡一钱五分　泽兰二钱五分　象贝三钱　山楂三钱　赤苓三钱　桔梗一钱五分　通草一钱五分　炒麦芽三钱　积壳一钱五分　橘红一钱五分　引鲜竹肉一丸　二帖

苔根黄厚，右脉沉涩，左关弦，腹痛心涎，胃钝大便忽泻，产后载余，癸水未至，姑宜理气平肝为主。

川楝子一钱五分　左金丸八分　当归一钱，小茴五分拌炒　木蝴蝶四分　炒白芍一钱五分　九香虫一钱　省头草三钱　炒青皮七分　炒谷芽四钱　乌药一钱五分　绿萼梅一钱五分　三帖

中焦未和，气机失利，脉两手混滞，大便稍下不畅，仍遵前法加减为妥。

瓜蒌皮三钱　郁李仁三钱　炒谷芽四钱　薤白一钱五分　炒枳实一钱　广郁金三钱，原杵　省头草三钱　厚朴一钱五分　乌药一钱五分　枣槟三钱　绿萼梅一钱五分　路路通十颗　三帖

虫气作痛，腹泻肢肿面浮，脉沉细，苔白口渴，症属重极，宜利中分消。

乌梅一个　大腹绒三钱　省头草三钱　椒目五分　延胡二钱　茯苓皮四钱　厚朴八分　广木香七分　通草丝一钱五分　炒车前三钱　地骷髅三钱　三帖

体虚受邪，寒热久羁，脉弦两尺虚细，苔白腰痛，宜补中益气汤加减。

车洋参一钱　当归二钱　仙半夏一钱五分　升麻五分　陈皮一钱五分　茯苓四钱　炒江西术一钱　清炙芪一钱五分　酒炒柴胡一钱　桑寄生三钱　炙虎骨三钱　三帖

咳嗽日久，其脉象两手细数，癸水不调，周身脉络不舒，症势防入损途。

紫菀一钱五分　仙半夏一钱五分　炒谷芽四钱　川贝一钱五分，不杵　广橘红二钱　白石英三钱　光杏仁三钱　白前一钱五分　丝瓜络三钱　南沙参三钱　款冬花三钱　四帖

邪客肺卫，呛咳气促，脉寸浮滑，苔白形寒，姑宜清肺疏风化痰。

桔梗一钱五分　前胡一钱五分　百部八分　光杏仁三钱　橘红一钱　枳壳一钱五分　象贝三钱　苏梗二钱　荆芥穗一钱五分　白前一钱五分　佛儿草三钱　三帖

痛气滞，脉左涩，右关沉弦，苔白里半截微黄，带下如注，治在奇经。

沙苑子一钱五分　当归二钱　小茴五分拌炒制香附一钱五分　炒杜仲三钱　川芎一钱　川断三钱　制香附三钱　生牡蛎四钱　延胡一钱五分　覆盆子三钱　炒茺蔚子三钱　绿萼梅一钱五分　五帖

呛咳声重，音犹哑不扬，脉右小数，左细，苔黄络血上溢，究非轻藐之症。

冬虫夏草一钱五分　杜马兜铃一钱　野百合二钱　川贝一钱五分，不杵　橘络一钱五分　石珠明六钱，生杵　焦山栀二钱　光杏仁三钱　白前一钱五分　南沙参三钱　侧柏炭三钱　引鲜枇杷叶五片，去毛　四帖

温邪未清，身热口燥，痰壅气塞，脉弦数，苔黄腻。呛咳便利，症尚重险，宜防变幻。

前胡一钱五分　象贝四钱　银花二钱　赤苓四钱　老式天竹黄二钱　原滑石四钱　焦山栀二钱　光杏仁三钱　炒黄芩一钱五分　赖橘红八分　丝通草一钱五分　引鲜竹肉一丸　三帖

呛咳稍差，胃纳略增，脉虚细，左弦已缓，苔腻肢楚，宜清肺胃化痰。

南沙参三钱　仙半夏一钱五分　炒谷芽四钱　海桐皮三钱　广橘红一钱　川贝一钱五分，不杵　石决明六钱　豨莶草三钱　紫菀一钱五分　茯苓三钱　白前一钱五分

咳痰未除，阴火不敛，脉小数，苔黄中心红，彻夜不寐，形肉日削，究属肺劳重症。

生地四钱　炒枣仁三钱　紫菀一钱五分　抱木原炒茯神四钱　夜交藤三钱　天冬三钱　冬虫夏草一钱五分　炒小川连五分　原川贝一钱五分　光杏仁三钱　炙橘红一钱　引鲜枇杷叶三片　四帖

痢下赤白，脉弦细，苔滑白尖红，小腹下坠，湿热蕴蓄，仍遵前法加减为妥。

白头翁二钱　茜根二钱　川石斛三钱　人中黄八分　生白芍一钱五分　土茯苓四钱　草决明三钱即青葙子　银花一钱五分　省头草三钱　卷柏一钱　石莲子三钱生杵　引干荷叶半张　三帖

闺女虫气作泻，脉弦细，苔滑白，两足浮肿，势恐增剧。

大腹绒三钱　乌药二钱　川楝子一钱五分　椒目七分　炒车前三钱　赤芍三钱　杜赤小豆四钱　炒谷芽四钱　省头草三钱　东瓜皮三钱　炒米仁四钱　三帖

风邪袭肺，呛咳形寒，脉寸浮滑，苔微黄，胃钝肢楚，姑宜清肺化痰。

桔梗一钱五分　荆穗一钱五分　枳壳一钱五分　光杏仁三钱　橘红一钱　象贝三钱　淡豉一钱五分　前胡一钱五分　苏梗二钱　广郁金三钱原杵　炒谷芽四钱　引鲜竹肉一丸　二帖

产后瘕泻，腹中隐隐作痛，脉涩左弦，舌光，呛咳形怯，非轻藐之症。

广藿梗二钱　桔梗一钱　炒谷芽四钱　石莲

子三钱杵　左金丸八分　原川贝一钱五分　扁豆皮三钱　绿萼梅一钱五分　省头草三钱　砂仁七分冲　通草丝一钱五分　三帖

屡受风邪，咳嗽多痰，脉浮弦数，苔滑，宜止嗽散加减治之。

百部八分　桔梗一钱五分　白前一钱五分　北细辛二分　炙甘草五分　杏仁三钱　象贝三钱　广橘红一钱　紫菀一钱五分　荆芥穗一钱五分　法半夏一钱五分　三帖

便泻未除，经停脘闷，脉滞滑，肢体浮肿，仍遵前法加减为妥。

乌药二钱　生益智一钱五分　天仙藤三钱　苏梗一钱五分　炒车前三钱　东瓜子三钱　大腹绒三钱　厚朴一钱　炒谷芽四钱　五加皮三钱　阳春砂七分冲　四帖

小孩肝泻化肿，脉细数，唇舌均红，阴火不敛，溺少，属棘手凶危之症，勉为立法候正。

熟地三钱　泽泻三钱　怀牛膝一钱五分　蟾蜍干一钱去头足　丹皮二钱　陈萸肉一钱　炒车前三钱　生白芍一钱五分　茯苓三钱　怀山药三钱　杜赤小豆三钱　一帖

癸来涩少，左脉涩细，右寸关弦滑，气冲脘闷心涎，苔滑腹痛，气滞作泻，姑宜和肝调经为主。

乌鲗骨一钱五分　泽兰叶一钱五分　藿梗二钱　制香附三钱　延胡二钱　新会皮二钱五分　鸡血藤三钱　厚朴一钱　炒米仁四钱　大腹绒三钱　玫瑰花五朵　四帖

便泻稍减，腹满有瘕，脉两手皆弦，苔薄白，经停九月，气滞如痛，仍遵前法加减为妥。

乌药二钱　川楝子三钱　生益智一钱五分，去尖　甘松四分　茯苓三钱　广木香八分　炒车前三钱　炒谷芽四钱　大腹绒三钱　厚朴一钱　炒白芍一钱五分　四帖

产后冲任不固，带注腰酸，脉右涩，左关弦，腹痛有瘕，宜治奇经。

沙苑子一钱五分　桑螵蛸三钱　钗斛三钱　覆盆子三钱　延胡二钱　炒杜仲三钱　远志肉八分　川断三钱　生牡蛎四钱　制香附三钱　省头草三钱　四帖

脾泄腹痛脘闷，脉弦细，左沉涩，胃钝足跗浮，癸水趱迟，宜防肿胀。

乌药一钱五分　炒白芍一钱五分　藿梗二钱　生益智一钱　茯苓三钱　广木香七分　新会皮一钱五分　玫瑰花五朵　大腹绒三钱　炒谷芽四钱　省头草三钱　三帖

风湿条热，下寒身疼，肢楚气冲，脘闷欲呕，脉寸浮滑，苔黄咳逆，咽中不爽，尤宜防剧。

炒栀子二钱　瓜蒌皮三钱　桔梗一钱五分　前胡一钱五分　淡豆豉一钱五分　广郁金三钱原杵　蝉蜕一钱　炒莱菔子二钱　广橘红一钱　枳壳一钱五分　象贝三钱　引鲜竹肉三钱　二帖

肝风未静，头晕惊怖，六脉涩细，带注腰疼，子后鸣鸣便利，仍遵前法加减再进。

煅龙齿三钱　西琥珀八分　焙天麻八分　白蒺藜三钱　抱木茯神四钱　远志肉八分　石决明六钱，生打　椿根白皮一钱　钩藤二钱　合欢皮三钱　炒谷芽四钱　引灯心七支　五帖

心惕如悬，胸闷胃馁少谷，脉两寸关弦，舌色透明，偶觉晕眩，姑宜泄降平肝。

瓜蒌皮三钱　谷芽四钱　新会皮一钱五分　合欢皮三钱　薤白一钱五分　广郁金三钱，生打　抱木茯神四钱　绿萼梅一钱五分　起码霍斛三钱　生石决明六钱　炒远志肉八分　四帖

脱力腰跗酸，咳痰曾患失血，脉虚细，左弦数，苔黄有小红星，溲溺赤，宜清上益下。

北沙参三钱　泽泻三钱　淡秋石五分，冲　广橘红一钱　生牡蛎四钱　茯苓三钱　光杏仁三钱　豨莶草三钱　川贝一钱五分，不杵　炒栀子三钱　丝通草一钱五分　五帖

气阻经隧，腹痛有瘕，脉两手弦细，脘闷便泻，带注腰疼，宜治娥丸法加减治之。

炒破故纸一钱五分　川楝子一钱五分　炒白芍一钱五分　肉果露八分　炒杜仲三钱　木蝴蝶四分　广木香八分　玫瑰花五朵　乌药二钱　川

断三钱　骨碎补三钱　四帖

　　湿热盘踞，脘闷腹痛，脉濡右弦，苔黄滑，肢体浮肿，姑宜分消利中。

　　焦神曲四钱　鸡内金三钱　防己一钱五分　广郁金三钱，生打　香附二钱　沉香曲一钱五分　厚朴一钱五分　佛手花八分　大腹绒三钱　豨莶草三钱　丝通草一钱五分　四帖

　　闺女虫气作痛，夹杂风邪，呛咳面浮，舌心光，非轻藐之症，防剧。

　　川楝子一钱五分　金沸花三钱　桔梗一钱五分　光杏仁三钱　延胡三钱　橘红一钱　赤苓三钱　丝通草一钱五分　炒青皮八分　仙半夏一钱五分　前胡一钱五分　引鲜竹肉一丸　三帖

　　产后四月，便泻未除，腹痛已缓，脉涩弱苔滑，跗浮，嘈杂少谷，宜猪苓汤加减治之。

　　猪苓一钱五分　炒阿胶一钱五分　大腹绒三钱　扁豆皮三钱　泽泻三钱　厚朴一钱　椒目五分　省头草三钱五分　浙茯神三钱　左金丸八分　炒谷芽四钱　玫瑰花五朵　四帖

　　苔白根微黄，脉弦细气口滑，寒热交作，肢稍不暖，形怯体虚，曾患失血，此由湿邪夹杂使然，宜治标为先。

　　冬桑叶三钱　晚蚕沙三钱　白前八分　蔻壳一钱五分　焦栀三钱　茯苓三钱　苏梗一钱五分　光杏仁三钱　白薇三钱　炒青皮八分　防己一钱五分　三帖

　　案列于前，咳嗽气急，脉弦细，苔白滑，胃纳不旺，姑宜泄降利胃化痰。

　　瓜蒌皮三钱　仙半夏一钱五分　炒谷芽四钱　蒸百部八分　薤白一钱　川贝一钱五分，不杵　白石英三钱　广橘红一钱　紫菀一钱五分　白前一钱五分　光杏仁三钱　引鲜竹肉一丸　三帖

　　脱身受邪，湿着阻气，脉弦，苔滑白，呛咳气逆，跗酸溲溺赤，姑宜清肺利湿化痰。

　　蒸百部八分　绵茵陈三钱　海桐皮三钱　仙半夏一钱五分　光杏仁三钱　广橘红一钱　生米仁四钱　沉香曲一钱五分　茯苓四钱　紫菀一钱五分　东瓜子三钱　四帖

　　湿热化疟，寒热互作，脉弦濡，食入脘中胀闷，小溲乍赤，姑宜利中祛邪。

　　草果七分，焙去壳　酒炒柴胡一钱　丝通草一钱五分　仙半夏一钱五分　厚朴一钱　茯神四钱　香附二钱　威灵仙一钱五分　枣槟三钱　鼠妇三分　炒青皮七分　三帖

　　肝火上郁，右耳失聪，脉涩数，带注腹满，癸水不调，苔滑，宜清少阳为主。

　　苦丁茶一钱五分　制香附三钱　炒青皮八分　白蒺藜三钱，去刺　粉丹皮二钱　焦山栀二钱　广郁金三钱　佩兰三钱　甘菊三钱　夏枯草一钱五分　生牡蛎四钱　四帖

　　癸涩迟滞，腹痛胀闷，脉细滞，便泻恶心，姑宜利中。

　　乌药二钱　川楝子一钱五分　制香附三钱　生益智一钱　茯苓三钱　延胡二钱　广木香七分　玫槐花五朵　大腹绒三钱　厚朴一钱　佩兰三钱　四帖

　　风湿外乘，身热恶寒，脉两寸关浮滑，呛咳身酸楚，姑宜辛凉轻解，防剧。

　　淡豆豉一钱五分　桔梗一钱五分　前胡二钱五分　广郁金三钱，生打　连翘三钱　象贝三钱　广橘红一钱　蝉蜕一钱　薄荷八分　光杏仁三钱　荆芥穗一钱五分　引鲜竹肉一丸　二帖

　　虫痛尿白悉差，脉混滞，大便仍滑，脾土失运，宜防痞患。

　　乌梅一个　滑石四钱　蟾蜍干一钱，去头足　炒谷芽四钱　厚朴八分　广木香六分　炒五谷虫三钱　扁豆壳三钱　炒车前三钱　生白芍一钱五分　丝通草一钱五分　三帖

　　肺劳咳血，脉细数，苔黄，腹痛便结，胃钝背寒，究非轻藐之症。

　　瓜蒌子三钱，杵　小苏草三钱　炒栀子三钱　茜根三钱　薤白一钱五分　川贝一钱五分，不杵　广郁金三钱　海浮石三钱　光杏仁三钱　紫菀一钱五分　白前一钱五分　引藕节三个

　　肝块作痛，脘中嘈杂，脉左弦右涩，癸涩带注，腰酸背制，姑宜养血平肝。

生地三钱　川楝子一钱五分　生牡蛎四钱　炒小胡麻三钱　归身二钱　延胡二钱　九香虫一钱　玫瑰花五朵　炒白芍一钱五分　木蝴蝶四分　川断三钱　五帖

大疟未除，呕恶脘闷，脉弦右滑，咳逆痰阻，腿跗酸楚，宜利胃化痰祛邪。

仙半夏一钱五分　草果七分，去壳　厚朴一钱　金沸花三钱，包　广橘红一钱　茯苓四钱　蔻壳一钱五分　豨莶草三钱　荜茇二分　枣槟三钱　川牛膝二钱　四帖

脾泄较差，食入脘闷，脉细左关弦，癸水未至，口渴跗浮，仍遵前法加减为主。

乌药二钱　炒白芍一钱五分　川楝子一钱五分　省头草三钱　茯苓三钱　广木香七分　炒车前三钱　绿萼梅一钱五分　大腹绒三钱　生益智一钱　木瓜二钱

便泻稍减，脉两手皆细，食入脘腹胀闷，经停，防成肿胀。

猪苓一钱五分　炒阿胶一钱五分　广藿香二钱　大腹绒三钱　泽泻三钱　制香附二钱　新会皮一钱五分　砂仁七分冲　茯苓三钱　厚朴一钱五分　广木香七分　炒谷芽四钱　四帖

阴虚呛咳，已曾失血，咽痛音低，左脉小数右弦，苔滑白，便溏，肝横气滞，不易图治之症。

北沙参三钱　炒阿胶一钱五分　川贝二钱　金果榄一钱　扁豆衣三钱　鸡子黄一枚，自加　怀山药三钱　生米仁四钱　橘络一钱五分　茯苓四钱　石决明六钱，生杵　引鲜枇杷叶三片去毛　五帖

营虚嘈杂，癸水先后不一，脉右涩左弦，带注腰坠，膻左有瘕，不明晕眩，舌心空，治在奇经。

生地三钱　丹参三钱　生牡蛎四钱　佩兰三钱　抱木茯神四钱　小胡麻三钱　川断三钱　绿萼梅一钱五分　川石斛三钱　稽豆皮三钱　覆盆子三钱

小孩便泻未除，脉濡滑苔腻，虫积尚存，还宜前法加减为妥。

乌梅一个　蟾蜍干一钱　丝通草一钱五分　生益智一钱，去壳　厚朴八分　生白芍一钱五分　炒五谷虫三钱　炒米仁四钱　炒车前三钱　川楝子一钱五分　大腹绒三钱　四帖

风湿外乘，头疼发热乍寒，脉浮数，呛咳不寐，身疼肢楚，姑宜轻解化痰。

川栀子三钱　前胡一钱五分　桔梗一钱五分　冬桑叶三钱　淡豆豉一钱五分　橘红一钱　光杏仁三钱　象贝三钱　牛蒡子一钱五分　枳壳一钱五分　广郁金三钱

呛咳未除，头晕目暗，脉虚右弦滑，苔滑微灰，便结，宜清肺安神为主。

南沙参三钱　冬桑叶三钱　炒枣仁三钱　麻子仁三钱　茯神四钱　蕤仁一钱五分　广橘红一钱　谷芽四钱　夜交藤三钱　川贝一钱五分　白前一钱五分　鲜枇杷叶五片　三帖

前药已效，寒热较轻，脉弦细，苔滑白，呛咳不已，腿跗酸楚，宜建中汤加减治之。

当归二钱　炒白芍一钱五分　仙半夏一钱五分　紫菀一钱五分　桂枝七分　白石英三钱　广橘红一钱　豨莶草三钱　炙甘草五分　光杏仁三钱　茯苓四钱　引老姜三片　红枣四枚　四帖

大腹已润，头晕呛咳未除，脉小数，右寸关弦，苔白根微黄，子后寐不安，仍遵前法，加减为妥。

生玉竹三钱　紫菀一钱五分　夜交藤三钱　巨胜子三钱　抱木茯神四钱　川贝一钱五分　炒枣仁三钱　炒谷芽四钱　甜杏仁三钱　广橘红一钱　白蒺藜三钱

血舍未清，呛咳较减，舌心灰黄，脉小数，腹痛便下滞，仍遵前法加减为妥。

瓜蒌皮三钱　泽兰一钱　炒淡芩一钱　藿梗二钱　炒莱菔子三钱　广木香八分　广橘红一钱　神曲四钱　枳壳一钱五分　前胡一钱五分　象贝三钱　二帖

闺女腹满气逆，脉濡左弦细，苔黄滑，尖边红，便弱不爽，颜红汗出口渴，属棘手重症。

邵氏医案

乌梅一个　大腹绒三钱　丝通草一钱五分　瓜蒌皮三钱　川连八分，茱萸四分拌炒　薤白一钱　沉香四分，冲　佛手花八分　鸡内金三钱　省头草三钱　炒谷芽四钱　三帖

大疟犹来，脉虚盗汗，苔黄咳痰，四肢酸楚，宜何人饮治之。

东洋参一钱五分　仙半夏一钱五分　炙虎风三钱，杵　鼠妇三分　当归一钱五分　川贝一钱五分　怀牛膝三钱　豨莶草三钱　制首乌三钱　生牡蛎四钱　秦艽一钱五分　四帖

叠进建中汤已效，脉较有神，气口滑，溺热形寒，汗出稍饮，还宜前法加减为妥。

东洋参一钱五分　炒白芍一钱五分　紫菀一钱五分　秦艽一钱五分　桂枝八分　川贝一钱五分　麦冬三钱，去心　生牡蛎四钱　炙甘草五分　清炙芪一钱五分　甜杏仁三钱　引红枣三枚

苔微白，脘闷大便忽泻，脉细左弦，寒热交作，呛咳肢楚，胃钝小溲乍赤，宜活人败毒散加减治之。

酒炒柴胡一钱　羌活一钱五分　桔梗一钱五分　范曲三钱　前胡一钱五分　独活一钱五分　枳壳一钱五分　丝通草一钱五分　川芎一钱　赤苓三钱　厚朴一钱五分　三帖

盗汗较差，呛咳已减，痰红未除，左脉虚细，右寸滑数，苔心微黄，便滑形怯，不易之症。

北沙参三钱　炒诃子肉三钱　侧柏炭三钱　怀山药三钱　川贝一钱五分　扁豆壳三钱　茯苓四钱　稽豆皮三钱　冬虫夏草一钱五分　炒枣仁三钱　橘络一钱五分

苔转微白，尖边尚红，脉象两手小数，呛咳较减，音犹嘶，虑防涸阴。

北沙参三钱　胖大海三钱　紫菀一钱五分　川贝一钱五分　粉丹皮二钱　广橘红一钱　天冬三钱　起码霍斛三钱　马兜铃一钱　白前一钱五分

风湿发热口燥，脉浮滑数，苔黄厚，咳痰吸短，右胁刺痛，症中重险，宜防变端。

桔梗一钱五分　前胡一钱五分　枳壳一钱五分　橘红一钱　蝉蜕一钱五分　老式天竺黄二钱　广郁金三钱，生打　银花一钱五分　薄荷八分　象贝三钱　天花粉三钱　引鲜竹肉一丸　二帖

呛咳未阴，痰不易出，脉弦细，苔滑气逆，仍遵前法加减为妥。

蒸百部八分　紫菀一钱五分　川贝一钱五分　广橘红一钱　光杏仁三钱　仙半夏一钱五分　白前一钱五分　茯苓三钱　甘菊二钱　焙天麻八分　石决明六钱，生打　引鲜竹肉一丸

湿邪侵肺，咳痰带红，脉滑数苔黄，咽痛音嘶，倏热乍寒头疼，姑宜清解化痰。

马勃一钱五分　薄荷七分　橘红一钱　白前一钱五分　连翘三钱　焦山栀三钱　银花一钱五分　光杏仁三钱　象贝三钱　元参三钱　茜根三钱　鲜枇杷叶三片，去毛　三帖

头晕且疼，心惕肢楚，左脉沉弦，右寸转坚，苔微黄，腹满左偏有瘕，姑宜柔肝理气和中。

桑寄生三钱　焙天麻八分　炒青皮八分　木蝴蝶四分　炒阿胶一钱五分　石决明五钱，生杵　炒白芍一钱五分　新会皮二钱五分　制香附三钱　原粒砂仁一钱　乌药一钱五分　五帖

清窍未和，睡即呛咳，胃气稍振，脉小数，音犹嘶，还防变幻。

杜马兜铃一钱　白前一钱五分　淡竹叶一钱五分　苦丁茶一钱五分　川贝一钱五分，不杵　光杏仁三钱　生米仁四钱　谷芽四钱　射干一钱　炒栀子三钱　紫菀一钱五分　引鲜枇杷叶三片，去毛　三帖

风湿发热口燥，脉数左浮滑，呛咳痰阻，左胁痛，癸水适至淋漓，大便黏滞不爽，尤防痉厥之变。

瓜蒌皮三钱　银花一钱五分　炒黄芩一钱五分　枳壳一钱五分　象贝三钱　广橘红一钱　广郁金三钱，原杵　莱菔子二钱，生杵　炒栀子三钱　前胡一钱五分　光杏仁三钱　引鲜竹肉一丸　二帖

痢已带粪，脉细数，苔红稍淡，小溲略利，咽干音嘶，宜清热解毒，不致变幻，无虑。

马勃一钱　人中黄八分　原滑石四钱　白头翁一钱五分　银花三钱　川石斛三钱　生谷芽四钱　丹皮二钱　生白芍一钱五分　石莲子三钱　天花粉一钱五分　三帖

肝火刑肺，咳痰带红，脉右弦滑，左逾转坚，苔黄头晕，寝寐恍惚，宜清降为主。

淡竹叶一钱五分　女贞子三钱　钗斛三钱　夜交藤三钱　甘菊三钱　旱莲草一钱五分　白薇三钱　炒枣仁三钱　炒栀子二钱　石决明六钱，生打　稽豆皮三钱　引陈海蜇五钱　五帖

呛咳稍减，经阻脐下胀闷，脉涩右弦细，舌心空，寒热交作，究属损怯之症。

生首乌一钱五分　青蒿梗一钱五分　紫菀二钱五分　生牡蛎四钱　云母石三钱　地骨皮三钱　白石英三钱　川贝一钱五分　冬虫夏草一钱五分　光杏仁三钱　广橘红一钱　四帖

呛咳未除，音出犹嘶，脉数左弦，恶寒潮热，子后汗出则退，苔黄，尤宜防损。

紫菀一钱五分　秦艽一钱五分　白前一钱五分　金沸花三钱，包　广橘红一钱　川贝二钱　光杏仁三钱　石决明六钱，生杵　杜马兜铃一钱　青蒿一钱五分　炒谷芽四钱　引鲜枇杷叶三片　四帖

心悸较差，六脉涩细，气滞脘闷，腰胯胀，苔滑白，头晕而疼，仍遵前法加减为妥。

丹参三钱　焙天麻八分　佩兰三钱　沉香五分　抱木茯神四钱　远志肉八分　制香附三钱　炒谷芽四钱　西琥珀八分　炒车前三钱　豨莶草三钱　四帖

足跗犹浮，脉沉弦左细，苔白口渴，虫气作痛，大便仍滑，宜安胃利中。

川楝子一钱五分　大腹绒三钱　炒谷芽四钱　生益智一钱五分，去壳　延胡二钱　椒目五分　扁豆衣三钱　省头草三钱　乌梅一个　炒车前三钱　炒米仁四钱　四帖

泻痢未除，胃气已振，脉细右弦，每大便，

肛坠作痛，舌红较和，仍遵前法加减为妥。

白头翁二钱　淡芩一钱五分，酒炒　川石斛三钱　新会皮一钱五分　人中黄八分　生白芍一钱五分　赤苓三钱　通草一钱五分　银花三钱　炒决明三钱，即青葙子　省头草三钱　三帖

心悸如悬，脉虚数，经停腰腹痛，法宜养胃柔肝。

北沙参三钱　广藿梗一钱五分　炒枣仁三钱　炒白芍一钱五分　杜仲三钱　谷芽四钱　茯神四钱　绿萼梅一钱五分　钗斛三钱　桑寄生三钱　川断三钱　三帖

风湿内并，脉滞寸口浮大，苔微黄，腹痛脘闷，头疼晕眩，癸水适至，宜疏利为稳，恐变痉病。

川芎一钱　六一散四钱，包　藿香三钱　延胡一钱五分　苏梗一钱五分　山楂四钱　厚朴一钱五分　益母草一钱五分　荆芥一钱五分　白芷一钱　佩兰叶三钱

呕恶腹痛悉瘥，潮热汗微，脉弦经阻嘈杂，仍照前法加减为稳。

川连七分，吴萸五分拌炒　炒枣仁三钱　稽豆皮三钱　地骨皮三钱　丹参三钱　炒白芍一钱五分　茯神四钱　绿萼梅一钱五分　仙半夏一钱五分　生牡蛎四钱　炒谷芽四钱　三帖

寒热间日而作，已发三期，脉弦苔白，头疼咳逆，胃钝胸闷，藉清脾饮加减截之。

炒青皮八分　仙半夏一钱五分　桔梗一钱五分　橘红一钱　厚朴一钱　炒淡芩一钱五分　川芎一钱五分　象贝三钱　酒炒柴胡一钱五分　草果八分　炒知母一钱五分　二帖

经停两月，脉沉涩，咳血气促，脘中空闷，此属倒经，宜清降为主。

苏子一钱五分，杵　光杏仁三钱　桑叶三钱　紫菀二钱　川贝二钱　白薇一钱五分　栀子三钱　炒知母一钱五分　侧柏炭三钱　降香五分　丹皮一钱五分　引鲜荷叶一角　二帖

心悸夜寐不安，脉细涩，中脘胀闷，腹痛已缓，癸水遥迟，五心烦热，宜养胃清热，佐

以宁神。

川石斛三钱　枣仁三钱　藿梗三钱　炒青皮八分　茯神四钱　夜交藤三钱　新会皮一钱五分　绿萼梅一钱五分　地骨皮三钱　炒谷芽四钱　蔻壳一钱五分　四帖

腹满气滞，脉弦右涩，癸水不调，宜顺气利中。

乌药二钱　炒青皮七分　当归一钱五分　制香附一钱五分　生牡蛎四钱　沉香曲一钱五分　川芎七分　玫瑰花五朵　厚朴一钱　鸡内金三钱　莬蔚子三钱

血虚气滞，腹痛便艰，脉弦细而涩，经水有数月不至，周身脉络板掣，宜活任脉为妥。

淡苁蓉一钱五分　当归一钱五分　乌药一钱五分　生牡蛎四钱　杜仲三钱　炒白芍一钱五分　广郁金三钱　佛手花八分　木蝴蝶五分　川楝子三钱　橘红一钱五分　三帖

癸涩面带黄色，脉虚腹痛，便血脉络抽掣，宜柔肝息风。

桑寄生三钱　当归一钱五分　炒枣仁三钱　炒川柏一钱　炒阿胶一钱五分　炒白芍一钱五分　茯神四钱　炒米仁四钱　稆豆皮二钱　地榆炭三钱　新会皮一钱　引瓦松一支　四帖

腰疼带下如注，脉虚癸水趱迟，宜补血涩下为主。

归身一钱五分　川断三钱　生牡蛎四钱　覆盆子三钱　清炙芪一钱　怀山药四钱　炒白芍一钱五分　芡实三钱　杜仲三钱　化龙骨三钱　新会皮一钱五分　五帖

瘰疬已溃，脉弦左数，舌心空，倏热乍寒，经闭，症属重极，逍遥散加减治之。

酒炒柴胡七分　白芍一钱五分　香附一钱五分　生地三钱　当归一钱五分　茯神四钱　川贝二钱　绿萼梅一钱五分　丹参三钱　生牡蛎四钱　昆布一钱　三帖

癸不及期，腹痛有瘕，脉弦细，带下督背掣，宜胜金丹加减。

生地四钱　炒白芍一钱五分　川楝子三钱　香附一钱五分　当归一钱五分　杜仲三钱　延胡一钱五分　绿萼梅一钱五分　丹皮二钱　莬蔚子三钱　生牡蛎四钱

先腹痛而后经至，气滞为多，脉涩右沉弦，头晕腰酸，姑活血理气调经。

当归二钱　香附三钱　延胡三钱　乌药二钱　川芎一钱　丹参三钱　生牡蛎四钱　佩兰叶一钱五分　杜仲三钱　莬蔚子三钱　鸡血藤三钱　七帖

呛咳不减，音出不扬，脉数左弦，寒热犹来，仍遵前法加减为妥。

元参三钱　青蒿一钱五分　冬桑叶三钱　紫菀一钱五分　川贝一钱五分　地骨皮三钱　石决明六钱生杵　杜马兜铃一钱　广橘红一钱　光杏仁三钱　胖大海三钱　引鲜花枇杷叶三片去毛　四帖

咳血较瘥，肺气不降，脉右涩数，左弦细，苔滑，脏腹痛，便清，离络之血未净，宜降气化痰利便，防剧。

苏子二钱杵　怀牛膝炭三钱　紫菀一钱五分　泽兰一钱五分　川贝一钱五分　制半夏二钱　橘络一钱五分　丹皮一钱五分　白薇三钱　小苏草三钱　光杏仁三钱　三帖

湿邪上受，始犯喉痹，脉弦数，苔灰腻，便闭外寒内热，痰黏，非轻藐之症。

瓜蒌子三钱　光杏仁三钱　象贝三钱　元明粉一钱五分　广橘红一钱　广郁金三钱生打　枳壳一钱五分　薄荷七分　人中黄八分　炒栀子三钱　生莱菔子三钱　引鲜竹肉一丸　二帖

风湿外乘，头胀而痛，恶寒发热，脉寸浮滑，咳逆，姑宜开达以轻解。

桔梗一钱五分　荆芥穗一钱五分　象贝三钱　枳壳一钱五分　蝉蜕一钱　橘红一钱　广郁金三钱生打　连翘三钱　淡豉二钱　前胡一钱五分　桑叶三钱　二帖

风热侵窍，两耳失聪，左脉细，右弦滑，呛咳苔白，宜清少阳为主。

冬桑叶三钱　石菖蒲七分　苦丁茶一钱五分

香附一钱五分 甘菊二钱 炒远志肉八分 白薇三钱 广橘红一钱 夏枯草一钱五分 焦山栀三钱 石决明六钱，生打 蔓荆子三钱

闺女腹痛，便滑脉弦，癸水不调，头疼，宜和中调经。

川芎一钱五分 神曲四钱 山楂四钱 广木香七分 香附三钱 白芷八分 赤苓四钱 佩兰叶三钱 苍术二钱五分 厚朴一钱五分 丹参三钱 四帖

闺女痛经中满，脉细涩苔白，头疼，宜活血疏风。

丹参三钱 山楂四钱 明天麻八分 藿香三钱 厚朴一钱五分 延胡二钱 白芷一钱 佛手花八分 川芎一钱五分 青木香五分 枳壳一钱五分 三帖

小儿咳逆发热，关纹青，此由燥风外乘，防变惊风。

冬桑叶三钱 薄荷七分 前胡一钱五分 天竺黄一钱五分 甘菊二钱 连翘二钱 炒僵蚕一钱五分 广橘红八分 桂枝一钱 象贝三钱 光杏仁三钱 引鲜竹肉一丸 二帖

产后载余，冲任内损，腹痛有瘕，脉弦细，大便忽泻，形肉日削，非轻藐之症。

川楝子一钱五分 炒五灵脂三钱 谷芽四钱，白檀香末四分拌炒 延胡二钱 佩兰三钱 甘松四分 广郁金三钱，生打 香附三钱 丹皮三钱 木蝴蝶四分 玫瑰花五朵 四帖

湿热阻于肺卫，脉滞细苔黄，咳逆跗酸，小溲乍赤，姑宜清肺利湿。

桔梗一钱五分 金沸花三钱，包 生米仁四钱 东瓜子三钱 赤苓四钱 滑石四钱 炒枳壳一钱五分 广橘红一钱 光杏仁三钱 象贝三钱 白前一钱五分 三帖

癸水不调，脉虚手足酸楚，步履不耐，宜四物汤主治。

生地三钱 丝瓜皮三钱 独活一钱五分 茺蔚子三钱 当归一钱五分 炒白芍一钱五分 豨莶草三钱 桑寄生三钱 川芎七分 杜仲三钱 香附一钱五分 四帖

心惕如悬，脉涩脘闷，癸来腰腹聊痛，苔厚腻，倏寒汗彻，防遂厥。

琥珀八分 生牡蛎四钱 茺蔚子三钱 钩藤三钱 丹参三钱 龙齿一钱五分 茯神四钱 佛手花八分 远志肉八分 杜仲三钱 延胡一钱五分 灯心一丸 三帖

闺女经闭，腰痛脉弦细，气滞中痞，宜活血调经为主。

当归一钱五分 香附三钱 泽兰一钱五分 延胡三钱 炒白芍一钱五分 丹参三钱 山楂三钱 玫瑰花五朵 川芎一钱 炒青皮八分 乌药二钱 三帖

闺女晕眩心涎，脉涩寸口大，每经来腹中胀闷而痛，宜安胃息风为主。

仙半夏一钱五分 枳壳一钱五分 明天麻八分 沉香曲一钱五分 陈皮一钱 广藿香二钱 生牡蛎四钱 炒谷芽四钱 钗斛三钱 省头草三钱 香附一钱五分 三帖

癸水腹痛肢酸，按脉两手皆涩，此气阻经隧，当养血理气为主。

当归二钱，小茴五分拌炒 杜仲三钱 西琥珀八分 延胡一钱五分 炒白芍一钱五分 丹皮三钱 鸡血藤三钱 茯神四钱 佩兰一钱五分 绿萼梅一钱五分 三帖

癸涩迟滞而痛，脉弦右涩，带下如注，宜养血平肝调经。

当归二钱 杜仲三钱 生牡蛎四钱 鸡血藤三钱 炒白芍一钱五分 香附三钱 远志肉八分 绿萼梅一钱五分 川芎七分 丹参三钱 茺蔚子三钱，炒

经阻腹痛，脉弦细，倏寒忽热，腹中有瘕，宜加减逍遥散治之。

酒炒柴胡八分 香附一钱五分 佩兰一钱五分 川楝子三钱 当归二钱 炒白芍一钱五分 茯苓四钱 延胡一钱五分 丹皮一钱五分 炒青皮七分 绿萼梅一钱五分 三帖

冲任内隙，脉细微，腰腹痛，带下心惕，

癸涩迟滞，气滞中满，治在奇经。

当归二钱，小茴五分拌炒　生牡蛎四钱　覆盆子三钱　杜仲三钱　乌药二钱　紫石英三钱　炒枣仁三钱　川断三钱　化龙骨三钱　炒白芍一钱五分　绿萼梅一钱五分　五帖

阴伤液耗成消，脉细数，舌红根薄白，渴饮善饥，溺多形肉日削，系属大症，宜存阴增液为主。

生地八钱　炒知母一钱五分　栝楼根三钱　生白芍一钱五分　麦冬四钱，去心　陈萸肉一钱五分　麻子仁三钱　芡实三钱　丹皮三钱　川石斛三钱　元参三钱　怀山药三钱　五帖

经停数月，脉弦数，呛咳气促，已曾失血，腰腹痛，宜防损怯之虑。

北沙参三钱　炒知母一钱五分　焦栀三钱　紫菀一钱五分　光杏仁三钱　生牡蛎四钱　白前一钱五分　天冬三钱　桑叶三钱　川贝一钱五分　马兜铃一钱　引鲜枇杷叶五片，去毛　三帖

病延日久，脉小数形怯，呛咳气冲，腹中有瘕，癸涩不调，宜防损怯之虑。

紫菀二钱　炒白芍一钱五分　生地炭四钱　北沙参三钱　生牡蛎四钱　川贝二钱　白石英三钱　谷芽四钱　甜杏仁三钱　橘红一钱　杜仲三钱　四帖

久咳经闭，脉弦细，腹痛脘闷，症属重极，宜清肺胃利中。

南沙参三钱　紫菀一钱五分　广藿香二钱　白石英三钱　生牡蛎四钱　川贝一钱五分　橘红一钱　绿萼梅一钱五分　炒白芍一钱五分　光杏仁三钱　炒谷芽四钱　三帖

久嗽苔黄少液，脉小数，背掣癸涩，宜防损怯之虑。

南沙参三钱　丝瓜络三钱　桑叶三钱　白石英三钱　麦冬三钱　川贝一钱五分　丹皮二钱　光杏仁三钱　钗斛三钱　谷芽四钱　紫菀一钱五分　三帖

咳呕较减，癸来涩少，脉虚脘闷形怯，究属重极之症，仍遵前法加减为妥。

仙半夏一钱五分　芜蔚子三钱　橘红一钱，盐水炒　白前一钱五分　川贝二钱　丹参三钱　白石英四钱　款冬花三钱　紫菀三钱　甜杏仁三钱　绿萼梅一钱五分　引鲜枇杷叶三片，去毛　五帖

气逆稍缓，浮肿不减，脉涩经闭，究属棘手重症，仍照前法加减，候正。

金沸花三钱，包　葶苈子三钱　通草一钱五分　商陆一钱五分　厚朴一钱五分　赤苓四钱　茯苓皮四钱　橘红一钱　桑皮三钱　冬瓜子三钱　光杏仁三钱　三帖

晕眩肢酸，脉弦滑，经停数月，呛嗽气促，睡中汗彻，宜清肺敛液为主。

北沙参三钱　炒枣仁三钱　紫菀一钱五分　桑叶三钱　茯神四钱　炒白芍一钱五分　川贝二钱　杜仲三钱　稽豆皮一钱五分　生牡蛎四钱　甜杏仁三钱　四帖

带下腰疼，脉涩气口滑，潮热气冲呛咳，癸涩，少寐，宜清肺凝神为主。

紫菀一钱五分　青蒿梗一钱五分　夜交藤三钱　金沸花三钱，包　茯神四钱　丹皮一钱五分　丹参三钱　川断三钱　川贝二钱　秦艽一钱五分　白石英四钱　三帖

冲任内隙，脉细微，带下腰痛，心惕呛咳，癸涩迟滞，宜六味地黄丸法加减治之。

生地四钱　怀山药三钱　紫菀一钱五分　桑叶三钱　陈萸肉一钱五分　茯苓四钱　川贝一钱五分　茶菊一钱五分　杜仲三钱　生牡蛎四钱　甜杏仁三钱　鲜枇杷叶三片，去毛　五帖

诸邪悉瘥，胃气稍振，宜养血理气调经。

当归二钱　香附三钱　生牡蛎四钱　乌药二钱　炒白芍一钱五分　丹参三钱　茯神四钱　省头草一钱五分　川芎七分　炒芜蔚子三钱　炒谷芽四钱　四帖

营虚胃痛，脉虚肢稍冷，癸水不调，宜当归桂枝汤加减。

当归三钱，小茴五分拌炒　生牡蛎四钱　川楝子三钱　乌药二钱　桂枝五分　茯苓四钱　草蔻一钱　玫瑰花五朵　炙甘草五分　延胡二钱　省

头草三钱　三帖

暑风夹湿，寒热交作，汗彻不出，脉浮弦咳逆，腰疼肢酸，法当和解，防变痉病。

香薷一钱五分　淡豆豉三钱　前胡一钱五分　青蒿一钱五分　光杏仁三钱　枳壳一钱五分　防己一钱五分　滑石四钱　桔梗一钱五分　白芷八分　广橘红一钱　引丝瓜藤一把　二帖

癸来腹痛连腰，脉弦虚体气滞，宜活血疏肝为主。

当归三钱，小茴五分拌炒　乌药二钱　川楝子三钱　炒五灵脂三钱　川芎一钱　香附三钱　延胡三钱　玫瑰花五朵　杜仲三钱　炒青皮八分　佩兰叶一钱五分

肝逆犯胃，呕酸作吐，乘脾作泻，脉两关皆弦，苔白根微黄，脐下滞痛，宜治厥阴阳明。

干姜二分　川楝子三钱　厚朴一钱　川连七分，吴萸五分拌炒　谷芽四钱，白檀末四分拌炒　延胡三钱　茯苓四钱　玫瑰花五朵　仙半夏二钱　红豆蔻一钱　猬皮一钱　三帖

咳嗽未除，气冲脘闷，脉虚数，癸来涩少，宜润肺止嗽化痰。

生肉竹三钱　粉丹皮二钱　香附一钱五分　钗斛三钱　川贝一钱五分　白石英三钱　丹参三钱　天冬三钱　甜杏仁三钱　橘红一钱　紫菀二钱　五帖

呛咳较减，胃纳已振，癸水不调，仍照前法加减为要。

北沙参三钱　秦艽一钱五分　甜杏仁三钱　白前一钱五分　川贝二钱　橘红一钱　白石英三钱　款冬花三钱　紫菀一钱五分　丹皮二钱　川断三钱　四帖

久嗽不已，喉有血腥，脉小数潮热，癸水不调，宜防损怯之虑。

北沙参三钱　秦艽一钱五分　金沸花三钱，包　桑叶三钱　川贝二钱　橘红一钱　白石英三钱　光杏仁三钱　紫菀一钱五分　丹皮一钱五分　谷芽四钱

湿热不退，苔滑呛咳，神倦脉濡，肢酸溺

赤胃钝，宜清气利湿化痰。

桔梗一钱五分　大豆卷三钱　绵茵陈三钱　杜赤小豆三钱　赤苓四钱　橘红一钱五分　连翘一钱五分　白蔻仁八分，冲　苦杏仁三钱，去皮　仙半夏一钱五分　象贝三钱　二帖

肝逆稍平，脉来细涩，足跗犹酸，宜养血调经为妥。

当归二钱，小茴七分拌炒　乌鲗骨三钱　生牡蛎四钱　乌药二钱五分　炒白芍一钱五分　香附三钱　茯神四钱　玫瑰花五朵　杜仲三钱　炒茺蔚子三钱　炒狗脊三钱

头晕心悸，脉虚右弦，此肝风犯胃，癸水不调，姑宜安胃息风，佐理气调经。

仙半夏一钱五分　桑寄生三钱　鸡血藤三钱　明天麻八分　新会皮一钱五分　巨胜子三钱　香附一钱五分　绿萼梅一钱五分　钗斛三钱　生牡蛎四钱　炒白芍一钱五分

血虚生风，脉虚癸涩，身发肿块瘙痒，宜四物汤加减。

生地三钱　明天麻八分　独活一钱五分　桑寄生三钱　当归一钱五分　丹皮一钱五分　防己一钱五分　红花五分　川芎一钱　豨莶草三钱　生米仁四钱　鲜桑梗一尺　三帖

癸水不调，头疼带下，腰腹酸痛，舌尖红，宜胜金丹加减。

生地四钱　丹皮一钱五分　生牡蛎四钱　明天麻八分　当归一钱五分　香附三钱　远志肉八分　杜仲三钱　川芎一钱　炒茺蔚子三钱　钗斛三钱　三帖

咳嗽多痰，脉弦数，潮热胸次痛，癸水适至，宜清肺利络化痰。

金沸花三钱，包　紫菀一钱五分　青蒿梗一钱五分　广郁金三钱，原打　丝瓜络三钱　丹参三钱　炒知母一钱五分　川贝一钱五分　光杏仁三钱　白前一钱五分　橘红一钱五分　橘络一钱　三帖

身热较缓，苔色未清，呛咳右胁痛，宜清肺利络化痰。

桑寄生三钱　天花粉三钱　橘络一钱五分

金沸花三钱，包　丝瓜络三钱　枳壳一钱五分
广郁金三钱　炒麦芽三钱　光杏仁三钱　象贝三
钱　前胡一钱五分　引鲜竹叶三十片　二帖

咳嗽未除，脉虚细右弦，腰疼肌体麻木，
心悸，癸水月余不至，宜六味地黄丸加减治之。

生地炭三钱　怀山药四钱　紫菀一钱五分
川断三钱　陈萸肉一钱五分　茯神四钱　新会皮
一钱五分　甜杏仁三钱　杜仲三钱　北沙参三钱
仙半夏一钱五分

呛咳音嘶，脉虚数便泻，形怯经闭，究非
轻藐之症，宜清气和中，候正。

诃子肉三钱，杵　新会皮一钱五分　桔梗一
钱　桑皮三钱　茯苓四钱　生米仁四钱　扁豆壳
三钱　木蝴蝶五分　炒阿胶一钱五分　川贝二钱不
杵　谷芽四钱　引鲜枇杷叶三片，去毛　四帖

疾疟久累，脉弦数，呛咳癸来涩少，苔微
黄盗汗，宜扶赢汤，加减治之。

秦艽一钱五分　紫菀一钱五分　草果一钱
桑叶三钱　炙鳖甲四钱　川贝一钱五分　橘红一
钱　炒谷芽四钱　青蒿梗二钱　仙半夏一钱五分
炒知母一钱　三帖

胃纳稍振，呛咳便泻不已，脉弦细，苔滑
经闭，究属重险之症。

北沙参三钱　新会皮一钱五分　诃子肉三钱
杵　西米壳一钱五分　茯苓四钱　怀山药四钱
原粒砂仁七分　款冬花三钱　炒居术一钱　川贝
二钱　桔梗一钱　三帖

腹痛较缓，脉弦细，经闭呛咳，宜防损怯
之虑。

川楝子三钱　生牡蛎四钱　省头草三钱　谷
芽四钱，白檀香四分拌炒　延胡二钱　川贝一钱五
分　枳壳一钱五分　玫瑰花五朵　炒青皮七分
炒白芍一钱五分　木蝴蝶五分　四帖

上咳嗽，下便泻，癸水不调，脉弦细，最
重之症。

北沙参三钱　石莲子三钱　桑皮三钱　诃子
肉三钱　茯苓四钱　怀药四钱　炒米仁四钱　玫
瑰花五朵　新会皮一钱五分　扁豆壳三钱　砂壳

一钱五分

头疼咳逆，右脉浮滑，心涎脘闷，苔黄厚，
颊车紧，经停月余，手足麻木，寒热不清，宜
清肺疏风。

桔梗一钱五分　前胡一钱五分　钩藤三钱
栀子二钱　薄荷一钱　象贝三钱　防风一钱五分
荆芥一钱五分　橘红一钱　桑叶三钱　神曲四钱
鲜竹肉一丸　二帖

癸水先后不一，脉沉涩，腹满气冲呛咳，
宜清肺降气和中。

紫菀二钱　金沸花三钱，包　川芎七分　桑
叶三钱　生牡蛎四钱　白石英三钱　当归一钱五
分　川贝一钱五分　甜杏仁三钱　香附三钱　炒
白芍一钱五分　四帖

清气和络，胸胁刺痛已减，脉寸弦滑，舌
厚胃馁呛咳，仍遵前法。

紫菀一钱五分　川石斛三钱　生香附一钱五
分　石决明六钱　橘络一钱五分　广郁金三钱，原
打　丹皮三钱　绿萼梅一钱五分　丹参三钱　炒
谷芽四钱　白前一钱五分　炒枳壳一钱五分
四帖

暑风夹湿，微热畏风，脉虚手尖冷，汗出
不休，咳逆舌厚嫩黄，姑宜栝楼桂枝汤加减
治之。

栝楼根三钱　防风一钱五分　茯苓四钱　桔
梗一钱五分　桂枝五分　光杏仁三钱　枳壳一钱五
分　白蔻仁八分，冲　六一散三钱，荷叶包　淡竹
叶一钱五分　通草一钱五分

湿热未化，汗彻热清，苔尚黄燥，脘腹疼，
导滞再进，尚防变幻。

瓜蒌皮四钱　广郁金二钱　冬瓜子三钱　焦
谷芽三钱　光杏仁三钱　大腹绒一钱五分　丝通
草一钱五分　省头草一钱五分　花粉一钱五分　神
曲三钱　三帖

苔白厚，脉两手浮弦，寒热间日而作，邪
在少阳，头胀而痛，咳逆胸闷，姑宜和解
为主。

柴胡一钱，酒炒　桔梗一钱五分　前胡一钱五

分 山楂四钱 淡芩一钱五分酒炒 炙甘草五分 甘菊三钱 橘红一钱 仙半夏一钱五分 川芎一钱五分 象贝三钱 二帖

咳动肺，脉弦细，胸胁刺痛，苔色微黄，尤防血溢。

紫菀一钱五分 川贝二钱 左金丸八分 炒谷芽四钱 橘红一钱五分 广郁金三钱 丝瓜络三钱 丹皮二钱 丹参三钱 光杏仁三钱 炒栀子三钱 香附一钱五分 四帖

咳嗽不已，舌红口干渴饮，脉左细右微，动溺犹多，大便始结溏溏，湿热尚存，阴液耗，仍遵前法，加减再进。

生地四钱 粉丹皮三钱 五味子十粒 女贞子三钱 炒川连五分 麦冬三钱，去心 怀山药三钱 知母一钱半，盐水炒 元参三钱 怀牛膝二钱 桑螵蛸二钱 七帖

心惕已减，脉细涩，癸不及期，苔微白，仍照前法加减为妥。

琥珀八分 香附三钱 炒谷芽四钱 当归一钱五分 丹参三钱 茯神四钱，朱砂拌 远志肉八分 炒川芎七分 茺蔚子三钱 枣仁三钱 省头草一钱五分 绿萼梅一钱五分 四帖

腰酸带下，脉虚细，苔白便滑，癸水不调，宜青娥丸法加减治之。

炒破故纸一钱五分 芡实三钱 石莲子三钱 鹿角霜一钱五分 杜仲三钱 茯神四钱 广木香八分 绿萼梅一钱五分 化龙骨三钱 丹参三钱 新会皮一钱五分 三帖

头痛较瘥，脘中稍和，腹痛心惕，脉虚癸水不调，宜补心和中。

丹参三钱 生牡蛎四钱 豨莶草三钱 广木香五分 茯神四钱 厚朴一钱 枳壳一钱五分 玫瑰花五朵 炒枣仁三钱 龙齿一钱五分 佩兰叶三钱 三帖

内伤夹外感，脉滞寸口短，头痛心涎脘闷，癸水不调，宜治标为先。

香附一钱五分 枳壳一钱五分 川芎一钱 沉香曲一钱五分 苏梗一钱五分 广郁金三钱

山楂三钱 佛手花八分 左金丸八分 豨莶草三钱 炒青皮七分

内伤夹外感，头疼较瘥，食入脘中不和，腰踹酸，癸水不调，宜和中疏风。

香附一钱五分 川芎一钱 豨莶草三钱 厚朴一钱 白芷一钱 炒枳壳一钱五分 广郁金三钱 鸡内金三钱 炒青皮八分 沉香曲一钱五分 佛手花八分 三帖

癸水趱迟，气冲脘闷欲呕，脉沉涩，苔白如粉，宜顺气和中。

乌药一钱五分 仙半夏一钱五分 广藿香一钱五分 桑寄生三钱 阳春砂七分 苏梗二钱 炒谷芽四钱 佛手花八分 生牡蛎四钱 绿萼梅一钱五分 香附一钱五分 三帖

咳逆痰壅，寸脉滑数，癸水适至不多，苔根厚，宜清热消痰。

桔梗一钱五分 枳壳一钱五分 橘红一钱 山楂三钱 天竺黄三钱 生莱菔子二钱，杵 连翘三钱 薄荷七分 前胡一钱五分 象贝三钱 光杏仁三钱

前药已效，脘中胀闷已减，左脉弦，癸不及期，仍照前法加减为妥。

鸡内金一钱五分 归身一钱五分 茺蔚子三钱 炒白芍一钱五分 沉香五分冲 香附二钱 白石英三钱 鸡血藤三钱 生牡蛎四钱 丹参三钱 乌药一钱五分

肝逆乘中，当脘胀闷，脉弦气逆，癸不及期，宜防肿胀。

鸡内金三钱 香附二钱 延胡一钱五分 炒茺蔚子三钱 沉香五分冲 丹参三钱 紫石英三钱 绿萼梅一钱五分 生牡蛎四钱 川楝子三钱 炒青皮八分

血后心惕，苔白而干，脉滑数，经停三月，脘闷，宜养胃和中。

北沙参三钱 谷芽四钱 石决明六钱 稽豆皮二钱 枣仁三钱 麦冬三钱，去心 炒远志肉八分 栀子二钱 钗斛三钱 桑寄生三钱 新会皮一钱五分 三帖

经停吐血，脉数右寸特大，苔微黄，心悸脘闷，宜降气凉血为治。

鲜生地四钱　降香七分　谷芽四钱　龙齿一钱五分　茯神四钱　栀子二钱　枳壳一钱五分　稽豆皮一钱五分　炒远志肉八分　炒枣仁三钱　生牡蛎四钱　三帖

癸水涩少不调，脉虚细带下，便泻不已，中痞气滞，宜和中止泻为主。

乌鲗骨三钱　赤石脂三钱，包　芡实三钱　化龙骨三钱　原粒砂仁一钱　怀山药四钱　川断三钱　粟壳一钱五分　丹参三钱　杜仲三钱　香附二钱　绿萼梅一钱五分　四帖

癸涩迟滞，脉涩腰疼，带下便泻中痞，宜理气和中。

乌药二钱　石莲子三钱　原粒砂仁一钱　覆盆子三钱　茯苓四钱　怀山药四钱　丹参三钱　佩兰叶一钱五分　杜仲三钱　芡实三钱　化龙骨三钱　四帖

便泻腹痛悉减，脉沉涩，癸涩带下，宜和中调经为妥。

炒居术一钱　香附一钱五分　广木香八分　鸡血藤三钱　厚朴一钱　丹参三钱　炒白芍一钱五分　生米仁四钱　菟丝饼三钱　龙骨三钱　乌药二钱　玫瑰花五朵　四帖

血虚气滞，每癸来腹痛作泻，脉细涩心悸，宜五苓散主治。

炒居术一钱　猪苓一钱五分　延胡三钱　丹参三钱　桂枝五分　泽泻三钱　厚朴一钱　龙齿一钱五分　茯苓四钱　广木香八分　香附三钱　玫瑰花五朵　三帖

腹痛便利不减，苔黄呕恶，右脉弦滑，月事过期不至，仍照前法加减，防痫。

藿梗二钱　仙半夏一钱五分　山楂三钱　蔻壳一钱五分　川连七分，姜汁炒　赤苓四钱　炒白芍一钱五分　六一散四钱，荷叶包　厚朴一钱五分　新会皮一钱五分　广木香八分　三帖

癸来涩滞，脉虚细便滑，脘闷脐下不爽，宜养胃和中，佐理气下。

丹参三钱　乌鲗骨三钱　炒谷芽四钱　省头草三钱　厚朴二钱　茯苓四钱　沉香曲一钱　绿粤梅一钱五分　延胡一钱五分　香附一钱五分　杜仲三钱　五帖

癸涩迟滞，脉沉清便泻，中痞肠鸣，宜胃苓汤加减。

炒茅术一钱五分　猪苓一钱五分　大腹绒三钱　通草一钱五分　厚朴一钱五分　泽泻三钱　生米仁四钱　玫瑰花五朵　新会皮一钱五分　茯苓四钱　乌药二钱　三帖

便泻腹痛稍减，苔色仍属黄厚，癸涩已有二月不至，脉涩右沉弦，中痞气滞，还宜前法加减为妥。

神曲三钱　炒茅术一钱五分　白芍一钱五分　砂壳一钱五分　炒川连八分　赤苓四钱　广木香六分　绿萼梅一钱五分　厚朴一钱　泽泻三钱　炒谷芽四钱　三帖

大便仍属不爽，脉弦左涩，癸水已至不多，头晕脘闷，仍照前法加减为妥。

桑寄生三钱　炒白芍一钱五分　新会皮一钱五分　广木香六分　当归三钱　香附一钱五分　炒枣仁三钱　砂壳一钱五分　稽豆皮一钱五分　石决明六钱　广藿香二钱　三帖

癸水先后不一，脉细涩，腹痛气滞，大便滑泻，胃钝带下，宜和中为妥。

焦神曲三钱　佩兰叶一钱五分　山楂三钱　砂壳一钱五分　厚朴一钱　广藿香二钱　炒谷芽四钱　延胡一钱五分　广木香八分　乌药二钱　玫瑰花五朵　三帖

潮热不清，苔黄口渴，大便自利，瘖疹已现，癸水适至，脉小数，神识恍惚，宜清热祛邪。

栝楼根三钱　琥珀八分　青蒿梗一钱五分　泽兰一钱　益元散四钱，包　丹参三钱　丹皮三钱　淡竹叶一钱五分　银花三钱　扁豆壳三钱　川贝一钱五分　灯心一丸　三帖

寒热日作，脉来弦数，心渱便利，癸水适至，宜柴平汤加减治之。

柴胡二钱　炒茅术一钱五分　山楂三钱　藿香二钱　淡芩一钱五分　厚朴一钱　赤苓四钱　范曲三钱　仙半夏二钱　新会皮一钱五分　广木香七分　二帖

湿郁气阻，遍体浮肿，脉沉弦右涩滞，癸涩迟滞，中痞防胀。

大腹绒三钱　生香附三钱　省头草三钱　茯苓皮五钱　厚朴一钱五分　炒枳壳一钱五分　沉香五分　防己一钱五分　鸡内金三钱　商陆一钱五分　地骷髅三钱

湿热发黄，脉弦肝木偏横，腹膨跗浮，癸趱迟，属重极，宜鸡金散加减。

鸡内金三钱　绵茵陈三钱　地鳖甲一钱五分　海金沙四钱，包　沉香五分，冲　厚朴一钱　香附二钱　地骷髅三钱　原粒砂仁一钱　通草一钱五分　大腹绒三钱　四帖

风湿化疟，脉濡细，苔心灰，经阻腹满，头面跗浮，宜防化胀。

炒青皮八分　绵茵陈三钱　草果八分，去壳　佩兰叶三钱　厚朴一钱五分　茯苓皮四钱　山楂四钱　通草一钱五分　仙半夏二钱　香附三钱　大腹绒三钱　三帖

脾泄化肿，脉细滞，经阻跗浮，宜利中分消为妥。

生牡蛎四钱　大腹绒三钱　车前三钱　绿萼梅一钱五分　泽泻三钱　扁豆壳三钱　浙茯苓四钱　地骷髅三钱　象牙屑三钱　椒目五分　新会皮一钱五分　三帖

夹气夹食化肿，脉弦中满，癸水沥，症属重险，当和营卫为主。

当归一钱五分　鸡血藤三钱　生米仁四钱　炒青皮八分　炒白芍一钱五分　厚朴一钱五分　茯苓皮四钱　杜赤小豆三钱　川芎一钱　豨莶草三钱　大腹绒三钱　三帖

肝阳犯胃，脘痛彻背，呕酸作吐，右脉细左弦，苔白痰气交阻，肢尖不煦，恐厥，宜厥阴阳明同治，佐祛瘀化痰。

姜半夏一钱五分　金沸花三钱，包　猬皮一钱　枣槟三钱　川连六分，吴萸五分拌炒　炒五灵脂三钱　广郁金三钱，生打　草蔻一钱　桂心四分　瓦楞子四钱　茯苓四钱　引路路通十颗　三帖

苔白脉两手皆弦，肝块作痛，癸涩已闭，大便忽泻，倏热忽寒，宜疏肝和中。

柴胡八分　川楝子三钱　青皮八分　乌药二钱　左金丸八分　木蝴蝶四分　炒白芍一钱五分　玫瑰花五朵　生牡蛎四钱　香附一钱五分　厚朴一钱

肝逆射肺，脉弦呛咳潮热，经阻喉有血腥，宜清少阳为主。

桑叶三钱　紫菀二钱　炒知母一钱五分　北沙参三钱　石决明五钱　焦栀三钱　橘红一钱　川贝二钱，不杵　光杏仁三钱　丹皮一钱五分　侧柏炭三钱　四帖

癸涩迟滞，脉涩左弦细，腰酸腹胀，心惕带下。此血虚木旺，姑宜养血理气平肝。

归身二钱　菴藚子三钱　生牡蛎四钱　炒白芍一钱五分　制香附一钱五分　川断三钱　丹参三钱　绿萼梅一钱五分　杜仲三钱　乌梅二钱　沉香曲一钱五分，包　七帖

肝逆上冲，脘痛背掣，脉沉弦癸涩，宜疏泄厥阴为主。

川楝子三钱　真新绛一钱　左金丸八分　沉香曲一钱五分　延胡二钱　广郁金三钱　丹参三钱　玫瑰花五朵　草蔻一钱　木蝴蝶五分　佩兰叶一钱五分　四帖

肝虚晕眩目暗，脉虚癸涩，食入欲呕，宜柔肝养血。

桑寄生三钱　杞子三钱　钗斛三钱　归身一钱五分　杜仲三钱　香附三钱　新会皮一钱五分　枣仁三钱　甘菊一钱五分　仙半夏一钱五分　菴蔚子三钱　五帖

腹痛有形连腰，脉细涩，肢冷呕渴，癸水适来，苔厚微黄，宜治防厥，候正。

干姜二分　炒川椒廿粒　当归二钱　泽兰一钱五分　川连六分，吴萸四分拌炒　山楂四钱　香附一钱五分　佛手花八分　仙半夏二钱　延胡三钱　枳壳一钱五分　二帖

木克土，便泻心涎，脉弦舌尖红，腹中有瘕，经闭，宜猪苓汤加减治之。

猪苓一钱五分　炒阿胶一钱五分　炒白芍一钱五分　藿梗二钱　泽泻三钱　左金丸八分　厚朴一钱　玫瑰花五朵　茯苓四钱　炒青皮七分　新会皮一钱五分　三帖

肝逆攻冲作痛，呕恶欲厥，脉弦滞经阻，症属重极，宜厥阴阳明同治，候正。

干姜二分　川楝子三钱　草蔻一钱　炒谷芽四钱　川连八分，吴萸四分拌炒　延胡一钱五分　紫石英三钱　仙半夏二钱　炒川椒廿粒　佩兰一钱五分　玫瑰花五朵　三帖

肝逆犯胃，腹痛作吐，脉弦微热，癸水趯迟，宜厥阴阳明同治。

干姜二分　炒枳壳八分　广藿香二钱　乌药二钱　川连七分　苏梗一钱五分　新会皮一钱五分　佛手花八分　仙半夏一钱五分　绿萼梅一钱五分　蔻壳　二帖

木克土化泻，脉弦细，中焦窒格，经停防胀，宜利中分消为治。

大腹绒三钱　新会皮一钱五分　绿萼梅一钱五分　鸡内金二钱五分　厚朴一钱五分　原粒砂仁一钱　茯苓皮一钱五分　玫瑰花五朵　炒车前三钱　乌药二钱　炒谷芽四钱　三帖

木克土化泻，脉涩脘格，心涎欲呕，癸涩不调，宜泻心汤加减治之。

干姜二分　炒白芍一钱五分　炒谷芽四钱　通草一钱五分　川连七分，吴萸五分拌炒　北细辛二分　香附一钱五分　玫瑰花五朵　仙半夏二钱　厚朴一钱五分　佩兰叶三钱　三帖

苔白呛咳气逆，左脉弦细，头疼倏热乍寒，腹左有瘕，经停四月，胃钝防肿胀。

紫菀一钱五分　苏子一钱五分　谷芽四钱　荆芥二钱　茯苓四钱　橘红一钱　川贝一钱五分　白芷八分　光杏仁三钱　金沸花三钱，包　桑皮二钱　三帖

木克土化泻，脉弦而涩，舌滑脘闷，带下癸涩，姑宜顺气和中。

乌药二钱　大腹绒三钱　化龙骨一钱五分　炒青皮八分　茯苓四钱　砂壳一钱五分　芡实三钱　厚朴一钱五分　木蝴蝶五分　新会皮一钱五分　绿萼梅一钱五分　三帖

任脉为病，腹痛有瘕，癸水涩少，脉细涩，苔心黄，肢木心烦，宜治防厥，候正。

川楝子三钱　左金丸八分　广藿香一钱五分　沉香五分，冲　延胡二钱五分　丹参三钱　省头草三钱　佛手花八分　山楂四钱　蓬术七分　鸡内金三钱　一帖

肝块作痛，脉沉弦，气滞为满，癸水先后不一，大便忽泻，宜疏肝和中。

川楝子三钱　鸡内金三钱　莴苣子三钱　延胡一钱五分　省头草三钱　沉香五分　厚朴一钱　生香附一钱五分　炒青皮八分　绿萼梅一钱五分　玫瑰花五朵　四帖

肝逆中脘闷窒，脉弦苔厚腻，癸水不调，心惕胃钝欲呕，当和肝胃为主。

仙半夏二钱　琥珀八分　炒谷芽四钱　省头草一钱五分　川连七分，吴萸四分拌炒　丹参三钱　广郁金三钱　玫瑰花五朵　枳实一钱　厚朴一钱　沉香曲一钱五分　三帖

苔黄脉涩左弦，脘腹联痛呕恶，此厥阴顺乘阳明，癸水趯迟，宜泻心汤加减治之。

干姜二分　生牡蛎四钱　木蝴蝶五分　新会皮一钱五分　川连八分，吴萸四分拌炒　苏梗一钱五分　茯苓四钱　绿萼梅一钱五分　仙半夏一钱五分　乌药一钱五分　川楝子三钱　三帖

肝逆未平，中满气滞，脉细涩，腹痛经停，防肿胀。

乌药二钱　生牡蛎四钱　川楝子三钱　厚朴一钱　炒白芍一钱五分　新会皮二钱五分　炒谷芽四钱　炒青皮八分　砂壳一钱五分　绿萼梅一钱五分　佛手花八分　三帖

木克土，便泻中瘕，脉沉涩，面跗浮，经阻，宜治防胀。

大腹绒三钱　新会皮一钱五分　炒车前三钱　生牡蛎四钱　厚朴一钱五分　扁豆壳三钱　茯苓

皮四钱　泽泻三钱　椒目五分　原粒砂仁七分
绿萼梅一钱五分　地骷髅三钱　四帖

木克土化泻，脉右弦，中痞气滞腹痛，舌红经阻，宜养胃和中平肝。

北沙参三钱　生白芍一钱五分　砂壳一钱五分　石决明六钱　茯苓四钱　新会皮一钱五分　石莲子三钱　玫瑰花五朵　钗斛三钱　省头草三钱　藿梗二钱　三帖

头疼不已，脉浮弦，呛咳多痰，苔色微黄，恶风微寒，宜解表消痰。

荆芥一钱五分　桔梗一钱五分　蔓荆子三钱　白芷八分　川芎一钱　甘菊三钱　前胡一钱五分　光杏仁三钱　防风一钱五分　象贝三钱　二帖

感邪未解，身热乍寒，脉浮数，苔黄滑，宜清解防剧。

桔梗一钱五分　炒栀子三钱　大豆卷三钱　薄荷八分　连翘三钱　炒淡芩一钱五分　滑石四钱　光杏仁三钱　冬桑叶三钱　前胡一钱五分　橘红一钱　二帖

秋感化燥，呕恶发热，脉浮滑，苔黄燥呛咳，症势非轻，宜防昏蒙之变幻，候正。

冬桑叶三钱　炒栀子三钱　橘红一钱　天竺黄一钱五分　连翘三钱　淡豆豉一钱五分　象贝三钱　牛蒡子一钱五分　天花粉三钱　蝉蜕一钱　前胡一钱五分　引活水芦根五钱　二帖

案列于前，热犹不解，脉动苔黄口燥，便痢赤色，还防痉厥，候正。

银花二钱　石菖蒲五分　薄荷一钱　贯仲二钱五分　连翘三钱　炒僵蚕三钱　炒黄芩一钱五分　枳壳二钱五分　六一散三钱，布包　天花粉三钱　蝉蜕一钱　二帖

湿阻肺卫，脉弦濡咳逆，寒热交作，脉弦濡，苔白根微黄，腹中气机不和，宜桂苓甘露饮加减治之。

茯苓四钱　泽泻三钱　仙半夏一钱五分　枳壳二钱五分　桂枝六分　光杏仁三钱　炒淡芩广橘红一钱　炒江西术一钱　原滑石四钱　金沸花三钱，包　鲜竹肉一丸　三帖

脚气犹然酸痛，脉弦濡，苔滑白心灰，姑宜祛风利湿为主。

独活一钱五分　当归一钱五分　海桐皮三钱　晚蚕沙三钱　茯苓四钱　制乳香一钱五分　生米仁四钱　通草一钱五分　豨莶草三钱　防己一钱五分　五加皮三钱　桑梗尺许　三帖

秋感发热乍寒，脉浮数苔黄，头胀而疼，姑宜辛凉轻解。

薄荷一钱五分　桔梗一钱五分　桑叶三钱　荆芥一钱五分　连翘三钱　广郁金三钱　甘菊二钱　丝通草一钱五分　淡豆豉三钱　前胡一钱五分　炒枳壳一钱五分

暑湿伤气，苔滑白，脉濡细，腹痛泻痢溺少，宜清阳明经为主。

白头翁一钱五分　藿香三钱　泽泻三钱　青木香七分　滑石四钱　新会皮一钱五分　猪苓二钱五分　炒银花二钱　草决明三钱，即青葙子　丝通一钱五分　枳壳一钱五分　引荷叶半张　三帖

稚孩湿热内着，脉弦濡身微热，腹痛坚满，大便忽泻，宜太安丸法加减治之。

焦神曲三钱　仙半夏一钱五分　广藿香二钱　枳壳一钱　炒川连四分　赤苓三钱　通草一钱五分　佛手片五分　陈皮一钱　炒莱菔子三钱　红藤一钱五分

感冒发热，脉浮数，头胀痛，苔滑微黄，脘闷肢楚，宜达表为主，防剧。

光杏仁三钱　荆穗一钱五分　桔梗一钱五分　广郁金三钱，原杵　苏梗二钱　枳壳一钱五分　山楂四钱　通草一钱五分　桑叶三钱　薄荷一钱　炒莱菔子三钱　二帖

头晕目暗，夹杂痧秽，腹痛吐利，脉濡细苔黄，胃钝带下，宜治标为先。

藿梗二钱　大腹绒三钱　生香附三钱　炒谷芽四钱　厚朴一钱　广郁金三钱　左金丸八分　广木香五分　佩兰二钱　通草一钱五分　新会皮一钱五分　三帖

痰疟二期，寒多热少，脉弦苔白，邪在少阳，宜小柴胡汤加减治之。

柴胡一钱，酒炒　桂枝八分　炒青皮八分　秦艽二钱五分　淡芩一钱五分　炙甘草五分　赤苓四钱　橘红一钱　仙半夏一钱五分　川芎一钱　威灵仙一钱五分　引老生姜三片　二帖

闺女腹痛气滞，两脉皆弦，苔白，癸水不调，宜疏肝和中。

川楝子三钱　当归二钱，小茴五分拌炒　沉香五分，冲　延胡一钱　香附三钱　广郁金三钱，原杵　炒青皮八分　木蝴蝶四分　佩兰三钱　玫瑰花五朵　四帖

女孩脾疳化肿，苔白便泻，口渴，脉濡滑左弦，腹大溺少，非轻藐之症。

乌梅一个　蟾蜍干八分，去头足　地骷髅三钱　省头草三钱　厚朴八分　甘松四分　扁豆衣三钱　通草一钱　炒车前三钱　大腹绒三钱　鸡内金二钱五分　砂仁七分，冲　三帖

苔微黄，左脉涩，右弦数，脘腹胀闷，癸水早期，咳痰，宜和中调经。

丹参三钱　大腹绒三钱　丹皮二钱　炒青皮八分　佩兰三钱　香附三钱　沉香曲一钱五分　玫瑰花五朵　遍钗斛三钱　炒茺蔚子三钱　炒枳壳一钱五分

风湿相搏，寒热如疟，左脉濡，苔白根微黄，腰痛身痛，头目皆疼，神识皆愦，宜防柔痉。

栝楼根三钱　川芎一钱　防己一钱五分　独活一钱五分　桂枝五分　防风一钱五分　原滑石四钱　威灵仙一钱五分　生甘草七分　炒淡芩一钱五分　炒栀子三钱　引桑梗尺许　二帖

苏合丸一粒，去壳化服，第二帖弗用。

咳痰稠白，脉沉弦，苔厚微黄，胃钝食入脘闷，姑宜清肺胃和中。

金沸花三钱，包　仙半夏一钱五分　通草一钱五分　苏子一钱五分　厚朴一钱　广橘红一钱　沉香曲一钱五分　白前一钱五分　光杏仁三钱　鸡内金三钱　炒谷芽四钱　五帖

苔黄厚，呕渴发热，脉弦数，脘格腹痛不便。此属伏暑，宜陷胸承气汤加减，防厥。

杜瓜蒌子三钱　枳实一钱五分　淡竹叶一钱五分　广郁金三钱，原杵　炒川连七分　制军三钱　山楂四钱　红藤一钱五分　仙半夏一钱五分　元明粉一钱　通草一钱五分

沈 氏 医 案

（清）沈鲁珍　著

内 容 提 要

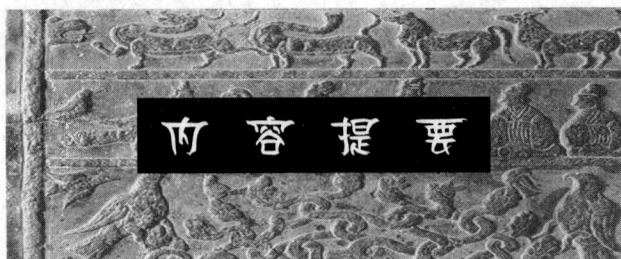

　　《沈氏医案》一卷，清·沈璠著。璠字鲁珍，与叶天士同时，用药多豁痰清火。然其所断为痰火者，皆确有见地。且时症初起，亦尝立投参芪，则知鲁珍非偏于清火者也。此书系手抄本，今于医案编次，仍其旧观。所附医论数篇，则汇列于后为附录。鲁珍曾著《景岳全书评》一种，此书附注评景岳字者，皆自评本录出。然竟无传于世，惜哉。

序

  细阅鲁珍沈先生医案，用药大抵豁痰清火之方，十有六七。不知者妄议为偏于清火。殊不知先生盛名几十载，其全活定以万计，记载医案，亦岂仅此一卷。宜温其凉，宜攻其补，辄中肯綮者，未易胜数。予生也晚，无由窥其全豹，此恨事也。且就此一卷而论，其所施清火豁痰之品，俱出人意外，高人一等。庸医之共见为虚寒者，彼独确见为痰为火为郁结。援引《内经》及丹溪东垣诸说，指证明晰，穷诘原委。且为主病兼病之分，治标治本之论，次第不紊，详略昭然，真若饮上池之水，而洞见脏腑者。岂同俗医之约略仿佛，见外症而不审虚实，举一节以概其余，或执一己之私，或矫同道之说，或巢袭成方，而不思贯通，或攻为奇异，以示聪明。以他人之性命，试我技术之短长者，所可同日语哉。若使先生果偏于清火，何以于后方所载，有时症而即施参橘，后用六味丸收功，发热而急进参芪，后用归脾汤调治。乃知虚弱之症，宜补而补，仍能补人之所不能补者也。偏于清火之说，可不辨自明矣。僭弁简首，以为阅此书者解其惑。

庚午十月澧江同邱松山氏记

沈 氏 医 案

汪周拔二令郎，年二十二岁，新婚之后，乃祖督课颇严，馆于别业，经年不入帏房，肝火抑郁而不舒，扰其精房而成梦遗。马元仪以补肾涩精之药治之，甚至厥逆不醒，谓其为虚欲脱，竟以参芪、鹿茸、河车等药补之。日甚一日，肌肉消瘦，卧床不起，已经一载，于是延余诊视。时八月下旬，见其饮食少进，暖气而大便燥结，五六日一解，语言默默，小便黄赤，诊其脉息，沉细带数。察其形，唇口面色皆红，肌肉虽瘦，润泽而不枯，夜间坐而不卧，无倦怠之意，日间只食薄粥二盏，按其胸腹，板硬而不和软。此因补药太过，壅塞肠胃，气道不行，不能宣通，正所谓大羸有实也。因投以二陈加莱菔子、山栀、枳壳、香附、厚朴，冲元明粉服之。三剂后，大便去结粪三五块，胸次稍宽，语言稍出，又进滚痰丸三钱，又去结粪五六块，再服前煎方五六帖，大便去黏腻而黑色者不计，间与滚痰丸及清火理气之药。如得通泰，自是可进稀粥六七碗，然亦不觉大饥，又以保和丸加黄连，早晚服之，两月后可进干饭。余往还两月，而门人蔡沧文居其家，常为调理，至冬至后，步履如常。居宿于内，新春到舍奉谢，酬以千金。此康熙四十八年之事，其人号丽天，至今无恙。今元仪谓是渠调治而安，欺妄无耳。即此一案，可知其无不说谎，无一可信，而犹谬自著述，附会于他人之书尾，真鬼蜮也。雍正八年，海上沈璠，时年七十有八。

天老久服右归饮，其中有桂附、甘草，甘草甘缓，不能下达肾家，桂附之性，留恋胃中，其热性升而不降，所以两足不暖。河间云：两足冰冷者，此火不下降也，火降则足自暖矣。热药之性，积而不散，煅炼津液成痰。今交相火司天之年，夏暑薰赫之势，内伏之痰火，得外风所触，故胸膈不宽，呕吐痰涎，汗出过多。此汗系胃中湿热痰火，郁蒸而泄，即东垣所谓地之湿气，即为汗也。诊得脉息左手沉弦带数，此肝火不静也。右手滑大，关部尤甚，此胃中痰饮不清也。恐其大便燥结，痰涎上壅而呕吐，酿成噎膈、反胃之症。《内经》云三阳结谓之膈。丹溪云：噎膈之症，多起于血枯痰腻，多升少降，大忌香燥热药，惟以豁痰清火润泽之药，而使大便不燥结为第一着。

在老向有咳嗽之疾，缘劳心过度，外为风寒所触，内郁之火窃发，上干肺家而咳嗽，已经四载。今交相火，司天之年，内外之火，交相煽动，咳久肺络受伤，痰中带血，脉息左手弦细带数，右手虚大滞滑。此系肾水不足，不能荣养肝木，肝火升腾烁金。《难经》云：东方实，西方虚，泻南方，补北方，理宜滋阴降火，纳气归源之药治之。煎丸并进，并宜寂静调摄，庶不致喉烂声哑，酿成痨瘵也。

可老数年前曾患血症，服寒凉之药，得以相安，去年血症复发，他医误进热药，以致火来乘金而咳嗽，究其受病之源，肾水不足，不能荣养肝木，木火升腾，血随火沸而出。今岁少阳相火司天，内外之火，交相煽动，致频咳而咽喉痛。肺与大肠相为表里，火流于肛门而发毒。目前脉息弦细带数，此肾水亏损，相火上炎，肺金受困之症。反以桂附、炮姜等燥之剂，耗其肾水，烁其肺金，意欲求愈，难之至也。今且用滋阴降火保肺之药，并应寂静调摄，不使咽喉作楚，庶有佳兆。

生地　麦冬　地骨皮　川贝　苡仁　鲜百合　牛膝　知母　黄柏　瓜蒌霜　加茅根煎

因酒伤胃，胃中之血凝滞不散，随气上升，而吐黏腻紫色之血，此瘀血也。理应理气消瘀之药治之，使气顺而不上升，则血自下行，而不至上逆矣。误用滋阴之药，遂致胃中之痰瘀不清，随致上干肺家而咳嗽，胸膈不舒，脉息弦滑。此系胃中之痰瘀不清，肝家有火之故也。暂用理气消瘀清热和胃之药为治，俟胸膈舒畅，然后以滋阴之药，为善后之计。治血症必先理气为主，气顺则血自归经，此万古不易之法也。

香附　山栀　桃仁　牛膝　郁金　广皮　枳壳　归尾　黄芩　丹参　茅根

平素善饮，酒性大热有毒，贮于胃中，燔灼津液而发渴，因将寒凉生冷之物，恣意而啖，致火郁遏，不得发泄，流于经络，而环跳作楚，入于肠胃而作血痢，达于肌表，而皮肤作痒，干燥，内火不得疏泄，扰其津液而愈渴，脉息沉涩，此郁火未经发越之故也。理宜和胃清热疏理之药为治，并忌醇酒厚味生冷等物。

〔煎方〕白芍　甘草　黄连　黄芩　香附　厚朴　山栀　滑石　木通

〔丸方〕苍术　黄柏　黄芩　山栀　香附　广皮　枳壳　石膏　白蒺藜

木通煎汤法丸

季老受病之源，得之君火司天之岁，夏令炎热之时，感冒暑热之邪，以致大便泄泻，即《内经》所谓暴注下迫，皆属于火也。热邪上冲，心生血，肝藏血，肝为相火，两火相煽，则血随火沸而上逆。肝为将军之官，其性暴，主疏泄，其气郁而不舒，逆于腹中，则腹不宁，不时嗳气。《准绳》云：嗳气火土之气，郁而不舒也。气道不舒，故蹇于语言也。肝火不得疏泄，上升则头眩，下降则腹作鸣。胃主肌肉，犯胃则肌肉跳动。扰其精房，则梦遗泄滑。心藏神，肝藏魂，二火相煽，则神不宁，而卧不

安也。阳事者，宗筋之会，肝之所循，火亢于上，故常举而不痿也。得以小便而痿者，肝火从溺而泄也。盖下有二窍，有水道，有精道，精道闭则水道开，水道闭则精道开。脉息沉而带数有力，种种诸症，皆系肝气郁而不舒，肝火不得疏泄之故也。理宜清肝火，疏肝气，利水道之药治之自愈。但时值冬令闭藏之月，木火内伏，不能条达，至春气发生，木得疏泄，自然却去病蒂矣。

龙胆草　黄柏　连翘　山栀　夏枯草　木通　青皮　香附　枳壳

宾老平昔嗜酒，酒性湿热，积于胃中，薰灼于口，而舌为之糜碎，下注膀胱，而小便为之浑浊，绵延已久，脾气大虚，饮食减少，而觉无味，脉息短小，此脾虚而湿热未清也。理宜健脾气，清湿热，加味六君子为治。

白术　人参　甘草　熟半夏　广皮　茯苓　黄连　石膏　藿香　白葛根

阴虚火炎而吐血，上烁肺金，腠理不密，外邪乘虚袭肺，而咳嗽入于大肠，腹中作痛，下利见血，脉息洪大，此火得风而炽也。理宜疏风理气之药为治，俟咳嗽稍平，然后以滋阴降火之药培其本。

苏子　杏仁　枳壳　广皮　前胡　薄荷　白芍　甘草　黄芩　香附　加生姜

苏州吴佐臣案，经云：阳络伤则血外溢。因劳力过度，有伤胃络，血瘀胃中，则肝火上升而吐。所来之血，厚而黏腻，此瘀血也。理宜消瘀降火顺气之药治之。又因补之太早，余瘀未尽，所以今春复吐。既吐之后，阴血有亏，肝火上烁肺金而咳，脉息弦细带数，此肾水亏损，肝火妄动，肺金受困之象也。理宜滋阴降火保肺之药为治。

生地　丹皮　麦冬　川贝　白芍　北沙参　瓜蒌霜　黄柏　知母　地骨皮　加莲子

南汇东门外周振育。经云：九窍不通，肠胃之所生也。胃中痰积壅滞，不得通泰，所以鼻为之病。逐去胃中之痰积，使从大便而出，

则鼻窍自利矣。

半夏　广皮　枳壳　香附　瓜蒌　山栀
黄芩　木通　莱菔子　加生姜

又服滚痰丸

南汇东门外金时成，胃中有痰，外受风寒，郁而不舒，上干肺家，肺家闭塞而声哑，非劳病久嗽之声哑也。

半夏　广皮　杏仁　苏子　枳壳　前胡
薄荷　黄芩　山栀　鲜菖蒲根　加姜

嘉定王佩玉令姊，肝火郁于胃中，不得条达通畅，以致作胀攻卫作响，注于大肠，则为泄泻，脉息弦数，经事不至。此乃木郁土中，理宜扶脾疏肝之药。

香附　山栀　黄芩　枳壳　广皮　白术
厚朴　青皮　白芍　水煎

东山夏姓，胃中湿痰，随火下注精房而遗滑，误以补肾涩精之药治之，以致湿痰纠结于胃，饮食少进，难以运化，脉息弦滑，右手关部尤甚。胃中有湿痰，肝家有郁火也。理宜豁痰清肝之药为治。

半夏　广皮　枳壳　瓜蒌实　厚朴　香附
山栀　加姜煎

魏提台，年六十九，平日劳心思虑，气结痰凝于胃。春三月得不寐之症，每至夜间，胃中如焚，烦躁不宁，目不交睫，昼则稍安，毫不倦怠，饮食虽进而无味。诸医俱云心血不足，用天王补心丹。有议心肾不交，而用加味地黄丸；有议思虑伤脾，而用归脾汤。愈觉日甚，将有发狂之兆，如此者两月余。延余诊视，面色红亮而浮，脉息沉小滑而有力，关部尤甚。此乃肝火郁而不舒，胃中胶痰固结而不通也。经云：胃不和则卧不安。又云：阳明病不得眠，大便三四日一解，用礞石滚痰丸三钱。大便去黏腻之痰不计，二便如火，以二陈、石膏、黄连、山栀、石菖蒲、钩藤、瓜蒌实、枳壳，连进四帖，即能安卧。然有时胃中如火，又用滚痰丸三钱，又去白痰碗许。仍用前豁痰清火之药，丸服二十日痊愈。一月后又停食冒风，胃

脘作痛发热，用消导之药平安，后用加味六君子汤调养，康健倍常。

分巡道朱一凤，幼孤而贫，读书作文，借酒陶情，湿热蕴蓄于胃中，上熏于口而糜烂，愈后或每月一发，或两三发，发必咽痛而口碎。干饭入胃，痰涎溢出口角，已经六载，不能却去病蒂。雍正三年，夏末秋初，延余诊视。面色红亮，大便燥结不渴，畏茶汤，先以苍术、厚朴、广皮、旋覆花、石膏、枳壳、黄柏、莱菔子，汤药连进三剂，颇觉相宜。细思湿痰非汤液所能治，即以前药去旋覆，加瓜蒌实为末，用淡姜汤法丸服半月，觉膈舒畅，大便去黏腻痰饮不计，口内不流涎，亦不糜烂矣。

俊宜徐和修，平昔嗜酒，则知湿热之蕴于胃者久矣，加以夏令热邪侵袭，至收敛于内，交一阳和动之时，内敛之邪，流动发越而为痢，春夏邪气散漫，流注经络而作痛，俗名痢后风也。诊得脉息左手弦，右手弦且滑大，此湿热滞于肠胃，失于推荡，以致流注经络，而支节肿痛。治宜理滞气，清湿热之药。

厚朴　枳壳　广皮　木通　滑石　苍术
黄芩　黄柏　秦艽　加桑枝煎

张寿南，肝火郁于胃中，不得疏泄，而寒热如疟，胃脘或时作痛，脉息洪大而弦滑，此胃中有痰，肝家有郁火也。宜豁痰理气疏肝之药为治，并宜清虚淡泊，则胃中清爽，而痰自无矣。

柴胡　青皮　半夏　广皮　山栀　香附
黄芩　甘草　枳壳　加姜煎

松江张殿舟，天禀素弱，肾水不足，夏令兼暑热之邪，至秋发疟，疟愈而暑邪未清，补剂与荤腥太早，致余邪未清，流注于背脊支节之间作痛，扰其胃中之血下流，而为便红。至春令发生三月，余邪外达，复寒热如疟，交夏令内伏之火炎炎而炽，加之酒热助火，胃中之血随火而升，脉息左手弦数，此肝火妄动也。右手洪大，此胃中之火不静也。火来烁肺，故痰中带血，肺气布于胸膈，致气升不舒，目下

降气清火，火降则血降，治血必先理气，气降则血自归经，而不致上逆矣。暂用理气清火，服四剂后胸次舒畅，气不上升，然后以滋阴降火、清金保肺之药治其本，并宜戒恼怒，忌一切肥腻辛辣醇酒厚味为主。

生地　苏子　郁金　丹参　枳壳　黄芩　山栀　枣仁　蒌仁　白芍　川连　牛膝　荷叶汁　茅根

娘娘，肝家之火，郁而不舒，煅炼津液成痰，随火上升，咽嗌之间，结成有形之象，升降无时，上升则头眩耳鸣，降下则两足麻痹而热，脉息左手弦数，右手带滑且大，此乃郁痰郁火症也。理宜和胃豁痰清肝之药治之，并忌醇酒厚味，戒恼怒为要。（唐露玉令堂）

川连　黄柏　石膏　半夏　广皮　香附　山栀　桔梗　甘草　瓜蒌　夏枯草　加姜煎

丸方加贝母夏枯草汤法

太仓钱因之令媳，娘娘平昔有肝火，所以善怒，每每产后必作血晕，此因肝火而作晕也。怀娠之时，肝气郁而不舒，郁之既久，则产后空虚，其火上冲而作晕，平时两足冰冷，此火不下降，火气上蒸，于头则发堕目下，怀娠六月，腰痛而带下，饮食少进而作胀，脉息弦数。此肾水不足，不能荣养肝木，郁于脾土之中，恐火气扰其血分，而有堕胎之虑，理宜扶脾疏肝，清火之药治之。

白术　白芍　条芩　枳壳　香附　广皮　白茯苓　黄柏　甘草

崇明袭永和，痰火郁于胃中，不得通泰而作痛，用通利之药，肛门觉热，小便黄赤，此火气下降也。因痛而饮烧酒，得以暂止者。盖热得热，则同气相求，似乎相安，而实助其为患也。理宜清火，和胃理气之药为治。

半夏　广皮　黄芩　石膏　香附　山栀　青皮　枳壳　黄柏　瓜蒌实

扬州东门外顾友仁兄，饥饱不时，恼怒伤肝，有伤胃络。经云：阳络伤则血外溢，致吐瘀血，已延四载，不时窃发，去血过多，阴分

受伤，肝火上烁肺金而咳嗽，痰涎颇多。脉息左手弦而带数，此肝火妄动也。右手又见滑大，此胃中有痰也。先宜戒恼怒，省言语，调饮食，避风寒暑热，静养调摄，并服滋阴降火，保肺清金之药为治。

生地　丹皮　川贝　广皮　麦冬　骨皮　白芍　瓜蒌霜

昆山邵政平令郎，肾水不足，不能荣养肝木，肝火上升，外受风寒，胃中之痰，随火上干肺家而为咳嗽，用发散之药，升提其火，以致吐血咳嗽不止，痰涎颇多。至五月初复发，脉息弦数，此水衰火亢，肺金受困之症。理宜滋阴降火保肺之药治之。

生地　丹皮　麦冬　白芍　黄柏　知母　贝母　丹参　骨皮　牛膝　加茅根煎

东山刘永传，疟痰之后，饮食不节，脾伤不能运化，而成积滞，胸腹胀满，按之坚实，日渐以大，大便或结或溏后重，不爽快，面色萎黄，脉息左手沉弦，右手滑大。此肝气郁而不舒，胃中积滞纠结不清也。理宜扶脾胃，疏肝气，消积滞药。

白术　枳实　半夏　广皮　香附　山栀　厚朴　青皮　莱菔子　山楂

濮院吴廷来，胃脘作痛而呕吐，乃肝火郁胃而成，误服热药，几至危殆。用清火和胃之药，呕吐已平。但郁久未清，有时上逆，脉息弦数，此胃不和而余火未清也。当以和胃清火之药治之。

半夏　广皮　山栀　香附　石膏　川连　瓜蒌　青皮　枳壳　加姜

平湖陈晋公，平素多思多郁，肝火郁于胃中，不得疏泄，煅炼津液成痰，阻滞气道，饮食入胃，则作胀而痛，近因春令，肝木用事，恼怒伤肝，以致左胁作痛，以手按之亦痛。肝为藏血之脏，怒则伤肝，而血为之郁。经云：大怒则菀于上，令人薄厥。将来虑其随火上升而吐。脉息沉弦而涩，此瘀血阻滞，胃中作痛也。理宜行滞消瘀，理气之药治之。今先用一

味大黄丸，以逐胃中之血，从大便而出，并虑其成噎膈之症也。

桃仁　归尾　郁金　牛膝　香附　山栀　青皮　半夏　广皮

大便黑色，故知其有瘀血也。

服酒蒸大黄丸二钱，大便去结粪黑色黍腻之物不计，肛门觉热，则知郁与瘀血无疑矣。但胃中尚未清爽，所以胸膈不能宽畅，背心作痛，在此肺腧也。经云：诸气膹郁，皆属于肺。因郁之久，火气不能通达，以致作痛。今诊得脉息弦大带数，因服通利之药，火气得以发泄故也。调治之法，先讲开郁消瘀润大便为要，结则肺脘不通而痛。《内经》云：三阳结为之膈。三阳者，大小肠膀胱也。结于下则反之于上，而噎膈之症来矣。常将汤液滑润之物，滋其大便，并服蔗浆、梨汁、芦根汁，而使大便不燥结为妙。

白芍　甘草　桃仁　当归　郁金　香附　山栀　枳壳　半夏　广皮　夏枯草　煎汤服

黄江泾沈上林令堂，娘娘受病之原，得之恼怒，抑郁之于胃中，煅炼津液成痰，随肝火上升于结喉，皮里膜外，结成痰块，气滞而日渐以大。《内经》云：荣气不从逆于肉，里乃生壅，肿因气滞，而痰凝不散所致也。脉息左手沉弦，右手关部独见沉滑。肝家有郁气郁火，胃中有胶痰纠结，理宜理气豁痰之药为治，并忌醇酒厚味等物。

半夏　广皮　莱菔子　蒌实　枳壳　香附　山栀　黄芩　夏枯草　白芥子　青皮

丸方加海石、竹沥、生姜。

寿南兄，去冬感受寒邪，背脊恶寒，寒束其火，不得疏泄，流注于胸胁之间，攻冲于胃，或痛或不痛，寒热似疟，此冬令寒邪，至春发越，故为寒热也。误用参芪、白术，闭其腠理，邪气内伏，故寒热虽止而不清，肺家则为咳嗽，脉息洪大而弦。此内火郁而不舒，理宜豁痰理气疏肝之药治之。连进数剂，自然痊愈矣。

柴胡　茯苓　甘草　枳壳　半夏　青皮　广皮　山栀　香附　前胡　加姜煎

常州江甸方，幼时有梦遗之病，此肝火妄动，扰其精房而来。医者俱以补肾涩精之药涩之，其火不得下降，反以桂附助其火，其火愈炽而上升，血随火沸而衄血。今值纯阳之月，内火与外火，交相煽动，而胃中之血，大吐不止，胸膈不宽，喉中作痒。此吐后不归经络之血，留滞膈间，肝火郁而不舒，脉息左手弦数，右手洪大有力。此胃中余瘀未尽，肝火不静，理宜消瘀清火理气之药治之，并宜清虚淡泊，一切醇酒厚味，暂宜停止，俟胃中气降火降，胸膈宽舒，然后议调补之法，为善后计。

桃仁　归尾　香附　山栀　牛膝　丹参　白芍　青皮　滑石　黄芩　茅根一两　先服酒蒸大黄三钱

青浦潘丽文兄，饥饱不时，外邪乘虚袭肺而咳嗽，痰中带不鲜明之血些少。因不避风寒，不忌荤腥，误作劳症吐血而医治，郁其血邪在内，不得发越，绵延至今，咳嗽日甚，嗽极则呕，胸膈不舒，大便滑泄，小便黄赤，肛门发热，脉息左手弦大带数，右手滑大带数。此胃中有痰，肝家有火，郁之既久，乘夏令火气发越之时，肺家之火，流注于大肠，而为滑泄，并非脾虚作泻也。理宜降气豁痰，清火之药为治，俟胸膈舒畅，痰火下降，肛门不热，小便清白，然后以滋阴之药培其本，暂忌醇酒厚味等物为要。

半夏　广皮　苏子　杏仁　香附　石膏　黄芩　山栀　甘草　加生姜煎。

平湖王永年，胃中之痰，随火升降，昼则行阳二十五度，随火上升，滞于胸膈而作胀，按之有形，饮食难以下达，夜则行阴二十五度，随火降下，而胸次舒适，注于精房而为梦遗，脉息弦滑有力，此胃中之痰，随火升降而为患也。理宜豁痰清火之药治之。

半夏　广皮　蒌实　黄柏　枳壳　香附　栀子　莱菔子　川连　加姜煎

上洋马头渡李云甫媳，二十岁，于二月十

四日，患胁痛气喘不得卧，数日，诸医皆以风寒发散，或用降气等药，不能取效。平希于以为肺胀，法在不治。余适往外家，经过门首，邀余诊视，见其面青气喘，两胁作痛，不能合眼而卧，其母其姑，俱备后事，在患者之旁，患者见之泪下。诊其脉，两手弦急，无痰声，鼻不煽，无汗出，即示未为绝症，后事且缓，病者安心，心安则能安枕，此亦法也。此症当春令肝木旺之时，木火垂金，因拟一方，用白芍、甘草、瓜蒌、川贝、黄连、石膏、广皮、钩藤、苏子，用生铁二两，煎汤煎药，一剂后即能安卧。希于至，见其安卧，问余用何宗汤药。此症木旺，故用钩藤、生铁，助金以平肝，黄连清心火，石膏清肺平肝，苏子降气，贝母、橘皮、瓜蒌降痰润肺，白芍、甘草缓肝，彼亦心服。后皆希于调治而安。

浙江西新城李益书，平素服八味丸、归脾汤，数年后觉胸中痰火郁结，大便五六日一解，头面烘热而红。此因桂附太多，积热于胃，煅炼津液成痰，脉息数大。用清火疏理之药，病势稍减，然苦于大便燥结，胸腹如燎。此郁火不能外达，用凉膈散一两，以泻其郁火。十月初旬用药起，至次年正月下旬，腹中舒畅，肛门不热，复服滋阴降火之剂而愈。

川沙北门外金隆吉令郎，二十二岁，七月初旬，患时症发狂谵语，气急痰升，不能安卧，诸医以黄连、石膏、连翘等清火之药治之，半月不愈，迎余诊视。面色唇口皆红，身无大热，按之胸腹和软，大便滑泻，小便清利，痰声作躺，脉息虚大，不能安卧。细究此症，若阳明胃实，大便必结，胸腹按之必实，舌必黄苔。今无是证，观其小便不禁而利，惟痰声躺躺，此乃少年不谨，暑热之邪，伤其元气。清热之药已多，不能见效，难于下药，以人参一钱，橘红一钱，煎徐徐与之，以扶元气而化痰。服完平安，又复煎与之。一晚计服人参七钱，橘红七钱半。两日服人参、橘红四两，痰声下降，人事清爽而熟睡。复用六味丸生脉散调理而愈。

柴场湾唐虞在令政，怀娠七月，正月春初，倏而眩晕，两手瘛疭，不能言语，不省人事，面色红亮，脉息左手弦而带数，右手滑大有力。此肝火炽盛，上冲于胃，胃中之痰，扰心肺之窍，而昏瞆不省人事，因此而胎亦堕。用二陈加黄连、钩藤、山栀、鲜石菖蒲、胆星、枳壳、郁金，冲童便、梨汁、竹沥、姜汁，连进二剂，即能开口，而知人事。小产彼亦不知，后用凉血、生地、丹皮、钩藤、黄连、广皮、丹参、郁金、石菖蒲、甘草，加莲子调理而安。

苏州阊门外益隆号程希文，伏暑未清，叶天士用参术补之，以致胸腹作胀，攻冲不宁，不能安卧，已经两月。至十月十五日，延余诊治。小便黄赤，饮食不进，用二陈加厚朴、青皮、香附、黄连、滑石、枳壳，四剂而诸症皆退。后用六味而痊愈。

阊门外上津桥陈友文令郎，正月患咽喉作痛，用滋阴清火之药，咽痛已除，而胸膈满闷，痰涎上壅，饮食不进，不得安卧，已经两月，邀余诊治。门人杜良一同往。诊得脉息甚大，口亦不渴，唯见痰涎上壅，胸中满闷，而不能进饮食。此胃中有痰而不得卧，用滚痰丸三钱，下顽痰不计，即能安寝，而胸前舒适。复用二陈加石菖蒲、钩藤、枳壳，连进四剂而愈。

苏州齐门外蒋奶奶，寡居七载，劳心抑郁，肝气不能条达通畅，以致滞下腹痛后重，胸膈不宽而恶心。时当初夏，叶天士以为不足之症，而用人参、人乳等补剂。适余在吴门，延余诊视，门人杜良一同往。诊得脉息弦大带数，腹痛后重，肛门如火，口干气急，此肝家郁火，下注而为滞下，上升而呕恶，胸膈不宽。用黄芩芍药汤，加厚朴、枳壳、香附、山栀、黄连、木通、滑石，一剂腹痛顿除，饮食可进。连用四剂，痢止胸宽，复用香附、广皮、厚朴、枳壳、黄芩、黄连而病愈。

上洋南关外周襄文，七月初往松江完粮，途中奔走，百有余里，兼之饥饿，发热自汗不止，倦怠乏力，语言难出，脉息虚大，诸医以为冒暑，议用香薷饮。延余诊视，脉息虚无力，汗出如注，无气力转动，即曰：此热伤元气，饥饿劳倦所致。即以黄芪五钱，人参三钱，白术三钱，麦冬一钱，五味子七粒，连进三服，汗敛神复。以粥食与之，始得安卧。后用归脾汤、生脉散而愈。

崇明沈尚其，三消之症不一，有火衰不能蒸其津液上腾，小便清白而味甘者。昔汉武帝患此，张仲景以八味地黄丸治之。今尚其正是此症，服药已稍愈，惟口内干燥，小便如膏，足痿乏力，乃虚火上炎，肺金受灼，《内经》所谓诸痿皆属于肺热。脉息虚大，理宜生脉散治水之上源，八味丸补火为要。

〔煎方〕人参 五味子 麦冬 玉竹 黄芪 金石斛 生地 天冬 加莲子

〔丸方〕熟地 山萸肉 山药 泽泻 茯苓 丹皮 天冬 麦冬 肉桂 附子

崇明黄士端，肝火郁于小腹，外为寒凉所遏，不得伸越，以致结成有形之象，稍有所触，上干肺家而作痛，攻冲不宁而呕逆，脉息左手沉弦带数，右手沉滑有力。此肝家有郁火，胃中有痰饮也。理宜清肝火，疏肝气，和胃豁痰之药治之。

半夏 广皮 香附 山栀 黄柏 桂枝 青皮 莱菔子 加生姜煎

黄士端后案，气结于小腹之右边，有形一条坚硬。此系外受寒邪，郁其肝火，不得疏泄，遇冬令潜藏之月，火气内伏，稍触寒邪，则上干于胃，而胸膈胀满。当以疏肝和胃清火之药为治。

苏子 桂皮 沉香 枳壳 黄柏 香附 山栀 青皮 半夏 橘红 瓜蒌 莱菔子 加姜煎

崇明沈天章，饥饱不时，胃络受伤，血瘀于胃，以致胸膈不宽，而吐黍腻之血，屡次窃发，脉息弦数。此乃胃中痰瘀，纠结不清也。理宜消瘀理气豁痰之药为治，今晚先服酒蒸大黄丸二钱，以逐胸中之瘀滞，使其下行，清晨方可以煎方服之。

桃仁 归尾 牛膝 丹参 滑石 半夏 橘红 香附 瓜蒌 枳壳 莱菔子 加生姜煎

沈天章后案，瘀血留滞于胃者日久，服消瘀煎剂、大黄丸二服，其血已从大便去矣。但去之犹未尽，再当以消瘀之药，渐渐消之，使之下行，俟胸膈舒泰，气不上升，即停丸药。如觉气升而逆，恐其血来，即以此方服之。

丹参 桃仁 半夏 广皮 香附 滑石 牛膝 郁金 瓜蒌 山栀 枳壳 茅根

丸方即以本方加莱菔子

崇明袁达九，去夏感受暑湿之热邪，加之饮酒太过，蕴蓄于胃，不能通畅，以致胸膈不宽，饮食不进，面色带黄，小便短少而赤，大便燥结，脉息左手带弦，右手滑大有力。此乃胃中湿热积滞未清也，当以清湿热和胃理气之药治之。

半夏 莱菔子 瓜蒌 滑石 厚朴 广皮 香附 山栀 木通 枳壳 加姜煎

平湖江尚安，去春时症之后，不忌荤腥，致肺金不清，咳嗽吐血，延至冬令，火气潜伏之时，内热更甚，上升而烁肺金，咳嗽日甚，胸腹如燎，下注而肛门发毒，大便不实。目前夏令炎炎之势，不足之金，奚堪燔灼，脉息细数无神。此乃水衰火亢，肺金受困之象。虽大便不实，乃肺虚因热而跗蹰，非脾虚之症。燥脾之药，不宜多服。惟以滋阴保肺清热之药为治。

生地 麦冬 丹皮 苡仁 橘红 白芍 骨皮 白苓 川贝 加莲子十粒

太仓沙头镇孙金祥，平素善怒躁急，内有肝火，得外之风寒所触，上干于肺，而咳嗽之极，则血随火沸而吐出，脉息弦数。此乃肾水不足，不能荣养肝木，肝火上炎而烁肺，肺金受困之象。理宜滋阴降火清金保肺之药，并宜戒恼怒，慎起居，不至酿成痨瘵也。

生地 丹皮 麦冬 骨皮 广皮 川贝 瓜蒌 黄柏 知母 杏仁 加莲子 砂仁

下沙王敬哉，血症之后，肾水不足，虚火上炎烁肺气，不能纳藏于下，上升而咳。因肾纳气，肺布气，肾虚气不归源，故稍有动作言语，则气上升而咳嗽。脉息虚大，两尺尤甚，乃肾虚气不归源也。理宜补肾纳气之丸治之。

熟地　萸肉　丹皮　山药　茯苓　泽泻　五味子　枸杞　菟丝　磁石　砂仁　玉竹　麦冬　白芍　莲肉

王敬哉令爱，女子十四而天癸至，今逾期不至者，此先天之真阴不足也。况有咳嗽吐血之症，乃水衰火亢，肺金受困之象。理宜滋阴降火保肺之药为治。

生地　丹皮　骨皮　当归　黄芩　白芍　白苓　花粉　麦冬　玉竹　加莲子十粒

五灶蔡六老，胃中痰火纠结不清，干清虚之府，以致不得安卧，神魂不宁，脉息弦滑，此乃痰火充塞于胃也。先以滚痰丸二钱，淡姜汤下之，使痰从下窍而出。然后用豁痰清火之药，并忌醇酒厚味为要。

半夏　广皮去白　枳壳　石膏　钩藤　黄芩　瓜蒌　莱菔子　石菖蒲根　加姜竹茹

新场程君烁，先天肾水不足，相火妄动，上烁肺金，外邪乘虚袭肺，发为咳嗽。已服过疏之剂，外邪已去，惟有火气上炎而干咳，脉息弦数。此乃火亢肺金受困之象，理宜滋阴火清肺药为治。

生地　丹皮　麦冬　杏仁　川贝　苏子　瓜蒌仁　黄芩　山栀　地骨皮　加莲子

服滋阴清肺之药，咳嗽稍减，夜可安寝，脉息不数。此渐愈之佳兆也，但必得煎丸并进，并静养调摄，可免痨瘵之疾也。

〔煎方〕生地　丹皮　麦冬　瓜蒌霜　玉竹　地骨皮　川贝　苡仁　知母　川柏　加莲子

〔丸方〕熟地　天冬　麦冬　茯神　枣仁　黄柏　知母　丹皮　骨皮　川贝　蜜丸白汤下

北六灶杨启林，去冬患疟，三日一发。此内伏之暑邪，与胃中之痰积，互为患也。又因饮食不节，郁而为热，胃中火气上升而鼻衄，

绵延至今不愈。脉息弦大带数滑，此胃中痰积未清也。先宜清虚淡泊，临发之日，只宜以薄粥养之，并服豁痰疏理清热之药。

柴胡　半夏　广皮　香附　枳壳　川朴　茯苓　甘草　知母　青皮　熟石膏　加姜煎

金泽蒋元信，食入即吐，是有火也。脉息洪数，此肝火上冲于胃而吐也。理宜和胃清火之药。

半夏　广皮　茯苓　香附　山栀　石膏　黄柏　白芍　黄芩　加生姜　竹茹　茅根

嘉定西门外朱圣希，先天肾水不足，相火上炎，销烁肺金而咳嗽，午后发热，脉息虚大带数，此水衰火亢也。理宜滋阴降火保肺之药为治，并宜绝嗜欲，戒恼怒，静养调摄，不至酿成痨瘵也。

生地　丹皮　麦冬　骨皮　黄柏　白芍　川贝　沙参　白茯苓　枸杞　玉竹　加莲子

平湖张御仁，饮食过饱，停滞胃中，纠结成疾，胸膈胀满，按之坚实有形，面色带黄，脉息沉滑带弦。此胃中湿热所积，纠结不清也。恐其成黄疸鼓胀之疾，理宜清湿热豁痰之药治之。

苍术　川朴　半夏　橘红　枳壳　山栀　滑石　青皮　香附　莱菔子　黄芩　加生姜

先用一味熟大黄丸二钱，砂仁汤下，后服煎方。

黄维思令侄，胃络受伤。经云：阳络伤则血外溢，大便去黑血如痢，胁肋与小腹作痛。此瘀血下行而为恶痢者，吉兆也。理宜清瘀降气之药，逐其瘀血下行，以当归补血汤，固其外卫，不使元气散失。

桃仁　归尾　牛膝　郁金　青皮　香附　白芍　山栀　枣仁　加茅根

再用绵芪一两，当归二钱，不时煎饮，频频服之以代茶。

同上后案，血证之后，阴分已亏，虚火灼肺而咳，面色萎黄，大便不实，脾肺之气虚也。脉息虚大带数，此真阴亏损，肺金受困之象。

大凡咳嗽之病，当以生脉散、地黄丸治之。赵养葵所谓咳嗽不治肺而治肾，肾气纳藏于下，不上升则不咳矣。暂以补肾纳气之药治之。

六味加麦冬、五味、枣仁、砂仁，煎方。

同上后案，《准绳》云：诸血症皆以胃药收功。此一定之理。咳嗽内热，皆肺气虚而不能固其外卫，外卫不固而汗出，风邪乘虚袭之，而咳嗽愈作矣。药不可以寒凉伤其胃气，使大便不实，而饮食少进，则难于调治矣。当以扶脾保肺之药治之。

绵黄芪　茯苓　苡仁　山药　枣仁　广皮
五味子　麦冬　砂仁

建莲肉为末，荷叶汤法丸，人参汤下。

新场闵若洲家一仆妇，为乳母，年满归，适中秋往候，因食梨藕生冷之物，一时喉间锁定，不能出声，不知痛痒，手足冰冷，面色白而带青，脉息沉伏，汤药不进，束手无策。余将紫金锭姜汤磨灌，渐渐喉门气降，有声宽舒。开口后用二陈加理气之药而安。亦因郁怒而食生冷之物也。又治裁衣费姓之女，年已二十外未嫁，忽然倒仆，手足冰冷，面色青，无痰声，不开口，脉息伏，亦用紫金丹开口进药而愈。如此症者甚多。凡遇不开口，无痛楚，忽然而起者，先以开通关隘为第一着。语言得出，可以得生。若认为虚，妄投人参者，无有不死。戒之慎之。（评张景岳咽喉条内）

新场徐兴若，大病之后，脾肺之气已虚，所以大便作泻，而肛门下坠，四肢倦怠乏力，脉息数软。此气虚下陷之故，理宜加味补中益气汤治之。

人参　白术　黄芪　当归　柴胡　升麻
甘草　茯苓　五味　广皮　木香煨　加天冬
荷叶蒂　砂仁

余治胡政之痢，其年七十二岁，先胸膈不宽，饮食不进者两月余。自以为膈症，与诸老友诀别，往太仓调理。至八月初患痢，血积稠黏，里急后重，肛门如火，诸医以为老年气血衰耗，以培脾胃为主，其痢更甚，且烦躁内热，饮食绝然不进，而兼恶心。延予诊治，脉息滑大，肛门如火，小便不利，后重逼迫。余用大黄、槟榔、枳壳、黄芩、厚朴为丸，服之大下红积不计，胸腹稍舒，热势更甚。用井水调益元散，连进三碗，其肛门之火热如焚，因凉水清其火而下降，仍用西瓜水不时呷之，服药以苓、芍、枳壳、滑石、木通、厚朴、槟榔、金银花，连进十五剂，月余病势平安，胸膈通泰，饮食大进而愈，寿至八十六。若此时以温补培其本，必然至死，然清火而不用黄连者，恐厚肠胃而大便愈难也。（原评，用药之不苟如此。）槟榔性如铁石，里急后重之圣药。（评张景岳痢疾条内）

华玉英令郎琴五，患痢大便泻血水，一日夜五六十次，里急后重，肛门如火，小便不利，诸医用和血调气利水之药，不能取效。余诊视脉大而数，唇口俱红，余曰：如此暴注下迫，皆属于火，津液枯耗，焉得小便，惟以水能制之。用井水调益元散，并以西瓜不时与之，小便即来。用芍药汤加芩连、枳壳之类，半月平安。计饮冷水益元散十三碗，西瓜四十余枚而愈。（评景岳痢疾条）

新场朱次章，患疟痢积滞，紫红黑色，腹痛后重，口渴喜饮，食物不进，投大黄清火之药，连下数次，并以西瓜、益元散不计，得以热退身凉，两月而愈。参术补气之类俱不用，以凉血滋阴而收功。

新场叶砚孙，春时患膈症，饮食不进，用清火豁痰之药，并蔗汁、芦根汁饮之。至八月初间，下痢红积，里急后重，用槟榔丸通之。又用芍药、黄芩、黄连、滑石、当归、枳壳等药而痢止，胸膈亦宽，饮食渐进。后以滋阴之药，煎膏调理而痊愈。（评景岳痢疾条内）

芦店周西扶，因恼怒抑郁，动其肝火，上干胃家，痰随火升，闭其心窍，以致舌音不清，语言蹇涩，口流痰涎，脉息左手弦数，右手滑大。此肝家有郁火，胃中有痰饮，乃类中之基也。理宜豁痰清肝之药治之，并戒恼怒，忌醇

573

酒厚味等物，面色亦红甚。

半夏　橘红　天麻　石膏　连翘　川连
瓜蒌　枳壳　茯苓　香附　石菖蒲　钩藤

吴江八拆镇钱士能，因感暑热之邪而血痢，愈后不忌荤酒，以致未尽之暑邪，留于肠胃而发疟疾。疟愈，其暑热之邪流于经络而作楚，小便黄赤，腹中尝不舒畅，似乎有形，脉息沉弦带滑。此暑热之邪未尽之故也，理宜清暑热之药为治。

半夏　广皮　枳壳　厚朴　柴胡　黄芩
木通　滑石　香附　生姜

后案，伏邪已经三载，虽用疏通清火之药，其浊气攻冲为患，脉息带弦，犹恐饮食不节，复感暑邪而为疟也。理宜疏理清热之药治之。先用滚痰丸二钱，淡姜汤下。

产后四日，胸膈不宽，小腹作痛，此皆瘀血气滞之故。先宜薄粥将养，然后服消瘀理滞之药。

香附　青皮　桃仁　山楂　延胡索　广皮
益母草　丹参　赤芍　枳壳　砂仁

千燉唐鲁玉令堂后案，据述服煎药十二剂，两足热痛已除，噎间之块亦去，此药已对病，渐愈之佳兆也。今拟一方，将前方服完二十剂，即以此方接服，交至秋冬，再商治法。

半夏　广皮　莱菔子　瓜蒌　土贝　黄柏
山栀　香附　桔梗　石膏　夏枯草　加生姜

唐鲁玉令堂后案，据述服煎方二十剂，咽噎之块已消，胸膈之间，饮食即痛，此因恼怒气滞，痰聚胸膈而作痛也。先以滚痰丸二钱，淡姜汤下，以逐胃中之痰，使其下行，则胸膈宽而饮食不痛矣。

半夏　瓜蒌　香附　枳壳　山栀　广皮
莱菔子　石膏　黄芩　加姜煎七分温服

丸方即以此方加天麻、柏、土贝，用夏枯草汤法，木通汤送下。

塘西顾刚宗弟妇，病起于产后，感冒风寒，胃中之痰火，上干于肺而为咳嗽，熏灼于上而口发疳疮，绵延一载，至春肝火上升，痰涎多

而口干燥，咳极则呕，脉息弦数带滑。此胃中有痰火，得外邪触动为咳嗽，久则成蓐劳之症。暂用豁痰降气之药，继以滋阴保肺之剂治之。

半夏　广皮　茯苓　苏子　杏仁　枳壳
桑皮　黄芩　石膏　地骨皮　加姜煎

洞庭东山陈康源，去冬感受寒邪，胃中之痰火，为寒邪所郁，不得发泄，上干于肺而咳嗽，又不忌荤酒，不避风寒，误服滋阴凝滞之药，肺窍闭而声哑，已经半载，不能却去。脉息左手弦大，右手滑大有力，察其面色红亮，其痰亦不易咳出，乃郁痰郁火为患，失于调治而然也。理宜豁痰理气之药治之。

半夏　瓜蒌　枳壳　黄芩　石膏　杏仁
苏子炒研　广皮　莱菔子炒研　桔梗　甘草　桑
白皮　加生姜煎

千墩李伟生，胃中瘀血未尽，用补涩之药止之，所以连年不愈，屡次窃发。此肝火下注肛门，而肛门非气虚下陷之故。漫用补中益气，致肝火郁而不舒，所以后重逼迫，肛门愈坠。脉息滑大，此胃中余瘀未尽，肝火郁而不舒，去血而肛门不坠。若肠红无腹痛之理，此系血痢，故后重逼迫也。补药断不可服。

白芍　黄芩炒　厚朴　青皮　山栀　枳壳
黄柏炒　香附炒　甘草　丹参

乍浦路又高，向有咳嗽之病，遇风寒即发，此痰火咳嗽也。今交夏令火旺之候，胃中痰火，为外邪触动，上干肺家，而咳嗽愈作。误认为劳症，以何首乌、熟地、枸杞温补之药，闭其肺窍，加之肥腻不忌，咳嗽日甚。咳久火炎于上，扰其胃中之血而吐血，内火不清，销烁肌肉，凝滞之药入胃，纠结成痰，不知饥饱，饮食不进，已经两月，精神困惫，脉息左手带弦，右手滑大带数。此肝火妄动，胃中之痰火燔灼肺金，兼之舌苔紫色，知伏火在内无疑也。理宜和胃豁痰清火之药治之。

半夏　广皮　苏子炒研　杏仁　瓜蒌　桔
梗　黄芩　枳壳　桑皮　山栀　石膏　甘草
加生姜煎

双林韩左相，患怔忡三载不愈，时医俱用景岳之言，而进补剂，参芪、地黄，群补毕集，日甚一日，就诊于余。余用豁痰降火之药一服，其夜即大减，后以温胆汤，加山栀、川连、石膏、胆星、枣仁丸，服不一月而愈。（评景岳怔忡论）

崔场官令堂，受病之源，得之忧思抑郁，气道不行，津液聚而为痰，阻滞不通，所以胸膈不宽而满闷，外受暑热之邪，互相为患而为疟疾。《内经》云：夏伤于暑，秋必痎疟。寒热止后，头昏而发晕，此暑热之邪上升也。腰腿俱疼，暑热之邪流注，而经络作痛也。胃中热邪不清，故胸膈不宽，不思饮食，亦无大害，不可勉强，恐邪气与谷气，交相混淆，则疟来时势热不止，变成大病，而治疗更难。必待胃中邪气清爽，能知饥饿，方可进谷。因太太年高，兼之七情内扰，故难于奏效。总之，宽胸理气为第一着，胸膈一宽，寒热自止矣。

柴胡　茯苓　川朴　香薷　葛根　莱菔子
香附　半夏　橘红　青皮　枳壳　加姜

青浦大西门徐锡昌，去夏感受暑热，又为风寒郁遏，不得发越，加之恼怒以动其肝火，上干于胃而呕吐，小便不利，肠中作泻，湿热郁于胃中而为腹肿，随肝火上升，而头面肿痛，脉息弦而大。此乃湿热肝火，蕴于脾胃之中，不得发越之故也。理宜清湿热，疏肝火，利小便之药治之。

半夏　橘皮　川朴　枳壳　葛根　香附
茯苓　滑石　香薷　加姜

前服加味香薷饮五六剂，遂觉头面轻松，并以紫苏、鲜艾，煎洗薰浴，使邪气从毫窍而发越，再以此方服之。

白术　猪苓　半夏　山栀　厚朴　白茯苓
泽泻　广皮　枳壳　香附　加熟砂仁末

青浦大西门徐青岳，肾水不足，不能荣养肝木，肝火郁于胃中，煅炼津液而成痰，外为风寒所触，胃中之痰火，上干肺家，而为喘嗽，不得卧之病，脉息左手弦大，右手滑大有力，

关部尤甚。此肝家有郁火，胃中有痰也。理宜豁痰理气疏肝之药治之。暂用滚痰丸，以逐胃中之痰瘀，从大便而去，以调补之药为善后计，否则恐成反胃噎膈之症也。

半夏　橘红　香附　蒌仁　莱菔子　青皮
枳壳　郁金　夏枯草　加佛手　姜

上海东门张子敬，初因风寒袭肺而咳嗽，因不忌荤酒，不避风寒，日久伤肺，而痰中带红，已经数月，其咳不止，真阴受伤，虚火烁肺而咽痛，脉息虚细带数，面白色而无神，稍有语言动作，其气即上逆而咳，此肾气虚不归原也。理宜滋阴补肾纳气保肺之药，煎丸并进，静养调摄，不致酿成痨瘵也。

生地　丹皮　麦冬　广皮　川贝　五味
蒌霜　桑白皮　骨皮　苡仁　加茅根煎

丸方六味加黄柏、牛膝、砂仁、麦冬、五味。

王作舟令爱，汗出而口不渴，身热壮热，大便通利，面色唇口皆白，此汗多亡阳也。宜黄芪建中汤治之。

黄芪四钱　白芍三钱　桂枝五分　半夏钱半
广皮钱半　炙甘草五分　大枣二枚　生姜一片煎

王作舟令爱复案，前日自汗不止，用黄芪建中汤，得已汗止而安寐。若谓余邪未尽，服之必口渴烦躁而不得卧。今大便滑泄，胸膈舒畅而知饿，面色唇口原白，又汗出不止，将若之何，仍以黄芪建中汤敛其汗，用白术以止其泻，不必他议。

黄芪　白术　白芍　桂枝　枣仁　五味
炙甘草　广皮　大枣

黄维思令侄，血症之后，肾虚而肺气受伤，耳聋不聪，自汗不止，大便不实，脉息数大无神。夫耳聋肾绝也，汗出气脱也。大便不实，脾虚也。此皆不治之症，以补肾纳气之药，以安病者之心耳。

人参　黄芪　茯神　枣仁　枸杞　白芍
麦冬　苡仁　五味　胡桃肉

北一灶张于冈夫人，肝火郁于胃中，不得

疏泄，以致胸膈不宽，至春正月分娩之后，肝火上冲于胃而呕吐。夫食即吐，是有火也。脉息弦滑带数，此肝气郁而为火，以致结成有形之象，按之和软，流走不定。理宜和胃清肝之药治之。

半夏　茯苓　香附　山栀　川连　青皮白芍　石膏　加生姜　竹茹　茅根　生铁煎

嘉兴戴天昇案，先天肾水不足，不能荣养肝木，肝火上升，血随火沸而吐，屡次窃发。今春木气升腾之候，而吐血又作，脉息数而带弦，此水衰火亢之故也。理宜滋阴降火之药为治。

生地　丹皮　骨皮　知母　麦冬　黄柏

加茅根煎，如体中觉有火气上升，恐其血来，即以此方服之。

朝服丸方　六味加麦冬　知母　黄柏　五味　牛膝　砂仁

晚服丸方　天王补心丹

已至六月初九日六灶张崧岩方案，曾经跌仆损伤，积瘀在胃，日久干结，阻滞道路，津液不通，聚而为痰。加之醇酒厚味，其痰不能流通运行，外为风寒所触，以致痰嗽气急，胸前妨碍，不时厥逆。用滚痰丸去瘀血不计，去后又不时发厥，其势可畏。胸膈间尚有宿瘀，按之有形，熏蒸于肺，背发红瘰，此宿瘀日久，郁而为火，用豁痰消瘀之药，不能开结。用酒蒸大黄一钱，临卧服之，清晨大便去黑瘀痰积。然胶固日久，难以速去，因元气虚，邪气实，所谓虚中之实证也，必得攻补兼施，缓着处治，庶得奏效而不伤元气。服清瘀豁痰煎剂，以活动其瘀，临卧酒蒸大黄一钱，或人参汤下，服之一夜，可以磨荡。其宿瘀渐次下行，如此可以去根蒂也。去后可用归脾汤，或六君子汤补养脾胃，则饮食大进，精血日旺，乃收功善后之法也。

广皮　枳壳　蒌仁　半夏　香附　山栀桃仁　归尾　郁金　黄芩　牛膝　加姜煎

临卧服酒蒸大黄丸二钱，参汤下。

初十日，厥逆已除，惟觉胸膈作胀，清晨大便去黑色黏腻之物不计。此积散积行之佳兆也，当以煎剂乘其势而利导之。

半夏　广皮　香附　山栀　莱菔子　青皮白豆蔻炒去壳油　川连另煎冲　蒌仁　厚朴　滑石　枳壳　加姜煎

初十午后，食物停滞胃中，以致恶寒，胃火上蒸而为汗，脉息滑而有力，似乎有疟之状。理宜豁痰疏理胃中之滞，胸膈舒畅，自然平安。

即以前方去豆蔻、川连、瓜蒌、滑石、山栀，加黄芩、柴胡煎服。

十一日寒热已止，恶寒汗出亦较减，惟胸膈依然不舒。此胃中积瘀纠结不清之故也，法当以理气消瘀之药为治。

香附　山栀　广皮　桃仁　滑石　归尾半夏　牛膝　瓜蒌实　加生姜煎

临卧服大黄丸一钱，滚汤下。

十一日午后，胃中之瘀血，盘踞日久，干结不散，食入于胃，阻滞不行，故饮食少进。内有郁火，外则凛凛畏寒，非真外感风寒也。肝气下注于肾囊，则睾丸胀痛，必得小小丸药，逐去胃中之痰瘀，使之下行，则气道流行，而郁火亦散。

桃仁一两　半夏一两　广皮五钱　郁金五钱蒌实一两　香附五钱　元明粉五钱　枳壳五钱山栀五钱　牛膝五钱　滑石一两

为末，夏枯草煎汤，临卧服。

十二日，服大黄丸一钱，大便去黑黏腻之物不计，胸膈稍舒，粥食加进一碗，惟夜不安卧，舌苔干黄，此胸中痰瘀，犹未清也。梦遗者，胃气不清，下注精房，而肾不宁静，故遗泄也。早晚当以散结消瘀之丸服之，临卧再服大黄丸一钱可也。

十三日，胸腹按之少软，夜亦安卧，舌色仍黄，丸药性缓力薄，不能荡其宿瘀下行。当间用散结理气消痰清火煎剂一帖，临卧仍服大黄丸一钱，庶得结散结行，胸隔舒畅也。

香附　山栀　川连　枳壳　半夏　广皮

蒌实　莱菔子　青皮　厚朴　加姜煎

十四日，昨晚服大黄丸，大便去五色败浊之物升余，胸膈舒畅，夜亦安卧。此结痰瘀血下行，病退之佳兆也。早晚仍以散结消瘀之丸，涤其余波。

十五日，大便二日不解，至晚胸膈作胀而酸，夜不安寐。此胃中余波未尽，肝火下注。而阴囊胀大，当以理气疏肝清火煎剂治之。临卧并以礞石滚痰丸二钱服之，以逐其余波。

半夏　广皮　枳壳　莱菔子　香附　青皮
山栀　厚朴　川连　滑石　加熟砂仁末　生姜

十六日，昨晚服滚痰丸后，大便随解黑粪，甚觉爽快。惟夜不得寐，而心中躁扰不宁，阴囊肿大。独见于夜，昼则依然和缓。此肝火郁于胃中，胃不和，故卧不安，降下则阴囊胀大，肝开窍于目，昼则目开，肝火由窍而泄，夜则目合，其火无从宣通，故心燥囊肿也。（原评，病之所在，凿凿言之。）再宜散结开郁和胃清火之药治之。

半夏　广皮　茯苓　青皮　川连　枳壳
香附　山栀　夏枯草　加青竹茹　生姜煎

十七日，昨晚自服药之后，颇觉舒适，今午后过食烧饼停滞，胃中不得消化，阻其气道，以致胸膈作胀而气急身热，暂以消导之药治之。即以十六日方加莱菔子、厚朴煎。

十八日，服疏理消导之药，胸膈随即宽舒，身凉气平，夜亦安卧，阳事已痿月余，今能举而梦遗。此胃中之食物已化，佳兆也，当以理气豁痰之药治之。

半夏　广皮　川连　黄芩　香附　山栀
枳壳　青皮　茯苓　夏枯草　莱菔子　加生姜
竹茹

十九日，服散结消瘀豁痰理气清火等药，数日以来，宿瘀痰积渐次而出，粥食能进三碗，步履如故，此病去之佳兆也。但胸次不能豁然舒畅，卧则觉有黄瓜之形，塞于胃中，不时嗳气。此浊气布结于胃，火土之气，郁而不舒也。至于口干足热，乃郁久之火，得以外达。再以

和胃清火理浊气之药为治，即以十八日方，去茯苓、枯草、竹茹、黄芩，加瓜蒌煎服。

二十日，脉息调和，胸次黄瓜之形已无，惟觉胸膈作胀不舒，舌色带黄，嗳气不减。此浊气欲散而不能，不得下降之故也。理宜以疏理浊气清肝火之药丸服。

半夏　广皮　香附　山栀　川连　黄柏
青皮　枳壳　莱菔子　砂仁　夏枯草　煎汤
法丸

廿一日，舌苔已无，夜卧颇安，睾丸不胀，干饭一碗，甚觉有味而舒适，但食后作胀而多惊。此浊气布于胸次，不得下降也。肝胆有火，故稍涉声响，致即惊畏。当以和胃理气清肝之药治之。并以汤液润滑之物，润其肠胃，则大便自不燥结矣。即以二十丸方加厚朴、钩藤、瓜蒌、生姜煎服。

廿三日，胸次稍舒，干饭可进盏半，惟嗳气不减。然浊气有下降之渐，故能食也。当以前方减去黄柏，专理滞气为要。

廿四日，胸膈满闷而气急，恶风寒热似疟，此系当风取凉而卧，感冒风寒所致，当以疏散清热之药为治。

柴胡　半夏　广皮　枳壳　厚朴　青皮
白豆蔻　黄芩　川连　加生姜　砂仁

廿七日，寒热已止，气急亦减，但脉息弦大，至晚犹觉凛凛似寒，此内有郁火，外则凛凛，乃疟之基也。饮食须宜调节，风寒最要谨避，至于胸次不时作胀，此亦胃中余瘀未清，浊气壅滞不通之故也。当以理气和胃，疏肝之药治之。临卧服礞石滚痰丸二钱，以逐胸中之余瘀，从大便而出，则胃中清爽，而胸膈自宽矣。

柴胡　半夏　广皮　枳壳　莱菔子　青皮
黄芩　厚朴　香附　瓜蒌　加生姜煎

廿八日清晨，大便去黏腻不计，随一次皆黑水，而无渣滓，有似乎汤药，解后胸次稍宽，不一时仍觉满闷，晚来仍凛凛微寒蒸蒸微热，气急而足冷。此胃中纠结余瘀，犹未清爽，而

久滞之浊气，不得流通而降下也。理宜开郁降气之药治之。以前方减去青皮，加山栀、滑石。

崔场官令堂，内有郁痰郁火，外受暑热之邪而成疟，痰所以胸膈不宽，热极则大小便下血，脉息滑大有力，此痰与瘀血，互相纠结于胃也。先以礞石滚痰丸，逐其胸中之痰与瘀，使其下行，然后以豁痰清暑之药治之。

半夏　广皮　枳壳　厚朴　滑石　青皮
莱菔子　柴胡　黄芩　加姜煎

金山卫周伦序案，素有疮疾，此脾虚而有湿热也。迩来胃中有痰，肝家有郁火，暑热之邪，乘虚而袭。所以胸膈不宽，外畏风寒，脉息左手沉弦，右手滑大，恐其发疟而咳嗽，理宜豁痰顺气，清暑之药治之。

柴胡　半夏　广皮　葛根　枳壳　厚朴
黄芩　莱菔子　瓜蒌　加生姜　香薷

〔丸方〕半夏　广皮　香附　莱菔子　瓜蒌
枳壳　山栀　黄芩　蒺藜　黄柏

沈汉南，胃中顽痰纠结，日久阻碍道路，郁而为黄，用清湿热豁痰之药，黄色已退。目下惟胃中根蒂尚未驱除，暂用礞石滚痰丸钱半，临卧淡姜汤下，以开其结，使之下行，胸膈得以舒畅，然后以调补之策，为善后之计。

半夏　广皮　瓜蒌　莱菔子　香附　山栀
川连　白豆蔻　枳壳　加姜煎

嘉兴吴稼村，先天肾不足，相火上炎干胃，则唇口时肿，眼目多眵，脉息数大无力。此乃水衰火亢，正当十六成人之时，精气不足，理宜静养，戒醇酒辛辣之物，服滋阴降火之药，不致酿成痨瘵也。

生地　丹皮　麦冬　骨皮　黄柏　知母
玉竹　石膏　茯苓　加莲子

杨店孙允文令政，肝火郁于胃中，不得疏泄，以致嘈杂作酸，经事不调，脉息沉弦带数，此肝火郁而不舒之故也。理宜开郁和胃清火之药为治。

半夏　广皮　香附　山栀　丹参　黄芩
枳壳　青皮　连翘　加姜煎

嘉兴黄景章，初夏时症发热，两颐红肿，此少阳阳明邪热所致。理应疏少阳之邪，清阳明之热。因滋阴太早，致邪热凝滞，不得发越，上干肺家而咳嗽，痰中带红，脉息数大无力，已经日久，其阴为邪热所耗，酿成痨瘵。宜以滋阴降火保肺之药为治。

生地　骨皮　丹皮　蒌霜　杏仁　麦冬
橘红　川贝　黄柏　知母　五味子　加莲子
十粒

又肾纳气，肾虚气不能纳藏于下，故稍有语言动作，其气即上升而咳。当以补肾纳气之丸朝服，使气上升，则咳自止矣。

六味丸加知柏、牛膝、麦冬、五味、磁石。
蜜丸。

每服白滚汤下参汤尤妙。

嘉兴吴汝林案，胃中痰积，纠结而成形，阻其道路，饮食不得下达，月初连发疟疾。此因感受外邪，而胃中痰积窃发也。脉息左手弦，右手滑大，关部尤甚，此胃中痰积胶固不清。先用滚痰丸逐胃中之痰积，从大便而出，继以豁痰理气消积之药治之。

半夏　广皮　莱菔子　香附　枳壳　青皮
山楂　厚朴　木香　加姜煎

崇明方集成，平素多思多郁，以致肝气不得疏泄，胸膈不舒，去夏感受暑热而咳嗽，今已渐愈。夏令咳嗽瘀血些少，脉息左手沉弦，右手滑涩有力，此肝气郁滞。肝为藏血之脏，气滞则血不流行，而停滞于中，随火上升而吐。盖治血必先理气，气行则血自化，理宜开郁疏肝清火之药为治，气行则血流而胸膈自宽矣。

香附　山栀　归尾　郁金　枳壳　丹参
广皮　苏子　加茅根

苏州杨安浜吕道原案，缘心事怫郁，肝胆之火上升，充塞耳窍而作响不聪，鼻窍亦不利。误用地黄丸补之，其窍愈塞，眉棱作痛，已经日久，投剂参差。脉息左手弦，右手滑大有力，此系肝家有郁火，胃中有痰饮。《内经》云：九窍不利，肠胃之所生也。理宜和胃豁痰开郁清火之药为治，并忌醇酒厚味，戒恼怒躁急为要。

半夏　广皮　香附　山栀　枳壳　连翘

石膏　莱菔子　薄荷　甘草

加石菖蒲根钱半，生姜二片。

又痰火闭塞其窍，以致鼻塞耳聋，治法惟以理气开窍豁痰清火之药频服，自然奏效，万不可以补肾之药，壅塞其窍，则成锢疾。今酌丸方于后。

半夏　广皮　香附　山栀　枳壳　瓜蒌

石膏　莱菔子　连翘　石菖蒲

吕道原令郎，出痘之时，失于清火解毒，以致发毒，颈间结积累累而起，脉大而火旺，肾水为之耗消，留以滋阴清火解毒之药为治。

生地　麦冬　骨皮　丹皮　土贝　银花

花粉　黄柏　知母　夏枯草

苏州金维仁，胃中湿热痰饮，气滞不行，郁而为黄，胸膈不宽，饮食不能消化，脉息左手沉弦，右手滑大。此肝家有郁火，胃中有痰饮，湿热不清之故也。宜理气豁痰清湿热之药治之。

半夏　广皮　瓜蒌　枳壳　厚朴　香附

山栀　滑石　木通　青皮　加姜煎

潘广川，病起于脾胃受伤，加之肾家不足，致胀满而大小便不禁。因肾主二便，脾主运化，脾虚不足，不能制水，以致鼓胀。前服胃苓汤，大便去薄粪，脾气运化，气道转输，此药之对病也。非煎剂不宜多服，当服丸药，使之渐渐和软，饮食可进。但食物须要调匀，过多不能运化，反致伤脾。

白术　苍术　厚朴　广皮　猪苓　泽泻

茯苓　肉桂　白芍

用荷叶汤法丸，空心焦米汤下，人参砂仁汤更妙。

徽州吴天具，天禀强壮，多郁善怒，性嗜酒，酒性大热，贮于胃中，夜不得安卧，脉息左手沉弦带数，右手滑大有力。此系肝胆之火，郁于胃中，煅炼津液成痰，以致胃中不和，而卧不安也。恐冬令之后，痰随火升而颠仆，为

类中之疾。治法宜以豁痰清火，并忌醇酒厚味，戒恼怒，一交冬令，自然却去病蒂矣。

半夏　广皮　茯苓　甘草　黄连　石膏

枳壳　山栀　香附　加生姜　竹茹　石菖蒲

根煎

嘉兴曹敬先，三年前曾吐下瘀血不计，左边结成有形之块，按之坚实不痛，郁而不舒。目下目睛见黄，小便亦黄，脉息左手沉涩有力，右手洪滑有力，此乃瘀血湿热，互相纠结，郁而为黄，将来鼓胀之基也。理宜清瘀行滞清湿热之药，煎丸并进，并忌醇酒厚味生冷等物，不致酿成鼓疾也。

桃仁　香附　厚朴　青皮　苍术　半夏

滑石　郁金　牛膝　茵陈　木通　砂仁

丸方，本方去郁金、牛膝，加瓜蒌、山栀、桂枝、广皮，用茵陈煎汤法丸。

千墩徐楚揆，平昔好酒，湿热之郁于胃者日久，胸膈不舒，眼目小便皆黄，此乃黄疸之疾，恐实而为鼓胀。脉息弦滑有力，此饮酒过度，湿热熏蒸之故也。理宜清湿热利小便之药为治，并忌醇酒厚味等物。

苍术　厚朴　广皮　半夏　枳壳　香附

青皮　滑石　茵陈　葛根

海宁严长枢令堂，经事久已不来，周身肌肉作痛，用针挑出其血，得以稍舒，此瘀血流注经络之故也。当以消瘀理气之药治之。

桃仁　归尾　郁金　延胡索　牛膝　丹参

香附　山栀　广皮　木通　滑石　加生姜煎

严长枢案，饱食用力，则胃络有损，血积不散，留于中宫，随火上升而吐血，血皆厚而黏腻者。此瘀血也。误以肾水不足，虚火上炎之吐血，而以补肾腻膈之药，填塞胸中，积而成痰，随火下注精房，则为梦遗。用补涩之药，则胃中痰愈郁而遗滑愈甚。脉息弦滑有力，此乃胃中之痰，与肝家之郁火故也。《准绳》云：遗滑之症，属郁者居大半。庸医不知其郁，用补涩之药补涩，愈觉郁而不舒，遗滑日甚，胸膈不宽，饮食少进，甚则实为鼓胀。理宜开郁

豁痰清火之药为治，胃中清爽，则遗滑自止，所谓澄其源而流自清也。

苍术　厚朴　广皮　半夏　黄柏　青皮
香附　山栀　枳壳　莱菔子　甘草

南翔杨简修，病起于思虑抑郁，肝木不能条达，郁于胃中，至去冬一阳萌动之时，木火发越，而胃脘作痛，流走不定，时发寒热，肝胆之火上升，左边头面肿胀，肿处出水，其火得泄而渐平，至今春正月，春令发生之时，木火升腾而冲胃，呕逆不止，而出大汗，木火得以疏泄而渐安。此汗系内火销烁而出，非气虚自汗也。痛则大便不通，所谓通则不痛也。痛则胸膈胀满者，肝木之性，善胀郁，而不得疏泄，故胀而满也。痛时作酸者。肝火郁于胃，亦以不得疏泄也。两胁与小腹，皆肝部之分，故痛则必连小腹，两胁痛时，作胀作呕作酸，皆肝气郁而不舒之故，治法惟以疏肝和胃为主。诊得脉息左手沉弦而小，所以知其肝气之郁而不舒，右手沉滑有力，所以知其肝木郁于脾土之中也。

半夏　广皮　白芍　甘草　香附　山栀
青皮　柴胡　木通　瓜蒌

又丸方，服疏肝和胃之药，气道宣通，左手寸关，已觉浮大，此药之对病也。治法惟以疏肝和胃为主，《内经》所谓木郁则达之，则胃脘之病自止矣。煎剂多服，恐伤胃气，当以丸药进之。

前方，加黄柏、夏枯草、木通煎汤法丸。

海宁徐南宾，胃中郁痰郁火，纠结不清，阻其道路，胸膈不宽，食物入胃，难以运化而作胀，流于四肢则为麻痹，达于肌肉，则发红瘰。而肌肉跳动不止，胸中时觉冷气上升者，此热极反寒，反兼水化之制也。脉息左手沉弦，右手滑大，此胃中郁痰郁火，纠结不清之故也。宜先服滚痰丸三钱，继以豁痰清火之药治之。

半夏　广皮　莱菔子　香附　山栀　石膏
瓜蒌　黄柏　牛膝　蒺藜　天麻　加姜煎

又郁痰郁火，湿热为病，用豁痰清湿热之

药，病已去其大半。目下秋令收敛之时，速宜驱逐胃中痰饮湿热。仍以滚痰丸二钱，淡姜汤下，逐其痰积，从大便而出。再服豁痰清湿热理气之药，一交冬令，病蒂可却矣。

半夏　广皮　香附　山栀　天麻　瓜蒌
厚朴　石膏　枳壳　黄柏　茯苓　用木通汤法丸

杨简修令郎，病起于硝黄火气，冲入于肺，肺下无透窍，外为寒邪闭之。稍有所触，肺中之伏火上升，而为喘急，胃中之痰，随火上逆，则夜不得安寐，脉息左手沉弦，右手寸关沉滑有力。此乃肺中有伏火，胃中有痰饮也。当以清肺降气豁痰之药治之。

桔梗　甘草　广皮　桑皮　苏子　杏仁
石膏　瓜蒌　枳壳　黄芩

芦店朱君彩，此症湿热蕴蓄于胃，发于肌肉而为红瘰，遍身搔痒，误以风治，以致多汗，而两足麻痹。此胃中之火上升而不下降之故。脉息洪滑，理宜清湿热凉血之药为治。

生地　黄柏　石膏　蒺藜　苍术　厚朴
香附　山栀　牛膝　花粉

太仓罗若洲，热而不寒者，瘅疟也。暑热之邪，蕴蓄于胃，食物阻滞而为热也。脉息弦滑，理宜清暑热和胃气之药治之。

柴胡　黄芩　厚朴　青皮　半夏　广皮
葛根　石膏　枳壳　姜

新场叶子敬，平昔有目疾，乃肝火抑郁所致，木郁于土中久矣。郁则气道不能流通，津液聚而为痰，胃中纠结不清，得外之暑热，互相为患而成疟，已经半月。据云小腹有动气，则知木郁不能条达。面色白而带青，胸膈不宽，则知胃中之痰积未清。服过滚痰丸，去结粪不爽快。又用凉膈散，大便犹不爽快。解得薄粪，始得通畅，口亦不渴，此胃中有痰之故。脉息弦滑，右关尤甚，此系痰食气滞，而不得通畅也。且无痰不成疟，无食不成疟，理当仍用滚痰丸二钱，使胸中痰积，可以荡去，万一疑其虚，而畏用去病之药。若至热不止而有谵语之状，则难于调治，小腹胸膈舒畅，则疟疾自止。孙一奎云：其病最难。故先用攻击，以去其病，病去而始补，方得治法。

柴胡　黄芩　半夏　广皮　青皮　草果　枳壳　莱菔子　香附　滑石　加生姜　砂仁

嘉善胡天球，抑郁不舒，气道不通，外为寒邪所郁，郁久生痰，阻滞经络，周身肌肉麻木，上升则头眩晕，冷汗时出，脉息左手沉弦带数，此肝气郁而不舒也。右手滑大有力，此胃中有湿痰也。理宜开郁豁痰，疏肝之药，并忌醇酒厚味等物。

半夏　广皮　苍术　厚朴　香附　黄柏　天麻　木通　山栀　枳壳

嘉定高溯源，读书作文，饭后写字，胃之上脘，屈曲不舒，有伤胃络，因而阻滞于上脘，非一日矣。今春为外邪触动，肺胃之火，上升而咳嗽，偶食肥腻之物，阻滞肺窍，其嗽停止。而痰与瘀血，互相纠结于上焦肺胃之间，凝滞不通，不能嗳气。至六月间炎暑薰赫，与内郁之火，交相煽动。痰与瘀血，得热则宣通流动，随火上升而吐紫黑黏腻之瘀血二三盅，胸膈稍宽，然余瘀尚未清爽，故不能豁然舒畅。今交秋令，收敛之时，脉息左手沉弦，右手滑大有力，关部尤甚，此肝抑郁，肺胃间痰火瘀滞不清之故也。理宜消瘀理气豁痰之药为治。大凡治血必先理气，气行则痰与瘀滞自解而下行矣。故血症有变而为恶痢者，吉兆也。

桃仁　归尾　牛膝　枳壳　丹参　香附　山栀　瓜蒌　广皮　莱菔子　加茅根煎服

崇明施锦，据述病情因食面物之后，冷水洗浴，而当风卧，其食停滞于胃，虽消化，而无形之气，尚未消散。后复因恼怒抑郁，其肝气不得疏泄，食物为之阻滞，误为真火衰弱，服八味，艾火灸，其胃脘内郁之滞气，得桂附之性，暂为宣通，似乎相安，而实胃家之郁滞愈结。因脾胃在右，故右边独阻格，左边通畅者，因肝气郁于肺胃之中，故左通而右塞也。饮食过度，壅塞气道，结成有形之块，居于脐

上，郁久成火，上冲于头，故右边头上汗出而不止，以手摩摸，气散而下行，其块消而汗止。此乃肝气郁而不舒，假气以成块，气有余便是火，上冲则汗出，降下则汗止。此木郁于脾土之症也，理宜疏气和脾胃，降冲逆之火，自然平安矣。

香附　青皮　山栀　广皮　半夏　茯苓　莱菔子　厚朴　黄柏　加生姜　砂仁煎

病久，汤药一时不能奏效，当以扶脾疏肝降火丸药服之。

〔丸方〕白术　广皮　半夏　茯苓　香附　青皮　山栀　黄柏　厚朴　砂仁　用荷叶煎汤法丸

高溯源，服消瘀行滞之药，三剂胸膈稍舒，大便下黑瘀不计，此下行之佳兆也。但胃之上脘至大肠，其道甚远，曲折难以下行，当以小丸剂临卧服之，使其瘀血渐渐解散，陆续下行，从大便而出。兼以煎剂间服之为要。

前方，即以前方加郁金、滑石。

丸方，即以煎方加夏枯草法丸。

崇明范锡凡，内有郁痰郁火，外受风寒，遏于肺胃之间，不得发泄，外邪触动胃中之痰火，上干肺家，而为喘急不得卧，嗽出黄痰，方得安枕。脉息左手沉弦，右手滑大有力。此乃肺胃中有郁痰郁火，纠结不清，稍有动触，即时窍发。此痰火之哮喘也，理宜豁痰降气清火之药为治，并忌醇酒厚味等物。胃中清爽，而痰不生，一交春令，病蒂却矣。

半夏　广皮　苏子　杏仁　石膏　莱菔子　黄芩　桑皮　甘草　蒌仁　枳壳　加姜煎

膏方，即以煎方去桑皮、甘草、莱菔子，加梨汁、莱菔汁、地栗汁、芦根汁、竹沥、姜汁，用饴糖四两，烊入收贮，炖热不时挑化。

崇明顾苍求，先天肾水不足，不能荣养，肝木上升，心神不宁，脉息虚大，两尺尤甚。又兼脾胃衰弱，以致饮食少进，四肢倦怠乏力。理宜加味归脾汤，培养心肝，加味地黄丸，补肾益精，兼之保养调摄，不致酿成不足之症也。

人参　黄芪　白术　茯神　枣仁　归身
广皮　甘草　远志　五味　麦冬　加桂圆肉
十枚

早服丸方，六味丸加枸杞、麦冬、菟丝饼、
枣仁、五味，蜜丸，参汤下。

暮服丸方，即以前方去人参、麦冬、五味，
加砂仁、建莲，荷叶汤法丸。

崇明熊天祥，肝家有郁火，胃中有痰饮，
痰随火升，则头额作痛，痛极则呕吐酸水，肝
火发越，则头痛止，脉息左手沉弦带数，右手
沉滑。此痰厥头痛，俗名头风是也。理宜清肝
火化痰饮之药为治。

柴胡　半夏　广皮　山栀　黄连　天麻
钩藤　香附　夏枯草　茯苓　加生姜　竹茹

丸方，即以煎方加青皮、石膏、白芍，用
生姜一两，竹茹四两，荷蒂三十枚，煎汤法丸。

一人患腹胀，脐平而青筋四起，某初因食
团子而发，为制一方而势减大半。

紫厚朴　香附　山栀　滑石　黄柏　广皮
莱菔子　蒌实　枳壳　青皮　砂仁　木通

有壮年人患腰痛，在肾穴处，不能行走，
初起一边，后至两边及中间，又后在两腿上湾，
作阵而痛，有时停止，此流火痛也。

黄柏　木通　连翘　蒌仁　枳壳　山栀
黄芩　香附　花粉　加酒炒嫩桑枝

有因酒后而患腹痛，渐至肿胀，脐平而面
黄，服药十帖而大减，初定之方。

半夏　广皮　厚朴　枳壳　青皮　香附
莱菔子　葛根　滑石　木通　砂仁加入

十帖后，又加苍术、瓜蒌，去葛根、滑石，
丸服而安。

有一十四岁女子，患小腹痛，无他症，此
因饮冷所致。

归尾　桃仁　香附　青皮　延胡索　丹参
牛膝　条芩　山栀　砂仁

有一十六岁男子，患痞子内热。

生地　丹皮　麦冬　骨皮　黄柏　知母
土贝　山栀　花粉　加夏枯草

一男子患骨节痛，无他症。

苍术　黄柏　秦艽　木通　钩藤　连翘
枳壳　木瓜

一人患休息痢三年。

白芍　甘草　黄芩　滑石　厚朴　枳壳
香附　山栀　青皮

一女人素患小产，经至必二十日余，兼
白带。

生地　丹皮　香附　黄柏　黄芩　枣仁
麦冬　归身　白芍

一妇黄疸，身发疮痒。

苍术　厚朴　黄柏　黄芩　山栀　木通
连翘　防风　茵陈　广皮　加灯草

一男子患左足酸痛，渐渐不能行走，并不
能起立，出入赖人背负，小腹左边，有一块作
患，此痛痹也。

苍术　黄柏　牛膝　青皮　木瓜　香附
山栀　秦艽　连翘　木通　石膏　加酒炒桑枝
三钱

一老人患茎中痛，溺即痛甚，所溺者紫色，
溺毕又觉大便内里急后重，夜不能寐，小便
更甚。

生地　麦冬　丹皮　黄柏盐水炒　知母　枳
壳　山栀　黄芩　白芍　加炒仁　茅根　甘草
服数帖而愈

一人吐血咳嗽声哑，所吐之血浓厚，肌肉
亦不消瘦。

麦冬　生地　苏子　杏仁　桑皮　贝母
黄芩　山栀　桔梗

一妇人经将来，气痛极甚。

香附　青皮　延胡索　黄芩　丹参　厚朴
桃仁　赤芍　甘草

一书客患痢三年，腹亦不痛，食亦不减，
便时觉热，肛门脱下，便毕即抬上，按其腹
微坚。

白芍　黄芩　甘草　木香　青皮　香附
枳壳　谷芽　山楂　黄柏　厚朴　加砂仁　干
荷蒂

一妇小产后，血水淋漓不止，一月五六至，困倦乏力，唇面无血色。

白芍　黄芩　甘草　山栀　枳壳　丹参　香附　续断　益母草　丹皮　枣仁　加荷蒂

有男子夜间患右颈肿痛，下至背，旦即诊视。

防风　荆芥　连翘　桔梗　薄荷　枳壳　甘草　黄芩　山栀　四帖而愈

一后生患左胁痛，吐鲜血不绝。

生地　丹皮　丹参　苏子　山栀　黄芩　白芍　郁金　黄柏　牛膝　加茅根　冲童便一盏

一男子患腹大而软，形体消瘦，医家俱以劳治。问其始病之由，大约因前此疟疾，而不忌口，暑热未清，所以至今，夜间尚有身热，并日里亦不时潮热等症。

柴胡　厚朴　青皮　半夏　广皮　黄芩　甘草　生姜　枳壳

一人患胸中作痛，按之而软，得食稍缓，夜间尤甚，乃火痛也。

白芍　甘草　山栀　黄芩　半夏　广皮　蒌实　夏枯草

一人言心头痛，乃胃脘为肝火所郁也。诸医用黄连治之不愈，其人又善酒，为定一方而愈。

白芍　甘草　山栀　黄芩　瓜蒌实　石膏　葛根　香附　枳壳　连翘

一妇人患泄泻，清晨更甚，为日已久，面黄乏力。此系脾受木克，理宜疏肝扶脾之药治之。

白术　茯苓　白芍　广皮　香附　猪苓　泽泻　厚朴　甘草　加干荷叶

桐乡程丹宇，向善啖，家颇丰，膏粱不辍于口，致患郁痰郁火症，数年来不饥而勉食，每立秋则发疟，治疗者无非以六君子汤，补其脾胃，去冬又服鹿角胶数斤，至庚戌春初，潦倒不堪，不能步履，始就医于余。见其喘急异常，喉如锯声，口吐黄黑黏痰不计，按其腹胀大坚实，四肢头皮皆肿，大小便不爽，得成鼓胀，脉息滑大有力。余知其积年之痰，郁于中者既久，无从出路而为患，病势至此，无可奈何，且与豁痰理气之药两进，不见进退。因思数年积聚，胶固坚结，必非寻常，即用滚痰丸三钱以逐之。大便难去，不甚爽快，继又连服五次，大便去黏痰甚多，并以豁痰清火降气之药，早晚托化，胸次稍舒。时交清明节，其内郁之火外达，寒热大作，烦躁不宁，即用黄连清火之药两剂，得以安宁。但郁久之火，用疏而反炽，不能清爽，下注阴囊，肿痛难忍，小便点点不出，以滋肾丸与之，小便始得通利，而阴囊之肿渐平。其如外症除而饮食不进，精神倦怠，三月间初同伊归，途中忽患恶寒，面色无神，脉息虚滑，几几欲脱状，急与独参汤饮之。一晚计服人参六钱，神气稍复，抵家后，大便每日去纯白痰不计，四肢肿胀渐退，但神气不清，安笑多怒，饮食不进。余曰：此久病之后，元气虚而痰火散漫，上干心主所致。宜用疏补兼施之法，遂以豁痰理气清心火之品，作丸服之，晚用参橘煎二钱。三日后神气清爽，脉亦有神，饮食有味，小便大利，肿势尽平，濒危之疾，至此始无虑矣。竟遵东垣先生疏补之法，调治而愈。三日后精神旺，饮食进而谈笑如常矣。以数年之病，来就余医，其间用药变化一则，知医贵乎圆通矣。噫，是役也。使虑其危殆，而攻伐不施，则病邪何由而去。若于疏导而不事滋补，则元气何以渐充，病势变易不常，方药随手撤换。是知胶固之士，未可与言医也。（原注，凡于久积之后，邪去反有别症，先以言明病家，可无怨语。）

饮食阻滞于胃，郁而为火，煅炼津液成痰，外为风寒所触，上干于肺而咳嗽，痰带粉红色，此系咳伤肺络而来。左脉弦细而数，右脉寸关滑大，此乃肝家有火，肺胃之痰，纠结不清也。理宜豁痰降气清火之药治之。

苏子　杏仁　瓜蒌　黄芩　贝母　枳壳　桔梗　山栀　广皮　桑皮　甘草

加茅根一两　枇杷叶三钱煎服。

〔丸方〕桔梗　甘草　瓜蒌霜　杏仁　贝母　黄芩　广皮　郁金　山栀　枇杷叶

夏枯草汤法丸，临卧服。

先天肾水不足，相火妄动，上炎烁肺而咳嗽，脉息数大，两尺尤甚，此乃水衰火亢下流于肛门而发毒。目下时令炎威，正肺金受制之月，先宜静养，毋躁急恼怒，省言语，避风热，然后以滋阴保肺，纳气降火之药治之。煎丸并进，庶不酿成痨瘵也。

生地　丹皮　麦冬　骨皮　贝母　蒌仁　苡仁　沙参　白芍　黄芩　甘草　加茅根一两煎

〔丸方〕六味丸加知母　黄柏　牛膝　麦冬　磁石　砂仁

肺为娇脏，畏热畏寒，醇酒生冷，夹杂入胃，不得运行，酿成臭秽之痰，肺金受烁，因咳而出，似乎肺痈，实由胃中而来。但熏灼日久，肺气为之耗散，则水之上源已绝，肾水因之亏损，所以左手脉息虚软，右手滑大。此皆水衰火亢，肺金不足。理宜用豁痰清肺之药，以治其痰嗽，更以加味地黄丸，补肾降火，庶得奏效。

〔煎方〕瓜蒌　川贝　薏仁　丹皮　骨皮　麦冬　广皮　沙参　枳壳　苏子　加枇杷叶三钱

肺居上焦，药力最为难到，凡嗽病当以膏剂频频挑化，以滋肺金。

〔膏方〕川贝　瓜蒌　广皮　生地　麦门冬　地骨皮　杏仁　枇杷叶　沙参　苡仁　茅根　鲜百合

收自然膏，炖热，不时挑化。

〔丸方〕六味加黄柏　牛膝　麦冬　五味　砂仁末为衣

头痛而呕吐者，乃胃中之痰火上升，名曰痰厥头痛，药不可服发表之药。

半夏　广皮　石膏　夏枯草　茯苓　藿香　香附　白芍　天麻　甘草

喘症乃肺有伏火，触风而发也。应降气豁

痰，以治其标。平复之后，应纳气归肾，以治其本。

半夏　广皮　苏子　杏仁　蒌仁　黄芩　石膏　枳壳　莱菔子　甘草煎

丸方，用六味加牛膝、黄柏、磁石、五味、砂仁。

天禀沉静，未免多思多郁，多思则气结，多郁则肝木不得疏泄，脾土受困，加之饮食不调，以致饮食不化，而致泄泻。经云：湿胜则濡泄。又云：诸湿肿满，皆属于脾。脾不运化，湿气聚而为肿。目下腹皮渐大，头面四肢阴囊阳道俱肿，脉息沉小，暂用东垣风能胜湿之治。然后以加减胃苓汤，作丸服之，缓着处治，庶可奏效。

羌活　防风　香附　广皮　枳壳　厚朴　苍术　香薷　砂仁　加姜煎

〔丸方〕苍术　白术　厚朴　茯苓　猪苓　泽泻　香附　木香　砂仁　肉桂　木通法丸

童年而小便浑浊，乃疳积也。热久则腹胀，肌肉消瘦，即幼科所谓疳火，且脉息数大，内火消烁，所以善食，理宜清火消积之药治之。

白术　广皮　黄连　骨皮　楂肉　麦芽　茯苓　银柴胡　砂仁

病起于酒热伤胃，胃脘作痛，血热妄行而吐血，火来烁金而咳嗽，久嗽伤肺，不能清肃下降，小便不利，以致足跗浮肿，恐其渐升于上，脉息弦数，烦躁咽干。此乃胃热伤肺，宜清肺胃之热，降气豁痰为主。

〔煎方〕半夏　广皮　麦冬　苏子　杏仁　瓜蒌　石膏　茯苓　地骨皮　加灯心

丸方，六味加牛膝、黄柏、麦冬、天冬、磁石、砂仁。

病起于抑郁不舒，郁则肝气不得疏泄，血为气滞而停蓄之久，则血大下。去血之后，肝火升腾，肺金受烁，以致咳嗽气急。肺失清肃降下之令，小便不利而为胀满，气喘不得安卧，脉息沉弦而数。此肝金郁火烁肺，而为喘急不得卧而肿。治法当以清肺为主，所谓先咳嗽，后肿满者治在肺，肺清则便利而肿退矣。

朝服滋肾丸

晚服煎方 半夏 广皮 瓜蒌 黄芩 苏子 枳壳 杏仁 莱菔子 香附 山栀

去岁水衰火亢而吐血，今当夏令炎威，其气上逆，而不能下降，脉息洪大带数，两尺尤甚，此肾虚而气不归元也。治宜滋阴降火，纳气归元为主，并宜习静调摄，不然，恐其复发吐血，酿成痨瘵也。

〔煎方〕生地 丹皮 麦冬 骨皮 黄柏 牛膝 天冬 玉竹 白芍 五味 砂仁

丸方，六味加黄柏、牛膝、五味、麦冬、砂仁。

平素善饮，酒性大热，贮于胃中，熏蒸烁肺，扰其血分，胃中之血，随火上升而吐，既吐之后，肾水衰耗，相火上炎，而咳嗽作矣，下扰精房而梦遗矣。脉息弦数，两尺尤甚，此乃水衰火亢，肺金受困之象。调治先讲静养，毋躁急恼怒，服纳气补肾清火保肺之药，煎丸并进，庶几渐次奏效。

〔煎方〕生地 丹皮 麦冬 天冬 川贝 地骨皮 沙参 瓜蒌仁 苡仁 加茅根

丸方，六味加黄柏、牛膝、砂仁、五味子、磁石。

用力过度，有伤胃络，阳络伤则血外溢。所来之血，不鲜明者，乃瘀血阻滞胃中，而不舒畅，加之醇酒扰其血沸腾，脉息滑大有力，此瘀血互相纠结于胃也。暂用豁痰理气消瘀之药治之。

〔煎方〕苏子 郁金 瓜蒌 枳壳 桃仁 黄芩 山栀 香附 丹参 加茅根

〔丸方〕生地 桃仁 蒌仁 郁金 广皮 枳壳 香附 山栀 丹参 青皮 黄芩 茅根 汤法

湿热下流而为痛痹，当以加味三妙丸治之。

苍术 黄柏 牛膝 木瓜 苡仁 秦艽 续断 杜仲 桑枝汤法丸

所患血症，已经多年，虽用滋阴降火之药，或愈或发，今交夏令，肺金受烁之月，咳嗽不已，血随火沸，上气喘急，午后发热，饮食少进而无味，脉息细数无神。此乃肾虚，而兼脾胃之气困惫也。目下当以胃气为主，先贤治血症，每以胃药收功，而滋阴寒凉之药，暂作缓图，俟饮食时，神气旺，然后再议滋阴可也。

〔煎方〕人参 黄芪 白术 茯神 广皮 麦冬 五味 枣仁 苡仁 贝母 甘草

加大枣二枚，熟砂仁末五分。

服扶脾保肺之药，若饮食渐进，乃为佳兆。如觉有火嗽甚，即停前药，仍用滋阴保肺之剂。但居恒刻刻以胃气为本，生冷难化之物，俱不可用，防其大便滑泄也。

〔煎方〕熟地 白芍 麦冬 玉竹 贝母 广皮 苡仁 五味 枸杞 加莲子

肝开窍于目，瞽目之人，肝气郁滞，肝为藏血之脏，气滞则血不流，经事不调，腹中作痛。经行之时，其血皆黑而成块者，此乃气滞其血也。宜理气消瘀之药治之。

香附 青皮 桃仁 赤芍 枳壳 牛膝 续断 厚朴 滑石 冲熟砂仁末

〔丸方〕四制香附四两 桃仁 元胡索 郁金 青皮 丹参 牛膝 条芩 益母汤法丸

少年时用力过度，兼之饮食太过，胃络受伤。阴络伤则血内溢，停蓄于肠胃之中，而成便血。肝火下注，则发为痔疮，有时变为血痢。痢虽止而所瘀之血，逆上而吐，胸膈咽噎之间，窒塞不舒。脉息左手沉弦带数，右手稍大于左而带滑。此系肠胃瘀郁之血，尚未清爽，气滞痰凝，郁久成火。所以手足心烦热，胃中纠结，坚硬有形而痛也。理宜消瘀顺气清火之药治之。俟胸膈舒畅，咽喉清爽，然后以调理之药为善计。

香附 郁金 瓜蒌 苏子 山栀 黄芩 枳壳 丹参 丹皮 青皮 加干荷蒂三枚

三月间木旺之时，脾土受制，得目疾数日，此皆肝火上炎之故。四月间，胃脘为物所触，虽觉不舒，然亦不作痛胀满。已服消瘀行血之药，而胸腹反觉满闷作胀，小便黄赤而短少，脉息弦细而沉，此乃肝木郁于脾土之中，湿热聚而为胀。理宜疏肝散湿热之药治之。

香薷　厚朴　广皮　苍术　枳壳　青皮　山栀　木通　葛根　滑石　莱菔子　加砂仁生姜煎服

疏肝清湿热之药三帖，大便泄泻已减，但胃中有物阻滞，食物不得下达。暂用滚痰丸二钱，淡姜汤下，以逐胃中之滞，使之下行，并以理气豁痰之药，连进四帖，得胀满渐减为妙。

半夏　广皮　香附　山栀　枳壳　青皮滑石　莱菔子　厚朴　加砂仁

脾气已虚，肝木不能条达通畅，以致作胀，小便不利，大便不实。此乃木旺土衰之象，理宜扶脾疏肝之药治之。

白术　茯苓　广皮　半夏　猪苓　泽泻厚朴　香附　山栀　青皮　郁金　砂仁　加生姜煎

〔丸方〕白术　茯苓　猪苓　泽泻　香附厚朴　广皮　半夏　山栀　木香

用木通四两煎汤法丸，朝晚服。

咳嗽痰多，胸隔不舒，饮食少进，脉息虚弦，系脾虚不能运行其津液而为痰。土不能生金，肺虚不能固表，又当夏令湿热用事之时，暂以豁痰健脾保肺之药治之。候胸次舒畅，然后以加味地黄丸补肾，为长久之计。暂服煎方。

白术　茯苓　半夏　广皮　苏子　杏仁苡仁　骨皮　桑皮　加生姜　冲熟砂仁末

〔丸方〕白术　茯苓　半夏　广皮　蒌实杏仁霜　黄柏　骨皮　砂仁　枇杷叶　用荷叶汤法丸

左半身不遂而痛，此系痰火郁滞，经络不宣通之故，理宜豁痰清火通经络之药治之。

半夏　广皮　天麻　秦艽　钩藤　黄柏瓜蒌　木通　续断　牛膝　枳壳　加生姜桑枝

吐瘀血之后，而为胀满，足跗肿硬，大便溏泄。此因平素饮酒太过，伤其血分，以致积于胃中，随火上炎而吐。余瘀未尽，气滞不行，湿热聚而肿胀。宜消瘀行气清湿热之药治之。

〔煎方〕香附　山栀　青皮　延胡索　广皮厚朴　枳壳　葛根　木通　加砂仁

〔丸方〕白术　茯苓　猪苓　泽泻　香附青皮　山栀　枳壳　厚朴　砂仁　木通汤法丸

奔走劳动，有伤于肾，肾水不足，相火上炎烁肺而咳嗽，今咳虽减，而真阴亏损，脉息细数，两尺尤甚。所以劳倦乏力，两足痿软，当以滋阴保肺之药为治。

生地　熟地　麦冬　天冬　川贝　瓜蒌丹皮　广皮　黄柏　知母　地骨　加莲子煎

丸方，用六味加牛膝、麦冬、五味、砂仁、黄柏。

少腹右边，结成有形之块，日渐以大，上干胃家，则呕吐而发寒热。此乃瘕聚，借其气以成形，即为子疝也。近因散而至于左边，作痛不宁，脉息弦急，当以疏肝和胃为治。

半夏　广皮　青皮　香附　瓜蒌　山栀黄柏　钩藤　夏枯草　柴胡　甘草　加姜煎

丸方，加橘核、砂仁，夏枯草汤法丸。

病起于肝气不舒，而成胀满，虽用行药通其大便而渐减，此肝气得以疏泄而退。然肝气郁于脾土之中而复胀，脉息弦数。此乃木旺火衰之象，理宜和胃疏肝为治。

白术　广皮　厚朴　香附　木通　山栀黄柏　茯苓　白芍　枳壳

〔丸方〕黄柏一两　知母一两　肉桂一钱水捣丸服，服后候小便利，再服后丸方。

〔丸方〕白术　广皮　茯苓　山栀　黄柏厚朴　青皮　泽泻　枳壳　莱菔子　木通汤法丸

湿热郁蒸而为黄疸，因胃中有湿热，所以作胀作酸作肿，并有带下，脉息滑大，治宜清湿热之药为主。

苍术　黄柏　厚朴　广皮　香附　茵陈木通　滑石　莱菔子　山栀　加灯心

〔丸方〕青皮　半夏　苍术　黄柏　厚朴　广皮　香附　山栀　茯苓　用茵陈木通煎汤法丸

经云：三阳结谓之膈。三阳者，大小肠膀胱也。结者，热结也。热结于下，则反之于上。丹溪云：噎膈之症，多起于血枯痰腻。大忌香燥热药，惟以豁痰降气清火润肠之药治之。今脉左手沉弦，此肝气郁结也。右手滑大有力，此胃中痰火纠结不清也。郁则气结津液聚而为痰，阻滞食物，不得下达，随肝家之郁火上升，则呕吐而出。（原评，理明词达，言之了然。）先讲习静调摄，一切俗务，俱置度外，然后进药，庶几奏效。

半夏　广皮　香附　山栀　瓜蒌　苏子　莱菔子　黄芩　石膏　枳壳　加生姜　竹茹

平素善饮，则知胃中湿热，纠结不清，湿胜则濡泄，所以大便泄泻，湿伤筋，所以手足牵引。湿生热，热生风，肝主风，肝开窍于目，所以左目小而右目大。脉息左弦右滑，此乃肝木乘脾也。（原评，语皆有本，如洞见五脏。）理宜扶脾疏肝为治。

白术　半夏　广皮　茯苓　钩藤　厚朴　木瓜　香附　白芍　车前

咳嗽之后，脾胃两虚，以致五更泄泻。此乃肾虚不能闭藏，脾虚不能健运之故也。脉息虚小无神，理宜健脾和胃之剂，先服煎剂以健其脾。忌生冷油腻，使易于运化也。

〔煎方〕人参　白术　广皮　茯苓　黄芪　白芍　甘草　苡仁　五味　砂仁　加荷蒂

〔丸方〕补骨脂　肉果　五味子　木香　姜枣捣丸名四神丸

疝症属肝经郁火，不得疏泄，外受寒凉所束，以致肿胀作痛而上升。理宜疏肝气，清肝火。

〔煎方〕柴胡　青皮　香附　山栀　木通　黄柏　橘核　瓜蒌　苍术　牛膝　加砂仁

〔丸方〕苍术　黄柏　香附　青皮　牛膝　山栀　橘核　枳壳　木通汤法丸

〔浴方〕苏叶　艾叶　水晶葡萄叶　煎汤热浴

咳嗽吐痰带血，尺脉不宁，夜卧不宁，梦寐颠倒。

〔煎方〕生地　丹皮　麦冬　山栀　黄芩　黄柏　知母　苏子　杏仁　加茅根

丸方，知柏六味丸加牛膝、白芍、枣仁。

咳嗽已久，性情多郁，产后饮食少进，而胸膈不宽，或时作酸作胀，大便不实，脉息弦数而细，脾土虚而肝木郁，肝火来烁肺金也。暂用扶脾疏肝之药，使胸次舒畅，然后以滋阴培本，为善后计。

〔煎方〕香附　山栀　白芍　半夏　广皮　茯苓　白术　苏子　杏仁　钩藤　加姜

〔丸方〕白术　广皮　半夏　茯苓　香附　白芍　山栀　杏仁　川贝　枇杷叶　荷叶汤法丸

胃中痰饮积聚不清，上泛于目，以致目睛昏瞀，胸膈不舒，饮食不能运化，脉息弦而带数，右手滑大。此系肝木郁于胃中，随火上泛而为呕也。理宜和胃豁痰燥湿清肝之药。

苍术　厚朴　石膏　枳壳　蒺藜　夏枯草　半夏　广皮　青皮　香附　加姜竹茹

〔丸方〕半夏　广皮　厚朴　苍术　石膏　蒺藜　茯苓　香附　砂仁　用生姜　竹茹　夏枯草汤法丸

胎前内热，肝火不得疏泄，下注而为泄泻。经所谓暴注下迫，皆属于火。既产之后，时当春令，正木火生发之月，未清之血，停滞下焦，发为肠痈脓溃之后，复为痢疾后重逼迫，腹中作痛。肝火上升，则目眵不清，且煅炼津液，而为带下之症。脉息弦数，面色白而带红，此皆肝火煽动也。治宜清肝火，疏肝气之药为主。

〔煎方〕白芍　甘草　黄芩　连朴　广皮　枳壳　香附　茯苓　加荷蒂

〔丸方〕白芍　甘草　香附　枳壳　黄芩　茯苓　黄柏　续断　砂仁　荷叶汤法

经云：治病必求其本。本者谓究其治病之

根蒂也。喻嘉言曰：先议病，后议药。先生之病，已经数载，而致病之源，缘先天肾水不足，不能荣养肝木，肝火上冲于胃，胃中津液，为火煅炼而成痰，纠结不清，熏蒸清虚之府，鼻窍闭塞，以致息肉内生。肺虽开窍于鼻，而其经络属胃，胃脉挟鼻孔，因胃中之痰火，闭塞其窍也。胃脉萦于面，环唇口，肝火冲动，则口唇与面，肌肉牵引而动。肺之脉络，从胸走手。经云：诸气膹郁，皆属于肺。肺气壅塞不通，则由其经而注于手，寸口鱼际之脉跳动，因肺朝百脉，合于寸口也。然肾为生痰之源，胃为贮痰之器，行则为津液，聚则为痰饮，得外风寒所触，痰火内发，则口眼为之歪斜。口属胃，眼属肝，木火煽动之故也。年来虽不为意，恐痰火郁于胃中，日久乘元气不足之时，外邪干入内之痰火，窃发升腾眩晕，猝然有颠仆之虞，乃类中之基。况向交秋即发疟疾，亦是胃中之痰。因夏令之暑邪，藏蓄于胃，得风寒所触而发，所谓无痰不成疟，疟外发则痰亦得以外达，不致攒而为患。诊脉左手弦大，右手滑大不静，此胃中之痰不清也。调治之法，必先清胃中之痰火，通其闭塞之窍，使肺气清肃下降，然后滋水荣木之药治之。

〔丸方〕半夏　广皮　茯苓　瓜蒌　枳壳　莱菔子　石膏　菖蒲　黄芩　天麻　用生姜钩藤汤法丸

胃中清爽，鼻息通利，肌肉不跳动，然后服后丸方，六味加黄柏、牛膝、麦冬、玉竹。

叶少游，从外家归，覆舟闸港，众人挽救得苏。归家发热咳嗽，鼻流腥秽之水，所吐之痰，亦觉腥秽。四五日大吐瘀血盆许，诸医欲以吐血治之，余独不然。此为寒所注，肺胃中受浊水所伤，郁而为热，瘀血乘机而吐出。若用凉血滋阴之药，肺胃壅瘀不清，发热不清，咳嗽必然更甚。惟以理气清肺豁痰等剂，二十余帖，臭秽之物，得以清爽，寒热咳嗽皆平而愈。

前胡　苏子　半夏　广皮　杏仁　枳壳

郁金　桑枝　桔梗　香附　甘草

孙特士，平素善饮，于三月间饮酒已醉，卧于桥上，堕水抱于桥脚一二时，邻人始得救起。觉浑身头项筋脉不舒，洒淅恶寒，即往松郡卖布。有医者不行疏散，竟以劳倦治之，归家咳嗽，继之吐血。又一医者用地黄汤治之，胸膈不宽，亦不沉饿，寒热如疟。又以疟疾治之。此乃形寒饮冷，肺受水注，郁而发热咳嗽，此时未免有伤瘀血凝滞胃家，咳嗽气逆，随之而出，不去消导行瘀，反用地黄凝滞之药，壅塞道路，其势更甚，其气愈逆。彼为无子抑郁，脉息数大无伦，余亦议其内败，虽用疏理之药，亦不取效。此症与少游相同，但其误用地黄凝滞，竟至不起。

秦照临，夏月感受暑热之邪，至秋患痢，不数日下药行之，积物不忌，壅塞胃中，不得通泰。火邪不得发越，以致呃逆，面赤两目俱红，舌见黑苔，大便后重，小便黄赤，脉息沉细而数。此热邪为食物郁遏，不得条达通畅而为呃逆，暂用

厚朴　枳壳　青皮　莱菔子　香附　槟榔木通　滑石

疏其胃中之壅滞，大便去结粪与积滞不计，胸次宽泰，伏火内发，舌愈黑燥，口渴喜冷。用六一散水调服，并西瓜汁、蔗汁陆续饮之，以石膏、黄连、枳壳、连翘、厚朴，朝服一剂。二日共计六一散二十余碗，西瓜数枚，舌退黑，而呃亦止，口亦不渴，面目之红皆退，小便清白，大便爽快，积滞已无，脉息反大而不伏。然后进以粥饮调胃。此因暑邪郁遏于内，寒凉太早，兼之食物壅滞而成此症。故必疏理肠胃之郁滞，使之宣通无阻，后用清火凉药，冷水西瓜，逐其火邪，使之下行，得以痊愈。若不先疏理，而竟用寒凉，则热邪郁遏肠胃，必致败坏而毙。所以用药之法，先后不可紊也。

上洋周湘文，年已五旬，三月间步至松郡，百里忍饥，面红脉大，汗出如雨，口不渴，神思倦怠，夜不能寐，诸医皆以石膏、黄连清火

为治。迎余诊视，余曰：此热伤元气，加之劳倦内伤，肺气不能固表，脾虚而倦也。

人参　黄芪　白术　广皮　麦冬　五味子　枣仁

连进二剂，汗敛安寐。

胃开窍于口。口糜者，胃中湿痰湿火，熏蒸于上也。耳聋而鸣者，胃中之痰，随少阳之火上升，闭其窍而聋也。肝窍开于目，肝火郁于胃中，不得条达通畅，以致目昏头眩。经云：头眩耳鸣，九窍不利，肠胃之所生也。皆属胃中有郁痰湿火，凝结不清。故有恶心呕吐作酸，胸膈不舒等症也。以和胃清肝开郁之药为主，但久服黄连，反增燥热，二十年来，不时用之，未免有偏胜之害。不若用黄柏以清龙雷之火，而兼补肾，东垣每于脾胃用以泻阴火，良有以也。

潘苍舒令爱，产后调理失宜，腹痛泄泻，寒热自汗，小腹按之有块作痛，头面白而浮肿，两腿胀痛，胀息细小，不安寐。初服消瘀行滞之药五六帖，肿痛渐减，即以消补兼治之法为疗。

白术　广皮　茯苓　白芍　香附　肉桂　青皮　山楂　枣仁　甘草

宛老，患休息痢已经二载，脉息洪大带数，腹皮如络，小便黄赤而不禁，有时梦遗。恐其发热咳嗽，酿成痨瘵。因久痢伤肾故也，治宜补肾为主，此治本之法也。

久痢伤肾，酿成阴虚之症，目下阴火上冲，饮食不得下达而呕逆，脉息细数，声音不出。此乃水衰火亢，肺金烁理，宜滋阴保肺降火之药治之。

六味汤加黄柏　麦冬　白芍　牛膝　冲砂仁末

〔膏方〕生地　麦冬　白芍　丹皮　苡仁　玉竹　川贝　地骨　鲜百合　枇杷叶

丸方六味加黄柏、牛膝、五味、麦冬、杜仲，砂仁为衣。

恪修兄，肾水不足，相火上炎，血随火升，继之咳嗽，已经半载有余。脉息虚大带数，尺部尤甚，此乃痨瘵之基也。理宜静养调摄，屏却俗务，服滋阴降火之药为治。

生地　丹皮　麦冬　熟地　天冬　川贝　骨皮　瓜蒌霜　苡仁　沙参　加枇杷叶

丸方，六味加牛膝、五味、麦冬、砂仁、黄柏。

血症之后，肺金受火燔灼而咳，此本原病也。目下感受暑风之邪，咳嗽而头痛，脉息浮大而虚。此外邪乘虚而侵肺也。暂用清肺理气疏散之药，俟前症减后，再进补剂。

苏子　杏仁　桔梗　枳壳　前胡　黄芩　广皮　薄荷　桑皮　甘草　加姜

朱焕舆，四月起，右脚底肿痛，渐至四肢骨节疼痛，不随运用。八月又加干咳嗽，胃中常易受寒。目今头项不能转动，头俯不能仰视，两肩不举，转侧俱要人扶，两手无力，卧则臀压胁，难于移动，手指不能举捧，足心发热，午后更甚，且作痒，腰下至脚，皮肤绷急，骨节酸痛，不能步履，右脚更甚，嗽吐黏绵痰涎沫，大便干结，四五日一次，粪后间有红，语言多句，气即不能接续，必有干咳，尊体肥厚。丹溪云：肥人多湿痰。四月乃纯阳之月，热气熏蒸，下流于右足底，以致肿痛，右属脾胃，湿胜则肿，四肢亦属脾胃，胃中湿痰壅滞，无从出路，流于四肢骨节，而手足不能运用。此乃痿痹之症，属湿痰湿火，蕴蓄于肠胃，肠胃不能容受，流及于四肢肌肉之间，而为患也。（原评，能识病源，故许多病症皆滴滴归源，且有确据，非同俗医之循墙傍壁附会其说者比也。）其痰上干于肺，则为咳嗽。肺主皮毛，故易于感冒。肝主筋，头颈皆属肝，湿伤筋，故头不转动，俯不能仰视，两肩不举，湿胜则体重，故不能转输运动。湿热下流则脚底热。午后阳火亢盛，助其邪气，故其热更甚而作痒，湿热下注，故皮肤绷急，骨节作痛，不能步履。脾胃在右，病在脾胃，故右更甚。胃为贮痰之器，胃中热气熏蒸，煅炼津液成痰，随火上升而咳嗽。大便燥结者，热药补剂，壅塞不通之故也。血得热而妄行，热药扰其血分，则粪后见红。肺气壅盛，则语言不能通畅而接续。火气上炎烁肺，则干咳，脉息沉滑有力。种种见症，皆属湿痰湿火，蕴蓄于肠胃，流于四肢，而为痿痹之症也。服温补热药太过，壅塞经络，难于一时奏效。惟以豁痰清火，通行经络之药，煎丸并进，庶可渐次见功。一切醇酒厚味难化之物，并宜暂戒。

〔煎方〕苍术　广皮　厚朴　半夏　香附　旋覆　木通　黄柏　牛膝　木瓜　加姜　砂仁

〔丸方〕苍术　黄柏　牛膝　厚朴　广皮　香附　木瓜　枳壳　砂仁　生姜　木通　煎汤法丸

林兄，因饮酒而伤胃，酒性大热，扰其血分，而吐血加之，抑郁不舒，胸膈不宽，气上冲逆而咳，浊痰，脉息沉弦带数，两关尤甚。此系气滞血凝于胃，上升而来也。治宜消痰降火理气之药为主。

桃仁　丹参　郁金　瓜蒌　枳壳　山栀　牛膝　香附　苏子　黄芩　杏仁　加茅根

受病之源，得之恼怒郁结，以致肝火升腾，上干肺金而咳嗽。肝为藏血之藏，因咳极致血，血随火升之故，热极觉有腥秽之气。而肺金痿之病，自春至秋，金得令，肝木受伤，吐血复作，连日气逆于上，胸膈不舒。治血必先理气，气降则血自归经，俟胸膈宽畅之后，再议滋阴，此先后缓急之法也。脉息左手带弦，此肝火妄动也。右手滑大，关部尤甚，此胃中痰瘀纠结之象也。理宜豁痰降气消瘀之药，先疏其胸膈之滞，然后以清肺滋阴之药，仍兼消痰以治其本，庶可渐奏效。

苏子　杏仁　郁金　丹皮　瓜蒌　桃仁　枳壳　川贝　广皮　黄芩　山栀　加茅根

胸膈宽舒气平后服方　生地　白芍　丹皮　麦冬　川贝　蒌霜　黄芩　广皮　茯苓　沙参　加茅根

〔膏方〕生地　丹皮　麦冬　地骨　川贝　蒌仁　白芍　天冬　梨汁　藕汁　茅根汁

渭兄，受病之源，得之平素多思多郁，思则气结，肝气郁于脾土之中，不得疏泄，下注肛门而发痔。肝为藏血之藏，血得热而妄行，郁火妄动，扰其血分而下注。去血之后，面色自然皖白。肝主疏泄，肝火扰其精房则梦遗。脉息沉弦带数，夜卧则口干烦躁，此郁火熏蒸也。语言响亮而不怯弱，饮食有味，多则作胀，此肝气郁于脾土之中，不得疏泄之故也。种种诸端，皆属肝气抑郁。时当冬令潜藏之月，正木火藏伏于内，不得泄越而致病，理宜加味温胆汤为治。

半夏　广皮　枣仁　黄柏　香附　枳壳　山栀　青皮　钩藤　甘草　加姜

沈益友夫人，受病之源，得之怀妊，胎气壅滞，加之夏令暑热之邪，蕴蓄于内，发为痢疾。至九月终分娩之后，腹中空旷，内伏之火，乘机外达，上干肺金，而咳嗽气急，肺受火烁，不能清肃下行，致小便不利而肿，嘈杂呕吐痰涎。《内经》所谓诸逆冲上，皆属于火。又云：诸呕痰喘，皆属于上。上者，上焦肺胃也。因肺胃薰灼之故，其气逆上而不得卧。小便热而作痛，大便后重逼迫，脉息弦数。种种诸端，皆由暑热之邪，伏藏于内而致。理宜和胃豁痰降火降气之药为治。

半夏　广皮　苏子　杏仁　桑皮　石膏　黄芩　山栀　枳壳　麦冬　煎

〔膏方〕半夏　广皮　蒌仁　苏子　杏仁　石膏　梨汁　莱菔汁　麦冬　黄芩　生姜

千墩马九成，得痿症，每有所触，即卧床不起，痿软无力，饮食如常，亦无寒热，夜不得卧，神魂不宁，绵延几月，渐次步履而安。去冬火气潜藏之时，其病复发。究其受病之源，得之饥饱不时，胃气受伤，脾不能运，津液为火煅炼成痰。上干心窍，则神不宁而不得卧，头眩耳鸣。脉息左手微弦，右手独见滑大有力。此系胃中有郁痰郁火，稍有所触即窃发。经云：胃不和，卧不安。阳明之热，熏蒸肺金，则痿而无力。又云：诸痿皆属于肺热。故治痿独取阳明，当以和胃豁痰之药为治。

唐册垂，湿热痢。医家唐若如用归脾汤，加苡仁、扁豆、干姜，丸方用白术、茯神、枣仁、黄芪、破故纸等药不愈。延余诊视。予曰：大凡治病先以议其受病之源，而用药庶几合式。如册垂兄之病，因平素嗜酒，则知肠胃间湿热蕴蓄不清者久矣。加之夏令外受暑热之邪，内伏之湿热，乘机而发，为痢绵延连岁，每至秋冬起病之期，必然复作。仲景云：下痢至其时复发者，此下未尽，复下之。因脾主信故也。前者又有黄疸之病，则知湿热为患无疑。目下发而难愈，腹中作痛，后重逼迫，所下者皆赤白，面色萎黄，两足浮肿，倦怠乏力，小便短少，脉息洪大有力，此湿热之邪未清也。理宜清湿热，利小便，理滞气为治，乃为对症之药。今阅前方参、芪、术补气，则湿热之邪，何从出路；用枣仁、远志，似乎养肝安神，而并无此症；既用扁豆、苡仁实脾，又用当归润肠，自相悖谬如此；赤水下迫，而用干姜助火；至于九月终，又用破故纸补肾火；肉豆蔻暖脾止泻，又加当归润肠之品，不知何故。况痢与泄泻两症，大不相同，竟将混为一途，大非前贤之法，乃张景岳混同立论之谈也。

骏老，平素畏寒恶风，此内有郁火也。郁火发越，则又畏热，胸膈阻滞不通，大便燥结，食物入胃，至晚作酸而呕。脉息沉弦而数，两关尤甚，此系肝火郁于胃中，煅炼津液成痰，而作酸，随肝火上冲而呕吐。并有白沫而冷者，乃热极似冷，非真寒也，是乃噎膈反胃之基。经云：三阳结谓之膈。三阳者，大小肠、膀胱也。结，热结也。热结于下，则反之于上。治之法，先宜和胃豁痰开郁之药，理其中焦，然后以养阴之品，润其大肠，庶得奏效也。

〔煎方〕半夏　广皮　香附　山栀　旋覆花　瓜蒌　郁金　枳壳　茯苓

〔丸方〕半夏　广皮　枳壳　山栀　蒌仁　川连　莱菔子　香附

〔膏方〕生地　当归　白芍　苏子　杏仁　蒌仁　柏子仁　梨汁　茅根汁

茂兄，平素嗜酒多怒，此胃中有湿痰湿火，肝气郁而不舒，湿火上蒸则多汗。怒伤肝，肝血为之上升而见红，脉息左手弦大，此肝火妄动也。右手滑大有力，此胃中有湿痰湿火也。下流于大肠，则为痔疮。理宜豁痰清火之药治之。

〔煎方〕半夏　广皮　石膏　山栀　青皮　苏子　枳壳　黄芩　丹参　黄柏

〔丸方〕半夏　广皮　蒌仁　香附　山栀　青皮　苏子　枳壳　黄芩　丹参　黄柏

胃中有郁痰，随火上升，闭其心窍，则神昏而咽喉塞碍，脉息弦滑带数。此系肝火薰灼津液，口干舌燥，上蒸而为汗，乃类中之基也。理宜清火豁痰之药为治。

半夏　广皮　石膏　黄连　山栀　天麻　瓜蒌　钩藤　菖蒲　枳壳　甘草

德言兄，天禀肾水不足，不能荣养肝木，肝火妄动，血随火升而见红。见红之后，未免忧思抑郁，胃中津液，煅炼成痰，纠结于中，饮食少进，胸次不舒，痰随气逆而咳嗽。脉息两关沉滑带弦，此肝气郁于胃中，不得条达之故。今值君火司天之年，又际春夏之交，正炎炎之势日炽，虑其肺受火灼，而咳嗽更甚。惟以凉血清火开郁之药，为善后之计。但治血必先理气，气降则血自归经而不升，痰亦随气而下降。肺主气，卧则肺叶布散，则气为之上升，非肾虚而气不归元也。

〔煎方〕苏子　杏仁　生地　丹皮　川贝　山栀　郁金　枳壳　蒌仁　黄芩　广皮　加茅根

〔膏方〕丹皮　川贝　瓜蒌　麦冬　杏仁　橘红　梨汁　枇杷叶　茅根

〔丸方〕香附　山栀　郁金　瓜蒌　黄芩　广皮　丹皮　枳壳　茅根

娘娘受病之源，缘肾水不足，不能荣养肝木。肝火升腾，颈间结核，累累甚多，肝火上冲则呕吐。用八味丸服之相妥者，因胃中痰火，得热药开通隧道，同气相求，似乎相安。然积之已久，助火消阴，交君火司天之年，积热窍发，火气上炎，汗出发热，痰中带红，寒热如疟，经事不来，脉息弦大带数。此系水衰火亢，肺金受伤之象。理宜滋阴清肺，豁痰降火之药治之。

士老向有痰火，郁于胃中，上升则眩晕，不得疏泄，则嘈杂似饥。上烁肺金，则痿软乏力。散于四肢，则手足心烦热。脉息沉数带滑，右关尤甚，此系胃中郁痰郁火，所以结成有形之物。理宜豁痰清火理气之药为治。

半夏　广皮　天麻　钩藤　枳壳　川连
夏枯草　石膏　麦冬　山栀

海盐朱龙为，于五十六年十月，疟疾四五发即止。此时精神未复，仍劳碌倍常，并忍气不发。五十七年春，夜膳后，胃中觉饱胀，一更时候，饮食吐尽方卧。自此以后，或五日或十日一吐，夜膳少进，甚至绝闷，不敢夜膳，是时服资生丸。五十八年春，清晨服大八味，下午服香燥药。医家云：肝气欠和，胃中甚寒，将来恐有疝气，故服之。至初夏胃中痛渐甚，每日申酉之分，饱胀疝气，兼有盘肠气痛，至戌时分，必将夜膳吐尽，至五更时倦睡方宁，秋间二日一发，三日一发，夜膳不用，至冬亦然。五十九年，疝气盘肠气痛稍痊，至夏痊愈，至于胃脘痛呕吐，或半月一发，或一月一发。六十年，呕吐胃痛，一岁必遇四五次。六十一年，元气亦然，二年分痊愈。是岁十一月，感冒风寒，饮食不进，腰背俱痛，此时便不服大八味。十二月二十日，忽起黄疸，遍身发痒，小便短赤，屡服药，至三年分八月痊愈。但黄疸时呕吐不发，黄疸愈，此症又发。目下减餐茹素，日中啜粥方好，若遇膏粱厚味，则胃痛呕吐，背痛腰酸，盗汗发痒，种种不适。并易动气，口苦必吐尽方安。又若稍受风，或用心身，便寒热，精神更疲倦矣。

案龙为兄受病，得之外伤暑邪，内伤食物，停滞胃中，煅炼津液成痰。至冬令为外邪所触而发疟，四五发即止者，冬令潜藏故也。至来春，其余邪留滞，加之郁怒伤肝，交春令发陈之月，肝木用事，木性善胀，食后胃中胀满，不得下达，肝火上冲而呕吐，其时即应疏达肝火，兼扶脾胃，则吐可愈。乃服资生丸，内中参、术、山药、莲肉、扁豆、芡实等药，皆闭气凝滞之品，其肝气不得下达，而至病之不愈也。又服八味丸香燥等药，肝火愈炽。大凡疝症，系内有肝火，外受寒凉，抑遏而成，反用八味助火，甚悖谬。内有地黄，乃凝滞之药，故胃中壅塞不通而痛，阳明旺于申金，故胀满而痛更甚。肝气上逆冲胃，胃中之食物吐尽，交五更阳气，肺金主事，金旺则木平，故能安睡。此皆肝气郁于胃中，不得通泰而致病也。交春令木旺生发之时，肝气得以疏泄，至夏令木性垂枝布叶，尽发于外，所以疝气痊愈。然其余波尚未尽除，故有时胃痛呕吐。是岁十一月，正一阳初动之时，胃中所伏之火，外为风寒所触，饮食不进，其火流注腰背，不能外达而作痛。冬至遏郁不舒，郁蒸而为黄疸，胃主肌肉，湿热熏蒸则发痒，小便短赤。黄疸时其湿热得发于外，故胃痛呕吐不发，黄疸愈，则湿热之邪，复留于内，所以胃痛呕吐复作。若遇膏粱厚味，壅滞胃中，则蒸而为汗，发于肌表，而作瘙痒。种种诸端，皆属胃湿热痰饮纠结不清，肝火郁而为病，所以脉息左手沉弦，右手滑大有力。治法先讲薄滋味，戒恼怒，避风寒，并服豁痰清肝理气之药，自然却去病蒂矣。

〔煎方〕半夏　广皮　山栀　香附　川连
厚朴　青皮　葛根　木通　柴胡

〔丸方〕半夏　广皮　山栀　香附　川连
莱菔子　连翘　厚朴　青皮　枳壳　夏枯草
煎汤法丸

以兄，右半唇与发际牵引作痛，至春则发，秋冬则愈，已经三载。诊其受病之源，乃少阳之火，郁于胃中，不得疏泄，至春发陈之月，内伏之邪，应时而外达，秋冬则为之敛藏故也。脉息沉弦带数，乙木郁于坤土无疑矣。治宜疏肝火，使其外达，自然平安也。

〔煎方〕柴胡　山栀　香附　枳壳　石膏
连翘　黄芩　钩藤　木通　夏枯草

〔丸方〕柴胡　山栀　连翘　香附　黄芩
枳壳　石膏　瓜蒌　广皮　甘草　夏枯草
汤法

胃中痰火熏蒸，而发为之脱落，理宜豁痰清火为治。

〔煎方〕半夏　广皮　瓜蒌　石膏　生地
黄芩　山栀　夏枯草　花粉　麦冬

〔丸方〕生地　麦冬　丹皮　黄芩　山栀
黄柏　石膏　花粉　知母　天冬　连翘
蜜丸

南兄，少年时多饮火酒，酒性大热有毒，积于胃中，下流而发毒，脓溃之后，余毒未消。补之太早，热邪流注于膀胱，而小便为之淋漓作痛，结为沙石，屡次窍发。今交君火司天之年，其发频而尤甚，小腹胀满不舒，脉息弦数。此系肝火郁于膀胱，煅炼津液，而成黏腻之物，瘀塞溺道，而淋漓作痛也。理宜清肝火理滞气之药为治，急戒醇酒厚味恼怒，则胸中清爽，而小便自利矣。

〔煎方〕香附　山栀　黄柏　青皮　枳壳
滑石　瓜蒌　生地　牛膝　郁金　木通　加砂
仁　灯草

〔丸方〕香附　黄柏　桃仁　青皮　山栀
滑石　瓜蒌　枳壳　牛膝　郁金

平素多思多郁，郁久成火，得风则炽，而发寒热，交春发陈之月，内郁之火，因时窍发，无从疏泄，则皮肤之间，流走作痛。郁于内则胸膈胀满，而口干气急，饮食不得下达，郁火煅炼津液，大能荣养大肠，则大便为之燥结，五六日解一次。脉息沉弦带数，此乃郁火煅炼津液成痰。阻滞胃中，所以不饥不食。理宜先通大便，则上焦之郁火，从此下降，并以理气清火之药，使其经络宣畅，所谓通则不通也。

〔煎方〕香附　山栀　广皮　半夏　瓜蒌
木通　莱菔子　枳壳　滑石　黄柏　石膏
生姜

〔丸方〕香附　山栀　广皮　黄柏　瓜蒌
枳壳　莱菔子　石膏　滑石　木通　桑枝
汤法

经云：头痛耳鸣，九窍不利，肠胃之所生也。头为诸阳之会，六经皆会于头，胃中湿火上升，则头作痛。其疮亦是，湿热为病。理宜豁痰清火为治。

广皮　半夏　山栀　黄芩　连翘　石膏
黄柏　枳壳　木通　加生姜

策兄，有胃脘作痛之病，缘醇酒厚味，积于胃中，扰其血分，停滞不通。值今君火司天之年，血随火升而吐，其色黏腻而红者，此瘀血也。脉息右手弦数，左手沉滑，此乃肝火妄动，胃中之痰，与瘀血互相纠结，上干肺家而咳嗽，胸膈不舒，饮食减少。暂用滚痰丸二钱，郁金汤送下，以逐胃中之痰瘀，从大便而出。然后以消瘀豁痰清火顺气之药，去其余波，则胸次宽舒，不致上升而咳嗽吐血矣。

苏子　桃仁　郁金　山栀　枳壳　黄芩
瓜蒌　香附　川贝　广皮　丹参　牛膝　加
茅根

圣翁，天禀素弱，暑热之邪，乘虚袭入而发疟。疟止之后，暑邪未尽，下流于两足而作痛。服八味丸补中益气丸，若果系虚证，服之宜气体健旺，何至愈加疲惫而作痛，则知邪气未尽，而误补之故也。疟之发，亦因胃中有痰，暑热之邪，互相结成而起。因服补药，胃中之痰，郁遏不清，积之已久，至春令发陈之月，内伏之火窍发，上升则齿痛，因阳明胃脉，环唇口入齿，伏火由其经而泄。胃为贮痰之器，津液为火煅炼成痰，至清晨阳气升腾，痰随火升，所以语言不能。大凡痰病得热药开通隧道，似乎相安。旋即热势愈盛，真阴愈耗，反令内火熏灼，所以畏热，热极消烁，下注而小便为之多。火升则齿痛，火降则痛止。积热之久，消烁津液，而为三消之症，久之实为鼓胀，或发痈疽，则为不治之症。目下胃中之火炎于上，则齿痛耳痒，脉息沉涩。此痰火郁结于胃，不得宣通之故。理宜豁痰清火之药为治。

陆占贤令媳，平素肝家有郁火。肝主疏泄，为藏血之藏，肝火扰其血分，血得热而妄动，故易于堕胎。所以小腹攻冲不定，小腹者，肝之部分也。胆为肝之表，肝病而及于腑，则上升于头，而为头痛。因少阳之脉，起于目锐眦，而抵头角也，痛则昏沉而不清。因胃中之痰，随少阳之火而上升，故饮食少进而无味。肝为风木之脏，肝火消烁，则肌肉为之消瘦，即《内经》所谓风消也。每至午后火升者，盖肾肝为阴脏，肾肝之阴，不能荣养，故至阴分，而少阳之火上升，而头痛也。种种诸疾，皆由肝胆之火，郁而不舒。理宜暂用疏肝清火开郁之药，俟发热头痛已愈，气不攻冲，然后再商调补之策。

柴胡　山栀　香附　青皮　半夏　广皮
黄柏　黄芩　夏枯草

芦店陈子明，受病之源，因露卧伤湿，风寒外来，不得疏泄，逆上而为喘急，不得卧之病。经云：形寒饮冷则伤肺。又秋伤于湿，冬生咳嗽，湿胜则肿，所以先肿而后咳嗽也。此脾病而及于肺，理宜燥湿清肺降气之药为治，并非肺胀也。

半夏　广皮　莱菔子　苏子　杏仁　枳壳
桑叶　旋覆花　苍术　厚朴　桂枝　加生姜
砂仁

〔丸方〕二陈　茯苓　苏子　杏仁　厚朴
枳壳　桑皮　苍术　莱菔子

季先之病，得之饥饱劳役，有伤胃络，以致瘀血凝滞胃中，结成有形之象，按之而痛，痰中所带黏腻不鲜明之血。食物阻滞，难以下达，郁而不舒，则作酸嘈杂。大便艰涩，小便黄赤，脉息沉弦带数，此系瘀血纠结于胃。理宜消瘀行滞之药，逐其瘀血，从大便而出，自然奏效。

桃仁　归尾　香附　滑石　延胡　青皮
枳壳　大黄　郁金

陈源远夫人（遥拟）大凡性急者有肝火，经事后期不调，此肝气之滞，故经事来迟也。肝火郁于胃中，煅炼津液成痰，下注而为白带。右边偏头痛者，此胃中之痰，随肝火上而作痛，俗名头风，并非风也，得风则胃中之痰火窃发而痛。脊之囟闩发际脱落者，因胃中痰火上熏而秃也。大便患痔，常艰涩，胸前胃脘，时时气痛，因胃中郁而不舒，郁久成火，下流于大肠而为痔。胃脘气滞，不宣通则作痛。每晚浴后，面红唇燥者，动则火升于上也。动作辛苦，劳伤元气，则腿脚酸软。五胎俱不育者，因怀妊内热，耗其精血，不能荣养之故也。肝火冲于胃而呕吐，名曰恶阻，过春令木气谢事，则不吐矣。此症只宜疏肝扶脾，一切凝滞之药，俱不宜服，壅滞则肝气不能疏泄，脾气愈困矣。目下以安胎为第一着。安胎之法，惟健脾清火理气为要药，凝滞则胎气不能转运，恐生产难，气道流行，则胎气转输而易产。丹溪云：胎前毋滞，产后毋虚。今酌于后。

条芩　白术　香附　广皮　山栀　枳壳
苏梗　杜仲　续断　荷蒂　砂仁为引

嘉兴杜景山，景老胃中有痰，肝家有火，下注精房而为梦遗，误用温补涩精之药，痰火壅塞，下行薰灼血分，而为便血。血虚不能荣润大肠，则大便燥。痰火上升于头，则眉发为之脱落。肝火下注，则小便频数。种种诸端，皆属痰火郁于胃中，误用补涩之药，无从发泄，而诸症蜂起。时交相火司天之年，夏令炎热之月，所以脉息左手弦大，右手滑大。理宜暂用豁痰清火之药，以治其郁结，俟爽之后，再以滋阴药为善后计。

〔煎方〕半夏　广皮　瓜蒌　山栀　黄柏
石膏　黄芩　连翘　滑石　枳壳　甘草

〔丸方〕二陈加黄柏　黄芩　连翘　蒌仁
花粉　生地　石膏　枳壳

胃中食积，与肝火郁滞不通而为胀满，肝

火熏蒸于上，则两目昏暗，脉息弦数不静。此系肝火郁于脾土之中，湿痰食积，互相为患也。理宜清湿消道之药治之。

苍术　厚朴　香附　莱菔子　广皮　石膏　滑石　青皮　黄柏　山栀　砂仁

久疟之后，胃中顽痰未清，郁而为火，上炎于面而红，下注手足而肿，闭其经络而麻，脉息两关滑大。此系郁痰郁火为患，宜以豁痰清火为治。

先服滚痰丸二钱

〔煎方〕二陈　枳壳　石膏　瓜蒌　黄芩　莱菔子　旋覆花　天麻　加生姜　竹茹

〔丸方〕二陈加茯苓　枳壳　黄芩　石膏　瓜蒌　莱菔子　山栀　香附　生姜　钩藤汤法

疟疾而兼咳嗽吐血，脉息细数而侧眠，此劳疟也。理宜滋阴保肺之药治之。

胃中有胶痰，肝家有郁火，肝主疏泄，其火上升，则头角多汗。肺胃居右，其火旁流，则两手亦多汗。胃为贮痰之器，得肝火煎熬津液成痰，胶固难出，得火之上升，其痰随之而出。自觉畏冷，此热极似寒，非真寒也。肺主皮毛，主宰一身之气，而外卫皮毛，稍有不足，其邪易于侵袭。痰气流于四肢，则手指麻痹。肝气下流于阴囊，无从疏泄，则肾子胀痛。上升则有头晕目眩耳鸣等症。诊得脉息左手弦大不静，此肝火之妄动也。右手滑大有力，关部尤甚，此胃中有胶痰，肺气壅滞不行，故胸膈不宽而胀闷，得气展舒运化，则觉舒适。种种见症，皆属痰气凝结，肝火郁而不得条达、通畅之故也。先宜豁痰理气降火之药，使气行而不滞，火降而不升，庶不致猝然颠仆而成类中也。又恐其痰气留结而为噎膈反胃之症，故不得不防微杜渐，而预为筹画也。

〔煎方〕二陈　山栀　黄连　枳壳　香附　青皮　天麻　钩藤　甘草

〔丸方〕二陈　茯苓　青皮　香附　山栀　黄连　瓜蒌　莱菔子　天麻　砂仁　生姜　钩藤　汤法

又培本丸　六君子汤加黄连　香附　天麻　钩藤　汤法

附　录

护养法

巢氏曰：小儿初生，肌肤未实，宜用旧絮护其背，不可太暖。更宜数见风日，则血气刚强，肌肉致密。若藏于重帏密室，或衣厚暖，则筋骨软脆，不任风寒，多易致病。衣服常随凉热加减，但令背暖为佳。亦勿令出汗，表虚风邪易致。乳哺不宜过饱，若宿滞不化，消乳丸治之。陈氏所谓忍三分寒，吃七分饱，频按肚，少洗浴，要肚暖头凉，心胸凉，此至论也。须令乳母预顺七情六欲，厚味炙煿，则乳汁清宁，儿不致病。否则阴阳偏胜，血气沸腾，乳汁败坏，必生疾病。若屡用药饵，则脏腑阴损，多实败症，可不慎欤。大抵保婴之法，未病则调治乳母，既病则审治婴儿，亦必兼治其母为善。

小儿哺乳宜慎择论

夫初生小儿，藉乳为命，其乳哺之法，不可不慎。盖乳者荣血之所化也，故乳母尤宜谨节，饮食下咽乳汁便通。情欲乳汁，便应病气，则乳汁必凝滞，儿得此疾病立至，不吐则泻，不疮则疖，或为口糜，或为惊搐，或为夜啼，或为腹痛。病之初来，其溺必甚少，便须询问端的，随症调治。母安则子安，可消患于未形也。故乳母夏不欲热，热则致吐逆；冬不欲寒，寒则咳嗽；母不欲怒，怒则上气癫狂；母不欲醉，醉令身热腹痛；母方吐下而乳，则致虚羸；母有积热而乳，则致变黄不能食；新房而乳，则瘦脊交颈不能行；新浴而乳，则发吐呃神困；伤热乳则泻黄，伤冷乳则泻青，冷热不调，停积胸膈，结为痰饮，遂成壮热不已，乃成惊痫。儿啼未定，遽以乳哺之，气逆不消，因成乳癖；怀妊而乳，致令黄瘦，腹大脚弱，名曰魃病。大抵乳哺不可太饱，故俗云：若要小儿安，须带三分饥与寒是也。海上老人沈璠撰。

沈鲁珍批《景岳全书》后

天下惟中正无偏之理，守之不失，则其立言也无弊，而垂诸世也可久，苟不得其中，而执乎一隅之见，漫焉有所著述，以惊愚而动众，虽或博一时之誉，终未可以信今而传后也。善学古人者，不为古人所愚，况今人乎。会稽张会卿，以医名于时，著有《景岳全书》若干卷，学者宗之无异议矣。海上沈子鲁珍，谓此书独以先天水火阴阳命门真言立异，而其治病也，一以扶阳温补为主。且以河间丹溪之言，为后学之害，是执乎一隅之见，而不可以为训，且恐宗其说之入于岐趋也。于是摘其纰缪，揭其舛错者，一句一字，旁批而辨驳之，考证详确，无义不精。司马子长有云：非好学深思，心知其意，难为浅见寡闻者道也。夫人之有疾，死生存亡之所系也。古之善治疾者，必推越人淳于诸贤，谓其遇症用药，可清可温，可寒可热，可攻可补，神明变通，而不胶于一定者也。若依景岳之说，惟讲扶阳，而用热药补塞，则其为功也暂，而其为祸也甚烈。学周孔之学者，之乎其偏，则其为害也，止于一己；学轩岐之学者，而之乎其偏，则其贻害也，且将及于天下后世。而系人之死生存亡，可不惧哉。鲁珍之有是评，非矫为异也。要归之中而已，岂得附和其说，而谓景岳之所愚哉。鲁珍出是书以示予，阅毕念其一生精力之所寄也，作此以赠之。松江府尊张文英撰。

沈鲁珍评《医宗必读》论疟疾

久疟必虚一句，最能误事，如果虚而有寒痰者，服之相宜。如疟久而有痰积于胃，又有阴虚而火盛者，服之必不宜。士材议近世之医，皆不明理，惟我独尊，此言过也。松江东门外有赵嘉树者，其人少年多欲，患疟经久，醇酒厚味不禁，求其速愈，请何士宗调治。用生姜一两，人参一两，煎服可愈。彼如其言，始觉爽快一时，后觉大热，即下为血痢，腹痛后重，昼夜三四十次。延余治之，至已告殂矣。此乃误补之故，记之以告同志者。

士材以阳为君子，阴为小人，热药为君子，寒药为小人。但《易》云：一阴一阳之谓道。《内经》云：无阳则阴无以生，无阴则阳无以化，二者不可偏废。至于治症，当以元气为君子，邪气为小人，元气宜补，邪气宜去，寒热温凉，随病而施，中病而止，岂可多事温补，痛戒寒凉乎《内经》病机十九条，属火者五，属热者四，属寒者一，则知属火热者多，属寒者少。用药治病，宜体《内经》之意，不宜专执己见，谈天说地，以惑后人。七十七老人沈瑶谨议，俟后之君子，裁酌是否。

王协忠先生斑疹论

少阴所至为疡疹，少阳所至为疮疡。少阴者，君火也。君火为当令之火，或上下左右间主步之火，亦为当令，故诸痛痒疮疡，皆属之少阴者相火也。相火为不当令之火，游行于木土金水之时，不期而至，即四时非节之暖也。少阳与厥阴为合，肝与胆其潜使之乡，胞络之焦，其游行之地。其势一至，则胞络之间，膻中之位，不啻积薪厝火，其人必郁郁不乐，寒不甚而热不甚，口干烦冤，目泪颧红，或四肢微厥。其热上薰于肺，肺主皮毛，故发红点，是为赤疹，赤疹必无汗而毛燥。若有汗者，热势已达，其点淡红而稍大。若重感于邪者，于表证中兼见前证，亦必俟其透达而后得解。故初时禁用苦寒，恐其冰伏耳。世人皆知斑疹初

起，忌用寒凉，殊不知忌用凉药者，疹证而非斑症也。治少阳疹症，始终不可离凉膈之剂，亦不可加引经药。果见兼症，悉照下论，加入于本方。非若治他症表下和为各别也，其症非比斑症，同看甚至连六七次者，后发白色者方止。其主洁古消风散，即凉膈去硝黄，取甘、桔、荆、翘、芩、栀、薄荷、赤芍、木通，直达膈间，消风散热，毒气自然解散。已出之后，再加大力、僵蚕、元参之类，以化其蕴蓄之毒。兼表者合香苏芎苏之类，势甚者十神汤。然隆冬初春，庶几相宜，春夏秋三时，在所禁用。因麻黄为寒伤荣者之专司，而葛根、升麻，虽轻扬解表，实阳明经药，但可借用，非本症药也。火势甚于内，目赤唇焦，口干谵语，本方加黄连。热甚于表，口渴而脉大汗出者，本方合白虎。往来寒热，脉弦不解者，本方合小柴胡。府实内结者，本方硝黄以润下之。余热不退，本方加生地、丹皮之类，以养其阴。此用药之概也。至若历来方书，皆云斑出于阳明，疹属于太阴，斑主于火，疹主于湿。湿之一字，大谬不然。夏月暑热合邪而发疹者，或有之。脾经湿热，兼发水疹，久之为疥疮者，或有之。此外无疹症之理。盖皆误认膈热薰肺之手太阴证，为足太阴证耳。膈热薰肺四字，为疹症之准绳，发前人所未发，其辨点之法，方书皆云斑无头粒。殊不知斑无头粒，反显于皮肤之上，历历可数，其重者如云如锦，而于云锦之中，必有点如朱笔点就者。疹有头粒，反若隐若现，辨之不甚分明，随出随没。斑本于胃热，见点便忌升提，急急化斑，尚虑胃烂。疹则先出者已化，后至者尚多，惟有始终清解而已。故凡大青、犀角、石膏、黄连，斑症药也。升麻、葛根为失表为斑之表药也，承气汤治失下成斑之里药也，人参白虎汤，体虚发斑者之对症药也。总之，四时六气，感之皆为外感，皆能兼见斑疹。一见斑疹，便不复传经转属。盖阳明土也，药物归之，无所复传。邪形似水，望其低下处而就之。膈间既热，无邪不入，无人不

成温热之邪，一发为疹，疹为病本矣。但发疹之症，冬温与春温之症最多，不知何故。意者，冬时寒为正令，温暖之令，反为异气，岂即所谓少阳所致耶。冬伤于寒，寒毒藏于肌肤者，每多连膈耶。近老月令广言，冬时醇酒厚味，向火围炉，过于温热者，多病于春，多发麻疹。真先得我心矣。又斑疹决非阴证，决无热补之理。方书虽有阴证发斑一条，然必症阴脉阴。内真寒而外假热，斑色淡而面戴阳，善于临症者，自能辨之，但治其病，而斑自愈矣。又有内伤发斑一症，亦必勤劳之辈，体虚之人，而又过食冷物，迫阳气浮于肌表，而发淡红点。内伤外感，判然不同，细考东垣法，自能辨之。前辈尚有极斑之说，病至既危，身有几点赤斑，与斑无异，气血浇漓所致，非斑症也。小儿疟痢临危极多，予见之数矣。

青霞医案

（清）沈青霞　著

内 容 提 要

　　本书一卷，瀨江沈登阶青霞著。绍兴裘氏读有用书
楼珍藏抄本。经无锡名医周小农先生勘正，复由嘉兴马
星樵医士重加校雠句读。清周学海氏曰：宋后医书，惟
案最好看。不似注释古书之多穿凿也。每部医案中必有
一生最得力处，潜心研究，最能吸收前人之所长。本书
各治案，皆前后连缀记之。所谓其一生得力处，颇容易
看到。洵有禆医林之作。

青霞医案

濒江沈登阶青霞著

无锡周镇小农别署伯华勘正
浙江嘉兴马星樵重校并句读

丁丑九月，方子严观察哲嗣仲侯于凤阳试寓，病甚剧。时予客邗上，观察招予往治之。于月之二十二日起行，二十六日抵凤，与仲侯朝夕诊治，阅一月，始获起坐。兹将颠末录记于后。

九月二十七日，诊得脉来如弦，灼热无汗，午后尤甚，面上浮肿，色青黄，鼻黑暗，口苦而渴，时作咳嗽，痰色青白，有沫如珠，口内流涎，舌苔滑腻，前半色白，后半灰黑，唇口焦裂，神气昏沉，日夜寤而不寐。是内伏秋燥之气，外受冷露之寒，病延两旬，燥气化热，表里未能通达，邪气深入，灼热日多，阴液所存无几，渐至内陷，证属险危，非喻氏逆流挽舟法，恐难奏效，以四逆散合增液汤加减，若能得汗，方是佳兆。

柴胡　鲜生地　钗石斛　大麦冬　元参　枳实　牡丹皮　天花粉　金银花

二十八日，前师喻氏之意，参以救液化热，浑身透汗，其灼热虽未退尽，而表里业已通达，由午睡至申，始醒，神气安宁，大有转机之象。经云：夏伤于暑，秋必疟痢。察病情，邪已深入，将来恐有疟痢，仍宗前法，以枳实易茯苓，引郁蒸之热，从小便而出，方为合法。

柴胡　鲜生地　大麦冬　元参　茯苓　牡丹皮　天花粉　金银花

二十九日，病由前延两医，用药夹杂，苦寒过分，阴寒之性，凝结下焦，日夜肠鸣幽幽，如走水之状，若燥粪下行，早伏便溏泄泻之机。今灼热已退，神气清爽，肌肤潮润，身汗常有，能不虑及伤阳之条，恐里阳衰乏，阴盛生寒，真阳飞越，亟须镇摄，免至临时棘手，譬如剑阁若据，而阴平非复汉有也。非真武汤，不能胜任。

熟附子　炒白芍　白术　白茯苓　炙甘草

十月初一日，昨服真武汤，口中不干不渴，心中不烦不躁，咳嗽流涎，面浮尚未见松，乃宗前法，加茯苓一钱。

熟附子　炒白芍　白茯苓　炒白术　炙甘草

初二日，真武汤连服两剂，兼以猪胆、蜂蜜导入谷道，夜半下燥粪甚多，脉静身凉，稀粥稍进，口中流涎作苦，灰黑之苔，已转白腻而滑矣，面上浮肿，喉痒咳嗽，痰吐不出，色青如胶，白沫如珠，尚未松动，内伏秋燥之气已化，外受冷露之寒未宣，遏塞肺窍。若不早除，愈后恐成痰饮，致有咳嗽气喘之疾。惟小青龙汤，能直入病所，适达肺窍，非此方不为功。

麻黄　细辛　桂枝　干姜　半夏　五味子　白芍

初三日，昨服小青龙汤，喉痒咳嗽痰吐白沫皆松，大便又行。予思病久则虚，有先补而后攻者。有先攻而后补者，不可执定成规。气体本虚，而病已一月，不妨先固真原，待气分稍充，再行攻伐，未尝不可，八珍汤去熟地加陈、姜、芪。

潞党参　茯神　炮姜　川芎　白芍　炙黄芪　当归　於术　炙甘草　大枣　生姜　陈皮

初四日，昨服八珍汤，夜间出软粪甚多，

天明时，又下粪水一次，真原稍复，能食薄粥少许，但咳嗽稍定，痰未活动，仍用小青龙汤，服后再议。

麻黄　细辛　桂枝　干姜　白芍　半夏　五味

初五日，服小青龙汤，痰已活动，白沫亦无，面上浮肿尽消。然经方能直入巢穴，只能暂用。连日已行燥粪三次，又见稀粪，上中下三焦，皆属空虚，胃气未开，薄粥仍然少许，宜温补脾肾气血为法。

炙黄芪　潞党参　炒白术　白茯神　破故纸　缩砂仁　炮姜炭　熟附子　全当归　大川芎　炙甘草　大枣　生姜

初六日，自邪热一退，即用真武汤，继用温补脾肾。不料燥粪出尽，一夜连泻稀水三次，病后泄泻滞下，用药更难。阅方徐二君之法，大黄连用十日，不但大便未通，反将阴寒之气，结聚腹中，以致日夜肠鸣幽幽，如走水状。仍宗前法，加温暖肠胃之品。

煨肉果　吴茱萸　熟附子　炮姜炭　白茯神　炒白术　炙黄芪　潞党参　破故纸　炙甘草

初七日，两手关脉见弦，阴阳不和，夜半大便，易于受凉。时将未初，骤然寒热两时，汗出直至足底，被褥皆湿，夜半又下软粪一次。窃思病后汗多，恐阳气衰微，拟参附汤以扶阳固气。予谓治病难，而养病亦不易也。

潞党参　熟附子

初八日，连日寅刻大便，起坐床上，天尚未明，而寒气更甚，又泄泻三次，体虚之人，焉能不受寒凉。随看两手关脉，弦而有力，是虚疟来派。幸而寒热时候不大，只胸腹时觉膨胀，小便浑浊黄色。以补中益气汤，升清降浊，待疟疾转正，再议。

潞党参　升麻　柴胡　陈皮　当归　炙黄芪　於术　炙草　生姜　大枣　白茯苓

初九日，脉弦不平，阴阳未调，已转间日疟疾，先寒后热，约两时许，热退汗收，被褥

全行汗湿，而手指冰冷，特恐汗多亡阳。幸喜泄泻已止，寒渐化热，日夜食稀粥汤数次。惜无人参调补，只好重用党参以代之，兼固阳气，庶将来病愈后，真元易于充复，参附汤主之。

潞党参　熟附子

初十日，疟不当期，脾腹时觉膨胀，小便浑浊，余皆平安。以小柴胡汤轻剂，直入少阳，以探病机，佐猪苓以分清浊。

柴胡　半夏　黄芩　党参　炙草　猪苓　生姜　大枣

十一日，疟来已早两时，寒去热退汗止，似乎稍松，记日来已三次汗多，屡潮被褥，指尖不冷，只觉胸腹膨胀而响，小便浑浊，精神疲困而已，独参汤主之。

潞党参

十二日，疟不当期，余皆平安，如果来日再至，恐病久汗大，难以支持。仍用少阳经重剂加猛药，直入巢穴，所谓不入虎穴，焉得虎子。若不即除，延久恐难制伏。

柴胡　党参　枯芩　常山　花粉　半夏　猪苓　知母　甘草　生姜　大枣

十三日，昨用猛药，欲是行险侥幸，而疟疾竟除，一大快事也。今仍以独参汤主之。

潞党参

十四日，精神渐复，薄粥频添，惟胸腹膨胀，小便浑浊，浑身作痒，此汗出潮湿所致，无碍也。从此小心调理，指日可以痊愈，五苓散主之。

炒白术　猪苓　泽泻　茯苓　肉桂心

十五日，小便浑浊，业已分清，大便如常，并无虚热潮热等证，只有胸腹膨胀时响。经云：饮食后作胀，其胀在肠胃，不饮食亦胀而响，其胀在脾。水气结聚，脾为所困，经所谓胀满之证也。宗景岳人参四磨饮，合五皮饮加减。

大腹皮　真陈皮　茯苓皮　制川朴　老苏梗　潞党参

十七日，腹胀已松，仍宗前法。

大腹皮　真陈皮　制川朴　茯苓皮　潞党

参 老苏梗 炒枳壳

十九日，腹中膨胀已消，惟饮食下咽，下气上逆，泄气而消。揣其病情，是清浊之气，升降失和耳。现两足软弱，步履维艰，仍宜睡养，切勿勉强，致生别端，仿七气汤。

熟半夏 制川朴 白茯苓 紫苏叶 玫瑰花 鲜生姜

二十七日，睡亦安宁，二便如常，且素患内痔，便后有血，或有或无，近食面饭，颇有滋味，两足仍然软弱，再用调补之剂，五十日即可复原。予细查前方，不觉心胆惊悸，始知死里逃生之病，仲侯受之，而用出奇行险之方，予一心主之，药到病除者，有神助焉。回忆乙亥冬，扬州太守英公，病亦危险，予一药而除七年之疾。仲侯与英公，病虽不同，其事则一也，予并志之。

党参 黄肉 茯神 枸杞 山药 苁蓉 炙草 枣仁

十一月十五日，予切脉，幼得《太素》之传，仲侯品格清高，容止谦顺，将来福泽，未可限量。惟大病甫痊，精气未复，务当慎风寒，节饮食，则天地六淫之气，自然不侵于内。予自十月二十八日，由凤回邪，仲侯半月以来，连下宿粪大小百余枚，惟日间多坐，夜间两足微肿，虚汗频有，大便间或有血。是水寒土湿木郁风动之故，当补火燥土，暖血温肝，即痔血亦以此法通之。

炒於术 大生地 炒黄芩 清阿胶 熟附子 炙甘草 老桂枝 鲜扁柏 灶心土

辛巳夏四月中浣，武少尉巨川，方驾部伯融来寓，出方子严观察专信见示，始知观察喆嗣揖赵患证，属余医治。余恐才识不逮，托其善为我辞。是晚二次信至，词意谆切，实难再却，当料理行装，次早乘舆赴八宝。即夕至高邮，舆人困乏，遂易舟乘顺风夜行，十九日午初，抵观察寓，诊视揖赵之病。热将内陷，危险之至。先进紫雪丹驱其热，继以犀角地黄汤救其阴，周身汗出，其热解去。于是专用育阴

法，舌苔回津。又用导法，燥粪两下，胃开神静，惟右手经络为湿邪所窜，致软弱不便。本古贤治痿弱独取阳明法，始获转运自如。旁观谓余是岐黄神手，余曰：命也，非人力所至。既承观察信任，自不能不竭尽心力，用副见委。兹将所开脉案药方，钞录一帙，冀同道君子正之。并书数语，以志颠末。

四月十九日，病已十余日，未曾微汗，以致外温内灼，舌苔干而焦，短而硬，直如黑铁，且牙关渐紧，言语不清，口内气味，腥臭薰人，卧床不能转侧，神气昏滞。是热炽而邪逼入阴中。盖阳津阴液，均已干涸，汗自不能外达，内陷显然，危险之至。用紫雪丹，单刀直破坚垒，继以犀角地黄汤，去热存阴。若得微汗，则吉。

紫雪丹 犀角 鲜生地 丹皮 生甘草本方去白芍添甘草

二十日，昨诊两寸关脉如弦，舌短硬，其苔干黑，边底光红如镜，唇破，口臭牙紧，言语不清，头热，而手足心胸腹按之尤觉火灼，睡觉不沉，神气昏滞。肠胃津液，皆为邪热耗顿，以致肌肤如鳞。病已十三日曾未出汗，邪气从何而走。当进紫雪丹、犀角地黄汤，夜间甫得浑身微汗，仅至大腿，脉自稍平，肌肤渐通，舌尖光红转淡，但津液未回。所饮汤水，皆要热服，经所谓内热极则外自生寒也。前方加重，添生白芍、麦冬。

前方犀角地黄汤加重加白芍、麦冬。

二十一日，昨服原方加白芍、麦冬，汗出至腿，身热已解六七，牙关能开，舌硬渐软，稍能伸缩，神气清楚，口内腥臭之味，亦退八九。但卧床难动，舌黑干燥，尚未有效。是闷遏之邪化火，犹未能由汗而退也，原方加元参以育阴气。阅吴先生一方，思古人设白虎汤，系直入阳明，药到病除。须作渴时饮，灼热汗出，方能进之。性命攸关，宁可弗药。此次内热延烧颇剧，已成内陷之象。经云：热极则风动，胃烂则吐红水。则此时候，虽神仙亦无可

如何矣。救热存阴，转危为安，天也，非余力也。

原方加元参。

二十二日，连进前方加元参、麦冬，身上手足心之热退清，浑身有汗，仍未到足。缘阴为汗源，亦藉阳为鼓荡，足有三阴三阳，今热伤阴液，致三阳之气，亦失其权，故未达到也。现在黑苔全退，舌尖能伸能缩，红渐转淡，至今津液未回，可见热极将阴分烧损。非重育阴气，恐难胜任，去鲜生地易大生地，停紫雪丹。

二十三日，昨进育阴重剂，始能脉静身和，眠安便浊，惟燥粪凝结腹中，舌条仍然干燥。自十九日起，二十三日止，津液尚未得回，可见水为火涸，今日始见瘦容。仿增液汤，加以淡渗之品，引热邪从小肠而出，非此不为功也。

细生地　元参　银花　茯苓　大麦冬滑石

二十四日，昨进增液汤，佐以淡渗，小便昼清夜浊，舌条中间干燥，红色花开，边底皆有潮润之意，右手筋脉软痿，不能运动，似乎作酸。是邪化火逼入经络。仍宗前法，方能内液充复，则舌上自然生津矣。

细生地　茯苓　滑石　麦冬　银花　元参灯草

二十五日，连进增液，舌上潮润，现在根生白苔，舌尖尚红，至右手酸软难动，俟燥粪已行后，再行料理。仍服原方，去滑石加知母。

二十六日，连进原方。今日周身潮润，舌上白苔生满，小便清利，可见云行雨施，万物皆生矣。惟舌尖尚红，燥粪未下。此系大肠津液未复，仍宗前法。

麦冬　大生地　知母　银花　元参　茯苓

二十七日，舌上潮润，舌尖仍红，口唇干燥，皆因燥粪虽动部位，未得下行，结而生火。仿养阴兼以润肠软坚为法。

大生地　元明粉　知母　麻仁　元参　茯苓　川黄柏

二十八日，进润肠之法，腹中燥粪，下至小腹，舌上潮润，前半截稍干，咳嗽一二声，吐出稠痰一口，似乎上焦肺气已舒。惟胃气未苏，苔能燥粪下行，营卫流通矣。今去其软坚，专以润肠为法。

大生地　郁李仁　知母　苏子　麻仁　杏仁　元参　柏子仁　天门冬

二十九日，停药。

三十日，腹中作胀，更衣不得，万分焦虑，拟以猪胆导法，商之于余。余曰：可如法治之。下黑粪三十余粒，病者顿觉身轻也。

五月初一日，昨用导法，燥粪立下，舌上津回，舌尖之苔未生，头痛身微热，汗出直至足底，余垢未尽。仿参麦合滋燥法。

当参　麦冬　白芍　花粉　生地　知母丹皮

初二日，停药。

初三日，燥粪下，从头上轻按则热重，重按则热轻，口中作燥，浑身皆然，两太阳疼。前用甘寒之品，得汗而身热退清，现热又起，午后尤甚，溯进甘寒，已十一日。但未经汗下之身热，与已经汗下之身热，大有虚实之别，不能再追甘寒，恐有金寒水冷作嗽伤脾败胃等证。思维至再，经文有甘温能退大热一条。兹拟早服补中益气，晚服地黄汤，以滋肾水。

嫩黄芪　党参　柴胡　升麻　白术　茯苓陈皮　熟地　萸肉　怀山药　丹皮　泽泻

初四日，昨进补中益气汤，并地黄汤，面上暗色开爽，身上潮热解去大半，稀粥渐增，舌条尚有些作干。此皆元气未复，宗前方加麦冬，药加重。

端阳日，停药。

初六日，初三四进补中益气，兼以六味，虚热退清，又用导法，下燥粪极多。惟病久则虚，仿八珍汤加黄芪，双补气血，至右手不能悬，候气血充复，再行专治。

黄芪　党参　於术　茯苓　炙草　熟地川芎　当归　白芍　生姜　大枣

初七日，昨进八珍加芪，营卫之气稍和，

照服原方，药味加重。

初八日，八珍加黄芪，服后胃气已苏，稠粥加倍，右手骨节，捏之知痛，肩臂手指均觉酸麻。经云：四肢为诸阳之本。邪气客于经络之中，阳气内衰，不能荣养筋脉，若不及早治，则日久必延蔓为患，为虺勿摧为蛇。将若何，宗前方，双固气血，加附子以通其阳，桑枝以引入手臂。

川芎　当归　白芍　熟地　党参　於术
云茯苓　炙甘草　制附子　桑枝

初九日，照服原方。

初十日，初八九两日，八珍加附子、桑枝，右手掌指能动能捏，并知痛痒，营气已和，忽又头疼发热，舌上作干。此阳通湿动之象也。病已四十余日，真原虚极，非附子，不能扶助阴阳，以通经络。至于虚热潮热盗汗日汗不寐浮肿，病后常有，不足为虑。仿补中益气加蔓荆子，以升清降浊。

黄芪　党参　升麻　柴胡　茯苓　白术
陈皮　炙草　蔓荆子　生姜　大枣

十一日，昨服补中益气，身热虽增，小便清利，舌苔前半微干，后半潮润色黄。是营气自和，卫气未和，手臂颇觉酸痒，此是伏邪欲出不得之象。仿小柴胡汤，从少阳以枢转其邪，仍从太阳外达，由汗而出，其热自清，而手臂背肩，亦可借此活动矣。

柴胡　黄芩　党参　白芍　花粉　甘草
生姜　大枣

十二日，三十、初六两日，燥粪下尽，进八珍汤，双补气血，右手掌指，稍能伸缩。细思初病头疼背板，病从太阳而入，太阳本属寒水之经，行身之背，闻问日久，始悉前因病重热甚，用烧酒湿纸贴胸，意在拔出火邪，讵知火未引出，而邪气已窜入太阳经络。是夜右手脉息，忽伏两三刻方起，因此软弱也。当于初八、初九两日，加附子共一分五厘，服后热甚，似乎经络中之邪，为附子冲动，十一日又进小柴胡汤，以枢转其邪，从太阳外达，汗出一身，

其热解去。八珍加附子，小柴胡汤，相为犄角，夺门革鼎，各有专功，胆怯焉能建补天浴日之功。仍宗前法，减轻柴胡，和解表里为法。

十三日，诊得脉息平静，虚热退清，身常带汗，胃气日健，小便清利，是脏腑之病均无矣。惟右手不能悬起，其病全在经络，专以扶正化湿治之。

黄芪　党参　钗斛　花粉　丹皮　白芍
甘草

十四日，大病愈后，未能在床靠卧，右手肘腕，尚不能悬。缘阳明湿热，熏蒸于肺而痿，元气已复，即当治痿，独取阳明，背肩臂手自愈，此治本之道。仿千金清源法。

嫩黄芪　沙参　天冬　麦冬　於术　花粉
苡米　粉草

十五日，脉静神安，仿古贤独取阳明法，以治右手。

嫩黄芪　党参　麦冬　天冬　茯神　怀药
钗斛　粉草　桑枝　苡米　生於术

十六日，昨以专治阳明法，据病者云：浑身觉得安泰之至，右手筋络，较前数日，更知酸痛，照服原方可也。

十七日，右手臂指，已能活动，惟背肩软弱，靠坐尚难，此热邪窜入经络之患。古贤治痿弱要旨，在取阳明，以阳明主宗筋，束骨通利机关。仿滋养阳明，以和经络法。

黄芪　银花　甘菊　麦冬　木通　刺蒺藜
甘草　鲜桑枝　鲜桑叶　生苡米　清阿胶无真者勿用

十八日，昨以滋养阳明，和通经络，右手肩膀，今日稍能悬起。仍宗前法，去阿胶，因阿胶不真也。

十九日，自初六日大便后，已十有三日矣，脉来弦紧，燥粪塞于肛门，今日又用导法，下宿粪二三十团，尚有宿粪，杜于谷道，缘正气未充，不能送出，仿保元汤、当归补血汤。

炙黄芪　党参　炙甘草　当归

二十日，宿粪杜于肛门，先上猪胆，继用

白银耳挖，挖出大小二十余粒。白银耳挖，已变黑色，可见热毒极重。现余垢尚未清楚，仍服前方。

二十一日，昨下宿粪时，头汗如珠，皆因病久正气未充，一派虚弱之象。幸而眠食安宁。今诊两关脉见涩，病粪虽有，亦属无几矣。仿八珍汤去川芎、茯苓，加黄芪固表，苏子降气润肠，桑寄生引入手经络。

黄芪　苏子　党参　地黄　当归　白术　桑寄生

二十二日，宿粪下尽，便溏已见，昨夜至今早，饮茶三次，口中不干，心烦作闷，似觉恶心，小便虽有而浑浊不利。是上焦君火未能与肾水相交，经所谓胃不和则卧不安，小便亦因之浑浊也。拟以栀子入心而下交于肾，豆豉入肾而上交于心，继以二陈加减定其心烦。

生栀子　淡豆豉

今早服栀子豉汤，小便浑浊转清，惟病后表里俱虚，内之津液不足，心烦，胃口作汎而不呕，睡觉不沉，仿二陈加减。

洋参　陈皮　熟半夏　大麦冬　知母　茯苓　小麦

二十三日，停药。

二十四日，二十二日晚，进二陈加减后，半夜始能熟睡，心烦已定。惟不思饮食，小便清白而少，膀胱之气未化，兼之胃气不和，顿食在所不免。仿异功散加木香、神曲、麦芽，是开胃正方克伐之品，非病后所宜用也。

洋参　陈皮　茯苓　於术　木香　炙草　神曲　麦芽

二十五日，昨进异功散，胃气稍和，今早能食稠米汤两碗。据病者云：前两日其闷在胸下。现在觉得闷在胸下，仍宗前法加枳实消补兼行。

二十六日，原方。

二十七日，二十五六日，两进异功散，而胃气渐苏，小便浑浊，并觉涩疼。是肾中之阴，与胃之津液，为结热所耗，如过于渗利，则津液反致耗竭。方中阿胶即从利水中育阴，是滋养无形，以行有形，小便自清矣。

猪苓　茯苓　泽泻　滑石　阿胶

二十八日，停药。

三十日，进猪苓汤，小便早间清利，午后短而浑，似觉涩痛，今早又清亦不涩痛。且小肠是心之府，主热，其水自小肠渗入膀胱，胞中生热，应于心，其小肠必热，经谓胞移热于膀胱。因热而耗其水，久病必气虚，则小便短而浑涩而痛也。但已五十日，经云：热甚灼，筋必传于骨，骨热则痿。又云：骨热则背脊不能举。余现任其事，不能不虑及将来，展转思维，非补其气，壮其水，其患焉能除耶。

上党参　茯苓　白芍　阿胶　黄肉　干地黄　牡丹皮　炙草　泽泻

六月初一日，昨服补气壮水药，小便清利不疼，稠粥照前时食，昨晚翻身自试，骨脊难以转侧，遂觉心中烦急。余见其初次燥粪下后，即谓《内经》有云：热甚灼，筋必传于骨。又云：骨热则背脊不举。初病在脏腑，初病在筋骨，于滋养阳明，以通利关节。与六味地黄汤，间日易服。

大生地　竹玉　菊花　归须　钗斛　蒺藜　银花藤　桑枝

初二日，原方加陈皮、白蜜。

初三日，专取阳明，以治背脊肩臂。

大生地　天冬　玉竹　钗斛　蒺藜　麦冬　归须　菊花　金银藤　桑枝　白蜜

初四日，大便如条，下来不少，脏腑无病，可以弗药，饮食以五味调和，气血自然充复，背脊肩臂，亦可因之自如矣。是日始能吃干饭，床上靠坐。初六日，移坐椅上。初十日，能自立起，举步尚须人扶。十二日，步履自如，起坐亦便。是病由三月二十四日出诊起，至六月初四日止，计六十九日，余于四月十九日按治至是，四十四日也。四十四日之中，病变各殊，方亦层易，是时始占勿药，可谓世疾矣。斯曰：固由观察任人不疑，余始得竭尽心力。然余于观察居久，见其事亲孝，得人厚，其庭训家法，皆可楷模当世。后嗣蕃昌，理所固有，揖赵世兄，天姿早挈，历金门，上玉堂，指顾间事耳，疾虽重，乌足心困之，余所以任之而不辞者也。至谓用方选药，皆能中病，此观察之谬赏，非余所敢承也。因汇集脉案药方，乞方君长孺书之，爱跋数语归之揖赵，以为他日之左券焉。登阶又记。

五月二十三日，体格生来，本不怯弱，本月十二日，正在一百六十日变之时，误作病治，乱投消散之药，延至二十一二两日，抽掣大作，角弓反张，两手足搐搦，两足及右手冷而弗热，目上窜，舌苔根黄，面焦唇裂，证极危险。经云：热极则生风，风生则火动。仿钱氏泻青丸法，如抽搐稍定，方是吉兆。

龙胆草九厘　栀子九厘　羌活九厘　防风九厘　熟军九厘　川芎九厘　薄荷叶四片　当归九厘　竹叶三片

盖此为丸，方依制折为汤剂，不宜重也。水煮服，药味共重六分三厘。

二十四日，原方。

龙胆草一分三厘　栀子一分三厘　羌活一分　防风一分　川芎九厘　当归一分　熟军八厘　竹叶五片　薄荷叶四片

水煎服，药味共重七分三厘，外加一捻金一小粒。

二十五日，二十三日，服泻青丸，舌苔信烦退去，其黄色如昨，二十二三两日，皆于卯时起惊，至午后抽搐稍稀，二十四日申正，角弓反张，目光昏暗，四肢乍冷乍热，至亥刻始定，利下白垢秽粪如鲜肠，今日已刻，前往诊视，舌苔转成白滑，热去寒生，已可概见，经所谓亢害承气也。小儿筋骨娇嫩，脏腑脆薄，邪已易入，况内进消散之品，外加推拿针灸之法，浑身筋骨皆伤，故动则啼哭不休，致成危证。现在亟宜培补元气，仿加味理中地黄汤，若能搐定，方可着手。惟船小载重，施救不易，生死有命，究非人所能执其权也。

党参四分　於术四分，炒　黄芪八分，炙制熟地四分　枣仁四分，炒　萸肉四分　破故纸四分，炒　当归五分　枸杞三分　炮姜三分　肉桂二分　炙草二分　生姜一片

二十六日，夏至一阴始，生至二十六日寅初服药。

二十七日，服原方，减去炮姜及肉桂一分。

二十八日，两目瞤动，唇口蠕动，掉舌，吃乳不便，虚烦，右足一钩，立过即平复如初，身热而不炽，两足动时微冷，不动则和。所幸舌润不渴，能睡不露睛，虚象明著。然肝木旺必克脾土，当健脾平肝为要，以五味异功散，加减小柴胡汤，轮流易服。

党参五分　於术五分　云茯苓四分　陈皮三分　炙草二分　钩藤

又方

柴胡三分　陈皮二分　熟半夏二分　白芍一钱　栀子三分　炙草一分　灯草五十寸　牡蛎

二十九日，原方。

六月初一日，昨进异功散，合加减小柴胡汤，健脾平肝，身外之热已退八九，而内里之热未减。据此情形，虽大有转关，然奏效尚不敢轻必，人小病深，定多反复。余初知其不甚易治，因观察托之谆切，仅许可以，关系匪轻，用药宜慎。仿六君子汤加味。

党参三分　於术四分，炒　半夏三分，分制陈皮三分　茯苓五分　炙草一分　白芍一钱　柴胡二分　栀子三分

初二日，两目瞤动，唇口蠕动，项强不能转侧，手足小动，幸能吃乳安睡。究竟脾气不健，吃乳后即行大便。仿异功散。

党参五分　於术五分，炒　陈皮三分　茯苓五分　炙草二分　钩藤一钱　灯草三十寸

初三日，原方去钩藤，加六味地黄丸以滋肾。

初四日，原方加炮姜一分，木香一分。

初五日，小动及舌掉时，有心烦而啼，吐乳，似乎腹中疼痛之象，仿异功散及蝉蜕散。

黄芪八分　党参五分　陈皮二分　茯苓一钱
於术五分，炒　丁香一粒　安桂二分　灶心土四钱
又方

蝉蜕三十个　钩藤一钱　沉香二分　灯草五
十寸

初六日，热渐清，项强，反侧则啼，手足
战振，腹中作痛，痛时汗多，心烦不寐，痛止
则安。夫汗乃心液，多则伤阳，仍用异功散，
加芪附以敛其阳，炮姜以健其脾。

黄芪七分　炮姜二分　附子二分　党参五分
於术五分，炒　陈皮二分　茯苓八分　炙草一分
生姜一片　大枣一枚

初七日，早服异功散，加炮姜、附子、黄
芪。戌刻忽然烦躁，反复不安，交子时更甚，
腹痛大作，吐泻兼至，面赤汗淋而冷，舌苔黑
润而滑，利下吐乳。是阳飞越于外，阴寒在下
之象，危在顷刻。仿仲景白通加猪胆汁汤。即
进一剂，吐出冷痰一口，利下尽属痰沫，腹痛
烦躁稍定，五更觅得猪胆汁。照方再进一剂，
天明腹痛已止，遂能安睡矣。

熟附子一钱五分　干姜一钱五分　甘草一钱
葱白二茎　童便一小杯
第二次

熟附子一钱五分　干姜一钱五分　炙草一钱
葱白二茎　童便一杯　猪胆汁半小杯起

初八日，昨进白通加猪胆汁汤，早间安静，
午后时烦，手足振战，时候不大，每烦必下冷
痰涎沫，下后即定，面上戴阳已退，始见形瘦，
舌上黑色退净，汗止身和。进以加味理中地黄
汤，初服微作呕，因徐徐冷服，至戌刻能睡，
颇安静。

大熟地一钱　党参一钱　当归一钱　萸肉一
钱　於术一钱，炒　枸杞一钱　炙黄芪二钱　炙
草三分　枣仁一钱，炒　肉桂五分　炮姜五分
熟附子一钱　故纸一钱，炒　生姜一片　大枣
一枚

初九日，仍服加味理中汤原方。

初十日，前日连进白通四逆，及加味理中

地黄汤，亡阳证立止。昨晚亥刻，忽烦躁不寐，
两目瞤动，舌条伸缩不定，腹痛反复卷屈，时
呕逆，时饱隔，时叹气，乳食不多，小便不利，
止胸中痞塞，关格不通，心火上亢，不能下济
下焦，阴寒凝结，不得阳热之化。仿半夏泻心
汤法，如小便自利，则痞格开矣。

党参一钱　熟半夏二钱　干姜一钱　黄芩八
分　黄连三分　炙草五分　大枣二枚　生姜一片

十一日，昨服半夏泻心汤，小便已利，呕
逆亦止，关格已开。惟舌苔微黄尖红，尚偶作
烦，喉间有痰，早间八点钟后，忽手振战，面
色转白，转瞬之间即定，面色亦赤，手指经纹
已现青色。此心火仍未下降，痰为火升，法宜
降心火，理脾阳，化痰顺气为主，六君子加味。

党参一钱　於术一钱，炒　茯苓　干姜二分
黄连二分　陈皮三分　半夏二钱，制　南星一分
生姜一片　大枣一枚

十二日，诊得身不热，能食乳安睡，大小
便如常，舌尖红退，经纹青色亦淡，并无饱隔
作呕等证，惟颈折项强，夜间时或目系上急。
此针伤太阳经络，法宜舒筋和血为治。归芍四
君子汤，加天麻、钩藤、苡仁。

党参一钱　於术一钱，炒　茯苓一钱五分
归须六分　白芍一钱　天麻五分　炙草三分　钩
藤一钱　苡米五钱

十三日，乳虽能吃，而两手时振，啼而不
寐。先进半夏秫米汤，继以加味理中地黄汤，
夜间眠睡如常，手亦不振矣。

黄芪一钱　党参一钱　於术一钱，炒　枸杞
一钱　故纸一钱，炒　枣仁一钱，炒　熟地二钱
萸肉一钱　五味八分　炮姜一钱　肉桂五分　当
归　炙草五分　熟附一分　生姜一片　大枣二枚
胡桃肉一个

十四日，服加味理中地黄汤，平安。

十五日，服加味理中地黄汤，日夜安静。

十六日，正六次变蒸，生胆身热，目不闭，
耳边冷，微热，不可服药，以乱其藏气。

十七日，变蒸，身微热，停药。

十八日，弗服药。

十九日，热已退清，耳边稍有未和，是变蒸尚未退净，以加味理中地黄汤去姜桂，小其制，令候至次早与服。乃亥刻，忽又头摇而啼，摇定后复笑，举家惊骇，遂以药频频进之。

二十日，诊后以加味理中地黄汤，仍加入姜桂，增其制。

二十一日，连服加味理中地黄汤三剂，吃乳，大小便如常，能睡，并无手振头摇口动等恙。十六日正值第六次变蒸之期，生胆身热，目不闭，耳冷，因遵古训，停药三日，至十九日变蒸已毕，忽于亥刻，头摇而啼，摇定时有笑容，睡不能安。二十日仍进加味理中地黄汤，日间摇头十数次，时有笑容，夜晚啼而不寐，脊项前三日稍能活动，而强急究未能和。按心藏神，在志为喜，心气内虚，痰气遂上乘而为病，喜笑舌动，实此之由。钱仲阳曰：肝有风，则身反张，强直而头摇。总之，虚则生风，风生则火动，火动则聚液而成痰。上方加味理中地黄汤，壮水以柔肝而息风，培土以补脾而化痰，此一定之法也。惟现在眉上红色，总未见退，久病现此，究属非宜。余初诊此病，立辞不治，以观察谆谆见属，勉力应承，今变证屡屡，进退维谷，惟竭尽心力，以听天命。自揣审证不差，方药无沴，即为不负观察委任，至于成败，非所逆者。拟加味理中地黄汤，去枸杞、五味、肉桂，加阿胶、草河车为法。

大熟地三钱　萸肉一钱　党参一钱　炒於术三钱　黄芪二钱，炙　故纸二钱，炒　酸枣仁二钱　当归二钱　草河车一钱　炙草四分　生姜一片　大枣二枚　炮姜八分

二十二日，照服原方。

二十三日，早间夏妈奔告，以夜间不甚吃乳，哭不安，谓喉间红肿，余急往诊。见其眉上红色已退，颈项俯仰自如，头摇笑容亦止，细视喉内清楚，无红肿之事，令人抱起，则不哭而吃乳矣。始知诸病皆愈，其啼哭乃欲人抱也。抚视小儿，全在心细，审视不清，乃竟以

咽喉红肿来执，使鲁莽者不加细察，投以清利之剂，则为害不浅矣。据述前有两三位小儿，俱得惊风而死，今得此惊慢而能愈者，亦十中难一耳。

熟地一钱　当归一钱　黄芪一钱，炙　萸肉一钱　党参一钱五分　於术一钱五分　故纸一钱，炒　炙草三分　枣仁一钱，炒　阿胶一钱　生姜一片　大枣一枚

二十四日。

熟地一钱　当归八分　於术一钱，炒　萸肉六分　故纸一钱，炒　阿胶一钱　茯神一钱　炙黄芪一钱　枣仁六分　炙草三分　麦冬五分　钗斛五分　党参一钱　生姜一片　大枣一枚

二十五日。

党参一钱　於术一钱，炒　半夏二钱　陈皮五分　枣仁一钱　炮姜二分　黄芪一钱　炒胡纸一钱　炙草三分

乙酉暮春上浣，子严方伯以手谕见示，谓令媳大少奶奶患病，雇舟来邗就诊。病因气郁血结，六七年来，每食已，有噎逆之势，日积月累，遂成膈证，上中下三焦，阻塞不通，饮食渐薄，二便不行，法在不治。然以素蒙笃信，兼之谆嘱，远道而来，势难推诿，始用药以通其气，继动其血，知系宿疾，非下不克。然久病气虚，非补不可。选用大黄人参化积丸，攻补兼施，数日间得下黑燥粪颇多，积渐去，胃渐开，饮食日增。调以保元补阴八味等丹丸，谅易康复。细思此证，病情已极，百难愈一，得以如法奏效者，亦全赖大少奶奶之鸿福。鄙人岂能挽回天命，不过因证用药，尚无错误，足以仰副方伯谆嘱之意云尔。

乙酉二月十九日，方大少奶奶心胆虚怯，如人将捕之状，时而惊悸，心中跳动不宁，寤不成寐，胸中之气上冲，则咽中如有肉块堵塞，大便闭结，五六日一行，食物则噎，已有六七年矣。尔来只能食稀粥薄物，倘食干饭，则中脘格拒如针刺疼。按心跳，是怔忡来源，食下阻隔，是噎膈已成。此证本属不治，如能看破

俗事，不生气，不烦恼，或者可愈，仿仲景法。

川朴　半夏　茯苓　生姜　苏叶

二十一日。

延胡　乳香　苏叶　半夏　生姜

三月初三日，宝应来住船上，因悲哀过度，咽喉堵塞，胸中格拒，食物稀少，勉强纳下，则胸中痛如针刺，大便不通，面色青黑。此病最难著手。

川朴　苏叶　半夏　茯苓　生姜

初四日。

川楝子　延胡　乌药　川朴　半夏　茯苓　丹参　苏叶　陈皮　砂仁

初五日，气郁积劳有年，阳气渐衰，浊凝瘀滞，格拒在乎中焦，饥不能食，或食喉开不能下咽，故水液可行，干物梗塞。此证皆因七情五志过极，阳气内结，阴血日枯，中脘阻隔，如针刺疼，不食不便，噎膈已成。有何法想，遍查古今方书，噎膈之证，四十岁以里者可治，四十岁以外者不可治也。太仓公云：治之得法，未有不愈者。探其源，中脘必有积聚顽痰瘀血逆气，阻隔胃气所致。先用消瘀去痰降气以润之，继进猛药以攻其积，或可望通。然此证多反复，必须身心安逸，方可欲病。

川楝肉　延胡　桃仁　红花　薄橘红　川郁金　瓜蒌皮　半夏

初六日。

原方。

初七日。

杏仁　半夏　桃仁　苏子　郁金　枳实　归尾　蒌皮　川连　姜汁

膏滋药。

熟地　生地　山药　枸杞　当归　萸肉　炙草　白蜜

初八日。

三方一日分早中晚服。

初九日。

三方分早中晚服。

初十日，膈者，阻隔不通，不能纳谷。病在胸膈之间，足阳明胃经，燥粪结聚，所以饮食拒而不入。便结而不出，都因忧患气结，日积月累，遂成噎膈之病。必须釜底抽薪，最为紧要，扬汤止沸，愈急愈增。岁月深远，无有不为似是而非之药所误，此膈病之所以不能愈者。天下皆然，鄙意既有积瘀，非下不通，他人以为久病正虚，张眼吐舌。殊不知下法，各有不同，此证积瘀已久，非攻补并施，不能胜任。此法虽猛，百无一生之证，急用之，尚有余望，否则逡巡观望，何济于事。

大黄　人参　芒硝　桃仁　归尾　䗪虫

白蜜为丸早晚两服，日夜下黑粪如羊矢，黑血胶结半桶，上焦稍宽。

十一日，服法照前，日夜三四回，下粪如羊矢，黑血更多。干粥能进二碗一顿，闻饭香极，无气味矣。

十二日，服丸如前，日夜下粪如黄豆，黑血半桶，而黑血不多矣。早起吃粥加一碗多，能睡而安。

十三日，停服前丸，息二三日，看其动静。服膏滋药三次，时刻想吃矣。

十四日，吃饭一钟，想添不敢添，头面四肢肿盛，此下后虚极而肿。

十五日，前用攻补兼施，直透关钥，引宿积之瘀，一涌而出，所谓陈莝去而肠胃洁，癥瘕尽而营卫昌。胸中豁然，能吃饭一碗矣。胁下腹中作胀，大便三日未行，先进和畅卫法。

苏梗　香附　连翘　木香　苍术　川芎　神曲　桔梗　川贝　砂仁　生姜

十六日，上焦宽展，下焦胀坠，结粪已在肠间，直至肛门，津液为燥屎耗干，真气虚弱，不能传送而出，用保元养液丹八分，前丸二分。幸而食饭又增，至上灯时，连出四次屎，如羊矢，如小豆，约有半桶，而无瘀血矣。

十七日，结屎已行，腹中胀坠不觉，饮食又增矣。鄙意总要宿积去尽，方算拔去病根，恐其日后再聚也。用保元养液丹八分，前丸二分，煎方并用。

大生地　瓜蒌　枸杞　山药　当归　炙草

十八日，安睡太平，又下黑屎如小豆者极多。予思此屎，皆耗亡胃阴之物，今积聚已去，而元气耗损已竭，用保元丹，调养心脾，以舒结气，而固真源。用补阴丹，填精益血，以滋枯燥，而补胃阴，防其再为干枯闭小也。如胃阴日充，在上之贲门宽展，则食物入，在下之幽门阑门滋润，则二便不闭，而膈证愈矣。浑身皮肤虚肿。

十九日，大便已转白色而干，饮食下咽，并无格碍矣。服保元丹二回，煎方一帖。虚肿仍旧。

二十日，大便如猫粪灰白色，是肠胃受伤已极，非数日间所能复元也。保元丹补阴丹。

二十一日，午后大便，粪色稍转黄色，服保元丹两次，八味丸一次。虚肿仍然。

二十二日，连日饭食加添，且能吃肉，各种丹丸照服。浮肿亦渐见消。

二十三日，大便粪色渐黄，且不结燥，亦不间日而出矣。饮食加增，头昏作痛者，因天暖闷躁，在船上，其气不得舒畅所致，无碍也。

二十四日，中焦膈塞已降，食饭下咽不噎，惟咽喉间，似乎有气上堵，或有忽无。此是家常素昔，心有不平之气所致，宜开怀养息，自无此气也。仲景云：吐之不出，咽之不下之气也，七气汤主之。

方大人嫡嗣仲侯，同予讲究医术之友也，其令正患乳射。舟广陵，就正于予，知其所患是干奶乳栗乳节之类也。肩舆至舟，见其右乳坚硬，如石重坠，乳头缩入，七处溃出黄水，疮口翻出，头昏眼赤羞明，舌灰焦厚，业已昏晕，按乳有十二穰，今已窜七穰，如再迟延，全行窜破，势必翻花，成为乳岩，扁鹊复生，亦难挽回。予遂进疏肝解郁重剂，乳头伸出，疮口肉平，头目清爽。又夹进膏丸，坚硬消软，而遍身透出鲜红脓窠疮，幸矣哉。予独不解一乳核，何以转到如此之险，而旬余竟能收功，实为始念所不及，此皆仰赖大人洪福，故能得

心应手。因思有谓予治病价大者，不知世俗不晓医之贤愚，病之轻重，此予之所以活而不活也。病固是大手笔，然士为知己者用，重以相知之诚，仅取药资，够敷药品，贯众无鲍叔，其名不彰，知己知后可耳。夫看病全在识证，不求对证用药，但拘执偏僻，鲜有不成大患者。予年逾古稀，阅历虽多，究于岐黄之术，尚克克焉而不敢自信。总之，生死定数，大病能愈，亦是定数。予非能生死人也，此自当生者，予能使之起耳。吴淮安曰：人不死于病，而死于医。诚为痛快语，予深慕之。聊记数语，并附脉案药方于后，留为仲侯阅看云尔。丙戌二月上潮，濑江沈青芝识。吴子圣教服阳和汤二十余剂以致如此。

正月二十二日，凡不乳妇人害乳，名曰干奶子。初起结核如棋子，渐大如鸡蛋，有名曰乳癖、乳栗、乳节、乳患之名，有十余种。但外科重在消散。然乳生此证，皆因肝火太旺，气血凝滞而成，先宜疏肝解郁消核，不至破烂，方为正治法门。今右乳周围漫肿，乳头下而及近胸近夹肢处，已破烂，五六块淌水，疮口努肉翻出，其漫肿坚硬如石，乳头缩入不见，大非所宜。况乳头属足厥阴肝，乳房属足阳明胃，经言，妇人之乳，男子之肾，皆性命之根也。奈何远道而来，不得不代为拟方，以疏肝解郁为法。

银花一两　公英一两　熟附片一钱　天花粉
木通　通草　柴胡　茯苓　栀子仁　白芥子
鲜橘叶三十片，如无橘叶用青皮

元寿丹

龟盖一个，烧存性，研末蜜丸

三贤膏

鲜忍冬藤五斤　蒲公英五斤　夏枯草五斤
煮取汁，白蜜收膏。

早起，服三贤膏三钱，午后，服煎方二次，睡时，服元寿丹三钱。

二十三日，二十日纳薄物，睡倒不能起坐，破处淌黄水，乳不知痛，舌中作痛，而干燥难

忍，疮口五处翻出。若不知痛，乳岩必成，神仙无法。

服药照前。

二十四日，右乳中，忽作大痛，重坠难忍，一刻不得宁，下午近胸处破头，淌黏黄水，夜间痛止安眠。按乳有十二穰，今已窜七穰，如十二穰概行窜到，坚硬如石不软，即是乳岩也。

服药照前。

二十五日，右眼红肿羞明，浑身四肢发出鲜红脓窠，稠密痒极难忍，乳中不痛，自觉重坠稍松去一二分，饮食加增矣。遂将原方减半。

银花五钱　公英五钱　附子五分　花粉　木通　通草　柴胡　茯苓　山栀　白芥子　鲜金橘叶

元寿丹，三贤膏，照服。

二十六日，舌上灰黄厚苔退清，乳亦不痛，精神渐能振作，饮食又能加添。

服药照前。

二十七日，乳头伸出，疮口努肉平复，能起床行走，自觉乳之重坠又松，上面未窜之五穰，可以不至再窜而破烂矣。

二十八日至三十日，眼赤渐退，饮食眠睡如常，乳之上面漫肿坚硬处，似乎有些松动，乳之左右及下面，仍坚硬如石，毫无消动，破处时流黄水，惟乳按之不痛耳。

服膏丸照前。

二月初一日，饮食眠睡皆如平昔，惟乳之破烂，只流黄水，而毫无痛苦，添方易服。

鲜银花藤　生嫩黄芪　潞党参　真於术茜草　白芥子　全当归

膏丸照服。

初二日至初五日，乳上坚硬渐消，疮口溃烂处，黏水渐干，只有一处淌水。

初六日至初十日，疮口全行收攻，乳之左右上下，坚硬如石，已消软一半，无庸贴膏药。回忆如此险证，不过两旬，竟能转危为安，真属万幸。十一日回府，煎药即行停止，其丸药膏滋药，吃至乳中核消再停。至遍身脓窠，热

毒尽自愈，不必医治也。

春夏秋冬，发疟不同，处暑前后，白露前后，霜降前后，冬至前后，有大分别，不可一概而论。《内经》云：一日一发邪浅，间日一发邪深，三日一发则邪更深矣。一日一发者，当五日愈，以五日为一候。五日不愈，当十五日愈，三五十五日为三候也。三候不愈，当一月解。此疟之一日一发之大略也。《内经》论疟甚详，日日发，有半年一载而愈者，三日发者，有一年二三年而愈者。皆有经文可考也。

据述九月初七日戌刻发热，子丑有汗热解，至十二日，正寒热交争之时，适值月经又到，将欲作汗。误听人言，用火煅醋，醋气外逼，汗即不出，以致内里作烧，外面皮肤不觉火烧，疟后昏迷，时许方苏。遂作湿温治，大进苦寒凉血之品，渐渐胸腹疼痛，呼号不能停声。二十二日，人传单方，用麝香等敷贴胸口，是日竟得大汗，连用三日，皆有透汗。其病由轻而致重，由外而入内，故变证百出，不死，福也。

丁亥四月二十一日午刻，宝应专足到扬，方三少爷揖翁信云：兆萱小姐吐病复发，身热昏睡数日矣。余于午后三点钟动身，二十二日夜九点钟已到宝应公馆矣。

二十三日，因平昔乱吃肥甘生冷零碎之物，以致脾伤气滞，津液损，掌心热，偶尔受凉多食，则呕吐身热之病复作，昏昏沉沉，数日不解，合宅惊慌。谛思此证已到发多次，是宿食积于肠胃，内液日干。经云：小儿疳积是也。

川朴　神曲　陈皮　茅术　瓜蒌仁　紫苏子　甘草　车前子

二十四日，小儿脏腑脆薄，瞎吃伤脾，津液耗乏，面青白而无华色，唇白，舌中白腻而厚，掌心尤热，大便闭塞，胃日强，脾日弱，经所谓胃强脾弱，即是疳积状貌。经云：胃虚则吐。细视面色，唇舌，其色淡，此由滞在内，复为食伤，虚证也。只能扶正胜邪，宜补以润之。或者大肠不燥，胃气和，其积可消。若用消磨攻下之法，重伤正气，是为虚虚矣。拟早

服五仁丸，午后服参苓白术散。

人参　白术　茯苓　桔梗　山药　扁豆
砂仁　甘草　莲子

杏仁　桃仁　柏子仁　郁李仁　松子仁
陈皮

研末，炼蜜做四丸，约四钱一丸，分作四日服。

夜半出黑粒屎如串珠两条，约二三十粒。

二十五日，丸药煎方，照前日服，又出黑粟如串珠三四条。

二十六日，丸药煎方照服，又下黑粟不少，但屎黑如龙眼核，焦干而无潮润之气。此正气不足，故大便积聚，塞住肛门，而难出也。

二十七日，小儿有病，皆由受凉吹气，饮食不节，致伤脾风，滞积胶固日久，正气愈伤。细问病之情形，两年来已发十余次，病发则呕吐，发热昏睡，手心烧，大便结，日积月累，内中津液为陈积耗干，胃日强，脾日弱。幸而发未焦枯，如发不润泽，则疳积真矣。余用五仁丸，以润大肠，参苓白术散，以补脾土。三日间连出黑粟屎甚多，然历年致病之陈积，犹未下也，必须正气充足，脾气健旺，庶乎可望积消矣。拟补中益气汤，以升降清浊，是三道之法也。

黄芪　人参　白术　柴胡　升麻　陈皮
当归　炙草　生姜　大枣

二十八日，昨日又出黑粟屎如串珠者，两三段，掌心热，虽未退尽，以手重按之，似乎不大干亢矣，仍服原方。

二十九日，从早起至午，连出三次黑屎，其中如豆粒，如钮扣，色黑如铁弹，夹在屎中，顷刻间，又出新粪，实属不少。四岁小儿，肠胃多大，数日间出陈屎新屎，如此之多，可怕人也。积去病差，非伤食而何。俗云：病从口入。以后切不可再使小儿饮食不节，小心谨慎一百二十天，真气复元，其积自无矣。若不留心，仍蹈前辙，虽和缓亦难挽回。慎之，慎之。

丁亥八月初二日，万秋圃分转，招余为令媳大少奶奶看病。问及病形，原于七月二十日，生一女孩，上床即血晕数刻方省，朝朝请医诊治，愈治愈剧，将近十日。于二十九日，忽然昏倒不省，诸明公束手无策，坐任其败而已。延至初二日下午，已有三日，身后之衣穿好，鼻无呼吸，挺直僵卧，惟腹大而高，上半身温和，下半截冰冷，脉息未绝，诊之并无七恶形状。大凡产后肚腹当小而软，不应不而高。忆经云：产后血已尽倾，心无血养，血舍空虚，止存微气，所剩残血，非正血，不可归经，而离经之血，既不能归经，又不下行，必至上攻心胸，因有此变。思维至再，遂用黑龙丹，去瘀生新，继以华佗再生丹，大豆酒徐徐灌下。夜半恶露大行，至初三日，手能动，眼能开，似乎有转机矣。然此证病情已极，百难愈一，得以如法奏效者，只求对证用药，尚无错误。此亦大少奶奶之鸿福，鄙人岂能挽回天哉，所谓药用当而通神也。转危而安，藉以仰副分转谆嘱之意，不负委托而已。

八月初二日清晨，万竹轩兄来寓云：侄媳大少奶奶，于七月二十日生一女孩，至二十九日忽然昏厥，目闭，牙关紧急，鼻无声息，惟心胸气动，腹大，从大腿至脚，若冰，上身及两手，尚温。余询其病状，与黑龙丹一粒，嘱其速回灌下，看其动静。至午后又来招余往诊，偻指厥已三日，殓衣皆著，僵卧不动，待死而已。细问灌下黑龙丹之后，有瘀血大行，幸天转新凉，两手脉无七恶状，或者可救。速用华佗再生丹，大豆紫酒循序灌下，至夜半，恶露大行，两手微动，腹大渐平，但声息未出耳。

初三日，往诊，询知大腿渐温，脚未温，呼吸微而细，病已转机，可望活矣。问及药，剩半杯，加药催其时刻灌之。至近晚，眼能微开，夜半两手活动，脚亦稍稍能伸缩。余算已四日，死而复生者，亦奇事也。

初四日，大早往诊，手足活动，能出舌尖看苔，尚未能言，近午始能语，声微无力。遂易方用独活一味，大豆酒和童便服之。近晚来字云：病人口渴要吃茶。又云：浑身发烧，摸其皮肤，似乎有热，头上身上有汗，病人云：虽汗不嫌暖。窃思酒系发暖之物，故未敢与服等语，余曰：惜哉，未厥之前，服药何其胆大如天，今既苏醒，何以胆小如豆。殊不知独活去风，黑豆酒消血结，且有童便滋阴降火，如若早服，可以立见阴阳经脉流通。经云：药到病除，一汗而愈，此之谓也。余恐产后致病，遇天时阴雨，难免浑身有困痛之病，病及时怕用，良可惜也。

独活　黑豆酒　童便

初五日，脉象稍敛而不浮散，舌苔白腻，舌中至根灰黑，口渴舌潮不干，身汗不离，两脚和暖潮润，声音微细，精神疲困，面上时有虚火上炎，夜睡不沉，的是产后气血双亏本证。谚云：药医不死病。其信然欤。

黄芪　当归　童便

初六日，舌上灰黑之苔退尽，脸上虚火上炎亦少，动则有汗，自觉痰吐味腥，神气稍好。幸而体实本足，偶为药伤，竟能转危为安。余曰：天也，命也，有福者不死也。

人参　黄芪　当归　附子　炮姜　童便

初七日，夜半大小便俱解，身汗亦少，脸上亦不上火，舌苔薄白，面上现有病容，能熟睡，惟有痰腥而已。

人参　黄芪　炮姜　当归　童便

初八日，小解时，仍有恶露下行，卧亦安宁。若能早记古人不药为中医之诫，何致如此之惊人也。

人参　黄芪　当归

初九日，吃粥三四次，转侧皆能自如，惟多口渴。

初十日，胃气渐开，能坐在床上吃青菜汤饭，痰虽多而易吐也。

杏仁十粒　川贝三粒

煎浓汁，调锅粉三钱服。

十一日，睡卧神安，饮食有味，计算移出堂屋睡卧，共十一天，今日竟能扶走进房。余

曰：灾难已满，从此可祝多福多寿矣。

丁亥八月中旬，方果卿明府如夫人，由如皋雇舟来扬诊视。询及病情，是五月间，咽喉肿痛而起，月余，自觉在乳下虚里，其脉贯鬲上络于肺，其气上塞喉管，嗌中干燥，或痒或痛，时要吐痰一口，喉中稍爽，渐添肉瞤筋惕，睡中惊掣，则心中筑筑然摇动，而不得安静，似乎浑身百病皆作矣。细看咽喉左右傍两条起肿，结久成核，其气上壅，则咽塞，气下则咽通，似乎是梅核气，人亦疑是梅核气。但咽门内，上下红丝缠绕，中起颗粒，垒若虾蟆皮，中关将近下关，如浮萍略高而厚，或有如茅草，常刺喉中，又如硬物，隘于咽下，直至下关肺管，看之不见，咽中干燥，或痛或痒，其气时通时塞。遍查古书，梅核气，吐之不出，咽之不下，咽门内无颗粒红丝形状，且病者咽中，自觉有气如珠，直贯心下作痛，亦与梅核气殊。《内经》云：少阴少阳，君相二火，其脉皆经络于喉，手少阴心脉挟咽，足少阴肾脉循喉咙，一阴一阳结，则痰气凝滞于喉间，皆因思虑过度，中气不足，肺气不能中护，虚火易于上炎，致有此患，难治之证也。仿金燥不能生水为法，煎药、膏滋药、丸药、吹药并用，以观动静。

元参五　麦冬五　白苏子一　白薇一　甘草
鼠黏子　紫菀一　白芥子　百部三

水煎日服三回。

前方连服二十多日，自觉咽睡，咽喉不大干燥，痒痛亦稍止矣。咽门内，颗粒未消动，仿育阴以治虚火。若能肾火不上冲，方是吉兆。

大熟地五　麦冬四　苡米五　桑白皮五　生地　萸肉四　川贝母一　甘草一

水煎日服二回。

此方连服半月，咽门颗粒及两旁结肿，内结小核，又非喉瘤形状，幸而左右二条，日渐消软，其核小而坚，尚未大为消动耳。煎方、膏滋药、丸药、吹药并用，加银花藤，熬膏日服。

丸方

薄荷君　三神丹臣，一名玉丹，火硝煅时比玉丹内火硝加一倍　牛黄佐　琁珠佑　川贝佐　灯草灰使　百草霜使　甘草使　冰片使

研细末，蜜丸如桐子，日服三回，每次服六丸。

膏滋药方

即前第二方加银花藤

吹咽消坚化积散

蛇皮　白玉丹　牛黄　珠子　灯草灰　百草霜　甘草　冰片

共研极细之末，日吹三四次。

吹咽至圣散 化腐生肌败毒

蒲黄　牛黄　人中白　儿茶　白芷　薄荷　月石　冰片

研极细末，日吹三次。

十月中旬，咽喉痰气，时开时塞，咽门内，红丝红颗甚密。遍查外证咽喉门，证名甚多。今指数证，大约相同。有喉疳过桥疳、喉癣，及鱼鳞肺花二疮，又有喉菌，生在中关下些，如浮萍略高而厚，紫色，又有喉节，生在近喉管处，看之不见，有似梅核气，吐不出，咽不下，梅核气，咽喉无红丝颗粒，不痛不痒，痰无腥味，喉节初起，与梅核气无异，久则渐吐清痰，烂腐臭味矣，皆由忧郁思虑血热气滞而生，妇人多患之，虚火上炎所致也。余思经云：有火便是毒。遂用鲜银花藤熬膏，煎方丸药吹药并用，咽喉内颗粒如浮萍，均已消尽。而咽喉傍左右两条，肿硬亦消软，痰无腥气，痛痒渐止，左边结核消如绿豆大，剩有两粒，已至舌根下，右边之核，亦渐消动如黄豆大一粒。按之此种病证，都因肾水耗损，肾火上冲，金燥不能生水所致，服半月后，再议。

十一月十九日，咽喉干燥，痒痛皆定，痰吐无腥味之气，已有半月，肉瞤筋惕，睡中惊掣亦稀，惟咽唾嗌中之气，自觉如珠，节节滚下。至心作痛时而气逆，即嗳饱四五声，吐痰一口，气顺则已。若嗳饱不通，气便作闷矣。查气门，呃逆气上冲连呃作声也、哕有物无声曰吐、有声无物曰哕、噎咽喉蔽塞、噫饱食气满而有声、嗳嗳气又暖气也。此五种病，皆由肝郁气逆中来，肝郁气逆，胃当其冲，因而胃为气逆。见此外证内病，辨之甚难。总而言之，是伤于七情而成，经所谓五气之郁，皆足为以上种种病因，非若客邪之比。除之未易，故功虽仅亏一篑，策则骤乏十全。盖郁则务求旷达，病属七情，药物之效，止居其半，必须戒恼怒，节饮食，慎起居，毋致另生枝节。然后博考方书，细筹良法，病或抽丝引絮而去。昌言，正所以勉力图功也，俟咽喉之结核消尽，再议。

丁亥五月中旬，方仲仁所欲不遂，神识迷惑，郁久则五志之阳上薰，痰聚心包，蒙闭清窍，渐致神志恍惚，有似癫疯，其病不在一藏也。七情致损，非医药之所能愈已，若能遂其所欲，或者有可愈之机，未可知也。仿温胆汤法。

半夏　枳实　竹茹　橘皮　茯苓　炙草　生姜　大枣

八月十六日，病因抑郁不遂，佗傺无聊而成，精神恍惚，言语错乱，夜不能寐，或笑或怒，或耳闻人语，目中时见鬼神，脉见乍大乍小，大有狂意，而狂甚则不避亲疏矣。仿猪心血丸。

猪心血　朱砂　茯神　牛黄　真珠　琥珀　石菖蒲　远志

共研末猪心血捣和为丸，每服二十丸。

二十八日，经云：阳盛，则妄言骂詈，皆因气郁生涎，涎与气搏，则千奇万怪，无所不至矣。惟大便或四五日一行，痰吐清白不息。如痰火一平，则神清气爽，而寐亦能矣。仿甘遂丸，以通大便，抱胆丸，以定狂为法。

甘遂末，以猪心血和匀，将猪心批作两片，入甘遂在内，再合扎紧，纸包湿，又文火煅熟，取药和朱砂研细，再和猪心血为丸，二钱分作四丸，或分作六丸，日二服。

615

抱胆丸 治一切癫痫风狂，如病大发，只服一丸二丸，多则三丸即止。此方即黑锡、水银、朱砂、乳香四味也。昔忠懿王之子，得心痰，合此药，偶有一风犬，饲之即苏。因破犬腹视之，则其药抱大胆，故因名之。其病大发之时，只能服一丸，风定即止，焉能多服也。

九月初十日，日服甘遂丸二粒，而大便润，痰吐亦少。早起服抱胆丸一粒，共服三丸而狂定，夜间安静，且能睡卧矣。

十五日，目中不见鬼神，耳中不闻人语，痰吐亦少，早起必饮烧酒数两，且酒乃助热生痰之物，而日必饮之。况酒醉，亦能发疯动气。有此病者，酒不能戒，虽神仙无能为。仿镇心丹。

镇心丹 治癫痫惊悸，一切痰火之疾。

天南星　天竺黄　犀角尖　牛黄　真珠琥珀　雄黄　牛砂

研末蜜丸，每日午前服二十丸。

郁矾丸 治此癫疾，由七情得之，痰涎包络心窍，此药能去郁痰。

川郁金　生明矾　薄荷

研末蜜丸，每服二十丸，睡时开水下。

十月下旬，静坐太平，约有四十日，所服两种丸药已完，停服丸药，缘痰火已不上升，而时有愤愤不平之意，此心病也。且时笑、时笑者伤魄，故易怒，怒后必歌唱不休，阴郁而阳动也。愤愤者其病在心，在心者不可治，徒劳无益也。

十一月下旬，此病本起于思欲不遂，久则生热，痰随上僭，得治稍效，一不遂则复发，再不遂则再发。上工治未病，余深愧对其人也。姑仿九精丸一法，并录古贤法语二则于后。

九精丸一名九物牛黄丸　治鬼魅欲死，所见惊怖，欲走时无休止，邪气不能自绝者。越人云：治风痰诸痫，狂言妄走，精神恍惚，思虑迷乱，乍歌乍笑，静坐如痴。

牛黄土精，一云火精　龙骨水精　空青火精

雄黄地精　荆实火精　鲁青苍龙精　玄参玄武精　赤石脂朱雀精　玉屑白虎精

上九味，名九精，上通九天，下通九地。研末丸如桐子，服一丸。惜因价贵，不肯配服。

朱丹溪曰：五志之火郁而成痰，为癫狂，以人事制之。如怒伤肝者，作悲胜之，以恐解之。喜伤心者，以恐之胜，以怒解之。思伤脾者，以怒胜之，以喜解之。忧伤肺者，以喜胜之，以怒解之。恐伤肾者，以思胜之，以忧解之。惊伤胆者，以忧胜之，以恐解之。悲伤心包者，以恐胜之，以怒解之。此法惟惟贤者能之。

一妇人饥不欲食，常好怒骂，欲杀左右，恶言不辍，众医不效。戴人视之曰：此难以药。乃使二娼各涂丹粉，作伶人状，其妇大笑，次日又作角觚，又大笑。其傍常以两个能食之妇，夸其食美，病妇亦索食，而为一尝之。不数日，怒减食增，不药而差。后生一子，夫医贵有才则何以应变无穷。

余思经云：重阳者狂，重阴者癫。而所言皆家务事，十多年来，郁结于心，触动其怒，则痰火上升，蒙闭清窍，则不认亲疏矣。沈圭云：兄弟以不分家为义，不若分之，以全其义；妇人以不再嫁为节，不若嫁之，以全其节也。会心人自知，毋庸多赘。

戊子五月二十九日，眼㖞斜，舌强不语，口中流涎，神气昏迷，大便不通，已有七日，先用猪蜜导法。此中风大证，用药甚难，仿转舌膏法。

连翘　山栀　薄荷　黄芩　石菖蒲　大黄芒硝　远志

水煎，徐徐而服。

乌龟尿点舌上。

猪胆汁白蜜熬冷，做一寸长，塞入谷道。

六月初一日，大便下燥粪不少，幸而导通，能愈之兆也。

服原方。

初二日，阅方杂乱，下焦瞎追，上焦已受累不浅矣。

服原方。

柔润，息风，化痰。

天麻　钗斛　天冬　枳实　生地　竹沥
豆汁　地栗汁　梨汁　柿霜

熬膏，日服二三次。

初四日，神气或明或暗。

仍服原方。

初五日，诊左手脉软而细，右手脉洪而弦，二便通畅，中脘时闷时宽，神气乍明乍暗，口喝舌歪，口流涎，鼻孔干燥。经云：中府者多著四肢，中藏者多滞九窍。前用转舌膏，胆蜜导大便通，继以柔润息风化痰法，鼻孔潮润有涕，胸中神气渐清。年高之人，涸荣耗卫之药，似乎不可用也，膏方内加沙参、葛根，煎方无庸更改。若要日日换方，治病无此法也。

初七日，始能开口出声，合家欢喜，人闻之亦伏心。仍服原方勿怕。

初八日，能说出"我要吃"三字，已见转机。仍服原方，膏滋方加重，添清音法。

天麻　天冬　当归　黄菊花　钗斛　元参
麦冬　梨汁　黑豆皮　蔗汁　竹沥　姜汁　柿霜

熬膏，另研远志、菖蒲各三钱，秤二分，和膏化服。

十五日，神识日清，起动饮食睡卧二便皆可，能言四五句矣。细看舌根厚，边紫，满舌光红而无苔，舌伸出斜在右边，故转掉字眼难清，此乃心包络间久积之热弥漫，以致舌本不灵。此等病证，而能有转机者，恐非医药之力也。余谓和翁素性纯孝，至诚感格，孝心能回天心，信不诬矣。以后起动，必须人在左右扶之，切勿大意。仍仿柔润调和法，不离去风清热化痰皆效，古圣贤之法也。

天麻　沙参　羚羊角　当归　桑叶　菖蒲
生地　连翘　黑豆皮

水煮，两回服，夜间服膏滋。

二十日，神气清爽，能说十多句，四音兼备，大有转机，惟舌红无苔，伸出舌尖，尚未全正。服原方加山栀。

二十五日，诊两手脉渐和，惟左手稍大而弦，精神日渐健旺。但舌红犹未起苔，心经之郁热未化也。仿加味转舌膏。

连翘　山栀　黄芩　薄荷　元明粉　大黄
竹叶　防风　桔梗　石菖蒲　犀角　川芎　甘草　柿霜

研末为丸，如桐子大，秤一钱半，煎汁去渣服。

二十七日，据云：扶杖可以自行数十步，舌尖仍斜而未生苔，仍服丸药。

二十八日，大便通畅，精气神日见健旺，再能舌尖端正，红淡生苔，方佳。

停服丸药，单服膏滋。

七月初二日，清晨往诊，左寸独大，余皆平和，精神步履，较前十日，似乎稍健，舌上红光，比前亦淡。考各大家方书三十六种，论舌苔者言，舌本乃心之窍，心属火，热积于心包络之间，故火铄。加以天气酷暑，邪火相搏，舌红无苔，实此之由。现喜红淡即有生苔之象，再进滋养之剂，冀奏全功。

熟地　黄肉　山药　丹皮　泽泻　茯苓
水煎两次服。

钗斛　天麻　麦冬　菊花　沙参　天冬
枳实　白蒺藜

煮三次，取汁。

竹沥　姜汁　梨汁　蔗汁　柿霜
将前汁同煎，收膏用柿霜，日服二钱。

余虽业岐黄有年，兢兢不敢自信，诚恐用药不能对证，则贻误匪浅。近已年逾古稀，犹不敢轻出问世。因廖君孺慕之心，不减古人，不得不代一诊。且幸信任不疑，病竟能获效。此皆得天之佑，以假手于余，余何力之有焉。嗣后冷暖饥饱起动，均要留心，静养百日，精神筋力复原如旧，方可放心。

如大便一日不出恭，即服丸药一钱，不必候至第三日，不出恭而再服丸药，第二日即可服，既出恭，停止勿服。

廖兄和轩，粤东人，余之十余年友也。突

于戊子五月二十九日来寓云：老太太七旬有四，五月二十三日，忽觉项间不舒，夜半遂中风不语，延至二十九日，易医数人，服药无效。问及病情，中脘昏闷，神气不清，口眼㖞斜，口中流涎，大便不通。余思易曰：风自火出。谚云：热极生风。乃知类中风，无有不由心腹中风热两作也。仿用吐法导法及下法，转舌膏等法。至六月初七日，始能出声，神气渐清，仍用柔润息风化痰之法，加减熬膏，日日服之。至二十三日，渐能言语，至十多句，四音亦分，而其舌伸出尚斜未正，舌红无苔。是心络中热炽，无形之火，以灼有形之痰，故舌红而无苔也。观河间内火召风之论，用苦泄辛降，吐之下之。余仿其法，易以柔润甘寒，折其上腾之威，使诸窍清空，浊痰不能蒙蔽。此宗经旨，风淫于内，治以甘寒法也。但年高之人，得此大证，尤属难治。余因和翁孺慕之诚，形于颜色，知侍母至孝，孝且可格天，余敢畏其难而不任其责耶。故尽心推求病源，竭力省察病理，所用之药，似皆平淡无奇，而竟能对证暗中，定有神佑，殆亦孝感所致也。余第不负孝子之诚，敢谓药之窍能应手哉。今将脉案方药录记，并书数语，以志颠末。

丁亥正月初十日，吴吉甫观察夫人，产后有病。余追溯十年前，连生女孩，后歇十年未开怀。去年十二月初六日，复产一女，因望子情切，心中忧闷，十日内毫无病痛，至十六日下床，收拾被垫，忽然疲倦，身发寒热。以上皆刘一翁所治，延至正月初十日，始来招余。余思新产妇人有三病：血虚多汗，喜中风，故令病痉；亡血复汗，故郁冒；亡津液胃燥，故大便难。何等沉重，所以寒热发后，加之气郁痰涎，渐入包络，产后疯癫之基已兆，终日神气恍惚，刻刻怕死，合眼则诸事缠扰，时生惊恐，不能安静，大便溏，及欲二便时，亦不自知觉，饮食无味，不寐唇燥，气逆中脘，是一派心虚痰积火生所致。病延已久，恐难除也。仿麦门冬汤，以降中脘逆气。

十一日，服麦门冬汤，夜间睡颇安，惟心虚胆怯，时生疑虑。骆龙吉云：疑久生魔。余思产后，一见寒热，遂即落瘦脱形，狼狈如此，恐其痰入包络，妄言妄语，将成疯癫症矣。仿救逆汤合麦门冬汤。

十二日，乍明乍昧，精神恍惚，午后则思虑扰心，颠倒迷乱，惊怕异常，合目则神魂飞扬，梦寐中欲不哭而哭不出，病状亦难自鸣，诸亲友及名医满坐，均疑有醋心，不问病理。殊不知产后风狂癫痫惊悸，古书各立有门，以及心疾，似真似假似癫似痫，所论甚详。余与吉翁相交数十年，敢不尽心，奈一齐人傅，众楚人咻，议论不一，纵思立方，而左右摇惑者多，亦不能专心，服一人之药。余察真情，既不能深信，终属徒劳无功，将有归咎于余者，余何甘焉。此不得不推手者也。闻后来渐以假成真，虽有方药，又何敢妄陈耶。

壬辰正月初三日，吕叔梅先生来寓，邀予为方仲仁夫人诊病。细询病情，云由左腿痛起，串至右腿，随上串右手肩臂五指，肢节肿疼，筋缩如钩，渐又串及左手肩臂五指，筋缩如右，浑身骨筋挛急，势是抽搐，著床两足立紧，人亦不能分动，皮外痒而内疼，日轻夜重。经书风热胜则痛，湿热胜则肿，竟成白虎历节风，疼痛不可屈伸之证矣。经又言：寒郁其热。究其病源，素来体胖痰多，大抵虚致邪聚。而尤氏云：此证若非肝肾先虚，则虽有湿气，未必便入筋骨，况肥人多痰，痰亦湿气所化，今风寒湿三气，合而为痹，直入于关节筋骨之中，则四肢牵掣，犹如刀割，病已如此，瘫痪难免矣。视其病之形状，细揣病理，邪既深入，必须驱之外出。予若以风湿门诸通套药施之，何异人已入井，而益之以石乎。不得不用猛烈重剂，直入巢穴，希图有济，未可知也。仿仲景桂枝白芍知母汤法治之。

麻黄二钱　桂枝四钱　附子二钱　甘草二钱　白术四钱　白芍三钱　防风四钱　知母四钱　生姜四钱

初四日，昨服原方，浑身疼痛稍松，右手指亦能稍动，惟舌上白苔如雪，咽痛，口中不作干。

初五日，两手肩背指，稍能伸动，自觉浑身亦稍为轻松。

初六日，原方连服三剂，日见松动，未添别证，痰吐亦多，夜间始能安神熟睡，惟两手肩臂弯，痛不能动。此风寒深入于骨髓之中，难于外达，不得不用仲景乌头汤，以驱筋骨中凝结之风寒。若除之不去，废疾难免。如钱仲阳为宋之一代名医，自患痹证，止能移于手足，为之偏废，不能尽去，可见其为难治也。

麻黄二钱　乌头二钱　白芍四钱　黄芪五钱
知母四钱　黄柏三钱　炙草二钱

本方加桂枝三钱、白蜜四两，水三碗，同乌头煮取汁一碗，去乌头，另将药七味，水三碗，煮取汁一碗，纳蜜汁中，更煎数沸，约两碗，分三次服。

初七日，服原方，两手指肢节，肿胀渐消，浑身骨节疼，大为松动，饮食稍知味，夜间安睡，惟肩臂弯痛些，两足亦渐松动。

初八日，服原方太平。

初十日，原方连服五剂，两手肩臂指，自能上下，伸缩自如，两足能反侧，惟左腿弯痛些。

十一日，前方连服六剂，两手肩臂指节，自能伸缩，上下自如，惟两腿膝弯痛，虽能反侧，仍未能如右手大拇指中指，至夜半其筋总有些不便。至早起能自如，似乎痹痛，又窜至下部矣。

十二日，经言：白虎历节风证，诸肢节肿疼如虎咬者。载在中风门内。唐后各大家，议论中风大法有四，其四曰：风痹，类中风状，故名之也。然虽相类，实不相同，而致痹之由，曰风，曰寒，曰湿，互相杂合，非可分属。痹者，气闭塞不流通也。或痛痒，或麻痹，或手足缓弱，与痿相类。但痿因血虚火盛，肺焦而成，痹因风寒湿气侵入而成。又痹为中风之一，

但纯乎中风，则阳受之。痹兼风寒湿三气，则阴受之。所以为病便重，其患不易除也。经既言以寒气胜者为痹痛，又言，凡伤于寒者皆为热病。观古人之用药，自有一定之权衡，如仲景用附子、乌头，必用于表散药中，合桂枝、麻黄等药同用，既发表不远热之义。至攻里，必遵《内经》不远于寒。可知矣，奈何人有未过此义者。今痹证，两肩臂手指，均能伸缩，上下自如，惟右手大指中指之筋，似乎夜间总有些须不舒，下部虽能反侧，而左腿膝弯筋痛，按右手大指中指，均起病之根基也。遍查痹证，又必以舒筋为主，仿羚羊角散，以治筋，似乎有合经意。

羚羊片一钱五分　川芎一钱五分　白芍一钱
当归二钱　黄芪二钱　附子五分　防风六分　独活一钱　桃仁四分　牛膝一钱　黄柏一钱　生姜二钱　苡米五钱　煎汤代水

十三日，原方加杜仲、白术、威灵仙、桂枝等味。

十四日，查手阳明之筋，起于手大指次指之端，结于腕上，循臂，结于肘，足阳明之筋，起于中二指，结于跗。《内经》曰宗筋主束骨而利机关也。云小便时有些涩痛，是膀胱之气不化。其右手大指中二指筋挛节痛，浑身上下，痛处均松，独左腿弯筋痛不减。况病久，气分已虚，不能不先固正气，以通膀胱，是先补而后攻之法也。

潞党参一钱五分　白术三钱　木通二钱　杜仲三钱　白茯苓三钱　川续断三钱　陈皮五分　独活一钱五分　炙草五分　甜枸杞一钱　蚕沙五钱　煎汤代水

十五日，服原方。

十六日，小便通畅，惟右手三指及左腿弯之筋，入阴分则肿痛些，至阳分则松。经言：风淫末疾。痹在手足，四肢为诸阳之本，本根之地，阳气先已不用，况周身经络之末乎。拟乌头粥合谷味，先从营卫所生之地注力，俾四末之阳，希图以渐而充，方为病者福兆。

乌头研细末，生用　每用香熟晚米二合，入药末一钱，同米煮稀粥，不可太稠，下生姜汁一匙，白蜜三匙，搅匀温啜之为佳。如下部湿重，加苡米末三钱入粥，或将乌头先用水煮数十沸，去水，再用渣同米煮亦可。

十九日，原方连服三日，上下均见松动，惟右手大指中二指，皆未见大松。忆巢氏云：夫风者外司厥阴风木，与少阳相火同居，火发则风生，风生必挟木势，侮其脾土。故脾气不行，聚液成痰，流注四末，因成瘫痪。余见世人有此患者，并未见其能愈一人也。仍用仲景乌头汤，服至廿三日，已能起床行走，右手大指中二指，亦能伸屈自如。惟入阴分时，右手三指，总有点不便，早起伸缩活动矣。

二十四日，服青州白丸子二十粒。

生半夏　生南星　生白附子　生乌头

共研细末，水浸，日日换水，廿七日取起为丸，如桐子大。

二月初四日，前月二十四日服青州白丸子共十天，其为平安。近复检阅各家议论，痛痹之证，以臂痛不举，叙于半身不遂之下，谓风从上入，臂先受之。世俗谓，大指麻者，三年后定然中风，抑知风善行而数变。有热风寒风之别，风之中人，必从营卫而入，因人之脏腑虚实寒热而变证也。《内经》云：脉微而数。微者指阳之微，数者指风之炽也。所出诸脉，字字皆本阳虚而言。其人必血舍空虚，而气分热炽，风之飙来，匪伊朝夕也。经又言：不问其虚，安问其余，偏枯病阳盛阴不足者有之。历节证，阳气痹而不通者尤多。前刘李二公之论，有攻补之别。刘以人禀天赋，本无亏欠，因邪入搅乱其气而后成病，邪退则正气自安，故以攻邪为要。李以人之真气，营养百骸，周于性命，凡真气失调，少有所亏，则五邪六淫，乘间而入，正复则邪自却，故以补正为要。二公深得上古圣贤立方之奥妙，明理识证，著书各成名手，盖遵古人之规矩，对证用药，当补当攻，调治得宜，自然有效。予用攻冲之法，虽然侥幸获效，亦是二少奶奶之洪福也。现痹痛已愈，行走如常，而右手大拇指中二指之病，恐不易尽除，以后能于调养真气，销去病根，则大妙矣。余年届八旬，自问见识短浅，恐不能胜任，或再遍访高明治之，余之幸也。

光绪十八年二月濑江沈青芝记

素圃医案

(清) 郑重光 著

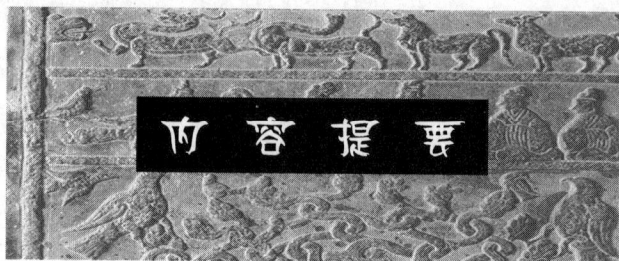

　　《素圃医案》四卷，清·郑重光著。重光字在辛，歙县人。所著有《伤寒论条辨续注》及《温疫论补注》，此书则其生平之治验也。惟医案所载，得姜桂而起者多。崇东垣、景岳，而黜河间、丹溪，补专事苦寒之偏。而伤寒治效，多在厥阴一经。自谓伤寒诸案，皆属三阴，而阙三阳者，盖三阳显明易见，诸道中治无遗病，即光所治，亦无异于诸公。特以亢乃害之证，似是而非者，令儿童辈录存，非略三阳也。然则重光虽长于温补，亦不囿温补者也。此书卷三男证门贡姓武弁破伤风一案，亦见陆定圃《冷庐医话》卷四，贡姓历诸医不效，已濒于危，而重光以加味小续命汤活之，亦可见其技之神矣。

郑素圃先生医案序

  余读郑素圃先生医案，而深叹先生仁育之功之大也。先生体验深，故见之独确，阅历久，故信而有征。具卓然之识，而能好学深思，心知其意，故其视人病，不啻见垣一方。苟非司命，无奈之何，先生莫不使之霍然而起。今年已老，不忍没其生平之苦心，全活之实效，举其尤大彰明较著者，笔为医案，斯真足以信今传后，而垂无穷。吾闻先生之于医，非偶然也。先生早年痛其尊公先生即世，自伤为人子而不知医，旋又自膺痰疾，复苦医之多不精脉，不达阳生阴长之故，苟非大相乖舛，即同胡广之中庸，味道之模棱，遂致宛转于药炉间者，凡五年。用是忧愁发愤，恣意搜讨，上自轩岐，下迄近代，不遗余力，一旦确然有以会其指归。夫五年之久，切身之火，其间四时之更迭，七情之感触，标本虚实，脏腑传变，方剂损益，无不饮食寤寐，甘苦亲尝。始悟医之互相沿习，多事虚声，而古先圣人医之源本，方之准绳，欲求神明变化于其间，固非仿佛袭取之所能得也。夫医之为书汗牛矣，穷年涉猎，而无当于治，虽多亦奚以为。今缝掖之儒，无论帖括稿本，匝地弥天，即自谓羽经翼传，著述衰然。求其接孔孟心传，千百中无有也。苟能体之身心，验之实践，则求之六经四子而有余，先生之于医，亦若是而已矣。灵经素难，先生之六经也。仲景东垣，则先生之濂洛也。本身征民，先生之道，其庶几乎。吾观医案之中，凭脉者十之八九，三指不明，误人七尺，先生之脉精矣。参之望闻者勿论，则隔帏不出一语，而能决其为幽阴之隐疾也。意得者十之一二。医者意也，先生之意神矣。则观市中之多鮁鱼，而能知其中毒；见几上之葡萄干，而能知其舌之非不可治也。如此者不能胪举，要皆他医敛手莫措，而先生迎刃奏功，则先生之医案，其可不流传以示后世哉。且医案不可与医方同日语也。先是先生之曾祖梦圃公，有墨宝斋经验方，焦弱侯太史公序而行世，闻有秘方，不惮数千里购之。虽重赀勿恤，兵燹之后，板多散佚，先生重修而广布之。然方虽良，必视乎证，苟证之疑似，介乎毫芒，则犹恐不免于泥古谈兵，按图索骥。案则详于证而方具焉，如法家之成案，供其事之始末，而判其尾，又如禅家之公案，举其语之触背，而透其宗。后之留心于此者，取而例之，而参之其通变，不尤足多乎哉。或疑先生医案中，多著他家之误，何也？曰：是先生之仁也。先生悃幅无华，非若李士材之工于排俗，而于医之误者，必备载之。世之病而死者半，医而死者亦半，徒避彰短炫长之小嫌，而使后之误者踵其误，是听人之相藉以死，先生不忍为也。且讳其人而第著其误，何伤乎？故曰仁也。或疑先生医案中偏于温补，何也？曰：非偏也。亦先生之仁也。吾闻阳道舒，阴道肃。故乾统乎坤，卦昼于一阳，所以生生不已之元也。万物体阴而用阳，二气屈阴而伸阳，圣人贱阴而贵阳。人之身，阳不尽，则不死，阴不盛，则不病，而道家谓阴尽而后仙。此其旨惟先生明之，故医案所载，得姜桂而起者为多。夫过于辛温，投以清凉即解，一失于苦寒而顿殒者，比比也。且先生非胶柱而鼓者也。故曰：亦先生之仁也。先生仁被斯人之功大矣哉。彪不敏，时有采薪，唯先生托命焉。会先生卷帙有成，一二同志，将寿诸梨枣，因踊跃以襄不朽。但愧言之少文，又无能窥见闲奥。以当年侍先君子时，时与闻导引，得诸过庭之言，今读是书，触绪而有合也，故不揣而序之如此。

时康熙丙戌夏五月小暑日同里后学许彪又米甫拜撰

医案自序

　　夫人身命之所系，阴与阳而已。阴阳和而生意遂焉，偏胜则害。汤液所以救其偏而和之也。是故药之为性，不寒则温，不升则降，不补则泄，不泻则涩。而自轩岐以来，圣神辈出，悉皆兼收并蓄，待用无遗，而曾不敢为昼一之规。使去温取寒，存补废泄者。凡欲以药性之偏，救人气血之所偏也。自朱丹溪殿于张刘李三家之后，成一家之言，而为之说，引日月之盈亏，以喻阳常有余，阴常不足，遂印定后人耳目，专事苦寒以伐真阳。呜呼，夫人身气血之所偏，而率皆阳盛而阴虚也。丹溪之治，亦无误焉。不然，真阳既亏，而复甚之，苦寒以伐之，其亦不仁甚矣。经曰：阴平阳秘，精神乃治。又曰：阴阳离决，精气乃绝。夫曰平，则不欲过盛可知；曰秘，则当宝护可知；曰离决乃绝，则阴精不独绝可知，阳气亦离决可知。然则圣言具在，司民命者，且必专事苦寒以伐真阳也耶。张介宾有言，刘朱之论不息，轩岐之泽不彰。辞虽过激，用意良深。不佞寄居芜城，凡三十年，每当临证施治，辄不敢谬执成见，而必消息详审，察气血之所偏，究病因之所极，与其情之所欲得。治既效，则录其颠末以备参考。案帙繁多，兹简其即用先圣成法，与治合丹溪，后人不尽眩惑之证，束而庋之。独摘其亢害疑似之证，汇成四卷，用示门人。会又米且硕绣天诸君，欲为捐资，付之剞劂。余曰：溯医学之源，察阴阳之理，轩岐奥典，则具在矣。各家阐发，亦有可参，胡区区乎胶固为。然以尊《内经》之旨，补专事苦寒之偏，而于以和阴阳而遂生意。则是编也，或不无小补焉，不揣固陋，用质大方，凡我同心，幸为裁正。

　　　　康熙丁亥小暑后三日新安素圃老人郑重光题于守一斋时年七十

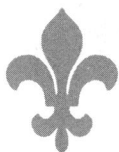

目　录

素圃医案卷一

古歙郑重光在辛甫著
同里许彪又米甫授梓
萧山谢诵穆校订

伤寒治效

魏虞成学博，壬申秋，得伤寒似疟。诸医皆以柴葛解肌、枳朴化滞，或作疟治，而寒热无定期，且无汗解。因热不退，又进大黄丸下之而不便。至十八日，招余诊视。脉来弦细而紧，三脉皆阴，舌黑而滑，干哕不休，频欲饮汤，甫下咽，即呕出，而水倍之，当胸结硬，腹亦微痛。告之曰：余治法不类诸医，恐不相信。此证已转虚寒，非温剂不效。舌黑而滑，肾水凌心，饮汤即吐，引水自救，皆属少阴。况已汗已下，而邪犹不解，反增呕哕，阴躁不眠，乃亡阳之机，常药不效。遂立方，用生附子三钱，茯苓四钱，干姜二钱，甘草五分，乃茯苓四逆汤也。令其多迎高明参议，未敢奉药，惟团弘春首允，他皆不然。至暮，乞药于余。服二剂躁定，四剂舌退黑，六剂热除，八剂呕止，能进谷汤。照此药再加半夏，八九日后，粥食渐进，而大便冷秘不通，兼服半硫丸五日，大便方通，而病解。计服温药一月，甫能离床。

又如君汪，庚申年在瓜镇，时九月杪，得伤寒。初幼科医治，先发表，即大汗如水，继和解而热不退，益增烦躁，再投白虎凉膈，即神昏默睡，唤亦不醒，摇之惟开目而已。病至十九日，自郡迎余至瓜镇。切其脉洪大无伦，重取则散，身重蜷卧。余曰：此因误治，寒入少阴矣。初必夹阴伤寒，宜用温经，误投表药，致魄汗淋漓，阳因汗越，益增烦躁，再服苦寒，

阳气愈消，致耳聋昏睡。此少阴，非少阳也。脉反散大，乃真阳欲脱之机，特进投附子理中汤二剂。服后脉稍敛，欲小便，及就桶，小便已，即寒战口张欲脱。再以理中汤重加人参，连进二剂，方阳回苏醒。次日回郡，留理中汤方药调治，半月始瘥。

赵宅寡居蒋氏，年四十外，五月得时疫伤寒。初医未辨时疫，概作伤寒正治，发表有汗而热不退，再用清热，即干呕吐蛔。七日后延余往治，脉弦数而无力。余曰：此时疫证，乃邪自里发于表，非若伤寒自表而传于里也。初因误汗，徒伤正气，清热必定寒中，以致干呕吐蛔，急宜温中安蛔，免邪入里。即以小柴胡汤加炮姜，去黄芩，四剂呕止蛔安。而经水适至，夜则谵语，即前方加当归、赤芍、红花，作热入血室施治。至十一日，乃大战汗出而解，已身凉脉静，一日一夜矣，忽复烦躁，面赤戴阳，渴欲冷饮，赤身跣足，或歌或哭，谵妄如狂。他医有谓汗后余热未尽，当用竹叶石膏者，有谓汗虽出而里未通，宜用承气者，又有谓余先误用炮姜药贻患者，议论杂出。余答曰：皆不然，初因邪未出表而误汗，以伤阳气，致中寒干呕吐蛔，又值行经而伤阴血，气血两虚，故出战汗。幸战而有汗，邪方外解，若战而无汗，正属不治。今身不热而脉反大，乃真阳外越，不急用参附，必再战而脱。余主用四逆汤加人参，煎成而不敢服。瞬息间，病人索被恶寒，方信余言。即以前四逆汤乘冷灌之，面赤

渐淡，就枕略睡片刻。醒则又躁，即急煎如前大剂，亦用冷饮。方熟寐一时，及醒，问前事全然不知，反倦卧于床，不能昂首矣。用参术炮姜，一月方瘥。

吕惟斗翁令眷，住居仪真，癸亥正月初旬，余自真州发郡，路遇令婿黄苍润兄价，执帖相招。至诊其脉，细数近疾，重取全无，舌卷焦黑，齿垢枯黄，卧床去被，露胸取凉。问其病源，初二日开窗梳头受寒，前医用麻黄汤发汗，汗出后即烦躁，因而又用石膏白虎汤，遂致如此。口索冷水，复不能咽，而房内又设火三炉。余曰病人如此怕热，何须置火？家人答以主母平素畏寒，日常所设。余曰：若此乃阴极似阳，亡阳脱证。辞不治。其时朱性生翁在座，力嘱用药，勉以四逆加猪胆汁汤主之。生附子三钱，干姜二钱，人参三钱，甘草一钱，人尿、猪胆汁各五匙，煎成灌下一半，而人即昏沉不能咽。约一时许回苏，已离魂至江口，醒云扬州医生药好，复索余药。服后熟寐，次日回阳，齿舌润滑，如常畏寒矣。继用理中生脉汤十数剂而愈。

续溪堪舆方于长，年将六旬，自徽初到维扬，为方宅卜地。时癸亥初冬，彼不知江北较冷，多啖海珍，盖覆单薄，夜受寒冷，因之头痛发热。忍隐不药，而饮食又未节，迨传至阴经，干呕胸胀，舌黑干卷，脉细如丝，方求医治。因其脉证，诸医金云不治，宜迁别寓。而卜地主人，不忍使迁，最后招余以定去留。余诊脉望形，答以不死。其语音清响，身轻自能起卧，无烦躁下利厥逆等证，病脉似少阴，而实太阴也。因肥甘在胃，冷结不通，食压太阴，致脉不出，中宫壅滞，津液不能上输，致舌干齿燥。用四逆汤加人参，作太阴霍乱治法。干姜三钱，附子二钱，人参、甘草各一钱，陈皮二钱。服至六日，腹中肠鸣，冷食熔化，大便畅解二次，脉出舌润。次日黑苔转黄，胸宽思食矣。此证内实似虚，冷证似热，若不以形证相参，几至不救。要之，阳气未伤，身轻不厥，

为可治也。

附误治案，全椒胡子任寓王东木兄宅，二月上旬，舟中受寒，即中阴经。王兄知医，自以桂枝姜附治之。暂减，因无发热头痛，病者漫不为意，饮食不节，酒肉无忌，致邪不解。如此半月，坐食时忽不能起立，遂困卧于床，渐变神昏谬妄，舌黑而干。迎医治疗，不识寒邪入里，食满胃中，误以舌干谬妄，认为前服热药所致。因身有红影，遂作斑狂。初用生地黄、玄参、麦冬、石膏、升麻、黄连，不效。益加犀角、大黄，如斯三日，大便不动，而病愈笃。前医自逊不辨何证，易余诊视。脉则一息二至，似雀啄之象，证则舌干而黑，身痛不能转侧，口不能言，余辞不治。因告之曰：此水极似火，《内经》亢则害之证也。今舌干不渴，阴也。脉只二至，阴也。谬妄声低，乃为郑声，阴也。身重痛，不能转侧，阴也。夜则谵妄，日则但寐，阴也。身有疹影，乃寒极于内，逼阳于外，阴斑也。具此六阴，其舌干黑者，乃寒极于下，逼阳于上，假热也。因一假热而弃六阴，悖谬殆甚。王兄力嘱，勉用附子人参茯苓四逆汤，五日脉起三至，身轻能言，稍有生机，至六日真阳欲绝，夜汗三身，遂肉瞤筋惕，脉脱亡阳，乃苦寒结阴，大便冷秘，竟成藏结，药难下膈，又延六日而殒。前方于长舌干齿燥，用四逆汤而愈。以此证之，诚误治也。存为舌鉴。

余青岩广文令眷，年近三十，夏初得时疫伤寒，初起不恶寒，但发热身痛目赤。用败毒散，二日微汗，而热不退。延至六七日，身发稠密赤斑，狂乱谵语，声变北音，发则不识人，似属阳明热证，但脉细如丝而弦紧，口虽干而不渴。有议用凉膈化斑者，余以脉为主，作时疫阴斑亡阳危证，幸程至飞团弘春，定议金同。主以真武理中合剂，重用参附者五日，阳回斑散，始克有生。此余致恭同道冢媳，因自如医，故弗疑而治效也。

吴李履兄，庚午七月间得伤寒，初不知其

病状，至半月后始延余治。诊其脉弦而紧，哕声越邻，舌苔灰黑，胸发紫斑，结硬而痛，脐旁动气，大便利水。询其何以至此，答云：初医说是伤寒，不效。又医说中暑，进香薷饮二剂，遂变至此，仍欲用化斑汤，未敢煎也。余曰：此阴斑也。因冷极于内，逼其阳于外，法在不治。幸神气未昏，手足未厥，初剂用四逆汤加茯苓、半夏、吴萸，温里以治哕，次日加人参以培阳。六剂斑散利止，惟呕哕胸结不开，仍用前剂，不加增减，半月后胸开痛止。方用白术理中，计用参斤许，附子斤许，两月方起床。贻害至今，遇病必须姜附。

又令媳汪宅，未出阁闺女，甲申春月，感寒喉痛。浙医称火，遂恣食水果，饮冷伤肺，致增咳嗽。因不温散，咳甚则吐血。又易一医，竟认阴虚，用生地黄、二冬、二母、元参等药，更加生藕汁半钟，令其冷服。服后即呕吐不止，气塞喉中，急以咳嗽吐血，求治于余。及诊其脉，沉弦而紧，搏手甚紧。余曰：岂愚我乎！此脉乃沉寒痼冷，未经温散，直入于里，其证必恶寒身痛，胸中阻塞，呕逆喉痛。问之果然，诸证皆备。余曰：此当表里双温，逼寒外解。遂用桂枝、细辛、赤芍、附子、干姜、吴萸、半夏、桔梗、甘草，二剂喉不痛，亦不呕矣。如斯六日，寒邪出表，发寒战，微热微汗，邪从外解，胸塞咳嗽皆减，能食米汤矣。彼畏热药，遂中止。旬日后，因前汗未周，遍身疼转为痛痹，仍以前方去吴萸、桔梗，加当归、木通，服七八日，痛减未瘥，又畏热药而止。半月后余寒内搏，腹肋大痛，呻吟不绝，盖因吐血时值行经，服藕汁冷药，经因冷阻，故当经期，遂致大痛，复用前方加肉桂、五灵脂，去细辛、木通，六七日瘀血下而痛旋减。又畏热药中止，留痛经余证，至今未除。

方安止郡丞，素虚寒，脉本细小。丙子年初冬，因酒后盖覆不周，感寒呕吐。次日即发热恶寒，身痛脉浮，犹有表证，作太阴病治法，用桂枝、苍术、炮姜、二陈等药，温里解肌，

得汗表解，旋入少阴，脉细如丝，舌黑下利，尿如煤水。因病重，又请一医参治，见舌黑而滑，作肾虚，用八味地黄汤加人参，甫一剂，即呕吐，半夜而增呃逆。因吐汗多，遂致亡阳，筋惕肉瞤，大便频下，神昏蜷卧，急以真武汤换干姜，每剂人参五钱，附子三钱，日服三剂，如此十日，未少间断，方得神清利止。幸天生胃气，能进粥食，计用人参三斤，姜附二斤，医治两月，方获痊可。

又令郎年十五岁，因夏月贪凉食冷，致仲秋发热腹痛。初幼科医治，十日不效，令余接医。诊脉弦紧，仍以童稚治法，用温中化滞，苍朴、桂枝、炮姜，又四五日，亦不效。以手按其痛处，则在脐旁季肋之下，此少阴部络，且年已十五，不可作童子医矣。已经汗而热不退，每日大便而痛不减，渐增烦躁，此内真寒而外假寒，少阴病也。用茯苓四逆汤，暗投附子，恐病家之疑畏也。初煎服下，即热退，再煎挤渣服，即安卧。次日直告明用附子，照前药遵原方，加人参一钱。如此七日，热退痛除，即转咳嗽，前之季肋痛处，变为不能著席而卧。盖前痛乃外寒客于少阴，今之咳嗽，则因病而内虚寒。改用八味地黄汤加人参，十数剂咳止，方能侧卧。病后唾水，仍以八味地黄丸，两倍桂附，水叠为丸，服年余，乃唾止。

江豫臣兄，戊辰夏病，初属周医治疗，五日后相招，脉则弦涩，身无大热，惟胸中饱胀，呕哕不息，前医用柴平汤不效。一医用枳实理中，亦不效。余详辨之，病似太阴，而多身热，又不下利，面目皆黄，又似阳明，而尿不赤，脉不长，口不渴，盖弦脉属肝，涩主血，病夜则独语，胸腹皆痛，岂蓄血证乎。未敢遽投桃仁承气，先作厥阴蓄血，以桂枝、赤芍、炮姜、半夏、陈皮、甘草，日投三剂，胸中遂宽。至第三日，竟属厥阴，少腹急痛，不及登桶，便下紫黑血块半盆，随昏晕大汗，尊堂慌迫，以人参两许，煎汤灌下。余急往诊，脉则散大，此气随血脱也。频以人参汤进之，方汗敛人清。

立候前治周医，告之曰：伤寒蓄血已下，略去伤寒二字，惟有固气一法。周医首允，复同验舌，舌则全黑，议用人参五钱，白术三钱，附子、炮姜各二钱，甘草一钱。不易方者半月，舌黑全退，饮食大进，幸血下之后，不复再便。议去附子者三日，舌复全黑，加入附子旋退。计服参附药匝月方瘳。

黄庶常翁令政，年近四十，于五月初旬，惟熟睡不醒，呼醒又睡，胸背胀痛，呕吐不能食，不知何病，招余诊视。脉沉细紧滑，恶寒足冷，以前病论之，此少阴中寒而兼痰饮也。经曰：少阴病但欲寐。此证是已。诸阳受气于胸中，转行于背。今胸背胀者，寒痰冷气，上参于阳部。幸未厥逆，急以四逆汤加半夏、茯苓，日投三剂。计用附子七钱五分，服至七日，即霍然起矣。

黄迪人兄令眷，为方星垣兄之令爱也。夏月畏热贪凉，过餐生冷，八月初，患午后发热，腰疼腹痛，大便频泻，咳嗽带血。先医数位，皆主阴虚。病经半月，招余一诊，主以肺寒咳嗽，而用桂枝、炮姜，与诸医药不合，置而不用。逾半月病剧，又增呕哕喉痛，烦躁不寐，方宅令其复请。其脉弦紧，前病属厥阴，今病将入少阴矣。而病家素畏热药，病已至此，亦难顾忌。以桂枝、细辛、附子、干姜、赤芍、半夏、吴萸、木通、桔梗、甘草、姜枣为引，表里兼温。服至六七日，喉全不痛，得卧躁宁，泻亦大减。少阴病衰，仍归厥阴，现寒热混淆之证，尚咳嗽而不吐血，或小便不通，而痛不可解。服厥阴之乌梅丸则通。或两乳肿痛欲裂，以当归四逆汤加柴胡，而乳消。如此上下游走而痛者，又半月，皆以当归四逆汤加附子、干姜、茯苓、半夏，兼用乌梅丸，以治诸错杂之邪。盖始病皆未以伤寒治之，致寒邪伏于厥阴，不能外解。计服桂枝、姜附药四十日，里气方温，发出周身大疮，如豆磊磊然，痛楚不堪。计又半月，邪渐解而疮渐愈。医治两月，方能举筋而食。盖厥阴主血，经云：厥阴病不解，

必发痈脓者。此证是也。

吴象采太学令堂，年近五十，春间得伤寒，初不知病状，经历四医，至四十日，始迎余治。诊得脉沉而紧，按之甚坚，全无和柔胃气，呕吐发呃，胸结如石，舌黑而滑，渴欲冷饮，而滴水不能纳。询其治法，初则发表，继则解肌，皆不效。后浙医包治，先用黄连、枳实，后用大黄、芒硝，惟下粪水，反逆上而结于胸。幸不烦躁下利厥冷，犹为可治。以生附子、生干姜、半夏、茯苓、吴萸，大剂与之，始能下咽，亦不觉辛辣。如此五日，胸前稍软，而下痛于腹矣。余曰：此病必原胃冷，误投凉药。若阳病结胸，岂堪此大辛大热。所以黄连、大黄，闪烁至坚冰，今得温剂，冰化为水，将必洞泄，勿谓热药致泻，乃前黄连、大黄未动也。倘利泻不止，仍属死证。至七日，果大泻不禁，其家以余先言，竟备终事。急用人参二钱，合理中汤一剂，入腹片时即止矣。续以理中汤调理一月而瘳。原籍山西，胃气本厚，病饿四十日，误治不伤，而人参一剂即应，所谓有胃气则生，此证足征矣。

叶奉宇媳丁氏，孕三月，恶寒呕吐，腹痛下利。前医作霍乱治，至第三日腹痛而厥者，三次，回苏则喉无音而竟哑。前医辞不治，其母迎余诊。其脉尺寸皆伏，惟寸口尚应指。余曰：此少阴寒证，肾脉循喉咙，散舌本。经云：肾气厥，不至舌。今寒极于下，阳气不升，致喉无音，惟救病人，不能顾胎矣。病家唯唯，遂以四逆汤加桔梗，大剂灌下，片刻音出，再剂痛止，手足回温，脉亦渐出，第五日果胎堕，而产母无恙。若徘徊瞻顾，产母不救，而胎何能独存乎。

许蔚南兄令眷，暑月因食瓜果，得夹阴伤寒，至第七日，迎余往真州，时当酷暑，诊其脉，数大无伦，重取无力，乃虚阳伏阴之脉。烦躁席地而卧者五日矣，身发赤斑，目赤畏亮，口渴频欲冷饮，复不能饮。前医不识夹阴，误为中暑，投以香薷，以致阴极似阳。余因其怀

孕六月，姜附未敢即投，初用温中平剂，又属女病，不能亲视病容唇舌，脉大而虚，亦似暑证。恐热药伤胎，先以井底泥敷脐，以试其里之寒热，便投温剂，甫以泥沾腹皮，即叫冰冷入腹而痛。急令拭去，余曰：此真病状也。遂用茯苓四逆汤，茯苓三钱，附子二钱，干姜、人参各一钱五分，甘草五分，令煎成冷饮。余方撮药，病家惊畏而哭，谓人参、附子尽剂也。倘不效，奈何？有孕在怀，即药效，胎将奈何？余曰：经云：有故无殒，有病则病受，不伤胎也。正在迟疑，吴中璧兄曰：此吾女也，年少可再孕。接药加参，煎成立令服下。五日未寐之病人，得药便睡，醒则登床。再剂斑消热退，熟寐半夜。次日余辞曰：药效矣，病未除也，尚须药六日，倘畏热，予告去矣。病家云：药虽效，而附子、干姜，必致堕胎，汝去谁为先生任过耶？因留七日，每日人参五钱，附子四钱，干姜、白术三钱，甘草一钱，服六日，胎不堕。而病回后，足月产一女，今成育。

吴云翼兄秋杪赴席，夜归已寐，半夜后寒战，呕吐汗多，次日微发热。他医作阳证伤寒，用汗法，汗后热愈甚，反增身痛腹疼。三日后就诊，脉细紧，身无大热，因思酒后已寐而病作，寒战不热，呕吐汗出，此病从中发，寒邪在里，不在表也。因药汗出，而身反疼，岂非误汗乎？初以桂枝理中汤解肌温里，二日不效。至夜即转少阴，而现亡阳烦躁，狂呼抚几而立，不能卧床，少腹急痛，肉瞤筋惕，两足厥冷。急用四逆汤加人参三钱，夜投三剂，至四鼓方躁定，登床得寐。次日，夫妇悲泣畏死。余慰曰：昨夜应死，今日不死矣。改用真武汤加人参二钱，六日后方能坐于床。后用理中汤加减调治，半月乃愈。治病须意会表里阴阳，此寒霍乱，初治即当用理中汤者。

吴骏声大行令政，因经行半月不止腹痛相召。至诊其脉，则弦紧也。予曰：此非血虚之脉，必因经血虚而寒袭之也，其证必头痛身疼，发热呕逆。询之果然，初以桂枝、细辛、当归、赤芍、炮姜、二陈之剂。不应，邪因药发，渐增寒热头痛，胸膈胀满，呕哕不食，脉犹弦紧，全见厥阴经病。用当归四逆汤，加干姜、附子、半夏，表里双温，续续微汗，表解。因经行既久，血海空虚，邪乘虚而入血室，夜则妄见谵言，寒热混淆，胸中热痛，口干作渴，小便涩疼。煎剂用当归、赤芍、桂枝、木通、吴萸、附子、干姜、人参、甘草，兼服乌梅丸三十粒，以治烦热便痛错杂之邪，随病机之寒热而圆活治之。两月后，经水再至，方脱然而愈。

吴隐南主政尊堂，因大劳后得时疫，初病但发热身痛，胸胀作呕，脉弦数。外无表证，此邪从内发，所谓混合三焦，难分经络者也。用芎苏饮疏解之，至第三日，两颐连颈肿痛，此邪由太少二阳而出，正合败毒散证。服二剂，邪不外解，次日，反内陷而入少阴，变为胸胀呕哕，烦躁不寐。因病增剧，日请数医，皆用柴胡、苍朴、半夏、青陈皮、枳壳。余虽日到，而诊视者五人，药剂杂投，余不能肩任。至第九日，脉变细疾，烦躁卜利，干呕胸满，令汗自出，遂直告隐南曰：病危矣。不知连日所服何药，已传少阴，将致亡阳，若不急救，明日即不可治。遂立方立论，用茯苓四逆汤，茯苓三钱，附子二钱，干姜钱半，人参八分，甘草三分，留药为备卷，以俟众议。其日历医八位，皆曰不可服。延至二鼓，病人不躁，忽变为笑矣。隐南和笑为恶证，勉煎服半剂，即安睡。至四鼓醒，索余药尽剂服之，又熟睡。至天明，再请不准服四逆之医，又云当服矣，但造议宜减附加参。病家崇信，减附一半，加参一倍。甫下咽，即烦躁干呕，急复相招，竟去人参而加附子，随即相安。盖寒邪在少阴，重在附子，其加人参，不过助正气耳。终竟去人参，以俟邪尽，六日后，方用人参理中汤加半夏，弥月乃安。病九日而传变三经，医不明经，何能治病。

黄兰孕翁令政，年五十外，壬午隆冬，病伤寒，初不知何经受病。至第八日请治，脉则细紧而弦，呕哕痰涎，神昏但寐，腹痛下利，足冷舌灰，时发谵语。先治之医，犹用苍朴柴苓汤，作协热下利治，指谵语为实热。余曰：病经八日，正阳尽入阴之时，已经发汗消导，而神昏下利，将至亡阳。急用四逆汤以救其逆，安敢再肆疏削乎，撮附子、干姜、茯苓、半夏、甘草一剂而别。前医阻挠不决，置药不煎。至夜病剧，卜之灶神，神允余药，方敢煎服。服之即得寐，醒后神清。次日再招，相信委治，诊脉稍和，即以前药加人参一钱，日服二剂。至五日，哕利方止，继用附子理中汤，半月始愈。

吴景何翁素有痰饮吐证，每发不能纳药，例以吐尽自止，即医用药，亦置不煎。其年秋凉，夜饮受寒，归家呕吐，继即发寒热，相招诊视。余曰：非夙疾，乃新感寒也。但本体虚冷，不同常人。治法用调中汤，桂枝、白芷、苍术、干姜、半夏、陈皮、甘草等药，温经散寒，虽日相招，竟不服药。延至五日，余激曰：今日再不服药，寒不外解，内搏于里，必下利不止矣。犹然不信。迨至初更，腹大痛，遂下痢脓血，方以余言不谬，连夜再招，急请治痢。余曰：非痢疾，乃寒邪，五日不外解，传入厥阴肝经，肝藏血，寒搏血而下痢，若以痢疾治，则误甚矣。因其身热未退，邪犹在半表，未全入里，以桂枝、细辛、生姜，解在表之邪；以干姜、附子、吴萸，温里之冷；以当归、赤芍、红枣，和厥阴之血。日投三剂，至第三日壮热半日，得通身大汗，随即热退而痢止。若误作痢治，身热而痢，岂不殆哉。

吴佩六兄由歙暑月到扬，路受风邪，脉浮弦滑，头疼身痛，寒热而呕。初一医用桂枝、细辛、干姜、附子作厥阴治，失之过重。继余往诊，作风暑夹食，以柴葛平胃投之，因而大汗。殊不知风暑之汗，不足畏也。浙医曰：汗多亡阳，误治之矣。急用人参、黄芪敛汗，劝其进食，六七日邪不解，日晡寒热。又作疟治，用人参、何首乌截疟，复增泄泻矣。此景何翁

之堂弟也。复招余治，云系代彼里中觅地，家中妻子多人，倘不治，关击匪轻，切嘱甚力。余曰：此阳明病，须断饮食，方敢经手。病家唯唯。复用十日前柴葛平胃等药，因服首乌而作泻，加入炮姜，寒热渐轻。五日后积滞频下，七八日霍然而起。病者笑曰：省用人参银数两矣。

君荣族叔，居镇江，年三十外，夏月患伤寒，初不知何证。服京口医家药，发汗过多，即小便难出。又用五苓散，服下旋通旋闭，点滴难出，少腹胀满，头汗时出，迎余渡江。脉虚大而迟，坐不能卧，气微促，不小便者三日矣。余曰：此误汗亡阳，非大剂人参不能救。时京口老医黄石仓适至，余与彼两议相同，遂用人参一两，茯苓三钱，附子一钱。服下合目片时，略有尿意，又进一剂微滴，夜又一剂，五更则频频而出，遂不禁矣。次日再以理中汤加茯苓、益智仁调治半月而康。后七年，中暑而病，尿又不通，力薄不能市参，终至不救。盖此人纵欲，肾气大虚，每病必撄此患。

瓜镇侯公遴，深秋伤寒，始自以为疟，饮食如常，寒热渐甚。至七日方迎至，则阳明证矣。服药五日，渐变神昏谵语，胸腹满痛，舌干不饮水，小便清长，转为蓄血证。遂用桃仁承气汤，下黑血碗许，即热退神清。次日忽小便不通，犹有点滴可出，用五苓不效，乃太阳药也。病者素清癯，年近六十，脉细而涩，此蓄血暴下，阴气必虚。经曰：无阴则阳无以化。原病阳明蓄血，仍用阳明之猪苓汤，汤用阿胶，是滋阴血者也。以本方猪苓、茯苓、泽泻、滑石、阿胶，而加桂枝、芍药，以和营血，甫一剂，小便如涌泉矣。

方伦远兄族弟，年未二十，自歙到扬，秋杪伤寒，先为扬城某医所治，至八日迎余。诊得脉弦而细，身微热，足冷呕逆，胸满咳嗽喉痛，而吐血水，腹痛下利，阴茎内痛而尿血，夜则谵语。此证阴阳错杂，寒热混淆，乃厥阴经病也。检前医之药，乃柴苓汤也，辞不治。

病人泣曰：我孤子也，家有老母，乞怜而救之。予曰：此厥阴经病，宜表里兼温，使邪外解，前医不识邪气内搏，故呕哕下利，厥阴主血，邪搏血，故上下皆出，用药与前医天渊，必须桂附，如不效，必归怨于热药矣。伦远答以大数决不归怨。遂用桂枝、细辛、当归、赤芍、干姜、附子、木通、桔梗、甘草，姜枣为引，解肌温里，以治身热喉痛，腹疼下利，外用乌梅丸以治呕哕吐血尿血，而祛寒热混淆之邪。余以一念矜怜，遂忘旁议，不意竟以汤丸二药，坚治半月而获痊。病起方初冬，而病者日已围炉烘足，设以吐血尿血为热证，岂不殆哉。

汪方伯潘姓纪纲，寒夜随赴席，食席余冷物，五鼓回家，即腹痛作泻，次日早辰，则喉音顿哑，外无他证，手足不冷，但脉沉细耳。《灵枢经》曰：寒中少阴，卒然而哑，因腹痛泻利后随哑，脉又沉细，全属少阴无疑矣。初用麻黄附子细辛汤一剂，则有喘汗之意，其身不热，寒不在表，而全入于里。易用四逆汤加桔梗，服二日，脉方略起，计每日用附子七钱五分。至第四日，犹喘厥片时，醒得微汗，其音始出。黄成九兄未出室之女，壬戌冬杪，小便后卒然而哑，予作少阴中寒，用麻黄附子细辛汤，其时某医畏热不用，后七八日竟至不救。

附记

方纯石兄，五月初，两颐肿痛，先为疡科所医，外敷内服，不知何药，至八日见招，肿势将陷，寒热交作。余曰：此时行之虾蟆瘟也。用荆防败毒散二剂，表热随退，肿消大半。不虞少阳之邪，直入厥阴，脉变沉弦，喉痛厥冷，呕吐胸胀。改用当归四逆汤，加附子、干姜、吴萸。坚服三四日，得微汗，喉不痛而呕止，脉起足温尚有微肿。病家以为愈矣，次日往看，肿处尽消，但笑不休，问其所笑何事。答曰：我亦不知，脉复沉细，舌有灰苔，已笑半日矣。追思初病，必服凉药，所以少阳传入厥阴，厥阴不解，又传入少阴，少阴寒水，上逼心火，心为水逼，发声为笑。不早治之，将亡阳谵语，

不可治矣。幸孙叶两医，以予言不谬，遂用大剂四逆汤，加人参三钱。服后片时，略睡须臾醒，即笑止，一昼夜共服三剂。次日肿处复起，仍用当归四逆汤，加附子、干姜，三四日肿处回阳发痒起皮而解。其时有不解事者，谓予多用姜附而致狂。医难用药，有如此夫。

又令眷隔十数日，两颐亦肿而不痛，若属少阳，则脉当弦数身热。今脉弦细，身不热，亦属厥阴。始终以当归四逆汤加附子、干姜治之。服至半月，方从外解，发热脉浮，身发瘾疹，作痒而愈。彼因未服凉药，故不致内陷呕吐逆冷，而传少阴发笑也。时行虾蟆瘟一证，稽之前贤治法，皆主少阳，而用辛凉，并无传经之说。然虞天民《医学正传》，谓喉痹证不可遽投凉剂，恐上热未除，中寒复生，变为发喘不休，将不可治，又陈若虚《外科正宗》亦云：饥年毋攻时毒。夫饥年指正气虚也。即此二说，则前贤之发明久矣。

邵子易兄，四月间自江右回扬，素有中寒痰证，数日腹中微痛，渐次痛甚。先医者已用炮姜、附子、苍朴温消，继用六君子加香砂，作太阴寒治，而痛益甚。迎余往诊，其脉沉细而紧，汗出沾衣，面赤腹痛，腹形胀大，干呕欲吐，小便频数，大便下利，少阴证全。此因前之苍朴耗气，继用白术闭气，是以不效也。但久痛伤气，须急扶阳，不宜疏气。以附子、干姜为君，肉桂、人参为臣，吴萸、甘草为佐。用生附子三钱，人参、干姜二钱，肉桂、吴萸、甘草一钱，日三剂。三日后减一剂，又三日痛止而愈。

瓜镇赵姓，伤寒半月余，前医发表攻里俱备。已经两下，心下痞硬，肠鸣下利，干呕心烦，形容瘦削，六脉沉细，前医辞治。其母求救，予曰：胸痞硬而不痛，非结胸也。因两下伤胃而气逆，故痞硬，惟温中泻实一法可施，以甘草泻心汤主之。用黄连、干姜、甘草、半夏、大枣，二剂知，六剂即效。盖前治之不如法，所以易效也。

方诞初孝廉，盛暑患咳嗽吐血，午后发热，腹痛作泻，病四五日，自以为虚损，觅广三七治吐血，招余参治。诊得脉弦细而紧，舌紫苔白，两足冰冷，咳嗽血涩。余曰：此厥阴伤寒，非虚也，乃恣食生冷，畏热贪凉，寒中肝经。肝主血，此厥气上逆而吐血涩。形寒饮冷则伤肺，肺寒则咳。冷饮注于下焦，则腹痛下利。拟用桂枝、细辛、赤芍、附子、干姜、吴萸、半夏、茯苓、甘草。呈方令尊翁，未敢用药，因药太辛热，不合病状故也。幸其令岳主持，方敢投剂。服至三日，则得汗而热退。再四剂咳泻亦宁，而阴茎内痛。兼服乌梅丸煎剂，减去吴萸，加当归、木通，合当归四逆汤，又两日，小便旋通，七日后步行于途矣。

仙柯族侄，秋杪内伤生冷，外感寒邪，形盛气虚，中宫素冷，即腹痛作泻，呕吐发热，里证多而表热微。余初作太阴治，用苍术、炮姜、桂枝、二陈、香砂之剂。畏余药热，易医用柴苓汤，至十，寒邪直入少阴，渐变神昏不语，默默但寐，肠鸣下利，足冷自汗，筋惕肉瞤。复召治疗，病势已危，主用真武汤加人参、干姜，回阳固脱。众医议论不合，惟秦邮孙医，以予不谬。令祖晓斋先生主持，坚托余医。遂以真武汤本方，加人参三钱，干姜二钱，附子三钱，日投三剂，汗泻稍宁。其时令岳母曰：药则效矣，奈热不退何？余曰：此证以身热为可治，若不热则厥冷下利不止矣，故余留热医也。照上药服至三十剂，历一旬始省人事，筋惕下利方止。询其前事，全然不知，后服理中汤匝月方起。盖少阴病以阳为主，热乃可治也。

吴非昨表侄，初夏喉痛，疡医不辨寒热，用黄连四剂，喉痛止而变呕吐，胁肋大痛，三四日不进米饮矣。令尊若翊兄，急迫商之于余。诊其脉弦细而紧，此厥阴吐逆，外科谓之过关喉痹，因误用苦寒直折，痹下结于胃口矣。先用乌梅丸三十粒，以开其寒热格拒之邪。日进三服，至夜吐止而能纳食矣。即转腹痛，手不可按，此上焦之寒，下注于中焦。急用四逆汤加桂苓、人参，日进四剂，服附子一两。如此六七日，腹大痛方止，尚微痛作泻。后乃若翊兄自行调治而愈。

乔揆文兄令眷，年近四十，夏月畏热喜凉，以水渍巾披身，瓜果无忌。初胃中胀痛，手足酸麻，作呕欲吐。余初诊脉细紧无力，言系中寒停冷之病。因脉细紧，用六君子汤加桂枝、干姜，旁议盛暑安得用此热剂，易医服药。闻用苍朴、二陈消导之药，治经九日，病剧复招。则寒直入少阴，干呕烦躁，脉紧近疾，腰痛似折，常以滚水渍巾熨之，冷则又易，气塞喉中，水饮不纳，甲紫舌黑，骨寒而痛，病势危笃。余曰：阴极似阳，阴阳格拒，若能纳药，方可治疗。先以半硫丸一钱，开其格拒之寒，服下不吐。继以生附子、生干姜各三钱，半夏、茯苓二钱，吴萸一钱，频频灌下，方呕止躁定。遂换熟附减药，如斯九日，诸证皆退。遂改用理中汤加人参一钱，温补五日，忽然呕吐血水。病家虽不言，而意谓前之姜附贻害也。余曰：始病太阴中寒，脉既无力，则宜温胃，误用消克，以致伤阳，阳消阴盛，致传少阴，少阴得温，转属厥阴，此由重致轻也。但厥阴寒热错杂，忽阴忽阳，缠绵时日耳。旁议疑信相半，遂多延众医。有医竟认阴虚而用地黄者，有医见余用桂枝、吴萸，遂收箱不用药而去者。惟孙其犹亦主厥阴，用当归四逆加附子、吴萸。于是病家不为他医所惑，余得尽心治之，皆以当归四逆汤。用桂枝、当归、赤芍、半夏、茯苓、吴萸、木通、甘草，姜枣为引，兼以乌梅丸治其假热。如此半月，渐次呕止，而血亦不吐矣。病愈多劳，遂脉转数，内热咳嗽而吐血，左胁不能卧，竟有阴虚咳嗽之机。盖厥阴风木，内藏相火。乙癸同源，暂用六味地黄汤，以滋化源，且服辛热药一月有余，阴气不无受伤，不得不权机应变。服半月，热退嗽止，脉亦不数。虚热方退，而中寒复生，且值秋杪，霍乱吐泻大作，胸腹胀满，脉来细紧，温剂难投，惟平调胃气，以俟其胜复，半月方平。再以参、术、归、芍、橘红、茯苓、丹皮、石斛，平补半月，气血稍充，余邪外解，周身发出瘾疹，作痒起皮。盖夏月水巾之寒邪，化热出表也。从前各证，至此方除，计治五阅月，足征厥阴病寒热混淆不一，邪气出入不常。若非病家信任之专，或从证，或从脉，随病变迁，圆机施治，岂能获痊乎。

王汝振仆妇，年近三十，冬杪患头痛，以无发热恶寒表证，前医遂以火治之。至三日，痛益甚，头疼如裂，小便频出无度。予诊之，六脉弦紧而细，面赤如妆，此厥阴头痛也。三阴惟厥阴有头痛，以厥阴之络，络于巅顶也。检前方乃石膏、栀子，误用苦寒，致寒极于下，逼阳于上，面赤戴阳，头痛如破。且妇人厥阴之络，内络廷孔。廷孔者，溺孔之端也。寒客内络，故小便频数矣。幸未厥冷下利，邪犹在经，用桂枝、赤芍、细辛、生姜，以解经邪，用附子、干姜、吴萸、半夏，以温里冷，日服三剂。先出冷汗，后出热汗，头痛便频随止。此藜藿之人，里气不虚，故邪易解也。

吴南皋兄家人，年二十余，五月间得伤寒。初系他医所治，至八九日忽发狂谵语，躁欲坠楼，其妻拉住，挥拳击妇，致妇胎堕，数人不能制。用醋炭熏鼻，方能握手诊脉。脉则散大无伦，面赤戴阳。此误服凉药，亡阳谵语，瞬息即脱。众药陈儿，有用白虎汤者，承气汤者，柴胡凉膈者。病家云：因服香薷凉药，大汗至此，故不敢再煎。求余决之。余辞不治，主人力嘱，遂以真武汤本方易干姜，用生附子三钱，令其煎成冷饮。服后片时，即登床就枕，略睡片刻，醒则再剂，加人参一钱，熟睡两时，即热退神清，询其前事，皆云不知。继用理中汤六七日而愈。其妇因击堕胎而反殒。

郭元威学博令政，平素虚弱，正月杪夜发寒战，寒后发热。次日招诊，脉细紧而近于疾，其证发热头疼，左胁痛甚，上至臂，下至腰足，皆牵引而痛，干呕胸胀。因脉沉细，作厥阴病主治，用桂枝、细辛、赤芍、附子、干姜、半夏、茯苓、吴萸、木通、甘草，姜枣为引。四剂上身微汗，痛减而下体痛甚。因向有脚气证，加独活。至第五日有出少阳之机，以前剂稍加柴胡，令其微汗。不虞亲属覆以重裘，逼汗大出，虽热退半日，至夜即烦躁不寐，呻吟不绝，胸中大热，欲饮冷水。暮夜再诊，脉变数大无伦，重取近散。此汗多亡阳也，急以茯苓四逆汤救之。用人参三钱，茯苓四钱，附子二钱，干姜一钱，甘草五分。一剂稍安，二剂得寐，一夜三剂，至天明热退而安。随增咳嗽，半身不能侧卧，此又属肝肾阴虚，伤寒病后，每多此证。若认少阳而用柴胡、二陈、苏杏，必致不救。仍以前厥阴为主病，用桂枝、当归、白芍、茯苓、附子、甘草、人参、五味子，姜枣为引。十数剂咳止，可侧卧矣。半月后，紧脉退尽，方去桂、附，以归、芍、参、术、苓、草，平补而愈。

吴方平表侄，冬月夜饮归，睡后右胁作痛。初系浙医作少阳治法，以柴胡、白芍、青皮、贝母、香附等药治之，七八日痛愈甚，至夜坐不能卧者三日矣。招余往治。脉沉弦而紧，足冷畏寒，胸满不能食，胁肋皆痛，不能着席而卧，舌紫微喘。余告曰：此厥阴伤寒，厥气上逆，不得卧而喘，病关少阴。若增烦躁下利，则全属少阴，不可治矣。今并无少阳寒热头眩，口苦干呕，脉弦数等证，何得以少阳治之。遂用官桂、赤芍、吴萸、附子、干姜、半夏、甘草，温经以下厥气。服至七日，方回阳，发热微汗，痛止喘定，就枕得卧而痊。若作少阳治法，不知作何景状也。

汪文年兄，冬月伤寒，初诊脉沉细紧，少腹背皆痛，外证反发热头疼。余曰：此阳证阴脉，法当难治，应以脉为主，作厥阴病治法，不用表散，惟主温经。用桂枝、细辛、赤芍、附子、干姜、吴萸、甘草、生姜，服三日，得微汗，头痛表热尽退，腹中尚隐隐而痛。如此六七日，胸中亦不饥，惟进清米饮，脉亦不甚起，正为可虑。盖以厥阴不回阳外解，邪搏于里，恐转少阴，而变下利也。至夜果腹痛，下黑血数碗，即眩晕汗出。次日往诊，脉仍如前之细小，未因脱血散乱，幸前预用桂附温经，故不致气随血脱。彼之尊人，十数年前，夏月病此，医作暑疗，血下随脱，病人恐甚。急用真武汤日投三剂，每剂加人参四钱，附子三钱，茯苓、干姜、白术各二钱，赤芍一钱。幸下血之后，更不再便。如此大剂，七日后方减参附，加甘草，合理中汤，调治一月而愈。

汪次履兄，年逾二十，夜寝发寒战而醒，战后发热。次日迎诊，大热，肩背皆痛，但头不疼，而面赤，脉亦浮大，惟重按无力，肠鸣欲便，知为夹阴伤寒。用桂枝、炮姜、苍术、赤芍、二陈两剂。次日再诊，各证俱减。照前留药二剂，嘱其一日全服，勿进饮食。少年畏药，只服一剂，更因便通热退，遂食饭行走，两日不药。至三日，其病复作，大热身痛足冷，呻吟不息，胸中气塞，口中臭气逼人，自云吐痰亦臭，脉细沉紧。此乃病中不慎，复传少阴矣。盖府气本于肾，脉既细紧，断非胃热。肾藏寒邪，逼真气上出于口，亢害之证。初病已汗已便，今病复作，何得旋有实热，此为少阴身热可知。用茯苓四逆汤，加桂枝、半夏，温里解肌。如此六日，热退便通，口亦不臭。但里寒未解，腹痛便溏，不思饮食，仍用姜、附、桂、苓、人参、半夏、甘草，六七日方能起坐。计服参附、桂苓、理中汤三十六日，因事劳辍药一日，即寒战厥冷，倍用参附方回。又温补半月乃健。若因口臭遂为胃热，不几大误耶。

汪象成兄令眷，年三十外，素有肋下脐旁寒积，每发必痛，吐痰饮，非一日矣。乙酉年初秋，复感外寒，而旧病同举。初不以为病，医者亦以姜附轻剂治之，至第九日，病势沉重，路截邀治。则两尺脉全无，呕哕不已，手足厥冷，气塞喉中，耳聋神昏下利。予曰：病剧矣，此少阴证也，非重剂不能回生。先以半硫丸治哕，继用生附子三钱，干姜、半夏、茯苓各二

钱，吴茱萸五分，日投四剂。虽未变坏，阳总不回，如此三日。隔墙厨内烹雀，彼忽知之，急索欲食。予曰：此真阳飞越，将亡阳矣。急用四逆加人参，药未熟，即大笑不止，随即服药，而狂呼挥拳乱殴犹甚。急服再剂，方宁而寐。次日问之，全然不知。若非知机急救，岂不亡阳而逝哉。继用四逆加人参、桂苓、半夏，日投二剂，月余方阳回利止。复冷秘，吞半硫丸十日，大便乃通，皆稀溏粪水。因脐旁动气，始终皆属前方。若加白术理中汤，便胀痛不已，以动气禁用白术也。

汪其晖兄，秋夜深坐，游湖食冷，遂致胸腹不宽，日日大便，无寒热身痛诸证。自以为停食，而前医犹用香薷。延至第三日，邀予便诊。虽不出门，犹堂前会客，其脉濡细带紧。此寒中太阴，宜温中断食。余用炮姜、桂枝、苍、朴、二陈等药，病人全不介意。日惟服药一剂，间日再诊，脉变弦紧，以危言告之。彼方不食，其夜则呕哕腹痛，身热大困矣。此太阴病不解，而传厥阴，改用桂枝、干姜、吴萸、赤芍、半夏、苓、草。立有厥阴病案，预言防下利。因前医用香薷，故未即投附子。其内亲吴焕若兄，密加附子入药，哕遂止，随腹痛下利脓血，日夜二十余次。病家以为痢疾，余告曰：此厥阴病下利脓血也，若作痢疾处治，而用香槟，则不救矣。即以当归四逆汤本方，加干姜、熟附，日投二剂，每夜通身微汗，次日利即少减。如此七日，药不易方，七夜皆汗而利止矣。此厥阴外解证也。后以脉细紧未退，仍用前方，去干姜、吴萸。至十余日，大便方通，饮食可进而愈。

绥远族侄，八月杪步至予家就诊，自称病疟求治，盖前医之言也。及诊脉，则沉弦紧而无力。予曰：何轻视之，此厥阴伤寒也，必手足微冷，寒而不热，少腹隐痛，腰腿冷疼，有是病否？应曰：均有之。视其舌色紫无苔，即投桂枝、细辛、赤芍、半夏、熟附子、干姜、甘草。次日往诊，则手回温，脉不沉而但弦紧，

少腹隐痛，下痢血水而增呕矣。此厥阴内搏之证，遂全用当归四逆，加吴萸、附子。七日出表，发热烦躁，汗出而解，进粥食矣。被友拉出门巷，语多时，受冷而劳，次日脉反彰大，身热腹痛，下利足冷，胸满作呕。仍用前剂，则汗出脉陷，其细如丝，证转少阴，遂用四逆汤加人参、肉桂、茯苓。如此不易方者半月，方得利止，脉渐出，便实而愈。前汪病案，乃太阴传厥阴，里不甚虚，仍从外解，此初病即属厥阴，得温里法，亦外解矣。因劳而复里虚，遂传少阴，少阴无外解之理，所以直用温里而愈。此伤寒表里之大关也。

张其相兄家女婢，年十五岁，初冬得病，因循未服药。延至四五日，头疼身痛，微热恶寒，气塞喉中，呕哕不纳药，脉沉细紧。浙医认头疼为太阳，因脉沉而用姜附，杂以羌防、白芷、苍朴，不能下咽。次日无可奈何，改用柴葛平胃以试之，不得效。迎余往诊，而前证俱在。予曰：此厥阴表里齐病，宜用温里，但阴寒上逆，竟成格阳矣。先用乌梅丸二十丸，以通其格拒，呕止能下药。随用桂枝、细辛、干姜、熟附、吴萸、赤芍、半夏、赤苓，如此四日，两得微汗，表证皆除，惟骨寒痛未减。至五日即入少阴，下利五次，彻夜号呼，齿皆枯垢，鼻有烟煤，手足厥冷，脉微欲绝，脱阳见鬼，拟其夜必死，但形神未脱，怜而救之。遂用生附子五钱，干姜三钱，茯苓、甘草各二钱，一剂手温，再剂利止，脉亦微出。如斯重剂，七日方获回阳而愈。若以人贱忽之，必无生理矣。

程靖宋兄，就诊于亲家李宅，尚能强步，但称左胁痛甚，已四五日矣。诊其脉弦紧而细，两手清冷，面色纯青，咳嗽则痛引头胁。此寒中厥阴肝经，须温经散寒，痛方得止。用桂枝、细辛、当归、赤芍、吴萸、干姜、半夏、甘草，二剂痛减。再剂加附子，遂大汗而痛除。又二剂，又汗而痛全止。但少腹微痛，似动气之状，三四日通夜不寐。幸不烦躁，脉则细涩无力，

此必因两汗亡阳而不寐也。仿大青龙误汗法，用真武汤去白术加人参、当归，易炮姜，加肉桂，收阴摄阳，如此五六日，方能熟寐而愈。此乃厥阴病，惟用桂枝、细辛，尚汗出亡阳，几至危殆。若少阴误汗，更当何如哉。

瓜镇卞祥生，七月外感内伤，午后潮热，天明汗出而解。前医误认阴虚，更劝其加餐肉食。至七八日食塞胸中，药饮难下，招余往诊。其脉细数，俨似阴虚，重按则滑而有力，此外感轻而内伤重也。用仲景泻心汤法，以柴胡解外之晡热，以黄连、干姜、半夏、枳实，泻胃中之湿热。但中宫胶固，恐发呃则难治。其夜果呃，次日更加干姜，七八日胸次方开，食滞出胃。然后以小承气汤两下而愈，计断食十二日。盖此证脉细，乃食结中宫；下午发热，乃阳明内实；五更盗汗，乃湿热熏蒸。三证非虚而是实。若以脉细误认为虚，不以滑而有力为实热，岂不再误耶。

行九族弟，夏月得伤寒，初医者不知何药。至第八日招诊，脉大而数，按则无力，身有微热，烦而不寐者三日矣。云已发汗解肌消导，皆不效，相商议下。余曰：脉大为病进，今八日已阳尽入阴之期，而汗和不解，脉反彰大，此虚阳伏阴，非温不效。用茯苓四逆汤温里收阳。彼不肯服，延扬世医决之。彼云：脉大面红，口中大臭，乃阳明内实，非大凉大下不解。见余四逆汤，摇手而去。又迎团弘春决之。弘春曰：阳气外越，里实虚寒，急服无疑。犹不敢用。余因族谊，迂道复探，则席地而卧，烦躁不宁。余曰：病急矣，若再不药，必寒战大汗而亡阳矣。令急煎药，坐视其下咽。片刻面白，合目欲卧，扶其登榻。再留二剂，通夜服完。次日脉敛热退，口亦不臭，而手足反清，就枕便寐，全见少阴本证。如此温剂十日，继用理中汤半月方愈。

巴绣天主政，隆冬檐际脱裘，易近体之衣，觉受寒，尚不为困，本夜又梦遗，次日即寒战头疼，发热腰痛，脉反细紧。病属阳证阴脉，

辛脉但细而不沉，犹有头痛身热，乃厥阴表证，用当归四逆汤温里散寒。以桂枝、细辛、赤芍、附子、干姜、半夏、茯苓、甘草，姜枣为引。因有急务，遂昼夜四剂，三更得汗，五更即乘舆远出，自为无恙。次日即饮酒茹荤，三日回家，午后又寒战发热，更增呕吐痰涎，仍用前剂，夜半得汗，热退而解。次日又复乘船远出，于路寒战发热，吐泻腹痛而归，自称疟疾。余曰：非也。疟之为病，必受邪于半表，蓄久而发，此证先日受寒，次日即病，脉不浮弦，断非疟疾，乃厥阴表证，而兼里病也。仍用前剂，因增腹痛下利，脉变细紧无力，加人参以固里，则寒轻汗少。四剂寒热下利皆减。如斯三四日，寒热顿止，呕泻皆宁。姜附药服至十二日，退用当归四逆汤本方，去细辛而加参术，温补匝月而康。

辛酉仲夏，予迁郡城之次年，其时疫气盛行，因看一贫人斗室之内，病方出汗，旋即大便，就床诊视，染其臭汗之气，比时遂觉身麻，而犹应酬如常，至第三日病发，头眩欲仆，身痛呕哕外，无大热，即腹痛下利，脉沉细而紧。盖本质屡弱，初病邪气即入少阴，脉证如斯，不得不用姜附人参以温里。如此六七日，里温利止，而疫气遂彰，谵言狂妄，胸发赤斑数点，舌苔淡黄而生绿点，耳聋神昏，脉转弦数，此由阴而出阳，必须汗解之证也。病剧回真州，诸医束手不治。适山紫家叔来探问，数当不死。余忽清爽，细道病源，谓非正伤寒，乃染时疫，缘本质虚寒，邪气直入少阴，服参附里气得温，逼邪外发，但正气甚弱，不能作汗。今脉弦耳聋，邪在少阳，乞用小柴胡汤本方，加人参三钱，必然取效。山紫家叔遂照古方，一味不加增减，而入人参三钱，一剂得寐，再剂又熟寐。夜又进一剂，中夜遂大汗至五更，次日即霍然矣。继服人参半斤始健。

戊寅年九月杪，余年六十一矣，又染时疫，初则巅顶微疼，夜则两腿酸痛，次日即呕哕，午后寒热似疟，而无汗解，夜半热退，邪气混合三焦，难分经络，若六七日不得汗，势必要死。预召门人熊青选，授以治法。而脉弦紧无常，寒则细，热即数，漫无专经。惟以初病巅疼，作厥阴病治。用桂枝、细辛、赤芍、半夏、姜、附、吴萸、人参、甘草，解肌温里。如斯五日，病不减而增剧。至六日，中夜寒热不得汗，烦躁欲死。与门人商之，余非邪气实不得汗，乃正气虚不能汗也。以人参三钱，生姜三钱，仿露姜饮法试之。煎服颇安，渣再煎服，有欲睡之机，而胃中饥甚，索米饮。家人见热甚不与，余勉起床，取糕数片，索汤，家人不得已，与汤一碗，将糕泡化，尽食之，觉胸中泰然，就枕片刻，即汗出，自顶至踵，衣为之湿，至五更汗方敛，次日即全解矣。经云：汗生于谷。良不诬也，以此征之。时疫邪不传胃，不能尽绝谷气。

上伤寒诸案，皆属三阴，而关三阳者。盖三阳证显明易见，诸道中治无遗病，即光所治，亦无异于诸公，特以亢害之证，似是而非者。令儿辈录存，以示诸门人，非略三阳也。

丙戌续案

杨紫澜兄，夜劳不寐者屡日，春杪犹寒，致受夜冷，直犯阴经。初以受寒就诊，脉则弦紧，恶寒身痛，但微热耳。用温经散寒药二剂，略减，自不为意，起居饮食如常。寒未外解，数日后，内搏于里，肛门坠痛，遂易疡科作痔医之。延数日，痔不溃，亦不为楚，即转痛于季肋之后，近腰软处。又作肝痛治之，遂夜发热烦躁作渴，通夜不寐，复迎余治。脉沉紧而细，两足厥冷，舌紫苔白。余辨曰：非痈也。初病脉弦紧，原属夹阴，邪在表里之间，因不治疗，传至少阴，肛坠而痛。盖少阴肾藏，开窍于二阴也，失之不温，今入肾之本位矣。且脉不数，痛处按之，内无硬形，外不作热，而痛肋反欲着席而卧，其无实肿可知，断非内痈，皆因失于温里。寒极于内，逼阳于外，所以夜热。阳既外越，里必虚寒，所以阴躁不寐。下冷必阳厥于上，所以渴而欲饮也。今已手足厥冷，脉已沉细，若不急温，必加下利，则难治矣。而杨兄素恶热药，奈病在厥少二阴之本，非同阳证可以泛治，不得不肩任之。遂以官桂、当归、赤芍、干姜、茯苓、甘草，暗投附子二钱，以防下利。夜服一剂，半夜安寝，烦躁惟一刻耳。次日又服二剂，则热退痛减。再二剂痛止全卧，手足回温，肛亦不坠矣。如此药五日，即霍然而起，续以温补药而痊。此证与三卷张紫山小便频数似痔之案相同。

汪静夫兄，五月初一真州得病，服过羌防、柴葛药七剂，初四日回扬，扬医犹以真州套剂治之，皆前不效药也。令余婿朱与白相招诊，则脉沉而紧，两尺如丝，汗多而热不退，头疼身痛，呻吟不能转侧，烦躁欲席地而卧，干呕欲饮冷水，复不能饮，舌紫无苔，少腹硬痛。以《伤寒论》之阳证阴脉，法当不治。因有头痛，定属厥阴，又多烦躁，兼有少阴，须两经并治。用桂枝、赤芍、细辛、附子、干姜、茯苓、半夏、甘草八味投之。二剂躁定熟寐，而身痛减半。又四剂脉起不呕，能食米饮矣。忽尿茎内痛，小便黄赤，乃厥阴阳回吉兆。而旁人遂谓余误用热药，劝进灯心汤。因停余药，延至午后，即腹痛下利，初硬后溏，抵暮复加阴躁，起床抱柱而立，此真武汤证擗地就实之状。因便后里虚亡阳之机已露，遂不从旁人之言，仍煎余药，服后躁定而安卧。至初七日清辰再诊，全属少阴证矣，脉沉细，手足冷汗不止，肠鸣下利，两腿筋惕。急用大剂真武汤一剂，至午厥回汗止，犹有利状。遂加人参，昼夜三剂，计用附子一两，人参六钱，方阳回利止。因有身热腰疼，远迎京口名家，犹谓表邪未解，里滞未清，药用柴葛、二陈，病人畏不敢煎，然终以身热为患。余告曰：少阴身热，乃为可治，若厥冷则下利不止矣。余所以留热，以存阳也。竟服真武汤五日，少阴病衰，余邪仍转厥阴，耳前时或一痛，夜则气上冲喉，渴而多饮，皆厥阴表证，恐致发颐，必怨热药。

遂以当归四逆汤本方，不加姜附，少入人参，以助正气。二日四剂，周身微微似汗者一昼夜，邪尽外解，而口渴气冲耳痛茎痛痉愈矣。因旁议纷纷，除去姜桂，甫五日，即腹痛作泻，复用桂枝人参汤五日，便实而痉，续用平补药十余日。因食苹果，又胸胀不食，胃本虚寒，岂余浪投辛热。今病已痊，而附子之谤不息，执肤浅之见，妄论是非，《内经》不失人情四字，医家诚戛戛乎难之矣。

吴西烁兄，酷暑染病，身无大热，但称下体酸痛，多饥欲食，小便频出，下气频泄而不臭，口中反秽气逼人，舌紫苔白，自以为虚，又疑是暑。及诊脉则弦紧而细，皆阴脉也，无经络之可凭。若谓口臭多饥为阳明，而脉不长大，无恶寒发热头疼，全非阳证，且不腹满自利，断非太阴。今脉弦细而紧，心悬如病饥，腐气上逆，清气下泄，舌紫便频，皆属厥少二阴之病。初病不暴者，邪从中发，其势未彰，乃时疫也。因脉细紧，用桂枝、赤芍、细辛、独活、半夏、干姜、赤苓、甘草，温里解肌，俾邪外出，二剂颇安。遂加附子，服后一刻，即周身皆麻。病者畏，停后剂。三日后，其邪乃发，遂头眩身热，烦躁作渴，身疼腹痛，脉仍细紧，全现厥阴经证。竟用前剂，得汗数身，邪气稍解。病者因夜烦躁，令去干姜。次日即下利呕哕，易以温里治法，用附子、干姜、茯苓、半夏、甘草四剂，则热退利止，渐次则愈。数日后，食鲜鸡海味，即发热腹痛，下利脓血，日夜十余次，脉复弦大而紧，自称痢疾。余曰：乃厥阴余邪，因复而下利脓血，非痢疾也。脉变弦大，宜从汗解。复用厥阴之当归四逆汤，加干姜、附子以温里。二剂大汗，病遂减半。四剂热退利止。次日忽阴囊肿大如瓜，痛不能立，称旧疝复发。余曰：尚是厥阴余邪，甫离后阴，又注前阴，非疝也。仍用前剂，疝亦旋消。因脉尚弦，知邪未尽，药不易方。二剂后，周身皆麻，如初服附子状，随即手足拘挛，颈项强直，俨如痉证，少刻大汗，通身痉麻皆定。

余慰之曰：可不药矣。病者但称口渴，胸中热甚，此厥阴逆上之虚阳，令吞乌梅丸二十粒，顷刻渴热皆除，脱然而解。病家因麻痉惊骇，延他医诊视，不识病，因但称附子毒而已。嗟乎！殊不知初服附子麻者，欲作汗也。若不畏而再剂，必大汗而解，失此汗机，使邪蟠踞于表里之间，入藏则利，注经则疝，出表则麻，乃邪自里出表，其病实解，而反似危。因始终未用苦寒，里气得温，逼邪外解，病复五日而三变证。惟执厥阴一经，不为利疝所惑。此认经不认证也。

素圃医案卷二

古歙郑重光在辛甫著
同里许彪又米甫授梓
萧山谢诵穆校订

暑证治效

张廷玉文学尊堂，年七旬外，癸丑年夏月，中暑头眩，身热呕吐烦渴，高年气虚中暑，正合清暑益气汤。而前医误作中热，以香薷饮合葛根治。服四剂后，遂大汗不止，昏沉默卧，六脉散大。余曰：此汗多亡阳也。以丹溪加味生脉汤，人参、黄芪、甘草、麦冬、五味子，大剂二服。脉忽敛小如丝，人事略清，旋即下脱，饮食倍常，大便频下。随用人参、芪、术各三钱，姜、附钱半，五味子、甘草为佐，日投三剂，汗泻减半，而脉不起。因思高年茹素，气血两虚，草药不应，宜加有情血肉。遂以黄芪、白术熬膏，用鹿茸为末入膏内，以人参煎汤调膏，日服三次。如斯半月，汗泻方止，始能言语，方省人事。询其月日，皆言不知。盖高年气弱，因暑伤气，以致身热头眩，此气虚发热，若初投参芪，则热自退。所谓人参、黄芪、甘草，退虚热之圣药也。失此不用，反辛香散气，阳因汗越，所以表愈热而里益虚，致大便频下而垂脱矣。

郑襟宇，余族叔祖也，年六十外，初秋每日仆仆道途，夜忽小便多极，两倍于平常，且频数不已，次日即发热口渴。先医作疟治，一二日即小便淋滴不断，竟无宁刻。余往视之，见其面垢齿燥口渴，脉浮而弦，此病似疟而非疟，乃仲景之中暍证也。暑邪中于太阳膀胱经，以膀胱自受病，不能司出纳之权，是以小便频数，且面垢齿燥，口渴脉弦，的属中暍。用白虎加人参汤，一剂身得微汗，热渴旋止，小便即如常矣。

苏茶馆内人夏氏，年近五十，身素瘦弱，盛暑得病半月，历医数人，因其身热烦躁，舌干口燥，间出妄语，胸前发红疹数十点，皆作伤寒治之。至十七日，招余一诊，以备终事。诊其脉，细迟无力，重取欲绝，并无伤寒六经形证，乃中暑虚热也。以汤试之，惟咽一口，响至少腹。唇口虽干，全无血色，渴惟热饮。病中日出大便，惟三日未通，此腹馁，非阳明内实也。斑乃胃虚，虚火游行于外。急用米汤以救胃气，药用人参、白术、麦冬、五味、茯苓、甘草、陈米。甫一剂下咽，即神清舌润，斑俱散矣。劝其进食，其夫恪守前医之言，坚不与食，至夜则咬牙寒战，现虚寒真象。再用理中苓桂，温补回阳，后虽欲进食，而胃气大伤，见食即呕，乃于榻前烹炮香饵以诱之。温剂两月，方得起床。

袁调寡内人，年近五十，身肥，夏月患病，昼夜不寐，痰喘呕逆，大小便秘，将十日矣，历医多人不效，惟治棺于卧侧，以待死耳。其壻邀诊，以决迟早。诊其脉，弦而滑，重按有力，其证烦渴发晕，呕哕不食，痰喘不能卧，有汗身热，前后便秘，喜暗畏日，窗牖布障。余曰：此暑痰也，何至于死。以大剂古方香薷饮加二陈汤合剂，令煎热服。病者云：大小不通，服药徒胀，惟候死耳。延至次日，其壻力劝，方服一剂，吐痰涎甚多，微得汗，即合目，略睡片时。再进次剂，腹内肠鸣，大小便齐通。次日再邀诊视，抬棺他所矣。

金尔立仲子，七月间暑途奔走，头面生小疬甚多，不数日，遍身发大红斑如云片，卧则色赤，坐则色紫，幸而作痒。前疡科用凉血清风之药，三四剂后，渐变壮热烦躁口渴，卧则斑紫，起则紫黑。迎余往治。切其脉弦长有力，乃风暑中于阳明，未用辛凉解散故也。盖阳明多气多血之府，血为热郁而成斑，卧则气下，坐则气上，所以卧则红，坐则紫矣。温热病发斑自内而出，皮外不痒，若如此大斑而且紫，万无生理。此风暑瘾疹，虽非热病，必须仿伤寒治法。以葛根、赤芍解阳明之风，香薷饮解阳明之暑，白虎汤化胃热之斑，三汤合剂，四剂后斑色渐淡，十剂斑散痒止，惟热渴未除。六日后以小承气汤一剂，微利而愈，计断饮食八日。

程兰颖太学尊阃，年将五十，平常茹素，时当酷暑伤气，因食瓜果寒中，遂大吐泻，证属霍乱。因本体自虚，吐泻汗出，遂致亡阳，烦躁乱走，复不能走，用两妇挟之而行。余急往视，竟不避亲疏，亦不自知何以至此。诊其脉，散大而数，面赤戴阳，欲食冷水。余曰：病急矣，不急救，一寒战即脱。先以大顺散，用熟水冷调服下，面赤渐淡，欲扶进房。余曰：得之矣。时令叔馨九兄，在座主持，即取人参五钱，附子、炮姜、甘草各二钱，煎成冷饮，然后躁定，方扶上床，闭目片刻，脉始收小。计一夜服人参二两，姜附各两许。次日兰兄真州回扬，已大定矣。温补半月，方得起床。若其时用药不力，何能挽垂脱之真阳乎。次日延请外境名家，只用归芍六君子汤，加人参一钱，抑何轻视前证耶。

吴景何翁，暑月居母丧，因佛事，赤日行于途，夜又露处于檐外，遂中暑呕吐，腹痛作泻，发热手足清冷而有汗。其人本体虚寒，暑月尚着夹衣，此暑伤气而里更寒，非中热霍乱

之比。先用消暑丸二钱，以开膈上之涎痰而止呕，继用附子理中汤加半夏、茯苓、砂仁，温中而消暑。其时有客以不用香薷饮、六一散为疑者，余答曰：暑者天之气也，而人禀有厚薄。禀之厚者，感天地之热气，则愈热矣；禀之薄者，感天地之热气，反消己之阳气，而益虚寒矣。暑则一因人之虚实，而分寒热以施治，岂可一例而论者。如此温补三日，本气壮盛，暑邪外解而病愈。古方消暑丸，以半夏、生姜为君，而大顺散、浆水散，皆干姜、桂附以治暑，则暑病之不概用香薷，于兹可见矣。

吴瑾仲郡宰令政，年近五十，素有经水似崩之证，乃气血两虚之体也。暑月出门拜寿，劳而中暑，归家手足麻木厥冷，汗出如浴，脉细如丝。此气虚中暑，正合清暑益气证。不虞前医作中寒治，用人参一两，加干姜、附子、半夏、吴萸，其时手足虽温，汗虽旋止，而虚烦畏热，席地而卧，渐至怔忡不寐，日夜频餐，有类中消，内伏暑邪，时时泄泻。如斯四十余日，日服人参二三两，又拟加鹿茸以止泻。病家惟恐亡阳急脱，请余诊治。切脉至止调匀，虽虚细而兼数，虚则有之，未至于脱也。人参当用，不须若是之多，此中暑之膈消也。用人参三钱，白术、茯苓、石斛、麦冬、五味子、当归、丹皮、枇杷叶、甘草，兼补兼清，出入加减。五日后即登床而卧，十日后即食减如常，半月后经水行多，即加黄芪、枣仁，而减少人参，去丹皮、枇杷叶、麦冬。但家事多劳，气血本虚，参芪补剂，服之经年，而不能少间耳。

一坊役贫人，素有失血咳嗽证，夏月过劳伤暑，次日发热而有汗。前医作伤寒治不效，又作中热治，绝食五日，忽大喘大汗。其父慌迫，急迎往视。则大汗淋漓，发喘不已，两手脉细如丝，尚不及三至，幸未厥冷。余曰：外无伤寒形证，脉证欲脱，必误饿至此。询其气从何处起，病者云从心下起。余曰：尚可治，若自脐下起，则宗气离原，不可治矣。急以粥救之。食下喘甚，入胃片刻即喘定，少刻又喘。

因思胃中空虚，粥入胃，旋即下入肠，肠实而胃仍虚，所以又喘，须糜饭留胃乃可。续进饭一碗，汗即止，喘即定，稍停又进饭一碗，喘亦定。后徐徐进食，未药而愈。

程姓，同舟之人也。盛暑在船，忽大吐泻，吐止即头汗如雨，草枕皆透，水泻不禁，任其下流，周身抽搐，证类转筋，又或有时麻木，如是者半日。诊其脉，则浮弦有力，且头汗身热，断非虚寒。经云：暴注下迫，皆属于热。此暑风证也。余未携药裹，舟至丹徒镇，市药用香薷、葛根、防风、厚朴、扁豆、赤苓、木瓜、泽泻、甘草，煎服得卧片时，反周身大汗，遂热退痢止。晚至京口，即可步行登岸矣。

方哲先兄在室令爱，夏月恣食瓜果，伏暑霍乱，泻止而呕吐不止，已三日矣。他医用薷藿二香汤，皆吐不纳。第四日延余，而脉细紧无伦，他医以紧为数，将用黄连，乞余决之。余曰：若暑霍乱一经吐泻，邪解即愈。今泻止而吐逆更甚，此中寒厥逆于上也。紧寒数热，相去天渊。今阴阳格拒，药不能下，失之温，发呃烦躁厥冷，即不可治矣。先以来复丹，以开格拒而止吐，继用四逆汤，去甘草加半夏、茯苓，以温里，嘱煎成冷饮。仍令质之前医，再行与服。恐招谤也。及余甫出门，病者即发呃，少顿即欲下床卧地，方以余言不谬。先化服来复丹，果吐定，再服四逆汤，片刻稍宁，继服二煎，呕止得卧。次日再诊，紧脉下移两尺，乃寒注下焦，反增腹痛。仍用前剂加肉桂、甘草，服三日而愈。

疟疾治效

吴苑仙守戎，戊午年七月酷暑，乘马出门，恣食瓜果，归署即寒热身痛，脉得弦数。告以疟证，用芎苏饮二剂，汗出而解。次日自以为无病矣，殊不知间日疟也。其夜犯房事，次日疟作，寒热烦躁，因里虚不能作汗，热遂不退。更医作伤寒治，二三日热仍不能退。用滚痰丸下之，大便后即于秽桶上气脱，大汗遗尿，进人参一两，灌下方回。回则脉细如丝，汗犹不止，继以附子理中汤回阳，三日里气得温，邪方外出。间日之疟，依然发作，但发时左胁胀痛，咳嗽不已，将解必大汗亡阳，几致晕脱者数次，皆重用参汤救回。治疟则以桂枝、当归、赤芍、白术、人参、茯苓、半夏、甘草，姜枣为引。如此补剂，疟止者二次，皆因劳而复。再用参术，汗愈多而咳愈甚，竟致坐不能卧，即卧亦左半身不能着席。因思先伤风暑，已经两愈，其病中犯房事，肝肾之阴虚未复，邪深入于里，故致咳嗽不能卧。用六味地黄汤加人参五钱，日服二剂。如此半月，疟咳皆止，尚半身不能着席，几成疟劳。仍以地黄汤加人参二钱，兼服地黄丸，一月方健。病中犯房，岂细故耶。

陈玉生秋间病疟，截药乱投，将一月，疟未止而又病痢，疟痢并作者，又数日矣，最后延余诊。其脉尚浮弦有力，盖疟邪因截，不得外解，内搏作痢，邪犹在半表半里之间。以仓廪汤本方，不用人参，即败毒散加陈仓米也。连进四剂，令其取汗，上身得汗而疟止，再进二剂，通身得汗而痢止。乃经营之人，见疟痢皆止，便不药矣。遂大劳，致中气下陷，又似欲痢之状，然脉虚大，有汗不热，用补中益气汤二剂随愈。又不药矣，五六日后，忽神昏谵语，慌迫求治。诊脉弦滑而数盖前疟痰未清，不药留病劳而伤气不得不补，此虚回痰作，所以谵妄也。用温胆汤古方，陈皮、半夏、茯苓、枳实、甘草、生姜、竹茹，六剂后呕吐痰涎甚多，其病如脱。此证几两月，始终以去邪而病解，未常以久病补虚，故治病必以脉为准也。

王君圣翁，乙丑年七月下旬，得疟疾，前医者已半月，皆柴葛、黄芩、二母、二陈等药，不效。困惫在床，迎余诊视。面目黧黑，间一日发，脉则单弦而硬，历医甚多，补泻温凉用之已尽。历秋至冬，益至危笃，元气太虚，竟无汗解，身目皆黄。其发也，由两足筋抽，即恶寒，渐次上冲于腹，腹则胀大如鼓，汤饮不下，惟能仰卧，两足直伸，不能转侧，寒热轻而胀重，全无汗解，发则必一昼夜，芪术下咽，腹肋胀痛，脐旁有动气，诸医束手矣。盖此翁年逾五十，素恃强健，初疟汗解，以为病退，房室无忌，情或有之。深思疟状从两足上冲入腹，腹肋胀痛，面目黧黑，小便点滴难出，脉弦而硬，不受芪术，皆肾肝病也。病经五阅月，真气败伤，疟邪深入，须补肾藏阴阳，使本气壮实，逼邪外解。今气已冲胸胁，未及于喉，若再上冲，必增喘呃。以金匮肾气汤本方，两倍桂附，加人参五钱。病人苦药，日投一大剂。服至七八日，足抽气冲减半，而疟势反彰。余曰：无虑也，此正气与邪争也。正胜则得汗而邪外解，执方不用增减。又服二旬，至大寒节次年初气，则大汗三身，而疟止矣。但一足筋挛，不能步履。至次年上元节，方登室会客，而足跛者仍半年。病之前段，众医所疗，后半节专意委任，乃以意治效，未作疟医也。

梁德卿在室之女，八月间患疟，四十日矣。前医见久不愈，用参术、归芍、鳖甲、知母，补截兼行，治之愈甚，每日只二时安宁，随又发矣。诊其脉弦而紧，且不发时仍恶寒身痛。余曰：病虽月余，表邪未解，半入于里，所以似疟而非真疟。幸为室女，里气不虚，未尽传里，何以补为？即于是日起，停止饮食，作伤寒治法，以羌活、桂枝、柴胡、苍、朴、二陈、生姜，表里两解。四剂方得汗，寒退身不疼，去羌活。又四剂，热退。至六日，寒热皆尽，而似疟亦止，大便随通。病虽久而邪未除，必以去病为急，即所以保正气也。

吴静含河员，初秋患疟，乃因热求凉，过餐生冷，寒疟也。起时殊不重，余初诊令其节饮食，戒瓜果，不合病人意，遂易医。恣其所欲，疟热作渴，纵饮冷水。至一月后，病势危笃，形骸骨立，胸中塞满，粒米难吞，呕哕不息，昼夜俯坐于床，不能平卧，每日一发，自午至寅，无汗而止，日惟二时进药饮汤而已。

不得已，复邀余治。脉则细紧如丝，两足冰冷，虽疟发热，而足亦不热，坐不能卧数日矣。此寒极于下，厥气上逆，中冷甚矣。辞不治。坚托不已，议用附子三钱，干姜、半夏、茯苓各二钱，人参一钱。如此不加减，服十余日，呕逆方止，能平卧，得进米饮，续续得汗，疟亦寻愈。后因劳两复，仍用前方减姜附一半，加入桂枝、白术、赤芍、生姜，至十一月冬至后，方脱然。

许用宾翁，溧水李令亲，秋月患疟，呕吐长虫，盖先医过用苦寒所致。六七日后，招余往治。脉弦而迟，乃阴寒脾疟，主用桂枝、苍术、干姜、半夏、茯苓、白蔻、生姜，服五日，疟止矣。即以六君子汤加炮姜调理，饮食亦半餐。忽然舌黑不干，脉变虚数，别无他证。病人惊怖，余曰无伤。因本体阴虚，前治疟过温，疟虽止而阴气稍伤，用地黄一二剂可退。用宾曰：前药热而效，今药用凉，倘益病奈何？余曰必效。果一剂而舌红黄矣。若系中寒虚冷，脉必沉迟，见呕胀诸证矣。

方豫章部司尊堂，秋患疟，本体虚寒。前医误投黄芩、知母多剂，致发寒，时大吐，吐极大汗，遂昏厥而脱，全不知人。时半夜矣，急迎往看。则六脉全无，手足厥冷，目合不语，牙关半开半闭，惟身体不僵，未全冷耳。余曰：证脉全脱，药能下咽，方可救也。试以姜汤能咽，即以人参五钱，附子三钱，白术、干姜各二钱，煎成频频灌下。至天明，手足回温，再剂目开，三剂手能动，四剂脉出如丝，至一周时，方能言也。至第三日，元气稍振，而疟复发，即以前方减参附一半，加桂枝、赤芍、半夏、甘草、生姜、大枣，解肌温里，每日二剂，六七日疟止矣。苦寒伤胃，亦至如此。

族其五主政，仲秋舟中感寒，归来患疟，寒多热少，巅顶痛，腰背疼，汗出不止，脉弦细而紧，疟发则小便不禁，滴点不休。此非三阳证，乃厥阴疟也。用人参五钱，桂枝、赤芍、细辛、炮姜、半夏、甘草，姜枣为引。服后汗少寒轻，而尿不固。加附子五分，遗溺止，病人畏热，不肯再剂。疟势减轻，方加白术、当归。因调理失宜，疟复者三，皆以参芪、归术、桂枝、赤芍、甘草、姜枣等药，月余痊可。若宗时派，以柴胡为套剂，岂不益病乎。

王木文兄，初秋场中筑盐，日受酷暑，夜沾风寒，回扬疟作。历医数人，皆柴葛、香薷、知芩、二陈等剂，病全不减。十日后迎治，脉则浮弦而数，疟发身痛，寒极而热，热则渴甚，汗多，小便痛而难出。此风热未解，须用仲景阳旦汤，风热两解也。用桂枝、赤芍、黄芩、甘草，加葛根、厚朴、茯苓，二剂知，四剂减轻，六剂疟止。不数日，又复往场，半月后回扬，三四日疟又复发。初亦非余治，势甚重，始招再医。询其病状，大非前证，发寒时，便腹肋胀痛，热则起床乱走，谵言妄语，其势若狂，渴饮不休，诊其脉，则细数无伦，巅顶作痛，小便痛而难出。此皆厥阴病，岂非女劳复乎。遂用当归四逆汤，加附子、生姜、大枣，一日轻，二日减，三日六剂，疟止矣。治疟效速，惟有此证以辨经不谬也。若以前用黄芩而效，再用前剂，岂不殆哉。

程馨九太学，九月上旬，自淮安患疟回扬，已发四次，其疟甚轻。而本气甚虚，寒热之后，汗出不止。虽系少阳风疟，而初剂即用人参、桂枝、赤芍为君，柴胡、陈皮、半夏、茯苓、甘草为佐，姜枣为引，如此十剂，疟止十日矣。因愤怒劳复，又值梦遗，余适有江南之役，回往十日，则病势危矣。疟则不甚，而元气大虚，日夜汗出不止，开目亦出，饮食亦出，小便不能顿出，惟听其点滴。更增咳嗽，不能侧卧，惟仰卧于床。因重用人参八钱，附子三钱，何首乌三钱，每日二剂。疟劳稍轻，又复梦遗，至冬至日，阳气不生，则病愈剧，日出汗十六身，衣被尽湿，股肉皮伤。幸胃气未败，粥食可餐，大便禁固。其时谤议纷纷，谓疟复不用柴胡，而用参附。幸声兄不疑，且有内亲曹启心兄赞助，冬至日防其阳脱，惟用参附汤三剂，

每剂人参一两，生附子五钱。如此三日，汗方止半，而有生机。嗣后每剂人参一两，白术三钱，何首乌三钱，茯苓二钱，日服二剂，以治疟，夜服八味地黄汤，两倍桂附，加人参五钱，以治肾虚之咳嗽。如斯一月，至十二月半大寒节候，疟方止。嗣后日服前参术药一剂，八味汤一剂。至次年上元节后，不用参术等药，专服八味汤一剂，以补肝肾，初夏方策杖步于庭。此证费参价数千金，若人力不及，信任不专，何能望治。后每咳嗽，或因风因劳，皆以八味地黄汤重加人参即效。总由肺肾虚寒也。

高学山文学尊堂，年逾六十，平素多痰而胃冷，初夏便餐水果，因而病疟。历医十三位，已两月余，而疟不止，渐增呕逆，滴水难下，药亦不纳，舌苔全黑，疟反不发，微有利意，最后相招。诊其脉沉弦而紧，重按滑而硬，求治于余。苦药不能下咽，检前方皆黄芩、知母、贝母、柴芩汤也。原因停冷致病，又益以寒中冷药，疟邪全入于里，寒痰格拒，非寻常药能破其坚垒。以半硫丸一钱，姜汤送下，觉胸间冲开，即不作呕。继进干姜、附子、半夏、茯苓、白蔻、橘红，大剂与服，竟不吐。余曰：能药矣，但疟复发，方允可治。学山曰：他医要截药，而先生反欲疟发，岂不相反耶？余曰：疟者，外受之邪也，知在何经，宜用此经之药，驱之使出，此善治疟者也，尊堂太阴脾经疟也。当用脾脏之药，则中的矣。而用柴胡、干葛、黄芩少阳阳明之药，与太阴何与焉？今疟固在，脉尚双弦，固本气自虚，邪陷于内，非竟止也。中气稍振，疟必再发。加人参一钱于前药内，以助中气，俾邪外解。服至三四日，胃温呕止，能进米饮，而疟发矣，较前更甚。遂改用桂枝、赤芍、生姜以解肌，不用人参，以苍术、半夏、干姜、附子、陈皮、茯苓、甘草以温里。如此六七日，饮食略进，疟发有汗，寒热减轻。复加人参，换白术，又六七日，饮食可餐，而疟全止。不虞先原停冷，又服凉药，积冷尚存，少腹遂胀痛溏泻，而又转痢，脉复紧滑。此肠

胃尚有积垢，又去参术，用苍、朴、香、槟、姜、附、赤芍、二陈等药十数剂，大便通畅，泻痢寻愈。调治五阅月，方能步履。嗟乎！疟之较伤寒，只差一间耳。伤寒则自表传里，疟则专经而不传，何得疟疾不分经而套治耶？

吴幹庭文学，年二十余，本质阴虚，秋病疟，至冬未痊，迎往真州以治之。病已五月，疟邪虽轻，而真阴大损。因病中时时梦遗，不能禁固，致疟不瘳，脉弦细数而无力，畏寒不欲揭帐，胁肋气冲而痛，脐有动气，半身不能侧卧，腰膝酸疼，不能久立，间或咳嗽，自汗盗汗，而阴毛皆变白色，证现肝肾两虚。检其前方，皆柴芩、二陈、二母、鳖甲清疏之品，间有用人参、白术者，亦未服。余主补阴，俾邪自解，用桂枝、当归、赤芍、何首乌、葳蕤、茯苓、人参、甘草，姜枣为引，仿建中汤治法。因当脐动气，胁肋气冲，皆肝肾之病，故不用芪术也。外朝服枸菟丸以固精，全不作疟治，半月而疟止矣。后以参芪入六味地黄汤，调治而康。十数年前，幹兄尚在幼龄，秋病痢，前医辞不治。余不知也，迎往真州治之。诊其脉，滑数有力，乃湿热痢证，不足虑也。检前方则山楂、厚朴、当归、白芍、木瓜、金银花、陈皮而已。余曰：邪重药轻，何能破其积滞耶。遂用黄连、木香、槟榔、苍朴、枳壳、赤芍、山楂，大剂二脉，而下结粪尺余，两日痢止。次日辞行，复诊留药，其舌或变黑，见几上碟贮葡萄干，问曰：食此乎。幹庭曰：然。令拭去无迹。家人问曰：食此能黑舌乎。余曰：然。幹兄笑曰：无怪前某先生辞不肯医矣，彼固因舌黑也，其日亦食葡萄干。附记以为舌鉴。

吴坦如兄，初冬真州抱病回扬，外证则微热微寒，头疼咳嗽，喉痛不甚，而胁肋连腰则痛甚，脉则弦细紧而搏手，按之又无力。自以为风伏火，求为发散。予曰：脉证阴阳相半，表里皆寒，幸有头痛发热，邪犹未全入里也。此厥阴伤寒证，以其十数年前，年甫三十，曾患中风，半身不遂，用过桂附，故不惊疑。遂

用桂枝、细辛、赤芍、附子、炮姜、吴萸、半夏、桔梗、甘草、生姜，以当归四逆加减投之。如斯七日，喉痛止，诸证减，遂转为疟疾。胁痛虽减，而不能侧卧，咳嗽不除，疟疾日发，其紧脉虽退，而转弦细，七八日后，脉更兼涩。平素肝肾虚寒，遂加人参、当归，以培阴血，因肋痛咳嗽，恐成疟劳。服参附、归芍、桂枝、苓夏、甘草之药百剂，其中三复，皆如此治法，方获脱然。

程越峰文学，南场应试，患疟归扬，初医不辨何经，惟投套剂，不过柴苓、知贝，治不愈，遂用截疟毒丸，空心井水吞服，以致少腹里急似痢。而前医犹称暑气，益用香薷，阴凝寒肃，疟邪入里，竟不发矣，而手足厥冷，腹肋隐痛，下痢红水。求治于予，脉则弦紧无伦。此厥阴经疟也，急宜温里，使疟仍从外发。不然，即痢下不止矣。以桂枝、细辛、附子、干姜、赤芍、吴萸、半夏、茯苓、甘草重剂，七日手足渐温，惟腹尚痛，或下脓血，因里得温，阳气稍振，疟仍发出。但缘误治伤中，遂以前剂加人参、当归，去细辛、吴萸，半月疟止。因力薄停参，疟又复作，以白术代参，计服姜附药九十剂。疟已止而便实，彼因齿痛，遂去姜附。无参而加黄芪，遂胸胀不能食，少腹随痛，仍照前方去黄芪加姜附，十数剂疟方止而痊。误用苦寒井水，姜附百剂，方得破彼坚冰。前吴疟案，亦厥阴疟也。始即用温药，亦百剂方瘳，未误苦寒，故未下利。治疟不辨六经，不分阴阳，浪投劫药，医家病家，皆当致警。

痢疾治效

朱贞启文学，年六十外，初秋患痢，其证恶寒发热，脉浮而数，头疼身痛，目赤口干，而又腹痛，痢下脓血，不离秽桶。此虽挟表之证，其势甚危，乃疫毒痢也。表里皆病，必须先解其表，而后攻里，正合败毒散加陈仓米，乃属仓廪汤之证。遂以羌活、独活、柴胡、前

胡、川芎、茯苓、枳壳、桔梗、甘草、陈仓米，日投二剂，身得微汗，表热里痢皆减半。浮脉虽平，而虚数不敛，此高年气虚，即以前药遵古方加人参一钱。二剂遂大汗通身，热退痢止，邪从外解，竟不须攻里矣。

休邑黄益之，时寓瓜镇，年七十四岁，秋初患痢疾，六脉虽大，而尚有力，赤白相间。初以平胃散加归芍、香砂，四剂积滞已行，而痢不止，下迫益甚，小便难出，六脉更大而无力。余议用参附，其邻医曰：痢脉忌洪大，而又有血，反用参附，殊为不合。余曰：老人脉大为虚，今脉大而不数，重取无力，此气虚非热也，乃中气虚寒，逼阳于外，致脉亦浮于外也。痢疾属肾，肾主二便，开窍于二阴。今小便秘而大便不禁，乃元气下脱，宜升阳温肾，非桂附不可。遂用人参三钱，芪、术、桂、附、炮姜、当归、茯苓各钱半，升麻、甘草各五分。四五剂后，小便即通，脉亦敛小，不十剂而痢止矣。后用八味地黄丸加破故纸、五味子，调理一月，计服人参半斤而痊。此治痢变法，因其年迈也。

溧水药店张姓，初秋患痢，昼夜百度，不能离秽桶，干呕烦热，而手足反时冷，脉又细数，渴食西瓜，片时随即利下，而色不变。医议纷纷，或云完谷不化，手足时冷，恐属胃寒。余复细验，脉虽细，重按则长，齿燥舌黄，断为热厥，此邪热不杀谷，因胃热极，传化失常，不及变而速下，此经所谓暴注下迫，皆属于热也。用大黄三钱，黄连二钱，厚朴、槟榔、白芍、木香为佐，乘热与服，微寐片时，腹中大鸣，洞泻数次，积粪甚多，而痢减半。即去大黄，加当归、陈皮、泽泻，数剂而愈。

周子仁深秋患痢，自恃知医，先以巴霜丸下之不减。恣啖酒肉，全不禁忌，又进大黄丸下之益甚。又自服平胃、香砂、归芍等药，亦不效。昼夜四五十次，将近一月，急招予治。脉则细数身热，干呕不食，面白唇红，左肋气冲而痛，下痢纯红，愈便愈坠，投以黄连、归芍、香槟、苓草、陈皮不效。然所见诸证，皆痢所忌，视其人清瘦，素属阴虚，巴豆治寒痢，大黄治热痢，寒热乱投，下多亡阴。季肋属肾，痢亦肾病，当变法以治之，补阴为本，治痢为标。用生地黄、归、芍为君，黄柏、人参、陈皮、甘草、陈米、神曲为臣，日进二剂，脉数唇红稍退。遂执此方坚服半月，渐次减少而愈。若以脉数身热，下血唇红，干呕不食，弃为逆证，而不以下多亡阴，用滋肾治法，奚望其生乎。

族兄晓斋先生尊阃，深秋患痢，年近六旬，夏日贪凉食冷，乃寒痢也。以自知药性，喜补畏消，更恶热药，诸医顺其性，惟以平妥套剂治之。因循日久，转变虚寒，有用肉桂者，有用黄连者，无所适从，决之于余。诊其脉两尺全伏，舌苔灰黑，哕声近呃，足冷至膝，布障窗牖，畏见日光，脉证皆大虚寒，以书证病，确当温补。遂用人参三钱，附子、炮姜、肉桂、茯苓、芍药各钱半，暮夜请医不到，势急勉煎。而病人亦神昏不辨何药，服后随得熟寐。醒索再煎，又照前方一剂，次日足温呃止，痢亦减半。继延团分璜，余适往探，不令余诊，恐余用热药也。然分璜以余药为宜，随又迎京口吴时乘，用药亦同，惟加附子三分耳。因病人最恶热药，时乘令将人参、炮姜先煎汤于药罐内，以白术、归芍、茯苓、甘草、陈皮、佐助群药，面投罐内，以免疑畏，用术治愈。

汪紫臣翁深秋患痢，历冬不瘥，日不过三四次，夜或便，或不便，腹不痛，但腰下一坠，即便脓血矣。历医二三人，皆不效，然饮食起居如常。最后问治于余，诊其脉弦而无力，两尺细紧。余曰：非痢也，此经所谓大瘕泻，乃肾气虚也。盖肾主二便，今大小两便，一齐并出，小便不能单行，此五虚证之一，谓之泻利前后。理宜补气，用人参、芪术、当归、桂附、故纸、五味、升麻，服十剂。紫臣云：全不效。余曰：虚回痢自止，不能计日取效，非余故留病也。遂疏方请自制药日服，期以小便能单出为效。服药将一月，相遇于友家，喜曰：昨日能立出小便矣。令其再服十余剂，勿功亏一篑，后遂痊愈。若作痢治，则去道远矣。

方豫章部司，素虚寒，初秋患痢，日夜十多次，红白相半，脉弦细紧，反不恶寒，而微发热，头疼身痛。若以脉细紧为寒，大当头痛发热，以头痛发热为湿热，脉又不当细紧。然必以脉为准，定属厥阴病，寒凝于内，反逼阳于外也。况厥阴病原有头痛，且肝藏血，理宜用当归四逆汤。本方加附子、干姜、吴萸，解肌温里，俾邪外解，每日服药，夜必微汗，次日必热微利减。如此六七日，则表热里痢皆痊。以后三年初秋必病，皆如此治之。

余弟思承，年五十六岁，宣城贸易，初秋酷暑，日食苦蔗菜，即本草所谓败酱也。且餐石膏豆腐，淡薄水酒，平素中寒，因而腹痛作泻，泻后数日，即痢疾矣。十余日余归，脉双弦紧硬，而两尺尤甚，胸中饱胀不能食，脐旁动气，按之痛，昼夜五十遍，腹反不痛，惟尾闾一酸坠，即下痢矣，小便点滴难通，惟与痢并出。观脉之紧硬，腹之不痛，此肾藏虚寒之痢无疑矣。初即用附子、干姜、肉桂、归芍、苍术、香砂，十数日不减，而下迫益甚。更换白术、茯苓，去香砂、干姜，亦不效。益之以人参、黄芪、升麻，亦不效。再以八味地黄三倍桂附为丸，清晨吞服，夜用鹿茸、鹿胶、鹿角霜为丸，虽稍减而亦不愈。如斯大药，服之百日，至立春方减至十数便。因痢久下陷成痔，日下鲜血，而紧硬脉不退，但停鹿茸丸煎剂之桂附，八味丸之桂附，仍日服不辍，至春分日方一夕而痢止。次年八月，即上年得痢之日，又复痢疾。仍如前煎丸并服，又不见效。再以硫黄之玉粉丹服之一月，至冬至前后方痢止。乙酉仲秋，前痢又作因，食蟹所致，如前治法，冬至方回。此痢之虚寒，世不多见，因属胞弟，彼此不疑，故得获效于万一也。

素圃医案卷三

古歙郑重光在辛甫著

同里程庭且硕甫授梓

萧山谢　诵　穆校订

诸中证治效

方惟善翁，年七十，夏月忽右手足不用，口眼喎斜，舌强面赤，脉虚大而参伍不调，两寸脉十数至一歇，但止数不齐耳。问其脉何以歇至。彼云：今十年矣，每心一掣跳，则脉必歇。余曰：心掣为肾病，此心肾气虚，并无风邪六经形证，温经大补，或可复原，若作风医，必致痿废。遂用人参、黄芪、白术、桂枝、芍药、附子、天麻、当归等药，每日用参两许，医治月余，口眼端正，步履如常。方在调理之余，忽发咳嗽，彼自误为痰火，参附贻祸，数日后目窠微肿，颈脉大动，尿如煤水，乃肾藏真阳不足，将成水蛊之证也。随即咳喘不能卧，足跗先肿，渐延两腿，余用金匮肾气汤，加倍桂附，更入人参三钱。时当酷暑，悬大帐于庭，伏枕于几者二十八日，药近百剂，小便渐多而肿消。适因病后营葬劳烦，调理失宜，遂时发喘咳，不能平卧，至八旬乃终。

汪大扶兄，年四十五，善饮贪凉，此素性也。雪途昏仆于地，抬归始醒，即遍身拘挛，腰足冷痛，手足不能举，已具六经形证，此真中风也。先医者作虚治而用人参，困顿于床。后延余治，脉弦而沉紧，此凤昔之风，加以雪天新中于寒，两邪并发，致昏厥而仆，风寒未解，何用补为。余以桂枝、细辛、羌活、附子、赤芍、干姜、半夏、甘草、小续命汤加减，温里解表。五六日邪气外出，脉略浮弦，而增咳

嗽，再加麻黄、杏仁，续续得汗而痛减。将一月，身发瘾疹作痒，外解而痊。

吴敦吉翁，年逾五十，善饮多劳，二月间盥洗时，忽然发晕，呕痰未仆，即右手足不举，言语塞涩，口眼不歪，尚能扶步，脉弦滑有力，而无他证。此痰中也，用六君子汤去人参，加胆星、天麻、秦艽、竹沥、姜汁，半月后病减。方少加人参，兼用归、芍，一月后即言语，步履如常矣。

赵智善因酒后愤争，随即昏仆不语，手足厥冷，前医用牛黄丸不效，用风痰药亦不效，已经一日夜矣。余视之，六脉皆沉弦，而歇至来去不乱，喉无痰声，手足微冷，口眼端正，牙关半开，呼吸匀调，面无贼色。盖中风则身温，中气则身冷。此中气也，用皂角末吹鼻，得嚏一声，随叹气一口，手有动意。继用乌药顺气散，加木香、沉香，微煎数沸，缓缓灌下，即嗳气一声而苏。

瓜镇刘玉吾，年六十外，混堂浴归，卒中一日始醒，初医以风痰火杂治，风则羌防，火则膏连，痰则星夏，继进苏合丸数枚，则遗尿矣。十日外始迎余治诊，其脉虚大无伦，昏睡不语，身重遗尿，肢不偏废，口不歪斜，喉无痰声。原非中风，因老年贪浴，汗多亡阳而暴脱，有似中风。失此不用补中，反行疏导，阳气愈虚，致遗尿不语，竟成脱证。急用归脾汤原方，入人参一钱，四剂即能言语饮食，惟尿不禁耳。每日间用八味地黄汤，去丹皮、泽泻，

加人参、破故纸、益智仁、五味子，而尿固。数日后，舌苔全黑而滑，此中气虚寒，肾水凌心，用苓桂理中汤，四剂而苔退。后仍以归脾汤甘温之剂，调补一月，方能步履。但因多食苏合丸，辛香散气，病愈后，言语随忘，欲言又止，终不能复也。

镇江巡江营王守戎之媳，抱子登署后高楼，楼逼山脚，若有所见，抱子急下，即昏仆者一日夜。姜汤灌醒，如醉如痴，默默不语，不梳不洗，与食则食，弗与亦弗索也，或坐或卧，见人则避。如此半月，越江相招。入其室即避门后，开门即避于床，面壁不欲见人。令人抱持，握手片刻，而两手脉或大或小，或迟或数，全无一定。此中恶也，与苏合香丸。拒不入口，灌之亦不咽。明系鬼祟所凭，意惟秦承祖灸鬼法，或可治也。遂授以灸法，用人抱持，将病人两手抱柱捆紧扎两大指相连，用大艾团一炷，灸两大指甲角，灸至四壮，作鬼语求食求冥资。灸至七壮，方号呼叫痛，识人求解，继进安神煎剂，熟睡数日而愈。

吴翰臣兄令眷，予族之女也。清明夜，门首看城隍会，甫入堂，忽昏仆于地，不能言语，抬上床一刻，即大吐，口出妄言，谓城隍夫人需侍者，已得三人，令其入庙服役，语毕，仍闭目昏睡。其家惊畏，暮夜迎余。自门首至寝所，皆烧冥资。观其色无青黑鬼气，切其脉两手相同，至止不乱，但虚大无力。余询其声变否，家人对以如常。此殊不似中恶之证也。又问前有病否，家人云：经水行有半月未止，数日前，即燃灯通夜不熄。翰臣外出，要人作伴，似有畏惟之状。盖邪之所凑，其气必虚，因脱血心虚，夜看城隍会，见扮鬼形，心布而神乱矣，即或中恶，亦因其虚也。以人参五钱，桂心一钱，银一锭煎熟灌下，又将渣再煎灌下，片刻即醒。问其前事，全然不知，惟记门首看会，不知何由在床，但称心慌手麻而已。随用归脾汤数服，经止病愈。

魏老者，冬月自郡归瓜镇，夜食毕，方就枕，即昏厥，手足僵直而厥冷，牙关咬紧，面青脉沉。此老年气弱，被严寒所迫寒中也。先以浓姜汤抉齿灌入，牙关略开，继以附子、干姜、半夏、甘草、四逆汤，大剂灌下，至五鼓身方回温，人亦渐醒。

巴其臣主政令眷，年未三十，遭新丧悲郁之后，忽眩晕昏仆不语，脉弦数而涩，有时手抽掣，面上发赤，喉无痰声，药亦能咽，惟昏睡不语者三日夜矣。经医数人，主风主痰主虚，与以牛黄抱龙丸，皆能咽，但终不醒。予以脉弦数，独主火中，盖木郁化火，肝火暴甚，故卒倒而无知也。经云：阴气衰于下，则为热厥。以滋肝清火，逍遥散为主。用归、芍、丹皮、柴胡、郁金、栀子、贝母、羚羊角、竹沥频灌，一日夜回苏能语而愈。嗣后遇怒仍发。

吴坦如兄年将三十，酒后行走，忽昏仆不知人事，扛上床一刻方醒，即右手足不能举，尿不禁而口眼不歪，舌微强，时发寒而汗出，小便频下，六脉细濡无力。此元气大虚，类中风之脱证也，若不急行温补，恐致大汗喘厥亡阳，乃显明易见之虚病。时火治庵盛行之际，亦不能别生他议，遂以参、芪、归、术、桂、附、天麻、半夏、益智等药，补益月余而健。

从容庵僧，饱食后混堂洗浴，昏晕抬归，手足温暖，呼吸调匀，口眼端正，牙关不紧，又无痰声，其人气实本无病者。诊其脉，两关沉滑有力，惟闭目不语，掐其人中亦知痛。此证非风非痰，非寒非虚，以意度之，饱食之后，久浴伤气，胃中食满，气虚不能运转。经云：一息不运，则机缄穷，岂非食中耶。以手重按其胃口，则眉皱手推。遂用姜盐汤探吐灌下，即呕哕吐出未化之饭半盆，嗳哟一声，目开而醒矣。

扬州太守如夫人，年及三十，平素虚弱，参术汤丸不辍，盛暑忽身疼发热，呕吐痰水，犹以平日之虚，召用补剂。及诊其脉，浮弦而细，对以非平常之虚，乃暑热伤气，复受风邪暑风证也。须先治风，以葛根、藿香、二陈、砂仁、厚朴、生姜，一剂即汗出发热身痛皆愈。少刻手足挛搐，目珠上视，喘喝遗尿，身僵不语矣。署中惊畏，急复再召。脉则不浮，但弦细耳，神昏僵卧，但能咽药，因脉之细，乃气虚伤暑而卒中也。面垢遗尿，皆属暑病，而非脱证。用古方消暑丸三钱，温胃涤痰。服药时许，又得微汗，即目开能语，续以香砂六君子汤，二剂而愈。

男病治效

汪嵩如翁，己未年维扬患病，随余迪兹至瓜镇，就彼治疗，寓江干从容僧舍，因药未效，又问治于余。昼夜不寐者，已月余矣。诊其脉虚大而数，重按豁然，日惟食清粥两三盂而已。时当仲秋下旬，衣单纱，犹畏热之至，令仆挥扇，方可伏枕，否则起行，不能着席矣。先医用药，秘不令知，但云日服人参而已。审其病，因始于愤怒，兼恐而致病。余即病因，合病之状，而议治焉。盖暴怒伤阴，则肝气逆，恐伤肾，则气下，肾水不升，心阳不降，肾肝两病，魂不归肝，气不归肾。因卫气常留于阳，则阳跷盛，不得入于阳，则阴虚，故目不瞑矣。真阳外越，脉虚大而不敛，天令虽凉，而犹畏热，似与阴盛格阳同病，又非真武、四逆所能治也。经曰：阴者阳之守也，阳者阴之卫也。病始于暴怒伤阴，阴不守阳，孤阳飞越，寒之不寒，是无水也。用从阴引阳法，以八味地黄汤，倍用桂附，加人参，四剂病知，八剂得寐，半夜十日后，即熟寐矣。病痊心感，劝余迁扬，代为税居，逾年之后，因移寓郡城矣。

熊伟男司训，正月上旬，贺节饮酒，即于席上腹痛吐泻，并作厥冷大汗，竟不能归。先医用炮姜、香砂不效，又进平胃、二陈，亦不效。因吐泻大汗，真阳外越，反面赤脉大腹胀而痛，延京口名家。见其腹大而痛，视为实证，投以木香、槟榔、腹皮破气劫药。病家不敢服，自真州迎余至瓜镇。已病四日矣，诊其脉，洪大无伦，重取即散，素有肋下肝肾气病，自以为旧疾作楚。予曰：非也。盖首春苦冷，暴寒所伤，此寒霍乱也。故卒然大痛，吐泻并作。因吐泻汗出，里气虚寒，真阳外越，以致面赤戴阳，阴躁不眠，口干呕哕，腹胀如石，胁痛气冲，脉洪散乱。此汗泻亡阳，大虚若实，危笃急证。若不急救，必致厥冷汗出不治矣。非若寻常霍乱，吐泻止而愈者比也。遵仲景霍乱治法，以四逆汤加人参、肉桂、茯苓，小剂先投，得闭目片刻。继用人参五钱，附子三钱，干姜、肉桂、茯苓各二钱，日投三剂，胀略敛小，而两足太溪、冲阳，皆陷下不见。如斯重剂，六日始胀痛止而得卧，十二日大便方通，可进饮食。因平素脐旁肾藏有动气，芪术皆不能入剂，用四逆桂苓二十余日，饮食始餐。易用八味地黄汤，三倍桂附，加人参，调治两月方健。其时瓜镇医家，金云误补，必致危殆，因令子青选为予门人，不得不肩任也。

吴敦吉翁，年逾五十，己未年大旱，河水干涸，盐运维艰，因此思虑过度，遂倦怠懒言，默默独坐，不欲见人。然神思内清，有问必答，并非昏愦，乃情志之病也。医有以痰治者，有以育神养心治者，予亦参治其间，皆不效，渐致终日昏睡不起。将黄昏，则自起盥洗食粥，夜分食饮，五鼓饮酒，与侍者如常谈笑，将天明则脱衣而卧，日间强扶掖而起，终不肯坐。如斯年余，绝不服药，药亦不效。予曰：虽阳虚之嗜卧，实思虑之伤脾，因七情致病，须情志以胜之，非药可治。如华陀之治魏守，激其大怒，可霍然而起。此因思致病，须怒以胜之。其时以余言为虞，乃未几有人隔屏愤争，触其大怒，披衣而起，与彼辨论，大声疾呼。次日天明，即霍然而起矣，隔数日步行枉谢。余问曰：去年令公郎激翁怒，犹记忆否。答以其时欲怒而不能也。嗣后则动履竟复旧矣。

李元亮书吏也，因书写过劳，秋杪忽咳嗽火上逆，头面皆赤。前医苦寒直折，随吐粉红白血如肺肉，则火愈上逆，一日三五次，火一逆则遍身皆赤，咳嗽益甚，间有白血，头面汗多。余往诊之，两手脉大而数，重取全无神力。若以失血之后，见此数大之脉，则为逆证。咳白血亦属不治。病者云：卧则不咳，坐起则咳甚。余熟思之，久视伤血，书写伤力。此气中虚火，宜人参、黄芪、甘草以退之。所谓虚火宜补，误用苦寒，虚以实治，则火愈炽。坐起咳甚，肺虚也。脉大无力，所谓劳则彰，亦气虚也。多汗面赤，乃虚阳上泛，非阴虚之火。遂用大剂黄芪为君，人参、当归、白芍、麦冬、五味、甘草为臣佐，一剂汗收脉敛，三剂火息咳止。如此滋补，一月方能起床。火之阴阳，可不辨哉。

万守澍文学尊翁，年七旬外，长斋独宿，二十年矣。因心事怫郁，夜中忽大吐紫血碗许，随腹痛，又便紫黑血碗许，昏仆于地。室内无人，及其自醒，始登榻。次日相招，两手脉大而扎，幸不散耳。他医议用凉血滋阴，予曰非也。此蓄血证，因郁怒伤肝脾，肝不藏血，脾不裹血，致血无归，而成瘀败，上吐下便。幸老翁闭关已久，不致气随血脱，尚敢滋阴以伤胃脘之阳乎。用大剂归脾汤，加炒黑干姜，计用人参数两，匝月乃康。

曹君仪，年六十四，体半肥，素阴虚，初病胁痛呕吐，寒热汗出，胸中噎塞，将成膈证。予以归、芍、川芎、二陈、香附、郁金等药，治之半年，胸中宽，遂咳嗽吐痰，转为虚劳。每因劳则寒热似疟，汗出热退，身目皆黄，溺赤，又变为瘅证。用逍遥散数剂，其黄即退。或一月一发，半月一发，渐至面额鳖黑，爪甲枯粉，大便秘涩，此女劳瘅，又名黑瘅也。一医以瘅不必分五，均是湿热，用平胃、五苓，间用黄连、肉桂，病愈笃，仅存皮骨，已备终事，复求治于余。但女劳瘅一证，仲景言之甚详，必有寒热，久为黑瘅，皆主风药。东垣因之，亦以风药而加参术。用皆不效。夫女劳之名，必属肾水亏虚，水虚则土实，所以反见敦阜之色。此虚邪也，不必平土，但宜壮水，水

壮则土不燥。虞天民《苍生司命》云：女劳瘅当作虚劳治之，正合治法。遂以六味地黄汤，加当归、芍药、秦艽、苡仁、麦冬养阴壮水之药，百剂寒热先除，瘅黄渐退。至七旬外，他疾而终。

王君圣翁，前疟证愈后，而经营劳碌过甚，自恃强壮，不善爱护，每遇过劳，或饮食不节，便发寒战，战后发热，腹胁大痛，或泻或不泻，汗出热退，身目俱黄，腹大如鼓。因前治疟，知其肾藏虚寒，以八味地黄料，加倍桂附，水叠为丸，日服不辍，病发则用逍遥散加秦艽、丹皮，数剂即退。如斯三四年，应酬如故。后年逾六十，正气渐衰，发频而黄不退，额黄渐黑，竟成女劳瘅矣。其时火治庵名噪甚，遂易彼治之，谓瘅不必分五，皆以湿热治之，重用茵陈为君，杂以五苓、平胃，治经二三年，治庵自病。又易医，亦以湿热治之。时重时轻，人则骨立，腹则胀大，年将望七，忽头大痛。此肾厥头痛，而医者不行温补，反作风治，用桂枝、细辛、白芷疏风散气之剂，遂致三日而逝。前曹瘅证肾藏虚热，阳黄也。此瘅证肾藏虚寒，阴黄也。均属女劳瘅证，岂可瘅不必分五，混同湿热而治之乎。

程于宫兄，首春自场来扬就医，面目皆黄，胸腹饱胀，腹痛便溏，脉沉而紧。此太阴脾藏之阴黄，色黄而黯，非胃府之阳黄，色如橘皮也。言场服茵陈、栀子、四苓清热之药，病将一月而不效。此证本中寒，误作湿热，岂不益甚乎。而病者素畏热药，今病患中寒，不得不温。先以苍术、炮姜、二陈、砂仁、茵陈、泽泻投之，胸虽稍宽，脉沉不起，紧亦不退。遂加附子，易干姜，十数剂黄退腹消。即前方苍术换白术，去茵陈，加甘草，调理而愈。此瘅病正治，亦须辨阴阳寒热也。

崔魏子病疝一月，清肝理气，消坚攻劫，无不备尝，最后招予。诊其脉，细濡如绵，惟有三至，赢瘦不堪，色枯貌瘁，卧床不起，疝坠于囊，全不知痛，时值秋暑，畏寒服绵。予

曰：虚寒极矣，元气下陷，须温而举之。用人参、黄芪、肉桂、附子、当归、升麻、甘草、姜枣为引，温肾升阳五七日，疝方渐收能坐，温补而愈。越三年，又疝痛牵引胸背，胃中亦隐隐而痛，历医多人，有疏肝者，有理气者，有用安息诸香者，渐至阳虚自汗，惊悸不眠，较前病更甚。病两月矣，自惭不便请浼人求治。诊其脉细涩不堪，乃气血两亏，津枯髓减，肝肾病也。经曰：诸阳受气于胸中，转行于背，此气虚胸背痛也。又经曰：肝虚则令人胸痛引背，下则两胁胠满，此血虚之胸背痛也。肝虚不藏魂，故不寐。气虚不能卫，故自汗，脉又细涩。此伤精亡血之证，以熟地黄、当归、枸杞、山茱萸、枣仁补肾滋肝，以肉桂、破故纸引气归肾，加人参、黄芪以益卫气。初服病知渐减，多服寻愈，两月方瘳。前医执痛无补法，岂定论乎。

王用明兄，新正登金山，日中痛饮，攀缘山巅，劳而汗出，归卧火箱，夜又梦遗，次日四肢清冷，面惨不光，肌肤似麻非麻，似痒非痒，惟皮外不欲沾衣，觉衣之硬甚也，夜卧被席亦如之，脉浮而濡。医初用疏邪实表驱风剂不效。予曰：此肉苛也。虽正月犹属冬令，阳气在里，劳而汗出则卫虚，又值梦遗而营弱，所以不胜衣而肉苛也。以黄芪建中汤加白术、当归，姜枣为引，三剂而愈。

熊辟疆兄，秋间食冷物，当风假寐，次日即胸前结硬冷痛，干呕作泻。随服平胃、二陈、炮姜四剂，稍减而未痊。因循两月，服药断续。其间或服姜桂温中之剂，则痛愈甚。以手扪之，胸皮皆冷，呕吐酸水，小便涩少，脉初诊则细，重按反滑而有力。余曰：初因寒中，积之既久，郁而成热，所以姜桂反增痛矣。皮外虽冷，乃阳郁于内也，用仲景泻心汤法，但苦以泻实，辛以散结。以二陈汤加黄连一钱，干姜一钱，四剂后，胸中作响而宽，胸皮回温，续得大便畅解数次方愈。

员虞肱中翰，己巳年三汊河舟中，忽奋身跳河，家人拉住，嗣后言变志乱，举止失常，经医数辈，皆以癫证治之。月余罔效，未始招余。脉弦细而数，尺寸皆涩。予曰：脉不长滑，非痰非狂。然未察其病证，及相对揖让如常。但言语无伦次，一日，以笔昼几作横竖云：此我也。又以笔圈之云：此困我也。一日，手摘桃叶搓之纳口中，手掬鱼缸水欲吞，复并桃叶吐去，入席又言语如常。又一日，倦卧内房，就榻诊之。初自逊云：我少年也，奈何卧于床，致劳先生之多步耶。忽又云：昨日得一竹片，刮之甚光，遂口作击竹之声，以手和之。予见言乱而出，随令纪纲传语，谓适言竹片者，妄言也。嘱余勿信，余方恍然悟矣。经云：肾气不以时上，故言变而志乱也。谓之失志，此非癫狂，乃肾病也。次日往诊，问其竹片，彼尚记忆。予告曰：尊恙肾虚证，独宿百日，可勿药而愈，否则定成废人矣。彼拍案而立云：果如此，明日即出城税居僧舍，屈先生迂步就诊可也。次日果移寓天宁杏园。余以六味地黄汤，去泽泻，加当归、麦冬、五味、远志，而用人参三钱，不加增减，半月即神气清朗，微发一次。嗣后兼服天王补心丹，又半月，则应酬如故。计住四十二日，因家事重大而归。晤对曰：旁人谓先生必用桂附，殊不知竟是六味地黄汤清凉药也。相视大笑。

休邑蔡毓徽兄，寓瓜镇，倏得异疾，时四月初旬，或周身头面作痒，痒至不可解，遂赤身卧于棕床屉，滚擦不休，少刻头面遍身皆红肿而痒不息。余至诊脉，则浮数无伦。《内经》有刺风一证，不若此甚，而多红肿，脉又数甚，殊不似也。因见肆中鲼鱼甚多，《本草》鲼鱼别名癫鱼，食之令人多发癫。疑其食鲼鱼，询之果然。问其食时有异否，云食鱼脑觉舌麻，此中鱼毒无疑矣。急用甘蔗汁、芦根汁、橄榄汤，频频杂进，时许即止。而遍身皮破，痛楚旬日，落去外肤方愈。大凡食物有异，即当弃而勿食，此可鉴矣。

吴佩元兄，狎妓酗饮，真阴亏，损其本质

也。忽两胯结两核，但肿而不红不痛，疡科以鱼口治之。盖因其平素有外色，彼亦自疑，遂甘服五虎毒剂，下之不消，久而自散。缘此伤阴咳嗽，亦属他医所治。后两膝下忽又结两核，亦肿而不痛，就治于余。诊其脉细数无力，上咳嗽而下结核，此真阴虚竭，津枯血少，为火结核也。以《外科证治准绳》结核证，与彼视之，作下部疮疡，用六味地黄汤，加沙参、贝母、归、芍、麦冬等十数剂，其核一夜全消。医治一月，嗽亦全止。隔年余，忽大吐血，其素相好之医，斥地黄汤为毒药，吐血者服地黄汤，百不一生。不曰阴虚，而曰虚冷，先以桂枝、归、芍、细辛、木通、甘草、姜、枣、当归四逆汤治之。血不止，改用真武汤。又不止，再加干姜，乃血尽自止，遂归功于姜附，用之经年，渐至喉痛失音，藏毒溃脓，而犹不悟，延至喉烂肛烂，百苦而殁。夫恣用苦寒，浪投辛热，不辨阴阳，皆非王道，病家医家，可不慎诸。

王以宁兄，壬戌年患呕吐证，食毕片刻即吐出，其时年方二十余岁，全不介意，起居如常，吐将百日，百药不效。余作下焦反胃，以八味地黄汤，两倍桂附治之。吐止后得腹痛证，乃肾气虚寒，动气冲击，为粗工攻积，大下几脱，因而致虚，此受害之始也。越四五年，先因便浊，渐致寒精自出。年逾四十之外，因怒而耳聋，用聪耳药当归四逆皆不效，参芪亦不效。一朝或聪，则十数年前吐病发矣，饮食肥甘不厌，食亦不少，但食后片刻则大吐，或多或少。吐一二月，又不吐者一月，每吐必因怒起。如此屡吐屡止者年余。吐久伤气，则胸背大痛，用人挺按。如吐未尽，则痛在胁肋，必俟徐徐化下乃已。渐至阳气大虚，妄见妄闻，胸背气冲而痛，坐不能卧，寒战发热，大汗昏冒，足痿不能立，手不能举，寒精不禁，阴茎全缩，小便淋漓，下体浮肿，日虽能食，然有粒米不存者。种种败证具见，自己治棺，而专任于余，不肯易医。始终以苓桂理中汤为主，

用人参三五钱，附子、干姜、苓、桂、半夏各二钱，约服千剂，吐甚加服半硫丸。若上焦虚热，则用三倍桂附八味地黄料，水渍为丸，日服不辍。若中宫虚冷，则用苓桂理中料各等份，但甘草减半，以枣肉为丸，相参而服，亦终年不辍。如伤风咳嗽，坐不能卧，则用当归四逆汤，加附子、茯苓、半夏、杏仁、姜枣，仿温肺汤之法。如斯处治，历病四年，或丸或汤，未尝间断，渐致策杖能步，或日全食，或吐一餐而渐愈。此证本于便浊伤精，肾藏虚寒，阴邪上逆，所谓呼出心与肺，吸入肾与肝，肾病失吸入之权，脾虽能纳，而不能吸，反逆上，而成反胃。数年内有一月全不吐者，二三次每因怒而复，盖怒则气逆也。初病食后即吐，将愈则朝食暮吐，遂渐不吐，弃杖而步行。此下焦反胃，而非上焦隔噎，以胃气本厚，幸未投疏气伤中之药，虽呕吐四年，全用参术为君以培土，桂附为臣以益火，未经劫治，任医得专，故能十全斯病也。

吴虞能兄，得肺痈证，自不知，而医亦不识也。正月半后，招余往诊，则围被抱火，身坐火箱，犹畏寒甚，但云咳嗽不能卧，寒热时发，胸背胀痛，初医先云伤风，继云肺寒，用桂枝、细辛、干姜、二陈等药，已十余日矣。诊其脉，两寸涩而数，以手按其胸背，则内痛甚，口出腥臭腐气。此肺痈将溃，故作寒热，非真寒，乃内痛作脓之寒也。令其去火，急平肺排脓，使痈早溃，免传他叶。用苡仁、贝母、桔梗、甘草、防风、桑、杏、地骨皮、金银花、白及，四剂，则黄白臭脓日吐两碗。因嗜烟酒，肺素大热，幸不气虚，脓尽之后，现阴虚细数之脉，发热盗汗之证。此盖金病不能生水，纯用六味地黄汤，去泽泻，加苡仁、贝母、麦冬、沙参、紫菀、五味等药，百剂方护完口。乡居数月，静养而康。

族叔伟然，自扬来就诊，但称两足无力，喜饮茶汤，其脉细而数，两尺尤甚，乃伤精失血之脉。询其梦遗否？答云：并无此病。因其

多饮，拟为消证，令其尿贮盆中以验之，然后用药。次日复来，云尿上有浮脂，下有浑浊。予告曰：三消之证，已得二矣，渴为上消，小便变为下消，精随溺出，两足无力，将成痿躄，大病也。须清心寡欲，以善药治之，何独以足疾为患耶？遂以六味地黄汤，去泽泻，加人参、黄芪、菟丝子、麦冬、五味子为煎剂，早晚服枸菟丸三钱。客寓于真州园亭，医治百日而愈。复立左归丸方，令其归场日服。后因中年无子，不能节欲，数年后疽发于背而殁。消证有心自焚而死者，此证是也。

员秉乾中翰长郎，年十三岁，出痧之后，咳泻两月，诸药不效。最后医家竟用二神之破故纸、肉蔻，而咳泻更甚，便令予诊。脉长而数，告曰：此胃热，非脾虚也。必因痧证未用石膏，致余热仍归肺胃，邪热不杀谷，故洞泻。幸热毒未全入肺，赖有洞泻分消其热，若不泻，则咳嗽发热，已成痧劳矣。予以清热为主，热退则泻自止。遂用苡仁、贝母、瓜蒌、地骨皮、麦冬、知母、桑皮、木通、桔梗、甘草，四剂，反大泻数次而泻减。再十余剂，咳嗽皆愈。治病必求其本，若见病治病，奚有当哉。

族誉六郡丞，莅任梧州，其地山多而湿，暑月病疟，土医攻劫而愈，不无伤气。病方愈，即丁艰回籍，道经梅岭，路发眩晕，有如中证，晕退即两足痿痹不能立，不能步矣。归来召诊，脉细濡微数，头微晕，足肿微痛，尚可伸缩，未致缓纵，但形盛气虚，多痰多火，表虚多汗。此气虚而伤湿热，谓之痛痿。群医主治不同，或用桂附，或用知柏，或专补肾。余曰：病居下体，着而不行，脉不浮弦，非风也；脉不紧而痛不甚，非寒也。今脉濡而细数，两足肿，此气虚伤湿。遵经治痿独取阳明，以人参、白术、半夏，补脾燥湿；天麻、秦艽、续断，补湿热而利关节，湿则害人皮肉筋骨；归芍滋血以舒筋，乃热因湿化，不用苦寒，恐其有伤胃阳，转致湿不能解外；以加减虎潜丸，滋补肾元，以坚骨痿。如斯平补，半载有余，遂可步履矣。

西林族侄，本脾肾寒之质，因未得子，常服温剂，房事之后，气忽欲脱，心慌头眩，汗出不寐。他医用人参两许，附子三钱。如此重剂者。四五日，已服人参十数两，汗出虽止，而心慌眩晕，多餐不寐，仍然不减，相招治之，诊其脉，细数无伦。余曰：始病庸或阳脱，参附未为不善，今已阳回而阴竭，遂当阴阳平补，脉细数不寐多餐，皆阴虚脉证，附子不宜用矣。余用古方益气补肾汤，人参三钱，黄芪、白术、茯神、山药、山萸、当归、五味子、甘草平补之剂，服五七日，遂得寐，眩止。渐次平调，百日后，食饭毕，必吐饭一二口，并无饱胀恶食之象。彼以为多食之故，遂减饭，而吐如故，用六君子汤不效，用清胃降气药，亦不效。因思随食随咽即不吐，停食不咽即吐者。盖不咽，则肾气不下吸也。《脉经》曰：阴虚阳无所依，故令人多呕者。此证是也。即遵其治法，用六味地黄汤本方，服四剂，吐即止，饮食如常。已现阴虚证矣，而日服补阴之药，加入人参，调治年余，已可出门，应酬如旧。但因三年前阳脱之后，毕竟真阴大伤，遂有微咳，咳之不已，即吐血。因吐血而易医，尽翻前案，谓多服人参之过。遂绝去人参，专投苦寒，以图一时见效。虚作实医，致蹈虚虚之祸，反成真劳病，不半年而殁。

李子立兄，便浊经年，因豪饮而起，初必湿热，久则成虚，迎余求治。余曰：淋浊须分：淋自膀胱，出于尿窍，或膏或血，与尿并出，出则无余；浊为败精，出自精窍内，虽大痛而尿自清，或在尿前，或在尿后，便后尚有余沥，马口常湿，必污裤裆。以此分别，庶知疗法。李兄云：如此则是便浊。及诊脉细涩无力，两尺尤甚，盖此证便久伤精，愈通愈痛，所以内痛连肛，以及尿管。医者疑是梅毒，用疳疮治法，以龙胆泻肝汤，合八正散，服下痛不可解，腰曲不能伸，皆误用通利之太过也。余用六味地黄汤，加当归、麦冬、五味子、车前、菟丝子、人参，十数剂痛止，而浊尚不禁。再以卫生膏早服三钱，煎药更加黄芪，夜服枸菟丸三钱，两月余浊止而病痊愈。但尿不能直出，必分岐两道，觉中略有碍处。予曰初病时，乃因酒湿流注，阴茎内必有小疮，故阻小便分为两道也。易以清心莲子饮，用人参、黄芪、生地黄、当归、麦冬、黄芩、地骨皮、车前子、泽泻、甘草、莲子，十余剂疮消，小便遂为一道出矣。

张紫山学博，初夏自真州归，其夜小便频频欲解，又复不多，有二三十次，初不知服何药。三日后小便略通，即肛门下迫而痛，频欲大便，而粪又不燥，竟不能坐，惟敧倚而立。诊其脉，沉弦细紧舌紫微渴。余以初病小便频，脉又沉紧，作厥阴中寒处治。用当归四逆汤本方，四剂不效。先年曾患痔，又令疡科视之非痔，用补中益气汤，则痛坠愈甚。详审其脉，沉细而紧，少阴脉也。肾主二便，闭窍于二阴，频频欲便，亦少阴病也。作少阴下利治法，用四逆加人参汤主之。附子三钱，茯苓、干姜各二钱，人参、甘草一钱，二剂知，四剂减，八剂肛全不坠。又仍如初病时小便频而痛也，余因悟初由厥阴失治，传入少阴，得四逆汤出少阴，又复回厥阴矣，重用当归四逆汤本方，加干姜、附子，两阴并治，惟恐过热伤阴。每日间服乌梅丸六十粒，以通其格拒之邪，七日后则痊愈。议以八味地黄丸调理，三四服后，虚火发而停药，病已痊。一月复如前，小便频解而作痛，彼以前效之方，自配药服，愈服愈甚，又求治。则脉细数，两尺更甚，与前脉不同。余曰：此肝肾虚火，必失精之故。紫兄云：数日前果梦遗惊觉，未泄也。余曰：此肝火证，非前肝冷证，因遗未泄，必有瘀精，用生料地黄汤，去山茱萸，加牛膝、车前子、当归、赤芍、生甘草，七八剂后，痛止溺通，出败精而愈。夫均一人也，同一病也，前后治之各别而皆效者，凭脉故也。此凭脉不凭证之治法。

乔世臣大行，少年时伤寒，为医过饿，又

多服苦寒贻患，中寒痰饮，每年必发数次，腹痛呕吐，痰水盈盆，而前医犹清饿消克。及余治之，例用干姜、桂枝、茯苓、半夏，甚则加附子，每发辄效。医治屡年，发亦渐轻，病已愈矣。而世兄犹恐其夏至举发，先期预服效剂，乃前姜附、苓夏等药，不虞病退不胜辛热，遂至吐血，方停前剂。然余亦不敢用苦寒，因其辛热伤阴，非真阴虚损，暂用生地黄、茯苓、山药、丹皮、鳖甲、阿胶、麦冬、苡仁甘寒之品。然吐血不过一二口，随发亦随止。一年后渐增咳嗽，胁肋隐痛，间有喘咳不能卧者一二次，脉亦细数，将成弱证。常以熟地黄、茯苓、山药、丹皮、人参、沙参、麦冬、阿胶、紫菀、五味子滋补肺肾之药，服之不辍。前所服术附、干姜，一片不能入剂矣。如斯三年，幸善为调护，方得血不吐，而咳亦宁。然后可服参芪、归术补阳之药，但遇劳发咳，仍用前地黄取效。今年逾强仕，阴阳两虚，即麦冬、贝母，皆不禁清凉，反用八味地黄丸而咳嗽止。此皆因先之苦寒过饿而伤阳，后之辛热过剂而伤阴，致体虚多病，用药可不慎诸。

郭元威学博，壬午年三月犹寒，深夜步归，平素脾肾阳虚，有痰饮夙病，次日即胸胁大痛，呕吐痰涎，虚阳上泛，面赤脉大，汗出如水。药用干姜、附子、人参、半夏、茯苓、吴萸，时痛时止。如此七八日，忽痛吐紫黑血碗许，则胸胁痛减，下移于腹。前方加当归、赤芍、官桂，换炮姜以逐下焦之瘀。又数日，大便下黑血，其痛乃止。此中寒痰饮，血因寒蓄也。继以理中丸加桂、苓、半夏，兼用八味地黄丸，加倍桂附。更入胡芦巴，以宣下焦之气，水叠为丸。每日仍服理中汤一剂，虽不能如平常之健，亦复起居无病。至癸未年四月初旬，旧病复作，又如前痛吐，手足厥冷，汗多面赤，彼不自以为虚，坚不用参。殊不知痛吐亡阳，胸痛引背，脉疾烦躁，势将痛脱。急令用人参五钱，生附子三钱，干姜、茯苓二钱，渐次痛宁得卧。续用熟附子、炮姜、理中、苓夏调治，犹未起床。因夏至将临，惟恐阳虚阴逼，所以姜附未退。至五月初一，即咳嗽，犹以为寒痰，用桂枝、生姜、苓夏温肺，而咳愈增。至初六，适值夏至，即大热大渴，大咳吐血，不能平卧，脉变大数，全现阴虚，反属阴气当生不生，而转阴竭。未敢遽用清滋，先以八味地黄汤试之。犹不胜其热，再以六味地黄汤加沙参、麦冬、五味子，方合病机。热遂退，咳渐止。人参减半，未全去也。自夏至秋，皆如此医治，亦复起居如常。因本质虚寒，立冬后即改服八味地黄丸煎剂，用去附理中汤加半夏、茯苓、人参未辍。至十一月初一，冬至将临，又现阳气不生之证，忽霍乱腹痛，吐泻大作，痛止即下利不禁，呕呃昏沉，手足厥冷，已治终事。急用四逆汤，加人参五钱，姜附各三钱，日服三剂，三日方回阳。又医治一年，药不少间。然过劳必发，寒热腹痛，呕吐汗出，热退即身目俱黄，溺赤，俨如疸证。此阴黄也，全不用茵陈等药，坚服参术、姜附、苓桂。三年之中，濒危者数次，至甲申年冬月，方能出门，应酬如常。若非任医之专，服药之一，何能至此耶。

许沧澄兄，年二十外，久病真州，招余往治。询病源于前医，谓秋间患夹阴伤寒，治未痊可，而即停药，至冬则甚。其时十月上旬，诊其脉虚细无神，而举止无伦，神思疲倦，默默不欲见人，一派阳气虚弱之证。用归脾汤加肉桂、益智仁，去木香。告曰：须冬至一阳生，病退方妙。至其时果半愈。后因庄房回禄，闷步于庭，三日不寐，遂病剧矣。次年三月，复招往看。及就诊，两手掩面，不敢见人，窗牖障黑，昼日燃烛，两手枯白，筋露青紫，两足筋惕，身肉瞤动，足踏火，手抱火，犹然畏寒，三五日必梦遗一次，虽无梦亦遗，尿管连肛精道涩痛，口渴欲饮，饮必火上沸汤，惟吞一口，旋吐冷涎，日食十余餐，俨如消证，闻人履声，便惊汗出。惜费不肯市参，以致危笃至此。又米令兄，见其沉重，托余急救，一日三诊，而脉三变。初则虚大无伦，服参术、姜附药一剂，

脉略敛。近夜即细涩无神，盖脉资始于肾，脉之频变，肾虚失其常度。渴者，肾虚引水自救也。多餐者，胃阳发露，皆亡阳脱证，非寻常药之能治。立千言医案，定议用仲景附子汤治少阴病者。人参三钱，附子三钱，白术、茯苓各钱半，芍药、炮姜各一钱，不须加减，以俟阳回。如此坚服一月，而畏人畏亮，筋惕厥冷阳脱诸证皆愈。四月来扬就医，则脉证与前大不侔矣。脉虚大而尺数，两足阴囊皆肿，肛右尿茎内痛，微咳多餐，夜反不寐，梦遗虽疏，而未全止，多怒詈骂。此阳甫回而阴旋虚，用金匮肾气丸，日服三钱，以消其下部之水。用归脾汤去木香，加菟丝子、龙骨、五味子以固精。用一旬则脉数大，咳嗽胸痛。又用六味地黄汤，去泽泻，加当归、人参、麦冬、五味子、菟丝子，相参间服。如此调治五十日，方能步履。回真州，肌肉充于平昔。病有变迁，医不可执，岂以初治辛热得效，遂为始终不易者乎。

山西典客宋兄，因多餐肉食，而兼生冷，微有感冒，胸中饱胀，腹痛便秘。此当温中化滞，而前医概用山楂、神曲、麦芽、腹皮、枳朴硝导之剂。殊不知冷食积中，须温方化，过用消克，反伤胃阳，而食愈结。医不知此，消导不效，以大黄下之，惟便粪水。又以丸药下之，则冷结不通。计二十日，请治于余。脉细紧，手足清冷，胸结而硬，舌紫苔白。幸肾阳不虚，上结于胸，未下结于藏。用苍术、半夏、干姜、附子、白蔻，十剂胸结方开。下注腹痛，加肉桂，日服半硫丸二钱，惟进谷汤，不令清饿。冷秘二十八日，大便微通，初硬后溏，大黄丸得温方化，洞泻数次，然后胸腹大开。后以理中汤加苓夏、砂仁温胃，匝月方瘥。

大升典客毛兄，素有眩证，发则昏仆不知人事，一刻即苏，起则如常，积有年矣，前医皆作痰治。近因眩跌阶石，触落门牙二个，血流不止，急招诊视。牙已落矣，而人事如常。

诊脉细数，两尺尤甚。问彼眩时何状，答以头一眩，便不能自主，瞬息即苏。问素有何病，答曰：梦遗三两日一次。余曰：此虚火也。阴精竭于下，阳火逆于上，龙雷之火，一发即隐。《内经》所谓煎厥也。用生地黄、熟地黄、山萸、山药、元参、菊花、菟丝子、丹皮、石斛等药为汤，丸亦如之，日服不辍。经今数年，已不发矣。

贡姓武弁，年二十余，取耳时为同辈所戏，竟以铜匕刺通耳底，流血不止。延外科治耳，初不以为楚，仍行走街衢如常。旬日间即头痛，又延内科治之益甚。迎余往治，则头痛如破，身体僵直，烦躁面赤，脉弦而紧，仰卧于床，口流脓血。余沉思良久，以为此必破伤风也。检前所服之药，皆石膏、栀子、芩连，作火头痛治。病人云：口吐脓血，不是喉出，不知从何而来。予曰：此的系破伤风矣。脑中脓血，流入鼻内窍，而渗于口中，非由咯吐而出也。破脑伤风项强，已属不治，此幸未柔汗厥冷。用小续命汤重加桂枝、附子、干姜，去黄芩，一剂微汗，头痛减半，两剂颈柔。十数剂后，耳内结痛，脑涎亦不流，但其耳褒然无闻矣。

程士莘兄，朱姓家人，身体壮实，跌伤手臂，皮破出血，专科不过膏贴药敷而已。不自知谨，混堂洗浴，脱衣伤风，次日便恶寒发热，头疼身痛。先医者作伤风阳证治之，三四日后，大汗呕吐，僵卧于床，手足拘挛，角弓反张，始招予治。左右脉皆沉弦细紧，口眼抽掣，而跌伤之处，反不知疼。此证初病失于温经，反行解表，致风寒内入，直伤肝经，破风反张，大汗呕吐，均属不治。幸未入少阴而下利耳，遂用桂枝、细辛、芍药、附子、干姜、当归、独活、天麻、吴萸、甘草重剂，五日汗敛身柔，呕止能食，而手反不能举，软卧于床。桂附大剂，一月方能起而立，若非年少壮实，万无生理矣。

丙戌续案

吴瞻大兄，冬月足背生疮，久溃不敛，一医者令用刀去顽皮，不无新伤。春日苦寒，跣足就医，又敷以冷膏，随即作痒，更乘舆河畔，迎面大风，遂遍身麻痒，面肿唇紫，舌强语涩，俨似中风。先医未辨何证，杂用风火痰药，服后呕哕不止。余至，诊脉则弦紧，面赤舌紫，手冷多汗，乃肝经风病，定属患处刀伤，为风寒所袭，又兼冷膏外敷，证类破伤风，不宜缓纵。急用桂枝、赤芍、独活、细辛、附子、苍术、天麻、半夏、生姜，日投三剂，夜半患足方温。又二剂，微汗身轻，疮方知痛。如斯八剂乃愈。若非急治，缓则传里，不易医矣。

王东木孝廉，素有中寒痰饮证，暑月头痛，医作火治，投以石膏、栀芩而痛甚。自以为剂轻，益加大剂，则头痛如破，以冷水渍布，覆于巅顶，渴欲冷饮，入口即吐，阴躁卧地，因便请诊。脉已七至，细疾无伦，赤身犹谓热甚，而实身冷多汗。余曰：此阴盛格阳，若不急温，则一战而脱。急进大剂四逆汤加吴茱萸、半夏，连投二碗。孙医后至，亦同前药，但加人参，少刻寒战索被，覆以厚棉。幸先投药，少刻回阳，次日阴躁虽愈，而头疼不止。至巳午时头痛，痛即呕哕不能食，因而废食者连旬。余以头风治疗，用当归四逆汤，加附子、生姜、半夏、天麻。恐头风损目，故用归芍以滋肝也。京口医家，犹云误用辛热，及彼复投大剂石膏，则痛而厥。又易医以湿痰处治，用苍术、五苓、吴萸、半夏，而痛不止，渐至患目。经云：因于湿，首如裹，而不痛。痰厥头痛，则不患目。其家以余言不谬，复召余治，易用清肝滋血辛平之剂，头痛目患渐愈。王兄自检眼科补肝丸方，以夏枯草、香附、甘草三味为丸，日服不辍，遂头目两证痊愈。其方虽名补肝，实清肝也。乃知治病宗经，必不至于大谬。

素圃医案卷四

古歙郑重光在辛甫著
同里巴锦绣天甫授梓
萧山谢诵穆校订

女病治效

刘振寰翁令眷，己未年在扬患病，其长郎刘必远兄，祈签令彼问治于余，遂至瓜镇。道其病源，病人年五十外，清癯茹素，初秋因郁怒，遂胸腹不宽，两肋胀痛，不食则嘈，食则不能过膈间，或吐出。郡城诸医，皆以清痰理气，丁沉香燥，治之愈剧。渐至大便秘结，数日一通，每至黄昏，即后重欲大便，空坐秽桶，不能起立，又无粪下，至五鼓方可登床。如此四十日，百药不效，困惫不堪，坐桶时能食饮汤稀粥，至登床后，天明即呕逆不能食矣。余未诊脉，以意度之，此肝火也。先因郁怒伤阴，继复香燥耗血，致火上逆，则呕吐，下迫则后重，昼则气升故吐，夜则气降故坠。但病久气血皆虚，须用血药以滋肝，左金以折肝，参草以补中，定方立论，用当归、白芍、人参、茯苓、甘草、黄连、吴茱萸、山栀、橘红，令彼持回试之。如大效，再易方。服二剂，即不吐，四剂即出下气，不坐秽桶，夜可就枕。再索药，即照前方，服至二十剂，即霍然起矣。余初有移居郡城之意，未果，因彼再三谆请，迁意遂决。

吴言修封翁夫人，年近六十，素有痰饮证，发则胁肋大痛，呕吐屡日，痰尽则痛吐自止。乙亥首春，痛吐已六日，前医以宣气利痰为主，用旋覆代赭石汤，加吴茱萸、干姜，药皆不纳。第七日招余，左右手六脉皆伏，推筋着骨皆无，水饮不能下咽，似属逆证，而声高音朗，坐起如常，无厥逆汗出等证。此吐甚伤气，致脉全伏，当以温里为急。用干姜、附子、人参、半夏、茯苓各钱半，吴茱萸五分，一剂即下咽不吐，再剂相安得寐，四剂痛止。但脉不出，续进米汤，三日后脉出如丝，大进粥食，脉始全见。嗣后每痛吐，脉必伏，用前药即效。痛吐止后数日，方能服白术理中等汤，而甘草竟不能入剂，用则必呕。至壬午年四月，痛吐数日不止，因年增气弱，即痛引肩背，欲食冷物，畏亮阴躁，以幔蔽窗，有虚阳上越，痛吐亡阳之机。余每剂用人参四钱，附子三钱，姜夏、茯苓各二钱。而病者坚不服参，不得已，暗加人参。大剂温补，三日方阳回躁定，去蔽窗之幔，不畏亮光。嗣后常服半硫丸，则饭食多餐，而姜附之剂，居恒不能久辍。人之脏腑虚寒，此固世不多见者也。

孙思睿翁令眷，壬戌年怀孕丧子，悲泣过伤，因而咳嗽，自秋至冬，渐至喘不能卧，两足水肿，腹胎六月。诸医治咳分利罔效，最后招予。水势泛溢，腹大如鼓，其面反瘦，脉细如丝，两尺全无，此肾水也。孕妇患水，其胎必伤，况两尺脉全无，胎已息矣。宜急治其水，以全孕妇，惟金匮肾气汤可救。遂以本方加人参一钱，附子、肉桂各一钱。如此半月，水忽大下，尽湿被褥，流溢床下，而腐胎随堕，其时气脱昏厥。令急服参附汤，而稳婆诸妇，争论不肯煎，盖以扬俗产后，禁用人参故也。幸

661

思翁自主，推诸妇出房，用大铫自煎频灌。半日半夜，通服人参六两，附子两余。夜半回苏，而余咳余水未尽，仍用金匮肾气汤一月，始水尽咳止。

殷凌霄兄令眷，年近年十，体肥便血，先医皆用芩连凉血寒中之剂，将两月而未痊。仲秋忽遍身发麻，合目更甚，因不敢合目，遂不寐者半月矣。诸医作风痰治疗，用星夏、天麻、秦艽，病益甚。请余求治，病人畏怖，许以重酬。诊其脉虚大而濡，便血犹未止，胃弱不能食，面上时有火起，此气随血下而虚也。盖卫气行阳则寤，行阴则寐，卧则卫气行于阴，气虚行于阴，遂不能周于阳，故合目则身麻也。正合东垣补气升阳和中汤证，即用补中益气汤，加苍术、黄柏、干姜、麦冬、芍药各五分，二剂病知，四剂病减，十剂血止病痊。予再往诊，病者托故他出，以避药矣。夫对证合方，其应如响，于此可见。

陈圣年令眷，年近三十，夏月大劳之后，伤风发热，汗出不止。初医作阴寒，用参附理中汤，汗虽止而增烦热作渴。易医作伤寒热病，用柴芩白虎不效，议投承气汤下之，取决于余。诊其脉，虚大如绵而不数，烦躁不得卧者，已六日矣。视予曰：先生何着红衣耶？望其色，面赤如妆，舌苔灰黑而滑，以脉合证，乃虚阳外越也。用汤试之，喜热饮，饮止一口，则非大渴可知。盖此证本于劳倦内伤，而兼风暑，所以多汗发热。初医者因汗多误用姜附，以致烦渴。继医者不辨虚实，翻用苦寒，虚作实医，逼阳外越，俨如热病，正合东垣当归补血汤证也。证似白虎，但脉不弦长为异耳，误服白虎必死。今误服不死，幸也，岂堪复投承气乎。余用黄芪五钱，当归三钱，麦冬一钱，五味子五分，服后得寐片刻。再剂熟寐时许，醒则热退面黄脉敛。次日往诊，惟舌黑不改，盖前姜附之余也。用前药减黄芪一半，加人参、茯苓、甘草二剂，舌苔黑退，变微黄色，遂思饮食。如此平补半月而愈。

程若思守戎令眷，年二十外，腹痛作泻已久，渐增口舌生疮，因疮痛不能食热物，益致痛泻不止。前医谓痛泻宜温，口疮宜凉，用药牵制，辞不治。决之于余。诊其脉，两关虚大无力，食物便呕，呕止即腹痛，痛则下泻，而满口之疮，白如米粒。余曰：此脾虚寒也。盖脾土虚则肾水乘之，逼心火上逆，致口舌生疮，乃上焦假热，实中焦真寒。惟治其寒，不惑其热，宜用附子理中汤冷饮，使暗度上焦之假热。而冷体既消，热性随发，脾土得温而实，则肾水不上乘心，心火不逆，口疮不治而自愈，此五行相乘之道也。遂以附子理中汤加茯苓，令其冷饮，病人不知有姜附也。服四剂，口疮果不痛，再求治痛泻。予曰：但药热饮，则痛泻自止。温补一月，痛泻方愈。后十余年，怀孕病痢，亦用桂附、干姜而愈，胎竟不堕。人之脏腑各异，不可以一例论也。

休邑汪介臣，流寓瓜镇，孙媳素有脚气证，余不知也。产后弥月，脚指微痛，继又乳痛。前医者不知用何药，脚乳皆不痛，渐次发热耳聋，言语谬妄，或歌或笑。又一医作阳明病，用大黄下之，下后愈甚。十日后求治于余，两手脉沉细欲脱，耳聋神昏，唇焦舌黄，身微热，口苦干呕，身痛僵卧，不能转侧，夜则呢喃谵语不休，至辰刻乃止。邪之错杂，不辨何证。但足三阳经皆病，身痛僵卧太阳也，夜谵语阳明也，耳聋干呕少阳也，又非伤寒三阳合病下利之证。先以三阳经药投之，观其应否。用紫苏、葛根、柴胡为君，二陈为使，日投四剂，通身微汗，遂能认人。自言腰腿痛甚，余方识其为脚气也。盖前医初误致脚气冲心，再误下致脉细欲绝。幸人壮实，两误而邪尚在三阳，未入于阴，犹得汗解，始能神清。即以前药加苍术、防己、独活、赤芍、当归，作脚气主治，痛渐下注于足指，半月方愈。若入三阴脚气冲心，即喘汗厥逆，不可治矣。

俞子浩兄令眷，年近四十，艰嗣多郁，颈傍结一核，数年矣。后因丧子，其核渐大，内逼咽喉，妨碍饮食，有似外科失荣证。疡科作瘰瘤治，愈大愈坚，渐加发热咳嗽，竟似失荣证矣。用逍遥散治之不效，又仿《外科正宗》，用益气养荣汤，内有参芪。甫二剂，便喘不能卧，由是医药杂投，有用葶苈泻肺者，有用苏子降气者，渐致汗出泄泻，阳气下脱，六七日喘犹不止，已备终事，复商于余。诊脉细数，余沉思良久，其先结核，乃肝木部位，郁久化火，此火结之核，尚非失荣，误用黄芪，助其肝火，火灼肺金，因而大喘。先无他病，虽然喘久，断非气脱，盖乙癸同源，肾肝同治，补肾滋肝，引气下归。用六味地黄汤，加归、芍、麦冬、五味子、牛膝，服四剂喘定，二十剂能平卧。后用六味地黄丸，加沙参、元参、贝母、归、芍丸药三斤，并结核亦全消矣。

吴侣张金宪尊阃，素有饮证，频发呕吐，医者用生半夏、生附子，以生姜汁入药调服。如斯一月有余，计食生姜二十斤，意图除饮之根，不无用药过激，遂致耗气亡阳，七日夜不能合眼而瘁，招余往诊。脉浮细如羹上之浮脂，指点便散，自知周身之气，行于皮内，淅淅有声，行至巅顶双目前，如眼镜两圆光荡漾，即遍身汗出，昏眩不知身在何处。余曰：此真阳外越，不急救之，瞬息便脱。用仲景之附子汤，人参、白术、茯苓、附子、赤芍各二钱，服后得合目昏睡片刻，醒时两圆光即收。本日又进一剂，夜则熟寐达旦。如此六七日，人事方清爽。痰食是其本病，嗣后以前药去芍药，加半夏、甘草，畏生姜不用，医治两月，方能出户而立。缘生姜辛能散气，多食几至亡阳，此过剂用奇之患也。即以前药为丸，十年不发矣。

李三升文学尊堂，年七旬外，春末胃中大痛，呕吐紫血碗许，而痛吐犹不止，脉细数而弦，两胁肋胀痛，胃中硬满，因怒未伸而致病。经云：怒则气逆，血郁于上。此证是也。用归、芍、郁金、黄连、制吴黄、丹皮、黑山栀，以滋抑肝气之逆，少加沉香，以为向导。连服五七日，痛虽止，而胸阻塞不开。易医谓高年胃冷，用辛温宣气之品，即大便秘结不通，食饮难下，脉变细涩不堪。予议高年血液枯衰，火结于上，恐成膈噎，辛燥不宜。而病人亦恶药，遂以芦根、甘蔗、梨、藕、莱菔各取汁煎膏，用人乳、竹沥调化，频频咽之。半月胸结始开，能吞稀粥。竟不服药，惟食汁膏，尚延数载。

程锡蕃兄令眷，夏月酷暑，夜忽畏寒索被，即气塞喉中梗噎，无奈坐起，大吐紫血条并血水，约半盆。深夜请附近医家，误认阴虚，用凉血藕节等药。次日往视，脉沉而紧，手足清冷，胸腹胀大。此因暑月贪凉食冷，本质虚弱，气被暑伤，中宫益冷，不能健运，蓄血暴吐，乃经之阳络结，则血上溢之病。急宜温里，若作阴虚，指日便成蛊证。用桂枝、赤芍、生姜以温经，用苍术、茯苓、炮姜、砂仁、甘草、半夏以温里。如斯八剂，身得大汗，腹中肠鸣，溏泻数次，肿胀方消。后以六君子合理中香砂，调治而愈。

萧我容翁令眷，年近四十，戊辰夏月，胸胁胀满，吐血涎血片，两三日一发，饮食衰少，而经水时或大行不止，有似崩漏。初真州时道，皆以凉血滋阴为主，以致脾胃益虚，竟不能食，来扬就医。脉之细濡不任寻按，有时忽大。此思虑伤心，脾血不归经，非真阴虚损。丹溪云：胃虚则血出上窍，脾虚不裹血，则血下崩。此非血热妄行之证，用人参、白术、茯苓、炮黑姜、香附，温补中宫。用当归、白芍、枣仁、丹皮，以和营血。重用人参，服一月，吐血先止，下血暂少。后脾胃得温而胀减，再加黄芪、龙眼肉，合归脾汤以收功。

张其相兄未出室令爱，首春咳嗽，乃恣食生冷，肺受寒邪，所谓形寒饮冷则伤肺也。前医初作伤风，以苏前解表。殊不知邪不在表，而直伤肺，不知温肺，致寒不解，咳甚吐血。前医见血，遂改用归、芍、丹皮、苏子、杏仁、贝母，以清滋肺热。服二剂，遂发寒战栗，手足厥冷，身痛腰疼，咳吐冷水，脉沉细紧，表里皆寒，正合小青龙加附子证。用麻黄、桂枝、细辛、赤芍、干姜、附子、半夏、茯苓、杏仁、甘草，二剂手足回温，四剂通身冷汗大出，咳止大半。再去麻黄、附子，二剂痊愈。若泥吐血阴虚，迟疑其间，安得有此速效耶。

周旦友令眷，年近三十。两年前产，值隆冬，又因气郁，少腹之旁，结有弹大一丸作痛，初亦甚微，后渐痛甚，上冲心胁，呕吐不食，必待其痛吐气衰，一二日方止。医治两年，作气积血积寒气，攻劫皆不效。人渐消瘦，经水数月不至，家居于乡，上城就医。其脉弦而紧，询其病状，答以不发时间或寒热似疟，胁肋常胀，发则少腹之弹丸即长大如王瓜，痛冲于心，呕吐不能食，衰则仍归于少腹。此产后冲任脉虚，寒气内袭，积瘀凝结，为妇人之疝瘕。此厥阴肝病，故自下而厥于上也。用肉桂、附子、当归、赤芍、柴胡、川楝子、乌药、小茴香数十剂，发日渐疏，而痛亦减轻。续以东垣酒煮当归丸服半年，经水始通，痛亦不发。但少腹之弹丸，终不能消，而亦不孕，数年后变蛊病而殒。盖此证攻劫所伤，经水断绝，正气衰微，邪终不散，故寿亦不永也。

吴饮玉兄令眷，未出室时，左肋下素有气积，时时举发而痛，在家皆用逍遥散治之罔效。嫁后怀孕三月，此积竟冲心而痛，痛甚昏厥，手足逆冷，口出冷气，脉沉弦而紧。此肝经积冷，结为冲疝，非桂附莫效。又属世医之女，且怀有孕，举世皆禁桂附，予何敢用焉？其太翁言修先生曰：大人要紧，胎且置之。遂投以当归四逆汤，桂枝、附子、当归、芍药、炮姜、吴萸、甘草、茯苓，服下即应手取效。每食生冷必发，发则必须前剂，怀孕在腹，屡发屡医，而胎竟不伤。今所生之郎，已十有余岁矣。后以东垣酒煮当归丸，服三年未断，其冲疝不发，并形俱消，屡屡生育。经曰：有故无殒。先圣之言，岂欺人哉。

徐从甫令爱，年近四十，暑月病疟，治失其宜，疟虽止而遗病不痊，自毗陵来就医。脉细涩无神，脾胃败伤，呕酸腹胀，面目浮肿，发热自汗，不思饮食，形骸骨立，经绝不行，已半年矣。检毗陵药方，皆干姜、丁、沉、吴萸、半夏、陈皮、厚朴疏削等药。疟后气血交虚，何能当此燥剂，致增诸证。余用人参六君子汤，加当归、芍药、砂仁，平补以调气血。一月有余，病减半能食，热退而汗全止。次年春间，值彼诞辰，大劳数日，前证复作，更多咳嗽喉痛，口舌生疮，夜出盗汗，俨似阴虚劳病，拟治后事。予曰：脉不细数，虽经不至，真阴未伤，犹可治也。不过因劳而复，仍属脾虚。《中藏经》曰：脾虚则上下不宁，谓咳嗽发热也。此为假火，不可以水折，反用人参、白术、茯苓、炮姜、麦冬、五味、甘草，合理中生脉汤。服二剂，口疮愈，再二剂，喉痛止。去炮姜，加归、芍，十数剂热汗咳嗽全退。后以白术煎膏，人参汤化下，专主补脾，百日而康，经亦续行。

教门阮汉章室女，年十七岁，素脾虚作泻，因丧弟悲恸，即经闭半年，腹中有形而痛，发热咳嗽，腹胀作泻，虚劳证全。《内经》云：二阳之病发心脾，有不得隐曲，女子不月，其传为风消，为息奔者，死不治。此证幸其脉细缓，不涩不数，真阴未伤，尚属脾虚，犹为可治，然非百剂，断不能取效。市井之医，欲攻积通经，予止之曰：血之源本于心脾，今心脾俱病，血源不生，虽通无益，徒伤阴也。遂用白术、茯苓、甘草、丹参、土炒当归、鳖甲、沙参、香附、陈皮等药，果热渐退，咳泻皆止，但腹胀未减，经闭未通，腹有结块。此必积瘀，用古方万应丸，以生干漆炒去黄烟为末，用地黄、牛膝熬膏为丸，日服三十丸，米汤清晨吞下。将一月，经水即通，下紫黑血块，渐次腹消。仍以前药调治而愈。若不先治其本，妄行攻坚，鲜有不败者也。

程其相兄令眷，咳嗽二旬，先医作伤风治不效。又医作肺寒，以桂枝、干姜、细辛治之益甚。又一医作痰火治颇安。最后延余，诊其脉三部皆涩。不浮弦，非风也；不细紧，非寒也；不滑数，非火也。每日寒热汗出，鼻有清涕，咳嗽不能卧，右身不能着席，痰涎甚多，又非虚损。初诊未得病情，即前医痰火颇安之药，姑以应之。及出门后，追思其证，应属肺痈，令人取回前药。问所吐痰涎，气味腥甜否，彼令侄追至黄师古兄宅中，答以腥甜。余曰：几误矣，此肺痈将溃也。易用苡仁、贝母、甘、桔、桑、杏、麦冬、白及、银花、防风，服后臭脓大出，间吐鲜血，脉方现数。盖因前痈未溃，肺胀大，脉反涩而不出，故不数也。病人素阴虚，臭脓去后，便有发热盗汗等证，易用熟地黄、山药、茯苓、丹皮、紫菀，兼补肾阴。时当酷暑，少加人参、五味、合欢皮，以救肺金。迨秋气清凉，方获口完咳止。隔年因多食椒姜，其痈复溃，亦如前法治之而愈。

式武族侄令眷徐氏，年将三十，平素嗜烟，因内热复恣食生冷，性又畏热。夏初伤风，未经发散，肺藏寒热素伤，外风未散，郁而为肺痈。初不知服何药，痈已成，始迎诊视，则咳喘不能卧，寒热互作，项强不能转侧，脉浮大而数，此肺痈将溃矣。告曰：肺上生疽。彼尚不信，用苡仁、贝母、甘、桔、葶苈、防风、桑、杏、瓜蒌等药，服三四日，大脓一出，皆粉红淡血，及黄色稠脓，但腥不臭耳。他医谓非肺痈，果痈则隔幔犹臭，今不臭，非痈也。不知此痈因风因冷而伤肺，非火热刑金之证，乃肺疽，故不臭也。医治十余日，脓尽肿消，不甚咳嗽，彼以为脱然而愈矣，遂畏热露卧檐阶，夜受风凉，次日大热大喘，犹秘不言。至第三日手足抽搐，头痛如破，汗出不止，周身痛极，颈项后仰，角弓反张，昏厥下利。询之再三，始言其故。余然后知为破伤风也。外患疮疡，破伤风寒，角弓反张，尚为不治，今内痈伤风，则更难治矣。已备棺衾，求余格外治之。遂以桂枝、细辛、赤芍、附子、炮姜、茯苓、甘桔，先治风寒，仿小青龙治法。如此药不易方，服七日，身方柔软，汗泻稍宁，略有生机。忽又发喘，不能平卧，腹胀如鼓，两足

肿硬又成水蛊，此平素饮冷之故。遂朝服金匮肾气汤一剂，桂附各一钱，以治水，午用人参、白术、炮姜、茯苓、苡仁、五味子、甘桔，补中保肺。盖病者中寒，麦冬、贝母清润之药，一片不能入剂。倘误用之，则泻不止故也。肿消喘定之后，肾气汤易为丸，参术煎药，计服百剂，然后痈完咳止。嗣后不能断烟食，冷咳肿病，每年必发，皆以温肺温胃而愈。此肺痈变证，治病必须圆活，因病制方，不宜固执也。

真州张右山兄令眷，久便血不止，以病状来郡，问治于余。询前治法，先用归地凉血不效，继用补中益气不效，又用归脾汤，重用人参，亦不效。困惫在床，求药治疗。证经三治法罔效，岂非阴结乎。经曰：阴络结则血下溢。余用桂枝、赤芍、生姜、大枣，和营而开络，人参、白术、茯苓、炮姜、甘草，补脾以助其健运之常，当归、枣仁引血归肝。姑以此试之，不意竟属斯证，三次来郡取药，半月而血全止。续后咳嗽气促，乘船来郡就诊，脉细紧，两尺犹甚，咳而兼喘，颈脉大动。予曰：便血既久，气随血脱，肺脾肾三经皆虚，将成水肿，惟有金匮肾气，汤丸并进，加人参于汤药，坚心久服，方得取效。病者乃同道李仲易兄之姊，仲易兄医理精通，不以予言为谬，坚服百剂而愈。

李怀白兄令眷，程休如先生之令爱也。怀孕六月而便血者，三月矣，群医治不效，请余治之。诊其脉，濡溺如绵，视其爪甲，全无血色，两足虚肿。问其食，每餐一盂，食后即腹痛泻去，方不胀满。问其药，则四物汤加地榆、秦艽、蒲黄、香附、陈皮而已。余曰：脉证如斯，脾土大伤，不急补脾，何以大产。用白术、茯苓、炮姜、砂仁、甘草补脾为君，桂枝、当归、赤芍、艾叶温经为臣，姜枣和胃为佐。如此四剂，三月不止之便血，一朝而止矣。继以此药，不加减者两月，至次年大产一男，皆吉。产后半年，又复便血，习以为常，一月不药，因劳昏仆，此乃复病，遂卧于床，用参数两，服前药弥月方愈。反不似怀孕之时，真阴在腹

而易效也。嗣后遇怒，便血常发。

卞宅内眷屈氏，五年前便血，因医过用黄连、乌梅苦寒凉药，血去肝虚，苦寒伤肝。肝主筋，遂手足拘挛，项背强痛，两胁结块，手不能曲于后，足不能履于地，坐卧于床者四年，饮食衰少，形骸骨立。幸经水犹通，天真未绝耳。因往屈宅，便令诊之。脉弦细紧，答以肝经虚冷，须服温经热药。用桂枝、细辛、当归、赤芍、半夏、茯苓、附子、吴萸、甘草立方，令其自制药服。彼畏药辛热，反多谤议，弃置不用。一年后又往屈宅，别诊他病，再请诊之，病益甚。予曰：仍是前方，如放心百剂，或效，然不可必也。因诸医遍治不效，不得已，以余方自制，姑试服之。十数剂颇安，两手和柔。来又求诊，更加干姜。往诊十余次，皆前药加减，或官桂，或桂枝、附子，每剂钱半，姜亦如之。惟立药方，彼自制药，坚服半年，手即能举，足亦可步，胁块皆消，周身筋舒，竟为全人。屈宅本籍关东，崇敬时道，因不相信，故不用药，惟立方也。

李子立兄令眷，年三十外，频次半产，产后未及满月，便乘凉食瓜果，中秋夜乘凉，外感风寒，即咳嗽恶寒，呕吐痰水。又当经水大行之后，前医不辨外感风寒，犹用调经养血补剂，见咳嗽益甚。又疑去血过多，阴虚咳嗽，再用麦冬、贝母，以致表邪不解，里冷益深。恶寒发热，汗出咳喘，坐不能卧，吐不能食，腹胀作泻，遍身麻木，筋骨冷疼。自疑必死，促备终事。急迎救疗，脉浮细而紧，余曰：风寒积冷，表里皆邪，须重剂方解，无足虑也。以小青龙汤加减，用桂枝、细辛、防风、赤芍、附子、干姜、半夏、茯苓、杏仁、厚朴。二剂得冷汗一身，遂喘定得平卧。如斯八剂，表邪解后，咳喘身痛甫退，旋即里冷发作，腹痛下痢白脓。转用附子、干姜、肉桂，合胃苓汤八剂，冷积消。胃气本厚，故易效也。

邵子易兄令眷，年四十外，形盛多痰，素有头风呕吐之病，每发一二日即愈，畏药不医，

习以为常。二月间感寒头痛呕吐，视为旧疾，因循一月，并不服药，渐致周身浮肿，咳喘不能卧，呕吐不能食，已五日矣，方请医治。切脉至骨，微细如丝，似有如无。外证则头疼身痛，项强肤肿，足冷过膝，咳喘不能卧，滴水不能下咽，沉寒痼冷，证皆危笃，必须小青龙汤，方能解表里之寒水。但苦药不能下咽，先以半硫丸一钱，通其膈上之寒痰。继以麻黄、桂枝、细辛、附子、干姜、半夏、茯苓、吴萸，煎剂与服。初剂尚吐出不存，又进半硫丸一钱。次剂方纳，如斯三日，虽小有汗，足微温，而脉不起，全不能卧，寒水之势不退。余辞之，令其另请高明。有一浙医视为湿热，用木通、灯草、腹皮为君，幸病家粗知药性，不令与尝，专任于余。改用生附子，十剂至四五日，通身得汗，喘咳始宁，方得平卧，频频小便。而下体水清，非此大剂，何能化此坚冰？后用理中、桂苓加人参，匝月方健。询彼家仆人，乃平素贪凉冷所致。若此证属脾肾虚寒，则不可治矣。

洪育沧兄令眷，于归未久，正月上旬，胃中大痛。前医用苍朴、炮姜、香附不效，至夜痛厥。次日迎诊，六脉沉紧而滑，昏卧于床，不知人事，手足微温，身体软重。告曰：寒痰满中，非辛热不醒。时孙医先用附子，不敢服，余用附子、干姜、半夏、茯苓、白蔻、陈皮一剂，服后半夜方醒，自言为人释放回也。次日再诊，谆言人虽醒，而脉未回，寒邪犹在，仍须前药，勿功亏一篑也。而洪宅素畏热药，弃置不用，以他医参、术、炮姜、半夏平和之药为稳妥。殊不知邪未退而温补，反致助邪。医将一月，终日呕哕不息，饮食不餐。至二月初三，哕变为呃，其音似吠，越邻出户，连声不息，口张不能合，四肢厥冷，扬手掷足，欲裂衣袂，目珠上视，其势危笃，从未经见者也。京口名家，见病愈重，而药愈平，但用丁、沉、柿蒂、乌药、橘红、半夏应世之药而已。急复求治，余曰：脉细疾无伦，几于不见，若不以大温之药，疾驱其寒，亥子之交，必致阳脱。

遂用生附子、生干姜、半夏各三钱，吴茱萸一钱。一剂气平，二剂手足回温，其夜计服四剂，吷声方止，仍如前呃。次日仍用前方，但换熟附子，加茯苓、橘红，每日仍服半硫丸三十颗。一月后，加白术合理中、六君。共计服药百剂，方能食饭不呃，经水始通，渐次调治而愈。此证可为病家医家，惟求平妥，酿病不医之鉴。

萧姐玉兄令眷，年近三十，病头眩呕吐，饮食减少，经水不调，积年已久，因其大便秘结。真州时道，皆作血虚肝火，而以归、芍、丹皮、生地黄、麦冬、贝母治之，病益甚。甲申冬，自海陵回真州，舟中招诊。脉细紧而滑，畏寒抱火，手足麻木，十数日一发，饮食不餐，胸口一胀，即头眩呕吐，吐去痰水稍愈，隔十数日又发，遇行经而血甚少，亦不如期。以脉证相参，此气病，非血病，乃脾胃虚寒痰饮证也，所以脉紧而滑。若血病则涩矣，滋阴养血，适足益病。夫大便秘结者，津液上吐，无以润肠，乃冷秘虚秘，非燥秘也。遂用人参、白术、茯苓、半夏、炮姜、天麻、香附、生姜，以东垣白术半夏天麻汤为主，专用气药，以温胃阳，全不杂一味血药，恐助阴也。立方回真州，令其常服，两月后萧兄持煎药方来，求立丸方，谓药已中病，病愈大半。今大便反溏，非若从前之秘结，观此则非血虚燥结明矣。凡人禀气血之躯，患病不偏于气，即偏于血，不辨气血之偏，何能求效耶。

曹启心兄如君，生育多胎，体质虚弱，有脑寒鼻塞流涕之证，怀孕七月。先咳嗽，前医不谙，以流涕为伤风，误用发散，因虚愈咳，咳甚则吐食。又以为胃寒，用六君子汤加炮姜，服之愈甚。继招余治，脉弦数六至，胎脉固当数，然不滑数而弦数。此必阴血大亏也。启兄云：平素胃寒，麦冬、贝母，入口便吐泻奈何，予曰：治病必以脉为准，今脉弦数，定属阴虚，滋阴不可，补阴独不可乎？此因咳而吐，非咳而吐也，但治其咳，自不吐矣。《脉经》曰：阴虚阳无所依。令人多呕者此也，岂阴虚独无

呕病乎。定以熟地黄为君，山萸、茯苓、山药、石斛、苡仁、沙参为臣，枇杷叶为佐。四剂知，十剂咳嗽全止。而产一男，产后再以当归、川芎、桂枝、辛夷、炮姜、黄芪温补之剂，以医鼻矣。

瓜镇胡宅之内眷，隔幕诊脉，两尺弦数，左关单弦，独异他部，默不言病，似欲考医者。余因脉言病，谓两尺弦数，定为下部之痛，数则为热，必有血证，但不知为何病。彼家然后直告，谓一月前小便淋秘而痛，因其夫常宿青楼，疑为梅毒。疡医以斑蝥毒剂下之，致血大下而痛愈甚。经数医杂治，而病不减。非敢试医，因亵病不能直陈耳。余遂以脉辨证，弦者肝病，数者火证，少腹乃肝部，妇人肝经，内络廷孔。廷孔者，溺孔之端也。郁怒生肝火，火循经而结于廷孔，所以初病小便淋秘而痛，误行攻劫，以致益甚。因属隐疾，不便明言。以逍遥散去白术，加生地黄、炒山栀、龙胆草、木通，连进二剂。次日痛减，因复再招，遂以阴疮证书封问其夫，合病则治，否则当别延医也。其夫云是此病，即以前方服十余剂，痛止。减去胆草、木通，加丹皮、白术、香附，十数剂而愈。

又一妇人，中年心事郁怒，血崩已久，因血虚而肝火益甚，流于下焦，内结阴疮，少腹有块，按之则痛，大小二便，常时下迫，痛甚下脓血如带，则痛稍减，隔十日半月，又痛又下。此属虚邪，虽用滋肝凉血之药，治之不效，血液日耗，渐变虚劳寒热咳嗽痛楚而殒。

程毓松兄令眷，年近三十，素贪凉食，冷寒注下部，致成寒湿脚气，夏触风凉，其疾即发。脚气之恶，从未经见，往岁轻举他医所治。壬午年夏月，脚气上冲，头疼身痛，呕吐不纳药，阴躁不能卧，令人扶挽而走，彻夜达旦，如犯之状，脉细疾而硬。煎剂不能咽，此阴甚格阳，格拒不入，作伏暑夹阴治法。先以来复丹碾碎，汤调服下，以通其格拒，服后方能纳药。再用六物附子汤，以治阴寒脚气，附子、

干姜、肉桂、防己、苍术、茯苓、半夏，驱逐逆上之阴寒。四五剂后，脚气方下归于两足，而烦躁呕逆渐除，能进米饮。七八日足始热而痛愈。

同道周兄令媳，值阿翁作古之后，怀孕三月，患脚气，两足肿痛，用药敷之，已不合治法。母家见痛甚，又用炒热麦麸，频熨不息，脚果不痛。而申酉时即跳跃如狂，谵言乱走，天明至日中皆安。如是三日，不识何病，因以相招。脉弦长而数，余告曰：此脚气冲心，故语言谬妄。幸两寸脉未变，脉长而数，尚在阳明。此因火迫上逆，须用肉桂，引其下行，使脚仍痛方妙。彼因有孕，不肯用桂。余谕之曰：狂跳不息，胎亦不安，去病即所以安胎。经曰：有故无殒。用桂无害也。竟用肉桂五分，余皆三阳经治脚气药，二剂即两足复痛，人事清楚，不狂妄矣。后彼家自治而愈。

吴中璧兄令爱，年将及笄，出痧后半月，惟口甜喜唾，不思饮食，胃中隐隐微痛，脉虚软而迟。幼科以口甜为胃火，作余热治之。此常理也。但脉不长不数，口不渴而反喜唾，必以前过用膏芩，热虽解而中寒生，致有此证，且口甜者，脾虚之真味也。胃阳发露，无实热脉证，反属虚寒，当变法治之。用六君子汤加炮姜、益智仁，二剂知，四剂即口不甜而能食。大凡痧痘真阳未破之童身，苦寒可以恣用，出幼男子，经通女子，及已婚娶破阳，痧痘当用膏连十分者，宁用七分，以防中寒。曾治一妇人，产后未满月出痧，幼科尚未用凉药，痧回七八日，卒然腹痛厥逆呕吐，六脉全无，竟用四逆汤加人参、肉桂，数剂方痛止脉出。又见一幼男子出痘后，未得温补，卒然腹痛厥冷汗出，未终日而殒。

汪彦玉兄令侄女，年十三岁，夏月喜食瓜果，仲秋患心内怔忡作呕。幼科作气虚治，用参术不效。又易医误认为大虚，用归脾汤，本家恐其过补未服。至夜呕吐，即昏厥，手足逆冷，不知人事。用生姜汤灌下，数刻方苏。次

日迎诊，六脉沉弦而紧，身疼头眩，手足冷麻，胸前嘈杂。余曰：沉弦主饮，紧则为寒，此外感风寒，内停冷饮，表里寒邪未解，脉沉怔忡，皆痰饮证，非虚也。用桂枝、苍术、半夏、茯苓、炮姜、白蔻、陈皮，数剂呕止，转发呃。更加附子，则每日吐冷痰水碗许，呃乃止，怔忡亦愈。仍用前剂，则夜夜微汗，身发瘾疹作痒，身痛方除。此风邪化热而外解也，继用理中、桂枝、二陈，医治月余，里寒退尽，能食不呕而痊。

乔俊升光禄令爱，年七岁，二月苦冷，右胁忽大痛，呻吟不绝，手不可近，脉沉弦而紧，手足厥冷。幼科不知何病，嘱余治之。予曰：半月前曾呕吐长虫，不能饮食，用乌梅丸吐止，今又胁痛，合而论之，厥阳寒证也。当温里为急，用桂枝、赤芍、细辛、干姜、半夏、吴茱萸、茯苓，日进二剂。右痛移于左，而下连于肋，此少阴部位也。遂加附子，又二剂，则夜发热，咳嗽喘促，鼻煽，下利黄水。余沉思良久，其吐虫时便尔受寒，未经解表，今见诸病，皆属小青龙汤证，乃寒水冲逆于上下，当以汗解。但病因循日久，必兼温里，用桂枝、细辛、麻黄、赤苓、半夏、附子、干姜、五味子、甘草、生姜，日服二剂，得汗而热退喘定。再二剂又汗而泻止，胁肋之痛，移于少腹。始去麻黄、细辛、桂枝，换肉桂以温里，其痛方除，每日微汗。八日后咳嗽始宁，十日后以理中汤合桂枝汤，温经调治而愈。观此足征幼儿伤寒，当与大人同治。世俗皆谓小儿纯阳，不宜温热，岂小儿竟无三阴病耶。

丙戌续案

吴楚佩国学令政，年五十八岁，十数年前病寒，误用凉药，几至危殆，得团弘春温剂而愈，致遗中寒痰饮，咳喘胀满，不能卧之证，数年一发，例用温肺汤加附子而平。己酉仲秋，不由外感而咳嗽，因素有痔血之病，乃追怨弘春之热药，恶姜附如仇。延至初冬，则虚寒毕

露，右尺脉全无，反真阳外越，两足发热，夜置被外，面赤咳喘，右肋气冲，不能着枕而卧，乃寒水上逆，水蛊之机。暗加附子，以茯苓为君，附子、炮姜、半夏为臣，芍药为佐，用真武汤之意，日投二剂。将一月，咳止胀消，反恶寒足冷。彼方知本体虚寒，遂加人参、白术，冬至后阳回足温。药不易方，至立春尺脉略出半部，春分后始得满部，而痔血亦愈。芍药加多，必致溏泻，病时傍议汹汹，惟病人不为所惑，必不易医。右尺半年无脉，姜附药二百余剂，方起于床，可谓沉寒痼冷矣。

胎产治效

王蔚园兄令眷，山右先生六媳也。怀孕八月，忽下血不止，其胎欲堕，又值秋暑，呕吐非常。医士沈目南，与余同道，主以固气防脱。用大剂参附汤，频灌一夜，服参三两，熟附两许。天明胎堕，而产母幸全，惟虚愈之极，脉微似脱，饮食就枕匙进。扬俗产后例不用参，次日不免大减，至第三日忽然床上跳下，满房乱走，或笑或哭，竟似癫狂。而沈医先生，认为瘀血发狂，用芎归汤加童便，煎成将服矣。余适至，急止之。诊其脉散大无伦，面赤气促，不避亲疏。予曰：前夜血脱于下，今复阳亡于上，不急救瞬息脱矣。此亡阳证也。仍用前法，以人参五钱，附子二钱，急煎与服，随又一剂方定。令人抬上床，闭目一刻，及醒，前事皆忘，仍复卧床，头不能举。继用参、芪、归、术、炮姜等药，医治七日，忽腹大痛，先泻后痢，红白频下，二便不禁，势更危笃。因询夏月食瓜果否，若曾恣食瓜果，尚为寒痢，不然，此即五脏之气绝于内，为下脱证，万无生理矣。家人答以日食西瓜，于是告以必须姜附。王兄首允，即用附子理中汤，加肉桂、赤芍、茯苓、砂仁。七日痢止，转变呕呃，吐痰眩晕，大便频而溏，大能登桶，全不欲食。盖平素胃冷多痰，元气稍振，本病复萌，其呕呃眩晕，皆痰饮也。屏去血药，专用附子理中汤，加茯苓、半夏、天麻、白豆蔻，每剂人参三钱。医治百日，计服人参数斤，床上方能坐。若其狂跳时，倘无灼见，则差之毫厘，便失千里矣。

瓜镇吴象衡兄令眷，怀孕临盆，丧子悲怆，不数日，生产一女，悲怒交加，产后即胸胀寒热烦躁。历医三四位，皆主疏气消瘀。至七日不效，始迎余治。脉虚大无伦，烦躁作渴，辗转于床，时值秋暑，目中流火，视物皆赤。予曰：此产后虚烦，真阳外越，若不温补，必致危殆。象衡素自用，答曰：胸胀如此，岂胜补药耶，烦热如此，岂胜温剂耶。余言之极力，其岳家亦以前用消克，其病愈甚为辞。象衡为理屈，不得已，听余用药。余勉以归脾汤加炮姜，用人参一钱，服一剂颇安，再剂则热止得卧。如此三日，诸证皆回，但胀满未解耳。彼怀疑误补，又惑前医之言，以前胡、厚朴、陈皮、半夏、知母、丹皮，清热宽中，五六日胀满未除，更增腹痛泻利，汗多不食，呕哕似呃矣，病益加重。前医束手无策，又复求治。余曰病危矣。前药亦不应，须用附子、干姜，挽回于万一，言明不效勿怨。遂用人参五钱，附子、白术、干姜、肉桂、茯苓各钱半，大温大补，始克有济，下咽一刻，即汗敛呕止。如此大剂，十日泻止能食，一月方减药，而病亦渐愈。若其复请时，以前医翻案，置怀不一援救，岂不坐视其毙乎。

乔世臣大行令政，年近三十，本体气虚，中寒痰饮，频年半产，因此更虚。酷暑小产，呕吐不纳药食者数日矣，即参附汤亦难下咽，汗出如水。证皆气虚，因思盛暑伤气，中宫愈冷，暑挟痰饮上逆而吐。略去产后，作中暑呕吐，拟用半硫丸。而沈目南同道，亦以为然。遂进二十丸，不吐，又进二十丸，亦不吐，再进二十丸，全不呕矣。继以人参五钱，半夏、茯苓、附子各二钱，日进三剂。专作暑医，三日后加白术、炮姜，减附子，温中补气，饮食始进。七日后减参二钱，调补匝月，方能坐于

素圃医案

床。始终皆用气药，若泥产后芎归，去道远矣。

程元美兄令眷，年近三十，产后未满月，得发热咳嗽，吐血盗汗等证。产前并无此凤疾，合当温补。而前医竟作阴虚主治，投以四物汤、知柏、花粉、黄芩，病愈笃矣。予往视之，脉浮大而数，按之中空，壮热喉痛，咳吐血涎，腹胀作泻。此产后误用苦寒，中宫虚冷，逼阳于外也。用理中汤加麦冬、五味子、黄芪，服后阳气内归，则脉细如丝矣。其初吐之血淡红，血涎乃脾虚不裹血，非阴虚火逆冲出之血也。煎药仍主前方，更加八味丸，兼补肾水，所谓土旺自生金，毋拘拘于保肺，水壮自火息，毋汲汲于滋阴，是也。调治半年，经水方通一次，旋即不通，咳嗽未全止，脉涩不滑，脐下结块。其时喜尊素先生诊脉，亦云非胎，定为血瘕。以八味地黄丸，加倍桂附，添入降香节、牛膝以通经，日服不辍。忽腹大痛，意其经通，不意竟大产而生一男。夫病中及质弱者，胎脉临产，尚且不形于诊，则脉不足凭矣。医道诚难言哉。

马彬五别驾，未出仕之十年前，尊阃大产，去血过多，昏晕大虚。前医重用人参、芪术，已虚回血止，饮食如常，惟昼夜卧于床，不能坐起，坐则头眩耳鸣，必睡下乃可。如此已七十日，日服人参四五钱不效，招予治之。诊脉惟细迟无力，而饮食不减平时，肌肤声音，似无病者。此产后不慎起居，肝肾气虚，肝虚不摄气，故眩晕也。仲景谓之褥劳，久则成痿，用仲景之羊肉汤治之。用精羊肉二两，煮熟去肉，再以黄芪五钱，当归五钱，人参一钱，入汤煎熟，日服二剂。十日后即能起坐，二十日即可步履，回季宅母家调治而痊。

瓜镇曹实甫令眷，年将三十，产后二日，忽恶寒发热，头痛身疼，医认作伤寒，断食三日，汗大出而热不退，更增烦躁。实甫具病状，问治于镇江何似充先生。何答云：产后以大补气血为主，虽有他疾，以末治之。药用参、芪、归、术、茯苓、炮姜、麦冬、五味、甘草。实

甫复呈方于前治之医，斥之曰：老朽已聋瞀失时，此等伤寒热证，岂堪补耶？又任其专治七日，则愈热愈躁，而脉愈大。暮夜相招，脉散大，呻吟狂躁热渴，扬手掷足，几不欲生。予曰：产后虚烦，急须温补。发药加参。实甫以何药见示，药竟相同，遂放心与服。服毕即安卧，次日脉敛热退。嘱其仍要加参。实甫惜费不用，逾一日夜，复热躁欲脱，通夜服人参七钱始安。如前参芪、归术，调补匝月而起。

瓜镇王笃之兄，适严宅之女，怀孕九月，冬月苦寒患病。据严宅云：初病是伤寒，已经半月，发表攻里，俱已备尝。因腹中大痛，恐是临盆，稳婆已伺候矣，迎余决之。诊其脉沉细而紧，畏寒之极，坐卧火箱中，犹抱火烘面，其痛在脐上，左右冲击而动，不在少腹，而脉又沉，非欲产之候。此误用攻导凉药，致中焦寒极，非温不可。而前医犹要用行药，谓通则不痛也。予议用姜桂，病家畏桂堕胎。予谕之曰：将产之胎，非若一两月血胞，畏桂行血，且中宫冷极，桂至中宫，尚不能敌其寒，何能下达而伤胎乎？失之不温，产妇且危，去病即所以安胎也。遂用人参、炮姜、肉桂、当归、砂仁、陈皮、甘草，一剂痛减，温补半月方产。产时几至虚脱，得补而回。

萧朋玉兄令眷，自真州来郡就医，因小产后发热吐血，真州时道认为阴虚，竟以生地黄、白芍、丹皮、麦冬、贝母治之。殊不知此乃小产后瘀血未尽，因而发热，血不下行，而逆于上也。将两月，渐致腹胀而痛，呕吐不食，面黄浮肿，少腹结块，发热恶寒，脉沉细紧，按之坚硬而长，血为凉药所凝，病成血蛊，必须温暖，其瘀方化。用附子、肉桂、炮姜、当归、赤芍、五灵脂、香附、延胡等药，四十剂，遂大下黑血如泥者数碗，由大便而出，肿胀痛一夕皆消。而人虚困殆甚，继用温经和血健脾之药，半载新血渐生，而经再至方健。

黄美倩翁令媳汪氏，产后腹痛四阅月，真州来郡，借居吴天其翁宅就医，诊脉细数而涩，

脐下作痛，午后发热，恶寒咳嗽盗汗，俨然虚损矣，而经水或红或淡，犹未止。询真州时道治法，或用大黄、红花、桃仁，或用肉桂、炮姜、附子，遍治不效，渐增发热咳嗽，脉证皆属阴虚。但败浊屡月不止，则非积瘀，又腹痛有形，脉不紧，且已用姜桂、附子，而痛不减，则非寒。余拟其为肠痈，未遽用药，令其看腹皮粗糙否，脐中有臭水否，腹内可有水声，大小二便可坠胀，所下败浊似脓血否。病人答云：件件皆有。余曰：此肠痈，误治无疑矣。今已溃，未收口，须两月方愈，不能急效。病人唯唯。遂以六味地黄汤，去泽泻，加人参、苡仁、当归、赤芍、桃仁、肉桂为煎剂，外用六味地黄丸，去泽泻，加人参、黄芪。此外科治肠痈之七贤散也，用蜜为丸。如此煎丸并服，一月咳嗽发热先退，又半月，脓血方净，而痛亦止。完口之后，回真州。

孙飞闻二尹令弟妇蒋氏，产后瘀血未尽，满月后腹渐大痛，脐下有块，大小二便，里急后重，大便难出，小便如淋亦难出。前医已用芎归、姜桂温之不效。及余往诊，床上不能坐，下迫痛甚，两尺脉独数，肠中水响，而又不泻，两腿并腹，牵引而痛。予曰：此积瘀为患，尺脉已数，乃血积于肠回环处，寒化为热，将成肠痈，不急通之，成脓难治。先用当归、赤芍、苡仁、丹皮、瓜蒌、桃仁，痛虽略止，而大便不通，不得不用大黄以宣导矣。遂用旧方乌金丹，乃大黄膏、苏木膏合群血药为丸者，早晚各服一丸。大便次日虽通，仍无瘀血，痛不止。又一日进三丸，紫血方下。次日痛减，仍用前苡仁煎剂，以逐其余。至下月经水大通，而痛始全去。

方汉辰兄令眷，右周族叔之女也。大产死胎，稳婆手重，致伤子肠，七日后招治。大小两便不通，已四日矣，少腹肿痛如坟，仰卧于床，不能转侧。他医作肠痈治，用菜瓜子为君，食之不效。又医作瘀血治，亦不效。诊其脉涩而数，因小便胀痛，遂不食，虚惫不堪。余深

思良久，肠痈乃瘀血积肠中，久而始化脓作痛，今产后方三日，而即肿痛，断非肠痈。若瘀血作痛，血病不秘小便，若寒痛，少腹不当高肿如坟，且脉不紧而反数。以"脏腑内景图"为证，妇人胞门子户居中，膀胱在前，直肠在后。以理揆之，产时手取死胎，伤而不觉，后三日肿大，前逼膀胱，后逼直肠，故大小便皆不通。其少腹肿高如坟者，乃膀胱中小便也。令老成妇人，以热汤渍布，揉按肿处。问痛在前按否，病人答以肿处不痛，其痛在里。予曰是矣。令渍布者以手重按肿处，则尿如涌泉，瞬刻肿消。续有败脓瘀血，源源而下，急令煎大剂参、芪、归、芍、肉桂、附子、炮姜等药，促令煎熟，频频灌下。又令再煎二剂，恐大便随下，以防气脱。后片刻，大便果下，几乎晕脱，然卒无害者，幸服药在前也。后用内痈疡科治法，皆用参、芪、归、芍、桂、附、炮姜、苡仁收功。独不用白术者，恐助脓也。医治百日，方能起床，嗣后仍复生产。

汪公肃兄令眷，夏初大产，天气犹寒，生时亦快。而不解事之稳婆，竟至不令上床，令其久坐秽桶，以俟下血。次日即腹痛，大小便皆不通，玉门肿闭，小便反自大肠渗出。第五日请救，脉沉紧。先医用芎归消瘀不效，又用理中补中亦不效，痛胀益甚。细询病状，盖由产后玉门未敛，久坐秽桶，寒气袭入下焦，阳气不通，前阴肿闭，阴阳乖错，小便反从后阴渗出。此非交肠之病，乃属厥阴中寒明矣。所幸者，尚未厥逆于上耳。但乙癸同源，肾肝同治，且肾主二便，开窍于二阴，又属厥阴纯寒，只得借用少阴治法，以四逆汤主之。附子三钱，干姜二钱，甘草一钱，肉桂、当归各钱半，日进三剂。小便微通，肿处微消。如此药三日九剂，小便通而瘀血甚少，五日大便通。半月臀上生痛，盖因瘀血未净，寒因热化而作脓溃也。病者幸因前药见效，不致怨热药贻患。

许蓼斋太守令眷，中寒痰饮，姜附时服，平素皆然，产后十年不孕。甲申秋自称怀孕，

671

下血，胎脉不现，用补气安胎药三四剂随止。隔一月，又下血，又如前药，又随止。隔一月，又大便下血甚多，以平常时有之证，不服药而饮灯心汤，又服凉药，不但血不止，更增腹胀不食，头眩身麻，冷痰上壅，大便下迫，不能坐立，诊脉弦细而紧，胎脉不见。余遵《内经》阴络结则血下溢治法，用人参、白术、桂枝、当归、赤芍、炮姜、甘草，少加附子。四剂血随止，即现中寒夙疾，胸腹胀大，呕吐痰涎，喘促不能卧，脉更沉小。此证必须姜附，然恐伤胎，而令尊汪闲先翁主持。谓大人要紧，遑顾其胎，且怀胎四月，三见血下，脉不又旺，姜附素常服惯，竟用无妨。遂用姜、附、茯苓、半夏、吴萸、橘红，日服三剂颇安，而胀呕不减。换生附子连服七剂，始得不胀不喘不呕。方改用熟附、炮姜，加参、术，胀满然后全消。未几又气虚似脱，心内怔忡，令人抱按，方能卧。又非痰证怔忡，余暂用人参三钱，归脾汤三五日，正气虚回，痰饮又发。仍用前剂，但以干姜配熟附，兼用参、术，而对夏、苓，将一月，年终病退，即不药矣。乙酉之春，因痰咳嗽相招，胎脉始现，腹大有形。至六月大产男胎，产后本日血不下，小便一日夜不通，脉两尺沉迟无力。此产后下焦虚冷，不能小便。而病人自云旧年病急，多服姜附，致内热小便不通。余亦不与辨，至更余则腹胀如鼓，直坐于床，不能转动，腹中冷气上冲。彼方知尚属虚冷，向余云：内热之说误言耳。惟求急救，若迟则痛胀死矣。其时亦汪闲先翁主持，用附子一两，肉桂、干姜、当归、茯苓各三钱，大铫急煎顿服。少刻腹内肠鸣，尿血大下，至五更方得平卧，后用温补而愈。怀孕服姜、桂、附子药百剂，而不伤胎，产后一夜，服附子一两，亦不觉热，此证世不多见。经云有故无殒，其斯之谓欤。

孙以闾兄令眷，予族侄女也。怀孕值暑月，以西瓜浸井，日食为常，至产后气血交虚，积寒在腹，三日后胸腹胀满，而坚，犹如未产，

干呕不能食，咳喘不能卧，足冷过膝，脉沉细而硬。其母谓三朝食面，着气停食，再三嘱用消导之药。余曰：形寒饮冷则伤肺，所以喘咳积冷于中，先有胎元真阳在腹，可以胜其冷物，今胎已产，气血两虚，其沉寒痼冷，蟠结于上中下三焦，否塞不通，惟宜助阳消阴。若克伐伤气，则阳益消矣。此证非大温热宣补兼施，不能望其效也。以闾唯唯，遂以生附子、生干姜、半夏、吴萸以温里，桂枝、细辛、生姜以温经，助以人参、茯苓、赤芍，以培气血。以闾日藏人参于怀，暗投药中，以免其岳母之恶补也。服至半月，上身微汗，而咳喘宁。再服一旬，胸结略下，而能纳谷。冷秘二十余日，日服半硫丸二钱，大便方通，其矢碧绿，弹丸续续而下，计两月腹中上下方通。沉寒痼冷，未有如斯之甚者，若顺人情而妄用消导，不知作何结局矣。

张渭光兄令眷，年逾二十，怀孕三月，时值仲秋，胎动见紫血水。前医犹用生地黄、黄芩保胎，一二日紫血下不止，腹胀痛甚，延予托诊。脉沉紧，坚而搏手，此下焦冷极，胎已无气，所以血紫也，再用凉血，是益其冷矣。用芎、归、炮姜、砂仁温中活血之药，腐胎始下。痛止而胀不消，腹坚如石，胁肋胀满，上冲于心，滴水难下，哕呃烦躁，坐不能卧，卧则气喘，两尺脉皆伏，他部弦细而紧，不任寻按。据证脉竟是肝藏中寒，须作厥阴伤寒治法，其产后芎归套剂，一片不能入口矣。此暑月贪凉食冷，不慎起居，积冷下焦之病。一医犹用参术补中，病家因胀甚不与，病状危笃，力辞不治。坚托无奈，用半硫丸一钱，以开隔上之寒痰，方能纳药。继用生附子、生干姜、肉桂、赤芍、吴萸、半夏、茯苓，每日三剂，兼服半硫丸三十粒。如此三日，方就枕不喘，能下谷汤。而胀呃犹然不退，肋下有形而痛，前药换熟附子，又服六七日，胸口稍软，哕呃始减，而少腹犹坚，再加当归，以和厥阴之血。腹内凝冰，幸而不利，服半硫丸半月，大便通，色

皆青绿，终无一点血下，而腹亦消。扬俗满月洗浴，以致受寒病复，前证皆集，但不喘能卧耳。仍用前药治半月方回。胎前积冷，产后中寒，竟与前孙案相同。但此证不大虚，惟不用人参差异也。怀孕内眷，当以此示警。

程农长兄令媳，吴宅之女也。二月大产，天气尚寒，未满月，便开窗梳洗，方满月，便尔洗浴，因受风寒，次日头痛身疼，遍身筋惕，汗多而热不退，脉不浮而单弦。初诊便告病家，此产后中风大病，不可轻视。用当归四逆汤，当归、赤芍、桂枝、细辛、茯苓、炮姜、甘草，姜枣为引。医治三日，因本气大虚，风邪不解，更头疼如破，筋惕肉瞤，汗出如浴，手足抽搐，时时昏厥，病甚危笃。余曰：此产后气血大虚，风邪直入肝经，已现亡阳脱证，须急用人参固里，附子温经，使里气壮，逼邪外解，否则风邪入藏，必昏厥不语，手足逆冷，呕哕不食，不可治矣。未几果哕，病家遂信予言，重用参附，加于当归四逆汤中，更加吴萸以治哕，间加天麻、半夏，兼治虚风。如斯大剂，日服人参两许，附子六七钱，半月后方渐次而回。再去细辛、吴萸，增芪术，四十日方能起床。此证幸病家不吝人参，而任医得专，故获收功也。

吴绍先兄令眷，年三十余岁，平素脾虚中冷，而夹痰饮，生产多胎，气虚时晕。癸未春间，怀孕一二月，便下血，服药而止。隔一月，又下血，药亦不止。听其淋滴不断者半月，欲其堕而不堕，反自止。本性畏热喜风，兼嗜瓜果，六月夜分，霍乱大吐，吐后汗多厥冷，遂昏沉不语，手足抽搐，目珠上窜。次日往看，脉弦细而紧软，卧于床，手足微温，手筋惕动，而手即挛，灌以药能咽，哕则欲吐。幸小便未遗，欲小便则有起床之状，人扶起能自立而便。但目不瞪，口不能语耳。此因大吐中虚，寒痰上涌，须用类中风治法。扬医众议不一，适金坛周医驻扬，议论相合。于是定方六君子汤，用人参一钱，白术、茯苓、半夏曲、桂枝、吴茱萸、姜汁、天麻、橘红，灌服二剂，至夜半

回苏。计昏厥一昼夜，次日能言，谓周身皆痛，气塞喉中，胸中胀闷，腹痛作泻，外则筋惕而手拘挛，呕呃不能食。又迎鲍医，亦主温补，议用肉桂，予因频次下血，恐桂破血，易用桂枝合真武汤，换炮姜，救其亡阳虚脱。议用人参一钱，白术、茯苓、炮姜、附子、芍药、桂枝、甘草，姜枣为引。如此温补之剂，服一月方能坐床进食。后渐次去附子，调理而愈。至冬杪生产一男，母子平安。若病时执怀孕不用附子、半夏之说，病必不除，则产母不保，母不保，又安有子乎？程案产后中风，则气血交虚，故施重剂。此胎前中风，因未产不甚虚，故剂轻也。

张其相兄令眷，年望四旬，隆冬大产后六日，家务烦劳，遂恶寒发热，身痛呕吐，不知何脉。前医认伤寒，用桂枝、细辛、干姜、吴萸、赤芍、半夏等药，二剂遂大汗不止，血下如注，晕脱者二次。本家先以人参数钱灌回，予踵至，汗犹未敛，脉细如丝，血尚未止，虽有声音，而不能言。予曰：血脱益气，此定论也。用人参五钱，附子二钱，炮姜二钱，连进二剂，方汗敛血止，而能言语。次日，即改用归脾汤，加黑姜、官桂，温补满月而起。

程载锡兄如君艰产，产后即晕厥，醒后喉哑，全无声音，而人事清楚，脉细如丝，手足厥冷。盖艰产玉门久开，寒气袭入，经云：寒中少阴，令人卒然而哑。且脉细厥冷，可征也。用四逆汤疾驱其寒，以防变证，用附子三钱，干姜三钱，甘草一钱，当归三钱，连进三剂，次日音出，瘀血方下。盖少阴经络尽于喉，寒极于下，肾气不能时上，致卒然失音，若非重剂，入里之寒，何能骤解。数日后，因难产内伤肿痛，去附子加肉桂、赤芍、桃仁，肿消痛止，半月方愈。

英德县令王公仆妇，年三十外，本出西人，夏月恣食瓜果，八月初旬，产后积冷在腹，五日后腹痛，先泻后痢，两关紧滑，用姜桂、香砂胃苓汤，四剂而愈。两三日后，因前寒未解

喉痛，又开窗取凉，复受寒邪，以致头疼发热，身痛脉浮紧，用芎苏饮微汗而表解，热尚未除。继用桂枝葛根汤，二剂热即退。忽变为神昏不语，掐指剔牙，肠鸣下利，问病若聋，诊脉弦细无力。产后尚未满月，知属里虚，证类中风。用桂枝汤加白术、半夏、天麻、炮姜、附子二剂，五更后即能言，至未申即不语，坐卧如凝。能言时谓身痛腹疼，其渴饮茶汤，日夜两大壶，随即洞泻八九次，肠鸣水食，脉弦细紧。此为风邪直入肝经，乃厥阴之病。盖厥阴病本消渴，风邪不解，内搏为泻，身痛多汗，脉不浮，断非表证，乃骨寒而痛也。且午后不语，定属阴邪，准作厥阴治法，不治洞泻。用当归四逆汤，桂枝、当归、赤芍、细辛、附子、炮姜、人参、白术、茯苓、甘草，姜枣为引。服六剂，渴全止，夜得微汗，腹痛身疼即解，泻止能言。自立方付彼，令其照方撮药，服十余剂即痊愈。若用育神止泻，不察病名，岂不大误乎。余每见产后不语，不治者多矣。此北人胃气本厚，故合证之药，易于取效也。前程案乃寒中少阴寒水之藏，故终日不语阴也。此证乃风中厥阴风木之藏，木中有火，午方不语，非纯阴也。所以药亦阴阳对待，不似程案用纯阳药矣。

适朱宅三小女，体素虚寒，怀孕将产，先胃寒呕吐，服理中汤而止。续即两足稍肿，未旬日，上肿至腿，渐上至少腹，内怀双胎，其腹胀大欲裂，气喘不能行立，脉细如丝，两足冰冷，小便点滴不通。水已上溢，不急治水，胎必浸伤，而孕妇更不能保矣。谅桂附尚不能敌水，何暇伤胎，且胎已足月，桂附不能犯。遂用附子、干姜、桂枝、人参、白术、茯苓、泽泻，大剂与服，日投二剂。四剂后足微温，小便略有。服至十剂，上腹略软，水尽下注于两足，惟卧床不能坐矣。又十余剂，水从大小二便齐出，消大半，而双生两男。产后因胎前药力，三朝尚全无病，遂经理家事，忽然腹大痛，大吐大泻，困惫于床，脉细紧无伦，惟恐痛脱，仍用前人参、附子、干姜、肉桂、茯苓、甘草。因腹痛，故去术也。日服人参六钱，药三剂，六日痛止。加白术，温补四十日始康。其产后惟两血饼，所下皆水，此阳气虚，血反化水，若执怀孕桂附伤胎，而水不下，必致子母两殒。经云：有故无殒。良不诬也。其所生之子，出痘甚轻，则桂附不贻害于儿，亦可知矣。出痘之儿，因痘甚轻，未满月便出户见风，至满月后，作泻十数日，忽患惊风，幼科皆称慢惊不治，已掷于地，惟候死耳。予视之，忽啼号数声，即手足抽搐，眼珠上视，头向后仰，身体僵直。夫慢惊抽搐，不先啼叫，且头不后仰，身不僵直，今有此数证，则非慢惊，盖天钓风也。其先啼者，腹中痛，谓之内钓。内钓后即外钓抽搐。此因痘后失调，又经久泻而兼风邪，故有是证，必须温经补中。余遂用桂枝、赤芍、钩藤、人参、白术、炮姜、附子、半夏、甘草，灌下二剂，即回苏，但不能吮乳，日进米粥，然一日必啼号十数次，抽搐十数次，而参附药不辍。幼科畏热，暂止数日，即泻不止，泻甚则内钓外钓亦甚。不得已，坚用之，抽搐止，即右手足痿软，半身不遂。如此大剂，一岁之儿，服至百剂，泻方止，足可站立。但右手尚不能持物，笑则口歪，若非参术、桂附、干姜，何能有生。有斯病则用斯药，岂以幼儿纯阳，不堪辛热，执为定论者哉。

扫叶庄医案

（清）薛生白　著

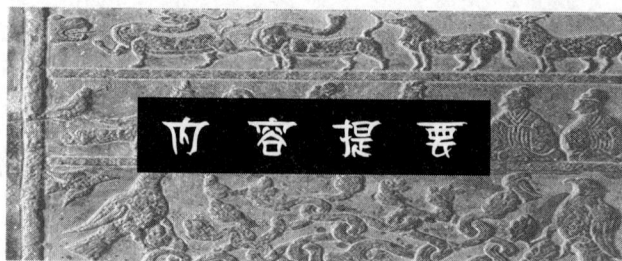

《扫叶庄一瓢老人医案》四卷，清·薛雪著。雪字生白，晚号一瓢老人。生白工诗，善医术，与袁子才太史善。尝谓太史曰：我之医，如君之诗，俱以神行。所谓人居室中，我来天外是也。同郡叶天士，与生白齐名。然生白雅不欲以医见。逮其卒，行状无一字及医者，随园驰书抵其嗣中立，惜其生平奇迹之不传。生白所著，有《医经原旨》等行世。此《医案》四卷，为未刊稿本。方药皆自出机杼，宜为后学所矜式。而疗治温热之轻灵，尤览者所宜体味者也。

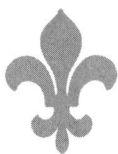

目　录

扫叶庄--瓢老人医案卷--

薛雪生白著

无锡周小农初校
萧山谢诵穆重校

虚劳

形瘦体质，不为湿害，经言瘦人以湿为宝也。盖课诵动心，谋虑必由肝胆。君相皆动，气升血溢，诸经气皆升举。凡安静怡悦稍安，情志怫郁病加，皆内因之恙，且劳心曲运神机，去酒色致伤两途。神气无形，精血有形也。

生地　丹参　远志　枣仁　麦冬　柏子仁　天冬　桔梗　当归　五味　茯神　元参

肝胃络热，暮热甚，失血。

生地　川石斛　扁豆　麦冬　女贞子　茯神

久泻利至十余年，阴走泄而茎痿，肝肾真气，不主收摄，为胀瘕腹鸣，迨日形寒，不饥不欲食。缘阴损及阳，暴冷外加，口鼻吸入之寒，无有不侵及中土之阳，病根是肝肾精血内损。久病务以饮食为先，温胃苏阳为稳，用治中法。

人参　藿梗　木瓜　厚朴　茯苓　谷芽　益智仁　新会皮

能食不知饥，痰多咳逆，当先理气，清肃上焦，本质阴亏，再议。

大沙参　白蔻仁　薏仁　桑叶　杏仁　川贝母

肾虚督损。

都气丸

前方用丹溪补阴丸，午后头痛已止。精血有形，易亏难复，仍以咸补填阴法。

熟地　茯神　龟胶　阿胶　湖莲　锁阳　人中白　天冬　五味　猪脊髓和为丸

揖拜皆动阴，不下固，必阳浮升举，况隆冬过暖，天气少藏，当春生令至，以乙癸同治，兼固其下。

六味去丹泽加二仙、知柏、五味。

阅病源诊脉，是肝肾精血暗亏，由至阴伤及阳明之脉，身半以上，渐致拘束，此非外来客邪也。

六味加鹿茸、五味。

劳伤肝肾，奇脉不用，遇烦必腰痛背垂，虽有失血，未可沉阴滋降，以柔剂温通补下，以充奇脉。

淡苁蓉　炒杞子　茯神　炒当归身　淡补骨脂　生杜仲　生羊肉肾

接案　中年，夏秋失血再发，劳烦内伤，背痛腰板，肝肾下亏，跷维奇脉，不主用事，子后汗出，阴阳发泄。是包举温养勿迟，苟不安逸，药必无功。

鲜河车　人参　芡实　大熟地　茯神　北五味　金樱膏　石莲　炒黑远志

劳心至于阳痿，当以交合心肾，但中年以后，阳难充复，最不易效。

鹿茸　鱼胶　韭子　菟丝　补骨　舶茴香　沙苑　覆盆　五味　青盐　茯苓　远志　茅术生制

早食颇安，晚食不化，脉左弱细，右尺中虚动。是脾肾两虚，自阴伤及阳，以阴药中佐以温煦，以坎水中真阳内崇也。

早服都气丸加河车，午服异功散。

初春脉动而不鼓，亦收藏之司浅矣。当壮年未育，晨吐咸痰，皆水亏火炎，精气不充之象，胃旺能纳谷，当专理下焦，不必以痰为虑。

牛骨髓—具，隔水熬　羊骨髓熬去渣　海参胶　澹菜胶　线鱼胶　龟鹿胶　熟地　菟丝子　芡实　覆盆子　金樱子　家韭子　茯苓　五味子　建莲　远志肉　制首乌

少年奔走劳动，动则阳升，阳气不主内守，咳非外感，岂必肺伤，必情志未坚，龙相内灼，冲阳上举致咳。知见咳治肺，非辛解，即寒凉，治不中病，徒耗胃口，食减，其病日凶。病人自述，自腰以下，筋脉不束，竟夜不寐，晨必咳呕。中下损极，显然明白。

桂枝木　南枣肉　炙黑草　白芍　白饴糖

能食反瘦，久嗽夜甚，冲年精血不生，下损难愈之病。

牛骨髓　猪脊髓　怀山药　茯苓　怀熟地　羊骨髓　湖莲肉　山萸肉　芡实

久损之阴不复，与柔剂滋填。

咸秋石　阿胶　熟地　天冬　茯神　元武板　知母　川斛膏和为丸

中年脉细便燥，五液不充，即是阴亏，长夏失血，交秋再发，食减什三，为下损及胃，劳怯难愈之症。用药不宜偏寒偏热，但主养精血有情，勿损胃口者。

芡实　龟鹿胶　建莲肉　九蒸熟地黄　山药　五味子　猪脊髓　牛羊髓

脉小数，是精血内损成劳，阴虚生内热，久而不复，阳气不伤，夜不成寐，以包固大气。

一炁丹　河车　秋石　红铅　乳粉

形瘦脉虚，左部空大，嗽病三年，行走气喘，据述从脐下气冲，必咳甚而呕。经言久咳不已，则三焦受之。乃他处累及，非治肺矣。思下之任脉失任，冲阳由胃及上，犯肺致咳，须固下摄纳滋养，肾病在下，必先形容憔悴者此也。

五味子　人参　鹿胎　骨脂　茯苓　坎炁　胡桃　苁蓉

脉细小，色白食少，不易运，形容入夏更瘦，不独精血不充，气弱易泄，不耐烦劳。此脏阴腑阳交损，补三阴为是。

人参　熟术　茯神　芡实　白芍　归身　北五味　熟地　桂圆煎汤和丸

病是老劳，不肯充复，入夏时令热燥，气泄形肉日瘦，行动气喘，纳食日少，平昔喜用冷食，只宜用生脉四君子。

人参　麦冬　北五味　熟术　茯神　炙草　熬膏服

课诵烦心，情怀忧虑，五志之阳，郁勃少伸，直升直降，遂发肛疡，久而成漏，最难复为。劳怯必开怀怡悦，用药全以胃气为主。

人参　蒸白术　茯神　陈皮　炙甘草

面色青黄，脉垂入尺，吸气短促如喘，身热尤甚。此皆精血下夺，气不归元，肝肾损极不复。虽填精充髓，病深未必能效。

鲜河车　山萸肉　山药　茯神　熟地黄　芡实　北五味子　白莲藕捣取汁

今夏血症再发，入秋音哑喉痛，阴损难复。

生地　麦冬　天冬　北沙参　茯神　阿胶　鸡子黄

脉下垂右大，深春失血，入秋半不复，饮食仍纳，无以充长精神。由精血久损，肝肾不纳，行动则喘，语言气怯，着枕冲气上逆，咳呛。皆损及八脉，不易治之症。

河车　杞子　北五味　沙苑蒺藜　湖莲肉　大麦冬　人参　茯苓　熟地黄　山药浆同河车胶为丸

脉数虚右大，入夏咳嗽失血，遂饮食顿减。此属劳伤内因，以养胃阴甘药，乃土旺金生之义。

黄芪　北沙参　苡米仁　炙甘草　黄精　茯苓

老劳有年，今夏血痰吐后，不但频咳不已，身动喘息不止。此乃下元气不收纳，以摄固肾脏，不与肺喘同治。

鲜河车　块苓　熟地黄　紫石英　北五味

子　胡桃肉　湖莲　补骨脂　山药粉糊为丸

自正月间吐血，至今形瘦气短，身动尤甚，饮食仍用，大便溏，着枕卧息不安，欲得坐起。此下焦冲脉之气冲上，遂令喘咳不已，痰系脂液所化，吐咯永不清爽，下损劳怯症，最不易治。

人参　紫石英　五味子　坎炁　石壳湖莲　锁阳　茯苓　山药粉糊为丸

壮年脉形数垂入尺，痰多曾嗽血，冬底盗汗。显然真阴不旺，精血雄充，若不加保养，久延成怯。

人参　熟地黄　山药　茯苓　芡实　建莲肉　牛膝　五味子　河车胶和为丸

向来体质，是下元不足，上冬过暖气泄，暴冷直侵，暴嗽俯不能卧，痰多血冒，已是下焦厥逆干上。夫不卧之症，有余者治肺，不足者治肾。而参芪乃补中脾胃药，其见效之故，是从中堵截，聊以遮拦架隔，其冲脾胃得醒，谷进精气少苏。究竟隔二三治法，非上乘工夫也。当以河车胶益冲任，以包举大气以臭秽，是下焦上泛，用重浊之补以填之，乃至理也。下午余功，以四君子汤益土生金，用之勿息，确守可愈。非比客病传变，朝更夕改者。

先天原弱，继以病伤，是症精血不肯生旺，阴不恋阳，阳浮气升。煎方以酸收重镇，滋阴填精，颇效。调摄大旨，忌食辛辣，不宜夜坐，及奔走之劳。久服可冀复元。

金樱膏　青盐　芡实　磁石　龟鹿膏　山萸肉　熟地黄　湖莲　阿胶　锁阳　北五味　云茯神

少壮脉小数，垂尺及泽穴，男子精血不肯充旺，情萌内震，阴火即动。此失血咳嗽，外寒内热，非外来客病，自能保养，不致成怯。用药不过治偏，无关于生长身中之精气。

复脉汤去参桂姜加入　北沙参　甘蔗浆

病乃阴伤，已及阳分，形羸背寒，河车丸包举填精，究属浊阴之药，必兼建立中阳，以崇生气。若医咳治血滋阴，必然败坏决裂。

紫衣胡桃　米糖　煨姜　南枣肉　白芍　炙甘草

血后咳嗽食减，子后汗泄，虚损虽自下起，验诸色脉，扶中更要理嗽，清凉愈治愈凶。

异功散

形气精血消惫，生生不来，岂草木可以充复。古称人参益气，羊肉补阴，咽喉如痹，佐秋石为外廓，取咸味直至至阴。

人参　雄羊肉肾　赤石脂　鲜山药捣浆丸　再以秋石为丸

病原是阴伤及阳，其外寒内热，恶食，疆食呕，以及泄泻，皆滋润凉药，希冀治嗽，嗽仍不止，胃反受伤。然虚损为肝肾病，当此地位，以脾胃进谷为宝，莫言治病。

戊己汤加入茯苓

诊左脉浮弦，右大而缓，视面色萎黄，肤乏淖泽。据述泻血已二十年，频用清凉止血，血仍不止，食减神困，改进参术甘温有效。此乃救前药之谬，未明病机所由来。夫积劳者令阳伤，金匮云：脉大为劳，虚极者亦为劳。圣人明示大而劳者，宜理阳虚，而劳之必宜理阴。自血去太过，自述大腿跳跃，按之不息。肾液肝血，无以养骨营筋，内风翔动，致奇脉跷维，全不司其约束。腑阳脏阴，奇脉交损，中年以后，最难充复，日就衰惫宜矣。论久病内伤，必究寝食，今食少艰运，寐少寤多，莫言治病，当固护二气之衰，再参天运地气之胜复，斯身中阴阳消长，必有合也。

人参　生益智仁　木瓜　生於术

附方　人参　芡实　大熟地炭　茯神　五味子　石莲子

附方　北沙参固本加阿胶，又加芡实、山药、茯神、莲肉　生脉合六味去丹泽加女贞、芡实　都气汤加青铅　固本加茯神、芡实、阿胶、五味、莲肉、龟甲、人参须　八珍汤料为末加河车胶和丸

形瘦脉细色夺，下焦气冲心，痛咳甚。此肝肾精血内亏，冲脉之气逆上所致。此治肺清

润无益，乃内损之症，最不易治。

熟地　茯苓　五味　芡实　石莲肉　炒黄山药

诊脉左部弦大，若有锋锐，右脉如数，按之虚濡。述上秋失血，夏季再发，交秋咳嗽甚，必食谷哕呕而出。凡人身左升主肝，右升主肺，左升太过，必右降不及，木反刑金，气不肃化而咳，咳甚而呕。况冲年阴火易动，龙相交炽，胃少宁静。越人有下损及胃之文，此皆内动精气之恙。苟非屏绝欲念怒劳，徒以药饵为治，草木无情之物，不能充精益髓耳。

人参　饴糖浆　蜜炒新会皮　炙甘草　生白芍　南枣肉

脉右弦大数，左小数，据述操持过烦，遂咳嗽失血，血止半年不复，肌瘦色夺，身动喘促，鼻息有音，咽喉乍痛乍缓，显然精血枯萎，下焦元海，乏收摄之权，阴不上承，但有冲脉浮阳升举，有升无降，无秋收冬藏之应乎天地。故清凉润肺，无济乎喘咳诸症，皆由根本下怯，子令母虚。此谓内损，草木藉其偏胜攻邪，精血有情，药味未能充长。故啜药无功，惟潜心屏俗，静处山林，寒暑一更，凝然不动，间有病瘥者。

早晨服琼玉膏　午服人乳

色㿠白，脉小不食不饥，便溏不爽，久坐脊骨痛软，行动如喘。此精气内夺，失血内损未复，更加时疟再伤，涎沫涌吐，五液所化，非阴腻之药所宜用。

参建中汤去姜。

攻毒金石重坠，其气流入骨髓，内蒸烁液，渐致内损虚怯。凡滋养萸地之药，决不应病，当常以青铅数两打薄，每日煮汁，用于煮粥煮饭，经年搜剔药毒。

方用聚精丸加茯苓。

夏至阴气不生，乃损不能复矣。今当大热，气泄愈甚，百脉诸气皆空，脂液尽耗，难更苏。为寒为热，无非阴阳互乘。阳由阴上越，则头巅痛，风木之火入中，则呕逆咳呛。总之液涸

神竭，进两仪琼玉，扶至稍凉，再为酌量。

人参　麦冬肉　竹叶　大麦仁　乌梅肉　鲜荷叶捣汁　水煎沉冷服

劳损三年，冬季病发，遂音哑无声，入春干咳，欲凉饮，大便不实。所幸胃纳颇安，以固摄下焦，望阴得上承，庶可延年。

熟地　茯神　芡实　川石斛　山药　湖莲

脉左数甚，夏季嗽血，入冬声嘶喉痛，阴损成劳，药不易治。

生地　甜北沙参　麦冬　阿胶　川斛　生鸡子黄

脉细促数，是肾精肝血内耗，咳嗽必呕吐清涎浊沫。此冲脉逆气，自下泛上，气不收纳，喘而汗出，根本先拔，药难奏功。医执见血为热，见嗽治肺，是速其凶矣。

人参　胡桃肉　秋石　熟地　五味子

阳伤背寒，阴损发热，久嗽失音，延及喘呕，两三年来，容瘦肤枯，谅非外邪壅遏，由营卫偏枯，劳损成疴。

黄芪　阿胶　枣仁　归身　牡蛎　炙甘草

暑解热止，咳嗽喉息有音，唾痰涎沫。此肾阴不固，虚热浮溢致咳，非汤药可愈。戒酒色嗔怒可安，否则延为劳怯。

都气汤中加入秋石　清阿胶

向有失血阴虚，春夏又病时气，秋咳呛，舌根白苔，形质软弱。以热伤津液，治用复脉法。

生地　麦冬　阿胶　炙黑甘草　麻仁　南枣

劳损夜热咳甚，皆阳亏无以摄伏阳气，冲脉皆冲上扰为嗽。若以清肺治嗽，嗽必不愈，必致胃伤废食矣。

水煮熟地　五味　天冬　女贞实　茯神　阿胶

脉数形瘦，久嗽不止。

六味汤中加入天冬　麦冬

色苍脉数，嗽已半年，纳食不多，姑以甘凉润剂，不得犯胃。

生白扁豆　玉竹　桑叶　大沙参　麦冬
生草

寒热半年，嗽血前后，胸背相映刺痛，是过劳受伤，营卫二气空隙。法当甘温益气，莫与清凉肺药。

归芪建中汤去姜，附黄芪建中去姜加牡蛎。

失血后咳呛不已，行走气喘，心热脉细数促。此下焦肝肾精血伤损，阳浮上炽为咳，故清肺寒凉则谬。

复脉汤中去人参。

寐则呛咳，阳气不能收入阳跷，痰绿色，夜寐不能着枕，此为肾病。

薛氏加减八味汤中加入紫衣胡桃肉。

脉左数，咳必下气上冲。此为阴亏，乃怯症之根萌也。

熟地　茯神　芡实　五味　山药　建莲

诊得关前搏大，纳食颇多，据说饮酒食咸味太过，致嗽血失音，且形瘦面赤。从木火刑金治，凡酒客不喜甜腻药味。

枯黄芩泡淡　生石膏　知母　滑石飞　生甘草　川贝母

左升从肝，凡相火内风不宁，胃津化痰，扰肺为咳，而诵读久坐，都令君相上乘，脏阴不充，必夏至渐生。斯时且勿攻苦，养至白露可愈。

熟地　山药　女贞子　芡实　杞子　萸肉
咸秋石　茯苓　建莲肉　猪脊髓丸

因痫阴阳，宿病咳嗽痰多，是下焦阴不上承，五液泛而为痰涎，药难奏功，必须安养，待精气充复可愈。

熟地炭　芡实　茯苓　炒山药　湖莲　川石斛

时气热病，久延伤阴，遂有失血咳嗽，夏秋晴热倦懒，受暑热伤气也。只宜养胃肾之阴，不必以其咳嗽而治肺。

复脉去参姜桂。

右脉虚大，色夺形瘦，肌燥疮痍，咳嗽经年，曾经失血，是津亏气馁，由精劳内损，但理胃阴，不必治咳。

金匮麦门冬汤去半夏。

脉数虚右大，久嗽咽喉痛，足冷，是虚阳气浮越，引导不应，曾服八味丸。

大造去人参、牛膝。

中下交虚，痰多嗽甚，血止，下焦冷，寅卯茎举，是阴不摄阳，阳自独升独降，冬失其藏，春深怕发。

熟地　茯苓　芡实　五味子　山药　建莲肉

久嗽食减，痰多气短，与
麦门冬汤

数年以外失血，形瘦食失，行走气喘。自述交夏血症必发，发则左胁有声，由下而上。盖肝阳内风旋动血溢，皆肾水不主生木。若能安养怡悦，尚可带病延年。

九制首乌　旱莲草　天门冬　方解青盐
茯神　雄羊肉肾　女贞子　枸杞子　麋角胶

诊脉左部平和，右关弦大带滑，此失血并非虚损，问胸脘不爽，是阳明胃气不和，气逆则扰动血络。只宜暂戒酒肉辛辣，胃和即愈，不须介怀。

紫降香锉末　金川斛　桔梗　广皮　杜苏子　杏仁　枳壳　莱菔子

脉细呛血，病从下焦，气冲根怯，宜戒酒色，妥守百日可旺。

六味加车前　牛膝

服麻桂汤药，失血咳呛不已，过辛温耗散动络，姑以甘柔药缓之。

炙黑甘草汤

胁痛失血，数月不止。

降香末　桃仁　茯苓　桑叶　牡丹皮　苡米仁　藕节汁　苏子　韭菜根汁

脉小弦虚，久嗽，失血盈碗，血止仍然纳食，晨起顿嗽甚。此劳伤嗽血，宜养胃阴，治肺无用。

甜北沙参　炙甘草　黄芪　百合　白及
南枣肉蒸和丸

683

左胁痛，必血溢黑点块，络有凝瘀，病发兼用通络消瘀。

藕节　桃仁　降香末　钩藤　苏子　漏芦

脉左如刃锋，多呛，夜少熟寐，呛甚必血溢。此冲脉中阳升，乃下元精血不足。法当滋填实下元，若但寒凉清热，必致胃减，便难调治。

地黄　元武板　茯苓　芡实　阿胶　山药　湖莲　藕汁膏　人乳粉

脉左空右濡，右胁先痛，继以呛痰血块。此肝胃络伤，都因情怀不舒之郁，形瘦食减，甘缓主治。

生黄芪　南枣　柏子仁　炙甘草　当归　茯神

形瘦脉数，长夏见血，入秋发疟，皆阴分不足，不耐时候热蒸发泄。趁此胃口颇旺，只要静心保养百日，不及一年，可复。

秋石　熟地　麦冬　阿胶　湖莲肉　澹菜胶　五味子　龟甲　茯苓　山药　加蜜和为丸

少年脉数形瘦，是先天遗热，真阴难旺，衄血上溢，阴亏无以制阳，疟热再伤其阴，血来更频，延及损怯。当以静药补阴，不必苦寒伤胃。

熟地黄　山药　清阿胶　秋石　大麦冬　山萸肉　茯苓

形充脉小，痰嗽带血，此非阴虚火升，乃辛燥劫动胃络。只宜薄味清养胃阴，戒酒肉烦劳可安。

茯苓　冬桑叶　炒黄川贝母　大沙参　甜杏仁　苡米仁

脉左数大而坚，用力致伤，气升血上，静坐安养，百日可安，用养肝阴和胃阳方。

细生地　川石斛　大沙参　白扁豆　大麦冬　清阿胶

诵读心烦，阳易动，阴不能守，血随气升，所喜胃旺，苟能安闲保养，经年不发。其脉络日固，药以壮水制火为主。

熟地黄　山药　建莲肉　大麦冬　龟甲

山萸肉　五味子　茯苓　远志肉　川石斛膏和为丸

劳力络动失血，脉大寸搏，能食咳呛，用甘药养肺胃之阴。

白扁豆　北沙参　麦冬　细生地　茯神　丹参

久有咳嗽，涉水用力，劳伤失血，寒热不止，皆营卫单弱。

归芪建中汤去姜　一方并去饴

痰中血不因咳呛而出，纳食渐减，此胃络受热，气不降津变。以甘凉润降，则不伤胃。

甘蔗捣浆　川石斛　生扁豆　大麦冬　茯苓

此劳力所伤，失血能食无力，当养气以生精血。

生黄芪　当归身　淡苁蓉　茯苓　牛肉胶和丸

脉数失血，不咳面槁，勿进阴药。

扁豆　苡米仁　枣仁　茯苓　川石斛　炙甘草　秋石少许冲服

阴夺阴损，心动阳升，壮年失血成怯，所喜胃旺，只要戒欲，暂废读书，勿动心操持，百日渐可复。

熟地黄　山药　芡实　女贞子　茯神　湖莲

冬月无明冲悸失血，心中惶惶无主，精血暗损，浮阳内震，法以镇固。

紫石英　杞子　黄肉　枣仁　龙骨　五味子

过动失血，升降失和。

阿胶　茯神　天冬　鲜生地　火麻仁　柏子仁

劳力阳气发泄，血丝自溢出口，乃脾营胃卫受伤，法当甘药调之。

芪建中去姜加苡薏仁。

嗜酒沉湎，胃虚络热，加以烦恼易怒，肝胆气火易炽，纳食味不甘美，脘闷常有嗳气，肝阳犯胃，血必带痰而出。从来酒客喜食爽口之物，不用滞腻甜食，脉大为阳气上逆，滋阴如地黄、黄肉，皆与体质不相投矣。

茯苓　丹皮　川石斛　生谷芽　桑叶　降香末

久咳失血，食少便溏，脉来虚小。当以后天脾胃为要，清气滋水，为第二义也。

戊己汤

失血后卧着呛甚欲坐，不饥勉强纳食，脉细促，两足皆冷。此元海气乏不纳，冲脉之气逆冲，虚怯门常有，最不易治。

熟地炭　牛膝炭　石莲蓬　炒山药　真桂心　紫石英　芡实

脉左细数，右关弦大，失血两三年，咳嗽不已，行动气塞，腰膝酸软，显然下焦不主收纳，是精血内损，胃纳颇安。议从填实下元，勿以治嗽肺药，所令妨胃，必戒怒勿劳，庶百日可望小效，经年坚固乃安。

熟地　鱼胶　山药　芡实　五味子　茯神　湖莲　沙苑蒺藜　金樱子膏丸

气过辛散，肺气散越，稚年痰血，益胃阴以供肺。

白扁豆　大麦冬　茯神　北沙参　肥玉竹

秋暑失血，初春再发，右脉大，颇能纳食。《金匮》云：男子脉大为劳，极虚亦为劳。要知脉大为劳，是烦劳伤气，极虚为劳，是情欲致损。欲驱病根，安静一年，可期其愈。

黄芪　苡米仁　南枣　北沙参　炙甘草　白及

脉细软涩，气冲失血，寐欲遗精，今纳谷不运，神思日倦，缘操作太过，上下失交。当先治中焦，心脾之营自旺，诸症可冀渐复。偏寒偏热，都主剥丧真元，宜禁。

九蒸于潜术　人参　茯神　归身　白芍　枣仁　广皮　炙甘草

当夏四月，阳气大升，体中阴弱失守，每有吐衄神烦，已交夏至，阴欲来复。进甘药，所谓下损不得犯胃也。

熟地黄　茯神　芡实　山药　莲肉　甘草

络脉空隙，气必游行作痛，最虑春末夏初，地中阳气上升，血从气溢，趁此绸缪，当填精益髓。盖阴虚咳嗽，是他藏累及于肺，若以清凉治肺，必然胃伤食减，立成虚损。蒙其害者累之。

海参胶　麋角胶　怀山药　山萸肉　芡实　茯神　北五味　湖莲肉　金樱膏　水煮熟地黄

失血以来，气从少腹上冲，即咳逆坐起不得寐，乃肾虚不司摄纳，冲脉上升而然。夫冲脉即血海，男子藏精，女子系胎。今精气内空，血独升举，食入瘕泄，火土交惫。时师每以清凉治肺治咳，不过通套而已，非论病也。

紫胡桃霜　人参　茯苓　淡骨脂　紫石英　鹿鞭子

温邪未得清理，食荤太早，蕴热攻络，咳嗽失血，必薄滋味，乃效。

茅花　地骨皮　桑叶　茯苓　苡米仁　百合　大沙参　生甘草

嗽血三年，咽痛声嘶，腹大便溏，是清寒治嗽太过，嗽仍不减，胃伤阴耗，阳乃独升。

甜北沙参　生扁豆　茯苓　苡米仁　生药　炒芡实

额准痛，齿缝出血，口苦舌干盗汗，或表散，或饮酒，更助阳泄，愈加不安。皆阴虚阳浮，当以静药益阴和阳。

熟地　龟甲　秋石　茯苓　牛膝　萸肉　阿胶　五味

桑椹辛热，肺胃受灼，每交夏四月，阳气上升，遂致失血。以甘凉清肃，忌食厚味可愈。

川贝母　地骨皮　花粉　肥知母　苡米仁　生甘草

少年肠红，阴气走泄，咳嗽吐痰，食仍进而声嘶，气促走动若喘，且口干咽燥，饮水渴不解，明系阴不上承矣。

六味汤中加入炒桃仁　当归须

中年失血两日，陡然舌强无声，四肢麻木，身痿足热。此水枯木火化风，肾肝之病，静养方可向愈。

生地　麦冬　阿胶　天冬　川石斛　龟甲

寝食如常，自上年失血之后，巅顶及周身肌肤，发疥瘰搔痒，春发冬瘥，以和血平调方。

三角胡麻　制何首乌　金银花　桑叶　浙甘菊　炒黑杞子　红枣肉为丸

胃减，吐血后早晨面肿，晡暮跗肿，气分乃弱，且理阳明。

生黄芪　苡米仁　生甘草　生扁豆　茯苓

久咳痰带血丝，纳谷已减，络热胃损，最要戒酒辛辣，甘寒不伤胃者宜之。

青甘蔗汁　麦冬　玉竹　沙参　知母　川贝母

春季痰嗽带血，交冬血大吐，头痛口糜，是阳不收藏，当填镇。

熟地炭　萸肉炭　牛膝炭　五味　茯苓青铅

失血五年，今夏秋发作最重，脉左涩右弦，冲气逆则咳甚，天明汗泄，议用柔剂阳药以治下。病者四十三岁

紫胡桃肉　茯苓　五味子　炒黑枸杞子　沙苑蒺藜　芡实　紫石英　石壳湖莲

接案　失血数发卧枕，气冲至喉，似乎痰阻，其实吐咯不出。此任脉不司担任，冲脉阳气直冲于上，纳食多噫，下损及胃，秦越人尚称难治，便溏。凡填补下焦，必佐益胃，最忌清肺，寒润更伤中气。

大造丸去天麦二冬　黄柏　牛膝　加入二仙丹　人参　河车　熟地　龟甲　五味　金樱子　芡实

夏热劳力，饮酒助热泄气，血后咳嗽，胁痛火升，已是肝肾阴伤，胃逆多噫，须虑食减。

熟地黄　茯神　北沙参　天冬　阿胶　建莲肉　人中白　川斛膏和为丸

脉缓，寒失血，自述负重伤力，已是营卫两怯，当以甘剂益中，勿见血辄与滋凉。

芪建中汤。

饮食先减，中焦已怯，辛辣都主走泄真气，二次反覆血来，皆夜动不寐而至，因劳而发。

《内经》曰：劳者温之。取乎温养气分也。

黄芪　白及　茯苓　米糖　米仁　炙草

奔走动阳失血，继而咳嗽吐痰，由真阴亏损，五液蒸痰。趁此胃口颇旺，以静药填阴摄阳。

熟地水制　阿胶　女贞子　天冬　米仁　刮白龟甲　咸秋石　知母　霍山石斛

血脱补气，况汗血并至者乎。冬令

人参　生芍　扁豆　熟地黄　玉竹　茯神　花蕊石　童便

脉微而芤，失血之象也。膺胸隐而痛，肺胃之络也。

当归须　炒黑山楂　苡米仁　赤芍药　川郁金　丝瓜络　通草

冬至已近，气候太温，少阳先升，地气不藏，发越之性，无物不坏，所以吐血之症皆发矣。

熟地黄　女贞子　茜草　炒白术　苡米仁　玉竹　旱莲草　炙甘草

声不变而粉红，浊痰不已。是络伤，非肺伤也，所以膻内痛。

白及　麦冬　蒸术　米仁　苦参　北沙参　炙甘草　牡蛎

中气不摄，非阴弱吐血可比，勿进阴药。

四君子汤中加入牛膝　玉竹

盛体失血，作酸噫逆，脉得左涩右弦。合引血干之条，曲直作酸之旨，责之厥阴中阳气上乘为治。

旋覆花　代赭石　老枇杷叶　块茯苓　新绛屑

脉左数搏大，因骤然跌仆，吐血仍然，安谷如常。此阳气暴升莫制，络血不得宁静而泛越夏三月至秋分，戒嗔怒情欲，莫令举发。

六味加入秋石　阿胶　川石斛

春暖阳气升越，行走动阳失血，只宜安养静坐。药以甘缓，不伤胃气。

风温咳嗽初愈，暮汗继以痰血，春半阳气发泄，冲年阴未充盛，致血随气溢，读书声高

则头痛，阳升显然。

六味去黄肉加入白芍　阿胶　麦冬

脉缓大，吐血甚多，仍然安谷，此阳明胃络病也。戒奔走烦劳，方可冀其奏效。

生黄芪　薏苡仁　南枣肉　山漆　茯苓

暑热伤气，秋燥上加，亦令伤气，舌干咽痒欲呛，胃气不充，肌肤已曾失血，兼保阴液为宜，拟用。

喻西昌清燥汤减人参。

老年因秋燥咳嗽，食少胃弱，脉小数，当以清润甘药，不致伤胃。

南沙参　玉竹　桑叶　象贝　巴旦杏仁　炙甘草

脉虚数，形寒，心中烦热，五更后气升咳呛，当秋分节燥金司令，大热发泄之余，皆能化燥。肺为娇脏，最处上焦，先受其冲，宜润燥以滋其化源。

冬桑叶　大沙参　玉竹　南花粉　生米仁　蜜水炙橘红　白糯米泡汤煎药

中风

过劳阳动，内风上蒙清窍，头旋目暗，上实下虚，若能保养，冬藏可安。

炒黑杞子　甘菊炭　谷精珠　牛膝　稽豆皮　女贞实

此肝风升举，目珠胀，咽塞呕食，下焦独冷，常年久泻，今反便难。

石决明　香附汁　夏枯草　草决明　生神曲　橘红

眩厥心悸，咽中填塞，汗泄畏冷，都主肝阴虚馁，阳明内风上巅。

生牡蛎　天冬　稽豆皮　阿胶　茯神　小生地

凡动皆阳，冲气至脘呕酸，乘巅旋运，食渐减，肌肉消，是肝木之阳趋胃，久而阳化内风，直上巅顶，而为晕矣。烦劳操持，君相过动所致，情志之病，不专功于药饵。

石决明　生地　柏子仁　阿胶　天门冬　茯神

耳鸣眩晕心悸，寐醒汗出，身汗从牙宣失血所致，此皆肝肾致伤，内风勃升也。

生干何首乌　冬桑叶　茯神　黑芝麻　天冬肉　甜北沙参　蜜丸秋石汤送下

肝风头晕。

枸杞子　当归身　桑叶　蒺藜　何首乌　甘菊花　炒白芍　块茯苓　天麻

五志中阳气冲搏，心怔悸眩晕，多劳多怒，老人腑液干枯，内风掀越使然。

生鸡子黄　柏子仁　生地黄　茯神　清阿胶　天门冬

入秋一月，天令肃降，脉得左寸搏数，左关小弦而动，是心烦君相少宁，肝阳变化，内风陡升莫制，巅顶皆眩，脑后筋惕，何一非阳动所致。此皆阴弱不主配，非肝脏有余之比，法当益水滋木培母，另开养心脾之营，使上下不致庞杂，肝肾方以摄固。柔温宗聚精七宝法以治之。

赤白何首乌　赤白茯苓　方解青盐　番舶茴香　补骨脂　鳇鱼胶　沙苑　北五味子　蒸饼和为丸

临卧服心脾益气养营方，用归脾汤去芪桂。

六七年病，犹然纳食行走办事，凡肝胆之气，从左升直至巅顶，风木必克土位，胃脘似乎闷闷，外象若冷为深，当以龙荟丸苦降治之。

龙荟丸

肌腠干燥，而目因起胬肉，不饥仍能进食，神识昼昏夜慧，询中年鳏居，而阳事易痿，有梦遗精，其损伤在肝肾精血。

首乌九制　甘杞子　菊花炭　柏子仁　淡苁蓉　茯神

惊必动肝，久而阳气变化内风，旋越不已，有升无降，阳不交合入阴，不但遗沥精浊，入夜遑遑欲绝，宜摄阴镇阳法。

磁石　五味　龟甲　枣仁　龙骨　黄肉　茯神　当归

胁左热，攻心及背，痰多面浮肢麻，肥人肝阳偏炽，乃性情易嗔怒所致。

复脉去参姜桂。

瘦人禀属阴亏，耳鸣眩晕，是内风阳气之震，磁石制肝阳上吸，质重镇纳归肾，然必少用填补，于甘酸味厚之药，为合法。用之不效，乃补摄力轻所致。

熟地黄　天门冬　龟甲　紫胡桃肉　山萸肉　磁石　麦冬　五味　阿胶　芡实　各碾末，炼蜜和为丸，每早服六七钱。

五旬向衰，水不生木，则内风动越，巅顶眩晕，唇燥趺无力，小便颇动，议填下元不足之阴。

人参　天冬　五味　杞子　茯神　熟地　生地　锁阳　首乌

据说夜坐久劳，胁下气升，耳鸣头晕，目中黑暗无光。此肝风阳气，上蒙清窍，久恐仆厥。

地黄汤加磁石　五味

脾胃居右，气行于左，左手痿瘓，不知痛痒，不能把握，所谓胃气虚，则不用者是也。王金坛云：偏枯之病，未有不因真气不用。旨哉斯言。治法专培气分，补而宣通，可望其效。

人参　黄芪　生白术　附子　生川乌头

右股痿瘓无力，甚于秋冬，缓于春夏，是阳气不足也。但三旬壮年，不宜有此。

芪附汤。

右瘓舌瘖无声，脉小微涩，病起上年十二月，仍能纳食。此中于脾络，治以宣通灵窍。

白附子　熟半夏　茯苓　鲜石菖蒲根汁　姜汁浸竹节　早服地黄饮子

脉缓男子右瘫麻木，丹溪议从血虚有风，思起病值冰雪寒威，以舒筋汤。

黄芪　当归　桂枝　羌活　防风　抚芎　姜黄　桐皮

半百已外，阳气日薄，卫弱不司护卫，右肢麻木，风虚也。

芪附汤合玉屏风散加桂枝　甘草　姜枣

附方　二陈汤加生白芍、桑叶、羚羊角、竹沥、姜汁法为丸。

中年麻木筋胀，阳气已衰，内风自动，最怕痱中，脉微色痿，宜温补通阳。

生黄芪　生於术　炙甘草　熟附子　南枣肉　老生姜　后加人参

脉静，寝食便调，向有胃痛，饮暖烧酒相安。今年春季跌仆，右肢偏麻，语音不爽，是皆气伤痰阻，致内窍少灵也。

白金丸，菖蒲根汁法丸。

木兼金化右痿，太阴受邪声鼾，厥阴亢极目瞑，内风扰动汗出，呼欠频频，阴阳欲分，面淖泽，外越之象也。先拟息风轻通之法，由节令初升之故耳。

羚羊角　鲜石菖蒲　生牡蛎　马料豆　天麻　橘红

接案　目瞑戴阳，脉空大，肝风正甚易回也。

钩藤　白芍　生地　羚羊角　料豆　桑叶　玉竹　川石斛

接服　人参　杞子　远志　白芍　熟地　北五味　大熟地　茯苓　巴戟　橘红　后改归芍六君子丸

素乏深藏，适逢冬阳泄越，真阳从阴中走出，金反畏木，右纵左拘，神清志昏，上实下虚，数日外腑气不泄，使阴阳渐交，方可商治。

人参　淡附子　炒远志肉　炒熟地黄　炒枸杞子　茯神分三次　每次调入猪胆汁，以味苦为度。

少阴不藏，肝阳升亢，发为痿痱。

玉竹　生地　羚羊角　川贝　赤芍　桑叶　知母　鲜石菖蒲　远志　川石斛

右瘓舌瘖，足痱面赤戴阳，呵欠微呃，诊脉小濡而缓。此肾纳失司，肝风突震。但病起耳后暴肿，必兼湿热客气，清上轻扬，肿势颇减，七日以来，当阴阳经气一小周天，不必以时邪引病为患。昔河间《宣明论》中，谓舌僵难言，其咎在乎舌下经脉不主流通，以肾脉萦及舌下耳，其主地黄饮，取意浊药轻投，机关渐灵，并无碍乎上气痰热。仿此为法。

熟地黄　枸杞子　牛膝　石菖蒲　淡苁蓉　茯苓　川石斛　远志肉

接案　脉象左部稍振，水亏风动，左牙痛。盖风从内旋，乃阳之化气，只以春升少纳，下元不司收藏，虚证何疑。况因目眚，频用韭子烟薰，查本草辛辣升腾，助阳损真，人于遗浊用之，藉其升阳以涵阴，更无漏泄耳。今痱中八日，声音渐振者，乃精气略有宁静，里窍略有灵机，是顺境也。不明此理，仍用辛泄加人参，亦是清散上焦之药，但肝肾脏虚，在于至阴，若再投辛苦，以伤其阴，必致虚证蜂起，专望其向安。倘必以上有火热，古称实火宜清，虚火宜补，温养柔和，与温热刚燥迥异，幸勿疑讶。

生地　麦冬　女贞子　阿胶　茯神　石斛

接案　十二日来干支一轮，右肢痿，右足跗略有痛象，舌窍未灵，味少甘美，虚象显然。三日前主家以齿痛为热，医迎主见，即投辛凉解散。此症虚在肝肾下焦，若不固纳维本，漫无着落，仍以前法加入凉肝可也。

熟地　茯神　牛膝　远志肉　杞子　川斛　天冬　甘菊花

内风皆阳之化气，然非有余，是二气不主交合。今形寒跗胫背冷，似属阳虚，景岳云：阳失阴而离者，非补阴何以摄散失之阳。此病发皆主乎动，前法多以静药，谓病象在身中之左，有升无降。据说舌络牵掣，暗不出声，足不堪行动，与河间肝肾气厥同例，主丹溪虎潜法。

虎潜丸　又地黄饮子去附子加鹿鞭子煎汁捣为丸

阳明脉衰，厥阴风动，头晕心悸，肉瞤麻木，有风痱之累，少饮加谷易安。

淮小麦　北沙参　炒麦冬　南枣肉　酸枣仁　炙甘草

中年脉弦，右臂肢指麻痹。凡男右属气分，

气弱阳不运行，则痰日生，乃水谷不主变化精凝，当以健中佐运为主。盖脾胃主四肢，滋阴血药多腻，为痰树帜矣。

六君子加蒺藜　水泛为丸

麻木在身半以上，清阳遏阻，亦夏秋伏热致伤，清上可愈。

桑叶　肥玉竹　枇杷叶　马兜铃　川贝母　杏仁　大沙参　天花粉

阴虚阳逆

是病遇劳即发，安养稍愈，身心不堪烦动。男子苟非素丰，难以坐食耐久者，不关肾药之治病也。

绵黄芪　茯神　远志肉　枣仁　炙甘草　当归　龙眼肉

营出中焦，心脾皆怯，滞补耗气皆忌。不耐烦心属虚，此辛甘养阳养营一法，有合乎心脾矣。

人参　茯苓　桂心　炙甘草　菖蒲　当归　桂圆煎浓汤泛为丸

有年劳伤神瘁，肤无膏泽，时欲腹鸣啾痛，营虚不得流行之象，开怀安逸，仅可带疾延年。

熟地黄　炙黑甘草　人参　肉桂　远志肉　当归身　白芍

养营膏子药方。

熟地黄　桂圆肉　茯神　黄芪　人参　枸杞　远志肉　炙甘草　当归　五味子

形神过劳，阳动不静，六脉皆弦大，彻夜无寐，以静摄心肝肾之阴。

大熟地　枣仁　天冬　青龙骨　龟甲　茯神　生牡蛎　远志　知母　五味子　川斛膏丸

述夏令气暖发泄，自觉跗蹙筋骨，气空如坠，未至深冬，即欲暖护，兼以易怒热升。此属下元精血暗损，仍多操持烦劳，心阳动，吸水亏，肝木少涵，平素不受温补，及参术益气。议以滋填充髓主方，且痰多食少，又必顾及胃气。

线鱼胶　沙苑蒺藜　茯神　盐水炙补骨脂　甘杞子　柏子仁霜　砂仁　九制赤白首乌　川黄柏　紫胡桃霜　茯苓　方解青盐

向多牙宣，阴虚火炎，三疟入于阴，蒸烁脂液，日加枯槁，消渴多饮，液涸引水自救。急当滋补肝肾之阴，加以血肉填精，包举大气。

制何首乌　天门冬　麦门冬　生地黄　熟地黄　各碾末以河车胶和为丸

能食知味，病不在上中，口糜舌络紫绛，喉痛腹热，小溲甚少，都因肝肾先亏，热伏于里，阴伤阳越，汗从此泄。

知母　生鸡子黄　细生地　黄柏　上阿胶　黑豆皮

接服　大补阴丸中加入阿胶

肾开窍于耳，胆脉远出耳后，经以肾藏液三合，胆藏汁三合，烦劳太过，液耗汁干，少阴少阳，枢机不利，遂有失聪之状，中年有此，液少风动使然。

磁石地黄汤。

脉数耳鸣吐痰，天柱骨腰膝酸，两足冷。此阴亏阳升，当填补实下。

左归去牛膝合二仙膏

冬至藏阳，肾主收纳，今质疲阴亏偏热，夜深久坐，阳不入阴，浮越及耳鼻上窍，先用

东垣滋肾丸，盐汤送下。

勉强摇精，致阳缩囊纵，不但形弱伛偻，肛门脐窍，皆为收引，咽喉牵绊似垂，食物渐渐减少，由精血之伤有形，最难自复。少阴厥阴脉循喉咙，开窍于二阴，既遭损伤，其气不及充注于八脉，故症见拘束之状。上年进柔剂阳药，服后巅顶维脉皆胀，耳窍恋鸣。想脏阴宜静可藏，试以乘舆身布，必加局促不安，宜乎升阳动药之不灵矣。夫少阴内藏，原有温蒸诸法，厥阴相火内寄，恶暖喜凉。仿丹溪法。

咸秋石　盐水炒知母　真阿胶　柏子仁　生地　白茯苓　炒黑远志肉　龟甲去涩捣

遇天气郁勃泛潮，常以鲜省头草叶，泡汤服三次，取芳香不燥，不为秽浊所犯，可免夏令时令之病，鲜莲子汤亦好。若汗出口渴，夜坐火升舌碎，必用酸甘化阴，以制阳光。

乌梅肉三分，着饭蒸热　冰糖三钱　略煎一沸服，饭后茶饮，只宜炒大麦冬汤芥片，至其松罗六安，味苦气降，中虚者不宜用。

脉数上盛下虚，当固其阴。

熟地黄　麦冬　炒山药　川石斛　茯神　阿胶　五味子　石建莲

劳倦阳虚寒热

脉濡食少，腹鸣烦倦无力，此属劳伤阳气，当与甘温补其营卫。

苓桂术甘汤中加入姜枣。

身半以上为阳，天明少阳生动乃痛，清阳伤矣。酒肉浊味之补，皆阴凝助痰耗气，当以东垣法调之。

人参　茯苓　白术　桑叶　炙甘草　牡丹皮

劳倦中虚，阳少旋运，遂脘闷不饥。医投发散消导，中气更伤溏泻。

生谷芽　生於术　生益智　茯苓　广皮　米仁

向属阳虚体质，烦劳更伤阳气，春季暴冷雨湿，脾胃之阳易困，纳食不运，暖气膜胀，皆清阳不司流行，浊阴欲聚气滞无法。当辛温理阳，藉以通爽，用疏胃补脾法。

人参　块茯苓　紫厚朴　益智仁　广皮　生姜

因遭颠沛，胃痛食减吐痰，遂致肌瘦形寒。此中宫阳气，为思虑郁结，日就拘束之象。东垣升阳，扩充脾胃，郁舒则阳可复振。

炒焦白术　茯苓　高良姜　煨葛根　广皮　炙黑甘草　红豆蔻　煨升麻

诊脉弦涩之形已退，夏秋病邪已去，但食少神不爽健，欲大便，肛门下坠，是皆气不复为之。气陷不藏，都因忧思致伤，开怀怡悦可安，不独恃药饵。用升阳法。

炙甘草　人参　茯苓　薄桂　生姜　当归　广皮　南枣

阳气素亏，背部怕寒，冬月嗽甚欲坐，入春纳谷䐜胀，脉左弱右弦。议湿中有热气蒸，肺气膹郁，口舌咽喉仍窒。

早服苇茎汤　夜服威喜丸

喜暖畏冷，阳气弱，少护卫，近日耳闭失聪，非外邪客侵。由乎气不下纳所致，先用镇逆导引主之。

磁石　萸肉　菖蒲　牛膝　茯苓　熟地　远志　五味　龟甲

夏秋气大发泄，身中之气久虚，无以主持，故见病治病无功，而安中纳下，每每获效，入秋进附子七味丸颇合。今秋分后天气渐升，地气收敛，缘久热伤气，虚体未能收肃，是以肢节时寒，巅顶欲冷。无非病久诸气交馁，斯外卫之阳少护，液髓暗枯，则血脉不营，而阴乏内守。凡此皆生气之浅薄也，急当温养益气，填补充形，助秋冬之收藏，豫为来春生发之用。《内经》有四季调神之训，今投药亦当如此旨。

鹿胎一具，酥炙　羊肉肾十对，熬膏　黄狗脊十副，熬膏　肉苁蓉　青盐　九蒸熟地黄　北五味肉　湖莲子　茯神　人乳粉　柏子霜　鲜河车一具，漂洗

用诸胶、地黄捣和，余剂各为末，杵和为丸，每服四五钱，人参汤下。

痢久伤肾，气不收摄，肛门如锥刺，痛而下坠，小溲不利。先议升阳一法。

生鹿角　人参　茯苓　阳起石另研细调入　当归身　生菟丝子

面黄肌瘦，脉数虚，形寒食少，乃劳倦致伤，不可为外感有余，议用

小建中汤。

脉涩缓无神，胁痛吐痰腥秽，渐至减食，短气寒热，肝病入胃显然，劳伤不复。

当归建中汤去姜。

色夺脉小，形寒久嗽，皆营卫二气久损，病属劳伤。《内经》云：劳者温之，损者益之。

参芪建中汤去姜。

脉大缓而无力，色黄痿瘁，喜暖恶凉，心下痛连及胁肋。此劳倦内伤，久则延为脾厥。脾主营，以辛甘温养血络。

当归　桂圆肉　茯苓　桂枝　远志肉　炙甘草

交四之气，热胜元虚，乃气泄之候，营卫本乎脾胃，不耐夜坐，舌心腐碎，吸短气似不接续，中焦喜按，始得畅达，目胞欲垂难舒，四肢微冷失和。从前调理，每以温足三阴脏，兼进血气充形，病减七八。今当长夏，脾胃主气，气泄中虚，最防客气之侵。是补肾宜缓，而养胃生津，宁静敛液，仍不可少。俟待秋深天气下降，仍用前法为稳，拟逐日调理法。

人参　淡天门冬　茯神　建莲肉　酸枣仁　知母　川石斛　甘草　上各末为丸

咳喘频发，脉细畏寒，乃下不纳。

桂苓五味甘草汤中加入紫壳胡桃肉。

劳倦内伤，更为暴冷外袭，营卫不和，咳逆身痛。忌食荤酒助邪，天暖阳和病去。

茯苓桂枝汤。

脉沉迟，背寒色夺，久有劳倦，新年暴冷，再拟用

桂枝加白术附子汤。

虚损暴寒外袭。

小建中汤。

郁

春交旬日，形症小愈，但右脉仍弦，舌白味变酸甜。昔喻嘉言云：当以气雄刚药，能变胃不为胃变。

人参　淡附子　吴茱萸　茯苓　熟半夏　生姜汁

三焦郁勃之热，因劳心而炽，口臭难饥，便燥，以苦辛暂用。

藿香叶　炒竹茹　黑山栀　白豆蔻　杏仁　广皮

酒客湿胜热郁，胀闷嗳气无寐，得茶愈胀。先与三焦分消。

白蔻仁　杏仁　紫厚朴　茯苓皮　绵茵陈　金石斛　半夏

久痛，用辛温两通气血，不应。病已十年，不明起病之由。今便溏溺赤，水谷酒食不运，必挟湿阻气化，主以分消。

山茵陈　猪苓　厚朴　米仁　苓皮　泽泻　蔻仁

吞酸欲呕吐，喜静恶动，从郁怒气逆，病在肝胃。此一脏一腑病，和阳解郁。

牡丹皮　黑山栀　钩藤　郁金　半夏　茯苓　金石斛　广皮

扫叶庄一瓢老人医案卷二

薛雪生白著

无锡周小农初校
萧山谢诵穆重校

痢疾泄泻便血

鼻痒心辣闪烁，即大便下血，形瘦脉小数，已经数年。

枯黄芩　生白芍　清阿胶

痢疾自止，头痛至腰，二便得通少安。议通太阳以驱湿郁。

木防己　生白术　紫厚朴　桂枝木　苓皮广皮

邪陷入里，疟变为痢，古称经脏两伤，方书都以先解外，后清里。拙见论病先究体质，今素有血症，且客游远临，从阴虚伏邪是用药须避温燥劫阴矣。鼻煤龈血，舌张干涸，阴液有欲尽之势，奈何，邪热内迫，有油干焰灭之危。医见病治病，不审肌如甲错，脉细尺不附骨，入夜烦躁不寐。议以护阴，急清阴中之邪热。

生鸡子黄　黄柏　清阿胶　白头翁　北秦皮　小川黄连　细生地

产后病起下焦为多，今右偏头痛，得暖为甚，纳食则脘腹加痛，必泻而后已。夫病随利减，已见湿郁气阻，热是湿升，恒有是症，从脾胃门调治。

下血后大便燥闭不爽，继而自利，白滑胶黏，日数行下不禁，年五旬，形衰脉沉。必因久伏水谷之湿，府病宜通，以温下法。

生茅术　制附子　紫厚朴　制军

湿多成五泄，阳气日衰，下元不振，向有下焦痿躄，用四斤丸得愈。夏秋当用脾胃药。

生于潜术　木防己　川草薢　白茯苓　川桂木

泻血原从痢起，食物不忌，垢泻不清，致延二年不愈。

胃苓汤。

湿伏为热先泻，泻止腹痛，耳窍脓水，微出血，淡渗以分消。

连翘　茯苓皮　淡枯芩　紫厚朴　滑石　赤芍　淡竹叶　煎送保和丸

脉弱形瘦，食不适，必泄泻。此阳气已伤未寒，下焦先冷，用

缪仲淳双补丸。

向有遗精，肾阴不摄，正月间粪溏积下，入秋足胫浮肿，目下渐上，遇冷为甚。

脾肾双补丸。

久嗽是宿疾，近日腹痛泻利，是脾胃受暑湿客气，当先理邪，痛泻止再议。

炒扁豆　藿香梗　茯苓　炙甘草　木瓜　广皮　厚朴

阳微湿聚成利，必温通其阳，斯湿可走，拟用

冷香饮子。

长夏入秋，脾胃主气，湿郁阻气，为痛为泻，更月不愈。中宫阳气未醒，仍有膨满之象，导气利湿主方。

茯苓皮　草果　藿香梗　广皮　厚朴　大腹皮

脉微晨泄，初冬未及藏阳，以脾肾治，最是纳谷减少，当以中焦，兼理其下。

693

人参　炒干姜　炙甘草　生於术　淡熟附子　淡吴茱萸

肠红既止，便泻三年，火升则能食，热坠必妨食。此皆阴气走泄，阳不依附，当从阴引阳。

赤石脂　锁阳　五味子　水煮熟地黄砂仁末拌炒　禹余粮　远志　蒸饼为丸

脾肾虚泻。

苓　术　菟丝　砂仁　山药粉和为丸

幼稚夏季不食，腹痛泻积，交冬未愈。忆今四五月久雨，潮湿之蒸，皆令脾胃受伤，半年来虚中留滞，当疏补兼投食物，冷滑肥甘须忌。

人参　麦芽　茯苓　生益智仁　白芍　炒山楂　广皮　焦术　砂仁　神曲浆和丸

大病后，饮食起居，皆不如法。以邪陷入里，舌干自利，恐其深入阴中，则危矣。

白芍　甘草　附子　枳实

平素阴亏，热注入里为利，粪结便出痛坠，诊脉左坚下垂，不以脾胃燥药。

细生地　阿胶　炒楂　稽豆皮　生白芍

寒热脘腹胀，呕恶舌白利，及久痢不曾复元，再着风湿之邪。

藿香　白蔻　茯苓　广皮　厚朴　泽泻保和丸

食物不运，太阴脾阳受伤，湿热内蕴气窒，为腹胀痛下利。据说胀起上年，痢在今秋。但主理气温脾祛湿，用冷香饮子。

草果　藿香梗　茯苓皮　木通　厚朴　大腹皮　广皮

目红黄脘胀，下血紫滞，里急后重。此夏秋湿热，与水谷互蒸，致气分窒塞，三焦不清，当薄味蔬食，不致酿痢。

白蔻　银花　桔梗　厚朴　木通　茵陈槐花　广皮　茯苓皮

本病下损，利再伤阴。从肝肾治，勿以泻痢投燥，燥则劫阴矣。

人参　炒黄山药　炒楂肉　熟地黄　广橘红　茯神

夏秋痢疾，大率水土湿热致病，用药都主苦寒攻消清火最多，但体质久虚，带淋经漏，当利起经带交炽。因时病累及本病，未宜香连、槟朴、大黄大泄之剂矣，良由下焦不固，利必亡阴，小肠气郁，粪垢欲出，痛坠不爽。此宣通垢滞，又必顾护阴气。凡看病必究体质，勿通套混治。

细生地　炒银花　炒黑砂糖　炙黑甘草稽豆皮　炒楂肉　炒白芍

久痢久泻肛坠，频频不爽。此乃肾伤，脉来数小，医作脾胃病治，故不效。

熟地黄炭　炒焦归身　漂淡补骨脂　炒菟丝子　五味子

接案　久痢治法，非通即温。既曰肾病，则阳宜通，阴宜守矣。

熟地炭　熟附　桂枝木　五味　炒川椒炒归身

接案　柔中佐刚，利未得减，下焦常冷过膝。

仲景四逆汤。

厥阴下利，少腹有形。

五味加茴香、椒目。

接案　动气在少腹左右，粪与血或前后，秋利交冬不愈，当温其营。

人参　浔桂　炮姜　当归以小茴香拌炒　茯苓　炙甘草

脉沉迟，下利血水，神呆不欲食，四肢冷，前已完谷，与温理其阳。

人参　附子　茯苓　炒黄干姜　生白芍

长夏痢症，皆因湿热，继而先泄气，后下血。盖变内风混处肠络，是为肠风。血去阴气日伤，为眩晕无力。主以甘酸化风，益阴节劳，可以不反。

熟地黄炭　当归身炭　地榆炭　柿饼炭槐米炭　炙甘草

下痢腹痛，初因寒湿伤脾，久变湿热，着于肠胃，痛利不减，肠中硬起不和，不得流通明甚。当以苦泄小肠，兼分利而治。

川连　楂肉　木通　川柏　泽泻　苦楝皮

清暑和中，痢减痛缓，医惑于痰嗽，多以清凉。视面无华色，血气更偏，东垣云：疟痢都因脾弱，用

戊己汤。

上有鼻窍浊涕紫血，下则遗精便血，但说肾虚，阴不配阳，未必上下皆病。意者本质固虚，水谷之气聚湿，湿生热，热升热降，致上下不宁。此酒肉鲜腥须忌，谓助其湿热也。

生白术　黄连　黄柏　防风根　地榆　槐花　煨葛根　茯苓　水泛为丸

上窒下坠，手太阴阳明病，下血久，兼理厥阴。

升麻　槐米　归身　桔梗　炒芍　炙甘草

血奔肠红，都是阴液走泄，阳浮发泄易汗，背寒心热，脏阴腑阳交损，形体日渐消瘦，皆衰老液枯之象。

鲜生地　阿胶　茯神　火麻仁　柏子仁　天冬

先粪后血为远血，临便先痛，恐有湿热凝阻，分利逐湿主之。

生於术　炒槐花　木瓜　茯苓　地榆　广皮

脉两关弦虚，先血后粪，两月未已。当年原有病根，遇劳而发属虚，仿仲景黄土汤。

黄土汤加炒焦白术　四剂后加人参一钱

阴络伤，则血内溢，久药鲜当，以甘药投之。

人参　生地黄　升麻　槐米　血余　龟甲

又方　人参　桂圆肉　炒白芍　白糯米　赤石脂　炙草炭

酒客便溏肠红，是内伤之湿，戒饮酒既愈。夏天湿胜气泄病发，自述食腥油，大便即频。宗损庵劫胃术法。

生白术　熟附子　生白粳米　炮黑姜

汗

脉弦无胃，面青呻吟，汗出目瞑，是为肝阳外泄，宜与肾同治。

熟地　牡蛎　白芍　麦冬　小麦　大枣　炙草

自汗不止，目闭则胃郁，背热如火，心悸动而汗止。此肝苦急之候也，以甘缓之。

炙甘草　淮小麦　茯神　白薇　南枣肉　白龙骨　人参　柏子仁　枣仁

汗出亡阳，神虚畏怯，心悸则汗漏，勉议固阳守阴之药。

人参　桂枝　龙骨　茯神　炙甘草　左牡蛎

心悸狂痫

晕吐缓，心悸痛。

炙甘草　枸杞子　茯神　生谷芽　人参　当归身　肉桂　后改养营丸

抑郁顿挫，侘傺无聊，心乃偏倚，十二官皆无主，则阴气并于阳也。投以重性之剂。

铁落　真郁金　半夏　苦参　块茯苓　橘红

读诵久坐，身似静，心多动，阳气皆令上亢，阴气无能上承，故心悸。惟静处为宜，药不易效也。

补心丹。

痞胀便秘

气分上热，吸烁津液，能令便艰，当滋养营液，其心痛必安。

柏仁　茯神　鲜生地　天冬　阿胶　炒桃仁

肠中变化失司，胃气不得下行，此不饥少食因由也。夫小肠为火府，非苦不通，以六腑皆阳，气窒则变热矣。用小温中丸，苦药已得

小效。

芦荟　砂仁壳　鸡肶皮　胡黄连　青皮

脾胃不和，食后不化，晡暮阳不用事，纳食痞胀不寐。病起夏秋，必因时令之湿，久延半年未痊，又虑阳微浊凝为胀满，故厚味须忌。

生於术　煨益智　炒泽泻　茯苓　煨姜　新会皮

脐左右两傍按之痛，交子夜辘辘有声，时或气胀。此皆腑阳不通，欲结肠痹，非脏病虚寒矣。八味汤不效谓此。

小茴香　川楝子　茯苓皮　青皮　猪苓　青木香

肠痹治肺，丹溪方信不谬，但酒客久蕴温热，亦有湿结。便秘一症，当以辛苦寒专理气分之滞。

真茅术　制半夏　冬葵子　生石膏　山栀仁　晚蚕沙　临服磨入大槟榔汁二匙

老年脉沉目黄，不饥不食，腹痛自利，后坠溺涩。此长夏湿邪，伤于太阴脾位，阳不运行，湿热凝注。法当温脾导湿，佐辛香以宣浊，补中益气，甘温升守壅气，宜乎膜胀。议开太阳温太阴方。

木防己　川桂枝　大腹皮　生厚朴　草果仁　新会皮　小茵陈　茯苓皮

痰滞下泄痛缓，腹胀喜按。此属虚痞，为劳伤无形之气。

川桂枝　川黄连　生白术　厚朴　广皮

寒暖饥饱失和，日晚腹中膜胀，脾胃气钝，深秋最防泻利。

藿香　生智仁　厚朴　炒元胡　茯苓皮　陈皮　大腹皮　炒黑楂肉　又橘术丸

脉沉迟，食入腹胀便溏，平昔饮酒中伤，留湿阻气，小便不爽，用香砂平胃散。

香附　砂仁　制茅术　厚朴　广皮　炙草　水泛丸

血结为癥，气聚为瘕，病在络为胀，形寒鼓栗，已是阳微，夏季腹膨溺少。议暖水藏。

大针砂丸滚水送下。

少腹宿瘕，悲哀痛厥，继而腹胀大满，直至心下，经来淋漓，过月乃止，其胀不减，便泻溺少肢冷内热是气血皆病。议温水脏法。

大针砂丸。

不饥少寐，二便不爽，经脉中牵掣。此非风寒从表，乃长夏水土之湿，与水谷之湿，互蒸气阻，三焦不通，中年两月不愈，恐延格胀之累。

白蔻仁　杏仁　厚朴　广皮　苓皮　茵陈　防己

客游劳顿，阳气先伤，夏季湿邪，是阴郁遏身中之气。经旨谓阳邪外寒，胸中清阳不旋，不饥痞闷。先治其痞，仿仲景薤白汤。

桂枝　薤白　生姜　茯苓　半夏

自云膜胀，左胁痛势休息，大便日下黏浊，临便自觉冷痛。凡五脏锢结为胀，六腑浊痹为聚，数年久病，难以廓清。议温下法。

大黄　草果　青皮　附子　厚朴　陈皮

经水不来，腹大足冷浮肿，此乃血分鼓胀。四大症候，何得渺视。

禹余粮丸

接服　人参　泽泻　淡干姜　茯苓　淡附子　又禹余粮丸

夏秋内伏暑湿，皆是阴邪，久疮渐致食入痞满，形寒脉小。当温中醒阳，莫以清凉治疮。

薏苡仁　茯苓　肉桂　生白术　猪苓　五加皮

阳微气不流畅，脘中痞满嗳气。

人参　半夏　白旋覆花　煨姜　丁代赭　茯苓　广皮　南枣肉

阳气不旋，不饥强食。

薤白　茯苓　橘红皮　半夏　白酒

述小腹之右，入暮有形如梗，按之而痛。此为疝瘕肝病，乃浊阴凝聚，必犯胃气。大半夏汤有去痰扶胃之功，必加泄浊和肝，勿令致胀满。

人参　茯苓　炒小茴香　青木香　半夏

炒橘核　川楝子

脉沉，汤饮食物，呕吐吞酸，胸高腹胀，二便不爽，浊气上阻，柔温宣通。

熟半夏　白蔻仁　新会皮　藿梗　生姜汁　大杏仁　紫厚朴　茯苓皮

脉微小而迟，久食物不进，形色枯悴畏寒。此为无阳，延久成胀。

人参　熟附子　生益智仁　茯苓　炒干姜

左脉独弦，脐突筋青，肝胀显然，脾愈虚，肝愈实，又不合实脾治肝之法，先泄肝。

郁李仁　柏子仁　茯苓皮　炒乌梅　炒桃仁　赤芍药　薏米仁

由食冷脘胀溏泄，渐渐目眩神疲，筋纵脚弱，阴阳日衰。前进薛氏肾气丸相投，今夏月土衰木侮，必兼理阳宣通，不致浊阴结聚胀满矣。

人参　干姜　茯苓　椒目　淡附子　水泛丸晚服　早上仍用薛氏肾气丸

腹右有形为聚，脉大，食入即胀，治在六腑。

香附生磨汁　草果　白术　茯苓　三棱　厚朴　南楂肉　广皮

脉微迟，左胁宿痞，渐腹胀，便溺少。明系浊阴上攻，当与通阳。

制附子　炒茴香　茯苓　椒目　泽泻　远志

时病食复，至今不知饥饱，大便不爽，右胁之傍，虚里天枢，隐隐有形。此阳胃络经行之所，多嗳气，食不化，并不烦渴，已非攻下急骤实热之症。先用

丹溪小温中丸。

据述上年秋痢，峻剂攻逐，病愈不能复元，自小腹膜胀，渐延中部，按之仍软。此真气不收，法当温养奇经，使元海壮而病却。

鹿茸斑龙丸法加茴香　夜服资生丸去连

夏秋痢疾，是时令温热，邪未清爽，即食腥味，致脾胃受伤，舌腻白苔，食减无味，气坠足肿，久久延成中满也。但数月久病，旦晚未能奏功。

生於术　广皮　生益智仁　茯苓　厚朴　生砂仁

三阳结乃成膈，先用更衣丸三钱，破小肠之结，后服煎方。

枇杷叶　桃仁　制半夏　柏子仁　蒌仁　杏仁　郁金　桔梗

高年阴结。

半硫丸三钱，分两次，人参一钱，煎汤送下。

食入不化，腹胀便泻不爽，长夏湿着脾胃，荤酒不忌，气分郁滞。据述嗔怒致此，未必皆然。

茵陈　草果　木通　腹皮　飞滑石　厚朴　茯苓皮　广皮

疟愈食腥太早，脾阳不司健运，气郁不行，为肿为胀，宜忌食物中之黏腻者味者。

小温中丸三钱　十服

痰饮喘咳水气肿胀

昔肥今瘦，为痰病伤正气不复，下焦无力，议治脾肾。

补骨脂　茯苓　广皮　生智仁　生白术　川椒　蒸饼为丸

少阴气逆，议通太阳。

川桂枝　五味　白芍　茯苓　炙草　淡干姜

少年背冷夜喘，此为伏饮成哮，痰饮属阴邪，乘夜阳不用事窃发，以辛甘淡微通其阳。

桂枝　炙草　米仁　茯苓　姜皮

饮酒便滑，胸中气逆，阳不运行，痰聚，当以温通其阳。

生智仁　半夏　干姜　茯苓　广皮　姜汁

饮酒聚湿，湿生痰生热，维脉为湿热所阻，遂为痹痛，犹是浅近之恙，其在里久酿痰饮，深处络中，二年以来，阳气日衰，痰湿皆属阴

浊，乘夜冲举，有妨卧寝。仲景论饮非一，总以外饮治脾，内饮治肾为要法。总之，脾阳鼓运水谷之气，何以化湿变痰，肾阳潜藏，斯水液无从上泛而为痰喘。试以过饮必泻甚，酒肉当禁忌矣。先议越婢法，宣上郁热，以通痰饮。

桂枝木　木防己　茯苓　淡干姜　石膏　白芍　北五味

脉沉背寒，咳嗽吐稀涎，夜不得卧，此为伏饮，遇冷即发。

小青龙汤去麻辛。

六旬又五，从未生育，先天坎阳未旺，所赖后天水谷精华，藉以形充气沛，男年八八，天癸向衰，形体似壮，其气已弱，向来味厚温补，与体质相宜，近因痰多火动，药力未能收纳及下，反为助痰妨胃之累，虚风暗旋，原非客感，冬藏未富，春木蠢动，风来肝肾，阴阳不交使然，木必凌土，而纳食不化，陡然便溏矣，再论痰饮，莫详仲景，由水液上泛者治肾，食减不运者治脾，今肝木生风，致麻痹渐软，亦当培土制木。

早服四斤丸　夜服茯苓饮

痰饮一症，头绪甚多，以阳气不足之体，当此天暖发泄，反误服苦辛泄气之药，伤及胃口，此背冷不能纳食，是其明征。

茯苓　桂枝　甘草　生姜　南枣

痰饮皆阴浊，乘阳微浊攻为呕吐，胃气伤，不主纳食，用真武汤驱浊饮醒阳。

真武汤

脉濡，中宫阳不主运，湿浊聚痰，不饥不渴不食。

桂枝木　草果　广皮　茯苓　厚朴　炒谷芽

高年久不更衣，痰气上窒。

滚痰丸

涎饮激射。

块苓　苏子　陈皮　郁金　半夏　芥子　姜汁

聚饮膈上，辛开淡降而已。

块苓　桂枝　炒熟半夏　姜汁炒橘红　泽泻　苏子

冷哮气喘急数年，根深沉痼，发时以开太阳逐饮，平昔用

肾气丸加沉香。

幼年哮喘，是寒暄失时，食味不调，致饮邪聚络，凡有内外感触，必喘逆气填胸臆，夜坐不得卧息，昼日稍可展舒，浊沫稀涎，必变浓痰，斯病势自缓，发于秋深冬月，盖饮为阴邪，乘天气下降，地中之阳未生，人身藏阳未旺，所伏饮邪，与外凉相召而窃发矣，然伏于络脉之中，任行发散，攻表涤痰，逐里温补，与邪无干，久药不效，谓此治法，宜夏月阴气在内时候，艾灸肺俞等穴，更安静护养百日，一交秋分，暖护背部，勿得懈弛，病发之时，暂用汤药，三四日即止，平昔食物，尤宜谨慎，再经寒暑陶溶，可冀宿患之安，发时背冷气寒，宜用开太阳逐饮。

青龙法。

寒天痰嗽，乃阳气微弱，不能护卫，风冷来侵而起，久则饮泛上逆，入暮为剧，饮属阴浊耳，仍发散清肺，仿仲景饮门议治。

桂枝　五味　杏仁　茯苓　炙草　干姜
附方　橘半枳术用竹沥姜汁泛丸。

脉弦，脊骨中冷，深夜痰升欲坐，少阴寒饮上泛，议通太阳。

桂苓五味甘草汤加淡干姜、北细辛。

痰饮入夜上泛，喘咳不得卧息，当治饮，不当治咳。

桂苓五味甘草汤，加淡干姜、白芍。

寒热客邪，已过营卫，变为痰饮，遇冷遇暖，或加劳悴，饮泛阻塞升降，喘不得着枕，饮去便安，逐饮非一，最难除根。

小青龙去麻、辛。

久遗下虚，秋冬咳甚气冲，入夜上逆欲坐，不能安枕，形寒足冷，显然水泛为痰沫，当从内饮门治，医用肺药，则谬矣。

桂苓五味甘草汤加白芍、干姜。

壮年久寓闽越粤，南方阳气偏泄，中年以来，内聚痰饮，交冬背冷喘嗽，必吐痰，胃脘始爽，今六十四岁，已属向衰，喜暖怕寒，阳虚已露，不宜搜逐攻劫，当养少阴肾藏，仿前辈水泛化痰阻气，以致喘嗽之例。

肾气去牛膝、肉桂加沉香、五味子。

年老水入涌出，阳微伏饮。

大半夏汤加姜汁。

温邪挟饮上逆，肺胃不主宣降，咳逆身热，胠胁痹而不舒，素有肝邪，升多降少，以理气泄饮为治。

旋覆花　蒌仁霜　橘红　杏仁　冬瓜皮
苏子

左瘫经年，形体已少跷捷运动，长夏气交之湿，与水谷不运之湿，皆令阻遏脾胃流畅之气，食减不化，大便不爽，渐渐喘急，四末肌理，有中满之累。

杏仁　腹皮　厚朴　米仁　茯苓皮　桔梗
蔻仁　广皮　煎药送保和丸

通泄肺气，喘缓肿减，偏右则知内因水谷之湿，全在气分流通而解，凡腥浊厚味，皆滞气留着，与此病未合。

木防己　苓皮　草薢　桂枝　米仁　厚朴

老年阳微，气窒浮肿，当通腑阳，勿进破气。

生於术　淡附子　川桂枝　厚朴　白茯苓

长夏湿邪，伤太阴脾阳，发疮不尽其气，浮肿腹胀，议宣通腑气。

生白术　大腹皮　厚朴　生牡蛎　茯苓皮
泽泻　广皮　木防己

诊脉左沉右弦虚，过劳阳伤，清气不主流行，温中丸不应，非有形之滞，以辛温微通其阳。

桂枝薤白汤。

又案　形盛气衰是阳虚，平素多饮酒，有湿有痰，其筋骨中渐渐畏寒刺痛，却主阳气不流行矣，同前方。

脾胃

长斋数年，脾胃日弱，食进脘中少运，小溲入暮渐多，色萎黄，脉弦虚，皆中气不足。

香砂异功散，水泛为丸。

呕泻都令胃气受伤，凡不适意食物，更能妨胃，药用和中，谨慎口腹，使脾胃气壮，不致反覆。

茯苓饮去元参　金石斛汤泛丸

形劳嗜饮，中气受伤，凉药治肺，清痰降火，不过见病治病，急急理胃土以生金。

米仁　白及　黄芪　桔梗　茯苓

素嗜酸者，中气不利，治以此法。

粗桂木　炒陈皮　焦白术　白豆蔻　炙黑甘草

舌白滑，微呕自利，阳微虚馁，急当温里。

人参　生於术　炮姜　炙草　淡附子　生益智

接服　生白术　人参　茯苓　生益智　淡附子　炒芍　炮姜

又服　六君子汤丸方　生於术　人参　木瓜　茯苓　生益智　炮姜　陈皮　用煨姜南枣肉煎汤泛丸

饥饱失节为内伤，山岚瘴疠是外因，六腑阳气不通，滞浊蕴蓄不清，经年不愈，非汤药所宜。

生茅术　草果仁　厚朴　制军　广皮　薄桂心　水泛为丸

脉左小涩右弦，六旬有六，阳微肢冷，脘痞不易运化，大便三四日一更衣，初结后溏。此太阴脾阳受困，当用温中醒阳。

理中加桂汤。

温伏皆令脾胃受伤，寒热，随利黄水，小便短赤，热自湿中而出，痛扰虚里右胁，食入不运。仍是脾胃不和，升降失司，以温胃宣通治。

生於术　生智仁　新会皮　茯苓　紫厚朴
生姜渣

平昔饮酒，脾阳受伤聚湿，食少不化，大便久溏，晡食不安，饮水多，溲溺愈少。宜温中佐运，厚味酒醴须忌。

生於术　牡蛎　附子　泽泻

饥饱寒热用力，都伤营卫，内应脾胃，故萎黄无力，食入膜胀溏泄。

平胃加炒黑川椒、草果。

茹素多年，中焦阳气易亏，纳食必胸脘痛及两胁。由乎脾脏阳弱，不主运行矣。治以辛香温暖，健脾佐运。

於术　荜茇　淡干姜　新会皮　益智仁　淡吴萸

夏秋湿胜滞脾，食物不为运行，阳不流行，湿滞久而壅热。此中气更困，以和胃健脾，分利水道逐湿。

生白术　草果仁　木通　茵陈　泽泻　厚朴　茯苓皮　新会皮

酒胜于谷，致形畏寒，嗽不止，咳甚呕吐。乃胃阳受伤，此治嗽清寒难用。

茯苓　半曲　煨姜　米仁　新会皮　南枣

胃阳不旺，晚暮腹鸣痞胀，晨起瘕泄，两方用胃苓治中相安，今吐沫上涌，仍属胃病。

人参　生於术　茯苓　益智　附子　干姜　各为末水泛丸

凡滋味食下不安，嗳出臭浊不变。盖在地之物，假粱肉成形者，皆阴类也。宜食飞翔之鸟，以无油膘滞腻。药用妙香散，芳香醒脾，不致燥烈伤肾。

人参　茯苓　石菖蒲　益智　茯神　炙甘草　檀香　或用木香　新会皮

奔驰劳动摇精，精腐溺浊，继出血筋，真阴大泄于下，胸膈痞闷，不饥不食，腹内响动攻触，清阳结闭于上，由医者不察阴阳虚实，反以清降滋阴，伤及胃中之阳。

人参　谷芽　生益智　石菖蒲　茯苓　广木香　茯神　石斛　檀香末　广皮　服十剂后转斑龙丸

食入脘胀且痛，是胃阳受伤，凡冷浊肥腻须戒。

藿香　草果　茵陈　广皮　厚朴　茯苓皮

向系积劳伤阳，肝风内动，症如类中，专以温肾补脾，运痰息风得效。丁巳春深，诊脉不附骨而洞泄，迄今形瘦未复，频年久泻。法宗泻久伤肾，以固摄下焦，定议六君子汤，仍宜暮服勿间，以胃气弱，阳微呕酸。

吴萸　干姜　胡芦巴　茯苓　荜茇　南枣

食入恶心痞胀，先曾腹痛泻下，外因口鼻受邪，宜正气平胃辛香，久则脾胃阳伤。温中宜佐宣通，可使病愈。

附子　广皮　茯苓　草果　厚朴　煨木香

胃口弱极，肛坠如欲频便。夫肾为胃关，皆肾虚不司收纳，元海气逆，水化痰饮矣。

早上用八味丸减桂加五味子以收肾气散越　午后服异功散健中安胃　都气丸四服

脘胁腹中诸痛

饥饱悲哀，内伤情志，痛无定所，忽闭忽开，主乎营卫流行失绪。凡心主营，肺主卫，当开爽怡悦，气血不致结痹，不必偏于寒热补泻也。

桂枝　石菖蒲　远志肉　茯苓　炙甘草　茯神

消渴心嘈，心下痛，气塞自下而上，咽中堵塞。此厥阴肝阳升举，劳怒动阳必发，久则反胃欲厥。

阿胶　柏仁　天冬　小生地　女贞子　茯神

脉左涩伏，右弦，呕吐脘痛，引及胁肘，痛甚则四肢冷麻。是肝厥心痛，惊起怫郁致痛。

高良姜　沙延胡　吴萸　青皮子　生香附　川楝子　茯苓

接服　苏合香丸，真川椒、乌梅肉泡汤化服。

接案　脉伏者起，似宜病减，而痛胀脘痞，口涌涎沫，舌仍白，鼻窍煤，面欲赤头汗，显然肝厥犯胃，左升之气，逆乱攻络，胁肱乳穴皆胀，辛香开气不应，便秘溺少。用河间金铃子散，佐以润液，两通气血。

川楝子　青橘叶　左牡蛎　延胡索　炒桃仁　漏芦

病久绪繁，终不离乎厥阴一藏。今商佐金气以暗制之，滋营气以抚绥之，实太阴以渐御之。亦子贡存鲁霸越灭吴之意。

人参　制首乌　茯神　羚羊角　阿胶　麦冬

补肝法。

人参　茯神　归身　炒白芍　柏仁　炙草

又方　人参　茯神　广皮　天麻　蒸於术　炙草　钩藤

附方　戊已汤　砂仁汤法丸

丸方　盐水炒川连　炒黑川椒　生白术　青皮　川楝子肉　淡干姜　当归身　细辛

脉沉小左弦，冲气至咽欲厥，下坠入前阴，溲溺不能，自利。此厥阴冲脉之病，当以秽药驱浊。

桂枝　韭白　茴香　川楝　茯苓皮　青木香

素有肝厥痛，气从胁腹厥逆至咽，胸痛彻背，且多痰饮，舌苔常垢白，病发不饥不食，呕酸症已数年，痼疾难效。

人参　炒焦白术　茯苓　制半夏　炙甘草　陈皮　炒焦当归　乌梅　肉桂心　炒川椒

病从少腹右痛，寒热呕吐，是肝病传胃，病去不复，寝食未如昔。二气不复，总属虚象，议治厥阴阳明，和阳益阴法。

小麦　石决明　阿胶　南枣　生地　炙甘草

连朝阴晦，阳气郁勃，食入运行失司，气滞为痛，性更躁动，木来乘土，况有血症，辛燥动络非宜，主两和肝胃。

生白芍　延胡索　神曲　炒枳实　广皮　炒山楂

用甘药呕缓，都因治嗽苦辛寒伤胃，冲脉亦阳明胃经管辖。此补胃以宁冲阳，实具至理。

川桂枝　炙甘草　生黄芪　生白芍　南枣肉　生牡蛎

呕吐苦水，必在早晨，盖竟夜未进食物。胃空则阳中浊壅攻胃，胃底之水上溢。此病已八年，是食不谨慎，胃阳受伤矣。

淡吴萸　熟附子　块茯苓　生白芍

老人胃弱，多食甜物缓中，况入暴冷，亦走胃之募原，汤水尽呕，胃脘痛气逆格拒，以辛香开之。

吴萸　高良姜　红豆蔻　块茯苓　熟半夏　研入苏合丸

寒自口鼻中入内，发散疏表非法，便燥不爽，脐气不和，当先治痛理气。

生香附汁　草果仁　杏仁　高良姜　广皮　厚朴

丁巳风木，不及春半，阳未生旺，议养阳方法。

人参　熟於术　生智仁　茯苓　广皮　干姜

食入涎涌，脘胁痛胀在右边，近日天冷更加。前议胃阳已伤，浊沫凝涎，壅于胃脘，致浊气不降，肠中为痹，古称九窍不和，显然腑病。想暴寒口鼻吸入，近日反痛，为新寒凝冱之象。

苏合香丸。

辛香颇通知，迩日吸受寒威，与久蓄凝涎互结，以六日始更衣，论无形与有形交混，不独轻剂理阳矣。

荜茇　半夏　广皮白　良姜　茯苓　妙香丸

五年来饥饱失和，脐中胃脘啾唧痛，痛甚呕吐清水，显然中焦阳伤，但久痛不已，必致凝瘀沉锢。自述泄气则缓，病痛之根，在乎腑络。

半夏　厚朴　草果　姜汁　广皮　胡芦巴

劳怒脘痛，是肝木乘土，屡经发作，脘聚瘀痰，上涌下泄，瘀去始缓，但痛发徒补则壅。

议冬月用通补方，胃属庸，腑通为补。

　　制半夏　广皮　桂木　茯苓　生於术　石菖蒲　牛肉胶为丸

　　心下高胀至少腹，其形横梗，大便不爽，咽中痰阻，从九窍不和，属胃虚。

　　小温中丸十服。

　　食不得化，是无阳也。盖胃阳受伤，阴浊上僭，为胀为呕，而酸水痰涎，都因阴浊，通阳为正治法。

　　人参　半夏　附子　茯苓　干姜

　　胃气痛发。

　　五灵脂　川楝子　桂木　生蒲黄　元胡索　生香附

　　痛缓用后方。

　　炒桃仁　茯神　炒杞子　柏子仁　桂圆肉　新绛

　　丁巳风木司天，春木气震，胃土受侮，嗳气呕食，上年多以辛通得效，阳气因病致伤。姑以小半夏汤和胃，佐吴茱萸驱浊。

　　半夏　茯苓　干姜　吴茱萸

　　四年脐左有形闪动，发必坚大，腰软欲束缚，不饥不欲食。仿金匮桂姜苓术汤，转旋下焦之阳。

　　始而嘈杂，食进不化，数年前脘中渐痛微呕。此乃积劳伤及营络，络虚为补，安闲怡悦，可以少发药饵，攻病未必去根。

　　炒桃仁　桂枝木　桂圆肉　归须　炒延胡　茯神

　　病着右腹，甚至针刺刀割，牵引入于腰背，必泄浊气病缓。自述服蚌灰小效复发。夫蚌系介属，味咸攻坚，直入至阴之界。是病已在阴络，锢结瘀滞，蚌但咸寒，不能宣逐瘀腐，络病在下属血，缓攻为是。

　　䗪虫　炒桃仁　酒大黄熬膏为丸　麝香

　　阴中之阳失护，痛由前至胁引经，必用厥阴阳明，是谓知医。

　　淡苁蓉　枸杞子　茯苓　沙苑蒺藜　当归　生精羊肉

阴气混阳，厥阴病难治。

　　吴茱萸　川椒　川楝子　干姜　乌梅　元胡

　　背脊痛不耐坐，左胁板实，吸气呛痛，左手冰冷，食入不化，常有遗精久病，三年在络，议甘温气剂。

　　川桂枝木　肉桂　当归　茯苓　左牡蛎　炙甘草

　　虚里穴为阳明胃，阳明气血皆多，络脉窒塞为痛，映及背部。脉络不和，必宣通望其痛息，彼萸地之凝，芪术之守，皆非络药。

　　桃仁　穿山甲　阿魏　归须　韭白根　麝香

　　先有血淋，淋止胁痛，脉来左部坚搏，是少阳郁热乘络所致，忌食酒肉厚味。

　　炒熟桃仁　茺蔚子　牡丹皮　当归须　山栀　泽兰

　　脉沉小，痛起胸脘，串及腰背，五年宿恙，寝食不改。此病在脉膜之间，痹阻不伤脏腑。议以流通周行气血，勿得峻剂。

　　川桂枝　抚芎　乳香　姜黄　香附　茯苓　酒水各半泛丸

　　络气不通。

　　嫩苏梗　黄麻骨　块茯苓　煨葛根

　　左胁下硬，忽忽喜忘，是为蓄血之象。

　　桃仁　牡丹皮　郁金　钩藤　降香汁　赤芍药　橘红

气痹噎膈关格呃逆

　　中年以后，阳气已微，午时嗳气，食纳上泛，皆胃弱气逆，视面明脉弦，必伏痰饮，仲景胃虚客气上逆例。

　　旋覆代赭汤。

　　气郁四年，脘结自能排遣，其结聚已散，近日喉间吐咯不清，食味甘必滞脏。是肺胃不降，以微辛微苦之属，久恙勿投峻剂。

　　枇杷叶　米仁　茯苓　川贝母　金石斛

橘红　白蔻仁　桔梗　蜜丸

喉旁左右有形，咽物不碍，但略起未食，其形为虐，思未食时，胃中阳皆上蒸犯肺矣。从前致病，以火酒大辛，热结气壅五年，已为痼疾矣。

甜北沙参　生黄芪　麦冬　甜秋梨　金银花　熬膏服

清肺胃化生津液。

玉女煎。

附方　苇茎合葶苈大枣汤。

附方　芦根　滑石　浙苓　生米仁　川贝　桑叶

附方　黄芪　白及　桔梗　黄精　米仁　百合

声嘶喉噎，食不适即呕逆呛逆。自述饮酒致伤，首先犯肺，开气理逆，清肃上焦。

鲜枇杷叶　薏米仁　射干　活水芦根　浙苓　降香汁

脉症乃气结在上，津不运行，蒸变浊痰，由无形渐变有形。徐之才谓轻可去实，非胶固阴药所宜。

鲜枇杷叶汁　杏仁　紫厚朴　白蔻仁　薏米仁　降香汁

脉小涩，面赤目黄，喉痛咽物不碍，溺后淋浊。此水谷之气，凝聚成湿郁，气不升降，三焦不利，当以清肃上焦主治。

芦根　射干　米仁　白蔻　浙苓　通草

昔年强旺，夏秋热病顿减，精采不复，鼻窍不通，左胁有声，攻触痛呕，遇劳即发，必脉络中瘀留凝聚，顿然食减少饥，大络必聚血，病中衄血，已见一斑矣。

生蒲黄　桃仁　归须　五灵脂　穿山甲　桂枝木　韭白汁泛为丸

此跌仆致经脉气血壅痹，胁背高凸，非汤药可效。

黎洞丸每日服一丸。

脉虚浮，沉取直上下行，胃纳素减，病发从背彻心，先胀闷几日，气遂从下焦直冲至咽，手足厥逆发呃。细测病源，属胃虚，相火直冲清道而上也。夫冲脉并少阴之经，行乎幽门通谷，夹巨阙而上。故丹溪谓呃逆属于肝肾之虚者，其气必从脐下直冲，上出于口，断续作声。右肾为相火所寓，相火炎上，挟其冲气，乃能逆上为呃，主以大补阴丸，折火滋水，伏藏冲任。治虚呃用参术汤，崇土以制龙雷之火也。至东垣之论，又云胃为冲脉所逆，而反上行，其症气上冲咽不得息，名曰厥逆，宜调中益气汤加吴茱萸。观厥气多少而用之，且随四时寒热温凉而治。若夏月有此症为大热，宜加连柏、知母，真至下元，以泻冲脉之邪也。两条治法井井，高出千古。今拟大补阴丸早服，调中益气午服，恪守勿懈，自可除根，远胜后人庞杂之方矣。

大补阴丸　调中益气汤秋冬去连柏知母

黄芪　熟地　人参　柴胡　木香　吴茱萸　黄柏　知母　元武　白术　炙草　陈皮　黄连

右少腹中冲气，上至胃口，痛而呕欲呃。此阳微阴浊上踞，老人有关格之累。

炮黑附子　淡吴茱萸　生淡干姜　雄猪胆汁

接案　阴浊得辛热，反佐苦寒而降，阳明之阳必伤。然腑药以通为补，须忌食物厚味。

人参　制附子　茯苓　淡干姜

形寒呕逆，瘕痛上冲，嗳食稍减。

人参　半夏　吴茱萸　茯苓　高良姜

右脉如控弦。

北苏子　半夏　代赭　生枳实　淡姜　茯苓　新会皮　郁金

恶心饥不能食。

旋覆花　人参　云苓　金石斛　代赭石　半夏　广皮　姜汁

接服　六君子去甘草加生姜、煨益智仁

附方　枇杷叶　金石斛　竹沥　橘红　鲜芦根　姜汁　后去竹沥、姜汁，加杏仁、紫菀。

老人脉右弦左涩，因嗔怒，致呕吐膜胀不纳物。此肝木犯胃，涌逆不已，必致浊阻上不通，老年复虑关格。

开口吴茱萸、姜汁炖南枣肉捣丸，服六七分，日三服。

平昔嗜酒，肺胃积热，阴液下枯，阳津变痰，鼻塞多呛，减食无味，旬日更衣，粪如羊屎，老人关格，治之极难，况酒客不喜黏腻甘柔。形脉症象，不受温热，议以铁瓮申先生琼玉减蜜方法。

鲜生地　人参　水一盏煎至四分临服加入沉香末　琥珀末

清阳不主转旋，强纳不运吐出，是不化之形，肠汁干涸，腑阳不得传导，便难艰涩。古称关格，为阴枯阳结，药难奏效，或以半硫丸宣浊通腑，仿戴元礼诸热药皆固秘，惟硫黄滑而不秘。

半硫丸。

六旬外阳气不旋反闭，上不纳食，下不更衣。此为关格，脉小结涩，伤于无形，最为难治。

妙香丸　每日三粒　十服

接案　大凡噎格反胃，老年闭于胃脘之上。是清阳不主转旋，乃无形之结，辛香通关，反觉热闷上升，虚证无疑。以大半夏汤合加黄连合泻心法。

人参　半夏　茯苓　川连　竹沥　姜汁

膻中为宗气之海，气无冲和之力，为噎为格，皆能致之。竟拟渐磨运荡之法，庶几得之。

郁金汁　檀香汁　川贝　瓜蒌皮　制半夏沉香汁　枳实汁　块茯苓

先吐污浊，继而气逆吐食，平日腹痛今已，便难瘀留在络，气乱道路不通，有形阻及无形，议攻其瘀。

桃仁　制军　去皮桂枝　延胡　生蒲黄炒烟尽五灵脂　韭白汁　临服冲入三十匙

凝瘀既久，三焦道路为壅，延成反胃噎膈，议缓逐一法。

人参研　桃仁去皮尖，烘脆　麝香研　大黄䗪虫酒浸，新瓦上烘焙脆　当归梢烘　炼蜜为丸

经云：食下不化，是无阳也。今早纳晚吐，仍然完谷，胃阳衰惫困穷，反胃涌吐，阳气结痹，浊阴壅遏，况少壮至中年，操持萦思，喜饮少谷，阳气积伤。虞天民有云：格拒反胃，必阴枯阳结。视面赤属饮，脉弦为痰，饮留气凝，焉得不痛，缓痛宜通，然非攻下荡涤之比。当从通阳镇逆为法，真寒辛酸，破泄真气，大伤胃阳，不可再服。仿仲景胃虚客气上逆例。

人参　淡附子　淡干姜　代赭　块苓　白旋覆花

酒热伤胃，谷食入脘即噎，涌出涎沫，阳明脉不用事，筋脉牵绊，与半夏泻心汤。

半夏　茯苓　金石斛　竹沥　姜汁

接服　杏仁　鲜枇杷叶　厚朴　茯苓半夏

右脉弦长而数，左脉带涩，阻在胃之上脘，起自恚怒，不独伤肝，肺亦有之，何也？以其循胃上膈，是肺之所属，金不及木，得反侮之，聚则气凝痰阻，眼胞足以证之。拟泄金平木何如。

姜制枇杷叶　苏子　水梨汁　醋制代赭石桃仁　茯苓　姜汁　郁金　滑石　绛绢　三四寸煎汤代水

半硫通下颇效，妙香开上反吐，此中焦胃阳已虚也。用

大半夏汤。

食不得化，是无阳也。脉络映痛，辛香芳温可效，当用

苏合香丸。

昔年嗜饮，湿聚痰壅，致清升浊降，痹阻食脘窄隘，咽窍不纳，饮留气凝。治在上焦，以饮有质，气无形也。

生滑石　紫厚朴　竹沥冲　芦根　瓜蒌皮姜汁冲

老人噎膈，不能纳谷，脘中窄隘，是气不通，非有余之比。

枇杷叶　米仁　橘红　芦根　茯苓　姜汁

途次吸入寒气，伤及络脉，每胸痛饮热酒，

宣通小愈。中年屡发，阳气受伤，必有瘀聚，漫延反胃噎膈。宜薄味节劳。

姜汁　茯苓　炒桃仁　桂枝木　半夏　胡索

防方　早服淡豆腐浆　晚服枇杷叶膏

噎膈为患，脉微而迟，乃胃之冲和之气，曲运神机所致也。今已颗粒不食，呃逆不止，仓廪顿夐之象。

人参　茯苓　陈皮　枳实　生术　炙甘草　半夏　磨冲，纹银汁和入服。

《内经》无火无水之论原非泛指，张子和亦云：汤中煮桂，火里烧姜。岂不读耶。

芦根　生地　块苓　米仁　生术　枇杷叶　竹茹　郁金　代赭石

又接服　六君子去甘草加枳实　代赭　姜枣　黄米

脉右弦面色赤亮，纳谷咽干脘阻碍不下。五十四岁清阳日薄，致转旋日钝，痰必阻气，结则脘窄不能宣通耳。大便仍利，但治脘膈之上。

白蔻仁　杏仁　厚朴　桔梗　枳实　半夏

半年脘闷多嗳咳嗽，此气郁不解，纳谷已减，破泄耗气，非宜从胸痞治。

薤白汤

扫叶庄一瓢老人医案卷三

薛雪生白著　无锡周小农初校

萧山谢诵穆重校

疟疾

疟母因不慎食物，腹鸣痞胀溏泄，以理脾胃之阳药。

草果仁　吴茱萸　茅术　厚朴　广皮　椒目　老姜捣取汁泛为丸

舌白不渴，脉沉腹满，不饥不食，二便不通。是暑湿发疟后中气不复，骤食大荤，亦气结成胀。

大针砂丸一钱二分　十服

脉左数搏，是先天真阴难充，则生内热，疟热再伤其阴，与滋养甘药填阴。

左归丸去杞子　牛膝　加天冬　女贞

三疟乃邪伏阴分而发，数月始止，然畏风怕冷，因疟邪偏寒偏热已久，营卫皆弱，气薄不固，调养失宜，必致复病。议用大封大固，如天真丸。

天真丸去羊肉加河车胶

向来多咳肺伤，六月廿四风潮感邪，单热不寒为瘅疟。仲景谓消烁肌肉，当以饮食消息之。在乎救胃阴以供肺也。医知是理否。

大竹叶　连翘　麦冬　生甘草　青甘蔗浆　甜秋梨浆

伏暑因新凉发疟，头胀恶心脘痞，邪郁上焦，从肺疟治。

竹叶　连翘　滑石　杏仁　川贝　橘红白蔻　紫厚朴

太阴湿疟，脾阳伤，气不运，舌白脘闷，水饮停蓄，当理气分。

草果　厚朴　藿梗　广皮　杏仁　苓皮化苏合丸一丸

湿热未清，疟止头目胸中不爽，不饥不思食，病在气分。

草果　白蔻　厚朴　广皮　茯苓　杏仁

瘅疟两旬不解，舌白脘闷色夺。

菖蒲根汁　白蔻仁　草果　厚朴　杏仁茯苓皮　广皮　化牛黄丸一丸　一去杏蔻加木香　藿香　化入苏合丸

接服　竹叶地黄汤法

间日疟不饥，心闷不甚渴，从脾胃制邪可愈。

草果　知母　黄芩　生姜　厚朴　半夏广皮

风湿着太阴疟。

草果　厚朴　广皮　茯苓　猪苓　藿香梗化苏合香丸

农家夏季受冷湿之气，阳气不司宣畅，壮年形软无力，乃劳倦伤之疟。

生白术　生姜　草果　厚朴　广皮　藿香

此热伤气分而为瘅疟，寐则肢肿热渴，余暑尚炽，宜救胃津。

人参　麦冬　竹叶　知母　生甘草

疟止反覆，必有所因，姑就色脉气怯神弱，因病致虚，夏秋宜调中益气。

人参　益智　茯苓　广皮　炙甘草　炒白芍

今年疟疾半由雨湿阴晦之邪，当以芳香逐秽理气多效。但三疟系在阴伏，起必左足微冷，热过有汗。仍知饥知味，乃劳乏气怯之病，不必专以攻邪。是岁系湿土司天。

桂枝木　生牡蛎　炒黑蜀漆　生芪　当归　防风根　生姜　大枣

接案　寒在四肢，热起额准至腹，此太阴三疟也。经水来期不移，脾主营，前议和血托邪，服后疟来热多口渴，此太阴阳明两病。

草果仁　知母　细桂枝尖　黄芩　生姜　乌梅肉

劳倦伤阳不复，新凉再受为疟，质虚感邪，不可发散。

桂枝　生术　防己　茯苓皮　藿梗　广皮

三年前失血，今秋途次暑湿热伤成疟，脘痞不饥，是邪结气分。

飞滑石　白蔻仁　杏仁　厚朴　藿香梗　广皮　木香

今年疟痢，皆水土湿郁之气，伤及脾阳，不司转旋，令人中痞不食，辛香理气驱湿，蔬易安。湿土司天。

生草果　厚朴　桂枝　茯苓　藿梗　广皮

疟数月，三日一发，邪伏于阴，不忌荤酒，致胁腹有形，邪与气血胶固，结为疟母癥瘕。

鳖甲煎丸　每服三十丸

疟伤阴气。

复脉去参姜桂

疟热伤阴不复，干咳汗出。

桑叶　玉竹　炒川贝母　大沙参　麦冬　生草　南花粉

少阴疟误治，延及太阴，腹有动气，近暴冷寒热甚。

淡附子　川桂枝　北细辛　炙甘草　生姜　南枣

寒自背起，热不烦渴，不饥不思食，指臂麻木，脉来小弱。近受温邪如疟，其实阳气久虚，当从本病调折。

川桂枝　茯苓　炙草　煨姜　南枣　生益智仁

背寒肩胛拘束，阳微疟根。

人参　附子　桂枝木　炙甘草　生姜　南枣　生於术　生益智仁

接案　形寒拘束已止，身痛食少。

生黄芪　归身　人参　南枣　淡附子　蒸冬术　广皮　炙甘草

又照前方去淡附子加谷芽、煨姜。

热后寒，寒后热，此两阳遇于一阴，如易之离象，中宫必虚，大忌散发攻食。间日而作，疟势未罢，仍该和解。

鲜荷梗　白蔻仁　黄芩　郁金　乌梅肉　生白芍

夏秋所伏暑湿，至霜降节乃发，是新邪引动宿邪。初病头痛汗出，寒热势猛，是新邪锋芒易解。继而势似差缓，疟来两日，越一日再发，半月竟成三疟，发于子午地支为太阴。盖邪气久伏，六淫客气，皆从火化。然中年形体丰伟，已见脉弱神倦，外似有余，里真不足。凡寒热之邪，必由四末渐攻中焦，病来心中热躁渴饮，胸闷不知饥知味，寒则肢背拘束，热甚心腹最剧，由邪聚为重，邪分稍缓。此为里中之表，病在络不能汗解下夺，惟辛香宣通，以氤氲氛瘴，原非质滞，阻清阳流行之隧，日加蒙痹，致正气日疲。故深秋入冬，伏邪在阴发疟，不与时疟和解清热同例。

方缺

寒热过后，从太阴劫疟。

紫厚朴　茯苓皮　川桂枝　草果仁　大防己　天花粉

先有遗精阴虚，疟邪坠入阴络。是少阴疟，非治疟通套柴芩可效。

素有遗精，疟来而遗止，阴中之阳，既因邪得深入留连。述寒热起由足跗，阳维失护，少阴内怯，不得以表里混治。

人参　归身　炙草　鹿茸　桂木　生牡蛎

阴疟上部先寒，年十三未出。是营卫疏，客邪留着，色黄脉小。

归芪建中去饴糖。

久疟营卫皆虚，血空气疏，头晕心悸，无

扫叶庄医案

以主张，先与甘缓益虚。

生黄芪　茯神　炙草　归身　米仁　桂圆

疟母遇劳而发，显然阳伤络窒。

阿魏丸

今年患疟最多，皆因大地湿邪，湿伤阳气不旋，肛坠痔血，小便不利，宜旋转太阳之气。

五苓散

疟邪伤阴，阳升不藏，衄血夜汗。

六味去丹、泽加五味、女贞。

附方　补中益气汤加首乌、姜枣。

又　首乌一两　白术五钱

又　生於术　龙骨　煨姜　桂枝木　牡蛎　南枣

湿疟失治，疮疥腹胀，形寒减食，都是脾胃受伤，勿强进腥浊厚味。

胃苓去甘草。

接案　昨服胃苓汤，粪后有血，小溲不利，久伏湿邪，三焦皆受，郁久成热，用分消法。

茯苓皮　山茵陈　木防己　紫厚朴　槐花　细木通　海金沙　草薢

此厥阴疟症之最重者，烦躁吐蛔，脉弦数可征，拟苦辛酸法。

川连　川椒　桂枝　干姜　乌梅　白芍

疟三日一发，是邪伏在阴经，经年虽止，正伤难复。仲景鳖甲煎丸，专以升降宣瘀治肝。谓寒热不离少阳，久必入肝，肝主血，左胁为肝募俞也。故病固当如是，但久有遗精食少不化诸恙，病非一端。此攻邪温补，未能却病，莫若养正气旺，邪自除。古有诸矣。

午服妙香散

三日疟是邪伏阴分而发，非和解可效。久疟不止，补剂必以升阳，引伏邪至阳分则愈，守补药则非。

人参　鹿茸　当归　茯苓　附子　鹿角霜　杞子　沙苑

热病继疟，交冬自止，左胁已结疟母，今食物难化，大便溏泄，神疲力倦。病由荤酒太早，致湿聚气阻，治以疏补脾胃。

茵陈四苓加厚朴、益智仁。

夏暑湿热

诊脉缓软涩，胃脘不爽欲嗳，夜来腹胀，吐痰酸水，口鼻吸冷，损及中阳，暂用冷香饮子方，宜缓进参术。

藿梗　草果仁　附子　广皮　厚朴　茯苓

脉沉缓，目黄舌白，呕恶脘腹闷胀。此冷暖不和，水谷之气酿湿，太阴脾阳不运，周行气遂为阻。法当辛香温脾，宣气逐湿，用冷香饮子。

草果　藿梗　半夏　茯苓皮　厚朴　广皮　杏仁　茵陈

舌白黄不饥，筋骨甚软，自暑湿内蒸，脾胃受伤，阳明胃脉不司分布流行，若不早治，必延疟痢。

白蔻　杏仁　藿梗　木通　滑石　厚朴　广皮　桔梗

春夏地气上升，身处山麓，亦有瘴气混于水土之中，饮食不觉，脾胃气困，频年长夏舌黄腹胀，便秘成泻，皆湿阻清浊不分。两年治效，多以分消，每交春深，山行蔬食，俾气清流畅，则无是病。

生白术　米仁　广皮　苓皮　厚朴　生智仁　桔梗　金石斛汁法丸

又煎方　草果　广皮　腹皮　猪苓　厚朴　苓皮　莱菔子　泽泻

失藏人身应之，患此者最多。考古人温病忌表散，误投则劫津，逆传心胞，最怕神昏谵妄。治法以辛甘凉润为主，盖伤寒入足经，温邪入手经也。上润则肺降，不致膹郁，胃热下移，知饥渴解矣。

嫩竹叶　麦冬　桑叶　蔗浆　石膏白糖拌炒　生草　杏仁

冬温伏邪，先厥后热，深热从里而发，汗出烦渴，当救胃汁。

竹叶心　麦冬　生谷芽　乌梅肉　生草

川石斛

风温咳嗽，下焦阴虚，先以辛甘凉剂清上。

桑叶　大沙参　麦冬　玉竹　川贝　生草
糯米泡汤煎

冬月温邪内伏，入春寒热咳嗽，身痛微汗乃解，与温疟同法。

桂枝白虎汤

咳嗽二年，形瘦谷减，冬季喉垂渐痛，可见水亏。阳气不藏，春月气日甚，皆阴乏上承，阳结于上，为喉痹矣。近日寒热风温客气，脉小数为阴伤，忌用辛散。

桑叶　沙参　川贝　玉竹　麦冬　生草

风温变热，烁筋灼骨，足筋肿痛而热，二便不通，夜躁不眠，邪已入厥阴，多惊骇面青，经水不应期而来，为脚气之症。

汉防己　川黄柏　川草薢　晚蚕沙　海金沙　川通草五钱煎汤代水　鲜生地　阿胶　五味　牡蛎　麦冬　白芍　女贞

脉数右实左弦，服养阴药已得效，但未能愈耳。嘈杂恍惚，胸上动气，苦寒清热，用小柴胡汤治阳维之会。

桑叶经霜　赤丹皮　鲜生地　鲜桑叶　阿胶　女贞　生白芍　白丹皮

温邪感触，气从口鼻，直走膜原中道，不同伤寒阳证，邪自太阳次第传经。盖春温夏热，鼻受气则肺受病，口入之气，竟由脘中，致以手经见症，不似伤寒足六经病也。仲景论温不可发汗，汗则劫津伤阳，身必灼热，一逆尚引日，再逆促命期。又云：鼻息鼾，语言难，剧则惊痫瘈疭，无非重劫阴阳而然。今病发热，原不是太阳客邪见症，所投羌防，辛温表汗，此即为逆矣，上窍不纳，下窍不便，亦属常事，必以攻下希图泄热。殊不知强汗劫精而伤阳，妄下劫液而亡阴。顷诊脉两手如搐而战，舌干燥而无苔，嘴前干板目欲瞑，口欲开，周身斑纹隐跃，时有呃逆。因胃乏谷气而中空，肝阳冲突上冒肆虐耳。为今迫正，先用糜粥，使胃中得濡，厥阳不致上冒，而神昏之累可已。进

药之理，甘温可以生津除热，即斑疹亦不必虑。观仲景论中，邪少虚多，阴液阳津并涸者，复脉汤主之。今仿此意。

炙草　生地　阿胶　人参　麦冬　白芍

温邪有升无降，经腑气机交逆，营卫失其常度，为寒热，胃津日耗，渴饮不饥，阳气独行，则头痛面赤。是皆冬春骤暖，天地阴虚温热卫泄，营热久延不已，最为棘手。拟从心营肺卫治之。

鲜生地　金银花　桑叶　小麦　郁金　犀角尖　淡黄芩

伏热久郁，营卫失调，汗泄心嘈，皆是内蒸气弱，肢足稍露，则脐下便痛，正刘氏谓亢则害、乘乃制之义。

鲜生地　犀角　青蒿梗　生石膏　地骨皮　知母

汗多气泄，心包伏热，五心焦烦，形体反恶外寒。投清寒之品，热势稍减，但热蕴于里。必得水升火降，方能阴阳和快。

犀角尖　浮小麦　鲜石菖蒲　鲜生地　元参心　朱砂染麦冬

客冬感寒，入春化温寒热，药不中窍致令汗泄正虚。因循难愈，议进咸镇一法。

桑叶　阿胶　茯神　生白芍　牡蛎　炙草

日久寒热，正虚无以主持，频频汗泄，亟宜固阳摄阴。

生鳖甲　桑叶　阿胶　生芪皮　生白芍　枯芩　茯神　炙草

脉数，上出鱼际一寸，心中热，与背相控。

鲜生地　阿胶　麦冬　九孔石决明　生白芍　女贞子　五味　鸡子黄

脉数上出鱼际一寸，是谓溢脉，阴气不能上承于阳也。寒热汗出身半以上，是亦阳失阴守，非寿征也。议摄阴救阳。

春温

过饮酒热上炽，肺卫心营受迫，旬日间有

709

寒热，痰饮阻气，咳逆胸痞。乃内因致病，薄滋味以清肃气分。

芦根　枇杷叶　桑叶　米仁　浙苓煎好加入生石膏末再煎

温邪蒸灼津液，酿为热痰，胃口不得清肃，不饥不食，只宜甘凉生津，峻利不可再投。

麦冬　蔗浆　花粉嘉定　川贝　桑叶　大沙参

津涸风动，肢强口噤，温邪内陷危笃，以甘缓生津息风，望其出音。

炙草　麦冬　阿胶　火麻仁　细生地蔗浆代水煎

高年左瘫，近加风温寒热，主客皆病，防其昏痉。

厚朴　广皮　豆蔻　杏仁　木通　苓皮

温邪入肺不解，遂逆传膻中，烦热昏躁，呛出血沫，犹然气喘不食。夫肺主气，心主血，辨症分经，最为要旨。

淡竹叶　阿胶　桔黄芩　六一散

病邪已去，虚热未除。

生地　玉竹　水梨　生草　麦冬　丹皮花粉

热邪久伏，风寒外侵，春温气机不藏，内蓄之邪复彰，咳嗽咽痛，两足畏冷。拟辛凉轻剂，制其潜伏之邪热。

桑叶　南沙参　郁金　黑山栀　杏仁　菊花　桔梗　生草

牙齿常紫，膝盖酸痛，上年秋季为甚，此湿邪阻于经络，阳明之气，不司束筋利机。议宣通脉络之壅，使气血和平。

金毛脊　白蒺藜　生白术　油松节　生米仁　木防己

过饮晨泻，中宫留湿，干呕腹痛。是脾不和，阳气不主运行于四末，故四肢无力困顿矣。宜忌湿肉，使清阳转旋，中宫得健。

草果　厚朴　藿香　广皮　茯苓　半夏

新沐头痛鼻塞，状似风温，次日寒战大热，胁肋痛不可转侧，自利稀水，乃湿聚于经脉，

病在气分，热渴欲饮水。今目黄上视，手肢发痉，舌苔白齿板燥，胸中隐隐痛，皆邪深痉变凶。

木防己　桂枝木　大豆黄卷　茯皮　天花粉　菖蒲汁

用木防己汤，痉厥已缓，经脉郁伏湿邪已解，胃汁大伤，痰嗽气闪，与甘药不伤胃气。

甘蔗浆　南花粉　薏苡仁　炒黄川贝　麦冬

夏季水土之湿，口鼻受气，着于脾胃，潮热汗出稍凉，少顷又热，病名湿温。医但知发散清热消导，不知湿郁不由汗解。舌白不饥，泄泻。

滑石　白蔻仁　茯苓皮　猪苓　通草　厚朴　泽泻

冷热湿秽，杂感太阴经受邪。

草果　桂枝　茵陈　藿梗　厚朴　防己茯皮　广皮

湿郁气阻，疹发。

飞滑石　茯苓皮　射干　木防己　茵陈　槟榔磨汁

今年天运寒水，地气湿土，春夏雨湿泛潮，郁勃秽浊之气，人在气交之中，口鼻触受，直走胃络募原，分布上下。如此症初病头胀，痞闷呕恶，必舌白，病全在气分，为里中之表，芳香逐秽，淡渗逐痰。此不为仅以陶氏全书方案竟进，彼寒分六经，热犯三焦，不同道也。且医药初用即泻，暑必挟湿也。消之不降，清之不应，此湿邪乃是无形，医治却是有形。今诊脉小涩，舌干口渴，不能汤饮，胸次软而涩，仍有呕逆之状，当温脾阳以运湿，仍佐辛香，可望其效。

草果　桂枝木　茯苓皮　厚朴　广皮　木防己

病本湿温，元气不能载邪外出，势有直犯神京之状矣。拟以栀豉上下分开之，姜枣左右升降之，芳香之草横解之。

西豆豉　黄芩　郁金　生香附　黑山栀

甘草　鲜菖蒲　生姜

舌赤头痛，恶心脉大，温邪入募原也。

白蔻仁　桔梗　枇杷叶　鲜醒兰　瓜蒌皮
天花粉　苦杏仁　枳壳

脉右大，舌黄不渴，呕吐黏痰，神躁语言
不清，身热不除。此劳倦内伤，更感温邪，须
防变痉。

竹叶　六一散　厚朴　茯苓　白豆蔻
广皮

暑湿郁蒸。

滑石飞　竹叶　连翘　淡芩　桑皮　木通

暑风上郁阳分，昼日头痛，鼻渊。

鲜荷叶汁　青菊叶　滑石　羚羊角　连翘
桑叶　银花

暑风痰嗽，目黄，舌白已退，遇风肌热。
此肺病未和，薄味不致疟。

六一散　川贝母　栝楼根　地骨皮　桑叶
玉竹

形瘦阴亏，暑热客气未尽，气分有热，故
不耐阴柔腻药。

竹叶　川贝母　麦冬　知母　生甘草

虽是伏暑湿邪，平素阴虚，久积劳倦，病
发先有梦遗，此柴芍、膏连苦辛皆忌。

鲜生地　连翘心　竹叶心　细木通　六一
散　金银花

舌干黄，经脉软弱，脘中不爽，热伤津液，
阴不上承，清热不应，以甘寒生津。

鲜生地　麦门冬　柏子仁　茯神　人参冷冲

伏暑热燥气分，津化痰，形瘦，嗽未止，
不饥便溏。

米仁　芦根　白蔻　浙苓　桔梗　枇杷叶

阴弱之质，暑风外袭，头蒙口渴，以轻剂
肃之。

鲜丝瓜叶　杏仁　连翘　大豆卷　川通草
桑皮

香薷饮泄越渗利，颇不宜于虚体，或有人
参者，可以凉服暂用，药当平和清暑，以雨湿
已久，中宫易困耳。

木瓜　扁豆　人参　茯苓　甘草　醒头草

形瘦液少，暑湿泄泻初愈，又咽干咳嗽，
以暑挟湿，秋热化燥，乃胜复之理。

玉竹　麦门冬　北沙参　生甘草　桑叶
南沙参

脉弱无力，心中洞，入夜神昏谵语，面目
皆红，烦渴微饮。是劳倦内伤，频与苦辛消导
滋阴，阳愈伤则浮越，有虚脱之虑。议用仲景
救逆法。

生龙骨　炒黑蜀漆　生左牡蛎　炙甘草
川桂枝木　南枣肉

脉弦长，入尺而数，舌上沾苔，时或发热，
大便或溏，显然素禀阴虚，复受暑湿。

草果仁　金石斛　紫厚朴　鳖甲　广橘皮
淡竹叶

尊体本阴虚，阳气并邪，独发热，两旬余
不解，无汗。盖因枯液不作汗，邪亦不解也。
连剂养阴之后，邪少松则汗大出，是云行雨施，
正品物咸亨之候，何疑其脱也。但弱体久病不
解，元气愈亏，此邪稍出，大汗作，亦属接补
关头，不可少懈耳。心静则气定而神住，切不
可忧扰神气，致阳上升。

人参四钱　熟地黄一两　制首乌五钱　抱木
茯神二钱　生左牡蛎六钱　天门冬三钱

积劳伤阳，哀戚动脏，重重内损，夏秋伏
邪，已深入重围。此邪从阴经来，故三阴而施
温补扶正，正谓托邪。知母入咽即呃，不饥不
食不寐，阳不流行，三焦困，脾肾惫矣。肛坠
属阴气陷，难任纯刚之剂。

人参　麋角　当归身　煨生姜　草果仁
紫厚朴

热甚，心烦躁渴，宜宣膻中热气，兼驱
伏暑。

清心牛黄丸　辰砂益元散三钱　竹叶心二钱
煎汤送下。

脾胃气困，郁蒸为黄，痛乃阳不流行，久
病不可纯攻。

山茵陈　生益智仁　生白术　茯苓皮　紫

厚朴　广橘皮　生香附磨汁

痘疹幼科杂治

稚年五疳，数年不愈，脾胃愈损，必肝木来乘，已有惊恐筋牵，皆欲成五痫矣。其腹中冲逆为痛，即木克土之象。用钱氏使君子丸，未有大效。用制肝实脾疏腑方。

川楝子　厚朴　胡黄连　使君子　黑糖油　生白术

稚年纯阳体质，疟痢是夏秋暑湿热病，阅述几年调理，都以温补得效。但幼科必推钱仲阳方法，幼稚致伤，全在脾胃，脾阳少运，湿聚泄利，温暖脾阳，运行去湿，亦属至理。若骨脂、附子温肾，稚年恐未宜久进。今年太阳寒水司天，太阴湿土在泉，雨湿太过，阳气最伤，大忌苦寒，暂服方。

钱氏益黄散

附方　干蟾　川连　白术　茯苓　青皮　鸡内金　人参须　薏米仁　神曲　泽泻　炼蜜丸炒米汤下

附惊风方　全蝎　僵蚕　天麻　川黄连　生甘草　胆星　犀牛黄　麝香　金箔为衣

扫叶庄一瓢老人医案卷四

薛雪生白著

无锡周小农初校
萧山谢诵穆重校

遗精淋浊尿血

交白露暑去凉来，阳降多遗，仍悸恐畏怯，用交心肾固摄。

人参　龙齿　归身　茨实粉　远志　柏仁　湖莲　茯神　熟地　五味子　金樱膏丸

苦寒直降，阴走泄为遗，阳浮越为头痛咳嗽，以摄固二气主之。

熟地　远志　龙骨　茯苓　茨实　牡蛎

疟热伤阴，数年春秋内热，仍安寝能食。想办事勤劳，阳气易于升动，此阳降为遗泄。

虎潜丸

精浊四年，据述途中烦劳惊恐而得，头面眩晕，肌肉麻痹，遇房事必汗泄，顾体反壮。此阳微失护，精关不固，温肾宁心，冀渐交合，久恙未能速效。

韭子　龙骨　覆盆子　五味子　菖蒲　柏子仁　补骨脂　胡桃　金樱膏丸

阴泄为遗，下焦诸脉既空，不主拘束，其阳浮上灼，自有首痰咳嗽。此治肺无益，必填实下元可愈。所虑少年精志未坚，失于保养，有劳瘵内损。

熟地　山药　茨实　龙骨　龟甲　山茱萸　茯苓　五味子　远志　金樱膏丸

五液下泄，阳气上越壮盛，眩晕头重，痿弱不耐步趋，正《内经》谓下虚上实，为厥巅疾也。填精益肾，未常不是。但医药未分动静，气味未专耳。法当潜其阳，益其阴，质重味厚，滑涩导引，确守勿懈，可冀其固。

鲜鹿尾一具，切片隔纸烘脆　牛骨髓　羊骨髓俱隔水熬去滓　猪脊髓去膜蒸　生白龙骨　生白左牡蛎　元武板　生鳖甲　五味子　茯苓　山茱萸　湘莲　山药　茨实　方解青盐　以髓丸饥时服

前用潜阳填精方，眩厥不至，而吸短遗弱如昔，形精血未能生旺。今当长夏气泄，易触秽热，最宜林泉寂静，秋分后稍可应接。

前方去龟鳖加人参、咸秋石。

淋变为浊，凡有余志为湿热，不足者属精败而腐，见症属虚，治以温养通补。

鲜河车　枸杞子　沙苑蒺藜　淡苁蓉　熟地　茯苓　归身小茴香拌炒

遗精溺浊，用填阴固涩之剂，小溲不通，背部腰膂，气掣攻触，乃湿热内郁，太阳之气不行，仿《金匮》渴者用猪苓汤。今夏疟疾，皆时令秽湿之邪，疟后食物不慎，湿留生热下注，遂患淋沥茎痛便难。阅医取苦胜湿，寒胜热，甚是近理。但加地黄汁腻浊滋血，与通利未合。

海金沙　茯苓皮　山茵陈　晚蚕沙　菖蒲　黄柏　萆薢

精浊已久，肝血肾液皆损，心热精自出，先伤阴也。

二仙加熟地、茯苓、五味、龙骨、远志、覆盆子。

破伤淋沥，点滴不能宁忍，用通利则遗精，肾气仍无效，跌仆必属惊恐，以致逆乱。以东垣天真丹缓治，以转旋气血之痹。七旬年岁，

下元已衰，淋闭久不肯愈。春正天寒，食减无味，下病传中，治法非易。《灵枢》谓中气不足，溲便为衰。苟得知味知谷然后议病。

大半夏汤。

下虚淋闷，柔剂温通。

杞子　淡苁蓉　鹿角霜　沙苑蒺藜　巴戟

色夺脉虚，夏秋日加烦倦，此非客痛。据说左胁中动气，因遗精惊恐而得，乃下损精血。仿气因精而伤，当补精以化气。

紫石英　杞子　制首乌　茯神　柏子仁归身

浊病乃湿热下注，久而失治，变为精浊，不易速愈。先用丹法补阴丸一月，再议。

大补阴丸盐汤送下。

无梦精遗，腰髀酸软，入暮内热，五更盗汗，交节前后，体质更乏。显然真阴大亏，阳无依附，浮动不已，虚怯内伤。若不养阴，服药不效。

人参　五味　阿胶　天冬　莲肉　熟地　茯神　柏子仁　芡实　金樱膏丸

尿血即血淋，热遗小肠膀胱为多。今四肢不温，膝酸足软，天暖犹欲火烘，脉缓小弱。此系八脉不摄，以壮冲任督脉，佐以凉肝，乃复方之剂。

鹿茸　鹿角霜　炒黑杞子　归身　生地　天冬

体伟肌丰，脉得缓小，凡阳气发泄，行似有余，里实不足，水谷之气，不得畅遂，酿湿下注为浊。已经三四年，不效气坠，宜升阳为法，非比少壮阴火自灼之病。

菟丝子　车前子　蛇床子　大茴香　韭子茯苓　覆盆子　蒺藜子

遗精伤肾，气不收纳，卧倒气冲上膈，膜胀呼吸不通，竟夕危坐，足跗浮肿而冷，小便渐少，无非根底，无以把握，难治之症。

肾气丸去牛膝、肉桂。

遗精三年不愈，寐则阳入于阴，溺必自出不禁，寤则欲溺大便遗，摄固下元不应，谅非

升阳主治。以酸味柔和，制其阳气直升直降，是为的法。

山茱萸　山药　金樱子　五味子　湘莲芡实

诊脉右数，左小数入尺，淋浊不止，继患目疾，是精血暗损，肝肾之症。凡操持用心，五志之火自亢，是情志突起，非客气六淫之邪，并不许以辛散清火为治。

熟地　枸子　茯神　夏枯草　柏子仁　甘菊　远志　香附

脉左弱下虚入尺，有梦久遗，足软如痿，行动气促似喘。此督任交亏，冲阳升举，务以填塞精窍，不及傍治。

方解青盐　炒黑远志　小茴香　抱木茯神湘莲　紫衣胡桃

膏淋四年，夏秋但淋，入冬先两胁痛，左右横梗，必呕吐，痛时溺清，痛缓随淋。甲寅年四月，用海金沙、茵陈、萆薢，分利湿热，夏季颇安，入冬仍发，食物不消，味厚病甚，久蕴湿气，胶固阳明胀络，当天凉气收，饮邪阻气窒滞。发久病深，通剂必用缓法，攻逐用两通气血，佐以辛香入络。

姜汁炒厚朴　白芥子　韭白汁浸大黄　茯苓　桂木　土炙穿山甲　制半夏　麝香　水法丸

气郁发黄

饮食不司运纳，人皆知脾胃不和。但夏季之湿郁，必伤太阴脾，湿甚生热，热必窒于阳明胃脉。全以宣通气分，使气通湿走热清，四末微肿，黄未尽除，阳明之脉，尚少流利机关也，宜忌厚味腥浊可愈。

生於术　陈皮　薏仁　刺蒺藜　茯苓　淡干姜　萆薢　桔梗　水法丸

此长夏受病，湿着太阴，热在阳明，不忌食物，最有发黄疸胀之累。必须蔬食，使清浊转运，谓因病致伤，病去自复。

桑白皮　茯苓皮　大腹皮　陈皮　茵陈
木通　厚朴　莱菔子

久痢休息，脾胃皆弱，今夏湿胜，臂痛右痠，湿郁阻遏经脉流行之气，主以温脾辛香，为里中之表。治已得痛缓臂伸，当减姜黄、蒺藜之走经络矣。

生白术　生智仁　厚朴　草果　茯苓
陈皮

感长夏湿热，太阴阳明不司旋运，唇黑肌黄，疸之象。近痔发便难，热注于肠为湿结，宜腑经以清之泄之。

茵陈　黄柏　厚朴　蚕沙　茯苓皮　炒块
花　广皮　革薢

夏病黄疸，是湿热中焦脾胃之病。病小愈能食，究末得水谷之精华，目微黄，肌腠胀耳鸣，犹是气分未为流畅。盖热伤气，湿阻气也。能慎口腹，经月天降可愈。

生益智仁　白术　茯苓　广皮　紫厚朴
泽泻　生砂仁　苦参　上各碾细末，金石斛汤泛为丸。

痿痹

寒湿着关节，痰饮阻气分，咳而痹痛。

川桂枝　茯苓　熟附子　熟半夏　木防己
北细辛

风毒三载，侵蚀血液，年才半百，已阳事不举，胫骨不胜步趋，可称沉痼之症。外治无功，当以柔温之剂，益精髓，壮筋骨，不得痿软为上。

虎胫骨　枸杞子　甘菊花　牛膝　肉苁蓉
川石斛

脉缓软，四肢牵强，环跳髀尻牵引，壮年有此病，起四月中，乃时湿邪入于经络，为痿痹之症。

木防己　生白术　羌活　防风　桂枝木
独活　生黄芪　川草薢　后去羌活加片姜黄
当归身

内损痿痹，起于幼年，非三因之邪。此攻逐通经，及伤寒偏热，愈治愈剧。盖精气暗消，跷维不为己用，温柔固补，必须宣通。是静中有动，血肉形气，如藏器可久，皆若此。

雄羊肉肾　鹿茸　金樱粉　虎骨胶　砂仁
研末　当归身　小茴香　杜芡实　桑椹膏

脉小足冷，四肢发疹，骨骱肿痛，风湿已入经络成痹，形脉皆虚，护卫以攻邪。

防风　生黄芪　片姜黄　羌活　当归　独
活　海桐皮

风寒久必入脉络，外卫阳失护，已现右肢麻木，虽鼻渊脑寒，不可发散。议和血脉，以逐留邪。

黄芪　归身　防风根　川桂枝　木防己
明天麻熬膏

风为阳，湿为阴，二气相抟，窒于肌腠之里，着于关节，周行不利为痛。得三焦气行，湿无沉着，气通病解。

飞滑石　紫厚朴　白蔻仁　茯苓皮　通草
杏仁　木防己　大豆黄卷

痈疡痔漏

肝虚痰疬，结在项下。

海石　香附　连翘　夏枯草　土贝母　天
花粉　青黛　金银花

行走吸热，热自上受，肺热下移大肠，阴虚之质，阳坠成疡有诸。清养金水以治其源，务在寂静，莫专于药功。

麦冬　金银花　黑豆皮　甜北沙参　川
石斛

痔血粪前后皆有，用力齿龈缝血，足冷及膝，大便燥艰。此属五液损伤，络虚所致。

炒焦当归　炒黑枸杞子　炒松熟地黄　五
味子　淡苁蓉

知识之年，情欲易动，阴火直升直降，疡久成漏，乃内连脏腑之络，脂液渗泄，不得收合。此外治无益，姑停课诵之扰动，神气闲坐嬉悦以调之。纳食肌肉，可得久恃。

人参　当归　沙苑蒺藜　大麋茸　枸杞　生仲

疝

知饥不欲，食则膜胀，小腹酸痛，乃肝胃两经病耳。

炒黑杞子　小茴香　广皮　厚朴　炒当归　沙苑蒺藜　益智仁　茯苓

脉形已小，痛移左右，由阳明虚，厥阴来侮，重按痛缓。

人参　生川椒　茯苓　细辛　舶茴香　附子

少腹急痛，胁中有形，因怒劳动肝，致气血凝结。久恙不宜峻攻，缓图有益。

川楝子　桃仁　炒楂　橘核　青皮　小茴香　五灵脂　青木香

当脐坚硬，上下气不相通，此浊阴聚。阿魏温润，泄秽通阳，故肠中浊气频出，但结于足太阴经。

炒黑川椒　茯苓　生淡干姜　葱白　炮黑附子　胡芦巴

阅病原是肝肾虚，结为癫疝，但子和七疝主方，半属辛香开泄。既有盗汗遗精失血咳嗽等症，辛香非宜，变温柔通补法。

蒺藜　补骨脂　紫胡桃　鱼胶　青盐　茯神　柏子霜　雄羊肉肾煮丸

湿热入肝，而为癫疝。

桂枝木　川草薢　晚蚕沙　茯苓皮　川黄柏　海金沙　青黛

脉沉迟，疝冲瘕聚，收引拘束痛甚。是阳微阴浊痹阻，议以刚药。

三建汤

脉沉伏，逆痛不止，厥阴挟冲气为患。

制附子　淡茱萸　炙甘草　葱白　炒白芍

久疝坚硬上攻，周身冰冷，显然一团浊阴上干，冷汗如油，须防阳脱。子和辛香破气难

用，与驱浊救阳一法。

炮附子　炒川乌　生干姜　吴茱萸　雄猪胆一枚冲入

接服　橘核　川楝子　炒川椒　炮黑川乌　炮黑附子　青木香　炒黑舶茴香

右胁下痛入少腹，阴囊肿大，便利觉热，小溲不爽，动怒肝胆气郁，肠胃谷气聚湿，湿阻气胀，欲结疝瘕，故痛。

川楝子　小茴香　茯苓皮　青皮　橘核　青木香　大腹皮　炒延胡索

又照原方去延胡加厚朴　山栀　茵陈　又用更衣丸

七疝肝病为多，子和辛香流气，丹溪分利湿热，皆治其有余偏胜。今七旬老年，下焦阳已衰微，浊阴聚而为胀。据说安卧自息，已非实证。暖肾真，少佐泄肝，是通阳驱浊方法。

人参　熟附子　舶茴香　茯苓　金铃子　川椒

色悴脉芤，下焦疝瘕，是冲任病，乃肝肾精血不足致损耳。

精羊肉熬膏　茯苓　淡苁蓉　真沙苑蒺藜子　炒黑枸杞子　当归　小茴香　胶丸散

浊阴聚则为胀，疝坠则大便秘，便通则腹形胀大，肾肝之病，治宜宣通阳气。

安息香　炮生川乌头　炮黑川椒　淡干姜　舶茴香　炮生黑川附　蒸饼浆，捣和为丸。

少腹疝瘕，冲年不晓因由，起于夏月，渐加腹胀。夏季脾胃司令，水谷未运，或当怫郁，致肝木郁勃，热蒸气结，犯克中土，使湿热凝聚为胀，虽非情欲致病，已属内伤。延绵一载未痊，非速愈之病矣。

川楝子　炒黑小茴香　青木香　芦荟　炒橘核　黑山栀　炒黑山楂肉　青皮

肝疝症也。

淡吴茱萸　川楝子　橘核　干姜　肉桂　炒白芍　青木香　荔枝核　炒乌梅　后加七疝丸

地气混矣，拟以前方去白芍、青木香，加入

牛膝　泽泻　胡芦巴　小茴香　橘核　荔枝核

脉微涩左弦，䠇踵麻冷，走动无力，少腹微满，睾丸日肿。察神呆色衰，畏风怕寒，阳虚疝瘕，难愈之疾。

人参　炒黑枸杞子　茯苓　茴香　熟附子　当归　川椒

经产淋带女科杂治

阳维失护，自觉背脊烘热，汗则大泄出不止，汗遇则周身冰冷畏寒，且不成寐，寐则气冲心跳，汗亦自止。以阴不内守，阳不外护主治。

桂枝木　鹿茸　当归身　白芍　人参　柏子仁　左牡蛎　茯神

经云：阳维为病苦寒热，阴维为病苦心痛。盖维脉乃一身之纲维，阳司外护，阴主内营。若家庭夫妇，管辖内外事宜也。缘二气日衰，营护不周。凡劳倦寒暄，皆乘其空隙为害，为寒为热，阴阳矛盾所致。是八脉奇经之病，温补不能入脉，不效亦无害。若以湿淫客气搜逐，其害大矣。

桂枝木　人参　生鹿茸　鹿角霜　柏子仁　当归身　茯神

多言耗气，劳倦伤形，吸气不利，痛起足跟，继贯胁肋奇经，虽非一肝肾所该，为多不入奇经之方不效也。

当归　枸杞子　紫石英　生精羊肉　沙苑蒺藜

冲卫为病，气逆而里急。

青皮　金铃肉　淡吴萸　橘核　元胡乌梅　沉香　代赭石

带脉横围于腰，维脉挟内外踝而行，劳伤受寒，脉络欹斜，不司拥护，而为瘕疝，麻木不仁，非小病也。久而痿痹，废弃淹淹。

当归身　生于潜术　淡苁蓉　肉桂　鹿角霜　后改桂姜术苓汤。

产后下焦阴亏，焦烦思虑，阳升内风皆动，上盛下衰，久延为厥。

石决明　小生地　茯神　龟甲　阿胶　天冬　白芍

麻木，便后淋漓带下，两足冷逆，脊髀如坠，冲任不固，肝肾胃关皆欹，温纳其下。

桑螵蛸　淡苁蓉　生杜仲　鹿角霜　巴戟天　炒杞子　沙苑蒺藜　茯苓　鲍鱼四两　煎汁泛为丸　每早服三钱，红枣汤送下。

怀孕子淋，多热在下焦，产即当愈，仍心热嘈，腰酸骨软。是亏生热，主乎养肝阴矣。

稽豆皮　生地　续断　茯神　湖莲肉　阿胶　天门冬

产后十年，晨泄形寒汗出，是下元阴伤及阳，奇脉不固，遵古人用

局方四神丸

少腹微膨，经来后期多痛，秋冬膝䠇冰冷，冲气致左胁攻触，脘中胀闷，痛不能食。此属气血郁痹，络脉不和，虽无性命之危，然恐有不得孕育之累矣。

炒延胡　炒小茴香　川楝子肉　穿山甲　当归尾　生牡蛎　炒烟尽五灵脂　生蒲黄　接服后药

前方专方温通气血，痛果得缓，瘕气亦不上攻触，今复形寒食不化。与养营方，兼暖冲任，为孕育之基。

人参　紫石英　艾粉　四制香附　淡苁蓉　肉桂　归身　巴戟天　各碾细末，以白花益母草膏为丸。

怀妊五月，昼夜身热，据述病起恶阻呕吐，吐止热来。思五月足太阴司胎，木火犯中，营卫自怯，必致胎不育长。滋养血液，佐以清肝胆气中之热。

小生地　白芍　麦冬　阿胶　条芩　胡黄连

天癸当绝，今屡次崩漏，乃冲任脉衰，久漏成带，延绵之病，且固其下。

乌贼骨　小生地　鲍鱼　茜草　阿胶

续断

胎前疟热伤阴，产后下焦之阴更损，冲任脉不下固，气冲咳逆呕，午后潮热，子后汗泄，皆阴虚损及阳位。夏令大热发泄，络空胁痛失血，虽颇纳谷，大便溏泄，蓐劳下损，渐干中上，故延绵不愈不疴，医药无效。

炒熟地　芡实　湖莲　五味子　茯神　乌鲗鱼骨

先病怀孕，到七八月胎吸母气，诸脏腑经络先衰，自救不暇，至寝食废，呕胀不纳，日加衰惫，临产可危，无治病成法。

人参　石莲肉　川黄连　草决明

少年怀妊恶阻，误药殒胎，十余年后不孕育，每经来周身经络暨痛，少腹瘕触寒热皆至，乃八脉交损。八脉之治，非转展不效。

紫河车　归身　阿胶　紫石英　小茴香　蕲艾　茯苓　鹿角霜　枯黄芩　益母草膏丸

质偏于热，阴液易亏，女人肝为先天，月事虽准，而里少乏储蓄，无以交会冲脉，此从不孕育之因由也。凡生气阴血，皆根于阳，阳浮为热，阴弱不主恋阳，脊背常痛，当从督任二脉治。

鹿胎　当归　桂圆肉　桑螵蛸　元武板　茯苓　枸杞子　细子芩

泄泻减食，经水不来，而寒热咳嗽，日无间断，据说嗔怒病起，其象已是劳怯，郁劳经闭，最不易治。

人参　蒸冬术　广皮　茯苓　炙甘草　白芍

形冷惊怕，旬日经淋漏注，心忪悸若悬旌，自七八年产后致病。夫肝主惊，肾主恐。产病先虚在下，奇经不为固束，急急温补固摄，仍佐通药，其力可到八脉。

紫石英　茯苓　人参　乌鲗骨　鹿茸　炒枸杞子　沙苑蒺藜

悒郁内损经阻，筋骨皆痛，损伤不复，即起劳怯，温养流通，望其郁痹气血和融。若但清热见血理嗽，百无一治。

当归　生杜仲　桑寄生　炒枸杞子　生鹿角

遇劳气泄胎坠，胎去下焦先空，足冷腰脊皆痛，阴阳两损。但以温养补之，怀孕即止。

归身　肉桂　白芍　茯神　人参　沙苑蒺藜　枸杞子　雄羊内肾

产后失调，蓐劳下损，必映奇经，心腹痛寒热，脊到腰痿，形肌消烁殆尽，若缕缕而治，即是夯极。凡痛宜通补，而宣通能入奇经。患者年廿四岁。

沙苑蒺藜　炒黑小茴香　人参　麋茸　当归身　炒黑杞子

又方　人参三钱　熟地五钱　紫石英一两　肉桂心七分　后加枸杞三钱

自产后五日，恶露渐少，遂卒然右胁下痛引少腹，手不可按，身体不能转侧。此乃卧着于右太早，致败血横行入络，痛甚神迷昏乱，皆瘀腐浊气，上冒胞络矣。此属产后重病，夫通则不痛，议宣通脉络之壅。

黑豆皮　西琥珀末　生蒲黄　乳香　苏木　益母草　五灵脂

黑珀失笑合方，恶露已下些少，而痛势不减。此乃病重药轻，瘀浊锢结，必有胀满浮肿喘急之变。议用回生丹热童便化服。

回生丹一丸

蓄血有如狂喜忘症象，今络中瘀聚，还注于冲脉，所以右胠痛缓，而少腹痛胀，大便黏腻白滑，亦瘀浊之化，但必前通溺浊，不致凶危，即痃癖癥瘕，犹可缓商调治矣。

大黑豆皮　杜牛膝　炒烟尽五灵脂　热童便　西琥珀末　炒楂肉　老韭白

络通痛减，病已挽回，但少腹余氛，瘀留冲脉，不必以宿佝偻为重，只宜溺通瘀下，斯为得矣。用交加虎杖合方，加炒灵脂。

鲜生地姜同捣汁和服　大黑豆皮　琥珀末　川楝子　炒小茴香　白花益母膏丸

接服　当归　沙苑蒺藜　桂圆肉　炒小茴香　炒杞子　炒桃仁

丸方　生鳖甲八钱，用酒醋熬成膏　当归三两　炒楂肉二两　炒黑小茴香一两　酒炒香附一两　炒桃仁三两　膏丸每服三钱

五旬因怒暴崩，继而气冲脘闷呕吐。此阴既走泄，阳升郁冒，最多暴厥。

乌鸡一只，炙　阿胶　湖莲　生地　茯神　天门冬　女贞子　川石斛　麦冬　甜北参　胶丸服

经迟，既通两日骤止，新婚未及半月，溲溺痛，腹中有形，恐延淋带，当通阳宣浊。

老韭白　两头尖　炒黑小茴香　杜牛膝　当归须　益母草

自雍正八年八月间生产，血晕成疾，当七八朝后，减食断乳，发渴恶心便难，至今经水不通，饮食减少，每交节候，常觉倦怠，或稍劳碌，及偶着寒，即手面浮肿，喉痛面赤腰酸。服温补之剂，稍得效验。兼有带症，容易恼怒。今年饮食略好，小腹膨痛，便燥有血，或便溏不爽。

紫石英　乌鲗骨　人参　当归身　卷柏　桑寄生　川石斛　淡苁蓉　天冬　柏子霜　桂心　禹余粮　枯黄芩　远志肉　川椒　蜜丸服

三月小产，宜凉营固下。

雄乌鸡一只，青蒿汁熬膏　生地黄　阿胶　天冬　知母　白芍　子芩　建莲　桑寄生

悲泣过甚失音，经言忧则伤肺，及读病原向来左胁有形，春令陡发冲气，神迷气急若厥。更问经来先期三日，月月如此。夫左胁属肝，肝为风脏，内寄相火。凡人身之气，左升在肝，右降在肺，升太过必降不及，为木火反戕柔金。医经逆乘谓贼邪，最难向安。情志之恙，皆曰内伤，怡悦调养，可望渐和，非朝夕改之药图侥幸者耳。

甜北沙参　麦冬肉　清阿胶　鲜生地　鳖甲刮光醋炙　生左牡蛎　丹参肉　鲜生地　天冬肉　茯神

胎前咳嗽，产后更加失血，脉来左数，咳甚呕吐，是下虚气逆，冲任内损。医屡投肺药，

必致延为蓐劳，断乳调理为上。

都气丸四钱　淡盐汤送下　十服

火升心悸，耳鸣少寐，月经迟。患者时年二十八岁。

生地　阿胶　茯神　女贞子　柏子仁　天门冬

小产后去血过多，阴络空隙，气乘为胀，两年食减，腹现青筋，已属锢疾。

肾气丸

奇脉空虚，腹中瘕痛，温补佐以宣通，其力可以入八脉。

鹿茸　白制鹿角霜　生紫石英　禹余粮　大茴香　归身　炒黑枸杞子　生杜仲粉　同州蒺藜　补骨脂

用滚水入盐水许研开，蒸饼为丸，丸须细坚，空心开水下。

因劳胎损一月。

人参　当归身　茯神　白芍　枣仁　桂心

膏方　人参　当归身　沙苑蒺藜　鹿角霜　桂圆肉　茯苓　淡苁蓉　枸杞子　熬膏服

安胎。

人参　生杜仲　苏梗　茯苓　砂仁末　川续断　广皮　建莲肉

丸方　乌骨鸡　鹿胶　女贞子　生地黄　茯苓　乌鲗骨　旱莲草　枸杞子　湖莲肉　胶丸服

妊交三月。

苏梗　炒白芍　茯苓　砂仁末　生谷芽　广皮

丸方　生地黄　天门冬　制首乌　川石斛　桑叶　阿胶　胡麻　女贞子　茯神　蜜丸服

产后潮。

山楂　黑豆皮　益母草　炒砂糖

又方　细生地　泽兰　黑豆皮　丹参　茯苓　炒山楂

又方　柏子仁　茯神　细生地　麻仁　丹参

丸方　人参　桑螵蛸　川续断　毛鹿角

炒小茴香　土炒归身　茯神　砂仁　醋炒元胡
青皮　益母膏法丸

热劳。丸方

生地　胡黄连　川断　白芍　阿胶　丹参
茯神　湖莲肉　女贞子　乌骨鸡膏为丸

腰痛。附方

人参　杜仲　熟地　归身　麋角胶　胡桃
杞子

三旬有崩漏　形体日加充壮，此皆发泄，
外盛内虚，如背部周身肌腠之中热烘，肢体皆
为动摇，阴液内乏，阳气旋鼓。《病能篇》云：
诸风掉眩，皆属肝木。风木不宁，阳明脉空，
暴中暴厥，皆由此而起。

细生地　柏子仁　麦冬　阿胶　生白芍
茯神　冬桑叶　北沙参

此气血不和，脉络不通为胀，用大针砂丸
胀减。其经水仍阻左胁，宿瘕久聚，此病根
未去。

炒熟桃仁　生牡蛎　炒黑小茴香　炒延胡
索　粗桂木　生香附

经迟，心腹痛泄泻。十五岁。

四制香附　川芎　延胡索　当归身　南枣
肉　煨木香　红枣肉丸

腰胁刺痛，虚里尤甚，头晕跗肿，形寒临
经诸病皆集。此病久八脉损伤，调经和养气血，
不得见病治病。

川芎　沙苑蒺藜　桂心　鹿角霜　小茴香
茯苓　炒枸杞子　归身　益母草膏为丸

寡居独阴无阳，下焦常冷，瘕泄带下，腰
髀入夜痛甚，自觉肠腑膜胀，而胸次似高突，腹
形未见膨满。凡诸腑皆阳，阳微必阴浊来聚。
初夏曾定温通奇经法原效，夏秋时邪暑湿，客
病贻延，痛复如昔，立冬后十日诊议。

人参　川椒　小茴香　鹿茸　补骨脂　茯
苓　归身　熟附子　胡芦巴　蒸饼煮糊为丸

带下眩晕，心嘈热，背恶寒，经来渐迟，
属阴虚奇经损伤。三十五岁。

细生地　茯神　续断　牡蛎　阿胶　生仲

柏子仁　湖莲肉

思虑忧愁谓之郁，气血暗伤，肌肉日瘦，
不食不寐，心中时觉昏愦。是皆内因之症，酿
痰为痛，枯槁成损，必得情怀开旷，斯郁结可
开。目下用药，因夏秋失血以来，倏冷忽热，
脘闷胸痛，自天柱挟脊至腰，酸软如折，不但
营卫偏歉，八脉皆失其职司。先议宣畅脉络，
勿以滋滞补涩。

鹿角霜　当归　炒枸杞子　茯苓　沙苑蒺
藜　川桂枝　小茴香　炒香附

阳浮汗泄，如饥忽胀，眩晕麻痹，产前心
痛，谓之子悬。病起于产后，由肝肾内虚，真
气不自收纳，内风掀旋不已，病传阳明脉络，
筋骨不司步履，乃沉锢之疾。

河间地黄饮料中去其附桂二味，余药熬取
自然膏。

连次小产，初伤冲任，久而督带跷维皆伤，
八脉不匀约束，阴不下固，阳乃上浮。如经后
期淋带晨泄，上热下冷浮肿，脊酸腰垂，耳鸣
不寐等症，久损不复，必以从阴引阳，通固兼
用。若非积累工夫，未得旦晚得效。

人参　炒焦当归　补骨脂　茯苓　青盐
紫石英　鹿茸　炒黑小茴香　生蕲艾　蒸饼丸
服三四钱

小产未复，继为血崩二次，腹中刺痛，带
下不已，当固冲任，使络血生聚，可望经调。

鹿角霜　当归身　紫石英　炒黑小茴香
炒苑蒺藜　枸杞子　炒黑蕲艾

热升冲咽，咳嗽不止，两足冷如冰而至骨，
脉得细促，先天最弱，笄年不肯充长，倘经水
忽闭，劳损难治。

滋肾丸三钱　六服早上淡盐汤送下

久病形神日消，脉象兼大，是谓脉无胃
气矣。上年夏季，曾诊便泻腹痛食减，舒肝
健脾疏补，春进安胃丸，总无效验，此生气
不至。女子当天癸将通之年，经脉气机怫逆，
久郁热聚，渐为枯涸之象，议用汪石山郁劳
治法。

湘莲肉　川芎　熟地　青蒿　楂肉　归身　香附　白芍

蓐劳下损，不独病属八脉，则延及三焦，晨泄呕食，心热下冷吸短寒热。用药岂有止嗽清热之理，扶得胃气安谷，月事仍来，方得回春。

异功加南枣

怒劳血吐成升，月余再吐，自述少腹常痛，夜必身汗出。必经水得通，可免干血劳怯。

醋炙鳖甲　炒山楂肉　胡黄连　炒桃仁　炒元胡索　茺蔚子

经来甚少，脉左坚搏仍然，咳呛嗽涎沫，夜热汗出，肝血肉枯，已属劳损。宜进甘缓，以养肝胃，令其纳谷，庶可望愈。若见热投凉，希图治嗽，胃伤速恙矣。

生地　沙苑蒺藜　女贞子　阿胶　石斛　黑栀

停经九月，少腹重坠而痛，及诊少阴脉涩小，并非妊象，且冲任虚馁，怕其暴崩。

八珍汤中加入砂仁

经先期三日，热多寒少，脉右弦大，血分偏热，治厥阴疟，邪窒在血。

生鳖甲　青蒿梗　冬桑叶　炒桃仁　川贝母　炒牡丹皮

暴崩去血过多，络中空虚，浮阳挟内风，以心悸筋脉酸软，奇经病也。

熟地黄　女贞子　白芍药　清阿胶　旱莲草　湘莲肉

冬季腹大，大便不爽，以通阳泄浊，初投相合，久则不应。寡居独阴无阳，郁虑至少腹结瘕，其病根在肝。五旬外正气日衰，邪不可峻攻矣。

六味汤中加入茴香　川楝子

阴伤于下，热气上冒，脉左坚数，虑其失血，不可强迫通经。

丹参　柏子仁　茯苓　泽兰　牡丹皮　生麦芽

附录　调经种子良方

此系原任提台陈大人所传，屡试效验如神。论曰：夫调经之法，在平肝保脾。脾统血，肝藏血，如郁怒伤肝，思虑伤脾，使脾虚不能统束，肝虚不能藏纳，多有经气不调之患，气一纵则血不随，血不随则疾如蜂起，肢体困倦，面目瘦黄，日晡寒热，昼静夜热，心胸胀痞，腰背酸软，饮食无味，神不安，赤白带下，久无孕育，或致半产，俱是经气不调所致。此药宜多服，必生双胎，屡验。

香附一斤去皮，打净此药性温无毒，忌铁器，分作八分制　一分酒浸，和养血气　一分童便制，滋离中之阴　一分小茴香、艾叶各二两同浸，炒干去茴艾，补腰滋肾　一分醋浸，开气解郁　一分盐水制，清坎中之阳　一分益智仁二两同浸，去仁，滋肾强阴　一分莱菔子、紫苏各三两同浸，炒干去苏、莱二味，化痰开滞　一分姜炒，化痰

上制法，春秋浸三日，夏浸一日，冬浸五日，制法完净，同入砂锅，加蕲艾四两，无灰酒随煮随搅，色黑为度。使气完固，平燥性和，调经顺气，女人之圣药也，血气之疾，俱不可缺，珍之宝之。再用后药开下。

当归身四两，酒浸，养血和气　白芍二两，酒洗，消瘀平肝　抚芎二两，开郁平肝　生地四两，酒洗，姜汁拌炒干，生血凉血　人参二两，益气宁神，如无人参亦可以白毛乌骨鸡一只代之，另有制法　天门冬二两，去心　熟地四两，酒洗，姜汁拌炒，益精补血　酸枣仁二两，微炒，清脾安神　炙甘草九钱，温中益气　白茯苓一两，乳浸去皮　黄肉三两，生精益元　麦冬三两，补血润肺　益母草四两，酒洗行气养血　白术二两，土炒，健脾理胃　橘红三两，清痰理气　元胡索一两五钱，炒，推陈致新　阿胶二两，蛤粉炒成珠　条芩二两五钱，酒洗，清三焦安胎　砂仁一两，宽中理气

康方伯传海上仙方

海参一斤酒洗，去砂熬膏　羊腰子十枚挑去

721

血膜，生打极烂　猪脊髓十条去血丝，打极烂　甘州枸杞子四两炒脆　龟甲胶四两酒化　破故纸四两盐水炒　杜仲八两盐水泡，炒断丝　怀牛膝四两酒洗　鹿角胶四两酒化　当归身四两酒洗　菟丝饼八两酒化　巴戟肉四两盐水炒　紫壳核桃肉一百枚生打烂

上剂各碾细末，先将羊腰、猪脊髓、核桃肉，各捣如泥，然后和龟、鹿、海参等胶，杵匀入石臼中，将诸药末拌匀，杵至八九千下，方可为丸。丸梧子大，每服三钱。初服于七日内，每日晨昼昏三次，用淡盐汤、开水、黄酒挨次送下，服至七日后，只于清早淡盐汤送下，或用开水送下服饵亦可。此方丸剂，艰于嗣育者服之。颇有应效也。甲戌清和之初，因菊溪先生以扫叶庄方案嘱钞，其卷后有一瓢老人附录军门陈公所传《调经种子良方》一页。窃思阴经既调，阳不健运，则亦不能成其化育之功，适于残编检得此方，附之于末，质诸高明，不识云可否。

杂 著 类

（凡十二种）

寿世青编

（清）尤 乘 辑

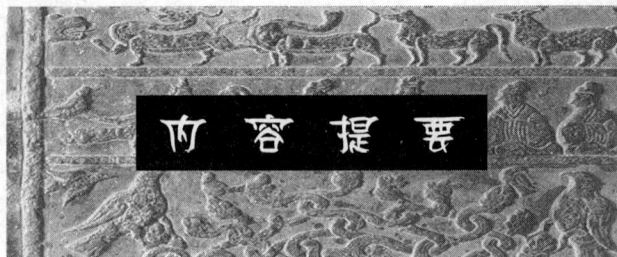

内 容 提 要

　　本书二卷，附病后调理服食法一卷，清·尤乘，字生洲手纂。凡养生却病之道，搜罗甚广，所附病后调理服食法，尤为人人必用之指南。抄本多讹，经详加校订，并删去各书常见之食鉴，更觉白玉无瑕。

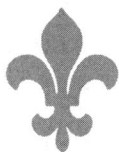

目 录

病后调理服食法

寿世青编卷上

古平江尤乘生洲手纂
杭州李锦童校订

勿药须知

臞仙曰：古神圣之医能疗人之心，预使不至于有疾。今之医者，惟知疗人之疾，而不知疗人之心，是犹舍本而逐末也。不穷其源而攻其流，欲求疾愈，安可得乎？殊不知病由心生，孽由人作，佛氏谓一切唯心造，良不诬矣！所以人之七情内起，正性颠倒，以致大疾缠身，诚非药石所能治疗。盖药能治五行生克之色身，不能治无形之七情，能治七情所伤之气血，不能治七情忽起忽灭动静无端之变幻。故臞仙又曰：医不入刑官之家，药不疗不仁者之疾。盖福有所主，祸有所司，报复之机，无一不验。因有天刑之疾，自戕之疾。其天刑之疾，由夙世今生所积过愆，天地谴之以致斯疾，此孽原于心也。其自戕之疾者，风寒暑湿之所感，酒色性气之所伤，六欲七情生于内，阴阳二气攻于外，此病生于心也。仙经曰：炼精化气，炼气化神，炼神还虚。噫！将从何处炼乎？总不出于心耳。故凡思虑伤心，忧悲伤肺，忿怒伤肝，饮食伤脾，淫欲伤肾，药之所治，只有一半，其一半则全不系药力，唯要在心药也。或曰：何谓心药？予引林鉴堂诗曰：自家心病自家知，起念还当把念医，只是心生心作病，心安那有病来时。此之谓心药，以心药治七情内起之病，此之谓疗心。予考历代医书之盛，汗牛充栋，反覆详明，其要主于却疾，然《内经》有一言可以蔽之曰：不治已病治未病是也。治有病不若治于无病，疗身不若疗心，吾以谓使人疗，尤不若先自疗也。

疗心法言

《素问·天真论》曰：恬淡虚无，真气从之。精神内守，病安从来？老子曰：人生以百年为限，节护乃至千岁，如膏之小炷与大炷耳。人大言我小语，人多烦我少记，人悸怖我不怒，淡然无为，神气自满，此长生之药。

刘河间曰：形者生之舍也，气者生之元也，神者生之制也。形以气充，气耗形病，神依气立，气合神存，修真之士，法于阴阳，和於术数，持满御神，专气抱一，以神为车，以气为马，神气相合，可以长生。又曰：全生之术，形气贵乎安，安则有伦而不乱，精神贵乎保，保则有要而不耗，故保养之道，初不离乎形气精神。

达摩曰：心不缘境，住在本源，意不流散，守于内息，神不外役，免于劳伤。人知心即气之主，气即形之根，形者气之宅，神形之具，令人相因而立。若一事有失，即不合于至理，安能久立焉？

老子曰：不见可欲，使心不乱。

直指曰：清谓清其心源，静谓静其气海。心源清则外事不能扰，性定而神明；气海静则邪欲不能作，精全而体实。

指归曰：游心于虚静，结志于微妙，委虑于无欲，指归于无为，故能达生延命，与道为久。

妙真经曰：人常失道，非道失人。人常去生，非生去人。故养生者，慎勿失道。为道者，慎勿失生。使道与生相守，生与道相保。

元道真经曰：生可冀也，死可畏也。草木根生，去土则死。鱼鳖沉生，去水则死。人以形生，去气则死，故圣人知气之所在以为身宝。

仙经曰：精气神为内三宝，耳目口为外三宝，常令内三宝不逐物而流，外三宝不诱中而扰。

又曰：毋劳尔形，毋摇尔精，归心静默，可以长生。

定观经曰：惟令定心之上，豁然无覆，定心之下，旷然无塞，旧孽日销，新孽不造，无所挂碍，迥脱尘病。

又曰：唯灭动心，不灭照心，但凝空心，不凝住心。

纯阳祖师曰：老人于十二时中，行住坐卧，一切动中，要把心似泰山，不摇不动，谨守四门，眼耳鼻口，不令内入外出，此名养寿紧要。

真人大计曰：奢懒者寿，悭勤者夭，放散觊劳之异也。田夫寿，膏粱夭，嗜欲多少之验也。处士少疾，游子多患，事务简烦之殊也。故俗人竞利，道士罕营。

唐书曰：多记损心，多言耗气，心气内损，形神外散，初虽不觉，久则为弊。

元始真经曰：喜怒损性，哀乐伤神，性损则害生，故养性以全气，保神以安身，气全体平，身安神逸，此全生之诀也。

洞神经曰：养生以不损为延年之术，不损以为有补卫生之经。

天真论曰：外不劳形于事，内无思想之患，以恬愉为务，以自得为功，形体不敝，精神不散。

庄子曰：能遵生者，虽富贵不以养伤身，虽贫贱不以利累形。又曰：吾生也有涯，而智也无涯，以有涯逐无涯，殆矣已而。为智者，殆而已矣。

秋声赋云：奈何思其力之所不及，忧其智之所不能，宜其渥然丹者为槁木，黟然黑者为星星，此士大夫通患也。

又曰：百忧感其心，万事劳其形，有动于中，必摇其精。人常有多思多忧之患，方壮遽老，方老遽衰，反此亦长生之法。

孙思邈曰：多思则神殆，多念则智散，多欲则智昏，多事则劳形，多言则气乏，多笑则伤藏，多愁则心慑，多乐则语溢，多喜则妄错昏乱，多怒则百节不定。

小有经曰：才所不胜，而强思之，伤也。力所不任，而强举之，伤也。深忧而不解，重喜而不释，皆伤也。

淮南子曰：太喜坠阳，太怒破阴，是以君子有节焉。

玄珠曰：起居不节，用力过度，则脉络伤，伤阳则衄血，伤阴则下血。

书曰：行走勿语伤气，语多则住而再语，笑多则肾转腰疼。

神仙传曰：养寿之道，莫伤之而已。

素问曰：食饮有节，起居有常，不妄作劳，故能形与神俱，而尽终其天年。

真训曰：眼者身之镜，耳者体之牖，视多则镜昏，听众则牖闭。面者神之庭，发者脑之华，心悲则面焦，脑减则发素。精者体之神，明者身之宝，劳多则精散，营竟则明消。

妙真经曰：视过其目者明不居，听过其耳者精不守，爱过其心者神不居，牵过于利者动则惧。

真诰曰：镜以照面，智以照心，镜明则尘垢不染，智明则邪恶不生。

阴符经曰：淫声美色，破骨之斧锯也。世之人不能秉灵烛以照迷情，持慧剑以割爱欲，流浪生死之海，害生于恩也。

河图帝视萌曰：侮天地者凶，顺天时者吉，

春夏乐山高处，秋冬居卑深藏，吉利多福，寿考无穷。

西山记曰：一体之盈虚消息，皆通乎天地，应乎万类。和之于始，和之于终，静神灭想，生之道也。

卫生诀云：凡人一日一夜，一万三千五百息，未尝休息，减之一息则寒，加之一息则热，脏腑不和，诸疾生焉，故元气在保养，谷神在守护。

吕洞宾曰：寡言语以养气，寡思虑以养神，寡嗜欲以养精，精生气，气生神，神自灵也。是故精绝则气绝，气绝则命绝也。是故精气神，人身之内三宝也。

齐丘子曰：乔松所以能凌霜雪者，藏正气也。美玉所以能犯烈火者，蓄至精也。是以大人昼运灵旗，夜录神芝，觉所不觉，思所不思，可以冬御风而不寒，夏御火而不热。故君子藏正气，可以远鬼神，伏奸佞，蓄至精者，可以保生灵，跻福寿，是故贵乎养气也。

素问曰：谨和五味，骨正筋柔，气血以流，腠理以密，长有天命。

又曰：食风者灵而延寿算，食谷者多智而劳形神，食草者痴愚而力足，食肉者勇鄙而多嗔，服气者常存而得道。

传曰：杂食者百病妖邪所钟，所食愈少，心愈开，年愈益。所食愈多，心愈塞，年愈损焉。所以服气者千年不死，故身飞于天，食谷者千百皆死，故形归于地。

白玉蟾曰：薄滋味以养气，去嗔怒以养性，处卑下以养德，守清静以养道。

学山曰：食欲有节，脾土不泄，调息寡言，肺金自全，动静以敬，心火自定，宠辱不惊，肝木自宁，恬然无欲，肾水自足。

益州老人曰：凡欲身之无病，必须先正其心，使其心不乱求，心不狂思，不贪嗜欲，不著迷惑，则心君泰然矣。心君泰然，则百骸四体，虽有病不难治疗。独此心一动，百患为招，即扁鹊华佗在旁，亦无所措手乎。

林鉴堂安心诗

我有灵丹一小锭，能医四海心迷病，些儿吞下体安然，管取延年兼接命。

安心心法有谁知，却把无形妙药医，医得此心能不病，翻身挑入太虚时。

念杂由来业障多，憧憧扰扰竟如何，驱魔自有玄微诀，引入尧天安乐窝。

人有二心方显念，念无二心始为人，人心无二浑无念，念绝悠然见太清。

这也了时那也了，纷纷攘攘皆分晓，云开万里见清光，明月一轮圆皎皎。

四海遨游养浩然，心连碧水水连天，津头自有渔郎问，洞里桃花日日鲜。

性理曰：夫人之心，皆明镜也，圣人特不尘之耳。夫人之心，皆止水也，圣人特不波之耳。又朱晦庵曰：学者常要提醒此心，惺惺不昧，如日中天，群邪自息，同一旨也。

养心说

夫心者，万法之宗，一身之主，生死之本，善恶之源，与天地而可通，为神明之主宰，而病否之所由系也。盖一念萌动于中，六识流转于外，不趋乎善，则五内颠倒，大疾缠身。若夫达士则不然，一真澄湛，万祸消除。老子曰：夫人神好清而心扰之，人心好静而欲牵之。常能遣其欲而心自静，澄其心而神自清，自然六欲不生，三毒消灭。孟子曰：养心莫善于寡欲，所以妄想一病，神仙莫医，正心之人，鬼神亦惮，养与不养故也。目无妄视，耳无妄听，口无妄言，心无妄动，贪嗔痴爱，是非人我，一切放下，未事不可先迎，遇事不宜过扰，既事不可留住，听其自来，应以自然，任其自去，忿愤恐惧，好乐忧患，皆得其正，此养之法也。

养肝说

夫肝者，魂之处也。其窍在目，其位在震，通于春气，主春升发动之令也。然木能动风，故经曰：诸风掉眩，皆属于肝。又曰：阳气者，烦劳则张，精绝辟积于夏，使人煎厥。设气方升，而烦劳太过，则气张于外，精绝于内，春令邪辟之气，积久不散，至夏未痊，则火旺而真阴如煎，火炎而虚气逆上，故曰煎厥。按脉解论曰：肝气失治，善怒者名曰煎厥。或怒养阳，使生生之气，相生于无穷。又曰：大怒则形气绝，而血菀于上，使人薄厥菀结也。怒气伤肝，肝为血海，怒则气上，气逆则绝，所以血菀上焦，相迫曰薄，气逆曰厥，气血俱乱，故为薄厥。积于上者，势必厥而吐也。薄厥者，气血之多而盛者也。所以肝藏血，血和则体泽，血衰则枯槁，故养肝之要在乎戒忿，是摄生之第一法也。

养脾说

脾者，后天之本，人身之仓禀也。脾应中宫之土，土为万物之母，如婴儿初生，一日不再食则饥，七日不食，则肠胃涸绝而死。经曰：安谷则昌，绝谷则亡。盖谷气入胃，洒陈六腑，而气至和，调五脏而血生，而人资以为生者也。然土恶湿而喜燥，饮不可过，过则湿而不健。食不可过，过则壅滞而难化，病由是生矣，故饮食所以养生，而贪嚼无厌，亦能害生。物理论曰：谷气胜元气，其人肥而不寿，养性之术，常令谷气少则病不生。谷气且然，矧五味餍饫为五内害乎？甚而广搜珍错，争尚新奇，恐其性味良毒，与人脏腑宜忌，尤未可晓，故西方圣人，使我戒杀茹素，本无异道。人能戒杀则性慈而善念举，茹素则心清而肠胃厚，无嗔无贪，罔不由此？外考禽兽肉食，谷者宜人，不可不慎。

养肺说

肺者，脏之长也，心之华盖也。其藏魄，其主气，统领一身之气者也。经曰：有所失亡，所求不得，则发肺鸣，鸣则肺热叶焦，充之则耐寒暑，伤之则百邪易侵，随事痿矣。故怒则气上，喜则气缓，悲则气消，恐则气下，惊则气乱，劳则气耗，思则气结，七情之害，皆气主之也。直养无害，而后得其所以浩然者，天地可塞，人之气与天地之气可一也。道气可配，人之气与天地之气可通也。先王以至日闭关，养其微也。慎言语，节饮食，防其耗也。

养肾说

肾者，先天之本脏，精与志之宅也。仙经曰：借问如何是玄牝？婴儿初生先两肾。又曰：玄牝之门，是为天地根，是故人未有此身，先生两肾。盖婴儿未成，先结胞胎，其象中空，一茎透起，形如莲蕊。一茎即脐带，莲蕊即两肾也。为五脏六腑之本，十二脉之根，呼吸之主，三焦之原，人资以为始，岂非天地之根乎？而命寓焉者。故又曰：命门天一生水，故曰坎水。夫人欲念一起，炽若炎火，水火相克，则水热火寒，而灵台之焰，藉此以灭矣。使水先枯涸，而木无所养，则肝病，火炎则土燥而脾败，脾败则肺金无资，咳嗽之症成矣。所谓五行受伤，大本已去，欲求长生，岂可得乎？庄子曰：人之大可畏者，衽席之间，不知戒者故也。养生之要，首先寡欲。嗟乎！元气有限，情欲无穷。内经曰：以酒为浆，以妄为常，醉以入房，以竭其精，此当戒也。然人之有欲，如树之有蠹，蠹甚则木折，欲炽则身亡。仙经曰：无劳尔形，无摇尔精，无使尔思虑营营，可以长生，智者鉴之。

斋说

夫世之持斋，往往以斋之说为误，何也？茹素而已。不复知有斋之实事，意谓茹素可以弭灾集福，却病延年，则谬矣。玉华子曰：斋者齐也。齐其心而洁其体也，岂仅茹素而已？所谓齐其心者，澹志寡营，轻得失，勤内省，远荤酒。洁其体者，不履邪径，不视恶色，不听淫声，不为物诱，入室闭户，烧香静坐，方可谓之斋也。诚能如是，则身中之神明自安，升降不碍，可以却病，可以长生，可以迪福弭罪。

食忌说

太乙真人七禁文，其六曰：美饮食，养胃气。彭鹤林云：夫脾为脏，胃为腑。脾胃二气，互相表里，胃为水谷之海，主纳水谷，脾在中央，磨而消之，化为气血，以灌溉脏腑，荣养周身，所系最重修养之士，不可不美其饮食以调之。所谓致者，非水陆毕具异品珍馐之谓也。要在乎生冷勿食，粗硬勿食，勿强食，勿强饮，先饥而食，食不过饱，先渴而饮，饮不过多。孔子曰：食饐而餲，鱼馁而肉败不食，色恶不食，臭恶不食，失饪不食，不时不食，凡此者皆损胃气，非惟致疾，亦乃伤生，欲希长年，斯宜深戒，而奉老慈幼，与观颐者审之。

食饮以宜

饮食之宜，当候已饥而进食，食不厌细嚼，仍候焦渴而引饮，饮不厌细呷，毋待饥甚而食，食勿过饱，时觉渴甚而饮，饮勿过多，食不厌精细，饮不厌温热，五味毋令胜谷味，肉味毋令胜食气，食必先食热，后食冷。

居室安处论

天隐子曰：吾谓安处者，非华堂寰宇，重裀广榻之谓也。在乎南面而坐，东首而寝，阴阳适中，明暗相半。屋无高，高则阳盛则明多，屋无卑，卑则阴盛而暗多，故明多则伤魄，暗多则伤魂，人之魂阳而魄阴，苟伤明暗，则疾病生焉。此所谓居处之室，尚使之然，况天地之气，有亢阳之攻肌，淫阴之侵体，岂可不防慎哉？修身之士，倘不法此，非安处之道。曰：吾所居室，四边皆窗户，遇风即阖，风息即开，吾所居室，前帘后屏，太明即下帘，以和其内映，太暗则卷帘，以通其外耀，内以安心，外以安目，心目俱安，则身安矣。明暗且然，况太多思虑，太多情欲，岂能安其内外哉？

居处宜忌说

保生要录曰：人之家室，土厚水深，居之不疾。凡人居处，随其方所，皆欲土厚水深，土欲坚润而黄，水欲甘美而清。常坐之处，令其四面周密，勿令小有细隙，致风得入，人不易知，其伤人最重，初时不觉，久能中人。夫风者，天地之气也，能生成万物，亦能损人，有正有邪故耳。初入腠理，渐至肌肤，内传经脉，达脏腑，传变既深，为患不小，故《素问》曰：夫上古圣人之教下民也，皆谓之虚邪贼风，避之有时。又养生书云：避风如避箭，若盛暑所居，两头通屋，衕堂夹道，风回凉爽，其为害尤甚。养生者，当慎之。

寝室宜忌说

凡人卧床常令高，则地气不及，鬼吹不干，鬼气侵入，常因地气逆上耳。人卧室宇，当令洁净，净则受灵气，不洁则受故气，故气之乱人室宇，所为不成，所依不立。即一身亦尔，当常令沐浴洁净。

卧时祝法

黄素四十四方经云：夜寝欲合眼时，以手抚心三过，闭目，微祝曰：太灵九宫，太乙守房，百神安位，魂魄和同，长生不死，塞灭邪凶。咒毕而寝，此名九宫隐祝寝魂之法，常能行之，使人魂魄安宁，永获贞吉。

睡诀

西山蔡季通云：睡侧而屈，觉正而伸，早晚以时，先睡心，后睡眼，朱晦庵谓未发，之妙。

《千金方》云：半醉酒，独自宿，软枕头，暖盖足，能息心，自瞑目。陆平泉云：每夜欲睡，必走千步始寝。

论语曰：食不语，寝不言，寝卧不得多言笑，五脏如钟磬，不悬则不可发声。

伏气有三种眠法：病龙眠，屈其膝也；寒猿眠，抱其膝也；龟鹤眠，蹑其膝也。

孙真人卫生歌

天地之间人为贵，头象天兮足象地。父母遗体宜保之，箕畴五福寿为最。卫生切要知三戒，大怒大欲并大醉。三者若还有一焉，须防损失真元气。欲求长生先戒性，火不出兮神自定。木还去火不成灰，人能戒性方延命。贪欲无穷忘却精，用心不已走元神。劳形散尽中和气，更复何能保此身。心若太费费则竭，形若太劳劳则歇。神若太伤伤则虚，气若太损损则绝。世人欲知卫生道，喜乐有常嗔怒少。心诚意正思虑除，顺理修身去烦恼。春嘘明目木扶肝，夏至呵心火自闲。秋咽定收金肺润，冬吹肾水得平安。三焦嘻却除烦热，四季常呼脾化餐。切忌出声闻口耳，其功尤胜保神丹。发宜多梳气宜炼，齿宜频叩津宜咽。子欲不死修昆仑，双手揩摩常在面。春月少酸宜食甘，冬月宜苦不宜咸。夏要增辛减却苦，秋辛可省便加酸。季月可咸甘略戒，自然五脏保平安。若能全减身康健，滋味偏多多病难。春寒莫放绵衣薄，夏月汗多须换着。秋冬衣冷渐加添，莫待

病生才服药。惟有夏月难调理，内有伏阴忌凉水。瓜桃生冷宜少餐，免致秋来成疟痢。君子之人守斋戒，心旺肾衰宜切记。常令充实勿空虚，日食须当去油腻。太饱伤神饥伤胃，太渴伤血并伤气。饥餐渴饮勿太过，免致膨脬伤心肺。醉后强饮饱强食，未有此生不成疾。人资饮食以养身，去其甚者自安适。食后须行百步多，手摩脐腹食消磨。夜半云根灌清水，丹田浊气切须呵。饮酒可以陶性情，太饮过多防有病。肺为华盖倘受伤，咳嗽劳神能损命。慎勿将盐去点茶，分明引贼入其家。下焦虚冷令人瘦，伤肾伤脾防病加。坐卧切防脑后风，脑内入风人不寿。更兼醉饱卧风中，风才一入成灾咎。雁有序兮犬有义，黑鲤朝北知臣礼。人无礼义反食之，天地神明俱不喜。养体须当节五辛，五辛不节损元神。莫教引动虚阳发，精竭神枯定丧身。不问在家并在外，若遇迅雷风雨至。急须端肃敬天威，静室收心须少避。恩爱牵缠不自由，利名萦绊几时休。放宽些子自家福，免致中年蚤白头。顶天立地非容易，饱食暖衣宁不愧。思量无以报洪恩，早暮焚香谢天地。身安寿永事如何，胸次平夷积善多。惜命惜身兼惜气，请君熟玩卫生歌。

真西山卫生歌

万物惟人为最贵，百岁光阴如旅寄。自非留意修养中，未免疾苦为身累。何必餐霞饵大药，妄意延龄等龟鹤。但于饮食嗜欲间，去其甚者将安乐。食后徐行百步多，两手摩胁并胸腹。须臾转手摩肾堂，谓之运动水与土。仰面常呵三四呵，自然食毒气消磨。醉眠饱卧俱无益，渴饮饥餐尤戒多。食不欲粗并欲速，宁可少餐相接续。若教一顿饱充肠，损气伤脾非尔福。生冷黏腻筋韧物，自死牲牢皆勿食。馒头闭气宜少餐，生福偏招脾胃疾。酢酱胎卵兼油腻，陈臭腌醢尽阴类。老弱若欲更食之，是借寇兵无以异。炙煿之物须冷吃，否则伤齿伤血

脉。晚食常宜申酉时，向夜徒劳滞胸膈。饮酒莫教令大醉，大醉伤神损心志。酒渴饮水并啜茶，腰脚自兹成重坠。常闻避风如避箭，坐卧须当预防患。况因食后毫孔开，风才一入成瘫痪。不问四时俱暖酒，大热大冷莫入口。五味偏多不益人，恐随脏腑为灾疚。视听行坐不可久，五劳七伤从此有。四肢亦欲得小劳，譬如户枢终不朽。卧不厌缩觉即舒，饱宜沐浴饥宜梳。梳多浴少益心目，默寝暗眠神晏如。四时惟夏难调摄，伏阴在内肠易滑。补肾汤丸不可无，食物稍冷休铺啜。心旺肾衰何所忌，特忌疏通泄精气。寝处尤宜严密间，宴居静虑和心气。沐浴盥漱皆暖水，簟凉枕冷俱弗宜。瓜茄生冷不宜人，岂独秋来作疟痢。伏阳在内冬三月，切忌汗多泄精气。阴雾之中莫远行，暴雨迅雷宜速避。道家更有颐生旨，第一戒人少嗔恚。秋冬日出始穿衣，春夏鸡鸣宜早起。子后寅前睡觉来，瞑目叩齿二七回。吸新吐故毋令误，咽漱玉泉还养胎。指摩手心熨两眼，仍更揩摩额与面。中指时时擦鼻茎，左右耳根筌数遍。更能干浴一身间，按腹时须纽两肩。纵有风劳诸湿气，何忧腰背复拘挛。嘘呵呼嘻吹及呬，行气之人分六字。果能依用口诀中，新旧有疴皆可治。声色虽云属少年，稍知撙节乃无恚。闭精息气宜闻虿，莫使羽苞火中燃。有能操履常方正，于利无贪名不竞。纵向歌中未尽行，可保周身亦无病。

养神气铭

神者气之子，气者神之母，形者神之室，气清则神畅，气浊则神昏，气乱则神劳，气衰则神去，神去则形腐，人以气为道，道以气为生，生道两存，则长生久视。

孙真人养生铭

怒甚偏伤气，思多太损神，神疲心易役，

气弱病来侵，勿使悲欢极，常令饮食均，再三防夜醉，第一戒晨嗔，亥寝鸣天鼓，晨兴漱玉津，妖邪难犯己，精气自全身，若要无诸病，常当节五辛，安神宜悦乐，惜气保和纯，寿夭休论命，修行本在人，若能遵此理，平地可朝真。

谨疾箴

凡人富贵名利，勿强求之。而况此身父母之所遗，才情意气，勿竞争之。而况此身妻子之所仰，身之柔脆，非木与石，伤之七情，报以百疾，疾之既来，有术奚施，疾之未来，有术不知，我明告子，子尚听之。色之悦目，惟男女之欲，思所以远之。如脱桎梏，味之爽口，惟饮食之欲，思所以禁之。如畏鸩毒，多言则伤气，欲养气者言不费。多思则损血，欲养血者思不越。忧不可积，乐不可纵，形不可太劳，神不可太用。凡此数言，终身宜诵。

勿药真言云：独宿之妙，不但老年，少壮亦当如此。日间纷扰，心神散乱，全赖夜间休息，以复元气。若日内心猿意马，狂妄驰驱，至夜又醉饱而恣情纵欲，不自爱惜，其精神血气，何能堪此？

导引却病法

老子曰：天有三宝日月星，人有三宝精气神，此其旨可得而知也。余自少慕道，夙有因缘，幸遇高贤异士，得读古圣法言，乃知性命之理，简易渊微，舍精气神，则别无了道之门，而老子一言，固已悉之矣。人自离母腹，三元真气，日可生发，后为情欲所蔽，不知保养，斫伤者多，于是古圣传授教人修补之法，呼吸吐纳，存神运想，闭息按摩，虽非大道，然能勤行积久，乃可却病延年。若夫虚劳内损，痼疾经年，即扁鹊卢公，难于措手。苟能积气开关，决有回生之效，久之则任督二脉交通，水升火降乃成既济，从前受病之根，斩刈无遗，嗣后真元之气，蒸蒸不竭，然勿谓草木无功，遂委之命也哉！余虽不敏，尝事于斯，以谢奇疴，谛信专行，功臻旦夕，敢以告之同志。

内养下手诀

易曰：一阖一辟谓之变，往来不穷谓之通，阖辟往来无非道也。人生以气为本，以息为元，以心为根，以肾为蒂，天地相去八万四千里，人心与肾相去八寸八分。此肾是内肾，脐下一寸三分是也。中有一脉，以通天息之浮沉，息总百脉，一呼则百脉皆开，一吸则百脉皆合，天地造化流行，亦不出于阖辟二字，人之呼吸，即天地之阖辟也。是乃出于心肾之间，以应天地阴阳升降之理，人能知此，养以自然，则气血从轨，无俟乎搬运之烦，百病何自而生？如有病能知此而调之，则不治而自却矣。下手之诀，必先均调呼吸，均调呼吸先须屏绝外缘，顺温凉之宜，明燥湿之异，明窗净几，涤虑清心，闭目端坐，叩齿三十六遍，以集心神，然后以大拇指背于手掌心，劳宫穴处，摩令极热，周拭目之大小眦各九遍，并擦鼻之两旁各九遍，又以两手摩令热，闭口鼻气，然后摩面，不俱遍数，以多为上，名真人起居法，次以舌舐上腭，搅口中华池上下，取津漱炼百次，候水澄清，一口分作三次，汨然咽下，名曰赤龙取水，又曰玉液炼己法，最能灌溉五脏，光泽面目，润肺止嗽，其效若神。行持时不必拘定子午，每于夜半后，生气时行之，或睡觉时皆妙，如日中闲暇时亦可。

运气法

凡运气法，当闭目静坐，鼻吸清气降至丹田，转过尾闾，随即提气如忍大便状，自夹脊双关透上，直至泥丸，转下鹊桥，汨然咽下，仍归丹田。初行功时，焚香一炷为度，渐增三

炷，功行七日而止。凡卧病者，宜用厚褥绵被暖帐重衣，不论寒暑，初行功三日，发大汗以攻阴邪之气，进热粥以为表汗之资，渴则漱玉泉以咽之，饥则炊热粥以食之，饥然后食，不拘餐数。如是衣不解带，能一月，则在床三五七年瘫痨鼓膈等症，皆可刻期而愈。患在上身，收气当存想其处，患在下身，收气亦存想其处，放气则归于丹田，患在遍身当分经络，属上属下，运法亦如之。女子行功，先提水门，后及谷道，运法如前。

愚按：人之气，即天地之气，故天气不交于地，乾坤或几乎息矣。人之所以常运其气者，亦体天地交泰之义也。先提谷道，使勿泄也。自背至顶，使相交也。想丹田，使归根也。不惟有疗病之功，抑且多延年之效，何况于无病乎？况微病乎？是名曰修养。

固精法

金丹秘诀云：一擦一兜，左右换手，九九之数，真阳不走。每于戌亥二时，阴旺阳衰之候，宜解衣闭息，一手兜外肾，一手擦脐下，左右换手，各兜擦九九之数，仍盘膝端坐，手齿俱固。先提玉茎，如忍小便状，想我身中元精，自尾闾升上，直至泥丸，复过鹊桥，降至丹田，每行七次，精自固矣。

愚按：精者，人身真元之气，五官百骸之主，而神魂附之，以生者也。夫神犹火也，精犹油也。油尽则灯灭，精竭则神亡，故精由气生，神由精附，固精之法，宜急讲也。半月精固，久行愈佳。

定神法

人身之神，出入固无定。在治病者，穷思极想，又有甚焉。若能行功，则神随气转，不虑其他出，否则难乎其有定在也。故恒时必须常想玄关，思睡必须常想鼻准，如此则神不外

驰而定矣。

愚按：神外无心，心外无道。道即神之主，心即神之宅也。然心外无道，故收放心，即神定而道在，孟子谓学问之道无他，求其放心而已。夫放心而知求，则志气清明，义理昭著，此定神之功验也。今之养病者，曰思丹田，思鼻准，亦收放心之法也。不曰收放心，而曰定神，盖游心千里，无有定在，此皆神之外出，故曰定神。以上三条，乃却病修养之大纲，外有导引等法，详具于后。

十二段动功

叩齿一　齿为筋骨之余，常宜叩击，使筋骨活动，心神清爽，每次叩击三十六数。

咽津二　将舌舐上腭，久则津生满口，便当咽之，咽下咽然有声，使灌溉五脏，降火甚捷，咽数以多为妙。

浴面三　将两手自相摩热，覆面擦之，如浴面之状，则须发不白，即升冠鬓不斑之法，颜如童矣。

鸣天鼓四　将两手掌掩两耳窍，先以第二指压中指弹脑后骨上，左右各二十四次，去头脑疾。

运膏肓五　此穴在背上第四椎下脊两旁各三寸，药力所不到，将两肩扭转二七次，治一身诸疾。

托天六　以两手握拳，以鼻收气运至泥丸，即向天托起，随放左右膝上，每行三次，去胸腹中邪气。

左右开弓七　此法要闭气，将左手伸直，右手作攀弓状，以两目看右手，左右各三次，泻三焦火，可以去臂腋风邪积气。

摩丹田八　法将左手托肾囊，右手摩丹田，三十六次，然后左手转换如前法，暖肾补精。

擦内肾穴九　此法要闭气，将两手搓热，向背后擦肾堂，及近脊命门穴，左右各三十六次。

擦涌泉穴十　法用左手把住左脚，以右手擦左脚心，左右交换，各三十六次。

摩夹脊穴十一　此穴在背脊之下，肛门之上，统会一身之气血，运之大有益，并可疗痔。

洒腿十二　足不运则气血不和，行走不能爽快，须将左足立定，右足提起，共七次，左右交换如前。

上十二段，乃运导按摩之法，古圣相传，却病延年，明白显易，尽人可行。庄子曰：呼吸吐纳，熊经鸟伸，为寿而已矣。此导引之士，养形之人，彭祖寿考者之所好也。由是传之至今，其法自修养家书，及医经所载，种数颇多。又节取要约，切近者十六则，合前十二段参之。各法大概备矣。

凡行功每于子后寅前，此时气清腹虚，行之有效，先须两目垂帘，披衣端坐，两手握固跌坐，当以左足后跟，曲顶肾茎根下动处，不令精窍漏泄耳。两手当屈两大指抵食指根，余四指捻定大指，是为两手握固。然后叩齿三十通，即以两手抱项，左右宛转二十四次。此可去两胁积聚之邪。复以两手相叉，虚空托天，反手按顶二十四。此可除胸膈间病。复以两手心掩两耳，却以第二指弹脑后枕骨二十四。此可除风池邪气。复以两手相捉，按左膝左捩身，按右膝右捩身，各二十四。此可去肝家风邪。捩音例。复以两手一向前一向后，如挽五石弓状二十四次。此可去臂腋积邪。复大坐展两手纽项，左右反顾，肩膊随二十四次。此可去脾胃积邪。复以两手握固，并拄两胁摆撼两肩二十四。此可去腰肋间之风邪。复以两手交捶臂及膊，反捶背上连腰股各十四。此可去四肢胸臆之邪。复大坐斜身偏倚，两手齐向上，如排天状二十四。此可去肺家积聚之邪。复大坐伸足，以两手向前，低头扳足十二次，却钩所伸足屈在膝上，按摩二十四。此可去心包络间邪气。复以两手据地，缩身曲脊，向上十二举。此可去心肝二经积邪。复以起立据床，拔身向背后视，左右各二十四。此可去肾间风邪。复起立徐行，两手握固，左足前踏，左手摆向前，

737

右手摆向后，右足前踏，右手摆向前，左手摆向后二十四。此可去两肩俞之邪。复以手向背上相捉，低身徐徐宛转二十四。此可去两肋之邪。复以足相纽而行，前进十数步，后退十数步，复高坐伸足，将两足纽向内，复纽向外，各二十四。此两条，可去两膝两足间风邪。行此十六节讫，复端坐垂帘，握固冥心，以舌舐上腭搅取华池神水漱三十六次，作咽咽声咽下，复闭气想，丹田之火自下而上，遍烧身体内外蒸热乃止。

愚按：老子导引四十二势，婆罗门导引十二势，赤松子导引十八势，钟离导引八势，胡见素五脏导引法十二势，在诸法中颇为妙解，然撮其功要，不过于此，学者能日行一二遍，久久体健身轻，百邪皆除，不复疲倦矣。

四时摄生篇

凡人在气交之中，呼吸出入，皆接天地之气，故风寒暑湿，四时之暴戾，偶一中人，壮者气行自愈，怯者则留而为病，宜随时加摄，使阴阳中度，是谓先几防于未病。

春月阳气闭藏于冬者，渐发于外，故宜发散以畅阳气。《内经》曰：春三月，此谓发陈，天地以生，万物以荣，夜卧早起，广步于庭，被发缓形，以使志生，生而勿杀，予而勿夺，赏而勿罚，此春气之应，养生之道也，逆之则伤肝，夏为寒变。故人当二月以来，摘取东引桃枝并叶各一握，水三碗，煎取二碗，空心服之，即吐却心膈痰饮宿热。春深稍宜和平将息，绵衣晚脱，不可令背寒，寒即伤肺，鼻塞咳嗽，如觉热即去之，冷则加之，加减俱要早起之时，若于食后日中，防恐感冒风寒，春不可衣薄，令人伤寒霍乱，消渴头痛，春冻未泮，衣欲下厚而上薄。

夏三月，人身阳气发外，伏阴在内，是精神疏泄之时，特忌下利以泄阴气。《内经》曰：夏三月，此谓蕃秀，天地气交，万物华实，夜卧早起，无厌于日，使志无怒，使英华成实，使气得泄，若所爱在外，此夏气之应，养长之道也，逆之则伤心，秋为痎疟。故人常宜宴居静坐，节减饮食嗜欲，调和心志，此时心旺肾衰，精化为水，至秋乃凝，尤须保啬以固阴气，常宜食热物，使腹温暖，如瓜果、生冷、冰水、冷淘、豆粉、蜂蜜，尤不可食，食多秋时必患疟痢，勿以冷水沐浴并浴面及背，使人得虚热目病筋脉厥逆霍乱阴黄等疾，勿当风卧，勿眠中令人扇，汗出毛孔开，风邪易入，犯之患风痹不仁，手足不遂，言语謇涩，年壮或不即病已种病矣。气衰者，未有不桴鼓相应者，酒后尤当禁之。

秋三月，阳气当敛，不宜吐及发汗，犯之令人脏腑消烁。《内经》曰：秋三月，此为容平，天气以急，地气以明，早卧早起，与鸡俱兴，使志安宁，以缓秋刑，收敛神气，使秋气平，无外其志，使肺气清，此秋气之应，养收之道也，逆之则伤肺，冬为飧泄。若知夏时多食瓜果凉物，宜以童便二碗，大腹槟榔五枚，细切水煎八分，生姜汁一分，和雪水三分，作两空早服，泻两三行，一夏所食冷物，及膀胱宿水，悉为驱逐，不能为患。虽老年者亦宜服。如小心加慎饮食者，可不必也。泻后以薤白粥同羊肾空心服之，胜如补剂。

冬三月，天地闭，气血藏，伏阳在内，心膈多热，切忌发汗以泄阳气。《内经》曰：冬三月，谓之闭藏，水冰地坼，无扰乎阳，早卧晚起，必待日光，使志若伏若匿，若有私意，若已有得，去寒就温，无泄皮肤，使气亟夺，此冬气之应，养藏之道也，逆之则伤肾，春为痿厥。故人当服浸酒药以迎阳气，虽然亦不可过暖，绵衣当晚着，使渐渐加厚，即大冷不宜向火烘炙，恐损目，且手足心能引火入内，令人心脏燥，血液耗，衣服亦不太炙，冬月天寒，阳气内藏，若加以炙衣重裘，向火醉酒，则阳太甚矣。如遇春寒，闭塞之久，不与发散，至春夏之交，阴气既入，不能摄运阳气，致有时行热证，甚而谵妄狂越，皆由冬月不善保阴之故，务宜自爱，寒热适中，此为至要，乃摄生之大法也。

十二时无病法

洁一室穴南牖八窗通明，勿多陈列玩器，引乱心目，设广榻长几各一，笔砚楚楚，旁设小几一，挂字画一幅频换，几上置得意书一二部，古帖一本，香炉一，茶具全，心目间常要一尘不染。

【丑寅】 时，精气发生之候，勿浓睡，拥衾坐床，呵气一二口，以出浊气。将两手搓热，擦鼻两旁，及熨两目五七遍，更将两耳揉卷，向前后五七遍，以两手抱脑，手心恰掩两耳，用食指弹中指，击脑后各二十四，左右耸身，舒臂作开弓势，五七遍，后以两股伸缩五七遍，叩齿七七数，漱津满口，以意送下丹田，作三口咽，清五脏火少息。

【卯】 见晨光，量寒温穿衣服，起坐明窗下，进百滚白汤一瓯，勿饮茶，栉发百下，使疏风散火，明目去脑热，盥漱毕早宜粥，宜淡素，饱摩腹，徐行五六十步，取酒一壶，放案头，如出门先饮一二杯。昔有三人，皆冒重雾行，一病一死一无恙，或问故？无恙者曰：我饮酒，病者食，死者空腹。以是知酒力辟邪最胜，不出门或倦，则浮白以养真气。

【辰巳】 二时，或课儿业，或理家政，就事欢然，勿以小故动气，杖入园林，督园丁种植蔬果，芟草灌花莳药，归来入室，闭目定神，咽津约十数口。盖亥子以来，真气至，巳午而微，宜用调息以养之。

【午】 餐量腹而入，食宜美，美非水

陆，毕具异品殊珍，柳公度年八十九，尝语人曰：我不以脾胃熟生物，暖冷物，软硬物。不生，不冷，不硬，美也。又勿强食，当饥而食，食勿过饱，食毕起行百步，摩腹又转手摩肾堂令热，使水土运动，汲水煎茶，饮适可，勿过多。

【未】 时就书案，或读快书，怡悦神气，或吟古诗，畅发悠情，或知己偶聚谈，勿及闱，勿及权势，勿臧否人物，勿争辨是非，当持寡言养气之法，或共知己间行百余步，不衫不履，颓然自放，勿以劳苦徇礼节。

【申】 时点心，用粉面一二物，或果品一二物，弄笔临古帖，抚古琴，倦即止。

【酉】 时宜晚餐勿迟，量饥饱勿过，小饮勿醉，陶然而已。《千金方》云：半醉酒，独自宿，软枕头，暖盖足，言最有味，课子孙一日程如法即止，勿苛。

【戌】 时篝灯，热汤濯足，降火除湿，冷茶漱口，涤一日饮食之毒，默坐日间看书，得意处复取阅之。勿多阅，多伤目，亦勿多思。郑汉奉曰：思虑之害，甚于酒色。思虑多则心火上炎，火炎则肾水下涸，心肾不交，人理绝矣。故少思以宁心，更阑方就寝。涌泉二穴，精气所生之地，寝时宜擦千遍，榻前宜烧苍术诸香，以辟秽气及诸不祥。

【亥子】 时，安睡以培元气，身必欲侧，屈上一足，先睡心，后睡眼，勿想过去未来人我等事，惟以一善为念，则怪梦不生，如此御气调神，方为自爱其宝。

静功六字却病法 六字出息，
治病之旨，常道从正，变道从权

【嘘】 应肝 春行之 肝病行之

【呵】　应心　夏行之　心病行之

【呼】　应脾　四季行之　脾病行之

【呬】　应肺　秋季行之　肺病行之

【吹】　应肾　冬行之　肾病行之

【嘻】　应三焦　热病行之

上六字诀，《道藏玉轴经》云：言世人五脏六腑之气，因五味熏灼，又被七情六欲所乱，积久成患，以致百骸受病，故太上悯之，以六字气诀，治五脏六腑之病。其法行时宜静室中，暖帐厚褥，盘足跌坐，将前动功，略行一次。初学静功，恐血脉不利，故先行动功，后及静功。若七日后，不必行动功，行动功毕，即闭固耳目口齿，存想吾身，要身似冰壶，心如秋月，良久待其呼吸和，血脉定，然后口中微放浊气一二口，然后照前节令行之。

假如春月，须低声念嘘字，不可令耳闻，闻即气粗，粗恐气泄耳。放嘘字气尽，即以鼻收清气，入于本经，仍及丹田，一收一放，各二十四，或三十六。余仿此，乃时令运行之常道也。

假如秋月，患目疾，应乎肝，当行嘘字。又如春患虚黄，当行呼字。此乃权变病应之法。

独肺部之疾，肺本主气，不得行此法，宜专行咽津功夫，降火甚捷。

凡修此道，须择子日子时，起首二十七日为期，如耳聋虚劳鼓膈之症，顿然自愈。行之既久，腹中自闻辘辘有声，内视自有一种景象，百病除而精神充矣。至于炼精化气，炼气化神，炼神还虚，则又向上功夫，兹不具述。

念六字口诀歌

肝若【吁】时目睁睛，肺如【呬】气手双擎，心【呵】顶上连叉手，肾【吹】抱取膝头平，脾病【呼】时须撮口，三焦客热卧【嘻】宁。

四季却病六字诀

春【嘘】明目大扶肝，夏至【呵】心火自

闲，秋【呬】定知金肺润，冬【吹】惟令肾中安，三焦【嘻】却除烦热，四季常【呼】脾化餐，切忌出声闻口耳，其功尤胜保神丹。

调息

调息一法，贯彻三教，大之可以入道，小用亦可以养生，静功之最上一乘法也。故迦文垂教，以视鼻端白数出入息，为止观初门。庄子《南华经》曰：至人之息以踵。《大易·随卦》曰：君子以向晦入宴息。王龙溪曰：古之至人，有息无睡，故曰向晦入宴息。宴息之法，当向晦时，耳无闻，目无见，四体无动，心无思虑，如种火相似，元天元神元气，停育相抱，真意绵绵。《老子》曰：绵绵若存是也。其开阖自然，与虚空同体，故能与虚空同寿也。世人终日营营，精神困败，藉此夜间一睡，始彀日间之用，不能调之，一点光明，尽被后天尘浊所蔽，是谓阳陷于阴也。

调息之法，不拘时候，平身端坐，解衣缓带，务令适然，口中舌搅数次，微微吐出浊气，不令有声，鼻中微微纳之，或三五遍二七遍，有津咽下，叩齿数通，舌抵上腭，唇齿相着，两目垂帘，令胧胧然，调次调息，不喘不粗，或数息出，或数息入，从一至十，从十至百，摄心在数，勿令散乱，如心息相依，杂念不生，则止勿数，任其自然，坐久愈妙。若欲起身，须徐徐舒放，手足勿得遽起，能勤行之，静中光景，种种奇特，直可明心见性，不但养身全生而已，出入绵绵，若存若亡，神气相依，是为真息，息息归根，自能夺天地之造化，长生不死之妙道也。

苏子瞻《养生颂》云：已饥方食，未饱先止，散步逍遥，务令腹空，即腹空时，即便入室，不拘昼夜，坐卧自便，唯在摄身，使如木偶，常自念言，我今此身，若少动摇，如毫发许，便堕地狱，如商君法，如孙武令，事在必行，有死无犯。又用佛言及老子曰：视鼻端白数出入息，绵绵若存，用之不竭，数至数百，此身寂然，此身兀然与虚空等，不烦禁制，自然不动，数至数千，或不能数，则有一法，强名曰随，与息俱出，复与俱入，随之不已，一旦有住，不出不入，忽觉此息从毛窍中八万四千，云蒸雨散，无始以来，诸病自除，诸障自灭，定能生慧，自然明悟，譬如盲人忽然有眼，此时何用求人指路，是故老人言尽于此。

小周天法，先将身心澄定，面东趺坐，平坐亦可，但前膝不可低，肾子不可着物，呼吸和平，以手作三昧印，掐无名指，右掌加左掌上，按于脐下，叩齿三十六通，以集心神，赤龙搅海，内外三十六遍。赤龙，舌也。内外齿，内外也。双目随舌转运，舌抵上腭，静心数息三百六十周天毕，待神水满，漱津数遍，用四字诀，撮提谷道，舌抵上腭，目闭上视，鼻吸莫呼。从任脉撮过谷道，到尾闾，以意运送，徐徐上夹脊中关，渐渐速些，闭目上视，鼻吸莫呼，撞过玉枕，颈上脑后骨。将目往前一忍，直转昆仑，头顶。倒下鹊桥，舌。分津送下重楼，入离宫，心也。而至气海。脐下穴也。略定一定，复用前法，连行三次，口中之津，分三次咽下。所谓天河，水逆流也。静坐片时，将手左右擦丹田一百八下，连脐抱住，放手时，将衣被脐腹间围住，勿令风入。古所谓养得丹田暖暖热，此是神仙真妙法。次将大指背擦热，拭目十四遍，去心火，擦鼻三十六遍，润肺，擦耳十四遍，补肾，擦面十四遍，健脾，两手掩耳鸣天鼓，徐徐将手往上，即朝天揖，如是者三，徐徐呼出浊气，四五口，鼻收清气，两手抱肩，移筋换骨数遍，擦玉枕关二十四下，擦腰眼即肾堂。一百八下，擦足心即涌泉。各一百八下，谓之一周，久久行之，精神强旺，百病不生，长生耐老。

清心说

夫既行运气功夫，又加以动功，再及静功，则胸膈舒泰，气血流行，宿疾沉疴为之顿去，但此心不清，或预料将来，或追悔已往，或为钱财，或为声色，或为意气，种种妄想，缠绵纠结，杂乱其心，则欲火内生，气血复乖，前功尽废矣。病者于是时当自想曰：向者我病笃时，九死一生，几为尘下之土，无复立人间世矣。今幸得再生，此余生也。声色货利皆身外之余物，至于意气争执尤觉无谓，儿孙自有儿孙福，更无纤毫牵挂，一切世味淡然漠然，但得自在逍遥，随缘度日足矣，即此却病之方，即此延年之药。又曰钱财所以养生，若贪取之，必致伤生。声色所以悦心，若过恋之，必致损身。意气所以自高，若争竞之，反取自辱。酒肉所以适口，若沉酣之，反能为害。故曰：酒色财气伤人物，多少英雄被他惑，若能打退四凶魔，便是九霄云外客。

又曰：一人之身，一国之象也。胸臆之间，犹宫府焉。肢体之位，犹郊境焉。骨节之分，犹四衢焉。血脉之道，犹百川焉。神犹君也，精犹臣也，气犹民也，故至人能理其身，犹人君能治其国，爱民安国，爱气全身，民弊国亡，气衰身谢，故善养生者，先除六害，一曰薄名位，二曰廉货财，三曰少色欲，四曰减滋味，五曰屏虚妄，六曰除嫉妒，如六者尚存，不能自禁，即道经空念，其如衰朽，安得挽乎？

修养余言

孙真人曰：人年四十以上，勿食泻药。人有所怒，血气未定，若交合，令人发痈疽。远行疲乏入房，成五劳少子。忍小便膝冷成淋。忍大便成气痔。水银不可近阴，鹿豕二脂不可近阴，皆令人阴痿。养生者，发宜多梳，面宜常擦，目宜常运，耳宜常筹，舌宜抵腭，齿宜常叩，津宜常咽，背宜常暖，胸宜常护，腹宜常摩，谷道宜常撮，足宜常擦涌泉，一身皮肤宜常干浴，大小便宜咬齿勿言。又须省多言，省笔札，省交游，少妄想，所一息不可省者，居敬养心耳。饥勿过饱，饱食成癖病。饱食夜卧失覆，多霍乱。时病瘥，勿食鲙，成痢。食鲙，勿食乳酪，成虫病。食兔肉，勿食姜，成霍乱。勿食父母本命所属肉，欲令寿永。勿食自己本命所属肉，欲令魂魄安宁。勿食一切脑，恐损神。勿食盘面上众人先目物，成结气。凡食毕漱口数过，令人齿固。凡食皆熟胜生，少胜多。春天不可衣薄，令伤寒霍乱。湿衣汗衣勿着，令发疮疡。夜卧头勿向北，并勿近火炉，恐损目。夜卧常习闭口，开则气耗，又恐异气入口，慎之。凡人梦魇，不得燃灯唤之。亦不可近而急嗔。夜梦恶勿说，旦起口含凉水，向东噀之，咒曰：恶梦着草木，好梦成珠玉，即解。凡梦善恶勿说获吉。居处切防令有小隙，小隙之风最劣，勿忍急避。凡在家在外，忽遇大风大雨，震雷昏雾，必是诸煞鬼神经过，宜入室闭户，烧香恭默，过后乃出，否则恐招损咎。琐碎录云：卧处不可以首近火，恐伤脑，亦不可当风，恐患头风，背受风则嗽，肩受风则臂疼，善调摄者，虽盛暑不当风及坐卧露下。

又云：戒酒后语，忌食时嗔，忍难忍事，恕不明人。口腹不节，致病之因，念虑不正，杀身之本。

又曰：酒不顾身，色不顾病，财不顾亲，气不顾命，当其未值，孰不明知，亦能劝人，及到自临其境，仍复昏迷，当此之时，再思猛省。

《杨廉夫集》：有路逢三叟词云。上叟前致词：大道抱天全。中叟前致词：寒暑每节宣。下叟前致词：百处半单眠。尝见后山诗中一词亦此意，盖出应璩。璩诗曰：昔有行道人，陌上见三叟，年各百岁余，相与锄禾莠，往前问三叟，何以得此寿，上叟前致词，室内姬粗丑，二叟前致词，量腹节所受，下叟前致词，夜卧不覆首，要哉三叟言，所以能长久。

保养之道无他，在于平日饮食男女之间，能自节爱，即是省身修德。若恣肆无忌，即是过恶，潜滋暗长，甚则疾病应之。虽因风寒外感，或缘内伤七情，实由人违犯圣教，以致魂魄相离，精神失守，肌体空疏，百骸不遂，风寒邪气，得以中入。若有德者，虽处幽暗，不敢为非，虽居荣禄，不敢为恶，量体而衣，随分而食，虽富贵不敢恣欲，虽贫贱不敢强求，是以外无残暴，内无疾病也。盖心内澄，则真神守其位，气内定，则邪秽去其身，行欺诈，则神昏，行争竞，则神沮，轻侮于人，必减算，杀害于物，必伤年，行一善则神魂欢，作一恶则心气乱，人能宽泰自居，恬淡自守，则形神安静，灾病不生，福寿永昌，由兹伊始。

人之遘疾者，殆于心，忘其身，而病生，继则过患其身，而病不去。忘身者，在康强时，不择味而饱，不择风而裸，不择时而色，不择醒而醉，不择里而趋，不择性而喜怒哀乐，故病乘吾所弗备，既至也悔无及。

夫人之涕唾便溺也，必有气焉以充之而后出。草木之华，鸟兽之羽毛也。亦必有脉焉以贯之而后荣，是故气脉之贵乎养也。

以上诸仙垂训，皆却病良方，延年妙诀，虽非金丹大旨，然由此而进，未尝不可以入道也。嗣有大周天三炼要旨，容图灾木，就正宇内。

寿世青编卷下

古平江尤乘生洲手纂

杭州李锦章校订

服药须知

夫病之所由来，因放逸其心，逆于生乐，以精神徇智巧，以忧虑徇得失，以劳苦徇礼节，以身世徇财利，四徇不置，心为之病也。极力劳形，躁暴气逆，当风饮酒，食嗜辛咸，肝为之病矣。饮食失节，温凉失度，久坐久卧，大饱大饥，脾为之病矣。呼叫过常，辨争陪答，冒犯寒暄，恣食酸咸，肺为之病矣。久坐湿地，强力涉远，纵欲劳形，三田漏溢，肾为之病矣。五病既作，故未老而羸，未羸而病，病至则重，重则必毙。呜呼！是皆弗思而自取之也。今既病矣，而后药之，得非临渴掘井乎？然必以慎起居，戒暴怒，简言语，清心寡营，轻得失，收视听，节饮食，忌肥浓、炙煿生冷。凡食勿顿而多，任可少而频，食不欲急，急则伤脾，法宜细嚼缓咽，勿太热，勿太冷，又不得杂，杂则物性或有相反，则脾与胃不大可虑哉，苟能慎之，服药自效，设仍率性任情，不守戒忌，岂特药力无功，而其疾更剧矣，是不可不慎。

煎药有法

一慎用水，按方书所载。

长流水 即千里水，但当取其流长而来远耳。不可泥于千里之外者，以取其来远通达，用以煎治手足四肢病，及通利二便之药也。

急流水 湍上峻急之流水也。以其急速而达下，取以煎利二便，及足胫之风湿药也。

顺流水 其性顺而下流，故亦取治下焦腰膝之病，及二便之药也。

逆流水 慢流洄澜之水也。以其逆而倒流，取其调和发吐痰饮之药也。

半天河水 即长桑君授扁鹊饮以上池之水，乃竹篱藩头管内所盛之水也。取其自天而降，未受下流重浊之气，故可以炼还丹，调仙药之用。

春雨水 立春日，空中以器盛接之水。其性始得春升生发之气，可以煎补中气，及清气不升之剂。古方谓妇人无子者，十立春日清晨，以器盛空中之雨水，或是日百草晓露之水，夫妻各饮一杯，还房当即有孕，取其资殆资生，发育万物之意耳。

秋露水 其性禀收敛肃杀之气，取煎祛祟之药，及调敷虫疥癣疮风癞之用。

井华水 清晨井中第一汲者。其天一真元之气，浮结水面，取煎滋阴之剂，及修炼丹药之用。

新汲水 井中新汲未入缸瓮者。取其无所浑浊，用以煎药为洁。

甘澜水 以器盛水，又器扬濯之，使其珠沫盈于水面，约以百次为度，取其性变温柔，能理伤寒阴证。

潦水 即无根水。山谷中无人处，新坎中水也。取其性止而不流，且有土气，清者可煎调脾胃补中气之剂。

冬霜水 阴盛则露结为霜，霜能杀物，性随时异也。解酒毒，治热病。收霜法：鸡羽刷，贮瓶密封候用。一方治寒、热疟，秋霜一钱，热酒送下，奇效如神。

腊雪水　冬至后第三戊为腊，其水解时疫丹石毒，煎茶煮粥，止消渴，洗目赤如神，及调和杀虫药用。

阴阳水　即生熟水，新汲水，合百沸汤，和匀是也。入烧盐饮之，消醉饱过度，霍乱肚胀者。饮一二升吐出痰食即瘥。凡霍乱呕吐不能令纳食，其势危者，先饮数口即定。

菊英水　蜀中有长寿源，其源多菊花，则流水皆菊花香，居人饮其水者，寿皆二三百岁，故渊明好植菊花，日采其花英浸水烹茶，期延年也。夫本草虽有诸水之名，而未及其用，今特表而出之。

按《千金方》云：煎人参须用流水，用止水即不验。今甚有宿水煎药，不惟无功，恐有虫毒，阴气所侵，益蒙其害，即滚汤停宿者，浴面无颜色，洗身成癣，以上诸水，各有所宜，临用之际，宜细择焉。

慎火候，按方书所载。

桑柴火　桑木能利关节，养津液，得火则良。《抱朴子》云：一切仙药，不得桑煎不服。桑乃箕星之精，能助药力，除风寒痹痛，久服终身不患风疾故也。

栎炭火　宜煅炼一切金石之药，以其坚也。

金粟火　即粟米壳也。煅炼丹药用。

烰炭火　宜烹煎焙炙百药丸散。

白炭　误吞金银铜铁在腹，烧红急为末煎汤呷之，甚者刮末一钱，井水调服，未效再服。又解水银轻粉毒。

石炭　今西北所烧之煤即是，不入药用。

芦荻火、竹火　宜煎一切滋补药。

按火有文武，从容和缓，不疾不徐，文火也。恐炽焰沸腾，则药汁易涸，气味不全耳，并用纸蘸水封器口煎之。如煎探吐痰饮之剂，当用武火，取其急速而发吐之也。

一慎煎器。必用砂铫瓦罐，如富贵家，净银之器，煎之更妙，切忌油秽腥气，铜锡铁锅，或煎过他药者，必涤洁净，器口用纸蘸水封之。

一慎煎药之人。有等鲁莽者，不按水火，率意煎熬，或药汁太多，而背地倾藏，或过煎太少，而私搀茶水，供应病人，惟图了事。必择谨慎，能识火候者，或亲信骨肉，按法煎造，其去渣必用新绢滤净，取清汁服。

一慎服药。凡病在胸膈以上者，先食而后药。病在心腹以下者，先药而后食。病在四肢血脉者，宜饥食而在旦。病在骨髓者，宜饱食而在夜。在上不厌频而少，在下不厌频而多，少服则滋润于上，多服即峻补于下。其药气与食气不欲相逢，食气下则服药，药气退则进食，有食前食后服，宜审此意。

服药忌食

凡服药不可杂食肥腻、鱼酢、陈羹、犬豕诸肉，及胡荽、生蒜、葱、韭、生菜、瓜果、生冷、滑滞之物，并忌见死尸、产妇、淹秽事等。

有苍白术，忌桃、李、雀肉、青鱼、蛤、菘菜。　有黄连、胡黄连，豕肉、冷水并忌。有甘草，忌豕肉、海菜、菘菜。　有桔梗、远志、乌梅，忌豕肉、冷水、生葱。　有地黄、何首乌，忌一切血、葱、蒜、莱菔。　有半夏、菖蒲、补骨脂，忌羊肉、饴糖。　有细辛、常山，忌生菜、生葱。　有丹参、茯神、茯苓，忌一切酸味物并醋。　有牡丹皮，忌胡荽、蒜。有仙茅、牛膝，忌牛乳、牛肉。　有苍耳，忌豕肉。　有吴茱萸，忌豕心、肺、豕肉、慈菇。有荆芥，忌河豚、一切鱼蟹。　有二冬，忌鲤鱼、鲫鱼。　有鳖甲，忌苋菜。　有泽泻忌海蛤。　有枸杞，草薢，忌牛肉、牛乳。　有肉桂、蜂蜜，忌葱。　有厚朴、蓖麻，忌炒豆。有巴豆，忌冷水。　有薄荷，忌鳖肉。　有紫苏、丹砂、龙骨，忌鲤鱼。　有商陆，忌犬肉。有当归，忌湿面。　有附子、乌头、天雄，忌豉汁、稷米。

有土茯苓、威灵仙，忌茶面汤。 有阳起、云母、钟乳、矾石、硇砂，并忌羊血。

饮食禁忌节要不可同食

食猪肉，忌姜、羊肝。 猪肝，忌鱼酢。猪心肺，忌饴。 羊肉，忌梅子、酢。 羊心、肝，忌椒、笋。 犬肉，忌蒜、鱼。 牛肉，忌姜、栗子。 牛肝、牛乳，忌鱼。 鸡肉、鸡子，同忌蒜、葱、芥、李。 鸭子，忌李。鹌鹑，忌菌、木耳。 雀肉，忌李、酱。 鲤鱼，忌鸡、猪肝、葵菜。 鲫鱼，忌猪肝、蒜、鸡、糖。 鱼酢，忌绿豆、酱。 黄鱼，忌荞麦。 鲈鱼，忌乳酪。 鲟鱼，忌干笋。蟹，忌柿、橘、枣。 虾子，忌鸡、豕。 李子，忌蜜。 枣，忌葱、鱼。 韭，忌牛肉、蜜。 梅子，忌豕肉。 胡荽、炒豆，忌豕肉。 苋菜，忌鳖。 杨梅，忌葱。 荞麦，忌豕、羊、雉肉、黄鱼。 黍米，忌牛肉、葵菜、蜜。 绿豆，忌榧子，能杀人。鱼鲊。

病有十失

骄恣率性，不遵戒忌一也。

轻命重财，治疗不早二也。

听信巫祷，广行杀戮，不信医药三也。

讳疾试医，言不由中，四也。

不善择医，信人毁誉，或从蓍卜五也。

急欲速效，旦暮更张，杂剂乱投六也。

索即写方，制炮失宜，私自加减七也。

侍奉不得人，煎丸失法，怠不精详八也。

寝兴不适，饮食无度九也。

过服汤药，荡涤肠胃十也。

病有八不治

室家乖戾，处事不和，动成荆棘一也。

恣纵惛淫，不自珍重二也。

忧思想慕，得失萦怀三也。

今日预愁明日，一年营计百年四也。

烦躁暴戾，不自宽慰五也。

窘若拘囚，无潇洒志六也。

怨天尤人，广生懊恼七也。

以死为苦，难割难舍八也。

却病十要

一要静坐观空，万缘放下，当知四大原从假合，勿认此身为久安长住之所，战战以为忧也。

二要烦恼现前，以死喻之。勿以争长较短。

三要常将不如我者，巧自宽解，勿以不适生嗔。

四要造物劳我以生，遇病却间，反生庆幸。

五要深信因果，或者夙业难逃，却欢喜领受，勿生嗟怨。

六要室家和睦，无交谪之言入耳。

七要起居务适，毋强饮食，宁节毋多。

八要严防嗜欲攻心，风露侵衣。

九要常自观察，克治病之根本处。

十要觅高朋良友，讲开怀出世之言，或对竹木鱼鸟相亲，攸然自得，皆却病法也。

病有七失不可治

夫病有七失不可治者：失于不审，失于不慎，失于不信，失于怠忽过时，失于不择医，失于不辨药，失于自立意见。应补责医以泻，畏攻责医欲补，应针欲艾，应灼欲砭，七者之中，有一于此，即为难治。非止医家之罪，实病家之自误也。矧有医不兹仁，病者猜鄙二理，交驰于病，为害者不少。由是言之，医者不可不慈仁，病者不可多猜鄙，如犯之则招祸。在医者当以救济为心，在病家务以精诚笃挚为念，各尽其极，乃治病求愈之大端也。

老人病不同治法

常见年高疾患，将同少年混投汤药，妄行针灸，务欲速愈。殊不知老年之人，血气已衰，精神减耗，至于视听不至聪明，手足举动不随其志，身体劳倦，头目昏眩，宿疾时发，或秘或泄，或冷或热，皆老人之常也。勿紧用针药，急求痊愈，往往因此别致危殆。且攻病之药，或汗或吐，或解或利，缘衰老之人不同年少，年少者真气壮盛，虽汗吐转利，未致危殆，其老弱者汗之则阳气泄，吐之则胃气逆，下之则元气脱，立致不可救，此养老之大忌也。大率老人药饵，止用扶持，只可温乎顺气，进食补虚，中和之剂，不可用市肆购买，他人惠送，未识方味者与之服饵，切须详审。若有宿疾时发，则随其疾状，用和平汤剂调顺，三朝五日，自然痊退。惟是调停饮食，随其食性变馔治之。此最为良法也。

治妇人病有不能尽法之弊

治妇人疾，有不能尽圣人之法者。今富贵之家，居奥室之中，处帏幔之内，甚又以帛蒙手臂，既不能行望色之神，又不能弹切脉之巧，四者有二缺焉。黄帝曰：凡治病察其形气色泽，形气相得，谓之可治，色泽以浮，谓之易已，形气相失，谓之难治，色夭不泽，谓之难已。又曰：诊病之道，观人勇怯，骨肉皮肤，能知其情，以为诊法。若病人脉病不相应，既不得见其形，医者止据脉供药，其可得乎？如此言之，乌能尽其术哉！此医家之公患，世不能革。医者不得不尽理质问，以凭治治。病家见其所问烦遽，意其脉道不精，往往得药不服，似此甚多。扁鹊见齐侯之色，尚不肯信，况其不得见者乎？嗟哉。

妄庸议病

世有病人亲朋故旧交游来问疾者。其人曾不经一事，未读一方，自夸了了，谈说异端。或言是虚，或言是实，或云是风，或云是气，纷纷谬说，种种不同，使乱病人心意，不知孰是。迁延已久，时不待人，歘然致祸，各自走散。设有明医，识病浅深，探究方书，熟知本草，看病不尔，不误人事，何况妄议者乎？

古方无妄用

鄱阳周顺，医有十全之功云：古方如《圣惠》《千金》《外台秘要》，所论病原脉症，及针灸法，皆不可废，然处方分剂，与今大异，不深究其旨者，谨勿妄用。有人得目疾，用古方治之，目遂突出。又有妇人因产病，用《外台秘要》坐导方，其后反得恶露之疾，终身不差。曾有士人得脚弱病，方书罗列，积药如山，而疾益甚。余令悉屏去，但用杉木为桶，盛水濯足，并令排樟脑于两股间，以脚绑系定，月余而安健如初，南方多此疾，不可不知。顺固名医，语必不妄，故录于此。

草药不可妄用

甲志云：绍兴十九年三月，英川僧希赐，往州南三十里洗口扫塔，有客船自番禺至，舟中士人携一仆，病脚弱，不能行，舟师悯之。曰：吾有一药，治此病如神，饵之而差者，不可胜计。既赛庙毕，饮胙颇醉，乃入山求得，草渍酒授病者，令天未明服之。如其言，药入口即呻吟云：肠胃如刀割截痛，迟明而死。士人以咎舟师，舟师恚曰：何有此？即取昨夕所余药，自渍酒服之，不逾时亦死。盖此山多断肠草，人误食之辄死，舟师所取药，为根蔓所缠，醉不暇择，径投酒中，以此致祸，则知草药不可妄用也。

真菊野菊

蜀人多种菊，以苗可以菜，花可以药，园圃悉能植之。今人多采野菊供药肆，颇有大误。真菊延龄，野菊杀人。如张华言：黄精益寿，钩吻杀人。形类相似之误有如此。

服饵忌羊血

服饵之家，忌食羊血，虽服饵数十年，一食则前功尽丧，以其能解药力如此。

论妇人病有不同治法

孙真人云：宁医十男子，莫医一妇人，以嗜欲多于丈夫，故感病倍于男子。盖其慈恋爱憎，嫉妒忧患，染着坚牢，情不自抑，以此成疾，非外感六气，必内伤七情之所致也。七情之病不可医，诚以情想内结，自无而有，思虑过当，多致劳损。是以释氏称说酢梅，口中水出，想蹈悬崖，足心酸楚，大都如此。若非宽缓情意，改易心志，则虽金丹大药，亦不能已。盖病出于五内，无有已期，药力不可及也。法当令病者，存想以摄心，抑情以养性。

葛仙翁曰：凡妇人病，兼治其忧患，令宽其思虑，则疾无不愈矣。

凡人在病中，百念灰冷，虽有富贵，欲享不能，反羡贫贱而健者。人能于平日无病时，作是想头，病从何来？及一切名利得失，恩怨亦自淡然。

用药例丸散汤膏各有所宜

药有宜丸宜散者，宜水煎者，宜酒渍者，宜煎膏者，亦有一物兼宜者，亦有不可入汤酒者，并随药性不可过越。汤者，荡也。煎成清汁是也，去大病用之。散者，散也。研成细末是也。丸者，缓也。作成丸粒也。不能速效，

舒缓而治之也。渍之者，以酒浸药也。有宜酒浸以助其力，如当归、地黄、知母、黄柏，阴寒之气味，假酒力而行气血也。有用药锉细，如法煮酒密封，早晚频饮，以行经络，或补或攻，渐以取效是也。

细末者，不循经络，上去胃中及腑脏之积，及治肺疾咳嗽为宜。气味厚者，白汤调。气味薄者，煎之。和渣服丸，治下焦之病者，极大而光且圆。治中焦者，次之。治上焦者，极小。面糊者，取其迟化，直至下焦。或酒取其散，醋取其收，如半夏、南星，及利湿者，以姜汁稀糊丸，取其易化也。如汤泡蒸饼，尤易化，滴水亦然。炼蜜丸者，取其迟化，而气循经络也。蜡丸者，取其能达下焦，而治肠澼等疾。

凡修合丸剂，用蜜只用蜜，用饴只用饴，勿相杂用。且如丸药，用蜡取其固护药气，欲其经久不失味力，且过膈关而作效也。今若投蜜相和，虽易为丸，然下咽亦即散化，如何得致肠中？若或有毒药，不宜在上化，岂徒无益，而反为害，全非用蜡之本意。

凡炼蜜宜先掠去沫，令熬色微黄，试水不散，作熬一二沸作丸，则收潮而不黏成块也。

冬月炼蜜，炼时要加二杯水为妙。《衍义》云：每蜜一斤，只炼得十二两，是其度数也。和药末要乘极滚时和之，臼内捣千百杵，自然软熟，容易作条好丸也。

凡为末，先须细切，晒燥退冷捣之。有宜合捣者，有宜各捣者。其滋润之药，如天麦冬、生熟地黄、当归辈，皆先切晒之独捣，或以慢火隔纸焙燥，退冷捣之，则为细末。若入众药，少停回润，则和之不匀也。凡湿药燥后，皆大耗蚀，当先增分两，待燥秤之乃准。其汤酒中不须如此。

凡合丸药用蜜，绢令细筛，散药尤宜精细，若捣丸，必于石臼中杵千百遍，色利和同为佳。

凡欲浸酒，皆须细切，生绢袋盛，乃入酒密封，随寒暑日数，视其浓烈，便可漉出，不须待酒尽也。渣则曝燥微捣，更渍饮之。亦可

为散服。

凡合膏子，须令膏少之料，先淹浸，先煎其汁，乃下有膏之料。煮时当杖以三上三下，以泄其火气，勿令沸腾，不妨旋取药汁，渣须再煮，务令力尽而已。然后渐渐慢火收厚如饴，加炼蜜，收贮磁瓶，出火气七日二七日听用。

凡煎摩贴之膏，或醋、或酒、或油，须令淹浸，然后煎熬，用杖三上三下，以泄其热势，令药味得出，上之使哂哂沸，下之要沸静，良久乃上之。如有葱白及姜在内，以渐焦为度。如有附子、木鳖者，亦令焦黄，勿令枯黑。滤膏必以新布。若是可服之膏，滓亦可酒煮饮之。可摩之膏，渣亦可敷。亦欲兼尽其药力也。

凡汤膏中，用诸石药皆细研之。以新绢裹之纳中。《衍义》云：石药入散，如朱砂、钟乳之类，用水研乳极细，必要二三日乃已，以水漂澄极细，方可服饵，岂但研绢裹为是。

凡草叶之药，如柏叶、荷叶、茅根、蓟根、十灰散类，必要焦枯，用器盖在地上，出火性，存本性，倘如死灰，则白无效矣。

凡有脂膏，如桃、杏、麻仁等，须另末，旋次入众味，合研则匀。

凡汤剂中，用一切完物，俱破壳研之，如豆蔻、苏子、益智、骨脂之类。不则如米之在谷，虽煮之终日，米终不熟，职是故也。

凡用香燥，如木香、沉香、砂仁、豆蔻，不宜久煎，点泡尤妙。

药品制度法

药之制度，犹食品之调和也。食品之加五味，非调和不能足其味。次药有良毒，不藉修治，岂能奏效？假如芩、连、知、柏，用治头面手足皮肤者，须酒炒，以其性沉寒，借酒力可上腾也。用治中焦酒洗，下焦生用。黄连去痰火，姜汁拌炒；去胃火，和土炒；治吞酸，同吴茱萸炒；此各从其宜也。大黄用行太阳经酒浸，阳明经酒洗，况其性寒力猛，气弱之人，

须用煨蒸，否则必寒伤胃也。地黄、知母，下焦药也。用之须用酒浸，亦恐寒胃。地黄用治中风，非姜汁浸炒，恐腻膈也。苦参、龙胆，酒浸者，制其苦寒也。当归、防己、天麻，酒浸者，助发散之意也。川乌、天雄、附子，其性劣，灰火中慢慢炮之裂，去皮脐及尖，再以童便浸一宿，制其燥毒也。半夏汤泡七次，南星水浸，俱于腊月冰冻二三宿，去其燥性更妙。用治风痰，俱以姜汁浸一宿。南星治惊痫，以黄牛胆酿阴干，取壮其胆气也。吴茱萸味恶，须汤泡七次。麻黄先煮两沸，去沫，免令人烦闷。山栀仁用泻阴火，炒令色变。水蛭、虻虫、斑蝥、干漆，非烟尽不能去其毒，生则令人吐逆不已。巴豆性最急劣，有大毒，不去油，莫用。大戟、芫花、甘遂、商陆，其性亦暴，非炒用峻利不已。苍术气烈，非米泔浸经宿，燥性不减。凡用金石并子仁之类，须各另研细，方可入剂。但制度得法，而药能施功矣。余见今人索方入市，希图省俭，不顾有误，不惟炮制失宜，抑且真伪未明，多少不合，全失君臣佐使用药之法，大非求药治病之心，使反为致误，伊谁之咎耶？凡事修合，必须选料制度，一如后法，务在至诚，毋得忽也。用火煅者，必于地上取去火毒为妙。倘随症自有制法，不拘此例。

人参，去芦，人乳拌蒸。　生地，酒洗。熟地，酒洗，焙。　二门冬，水润，去心。苍术，米泔浸，炒。　白术，米泔浸，蒸，切片，蜜水拌炒褐色。　黄芪，蜜炙。　远志，甘草汤浸透，去梗，焙。　升麻、柴胡，忌火。菖蒲，去须，焙。　葳蕤，蜜水蒸。　山药，蒸。　苡米，炒。　当归，去根，酒洗。　二芍，酒拌炒。　木香，生用理气，煨用止泄。甘草，生用泻火，熟用补中。　石斛，酒浸蒸。牛膝、川芎，去净。　知母，去毛，酒炒。五味，嗽生用，补焙用。　贝母，去心，焙。紫菀，水净，蜜水焙。　泽泻，去毛，酒焙。续断，酒炒。　甘菊，去蒂。　车前，酒焙，

研。　萆薢，酒浸，焙。　苦参，泔水浸，蒸晒。　白芷，焙。　防风，去芦并叉者。　金银花，去枝叶。　茺蔚子，忌铁。　麻黄，去根节。　黄柏，去皮，酒炒。　黄芩，酒蒸。天麻，酒浸，湿纸包煨。　干葛，生用堕胎，熟解酒毒。　龙胆，酒炒。　何首乌，米泔浸，黑豆蒸。　桔梗，略焙。　白豆蔻，去衣，微炒。　草豆蔻，同上。　白附，炮去皮脐。草果，去壳。　肉豆蔻，面裹煨，忌铁。　砂仁，去壳，炒研。　玄胡索、莪术，酒炒。三棱，醋炒。　款冬花，去枝，蜜水炒。　百部，去心，酒洗焙。　旋覆花，去蒂焙。　兜铃，水净。　枳壳，麸炒。　半夏，姜汤泡，煮透。　南星，炮去皮肤，冬月研末入牛胆，挂风处。　蒺藜，酒炒，去刺。　大黄，酒蒸晒。天雄、附子，童便浸去皮，切四片，另再用童便，加甘草、防风，煮干为度。　巴戟，酒浸焙。　杜仲，酥炙。　仙茅，泔浸，去赤水。淫羊藿，羊油拌炒。　肉苁蓉，酒洗，去甲。菟丝子，酒煮，打作饼，晒为末。　补骨脂，酒炒。　益智，盐水炒研。　覆盆子，去蒂，酒炒。　骨碎补，去毛，蜜蒸。　狗脊，去毛，酒炒。　商陆，黑豆拌蒸。　芫花，醋煮，晒。大戟，水煮去骨。　甘遂，面裹煨。　郁李仁，去皮，研如膏。　常山，去芦，酒炒。　蓖麻子，去壳。　续随子，研，去油。　胡芦巴，淘净，酒焙。　牛蒡，酒炒，研。　桑白皮，蜜水炒。　山栀子，炒黑。　干姜，炮。　厚朴，姜汁炒。　桃杏仁，汤泡去皮尖，研。　神曲，炒研。　麦芽，炒。　莱菔子，炒研。　白芥子，炒研。　紫苏子，炒研。　莲子，去心，炒。　山茱萸，去核，焙。　吴茱萸，去闭口，盐汤泡三次，焙。　蜀椒，去合口核，炒。诃子，蒸，去核，焙。　青蒿，童便浸一宿晒。枇杷叶，胃病姜汁炙，肺病蜜炙，去毛。　椿

樗白皮，醋炙。　雷丸，酒蒸去皮。　密蒙花，酒润焙。　麻仁，炒研。　扁豆，炒。　乳香、没药，箸上烘出油，同灯心研之，则能细。山楂，去核。　生姜，去皮热，留皮寒。　干漆，炒尽烟为度。　粟壳，醋炒。　韭子，炒。葱、蒜，忌蜜。　黑白丑，酒蒸研。　苏合香，酒蒸另研。　丁香，忌火。　水蛭、全蝎，炒，去毒。　乌药，酒炒。　大腹皮，水洗晒。酸枣仁，生醒麻，熟安神。　柏子仁，炒。牡丹皮，酒炒。　地榆，忌火。　白及，略焙。决明子，炒研。　蝉蜕，去翅足洗。　斑蝥，去头足翅，同大米炒。　葶苈子，同米炒。连翘，酒炒。　白僵蚕，米泔浸经宿，待涎浮水面取起，焙干去丝及黑口研。　穿山甲，土炙酒炙研。　代赭，煅醋淬，水飞。　雄黄、朱砂，另研水飞。　石膏，煅研。　赤白石脂，火煅研，水飞用。　自然铜、磁石，煅醋淬九次，研细水飞。　滑石，研，水飞。　炉甘石、青礞石、花蕊石、伏龙肝，火煅研，水飞。　阳起石，火煅，酒淬七次，水飞。　白矾，煅。　龙骨，火煅，水飞，酒煮。　阿胶，蛤粉炒。　石决明，盐水煮，研水飞。牡蛎，火煅，童便淬研。　珍珠，绢包，又豆腐中煮一炷香，研。　鳖甲，去肋，酥炙。鹿茸，烙去毛，酥炙。　虎胫骨，酥炙。　五灵脂，酒飞去沙。　龟甲，酒浸炙。　墨，火煅研。　发，入瓦罐中盐泥封固，煅存性。齿，火煅水飞。　海螵蛸，炙。　桑螵蛸，蒸透再焙。　昆布，水净。　海藻，水净焙。绯丹，汤泡去黄水，炒去紫色研。　石硫，用猪大肠盛之，水煮三日夜，以皂角汤淘去黑水，再以紫背浮萍同煮，消其火毒，畏细辛、醋，及诸般血。　香附，醋、酒、童便可制。

土硫黄辛热腥臭，止可入疮科外治，不堪服饵。

病后调理服食法

古平江尤乘生洲手纂

杭州李锦章校订

凡一切病后将愈，表里气血耗尽外，脏腑精神损于内，形体虚弱，倦怠少力，乃其常也。宜安心静养，调和脾胃为要，防风寒，慎起居，戒恼怒，节饮食，忌房劳，除妄想，是其切要。若或犯之，即良医亦难奏功矣。勿以身命等蜉蝣，如灯蛾之扑焰，自损其躯哉！戒之戒之，例次如下。

初愈务宜衣被适寒温，如太热发渴，心烦，助虚热，如寒则又令外邪仍入内。

伤寒时疫，身凉脉缓，宜进青菜汤，疏通余邪，如觉腹中宽爽，再进陈仓米清汤，以开胃中谷气，一二日后，可进糜粥盏许，日三四次，或四五六次，慎勿太过，或用陈豆豉，或清爽之物过口，或清水煮白鲞，醋点极妙，再渐进活鲫鱼汤调理百日，方无食复劳复等症。

食后复发热，宜断谷即愈，服调脾胃之剂，切勿用骤补热药，须从缓处治，能收全功。

切痛，忌食猪脂、湿面、鸡、羊、腻滞、煎炒等物，犯之复发难治。

中风后，忌服辛散香燥等药，及猪、羊、鹅、鸡、鱼腥、荞面、芋、蛋、滞气发病等物。

病后切忌房劳，犯之舌出数寸死。

劳嗽发热，水肿喘急，宜淡食，忌盐物。

疟痢后，忌饱食，及香甜、滑利、诸血之物，生冷、梨、瓜之物。

痈疽发背，忌同伤寒。

虚损喘咳骨蒸，忌用大热温补等药，宜服补阴药，培养真元，庶几可也。

产后，切禁寒凉等物，虽在酷暑之日，亦所不宜，世多误用，以致伤生，特为拈出。

痘疹后，不善调摄，多致危殆，因其忽略保护故也。

凡病后，如水浸泥墙，已干之后，最怕重复冲激，再犯不救。今具食治方于下，为保身者之助，并理畏服药者，以便于养老慈幼云。

食治秘方

客曰：万病皆从口入，如何食反能治病耶？盖草木药石得五行之偏气，如人之得疾，因五脏有偏胜，则气血有偏倾，故用偏气之药物，治五脏偏胜之气血，使得归其正，然中病则已，不可过焉，过则药又反能生病也。是故饮食，人赖以养者，贪嗜之，所以有万病皆从口入之说，变犹是耳。且五谷得五行之正气，尚有是说。盖饮养阳气，食养阴气，《内经》言之详矣。五谷为养，五果为助，血气调和，长有天命，何况今人忽而不讲，惟知药可治病，不知饮食起居之间，能自省察，得以却疾延年也。古人食治之方，良有深意，卫生者鉴之。

风门

葱粥 治伤风鼻塞，妊娠胎动，产后血晕。

用糯米煮粥，监熟入葱数茎，再略沸食之。

羊脂粥 治半身不遂中风。

用羊脂入粳米、葱白、姜、椒、豉煮粥，日食一具，十日效。

苍耳粥 治目暗不明，及诸风鼻流清涕，兼治下血痔疮。

用苍子五钱，取汁，和米三合煮食。

乌鸡臛 治中风烦热，言语秘涩，或手足发热。

用乌鸡肉半斤，葱白一握，煮熟，入麻油、盐、豉、姜、椒再煮，令熟，空腹食。

黄牛脑子酒 治远年近日，偏正头风。

用牛脑一个切片，白芷、川芎末各三钱，同入磁器内，加酒煮熟，乘热食之，尽量而醉，醉后即卧，卧醒疾若失。

猪胆酒 治赤白癜风。

用猪胆一具，酒浸一时，饭上蒸熟食，不过十具愈。

又方，白煮猪肚一枚食之，顿尽三个愈，切忌房事。

寒门

干姜粥 治一切寒冷，气郁心痛，胸腹胀满。

用白米四合，入干姜、良姜各一两，煮食。

生姜煎 治反胃羸弱。

生姜切片，麻油煎过为末，煮粥调食。

生姜酒 治霍乱转筋，入腹欲死，心腹冷疼。

生姜三两捣，陈酒一升，煮两三沸服，仍以渣贴疼处。

生姜醋浆 治呕吐不止。

生姜一两，醋浆二合，银器煎取四合，连渣嚼呷，又杀腹内长虫。

茱萸粥 治心气痛不止，胸腹胀满。

用吴茱萸二分，和米煮粥食之。

又方，川椒茶，治同上。

丁香熟水 治亦同上。

丁香一二粒打碎，入壶倾滚水在内，其香勃然，大能快脾利气，定痛辟寒。

肉桂酒 治感寒身体疼痛。

用辣桂末二钱，温酒调服。腹痛泄泻，俗以生姜、吴萸，擂酒俱效。如跌仆伤坠疼痛，瘀血为患，宜用桂枝。

豆蔻汤 治一切冷气，心腹胀满，胸膈痞滞，哕逆呕吐，泄泻虚滑，水谷不消，困倦少力，不思饮食。

用肉豆蔻仁四两，面裹煨，甘草炒一两，白面炒四两，丁香五分，盐炒五钱，共为末，每服二钱，沸汤点服，空腹妙。

暑门

绿豆粥 解暑渴。

用绿豆淘净，下汤煮熟，入米同煮食之。

绿豆酒 治同上。

用绿豆蒸熟，浸酒服。

又方，加黄连少许。

桂浆 解暑渴，去热生凉，益气消痰。

官桂末一两，白蜜二两，先以水二斗，煎至一斗，候冷入磁坛中，入桂、蜜二味，搅一二百余遍，先用油纸一层，外加绵纸数层，以绳封之。每日去纸一重，七日开之，气香味美。或以密封，置井中一日，冰冷可口。每服一二杯，百病不作。

湿门

薏苡粥　去湿气肿胀，利肠胃，功胜诸药。

用薏米淘净，对配白米煮粥，入白糖一二匙食。

郁李仁粥　治水肿，腹胀喘急，二便不通，体重痛痹，转动不能，脚气亦宜。

郁李仁二两，研汁，和薏米五合，同米煮粥食。

赤豆粥　利小便，消水肿脚气，辟邪疠。

赤豆淘净，同陈仓米对配煮粥，空腹食。

赤小豆饮　治水气胀满，手足浮肿，气急烦闷。

赤豆三升，樟柳枝一升，同煮豆熟为度，空心去枝，取豆食，渴则饮汁，勿食他物自效。

桑皮饮　治水肿，腹胀喘急。

用桑根白皮四两，和米四合，煮烂可食。

紫苏粥　治老人脚气。

用家园紫苏，细捣，入水取汁煮粥，将熟，量加苏子研汁，搅白食之。

鲤鱼臛　治水肿，满闷气急，不能食，皮肤欲裂，四肢常疼，不可屈伸。

用鲤鱼十两，葱白一握，麻子一升，取汁煮作羹臛，入盐、豉、姜、椒调和，空心慢食。

又方，鲤鱼二斤，陈皮二两，煮烂，入青盐少许，拌匀空食。

苍术酒　治诸般风湿，疮疡脚气下重。

苍术三十斤，洗净打碎，以东流水三石，浸二十日，去渣，以汁浸曲，如家造酒法，酒熟任饮，不拘时，忌桃李。

松节酒　治冷风虚弱，筋骨挛痛，脚气缓痹。一方松叶酒，治同造同。

用松节煮汁，同曲米酿酒饮，松针捣煎亦可。

白石英酒　治风湿周痹，肢节湿痛，肾虚耳聋。

白石英、磁石煅醋淬七次，各五两，绢袋盛浸酒中五六日，温饮，如少加酒，尽其力可也。

逡巡酒　补虚益气，去一切风痹湿气，耐老延年，久服自效。

造法：三月三日，收桃花，三两三钱。五月五，收马兰花，五两五钱。六月六日，芝麻，六两六钱。九月九，收黄甘菊，九两九钱。以上俱阴干，十二月八日，取腊水三斗，待春分，取桃仁四十九粒。去皮尖，白面十斤，同前花和作曲，纸包阴干，四十九日，听用。欲造酒，煮糯米饭一升，白水一瓶，曲一丸，用曲一块，封良久，酒即成矣，如淡再加曲一丸。

五加皮酒　去一切风湿痿痹，壮筋骨，填精髓。

五加皮洗净去梗。煎汁，和面米酿成饮之。或切碎袋盛浸酒，煮饮，或加当归、牛膝、地榆等。

仙灵脾酒　治偏风不遂，强筋壮骨。

仙灵脾一斤，袋盛浸无灰酒二斗，封固三日饮之。

女贞皮酒　治风虚，补腰膝。

女贞皮切片，浸酒煮饮之。

薏苡酒　去风湿，强筋骨，健脾胃。

用薏米粉，同面米酿之。或将袋盛，煮酒饮之亦可。

海藻酒　治瘿气。

用海藻一斤，洗浸，无灰酒日夜细饮。

黄药酒　治诸瘿气。

用万州黄药切片一斤，袋盛浸酒煮饮。

燥门

生地粥　滋阴润肺，及妊娠胎漏，下血目赤。

生地捣汁，米二合，煮熟入汁一合，调匀再煮，加熟蜜少许，空心服。

麻苏粥　治产后血晕，汗多便闭，老人血虚，风闭，胸腹不快，恶心吐逆。

用家园苏子、麻子各五钱，水淘净微炒，研如泥，水滤取汁，入米煮粥食之。

百部酒　治久近一切咳嗽。

百部切炒，袋盛浸酒频频饮之。

蜜酒　孙真人治风疹风癣，肌肤燥痒。

沙蜜一斤，糯米饭一斤，曲五两，熟水五升，同入瓶内，封七月成酒，寻常以蜜入酒代之。

人乳粥　润肺通肠，补虚养血。

用壮实无疾女人乳汁，俟粥半熟，去汤下乳，代汤煮熟，置碗中，加酥油一二钱，调匀食。

槐枝酒　治大麻痿痹。

槐枝煮油，如常酿酒法。

巨胜酒　治风虚痹弱，腰膝疼痛。

巨胜子二升，炒薏米二升，生地半斤，袋盛浸酒饮。

蚕沙酒　治风缓麻痹，诸节不遂，腹内宿痛。

原蚕沙炒黄，袋盛浸酒服。

紫酒　治中风，口偏不语，角弓反张，鼓胀不消。

鸡屎白一升，炒焦，投酒中，待紫色频饮。

火门

甘蔗粥　治咳嗽虚热，口干舌燥，涕吐稠黏。

用甘蔗取汁三碗，入米三合煮粥，空心食之。

竹沥粥　治痰火如神。

如常煮粥法，以竹沥下半杯，食之。

绿豆酒　治阴虚痰火诸疾。

用绿豆、山药各二两，黄柏、牛膝、元参、沙参、白芍、山栀、天麦冬、花粉、蜂蜜各一两半，当归一两二钱，甘草三钱，以好酒浸之饮。

黄连酒　有火症，及发热，不宜饮酒。盖酒性大热，助病为虐，多致不治。倘遇喜庆事，必欲饮用此。

以黄连、绿豆各一钱，枸杞三钱，浸酒饮。

黄白酒 有相火而好饮者宜，如生疮疥，及肌肤不泽，用黄柏一两，猪脏四两，生浸饮。

一味猪脏浸酒，令妇人多乳，催乳更妙。

小麦汤 治五淋不止，身体壮热，小便满闷。

小麦一升，通草二两，水煎，不时可啜，自效。

甘豆汤 治一切烦渴，二便涩少，及风热入肾。

黑豆二合，甘草二钱，生姜七斤，水煎服。

藕蜜膏 主虚热口渴，大便燥结，小便秘痛。

藕汁、蜜各四升，生地汁一升，和匀，慢火熬成膏，每服半匙，口含嚼化，不时用，忌煎炒。

竹叶粥 治膈上风热，头目赤痛，止渴清心。

竹叶五十片，石膏二两，水三碗，煎至二碗，澄清去渣，入米三合煮粥，加白砂糖二钱食。

四汁膏 清痰降火，下气止血。

雪梨、甘蔗、鲜藕、薄荷叶各等份，捣汁，入瓦锅，文火熬膏，频频饮。如无梨，秋白亦可。

调理脾胃门 凡病后脾胃弱，肌肉瘦，择相宜者食之，以助药力绝妙。

人参粥 治反胃吐酸，及病后脾虚。

用粟米一合，煮粥，入人参末、姜汁各五钱，和匀，空心食。

门冬粥 治咳嗽，及反胃。

用麦门冬浸汁，和米煮粥，妊妇食之亦宜。

粟米粥 治脾胃虚弱，呕吐不食，渐加尪羸。

粟米、白曲等份，煮粥，空心食，极养胃气。一人病淋性，不可服药，予令日啜此粥，绝去他味，旬日减，月余痊，饮食妙法。

理脾糕 治老人小儿，脾泄水泻。

用松花一升，百合、莲肉、山药、薏米、芡实、白蒺藜各末一升，粳米粉一斗二升，糯米粉三升，砂糖一斤，拌匀蒸熟。

炙干食之。一方加砂仁末一两。

苏蜜煎 治噎病吐逆，饮食不进。

紫苏叶二两，白蜜、姜汁各五合，和匀，微火煎沸，每服半匙，空心细咽。

姜橘汤 治胸满闷结，饮食不下。

用生姜二两，陈皮一两，空心水煎服。

芡实粥 益精气，强智力，聪耳目。

用芡实去壳三合，新者研如膏，陈者作粉，和粳米三合，煮粥食。

莲子粥 治同上，健脾胃，止泄痢。

莲肉一两，去衣煮烂，研细入糯米三合，煮粥食。

扁豆粥 益精补脾，又治霍乱吐泻。

白扁豆半斤，先煮豆烂去皮，入人参二钱，下米煮粥。

山药粥 补下元，固肠止泻。

怀庆山药为末四分，配六分米煮食。

茯苓粥　治脾虚泄泻，又治不寐。

粳米二合，茯苓末一两，煮好，再下苓末一两，再煮烂食。

萝卜粥　消食利膈。

萝卜大者一个，配米二合煮食。

胡萝卜粥　宽中下气，煮法同上。

苏子粥　下气利膈。

紫苏子微炒一合，研汁去渣，粥好下汁，再煮食之。

茴香粥　和胃治疝。

用小茴香炒，煎汤去渣，入米煮粥食。

胡椒粥　吴茱萸粥　并治心腹疼痛，煮法同上。

莲肉糕　治病后胃弱，不消水谷。

莲肉、粳米各炒四两，茯苓二两，共为末，砂糖调和，每用两许，白汤送下。

豆麦粥　治饮食不住口，仍易饥饿，近似中消。

用绿豆、糯米、小麦各一升，炒熟为末，每用末一升，滚水调服。

清米汤　治泄泻。

用蚕米半升，东壁土一两，吴萸三钱，同炒香熟，去土萸，取米煎汤饮。

米饮　治咽中作哽，下食则寒，反胃不止。

用杵头糠炒一两，煮米饮，调匀，空心食。

黄鸡馄饨　治脾胃虚弱，少食萎黄，益脏腑，悦颜色。

用黄鸡肉五两，白面二两，葱白二合，切作馄饨，入碱、椒和之，煮熟空心食。

松子粥　润心肺，和大肠，同米煮粥食。

炒面入粥同食，止白痢。

烧盐入粥同食，止血痢。

气门

杏仁粥　治上气咳嗽。

扁杏仁去皮尖二两，研如泥。或加猪肺，同米三合，煮食。

莱菔子粥　治气喘。

用莱菔子，即萝卜子三合，煮粥食。

猪肾粥　治脚气顽痹，行履不便，疼痛不止。

猪肾两枚，切碎，葱白五茎，米三合，同煮，临熟加盐、豉、椒调和食之。

羊肾粥　鹿肾粥　法同治同。

鸡肝粥　羊肝粥　并补肝明目，煮法同上。

鹿胶粥　治诸虚，助元阳，煮粥入胶，熔化即是。

虎骨酒　治臂胫疼痛，历节风，肾虚膀胱气痛。

虎胫骨一具，炙黄打碎，同曲米，如常造酒饮。

霹雳酒　治疝气偏坠，妇人崩中下血，胎

755

产不下。

用铁锤火烧赤，淬入酒中饮之。

血门

阿胶粥　止血补虚，厚肠胃，又治胎动不安。

糯米煮粥，临熟入阿胶末一两，和匀食。

桑耳粥　治五痔下血，常烦热羸瘦。

桑耳二两，取汁，和粳米三合，煮熟，空心食。

槐茶　治风热下血，明目益气，止牙疼，利脏腑，顺气道。

嫩槐叶蒸熟晒干，每日煎如茶法。

柏茶　止血滋阴。

侧柏叶晒干，煎汤代茶饮。

醍醐酒　治鼻衄不止。

萝卜自然汁，入好酒一半，和匀温服。

韭汁酒　治赤痢，又治心痛，以其散气行血。

连白韭菜一把，去梢取汁，和酒一杯温服。

马齿苋羹　治下痢赤白，水谷不化腹痛。

马齿苋菜煮熟，入盐、豉或姜、醋，拌匀食之。

猪胰片　治肺损，嗽血咯血。

猪胰切片，煮熟，蘸苡仁末，空心服。如肺痈，米饮调下。

羊肺肝肾　治吐血咯血，损伤肺肾及肝，随脏引用，或肺或肝或肾，煮熟切片，蘸白及末食。

欲识血从何经来，用水一碗，吐入水中，浮者肺也，沉者肾也，半浮半沉者肝也。

痰门

苏子酒　主消痰下气，润肺止咳。

家紫苏子炒研，绢袋盛之，浸酒中，日日饮之。

阴虚门 忌酒

芡实粥　见前脾胃门。

枸杞粥　治肝家火旺血衰，益肾气。

甘州枸杞一合，米三合，煮食。

又方，采鲜叶如常煮粥食，入盐少许，空腹食佳。

鳗鱼臛　补虚劳，杀虫，治肛门肿痛，痔久不愈。

鳗鱼细切，煮作臛，入盐、豉、姜、椒，空心食。

牛乳粥　补虚羸。

如常煮熟，加入牛乳和匀食。

羊肝粥　鸡肝粥　鸡汁粥　并治虚劳。

阳虚门

羊肉羹　治下焦虚冷，小便频数。

羊肉四两，羊肺一具，细切，入盐、豉，煮作羹，空心食。

胡桃粥　治阳虚腰疼，及石淋五痔。

胡桃肉，煮粥食，又浸酒方，加小茴香、

杜仲、补骨脂。

桂花酒 酿成玉色，香味超然，非世间物也。

羊羔酒 大补元气，健脾胃，益腰肾。

宜和化成殿方，用糯米一石，如常浸浆取蒸，再入肥嫩羊肉七斤，曲十四两，杏仁一斤，同煮烂，连汁拌饭，加入木香一两，铧同酿，勿犯水，十日熟。

诸虚门

参归腰子 治心气，虚损自汗。

人参五钱，当归四两，猪肾一枚，细切，同煮食之，以汁送下。或用山药捣丸，如桐子大，每服三十丸，空心温酒下，多服乃佳。

煨肾法 治肾虚腰痛。

猪肾一枚，薄切五七片，以椒、盐，淹去腥水，以杜仲末三钱在内，包以薄荷，外加湿纸，置火内煨熟，酒下。如脾虚，加补骨脂炒末二钱。

猪肾酒 治同上。

用童便二盅，好酒一盅，以磁瓶贮之。取猪肾一对，入内，黄泥封固，日晚时以慢火养熟，至中夜止五更初，以火温之。发瓶饮酒，食腰子。病笃者只一月效。平日虚怯，尤宜食，绝胜草木金石之药也。

猪肚方 治虚羸乏气。

人参五钱，干姜、胡桃各二钱，葱白七茎，糯米三合，为末，入猪肚内，扎紧，勿以泄气，煮烂空心服，以好酒一二杯送之。

牛乳方 老人最宜，补心脉，安心神，长肌肉。为人子者，常常供之。或为乳饼、乳腐，较诸物胜。

山药酒 补虚损，益颜色，又治下焦虚冷，小便频数。

用酥一匙，于铛中熔化，入山药末熬令香，入酒一杯，调匀，空心饮。

生栗方 治脚气，及肾气损，脚膝无力。

用生栗蒸熟风干，每日空心食十枚，效甚。

水芝丸 补五脏诸虚。

莲肉一斤去心，入猪肚内扎定，煮烂捣丸，如桐子大，每三四十丸，空心酒下。

以上诸方，其治病之功，胜于药石。人但知药能治病，而不知食能治病。孙真人有言曰：医者先晓病原，知其所犯，以食治之。食疗不愈，然后议药。不特老人小儿相宜，凡颐养及久病厌药者，亦未为不可也。

存存斋医话稿

（清）赵晴初　著

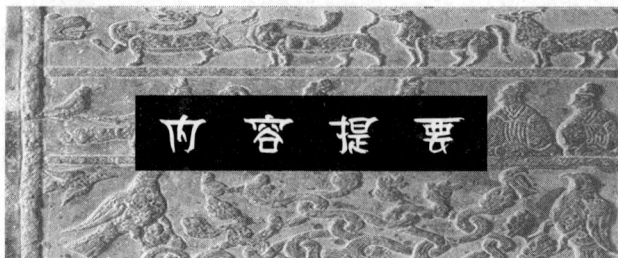

《存存斋医话稿》，清会稽赵晴初撰。共七十四则，或记见闻，或抒心得，或指摘医家之利弊，或宪章先圣之名言。虽属当年陈迹，而言多精凿，较之流览医书，尤饶兴趣。赵氏与凌嘉六、马培之同时，且颇友善。凌、马二氏，皆邃于医，为有清一代名家。殆所谓"物以类聚"者也。赵氏尝云："医非博不能通，非通不能精，非精不能专。必精而专，始能由博而约。"此真读书有得，心知甘苦之言。赵氏生平著述，虽不止此，但流传医林者，惟此吉光片羽，弥觉可珍。末附时贤沈仲圭《吴山散记》一卷，系其二十年来谈医之结晶，堪与医话稿先后辉映焉。

重刻存存斋医话稿序

唐·王勃撰《医话序》一卷，即医话之鼻祖也。宋·张杲著《医说》十卷，明·俞弁著《续医说》十卷，即医话之导师也。迨前清作者如林，史典著《愿体医话》，黄凯钧著《友渔斋医话》，王士雄编《柳洲医话》，著《潜斋医话》，毛祥麟著《对山医话》，陆以湉著《冷庐医话》，计楠著《客尘医话》，柳宝诒著《惜余医话》，丁福保著《医话丛存》，先祖秀山公纂《古医格言》，皆本各个人之阅历，或话所闻，或话所见，或话所心得，或转述师友之见闻，或指摘医家之利弊，或宪章先圣之名言，虽各话当年陈迹，而言多精凿，较之浏览医书，尤有趣味，且足长见识而益智慧。昔老名医赵晴初先生，得医中三昧，年七十余，犹著书不倦，亲自手录，作蝇头行楷。在中年时，最喜访道，申江与凌嘉六先年交相善，江苏与马培之先生谊尤深，曾为之跋纪恩录。晚年在绍，与余为忘年交，颇莫逆，与之谈医，知无不言，言无不尽，夜虽深，无倦意。尝谓余曰："医非博不能通，非通不能精，非精不能专，必精而专，始能由博而约。吾绍前辈金士哦、陈念义以《景岳全书》为枕中秘，任沨波案头只一册《临证指南》，俞根初案上只一册《仲景伤寒论》，可见心得处不在多也。然无心得者，不得以此籍口。饮求心得，正非多读古今医书不可。盖不博，亦断不能约也。"其言如此，可谓医林佳话矣。与余会诊时，亦不鲜见。其临诊辨证，反覆推详，选药制方，心思周到，往往一味佐药，亦费几许时刻思想而得，一得即全方灵透，历验如神。尝著《奇偶方选》，约千余方，方解亦甚简明，《医案》一册，断证确切，方案明通，皆足为后学师范，惜无刊本，即《存存斋医话稿》五集，只有初二两集，由孙瀛阶、陈昼卿两先生为之序，姚静安先生代为刊行。不久其版散失，迄于今各书肆已无从购觅，本地如此，他省可知，同社友裘君吉生恐其书湮没不传，遍觅原版，虽幸而购到，已缺多页，亟亟然为之重刻付印，兹于其将出板焉，嘱余略叙其巅末于简端，斯亦裘君表彰前哲之苦心也夫！

中华民国四年十一月望日何廉臣印岩识于蠡城卧龙山麓之宣化坊

序

　　余老友赵君晴初，生平手不释卷，尤邃于轩岐之学。初不以医自名，命剂辄效，有不可为者，顾能早决之，以是四方求治者，接踵无虚日。君犹虑耳目之隘也，虚心访道，不惮涉历，孜孜焉，汲汲焉，盖靡刻不留意于活人济世。余惛不知医，而乐与君游，尝聆其绪论，阐发义理，剀陈利弊，足以拓医家之胸臆，释病者之迷罔，非钻研深，阅历久，不克臻是。每举其所话，以话于朋辈中之从事于医及见困于病者，惟恐其传之不能遍也。又恐君之苦酬应，不遑燕居，而未尝笔之于书也。一日，见示是编，受而读之，则其活人济世之怀，俱蔼然流露于楮墨间，而知向之因其所话以觇其平日之钻研阅历者，犹只十一二焉。今年秋，其友姚静盦广文请付剞劂以行世，余亟怂恿之。爰不自揣谫陋，为缀数语于简端，且曩者欲遍布其话而不可得，而今乃得家置一编焉，并以志余之喜也。

光绪辛巳冬月同邑孙垓

序

事有古守其常而今穷其变者，法家例医家方其是已。夫事物变无穷也，有其备之变，更出所备外，故变无穷，穷其变者有穷，变无穷，穷其变者当与为无穷。自非挟百试之才，享神明之寿，多其阅历，神其颖悟，鲜有能相劘相守，以穷无穷之变者。古锦充囊，积羽折轴，而成书出焉。晴初赵子，精于医，无虚日，年且老，成医话一书，其言曰：意度者勿录也。道听者勿录也。袭古与违古勿录也。违古而适合乎古，食古而不泥乎古，时或拾古之遗，纠古之失，补古之阙，释古之疑，或日一得焉，或月一得焉，或积日月而竟无得焉，盖四十年于兹矣。夫岐黄而下至于仲圣，亦犹夫人耳。某药药某病，某病药某药，上古固无书读也。彼何师而得之与？得之病耳。问得其由，切得其象，而病诏我矣。问得其象中由，切得其由中象，而病又诏我矣。虽然，中一矢而曰吾善射，捷一战而曰吾善兵，是强狱隶著刑书也。神而明之存乎证，以问证切，以切证问，以甲证乙，以一证千，而同中之异出焉。夫是之为病证。证者，征也。法家所谓比例。例者，比也。无以比诸，乌乎例诸。无以证诸，乌乎治诸。如晴初者，可谓老于证治，而善读书者矣。顾自以为是焉可乎？误于两似而得其一真，悔于百非而衷于一是，是则穷其变而又善自变之说也。晴初之话医也，暴其短，不炫其长，倖其得，犹悔其失，粹然儒者之言。其临证也，如驾危樯，行大川，守孤城，御勍敌，一不得当，而覆败随之。其生人杀人，不有甚于亭疑狱之平者乎？抑予更有感于天地之好生焉，虑阴阳饮食之杀吾生也。苦不自知，而脉也贡之。又博生万物，俾各能入人而药之。向非圣人，又谁与起病者而试尝之？此造物之所以大也。不明乎此，而假手于庸庸者流，几何而不蹈杀人之律乎哉？呜呼危哉！予向不能医，不幸而先人皆痛于沉痼。其于病也，三折肱矣。读晴初书，为言天下事物之变之无穷而未易穷其变也。其见于一人之身者已如此。

时光绪癸未五月山阴陈锦作于蕺山讲舍

763

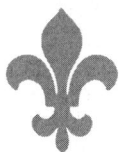

目　录

存存斋医话稿卷一

会稽赵彦晖晴初著　门人　鲁绍沣东川　贺锡祥吉人　同校
杭州沈仲圭重校句读

按〕引条乃作者自叙。

【一】　医话不知始于何人，殆滥觞于诗话而有是目。余所见者，《愿体医话》《友渔斋医话》《柳洲医话》《潜斋医话》凡四种。《愿体医话》中多载良方，惟前列医话十二则，故一名《愿体医话良方》。《友渔斋医话》则分一览延龄、橘旁杂论、上池涓滴、肘后偶钞、证治指南、药笼小品为六种。《柳洲医话》乃王孟英辑魏柳洲玉横《续名医类案》中按语单方，为《柳洲医话》，故一名《柳洲医话良方》，《潜斋医话》则录简效方于前，载医话于后，故一名《潜斋简效方》。同一医话，其体例不同有如是。余自已冠后，喜读医书，有所见闻，随手识之，间附以心得，以备他日之参考，然已遗失者多矣。戊寅秋，杜门养疴，因检旧笥，得若干条，命儿子录出成帙，重为芟润之，标其名为《医话稿》。盖话所见，话所闻，并话所得，拉杂不分门类，亦全无体例也。称藁者，明非定本也。条首编以数目字者，欲教我者有可专指，且前条于理有误，后条可纠正，于义未尽，可重申，有意同者，可参合，有引证者，可披寻，所以清眉目也。引用书有购求数年而始得，有辗转借阅者。内有世少传本之书，均记作者姓氏年世，思存古书之名目也。先得二卷，友人姚静盒广文见而赞之，以为可以问世，嘱乃弟秋岩付诸手民。余固辞不获，惟有道君子，指其谬疵，而进以高深，则幸甚。〔仲圭

【二】　《愿体医话》曰："今创一议，无论内外大小，一年之中，岂无一二奇证？若怀之胸臆，则近于秘道不传，若登之枣梨，又碍于少难成帙，何不于三五知己中，每于岁底，各出所治奇病，观何证，服何药，如何疗，如何愈，共成一卷，以为医按，多年增广，亦是不朽之举，庶使后人有迹可循，而无识认不真之憾矣，功不在卢扁下也。然近日又有一种时弊，凡遇疾病危险，诸医会集，其中学术平常者，不过轻描淡写，而识见高明者，若欲另立意见，惟恐招人妒忌，万一不效，又虑损名，瞻前顾后，亦是大同小异了事。殊不知上天赋我聪明才智，若临证之际，不费一番思索，不用一番心血，代天宣化，救济苍生，只于此中求富贵，顾声名，以他人性命，痛痒无关，生死听天，清夜思之。能无自愧?"按《愿体医话》一卷，扬州史搢臣典所著，皆时医药石之言，多急救生全之法，孳孳为善，可谓无微不至。陈文恭公谓："史君饱谙世故，曲体人情，其言质直而透切，智愚易晓。"偶录一则，蔼然仁者之言，切中时弊之论，窥见一斑矣。

【三】　柯韵伯先生"气上腾便是水"一语，最足玩味。盖阳气凝结，津液不得上升，以致枯燥，治宜温热助阳，俾阴精上交阳位，如釜底加薪。釜中之水气上腾，而润泽有立至

者。仲圣以八味肾气丸治消渴，亦此义。以肺为五脏六腑之华盖，下有暖气上蒸，即润而不渴，若下虚极，则阳气不能升，故肺干而渴。譬如釜中有水，以板盖之，下有火力，暖气上腾，而板能润，无火力，则水气不能上板，终不可得而润也。然枯燥由于阴竭者，则是泉源既竭，必须大剂濡养频服，如救焚然，始克有济。同一枯燥证，有阴凝阴竭之分，二证霄壤悬殊，万一误投，死生立判，不可不细审也。

【四】　痰属湿，为津液所化，盖行则为液，聚则为痰，流则为津，止则为涎，其所以流行聚止者，皆气为之也。庞安常有言："人身无倒上之痰，天下无逆流之水，故善治痰者，不治痰而治气，气顺则一身之津液亦随气而顺矣。"余谓"不治痰而治气"一语，为治痰妙谛。盖痰之患由于液不化，液之结由于气不化，气之为病不一，故痰之为病亦不一，必本其所因之气，而后可治其所结之痰。《医旨绪余》曰："治痰当察其源。"倘以二陈统治诸痰，因于湿者固宜，使无湿则何以当之？如因于火，则当治火，火降金清，秋令乃行，水无壅遏，痰安从生？丹溪朱氏曰："黄芩治痰，假其下火。"正谓此也。余可类推。

【五】　河间刘氏曰："肠胃郁结，谷气内发而不能宣通于肠胃之外，故善噫而或下气也。"余谓噫与下气，即属宣通，所以肝胃病往往得噫与下气稍瘥也。虽不能宣通于肠胃之外，而犹得宣通于肠胃之上下也。

【六】　大黄同附桂用，是温下法。《叶氏医按》痢门，姚颐真用大剂肉苁蓉配姜附，是即温下法化为温滑法。泻心汤姜连并用，是苦辛开降法，马元仪《印机草》中干姜同瓜蒌用，是即苦辛开降法化为辛润开解法。瓜蒌润燥开结，荡热涤痰，为胸膈热郁之圣药，其性濡润，谓之滑肠则可，若代大黄作下药用则不可。吾

乡章虚谷有《蒌仁辨》，言之甚详。

【七】　余治一暑湿证，已热退神清，胃动进食矣。忽急束邀诊，仍发热神昏，更加气喘，细询因吃粥油三四盏，遂致此。余力辞，病竟不起。阅《本草纲目拾遗》言："粥油能实毛窍，滋阴之功胜熟地。"暑湿初愈服此，安得不复发而增剧耶？又袁了凡先生曰："煮粥饭，中有厚汁滚作一团者，此米之精液，食之最能补精"。又紫竹林单方治精清不孕方，用粥油，日日取起，加炼过盐少许，空心服下，其精自浓。

【八】　人知息道从口鼻出入，不知遍身毛窍，俱暗随呼吸之气以为鼓伏。所以外感表实证，毛窍阻而气机不能相引，则发喘。内伤表虚证，汗多亡阳，毛窍开而气机过泄，则息微。

【九】　洄溪徐氏谓，天士叶氏每以络字欺人。其实徐氏《躯壳脏腑经络论》有云："人有皮肉筋骨，所谓躯壳也。而虚其中，则有脏腑以实之。其连续贯通者，则有经有络，贯乎脏腑之内，运乎躯壳之中，为之道路，以传变周流者也。"是明知有络，而每诋之，何也？或云：徐批叶案非真本，乃托名者。

【十】　朴硝、火硝咸名硝石，咸生卤地，假水火二大以为形质。朴硝属水，味咸气寒，性下走，故能推荡肠胃积滞，折治三焦邪火。火硝属火，味辛带苦微咸，而气大温，性上升，故能破积散坚，治诸热病，升散三焦火郁。朴硝治热之结火硝治热之郁，一就下，一达上也。火硝投之火中则焰生，朴硝则否，其性从可知矣。紫雪丹中二硝并用，是热郁欲其达，热结欲其降也。濒湖李氏曰："火硝与硫黄同用，则配类二气，均调阴阳，有升降水火之功，治冷

热缓急之病，煅制礞石，则除积滞痰饮。"盖硫暖而利，其性下行，火硝暖而散，其性上行，礞石之性寒而下，火硝之性暖而上，一升一降，一阴一阳，此制方之妙也。奈汪讱庵《医方集解》中礞石滚痰丸，误以朴硝制礞石，药肆不察，竟遵其法？盖同名硝石，汪氏不及详考，而一字之讹，药性顿异，大背古人立方之意矣，用辨明之。

【十一】　世间真虚损少，假虚损多，自患虚损者少，做成虚损者多，歙南吴师朗有鉴于此，著《不居集》一书，取《易传》"变动不居"之义而名其书也。书分上下二集，上集内损，以阴阳五脏内亏立论；下集外损，以六淫外入，似损非损立论。盖缘内外不分，真假莫辨，印定滋阴降火之一法，以治无定万变之病情，不虚而做成虚，不损而做成损，良可浩叹？是书纠缪绳愆，独开生面，厥功岂不伟哉？惜其论治立方，铺排门面，无甚精义可咀嚼。窃恐仿其法而施治，未必的有效验。然能唤醒病家医家，俾共知有外损之一途，不徒从事于蛮补，由是深思其故，神而明之，则此书安可不读？师朗名澄，其自序在乾隆四年，刊书在道光十五年。〔仲圭按〕虚损之范围甚广，近世流行之肺劳遗精等病，殆亦虚损之属。治肺劳以《十药神书》为最佳，而保真、保和二汤尤妥，治久遗则林屋山人之加减地黄汤，亦平正可法。

【十二】　《洄溪医案》治毛姓痰喘，乃上实下虚证，用清肺消痰饮，以人参一钱，切小块送下，二剂而愈。毛曰："徐君学术固深，但人参切块之法，此聪明人以之炫奇耳？"后病复作，照前方加人参入煎，而喘愈甚。复延徐，谓："服旧方而病有加。"徐曰："得非人参与药同煎耶？"曰："然。"曰："宜其增病也。"仍以参作块服之，亦二剂而愈。盖下虚固当补，但痰火在上，补必增剧，惟作块后入，则参性

未发，而清肺之药已得力，迨过腹中，而参性始发，已达下焦，方有益而无害。此等治法，古人有行之者，特不察耳？按：清肺消痰饮加人参，方也。参切块吞下，法也。古人有方必有法，如桂枝汤服已，须啜热稀粥，以助药力而取汗。附子泻心汤，附子用煎，三味用泡，扶阳欲其熟而性重，开痞欲其生而性轻。若此之类，不胜枚举，其方其法，丝丝入扣，细心体会，妙义始见。族侄柏堂谓余言，二十一岁时，酒后寐中受风，遍身肌肤麻痹，搔之不知痛痒，饮食如常时，淮阴吴鞠通适寓伊家，请诊，吴用桂枝汤，桂枝五钱，白芍四钱，甘草三钱，生姜三片，大枣两枚，水三杯，煮二杯，先服一杯，得汗止后服，不汗再服，并属弗夜膳，临睡腹觉饥，服药一杯，须臾啜热稀粥一碗，覆被取汗。柏堂如其法，只一服，便由头面至足，遍身漐漐得微汗。汗出处以手搔之，辄知痛痒，次日病若失，此用古方古法也。假令此证知用桂枝汤，而不知啜热稀粥，恐未必得汗，即使稍有汗，去病岂能若是之尽且速耶？

【十三】　《慎斋遗书》曰："一妇泄泻，两尺无神，此肾燥不合也。医用茯苓、益智仁即发晕，因用肉苁蓉三钱以润之，五味子八分以固之，人参一钱以益其气，归身八分以养其血，白芍、甘草以和其中，炮姜二分以安其肾，二帖效，十帖愈，丸即前方加倍，蜜丸。"张东扶曰："余因慎斋'肾燥不合'之语，因思精滑一证，理亦同情。盖肾属水，水亏则燥，水燥则无以养肝，木无水养，则燥而生火，肾既失其封蛰之职，不合而开，肝遂恣其疏泄之性，因开而泄，愈泄则愈燥，愈燥则愈开，此时徒清火，徒兜涩，无益也，必用润药润其肾，则燥而不合者可以复合，而且肝得所养，火亦不炽，何致疏泄之性，一往不返哉？立方之法，润肾为君，而兼用清肺补肝之品。"按："肾燥不合"一语，未经人道，似奇创，然具有至理。凡物润则坚密无缝，燥则绽裂有痕，肾开窍于

二阴，肾耗而燥，其窍开而不合矣。

【十四】 疟证以日作者轻，间日者重，此不可拘。若日作而寒热之时短，其势又不甚，则诚轻，倘势盛而时又长，反不如间日者尚有休息之一日也，胡可云轻？又疟发渐早为易痊，渐晏为未止，亦不可拘。如发渐早而热退之时照旧，则其寒热加长矣，愈长则正气愈虚而加剧。如渐迟而热退之时照旧，则其寒热渐短矣，短则邪气愈衰而自止。又夜疟皆云邪入血分，当用血药，以提其邪。说固可通，景岳归柴饮，鼓峰香红饮，二方俱佳。然初起在夜，嗣后不早不晏，始终发于夜者是也。设趱前渐近日昃，缩后已至日出，皆不得谓之夜疟矣。此《古今医案按》中语也。此语亦未经人道。《古今医案按》，嘉善俞东扶震所著，嘉庆时人。

【十五】 《本草》谓猪肉助火生痰，发风动气，于人有损无益。邹润安谓坎为豕，在地支则属亥，不但养胃，其补肾水有专能。本草损人之说，汪讱庵亦不以为然，惟脾虚湿盛之人，有酿痰滑泻之弊，时疫流行之际，有壅浊召疾之虞耳。制为兰熏，俗呼火骸，补虚开胃，病后最宜。按：古人以猪肉作药物者不多见，《续名医类案》中一则，特录出。汪赤崖治张姓夏月途行受暑，医药半月，水浆不入，大便不通，唇焦舌黑，骨立皮干，目合肢冷，诊脉模糊，此因邪热熏灼，津血已枯，形肉已脱，亡可立待。若仅以草木根皮，滋养气血，何能速生？嘱市猪肉四两，粳米三合，用汁一碗，又梨汁一杯，蜜半杯，与米肉汁和匀，一昼夜呷尽，目微开，手足微动，喉间微作呻吟。如是者三日，唇舌转润，退去黑壳一层，始开目能言，是夜下燥屎，脉稍应指，再与养阴，匝月而愈。《温热经纬》言："温疫证邪火已衰，津不能回者，宜用鲜猪肉数斤，切大块，急火煮清汤，吹净浮油，恣意凉饮，乃急救津液之无上妙品。"按：此法必须用在邪火已衰之后。

因忆族兄云涛病痰饮气喘，身躯肥胖，行不数步，辄喘甚，因偕同志聘吴鞠通来绍，时道光乙酉也。吴以大剂石膏、半夏等，治之数月，喘渐平，痰亦少，身躯顿瘦，愈后即登高亦不作喘，案载《吴氏医案》中。鞠通归淮阴，濒行时，嘱弗食猪肉。后偶食之，即觉痰多，身躯复骤胖，嗣后终身不敢食猪肉，此痰湿证忌食猪肉之一征也。又失音证忌食火骸及皮蛋，余亲见患失音人食二物增剧。

【十六】 营卫之气，出入脏腑，流布经络，本生于谷，复消磨其谷，营卫非谷不能充，谷非营卫不能化。是营卫者，生身之大关键。不特营卫自病当注意，即脏腑有病，亦当顾及营卫也。《内经》谓"五脏之道皆出于经隧，以行血气，血气不和，百病乃生，是故守经隧焉。"夫所谓经隧者，非营卫所行之道路乎？出于经隧，以行血气者，是由内而外行于营卫。血气不和，百病乃生者，是由内而外行之血气，或行之不及，或行之太过，或偏于营，或偏于卫，皆为不和也。行之不及，则内不化而外不充，行之太过，则枝强而干弱，偏于营则阴胜，偏于卫则阳胜，百病乃生，自然之理也。是则营卫岂不为生身之大关键哉？医者治病，遵《内经》守经隧之训，加意于营卫可也。读《金匮要略》营卫不利，则腹满胁鸣，相逐气转。营卫俱微，三焦无所御，四属断绝，身体羸瘦，益见荣卫之足重矣。即如痢疾一证，有寒热表证者，咸知有关于营卫。此外则以病轻在腑，病重在脏，罔不谓内病也。而孰知王肯堂《证治准绳》论痢之旧积新积，归重于营卫，《内经》守经隧之一语，此其一端欤！取其明白易晓，特拈出以印证之。其言曰："积有新旧之分。旧积者，气血食痰所化也。新积者，旧积已去，未几而复生也。然旧积宜下，新积禁下，其故何也？盖肠胃之熟腐水谷，转输糟粕者，皆营卫洒陈于六腑之功。今肠胃有邪，则营卫运行之度，为之阻滞，不能施化，故卫气郁而不舒，营气涩而不行，于是饮食积痰停于胃，糟粕留于肠，与气郁血涩之积，相挟而成滞下矣。必当下之，以通其壅塞。既下之后，升降仍不得行，清浊仍不能分，则卫气复郁，营气复涩，又得成新积，乌可复下之乎？但理其卫气，并和其营血，以调顺阴阳，则升降合节，积亦不滞而自化矣。"

【十七】 短气与少气有辨。少气者，气少不足于言。内经云："言而微，终日乃复言者，此夺气是也。"气短不能相续，似喘非喘，若有气上冲，故似喘而不摇肩，似呻吟而无痛是也。《金匮要略》曰："平人无寒热，短气不足以息者，实也。"无寒热，无表邪，可知其短气不足以息者，非关邪束于外，毛窍有阻，而息道为之不利，盖由里气因邪而实，或痰或食或饮，碍其升降之气致然耳。此条当与第八条参看。

【十八】 学医犹学奕也。医书犹奕谱也。世之善奕者，未有不专心致志于奕谱，而后始有得心应手之一候。然对局之际，检谱以应敌，则胶柱鼓瑟，必败之道也。医何独不然？执死方以治活病，强题就我，人命其何堪哉？故先哲有言曰："检谱对奕奕必败，拘方治病病必殆。"丹溪朱氏亦曰："古方新病，安有能相值者？泥是且杀人。"由是言之，世所传经验单方，往往仅标治某病，而不辨别脉证，其间清和平淡之品，即不对证，试用尚无大碍。若刚暴猛烈之药，用者尚其慎之。余亲见一妇人，用密陀僧截疟，一男子用蕲蛇酒治痛风，皆顷刻告殂，与服毒无异。又张石顽曰："或问近世治黄疸病多用草头单方，在穷乡绝域，犹之可也。城郭愚民，亦多效尤，仁人鉴此，岂不痛哉？尝见有服商陆根、苦瓟酒、过山龙、雪里青、鹿葱等汁，吐利脱元而死者，指不胜屈。曾有孕妇病黄，误用瓜蒂搐鼻，呕逆喘满，致胎息上冲，惨痛叫号而毙。设当此际，得何法

以救之耶？答言：是皆宿孽使然，与飞蛾触火无异。欲救之者，惟广行刊布，垂诚将来，勿蹈前辙，庶不失仁人之用心，欲手挽已覆之车，吾未如之何也。"按：此则草头单方之误人，为祸尤烈。第瓜蒂搐鼻治黄，是仲圣法，因不知孕妇应忌，而误用致毙。拘方治病病必殆，斯言洵不诬矣。至用商陆根等，犹举其名，当其误用时，或能知何药之误，尚可设法解救。特有一种以草药治病者，辗转传授，谬称秘方，仅识其形状气色之草药，采而用之。在用者自己，尚不能举其名，而且先揉捣之，使人莫能辨识，故神其说以惑人。治或得效，则群相走告，诧为神奇。后凡遇是病，以为业经试验之方，放胆用之而不疑。一服未效再服三服，殊不知效于此者，未必效于彼，以病有浅深，体有强弱，证有寒热虚实，断不能执一病之总名，而以一药统治之也。且草药之用，往往力专而性猛，药病偶或相当，其奏功甚捷。一不相当，亦祸不旋踵。深愿世之明哲保身者，守未达不敢尝之训，万弗以性命为试药之具。并辗转劝诫，俾共知用药治病，虽专门名家，尚须详细体察，讵可轻服草药，存侥幸之心，致蹈不测之祸哉？

【十九】 娄全善《医学纲目》治血崩类用炭药，以血见黑则止也。香矾散用香附醋浸一宿，炒黑为炭，存性，每一两，入白矾二钱，米饮空心调服，一法用薄荷汤更妙。许学士曰：治下血不止，或成五色崩漏，香附是妇人圣药。此气滞者用行气炭止之也。五灵脂散治血崩，用五灵脂炒令烟尽，为末，每服一钱，温酒调下，一法每服三钱，水酒童便各半盏煎服，名抽刀散，此血污者用行血炭止之也。荆芥散治血崩，用麻油点灯，多著灯心，就上烧荆芥焦色，为末，每服三钱，童便调下，此气陷者用升药炭止之也。治崩中不止，不问年月远近，用槐耳烧作炭为末，以酒服方寸匕，此血热者用凉血炭止之也。如圣散治血崩，棕榈、乌梅

各一两，干姜一两五钱，并烧炭存性为细末，每服二钱，乌梅酒调下，空心服，久患不过三服愈，此血寒者用热血炭止之也。棕榈、白矾煅为末，酒调服，每二钱，此血脱者涩血炭止之也。按：同一血崩证，同一用炭药，而条分缕晰有如是，治病用药，首贵识证，可一隅三反矣。炭，原本作灰。

【二十】《彻剩八编内镜》曰：身内有三贵，热以为生，血以为养，气以为动觉，故心肝脑为贵，而余待命焉。血所由生，必赖食化，食先历齿刀，次历胃釜，粗细悉归大络，细者可升至肝脑成血，粗者为滓，于此之际，存细分粗者脾，包收诸物害身之苦者胆，吸藏未化者肾。脾也，胆也，肾也，虽皆成血之器，然不如肝独变结之，更生体性之气，故肝贵焉。心则成内热与生养之气，脑生细微动觉之气，故并贵也。或问三贵之生气如何？曰：肝以窍体，内收半变之粮，渐从本力全变为血，而血之精分，更变为血露，所谓性体之气也。此气最细，能通百脉，启百窍，引血周行遍体。又本血一分，由大络入心，先入右窍，次移左窍，渐至细微，半变为露，所谓生养之气也。是气能引细血周身以存原热。又此露一二分，从大络升入脑中，又变而愈细愈精，以为动觉之气，乃合五官四体，动觉得其分矣。主制群微曰：人身湿热而已，热恒消湿，无以资养，则肤焦而身毁矣。故血者，资养之料也。血以行脉，脉有总曰络。络从肝出者二，一上一下，各渐分小脉至细微。凡内而脏腑，外而肤肉，无不贯串，莫定其数。脉之状似机，其顺者因血势而利导之，斜者留血毋退，横者送血使进也。脉之力又能存血，不合则坏，血合于痰，乃克顺流，合于胆，乃免凝滞，合于体性之气，乃启诸窍，导之无闭塞也。从心出者，亦有二大络，一上一下，细分周身，悉与肝络同。所不同者，肝引血存血，此专导引热势及生养之路耳。心以呼吸进新气退旧气，直合周身，脉与

之应。少间不应，辄生寒热诸证。医者必从三部跃动之势，揣知病源，盖以此也。脑散动觉之气，厥用在筋。第脑距身远，不及引筋以达百肢，复得颈节脊髓，连脑为一，因遍及也。脑之皮分内外层，内柔而外坚，既以保存生身，又以肇始诸筋。筋自脑出者六偶，独一偶逾颈至胸下，垂胃口之前。余悉存项内，导气于五官，或令之动，或令之觉。又从脊髓出筋三十偶，各有细筋旁分，无肤不及。其与肤接处，稍变似肤，始缘以引气，入肤充满周身，无不达矣。筋之体，瓤其里，皮其表，类于脑，以为脑与周身连接之要约。即心与肝所发之脉络，亦肖其体，因以传本体之性于周身。盖心肝与脑三者，体有定限，必藉筋脉之势，乃能与身相维相贯，以尽厥职。否则，七尺之躯，彼三者何由营之卫之，使生养动觉各效灵哉？无可注曰：此论以肝心脑筋立言，是《灵》《素》所未发。以上二则，从抄本医书录出，未详作者姓氏，其说与泰西所著《全体新论》等书所言略同。而泰西诸书，与王勋臣所著《医林改错》所论亦略同。按泰西医书与《医林改错》，为医家所当参阅，以目稽胜于悬揣也。然其言脏腑之功用及气机之流行，不无可议处。《重庆堂随笔》评泰西书，信其可信，阙其可疑，两言蔽矣。仁和徐然石书《医林改错》后曰："易云天地定位，山泽通气。人身躯壳以内，物位之定也。饮食之化精，化液，化血，化大小便，气之通也。信先生明位之定而执之，窃疑先生未能扩气之通而充之也。"此数言亦中肯。

【二十一】《内经》言："胃中悍气，循咽而上，冲头中，外行诸窍。"可知头汗出者，湿热随胃中悍气上蒸故也。又人逢饮食辄头汗出，甚者头上热气蒸腾如烟雾，俗谓之"蒸笼头"，此殆饮食入胃，饮气食气，辄随胃中悍气上冲，是天禀然也。

【二十二】何西池《医碥》煎药用水歌

曰："急流性速堪通便，宣吐回澜水最宜。即逆流水百沸气腾能取汗，甘澜劳水意亦同之。黄虀水吐痰和食，霍乱阴阳水可医。新汲无根皆取井，除烦去热补阴施。地浆解毒兼清暑，腊雪寒冰热疫奇。更有轻灵气化水，奇功千古少人知。堪调升降充津液，滋水清金更益脾。"按：甘澜水用水置盆，杓扬万遍，亦名劳水。古人言水性咸而体重，劳之则甘而清，取其不助肾气，而益脾胃也。又言扬之万遍，取动极而静之义。愚谓后说近是。试取仲圣所用甘澜水方细绎之，其义自见。气化水者，以水蒸汗，如蒸花露法，一名气汗水，一名水露。《内经》谓"地气上为云，天气下为雨。"上为云者，水化为气也。下为雨者，气化为水也。水化为气，则津液上腾，可润上燥。气化为水，则膏泽下布，可滋下涸。用水蒸气，气复化水，有循环之妙理，得升降之元机，不但可取以煎药，燥火证口渴者，取而饮之，不亦宜乎？

【二十三】 吴渭泉治大便燥结，粪后便血，用生豆腐浆七分，荸荠汁三分，约共一茶碗。将豆腐浆熬滚，和冰糖少许，冲荸荠汁，空心温服。盖荸荠甘寒而滑，开胃消食，除热止血。豆浆乃清热散血，下大肠浊气。又《鸡鸣录》治女人带下属湿盛者，松石猪肚丸，每早淡豆腐浆送服三钱。又仁和何惠川辑《文堂集验方》治痰火年久不愈者，用饴糖二两，豆腐浆一碗，煮化多服即愈。又鸡蛋豆腐浆冲服，久则自效。盖鸡蛋能去喉中之风也。余治一幼童喉风证，与清轻甘凉法，稍加辛药，时止时发。后有人教服鸡蛋，顶上针一孔，每日生吞一枚，不及十枚，病愈不复发。此鸡蛋能去喉风之一征。

【二十四】 《鸡鸣录》治噎膈方，用川黄连去毛，细切，二两，以水九碗，煎至六碗，再加水六碗，煎至三碗，下赤金、纹银各一锭，每重二两，浸汤内，大田螺五十个，洗净，仰置盘中，以黄连汁挑点螺靥，顷刻化水，用绢滤收半碗，浆田螺水同黄连汁、金银共入瓷锅内，煎至碗半，下芦菔汁小半碗，无芦菔时，以芦菔子煎服浓汁用，同煎至碗半，下韭汁小半碗，次下侧柏汁小半碗，次下甘梨汁小半碗，次下竹沥小半碗，次下莹白童便小半碗，俱以煎至碗半为候，将金银取起，下浓白人乳一大碗，次下羊乳一大碗，次下牛乳一大碗，俱以煎至一碗为候，成膏，入瓷罐内，封口埋土内一伏时。每用一茶匙，开水调服，极重者三服必愈。如汤水不能进者，将膏挑置舌上，听其渗入咽喉，自能饮食。但愈后须食糜粥一月，方可用饭。此方清火消痰，去瘀下气，养营润燥，系京口何培元家秘传，能挽回垂绝之证，故顾松园《医镜》名曰再造丹。按《内经》曰："三阳结为之膈。"三阳结者，大肠、小肠、膀胱热也。小肠结热则血脉燥，大肠结热则后不圊，膀胱结热则津液涸，三阳俱结，前后秘涩，下既不通，必反上逆，此所以噎食不下，从下而逆上也。又昔人指噎膈为血液枯槁，沉痼之疾，非大剂无济于事。此方制法颇精，煎膏酿厚，药力甚大，正合嘉言喻氏所谓"能变胃而不受胃变"之义，良工调剂之苦心，有如是夫！

【二十五】 《重庆堂随笔》谓，木通味苦，故泻心火由小肠出，诸本草皆云甘淡，或言微辛，岂诸君不但未经口尝，且荟苤亦未询乎？按：木通古名通草，今之通草，古名通脱木。云木通味甘淡，或通草之传误？未可知。其实今之木通味极苦且劣，世谓黄连是苦口药，殊不知黄连之味，苦而清，木通之味，苦而浊。叶氏医案以芦荟入汤剂，徐氏批曰："请自尝之，方知其苦。"愿以斯语移之木通。且木通性极迅利，不宜多用。余友沈杏田言，曾见一小儿，误服重剂木通汤药，小便遂不禁，继之以白膏，如精状，叫号惨痛而死，死后溺窍端，犹有精珠数粒。用木通者，其审慎之。

【二十六】 人身内外作两层，上下作两截，而内外上下，每如呼吸而动相牵引。譬如攻下而利，是泄其在内之下截，而上截之气即陷，内上既空，其外层之表气，连邪内入，此结胸之根也。譬如发表而汗，是疏其在外之上截，而在内之气跟出，内上既空，其内下之阴气上塞，此痞闷之根也。识此在上禁过汗，在内慎攻下之法，后读仲圣《伤寒论》结胸及痞塞诸证，则冰消雪化矣。此高学山《伤寒尚论篇》辨似中语。自昔名医，无不以阴阳升降，盈虚消长，而为剂量准。如上所云误下变结胸，是阳凑于阴也。误汗作痞闷，是阴乘于阳也。盖阴阳各有定位，升降自有常度，此盈者彼必虚，此消者彼必长，医事之补偏救弊，变化生心，端在是矣。缪宜亭医案中引卢氏之言曰："不得横遍，转为竖穷。"此二语甚妙。横遍者，自内而外，由阴出阳也。竖穷者，直上直下，过升过降也。此阴阳升降盈虚消长之理也。推此二语，为引申数言于后，质之高明："下既不通，必反上逆，不得上达，转为横格，上游塞阻，下必不通，中结者不四布，过泄者必中虚。"

【二十七】 黄连厚肠胃之说，窃尝疑之。以谓厚者，对待薄者而言者也。必使薄者不薄，始可谓之厚。若谓黄连能除湿热，即是厚肠胃，其于厚字之义，终未安也。迨历临痢证，往往滓秽夹脂膜以俱下，名曰肠垢，亦名刮肠痢，乃恍然悟乎人肠胃内，本有脂膜，柔韧黏腻，紧贴于肠胃之四周，因病痢消烁逼迫而下，因下而肠胃内四周之脂膜渐薄，用黄连清湿热，去其消烁逼迫之源，俾脂膜仍旧紧贴肠胃之内，乃所谓厚耳。虽然，肠与胃原一气贯通，但胃是胃，肠是肠，讵可混言？痢疾下肠垢，未闻下胃垢也。有刮肠痢，未闻有刮胃痢也。而且肠势盘曲，中空无几，湿热搅扰，

易及周遭，或邪气刮脂膜而下行，或积秽曳脂膜以下出。若夫胃体广大，藏垢纳污，纵有湿热，未必伤及边际，剥及脂膜也。于是黄连厚肠胃之说，窃又疑之。疑胃字之未安也。及考《别录》则曰："调胃厚肠。"益恍然悟黄连厚肠胃之说，系后人混而称之，非《别录》之本文也。黄连能除胃中之湿热，使胃气复其冲和，故谓之调。黄连能除肠内之湿热，使肠内脂膜不致消烁逼迫而下，故谓之厚。于以知古人下语，一字不苟，其精切有如是。〔仲圭按〕黄连何以能厚肠，余尝以文论之。盖黄连有收敛制醇，及刺激肠黏膜并其附近之淋巴管，使淋巴球增殖，以增加抵抗力而消退炎症之效。又痢之病原，为变形虫及志贺氏菌，黄连能使淋巴球激增，以扑灭病源一也。黄连有清炎作用，能消退肠壁之炎症，二也。黄连有收敛功能，能结合肠壁之溃疡，三也。且其性敛而带清，勿论初痢久痢，无不合拍，四也。观此，本品所以能厚肠及为肠澼要药之故，不难涣然冰释矣。

【二十八】 《千金方》言："凡人好患齿痛，多由月蚀夜餐饮之所致，识者深宜慎之。"所以日月蚀未平时，特忌饮食。按此说知者不多，为拈出。又养生家言："今人漱齿，每以早晨，是倒置也。"凡一日饮食之垢，积于齿缝，当于夜晚刷洗，则滓秽尽去，故云"晨漱不如夜漱。"

【二十九】 《鸡峰普济方》五噎诸气论曰：此病不在外，不在内，不属冷，不属热，不是实，不是虚，所以药难取效。此病缘忧思恚怒，动气伤神，气积于内，气动则诸证悉见，气静则疾候稍平，手扪之而不得疾之所在，目视之而不知色之所因，耳听之而不知音之所发，故针灸服药，皆不获效，此乃神思原本作意字间病也。顷京师一士人家，有此疾证，劝令静观内养，将一切用心力事，委之他人，服药方得

见效，若不如是，恐卒不能安？但依此戒，兼之灼艾膏肓与四花穴及服药，可以必差。孙真人云："妇人嗜欲多于丈夫，感病倍于男子，加以慈恋爱憎，嫉妒忧恚，染著坚牢，情不自抑，所以为病根深，疗之为难差。"按：神思间病，乞灵药物，窃恐卢扁亦谢不敏。凡遇此等病，苟非其人染著坚牢，总当謇切相劝，令其静观内养。推古昔仁人之用心，谅不仅书一纸方，便了厥事也。第"静观内养"四字，谈何容易？惟夙具根器者，始能领略耳。

【三十】　静观内养之法，仁和何惠川所辑《文堂集验方》内一条，简切易行，录后以供众览。彦晖质鲁学浅，鲜有所知，尝举此条，质诸一二老友之喜谈心学者，谓条内"自审此念因何而起"一语，妙谛无穷，却病其小焉者也？海内不乏明眼，然乎否乎？《集验方》曰：凡虚损证，由劳力过度而成者，得安养药食之功，尚在易治。若由偏性七情六欲而成者，药力之功居其三，惟静养之功，方可回天。随分忘其家业，住于安闲之所，清心寡欲，去其酒色财气之私心，清晨醒即起，醒而再睡，易于神驰而昏乱。物我相忘，安神静坐。若有妄想，即徐步自审此念因何而起，如何而止，与身心无益之念去之。静则再坐，动则再步，如此行一炷香，少顷再行。必得心息相依，呼吸自然，坐时以口生津液，坐起周身筋骨舒畅为验。工夫下手，由浅入深，总以不间断为妙，即行住坐卧，皆要安神内守，行之半月，即有奇功。加之善愿助之，可以希仙矣。若徒服奇药，或逆气闭息，非徒无益而有害。〔仲圭按〕静坐确能治虚损，而神经衰弱之失眠症，收效尤捷。惟坐时妄念起落，最难排除。昔同善社之守窍，因是子之注意丹田，无非为排除妄念而教人以诀也。余意最好当静坐时，手持念珠，低声念"阿弥陀佛"，身口耳同时并用，妄念自然由少而无。且虚损痼疾，多由业力感应，惟有虔心持诵佛号，方能消除宿世恶业。故虚损病人，

除每日朝晚澄心静坐外，余时可参阅佛典及养生诸书，以明修心保身之大法，实力奉行，病无不瘳，徒恃药石，讵有济哉？

【三十一】　《续名医类案》许宣治治一儿，十岁，从戏台倒跌而下，呕吐苦水，以盆盛之，绿如菜汁。许曰：此胆倒也。胆汁倾尽则死矣。方用温胆汤加枣仁、代赭石正其胆腑，可名正胆汤，一服吐止。昔曾见此证，不知其治，遂不救。

【三十二】　病证本轻，因药而重，药不对证，固令病重，即或对证，病轻药重，亦令重也。余治一妇人，恶心呕吐，头眩恶食，医药两月，降逆如左金丸、旋覆代赭汤、代赭石质重下坠，孕妇所忌。调气如砂、蔻、乌、沉之类，补益如六君、四物等剂，转见心胸烦懑，恶闻食气，体重作痛，黄瘦倦卧，气息奄奄。一医谓血枯经闭，虚劳重证，嘱病家治后事矣。诊其脉，细弱之中，终有动滑之象，详细询问，腹虽不大，而时有动跃，断为怀妊恶阻。本属妊妇之常疾，因过药伤胃，致现种种恶候。劝令停药，不肯信从，乃立疏气降逆养胃，清和平淡之剂，服后胸膈稍宽，随后出入加减，总以轻剂渐渐收功，数月后，竟举一男。《金匮》原有"医者治逆却一月，加吐下者则绝之"之明训。绝之者，绝止医药，俟其自安也。不肯绝药，姑以轻剂与之。

【三十三】　海蛇一名海蜇头用一两，漂净，加大荸荠一名地栗四个，水二盅，煎八分服，名"雪羹"，见《绛雪园古方选注》。注曰：凡肝经热厥，少腹攻冲作痛，用以泄热止痛，捷如影响。王孟英《归砚录》曰：海蛇，妙药也。宣气化瘀，消痰行食，而不伤正气，以经矾盐所制，入煎剂虽复漂净，而软坚开结之勋固在也。故哮喘胸痞，腹痛癥瘕，胀满便闭，滞下疳黄等病，皆可量用。宜下之证，而

体质柔脆不能率投硝黄者，余辄重用，随机佐以枳朴之类，无不默收敏效。按：海蛇本水结成，故煮之仍化为水。人身之痰，有由火搏其水而成者，故为化火痰之专药。其性寒凉，清火散结，不伤正气，余每喜用之。若阳气衰少之体，寒多湿胜之病，不相宜也。小儿疳病由于火盛，致口臭便坚，腹胀内热者，令服雪羹屡效。

【三十四】　《素问·痿论》曰：治痿独取阳明。阳明主润宗筋，宗筋主束骨而利机关也。王太仆注：宗筋，谓阴毛中横骨上下之竖筋也。上络胸腹，下贯髋尻，又经于背腹，上头项，则宗筋不可以外肾言也。《厥论》曰：前阴者，宗筋之所聚。前阴，外肾也。为宗筋之所聚，则宗筋亦可以外肾言也。《痿论》又曰：思想无穷，所愿不得，意淫于外，入房太甚，宗筋弛纵，及为白淫。玩绎此节经义，上有"入房太甚"句，下有"及为白淫"句，则中有"宗筋弛纵"句，竟作阳痿解可也。此节"宗筋"两字，竟作外肾解可也。夫阳明胃府，位镇中宫，上合于鼻，下合外肾，验之于霉疮毒蕴阳明，或上发而鼻坏，或下注而茎糜，验之于马，其鼻黑者茎亦黑，鼻白者茎亦白，阳明与外肾关属，不更信而有征哉？是则治阳痿当遵《素问》"治痿独取阳明"之旨，弗徒沾沾于补肾壮阳焉可已！此条深思妙悟而合学理，仲圭附注。

【三十五】　《杏轩医案》曰：新安程文囿观泉著。经云：肾者主水，受五脏六腑之精而藏之。是精藏于肾，非精生于肾也。譬诸钱粮虽储库中，然非库中自出，须补脾胃化源。余评《叶氏医案》有云：此等血肉有情之方，正合"精不足者，补之以味"经旨，如果病人胃口伤残，未可遽投，正与杏轩先生之言暗合。盖补精必用酞厚之品，然总须胃化脾传，方能徐徐变精归肾。不过以酞厚之品，较清淡

者变精为较易耳！断不能入口之后，辄变精而藏诸肾也。须补脾胃化源者，饮食增则津液旺，自能充血生精也。

【三十六】　余合回生丹以救难产，及治产后瘀血为患等证，屡建奇功。而独不利于虚寒之证，以虚则当补，寒则当温也。一妇产后甫两日，恶露不行，腹痛作呕，服回生丹一丸，呕不除而转增泄泻，乃邀诊。面青唇淡，舌苔白滑，脉则右弦缓，左沉涩，疠痛作呕，泄泻不爽，为疏半夏、代赭石、肉桂、琥珀、黑姜炭、延胡、桃仁、炙甘草等温行之品，呕止痛缓，而恶露亦稍行，左脉渐流利。再二剂，瘀行痛缓，泻亦止。胃口不开，体甚困乏，改用扶元和胃，温行血气，小剂缓调，数剂胃能纳谷，形色亦渐转。惟左小腹有块如拳大，不时攻触作痛，乃仿大黄䗪虫丸法。前方去半夏、代赭石，加当归、制穿山甲、酒醉土鳖虫即䗪虫为末，捣入醋熬大黄膏，白蜜炼为丸，如桐子大，早晚每服三钱，不匝月块渐小，痛亦渐除。后与通补奇经，温养肝肾，病竟脱，体气复充。此证血因寒瘀而上冲于胃。冲胃者，为产后三冲急证中之一。回生丹治三冲急证，本有专功，然能迅推瘀血下行，而不能治因寒凝结之瘀。凡用合成丸药，必须考核丸方药性功能，参合脉证。倘若耳食某丸可治某证，而恣意用之，总属得失参半。此古人所以有"先议病后议药"之训。

【三十七】　水乡农人，多患脚气，俗名大脚风，又名沙木瘛。一肿不消，与寻常脚气，发过肿消者迥殊。此因伤络瘀凝，气亦阻痹，风湿热杂入之邪，袭入而不能出也。故病起必䯗间结核而痛，憎寒壮热，而渐以下行至足，初起宜用葱白杵烂和蜜，葱蜜相并，至毒杀人，切勿入口。罨䯗核痛处，再用海蛇俗名海蜇头地栗即荸荠同煎，俟海蛇化尽，取汤吞当归龙荟丸三钱，此丸药肆多合成发售。能即消散为妙。

若已成者，以黄柏酒炒研末八两，海蛇八两，勿漂煎化加葱须自然汁，和匀法丸，绿豆大，茅根汤日送三钱，外用杉木爆花煎浓汤，入皮硝一两频洗，日以蓝布浸盐卤束之。以盐卤善清湿热，散风毒，凡洗鹅掌风及脚气并良也。忌一切辛热发物，尤忌蚕蛹。虽愈后宜忌食蚕蛹数年。

【三十八】　凡暴厥，卒中，痫魇，及跌坠晕仆诸病，其身中气血扰乱未定，切勿张皇暄闹，妄为移动，以致气绝不返。总宜在原处量证设法，可以得生。如闭证宜取嚏，服玉枢丹、苏合丸之类以开之。虚证用炭醋熏之。或令人紧抱，以口接气，再灌以参汤、姜汤、童便之类，按证施治。俟其苏醒，然后移归卧室可也。世俗不知，往往扶掖他徒，多致不救。总由不知古法，赘此以冀仁心为质者传播于世也。如酷暑烈日之中，路途卒倒者，宜先移至阴凉之所，然后设法救治，不可拘于是说。凡见夏日路途卒倒之人，纵无药赠，但能移之阴处，即是一服清凉散也。何氏济生论曰：中暑闷乱，不可便与冷水及卧冷地，得冷则死，据此，则止可移至阴处，而不可移至冷地。

存存斋医话稿卷二

会稽赵彦晖晴初著　门人 鲁绍沣东川　贺锡祥吉人 同校

杭州沈仲圭重校句读

【一】　医事难矣哉，学识荒陋者无论矣。其在术精名重，日诊百十人，精神不逮，大意处辄复误人。盖晨夕酬应，无少息时，索索无精思，昏昏有俗情，虽贤哲不免也。徐悔堂《听雨轩杂记》云：乾隆壬申，同里冯姓馆于枫桥蔡姓家，夏日蔡自外归，一蹶不起，气息奄然，因以重金急延薛生白先生诊，至则蔡口目悉闭，六脉皆沉，少妾泣于旁，亲朋议后事矣。薛曰："虚厥也。不必书方，且以独参汤灌之。"遽拱手上舆而别。众相顾，莫敢决，再延一符姓医入视，符曰："中暑也。当服清散之剂，参不可用。"众以二论相反，又相顾莫敢决。冯曰："吾闻六一散能祛暑邪，盖先试之。"乃以苇管灌之，果渐苏。符又投以解暑之剂，病即霍然。夫薛氏为一代之名医，只以匆匆一诊，未遑细审，并致疑于少妾之在旁，误以中暑为虚脱，几伤其生，医事不诚难乎其难哉！又《类案》载曾世荣先生治船中王氏子，头痛额赤，诸治不效，动即大哭，细审知为船篷小篾，刺入囟上皮内，镊去即愈。苟不细心审视，而率意妄治，愈治愈坏矣。是故医家临诊辨证，最要凝神定气，反复推详，慎毋相对斯须，便处方药也。

【二】　熊三拔《泰西水法》云：凡诸药系草木果瓜谷菜诸部具有水性者，皆用新鲜物料，依法蒸馏得水，名之为露，以之为药，胜诸药物。何者？诸药既干既久，或失本性，如用陈米为酒，酒力无多。若以诸药煎为汤饮，味故不全，间有因煎失其本性者。若作丸散，并其渣滓下之，亦恐未善。然峻厉猛烈之品，不得不丸以缓之。凡人饮食，盖有三化，一曰火化，烹煮熟烂；二曰口化，细嚼缓咽；三曰胃化，蒸变传化。二化得力，不劳于胃，故食生冷，大嚼急咽，则胃受伤也。胃化既毕，乃传于脾，传脾之物，悉成乳糜，次乃分散，达于周身。其上妙者，化气归筋。其次妙者，化血归脉，用能滋益精髓，长养脏体，调和营卫。所谓妙者，饮食之精华也。故能宣越流通，无处不到，所存糟粕，乃下于大肠焉。今用丸散，皆干药合成，精华已耗，又须受变于胃，传送于脾，所沁入宣布，能有几何？其余悉成糟粕下坠而已。若用诸露，皆是精华，不待胃化脾传，已成微妙，且蒸馏所得，既于诸物体中最为上分，复得初力，则气厚势大，不见烧酒之味酽于他酒乎？按：古人丸散汤饮，各适其用，岂可偏废？诸药蒸露，义取清轻，大抵气津枯耗，胃弱不胜药力者，最为合宜。其三化之说，火化口化，不必具论，胃化一言，深可玩味。盖饮食药物入胃，全赖胃气蒸变传化，所以用药治病，先须权衡病人胃气及病势轻重，此古人急剂、缓剂、大剂、小剂之所由分也。如骤病胃气未伤，势又危重，非用大剂急剂不可，杯水车薪，奚济于事？一味稳当，实为因循误人。倘或病人胃气受伤，无论病轻病重，总宜小剂、缓剂，徐徐疏沦，庶可渐望转机。以病人胃气已伤，药气入胃，艰于蒸变传化。譬如力弱人，强令负重，其不颠踬者几希？

【三】　上条言诸药蒸露，为轻清之品，气津枯耗，胃弱不胜药力者，最为合宜。请更申其说焉。元仪曰："阴虚有三：肺胃之阴，则津液也。心脾之阴，则血脉也。肝肾之阴，则真精也。液生于气，惟清润之品可以生之。精生于味，非黏腻之物不能填。血生于水谷，非调中州不能化之。"是则人身中津液精血，皆属阴类，津液最轻清，血则较酸，精则更加厚矣。读《内经》"腠理开发，汗出溱溱，是谓津。谷入气满淖泽，注于骨，骨属屈伸泄泽，补益脑髓，皮肤润泽，是谓液。"则知津与液较，液亦略为酸厚矣。窃谓津者，虽属阴类，而犹未离乎阳气者也。何以言之？《内经》云："三焦出气，以温肌肉，充皮肤，为其津，其流而不行者为液。"岂非液则流而不行，津则犹随气流行者乎？《内经》又云："上焦开发，宣五谷味，熏肤充身泽毛，若雾露之溉，是谓气。"雾露所溉，万物皆润，岂非气中有津者乎？验之口中气呵水，愈足征气津之不相离矣。气若离乎津，则阳偏胜，即"气有余，便是火"是也。津若离乎气，则阴偏胜，即"水精不四布，结为痰饮"是也。蒸露以气上蒸而得露，虽水类而随气流行，体极轻清，以治气津枯耗，其功能有非他药所能及。泰西赞谓不待胃化脾传，已成微妙，余谓病人胃弱，不胜药力者，最为合宜。然其力甚薄，频频进之可也。其气亦易泄，新蒸者为佳。余治伤阴化燥证，清窍干涩，每用之获效。《内经》谓"九窍者，水注之器。"清窍干涩者，病人自觉火气从口鼻出，殆津离乎气，而气独上注欤！

【四】　时毒瘟疫，口鼻吸受，直行中道，邪伏募原，毒凝气滞，发为内斑，犹内痈之类。其脉短滑，似躁非躁，口干目赤，手足指冷，烦躁气急，不欲见火，恶闻人声，耳热面红，或作寒噤，昏不知人，郑声作笑。治宜宣通气血，解毒化斑为主，得脉和神清，方为毒化斑解。但其斑发于肠胃嗌膈之间，因肌肤间不可得而见，往往不知为斑证而误治者多矣。

【五】　治痰气壅塞，雪梨汁一杯，生姜汁四分之一，蜜半杯，薄荷细末一钱，和匀器盛，重汤煮一时，任意与食，降痰如奔马。此方出《幼幼集成》，甘寒辛润，邪袭于肺，泄肺降痰，试用良验。

【六】　滑脉多主痰，以津液凝结故也。然有顽痰阻阂气机，脉道因之不利，反见涩脉者，开通痰气，脉涩转滑，见之屡矣。又现证脉象的是痰证，而病人言无痰，服药后渐觉有痰，亦见之屡矣。阅《孙文宿医案》治庞姓，遭跌胁痛，服行血散血药多剂，痛不少减，孙诊脉左弦右滑数，曰："此痰火症也。"庞曰："躯虽肥，生平未尝有痰，徒以遭跌，积瘀血于胁间作痛耳！"孙曰："痰在经络间，不在肺，故不咳嗽，而亦不上出。脉书有云：滑为痰，弦为饮。据脉实痰火也。如瘀血，脉必沉伏，或芤或涩也。面色亦不带黄。前医以瘀血治者，皆徇公言，不以色脉为据耳。"乃用大瓜蒌带壳者二枚，重二两，研碎，枳实、甘草、前胡各一钱，贝母二钱，初服腹中辘辘有声，逾时大泻一二次，皆痰无血，痛减大半。再服又下痰数碗许，痛全止。三服腹中不复有声，亦不泻。盖前由痰积泻也，今无痰故不泻。观此，则诊病虽须详问，又当色脉合参，不可徇病人之言，为其所惑。又嘉言喻氏亦谓痰到胃始能从口吐出，到肠始能从下泻出。

【七】　《本经》曰："五味子气味酸温无毒，主益气，咳逆上气，劳伤羸瘦，补不足，强阴，益男子精。"卢子繇《乘雅半偈》曰："五味俱全，酸收独重，故益降下之气。咳逆上气者，正肺用不足，不能自上而下以顺降入之令。劳伤羸瘦者，即《内经》云'烦劳则张，精绝使人煎厥内铄'也。此补劳伤致降令之不足，与补中益气之治不能升出者相反，能降便是强阴，阴强便能益精。设六淫外束，及肺气焦满，饵之反引邪入脏，永无出期。纵得生全，须夏火从中带出，或为斑疹，或作疮疡，得汗乃解。倘未深解病情，愿言珍重。"按：此则五味子之功能，的在降入。凡病情涉于宜升宜出者，视为戈戟矣。盖肺统五脏六腑之气而主之，肾受五脏六腑之精而藏之。肾气原上际于肺，肺气亦下归于肾，一气自为升降者也。故上而咳逆上气，由六淫外束，饵此则外邪不特不能升，不能出，直引之及肾，而渐成虚损。倘同熟地、麦冬等用，酸而兼腻，不啻锢而闭之。卷一第十一条所谓不虚而做成虚，不损而做成损者，此类是也。若六淫七气有以耗散之，致肺失其降而不归，肺之气因耗散而日虚，肾之精因不藏而日损，此际不用五味子而谁用乎？五味子能收肺气入肾，肺气收，自不耗散，入肾，则五脏六腑之精，肾得受而藏之矣。虽然，论药则得一药之功能，论方则观众药之辅相，凡药皆然，试即于五味子发其凡，可乎？五味子之功能在降入，病情宜升宜出者不可用，固已。第执此说以论药则可，若执此说以论方，则《金匮要略》中射干麻黄汤、厚朴麻黄汤、小青龙加石膏汤等方之用五味子，其说遂不可通。殊不知古人治病用药，每于实中求虚，虚中求实。不比后人之见虚治虚，见实治实，补者一味补，散者一味散，攻者一味攻也。故杂五味子于麻黄、细辛、桂枝、生姜诸表药中，杂五味子于射干、紫菀、款冬、杏仁、半夏诸降气降逆药中，杂五味子于石膏、干姜诸寒热药中，杂五味子于小麦、白芍、甘草、大枣诸安中药中，不嫌其夹杂，而于是表散药，得五味子不致于过散，降气降逆药，得五味子更助其降令，而且寒热药得五味子寒不伤正，热不劫津，安中药得五味子相得益彰。综而言之，用五味

意在保肺气，不使过泄，然皆辅相成方，非君药也。至桂苓味甘汤之治气冲加减者四方，苓甘五味姜辛汤，苓甘五味姜辛半夏汤，苓甘五味加姜辛半夏杏仁汤，苓甘五味加姜辛半杏大黄汤，以小青龙方中虽有五味子辅相之，究竟辛散之力大，能发越外邪，亦易动人冲气。冲气者，冲脉之气也。冲脉起于下焦，挟肾上行者也。气既冲矣，非敛不降。桂苓能抑冲气，甘草坐镇中宫，而敛降之权，当属之五味子矣。所以四方减去者惟桂枝，而加味以治咳满，以去其水，以治形肿，以治胃热冲面，至于五味子收敛肾气，屹然不动。不使其气复冲，苓甘若为之辅相者，终不易也。以是知一药有一药之功能，一方观众药之辅相，不识药性，安能处方？不识方义，安能用药？凡药皆然，岂特一五味子？试即以五味子发其凡，词费之诮，奚辞哉？

【八】　邹润安《本经疏证》论五味子与干姜同用，设为问答曰："《伤寒论》中凡遇咳总加五味子、干姜，岂不嫌其表里无别耶？曰：经云脾气散精，上归于肺，是故咳虽肺病，其源实主于脾，惟脾家所散上归之精不清，则肺家通调水道之令不肃。后人治咳，但知润肺消痰，殊不知润肺则肺愈不清，消痰则仅能治脾，于留肺者，究无益也。干姜温脾肺，是治咳之来路，来路清，则咳之源绝矣。五味使肺气下归于肾，是开咳之去路，去路清，则气肃降矣。合两物而言，则为一开一阖。当开而阖，是为关门逐贼，当阖而开，则恐津液消亡，故小青龙汤、小柴胡汤、真武汤、四逆散之兼咳者皆用之，不嫌其表里无别也。"按此论颇透彻，嘉言喻氏谓"干姜得五味能收肺气之逆，"是浑而言之也。陈修园不论虚实证，遇咳辄用五味、干姜，是浑而用之也。《金匮》桂苓味甘加干姜、细辛，干姜为热药，服之当遂渴。干姜为热药，仲圣已有明文矣。外感之由于暑燥火，内伤之涉于阴亏，虽同五味或辅相药，终不宜

用也。考《金匮》五味同干姜用者七方，皆有咳满证。不同干姜用者二方。射干麻黄汤证，亦见咳而上气，虽不同干姜而同生姜用，其义仍在治肺。独桂苓味甘汤方治气冲，其义在治肾，然肺与肾一气，自为升降者也。治肺即所以治肾，治肾即所以治肺，不过因病处方，注意或在肺，或在肾耳！或曰：黑地黄丸中，五味、干姜并用，治在肺欤？曰：论《金匮》方用五味意义，大抵如此。至后人用五味，其方不可胜数，岂能一一印证？其五味并熟地用，乌得谓不治肾？黑地黄丸，乃治脾湿肾燥方，一刚一柔，一润一燥。熟地、五味治肾燥，苍术、干姜治脾湿，此分头治法也。熟地、苍术，益肾阴而兼运脾阳，苍术、五味，流脾湿即以润肾燥，此交互治法也。嘉言喻氏谓此方超超元著，岂虚誉耶？若不综观全方，寻绎意义，徒沾沾于某药入某经，某药治某病，则自窒灵机矣。

【九】 钱塘赵恕轩，名学敏，一字依吉，撰《利济》十二种，其《串雅》一种，书分内外两编，类皆草泽医所传诸方法，世所谓走方，手持虎刺，游食江湖者是也。虎刺一名曰虎撑，以铁为之，形如环盂，虚其中窍，置铁丸，周转，摇之有声。相传始于宋李次口行山逢虎，啮刺于喉，求李拔，置此器于虎口，为拔去之，其术乃大行，流传至今。其术治外以针刺蒸灸，治内以顶串禁截，取其速验，不计万全。药上行者曰顶，下行者曰串，顶药多吐，串药多泻。顶串而外，则曰截。截，绝也。如绝害然。走医以顶、串、截为三大法，末流妄定有九顶、十三串、七十二截等目外，又有九种、十三根等法，能拔骨膜诸毒外出。然不肖疡科，每窃以取利，种毒留根，变小成大，为害不浅。又有禁法，禁法之大，莫如水法，次则祝由，近于巫觋。且有变病法，如约脾丸中用木瓜露以闭溺窍，掩月散中用鲤脊鳞以遮瞳神，取贝母中之丹龙睛，以弛髓脉，剔刺猬中之连环骨，

以缩骨筋，外科则用白朱砂以种毒，蛇蕈灰以种疮，即九种、十三根之类。更有合扁豆膏以留疟，蔓陀酒以留癫，甚则醉兽散之可以病马牛，金针丸之可以困花木，种种不仁，愈降愈甚，良由操技不精，欲藉此遂其罔利之心耳。恕轩取其所授，为芟订之，名曰串雅，不欲泯其实，并欲矫奇，而俾归于雅也。且谓此书虽尽删其不经之法，而不能尽绝其传，故述其大概如是，业医者不可不知。《串雅》中方，多有散见于诸书者，如内编首列韩飞霞黄鹤丹、青囊丸，推为游方之祖方云。

【十】 偶阅孙文垣《三吴治验医案》，次日有一人来就诊，其病情与孙案一则相仿佛，遂用其方治之。两帖愈。于以见古人对证发药，效如桴鼓。其案曰："倪姓右颊车浮肿而痛，直冲太阳，发寒热，两手寸关尺俱洪大有力，此阳明经风热交扇所致，以软石膏三钱，白芷、升麻各一钱，葛根二钱，生熟甘草一钱，薄荷、山栀、丹皮、连翘各七分，天花粉、贯众各一钱半，两帖肿痛全消。"

【十一】 相传天士叶氏治痘多活法。一子病痘闭，诸医束手，先生命取新漆桌十余张，裸儿卧于上，以手转辗之，桌热即易，如是殆遍，至夜痘怒发得生。又尝于肩舆中见一采桑妇，先生命舆人往搂之，妇大怒詈，其夫将扭舆人殴，先生晓之曰："汝妇痘已在皮膜间，因气滞闭不能出，吾特激之使怒，今夜可遽发，否则殆矣"。已而果然。又一人，壮年患痘闭，先生令取鸡屎若干，以醇酒热调如糊，遍涂其身面手足，越宿鸡矢燥裂剥落，而痘已出矣。又先生之外孙，甫一龄，痘闭不出，母乃抱归求救，先生视之甚逆，沉思良久，裸儿键置空室中，禁女弗启视，迨夜深，始出之，痘已遍体，粒粒如珠，因空屋多蚊，借其嘬肤以发也。此虽"神而明之"之治，第寻绎其意旨之所在，转辗于漆桌者，火闭也。激之使怒者，气闭也。

涂以鸡矢醴者，寒闭也。借蚊口以噆之者，血闭也。咸有分别之妙义焉。录之亦可发人之慧悟。

【十二】 孙文垣先生治潘姓患白浊，精淫淫下，三年不愈，脉来两寸短弱，两关滑，两尺洪滑。曰：疾易瘳。第必明年春仲，一剂可痊。问故？曰：《素问》曰"必先岁气，毋伐天和"，所患为湿痰下流证也。而脉洪大见于尺部，为阳乘于阴，法当从阴引阳，今冬令为闭藏之候，冬之闭藏，实为来春发生根本，天人一理，若强升提之，是逆天时而泄元气也。后医者接踵，迄无效。至春分，孙以白螺蛳壳火煅四两为君，牡蛎二两为臣，半夏、葛根、柴胡、苦参各一两为佐，黄柏一两为使，面糊为丸，名端本丸，令早晚服之。不终剂而愈。按：古名医治病，无不以阴阳升降为剂量准，卷一第二十六条已具言之。此案端本丸方义固佳，其持论则深明天人合一之理。读《内经》"冬三月，此谓闭藏，使志若伏若匿，若有私意，若已有得，逆之则春生者少。"若伏者，若抱雏养蛰也。若匿者，若隐避踪迹也。若有私意者，恐败露也。若已有得者，韬晦无觊望也。凡所以重藏精也。有冬月之闭藏，然后有来春之发生，一味发扬，而无翕聚之本，譬诸无源之水，其涸可立而待。

【十三】 白芥子气味辛温，善能利气豁痰。观治冷哮，用白芥子末涂肺俞、膏肓、百劳等穴，涂后麻瞀疼痛。防痘入目，用白芥子末涂足心，引毒归下。外用功效如是，其性烈从可知矣。其末水发，撺入食品，食些少，辄令人目泪鼻涕交出，其性开发走液，亦从可知矣。缪仲淳《本草经疏》云："能搜剔内外痰结，及胸膈寒痰冷涎壅塞者。"然肺经有热，与阴火虚炎，咳嗽生痰者，法在所忌。奈世医狃于三子养亲汤一方，不论燥证火证，动辄用之，甚且用至数钱，其意原在利气豁痰，殊不知辛

烈之品，烁液劫津，耗气动火，其害甚大。余尝见风温咳嗽证，误用白芥子，致动血见红，甚至喉痛声哑。但罔有归咎于白芥子者，损人而不任过，白芥子抑何幸欤？诸本草均云肺经有热虚火亢者忌用，岂未之见耶？

【十四】 古人随证以立方，非立方以待病。熟察病情，详审用药，味味与病针锋相对，无滥无遗，适至其所，如写真焉。肖其人而止，不可以意增减也。千变万化之中，具有一定不易之理，活泼圆机，有非语言文字所能解说，在学者心领神会而已。其所以设立方名者，规矩准绳，照示来学。非谓某方一定治某病，某病一定用某方也。古方夥矣，岂能尽记？纵能尽记，而未能变通，虽多奚益？即如桂枝汤一方，加桂枝分两，名曰桂枝加桂汤，加芍药分两，名曰桂枝加芍药汤，去芍药，名曰桂枝去芍药汤，桂枝甘草二味，名曰桂枝甘草汤，芍药、甘草二味，名曰芍药甘草汤，甘草一味，名曰甘草汤，信手拈来，头头是道。一方可分为数方，数方可合为一方，增一药之分两，即所以减他药之分两，而另名为一方，取一味二味，即名为一方，药随病为转移，方随证为增减，因物付物，何容心焉？设悬拟一方，以治一病，印定后人眼目，天下岂有呆板之病证，待呆板之方药耶？奈何张景岳《新方八阵》及《黄元御八种书》内，自制之法，不一而足，岂以古方为不足用，而有待于新制乎？集数味药，辄名一方，方不可胜穷，徒眩人意耳！

【十五】 王龙溪先生《调息法》曰：息有四种：一风，二喘，三气，四息。前三为不调相，后一为调相。坐时鼻息出入觉有声，是风相也。息虽无声，而出入结滞不通，是喘相也。息虽无声，亦无结滞，而出入不细，是气相也。坐时无声，不结不粗，出入绵绵，若存若亡，神资冲融，情抱豫悦，是息相也。守风则散，守喘则戾，守气则劳，守息则密。前为

假息，后为真息。欲习静以调息为入门，使心有所寄，神气相守，亦权法也。调息与数息不同，数为有意，调为无意，委心虚无，不沉不乱，息调则心定，心定则息愈调。真息往来，呼吸之机，自能夺天地之造化。心息相依，是谓息息归根，命之蒂也。一念微明，常惺常寂，范围三教之宗，吾儒谓之"燕息"，佛氏谓之"反息"，老氏谓之"踵息"，造化阖辟之元机也。以此征学，亦以此卫生，了此便是彻上彻下之道。阅智颉大师小止观中，有坐禅调息法，其说与龙溪先生同。汪讱庵《医方集解·勿药元诠》内，亦载调息法。余窃谓以药疗病，弗计其功，先防其弊。盖弊无，则其功乃为真功。修养何莫不然？调息法之功效，在行之者自知之，岂容悬揣？若言流弊，则断断无之。何也？出于自然，不出于勉强也。至《勿药元诠》内载小周天法，闭息运送，苟无口诀真传，不可依法乱做，恐稍不得法，流弊无穷。尝见妄做丹道工夫，多有致疾者。或发痈疽，或结癥瘕，或疝或淋，或癫或狂。盖以人身气血，升降出入，自然而然，盲修瞎炼，矫揉造作，精气拂乱，必随其所伤而致种种疾苦耳。惟得明师良友真传，乃为有功无弊。〔仲圭按〕修仙学佛，多有从呼吸入手者。此则须有明师指示，未可妄做。若为强身却病，似可按法练习。大约呼气吸气，以细长而徐缓为要诀。吾杭伤科虞祥林氏，倡气功疗养法于西湖中医虚损疗养院，倩董志仁君编述《肺病特殊疗养法》一书，分送各界，其法与一般深呼吸不同者，一为呼吸之室，须置炽红之炭一盆，人坐其旁呼吸，二为呼吸时皆有声如鼾，苟能恒心仿行，亦有愈病功效。惟余总觉吸入之气宜鲜洁，室内不如室外为佳。况更闭窗户，置火盆耶？至呼吸时声巨如鼾，即坐龙溪先生风相之弊，衡以学理，究有未安耳？

【十六】　戊辰秋初，友人陶姓，以暑热证来就诊。邪热表里充斥，病势颇重，乃仿三黄石膏汤意，为两解之剂。服一剂。次日其兄来转方。述服药后，大渴大汗，汗至床席皆淋湿。余以为邪热在阳明经，白虎汤证也。竟与白虎汤一剂。隔日雇小舟来诊，病人忽发狂，舟将颠覆，急折回，乃邀诊。至则病大变，身重苔黑，如狂见鬼，大便不解，胸腹硬痛，脉沉数促涩，模糊不清，时时发厥。余大骇异曰："奚至此乎？"其兄曰："昨述汗流卧席，归后细询家人，乃小便，非汗也。"余顿足曰："误矣误矣！小便多，岂得作大汗治哉？"此等重证，本不能悬拟处方，况又误述乎？营热未透达，服白虎逼入血分矣。男子亦有热结血室证，所以证现如狂见鬼，小便自利，大便不通也。势急矣，奈之何？沉思久之。书犀角地黄汤合桃核承气汤与之。方内大黄令用醋拌炒黑。次日复赴诊，已便解疹透神清矣。详述药成已二鼓，才服半杯，胸腹骤痛不可忍，其父促饮之，尽一杯，则目瞪口噤，肢厥僵卧，奄然气尽。家人哭泣环守之，夜半，忽大喊，便坚黑粪累累，目开身略动，至天明，遍身发疹，胸背间无隙地，便神清思汤饮。诊其脉数滑，至数分明。余曰："险哉！幸年才二十余，正元充足，能运药力与邪战，一战而捷。不然，一去不复返矣。"后与清热养阴，不匝月痊愈。阅三世医验陆祖愚先生治董姓，因伤食纳凉，困倦熟寐，致头痛身热，骨节烦疼，胸腹痞满，医以丸药下之。表证未除，胸满兼痛。一医又行表汗，头痛瘥，胸痛更甚。似此或消导，或推逐，其痛渐下，病将两月。陆诊脉涩数，面色黄白，舌苔灰黑，按其胸腹柔软，脐下坚硬，晡时发热，夜半退，小水自利，大便不通，此蓄血证也。用桃核承气汤，下咽后，满腹搅刺，烦躁不安，求死不得。父母痛其决死，深咎药过，哭泣咒詈。陆心知其无妨，然再三解说，终不信。会天暮不得进城，下榻楼上，夜将半，闻步履声，其父携灯至榻前笑谓曰："适才大便，所去黑粪坏血约若干，腹宽神爽，诚再生之恩也。"后改用调理之剂，半月渐愈，与余所治

存存斋医话稿

证，大略相同。特余不留宿，得不闻泣骂声，为幸多矣。陶姓现游幕，晤时道及此，犹言服药后，胸膈间痛如刀割，不可忍，渐次入腹，后痛极，遂不省人事。噫！瞑眩药入人口腹若是哉？第此证倘与轻药，当无生理。记此又可见病家述病情，有疑似处，当反复审问。余不敏，误听误药，几至病不救。而病家日夕侍病者之侧，切须熟察病情，以告医者。设或因误告，致误治，咎将安归耶？

【十七】 古圣人治病之法，针灸为先，《灵》《素》所论，多为针灸而设。今时治病，用针者极少，用灸者尚多，但病非一概可灸也。大抵脉沉迟，阳气陷下者最宜。若阳盛阴虚者，断不宜灸。仲圣《伤寒论》云："微数之脉，慎不可灸。因火为邪，则为烦热，追虚逐实，血散脉中，火气虽微，内攻有力，焦骨伤筋，血难复也。"脉见微数，则是阴虚而阳炽重，以火力追逐其血，有筋骨焦伤耳！又云："脉浮热甚，反灸之。此为实，实以虚治，因火而动，必咽燥吐血。"脉浮热甚，阳气实也。反灸之，是阳实以阳虚治，火上加火。咽因火势上逼而枯燥，血随火势上炎而妄行，在所必至矣。此二条垂戒，虽在《伤寒论》中，然不专指伤寒而言，所以不言证而但言脉也。奈何阴虚血热，人甘受痛苦而妄灸，致阴益虚，而阳益炽也。吾乡不辨证而妄灸者，妇女居多。缘操是业者，皆女尼村妪之类，易为所惑耳。不可妄灸之说，他书具载，何用赘言？窃以为告诫之辞，冀人觉悟，再四丁宁，不厌重复，拙稿中类是者颇多，阅者幸弗以剿袭旧说訾之。

【十八】 萧山一士人，因戒鸦片烟瘾而求似续，购服秘制药水，极灵验，不但烟瘾除，胃口胜常，精神焕发，阳事倍于平时。未几，与友人立谈，倏觉下身无力，顿跌仆后，遂瘫废，月余告毙。其所服药水中，大抵有硫黄等霸道药，所以得效甚捷，祸不旋踵。凡服些少

药，辄得骤效者，切须留心。盖非霸道药，服些少岂能得骤效？谨劝世人，慎弗误认为仙丹妙药，为其所惑，致祸发莫救。《阅微草堂笔记》云："艺花者培以硫黄，则冒寒吐蕊。然盛开之后，其树必枯。盖郁热蒸于下，则精华涌于上，涌尽则立槁耳。"观此，则服药后种种灵验，正谚所谓"尽根拔"也。

【十九】 经验良方，刊刻印送，救人疾苦，此诚仁人之用心也。第所集者，虽皆试验之方，而用方者未能确辨其证，往往检方试病，不效，则更方再试。轻证轻方，当无大碍，若病涉深重，药属猛烈，其堪屡试乎？如近今《验方新编》，不胫而走，几至家置一编。其中不无庞杂，间有峻厉之方，意编书者似于医事未尝有精诣也。然善化鲍氏，费二十年心力，汇集诸方，校雠不倦，其活人济世之心，正足令人钦仰。原在用方之人，自己斟酌去取耳。昔李明之先生尝言："《苏沈良方》，以犹唐宋类诗。"盖言不能诗者之集诗，犹不知方者之集方也。一诗之不善，诚不过费纸而已。一方之不善，则其祸有不可胜言者？夫试验方岂有不善？不对证或适与证相反，乃为不善耳。愿集方者遇峻厉方，可删则删之。万不可删，则于方下详细注明病情现证，如何者可用，如何者不可用，庶几用者可以对证检方，不致轻试浪投，是亦古人慎疾之意欤！

【二十】 古人治血积，每用虻虫、水蛭，以其善吮血，然其性极毒，人多患之。不若改用夜明砂，以其食蚊而化者也。蚊之吮血，不减蛭虫，《本草》称其能下死胎，则其能攻蓄血明矣。此说出于《不居集》，录出备采。

【二十一】 陆氏子，患咳失音，医治殆遍，不得效。乌程汪谢城孝廉，司铎会稽，因求诊。曰："此虫咳证也。"为疏杀虫方分量颇轻，并令服榧果，旬日痊愈。失音嗄证，不出

金实无声、金破无声之两途，此为医林中别开一法门也。

【二十二】　古人煎药，各有法度。表药以气胜，武火骤煎。补药以味胜，文火慢煎。有只用头煎，不用第二煎者，取其轻扬走上也。有不用头煎，只用第二煎、第三煎者，以煮去头煎，则燥气尽，遂成甘淡之味，淡养胃气，微甘养脾阴，为治虚损之秘诀。出《慎柔五书》。又煎药宜各药各铫，恐彼煎攻伐，此煎补益，此煎温热，彼煎清凉，有大相反者，譬如酒壶冲茶，虽不醉人，难免酒气也。

【二十三】　周慎斋名子幹，宛平太邑人，生正德年间。中年患中满疾，痛楚不堪，遍访名医无效，复广搜医方，又不敢妄试。一夕，强坐玩月，倏为云蔽，闷甚。少顷，清风徐来，云开月朗。大悟曰：夫云，阴物也。风，阳物也。阳气通畅，则阴翳顿消，吾病其犹是乎？"遂制和中丸方，服不一月而安，后成名医。尝阅《本草钩元》卷首武进阳湖合志杨时泰传曰："自明以来，江南言医者，类宗周慎斋。慎斋善以五行制化，阴阳升降，推人脏气，而为剂量准。雍正以后，变而宗张路玉，则主于随病立方。遇病辄历试以方，迨试遍则束手。"于是购求慎斋先生书。见《医学粹精》五种，《周慎斋三书》，查了吾《正阳篇》《胡慎柔五书》，陈友松《脉法解》，附《陈友松笔谈》。其《慎柔五书》，已见于《六醴斋丛书》，脉法亦是慎斋先生著，陈龙松加解而已，查了吾、胡慎柔俱为慎斋先生弟子。三书者，皆先生弟子口授耳传，记录成编者也。其自制丸方录后。周慎斋学问，究不及张路玉，第宗张路玉不善，则有遇病试方之弊耳。和中丸治鼓胀神效，用干姜四两，冬炒焦，夏炒黑。一两用人参一两煎汤拌炒，一两用青皮三钱煎汤拌炒，一两用紫苏五钱煎汤拌炒，一两用陈皮五钱煎汤拌炒；肉桂二两，一份用益智仁五钱煎汤拌

炒，一份用泽泻五钱同煮，一份用小茴香三钱同煮，一份用破故纸五钱同煮；吴茱萸一两，一份用苡仁一两煎汤拌炒，一份用盐五钱同浸炒。上为末，紫苏煎汤打神曲糊为丸，如桐子大。每服因证轻重，随证作汤送。红曲丸治泻痢日久，用此补脾健胃。红曲三钱炒，锅巴一两烧存性，松花三钱炒褐色。上为末，入白糖霜，和匀服。红痢加曲，白痢加松花。蔻附丸治元气虚寒，及脏寒泄泻，肉豆蔻面裹煨、白茯苓各二两，木香一两五钱，干姜泡、附子煨各五钱。上为末，姜汁糊为丸，莲子汤下。通神散治嘈杂，胸中割痛，三服即愈。白术四两，黄连四钱，陈皮五钱。上为末，神曲糊为丸，临卧津咽三四十丸。

【二十四】　诊脉以辨病证之顺逆，脉书言之详矣。大抵是病应得是脉者为顺，不应得是脉者为逆。此余三十余年阅历，为诊脉辨证之要诀。后阅查了吾先生述慎柔和尚师训曰："凡久病人脉大小洪细沉浮弦滑，或寸浮尺沉，或尺浮寸沉，但有病脉，反属可治。如久病浮中沉俱和缓体倦者决死。且看其面色光润，此精神皆发于面，决难疗矣。"一节，实获我心，不禁抚案称快。盖平人得和缓，为无病之脉。乃病久体倦，不应得此脉而竟得之，是为正元大漓之象，故决其死也。至若满面精神，岂久病人所宜有？世俗谓病人无病容者大忌，亦是此意。

【二十五】　尤在泾补中益气汤、六味地黄汤合论曰：见《医学读书记》"阳虚者气多陷而不举，故补中益气多用参芪术草，甘温益气，而以升柴辛平，助以上升。阴虚者气每上而不下，故六味地黄多用熟地、萸肉、山药，味厚体重者，补阴益精，而以茯苓、泽泻之甘淡，资之下降。气陷者多滞，陈皮之辛，所以和滞气。气浮者多热，丹皮之寒，所以清浮热。六味之有苓泻，犹补中之有升柴也。补中之有

陈皮，犹六味之有丹皮也。其参、芪、归、术、甘草，犹地黄、萸肉、山药也。法虽不同，而理可通也。"此论方义上下升降颇精，而薛立斋、赵养葵数先生，专以六味、八味、补中益气等数方，统治诸病，则失之执滞呆板，无怪为徐灵胎、陈修园诸先哲所诋论。周慎斋先生书中亦每以六味、八味、补中益气数方治病，盖先生尝就正于立斋先生之门，慎斋先生传曰：问难数日，证其初悟，豁然贯通，出谓人曰：立斋真名师也。理道甚明，惜其稍泥。犹不能脱薛氏窠臼。然三书言："补中益气汤若欲下达，去升柴，加杜仲、牛膝。"又言："六味丸肾虚火动之药，丹皮凉心火，萸肉敛肝火，泽泻利肾经之火，从前阴而出。若火不甚炽者，只用山药、茯苓、熟地，单滋肾水而补脾阴。"乃知慎斋先生能变通用药，不执死方以治活病。

【二十六】 脉见歇止，为病人所大忌，人尽知之。然余见痰食阻中，及妇人怀孕，间见歇止脉，俱无大碍。盖以有形之物，阻滞脉道，故有时歇止也。周慎斋先生脉法云："凡杂病、伤寒、老人见歇止脉者，俱将愈之兆，惟吐而见歇止脉者死。"陈友松解曰："歇止有结促两种。结者，迟而止也。病后阴血方生，阳气尚未充足，不能协济其阴，故有迟滞之象，缓行略止，俟阳气一充，全体皆春矣。促者，数而止也。以阳气犹旺，阴分少亏，不能调燮其阳，故有奔迫之势，急行一止，俟阴血渐生，则五脏自然畅达矣。此皆将愈未愈之时，故见此疲困之象，待愈后即无是脉。所以杂病、伤寒，庸医误治，或损其阳，或亏其阴，往往轻病变重，然而未至过伤。久之元气藉谷气以生，辄见此等之脉，乃阴阳渐长之机，非气血全亏之候。至老人年力就衰，或病后见歇止之脉，不过阴阳两亏，非凶脉也。可见诸脉俱不妨于歇止，惟呕吐一证，胃气逆而上行，将胃中有形之物，尽情吐出，此时脉若平和，犹可保元

降气。倘见歇止，是肾气已绝于下，不能上供其匮乏，虽用药胃必不纳，故知其必死。"按：陈友松所解非是。凡脉见结促，皆属凶候，岂可目为将愈之兆？慎斋先生所言，乃是和平脉中见歇止，方为近理。

【二十七】 病人大肉已落，为不可救药，盖以周身肌肉瘦削殆尽也。余每以两手大指次指后，验大肉之落与不落，以断病之生死，百不失一。病人虽骨瘦如柴，验其大指次指之后，有肉隆起者，病纵重可医。若他处肌肉尚丰，验其大指次指之后，无肉隆起，而见平陷者，病不可治。周慎斋先生三书云："久病形瘦，若长肌肉，须从内眦眼下胞长起，以此处属阳明胃，胃主肌肉故也。"此言久瘦渐复之机，又不可不知。

【二十八】 族孙诗卿妇患肝风证，周身筋脉拘挛，其脉因手腕弯曲作劲，不可得而诊，神志不昏，此肝风不直上巅脑，而横窜筋脉者。余用阿胶、鸡子黄、生地、制首乌、麦冬、甘草、女贞子、茯神、牡蛎、白芍、木瓜、钩藤、络石、天仙藤、丝瓜络等出入为治，八剂愈。病人自述病发时，身体如入罗纲，内外筋脉牵绊拘紧，痛苦异常。服药后，辄觉渐渐宽松。迨后不时举发，觉面上肌肉蠕动，即手足筋脉抽紧，疼痛难伸，只用鸡子黄两枚，煎汤代水，溶入阿胶二钱，服下当即痛缓，筋脉放宽，不服他药，旋发旋轻，两月后竟不复发。按：阿胶鸡子黄法，本仲圣黄连阿胶汤。《伤寒论》曰："少阴病，得之二三日以上，心中烦，不得卧，黄连阿胶汤主之。"以热入至阴，用咸苦直走阴分，一面泄热，一面护阴，阴充热去，阳不亢而心烦除，阳交阴而卧可得也。第彼以热邪，故兼苦寒清之。此则液涸筋燥，单取阿胶、鸡子黄二味，血肉有情，质重味厚，以育阴息风，增液润筋，不图效验若斯。古云："药用当而通神。"信哉！吴鞠通先生目鸡子黄为定风

珠，立有大定风珠、小定风珠二方，允推卓识。古人方用鸡子黄，俱入药搅匀，亦有圈圆同煎者。余用是物，每令先煎代水，取其不腥浊，鸡子黄一经煎过，色淡质枯而无味，盖其汁与味，尽行煎出故也。

【二十九】 治痢证用木香以开郁滞，升降诸气，诚为佳品。然其气香而窜，其味苦而辣，宜于实证，而不宜于虚证，宜于寒湿，而不宜于暑热。其有湿热黏滞，稍加木香作佐，使宣通气液，未始不可。独怪近世治痢，不辨证脉，视木香为家常便饭，几至无方不用。甚且形消骨立，舌绛而光，阴涸显然，犹复恣用不已，寝至不救，目击心伤。特为拈出，医家病家，切须留意。吴鞠通先生言："近世以羌活代麻黄发汗，不知羌活之更烈于麻黄，试以羌活一两，煮于一室，两三人坐于其侧，其气味之发泄，弱者辄不能受。"余谓煎剂中有木香在药铫内，则满室皆闻木香气，如此雄烈之品，虚弱人燥热证曷克当之？一人患痢月余，更加食入作呕，阅前方统计服过木香六七钱，余用甘寒养胃加旋覆、代赭石、人参、石莲肉等，先止其呕，继仿驻车丸法以除痢。《本草》言阴火冲上者忌木香，此证以多用木香致胃火上冲。

【三十】 《内经》曰："心者，君主之官，神明出焉。"又曰："心者，生之本，神之变也。"是故心不受邪，受邪即死。凡外感证之病涉心者，皆在心包络与血脉也。盖包络为心主之宫城，血脉为心主之支脉。邪入包络则神昏，邪入血脉亦神昏，但所入之邪有浅深，所现之证有轻重。如邪入包络，包络离心较近，故神昏全然不知人事。如入血脉，血脉离心较远，故呼之能觉，与之言，亦知人事，若任其自睡，而心放即昏沉矣。有邪在血脉，因失治而渐入包络者，此由浅而入深也。有邪在包络，因治得其法，而渐归血脉者，此由深而出浅也。

又有邪盛势锐，不从气分转入，不由血脉渐入，而直入心包络者，陡然昏厥，其证最凶，缓则不过一日，速则不及一时，当即告毙，以其直入包络而内犯心，犯心即死耳。章虚谷《伤寒本旨》有神昏谵语辨，谓得之于经历，古人所未道及，厥功甚大。盖邪闭血脉，外感病每多是证，医者未识其故，因而误治者多也。其论治法，邪闭血脉者，必须温通重用桂枝，则太执着矣。温热暑湿证现邪闭血脉，设遇热盛之证，其可重用桂枝乎？即使佐以凉药，亦难用也。虚谷未始不见及于此，只以"必须温通，重用桂枝"两语，横踞胸中，是以上文云"如风寒等邪而不提出"，温热暑湿者，亦以重用桂枝，有所窒碍。未免自相矛盾，而姑以风寒等邪混言之耳。下一"等"字以包括温热暑湿耳。不然，上文仲圣《伤寒论》中之神昏谵语，已辨之矣。此处何必再言风寒耶？总之闭者通之，此对待法也。桂枝可以通血脉之闭，桂枝究非热证所宜，但取能入血脉而具流利之品，或佐以辛温，加意防其闭遏血脉，则得之矣。倘医者遵信虚谷，执着必须温通，重用桂枝之说，以治热证，何异抱薪救火？为明辨之，不敢为先辈讳也。

【三十一】 谈往载崇祯十六年，有疙瘩温、羊毛温等名，呼病即亡，不留片刻。八九两月，疫死数百万，十月间有闽人晓解病由，看膝湾后有筋突起紫者无救，红则速刺出血可活。至霜雪渐繁，势亦渐杀。余谓此疫即前条所云：邪盛势锐，直入心包络，内犯心主之证，所以呼病即亡，危期极速也。考嘉兴王肱枕《蚓庵琐语》及桐乡陈松涛《炎荒纪事》皆云：崇祯十四年大旱，十五十六经年亢旱，通国奇荒，疫疠大作。据此，则其病由暑燥热毒，深入血分可知，所以霜雪繁而病势杀，刺筋出血，而其人可活。刺筋出血者，经云"血实宜决之"之旨也。邪入较浅，筋色尚红，速刺出血，则血脉松动，便有活路。筋紫则为血脉凝瘀已极，纵刺之，血亦不出，为无救耳。此证神识必然昏沉，其脉亦必涩滞模糊，或促或伏，若用药亦当遵"血实宜决之"之经旨，通利血脉主治，必使血脉渐渐松动，不致内犯心主，走死路，方为得法。病由暑燥热毒，若重用桂枝温通，万万不可。近时痧证，亦有顷刻告殂者，亦有刺舌底黑筋，刺两臂湾，两膝弯等处，出血而愈者，但不若谈往所载既甚且多，为非常之疫疠耳。

【三十二】 《潜邨医案》乾隆时，西吴杨云峰乘六著。姚绳其病痢，腹痛后重，脓血并见，继而便孔中解出断肠一段，长半尺许，延杨诊。杨曰："此非断肠也。若断肠则上下断头，必垂而不举，上下断口，必闭而不张。所断之半尺许者，何能进直肠而出肛门耶？且肠既断矣，何其人犹活，而便中之脓血，仍相续而不绝耶？不知此乃肠内滑腻稠黏，如脂如膏黏贴肠上之一层也。是即所谓阴也。腑气大伤，阴难维系，又为邪毒所压而下，其形外圆中空，有似乎肠而实非肠。试以棒拨之必腐，若真肠虽烂而断，拨之不腐。"家人拨之，果腐，进诊，面无神气，脉甚细数弦劲，舌如镜面，胃气将绝，无救矣。逾数日，果殁。此与卷一第二十七条同一痢下脂膜，第整段而下，为罕有之证。

【三十三】 药气入胃，不过借此调和气血，非入口即变为血气，所以不在多也。有病人粒米不入，反用腻膈酸苦腥臭之药，浓煎大碗灌之。即使中病，尚难运化，况与病相反，填塞胃中，即不药死，亦必塞死，小儿尤甚。此洄溪徐氏目击心伤，所以《慎疾刍言》有制剂之说也。拙稿本卷第二条言，"用药治病，先须权衡病人胃气"，亦此意也。乃医家病家，往往不达此理，以致误药伤生，可慨已！洄溪一案，备录于后，足为世鉴焉。郡中朱姓，有饮癖，在左胁下，发则胀痛呕吐，始发甚轻，医

者每以补剂疗之。发益勤而甚，余戒之曰："此饮癖也。患者甚多，惟以清饮通气为主，断不可用温补，补则成坚癖，不可治矣。"不信也。后因有郁结之事，其病大发，痛极呕逆，神疲力倦。医者乃大进参附，热气上冲，痰饮闭塞，其痛增剧，肢冷脉微。医者益加参附，助其闭塞，饮药一口，如刀箭攒心，哀求免服。妻子环跪泣求，曰："名医四人，合议立方，岂有谬误？人参如此贵重，岂有不效？"朱曰："我岂不欲生？此药实不能受，使我少缓痛苦，死亦甘心耳。必欲使我痛极而死，亦命也。"勉饮其半，火沸痰壅，呼号宛转而绝。大凡富贵人之死，大半皆然，但不若是之甚耳。要知中病之药，不必入口而知，闻其气即喜乐欲饮。若不中病之药，闻其气即厌恶之。故服药而勉强苦难者，皆与病相违者也。《内经》云："临病人，问所便。"此真治病之妙诀也。若孟子所云"药不瞑眩，厥疾不瘳"，此乃指攻邪破积而言，非一例也。此案载王孟英《归砚录》，自注云："余编《洄溪医案》，漏此一条，追刻竣始知之，不便补镌，故录于此。"按：《洄溪医案》为王孟英所编刻，其中疑有托名之案。又《慎疾刍言》一书，其序文与《徐氏六书》各序，文笔极不类，疑亦是托名者。然观古人书，立论处方，平正通达，便足师法，否则，即使真本，亦难信从，正不必辨其真伪也。

【三十四】 单方治食羊肉成积，煮栗壳汤饮之，立效。壳用外层有毛刺者。阅《白云集》钱唐张绣虎贲著。载"姑苏钱禹功之父守默，疗病多神异。长洲王司寇二子对食羊肉，腹膨胀，气垂绝，令沸酒一石，徐沃其腹，饮栗壳汤，立愈。栗能令羊瘦，羊系栗下，食其壳则羸瘠。出杂志中，《本草》所无也。"乃知单方亦有来历。又治一贵人患痫，笑不止，令满堂陈红氍毹五色缯以相乐。顷之，一伧父突入，满身垢尽污之。贵人大怒，起逐伧父，绕堂走，逸去，不可得，贵人力惫，鼾卧三日夜，

乃起，疾竟脱。贵人病在脾，性素悭，激其怒，以肝胜之也。二案推究物理人情，深得古圣治病遗意，后一案不特激肝怒以治脾病，且使劳动之，动则阳生，所以治阴滞也。正《内经》"逸者行之"之旨也。

【仲圭按】 存存斋医话稿，何廉臣叙中云：共五卷，但镌版行世者，只此而已，即此二卷。据余所见，仅大小两种木刻版本，今且绝版无购处矣。三卷斑疹、痧疹二节，录自《绍兴医药月报》第一卷五六两号，注者杨质安，系赵氏弟子。蛰庐不知与赵氏有无渊源也。

【吉生按】 赵氏后辈，藏有散稿，不事整理，先人手泽，湮没不传，洵为可惜。蛰庐，即杨先生之别号。

存存斋医话稿卷三

会稽赵彦晖晴初著

门人杨质安蛰庐谨注
杭州沈仲圭重校句读

斑疹

斑者，有触目之形，无碍手之质，即稠如锦纹，稀如蚊迹之象也。或布胸腹，或见四肢，以鲜红起发为吉，紫色成片者凶，色黑色青者不治。

疹者，有颗粒之象，肿而易痒，即痧癗之属，须知出要周匀，没宜徐缓，春夏多此。

杨质安注：斑与疹当分别。斑出于胃，疹出于肺。伤寒失表失清，邪遏于胃，而发蒸成斑，故伤寒证发斑多，发疹则仅见也。其虚斑阴斑，由于中虚寒伏，逼其浮阳外越，无根之火内动，见斑隐隐而微，色白不鲜者是也。治须温补。疹或是时毒袭入肺卫而发，或温暑时邪从肺吸受，由卫入营之证。此邪在上焦，非由失表失清之故，当辨其在气在营，而用宣肺轻透之法。若遇寒凉，须防抑闭，与斑之治法迥然不同。

大抵发汗不出，或虽汗不解，胸膈烦闷，呕恶不纳，足冷耳聋，脉沉而伏，或寸关躁动，便是斑疹欲出之候。

杨质安注：沉伏由邪伏于内，脉道不利所致。寸关躁动者，伏邪勃发之兆。斑疹将出之时，上吐下泻，其热毒从吐泻而外出，分消其势，大忌止涩。若出齐后，及将回之时，忌吐泻，恐其邪陷也。又痧癗最宜通泄，惟二便不利，为凶候。

寒邪郁表，恶寒发热，咽痛，身上有淡红白斑，舌苔白而薄嫩者，当以荆防败毒散温散之。

温毒弥漫三焦，目赤舌绛，汗出津津，发为赤斑丹疹，忌风药升散，宜凉膈散。

阳毒发斑，面如涂朱，眼如喷火，六脉洪大，燥渴欲死，此阳明血热已极，毒邪传遍三焦，经络闭塞，营卫不通，非三黄石膏汤，不能解救。

杨质安注：三焦表里，俱被热毒蒸灼，须两解表里之热邪，斑疹方能透达。

伏斑证，伤寒邪入太阴，脉静神呆，舌心灰黑，或时感过经不解，舌苔灰黑，或中心黑晕，肌表不甚发热，脉似沉缓，但神识不清，或郑声作笑，此阳邪陷入太阴，防伏斑内发，治宜宣通气血，透提斑毒，如连翘、赤芍、银花、紫草、楂肉、天虫、刺蒺藜、犀角、二刺之类，斑疹外达，自然毒透神清。

杨质安注：太阴为湿土之脏，脾与胃相联，阳邪故易传入，灰黑者太阴，湿与热相蒸也。邪热陷入，抑遏不宣，故表不甚热，脉见沉缓，不可误认为邪退正虚，浪投滋补。

劳倦内伤，虚火游行于外，亦有淡红斑点，其身痛心烦寒热，虽与外感同，第脉虚大，或气口独大，倦怠懒言，动则自汗为异，投补中益气汤，熟睡，汗止身凉。

杨质安注：此中虚稍挟微邪，用补正略佐达邪。

阴斑因有伏寒，或误进寒凉，逼其虚阳浮散于外，其斑点隐隐而微，脉虽洪大，按之无力，或六脉沉微，手足逆冷，舌白滑，或黑胖，寒水克火之征，先用理中汤以复其阳，次随证施治。若内伤生冷，外感寒邪而发阴斑，调中汤更捷。

肾虚挟感，斑疹无力透达，微现淡红隐隐斑点，脉沉细无力，舌苔淡红或紫色，舌形胖嫩圆大（紫色圆胖，少阴虚证舌也），似痲非痲，神识乍清乍昧，此少阴精不化气，斑不得透也。当以左归饮加人参，精气充溢，斑自外达。若兼右尺迟微，手足逆冷，渴不欲饮，此少阴水火俱亏，当以人参八味投之。肾气一充，其斑自退。

痧疹

痧疹有外袭寒邪，内蕴伏热者，宜两解肺卫之邪，麻杏石甘汤加桔梗、薄荷、射干、牛蒡主之。

蛰庐注：肺有热邪欲发疹，外受风寒，郁于肌表，疹不透达，肺火内燔，最易闭闷发喘，而成危证，用麻杏石甘开肺，清热加味散表透疹。

风温客于太阴手经，咳嗽咽痛喉哑，兼发疹，治宜辛凉清润，大忌升葛荆防等，当以羚角、连翘、薄荷、大力、元参、射干、杏仁、桔梗、象贝、银花、芦根之类，继以沙参、石斛、麦冬、花粉、知母、梨浆之属，养肺胃阴。

蛰庐注：火燥伤金若内挟湿火上蒸咽喉作腐者，是烂喉痧证，亦宜辛凉清透，忌辛温升散，亦不宜寒凉苦降郁遏其邪。

阳明血热，疹色如丹，舌绛如朱，环口燥烈，大渴引饮，脉洪数，宜犀角、连翘、鲜生地、丹皮、赤芍、元参、花粉、银花、人中黄等，继以大小甘露出入，以救肺胃。

痧邪余热郁肺，痰多气急咳嗽，宜宣之开之，如栀、豉、桑、杏、桔梗、枯芩、薄荷、象贝、蒌皮、通草、芦根之属。

如痧疹虽透，而咳嗽声哑喉痛者，此痧毒不能尽发，郁于气分也。亦宜宣通肺气，如羚角、前胡、桑、杏、连翘、大力、射干、薄荷、银花、甘、桔、黄芩、芦根之属。

痧瘄透发不尽，毒邪犯肺，喘急昏闷者，危证也，宜急透之。

蛰庐注：痧郁不透，内郁肺闭，大危之证，非麻黄大开肺气不能救，用石膏清火，杏仁下气，甘草缓急而泻火，加犀角等提透清化为治。

痧瘄伏邪未清，致伤阴分而发热不止者。宜甘寒养阴，如沙参、玉竹、金斛、生地、丹皮、甘草之属。

阴亏之人，感邪发疹，不可过用柴葛升散，缘此证虽表不得汗解，或虽得汗而疹未透，热仍不解，惟清解中兼养阴液，庶能得汗，而疹亦透达。

白㾦见于夏秋暑湿伏邪之证，盖暑必挟湿，为黏腻之邪，病多掩牵，迁延两三候，邪未达而元气受伤，发出白㾦，色白点细，形如肌粟，摸之触手而微痒，状如水晶珠而明亮滋润者吉，抓破微有水者，乃湿从外出也。出无定期，热势壮则外见，缓则隐伏，甚至连发八九次，邪不达而身热不退者，由其人元气亏乏，不能化邪外出。故治白㾦与治疹异，疹宜提透，白㾦提透无益，当养正生津，清暑渗湿，使正气充旺，则伏邪渐化，而热得退。若㾦色干白如枯骨，大凶之证，津液气竭，邪欲外出，元气亦随之外散，乃邪正并脱之候也。

附　　录

吴山散记小引

余于国学喜读笔记，于医学喜读医话，以其或述心得，或话见闻，颇隽永有味也。回忆民七受业于吾杭名医王师香岩，师令读《医经原旨》《难经经释》等书，颇苦其文义艰涩，不易彻悟，因以医话为常课，及长，任教席于沪杭各医校，授课之暇，偶有所得，伸纸濡墨，所作亦以医话为多。兹遴选若干，附于赵先生医话之末，不知能免狗尾续貂之诮否？

丙子季春古杭沈仲圭志于吴山寄庐

吴 山 散 记

杭州沈仲圭著

【一】 杨君孝绪，患遗精脑弱。其脑症状为不能多阅艰深之科学书，及微受刺激下部即有似欲遗精之感觉，求治于余。余以滋阴平脑固精之药进退为方，服二月，遗精虽减而未痊。余嘱其长服桂枝加龙牡汤先除脑弱之根源。（遗精）病根既刈，再注意睡眠饮食空气运动等卫生疗法，自可渐复健康。此乙亥春月余在祥林医局中医疗养室时为渠治疗之情形也。后杨君游嘉善，月余始返，适余脱离祥林医局，余与杨君，因诊病而成良友，六桥徐步，湖心荡浆，几于无日不见。今相距较远，过从遂疏。一昨杨君来访，谓遗精服桂枝龙牡汤顿差，脑弱吞兔脑丸亦效。所谓兔脑丸者，即上海博济书药局登报赠送之肾脑再造丸也。方为人参一钱，土炒於术钱半，云茯神二钱，天麦冬各钱半，远志一钱，石菖蒲一钱，取汁，清炙甘草一钱，（按此即定志丸，治思虑伤神，遗精脑弱之病）。淡苁蓉二钱，獭肝一具，净枣仁二钱，归身二钱，泡益智仁钱半，牡狗精一钱二，杭芍钱半，熟地五钱，兔脑一具，上药研末，炼蜜为丸，血珀为衣，再被极薄青黛一层，每服六粒，日服三次，饭后开水下。去腊杨君合此丸时，曾询余可否服用，余为之删去苁蓉、牡狗精二味，及今思之，以雄鼠睾丸一二对代替牡狗精，易熟地为生地，并将獭肝、兔脑、鼠肾三物，取鲜者捣烂，和药末加蜜为丸，似尤妥善。因獭肝含维他命甲，兔脑含磷，鼠肾含内分泌，皆神经衰弱之要药。余如菖蒲、远志、枣仁，古人认为健忘不眠等症之专药，近世亦延用之。地、芍、归、参、术、茯、甘，即八珍汤去川芎，八珍对此病，据金正愚君之经验，亦有效，故余认此方可为神经衰弱者服食之资，惟一日量只十八粒，抑何少耶？

【二】 常习性失眠，多属神经衰弱之结果。患者精神抑郁，思虑纷然，卧时常觉睡意毫无，而神情又非常疲乏，勉强入睡，有彻夜不交睫者（是曰前睡眠障碍），有只睡三四小时，一到习惯醒时，即不能复睡者（是曰后睡眠障碍），日间肉体困倦，心绪恶劣，脑昏耳鸣，目眩头重，思考迟钝，做事厌倦，勉强为之。乖舛百出，其精神上之不快感觉，有非楮墨所能形容者，故不幸而成斯证，人生乐趣，尽付东流矣。此病治法，当分标本，治标如酸枣仁汤、琥珀多寐丸，或以酸枣仁一两，生地五钱，米一合，煮粥食，亦良。治本如黑归脾丸、天王补心丹及兔脑丸，总须选定一方久服不辍，方有巨效。此症乃神经官能疾患，尤宜注重卫生，特撮述失眠之无药疗法如下。

（1）妄想过甚时，宜起床徐步，或流览报章，待神经渐觉疲倦，再行安睡。

（2）倘觉睡思为妄想所占据，宜勉力沉静观念，理其头绪，一念初发，即穷此念之起源而澄清之。再发他念，亦复如是。此以念制念也。

（3）静听壁上钟声而默计其次数，此集中思想也。

（4）入寝前，或轻微运动，或少食流汁，或温水洗脚，此引去脑部之充血也。

（5）枕宜稍高，并须轻软。

793

（6）注意大便之调整，夜膳后勿饮汤水、茶、酒、咖啡尤忌，夜膳亦戒太饱。

（7）寝室须南向，幽静，勿点灯，但宜开窗以通空气。

（8）在不易入睡时，可低声背诵爱读之诗歌，然陈玉梅之催眠曲，俚俗不足取也。

（9）临卧用盐含口溶化，或饮盐汤一杯，有镇静神经之效。

余久患神经衰弱，并常失眠，故于此稍有心得，同病诸君，苟照上述药物卫生等法，遵行不懈，则失眠之苦痛，将消灭于不知不觉间矣。

【三】　中医治遗精，有清火渗湿滋阴止涩升提诸法，随症采用，自有良效。以吾经验，单纯的遗精病，初起用封髓丹（黄柏，砂仁，甘草），久病投桂枝加龙牡汤（桂枝，白芍，甘草，生姜，大枣，龙骨，牡蛎）或金锁固精丸（龙骨，牡蛎，芡实，莲肉，莲须，沙苑蒺藜）最为佳妙。章次公《药物学讲义》牡蛎条下，有"余尝以龙牡为末，治遗滑疾，病已而大便秘结"之句，极言二物止涩效用之强大也。所谓单纯的遗精者，对因他病伴发之遗精而言也（如慢性淋浊，精囊炎，摄护腺肥大，膀胱炎，膀胱结石，膀胱肿疡，尿道狭窄，龟头炎，包茎，痔核，直肠炎，初期结核，伤寒之恢复期，糖尿病，脊髓劳，脊髓外伤，脊髓炎等皆可伴发遗精）。此症或宜祛其致病之因，或本病与遗精兼顾，不得概与上方。然临床所见，一般青年患此疾者，大都由手淫意淫房劳所造成，或用功太过，脑弱遗泄，选用上述三方，殊觉允当。友生林君之遗精处方，用盐水炒知母二钱、盐水炒黄柏二钱，龙骨、牡蛎、莲须各三钱，芡实四钱，砂仁八分（分冲），炙甘草五分，盖合封髓丹与金锁固精丸而为一方，与余意不谋而合也。友人慈航居士近制一方，将六味地黄丸、水陆二仙丹、聚精丸，三方合并，复加牛脊髓、百合，共成十二味，以治肾亏遗精，肺

病梦泄，此方滋养固涩，兼筹并顾，苟病人食欲如常，可以试服。

【四】　常习性便秘，多见于营坐业少运动之智识阶级，埋头研究不喜体操之中大学生，亦恒患之，故有学生病之称。此外如神经衰弱、肺病、胃病、萎黄病、摄护腺肥大等，每苦便秘，腹部压重膨满，胃纳不振，嗳气头晕，大都系大肠部蠕动缺乏，分泌减少，或肠肌弛缓无力所致。欲根治此病，非注意卫生，辅以甘寒养阴剂不可，徒事攻下，无益反损。兹就管见，条举如下。

（1）生活宜有规则；（2）养成早起如厕之习惯；（3）每日宜啖新鲜之水果与野菜；（4）晨起饮盐汤一杯；（5）排便时以手掌徐摩腹部；（6）行适宜之运动；（7）练习腹式呼吸法。此关于卫生方面者。若夫药饵，如增液汤、二冬膏、桑椹膏、养阴润肠，最称稳健，他如麻仁丸，或以大麻仁一味，捣碎煎服，或取大生何首乌，以人乳拌蒸，均有缓下坚粪之作用。余昔尝患此，日常三四度如厕，努力挣扎，便终不下，颇苦之，后除遵行上述卫生疗法外，并长吞服"卡斯卡拉片"，宿疾乃蠲。

【五】　余鉴于中医之特长在治疗，治疗之优良在方剂，故于读书临床之际，遇有验方，随手摘录，日久成帙，颜曰《非非室验方选》，除一部分发表于昔年王一仁主编之《中医杂志》外，其余尚待整理，兹将吐血单方，略录数条，以告世之患此证者。

劳症吐血　仙鹤草六钱，大枣十六枚，水六杯，同熬五六点钟之久，俟水已收成一杯服之。（此方肺结核咳血最宜。）

吐血衄血下血　白及三钱，藕节二钱，

研末，开水冲服。（此系浅田宗伯方。）

卒暴吐血　海螵蛸研末，米饮下一钱。（此治胃出血之方也。）

吐血初起　生牡蛎、生龙骨各七钱，白及三钱，参三七八分（研末调服），鲜藕半斤（捣汁冲入），酒炒大黄钱半，鲜茅根六钱，温饮。（张腾蛟曰：吐血急则治标，以龙、牡、白及、三七为主，缓则治本，以鲜藕、大黄、茅根为要，更随症加减，治无不效。主按：此方分量，余已略加损益。）

吐血　龟肉炙炭，研末水下，功能止血。

失血　赤芍，丹皮各钱半，藕节五个，鲜生地一两，茅根一两，十灰丸三钱（分吞），黄芩一钱，黑山栀三钱。（陆九芝原注：血症多矣，初起必有所因，凡理气达郁，清热降火之法，俱不可废。）

吐血　丹参饭锅蒸熟，泡汤代茶，日日饮之。（此方用于吐血愈后，以资调理甚佳。）

虚火吐血　甘蔗汁、藕汁、芦根汁各一酒杯，白果汁二匙，白萝卜汁半酒杯，梨汁一酒杯，鲜荷叶汁三匙，七汁和匀，炖热，冲入西瓜汁一酒杯，缓缓呷尽。

阴虚咳嗽吐血　米仁、玉竹各四钱，白芍、枸杞、麦冬、沙参各三钱，川断二钱，建莲、百合各三钱。（陆定圃原按：此方治阴虚咳嗽吐血最良，然必收效于数十剂后，谓非王道无近功乎。主按：原方无分量，今为酌定如上。）

肺病吐血　童雌鸡一只，治净，麦冬二钱，童便一盅，用河水瓦锅煮烂，于天未明时连鸡肉服下，连服二三鸡，无不见效。（栩园按：是方曾刊昔年《申报》常识，有多人来函报告确效。主按：童鸡为未产卵之鸡，胃弱之人，但饮其汁，肉不吃亦可。）

吐血　鲜梨一个，去核连皮，鲜藕一斤，去节，荷叶一张，去蒂，鲜白茅根一两，去心，柿饼一个，去蒂，大红枣十枚，去核，煎汤代茶，数日见效，以后逢节前一日煎服。（主按：藕取汁冲入，尤妥。）

痰血　白茅根（去心）、马兰头（连根）、湘莲子（去心）、红枣各四两，先煎茅根、马兰，滤去渣，再入湘莲、红枣，入罐文火炖，随时取食，二旬即愈。（以上三方，载《家庭常识》，以其俱属食品，自然有益无损，诚虚证吐血之良方也。）

六　偶阅《崇善报》一一六期，有"小儿病之几种鲜果疗法"一文，兹撮述大旨于下，亦家庭间之药笼也。

橘　促胃液和汗液之分泌，制胆汁之排泄，治感冒、黄疸、消化不良。主按：中医向以橘皮为开胃药、发表药，盖皮与肉之功效，相仿佛也。

苹果　含铁质，性收敛，能制腐，治贫血、营养不良、食滞、下痢。主按：水果皆含果酸，助消化，惟苹果尤擅胜场，并堪消除食滞之炎症，他如神经衰弱、赤痢，用之亦良。

梨　含葡萄糖，为水果中之补品。主按：中医向用作祛痰药，相传可治肺萎。

葡萄 含铁质、葡萄糖、甲乙二种维他命，治贫血、淋巴腺结核。主按：以葡萄制成之酒，曰葡萄酒，有红白两种。尝谓诸酒皆害，惟此有益。盖其酒中所含之醇，只百分之七八耳。

香蕉 富淀粉，含黏液汁，治常习性便秘。主按：蕉根捣汁冷饮，治疔毒。

西瓜 含磷质颇多，治神经衰弱，又糖尿病亦可食。主按：中医向用以治热性病之高热汗出，美其名曰"天生白虎汤"。

桑椹 含酸质及细胞膜质，治由便闭而起之身热头痛，以其有清血和泻下之力也。主按：余尝谓桑椹治便秘之虚证，桃花瓣（研末，每服五分，调粥中服）治便秘之实证，堪称简效单方。

【七】 碘质有改进人体新陈代谢，减少蓄积脂肪，以治肥胖病之效。考海藻含碘〇·三三九，昆布含碘一·二三四，海带含碘一·一六八，皆富于碘质之海产植物也。故以昆布、海藻，煎汤代茶，海带、海蜇，作肴佐膳，乃减肥之简便单方也。民廿二，余在上海中国医学院执教，有女生张嘉卉，貌端好而体丰盈，张恐减损绰约芳姿，询余有无中药可以消肥，余搜索枯肠，一无所得，今阅《中医新论汇编》引本草多食昆布，令人消瘦之语，遂悟碘之作用，用著于编，以告世之苦肥者。并望张生盍一试之。

【八】 韦陀鞭鲜者二三两，白附子、防风各三钱，治痛风甚灵，此民间单方也。医生多不取用，惟适应症如何，传者未详。愚意此方症实体强而又属于古人所谓痛痹者，确甚佳妙。传者又云：韦陀鞭即鬼箭羽，药肆多售，

因已曝干，一两已足，如病在下肢，加牛膝三钱。

【九】 因多进生冷瓜果而致胃呆泄泻，或感寒泄泻日久不差者，理中汤最妙。如兼呕吐，去术加半夏（生用）、姜汁，如兼腹痛，加木香。惟用此方，以脉沉无力为据。否则，夏秋常见之假性霍乱，治以温药，或将助其病势矣。民廿一夏，余服务复旦实中，某生因过啖冷食，得河鱼疾，同事俞东君，为处理中汤，一服而起。盖俞君于《伤寒今释》一书，反复探索，颇多心得也。

【十】 燕窝系金丝燕所营之巢，以备产卵哺雏之用也。以其营巢之材料，纯由黏稠如阿拉伯树胶之唾液而成，故久浸水中，则膨大而柔软。此物入药，年代未远，方书著其功用，谓能养胃液，滋肺津，止虚嗽虚痢，理膈上热痰。时医治虚损痨瘵，咳吐红痰，每以此物加入药剂，或劝病家煮食。惟据西医言，燕窝治病之功效，实微乎其微，不能与其高昂之代价相称。余意本品既系燕之唾液造成，似有裨于胃脏之消化。又以是项唾液，浓厚如胶，或可减少支气管之分泌而为滋养化痰药，促进血液之凝固而为止血药。惟功效既弱，自非长食不可矣。是物《本草》虽有载及，但记述简略，近人曹炳章等，皆有详细之论文，发表于早年医刊，论之甚详。

【十一】 鲍氏《验方新编》颇多妙方，兹摘录一二如下。

代参膏 此膏大补气血，可代参用。嫩黄芪壮嫩而箭样者，切片用　白归身截去头、尾，酒洗净泥各五钱　肥玉竹一两　化州橘红三钱，如无真者用新会陈皮，去净白，亦可　共入砂锅内，用天泉水熬成膏，每早滚水调服。

（主按）此方妙在橘红，健运脾胃，使滋补之品，无滞腻之弊，较当归补血汤仅用归芪二味者尤为妥善。惟功在补血，方名代参，未免夸张失实。

法制陈皮 善能消痰顺气，止渴生津。陈皮一斤清水，泡七日，去净白 台党 甘草各六两同煮一日，去参草，留陈皮，加川贝母两半，研细，青盐三两拌匀，再用慢火煮一日夜，以干为度。

（主按）此方性质纯和，制为成药，胜于矾制戈制半夏多多矣。研末密藏，可以致远。

保精汤 遗久则玉关不闭，精尽而亡。世人往往用涩精之药，所以不救，倘于未曾太甚之时，大用补精补气，何至于此？芡实 真山药各一两 莲子五钱 茯神二钱，炒 枣仁三钱 台党一钱 水煎服，先将药汤饮之。后加白糖五钱，拌匀，连渣同服。每日如此，不须十日，即止梦不遗矣。

（主按）此方安神固精，而稍兼滋补，久遗体虚，长饵此方，确极佳妙。

盗汗 莲子 真浙江黑枣各七个 浮小麦 马料豆各一合 水煎服，数次痊愈，其效如神。

神仙鸭 治劳伤虚弱。无病食之，亦能健脾益精，功效甚大。乌嘴白鸭一只去净毛，破开，去肠杂，不可用水。或用白毛老鸭亦可 南枣四十九枚，去核 白果四十九枚，去壳 建莲四十九粒，去心 人参一钱 陈甜酒三杯 好酱油二杯 各放鸭肚内，不放水，瓦钵装好封紧，蒸烂为丸，陈酒送服。

（主按）此方健脾固精，滋阴清热，肺劳、遗精皆颇相宜。以上五方，为余览鲍氏《验方新编》时所抄存。（一）为补血剂，（二）为化痰剂，（三）为固精剂，（四）为敛汗剂，（五）为滋补剂。药既平正无庇，方之应用亦广，故为转载于此，洵家庭间之药笼也。

【十二】 清道光梁晋竹秋《雨盦随笔》载"诸城刘文正相国，食量倍常，蓄一青花巨盎，大容数升，每晨以半盎白米饭，半盎肉脍，搅匀食之，然后入朝办事，过午而退，同时尹望山相公，但食莲米一小碗入朝，亦过午而退，然两公同享盛名，并臻耆寿，此如宋张仆射齐贤每食啖肥猪肉数斤，夹胡饼，黑神丸五七两，而同时晏元献清瘦如削，止析半叶饼以箸卷之，捻其头一茎而食，后亦并享遐龄。主按：四公赋禀特异，不能以常情衡之。然食量过多过少，皆非卫生之道，据霍伊特氏所定之保健食物，谓中等壮年而操中等之劳动者，每日须给与蛋白质一一八克，脂肪五六克，含水炭素五〇〇克，方为适当。但欲将每日所进菜饭，精密估计其所含之营养分，使之适如上数，不但为事实上不易办到，抑且无甚意义。大约吾人食物，以糙米、麸麦为主，辅以少量之肉类、蛋类、乳类、鲜蔬、水果，日进二三餐，每餐以八分为度，则营养既不虞缺乏，而胃肠亦常保健全矣。

【十三】 西湖名胜甲天下，而醋溜鱼之名，亦与西子湖并传，遐迩咸知。凡来杭垣游览西湖者，莫不一尝醋溜鱼之美味焉。考此物系宋五嫂遗制，烹调得法，味颇不恶。番禺方橡坪孝廉有诗咏之曰："小泊湖边五柳居，当筵举网得鲜鱼，味酸最爱银刀绘，河鲤河鲂总不如。"醋溜鱼系鲩鱼和醋制成。鲩，补胃，肥健人，纵不如鳗鲡鲥鱼之滋养，补虚劳，但消化迅速，味清不腻，较诸兽肉，固胜一筹，病人老幼，食之咸宜。

【十四】 偶阅浙江《新闻千秋》副刊载有张君何首乌之考正及虚伪一文，因忆民十七在上海中医专门学校任教时，曾听顾惕生先生演讲肺痨病之食养疗法。顾氏尝患肺痨，以中药调理获愈，其子亦患是病，延西医疗治，卒不救。故其演词颇扬中抑西，其实肺病无论中西，金乏特效药，全赖调养得宜，方能渐愈。调养之道，中医不及西法完美。顾氏因爱子夭折，悲愤之余，遂谓西医不善治痨，其言虽失之偏激，但演词中所举治痨方药，确属经验有效，弥觉珍贵，爰为逐录如下，以便病肺诸君酌量制服。"日人又盛称何首乌治痨，鄙人亦尝试服。首乌与六味丸之主药地黄，皆含铁之有机体物。服首乌之法，每首乌一斤，加茯苓半斤，咳者加五味子半斤，欲求子者加枸杞半斤，中药不但令人愈病，且令人有子，斯为奇也。初服即健啖倍常人，苦粳米饭不耐饥，须糯米饭方能果腹。其后多服，效力亦减。乃知治痨之法，药物不如食养。"又此物有调整大便之用，患常习性便秘之人，取鲜首乌研末，蜜为丸，临睡以淡盐汤送下三四钱，自无如厕挣扎之苦。

【十五】 挚友黄劳逸，以研究国产药物，著称于世。尝语余云："鸡卵之滋养价值，黄胜于白。消化吸收，亦黄速于白。故讲求卫生者，恒倾卵白，因卵白属半可溶性，经高热即凝固不易消化。专取卵黄打松，调于将起锅之粥中食之。每粥一碗，可调入卵黄二枚，用代早食，长啜不断，殊体虚者之恩物也。因卵黄中含有多量之含磷脂肪、蛋白、维他命甲及戊，皆人身之重要营养素也。惟此物生啖熟食，皆非所宜，最好半熟，故须热粥调之。"

【十六】 客有询本草善本于余者。答曰：诸家本草，每谓《本经》言简意赅，精微处自有神妙不测之用。惟其文字高洁，每多含意未伸，非得慧心人悟彻隐微，得其真解，亦最易自趋歧途。所以后人之说药性者，辄有似是而非，演成幻景之弊。迨唐以降，本草愈繁，主

治更备，非不明白畅晓，言之成理，有时足补《本经》所未及，然已多数浮泛，难以尽信，甚至将《本经》旧说，别伸一解，而失之毫厘，谬以千里，全非古人之本意者，所在多有，贻误后学，为害亦巨。李濒湖《纲目》，纲罗一切，最为渊博，有时殊病其繁，然罗列古籍，汇为一编，听学者自为抉择，可谓集其大成。以后诸家，缪氏《经疏》，差有发明，而时失之庸，似少精义。徐氏《百种录》，文笔简明，阐发精当，最是上乘，惜其太少，必不足用。石顽《逢源》，大有独得之见，启迪后人不浅，皆治药物学者不可不读之书。余若叶天士、张隐庵、陈修园喜言气化，貌似高深，实则空谈，何裨实用？又若汪氏之《备要》，吴氏之《从新》，则仅于《纲目》中撮取一二，以为能事已足，实如乞儿乍入宝山，舍珠玉而拾瓦石，不值识者一笑耳。（以上节录《疡科纲要》）惟何廉臣之《实用药物学》，按西法分类，每品注明用量，体裁最喜。学者若照何氏分类，将《本经逢源》重加编辑，而以徐氏《百种录》附入，作为参考，则众美咸具，允称善本。吾子既习本草，敢以是举之成功相期也。

【十七】 东医东洞吉益曰："《名医别录》言石膏性大寒，自后医者怖之，遂置而不用。仲景举白虎汤之证曰，无大热，越婢汤之症亦云，而二方主用石膏，然则仲景之用是药，不以其性寒也，不难概见。余笃信而好古，为渴家而无热者，投以石膏之剂，病良已。方炎暑之时，有患大渴引饮而渴不止者，使服石膏末，烦渴顿止，石膏之治渴而不足怖也，可以知已。"又曰："后世以石膏为峻药，而怖之太甚，是不学之过也。仲景氏之用石膏，其量每多于他药，恒半斤至一斤，盖以其气味俱薄故也。"斯与张锡纯石膏宜重用之论若合符节，而一援《本经》，一征《伤寒》，汇而观之，无余义矣。东洞又曰："用之之法，只须打碎。近世以其性寒，用火煅之，臆测之见，余无取焉。

大凡制药之法，制而倍毒则制之，去毒则不制，以毒外无能也。"观此，石膏之忌煅用，东洞亦早见到，不待张锡纯之大声疾呼。然亦足征识者所见略同，惟欲医林金明斯义，医报宣传，犹病不广，最好刊成小册，到处分送，俾温热重候，医生放胆重用，病家信服不疑，挽救民命，当必尤溥。世之慈善家，其以是言为然否？

【十八】 客有询余曰：世俗谓牛乳性温助火，然乎否乎？曰：牛乳味甘气微寒，功能养心肺，润大肠，解热毒，泽皮肤，主治消渴热哕劳损。按三症皆原于火，而牛乳能治之，其性非温，灼然可见。矧陈藏器有"冷补"之明文乎？此物润燥生津，为病后调理、高年体虚唯一之补品。贱体阴虚火亢，饮用牛乳，将及一载，只蒙其益，未见其弊，此尤足破俗说之谬矣。惟与酸物相反，误和食，令人腹中癥结。饮牛乳者，不可不知。

【十九】 人枣气温味甘，滋脾土而益气强力，润肺金而生津止咳，调荣卫，治泄泻。近世医家，多用红枣。惟鞠通吴氏独持异议，谓"大枣色赤黑，味甘微酸，取其以补脾经血分之阴，去核使不走下焦，配以生姜，补胃中气分之阳，一阴一阳之谓道，为中焦调和荣卫之要品。而今人多用红枣，《本草纲目》谓红枣理疏不入药，岂未之见耶？"圭按：黑枣味厚，补脾专长，红枣力薄，和胃最宜，佐参芪以建中州，宜投黑枣，合生姜以和荣卫，当用红枣，且久饵黑枣，有助湿热之弊，而红枣则否，细核二者功用，大同之中，不无小异，爰为分析如此。

【二十】 羚羊角与犀牛角，皆为清凉剂，但犀角兼有强心作用，羚羊兼有镇痉作用，故高热而脉搏细数或促数者宜犀角，高热而四肢搐搦者宜羚羊，古人认犀角为心药、羚羊为肝

药者以此。

【二十一】 愚杭人，执教鞭于鄞南惠风小学，乙丑圣诞，应友人之召，赴镇海横河，便道谒师兄王仲生，为愚述夏令所治湿温暑温诸症，佥以大冬瓜半枚，鲜青蒿一握为主，随证加佐使数味，浓煎一甑，一日或二日饮完，无不立愈。按：冬瓜寒能泻热，淡以渗湿，性通利便，兼解暑邪，青蒿苦寒清湿热，芬芳不伤脾，以疗暑温及湿温之热多于湿者，确属针锋相对，矧鲜药味全，量重力专，迅奏肤功，可无疑义。爰为抉出，以视同道。

【二十二】 产妇气血亏损，生产努力太过，或产后即行劳动，辄致子宫脱垂。西医对于此症，只用子宫托及外科手术。爰将中医药方录下，藉供临床之借镜。

（1）人参一钱，炙黄芪三钱，当归身三钱，川芎六分，清炙甘草四分，升麻三分，五味子五粒。

（2）蜜炙黄芪二钱，土炒白术一钱，归身三钱，人参一钱，蜜炙升麻三分，炙甘草五分，陈皮一钱，生姜一片，红枣二枚。

以上二方，以补益升提为主，盖原因疗法也。

【二十三】 苏东坡诗："主人劝我洗足眠，倒床不复闻钟鼓。"此诱导上部血液下行之法也。与元明粉即硫酸钠之治喉痛见十九年《中西医学报》，清宁丸即一味大黄酒制为丸之治目赤，调胃丸即大黄、芒硝、甘草为末蜜丸之治齿痛出血（见《玉枢微义》），同一理由。

【二十四】 方书治吐血痰血，多用藕节，而鲜有用藕者。余初以为新鲜之藕，其疗效必胜于干燥之节，凡用藕节之方，允宜代以

鲜藕取汁，方为合理。今乃知古人用藕节以止血，亦含有科学原理，未可一笔抹杀，遽斥其非。缘藕之所以能治血症者，恃其所含多量单宁酸有愈合创面血管之效耳。藕中所含固富，但其节几全为单宁而乏淀粉，收效自然更大也。

【二十五】 《随息居饮食谱》载："玉灵膏，一名代参膏，自剥好龙眼肉，盛竹筒式瓷碗内，每肉一两，入白洋糖一钱，素体多火者，再入西洋参片如糖数，碗口幂以丝绵一层，日日于饭锅上蒸之，蒸至百次。凡衰羸老弱，别无痰火便滑之病者，每以开水瀹服一匙，大补气血，力胜参芪。产妇临盆，服之尤妙。"圭按：龙眼《本草》著其功用为定志安神，养心补血，列其主治为思虑伤心脾，译以西说，此物实为大脑之滋养药，对于神经衰弱，少寐善忘等症，照上述蒸膏之法，长服无间，确有殊效。惟王氏赞为"大补气血，力胜参芪"，未免言实两歧矣。

医权初编

（清）王三尊　著

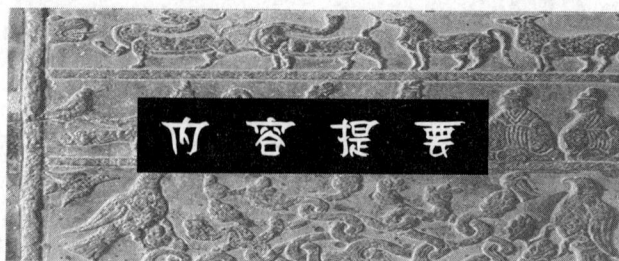

内 容 提 要

　　本书二卷，清康熙海陵王三尊达士著。以医宜通权达变，不可读书死于句下。所谓读十年书，不能医一人病。医十年病，未能读一部书。上卷为医论，下卷为医案。王氏自云：所记之案，所论之事，必古书所未载，今人所罕见者。故可知其多发明处也。

柳　序

　　百事皆以术名，而医独以道名，道者中而已矣。中无定体，随时而在，则权尚焉。子曰：可与立未可与权。权固戛戛乎其难哉！考亭又谓自汉以来，儒者多不识权字。呜呼！汉去古未远，至索一解人不得也。况生丁晚近，卒业于小道者乎？余尝言世之号为医者有三，而几于道者百无一焉。朝颂《灵枢》，暮阅《金匮》，按图索骥，胶柱鼓瑟，是为文字医。头痛治头，脚痛理脚，悬揣虚实，妄拟阴阳，是为意见医，饵药识性，善病悟机，侧闻绪言，因此测彼，是为聪明医。如若辈者未尝不称国手，夸洞垣，然知经而不知权，道其所道，非医之所谓道也。知权之之说者，其惟王君达士乎？达士家东皋之赤岸，去扬郡数百里，予未见其人而辄耳其名，盖良医也。予门首座缪子又安自赤岸来谒，携其所著《医权》二卷，嘱予序。予阅其书，据症立案，审案用药，辨温清于锱铢，酌补泻于秒忽，一切通因通用，塞因塞用，寒因热用，热因寒用之妙，要皆与病推移，而不凝滞于病。美哉达士，可与权矣！世之读此书者，神而明之，引而伸之，自觉《准绳》失之繁，《儒门事亲》失之羁，《寓意草》《医门法律》失之偏，不如是书之囊括诸经，旁通众说，为几于道也。又何文字之可泥，意见聪明之足恃哉？抑余更有进焉，王充不云乎？春秋王道之权，在一身有一身之权，在一乡有一乡之权，在天下有天下之权，用虽不同，权则一也。由斯说也，广医之权而用之，治天下不难矣。谁谓医国医民有二理哉？仍介又安质之达士，达士其勿以予言为河汉也夫。

　　　　　　　　　　辛丑阳月望前三日邗上柳彬廷章氏拜书

缪　序

医者，道也。夫道无对，唯权有以准之也。我中表王子达士，究心于医者历有年所，凡遇一病，未敢轻为投治，必细审其根由，详视其变态，然后以古人之法，运以心裁，故无往不利，而远近内外，靡不帖然悦服。曰善哉，技至此乎！达士语余曰："予之所好者，道也。进乎技矣。始予学医之时，所见无非可医者，三年之后无一可医也。方今之时，一若予以神遇，而不以目视，官知止而神欲行，依乎天理，批隙导窾，因其固然。今予之医三十年矣，所治数千人矣，而医道若新发于硎，故取曩日所治之已效，与所论定而不治者，笔之于书，名曰《医权》"。呜呼！王子之心苦矣。今之号为医者，非执方以治病，即取病以试药，求其变化因心，不泥乎法而亦不离乎法者无有哉！余因进而诘之曰："未始有对者，权也。子之所谓权，即谓之道枢也。可枢始得其环中，以应无穷，可乎可，不可乎不可，医固有所可，有所不可，而一以权准之。"善哉！权之为功大也。予因搦管为之。而乐附片语于简末。

康熙辛丑蒲节后五日默庵弟缪伟望书于赤岸之倚云轩

自　序

　　余从事医林近三十年矣，所治之症，每不能与古人相符者何也？盖病情交错，本无定体，医亦随机而变，安可执一以治之？故方之中有权在焉。昔人有云："读十年书，天下无一可医之病。"医十年病，天下无一可读之书。"此诚研穷久而阅历深，能得权之妙者矣。夫古人创立方书，无非为后人入道之门，若适莫相乘皆非妙理，所以武穆论兵，谓运用之妙存乎一心，盖此意也。虽然，岂易言哉？苟非博览群书，取精用宏，则遇一奇症，胸臆无主，颠倒错乱，毫厘千里，安能随机应变，奏功于旦夕耶？今夏偶检敝簏，取平日所治奇症之案，与所论医理，内有及载与不及载者，因潜心追忆，取而厘定之名曰《医权》，授以锓梓。用敢质诸同道，非敢薄视夫古人。亦以见医道之始于有书，终于无书，既不可离乎书以治病，亦不可泥乎书以立方，管见如是，不识高明有以教我否？

　　　　　　　　康熙辛丑榴月中浣之九日励斋王三尊自序于心远洞中

凡　　例

是书无论医案，凡一切医事，有所发明，少补医林者，悉记之。

是书一编分为上下，上论下案，论记五十有五，案记七十有八，编以次第，以便查阅也。

是书创自辛丑，追忆三十年前之事，其有脉症不能尽记者，遂阙如，不敢虚作巧合，遗误后人也。

案中同事辈，有粗庸误人者，其姓名不书，相济成功者必书，为其隐过而扬善也。

是书无阶级可寻，必已成之医，方能测其端倪也。

是书所记之症，所论之事，必古书所未载，今人所罕见者。若案案载入，论袭前人，则是依样葫芦，不可胜载矣。

是书虽不泥古执方，然亦理所必至，其势不得不然者，此即圣门之权中庸之道也。若云妄作惊人，则吾岂敢？

是书直讲症情病理切要处，即堪舆家看龙气水口之下手处也。一切迂远穿凿附会之谈，悉置之。

道先经后权，经多权少，此书所治之症，乃百中之四五，不可以此法概治寻常之症也。

予偶有粗疏之处，亦记以自检，不敢自掩其过也。

是书但在实序其事，不尚文饰，辞句粗鄙，幸毋喷饭。

是书所载之症，大半系外感时疫，杂症终易治，不若是症之投剂少差，立见杀人，故治杂症虽多，存案则少耳。

是书泻多于补，非偏于用泻，以时疫外感用补者，毕竟百中四五。

是书所载之条，乏赀不能尽刻，兹其大略云尔。

附重梓《伤寒论翼》与《古今名医方论》二序于后者，因序有志未果，欲使天下之人，知有《名医汇粹》八卷，同心搜辑，重梓以光于世也。

附拟黜巫状于卷末者，欲当世之显仕君子，特振义举，黜邪崇正，以免邪术杀人之惨也。

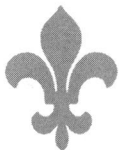

目 录

珍本集成

医权初编

附录

医权初编卷上

海陵王三尊达士氏著

江都柳廷章先生阅定
绍兴裘庆元吉生校

论达原饮第一

吴又可治瘟疫，用达原饮，发前人之未发，诚妙论也。然予有辨焉，彼云毒藏募原一日，则害正气一日，故用槟榔、厚朴、草果，速开募原，使疫邪早溃，全正实多，然此为正气盛者言也。若虚弱之人，再进此药，中气愈馁，何由鼓荡疫邪而出？非徒无益而反害之矣。疫症理同痘症，痘藏于肾，种之先天，故发迟，疫藏于募原，种之后天，故发速。痘症用升发清凉而出者固多，然间变有始终用补中益气汤及保元汤而愈者，须知补正即所以发毒也。古用人参败毒散治疫，未始不有高见？但痘与疫皆系火毒，泻多于补耳！若谓有泻无补，恐无是理也。自《温疫论》与《救偏琐言》一出，则世之患疫与痘者，不死于补，而皆死于泻。不独此二症为然，凡病皆有虚实两端，正气实者无虚证，正气虚者无实证，实者驱邪以全其正，虚者养正以驱其邪，其义一也。又有实多而虚少，当泻多而补少，实少而虚多，当泻少而补多，有当先补而后泻者，有当先泻而后补者，但要丝丝入扣，不可妄施则得矣。所以治病有始中末三法，与补泻兼施之理，此理大合兵法，有兵精粮足直攻其寇者，此治病之初法，即泻法也。有粮草不继，寓兵于农者，此治病之中法，即补泻兼施之法也。有国气空虚，宁受巾帼之辱，而终不与之一战者，此治病之末法，即补法也。又知实证之最者，虽终亦泻，虚证之最者，虽初即补，若概以达原饮施之，能免虚虚之罪乎？

论《温疫论》禁用石膏、黄连第二

《温疫论》云：石膏、黄连寒而伐胃，闭痼疫邪难溃，且黄连守而不走，不若大黄之走而不守。虽然，不可执也。大黄固走而不守矣，彼动用白芍，又能寒而走乎？况石膏可以发汗，岂寒而守乎？其有大渴饮冷，六脉洪数，不合承气汤者，非石膏而何？其有下后不愈，不合再下者，非黄连而何？但佐以气药则善矣，又何禁而不用耶？

论感寒时疫伏脉第三

元胃有旧疾，或痰饮，或饮食，或气，或血之类，复感寒，或染疫，虽渴而喜热饮，脉反伏而弱，胸中必有痞满嗳气疼呕诸症，用药当从泻心汤之例，寒热并施，更兼枳、桔、青、朴、槟榔、草果之类，选而用之，或佐九蒸大黄，每见殊功。若误认虚寒，投以温补，祸不旋踵矣。

论感寒疫症下利不同第四

感寒太阳阳明合病下利，用葛根汤解表，太阳少阳合病下利，用黄芩汤和解，少阳阳明合病下利，脉滑而数者，有宿食也，承气汤下之。谓太阳阳明合病，少阳阳明合病，皆兼阳

811

明，太阳少阳合病，阳明居中，更无所逃，是知阳明水谷，受两经之寒邪扰乱，必致下奔也。至于瘟疫下利，或疫邪自募原传胃，或胃中原有积滞，因热毒扰乱下奔，皆属内症，舌白苔者，小柴胡汤合达原饮加减清之。黄润苔者，三消饮双解之。黄燥苔者，承气汤急下之。始而自利，终必大下，以其疫邪传胃，与胃中原有积滞之症，皆当大下也。须知治下利则同，而所治之理则不同。

论小柴胡汤为疫症要药第五

时医治伤寒，始终一小柴胡汤。盖太阳阳明二经之麻黄汤、桂枝汤、大小青龙汤、葛根汤等方，最难用，用之不当，适足败事，莫若守一小柴胡汤为最妥也。邪在少阳者，用之恰当。即在太阳阳明者，多服几帖邪自外出。然未至少阳而先服，反能引邪入内，惟在疫症，虽不始终以之，除三承气汤症外，皆可加减治之。盖伤寒自外入内，首太阳，次阳明，又次少阳，疫症自内达外，首少阳，次阳明，又次太阳，故以小柴胡汤为第一方，未有少阳门开，而阳明太阳之门终阖者。如系汗愈之症，始终一方加减可治。若兼传内，则始同而终又异矣。是知小柴胡汤为疫症要药，非伤寒要药也。

论时疫感寒生死法第六

时疫与感寒，脉滑数，重按有力者，一定生症，如脉虚弱，神情镇静，未至大虚，犹可治也。更有伏脉、结脉、本脉之辨，不可误也。若脉虚弱，或促数空虚，或细数无神，加以谵妄躁乱，舌无厚苔，此正虚邪盛，必死症也。

论外感时疫下早之误第七

今之庸医，未熟读仲景之书，而粗看又可

之书，无论感寒时疫，首以一汗，汗出不愈，继而一下，以为汗则表解，下则里解，病无逃遁矣。殊不知其病情隐匿，医理深微，有非汗下所能顿愈者。若果尔，则仲景之三百九十七法，一百一十三方，将安用乎？外感不同时疫，汗下不拘日数，然下早变症甚于时疫，以其从外而之内也。时疫虽从内之外，下早亦难治。盖人身之阳气七日一转，自得病之日，至第七日，一阳之气来复，疫始送出，轻则自汗而解，重则定下而解。其有不俟七日而愈者，乃禀气素足，竟送疫外出，不待一阳来复也。汗解者，自汗而解。下解者，必有下症迫之，不待七日始下也。若待七日始下，则危矣。然此百中之一二。其七日自愈之症者，良医用药必使经络疏通，津液不枯，正气不损，内结渐消，至期何难愈乎？其复者。亦七日愈，汗者仍汗，下者仍下。今之患疫者，苦于迫促，医者又不明此理，急于求功，见汗不解，别无他法，骤然一下，以冀顿愈，正气有亏，行机忽蹶，表热陷入，痞满立至，经络阻滞，疫邪难溃，轻则牵延时日，重则变为死症，安望至期即愈乎？《瘟疫论》虽云屡下，然胸有定见，丝丝入扣，下则愈，不下则不愈，非若庸医之懵然用下也。虽然，必先熟读仲景之书，再细玩又可之书，更须阅历深久，不致胶柱鼓瑟，方能从容中道。

论时疫每夹外感内伤第八

时疫之中，每夹内伤外感，是一病而三病兼之，不可不察也。盖疫症盛行于春夏，而此时寒热不均，衣服时时更换，易致外感，但轻于冬月，用药又须斟酌耳，此似是而非，实两症也。再病疫之家，服劳者，早夜不眠，饥寒交集，忧怖焦思，不但外感易，而内伤更多，复染于疫是三病而为一病也。医者，当辨其孰重孰轻，孰有孰无，须要丝丝入扣，不可概以疫病治之。辛巳岁，予夫妇病疫虎墩，其时虽疫气大行，然亦因母久病，早夜服劳，兼之逝后经营百端，是三病皆有，然必以内伤为重，故所治之药，皆补内伤，不涉寒门疫门一味，此虚重邪轻，故可以补正而邪自去也。

论三阳经用表药法第九

后人谓仲景太阳经用麻桂，阳明经用葛根，少阳经用柴胡。若在太阳用葛根，阳明用柴胡，是为引贼入内。此言诚是，然为断章取意而言，尚未体会仲景全书，得仲景活法也。仲景云："太阳病，项背强几几，反汗出恶风者，桂枝加葛根汤主之。"又云："太阳病，项背强几几，无汗恶风者，葛根汤主之。"是太阳亦用葛根矣。又云："伤寒六七日，发热微恶寒，肢节烦疼，微呕，心下支结，外证未去者，柴胡桂枝汤主之。"又云："伤寒八九日下之，胸满烦惊，小便不利，谵语，一身尽重，不可转侧者，柴胡加龙骨牡蛎汤主之。"又云："伤寒十三日，胸胁满而呕，日晡所发潮热，已而微利，此本柴胡证，下之而不得利，今反利者，知医以丸药下之，非其治也。潮热者，实也。先宜小柴胡以解外，后以柴胡加芒硝汤下之。"此三条仲景虽未贯太阳病三字，然而后贤列之太阳篇中，是太阳不但用葛根，而且用柴胡矣。又云："阳明病，脉迟，汗出多而微恶寒者，表未解也，可发汗，宜桂枝汤。"又云："阳明病，脉浮无汗而喘者，发汗则愈，宜麻黄汤。"是阳明亦用麻桂矣。又云："阳明病，胁下硬满，不大便而呕，舌上白苔者，可与小柴胡汤。"又云："阳明病发潮热，大便溏，小便自可，胸胁满不去者，小柴胡汤主之。"是阳明病不但用麻桂，而且用柴胡矣。又小柴胡汤加减法："若不渴，外有微热者，去人参加桂枝，温覆取微汗愈。"又云："伤寒五六日，已发汗而复下之，胸胁满而微结，小便不利，渴而不呕，但头汗出，往来寒热心烦者，此为未解也，柴胡桂枝干姜汤主

之。"此二条，仲景亦未贯少阳病三字，然后贤列之少阳篇中，是少阳亦用桂枝矣。总而论之，人身之营卫经络，一气相通，才感外邪，即传变不一，当随合并之有无多寡，与寒热之内外浅深用药。如不渴，麻桂成方可用。如少渴，可加葛根。舌白苔，可加柴胡。其白芍、黄芩、花粉、石膏等，斟酌加入，不必拘拘于麻黄、桂枝、葛根、柴胡等汤之不可化用也。此专为外感发表而言。若夹内症，必兼治方效，仲景逐条立法定方以严其律，观书者，当通篇融化以得其神，方为体会仲景全书、得仲景活法也。至于春秋感冒，或温疫初发，太阳经麻桂既不可用，可代以羌活。若至初夏，又当代以苏叶。盛夏，又当代以薄荷，或防风。然热时有反寒者，寒时有反热者，又在乎人之通权达变也。

论伤寒时疫下症当以舌苔为第一义第十

伤寒下症，最当珍重，若下早，症变结胸，固为可惧，若下迟，则津液干枯，更为死候也。予不得不为细论之。仲景以汗出多，不恶寒，反恶热，脉大，谵语，烦躁，发作有时，心中懊恼而烦，短气而喘，腹满痛，绕脐痛，目中不了了，自利清水色纯青，厥诸症，断为下症。然汗出多，不恶寒，反恶热，脉大，有白虎汤症；谵语，有少阳经症；烦躁发作有时，有阴躁虚烦之不一；心中懊恼而烦，有栀豉汤症；短气而喘，有太阳经症；胸腹满，有表证；绕脐痛，自利清水，色纯青，厥，有阴寒证；目中不了了，有夺精，脱气，脱血诸症；皆不足凭。节庵又以脉沉断为下症，谓脉沉为归里，理甚通，然此为脉实素无他症者言之可耳。若脉弱之人，或兼素有痞结之症，邪才归胃，脉愈小弱，重按无力，全似阳证阴脉，盖因脉弱气结，再兼火气坚缚，愈伏不出，故有此象。昔人云：阳明症，多假脉。人但知其言，不解

其理。盖阳明为气血发源之所，藏痞结之薮。一有痞结，则气血凝滞，故脉或伏或结，甚至小弱如无。人只知沉而有力为积，殊不知沉而无力亦有有积者。此予素所经历，外感时疫，参以内症，俱缓下而愈。内伤亦先泻后补，或先补后泻，与补泻兼施，若误认脉虚，遽然大补，内伤犹可，外感时疫，祸不旋踵矣。是知最强最弱之脉，皆在阳明，故有"阳明病，多假脉"之叹也。此下症脉沉之不足凭也一端矣。又予治丁尚志之妇，肺素不清，兼之外邪传肺，而喘咳不止，又兼传胃，而舌干饮冷，脉因咳而气上当浮，又因舌干胃实当沉，二者兼之，全似白虎汤脉，浮沉着中，重按不实，细揣腹中，虽满而软，然指弹膨响，大便亦通。予以舌干为急务，以小承气汤，生熟军各半，加桔梗、蒌仁，三下而舌润渴止。但咳不止，单以清肺而愈。以此症观之，则又有白虎汤脉，而当用承气汤之症者，讵不怪哉？此下症脉沉之不足凭也又一端矣。如此者不可胜记，以予断之，莫若以舌苔为第一义，为有诸内必形诸外，简直易明，不可欺也。邪在太阳与阳明之经者，舌无苔，在少阳经则有白苔，才归阳明之府，则舌转黄润矣。若兼胃中痞满，而犹带寒热往来者，大柴胡汤。若兼大渴饮冷者，合白虎汤。若无寒热往来而胃口痞满者，小承气汤。若痞满亦无而谵语者，谓胃承气汤。若舌黄少干，恶寒全无者，大承气汤。兼痞满谵语者大下之，无痞满谵语者小下之。若直待下症俱全，再征之脉沉而始下，则百无一生矣。又有白砂苔者，亦承气汤症也。必有实证可凭，舌虽白而砂，与津液不生之虚干舌异。又有厚灰苔者，乃素有痰滞，亦承气汤症也。又有厚白苔者，乃小柴胡汤加枳朴症也。又有下症而终无结粪者，但当辨其表证全无，胃中必有痞结不快处，或嗳气，或先曾呕逆，或腹弹膨响，舌兼黄润者，小承气汤。舌无苔者，槟榔丸，或滚痰丸，及白散等，选时用之。此乃滞重火轻，不必拘拘于仲景之下禁丸药也。又有苔虽黄，薄而流转如荷珠状者，与舌忽干忽润而无苔者，皆虚证也。其时疫下症，较伤寒略先一步，然亦必以舌黄为据。若下之太早，变症亦为可惧。又有舌虽黄燥而无汗，必下之，自汗随至，若以伤寒为例，直至汗出多而始下，则殆矣。瘟疫症，吴又可论之最详，此不过姑引一条，以征舌黄当下之要诀耳，余不赘。

论感寒时疫有禁食不禁食之说第十一

外感时疫，有言得病即粥汤粒米不可食者，有言饮食始终全不当禁者，议论纷纷不定，予为细言之。盖人之胃气强弱不同，有天壤之殊，不可执一。其强者，胃气充运兼之素无积聚，虽有外感内疫，不能阻滞气道，食入易消易饥，乌足为患？外邪不能深入，内疫亦自易出，病易愈耳。若不明此理，妄禁饮食，中气一馁，外邪反致深入，内疫不能鼓荡而出，变为危候也。虚弱之人，胃气原不充运，或兼素有积聚，一经风寒外束，疫邪内发，胃中早已痞满，不饥不食，若再饮食强进，则必中宫填塞，变为承气、陷胸、泻心等汤，及白散、槟榔丸诸症。若小下，则不能开其结。若大下，恐中气莫支，补泻两难措手。莫若听其不饥不食，使经络易通，以小柴胡汤加减和之。俟一阳来复之期，或可自愈也。然感寒自外来，未至深入，犹可食粥以御其邪，时疫从内发，当察其果无痞满与舌厚白苔，而能易食易饥者，方可以稀粥与之。

论感寒时疫有食复不食复之异第十二

感寒时疫，其愈有二。有舌无苔而汗解者，此内症本无，愈后即可食稀粥。若舌苔黄燥，或汗后下愈，或下后汗愈，内火不能遽清，虽米饮下咽立复。必使频饮松罗浓茶，俟小便淡黄如象牙色，方可渐进稀粥也。

论伤寒时疫过经不解第十三

伤寒过经不解，喻嘉言谓邪在身中日久，势必结聚三阳，太阳为多，少阳次之，阳明又次之。若在三阴，生死反掌，不若是之久持，理固近矣。孰知纯表证者，只在七日自仍。若不愈者，必有内证勾结表邪不散。予谓阳明而兼少阳太阳则有之，若舍阳明则未也。观仲景过经不解诸条，或与谓胃承气汤者，乃纯阳明症也。或先与小柴胡汤，后与大柴胡汤，及柴胡加芒硝汤者，乃阳明而兼少阳也。至于太阳治法，仲景全无。有一条，内云：先此时自极吐下者，与调胃承气汤。若不尔者，不可与。但欲呕胸中痛，微溏者，此非柴胡证，喻氏因承气、柴胡二汤不可与，遂断为太阳证。予意呕痛必兼阳明，岂单太阳乎？是知太阳少阳之单症绝无也。若屡表不解，必细辨内症，或滞，或痰，或气，或血，或虫，表里兼治，自可立愈。何致过经不解乎？若疫症过经不解，则毫无表证矣。

论感寒时疫当以利水为第二义第十四

感寒以麻桂发表为第一义，时疫以小柴胡汤和解为第一义。《瘟疫论》又以达原为第一义，然此剂刚猛，当看元气虚实，胸膈痞满有无用之。予意二症之第二义，在于利水，何则？盖热邪壅滞经络，茶水难于升降，易致停蓄而成水结胸之症，必仿五苓之义，表里分消，上下疏通，常使经络不闭，庶几易解耳？然必细辨其果系水停，而非痰食气血之停，或水停而兼以气血痰食之停，用药须丝丝入扣，方不有误。其利水之药，惟滑石、木通，性凉而利水

最速，且能发汗，胜于二苓、泽泻。

论外感发汗与时疫自汗迥异第十五

感寒发汗，与时疫自汗，其病情迥异，用药悬殊天壤。夫外感之初，表有热而内无热，故服麻桂辛热之品，一驱而表邪尽出矣。渐转入里，方用葛根、柴胡、白虎、承气等汤。是知在表则汗愈，在中则和解清凉愈，在里则下愈。下症必先有汗，若无汗，必先汗而后下。疫从内发，热毒在内而应于表，故首禁麻桂，当以小柴胡汤和之。以少阳乃从内之外之第一层门也。然用之有汗，亦不能解，以疫邪不能遽从募原达表。若用之无汗，乃疫邪，或内症阻闭，不可强发，仍以小柴胡汤，加以清凉疏通之品，日日与之，使疫火渐消，阴气渐复，经络疏通，至七日一阳之气来复，轻者邪从募原尽达于表，自汗而解，不必再药。重者，舌必黄燥，如终无汗，纵有汗亦不遍，以三承气汤斟酌下之，使火毒去而津液生，则舌必先润，自汗乃至，此水到渠成之理。若舌仍干燥，而汗出者，顷刻亡阳之症。是感寒下在汗之后，疫症下在汗之前，感寒发汗宜助阳，疫症发汗宜养阴也。然外感发汗宜微，毛窍少通，而邪自外出，若大发其汗，则津液干枯，反成危候。疫解之汗，阳气被闭日久，至来复之期，疫邪暴溃，内火与正气并伸，其汗必渐出如雨。虽解后，若少进热汤，则津津汗出，必一七，或二七后，内火尽消，胃气大复，方能自止。若不明此理，自汗时，恐汗多亡阳而遽止之，则从表所出之邪，仍返于内，轻则结聚少阳之位而发颐，重则结聚胸胃之间，无异结胸，甚可惧也。

论感寒与时疫之呕不同第十六

感寒惟太阴一经属吐，其余五经皆有呕症，

有发表，和解，攻下，双解，去痰饮，消积滞，散逆气，安蛔，利水，除脓，温补，清凉之不一，种种治法。兹不细述，惟举少阳一经之干呕言之。盖少阳之呕，为邪在半表半里之间，表邪欲传于内，里气欲伸于外，互相争拒，故此经必干呕也。舌现白苔，当以小柴胡汤伸其正气，驱邪外出，而呕自止矣。舌黄润者，当用大柴胡汤，或柴胡加芒硝汤。再兼以上诸症者，须兼治方效。至于疫症之呕，乃疫邪内发，阻塞于胃，其将溃未溃之势，郁而不舒之象，亦现干呕之症，舌亦白苔，当以达原饮加柴胡破结以促其溃，邪溃而呕自止矣。舌黄润者，又当加以熟军，或芒硝。再兼以上诸症者，亦须兼治方效。一取上升，一取下降，相悬天壤矣。舌干黄者无呕症，以外邪内疫已经结实，乃承气汤症也。

论柯韵伯"寒伤于表，法当温散。寒伤于里，法当温补"之句第十七

柯韵伯《风寒辨惑论》有云："夫开口言伤寒，动手即用寒凉克伐之剂，曷不于伤寒二字，顾名思义耶？寒伤于表，法当温散，寒伤于里，法当温补。"此诚千古明言，然特为好用寒凉克伐者矫弊耳。夫"寒伤于表，法当温散"者，乃寒感之初，内未有热，即当用温散之剂，驱出寒邪，立愈矣。若邪已传内，郁火已生痰饮被其煎熬，胸将热结，则又当权其表里寒热之轻重，胸胃痞结之有无而兼治之，汗始出也。不然，则仲景只当用麻桂二方足矣。又何须用青龙、越婢、阳旦、柴胡、黄芩等汤而解表乎？若胸有热结，非枳、朴、蒌、连以开结清热，则里气闭塞，而表终不解。此症瘟疫居多，而感寒间有，然方法自可通用。至于"寒伤于里，法当温补"，当归"直中"一门，此惟喻氏分辨最详，可不复赘。观此岂非柯氏特为好用寒凉克伐者矫弊乎？

论《伤寒发明》第十八

崇川程绳玉先生，近著《伤寒发明》，所遵柯韵伯十分之六，喻嘉言十分之二，方中行十分之一，余则发以己意，可谓集大成矣。然愚意犹有未尽善者，如所论柴胡桂枝龙骨牡蛎汤一条，辟喻解最当。其余论太阳经伤寒若吐若下后，心下逆满，气上冲胸，起则头眩，脉沉紧之"紧"字，少阳经阳微结之"结"字，少阴病心下温温欲吐，厥阴经藏厥蛔厥诸条，并"差后劳复，凡病邪既至，不可辄认为实，须防正气因攻而虚；病邪去，不可辄认为虚，须防余邪因补而复集"之语，皆另具手眼，超越千古矣。且能体认某句当在某条之下，断章分注，丝毫不爽，非此中面壁多年者不能也。独怪将柯氏之书，断章而不复合，未免反掩柯氏之心法。程言"柯氏《伤寒论翼》，为上智者言，恐时人不明，断章分解于各条下，使人逐条即明"，亦善法也。孰知柯氏之意？谓古今所注者，惟逐条注解，未有通论三百九十七法，一百一十三方者。若逐条看注，未免顾此失彼，泥于一法一方，有胶柱鼓瑟之叹。故讲一法，则举众法比类而推讲之。论一方，亦举众方比类而推论之。遂觉仲景通身手眼，俱在目前，令人浑化而得之也。程氏断章而不复合，仍与众识无异矣。予意必将柯氏全书刊附于后，使读者先逐条以明其说，次浑化以神其用，方称全书，方得柯氏心法也。予曾会大世兄孟宣，言及此意。孟宣云："家父在日，亦曾言及，因艰于刻资，故尔未曾刊附"。

论奔豚症有虚实不同第十九

《内经》无奔豚症，只有伏梁症二。伏梁即奔豚也。《难经》始分五积之名，以心积名曰伏梁，肾积名曰奔豚。谓肾为水藏，豚为水畜，脐下乃肾位，故名奔豚。又其气跳动，状如豚

之上奔也。是二症，一系内痛，一系风根，皆素有之实证，经云不可急攻，东垣制五积丸，攻补寒热兼施，治之甚当。又仲景书云："烧针令其汗，针处被寒，核起而赤者，必发奔豚。气从少腹上冲心者，灸其核上各一壮，与桂枝加桂汤更加桂。"此系即出之虚证，仲景借前奔豚之名，以名之也。盖其人，肾气本虚，不当大发其汗，而烧针令其汗出，则强发可知，胃阳一虚，不能蔽护肾阳，故肾阳发动上奔，若治之少缓，顷刻亡阳而死矣，故以桂枝汤三倍其桂，招之内入，白芍敛之下行以安其肾，甘草助胃阳而蔽肾阳，纯为治里之剂，而非复解表之桂枝汤矣。按仲景所用虽皆云桂枝，然其中实有当用肉桂者，不可不察，此方是也。此症最少，初时当推麻黄附子细辛汤义治之，方不有误。前症最多，前症而兼感寒者亦复不少。小腹虽然跳动，乃素有积气，郁而不伸所致，终不能越关而上，当以感寒之药，兼降气疏通之品治之。医人若少经历，而谓仲景方法，原为治伤寒而设，不可移易，重用肉桂，岂不益其内焰，津液干枯而死乎？仲景遗其多而反言其少者，为实证易治，虚证难防，恐蹈虚虚之弊，则有顷刻亡阳，驷马难追之患也。

论薄荷第二十

疫症本系火毒，非感寒可比，故太阳经禁用麻桂改用羌活。然予犹嫌燥烈，莫若苏薄荷为最。盖薄荷辛能发表，香能驱疫，凉能解火，味最尖利，专能开窍，岂不一物四擅其长乎？疫症本无外邪，且在春夏，最易得汗，不必藉羌活之燥烈也。然必以柴胡为君，以薄荷为臣，口渴再加葛根，而汗未有不出者。若数帖而汗不出，必有他症闭之，兼理他症，其汗自出。

论滑石贯众第二十一

前云薄荷发汗，乃见太阳表证。如汗出而表不解，兼口渴溺涩，此七日自汗症也，《温疫论》用柴胡清燥汤治之。盖疫症最喜凉而疏通之品，滑石最为相宜，每剂加入，洵取自汗之妙药也。贯众苦毒微寒，能破癥结，发斑疹，解腹痛，辟瘟疫。疫症胃口痞满，结痛者，用之最当。何吴又可置而勿论乎？

论熟大黄第二十二

《温疫论》喜用生大黄，未曾言熟大黄之妙。盖舌苔黄燥者，当用生大黄矣。若虽黄而润，大便不结，生军未可多用，少用又不见效，当生熟军并用之。如曾经发汗后，舌未转黄，胸膈痞满而痛者，此原有积滞，当以柴胡清燥汤加枳、朴、熟军微利之。此即大柴胡汤之意。若待舌黄燥，方以生军下之，是养虎贻患矣。夫寒之最者，莫如黄连，用之火不能下，即用熟军一钱，次日必小便如血，盖大黄乃推陈致新之品，驱邪直下，加以酒蒸多次，能将巅顶之火，驱之二便而出，诚妙药也。即杂症积滞，痰饮，火眼，火痘，实痢，实疟，或单用，或佐以他药，每见殊功。吾闻维扬之风，弃而不用，纵风土卑柔，岂无十中一二强健者？须知大黄所愈之症，决非他药可代。若当用不用，或反执补正而邪自去之语，是齐元为周师所围，尚讲老子，安得不亡乎？

论夏月小儿内伤外感第二十三

夏月小儿，腹胀，身暴热，或有汗，或无汗，或时有汗，或时无汗，此症固内伤饮食，然外兼风寒暑湿者强半焉。盖此时小儿，或裸体乘凉，或就风熟睡，或暴日嬉戏，或湿地久坐，故此时最多内伤外感之症，即疟痢之源也。幼科不明此理，以为身热单系内滞所致，止以腹胀为凭，动用下药，殊不知内伤之食一去，而外感之邪陷入，重则变为结胸不治，轻则变为痞满。医见痞满，更下之，小儿元气未全，遂变慢惊不治矣。又轻者，邪陷半表而为疟，或深入肠胃而为痢，此皆专门幼科之罪也。良医于此，必细辨外感之有无，方为善治，故喻嘉言以小柴胡汤治痢，亦此义也。

论《内经》无痰疟滞疟 第二十四

《内经》论疟，皆本风寒暑湿，并未言及属痰属滞者，然后人有"无痰不成疟，无滞不成疟"之语，以痰以滞治之甚效，岂古人反不及今人耶？盖古人片言居要，只言病根，而后人因此识彼，阐发其变，二者不可偏废也。疟由风寒暑湿渐入而不觉，遂藏少阳，数日后，发为疟疾。若如感寒之骤入，则必一病不起，尚待数日始发，而犹在半表半里，半病半愈之间，故犹然饮食，荤腥不禁，不知邪既中人，经络早已凝滞，其饮食荤腥，不能变化精微，反能助桀为虐，而变为痰滞也。其外邪一与痰滞相搏，勾连不散，日久结为疟母难愈，故后人治痰与滞，每每见效者以此。讵非《内经》言风寒暑湿者，为致疟之本，而后人治痰与滞者，阐其变乎？

论《内经》脾病而四肢不用 第二十五

脾病而四肢不用，有虚有实。《内经》专主于虚，谓脾主四肢。今脾气虚弱，不能为胃行其津液，以灌溉乎四肢，故四肢不为用也。然体肥善饮，素多痰火者，一旦发动，经络壅塞，四肢疼痛，亦不为用。此亦脾家之病，较前症更多。一宜补正，一宜涤荡，相悬天壤，细参内症色脉，自不能掩矣。

论《内经》论"新产及大病后不可泻"与朱丹溪言"产后当以大补气血为本，虽有杂症，以末治之"第二十六

《内经》有五夺不可泻，以新产及大病后居其末。后朱丹溪又云："产后当以大补气血为本，虽有杂症，以末治之"。以此圣贤之语观之，似新产与大病后无实证矣。抑知产后之实证，不少于虚证，大病后之实证，尤多于虚乎？夫圣贤之意，为此二症，关系甚大，设用温补不当，犹可改救，若蹈虚虚之弊，则立见杀人，故专以虚立论也。盖产后之虚实当以生产之难易，恶露之多寡断之。产难下血多者，虽壮实之人，多属虚证。产易下血少者，如瓜熟落蒂，虽羸弱之人，不至大虚。又有胎前有病者，多属实属火，若果大虚，何能养胎？胎气壅窒气道，饮食郁滞易为痰火，是知实火之症，一经产后，有变为虚寒者，有变为半虚半实者，有仍系实火之症，而终不变者，未可因产后而尽以温补治之也。况生产之家，或频进产妇糯粥以安其胎，或多食鸡子以暖其肠，或时饮椒酒红糖以温其中，或常烧热砖以熨其腹，或过饮人参圆汤以补其虚，或早食肉羹以开其味，是皆与实火之症，相助为虐矣。医人不明此理，而胶柱鼓瑟，惟执《内经》、丹溪之语，而强进参、芪、术、草、归、芎温补之品，见热愈炽。又以为下寒上热，继以附、桂、姜、吴等，则中宫如火加油，变症百出，至死不敢用寒凉消导之剂。悲夫！其瘀血不清，亦不出虚、实及半虚半实三种治法。至于大病后，若未入里而汗解者，其症本轻，可以不补。若下解之症，内火不能遽清，米饮下咽立复，尚可温补乎？须仍进苦寒导赤之剂，但减硝、黄，继以甘寒养阴，直待小便清白，痰清咳止，一七后，方可渐进温补。每见大病后，痰火不清，咳嗽不止，医人不敢再进苦

寒，而惟以甘寒润肺，日久不愈，变为痨瘵而死，此予目击心伤者也。是愈后即进温补之症，百中一二。《内经》之语，尤不可泥。此皆予素所经历，故特表而出之。但中病即止，不可过剂耳。

论《内经》五夺不可泻第二十七

《内经》有五夺不可泻，谓形肉已夺，是一夺也。大夺血之后，是二夺也。大汗出之后，是三夺也。大泄之后，是四夺也。新产及大病之后，是五夺也。此皆不可泻。然圣人特言其大关耳，其中实有不尽然者。其新产及大病之后，犹属实证者，予前已论之矣。大汗出之后，当于予"感寒之汗与时疫之汗不同"论中，想见一斑，俱不复赘。兹特取其余者论之。如大夺血之后，果系肾水不能制相火，与所出皆鲜血者，即当斟酌于补阴补阳之两途。若系瘀血，必是正气充足，始能发动，何大虚之有？若有未尽，仍当下之。其鲜血虽属当补，若系痘疹感寒时疫之出血者，又岂可遽补乎？大泄之后，若因重用硝黄而行之不止者可补。若下之早，数日后，复聚于胃，与未经下过，而水泻不止，或小下而稀粪傍流，细审内有实证者，皆仍当下之也。惟有久病形肉已夺一症，是为真虚，死不治。为脾气久已大伤，不能复振，邪亦固结，不能即去，不但泻之不能任，即补之亦不能受也。若补泻兼施，终属模棱而难挽。故断之曰："此真虚证也，死不治。"

论《石室秘录》第二十八

夫《石室秘录》一书，乃从《医贯》中化出，观其专于补肾、补脾、舒肝，即《医贯》之好用地黄汤、补中益气汤、枳术丸、逍遥散之意也。彼则补脾肾而不杂，此又好脾肾兼补者也。虽然，此乃读书多而临症少，所谓文字

之医是也。惟恐世人不信，托以神道设教，吾惧其十中必杀人二三也。何则？病之虚者，虽十中七八，而实者岂无二三？彼只有补无泻，虚者自可取效，实者即可立毙，岂非十中杀人二三者乎？夫产后属虚，谁不知之？至复感外邪，则火多于寒，胎前诸症亦然，彼皆用附、桂、参、术。类中之症，阴虚多于阳虚，彼动用三生饮。感寒人参难于轻投，彼则恣用无忌。舌苔黄黑，非下不退，甚有屡下之者，彼惟以甘寒养阴。痘症实火多于虚寒，彼多用温补。何皆异于予之所验乎？医贵切中病情，最忌迂远牵扯。凡病毕竟直取者多，隔治者少。彼皆用隔治而弃直取，是以伐卫致楚为奇策，而仗义执言为无谋也。何舍近而求远，尚奇而弃正哉？予业医之初，亦执补正则邪去之理，与隔治玄妙之法，每多不应，后改为直治病本，但使无虚虚实实之误，标本缓急之差，则效如桴鼓矣。即作文之直接了当法也。夫医人治病，须斟酌再四，使万无一错，十中而杀二三可乎？是书论理甚微，辨症辨脉则甚疏，是又不及《医贯》矣。且《医贯》若不经吕晚村先生批评，则亦不可用，而况不及《医贯》者，可善用乎？至于用药则大胆无忌，盖治病不难于用药，而难于辨症辨脉。脉症既明，用药不远矣。若脉症不明，罔识所从，虽有妙理，安能为用？用药少差，立见杀人，况大胆无忌乎？总之治久病及大虚之症则可，治新病及实多虚少者则不可。治直中阴寒则可，治传经外感则不可。治内伤劳倦则可，治内伤饮食则不可。种种治法，不过一补而已，何医道之易易哉？可知是书，终为纸上谈兵。观之者，明其理而缓其用可也。

论沈虚明费建中治痘迥异第二十九

沈虚明治痘，好用升麻，有用至三钱者。虚证固用，实证亦用之。谓毒为本，火为标，

升则痘毒外出，而火自息也。孰知虚证多用，必重虚其表，实证用之，是以火济火矣。费建中好用大黄，有首尾不禁者。谓痘系火毒，今又行之火运，火毒未有不上升者。不上升者，皆毒火壅之也。故下夺其壅，则痘必上升。孰知痘虽火毒，必赖元气鼓荡。若屡下而元气下陷，何能送毒外出？并嘘血成浆哉？二理须浑化胸中，方为治痘良医。

论费建中"频频欲解仍艰涩"之句第三十

泻痢后重努责，有虚有实，书载纷纷，兹不复赘。以此推之，是知痘泻后重努责，亦有虚实也。费建中云："热毒冲肠便自频，喜肠传送毒难侵，频频欲解仍艰涩，误认脾虚终内攻。"今医凡读费氏书者，见痘儿后重努责不止，悉认为火，仍用凉泻，予不得不为一辨之。盖儿发热时即泻者火也。若泻久不止，与痘初未泻，医用大黄行之不止者，皆当与久痢不止，元气下坠，后重努责者同一治也。盖火泻者，粪必焦黄，黏滞恶臭，内必烦躁搅乱，痘必深红紫滞，根窠壅硬，舌或黄，甚至干燥，大渴饮冷，此其辨也。虚泻者，粪必青稀，不恶臭，痘色淡而根窠软，气势馁弱，舌纵干而无苔，为泻久亡阴故也。喜热饮，纵饮不多，此其辨也。若以"频频欲解仍艰涩"悉认为火，则虚坠努责者，百无一生矣。其有痘初未泻，至灌浆，或结痂时而忽泻者，仍系火毒，不可温补。此费氏言之最详，予不复赘。

论治病当以脾胃为先第三十一

凡饮食先入于胃，俟脾胃运化，其精微上输于肺，肺气传布各所当入之藏，浊气下入大小肠，是脾胃为分金炉也。若脾胃有病，或虚或实，一切饮食药饵，皆不运化，安望精微输肺而布各藏耶？是知治病当以脾胃为先，若脾胃他藏兼而有病，舍脾胃而治他藏，无益也。又一切虚证，不问在气在血，在何脏腑，而只专补脾胃，脾胃一强，则饮食自倍，精血日旺，阳生而阴亦长矣。试看"精气"二字，皆从于米。噫，微矣哉！是知脾胃实，诸病皆实，脾胃虚，诸病皆虚，此医家之大关也。

论治脾胃之法第三十二

补脾胃之法，可一言而尽，至于治脾胃之法，则非一言可尽者，有先泻而后补者，有先补而后泻者，有补泻兼施者，有屡补屡下者，有消导攻下之不一者，有单泻不补者，有单补不泻者，有补胃阳者，有补脾阴者，有阴阳兼补者，有用苦寒者，有用辛热者，有寒热并用者，有升举者，有导下者，有涌吐者，有自大便而出者，有自小便而出者，有经年累月而始愈者，有一朝一夕而顿除者，当博览诸书，自然得之矣。

论积聚与感寒时疫下法不同第三十三

夫感寒时疫皆毒火骤然归胃，故用硝黄下之。若火根不清，少进饮食，复变为火，故不厌其频下。火清之后，精气暴复，不日如初矣，为其元气素足，被外邪骤困未久，易致振发故也。然而再下之剂，必小且缓矣。至于积聚之症，乃元气素伤，其病与正气混为一家，譬如小人已窃其权，若欲骤去，必反遭其害。且郁积之火，无感寒时疫之炽，故有补泻寒热夹杂之治法，渐渐消磨，久积自去。若急欲求功，以硝黄屡下之，则中气愈亏，不能复振，聚而不运，积聚愈坚，变为中满而死矣。

论力作之人与妇女胃中每多积聚症第三十四

脾胃主运化，喜疏通而恶郁结，故作乐侑食，有自来也。盖力作之人，每食必饱，乘饱即用力，用力则气闭，气闭则不能运化，故饮食停滞。且气与食停，则血亦为之阻滞矣。久化为虫，为痰饮。是知此病结气、死血、停痰、积饮、宿滞、虫，皆有也，故发则有胃痛、嗳气、吐蛔、吞酸、呕痰与死血，气走注攻痛诸症。并妇女多郁，郁则气结，故亦患此症。且此两种人多不知饥饱，不饥，见食，或美膳，必强食，又好饮冷，冷则冰伏。至于疾发不思食，又以为虚。痰饮郁火作嘈，又以为饿。为血少，强食，妄补，积聚有加无已。医人遇此两种人，须知多有此症，其治脾胃之法，前已论之矣。

论羸弱不能生子当补其脾第三十五

五脏有病，皆能杀人，脾胃又其最者也。故古人"有补脾不如补肾，补肾不如补脾"之语。但当肾病最急之时，而反补脾，脾病最急之时，而反补肾，则迂矣。若于久病羸弱，或始因肾虚，波及脾虚，而不能生子者，吾意当以补脾为要也。何则？盖精生于脾，藏于肾，肾药每多妨脾，以致饮食愈减，精何由生？且此时，无失血之症，芤数之脉，不必滋阴，但当用参、芪、术、草，专补脾胃，归、芍脾肝兼补，鹿茸、河车，大补气血，菟丝、山药、莲肉、芡实，脾肾兼补，且补脾胃者亦补肺，补肝肾者亦补心，佐砂仁以行脾肾之气，若少有虚火，加以麦冬、沙参，凡酸涩咸苦寒凉泥滞，有妨于脾胃者，一切屏去，使饮食倍增，气血日旺，精自满足，而能生子矣。即血暴出不止，亦当以独参汤，先固其气，以统其血。其有久虚遗精者，脾肺气旺，自能提摄，古有用补中

益气汤者，即此义也。何必拘拘于补肾哉？若脾胃素强，食量颇佳，而不生子者，不在此论。

论治病当以人之元气盛衰为本病为标第三十六

人之生死全赖乎气，气聚则生，气壮则康，气衰则弱，气散则死，医者可不审人之元气盛衰以为治哉？夫元气之尽，不外乎阴阳两端。盖阴阳互根，不可偏胜，少偏则病，偏甚则死矣。如阳虚之甚者，先回其阳，继而渐加补阴之药，是无阴则阳无以化也。阴虚之甚者，先补其阴，继而渐加补阳之药，是无阳则阴无以生也。务使阴阳和平，水升火降，归于中庸之道而已，不可少有偏见也。有元气之盛者，虽犯五夺之后，而犹夹实证。有元气之弱者，虽犯外感、痢疟、痘疡之初，而便夹虚证。又有平日最壮，而竟得虚证者。有平日最弱，而竟得实证者。此又不可不察也。以上所言之症，乃百中一二，然不细心体察，杀人正恐不少也。

论用药效否当责之元气强弱第三十七

夫药者，所以治病也。其所以使药之治病者，元气也。故元气之壮者，得病皆系有余，少服驱邪消伐清凉之剂，元气易于运行，其效立见。弱者，虽得外感痢疟疮疡伤食之症，皆当以补益为本，兼以治标之药，使元气得以运行药力以治其病。若舍本而竟治其标，非徒无益，必元气愈伤，立见危殆矣。譬如刃者，所以杀贼也。其所以使刃之杀贼者，人力也。若力之强者，虽操轻刃，亦能杀贼。力之弱者，虽操重刃，安能得用？实足倒戈自害也。知此理者，其用药思过半矣。

论脉数极多死症第三十八

脉数，寸中带促，至七八至者，不但杂症为死病，即伤寒温疫，最喜数脉者，予每验之，皆不可治。其症必谵狂躁乱，舌无黄苔，或白苔，或干而无苔，渴饮不多，或喜热饮，或不饮，或大便不实，或小便清白，或淡黄而清，皆正气不足，邪气有余之象。医人遇此，纵治之，亦当以生脉地黄汤为当也。

论脉多右大于左第三十九

东垣云："左脉大系外感，右脉大系内伤"。此为初感外邪而言。若郁火已生，则右大于左矣。每见初感外邪，多不服药，必待内热口渴，方延医诊视，医者不明此理，妄以右大于左为内伤，投剂多致差谬。至于疫症，本系内邪外溃，首即右大于左。痢疾系肠胃积滞，亦右大于左。直至久泻不止，变为肝木克脾土，方左大于右。久病专以脾胃为主，平人亦以胃气为本，皆右大于左。惟外感之症，与暴怒，系肝胆病，并相火上炎，肾虚亡阳，乃左大于右耳。古云一公子有恙，自帐中出手诊视，医人误认纤手为女，而云经水不调，至今传为话柄。予意此亦纸上谈兵者所言，若执男脉左大于右，女脉右大于左，则恐将天下大半男脉，皆错认为女矣。予经历三十余年，病脉右大于左者，十中八九也。

论脉极大多死症第四十

脉大固为有余，太大反为不及，不但失血产后、痢疾、脾虚、久病忌之，即感寒时疫，最喜大脉者，每多不救。以其正虚邪胜，脉已离根，残灯复明之象也。童若愚感寒，王禹训妻时疫，俱犯极大之脉，重按鼓指，着骨方无，后变小弱，皆未能救，实假脉也。纵治之，亦当以生脉地黄汤为妥。

论久病而添实脉实证者多不治第四十一

久病饮食减少，形肉消瘦，气当虚馁，脉当沉小迟弱，理之常也。此为脉证相符，虽死犹延时日。若忽证添气粗痰喘，胸膈疼胀，口渴少饮，便黄而清，恶寒发热，而脉暴大数急，此理之所无，乃真气发越，顷刻亡阳之症，法在不治。纵治之，亦当以八味、六味地黄汤，或独参汤、生脉散、参附汤、黑铅丹、养气丹、鹿茸丸之类，审其阴虚阳虚而与之也。若谬认虚中有实，先泻后补，祸不旋踵矣。

论孕妇忌半夏之谬第四十二

孕妇用药，每见忌半夏。凡痰呕之症，皆不敢用。殊不知孕妇脾虚有火，易于生痰。六君子汤加竹茹，乃妙药也。今医惟用四物保胎之药，膈愈泥，脾愈虚，胎堕必矣。曾见一医，以娠误认为痞，凡破血攻伐之药靡不毕投，其胎终未堕，卒产一男，是知用半夏所堕之胎，虽不用半夏而亦堕，纵生儿，亦未必永年。况古方胎症，不忌半夏。岂古人反不及今人耶？黄帝问曰："妇人重身，毒之奈何？"岐伯曰："有故无殒，亦无殒也。"帝曰："何谓也？"岐伯曰："大积大聚，其可犯也。衰其大半乃止，过者死，是知有病则病受之。"虽遇外感、温疫、痘疹、痢疟、积聚之类，当用则用，但衰其大半乃止。若舍此而反用保胎之药，是助桀为虐矣。如果系阴虚血少，当用四物汤者，其胸膈必无痞满痰呕之症。一有痞满痰呕，虽系阴虚血少，四物汤亦不可服也。须知用攻得当，即所以保胎，用补不当，即所以逐胎。但要明保胎之理，而不可执保胎之方也。

论直中阴证用药法第四十三

直中阴寒之症，仲景用附子汤，内用白芍、

茯苓，惧阴竭阳无所附，取其生津液，且制附子之烈。予意此症血必凝结，与其用芍药之酸寒，茯苓缓降，莫若用牛膝之寒而散血，且速入肝肾，又兼制附子之烈，岂不一物三擅其长乎？凡产后血痛，用附、桂、姜、吴，皆当加入牛膝、乳、没，予每加入此等症内甚效。

论腹痛吞酸属肝之偏第四十四

腹痛之病，世医皆谓肝木侮土。又《石室秘录》傅会其说云："诸痛皆属于肝，动则重用白芍。"予每见其鲜效，特为辨之。盖肝有肝病，脾有脾病。有当肝脾同治者，有当肝脾分治者，未可概论也。夫用白芍之症，乃脾土虚，不能乘载肝木，则肝木摇动，而脾土愈虚，腹痛泄泻，所由来也。且木中有火，故用白芍酸寒之药，肝脾兼入，平肝泻火安脾，一药而三善俱备，再以甘草补脾缓中，则痛泻自愈矣。或加柴胡、归、术而为逍遥散，或加饴糖、桂枝而为建中汤，皆其推广之义也。若脾胃有积聚之症，受寒多食而痛发者，法当温散中宫。有郁火者，寒热并用，导火下行，若反用酸寒之药，则气愈闭，滞愈凝，火愈郁矣。且肝气益抑，生生之气不升，积聚何由散乎？其有因怒而胁痛者，乃肝气发动，当以白芍合川芎，升敛并用以调其肝，不当单用白芍以抑其肝也。此纯肝家之病，与脾无与。其痢疾而用芍药汤者，乃取其去脾火，且兼木香、槟榔、枳壳之散，三黄之寒，敛少散多，寒多热少，最得制方开阖之理，故效。若单用白芍一味以治初起之实痢，必不应矣。按：白芍同补药则补，同泻药则泻，但不可同补药而误施于脾家之实痛耳。其吞酸之症，乃脾胃不能输泄，蓄聚变为酸馊，法当调理脾胃，而书反云酸属于肝，何其舍近而求远哉？若谓肝主生生之气，郁而不升，则脾胃之气不振，而有蓄聚酸馊之症者，亦当以川芎舒肝，不当以白芍抑肝也。是知治

病者，当究其源而穷其理，不可以耳为目，矜奇炫诡也。

论治痘当归脾胃第四十五

古今方书，论痘毒皆藏于肾，惟沈虚明谓五脏惟土能藏物，当藏于脾。予意土之藏物，一岁即发，岂待岁久始发耶？盖痘毒如石火然，取石置之水中，虽百年而火不少减，若激之，则随发矣。是知痘毒必藏肾水，须俟岁气激动乃发。沈子之言，非也。然所治之理，则当归于脾胃。盖脾胃为五脏之总关，痘毒之发，从肾经传之脾胃始出，观古人首用升、葛，意可见矣。又为五脏强弱之本，胃气强则易出，胃气馁则难出，胃火盛则为火毒，胃虚寒则为寒毒。又为气血生发之源，肺虽洒陈六腑，灌溉诸脏，实由胃气上腾所致。若胃有积滞痰虫疼胀之病，则中气痞结，何能上腾输肺，宣布痘毒而出，并交会气血哉？小儿最多此病，即闭痘之源也。若舍此而徒补气血，与清凉升发，终无益也。后惟费建中好用青皮，谓痘毒深伏肝肾者，以此发。盖青皮肝脾兼入，最能去脾胃痰滞，予谓当改为脾胃有痰滞而痘不出者，以此发之为是。由是推之，则二陈、枳、朴、芜荑、使君之类随症选用，加以酒蒸大黄斟酌下之，则胃结一开，中气发越，然后补泻升发无不立效矣。

论小儿惊搐多属痰火附小儿久虚新停积滞不可强进补剂第四十六

小儿惊搐，多属痰火。其痰火之由，不止一端。盖小儿元气未充，腠理不密，加以纯阳而欲外窜，则腠理愈疏，最易伤风。又睡大人怀中，被覆不密，亦易伤风。又乳易变为痰，为有水乳相合之理。又易伤食，恐小儿啼哭，可食者咸与之以止其哭，又恐过饥，凡甘脆之

物，靡不频劝食之。盖食停则变为痰，伤风所致，乃肺家之痰，乳与食滞所变，乃脾胃之痰。书云："脾为生痰之本，肺为贮痰之标。"况二经兼有，则痰之多可见。且小儿不会吐痰，即肺痰有时而出，则下咽于胃，胃痰有时而出，则上浸于肺，互相牵引而不能去，是痰有增无减。既有痰滞久郁之火，加以伤风之火，济以纯阳之火，痰随火升，讵不方寸迷乱，变为惊搐之症乎？医人惟执以惊吓起见，用龙齿平肝，麝香开窍，朱砂宁心。殊不知所迷乱者，乃痰火壅逼心包络之外，痰火一清立愈。若麝香与朱砂同用，反引痰深入心窍，兼以龙齿之涩，痰何得出？反成真痰迷心窍之症矣。纵有惊吓，使无痰火，自可随愈，何能变为斯症？医者当审其痰火在肺在胃，或二经兼有。若有表邪，当以清痰利气，加以前胡、薄荷，或寒热往来，则加柴胡以治之。若表邪已清，或本无表证，则当专清肺胃之痰火。是麝香、龙齿、朱砂所治，乃已成痰迷心窍，非骤然惊搐之症也。至日久不愈，形瘦气馁，变为慢惊。盖小儿气血未充，最易变虚，又当温补脾胃，兼以理气化痰消滞治之矣。又有小儿久病，当用温补。又忽新停积滞，家人畏责不敢言，须细心审察，不可因其形瘦气馁，遽投大补，补之不效，又以为虚重补轻，强进不已，立见危殆。然此症多属不治，为其补泻两难，纵治之，亦当辨其积滞之寒热多寡，与人之虚弱轻重，斟酌至当而治之也。

论医道执一之弊第四十七

医者，义也。义者，宜也。宜者，权也。道至乎权，尚有所执乎？医道如水，随方就圆，大无不通，小无不入，无有定形，无有定见，方为医道尽善者。若或执于补，或执于泻，更有补泻两不敢，而惟执平和媚世之剂，此儒者之乡愿，可耻之甚者也。或执于法，或执于方，或执于运气天时，或执于四方风土，或执于老

少强弱，或执于膏粱藜藿，或执多乎内伤，或执精乎外感，或执于补肾，或执于补脾，或执于初中末三法，或执于五夺不可泻，是皆不明乎道之权者也。然予所言，似易而实难，不熟明乎经之理，焉达乎道之权？用经不当，犹有可救，用权不当，则杀人于俄顷矣。故必须读书多，经历久，战兢履薄，澄心玩索，而始得其宜也。若夫粗浮自是，或专倚世法动人，或单恃家传得誉，何怪乎终身由之而不知道者之众也？

论立方当先立案第四十八

医者立方，当先立案。案，即作文之题也。案立某脉兼某脉，某症兼某症，平素强弱，某脏素病，某日得病，曾服某方几帖，年纪若干。一症一脉，犹单题。数症数脉，犹搭题。看题中当重某字某句某节，或单重，或并重，或少带，字字射题，自中肯綮矣。若不先立医案，则标准不的，势必想入成方。方虽可观，何能见效？为其吃紧处不得也。何异作文者？忘却题眼，剿袭陈文，文虽可观，与题何涉乎？

论用药戒滥竿术第四十九

经云："毒药攻邪，五谷为养。"是知攻邪必以毒药，调养必以五谷也。脏气之偏者为病，药气之偏者为毒。病，亦毒也。以偏救偏，以毒治毒，但使归于中正而已。故书云："若药不瞑眩，厥疾不瘳。"但有似是实非，不可颠倒误施。故经云："毋实实，毋虚虚"。又中病即止，不可过剂。故经云："大毒治病，十去其六；中毒治病，十去其七；小毒治病，十去其九"是也。吾观今之医人见解不透，恐瞑眩之剂，用之不当，立刻取咎，姑取中平药数十种，俗号为果子药，加以世法滥竿于众医之中。病之浅而将退者，适凑其效，不知此病不服药亦瘥。

若病之深者，适足养虎贻患也。此医驰名甚众，谓其稳妥而乐服也。见用瞑眩之剂，反指为霸。譬如阿谀逢迎，碌碌无奇者，举世悦之。而刚正直谅者，反畏而远之，群起而笑之也。可胜叹哉！虽然，其贤于寡闻浅识，粗心浮气误用刚猛之剂，而杀人于俄顷者，又不无优劣于其间矣。

论舍脉从症舍症从脉第五十

脉者，症之准也。症者，脉之合也。有是症，便有是脉，又何可舍乎？夫所谓舍者，乃舍其末而从其本，舍其伪而究其真耳。如人之本脉原弱，再兼之积聚痰饮结气死血疼虫之类，其脉愈弱，或结或迟或伏，甚则重按全无，浑似脏腑皆虚者，是为气血阻滞而然，实假脉也。其有娠妇而脉愈弱者，亦此理也。皆当先泻后补，或补泻兼施。若细审诸症皆虚而脉忽数大倍常，甚至重按有力，全似白虎汤症之脉者，此乃脾肾之真气发越，残灯复明之象也。当与症实脉虚之理反得之，若误用泻药立毙矣。此皆舍脉从症之治也。如五夺之症脉当微弱，与症相应。不知健壮者，虽夺而犹未虚，或本邪未清，或复染他疾，其脉数大有力，此非亡阳之脉，仍当以实证实脉治之也。又有健壮者，而忽暗中大亏，虽形体未减，而真元顿伤，脉忽小弱，或豁大空虚，若审得其情，虽兼他症，亦当以补益为先。若为形体所诱，误投泻剂立毙矣。此皆舍症从脉之治也。凡此不胜枚举，是知脉症少有不符，其中必有大故，须细心面壁，而得之可也。

论先泻后补先补后泻与补多泻少泻少补多补泻各半以及屡补屡下之法第五十一

病有先泻后补，先补后泻，与补多泻少，泻少补多，补泻各半，以及屡补屡下之法者，虽皆虚实夹杂之症，然治法实有一定之理。若差之毫厘，亦失之千里矣。若其人素有旧疾羸弱者，又忽新得实证，法当先泻后补，何也？盖羸弱者，久虚之症，气血已定，虽不复振，亦不复虚，若果虚无底止，又安能至今存乎？是知骤补无益于久虚，徒助新邪为虐耳。若其人骤然大虚，未几新染实证，法当先补后泻，何也？盖初虚之际，气血未定，犹可因补而复振，亦可因泻而尽倾。若遽用泻剂，则几微未定之元气，将见一铲而尽。又安能冀其鼓荡新邪而出耶？此即五夺不可泻，与补正则邪自去之理也。其有补多泻少，泻少补多，以及补泻各半，屡补屡下之法者，皆在此二法中，临症自可跃然而得，不必复赘。

论文字之医与经历之医不同第五十二

文字之医用药多补，经历之医用药多泻。文字之医严于纪律，经历之医精乎心法。文字之医见功迟，经历之医见功速。文字之医精乎论理，经历之医精乎识症。文字之医过于迂，经历之医过于霸。然皆功罪各半焉。若二医兼之，再能通乎权宜，灵其机变，则万举万当矣。

论忙医之误第五十三

庸医误人，固不足言。有等大行之医，或如时疫、疟、痢、痘、疹、感冒大行，医者应接不暇，不细辨其本质虚弱，或病已将虚，或兼旧疾，而徒以三指一按，以了故事，概投以达原饮、清脾饮、芍药汤、升麻葛根汤、麻黄汤、桂枝汤、小柴胡汤之类，恐虚弱之人，不能任此一剂也。虽最忙时，须一一再三斟酌，即万中一错，于心午夜能安乎？予亦素有粗率之病，故于药室座右，自撰二语云"此间正好种德，个中不厌精思"以自警。

论小儿用药当预为补计第五十四

夫老人血气枯槁，得病易致变虚，人所共知。至于小儿，专门幼科，以为纯阳之体，且多痰滞，合成丸散，百无一补，甚则杂以巴霜、牵牛之类，始终以之。殊不知小儿血气未充，柔脆之极，最易变虚，较老人更甚也。虚证用补，固不待言，至于一切实证，亦当预为补计。纵有余邪未清，即当补泻兼施。若直待补期方补，恐有措手不及之患矣。至于痘疹，有始终不用温补者，另有专门，不在此论。

论月季花当通经天竹实当补肾第五十五

花之月月能开者，受阳气全也。色赤入血，刺破血，香散血，月季花当为血中气药。凡血瘀经闭者，用之必有神效，为其有月月红之义也。但质薄而力必微，且香入脾，必佐以下走血药，方能有效。草木之隆冬不凋者，受阴气全也。凡子皆入肾。天竹隆冬不凋，其实当与女贞相似，至冬始赤，具阴中有阳之体，又当与枸杞相似，但质味俱薄，其力较微女贞、枸杞也。按天竹喜浇人溺与咸菜卤，其入肾可知矣。此二说，《本草》未载，予以肤见测之，不识有当物理否？

医权初编卷下

海陵王三尊达士氏著

江都柳廷章先生阅定
绍兴裘庆元吉生校

钱妇储方兴病疫
饮冷过度合案第一

伤寒与时疫下利，皆用寒凉之药，未见有用温热而愈者。钱妇廿五岁疫兼感寒，饮冷水太多，遂日夜泻五六遍，大小腹皆痛，痛甚则汗出腹有水声，头痛，午后恶寒，右脉小数无力，左脉无力更甚，以疫邪未出募原之脉原小，加以饮冷过度，则脉愈伏矣，舌白苔，渴饮，先以五苓散去桂加木香、草果一帖，痛除泻止，表终不解，继以小柴胡汤二帖而愈。仲景云："伤寒医下之，续得下利清谷不止，身疼痛者，急当救里，后身疼痛，清便自调者，急当救表，救里宜四逆汤，救表宜桂枝汤。"此因表未解而妄下，以致下利清谷不止，但里重于表，故先以四逆汤救其里，待里清便既调，表犹不解而身疼痛，仍以桂枝汤解其表也。兹症虽未误下，以多饮冷而下利，与寒药攻下何异？但未至清谷不止，且兼疫症，桂在所忌，故以五苓去桂加木香、草果，而不用四逆汤也。意谓痛甚则汗出而表必解，究竟不解者，一以痛出之汗，里气闭结，终不若自汗调畅，而上下表里俱解，一以痛止初汗，止解外缚，而疫邪犹未能溃，故仍以小柴胡汤以达之。彼系太阳，故用桂枝汤，此系少阳兼疫，故用小柴胡汤，只取仲景救里救表之意，而不用其方也。又储方兴廿四岁，同时病疫，多食连渣生藕，且未禁食，致腹痛甚，汗出不时，但未至泻，予以二陈、槟榔、草果、厚朴一帖，痛止，复自汗而愈。钱妇兼感寒，故痛止汗出，而犹用小柴胡汤以解未尽之缚，兼以达疫。方兴单系疫症，故痛一止而邪即外溃，不必用药解表，而自汗出愈也。此二症若认为协热下利，而投以寒凉之剂，则殆矣。

梁妇康子疫症合案第二

先见之明，固为医人美处，然终不若如镜之照物，随见而有，毫无意必之为尽善也。梁妇廿余岁，生产半月，夫患疫，即日夜服劳，夫方愈，便卧疫。一医见腹泻口渴，于止泻药中，加黄连一钱，滞与疫俱闭，愈甚。复延予治，见其面黄体弱，又兼产后劳碌，定属虚证，但胃口痛满欲呕，夜间恶寒无汗，此少阳风寒夹滞不出，而兼时疫也。脉在虚实之间，舌无苔，思热饮，以小柴胡汤合达原饮一帖，下稀粪四五遍，觉少快又进一帖，恶寒止，汗渐出，但腹胀满终不愈，前方加枳、桔、青皮、熟军一帖，觉下一物，愈大半，又小其制一帖，痊愈。服药四帖，共行廿余遍，并未用补收功。康僧子年二十，未娶，素无疾，同时染疫，脉弱，舌润黄影，膈间微痞，予舍脉从症，以大柴胡汤微下之。至七日自汗，舌黄退，身仍热，不安静，身现隐隐红疹，脉愈弱，予思内外俱通，脉当出而愈小者，真虚脉也。身热疹现者，虚火炎也。再视小便已如象牙色，予令速进稀粥渐愈。若断以先见，则梁妇决当虚，而康子决当实矣。孰知反是？是知无意无必，方为尽

827

善之道也。按：二症喜年少故痊，梁妇未有不虚者，但虚少实多，因年少，犹能当消伐之药，实去而虚证未现，故愈。康子虚多实少，故灾去而虚证即现，因年少，未至虚脱，幸辨之早，速进稀粥救之。二症若系老人，则亡阳而死矣。

虎氏母子疫症合案第三

感寒与时疫下症，为下其火，以承一线之阴气，故名承气汤，非下其矢也。故赵氏曰："今时之医，其意专与糟粕作对。"吕晚村从而讥之曰："此名矢医也。"虽然，若胃中无积滞之人，可一下而痊，若村野之人，与多郁妇女，胃中原有宿积，并膏粱之人，胃中素有痰火，兼之外邪入内，与疫邪内发，火气坚缚，非一下所能解也。予治虎氏母子疫症，屡用大承气下之不解，舌虽黄苔，润而薄，所下皆稀粪，又不合重用硝黄，予意乃素积难开，非硝黄症也。各下以木香槟榔丸四五钱，宿积始去，胃中始快。盖木香槟榔丸内有牵牛，故能散结若此。仲景书，下禁丸药者，为下其火，当以硝黄涤荡也。此症滞重火轻，以汤易丸，有何不可乎？

康华之感寒一案第四

康华之深秋感寒，首即呕吐，继而干呕数声，出黏涎一口，自用发表清里药一帖，汗后不解，至七朝方延予治。予诊右脉小数而弱，左脉差强，寒热往来，胃口微胀，身热无汗，少渴，舌白苔，予以小柴胡汤加枳、桔、蒌仁一帖，恶寒止，余症不减。前方加二苓、泽泻亦不效。去二苓、泽泻，加熟军、青皮、槟榔，服时暂快，药过如旧。亦下稀焦粪，因素无结粪故也。且又不合硝黄，予意乃善饮之人，胃中素有胶痰，非汤药所能下。初系瓜蒂散症，此时已不可吐，以滚痰丸三四钱，下胶物四遍，遂脉出，呕止，汗出而愈。按：呕家有发表利

水和解攻下之不同，然攻下系汤剂，此症若泥古法，直待舌苔黄燥，方以硝黄涤荡，反成九死一生之症矣。此与前案相似，多一呕，彼滞多，此痰多耳。

周开周妻疫症一案第五

《温疫论》有屡下用大黄至十二两者，予于周开周妻验之。其人年十九，未生育，体健，兼之胃有宿积，下后半日，舌复干燥，又以承气汤下之。一医委之而去，余因年少，体健，舌干，故放胆屡下之。共计用生熟大黄五六两，芒硝将一两，佐以花粉、芩、连、膏、母、蒌仁、枳、朴、青、槟等甚夥，热犹不退复发痧，又发颐，犹出厚脓，收口甚速而愈，其脉不复记矣。

缪丰城疟转感寒一案第六

表侄缪丰城，夏月疟转感寒，服他医药数帖，不效。余诊六脉皆弱，舌黄燥苔，中一线已黑，犹寒热往来，时有谵语，胃脘不硬不疼，余以舌苔为凭，且年少，体健，未娶，舍脉从症，以大柴胡汤下之。所下薄粪二次，蛔数条而已，症犹不退。因脉下后仍小，不合白虎汤，以小柴胡汤加犀、连等，疟渐转轻。但疟来时，舌犹干燥，共食西瓜五六十枚，凡服凉药与西瓜，则汗出，先自额鼻微汗，每日汗渐下出一次，十余天，方汗至足而愈。此症想因误服麻桂，以致津液干枯，症变阳明，而少阳疟邪终不出也。病愈后，诊脉如前，方知乃先天弱脉也。

曹僧患疫得歇止脉一案第七

曹僧五十余岁，患疫，诊得歇止脉，然非死症，予细思背后有一大瘤，气血为此阻滞之故，用药得痊。今已十余年，其僧尚在也。

堂兄与谦疫后变痢不治一案第八

与谦堂兄时疫将十日，人事清明，脉弱无神，忽滞下如红脓，腥臭不堪，是知脏腑已坏也，数日而卒。

朱笠莽感寒一案第九

朱笠莽感寒，屡用发表清里药不愈，脉乍大乍小，数而无力，谵语，舌黄燥，遗尿，大便秘，欲饮滚热茶。时予初习医，因脉虚热饮，不敢再进寒凉消伐之剂，远延两名医，一与以连理汤，一与以六君子汤，愈剧。后不服药，止频饮松萝热茶，数日后渐觉清明，自主以承气汤，下胶粪一遍，遂渐愈。是知脉虚者，屡用发表，中气虚也。思热饮者，滞化为痰，中气弱，不能利痰，故借汤之暖以运荡之也。遗尿者，心移热于小肠也。标虽虚而本却实，故现舌苔干黄，仍归攻下而愈也。

潘国彩疫症一案第十

潘国彩时疫，脉实大舌青紫，时呃逆，思饮滚热茶，素善饮，目珠忽微黄，予用发表清里药，有汗不解，盖七日自汗症也。彼欲急效，延远来一医视之。彼认为杂症发黄，遂用姜、桂、芪、术、茵陈、半夏、黄连等，且劝频进饮食，以致谵妄拈须，舌强不语，延朱笠莽、江有声皆未至，复延予视。撬开齿缝，水始得下，数日前，舌有微苔擦去，故视舌虽干而无苔，又曾胃口饱闷，以滚痰丸下过，因舌干无苔，又曾下过，不敢用承气汤，惟以石膏、滑石频煎与之，以冀自汗。次日头汗至颈而还，仍与前药。又次日汗方出透，则所延之医皆至矣。里证尚未解，议与半夏泻心汤，去参、枣加熟军，微下一遍，改用清凉药数帖而愈。因未大下，后廿余日不大便，服润药与蜜导皆不

效，复饮熟军、元明粉而愈。是知朱笠莽之下症定于舌，潘国彩之下症定于脉耳。噫，微矣哉！余思此二实证皆喜热饮者，因胃家原有痞结故也。得热则开，得冷则愈结，故如是耳。五泻心汤，皆干姜合芩、连，其意可见。朱笠莽胃有旧疾，潘国彩呃逆不休，皆痞结症也。笠莽痰滞俱有，故舌黄燥，国彩素无积聚，止有痰饮碍其升降。书云："中多痰饮，则舌苔微。"以痰饮微苔，先曾擦去，故舌虽干而无苔。至于舌色青紫，想因气结不行，以致血亦凝滞钦？

秀峰僧疫症一案第十一

秀峰僧染疫，舌厚黄苔，不谵语，胸膈痞满，脉弱。予舍脉从症，用承气汤下之而愈。须知此脉，非先天弱脉，即为痞满所伏。且知舌厚黄苔，亦有不谵语者。

王东旸疫症一案第十二

族兄东旸，善饮体健，染疫脉弱，胸膈痞满，舌黄润。予舍脉从症，用小承气汤屡下之。共用生熟大黄约二两余，石膏一斤，枳、朴数两，雪水数钵，至八日忽发战，思冷饮。家人惟执以热茶催汗，故头汗而止。然渐愈后食复，亦八日发战得头汗而解，外凉而内热不除，复以大承气下宿垢甚多而愈，忽热传肺，咳嗽不止，用麦冬一味愈。予闻江有声言："八日自汗，症多不稳。"仲景云："头汗剂颈而还当发疸。"由此症观之，则二言皆不足信矣。

陈双顶疫症发斑一案第十三

陈双顶时疫发斑，论脉则浮而无力，当补当表，论症则人事不明，舌黄燥，当下。然有假脉，而无假燥黄舌也。其脉所以如此者，乃脏气被伏不能行于腑，惟腑气犹能往来，故现

此象耳。以承气汤下之而愈。按：斑症有发表、和解、攻下、双解、温补之不同，当以里证为凭，不可执定"下则斑陷"一说也。凡病内症皆重于表，不独斑症为然，如看银色面底可假，而夹口断不可欺也。

吴妇感寒一案第十四

吴妇忽腹大痛大泻，医投以消滞行气之品，愈甚。予诊脉浮数，且兼表证，知为太阳阳明合病也。但仲景止云"下利"，并未言"痛"，然症与书，每每不能恰合，当以意消息得之。仍投以葛根汤，汗出而愈。

丁赤晨疫症一案第十五

疫症非比感寒。感寒汗后不愈，则有白虎汤，白虎汤不愈，渐转三承气汤，或桃仁承气汤。疫症至七日，内邪外溃，轻者得汗立解，身凉渴止，重者虽汗不愈，必有下症。其下症有三：轻者，胃脘微硬微渴，舌黄影，不思食，以小承气汤小其制生熟军微利之。重者，舌苔黄燥，腹满痛，谵语，饮冷，二便不通，脉沉数有力，乃大承气汤症，此下症之明著者。其有下症隐微者，不易明也。前虎氏母子、康华之、朱笠莽、潘国彩，皆言之矣。至于丁赤晨病疫，汗后不愈，舌无苔，微有润黑影，脉微数无力，不大渴，腹不满痛，二便如常，予用清法治之，不愈。远延一医至，认为虚证，治以香砂六君子汤加炮姜，服下亦不骤剧，数帖后，愈觉不宁，辞去，复延予视。时已半月，细细审问，云腹中如有物状，小便甚疼。予思疫症岂可热补？谬不待言，但下症不明，姑以清凉之药，加熟军以解药毒，因其腹中如有物状，少加枳、朴，服后遂下血块，方悟为蓄血症也。但不知本系血症，亦不知误投温热所致，兹后遂用导瘀理气凉血之品，渐加脾药下血半月，至末一次，下瘀血半钵，随晕绝，灌参汤

二钱复苏，兹后并无血下，继以脾胃药收功。盖蓄血症有谵妄，如狂、喜忘、屎黑、小便利、发黄、腹硬痛、漱水不欲咽、脉沉结等症，此症小便反疼，余症并无，实难辨也。若不细心体察，能免误乎？

丁继宽疫症一案第十六

误医赤晨之医，医赤晨大郎继宽，不可没其功也。继宽同时染疫，汗后不解，脉较赤晨少健，浮沉着中，腹不硬痛，舌生灰色润苔。书云："黑润苔，属虚寒。"从未有言灰色润苔，当用硝、黄者，予不敢下，亦不敢补，惟用清法，俟其变症。彼以大承气汤下之，下后苔少退，热少止，仍不思食，两日不下，灰苔复生，又下之，所下皆胶滞之物，如此下五六次方愈。此症此脉此治法，彼云亦未经过，乃出心裁。予始服其才识，后见误医赤晨，又窃怪其粗庸。虽然，辨继宽症易、辨赤晨症难也。继宽年方二十，未娶，酒量食量皆佳，非实证而何？赤晨年已五十，劳心焦思，八口待食，敢作实证治乎？是知此二症，脉症皆不可凭，惟以意消息得之。医之为道难矣！

王益贞痰疟不治一案第十七

重侄益贞，年将五十，患痰疟，时咳胶痰甚多，有一结气，上则咳甚，而胸胁无病，下则咳止，胸胁不快，呃逆不时，舌厚灰色润苔，予治以清痰下气解表之药，渐愈。因多食经宿酥油烧饼，遂复，余只消导，不敢攻下，终未愈。转荐朱笠莽治之，亦不效，终毙。须知此亦系下症，与继宽大同小异，二人之舌无异者，皆善饮酒。想痰滞之苔，非燥屎之苔？书云："黑苔属虚寒。"此症终未遇，纵有此症，必黑而薄，决不灰而厚也。然赤晨蓄血症，舌苔又何得黑影乎？噫，微矣哉！

缪子尚母感寒一案第十八

缪子尚母年七十，夏月感寒。予视时，已过七日矣。微渴，思热饮，二便如常，舌白苔，厚如积粉，清晨犹恶寒，少阳证也。右脉胜于左，里证重于表也。以大柴胡汤加熟军微下之。服至三帖，恶寒止，四帖，内热止，共行稀粪六遍，表里俱解而愈。感寒白苔，原系少阳证，但未见如此之厚。《温疫论》云："邪在募原，当舌见白苔。邪重者，苔如积粉。"岂重疫而兼感寒者耶？若然，则年老之人，何能延至十数日尚愈乎？若云积滞之苔，则胸膈并不硬痛。噫，此所以难辨矣！

徐芝三舌黑苔一案第十九

伤寒时疫舌苔黄者，胃实可下。燥者，胃将干，急下之。黑者，胃已烂，不可治。姨兄徐芝三，屡食角黍，复感寒舌苔黑而厚，光如京墨，然不燥犹能伸缩，脉滑数有力，人事清楚。论舌则不可治，论脉与人事则可治，遂以白虎汤合小承气汤治之，少顷自汗，继以大便而愈。胃既不烂，舌何以黑？妙在黑而光，且不燥，故胃未烂耳。此又舌苔之一奇也。细忆所验诸舌苔，或白，或黄，或黑，或灰色但厚者，皆系实证。稀而流者，虽实亦虚证也。润以茶水，虽干而能伸缩者可治，不能伸缩者，不可治也。舌干下后津液不生者，亦死症也。虽然，于不可把握之中，而实亦有把握之机在焉。若非阅历深久，何能知此？

渔人六月感寒用麻桂一案第二十

予昔糊口海滨，时六月，渔船往海取鱼，适雷雨大作，渔人皆着单衣，感寒者十中八九，予舍时从症，尽以麻黄汤加减发汗，有周姓粗知医道，窃议之。见人人尽愈，诘予曰："六月用麻桂，有本乎？"予曰："医者，意也。仲景必因病立方，岂随时定剂？有是病，便服是方，焉可执乎？盖汪洋万里，雷雨大作，寒气不异冬月，况着单衣，感寒为何如哉？故予尽以麻黄汤加减取汗而愈者，意也。得其意，即本也。若必事事亲见，方为有本，则日亦不足矣。"

张妇感寒一案第二十一

前有下症当以舌苔为凭之论，兹又有舌苔不足为凭之验矣。张妇春初感寒，表未解，一医用三黄石膏汤四五帖，转增危困，至十二朝，方延予视。左脉甚弱，右脉少强，皆微数无力，舌干无苔无刺，全似津液不生之虚干舌，按胃口微痛，不按则不能，三日前曾食饭一碗，病初泻下数行，问其病情，耳聋不知。若以脉与舌断之，症属不治。然年少素无他疾，不当有此虚证，且神情不乱，予舍脉舌而断之以理，以小柴胡合小承气汤与之。未愈，转治于蒋天邑。天邑以予方加倍，一服痊愈。前潘国彩有此舌而下愈者，乃膏粱善饮之人，必有痰饮，故有此舌。此乃藜藿之妇，痰饮何来？想因过服凉药，凝伏太甚，火气不能上达于舌耳。彼脉大而有力者，因误服热药，此脉小而无力者，因误服凉药，然外有寒热之殊，其内伏火则一，故皆脉数舌干，攻下而愈也。

蒋星弁仆人时疫一案第二十二

蒋星弁仆人，廿余岁，仲秋患疫，一医始以麻黄汤发汗，终无汗，一医数下之，皆稀粪，不愈，予视时，已过经矣。肚皮黏腹，谵语，口渴，舌无苔，脉虚数，屡服清火药，小便已白，而余症不解，但脐下筑筑动气，失气甚臭，大肠必有结粪也。以大承气汤小其制，下结粪数十枚，继自汗而愈。此症舌无苔，小便已白，脉小数无力，肚皮黏腹，全似虚证，惟谵语，失气甚臭，无汗，脐下跳动，是为下症。《内经》"脐下动气，不可汗下"之语，不可泥也。

缪端生感寒兼积痰一案第二十三

缪端生年五十余，季秋初旬感寒，自以三合汤解表，遂时时汗出，脉不数，重按全无，舌微白，微渴，人事清楚，失气不臭，但胃口饱闷，咳吐胶痰，旧有头痛症，痛作无时，汗出则愈，然已过经，外感全无，乃痰厥头疼也。痰厥时，则经络壅塞，汗出，则经络少通而痰下，故愈。予因年高，且脉症皆虚，虽胃口饱闷，不敢用承气汤，以平胃、二陈，加枳、桔、蒌仁、射干、熟大黄与之。数帖咳止，而饱闷如常，大便不通，加玄明粉，二帖，亦不通。改用滚痰丸四钱，下白物阔二指，长二指者两块，又服三钱，下痰滞甚多，但小便清晨仍赤，时欲昏去，恐虚脱，只得令进稀粥，然不大饿，大便复半月不通，腹中攻注，始终失气不臭，导以蜜箭二条，出结粪十数枚，仍用熟大黄、槟榔、枳壳、玄明粉等，连服二帖，再导蜜箭，方下薄粪。腹中攻注终不清，复零进滚痰丸两许，下厚痰数碗，胃中尚有硬处，然痰无尽攻之理，以六君子汤合三子养亲汤，重加花粉，直服至小便白，方用归芍六君子汤调理。平时皆有微汗，至十一月二十五日冬至，时已卧床八十天矣。于二十二日，忽大汗，三昼夜不止，至冬至日方止，浑身俱发青点，大小不一，复延余视。予问食量并内症何如？彼云一宿可食七顿，每顿食粥二小碗，余症并无。予答不必服药，亦不必往视，当自愈，后果俱结薄痂而愈。此因正气已充，兼之天地一阳之气来复，而平时因痰壅滞之物自出，即前汗出头痛则愈之义也。共约用生熟军三两，元明粉一两，滚痰丸三两，下数十行，去胶痰结粪一大盆。此症脉症皆虚，惟胃口饱闷，腹中攻痛为实，总缘痰症多怪症怪脉也。然痰症每多人事不明，

而此反清楚，久病大汗不止为亡阳，而此却发斑，青斑为胃烂，而此反属病愈，种种奥理，则又非浅识所能解矣！

钱守国妻虚疫一案第二十四

钱守国妻病疫，服他医药数帖不效，余视虽年少体壮，诊脉甚弱，日夜泻数次，舌无苔，不大思饮，时微汗，胃不硬痛，余以补中益气汤，当归换白芍，数帖而愈。若谓温疫无补法，则杀人矣。

梁母虚疫一案第二十五

梁宏九令堂，母死染疫脉数而弱，寸口带促，予与以清暑药，不效。复延一老医时疫者，以为温疫无补法，大剂白虎汤与之，烦躁更甚。后延吴克宪先生，先以附子连理汤救其失，次以参、芪、术、草、麦冬、五味而愈。

何四兄虚感寒一案第二十六

何四兄冬月感寒，六脉微弱，舌净，不渴，不饥，小便微黄而清，胃无痞满，微喘而嗽，虚证也。前医尚有药二帖，令服尽再诊视。予取视之，乃清肺平胃发散之品，若服尽，则难救治矣。予用补中益气汤，因过服凉药，少加姜、桂以救其失，二帖而愈。

王禹训内人虚疫不治一案第二十七

王禹训内人，母死染疫，脉大鼓指，予以温疫药治之，后忽脉变小弱，人事不清，舌上卷，七日而逝。以上数症观之，凡内伤复感时疫者，虽脉促，脉鼓指，犹未可遽断为实证也。是知脉促与鼓指者，非真也，假也。缘脉道不能体会故也。可不慎哉，可不惧哉？

丁圬者虚疫不治一案第二十八

丁圬者，初夏染疫，予视时，已经八天。无汗，脉小数无力，胃先不宽，医已下过，大小腹皆软，舌苔黄润而薄，虽饮冷不多，多痰，齿缝出血不止，然人事清明，舌能伸缩而语，虽虚非死症也。予怜其贫，送以六味地黄汤加牛膝、郁金、贝母、麦冬之方。前医以为不然，仍投以三黄、石膏、犀角之剂，数帖而毙。

先兄虚感寒不治一案第二十九

先兄痢初愈感寒，脉小数而弱，时恶寒热，微汗，予以为虚。时予初业医，不敢专，请他医兼视。先兄适饮番瓜汤，医视舌黄误认为苔，惟以无参小柴胡汤，反覆治之而毙。死之时，遗言清明，医方悔为虚证也。哀哉！

予与内子虚疫合案第三十

予夫妇辛巳岁，母方逝，即同染疫，一医与予以发汗药，衣被皆湿，病毫不退，脉浮数无力。予素有阴虚失血症，口渐出血微渴，予令诸生多饮天水茶，与溺频饮之。渐次清明，因久不大便，不思食，然无下症，一医以滚痰丸，取结粪数枚而思食。又一医与内子小柴胡汤一帖，即稀粪不禁，不省人事。复延吴天谕诊视，予言素有脾虚证，随与补中益气汤而愈。是知凡病当因人而施，先固其本，不可专治标病也。

徐明子虚感寒不治一案第三十一

徐明子，素有弱疾，大肉瘦尽，复感寒，舌黄苔，薄而流转，如荷珠状，脉数而弱，口渴，予不敢治，他医治之终毙。是知黄苔亦有虚证者。

十三总族媳虚感寒不治一案第三十二

十三总族媳感寒，四日汗愈。会大风雨，垣颓，复感寒至八日，方延予视。舌白干苔而短，谵语，唇裂，口内全无津液，不渴，胸下微痛而软，四五日不大便，小便尚有，左脉欲绝，右脉豁大，予思舌干当黄当渴，今反白而不思饮者，气虚液槁也。舌燥谵语，脉当沉数，反豁大者，亡阳之渐也。唇裂者，亦虚火泛溢也。虽小便尚有，本属虚证，无实火，不得以此断为可治之症。种种虚证，虽四五日不大便，胃口微痛，敢下乎？纵欲治之，亦系生脉散。凡遇贫而且愚之人，不可令其服参。予令被另延高明，不二日而卒。

姚尔玉郎虎墩南庄一人虚疫合案第三十三

姚尔玉郎十二岁，疫兼感寒，予视时，已半月矣。脉虚数，与大柴胡汤而愈。越三日，食糖复，迟数天，大汗如雨，剂腰而还，遂不语，角弓反张，眼瞒红云，然舌燥苔皆化血水而出，内出润舌，予投以滋阴药一帖，继饮雪水而毙。虎墩南庄一人病疫，舌苔浮起，内出润舌，但脉不应指，言语不明，辞未用药，越一日卒。须知此二症皆可治，生脉散症也。凡外感时疫舌干而死者，不可治，以其阴阳皆绝也。舌润而死者，皆可治，以其阴气犹存，尚可以配补阳之药，皆医失补之过也。此症一不语，一语不明者，补气不足也。一角弓反张者，气血不运也。舌苔既浮，润舌已出，邪火渐消，津液渐生，但脉弱而元气不足无接济之力，苏而不苏故复死也。若服以生脉散之类，自可阳生阴长，而渐至气血周运，清明思食矣。

虚证者。

朱笠莽大令爱三令爱产后咳嗽合案第三十四

朱笠莽大令爱，向年冬月生产，产难之极，遂咳嗽不食，商之于予。予谓产难气血大虚，虚火炎上，故令咳嗽不止，非温补不可。笠莽少进参、芪，觉效，遂大温补而愈。从此气血亏损，至今十载未孕。今岁三令爱，仲秋发疟，以常山截住，愈一日即产，产后觉热，肩手露睡一夜，小腹微痛，服导瘀药一帖，痛止，三日即起行，动作如故，饮食频进，至六七朝，忽身大热，思饮，咳吐胶痰，寒热往来，渐至耳聋谵语，时笠莽在海陵，延予诊视。左脉浮数无力，右脉沉细，似乎孤阳上僭之脉，然气势不馁，面不红，醒睡皆无汗，胃胀欲呕，明系疟邪未清，兼以复感微寒，仍入少阳，又兼饮食频进，虽产后，实阳疟也。热则揭去衣被，故无汗而加重。左脉浮数者，症本少阳也。重按无力，并右脉沉细者，为痰滞所伏也。咳吐胶痰者，肝胃二经实火，上冲于肺也。当以清脾饮加枳、桔、熟军治之。伊翁、夫、伯皆知医道，闻予言愕然，另请江有声视之。有声与予同见，然所用亦甘寒之品，不效。予云："若先生避议，则瞑眩之剂，终无人用矣。"遂立加减小柴胡汤而去。午后脸忽微红，乃柴胡之力，伊等以为孤阳将越，惊慌怨怒。自是疟门之药，毫不敢用。越数日，舌苔干黑，擦去旋生，方悟予言不谬，复延予治。予以小承气汤，熟军用二钱，加枳、桔、蒌仁、贝母、麦冬，二帖去结粪宿垢甚多，继以四物汤，加贝母、麦冬、桔梗、橘红二帖，熟睡大汗而解。后饮食不禁，舌苔仍黑，时已满月，伊夫以前方加玄明粉五分下之而愈。又食复，时笠莽已回，又以熟军下之而愈。二证俱系产后咳嗽，虚实天壤矣。

韩妇产后一案第三十五

韩妇生产极难，数日后，因酷暑，少饮西瓜水，一医用附、桂、芪、术，反增呃逆，而时晕绝，一医投清暑甘寒之品，而身大热。予诊脉甚弱，细揣病情，胃中又有积滞，是脉固当弱，然亦因滞伏所致，今以附、桂与芪、术同用，热留上焦，自助痰滞暑气为虐以增呃逆，而时晕绝耳。后医以为过服热药，而投以清凉矫弊，殊不知产难而复饮冷，下焦虚寒已极，而复用清凉之药，上焦虽宜，而渐至下焦，下焦愈冷，孤阳逼上，而身大热，势必脉转浮数，顷刻飞越而死矣。予投以附、桂、姜、吴，群队下走大热之药，不使少留胃中，更少加槟榔、木香，以其下气如奔马也。二味虽气分下药，然入血药中，亦能下达血分。且槟榔少许，只破胃中滞气，不致诛伐无过。服药后，下宿滞二遍，减去槟榔、木香，加二陈、芪、术共三帖，痊愈。观二医之方，似觉清通于予，然彼不效，而予反效者，予中肯故也。

陈良友妻郭育材婢俱三月堕苔合案第三十六

陈良友妻，每三月堕苔。兹堕双苔，信老妪言，以苔焙灰酒调服，可永不堕，不令人知，知则不灵，故家人医生，皆不知也。予诊脉大有力，以为胃有积滞，因产后，不敢大克伐，微与消导，不效。及更请吴克宪先生兼治，始言此事。兹后方敢大胆克伐。盖最补有毒之物，兼以双苔之多，济以火煅酒下，其热可知。因痰火不能遽清，年余方愈。郭育材婢，因疟堕苔，亦三月。盖三月堕苔，不致大虚，且疟未止，不敢遽补，惟以小柴胡汤，兼四物汤加减治之，不效。后朱体云以附、桂而愈。是知此二证，皆三月堕胎，一虚一实，相悬天壤。予斯时医学尚未老炼，成功他人，言之汗颜滋甚矣。

朱帝简妻与内子生产合案第三十七

朱帝简妻将产，血下不止，心烦乱，无紧

阵。予令且服独参汤一钱。彼信庸医稳婆之语，恐补住胎与瘀血，止与三分，心烦乱少止，告予止饮三分之故，予急令服完，彼又止与三分，血止，又告以前故，予又急令服完，少顷紧阵至，而胎下矣。因其贫甚后未补益，竟成羸疾，数年而卒。噫！向使不敢用参，命在顷刻，安望数年乎？此证若执定芎归汤加人参则血亦不能止，妙在独用人参以生气固血，血止气壮，而胎下矣。予内子生第五胎，时已久患脾泻，紧阵不至，大汗已出，预以圆二斤浓熬尽饮之，汗止而胎下矣。后君瑞兄媳，恶露不下，用木香、槟榔、枳壳、玄明、肉桂、大黄，破气破血以行之。此胎不下，一用独参汤生气固血，一用圆汤壮气运血以达生之。是皆有至理存焉耳！

缪妇堕胎一案第三十八

妇人科以四物汤为通套之药，随证加减治之，称家传而贵妥当，殊不知其不然也。缪妇怀孕两月，值太姑去世，悲泣过度，遂致饮食不进，胎坠痛，予以调脾理气消痰之品治之，年幼不遵调摄，又时着气恼，故不效。往母家就医，医惟治以四物汤兼保胎之药，饮食愈减，血渐下，小腹坠痛愈甚，复回延予诊视。脾胃之脉弱极，然胃口壅塞作呕，以香砂六君子汤，加枳、桔开提之。二帖思食，减去枳、桔又二帖，饮食大进，下焦痛止，而血块反下，继下一物，大如鹅卵，内如蛋白状，是知胎已久坏，因胃气痞结，以致下焦气亦不通，故坠痛不下，服此药，得胃气运行，而瘀血死胎，有不与之俱下乎？若再服四物保胎等药，予不知其变为何证也。

王有成妻产后恶露不下一案第三十九

族弟有成妇，产后小腹痛，脉证皆虚，贫不能用参，予以桂、附、黑姜、元胡、吴萸、牛膝等加芪、术与之。人见此方争议之。有成信之不疑，一帖而痊。

王君瑞媳产后恶露上冲及孙妇疫症堕胎合案第四十

族兄君瑞大媳，产后恶露不下，予始用暖下焦散瘀血药，不效。继而恶露上冲，呕痛不食，予视脉体皆实，问其饭量，可食升米，胃中必有宿滞，气闭不通，以致下焦之气吸而不行，瘀血因之不下矣。遂与槟榔、青皮、枳壳、木香、肉桂、元胡、桃仁等，加以九蒸大黄，二便俱下恶物，臭不可闻者而愈。又孙妇甚健，疫症堕胎，恶露不下，参以下症，亦以熟军下之而愈。此兼时疫，又有少别。虽然，使未阅张子和书，敢斗胆若此乎？一医闻予言，以为此法可常行，遇一产后恶寒发热，竟与寒凉发散之剂几至立毙，予与朱笠莽用参、附、姜、桂而愈。噫！若见解少有未透，此法可轻试乎？

缪僧外感后及予疟后不思食合案第四十一

感寒时疫，人只知其愈后早食之害，而不知其迟食之误。缪僧感寒，医妄下，过损胃气全不思食，予视脉证皆虚，自言口渴身热，实不渴不热也。此乃中气浮越。再视小便已白，令与薄粥，渐思食而愈。予昔患疟，饿损胃气，全不思食，但觉胃中作犯，强食稀粥则犯止，兹后作犯，便知其为饥也。如此数日，终不思食，乃以虾、米、猪油、葱、醋作粥食，方引开胃气，觉饿。此二证，若待饿香方食，则至死不饿矣。

赵公著徐氏子阴证合案第四十二

仲景云："少阴脉沉，小便白。"予治赵公

835

著、徐氏子二证，俱内中阴寒之证，少腹痛，痛甚则汗出，此一定无疑之证。余症则一泻而鼻衄、口渴、舌有白苔，一不泻、不渴，而唇皮裂卷，至于脉皆浮数，小便皆黄，俱用附、桂、吴萸、黑姜、元胡、牛膝、乳、没而愈。此乃下焦阴寒逼火于上，故见此脉。小便黄者，二人原有此旧疾。凡寒证久郁不散，皆变为火。然此处非比他处，虽有寒火夹杂，仍当用热药以散之，是又不可概以脉浮数，小便黄，鼻衄，唇裂，谓非少阴证也。

蒋子和赵公著徐氏子脉证类白虎汤合案第四十三

类白虎汤证者，误服白虎汤立毙。辨之之法，虽渴而喜热饮且少，舌无苔，纵有系白苔，小便清白，脉数大无方。然孰知其有不然者。蒋子和先生吐血将危，予诊其脉数大，重按有力，及赵公著、徐氏子直中阴证，脉皆如之。且唇焦鼻衄，小便黄赤，是脉证皆难辨矣。若不细心体察，能免毫厘千里之误乎？

贲大成久嗽一案第四十四

鹤岑贲先生诘予曰："予男振，咳嗽数载，始而先生以散表愈，继而屡发。先生或仍以散表愈，或以理气下痰愈，或以清肺愈，或以补肾愈，或以补脾愈，或以交心肾愈，或以补肺敛肺愈，然屡愈屡发，终不尽愈。今春往雉皋，张加民先生谓左脉小于右，断为肝郁所致，君以白芍三钱，始而大效，及至家久服，又不见效，敢问何说也？"予曰："令郎之恙，得自夏月当风洗浴，故始以散表而愈，愈后不善调摄，以致屡发屡愈。日久肺窍不清，已结窠囊，发则痰喘气急，俟服药多帖，痰消大半，则病愈大半矣。然痰根盘踞，如疮生管，不能尽去，窠囊渐渐积满，则又发矣。然无外感内伤致咳之由，则亦不发，其发之之由，又非一言可尽

者。肺为娇脏，不容毫发，受寒咳，受热咳，饮冷咳，饮大热咳，又为五脏华盖，凡五脏六腑之水火浊气上干于肺者，皆致咳，故《内经》有五脏六腑之咳，咳则周身之气血上奔，最难遽止，咳为进少出多，吊动肾气，最易变虚，故致咳之由最多，而治咳之方鲜效也。令郎或仍受风寒而发者，故仍以散表愈。痰积既久，堵塞肺窍，喘急闷绝，忽然骤发，命在顷刻者，故以理气下痰愈。肺始受寒，久则变热，发时微寒既经表散，惟热独存，故以清肺愈。然肺为肾母，母虚不能生子，子虚令母益虚，金水不能相生，其咳愈甚，虚则补其子，故以补肾愈。但清肺补肾之剂，久服伤脾腻膈，饮食减少，脾为肺母，土虚不能制水，水泛为痰而更咳，虚则补其母，故以补脾愈。有读书作文，用心太过，致夜不寐，心肾不交，或梦遗相火上炎而咳者，故以交心肾愈。久发不止，肺气虚耗，故以补肺敛肺愈。寒士境遇，往往拂意，易动肝怒，故张先生又以抑肝愈。设若嗜烟酒炙煿，房色过度，势必又以涤荡中宫，或以独参汤、鹿茸丸、黑铅丹、八味丸等而愈也。既有痰根在肺，则凡所以致咳者，皆足以助之，故用药有如此转变也。张先生之方，不过一时偶中，至于病情变迁，窠痰复出，又不效矣。至言左脉小于右，断为肝虚，若然，则为肝之阳虚，何得又用白芍而效乎？还知是右大于左，为肺家本病，痰火久嗽，宜于酸寒，故奏效耳。若洞明此理则对证用药，无不获效。若执一隅之见，一时之方，故有始效而继不效，若再强进，则疾痼而难救矣。欲愈之法，必须外避风寒暑湿，内戒七情六欲，视世事如浮云，降心如槁木寒灰，纵发亦稀而且轻，渐渐窠囊消落，再以丸药培其根本，日久自然痊愈。若不遵调摄，专恃药饵，或医者见闻不博，博而不化，化而不神，吾未见能痊愈也。先生以为然否？"

孙伯魁咳嗽一案第四十五

圩者孙伯魁，岁廿余，体素健，伤风咳嗽

836

将一月，忽痰喘，卧床不食，脉微数而弱，予舍脉从证，治以消风驱痰之品，二帖，呕痰甚多，然余症不减，脉亦如前，予思风邪宿痰俱去，脉当出而症当减，今仍如前者，真虚证也。遂以六君子汤加归、芍、龙眼肉与之。喘嗽渐止而思食，四帖痊愈。问其平日，过饥则汗出而颤，其中虚可知。勿谓少年藜藿之人，无外感虚证也。

贾大成久嗽继案第四十六

大成贾世兄，咳嗽二年，时发时止，发时气道阻塞，喘急不堪，服散风降气下痰润肺药数帖，咳去痰五六粉盒，方气平渐愈。今发未经一昼夜，服前药八帖，间有加参、芪者，毫不见效，伊父鹤岑先生，医技已穷，商之于予。予诊左脉甚弱，右脉沉而有神，非死证，然手足冰冷，汗时出，痰只出一盒，余不能出，满腹痞塞，予思脾胃强，则五脏之气皆强，脾胃弱，则五脏之气皆弱，况脾为肺母，未有胃气充足旋转，而肺气终不行者，以香砂六君子汤，木香易沉香，砂仁易白蔻与之。服下果效，即减去白蔻，恐肺中伏火继出，仍加以旋花、桔梗、贝母、蒌仁、杏仁等，再以他药转换收功。须知此证，胃气虽不大实，亦不大虚，但不充足，不能激发肺窍之壅塞耳。故一帖肺气少输，前方即为之加减矣。

丁妻积聚一案第四十七

丁妻五十余岁，素有胃疾，忽然厥倒，上腹饱胀，二便不通，脉沉迟有力，予用消伐药，多加槟榔，则气下坠，阴孔挺出，小便愈闭，槟榔换桔梗，则下焦少宽，而大腹饱胀如鼓，以槟榔丸合滚痰丸四钱，再以汤药催之，下积滞五六遍，则脉有时数大矣，为其痞结少开，伏火少出也。然久积之证，非一朝所能去，正气亦非一朝所能复，若再用克伐，则正气愈亏，

滞愈难去，将必变为中满而后已。当用半补半消，或屡补屡下，殿以纯补之剂，日久自然痊愈。丁姓逞才妄议，见予继用补泻兼施，谓理相矛盾，予置不辨辞去。后更他医，用药阿其所好，至今一载未起。附此以见积聚之证，而有阴孔挺出，二便不通，腹胀如鼓之奇者。

缪姓积聚一案第四十八

今世之谈医者。皆云贱霸而贵王，殊不知王道不当，流而为迂，用霸得当，正所以全王也，非霸也，权也。试问孔子夹谷之会，而以司马随之。权乎？霸乎？医明此义，方可称为王道。不然，乃宋襄之愚，安得谓之王乎？缪姓患积聚，六七载矣。发则数月方愈，系膏粱善饮之人，积滞半化胶痰，不必言矣。旧岁疾发，数月不愈，一医以为久病无实，惟执"补正而邪自去"一语，所投皆温补之剂。予往视，见其形肉已瘦，信乎当补，然脉重按滑数，舌厚黄苔，二便不通，此证当以参汤下滚痰丸。但久服温补，取先补后泻之义，两日陆续单进滚痰丸四钱，止泻两遍，遂觉胃快。前医复至，谮予大伤元气，速进补剂，遂补而痊。医家病家，盛传予过，予置不辨。试问从前数月皆补，何不愈乎？何以知予泻后不善补乎？今岁复发，彼医仍补数月，予往视，脉仍滑数有力，舌黄且黑，然大肉已尽，较上岁更惫矣。予不觉为之泪下，虽欲仍进滚痰丸，不能救矣。噫，可慨也夫！

彭彧卿内人结气一案第四十九

彭彧卿内人，腹中旧有结气，或上或下，上则不食，下则小腹坠痛，时食粥一月矣。右脉数大，如外感状，左脉少可，皆重按无力，细审并无外感。经云："沉而无力为气。"此脉反浮数，乃中气大虚，兼以结气上攻之故，与以

香砂六君子汤大效，饮食渐进。然结气终不愈，后加吴萸、芜荑而愈。

汤泡炒米食，二病顿愈。

朱道人血淋一案第五十

朱道人年六十余，患淋，遍服利水药不效。予思年高气弱，不能运化，兼以暑热故尔，遂以补中益气汤，加牛膝、车前、赤苓、泽泻等，一服，随出瘀血半碗。先时人己皆不知其为血淋也，及见出血，道士张伯传，以为予药所致，归罪于予。予云用补药下血，此系佳兆。彼以为不然，令道人回家调治，恐死累己。未半月康强如故而至矣。

杨母暴吐一案第五十一

杨寿明令堂，年将九旬，素健，忽暴吐，脉滑数有力，治以消导清凉而愈。是知有病则病受之，不可因年高而遂废消导一法也。但中病则止，不必尽剂耳。

王大使酒疸不治一案第五十二

虎墩大使王尔玉，年将四十，患酒疸，饮食减少，形容瘦削，六脉沉小。彼云本系六阴脉，予谓无论本脉病脉，皆当以补脾胃为主，而兼以清痰，理气导湿热为治，但此药功缓，彼因上司远调河工，复延一医，纯用寒凉退疸之药。至家予往视，自谓黄已退，病已愈。予见形容赢瘦，精神短少，脾胃必更伤矣。未旬日，果一中而卒。

予吐血兼脾泻一案第五十三

予于三十二岁，吐血复发，时又有茶积作泻，服地黄汤则泻甚，服芪、术则吐血不止，脾肾兼治，则俱难速效，思以京墨浓磨，冲滚

予身亲历诸病服药之案第五十四

予前云："正气实者，无症是虚；正气虚者，无症是实。"此语非臆说，乃予身亲历诸证而验之也。患疫，饮童便愈。出痘，服六味地黄汤愈。患疟与痢，服补中益气汤愈。伤食，服香砂六君子汤愈。牙疼，服八味地黄汤愈。疸黄，以枯蒜煨肉食愈。结肠，多饮豆腐浆愈。疟后不饥，以美味煮粥食而饥。然禀赋如予，乃百中一二也。

陈辅廷子少腹痛一案第五十五

痢疾之痛在少腹，以其大小肠俱在少腹也。木匠陈辅廷子，孟秋少腹忽痛，一盐商乃廪膳生，书方送人。人意其医道必通，求方者众。予偶见方内有附、桂、炮姜，问其症，乃云少腹痛，某以为阴寒，故发此单，予思盛暑而服大热之药，若少有不真，则杀人于俄顷矣。予为亲视，乃痢疾将发而未出，遂用导滞汤一帖，血痢乃出，后以痢药收功。盖医道贵明理、博学、阅症，三者缺一不可。儒者固明理矣，奈少博学阅症何。又有痢疾已发而小腹痛，大腹更有未变痢之食滞而作痛者，又当以导滞汤加桔梗、厚朴、青皮治之。外此更有大小肠痛，并少腹冤热诸症，皆不可用热药。医道岂可轻视哉。

周自西佃者痢疾一案第五十六

周自西佃者，岁卅余，瘦而健，滞下半月余。一医以为形瘦久痢，自当补涩，遂转增逼迫，求治于予。诊脉滑数有力，犹能徒步十里

而至，虽久痢未虚，不但兜涩肠中未清之痢，胃中尚有积滞未下，仍以消导攻下，竟未继补而愈。

缪姓寒疝兼痰火一案
第五十七

缪姓体素健，六脉纯阳，膏粱善饮，素多痰火，年五十，得寒疝证，今已十余载矣。偶触微邪即发，有一年数发者，有一月数发者，发则寒热往来，脉愈大而痰愈甚，渴饮，疝肿痛，或牵引腰痛，予每以小柴胡汤，加青皮、槟榔、花粉，一帖汗出渴止而愈。今岁复发，适予他往，医等惟清痰火，不兼解表降气，以年老再娶，腰痛认为肾虚，加以补肾之药，数帖后，经络愈滞，腰疼不能展转，予还视之，仍治以平日所用之药，但因日久，外邪已散，少用柴胡，只取入肝，不取解表，加威灵仙一钱，豁痰散结，腰疼遂减大半，余症俱减，然此药不敢再服，只得以平和药调之，两月始愈。愈后诘予以理，予曰："夫易于外感者属表虚，腰痛属肾虚，年老属虚，晚年再娶属虚，久病属虚，时发属虚，膏粱善饮多虚，七者谁不知之？至于似虚而实实，则又不易明矣。盖人之元气充塞乎一身，周流无间，若有一处之结，则必有一处之不充矣。小肠膀胱太阳经，主一身之表，故外感先从此经见症，既有疝结膀胱之内，则气自不充乎膀胱之外，故最易外感也。此虽表虚，因结而致，非真虚证也。邪既感乎膀胱之外，则膀胱之内，疝气愈结而痛，内外勾结不散，且久积之疝，寒变为火，兼以表热，则中宫痰火相引愈炽，故脉愈大，痰愈多而渴饮。若不用小柴胡汤以解表，花粉以化热痰，青皮、槟榔降气下痰，而兼下破疝结，何能得愈乎？邪感太阳而用柴胡入肝者何？书云：'疝乃受病于肝，而见病于肾。'此肾字当作小肠膀胱经言，故取柴胡入肝透胆而治其本，则膀胱之邪，不攻自解矣。其腰痛乃膀胱经本症，为

风寒把持而然，痰袭于腰，亦致腰痛，足下腰疼，须知二症皆有，岂可补乎？古方治腰痛，以威灵仙煨猪腰食之，今屡妄补其肾，予又何复辅以猪肾哉？日久之病，而一帖顿愈大半者以此，足下其知之乎？"

予大小腹气痛一案第五十八

夫痢疾之疼，为久积黏滞大肠，气亦为之阻滞，然正气终伸，久积必去，剥肠而下，痛难忍也。孰知暂有之滞先在于胃，胃气阻滞而疼，继而下至大肠，则大肠之气亦为阻滞而疼，即伤寒阳明证绕脐疼之义也。不可以其在少腹而误认为阴寒之证。予于癸卯初夏，过饥，饱食蚕豆，以致气闭于胃，至半夜方疼，清晨连服平胃快气药二帖，皆呕去，绝无宿食，继而下至大肠，则小腹痛甚，不能展转，高语咳嗽皆不能，下以槟榔丸二钱。然所下皆薄粪，又非伤寒阳明证绕脐疼之硬粪可比。岂予年老气弱，虽稀粪而气亦为之阻滞欤？数行而愈。

次亡儿久泻一案第五十九

次亡儿久泻，不肯服药，贫不能用参，以莲肉去心炒脆，同炒米磨粉，白糖滚水调服，数次饱食而愈。

童天立幼时久泻一案第六十

久泻不止，而用八味地黄汤者，前人言之矣。为其久泻亡阴，而于补阴药中，加以附、桂，水中补火以生脾土，茯苓、泽泻以利小便，且茯苓、山药，亦能补脾，萸肉酸收，即白芍治泻之理而性温，济以地黄、丹皮之甘寒，自能补脾阴而奏效也。至于六味地黄汤治泻，从未之闻。童天立十二三岁时，久泻不止，脉浮数，无温补之理，予用六味地黄汤四帖而愈。盖久泻亡阴，而童子纯阳，不必用附、桂而亦

能奏效也。

内人脾泻兼气痛一案第六十一

内人素有脾泻气痛二病，只可补脾行气，虽年久，不可用涩剂，涩则气愈结而痛。其痛居大小腹无常，治以香砂六君子汤，加以白芍补脾阴，芜荑散久积之气，肉桂、附子、吴萸、炮姜，大补脾肾之火，以生土，须七八帖方能奏效。虽酷暑，亦以是治之。数十年来皆如是，是知有是病，便用是药，不可因时改剂也。

康圣功孙痘症一案第六十二

康圣功孙，五六岁出痘，一医以熟军首下二次。盖赤岸痘医，皆宗《救偏琐言》，首用大黄下者强半。四朝延予视，色淡形扁，不渴，神安，身微热，腹软微胀，虚证也。恐用温补不信，令换请一医兼视，来医虽云虚证，所开之方，首写生地，予止之。令再请缪平远兼视，平远意与予同，以补中益气汤加减，始终以之，并未涉一凉血之药。灌浆时，犹忽作泻，时朱笠莽至，加以木香、鹿胶，黄芪用至五钱始愈。是知痘症始泻后补者，十中六七。始终有泻无补者，十中二三。始终有补无泻者，百中三四也。岂可概以通套法治之乎？

王弘仁痘泻一案第六十三

族侄弘仁出痘，余不知其初症若何，至十二朝忽大泻，日夜百余行，所下皆黏滞之物，如白痢状，头顶大半饱脓，余皆白壳，人皆以为必死，兹后竟未投药而愈。此因正气充足，脏腑不致受伤，反能传送毒邪而出，是知十二朝之变泻，与七八朝之变泻，大不同矣。

予痘症一案第六十四

予十五岁，即得吐血梦遗症，至十九岁始出痘。蒋子和先生云："此痘幸无毒，若有毒，服解毒药必毙。使无劳症，可不药而痊。但肾水亏损，不能制痘火，若梦遗吐血一发，则难措手矣。"遂以六味地黄汤，加麦冬，始终以之。至灌浆时，犹梦遗二次，加人参五分，二帖浆饱。至于结痂，止头面硬疤，余皆软痂，痂落带白，腿肉麻者数年，至于手足，软皮撕起，剔出干血如臭鳖形，竟未化脓而愈。由此饮食咸少，形肉消瘦，终身羸弱不振。予思此证，服芩、连、犀、羚，则苦寒伤肾而死，服升、葛、荆、防，则下元愈虚而死，服保元汤，则阳愈胜阴愈亏而死，不服此药，则梦遗吐血必发，终死。噫，微先生孰能至此？

大亡儿痘症一案第六十五

痘书以面白娇嫩者为皮薄，属虚。红黑者为皮厚，属实。殊不知白而娇嫩者，有似于薄，其间亦有体健者？红而黑者，有似于厚，其间亦有体弱者，不可概论也。予大亡儿出痘，体甚健，皮白娇嫩，始而腹痛作泻，医以为皮薄，不敢大泻，聊用清凉之药，至六朝即补，参、芪并进，面浆忽停，后面抓破血出，医方悟为实证，然已无救矣。此医曾阅《救偏琐言》而不能用，何哉？

次亡儿痘症一案第六十六

次亡儿出痘，体甚弱，犯气虚毒胜，医始以熟军下之。予曰："此儿体弱，当超期用补。"医曰："从未有未见起浆之势，而遽补者。"又以熟军下之。自是遂努泻不止，至七朝方用参五分，见热势忽起，又以寒药与之，至十一朝而毙。死之时，皮肉抓去，只有脂水而无脓血，其虚可知。此医曾读《痘疹正觉》，何得偏执

《救偏琐言》耶？前医不信《救偏琐言》而误补，此医执定《救偏琐言》而误攻，是皆不能用书，而为书所用之过也。

吴小儿天花不治一案
第六十七

夫感寒下症，当用生大黄，以其舌干粪结，津液干枯，更佐以芒硝软坚，惟恐下之不速。若结之不坚者，又当减去芒硝。下症再缓者，又当以生熟军并之。若夫痘症下法，舌不干，粪不大结，下之立通，不必速下。且痘伏毒，非一下所能尽。又多毒产阳位。若以生军大泻不止，肠胃空虚，若伏毒再出，何能更下？且阳位之毒，终不能去。正取酒蒸多次，将巅顶之火，尽从二便而出。如伏毒再出，更可二三下之。盖酒蒸则能破瘀宣动，使毒火散而瘀血破，诚妙药也。吴儿半周出痘，初看时，稀朗明润，笑容可掬，似无痛苦内症。但前害，耳未痊，至三朝右耳忽发，头面皆肿，浑身痘俱没下。一医下以生军一钱五分，泻后痘出，继而脓出肿消。然从此水声辘辘，大泻不止，至六朝左耳又发，痘又没下，然已大泻三昼夜，不敢再下，至七朝而毙。当时若以熟军缓缓二三下之，则巅顶之火俱去，何致左耳又发而毙乎？盖《本草》大黄条下云："生用则遗高热之病。"于此可证余言不谬矣。

虎墩痘儿瘗而复苏一案
第六十八

痘儿系虚证死者，则气血耗尽，无再生之理。若实证死者，瘗土则火毒尽解，犹有复生之机。余居虎墩时，有一痘儿死瘗道旁，其所经宿数，则予忘之矣。一行道者闻其啼声，开土取负而去。此予所亲见者。是知瘗于空野而复苏，苏而复死者，不知其几矣。凡痘儿实证死者，可瘗之家中，身上少加细末凉土，多恐

压窒气道，但露口鼻，上以薄板覆之，板上再加凉土，信宿不苏，方可举瘗郊野。此案虽无补于医，然而恻隐之心，有所不忍，倘能以此传告，得救一儿，则胜造七级浮图矣。

吴瘸子之子疳泻目翳缪继祖疳疾目翳合案第六十九

虎墩下团吴瘸子之子，七八岁，久泻，面黄身瘦，双目生蓝翳。一医谓疳火，令合芦荟丸，需银数星，其人甚贫，无资配药，就视于予。予意当温补脾胃，升清降浊，遂以补中益气汤，去当归加白芍、赤茯、泽泻、木香，四帖，泻止翳退。若服芦荟丸，不但翳不能退，则大命随之而倾矣。表重侄缪继祖七岁，时发虫疾，左目生蓝翳，腹不泻，但痛，不思食，形体如常，予只攻积去虫，以治翳本，补剂寒剂皆不用，以香砂平胃散，加芜荑、雷丸、使君肉、五谷虫、槟榔等，一帖而痛止，去蛔数条，即思食，目翳渐消。予前云："凡一病皆有虚实两端。"于此可见矣。

仲恭玉三郎痘后目翳一案
第七十

仲恭玉三郎，痘后目翳将百日，方延予视，不肯服药，非数帖所能奏效，余尽去难服之药，纯用甘寒及味淡者，如二冬、生地、银花、甘菊、谷精、木贼、荆芥、夜明砂、甘草、羚角、当归、蒺藜、蝉蜕、丹皮、芙蓉叶之类，熬膏，以蜜浓收之。一取味甘肯服，一取汁厚易于奏效，待儿时时服之。未二旬，翳全消矣。

萧友桐目翳一案第七十一

星士萧友桐，已损一目，一目又生新翳，系风热外障，微红不肿，予惟以驱风散翳之品

发之。又恐时值夏月，其人年逾五十，发散太过，表里俱虚，所关非小。奈贫不能服参，以生芪、生术佐之，只使以酒芩一味，即生地亦不用，点以大辛热之药。予始允以十帖见效，不意服至七帖，已见微光，十五帖，翳全消矣。

贡大成幼子雀盲眼一案第七十二

贡大成幼子五六岁，夏月久雨，垣颓被压，忽目夜盲不睹灯月，且风痰有声。凡有损伤，不论何处，积血必流肝家，今被压而兼以风痰阻塞肺窍，是肝与肺，痰血互相壅滞也。肝属于阴，开窍于目，故至阴分不明。予用川芎、赤芍、归尾、桃仁、红花、熟军、夜明砂、穿山甲、大贝、橘红、前胡、杏仁，四帖而愈。

次亡儿黄水疮一案第七十三

次亡儿生数月，面患黄水疮，脂流处即害，遍治外科药不痊。予思解毒散瘀者，莫如大黄与紫花地丁，以二物煎浓汁，新笔蘸扫之。旋干旋扫，应手而愈。

家舅母胃痛并附陈相文治二胃痛合案第七十四

雉皋陈相文，言在盱眙县行医，有卖枣子客人，体甚健，色事后，多食面饼冷羊肉，满腹胀痛，甚剧，众医以常例治之，不效。陈用巴豆丸八钱始愈。又治一胃痛症，已一月矣，用黄连三钱而愈。予以为谬言。家舅母年八十四，今岁胃疼复发，舌黄干，不能语，脉迟有力，诸表兄弟，以为年老，不许用瞑眩之剂，予只得用香、砂、二陈、炒栀、枳、朴、熟军一钱半，人参八分，毫不见效。复用木香一钱、

炒栀三钱、吴萸八分、川连一钱半、元胡、半夏各二钱、青皮、枳实各一钱，服后三泻而痛止。脉转浮数，郁火伸矣。舌犹干强，不肯服药，频饮西瓜水而愈。然炒栀三钱，不减黄连钱半之力，方知陈言用黄连三钱不谬矣。此既不谬，而用巴豆丸八钱，又岂全谬耶？然未经目睹，终难轻用也。按：巴豆丸，我地之人，服五分为止。陈云盱眙之人，可服一钱半为止。山东之人，较强盱眙，此系山东之最健者，故能任此大剂也。

附汤万春治缪姓间疟一案第七十五

缪姓患间疟，刚过三发，汤万春处以人参白虎汤合小柴胡汤，石膏用一两，黄芩三钱，知母、贝母各二钱，令露一宿，五更时与服。不意夜忽梦遗，缪畏药大寒不敢服。汤云："各行各道，可服之无疑。"服后疟果止，而诸症皆安。当时若惧而不服，或改用温补，疟必复至而剧，虚而益虚，火而益火，变证百出，缠绵不已矣。是知乃"有故无殒"之理也。予服其胆壮而理透，故附之。

附王廷绚治二痘症合案第七十六

王廷绚，乃老成痘医也。曾言治二痘症，俱系五岁儿。一舌黑，口裂，谵语，狂乱，点如胭脂水酒，先医下以巴豆丸，王用犀、连、紫草各三钱，石膏一斤，余加群药，四帖后犀、连、紫草各一钱，石膏半斤，余加群药，亦四帖，十二朝来浆，后用人参收功。一见点甚稀，手足俱冷，其点时现时没，吐瘀血一碗，始终以附子理中汤而愈。予意此二证，一生在曾服巴豆丸。盖痘舌黄，即罕见其生，况黑乎？须知黑者，乃巴豆丸，以火济火所致，非本来之黑，故可愈。一生在吐瘀血一碗。此儿原有蓄

血，故身弱，既蓄血能与痘毒并发，则中气虽虚未甚，况瘀血一去，正气立复，好血渐生，再兼痘稀毒微，故愈也。

附岳丈一笠上人治雉皋陈绵祚目疾一案第七十七

雉皋陈绵祚，目有旧疾，复感风寒而发，众医以为素有积火，所用皆寒凉之药，毛窍愈闭，郁火愈甚，头目痛不可忍。家岳先吹以搐鼻散，痛犹不止。此日属甲，又不可灸头目，遂令寻火酒药二丸研碎，和葱白捣汁敷之，其痛立止。此古书所未载，乃出心裁，洵奇想也。世人治目，惟知用极寒之药，而孰知用极热之药之理哉？

缪姓痢疾一案第七十八

世医动以虚寒二字连说，谓虚而即继之以寒，温补不效，辛热随之，在他证，此法或有不可用者，惟在痢疾，用导滞、芍药等汤，七日不效，即当温补，温补不效，即当继以姜桂，此古人言之谆谆，实有至理，不可移易，而孰知有不尽然者？缪姓季秋患痢，甚剧，五色皆有，胃饱闷，不食，呕痰，身热，脉浮数，医先未用柴胡，而遽投以导滞、芍药等汤，重用生大黄，不效。所更之医，皆模棱之药，至一月后，痢虽渐减，终不霍然，延予视之。其少阳之邪，虽经屡下，犹未深入肠胃，身渐恶寒，将转疟矣。而脉滑数，犹不大虚，予以补中益气汤，倍柴胡，去当归，加白芍、木香、半夏、赤茯苓、泽泻、猪苓，二帖，疟痢皆止，但内热复作，仍思冷饮，以前方去木香、半夏，减柴胡，重用生白芍，又二帖，诸症皆愈。盖因少阳之邪，未从表散，郁火至今犹在，虽虚而仍兼以火，故凉补则效，而热补则他症复起也。若执以久痢当用姜、桂，宁不败事乎？

843

附　　录

重梓《伤寒论翼》序

夫宝物之显晦，各有其时，如荆山之玉，丰城之剑，沉埋日久，当其时至，必有卞和起不平之鸣，虽两刖不辞，称屈而争，雷焕俯求丰城令，入狱起沉而出，遂令举世共知为宝，以成不朽之名。矧夫拯救苍生夭折之书，而为人世之真宝者，又岂能终晦而不显哉？《伤寒》一书，出之仲景，乃上天垂悯苍生，特简渊鉴圣医，拯生民之夭折，宜如日之丽天，健运不息，何其越世，即泯焉无传乎？晋之叔和，得之口授，参恭以己撰，谬引经文，著为序例，有误后人，遂有千古鱼目混珠之叹，赖后贤方中行、喻嘉言、程郊倩、柯韵伯等，卓识过人，削伪存真，而韵伯更觉天资颖拔，所著《伤寒论翼》，将仲景之条，浑化而论，讲一法即以众法比类而推讲之，论一方，亦以众方比类而推论之，遂觉仲景通身手眼，一时毕现，使读者无复胶柱鼓瑟之诮，洵仲景之大功臣也。宜其万古重明，不致再坠，何未几而枣梨蠹蚀，荡无复存，是宝物之显而复晦者也。近有崇川程绳玉先生，著《伤寒发明》一书，所遵是书，十之七八，断章分注，于各条之下，使人易明，亦善法也。但分而不合，未免反掩柯氏之心法，予于拙作《医权初编》中论之已详。新安罗东逸先生，集《古今明医经论证治汇粹》八卷，为医林中之至宝，今皆泯灭无传，惟此与《名医方论》二卷，予次第得之。噫！医道扫地久矣。继晦重明，此非其时耶？舍此八卷，其谁与归？兹皆梓以为倡，其余六卷，必有同志君子，访集续梓以成全帙，大彰斯道于不朽，并使罗子之苦心，复见于今日也。若谓宝物之晦而当显则可，若以吾拟之卞和与雷焕抱屈而争、起沉而出者，则是冒天功而蹈虚誉，则吾岂肯当哉？是为序。

重梓《古今名医方论》序

古之创为医者，非立极大圣不能，其次则鸿儒宿学，念天下苍生，惟有拯救夭折为急务，故医道得以洞明造化之理，缘有不为良相，则为良医之说，为其在德不在利也。今之号为医者，其上智之士，志在读书干禄，致身华朊不屑屑于兹，中智之士，每改业学医，其才智可想见矣，甚有仅识之乎而文理全然不晓，亦滥竽于其间者，故有习医废人，与不服药得中医之诮，以其在利而不在德也。盖医之理，即经纶之理，治天下不明其道则荼毒者众，习医不明其道，则惨杀者多，又何以治天下以上智，习医以中智以下之人哉？设使圣天子加以赏罚，以衡文之法衡之，吾恐岐黄之徒，无孑遗矣。我朝新安罗东逸先生，集《古今明医经论证治汇粹》八卷，含英咀华，探奇摘锦，为医林中最上乘。观其"汇粹"二字，其微妙可想见一斑，宜其一灯远绍，永觉医人，奈何甫一世而即泯灭无传？此无他，为其义理奥妙，非浅人所能问津，以阳春白雪，而和之自寡，听其沦没，而不复问耳。无怪乎鄙俚浅近之书，户传家诵而不朽也。将谓叔和为古之太医，虽谬而亦真，东逸为今之韦布，虽真而亦谬耶，是皆中人以下之才识，而以成败论人也。医道可胜叹哉？若有奇杰之士，志在乎立德，而不在利禄之谋，以之习医而不能明乎道者，未之有也。是书予得二卷，一曰《伤寒论翼》，乃柯韵伯先生所著，予已序之矣，一曰《名医方论》，乃汇集古今医方之明论者，意在丝丝入扣，辨析微茫，最忌似是而非，毫厘千里，其文理畅茂，辞句雅驯，又其余事耳。兹皆梓以倡世，欲天下同志之士，访集续梓以成全美，俾医者见之，知斯道之难，鼓勇精进，切劘淬砺，自可尽造乎？古儒医之流，功德与相业相参，尚何有习医废人，与不服药为得中医之诮也哉？是为序。

拟黜巫状

为体仁赞化，黜邪崇正事，切思佛老之教，已属异端。而杀人之惨，流风之恶，未有如巫教之甚者也。巫教之甚行，又在于江海一带。盖此地之民，不学无术，易感于鬼祟神怪。蔡藿者病多外感，必或寒或热，日轻夜重，甚则谵妄错乱，渠不审其病情所致，谬认邪祟，即先请巫跳神，名曰救患，巫者假冒诸神传体，甚有以东狱关圣自居者，罪不容诛，裸体蹈舞，捉刀登坛，呲咤咆哮，作恶神状，觇觊病家少觉温饱，便诳曰此灾星甚狠，神家难保，众悚叩恳坛下，准以烧猪，巫方许其生。盖烧猪则用二三四巫，有过关、跳阙、招魂、捉鬼、送瘟诸事，又有设物、吐纸、悬杯、舞刀、劚刀诸剧，以悦人观，彻夜为度，所费不赀，而每巫重得一两，轻得五钱。若病轻将退，适凑其巧，则归功于巫，若病重不应，不惮数数为之。有病不死，而值巫跳舞呲咤于榻前，魂魄惊散而死者。有汗方出，因噀冷法水复闭汗而死者。有因锣鼓喧阗，通夜不寐，水愈竭而火愈炽而死者。有因食跳神之酒肉而死者。皆巫杀之也。至终不能愈，方议延医，但此时财殚力痡，何能再延医治？即医延至，而病已入膏肓，虽神丹莫救，亦巫杀之也。反噬之曰某跳神得生，某延医反死，殊不知跳神而愈者，病轻而日浅，延医而死者，病重而日深？又信卜神求签，巫预赂其解签者曰：神不准服药，但许作福。作福者，跳神之别名。噫！巫何黜而民何愚耶？此信巫不信医之所由来也。病者畏药之苦口，多不肯服，而乡灶之家，素不御酒肉，一则无

钱，二则恐有干糇失德之愆，一见患病者，便涎流莫禁，皆借救患之名，而醵分跳神，名曰斗保。每以十三人为期，以仿十三太保之谚云，可多而不可少，欢乎聚饮，必使酒无余沥，肉无余胾，云病方能脱体。有周姓者，伪病卧床，邻人遂醵分跳神，周令先与酒肉啖已，啖毕大噱而起。此予目击，是志在馎啜，假公济私，以所畏而值所好所悦，岂不情投意洽，遂成恶例不悛耶，此好巫不好医之所由起也。圣人以巫医并言者，借言有恒以警人，非以巫医并重也。况古之巫，诚以祷神，今之巫，妄以跳神，安可以此语并重巫医哉？今之不学者信巫，固无足论，间有学者。亦以此言傅会之，可哂也夫！盖医创自神农轩岐，立极大圣，继以伊尹、仓公、长桑公、皇甫谧、孙思邈、狄梁公等，代有传人，不可胜数，试问巫者创自何圣，继之何贤乎？呜呼，其亦不思而已矣。遂令江海一带，竟成鬼怪之俗，而巫觋之多，倍蓰于屠刿，天地以好生为德，圣贤以黜邪为任，巫术违天地而悖圣贤，蠹吾民而杀吾民，伤风败俗，陷溺人心，罪莫大焉！礼云：假于鬼神，时日卜筮以疑众，杀不以听！律云：师巫假降邪神，自号端公太保者绞。宪天心同天地，德并圣贤，立功立德，赞化体仁，舍此谁归？昔西门豹顷杀数巫而怪风除，女命得生，千古快心，伏望宪天大老爷，准敕该廉，遍示江海一带，谕以礼律，严行痛禁，限以时期，速令改业，即祈晴祷雨净狱，用此有何功验？并禁延巫之人，以罪巫之罪罪之。更令以延巫醵分而延医，亦可得以聚饮，使病者得其实助，又得疾病相扶持之谊，岂不胜彼猥举万万哉？如此，则恶俗化为礼义之乡，地狱改为天堂之境。然医师必先命地方耆士保举，再命老练通医考中，方许行医。不然，其风俗虽善于巫，而屠戮更甚于巫矣。上禀。

一　得　集

（清）心　禅　著

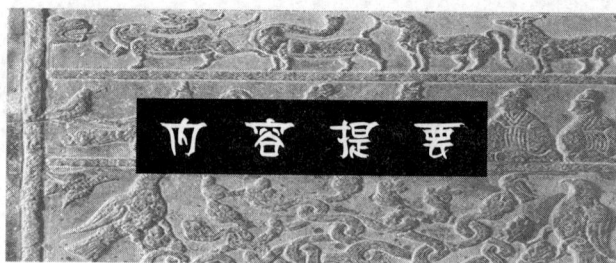

　　心禅大师《一得集》，分上中下三卷。上卷系医论，中下两卷系医案。注重认证，扫除空谈，大师学问，盖胎息于《伤寒》《金匮》者也。案案精确，语语珠玑，求之晚近医案，实不多见。可与浙省大医王孟英氏医案，后先媲美。

序 一

唐时有《西域治疾方》一卷，乃西域仙人取传见《艺文志》。余小蓬莱谣有云："炼就金丹一粟黄，不堪大众共分尝，待游西域仙人到，备说人间治疾方。"即谓此也。夫道家龙虎铅汞，徒托空谈，桐柏真人以大还丹，命张老沿门唤卖，究竟何人白日升天而去？不如王侯单方，救人疾苦，不失为菩萨心肠。心禅和尚隐于浮屠，而精于医。其论医诸条，无不入微。非精研轩岐之书，不能道只字。取附诸案，尤见运用灵机，不拘死法。和尚于此道，三折肱矣。庚寅初夏，余住右台仙馆，和尚见访，并出此一编乞序。余虽不知医，而素知和尚之精于医，辄书数语于其简端，使知扁鹊仓公，固有隐于方外者，勿徒求之市井悬壶之辈也。

曲园居士俞樾

序　二

　　医之为道虽小，而济世与良相同功，古人岂欺我哉？僧心禅来杭有年，而吾杭奇难之证，赖以全活不少。医案乃摘其尤者，仅十之一二耳。予颇耽医书，而心禅上窥轩岐秘笈，下至汉魏六朝唐宋元明暨国初诸大家，靡不殚精竭神，选择精粹，手抄成帙，每与予谭，元元本本，如数家珍，而舌底澜翻，辄觉灵绪纷披，头头是道，诚可嘉也。兹有上洋之行，袖出医案，问序于余。余以心禅根抵之学既深，而又能于临证之际，神与古会，不苟下笔，是真食古而化，不拘拘于古法者，不尤可嘉也哉！自是所得益深，所诣益进，日新月盛，积成巨编，异日归携南海，焚香献佛，迦叶当必从旁拈花微笑曰："大士济世婆心，如是如是"。

赐进士出身翰林院庶吉士仁和李鹏飞序

序 三

　　吾辈读古人书，能阐发古人精蕴，复不沾滞古澹，自成一家，以上追古人，谁谓古今不相及耶？医道何独不然？僧心禅多聚古名人医案，抄录不啻数十百本，末皆缀以评语，动中窾会，楷法端洁，诚是嘉也。君于此事，不知何日能了然，亦可谓勤且笃矣。君侨居杭垣，历有年所，而士大夫持金帛邀求者，日踵门至。予每戏之曰：君既方外，是戈戈者，将何为耶？君言予有三大事心愿未了，庀墓未厝，而嗣未定，本支贫乏，不能婚葬者未有应给。予闻之跃然起曰：天性人情，两得之矣。此有本之学，方外能然，我辈愧之多矣。且君志在必成。予见其评选各家，虽祁寒大雪，执笔呵冻，夜恒四鼓不倦，百结精诚，一团心血，灵谈鬼笑，告语如闻。其案头所置，若徐灵胎、薛一瓢、叶天士、喻嘉言、陆养愚祖孙、并江瓘父子《名医汇案》，魏玉衡《续名医汇案》，撷其菁华，去其糟粕，补未备而集大成，洵黄岐之嫡传，青囊之秘诀也。功余临证，案稿寸厚，间将返权，请为商定。予以心禅根柢儒修，沾濡佛化，顾所诣之精如此，天下岂有无本者，而可以言道哉？佗日心禅了愿归山，有大力者为之刊刻其评本，必有巨眼者知其致功于古，收效于今，又将如心禅今日之评古人以评心禅矣。心禅年甚富，名甚盛，养生有术，神明算测，妙谛元机，由兹参悟南海灯传，舍君更谁续也？其精诣将有进于此者，此特其嚆矢焉耳。心禅勉乎哉，予当拭目俟之。

光绪十六年庚寅元月平阳徐引之淞樵甫书于钱塘青龙寺寓次

自　序

　　《礼记》所载"医不三世，不服其药"。或曰："祖孙世传，历久效彰。"或曰："黄帝三代书，当尽读。"鄙意窃谓不难。查三世者，必有夙因前定，何则？宇宙茫茫，业医万计，有名满都邑，铁限且穿，要旨元机，豪不领会。有关尺了了，指下分明，议病处方，俱与古合。此岂非夙因与？心少尠师承，长喜读《内经》《难经》《伤寒》《金匮》《千金》《外台》，汉魏唐宋元明秦初诸大家，寝馈其中，十更裘葛，启扃发微，问世未遑，玮板瑶函，多方购置，良罕益羿，极意讲求。嗣遇李梦舟先生传授针灸，其补泻迎随，候气留气诸法，皆与《灵枢》《甲乙经》古书相符，详勘细玩，略有寸步前闻。知者延为诊治，何一出手，幸获大效。世有狂妄讥予泥古，予以闭门合辙，庋古炫奇者悉，尽信无书，援古引咎者谬。予不敏，每兢兢焉以陨越古绳墨为虑，炫奇以矜能，不敢也。引咎以速谤，尤不敢也。噫嘻！心既无家传秘诀，而黄帝三代之书，又不能深入显出，伐毛洗髓，恁是风因，所在望古遥集，采菁撷华，焚膏继晷，乐此不疲，禅修用力，满腔悲悯，打包出山，由宁而杭，倏忽三载，虚名浪得，延请踵至，积稿成册，癣等嗜痂，诸公谬赏，嘱付手民，二符之愚，以谂来者，疾我罪我，均不知焉。

　　　　　　　　　　时光绪己丑余月下浣三日，心禅自书于虎林紫阳山旅邸

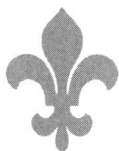

目 录

卷下　医案

一得集卷上

仁和李梅生太史鉴定　　族兄吕庆熊淞舟商订
平阳徐淞樵广文参阅　　同学王美仁元仲编校
南海普陀山僧心禅著　　青浦陆清洁重校句读

珍本医书集成

一得集

辨正徐洄溪先生医者误人无罪论

客有疑徐灵胎庸医杀人无过之说，予应之曰："先生何庸医之问也。即当代名医，亦惟有过无功而已。夫人偶感一疾，敦请医师，举室惶惶，如旱望雨，神明奉之，师保事之，偶效见功，金帛以酬谢之，万一蹉跌，性命攸关，过将谁诿？庸医种种作孽，其罪可擢发数哉？"客请详论之。余曰："有庸而诈者，迎合主意，百计阿顺，宜补宜泻，宜温宜凉，每乘其机而利导之，全不顾病证何因，或生或死也。有庸而妄者，自作聪明，诊毕即索视前医所批之方，无论其是与不是，必与之冰炭悬殊，炫己之长，形人之短，病或不测，则曰误服某某之药也。有庸而迂者，固执鲜通，一成不易，讵知病变百出，朝宜温补，暮宜凉解，或素性本寒，病宜仍用芩、连，素性本热，病宜仍用桂、附，倘必胶定成见，药有一是，病无两歧，遇此等朝暮变证，并病与平大相反者，其祸可立而待也。有庸而陋者，和同无主，人云亦云：脉理既不精审，药性又未熟谙，一味随声附和，不敢别参意见，病者深喜其容顺易言，处方平淡，到处推荐，妇孺知名，自谓平生不任咎责，其立心尚可问耶？或有怪僻之辈，所用之药，辄伪托吴门叶天士一派，既不讲求《神农本草》，而李时珍《纲目》又略不一观，惟于日用无关得失之物，随手撮取，自诩灵妙，究竟不对药证，贻害非浅，此盖庸而托于高也。或有浅近之徒，习惯方药，仅仅只十余品，人有非笑之者，彼辄藉口薛立斋一代医宗，其奏效每不出补中益气、逍遥散、归脾汤三方。盖立斋神明于此，后人尚嫌其冒昧寡识，况与立斋相去倍蓰者乎？不几为东施之效颦乎？此盖庸而失于偏也。或有近地文士，性颇聪明，略看方书，本无志于医道，世人不察，以其文理素优，议论锋起，家延医者，务必邀伊商酌，伊遂于背地改换药味，成则居功，败则委咎，医者将何所施其技耶？此盖庸而取巧者也。或有远方邪人，诡称针灸外科，件件精能，毕竟一无所长，针灸则以人之皮肉试手，外科又必先用烂药，使其疮孔渐大，难以收功，令人心寒胆怯，而后可任己治之，且又不能权操必胜，因是以致毙命者，十有七八焉。此盖庸而行险者也。甚且轻证用重药，重证用轻药，是非颠倒，夸张伎俩，不知医之为道，利在治证，有是证即有是药，安可弃证不论，而故反其药以治之？倒行逆施，其证不增剧者几何？顾病家每每堕其术中，以为立论既与寻常不同，其必九折肱可知矣。此真庸而大谬者也。甚且易病为难治，难病为易治，试思以难为易，势必以平易之药治难病，以易为难，势必以奇难之药治易病，病者如略无主意，似此药病毫不相当，不诚难者益难，易者不易，即其错误，何能挽救也。此盖庸而极坏者也。甚且贪得无厌，或遇富厚之家，明知其证已危，必不使另请高明，设法

855

图救，盖迁延日久，将为己多喀银钱地步，直至淹淹待毙，束手无策，阖家诟詈，走避不遑。此盖庸而丧心者也。甚见攀援当路，而大官显宦，往往成竹在胸，即遇伤寒暑湿，亦必喜用人参、附子、干姜、熟地等峻补之品，以为培养元气，断不敢使苦寒发散之药，以克剥之，医者恐投其忌，一误再误，变证百出。噫嘻，彼虽王候将相，因己无所主持，商治于我，我仍不能主持，重其意旨，轻其性命，何不量之甚也？此盖庸而无志者也。"客闻余言，遂跃然而起曰："君为庸医穷形尽相，又将何所逃罪于天地间耶？顾灵胎本朝名医，何议论竟刺谬若是？"予曰："此殆非灵胎先生之言也。灵胎著书六种，语皆精卓可传，词气之间，从未稍为庸医宽假。其人参论，言近日之医，杀命于人不知之地，而天之降祸，亦在于人不知之地。药方论，言名养生，而实速死，江湖恶习，圣人之所必诛，此皆其手足爱书，何忽为庸医开脱哉？何又以尚有微功，纵容其杀人哉？且立说尤属诞谩无稽，既言人生死有定数，则是若夭若寿，皆命主之。何又言命无权耶？既言必生疾病，使之不寿而死，则是生疾病者，亦命主之。岂能使其病而不能使其死耶？既言命之权于是独重，而又必假手于医，以令病轻者重，重者死，则是命之权反出于医之下矣，而何言独重耶？予谓是不知命，尤不知天，试思天何事不可死人？而乃使救死之医，充此冥使鬼役，则将杀人愈多，而立功愈大乎？窃杀人有功，务如华元之杀曹吉利，浸假济事，诚汉家一勋臣也。乃欲杀而不能杀，可见其权仍操于天命，而断非医者所能夺也。故张文端公言吾人一生福命，必不致误死于医手，药纵错投，亦惟多受痛苦而已。此盖儒相持平之论，医家万不得以此藉口，适以张庸庸者杀人之胆耳。况此论文义，自相矛盾，如上文言心术不正，害人无算，天每不降之罚，下文言立心欺诈，假药取财，其祸又无不立至。即使灵胎为之，亦属游戏笔墨，乃校刊时不一检点，公然以误人无罪

命题，附之卷末，致乖本意，殊可怪也？心本庸愚寡学，悲悯徒怀，遇不可救者，既不能起死回生，而可救者多方疗治，试辄获效。又迫于处境，不得如灵胎之不受值也。清夜扪心，罪过丛集，书以警人，并以自警。"客首肯者再，为浮一大白。

心禅和尚，医中高手，历数庸医误人之罪，俨如铸鼎燃犀，怪异何从躲闪？即起灵胎于九京，亦必相视而笑，拍案叫绝。至其文笔之娇健，层层驳诘，痛快淋漓，非寝馈史汉十年者不办。弟淞樵拜读

读王孟英治张养之久病伏邪医案论

按张养之伏热深锢，缠绵七载，罄其家资，更一百十三手之医而莫能愈，无奈多购方书，居然自疗，又误服辛温之药。王孟英先生，屡谏不止，嗣因恶寒头痛，百治罔效，遂邀孟英诊之。孟英认定脉证，确系实热内蕴，非用硝、黄、犀角大剂峻攻，断不能散其久久固结之邪，且邪气与正气交并，与贼寇之盘踞山谷，倚恃险阻，并有莠民为之内应，而良善亦迫于势而从之，使非雄师大队，具排山倒海之威，既不足夺其气焰，一鼓而下，必将群哄以起，又何能破坚击锐，权操必胜耶？抑使非秉钧轴者深结主知，太阿在握，则旁挠之议，皆得而阻之矣。纵百战百胜，精忠贯日，如宋之张、韩、刘、岳诸大将，又几何不功败垂成，徒扼腕咨嗟，而莫能挽救耶？噫嘻！医虽小技，而用药生死之机关，诚有与治兵相通者。譬如王孟英之于医林，而神勇不啻四将，遇此体怯阳痿、咳嗽、痰沫各症，直如金人久据宋之疆土，四在疮痏，存亡系于呼吸，而内有戚友诋毁百出，外有于某扬言于族党，是又不啻秦桧汪黄之弄权于肘腋也。使张养之暗昧不明，如宋诸君，则孟英必不能逞其伎俩，而洒泪以班师矣。虽然，孟英与养之知交有年，

观其初犹疑虑，及见方案，始出惟君怜救之言，并后伏枕恭听，大为感悟，则其中已摇摇如悬旌而不为群议所撼者几希？然当此将信未信，不有如孟英者，一腔热血，和盘托出，独任其咎，毫不推诿，又安得回阳春于指下哉？可见朋友交际，身命所在，剀切指陈，至于此极，尚有如喻嘉言《尚论篇》所云者，虽苦口赤心，唾弃一切，往往付之东流逝水，病家岂诚不知其雄视一时耶？第当局者迷，兼以庸手装出一副规模，似阻非阻，而愚暗者，必皆为其所中，迨燎原之火，不可扑灭，始知不信任明师之过也。悔已晚矣。况夫君臣之间，名分凛然难犯，万不能面罄衷曲，而大奸巨憝，又从而倾挤之，不遗余力，其较难辄什百千倍于是者。此有志之士，读史至靖康之际，未尝不废书而三叹也。

治通于兵，学涉于史，惟根柢之盘深，故枝叶之峻茂，谁谓三折肱之医，不从天根月窟中来。淞樵评

临证必先读书论

俗云："熟读王叔和，不如临证多。"或曰："古今元气不同，古方不可以治今病。"二说误尽后学不小。似业医者，可不必深究古法，惟求临证多耳！此医道所以日趋而日下也。盖必先读书，而胸有成见，临证始知用方之变化。若不读书而徒临证，虽多亦奚为哉？况病有虚实，变化万端，治有补泻，方不执一。如同一发热，而热有虚实，宜温宜补，宜凉宜泻，不读书何以知彼虚而此实？如大匠之无绳墨，不几伥伥无之耶？学者务须深究古法，循其规矩，而后见病知源，得心应手。盖古人立方之意，即是规矩所在，由规矩而生巧，方为真巧。若眩奇以弄巧，则巧反拙矣。孟子云："大匠使人规矩，不能使人巧。"是必先熟规矩，而乃能生巧。予谓学医必先读书，而后临证，此物此志也。

治病当悉未病论

古云欲知其假，先识其真，若欲治病，必先知未病为要。盖人之脏腑经络气血，原本饮食传导，皆有一定之理，营卫之循行，昼夜有常度，凭腰之上下，而分其清浊，七窍之中，在上受清阳之灌注，在下司浊阴之传导，呼吸应乎开阖，动静分乎阴阳。如脉以四至五至为常，三至二至即为不及，不及则为虚为寒矣。六至七至即为太过，太过则为实为热矣。脉之鼓动应乎肌中，如按之未及于肌而动应皮肤者，即为浮而病应在表。按之肌肉之分，而脉尚未得，必重按至骨，而脉始应者，即应沉而病应在里。故必先知平素之脉，而后乃能识病脉。知表里虚实之大纲，而更推之以部位时令，细切何部之独异，则病无遁情矣。故学医者，必须先读《内经》，是以《素问》详论脏腑营卫色脉常变，靡不精细。夫常者一定之理，变者化机万端，先知一定之常，而能应变化之万端，如治丝而不棼也。否则乱绪纷纷，从何而下手耶？

烟痢宜通不宜塞论

痢之一证，古名滞下，以肠胃之中，先有积滞而后下也。痢乃后人之伪名，先贤论之详矣。今则世俗通称为痢，而治痢之法，非通即涩，方书亦复如是。近洋烟入于中国，凡食洋烟而病痢者，名曰烟痢。病人先自胆怯，必求峻补速至，医者不知此理，每以漫补止涩而坏事，故不得不辨论之。盖吸烟之大便，每多燥结，平日有五六日一更衣者，有十余日而始一行者，而其所食，未必不与不吸烟者等，则其肠中之积垢，年深月久，可胜道哉？故必通之而始安。余亲见一门子某，素有烟癖，瘾且甚大，后因署中事忙，不暇吸食，每以烟泡过瘾，病痢数月，形如骨立，腹痛后重。一医主以下药，下黑粪如羊矢者甚多，视之皆未化之

烟泡也。由是遂愈，而烟瘾亦不作矣。又一鲍姓者，先自吸洋烟后因歇业，戒而不吸，二年余矣。病痢困惫甚剧，无力医治，日求仙方，一日求得百部一两，众谓此物能杀虱，岂可服一两之多？即服宜减之。病者坚信不摇，服之。腹大痛，众骇极，少顷登厕，下黑小虫数碗，病如失，自是糜粥调养，亦不服药，胃气渐旺，身体壮盛，反逾于昔。然痢之宜下，不独食烟者为然也。又一宁波人，客游闽地，一日啖鲜荔枝百余颗，而回宁已十余年矣。患痢疾久之不愈，一医视之，谓病虽久，腹痛拒按，尚有积滞，宜下之。乃用硝、黄等药，果下宿物甚多，视之皆鲜荔枝也，下后而病霍然。可知食积肠胃，虽十余年之久，而尚能不化，仍是原物泻出。夫痢病古称滞下，其命名可想见矣。以不吸烟之人，患是证者，宜通降行气，十之八九。至有久病纯虚，魄门不藏，而腹不痛，或便出无度而不自知者，又当别论。总之吸烟之人，肠中积宿，愈久愈坚，岂可再用止涩耶？或曰："吸烟之体多虚，若再下之，难保不暴脱也。"余曰："医家病家之所误者，只在此句。"盖积滞在内，脾不能为胃行其津液，胃有陈积未去，势必不能纳新，所以肌肉日削，外现之虚象百出。若得积垢一下，胃即能纳，脾即能运，何脱之有？但病家见此虚象，一闻宜下，无不吐舌，所以为难也。而医者当委曲开导，转危为安，亦是救人之一端，切勿附人意漫补以杀人耳。予再请以格物之理比例之。譬如久燃一灯，油足则灯明，油枯则灯暗，此自然之理也。乃久燃者油尚有余，因其上结灯煤，如不从而揭去之，其灯必暗。使不知致暗之由，而徒添其油以望灯之明也难矣！明乎此，而内本真实，外视虚象者，或峻补耶，抑降下耶？此《内经》所云"去菀陈莝则正气复"是也。再小儿秋患泻痢最多，其证由于暑秽挟食滞者，十有七八，治以芳香醒脾逐秽，内清暑邪，佐以化积之品，一二剂而即愈。其若曰久脾虚，则佐以健脾之

品。余治是证，用是药，无不应手而愈，方则每多相同。其食切忌温燥，以致胃液干枯，不能敷布于上，而为腹硬咳嗽变成疳劳之证。如芳香则宜藿香、菖蒲、佩兰叶、佛手柑等，清暑则宜鲜荷叶、鲜青蒿、六一散、黑山栀、条芩、川连等，苦味坚肠，且以止痢也。运气则宜广皮、木香、槟榔、腹皮等，消食则宜神曲、谷芽、麦芽、山楂、午时茶、五谷虫、鸡内金之类，健脾则宜西洋参、茯苓、炒麦冬、炒扁豆、甘草、粳米之类，养胃阴则宜石斛、麦冬、木瓜、乌梅之类，利小便则宜车前子、泽泻、滑石之类，杀虫则宜胡黄连、榧子、使君子、槟榔之类，然必佐以甘药以诱之，使虫喜甘而求食也。儿医之治泻痢，每用葛根，观叶氏书，当知所忌。以上诸药，平淡无奇，善用之变化无穷，秋间小儿诸病，或疳积腹硬，青筋突起，或疰夏不食，体日羸瘦，或肝强多怒多啼等证，皆可变化治之，而药亦不出以上数味而已。盖小儿之病，多在肝脾二经，饮食果饵，伤其脾胃，脏腑柔弱，运化不逮，变生诸病，古云伤食恶食是也。又云："若要小儿身体安，常带三分饥与寒。"真至论也。

萝卜缨为治痢妙药论

夏秋间痢证最多，其病多由于暑秽食积而成者，萝卜治之最宜。务于冬至日，连根叶置于屋上，任其风雨霜雪日晒，至清明收下，其内空松如缨，名曰萝卜缨。性能清暑消积，又加雨雪日晒寒暑交蒸，受天之清气，以解肠胃之浊邪，无论赤白痢，俱极效验。而富贵之家，厌其轻贱，弃而不用，惜哉！岂知物虽贱而效至神？若能制以施送，则造福无量矣。盖是物至贱，存心济人者，人人可以制送，愿医者广为传说，则亦造福之一端也。

痰证随宜施治论

人之痰病甚多，全部《内经》，无一痰字，

《金匮》又以痰饮、咳嗽同列一门，以致后世治痰，专责于肺，不知古人以肾为生痰之本，胃为贮痰之器，理固甚精。盖肾主五液，入肺为涕。痰与涕，同为津液之化，而津液又生于胃，为水谷所归，炼气存精，为之津液，上升肺而下输脾，则又随气运行，痰因气而周历四肢巅顶，无所不到，故内伤外感，皆能生痰。治外感寒则温之，火则清之。治内伤虚则补之，实则泻之。壅上宜吐，滞下宜攻，此大略也。如痰因风生，则用轻剂疏其表。风为阳邪，从皮毛而入腠理，渐渐达于肺胃，必致水谷之精液，不能上升，因郁结而化痰，仍当从肺窍咳出，肺位最高，故宜轻剂。风淫于内，治以辛凉，佐以苦甘，吴氏之银翘散、桑菊饮是也。如风已化热，热蒸胃液而成痰，定佐以清胃之品，知母、花粉、石膏、竹叶等是也。如感寒邪而生痰，则毛窍闭拒，肺气逆满，太阳之气，无以发泄于外，宜杏苏散、麻杏甘石汤之类，热盛则佐以条芩、知母、桑皮、山栀等。如暑邪由口鼻吸受，直趋中道，入于胃腑，积滞而为热痰，宜白虎汤、竹叶石膏汤之类，宣泄热邪。如湿郁于中，脾胃不克升降，壅阻为痰，务须运脾清胃，运脾宜厚朴、干姜、腹皮、山楂、茯苓、苍术、藿香、豆蔻、橘皮之类，清胃宜竹茹、条芩、知母、甘草、花粉之类，或加淡渗利水之味。如湿郁变成热证，又宜透湿清热，如芩、连、知、柏、豆卷、通草、滑石之类，详见吴氏《条辨》、薛氏《湿热病篇》。如伤秋金燥气，消烁肺胃之津液而化痰，宜滋养肺胃之阴，喻氏主清燥救肺汤，或佐以五汁，养阴甘凉润燥，即雪羹之类亦是。且六淫之中，火最生痰，火有君相之别，五志之分，治肝火以苦泄，治胃火以苦降，苦泄与苦降不同，苦泄如山栀、青黛、龙胆、芦荟、猪胆等，苦降如大黄、黄连、黄芩、知母、黄柏、枳实等。又痰郁久而化火，其升于上，则怔忡、眩晕、嘈杂、不寐；入于经络，则疼痛、瘫痪、麻木、结核；入于肌腠，则凝滞而成痈疽；流于下焦，

则必痿、痹、鹤膝、骨疽；入于胞络，则又痰厥、癫痫、痴呆、昏迷。大抵怔忡、眩晕、嘈杂、不寐，宜清火以治肝，佐以安神之药，如羚羊角、桑叶、丹皮、山栀、钩藤、天竺黄、连翘、麦冬、茯神、远志、青黛、牡蛎、石决明之属。疼痛、瘫痪、麻木，则宜控涎丹、滚痰丸及荆沥、竹沥之属，盖痰居深远，不克吐出，不得不从下也。凝结肌腠而成痈疽，宜调和营卫，佐以芳香透络，开腠如归、芍、穿山甲、白芥子、桃仁、乳香、没药、皂角之属，攻其瘀积而导散之。痿、痹、鹤膝、骨疽，则宜大活络、控涎丹之属，诚以下焦之痰，非峻药不能通达也。痰厥、癫痫、痴呆、昏迷，又宜运出胞络之痰，先用藜芦汤吐之。至证急口噤，用藜芦为末，搐入鼻内，亦能致吐。若过吐不止，用葱汤饮之即解，次用牛黄清心丸，或白金丸以清余邪，又次用安魂定神丸，以善其后，无不效验如神。以上皆六淫外邪之治法也。至有因内伤者，形寒饮冷则伤肺，肺被伤则寒邪郁结于内，而下得出，势必喘逆咳嗽，喉中作水鸡声，即《金匮》支饮、悬饮是也。轻则苏子降气汤，重则小青龙汤、射干麻黄汤，以寒邪非温散不可耳！如饮食不调，失饥伤饱，劳倦伤脾，脾阳不升，宜补中益气汤、小建中汤，调其中而痰自化。如暴怒伤肝，肝气逆而犯胃，亦能生痰，又必胁痛呕吐，口苦嗳酸，宜逍遥散加丹皮、山栀、青黛、竹茹，或越鞠丸用青黛为衣，或加石斛、木瓜、乌梅、川连辈以平胃气，或用代赭、海石、蒺藜辈以镇肝，使土木无忤则安矣。如因房劳伤肾，水泛为痰，亦必喘逆倚息不能卧，然与寒邪伤肺之喘逆有间。气邪伤肺，其脉必弦，或沉细而寸口滑数，肾虚之喘逆，其脉必虚大，尺脉反浮，可按验也。水泛为痰，宜治湿温补，轻则建中汤，重则二加龙牡汤，或八味肾气丸作煎剂，使肾中温暖，水不上泛，而痰喘自除矣。经云："精不足者，补之以味。"故必用杞子、当归、鹿角胶、潼蒺藜、海螵蛸、杜仲、补骨脂，雄峻之物，

乃克有济。年久老痰，窠囊锢结，当遵喻氏法以运出之，又须继以补脾，而为填空之计。胸腹堆积酿成痰癖，坚大如盂如盘，当用丸药攻之，如大黄、三棱、莪术、归须、桃仁、巴豆、莱菔子等为丸，然终不可过服，以伤正气。予因治痰古无成法，妄为评论，尚希高明裁正。

治喉证宜分三大纲论

咽喉诸证，古人分七十二名目，其实三大纲统之矣。三大纲者何？一曰喉蛾，二曰喉痹，三曰喉风。喉蛾者，初起恶寒发热，形圆高肿色赤，脉数或紧，四五日即脓成。治法于未溃时，宜刺少商、少冲、中冲出血，药宜解毒消肿，方剂如银花、赤芍、丹皮、黄连、黄芩、皂角、生甘草、贝母、枳壳之类，吹药如稀涎散、开关散之类，或用桐油探吐其痰，关窍一通，即能消肿进食。如四五日后，脓已成，其色或赤或紫，脉洪大而数，须刺破患处，泄其脓毒恶血，内服解毒清火，如银花、连翘、丹皮、山栀、黄连、黄芩、生甘草、贝母、归、地之类，外吹排脓化毒之药，如黄连、黄芩、朴硝、冰片、硼砂，少加轻粉、牛黄，即冰硼散随证加味可也。如溃久不愈，则名烂喉蛾，有虚实二种，虚者色白腐，脉虚数，实者色紫而脉沉紧，虚者宜人参养荣汤、生脉散之类，实者宜鲜菊叶、紫花地丁草之类。火毒盛者，仍用芩、黄、丹皮等清之，甚者加犀角、大黄。喉痹乃君相二火相并所发，形如小棋，初起无发热恶寒之表证，十余日方成脓。《内经》云："一阴一阳结而为喉痹。"一阴者，手少阴君火之脉气也。一阳者，手少阳三焦之脉气也。二脉共络于喉，气盛则内结而肿胀，胀甚则气痹。痹者闭也。故治喉痹，当以散结泻火为主。初起亦宜刺少商等穴出血，治与喉蛾大同小异，方中宜加桔梗、僵蚕、玉枢丹等散结之品，吹药如吕雪、品雪、锡类散等类。惟喉风形证，与前不同，治亦迥异。其证初起漫肿不高，或

外连颈肿，必发热恶寒，而脉浮数，痰涎壅塞。初起宜普济消毒饮、张氏六味汤随证加减，吹药宜疏风化痰顺气，如皂角、薄荷、僵蚕、人中白、黄芩、黄连、硼砂、冰片之类，溃烂色紫，必加珍珠、西牛黄、琥珀之类，以生肌败毒。如虚烂日久，色白脉虚，方药宜用温补，吹药亦勿过寒，如芩、连、西牛黄、冰片之类，咸在所忌，宜用琥珀、珍珠、滴乳石、人中白、朱砂之类，生肌和血。又有弄舌喉风，哑喉风，乃毒盛于内，必重用解毒。缠喉风乃风毒上盛，主以辛凉轻散。锁喉风真者，乃绝症不治。面青瞪目，轻者以桂附八味加玉枢丹一锭，磨冲，此须开其上而温其下也。喉证之书甚多，大略不越于此，更能深思类推，则游刃有余矣。近有《时疫白喉》一书，论证以足三阴为主。盖喉证皆在手经，不关足经，古书具在，何得经脉倒置，真是无知妄作！明者自知，姑勿深辨耳。

喉证吹药论

喉证以吹药为外治之要，不可不深究也。盖外科每每不知药性，修合几种通治之药，若遇重证，非但不效，必至误事。况喉证吹药，尤当随证制配，各味预研极细粉霜，庶药与证对，奏功乃捷速耳。初起肿痛，牙关不开，痰涎上壅，宜用玉枢丹，茶汁磨以漱口，或用牙皂开关，或用桐油以鹅翎蘸之卷入喉中，涌去其痰，即关窍通而能饮食矣。如牙关紧急，挖之不开，可用牙皂为末，吹入鼻内，则口即开，或以藜芦末吹入鼻孔，亦能吐痰开关，或用生半夏擦两颊车皆效。如脓成肿胀，于患处点破，去其脓毒、恶血，如畏刀针，以人指甲、壁钱、瓦上焙枯为末，加冰片少许吹入患处，亦能穿破，名代刀散。如肿痛痰壅，玉枢丹、土牛膝根、万年青根捣汁，入醋二三滴，滴口最妙，硼砂、朴硝、胆矾、牛胆、硝矾，皆能消肿化毒去腐。赤肿火盛，则黄连、黄芩、青鱼胆、

青黛、西瓜霜，皆能清火解毒。风火上壅，宜薄荷、僵蚕、冰片、青黛等凉散之品。毒盛者，宜西牛黄、雄精、人中白，为解毒之良药。溃烂新肉不生，宜用珍珠、西黄、朱砂、琥珀之类以生肌，然必腐尽乃可用之。若腐肉不去，即用生肌等药，反致毒邪内伏，不能收功，宜知之也。喉证应用之药品无多，知其性以随证配合，自然灵妙异常，起危症于须臾耳。

推摩法论

推摩法，乃先师之真传秘法。按病推之，有立竿见影之效，因后世不得传授手法，以致弃置不用，几于失传。盖小儿脏腑柔脆，一受风寒暑湿之邪，即便发热，或受惊吓，肝胆气浮，热发于内，血热沸腾。医者不能见病知源，发表清里，用药杂乱，则以小儿柔脆之脏腑，运化乳食，尚且不逮，何能再加猛烈之药性，岂有不反增药病耶？何如推摩法，既稳而又速效哉！近来是术盛行，而精者不一二观，其法以手五指分主五脏，指尖属脏，本节属腑，热清寒温，实泻虚补，分顺推逆，推左旋右，旋右推左，以定温清补泻之法，俱有下数，或三百或五百，不可乱推，又有揉以运气，掐以定惊，面上亦各有所主之部位，肚腹手足，俱可推摩，有十大手诀做法，乃先师之秘法也。若能精是术者，广行于世，则小儿之病，庶几无夭札之虞矣。

治小儿用药宜轻论

小儿脏腑柔脆，药入不能运化，是以用药宜轻。如外感风寒之邪，解肌疏表之药，每味几分可矣。药味亦不宜多，如药多而重，则药反过病，病必不能愈也。惟痘瘄二证，则宜重而不宜轻，轻则药力不逮，亦不能愈也。何则？痘瘄二证，乃先天之火毒尽发于外，是以人生每只一次，非比他病之常也。观叶氏案当自

知之。

方药针灸按摩薄帖熏蒸各有所宜论

方药治病，始于伊尹。六淫之邪在表在肌在营卫在六腑者，宜用汤剂。邪在表者宜汗，在肌者宜解，在营卫者宜和，入于六腑，在膈上者宜吐，在肠胃者宜下。在脏则非汤剂所能尽主之知矣。如肺病多有用散者，以肺居最高，用药宜轻。心肝脾有宜丹或宜丸者，以其地位深幽，治之宜缓。肾则多虚少实，故或宜于丸，或宜于膏。《内经》云："肾藏精。精不足者，补之以味。"故肾虚者，宜气浊味厚之品，或血肉有情之物，为膏为丸，同类相感，乃克有济。如病在经络，或疼痛流注，或拘挛弛纵，必用微针以调其外，更佐药酒以和其内，则经络和而隧道通，而疾愈矣。徒事药饵，病必不愈。如小儿惊风二十四种，惊病必用按摩，更用灸法以治之。小儿丹毒及大人恶血留阻，须用砭法，砭去恶血。一切沉寒痼冷之久病痞积，以及溃疡虚寒，年久不敛，肌肉黑陷者，非用灸法，不能回春。肿疡疼痛癥瘕等病，俱宜薄贴。但证有阴阳，而药分寒热耳。如历节痛风筋骨疼痛，须用熏蒸以提其毒。是以病分肌表营卫经络筋骨气血脏腑上中下之部署，而治法则各有所主。先圣立法，一定不易，后世医者，不能通晓，每以方剂通治百病，治之不愈，延为终身之疾者多矣。故为医者，必当深考古法，博览群书，后能操纵在手，运用如神也。

补药不宜轻服论

《内经》四气调神为摄生之本，五谷为养，五菜为充，五果为助，五畜为益，饮食有节，不可过也。过食即有偏胜之患，是故多食咸则脉凝泣而色变，多食苦则皮槁而毛落，多食辛则筋急而爪枯，多食酸则肉胝胴而唇揭，多食

甘则骨痛而发落，此五味之所伤也。而人之所赖以生者谷也。万物之性，中正和平者，亦莫如谷，故人虽百年而不厌其常食也。上古治病之法，病去则调养以谷味，未尝病后而峻补之者。张仲景为立方之祖，观《伤寒论》及《金匮》二书，其方皆是治病，补剂之方甚少。后贤惟张子和得之，病去则教人以糜粥调养，与《内经》之旨不相违悖。而补方之盛行者，则始于张景岳、赵养葵，动辄参、芪、归、地，而薛立斋宗之。后世徒震其名，以为信然。效之者误人无算，观其治案中，无不以补中益气、逍遥散、归脾汤三方，通治百病，其余采用之方甚少，即此便可知矣。盖风寒暑湿四时之气，其中于人也，则曰邪气。人在气交之中，其能免乎？而风则伤卫，寒则伤营，暑则伤气，湿则伤人皮肉筋骨，内伤于脾胃，是四气之伤人也。在表则恶寒发热，在里则四肢困倦，类乎内伤之虚象，即灯结煤而暗之义，前已详论之矣。若外邪正盛，或病初愈而邪未尽，误投补剂，必至邪与正为互，如油入面，莫能去之，致成终身之疾，可慨也。识者鉴及于此，是以有"不服药为中医"之说。宁使五谷调养，既可省费，亦无弊窦也。

德以治身药以治病论

有客论曰："人生之得失，必关乎时运之顺逆。古来英雄，其运未至，饔飧尚属不继，及其至也，则为将为相，别具一番经天纬地大手段，何其前后相去如天渊也？"余曰："此理甚明。"客请详之。余曰："汝曷观四时之序乎？百卉秋则凋零，冬则枯落，春信一至，齐开竞放，至夏则又盛长矣，此即得时失时之征也。况人与天地参，尤为万物之灵，日星河岳，其来有自，荣辱屈伸，岂尽人事？有天运，有气运，有在人之五运。天运关乎时数，气运系乎国家，在人之五运，则主人之一身，亦名经气，昼夜运行出入应乎时刻，可定病之进退。《伤寒

论》云：'太阳病欲解，从午至未上。'又云：'病发于阳者夜半愈，发于阴者明日日中愈。'又云：'伤寒六日，六经已周，七日当解。'是药之治病也，不过随其偏而调之，亦待经尽而始愈也。"曰："然则五运之盛衰，可用药以调之。如运之失时，则何法以治之耶？"余曰："安得无法？病以药胜，运以德胜。"曰："虽然，不如药之速乎？"余曰："德较药而有速。"曰："何所见耶？"余曰："昔有一贵人，马上扬鞭而过。一相士视之，见其印堂黑暗，法当暴卒，且主恶死。去至半路，见碍石当道，必害人，乃下马去石而返。则相士复见之，面上已转红润，非但不死，且主当贵，相士拉马惊问其过。曰：'适见君去，色现黑暗，必主暴卒恶死，君今返驾，不但不死，且主富贵矣。不有大德，焉能挽天心于顷刻哉？'乃告以故，曰：'此即救人以自救也。'其余如孙叔敖之埋蛇，裴晋公之还带，皆能转祸为福，履险如夷，古书所载，斑斑可考，岂非较药而更速乎？"客遂唯唯而去。

辨术者太素脉论

愚往岁侨寓紫阳山时，有以太素脉能验人之富贵贫贱寿夭，来将一月，就诊者概弗纳焉，细诘其故，则曰择吉开张，其实托人密向城内访庸随丁，打听其素在绅宦之家，往来而熟悉者，虽辛工稍昂，不与计较。其术已可知矣。诊费重，奔走踵相接也。今日弗合，则嘱其明日来，明日弗合，则嘱其数日来，后来终必无不合者，人皆称其奇中，迷惑而堕其术中，不数月所获不下千余金。愚谓太素脉《内经》不载，即有其事，不过按脉而约略计之。如气缓脉长，必寿之征。气急脉薄，必夭之征。清而有神，则知其贵。浊而无神，则知其贱。断不能预决其何年何月得失祸福也！愚在杭阅人多矣，荐绅先生，辄蒙不弃，华贵如朱敏生侍郎，丁松生太守，皆得六阴脉，清要如金荅臣，桑

春元二观察，李梅生词林，寿考如赵忠甫封翁，陆点青、汪良甫诸前辈，皆六阳脉，惟陆点翁六阴脉耳。大都肥盛者多六阴，清癯者多六阳。今春二月，同善堂董事邀诊，适应敏斋方伯在座，乘便诊脉，愚素不识面，按而起曰：此必富厚福泽之人也。旁观骇然，疑余何以知之？是亦六阴坤厚之脉耳。敏翁不觉大笑，至术者以富贵贫贱寿夭，决其年月，而有前知之明，则非余所敢悉也。徐灵胎谓其必别有术，余以其术亦必若是已矣。

自世相传有太素脉之说，亦惟于清浊缓急，有神无神，辨其穷达寿夭而已。术者附会穿凿，窃兹名目，相天下士，欺弄诡谲，举国若狂，心禅以冷眼觑破之。又能将其心计，曲曲如绘，笔墨之妙，迥非凡手所及。淞樵评

脉有可凭不可凭论

四诊之法，惟脉最难，然亦惟脉为最可凭也。务必究明夫人迎气口，而求四经十二从，以通贯乎十二原，以达夫三百六十五气穴，三百六十五孙络。则凡经所谓肝脉弦，心脉钩，脾脉代，肺脉毛，肾脉石，与夫四时之春弦夏钩秋毛冬营者，庶乎其得之矣。或曰："如君言，若生若死，指下可立决也。"余曰："是何难欤？沉微为里寒，浮数为表热，芤脉为失血，真脏为不治，皆确可凭信者也。"客又曰："庸手俗术，固无论矣。至有当代称为名宿而邀求者，履满户外，往往不能决生死于数日之间，脉岂有时不足凭耶？"余曰："此又不然。譬如虚劳久病，脉本弦数无神，乃一旦回光返照，俗谓还阳，脉象反有起色，其实乃灯尽复明之征。倘前此一手诊治，岂有不知之理？此古人所以必再参之于望闻问也。至于痛极而厥，脉细且沉，伤寒战汗，肢冷脉伏，室女经闭成干血劳，类乎胎脉，怪凭邪祟，脉必屡更，又有素常之脉，别有一体，阴脉反阳，阳脉反阴，苟非悉其素体，虽十全上工，亦不得初诊而即

知也。大抵应病之脉，按之即知，不应病之脉，又必详晰体认，不可失之毫厘也。或以余言为然耶否耶？"

答何勉亭孝廉书附论令正血蛊痰喘危症因由

衲梼昧鲜识，于医道略涉崖本，无一长可恃，乃谬荷诸大人先生，格外垂青，殷殷咨询。衲惟殚竭底蕴，聊效土壤细流之助云尔。盖平日既不能于黄帝岐伯诸书，窥见隐奥，使临证仍复苟且从事，是辄以人之身命为儿戏，匪特负人，实以岁己。衲自祝发后，心怀悲悯，断不敢草草塞责，每遇奇难病证，百计图维，夜以继日，必细绎其所以受病之故，与夫脏腑之虚实，脉理之平逆，服何药而相宜，服何药而不合，一一详悉，始敢斟酌方剂。今尊壶玉体违和，荏苒三载，痰壅于上，血蛊于下，根深蒂固，药非瞑眩。恐难奏功。今据实条辨以闻。

凡人之一身，吸食水谷之精华，脏腑受之以生气血，通十二经脉，达乎毛窍，运用于四肢百骸，而各有所主。心为皇极居中，肺如华盖，其位最高，肺之叶下有窍，以受诸脏之气，心之下，左有肝，右有肺，为一升一降之道路，而所以司此升降者，权又操于脾肾，故人以肾为先天之根。胃纳水谷，五脏六腑，皆禀气于胃，故又以胃为后天之本。水谷入胃，得脾阳之蒸动，清者为津液，浊者为粪溺。其气化而上升，先至于肺，下乃灌注奉心化赤而为血，复由胃之大络通于冲任，冲任实为血海，而其脉又肝之所主，故云肝主藏血，究竟藏血并不在肝，而在冲任二脉也。男子之血，运行于周身，女子之血，停贮于冲任，其血一月而一下，不愆其期，名为月信。至生产之后，胃中所升之津液不复化血，而归冲任，即于胃之大络通于两乳，是以乳妇月信不来，其义甚明。现按尊夫人之病，始于风温发疹。夫风温之邪，首先犯肺，由肺而传于胃。发疹由于风邪内郁，

肺胃热盛，伤其血分，血热于肌肤，则为疹。血热内溢，则为衄。此所以先发疹而后吐血也。发疹吐血，本无二致。疹发未透，邪热蕴结于中，则吐血。肝胃有热，津液得火煎炼，则又生痰，故气升而痰亦升，气即火也，火与元气不两立，邪火进一分，正气即退一分，迨邪火充斥，正气日就衰耗，全身经络无处非痰，直与血气混而为一，所以上则气急痰壅，下则血蛊胀满耳。或者谓邪火既极盛如此，火能化物，理应易饥，何以不能食？经云：邪热不杀谷。病当不能食而胀满也。且此病数更寒暑，脉象甚虚，声音已哑，而面目神气，宛如盛怒，谓非痰火充塞，痰脉类虚之明征耶？何子翁所定之方，醇乎其醇，原无可议，但根本已伤，诸邪蟠据，譬诸治军者，贼踪蔓延山野，孤城失援，危如累卵，四向粮饷，无所接济，而犹日坐堂皇，与士卒等讲求大学三章，理虽甚正，其如势所不及何？可知此证痰气塞满经络，血蛊腹胀，其由来者渐，必非一朝一夕之故。使不有斩关夺隘之大将，多领精锐而能操必胜之权，以凯旋者，吾不信也。考之古人治痰成法，多用攻下，鄙意药中拟用巴豆，未知有当万一否？并请高明裁夺。

心禅与当代士大夫，往来手扎甚多，予概不采录，惟此书论病论脉，体会入细，实与《内经》相发明，沾足津逮后学，谓之痰壅血蛊治案谁曰不宜？淞樵评

徐淞樵曰：统观诸作，大有根柢之学，故能元元本本，倾笥而出。其知病也，由于博涉。其识脉也，由于多诊。其达药也，由于屡用。是以论痰不拘拘于喻氏痰饮，独出机杼，自我作古。论痢主通不主涩，挽澜既倒，砥柱中流。至论推摩、针灸、熏蒸、薄贴各法，又皆出自心得，因时制宜，不落前人窠臼。予于虎林僧庐，与之合并数月，其指下活人多矣。且性甚谦和，虚怀若谷，日有诊治，归必质正于予，赏奇析疑，相得甚欢。临行不胜怅惘，因乞诗留别，率成长句二律，以志雪泥鸿爪之印云尔。

有僧把臂最相宜，况是清谭玉屑时，南海林泉君久住，西湖风月我深知，竺乾学浅惭留发，灵素功多易察眉，更喜能传元化术，金针要度世人述。

心灯炯炯洛伽悬，普照群迷世大千，学道只今随意试，逃禅自古藉医传，姓名不落徐王后，謦咳应通孔孟前，老我此肱渐未折，校雠却为疲丹铅。

一得集卷中

仁和李梅生太史鉴定　　族兄吕庆熊淞舟商订
平阳徐淞樵广文参阅　　同学王美仁元仲编校
南海普陀山僧心禅著　　青浦陆清洁重校句读

郑姓子哮吼证治验

宁人郑姓子，甫七岁，患哮吼证，脉形俱实，结喉两旁，青筋突起如笔管，喉中作牛马声，此系果饵杂进，痰浊壅塞，始用苏子降气汤加减，服六七剂，不效。余思病重药轻，遂以苏梗八钱，易本方之苏子，余药分量加重，连服三剂，青筋隐而不露，脉亦和软，鸣声不作矣。凡治病，虽用药不误，而分量不足，药不及病，往往不效。

陈姓妇虚喘暴脱证治验

定海陈姓妇，年四十许，患气喘倚息不得卧，延余诊之。面色光亮，两颧发赤，舌上无苔，其脉浮部空大，沉部细如蛛丝，寻之若失。余出谓其女曰："此证甚危，决不能治。"因再三求方，遂勉写医案曰："阴虚于下，格阳于上，面色戴阳，脉象无根，真元将绝，若大汗一出，顷刻阴阳脱离矣。姑拟二加龙骨汤。"婉辞而去。他医辄谓不妨，进旋覆代赭汤，下咽即毙。

虚喘治验

广东监大使汪公，回杭途次，偶感微邪，又加忿怒，遂致喘逆倚息不卧。余因治桑观察之证，乘便召诊，其息甚促，音不接续，面色黧黑，中有细光，脉浮部豁大，中部空芤，沉部细弱，不相联贯。余曰："此证邪少虚多，勿误用表散，进二加龙牡汤。"二剂而安。

陈信良肺虚喘咳治验

宁波蓬莱宫羽士陈信良，患虚喘，咳逆无痰，动喘乏力，脉虚自汗，证属肺脾两虚，与西洋参、冬虫夏草、川贝、青盐、陈皮、阿胶、当归、杞子、枇杷叶、蒺藜、牡蛎等，土金相生，服二十余剂而愈。

尹季藩风热咳喘治验

尹季藩素好豪饮，癸未春患风温咳嗽，气喘，微有寒热，脉浮而数，此温邪犯肺，肺失清肃之令，与连翘、杏仁、牛蒡子、条芩、桔梗、枳壳、竹茹、羚羊角等，一剂而愈。

寒邪挟饮喘咳治验

郭姓年四十许，素有痰饮，每值严寒，病必举发，喘咳不卧，十余年来，大为所苦。甲申冬，因感寒而病复作，背上觉冷者如掌大，喉间作水鸡声，寸口脉浮而紧，与小青龙汤，二剂即安。至冬乃灸肺俞、大椎、中脘等穴，以后不复发矣。凡饮邪深伏脏腑之俞，逢病发作，用灸法必能除根，惜人多不信，致延终身之疾，可慨也。

马姓妇暑热气喘治验

马姓妇，夏月患气喘呕吐，头汗如雨，粒食不进，已二日矣，乃邀余诊。其脉大而数，舌苔微白，中心黄而四旁带赤。余曰："此暑邪充斥肺胃，气失肃降成喘。"乃以葶苈子、知母、南花粉、枇杷叶、碧玉散、川连，一剂而愈。

虚伤风治验

郭绍翁年四十许，经营米业，劳顿实甚。癸酉秋，患伤风咳嗽，就诊于余。脉浮部虚大，寸口涩小，自汗淋漓。余曰："伤风证也。但脉象极虚，寸口脉应大反小，是内伤而微有外感，若服发散之药，汗必漏而不止，虚阳浮越矣，法宜补益。"与玉屏风散，二剂而瘳。

元虚受暑治验

冯某年四十许，素质本虚，更患暑邪，脉极虚大而数，近八至，舌绛且赤，面色戴阳，头汗淋漓，目直视而昏。余曰："病原暑邪未透，但真元虚极，医甚棘手，当先固其元。"急用四逆加人参汤，益以龙骨、牡蛎，佐以胆汁、童溺，用地浆水一杯为引，浓煎候冷，徐徐投之。服下一时许，口敛神定，目能转动，但大渴舌燥，暑象毕呈。令食西瓜，神气顿觉清爽。次日再诊，脉象稍敛，有根而数，减去一至，为立竹叶石膏汤。服二剂，身能起而口能言，但觉困倦少食，此由胃津已耗，余烬未熄之故，乃以沙参、麦冬、石斛、知母、生甘草、银花、生扁豆等滋养肺胃，而清余热，数剂即安。徐洄溪惯用此法，用之颇不易也。盖此证象白虎，开手即用白虎，用则必死。何以辨之？全在脉之虚实而已。

翁姓子暑毒发颐治验

定海东山下翁姓子，年十二，丙戌夏患暑热病，内挟秽浊，身热如炽，十余日不解，乃邀余诊，脉极洪大，面色老黄，唇焦舌黑，舌本短缩，牙根舌心，鲜血盈口，渴饮不止，两目直视，不能出声，阅前方系正气散。余曰："证已至此，何能为也？"病家再三请方，余思木被火焚，杯水车薪，终归无益，乃拟大剂辛甘咸寒之法，于是以西瓜汁、芦根汁、金汁水、银花露、蔗浆、藕汁各一茶钟，合置一甑，方用生石膏二两，连翘五钱，鲜竹叶一握，黑山栀四钱，细生地一两，犀角一钱，磨汁，羚羊角三钱，西洋参、鲜石斛、丹皮各三钱，滑石四钱，嘱其用大罐煎成，去渣，和入诸汁，候冷恣饮，如再口渴，西瓜任食可也。第一日服药尽，又啖西瓜一枚，次日复诊，脉证如故，仍用前法，石膏再加一两，第三日再诊，热仍未退，津液略见濡润，而在旁之颐发赤，肿大如卵而痛甚。余曰："暑毒之邪，结聚于此，内恐烂穿，敷药无济。"仍用前法，石膏又加一两，至四两，又加元参、麦冬、生地，至五剂而热方退，更下黑矢数枚，诸恙尽解，胃亦渐动。此证转危为安，全赖病家之坚信不摇，而余得以一尽其技，否则难矣。

张义乾湿温阳明实结食复再愈治验

宁波张义乾，秋间患湿热证，发热十余日不解，大肉脱尽，肌肤甲错，右脚不能伸动，小腹右旁，突起一块，大如拳，倍极疼痛，大便已十四五日不解，延医治之，皆谓肠内生痈，伊亲胡宝翁乃商治于余。余谓肠痈胀急，《金匮》以败酱散主治，今此草罕有。伊于第三日觅得，乃问余服法。余曰果尔。须同去诊视，瞑眩之药，岂堪悬拟？因同至张家，见张倚于床褥，张目摇头，病苦万状，面色青惨而枯，脉极坚实，沉部如弹石，尺愈有力，时或一趺。余曰："此非肠痈也。肠痈脉洪数，为脓已成，脉弦紧为脓未成，今浮部不洪数，而沉部实大，腹筋突起，目有赤缕，乃湿热之邪，结于阳明。腹旁之块，乃燥矢之积聚也。但得大便一通，块即消散，而腹亦不痛矣。"病者问之曰："曾与前医商论下法，医云人已虚极，岂可妄下？余思胀痛不下，病何由除？今先生为我用下法，死且不怨。"余遂书大承气方，大黄五钱，芒硝三钱，旁视者惶惶未决。余曰："不下必死，下之或可望生。"于是煎成置于几上，病人力疾起坐，一饮而尽。不逾时腹中大响，旋覆登厕，先下结粪如弹丸者三四枚，既而溏泻半桶，块消，明日脚伸而胀痛俱失，继进增液汤二剂，而热先退，再与益胃汤法，胃纳渐旺，津液渐濡。余便上郡，病者欲食羊肉，以问近地之医士。云："病后胃气不复，羊肉最能补胃。"由是病者坦然无疑，恣意饱餐，次日身不发热，舌苔又厚浊，而脉又数，复来召余。余曰："湿热证初愈，以慎口味为第一要务，何如是蒙蒙耶？"乃与平胃散加神曲、焦楂、谷芽，而分量递减，以胃气久虚，不任消耗之故也。果服二剂而安。按：是证初则失于清解，至热已日久，津液枯涸，胃土燥烈，而犹日服运气之药，愈益其燥。迨至结粪成块，腹旁突起，筋脉不能濡润，而脚挛急，医又误认为缩脚肠痈，或误投以败酱散，攻伐无功之血分，又将何如耶？士君子涉猎医书，大忌悬拟开方，药不对证，生死反掌，可不慎哉？

张姓妇产后暑热证
不服凉药致死之由

张姓妇，盛夏生产半月，患暑热证，口渴目赤，头面身体暑痱栉比，几无孔隙，召余诊之。脉一息七八至，浮沉皆洪滑，为立竹叶石膏汤。妇翁，村学究也。执"产后宜温"之说，见余方用石膏一两，以为孟浪。余知其意，以《金匮》用竹皮大丸之法，曲为详解，并以石膏质重而气清，最能清热。乃彼格不能入，另延他医。迎合疏方，三日而毕命。闻死后有鲜血从口鼻出，不终朝而皮肉腐矣。

周子章室人湿温类疟治验

宁波石碶周子章先生室人吴氏，仲秋患湿热证，迁延月余，每日晡时必先微寒，旋即发热，至天明而热始退，胸闷不食。前医固执小柴胡汤出入加减，愈治愈剧，乃延余诊。诊毕告曰："疟脉自弦。今脉不弦而濡小，其为脾胃虚弱湿邪阻遏募原，而发此潮热，当从太阴阳明两经主治，且令阃体肥痰盛之质，外盛中空。中者，阴所守也。中虚即是阴虚。是以治法又与寻常湿热不同，若用风药胜湿，虚火易于上僭。淡渗利水，阴津易于脱亡。专于燥湿，必致真阴耗竭。纯用滋阴，反助痰湿上壅。必须润燥合宜，刚柔相济，始克有效。"乃以沙参、石斛、麦冬、芡实、牡蛎、仙半夏、竹茹、陈皮、薏仁、黄芩等调理数剂，潮热除而胃渐开。余因上郡，彼就邻近之医治之，方中仍用柴胡，服一剂而寒热又作。复来邀余，仍仿前法，以桑叶、川贝、苓、泽、谷芽等，互相出入调理而愈。叶天士云："柴胡劫肝阴，非正疟不可用之。"观此益信。

乐姓女受暑呕逆
胸腹胀痛治验

宁郡乐姓女，年方及笄，夏秋之交，患腹胀痛，瞀闷呕逆，水谷不入，肢冷汗出，身热口渴，脉之浮部洪数，沉部弦劲，是为暑秽之邪，从口鼻吸受，直趋中道，入于募原，挟少阳胆火而上冲，故胸腹痛而呕逆也。方用荸荠、藕汁、西瓜汁、莱菔汁各一杯，磨郁金、枳实、木香、槟榔各五分，投匕而瘳。

吴姓女暑闭卒厥治验

武林吴子翁女，陆点翁孙媳也。丁亥冬患伏暑证，卒然厥逆，目瞪神昏。点翁急束召余，余往诊之。脉沉数有力，确系暑邪内闭，以夜分不能用针，急刺十指出血，及曲池、人中，方用石菖蒲、郁金、竹沥、石膏、藿香、槟榔等，先调紫雪丹八分，次早复诊，症复如前，乃用针从印堂刺入，沿皮透两率谷，开目知痛，余即告以无妨。凡治卒厥，及小儿急惊风证，全视此穴针入得气与不得气，以及顶门入针之知痛与否，决其生死。如印堂针入无气，针下空虚，如插豆腐，及顶门针入不知痛苦，虽华扁亦难再生。此证针毕，即能开言。而方则仍主芳香利窍通神之品，数剂即愈。

某妪湿邪内蕴闷
呕便闭治验

某妪年五十许，从石门抵杭，时当仲秋，途次劳顿，感受风露，微有寒热，胸闷呕恶，大便秘结，胀痛不食，乃阳明湿郁化火，津液不能濡布，肠胃传导失职，治以宣化通腑，方用桔梗、杏仁、黄芩、藿香、郁金、蔻壳、山栀、生枳实、元明粉，加白蜜，一剂而诸恙皆愈。

顾小儿暑秽积食泄泻治验

顾姓七月婴孩，患暑秽食积，泄泻身热，用鲜藿香、鲜荷叶、西洋参、木香、川连、条芩、谷芽、花粉、鸡内金、泽泻、益元散、五谷虫等出入为方，调理而愈。凡夏秋之间，小儿之患泄泻者甚多，由于暑秽食积者十居七八，余悉主是法，莫不应手取效。如脾虚而伤于生冷瓜果者，则又不当以此为例也。

陈姓小儿泄泻慢脾
危而复安治验

武林吉祥巷陈维和四岁小儿，仲秋患泄泻，已近一月，粒米不进，盖五六日矣。腹痛口渴，泄泻无度，身热咳嗽，将成慢脾暑瘵，病已垂危，乃召余诊，方用清暑化积之品，以鲜荷叶、鲜芦根、黄连、黄芩、木香汁、甘草、橘红、莱菔子、鸡内金、车前子、益元散等，服两剂而诸症大减，一日仅泻两三次，胃得安谷，嬉笑遂尔如常。惟食后犹患完谷不化，遂改用通补脾胃之方，如西洋参、荷叶蒂、茯苓、焦甘草、橘皮、木香、冬术、炒扁豆、石斛、谷芽、泽泻、五谷虫等，养胃阴而升脾阳，调理数剂，诸症悉愈。越数日又重感暑邪，泄泻复作，身复发热，咳嗽气促，乃专清暑邪，以荷叶、芦根、扁豆花、香连、谷芽、泽泻、益元散、绿豆皮等，调理数剂即愈。

某暑热泄泻危症治验

定海西门外某，从沪上来，感受暑邪，热毒蕴结，身热如炽，大渴引饮，脉象洪数实大，舌苔黄厚浊腻，泄泻日百余次，粒米不进，证已垂危，就诊于余。余谓暑热毒邪，结于阳明，幸而大泻，邪有出路，不然肠腐胃烂，早已死矣。证虽危而无妨，但不可用止截之药，乃遵喻氏通因通用之法，方用黄连五钱，黄芩四钱，生甘草三钱，银花五钱，鲜竹叶一握，鲜荷叶一爿，生大黄五钱，元明粉三钱，花粉四钱，作地浆水煎服，一剂而泻大减。次日仅泻数次，热势亦缓，再进原方，减去大黄、元明粉。如此危症，止两剂而热退泻止，后以糜粥自养，不劳余药而瘳。

暑热证误服温燥药致剧治验

宁波提标湖南弁勇，患暑热证，初微恶寒，

旋即发热。彼地医士，喜用温药，以桂枝、吴萸、苍术、厚朴等燥热之药服之，身热如炽，口大渴，喜饮凉水，小便涓滴俱无，邀余诊之。脉洪大而数。曰："此暑热证，误服温燥之所致也。"乃用白虎汤加芦根、花粉、麦冬、银花、鲜石斛、鲜竹叶、金汁水、滑石，大剂煎成，候冷饮之，一剂即瘥。次日扶行至寓，诊之热势甚微，小便已通，脉象已和，口舌濡润，诸恙均瘥。乃照前方增减之。去金汁、知母、鲜斛，加西洋参、荷叶、川斛，服两剂而愈。盖省分虽分南北，而六淫之邪，感人则一，总须审体质之强弱，辨脉证之寒热，不可固执成见以施治耳。

详论俞姓咳嗽误治致剧原因

武林丰乐桥华光巷俞姓者，年五十余，患湿邪内蕴，初冬微感风寒，咳嗽气逆，延湖南医士治之，重用麻黄、干姜、石膏三味，连服六七剂，而腹胀甚，改用商陆、甘遂、大戟、牵牛硬下，初服似稍宽快，久之其胀愈甚，至新正乃邀余诊。脉已离根，面色灰滞，气逆音哑，所吐之痰，状如腐肉，小便点滴不通，化原已绝，一误再误，无药挽救，真所谓杀人不以刃也。按是证初起，本属小恙，投以杏苏散一二剂，便可奏效，乃用辛温重药，以致风寒湿之邪，内外凑合，结于太阴阳明之分，而为膜胀。病本非水，而硬下之，使水道反闭，而小便不通，危迫至此，虽神圣亦无所施其技也。徐灵胎云："不死于病，而死于医。"非斯之谓而谁谓耶？噫！

霍乱证治验八条

丙戌秋，定海霍乱盛行，有用雷公散纳脐灸者，百有一活。鲍姓妇年三十许，亦患是证，泻五六次，即目眶陷而大肉脱，大渴索饮，频饮频吐，烦躁反覆，肢厥脉伏，舌苔微白而燥，舌尖有小红点。余曰："此暑秽之邪，伏于募原，乃霍乱之热者，勿误作寒治，而灸以雷公散等药也。"盖暑秽之邪，从口鼻吸受，直趋中道，伏于募原，脏腑经络皆为壅塞，故上下格拒，而上吐下泻，如分两截，此即误，又可所云疫毒伏于募原也。夫募原乃人身之脂募，内近胃腑，外通经脉，热毒之邪，壅塞于里，则外之经络血脉皆为凝塞，故肢冷脉伏，内真热而外假寒也。当先用针按八法流注之刺法，以开其外之关窍，其头面之印堂、人中，手弯之曲池，脚弯之委中，及十指少商、商阳、中冲、少冲，皆刺出血，以宣泄其毒，服以芳香通神利窍之汤丸，方用黄连、黄芩、藿香、郁金、石菖蒲、花粉、竹茹、陈皮、枳实、木瓜、木香汁、蚕矢等，调服紫雪丹，一剂而吐泻止，肢和脉起，诸恙皆安。

又丁姓妪患是证，脉濡数虚大，以藿香、芩、连、半夏、竹茹、木瓜、陈皮、薏苡、滑石为剂，此乃暑邪挟湿，而脉未伏，肢未厥，故治法略有区别耳。

又项姓子年十二，脉伏肢冷，舌白不渴，目直神昏。此内伏暑邪，外感寒凉，而本元又虚。若骤用芳香开达，必至元气暴脱，乃参、附、茯苓、白芍、藿香、冬术、九制倭硫黄、木瓜等，先为扶脾固元，吐泻果止，而肢温脉起。次日舌旁及尖现红点，目赤口渴，此元阳已复，外寒去而内热乃现，改用知母、石膏、竹叶、花粉、木瓜、藿香、郁金、陈皮、银花、滑石等，服两剂而脉象渐和。惟觉惫甚，而胃少纳食，乃余热未清，胃络不和，以轻清之剂清养胃阴，如西洋参、石斛、竹茹、荷叶、麦冬、茯苓、生扁豆、西瓜皮、乌梅、山栀、木瓜、绿豆衣等，出入为方，调理数剂而愈。

又一妇，舌苔灰滑，肢冷脉伏，面色青惨，口不渴饮，身亦安静，此真太阴中寒，用附子理中汤，加藿香、半夏、陈皮，一剂而愈。

又一人，腹痛如绞，上吐下泻，面目俱赤，

舌苔老黄，舌尖赤而起刺，肢冷脉伏，烦躁如狂，饮不解渴，吐泻之物，酸臭不可近。此暑秽之毒，深入于里，仿凉膈散法加石膏、银花，化其在里之暑毒，一剂而吐泻定，舌苔转为鲜赤，略带紫色，脉出洪大。此为热转血分，以竹叶石膏汤加细生地、丹皮、银花、山栀，一剂而愈。此等证不概见，必须审证明确，方可用之，一或稍误，祸不旋踵。

又一妇转筋四肢厥冷，筋抽则足肚坚硬，痛苦欲绝，诊之浮中二部无脉，重按至骨，细如蛛丝。然其往来之势，坚劲搏指，先以三棱针刺委中出血，血黑不流，用力挤之，血出甚少。再针昆仑、承山，针刺毕，腿筋觉松，再用食盐艾绒炒热，用布包裹，熨摩委中及足肚上下。方用三棱、莪术、归须、红花、桃仁、僵蚕、山甲、地龙、牛膝、薏苡、木瓜，服下一时许，筋乃不抽，而吐泻亦止。次日改用丝瓜络、莱菔子、桃仁、竹茹、薏苡、滑石、蚕沙、木瓜、刺蒺藜、山栀皮等清暑湿而宣通脉络，后以西洋参、麦冬、石斛、橘皮、竹茹、薏苡、丝瓜络、茯苓等出入加减，调理旬余始痊。

又一农夫史姓，年四十许，偶入城患干霍乱，腹痛如绞，不吐不泻，倒地欲绝，四肢厥冷而脉伏，与立生二服不效，又急制独胜散，用热酒冲服，仍不效。唇面青惨，鼻尖寒冷，痛益剧，其势甚危，不得已与《外台》走马汤，巴豆霜用五分，服下半时许，腹中大鸣而大便乃下，臭秽难闻，痛乃稍缓。扶至城内亲戚家将息，次日竟能缓行归家矣。

霍乱绝症三条

定邑状元桥恒三油坊夥友，家在慈溪北乡，相去三百余里，舟楫往返，须三日。予因其肢厥脉伏，舌白苔厚，上如腻粉，目瞪神昏，面色黧黑，且多油汗，辞不与治。他医以参、附、干姜、倭硫黄、吴萸、术、草、茯苓等治之。

次日肢渐温，目能动转，群以为庆。余曰："此乃回光返照，余烬易灭，不如急令归家为是。"后果如余言，而殁于途。悲哉！

西门将军桥吴姓，年逾古稀，亦患是证，目瞪神昏，身强而牙关紧急，呼吸之气，有出无入，舌苔光滑淡红，中心青色。余曰："此内挟风邪，风痰阻窍，真元又虚。"询之果宿有风痹，亦辞不治，越二日而逝。

又一台州人，流寓在定之南门外，以挑泥度日，延余往诊。舌苔如宿猪肝，面青神昏，胁痛烦躁，脉伏肢冷，亦辞不治，至日晡而死。此三证者，即《内经》所云大邪入脏，必卒死之候，录此以见不治之疾，非人力所能为也。

按：是年霍乱甚广，治不得法，朝发夕死，故俗有子午症之名，经余治愈者五十余人，而死者仅此三人。又皆不治之症，其余如前鲍姓妇者最多，所以不概录者，因彼此有同异耳。

中风瘫痪治验

杨慎斋年四十许，素酗酒，一日正午饮，忽杯落于地，家人急扶进床，急召余诊。目合神昏，面赤如朱，牙关紧闭，鼻息如雷，痰涎上壅，脉洪大而数。急用针刺百会，及眉心、颊车，挖开牙关，连灌以至宝丹三粒，方用羚羊角、石菖蒲、胆南星、天竺黄、橘红、钩藤、桑叶、僵蚕、菊花、薄荷、郁金、全蝎等，至酉刻而稍苏。次日得诊，脉仍数大，仿资寿解语汤例，服三剂而始能言。舌本仍硬，大便不通，脉仍洪大，以防风通圣散每服五钱，更加大黄三钱，百沸汤和服，一日三次。至次日而便通，二足痿软无力，两手关节皆痛，如历节白虎风证，乃遵古法针、灸、熨、摩、熏、蒸、汤、丸，诸法并施，调理月余始痊。

丁世兄风热喉痛治验

武林丁松翁三世兄，患风热喉痛，初起觉

微寒，旋即发热，阅三日喉关之内小舌两旁，如有物梗塞，至五六日脓成痛甚，始患喉内两旁，双发喉痈，先延他医治之，处以辛凉疏风轻剂，至七八日乃召余诊，脉之寸关二部浮数，两尺虚软无力。余谓证属风热上壅，须以清火解毒为主。幸前方无误，脉象清爽，证虽危而可安，但欲求速效，走入歧路，致增跋涉耳。松翁深以为然，乃用羚羊角、石膏、知母、银花、僵蚕、薄荷、竹茹、青黛、山栀等清化上焦之风热，大便闭结，则用大黄、芩、连、元明粉等以通利之。吹以消肿解毒拔脓之药，至二十余日，脓腐未尽，人益困惫，举家惶惑，乃用斑蝥等外治之药，欲提其毒从外而出。余至急令揭去，用甘草汤洗净，诚以腐脓已化，断无外提之理，徒使毒气散漫，迁延难愈。至念余日脓腐方尽，脉亦平静，而肿痛依然，方信余言不谬也。乃用生甘草六钱，生绿豆一盏，煎汤再加化毒清火养阴之药。次日肿痛果瘥，后以养胃安神之剂，出入加减，月余始痊。

详论金姓喉证证脉
相反终归不治

金姓子，年二十，患时毒喉痹。初起微寒。继即壮热神昏，两手搐搦，至六七日，医用普济消毒饮法，不效。后闻丁姓喉证，为余治愈，来延余诊。脉左右六部俱浑浑然，软而无力，至数模糊，神识不清，喉痹肿连上腭，其色鲜赤，舌苔赤而起刺。余曰："此证甚危，恐难奏效，姑且按病施治，然或有变端，莫以余言之不预也。"盖脉本不治，闭脱之象已见，乃处大剂清火解毒之方，如犀角、羚羊角、连翘、山栀、石膏、银花、鲜石斛、芦根、金汁、人中黄、元参、丹皮、紫雪丹、至宝丹之类，出入更易，服二剂而热瘥，神识稍清，痉厥不作，群以为庆，脉仍躁动模糊，两尺虚软。余曰："外象虽瘥，脉无转机，虑有变端，须得热净神清，脉象安静，至数清楚，虽肤冷困惫，不足

忧也。"仍照前法互相出入，次日果复壮热神昏，胸间发出白痦数点。余曰："白痦发而未透，汗出而热不衰，其为危候明矣。"辞以不治。病家力恳疏方，余见其坚信不疑，只得勉尽人力，前方分量加重，至第十三日白痦浑身发出，舌燥唇焦，齿缝出血，面目俱赤，烦躁狂越，汗出如浴，热愈炽，脉洪大而数。余曰："生死之机，只在今晚，倘得热退，便得生机，若仍如是，恐华扁亦难挽回矣。"次日热复不退，牙关紧急，至第七日而殁。或问余曰："此证始见尚轻，何君便言死候？丁姓之证，已经危险，何君力言无妨？"余曰："见之于脉耳！外症虽险，而脉尚顺，可保无虞。外症虽轻，而脉已逆，终归不治。如丁姓之证，风火上壅，其脉浮数，浮则为风，数则为火，证脉相应，至数并分明也。此证亦属风火，寸口之脉，不鼓至数，浑浑不清，两尺虚软无力，是少阴之精血内虚，风热之邪从口鼻吸受，伏于募原，得少阳阳热之化，三焦游行之火，内外充斥，不能从募原达出，而成闭脱之证。况温病多死下元虚弱之人，少阴不藏，精血内虚，肝阳素旺，痉厥立至，叶天士论温热甚详，法本《内经》。经云：'冬不藏精，春必病温。'温病之脉，最忌浑浑模糊。《内经》云：'浑浑革至如涌泉，病进而色敝。'是病《内经》名曰阴阳交。《素问·评热病论》：'帝曰：有病温汗出而辄复热，而脉躁疾不为汗衰，狂言不能食，病名为何？岐伯曰：病名阴阳交。交者死也。'人所以汗出者，皆生于谷。谷生于精，今邪气交争于骨肉而得汗者，是邪却而精胜也。精胜则当能食而不复热。复热者，邪气也。汗者，精气也。今汗出而辄复热者，邪气胜也。不能食者，精无俾也。病而留者，其寿可立而倾也。且《热论》曰：'汗出而脉尚躁盛者死。'今脉不与汗相应，此不胜其病也，其死明矣。狂言者，是失志。失志者死。今见三死，虽愈必死也。是《内经》有必死之文，其能治之以生乎？"

喉蛾治验

正红旗满洲人，年三十许，患喉蛾肿痛未破，三日汤水不能下咽，脉洪大而数。先刺两曲池、少商穴出血，喉间即觉宽松。吹以开关散、稀涎散，吐出胶痰碗许，食能下咽矣。方用皂角、牛蒡、僵蚕、贝母、白芷、薄荷、甘草、桔梗、马勃、元参、青黛、山栀、条芩，投匕而瘳。

虚烂喉风治验

毕佐廷甲申，冬患伤风，误服辛热表药，遂病咳嗽，缠绵不愈。至次年二三月，燥咳无痰，音哑色夭，喉中渐烂，色白不肿。至夏六月，不起床矣。方延余诊，历阅前方，寒热温燥杂投，脉象弦细而数，身发潮热，面色时赤时白。余曰："病本可治，但误于药太甚耳！"此证初起，本属伤风小恙，误服麻、桂、干姜大辛大热之品，风火益炽，肺金受燥，至春令发升之际，少阳之木火上升，是以津枯音痖。而更助之以燥药，则火土躁烈，夏令火旺而金益受制，治当金水两滋，以助肺之化原。但须久服缓效，欲求速愈，则余谢不敏矣。方用二冬、石斛、桑叶、贝母、蜜炙紫菀、蜜炙款冬花、生地、龟甲、青蒿、鳖甲、阿胶、山栀、丹皮、五味子、蒺藜等出入为方，服三十余剂，方能起床。饮食渐进，声音渐出，继以十味地黄汤加减，又二十余剂而烂孔渐平，后以人参养荣汤加阿胶、牡蛎、石斛、百合等，前后服百剂而始痊。

结毒烂喉治验

宁波一妓，年三十余，患黄疮，外科始用升药，疮虽愈而毒聚于咽喉，腐溃绵延，小舌烂尽，通于鼻孔，服寒冷药数百剂，以至面色㿠白，同于枯骨，声哑肤寒，连唇舌俱呆白色，腹胀便溏，脉象沉细，虚软紫紫如蛛丝，延余诊。余曰："寒凉过度，脾胃伤败，阳气消灭，将登鬼录，先保命根，休议其病。"遂用附、桂、茯苓、於术、参、芪、姜、草等温补之。服十余剂，渐有起色，饮食腹胀便溏悉愈。乃以人参养荣汤朝吞五宝丹，以化其毒，吹以珠黄散，始终用温补药加化毒之品，至月余而诸恙皆愈，烂孔平满，但烂去小舌，不复生耳。

伤寒太阳证用蒸法取汗治验

一柴客体本强壮，只手能举百钧，冬月得伤寒太阳证，恶寒无汗，头痛项强，毛孔痛如针刺，气急脉紧。余用麻黄汤治之，一剂未汗，再剂又未汗，乃取彼舟中造饭缸灶，左右前后各置其一锅，内盛水纳以麻黄、羌、防等风性雄烈发表之药烧之，令滚，去其锅盖，再烧半时许，窗门皆令密闭，使病人口鼻皆受其气，蒸之既久，始得汗出甚臭，病遂霍然。盖其邪入既深，腠理固密，故汤药不能发汗，必用蒸法始效，此古人之巧妙，非余之杜撰也。观《名医类案》及《本事方释义》自知。

刘姓子泄泻危症治验

舟子刘某，年十四，风餐露宿，日以为常。夏秋之交，食少乏力，肌黄腹胀。其母以为虚也，与食桂圆数日，人益困惫，胃口愈闭，腹痛泄泻。然犹勉力操舟，迨至泄泻无度，魄门不禁，肢冷脉伏，目直神昏，始延余诊。至则其母对余而泣，以为无生理也。余谛审之，舌苔白滑，口不渴饮，人不躁动，确系太阴寒湿。即慰之曰："病虽危险，尚属可救。"书附子理中汤与之。用生附子三钱，持方至药铺撮药，而司柜者，谓附子多则不过一钱，从未见生附可用三钱，嘱其再来问余。余曰："我曾用六七钱而应手取效者，三钱尚是中剂，何云多也？"嫌多勿服，我亦不能相强，且必浓煎方效。其母以病极危笃，姑进一剂，以冀万一。于是申刻服药，至酉戌时腹中作响，渐能开言识人。至亥子时，复大泻一次，腹觉畅甚，起居自如，知饥索食，进锅巴汤半盂。次日问以病状，嘱其原方再服一剂。竟不泻，亦不服药，三日即能负物以行。群以为奇，不知古法转危为安者甚多，何奇之有？然是证幸在乡僻穷民，故能速愈。若在富贵之家，延医多人，各执己见，反多阻隔，不能愈矣。

某妪血痢危症治验

定海东山甲下某妪，前翁姓之邻居也。年四十余岁，患血痢日数十行，里急后重，腹如绞痛，粒米不入者十余日矣。身大热，口大渴，证在垂危，呻吟欲绝。余因治翁姓子之证，乘便邀余诊脉。两关尺俱沉弦而数，按之搏指。余曰："证属暑挟食积。"遂与大剂黄连、黄芩、荆芥炭、银花炭、槟榔、木香汁、醋制大黄、归尾、红曲、贯众炭、地榆、槐花、白芷、焦山楂等一剂而病减半，乃去大黄，加甘草，再剂而十愈七八，腹亦不痛，稍能进食，复去槟榔、贯众、白芷、槐花，而加西洋参、石斛、炒麦冬、鲜荷叶、辰砂、益元散，又三剂而痊愈。其四岁孙亦患是证，但稍能食，与芍药汤去桂，加荷叶、益元散、焦山楂、五谷虫之类而愈。余治此三证，转危为安，群以为神，其实不过按证施治耳。

静修庵尼湿热痢治验

郭通圆静修庵尼，秋季患痢如鱼脑，腹与胁牵引而痛，气时下堕，肛门肿痛，缠绵月余，面黄肌瘦，里急后重，脉象虚大。余曰："湿热郁蒸为痢，法宜透化。香燥耗液，反助火邪，与病不合，故不能愈。"乃与大豆黄卷、鲜藿香、黄连、黄芩、防风、木香、佛手柑、萝卜子、茅术、车前、薏苡、泽泻、白芷、荷叶、青蒿脑、滑石等，服两剂而病减半，乃去白芷、豆卷、茅术，加石斛、茯苓，又四剂而病去其七八，后以调胃和中化湿之剂而愈。

肠痈治验

又静修庵一老尼，年五十许，患腹痛，自作痧治，刺刮不效，乃延余治。诊之右关脉洪大搏指，余部浮数。余问腹旁痛处，有无微肿，脚挛屈否？曰："腹之右旁一块，坚硬拒按，右足屈不能伸。"余曰："此乃大肠生痈，非痧证也。"彼大骇。余曰："无妨。肠痈初起，医治不误，十可痊十，大忌外科开刀。腐肠穿膜，为不治耳。"乃用银花、当归、大黄、桃仁、丹皮、乳香、没药、穿山甲、焦楂肉、蒲公英等，服两剂而脓血从大便下，臭秽难闻，肿消脚伸，腹亦不痛。但续续下痢脓血，复排脓消毒之品，如银花、生甘草、桃仁、归、芍、丹参、丹皮、薏苡、乳香、没药、白芷、贝母等数剂而愈。凡诊脉如一部独异，须当深究根源。痛处拒按，微肿，非损伤血瘀，定是内痈。须平日留心临证，方能知之。

陈铭甫痿证治验

牛羊司巷陈铭甫世兄，年十三，身长如二十余。十二岁而阳已发动，是以骨力不坚。试观草木易于荣长者，而枝干必娇嫩，其理一也。丁亥春，患咳嗽痰多，食少体倦，两足痿弱，不能起立。目合则遗精，甚至日间心有所思，夜则梦寐不安，乃延余治。诊脉左关弦数，右关虚大，两寸两尺，俱虚软无力。余曰："证属木强土虚，肾气不坚，心火刑克肺金，治当先保肺胃之阴，取土金相生之义。且胃为后天之本，土能生化万物。经云：'纳谷者昌。'待胃气渐旺，然后可用血肉有情，同类相感，补精益血，病自渐愈。"于是先用桑叶、沙参、钗斛、炒麦冬、枇杷叶、白蒺藜、仙半夏、橘红、竹茹、谷芽、茯苓、茯神、紫菀、百合、毛燕屑、女贞子、莲子、淮山、芡实等清淡之品，出入为方，服二三十剂。而痰渐少，胃气开，乃用舒养筋脉，滋血和肝之药，如归、芍、金樱子、钗斛、山药、山萸、续断、杜仲、麦冬、西洋参、五味子、阿胶、沙苑蒺藜、参贝、陈皮、人乳蒸茯神、龙骨、牡蛎、芡实、丹参等。又三十余剂，遗精梦寐等皆愈。但足仍无力，后用血肉有情之品，收合成膏，如吴鞠通天根月窟膏法，每服五六钱，一日早晚两次。至戊子春，步履如常，强壮逾于平昔。可见补益之药，必久服乃效。

李封翁痰火证治验

李封翁年近花甲，宿患痰火，累年医治，不能除根，去岁余用轻清之品，治之而愈。今春晚膳毕，正与诸孙嬉戏，忽觉右半身麻木不仁，少顷舌本连头俱麻，急来召余诊之。右三部脉俱洪大而数，左关尺脉劲滑利。余谓痰火上升，阻遏脉络所致。先刺两手曲池、少商出血，方用羚羊角、桑叶、钩藤、橘红、川贝、石菖蒲、郁金、天竺黄、远志、神砂、茯神、竹茹、竹沥等，一剂而愈。次日再诊，脉平人安。乃用宁神和中略佐化痰，以善其后。乃郎今年北上，高捷翰苑，诸孙皆眉目清秀，俊雅能文，其厚福正方兴而未艾也。

先甫与心禅交有年矣。每遇急症，延师诊治，无不应手而愈。去秋感冒微寒，师一下指，即有疑难之色，予心知为不祥，至季冬时果遭大变，心禅师可谓神明其技，而予则永为无父之人矣。悲哉！棘人李鹏飞泣血书于苫次。

桑观察痰火上攻上实下虚治案

金衢严桑观察，过于劳顿，虚阳上冒，更挟痰火，上阻清空，下流足膝，年逾古稀，体质偏阳，头晕脚弱。患此数年，退归静养，医治罔效，召余治之。脉浮滑数大，溢上鱼际，正《脉法》所云"高章之脉"也。余曰："高年亢阳为患甚多。徐洄溪云：'凡年高福厚之人，必有独盛之处。'证似不足，其实有余也。夫头面诸窍，乃清空之地，六阳经脉之所会聚。上窍皆奇，尤为阳中之阳。厥阴风火内旋，蒸腾津液，如云雾之上升，清阳不利，则为眩晕。且痰之为物，随气升降，无处不到，气有余即是火。其冲于上也，则为眩晕。流于下也，则成痿痹。入于肢节，则如瘫痪。藏于胞络，则为痛厥。阴不足而阳有余，所谓上实下虚是也。治以清痰火为先，次熄肝风，终以养血潜阳，徐图奏效。"方用鲜橄榄数斤，敲碎煮汁，人乳蒸西洋参、川贝母、钗石斛、桑椹子、白蒺藜、麦冬、山栀皮、竹沥，少佐姜汁，同熬膏，入生矾末，每清晨用开水冲服三四钱，服之颇安。再诊改用茯神、人乳蒸西洋参、石斛、山栀皮、桑椹子、蒺藜、生牡蛎、甜杏仁、川贝母、麦冬、石菖蒲、竹沥、姜汁等，调理两月，渐能步履。而头晕终不能瘥，总须慎阴为是。

高太太痰火喘逆治验

祖庙巷高太太，年三十余，平素肝阳极旺，而质瘦弱，患痰火气逆，每日吐痰一两碗，喉间咯咯有声，面赤烦躁，舌苔中心赤陷无苔，脉弦细虚数。乃感受风邪，少阳木火偏旺，风得火而愈横，风火相煽，肺金受制，阳明所生之津液被火灼而成痰，旋去旋生，是以吐之不尽，痰吐多而肾液立伤，故内热。《素问》云："大颧发赤者，其热内连肾也"。痰随气以升降，气升痰亦升，治当用釜底抽薪法，先以清火降气为主，火降气降，而痰自瘥矣。方书治心肝之火以苦寒，治肺肾之火以咸寒，古有成法，方用咸苦寒降法，丹皮、山栀、青黛、竹茹、竹沥、杏仁、黄连、黄芩、羚羊角、石决明、川贝母、旋覆花、海浮石，加指迷茯苓丸三钱，连服三剂，气平热退，痰喘俱瘥，安卧如常。后用清肺降火化痰之药，如沙参、麦冬、石斛、竹茹、青黛、山栀、牡蛎、鳖甲、阿胶、川贝母、海石、茯苓、仙半夏、橘红、首乌、雪羹等，出入为方，调理数剂而愈。

陈姓子痰痫宿病治验

宁波西郊陈姓子，年十七，患痫症三四载矣。初则数月病作，后乃渐近，甚至一日数发，口角流涎，乃求余治。脉右三部洪滑流利，左关弦而搏指，左寸上溢鱼际。余谓证属痰火充斥，上蒙胞络，闭塞神明之府，故昏厥卒倒，不省人事。先以牛黄清心丸用竹沥一杯，入生姜汁二三滴化服，复以鲜石菖蒲、郁金、胆南星、羚羊角、桑叶、钩藤、橘红等宣络道而清疏之。继则用宁神安魂，佐以金石，堵其痰火复入之路，每清晨以橄榄膏入矾末少许，用开水冲服四钱，服月余而病不复作矣。

来某痰火证治验

萧山来某，素病痰火，作时言语蹇涩，手颤足疲，频年医治罔效，就诊于余。脉洪大而滑，溢出寸口，大便常秘，而胃口颇旺。余曰："是痰火为患也。"以羚羊角、石菖蒲、郁金、竹沥，少加姜汁、麦冬、远志、石斛、黄连、竹茹、茯神、生地、川贝母等为剂，并令吞白金丸三钱。接服数日，脉敛音清，手亦不颤，诸恙递减。乃去羚羊、竹沥、黄连、白金丸，加牡蛎、西洋参、生枣仁、龟甲、阿胶、杞子、白蒺藜、天王补心丸，调理数剂而愈。至次年新正，因纵酒而痰火又升，声音又涩，又就余治。余曰："痰为易生之物，若旧证复发，仍用前方常服，当以西洋参、辰砂、茯神、麦冬、淮山、菊花、杞子、蒺藜、石斛、远志、石菖蒲、橘红、牡蛎、川贝母、龙骨、竹沥为剂，青果膏入矾末少许，每早开水冲服四钱，惟酒宜少饮为妙。"从此相安年余，后因不戒酒，且食厚味，而病又作。劝其行倒仓法吐去其痰，以清胃腑，复疑惧交集，致病终不脱体。

气血两虚半身不遂治验

一徽州客，年五十许，忽一日右半身如瘫痪，卧床不能转动，筋脉不拘急，亦无痛苦，召余诊之。右脉沉细如丝，虚软无力，左脉和缓无病，细审毫无风象，体肥肌丰，又非痰火，乃气血两虚，归并一偏之病也。仿王清任补阴还阳五汤法，用黄芪四两，当归五钱，赤芍二钱，干地龙、川芎各一钱，续断、忍冬藤各三钱，红花一钱，丹参三钱。服三剂，而右脉渐大，手足略能展动，八剂而起居如常矣。方信归并之说为不谬。后以归、芍、参、芪、苓、草、丹参、桂枝、木瓜、红花、川芎、牛膝、续断、狗脊等养血补气，舒经活络，嘱其浸酒常服。

沈某神虚痫病治验

山阴沈某年四十许，偶一烦劳，则痫病即发，神不自主，谵言妄语，不省人事，或语鬼状，诊之两寸空大无伦，两关弦紧，舌中心陷有裂纹，余谓病属虚证，神不守舍，神虚则惊，非有鬼祟。神气浮越，故妄见妄言。用桂枝龙牡汤加龙眼肉膏，嘱其守服三十剂。服二十剂，而病已不复发矣。按：此证与前陈姓案，乃一虚一实之对证，总须审证的确，指下分明，庶所投辄效。病证万端，治不执一，要不外乎虚实寒热四字。桂枝龙牡汤，有旋转乾坤之妙用，非熟读《金匮》者不知也。

金彩眉百合病治验

定庠生金彩眉，其夫人丙戌秋病霍乱卒，渠亦患湿热证。是年定海之霍乱，经余治愈者

875

甚多，及彩眉之遇余也，则在仲冬时矣。盖渠自秋间患湿温之后，失于清解，留邪在络，且丧偶悲郁，再有烟癖，耗伤精血，烦躁不寐，目不交睫者匝月，日间坐卧不安，百感交集，欲食而不能食，欲卧而不能卧，饮食或宜或不宜，神识似痴，脉之空大，指下极乱。余曰："此正《金匮》所云百合病也，再兼痰上冲。"遂与百合地黄汤，加清痰降火之药，两剂稍能寐，而神志仍似痴呆，乃专清其痰火，而加宁神定志之品，出入加减，至丁亥春始痊。

赵忠翁头风抽掣治验

赵忠翁，年近八旬，前任镇海教谕，常患头风，发则日夜无度，左颊上额及巅，经络不时抽掣，自觉如放烟火冲状，通夜不能寐，脉虚滑流利，有时弦劲而大。余谓风阳上扰，阳明少阳之火挟痰而逆冲于上，额旁及耳前后两颊，现青络甚多，法当尽刺出血。《灵枢》云："诸络现者，尽泻之。"乃刺两颊及眉心出血，复针颊车、地仓、承浆、率谷、百合、迎香等穴，行六阴数。凡针四次，筋不抽掣矣。方用僵蚕、桑叶、麦冬、山栀、石斛、丹皮、竹茹、青黛、丝瓜络、牡蛎、阿胶等品，养血和络，调理数剂而安。次年立春后复发，但不如前之甚也。时值六出纷飞，不能用针，改用推法，以指代针，推后痛稍缓，雪消天霁，复针率谷、风府，方药如前法，服数剂而又愈。以后每少发，投前方辄效。徐洄溪云："凡经络之病，不用针而徒用药，多不见效。"其信然矣。

又赵孙媳血虚头痛治验

忠翁孙媳，亦患头痛，嘱余诊之。其脉浮取颇大，而沉按无力，两尺尤甚，左关略兼弦数。余曰："此属肝血内虚，奇经失荣养之司。病虽在上，而根源实在于下。其所以头痛者，督脉上循于巅顶也。药须补下，即《内经》上病治下之法也。"用四物加杞子、山药、杜仲、续断、苁蓉、阿胶、鹿角霜、金樱子、石斛、菊花等数剂而愈。此两证亦一虚一实之对证也。

一得集卷下

仁和李梅生太史鉴定　　族兄吕庆熊淞舟商订
平阳徐淞樵广文参阅　　同学王美仁元仲编校
南海普陀山僧心禅著　　青浦陆清洁重校句读

魏掾痰火上冲惊悸
不寐治验

藩司掾魏某，患怔忡惊悸不寐，两月有余，施医局友作虚证治，愈治愈剧，乃就余诊。脉浮滑鼓指，目黄舌苔白腻。余谓阳明不阖，痰火上冲，湿热内蕴之候也。举半夏秫米汤，加橘皮、竹茹、川连、茯神、枣仁、山栀、杏仁、泽泻、滑石，作甘澜水煎，炊以苇薪，二剂能寐，而怔忡惊悸悉减。复以清痰降火化湿之剂，目黄渐退，胃亦渐旺，诸恙悉痊矣。患此证者甚多，若作虚治，是抱薪而救焚也。

任佃夫血风治验

定海佃夫任姓，年四十余，四肢手足心皆生白屑，如抽蕉剥茧，层出不穷，肤厚如牛领，裂缝中血流淋漓，肤热如烙，痒甚必搔出血始已。患此数年，内外科皆不识其何病，丙戌夏就诊于余。脉六部俱浮洪散指。余曰："此证重者即是大麻风，眉鼻柱肢节皆能脱落，吴越人患此绝少，惟岭南感受毒瘴者有之。乃风湿之邪，从外入于肌肤，以致脉络留而不去，转入转深，入于血分化热，热与风湿相搏，致成白屑，层层如曲蘖之发斑，故脱之不尽，宜驱经络之湿，清血分之热，润肌肤之燥，可望渐瘥矣。"渠云："化湿之药，已服百余剂矣，一无所效。"余曰："化湿乃通称，而药味配合，各

有不同。是证湿在脉络，若徒用渗利苦燥，以治脏腑，无益耳。"方用银花二两，麦冬六钱，生甘草八钱，当归八钱，僵蚕三钱，芥穗、防风、木瓜、威灵仙、黄芩、丹皮、丹参各三钱，生首乌一两，薏苡、生白芍各六钱，羌活钱半，细生地二两，长流水三大碗，用大砂锅煎成一大碗，缓缓服之。外用麻黄、羌活、白附子、僵蚕、威灵仙、蛇床子、苦参、川楝子、黄连、黄芩、当归、银花各三钱，用真麻油十两熬枯沥净渣，再下血余八钱，黄腊二两，生猪脂一两，枯矾二钱，痒时用新夏布蘸药擦之。如法月余果愈。凡平时罕见之证，只须静与心谋，据理揣合，无不应手取效，即考之古法，亦不相径庭云。

臁疮生虫治验

一舆夫外臁皮如蛀孔，以数千计，似疮非疮，奇痒难忍，连年不愈，每至夏秋则甚，春冬则瘥，就余治之。见其状似有虫，但方书无此治法，惟思癞头年久生虫，有用砒霜煮蛋杀虫一法，遂借治之。用鸭蛋两个去壳，入砒霜末二钱搅匀，加葱用猪脂熬至香气，乘熟盖覆患上，以布紧缚。虫闻香气，出而就食。更加痒极彻骨，待冷解看，果引出极细之虫无数。再用苦寒解毒清湿之药，煎汤温洗数次，其患永除。伊云此患吾侪甚多，从无愈者，不知有此奇治，自是又开一条门

径矣。凡出奇制胜之法，虽属小疾，寻思而得，却有无限快乐。

胸痛虫证治验

一女年十二岁，患胸痛甚剧，床上翻覆滚号，治以消食行气之药不效。与阿芙蓉膏开水冲少许，服始效，后仍不效。余视其肌肉消瘦，面黄有蟹爪纹，询之肛门如痔痛，脉或时弦紧，或时细数，而有歇止，却与《金匮》狐惑病证相符，乃依《外台》杀虫方法，用附子、桂心、大黄、鹤虱、雷丸、干姜、甘草各等份为粗末，每服二三钱，百沸汤入蜜半匙，和服两剂。以后胃口渐开，肌肉渐生，至今六七年，是病不复作矣。

疳虫死证

镶蓝旗某，年力成童，患腹痛甚剧，延余诊之。视其面色萎黄，肌肉已脱，脉虚数，乍大乍小，如羹如沸，舌赤中有细小白点，病已日久。余曰："此证始于食物不慎，辛辣厚味，化热生虫，日积月累，其虫渐大渐多，今脏腑之脂膏，被虫侵蚀殆尽，虽有神丹，莫能救也。"其家人再四勉求，余一时为其所难，不得已为立连梅汤方。午后复邀往诊，余婉辞却谢，越二日果殁。

气郁胸痛治验二案

董妪年四十余，患胸痛呕逆，喉痹带下，头痛，病非一端，诊其脉沉细而涩。余曰："脉法云：'下手脉沉，便知是气。'病由情怀不畅，郁怒伤肝，木邪犯土，心脾气结，法当疏气平肝。"先用归、芍、香附、橘红、郁金、蔻仁、柴胡、丹皮、鲜橘叶、佛手花、瓦楞子、牡蛎等，以水先煮生铁落，然后煎药服三剂，诸症俱减八九，后以逍遥散加丹、栀、香附、海螵

蛸、牡蛎，服二十余剂而愈。

又徐妪年近五十，患胸痛，月信虽少，而尚未断，体肥脉弦而虚。余谓此属血虚气郁，与丹参饮而愈。此二证虽同为气郁，而却有肝旺血虚之分别焉。

血结胸痛治验

毛姓妇，患胸痛甚剧，床上乱滚，哀号欲绝，月信愆期，延余诊之。脉沉弦搏滑，指甲与唇俱青。余曰："脉沉滑主血，弦劲搏指，其血菀结，当是瘀血留于胸膈而作痛也。"细询得病之由，忽悟半月前被硬木触胸，其为瘀血无疑矣。与归尾、赤芍、桃仁、丹参、东洋参、琥珀、乳香、蒲黄、五灵脂，一剂而愈。故治病之道，四诊皆当留意，乃能与病切中，而所投无不效也。

胁痛治验二案

某木匠因触伤，腰胁瘀血留阻于经络，痛甚，呼吸转侧，尤为难忍，恶寒发热，脉弦劲而数，此因瘀留经络，以致气机不宣也。方用归须、桃仁、苏梗、橘络、丝瓜络、乳香、没药、红花、参三七、穿山甲、牛膝、青葱管等活血通络逐瘀之品，两剂而愈。

定邑北门陈姓妇，患气郁络阻，左胁肋闪痛，连于期门、章门部位，脉沉细涩，以前方去乳香、没药、红花，加香附、郁金、柴胡、山栀，亦两剂而愈。

胸痹证治验

一俞姓男子患病痛彻背，即《金匮》所谓胸痹是也。投以瓜蒌薤白散而愈。此乃古人定法，极易治之病，下工不知，每用香燥耗气，往往多方图治，以易为难，而因之致害者甚多，故偶存之。

奔豚气治验

吴山水陆财神殿，三师太患奔豚，气上冲腹，即大痛，坚硬一块从小腹上攻，呕吐不能食，形常伛偻不堪，与以桂枝、吴萸、东洋参、归芍、半夏、茯苓、小茴香、黄连、乌梅、木香、川楝子、干姜、炙草等，从少阴厥阴阳明主治。每早空心，令吞肾气丸三钱，更灸中脘、石门、关元穴，其患遂愈。惜其烟瘾甚大，体又怯弱，精血耗尽，后至次年患春温暴脱。

狐疝治验

杭垣后市街施医局内金少爷号有常，患狐疝偏坠，立则睾丸下坠，卧则上入少腹，阴囊赤肿而痛，延余诊之。脉左弦大，右虚濡，余曰："阳明湿热郁蒸，厥阴风木内旋，故有此证。盖阳明厥阴皆主宗筋，其脉皆循阴器，抵少腹，治当先用化湿疏气。"乃从陈修园先生法以二陈汤加木香、川楝、橘核、车前子、小茴香等，服三剂而稍安，复灸冲任而愈。

何世全寒疝暴发治验

宁城应家同何世全，与施采成为邻，采成余契友也。辛巳冬邀友就同前酒楼小饮，而施亦在座，其子登楼云："何某刻患急病，即请诊视。"余偕入其室，但闻其声长吁。问其致病之由，自言午尚无恙，至未刻少腹稍有胀急，申即暴发，阴囊肿大如升如斗，坚硬如石，痛苦欲绝，上吐下泻，脉细而弦，阴茎入腹，囊底一孔如脐，自欲求西医割破。余曰："西人虽有此法，安可妄试？以自取祸。此证发则甚暴，去亦甚速，若能听余用药，今晚可以即愈。"其家以为安慰语，而未深信。为立理中汤加生附子三钱，半夏二钱，吴萸七分，嘱其静心安养，不可急躁。服药后至戌刻吐泻止而疝仍如故，痛反更甚。余谓此寒邪盛与热药相拒，下焦深

痼之邪，药力尚轻，不能胜病，须再服可瘳。病者有难色。余恐其疑，复邀同学王君元仲共商，王至已初更余矣。诊毕论与余合，乃立椒附白通汤合五苓散，仍用生附子三钱，至二更服下。余就宿施友家，盖恐病情有变，杂药乱投，反致危殆。谓其子曰："若尔父病稍有变动，即来告我。"至三更后其子来告云："父病已好大半。"余大喜，持灯速往。病者曰："我因久坐尻酸移动，觉如气泄，胀痛顿失。"视之，阴囊已小大半，而皮起皱纹，阴茎伸出其半。次日肿硬全消，平复如故，但觉精神困乏，后因境迫，不服药而愈。渠竟称为华佗再生云。

高姓妇血崩危证治验

杭垣凌木梳巷高姓妇，年四十七岁，患血崩两月余，淋漓不断。其血初起鲜赤，久则渐淡，若一起坐，骤下如倾，往来寒热，下体如废，床上不能转动，面色㿠白如纸，唇舌皆无血色，常觉目暗脑空。自起病已来，更医数手，服药七十余剂，如水投石，乃延余治。诊其脉两关尺皆浮虚芤大，重按软弱无神，寸口涩涩不调。余曰："妇人七七，天癸将竭，其血较衰于壮年。今病已日久，下崩若倾，所去之血，已不啻数斗，所谓奇经血海之血，尽皆下脱。急当大补气血，证虽危险，若照余方服之，不得稍有增减，尚可转危为安。"与补血汤合胶艾汤法，更加介类潜阳止血之品，方用黄芪一两，当归四钱，党参、白芍、阿胶、荆芥炭、贯众炭、血余炭各三钱，姜炭一钱五分，陈艾叶七片，杜仲、川断、桑寄生各二钱五分，牡蛎八钱，水煎加童便半茶钟，服二剂而血减，下体稍能转动。乃去寄生、川断、血余、黄芪，用六钱党参、高丽参，加熟地一两，鹿角胶、龙骨各三钱，附子一钱。又二剂，血止而能起坐，唇面稍转红活，脉象有根，而白带时下。又服五剂，诸症悉愈。按：血脱补气，古法可循，原非难治，而数手久治，迄无一效，岂非可笑？

魏小隐夫人半产治验

定海巡捕魏小隐夫人，年三十余，前曾有孕四月，因腰痛腹疼，误认血积，破血陨胎，年余原医复用前药致陨。丙戌秋停经四月，腰腹如旧疼痛，乃邀余诊。脉弦虚滑数，尺脉躁动不安。余曰："此胎脉也。"问几月矣。曰："将及四月。"余曰："脉已离经，胎将堕矣。"伊备述前因。余曰："前堕两胎，皆在四月。今届其时，瓜弱蒂脆，又欲堕也。"曰："腰腹虽痛，血尚未下。"余曰："脉象如此，势必漏下，姑用安胎之法。"以四物汤加桑寄生、杜仲、川断、胶艾、砂仁，药未服而血已下，持方来问。余曰："此方正治胎漏，然胎之能保与否，难以预决，而又不得不服。"次日下血更多，余复诊之，脉数已减，尺脉稍安。余曰："脉似有根，胎可保矣。"渠曰："胎既可保，何以下血反多，腰腹仍痛。"余曰："此凭脉不凭证也。昨血未下，余断必下，盖离经之血，自然当下，若止涩之，将来瘀血为患，变证百出矣。已离之血必当尽下，则未离之血自止，但产期须补一两月耳。"复于前方参、芪、白术，又服二剂，而血始止，胎卒不堕。噫嘻，天下之误药而殒胎者，不知凡几，岂非医之造孽耶？

赵姓妇产后血厥治验

赵姓妇，年十八，生一女，产下即晕绝，汗大出，而目上窜昏厥，不知人事，急召余诊。余曰："此败血冲于胃经也。"猝不及药，急令先用醋三斤，置甑内，以铁称锤一个，用炭火炉内煅通红，置产妇前淬之，令口鼻皆受之，烟气薰入，少顷，汗收、目开、神定，复以童便灌之。方用当归四钱，川芎二钱，桃仁、延胡索、蒲黄、五灵脂各一钱，姜炭八分，炒黑荆芥三钱，百草霜一钱，煎服即愈。不知者以为有起死回生之术，其实古人原有此法，余亦不过效颦而已。病似虽危，治之极易，人人得

而为之也。

姚姓妇怪胎治验

姚姓妇，年四十余，生两男两女，最后生者九岁矣。丙戌秋，月信愆期，至冬病不起床半载，以后腹大如抱瓮，肌肉尽消，面色暗惨，床内转侧，须人搀扶，有时腹如绞痛，痛过即饥，饥即欲食，而胃口倍强于平昔，延医诊之。或云胎气，或云水气，或云蛊胀，或云血积，纷纷不一，治亦无效。丁亥春，病更剧，延余诊之。其脉右手浮部滑数，沉部参伍不调，左三部俱弦强，诊时适当痛后。余曰："痛后之脉，不可凭信。明日再诊，或可定方。然大端总非胎脉，此等奇证，须认明的实，或可一击而去。"彼以为然。次早复诊，左脉虽弦而不强，右脉如羹如沸，寻按之细软如丝，无气以动，竟犹欲绝之状。余曰："昨今脉候，大相悬殊。凡治病多先得其要领，可以下手，脉象如此无定，何敢轻治？"其夫再三求方。余曰："如是下午再商可也。"午后复往诊，而脉象又更，两手频现歇止，时数时缓。"因知此脉本无定象，问其痛时腹中动否，痛处有无一定。曰："动处与痛俱无一定，或在脐上，或在脐傍，或左右胁下，动则必痛，不动则不痛。"余曰："脉象屡更，且必动而始痛，胃反倍强，肌肉日削，其为怪胎无疑。但怪胎须下，药必有毒，下后生死，余亦难决。然不下必死，下之或可望生。"妇云："如能下之，虽死不怨。现今身如巨石，扶持需人，家贫如洗，日食维艰，生不如死。"夫妇皆坚请用药，于是邻里共闻。余始疏方用大黄一两，附子五钱，干姜、桂心、川乌、雷丸、鹤虱、桃仁、牛膝、枳实各二钱，巴豆霜四分，麝香一分，共研细末，炼蜜为丸，开水送服五钱。一服腹中大动，痛更剧，而胎未下。令再服三钱，约二时许先下浆水斗余，后出两怪物，形圆且长如鱼，兼有两角，口眼俱备，不知何物，产卜尚能跳跃，人尽骇绝。

下后用银花六钱，生甘草四钱，生绿豆一钟，煎汤以解其毒，腹痛乃止。后以补养气血，调理脾胃，月余始能起床。金谓此妇庆再生云。

姑苏诚信洋药店，一妇甫二十岁，亦患怪胎，伉俪方年余，汛愆肌削，困惫已极，亦下之而安。方知患此者，断不可以其形虚危而不下也。须知因病致虚，病去而正自复。语云："药不瞑眩，厥疾弗瘳。"正此谓也。

此二证或误于保胎不下，必至殒命。淞樵评。

坐禅伤阳吐血治验

性智长老，有人传以坐禅云："久久行之，则神气完足。上升泥丸，始能出定入定，超脱生死苦海。"于是强制不睡，终夜枯坐，两月来体渐羸瘦，单声咳嗽，血从上冒，一吐盈掬，乃就余诊。脉虚大无力，三候皆然。余曰："《内经》云：'起居有时，不妄作劳，乃能形与神俱，而尽终其天年，度百岁乃去。'此古圣教人养生之道，修行何独不然？岂必强制枯坐，即能成仙成佛耶？古云：'磨砖何以成镜，坐禅何以成佛？'良有以也。且归神炼气，乃道家工夫。释教以明心见性为上，坐禅虽是见性要著，其中却有妙谛。《六祖坛经》云：'生来坐不卧，死去卧不坐。'其了彻生死处，并不在坐与不坐。此又在长老自参，不可以明言者耳。至于禅堂坐香，如坐一炷香即跪一炷香，始则缓步，后则紧步，使周身之气血上下流通，不至凝滞，过二鼓即就寝矣。诚以子时不睡，则血不归经，必致吐血衄血等证。昔志公和尚日夜讲经，邓元王悯其劳，为制补心丹以赐之。要知人身一小天地，呼吸之气，与之相通，不善用之，未有不立蹶者。譬谷麦为养生之本，既饱而强食之，徒伤其生。财物为立命之原，既得而妄取之，徒害夫义。非谓坐禅无所俾益，第过于作劳，必入魔道，而此心反不能自主矣。大梅禅师云：'即心即佛。'是参禅要旨，认定

宗旨，下手庶不致为傍门别壳所惑。盖心知色相，便当思知色相者是谁。心知烦恼，便当思知烦恼者是谁。思无所思，是为真思。行住坐卧，刻刻如此用力，将一旦豁然贯通，诚有不知其所以然而然者。古偈云：'铁马撞开青石门，玉鸡啄破黄金壳。这个消息，长老掩关静悟，必能自得。总之自性自度，为禅门日用功夫。暗来明可度，邪来正可度，恶来善可度，智慧度痴愚，布施度悭贪，清静度烦恼，名曰六度。波罗密即到佛法世界。今长老为人所惑，枯坐不寐，则阴阳之枢纽不能交互，而阳浮于外，阴不内守，其有不病者几何？'为立潜阳固阴方法，用二地、二冬、石斛、京元参、杏仁、芩、胶、菀、龟甲、牡蛎，煎好加入人乳半钟，守服二十剂，不必更方。长老唯唯顶礼而去，过廿余日复来。据云服两剂血即止，今则精神日健，因于前方去杏仁、紫菀，加归、芍、枸杞，服之强壮反逾于昔，从此坐禅遂无所苦云。

大道无为，不著色相，一涉黏滞，便入魔障。修持者可弗慎欤？淞樵评

顾秋芳伤酒吐血案

武林清和坊顾升泰扇店秋芳，患吐血十余年矣。病起于伤酒过度，血热妄行，而杂药乱投，肌瘦痰盛，恶寒心悸，神识如痴，自疑虚寒，妄将性热之药，杂凑四十余味，亦无君臣佐使，犹恐欠热，乃用生姜捣汁煎服。畏寒益甚，虽在重帏，尤嫌微风，心虚胆怯，常怕屋坍压死，人众杂处，又厌喧烦。丁亥秋，延余诊之。痰喘气逆，脉虚大而数，一息七八至。盖从前所服大辛大热之药，助火内炽，火盛克金，肺脏已伤，所谓热极反现寒象也。证已危极，勉拟甘寒育阴法，用鲜芦根、甜水梨、荸荠、鲜生地、麦冬，各绞汁半钟，冲入人乳一钟，每日徐徐缓饮。此盖处方于无可处之地也，服之颇安。其后失于调理，至春而卒。

损伤奇脉下血治验

钱塘张调梅先生，年四十余，下血有年。丁亥九月，在吴山太岁庙斗坛召诊，神气委顿，诊其脉弦细芤迟，正仲景所云革脉也，男子则亡血失精，妇人为半产漏下。余曰："察脉审证，当主腹痛亡血。"曰："然。"余曰："此证乃木强土弱，盖肝主藏血，脾主统血，今肝木之疏泄太过，则血不内藏而下泄矣。"伊云下血数年，一日数行，气若注下，后重难忍，逾时便又溏泄，腰尻酸痛，少腹胀急，行动气逆，坐卧必竖足方快，形如伛偻。余曰："此奇脉为病也。小腹两傍名曰少腹，乃冲脉之所循行。督脉行于背臂，其一道络于腰尻，挟脊贯臀，入腘中，而带脉又横束于腰间。夫冲脉为病，逆气里急。督脉为病，腰溶溶若坐水中。又督脉虚则脊不能挺，尻以代踵，脊以代头，诸病形状如绘。凡奇经之脉，皆丽于肝肾。"方用归、芍、川断、山药、枸杞、鹿角胶、熟地、龟甲、牡蛎、寄生、小茴、木香、防风，煎送济生乌梅丸三钱，数剂血止，后重亦减。乃去木香、防风、乌梅丸，加血肉之品，以峻固奇经，或为汤，或为膏，多方图治，诸恙渐安。惟肾气从小腹上冲，如奔豚状，后灸中脘、关元、石门，调理两月而愈。凡奇脉亏损，必多用血肉有情，乃克有效，《内经》云"精不足者，补之以味"是也。至于灸法，则尤宜三致意焉。

转胞证治验

杭垣万安桥天和烟店夥，年近七旬，平日体极健壮，身躯丰伟。戊子冬患小便不通，半载有余，久而愈闭，点滴难出，气常下注，胀急欲死，不得已至西医处用吸水管吸出始安。凡一日数次，以为常也。延余诊治，两寸关脉俱极虚大，两尺细涩不调。余曰："此证乃中虚清阳下陷，初则不过如癃闭，医者以熟地、桂、附漫补，则清阳愈陷，下窍填塞，遂致胞系了戾，膀胱之下口与溺管不相顺接，故溺难出，病名转胞，治之极易，何以半年之久，无有识此病者？真属可笑。"与补中益气汤，黄芪重用至一两，加木通三钱，肉桂三分，两剂而便稍通，四剂其病如失。后以补中益气全方，不加利水之药。更嘱其每日淡食猪脬数枚，取以胞补胞，同类相感而安。其从前之扰乱半月，后胃强体健。渠以为神奇，其实亦是按证施治，何奇之有？噫！是证《金匮》诸书，凿凿具载，省垣甚大，何知医者之寥寥也？诚可叹已。

孙太太脚气入腹治验

杭垣水沟巷孙太太，两足自腨至跗皆肿，热痛甚，皮色光亮，至晚发厥，延余诊之。脉沉而弦。余曰："此名脚气入腹，亦危症也。冲心即死。"其足上有诸络现者，尽刺出血，并刺委中，遂与鸡鸣散，令五更鸡鸣时服，外以蚕矢汤熏洗。次晚果不厥而热痛仍然，乃用槟榔、蚕沙、海桐皮、木瓜、片子姜黄、黄芩、滑石、薏仁等而愈。

汪良翁误汗阳越治验

汪良翁，年七十七，患下体沉重，酸痛不能行。己丑十月，召余诊之。其脉六部皆大而空，余谓此乃阳寒湿相乘之证，治当固本理虚，不得过于渗利其湿。乃用参、苓、术、草、归、芍、牛膝、木瓜、薏苡、防己等。服数剂，病无进退。一医谓当发汗，投以麻黄、羌活、川芎等，汗大出如雨，其夜合眼即惊，觉心中空空，如无物然。次日又觉身轻，如两腋生翼，欲飞翔状，且常欲跳跃高处，其家惊惶，不知所为，医亦如之，复召余诊。手足乱舞，力大甚有逾垣上屋之势，须两三人掖之始可。诊脉寸关二部俱浮数侵上，两尺尤躁动。余曰："此误汗阳并于上，不急固补，必发癫狂，元气亦因之而即脱。"方用人参、附子、炙甘草各三钱，五味子一钱，生白芍、麦冬各八钱，熟地四两，生铁落二两，煎汤代水煎药。服后睡三四时之久，及醒，脉敛神清，而下体仍重痛。余曰："此病难以痊好，但可望迁延岁月耳。昔徐洄溪以病不愈不死，愈则必死，即此类也。"乃检其医论示之，彼方信从。后与调养气血，胃气渐旺，脉亦安和，而下体之病，终不能瘥。

赵老太太阳虚发热治验

赵忠翁老太太，今年八十有二，长忠翁二岁，玉体稍有违和，即召余诊治，每一二剂而辄愈，忽一夕身大热而喘，又召余诊。脉两寸关俱浮大而数，两尺极虚，余谓阳气浮越，真元将离，若加大汗一出，顷刻即有暴脱之虑。乃用大剂生脉饮加朱拌茯神、当归各四钱，石斛、龙齿各三钱，牡蛎一两，服之即热退而安。次日复诊，脉气顿敛，两尺亦有根，惟两胁牵引而痛，乃改用养血疏肝和络之轻剂。方用苏梗、橘络各八分，香附、柴胡各五分，桂枝三分，归须、丹参、丝瓜络各二钱，石斛、蒺藜各三钱，服二剂而愈。忠翁每谓余方太重，似吴越非所宜者。余曰："方剂之大小轻重，当度其病势，审其体质，不可一例而论也。即如是证，昨日真元将离，脉已无根，制剂若小，何能热退而安？今日肝络不和，法宜轻宣，如重用柴胡、桂枝等，则真阳复升，而气又将上越矣。是昨不得不重，今不得不轻也。且余在杭，医治之证，往往遇有危险者，而方亦不得不然，总之实事求是，能中病即为合法。如惯用轻方，或遇重病，将苟且姑息，知之而不用耶，抑任人讪谤以尽吾之心耶？昔苏长公文章经济，出人头地，一肚皮不合时宜，无如何也。余于医理粗涉藩离，本无华扁之术，其克于讪谤者几希？古人云：'岂能尽如人意，但求不愧我心'"。

又次年体虚患感治验

又次年，患血虚痰多，四肢腰背疼痛，身体难于转侧，至偶感微寒，即气急神昏，家人无不骇甚。二月间，因更衣受寒，召余诊视。身壮热而神昏，口开气急，脉六部俱浑浑然，洪大而数。余因深知其平日体气，用黄芪、当归、川芎、苏叶、杏仁、葱白、山栀、郁金、贝母、连翘、竹茹等轻散，兼以固表之药，令其服后，助以锅巴汤，盖覆取微汗而解。如法服之，一剂果愈。此乃弃脉弃证，从平日之体气以治也。余尝见虚人患感，其邪本轻，医每发散太过，即漏汗不止，气升于上，胸膈窒塞而死者，不可胜数。如前所载汪良翁之案，以体虚误汗，辄致危症蜂起，而如癫狂，亦此类也。书之以为虚人不可发汗之戒。

某太太冬温暴脱证

鄂记绸庄内某太太，十月间患冬温，十余日不解。医或发表，或温燥，失于清理，以致邪传阳明，大热气喘，身发白㾦，与疹夹杂。诊其脉浑浑然，模糊不清。余主阳明透达清解之方，用羚羊角、人中黄、连翘、山栀、贝母、银花等轻剂。次日早晨，追请甚急，余即往视，疹㾦已退，大便已解，热清而喘逆特甚。诊其脉大而空，面赤如妆。余曰："此邪去而正欲与之俱脱也。"书人参、生附子各三钱，炙甘草、干姜各一钱，五味子五分，急令煎服勿迟。嘱其嗣君曰："至申酉时大汗一出，当即亡阳矣。趁此未汗，尚可挽救。"彼与一医商之，不以为然。交申时汗果大出，始信余言不谬，急去兑参，已暴脱矣。合家懊悔，复何及耶？

孙某偏枯证治验

武林云栖梅家坞孙某，形体肥硕，平素喜啖肥甘，年近六旬，患偏枯证，左手不能展动，足亦如之，将及一载，时或神昏气急，大便不通，头目眩晕，如发痧状，邀余诊之。脉右三部滑大而数，左三部俱涩小，尺部微如蛛丝。余曰："右脉滑大，因痰食积滞，以致气道不能流通。左脉涩小，乃高年气血两虚，无以荣养经络，濡润筋骨也。左不升则右不降，其气血归并一边，而为偏枯之疾。时或神昏气急，大便秘结者，实由痰随气涌，肺气不克下降耳。法当去积化痰，从左引右，从右引左，从阴引阳，从阳引阴，俾气血流转，周身无滞。"方用丹参、归、芍、柴胡、升麻，助其气血升于左，莱菔子、槟榔、木香、半夏、枳实，消其痰食降于右。服三剂而手足举，大便解，饮食亦进，眩晕不作矣。继用参、苓、归、芍、半夏、陈皮、丹参、升麻、柴胡、麻仁、桑枝等以调之，嘱其午前进食，午后减食，忌油腻厚味，以养胃中清静之气，乃不助浊阴以碍气也。服四五剂，居然下楼晋接，步履如常矣。后用参、芪、归、芍等大补气血，佐以消痰活络之品，三十剂以善将来。半载之疾，脱然而愈，快哉！

梅家坞离杭三十余里，心禅朝去夕返，余时与同寓，据述其病危甚，数日后伊婿来寓改方，不胜欣喜，备言诊后大有起色，无复半体偏枯之苦，足见高手指下，生趣盎然，令人有羹墙黄帝之想。淞樵评

陆姓子脱血筋挛治验

宁郡月湖陆姓子，夏随群儿下河捕鱼，右足心涌泉穴，被触出血盈斗，日久自膝至跗，其冷如冰，筋脉挛急，是足既废，已行动需杖，其戚友为余邻，商治于余。余曰："足废两载有余，何能为也。"然细思起病之由，因于血出过多，而筋脉失养。其穴乃肾经所属，又为寒湿乘之。遂以阳和汤去白芥子，加附子、薏苡、牛膝、木瓜、当归，姑令试之。嘱其守服四十剂，不必更方，亦未敢云必效也。乃服十五剂而足温，三十剂而筋舒，步履渐如常矣。盖阳

和汤原为治阴疽之方，此则藉以通经养血，而复加舒筋逐湿之品，夙疾顿瘥。凡天下事总须据理推测，不可拘泥如是。

真心痛

何某年三十余，忽患心痛，甚则昏厥，急召余诊。唇面俱青，以手紧按胸膛，痛剧不能言。脉之左关尺紧，寸口如循刀刃。右手不克诊，以紧按胸膛故也。余曰："此真心痛病，旦发夕死，夕发旦死，虽卢扁复生，不能救也。"逾时果卒。

赵忠翁高年亢阳证治验

赵忠翁前患左颊及耳前后经络不时抽掣，余为治愈，相安三载，间有小发，调理辄效。己丑冬诊其脉两尺弦滑而芤，小便频数，溺管涩痛，夜不能寐。余曰："此高年亢阳为患也。翁天禀甚厚，年逾八旬，傍无媵妾，以致相火时动，而小便淋沥，由是而起。"《内经》云："思想无穷，所愿不遂，意淫于外，乃发白淫。"因用甘凉育阴之药，佐以知、柏、车前等以泻肾火，服数剂渐安。今言正月亦复如是，余直言明告其故。曰："此证非药能治，如火动时惟默念六字经以制之，是即无上上药。"翁大笑而不答，病遂寻愈。

此为心病以心药治也。年高福厚，元气淋漓，趣语令人解颐。淞樵评

详论李封翁阳脉变阴
为真元暴衰之征

李荔生封翁，素有痰火，发必召诊，试辄幸中。己丑九月前疾复作，愚按其脉，向来滑大，今忽损小，浮部奄奄至数不明，且气来又不连续，愕然谓其世兄梅生太史曰："尊甫之脉，何以反常之至此？"梅翁医道甚精，并深信

愚之脉理，乃惊疑久久，始作声曰："无大害乎？"愚知其素性纯孝，不敢直告，为定清疏上焦之方，加金匮肾气丸，服之颇安。越数日复诊，封翁问脉息如何？愚勉强慰之。不得已私谓梅翁曰："脉象已现真脏，如雀啄食，每五六至，或十余至一止，恐是元阳暴衰之征，为之奈何？"梅翁嘱为定方，用桂苓甘术汤加龙牡以镇摄之。又拟两方治上焦之痰，用陈皮八两，苍术、半夏各二两，风化硝、青盐各五钱，生姜汁半碗，以四味煎汁合姜汁收入陈皮，令不时口内噙咽少许。治下焦之虚，用人参五钱，生附子八钱，以附子煎汁收入人参，将参用铜刀切小块，外用茯苓细末，合炼蜜包裹为丸，晒干，每日空心服三钱。奈封公平日大忌参附，梅翁力劝数四，至于泣谏，终不能用。医有令服参须五分试之，膈间作胀，益加畏慎。余曰："参须与参不同，服仅五分，是以作胀，能服五钱，即不胀矣。况愚所制参附为丸，外用茯苓包裹入胃，使参附之性，必至下焦乃发，是下焦元气，可藉温补而转旺，而中焦阴邪，又何难驱除罄尽耶？岂复能作胀耶？"赤心苦口，意终不回。但问小儿明年可入都否？余曰："病尚未愈，梅翁必不肯暂离膝下，此愚之所稔知也。"梅翁泪涔涔下，愚亦不胜嗟叹。盖翁之生平，性最慈爱，乐善忘倦，远近无不颂德，与愚尤有夙缘。嗟嗟，珠林玉树，食报靡涯，不幸至冬，辄遭大变，惜哉！

父慈子孝，一堂和气，那堪罹此闵凶，心禅写入案中，缠绵悱恻，至性流露，非深心人不能体会至此，何忍卒读？淞樵评

发背治验

孙姓一乳妪，患发背坚硬高肿，根盘如碗，疮顶白点如粟米甚多。余曰："此证甚险，不可轻视。"付以散坚消肿丸药数钱，令每日服五钱。来朝视之，坚块尽消，其症如失，余大异之。曰："余存丸药，当仍还余。因修合不易，

非吝惜也。"出药视之，所存无几。乃伊于一昼夜服十余次，每服必二三十粒，已服完矣。余曰："幸而体壮，否则岂不误事？"然凡痈毒坚肿不消，惟此丸无不应验如神，即脓已成，亦不必开刀，自能穿破出毒，溃后收功亦易，诚至宝也。

陈姓子瘰疬治验

宁城西门外陈厚载子，年甫十三，项侧瘰疬如贯珠，面色㿠白，脉沉细而微，先起之疮已溃年余，疮口白陷，稠水淋漓，皮内之核，如弹丸，半露皮外，半在肉里，余核坚硬未破。余曰："此证色脉俱属虚寒，急宜温补气血。若不善治，绵延岁月，多成童劳。"遂用人参养荣汤，加鹿角胶，十余剂疮口渐转红活。其核未消，仍用前方，兼用洞天救苦丹、小金丹，间日轮服，服至三十余日，其核化脓，以渐流去，未破者亦渐消散。乃用生肌末药，加参须、象皮，用阳和解凝膏盖贴，仍服生肌养血健脾之汤丸，两月而愈，人亦从此强壮，此王洪绪先生法也。世医多用降丹取核，痛不可当，必不能愈。故治疮疡诸证，以不痛为第一妙法，此虚寒证之治法也。瘰疬种数甚多，治法亦各不同，必于平日留心临证，方有把握。

色现真脏预知死期二案

宁郡陈养生为钱庄夥，失业境迫，一日倚藤椅仰卧。余见其似寐非寐，目半露而无神，面色㿠白，皮肤夭焦，肌肉消瘦，喘息气促。余窃谓他友曰："观陈某之色，死期将不远矣。"曰："何所见耶？"余曰："《内经》云：'大骨枯槁，大肉陷下，胸中气满喘息不便，毛悴色夭，死于冬。'今其形与《内经》之论正合，其能免乎？且经又云：'始富后贫，名曰失精，更无治法。'"果于是冬而卒。

宁波郡庙一术士钱时成，设砚西首廊下，

东廊下一相士徐君瑞海，自称熟读麻衣。是日余见钱面黄枯焦，一股青惨之气如烟雾，余谓徐曰："君相士也。必能知人寿数，对面钱某可活几年？"徐谛观之曰："照部位二三年耳。"余曰："吾不知部位，但观现在之色，《内经》云：'黄如枳实者死。毛悴色夭，死于秋。'是肠胃之气予不足也。此人必死于秋间泻痢之疾。盖七八月大火西流，烁石流金，肺气益虚，肺与大肠相为表里，而阳明之土金泄气，其为必死无疑矣。"后果应余言。凡望色而决人之生死，须要察其神气，盖色为标，神为本也。如色虽枯而尚有神，则主病而不至死。若神色俱败，气如烟雾之暗惨，死期可预决也。故为医者，安得不读《内经》耶？

脉现真脏预断必死二案

乙酉秋，余在宁，有温州弁某就诊，年四十许。余切其脉浮部虚大，如羹上之肥，久按如鱼翔虾游之状。余问："曾大脱血否？"曰："无。"然则心胸痛乎？"曰："无"。问："究竟何所苦耶？"曰："近日四肢略有酸重，犹幸胃口颇好，余无所苦。"余曰："无病而得如是之脉，大有可虑。四肢酸重，不过湿滞小恙，而况胃口尚好，何病之有？尔且商之高明，余不敢定方。"伊微笑而去。是冬闻其友云，一日赴友午饮，至夜觉头沉重，以为饮酒过多，灭灯就寝，次日日高未起，同伴呼之不应，以手推之，则已僵矣。经云："脉病人不病，名曰行尸。"凡人无大病而现真脏之脉，乃脏腑之气久已空虚，最宜留心。不可轻与医治，抑或服药

之后，病大发作，则必归咎于医，可不慎欤？

又杭垣陆点翁家，一佣妇，绍郡人，年五十余，尻骨之上，一节突起，腰间患疮，溃久不敛。戊子春，就余诊之。六部之脉，俱浮取空大，沉按无根，余知此证不治，乃致意点翁，嘱其婉言劝归养息，病愈仍可复来。佣妇如言回家，医治至秋似稍安而复来，点翁又邀余诊，脉象如初。余曰脉仍无根，须防暴脱，果至初冬而殁。

昔杭董浦宗伯谓世医能杀人而不能起死人，然果能知其必死，虽不克起之而生，则亦断断不致杀人矣。夫技而本于不致杀人，其生趣之流露于十指间者，可想见也。忆予先大人珠川府君，于学无所不窥，而医道尤为讲求，每遇不救之病，必详推夫五行六气，而预决生死之期，今读真脏四案，不禁有父书散亡之感。淞樵评

徐淞樵曰：是册所治诸证，均非寻常平易者可比，而且按法施治，毫不自作聪明，以致失于一偏之见，洵可传也。心禅初意，似以覆瓿之物，未敢问世，予怂恿再四，心禅始于翌日袖出质正。予虽不知医，而自幼备闻庭训，受读《灵枢》《素问》诸书，于医理不无稍明。观其议论必穷夫源，讲求必极其奥，诚不愧医学入门之阶梯也。冥搜静悟，由病而验，其方较之近今诸大家，何多让焉？予因略为点窜，归以付之梨枣，谓非一大快事哉？噫嘻，予乡距省千里有奇，因事邂逅，与心禅商订者两月余矣。岂非前定之数？昔袁简斋先生自言于佛家因缘二字，平生最为深信，予于此事亦不禁恍然大悟云。

跋

学佛不参妙谛，为医莫悟元机，安心既疏，行意奚裨？心禅慧珠内朗，灵镜中涵，读古帝书，立良相志，一朝祝发，万事随缘，雕琢虫鱼，倚为性命，搜罗草木，殚厥精神，念我佛慈悲，一低头而放汝，悯众生顽恼，举十指以活人。当夫柏子焚炉，梅花展帐，兰蕙撷秀，香绕芒鞋，芝术含酥，云生布衲，不愧台公之术，可称獭女之奇。青囊驮乎僧肩，紫书握于佛手，而且采圣经于凤阙，金匮玉函，探宝笈于龙宫，牙签锦轴，于以推六气，按五行，细辨阴阳，详参部候，启天地之橐籥，夺生死之权衡。郭玉虽遥，金针暗度，淳意已妙，珠玄潜寻，树种杏林，培植何须董奉？泉珍橘井，灌溉奚羡苏耽？技恚然以奏刀，道恢乎其游刃，托足而心从所欲，恍神仙陆地之居，割股即支解之由，遂菩萨诸龢之愿。乃者出山问道，奇字盈车，入世谭禅，胜流接席，通芳讯于下士，谛石契于上工，渐扬厉之无文，喜导养之有术，爱我爱我，游湖以悟西来，可人可人，浮海而终南去。

时光绪庚寅春仲下浣三日平易金舟乡发牙经樵徐济之题于虎林客次

887

医 医 偶 录

（清）陈修园　著

内 容 提 要

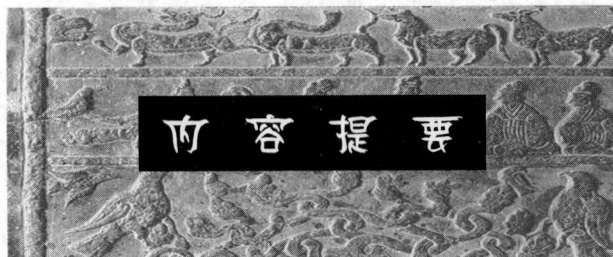

本书二卷，陈修园著。陈氏医书，风行全国。惟此书知者少，因此书为陈氏晚年教子所作，故简明精要，尤胜他书。

序 一

医者，意也。风寒暑湿燥火之疾，针灸药石调治之方，无非以意行乎其间。倘或拘于前法，茫不知妙手偶得之义，将良药皆成砒霜，适以速人于死，此修园先生之所以有是刻也。先生以名孝廉出为邑宰，公余之暇，举其生平所得之神奇而笔之于书，名之曰《医医偶录》，盖取乎医之为道，贵于神明其意，而一切应验方术，惟偶然得之者之妙也。向来福建旧有是书，业医学者精习其术。凡救活生灵，不可胜数。川省道途遥远，未得善本，有志民瘼者，浩叹久之。坊间友善堂主人，不惜工资，重付枣梨，而请叙于余。余不敏，素不习岐黄，何足以知医道？第念先生身膺民社而犹不忘情于医，著书立说，以为万世之生民计，诚范文公为医为相之胸襟，陆宣公活国活人之怀抱也。因赘数语于编首，非敢叙先生之书，实不负坊间之请也云尔。

同治十三年甲戌岁孟冬月上浣永安价人氏题于东川旅寓

序　二

医之为道，何道也。曰：君子之道也。苟非存心有恒者，何轻议哉？何则？夫药之性能生人亦能杀人，盖操之不得其要则反生为杀矣。唯君子则立心不苟，故其为业必精，及其临病必详以审，故能化悲痛而为欢忻。小人之性忍以贪，贪则唯利是图，忍则轻忽视人命，逮及临病则夸以略，不察病之虚实，辄投瞑眩之药，不杀人也几希？吾固为君子之道也。予幼年得子，方逾弱冠，柔软多病，习懒不能自强，必非得受此道者，日夜痛心。惧夫吾殁之后，有病委之庸医，是可以伤生灭性。孟子云：不孝有三，无后为大。有子多病，不传以济生之道，一旦夭折，祖宗之祀事绝矣。岂为人父之道哉？某今年七十有七，衰迈殊甚，桑榆之日，岂能久照？日夜用心，以辑成医书十余种，论法虽略，备用若师承口诀，不能融会贯通于心。又著《伤寒医约录》二卷，《医医偶录》二卷，文虽鄙俚，然言简意到，其中包括仲景不传之妙，皆世所未尝闻见，剖露肺肝，以罄其蕴奥，实升高之梯阶，当宝之如珠玉。潜心玩绎搜索，以尽厥旨，有疑辄问，不可因循，务期日进高远。司马温公曰：达则为良相，不达则为良医。岂非君子之道乎？故宜服膺此语，敬慎而行之。他日倘能以斯济人，亦君子也。若存心不古，以吾言为妄谬，反以斯道杀人，负吾之用心，非吾之子也。

嘉庆癸亥年正月望日长乐陈修园序

凡　例

是书本生平之心得者以立言，不敢掯摭以竞繁多，隐晦以彰深远，务令一见能解，以便取用。

是书于浅易之证，必虑及深远，不得伤本以贻后患，即有难措处者，亦必多方设法以救之，不忍轻置之也。

是书所载单方，细为揣摩，必于脉之虚实，病之表里，俱无妨焉，方敢采录，阅者详之。

是书立论方略，必取其中正平稳，切于病证之治法者为要，诡僻之方，怪险之法，毫不敢登。

凡古人立方，寓有精意，然断不可呆用。余尝见浅医未经阅历，遇暑倦辄用清暑益气汤，而不知黄芪之闷。遇热喘辄用生脉散，而不知五味子之敛。卒至暑热伏留，缠绵床褥而毙，甚可哀也。他如六味地黄汤及麻黄汤、桂枝汤等，必须斟酌万稳而进，或用次将之品代之。否则一误之下，不可挽回，归咎古人，古人岂任受哉？

凡人不愿知医者，以卷帙浩繁，见而生畏，不知从何学起也。兹但言其现何病象，系何脏腑，作何治法，寥寥数语，亦易知矣。其一切经络源委，概不缕叙，避繁赜也。若欲究其全则，自有诸名家书在。

用药如用兵，须量其材力之大小。盖有一利即有一弊，如大补、大攻、大寒、大热之品，误用即能杀人。各部后分为猛将次将，俾阅者不敢轻用，即用亦必斟酌分量，庶知利害。

人生一小天地，病之轻者如日月之食，不转瞬自必回和，断不可轻易服药，恐益乎此则损乎彼也。园阅历既久，悉知其故，宁受众怨，不轻徇情。此事如老将临阵，大贾航海，愈历炼而愈知畏耳。

是书浅近说法，别无精意，不过愿人人稍知医理，不为庸医所误，以延寿命。且乡僻间不及延医者，亦可对症自医，取其便耳。至医家读书少而阅历浅者，得此亦有头绪，稍知把握，便可活人。

医家首在立品。古人云：行欲方而智欲圆，心欲小而胆欲大。人之性命，在我掌握中，专心揣求，尚虞有失，此事岂同儿戏乎？若一涉利心，则贫富歧视，同道相攻，伪药欺售，置人命于脑后矣。试仰观苍苍者何物耶？而为病家者亦宜以上宾礼貌相待，须思此人为我父母妻子救命而来，并非剃头剔脚者可任我招之来麾之去也。

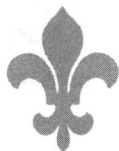

目 录

附录

医医偶录卷一

长孙男心典辑

闽吴航陈修园著　湖邵王海峰校

后学徐志源句读

识一字便可为医说

客有问于余曰："医之为道，乃古圣人泄天地之秘，夺造化之权，起死回生，非读破万卷书，参透事事物物之理者不能？今非通儒而业此，亦能疗人病者。何也？"余曰："天地间有理有数。理可胜数，则有学问之医，远近崇之，遂得其以尽活人之道。然仲景为医中之圣，尚未见许于当时，观《伤寒》之序文可知。犹宣圣以素王老其身，天人意在万世，不在一时也。仲景之后，名贤辈出，人皆不得志于时，闭门著书，以为传道之计，而喻嘉言、柯韵伯二先生书，尤感愤而为不平之鸣。此理数之可言而不可言者矣。今之业医者，无论不儒为通儒，而求其识字者，则为良医矣。无论其识多字也，只求其识一字者，可以为良医矣。"客曰："此何字也。得毋所谓丁字乎？"余曰："亦其类耳。不必他求，即人字是也。人乃阴精阳气合而成之者也。左为阳，左边一丿，阳之位也。右为阴，右边一乀，为阴之位也。作书者遇丿处自然轻手挥之，阳主乎气，轻清之象也。遇乀处自然重手顿之，阴主乎精，重浊之象也。两画不相立，阴阳互根之道也。两画各自位置，阴阳对待之道也。丿在左者不可使之右，乀在右者不可之左，阴阳不离之道也。左丿由重而轻，万物生于水，即男女构精，万物化生之义，由阴而阳也。右乀由轻而重，形生于气。即大哉乾元，乃统天，至哉坤元，乃顺承。人之气，阳统乎阴也。二者合之则成人，合之之义，医书谓之自抱，《周易》名之曰交，交则为泰矣。试以形景浅言之。人之鼻下口上水沟穴一名人中，取人身居乎天地中之义也。天气通于鼻，地气通于口。天食人以五气，鼻受之。地食人以五味，口受之。穴居其中，故曰人中。自人中而上，目鼻耳皆两窍，偶画。自人中而下，口与二便皆单窍，奇画。上三画偶而为阴，下三画奇而为阳，取地天之义，合成泰卦也。形景主外，犹必合阴阳之象而成人，况人之所以生之理乎。人之为义大矣哉！子若遇医者问此一字，恐高车驷马，诩诩以名医自负者，亦一字不识也。"客闻予言，大笑而去。

张飞畴运气不足凭说

谚云："不读五运六气，检遍方书何济？"所以稍涉医理者，动以气运为务，曷知《天元纪》等篇，本非《素问》原文，王氏取《阴阳大论》，补入经中，后世为古圣格言，孰敢非之？其实无关于医道也。况论中明言，时有当位而气无，必犹然谆谆详论者，不过穷究其理而已。纵使胜复有当，而政分南北，四方有高下之殊，四序有非时之化，百步之内，晴雨不同，千里之外，寒暄各异，岂可以一定之法而测非常之变耶？若熟之则资顾问则可，苟奉之法，则一执不通矣。

四诊

望色

春夏秋冬长夏时，青黄赤白黑随宜，左肝右肺形成颊，心额肾颐鼻主脾，察位须知生者吉，审时若遇克堪悲，更于黯泽分新旧，隐隐微黄是愈期。

又有辨舌之法：舌上无苔为在表，鲜红为火，淡白为寒，生无苔言非谓苔之淡白也。若有白苔为半表半里，黄苔为在表，黑苔病入少阴多死，苔润有液为寒，苔燥无液为火，苔上无苔如去油腰子为亡液不治。

闻声 僧自性传

肝怒声呼心喜笑，脾为思念发为歌，肺金忧虑形为哭，肾主呻吟恐亦多。

又法：气衰言微者为虚，气盛言厉者为实，语言首尾自相顾者神昏，狂言怒骂者实热，痰声辘辘者死，久病闻呃为胃绝。大抵语言声音以不异于平时者吉，反者为凶。

问症 出《景岳全书》，张心在增润之

一问寒热二问汗，三问头身四问便，五问饮食六问胸，七聋八渴俱当辨，九问旧病十问因，再兼服药参机变，妇人尤必问经期，迟速闭崩皆可见，再添片语小儿科，天花麻疹虔占验。

切脉

微茫指下最难知，条绪寻来悟治丝，《旧诀》以浮芤滑实弦紧洪为七表，以沉微迟缓濡伏弱涩为八里，以长短虚促结代牢动细为九道。李濒湖、李士材加入数革散三脉，共二十七字，实难摸索，必得其头绪也，治丝者始有条不紊。三部分持成定法，左寸外以候心，内以候膻中，右寸外以候肺，内以候胸中，左关外以候肝，内以候膈，右关外以候胃，内以候脾，两尺外以候肾，内以候腹。腹者，大小二肠膀胱，候在其中，前以候前，后以候后。上竟上者，胸候中事也。下竟下者，小腹腰股膝胫中事也。此照《内经》分配之法。八纲易见是良规，浮主表，沉主里，二脉于指下轻重辨之易见也。迟主寒，数主热，二脉以息之至数分之易见也。大主邪实，细主正虚，二脉以形之阔窄分之易见也。长主素盛，短主素弱，二脉以部之长短分之易见也。以此八脉为纲，其余诸脉辨其兼见可也。置而弗辨亦可也。起四句总提，切脉之大法也。胃资水谷人根本。脉属肺，而肺受气于胃。土具冲和脉委蛇，不坚直而和缓也。脉得中上之生气如此。此以察胃气为第一要。脏气全凭生克验，审察气之生克为第二要，如脾病畏弦，木克土也。肺病畏洪，火克金也。反是则与脏气无害。天时且向逆从窥，推天运之顺逆为第三要，如春气属木，脉宜弦。夏气属火，脉宜洪之类。反是则与天气不应。阳为浮数形偏亢，仲景以浮大动滑数为阳，凡脉之有力者俱是。阴则沉迟势更早，仲景以微涩弱弦迟为阴，凡脉之无力者皆是。此又提出阴阳二字以起下四句，辨脉病之字忌为第四要。外感阴来非吉兆，外感之证，脉宜浮洪而反细弱，则正不胜也。内虚阳现实堪悲，脱血之后，脉宜静细而反洪大，则气亦外脱矣。诸凡偏胜皆成病，偏阳而洪大，偏阴而细弱，皆病脉也。忽变非常即弗医，《旧诀》有雀啄、屋漏、鱼翔、虾游、弹石、解索、登弗七怪之说，总因阴阳台决忽现出反常之象。只此数言占必应，脉经铺叙总支离。一支名有万，而脉象不过数十种，且一病而数十种之脉，无不可见，可能诊脉而即知为何病耶。脉书其人之语最不可听。

诊脉歌

病人双腕仰，高骨定为关，依掌后之高骨，定为关脉。寸脉量虎口，尺脉准臂弯，关前距虎口一寸，故曰寸。关后距臂弯一尺，故曰尺。

左寸心胞络，左关胆与肝，左尺司何职，膀胱肾系焉，右寸胸中肺，胃脾属右关，要知大肠肾，右尺自昭然。

口鼻一呼吸，脉来四五跳，此是无病者，平和气血调，三至为迟候，六至作数教，迟则寒之象，数则热之标，一二寒愈盛，七八热正饶。

轻举得皮面，表邪脉故浮，若是病在里，重取须沉求，洪长征实健，细弱识虚柔，水湿并痰饮，滑利又弦遒，紧促气内乱，伏涩气疑留，妊娠中止代，失血中穴芤，代脉中止，芤脉中空。只此尚易见，其他渺以幽。

望舌色

舌者心之窍。凡病俱现于舌，能辨其色，证自显然。舌尖主心，舌中主脾胃，舌边主肝胆，舌根主肾。假如津液如常，口不燥渴，虽或发热，尚属表证。若舌苔粗白，渐厚而腻，是寒邪入胃，挟浊饮而欲化火也，此时已不辨滋味矣，宜用半夏、藿香。迨厚腻而转黄色，邪已化火也，用半夏、黄芩。若热甚失治则变黑，胃火甚也，用石膏，半夏。或黑而燥裂，则去半夏而纯用石膏、知母、麦冬、花粉之属以润之。至厚苔渐退而舌底红色者，火灼水亏也，用生地、沙参、麦冬、石斛以养之。此表邪之传里者也。其有脾胃虚寒者，则舌白无苔而润，甚者连唇口面色俱痿白，此或泄泻，或受湿，脾无火力，速宜党参、焦术、木香、茯苓、炙草、干姜、大枣以振之。虚甚欲脱者，加附子、肉桂。若脾热者，舌中苔黄而薄，宜黄芩。心热者，舌尖必赤，甚者起芒刺，宜黄连、麦冬、竹卷心。肝热者，舌边赤或芒刺，宜柴胡、黑山栀。其舌中苔厚而黄者，胃微热也，用石斛、知母、花粉、麦冬之类。若舌中苔厚而黑燥者，胃大热也，必用石膏、知母。如连牙床唇口俱黑，则胃将蒸烂矣，非石膏三四两，生大黄一两，加粪金汁、人中黄、鲜生

地汁、天冬、麦冬汁、银花露，大剂之投不能救也。此唯时疫发斑及伤寒证中多有之。余尝治一独子，先后用石膏至十四斤余而斑始透病始退，此其中全恃识力。再有舌黑而润泽者，此系肾虚，宜六味地黄汤。若满舌红紫色而无苔者，此名绛舌，亦属肾虚，宜生地、熟地、天冬、麦冬等，更有病后绛舌如镜发亮而光，或舌底嗌干而不饮冷，此肾水亏极，宜大剂六味地黄汤投之以救其津液，方不枯涸。

望闻问切论

望者，看形色也。闻者，听声音也。问者，访病情也。切者，诊六脉也。四事本不可缺一，而唯望与问为最要。何也？盖闻声一道，不过审其音之低响以定虚实，嗽之闷爽以定升降，其他则无可闻也。切脉一道，不过辨其浮沉以定表里，迟数以定寒热，强弱以定虚实，其他则胸中了了，指下难明，且时大时小，忽浮忽沉，六脉亦难征准，故医家谓据脉定证，是欺人之论也。惟细问情由则先知病之来历，细问近状则又知病之浅深，而望其部位之色，望其唇舌之色，望其大小便之色，病情已得八九矣。而再切其脉，合诸所问所望，果相符否？稍有疑义，则默思其故，两两相形。虚与实相形，寒与热相形，表与里相形，其中自有把握之处，即可定断。慎斯术也，以往其无所失矣。

表里虚实寒热辨

凡人之病，不外乎阴阳，而阴阳之分，总不离乎表里虚实寒热六字尽之。夫里为阴，表为阳，虚为阴，实为阳，寒为阴，热为阳。良医之救人，不过能辨此阴阳而已。庸医之杀人，不过错认此阴阳而已。假如发热，恶寒，鼻塞，咳嗽，头痛，脉浮，舌无苔，口不渴，此病之在表者也。如或潮热，恶热，口燥，舌黄，腹痛，便涩，脉沉，此病之在里者也。假如气短

体弱，多汗惊悸，手按心腹，四肢畏冷，脉来无力，此病之本虚者也。若病中无汗，或狂躁不卧，腹胀拒按，脉实有力，此病之又实者也。假如唇舌俱白，口不渴，喜饮热汤，鼻流清涕，小便清，大便溏，手足冷，脉迟，此病之犯寒者也。若舌赤目红，口渴喜冷，烦躁，溺短便秘，或唇燥舌干，此病之患热者也。凡此皆阴阳之分也。至于邪盛正衰，阴虚火亢等，则又阴中之阳，阳中之阴，其间毫厘千里，命在反掌，辨之者安得而不慎？

表治宜发散也。如初感风寒，发热头痛，但用苏梗一钱五分，荆芥一钱五分，防风一钱，川芎一钱，甘草五分，生姜三片以散之。头痛甚，加羌活六分。如鼻塞或流清涕，加半夏一钱五分，茯苓、陈皮各一钱。如咳嗽，则加桔梗七分，杏仁一钱，前胡一钱之类。一剂得汗而热即退，不必再服。但避风寒，忌油腻。未得汗则再剂而止。若寒热往来，欲作疟状，宜用柴胡八分，酒芩八分，赤芍一钱，制半夏二钱五分，甘草五分，大枣三枚，生姜三片以和之。虚者，加防、党二钱。此其证在表，切勿妄用枳壳、神曲、麦芽消导之药，引邪入内。

里治宜归经也。有虚实，有寒热，宜辨其病在何脏腑而治之，法详脏腑门。惟喜、怒、忧、思、悲、恐、惊，谓之七情，此里证之最难治者，但宽其心而药始效，否则无益也。然证在于里，大忌发散，散之则虚者汗脱，热者煽炽，医动辄用表，可惧哉？

虚治宜补也。然有阴虚，有阳虚。血虚者为阴虚，宜补其血，轻者用生地四钱，首乌二钱，归身一钱五分，酒芍一钱五分，炙鳖甲二钱，稽豆皮三钱，海参三钱，北沙参三钱之类，重者用熟地五钱，枸杞三钱，五味七分，萸肉一钱，菟丝一钱以填之。气虚者为阳虚，宜补其气，轻者用党参三钱，白术一钱，山药二钱，茯苓一钱五分，炙草六分，红枣六枚，生姜一片之类，重者用人参一钱，黄芪一钱五分以振之。气欲脱则并加附子二钱，干姜二钱以回阳。若气血兼虚，

则阴阳并补，八珍汤、十全大补汤皆圣药也。

实治宜泻也。心有火邪，肺有风寒，脾有食积、虫痞、湿热，肝有郁怒之气，胆、胃、胞络、膀胱、大小肠各能受邪，皆为实证，治法详各脏腑门。然治实以速为功，苟迁延日久，病未去而元气虚，则难以消导矣。

寒治宜温也。寒在表则恶风寒，宜苏叶一钱，藿梗二钱，荆芥、防风各一钱，前胡一钱五分，杏仁三钱，生姜三片之属，以散其邪，甚则桂枝五分，麻黄五分，细辛六分。寒在里则喜热汤，宜制夏二钱，藿香一钱五分，焦术一钱五分，制朴一钱，吴茱萸八分，焦谷芽三钱，煨姜二片，砂仁二粒之属，以暖其中，甚则附子六分，肉桂六分，干姜六分。凡寒证唇舌必白，脉迟便利，腹或冷痛，一投寒凉，入口立脱，慎之。

热治宜凉也。然热证有实火，有虚火。实火之证，或因外感，或因内郁所致，宜分脏腑治之。火之微者，黑山栀一钱五分，石斛三钱，地骨皮二钱，青蒿一钱五分，丹皮三钱，连翘一钱五分，麦冬二钱，花粉一钱五分，银花三钱，竹叶五分，灯心一握之属，甚者加黄连七分，黄芩一钱五分，或石膏四钱，知母一钱五分，极甚则用大黄一钱五分，龙胆草七分等。虚火之证，或阳虚外热，口不渴，唇不红，脉不数，宜四君子汤，以补其阳。若阴虚内热，舌或绛，头或痛，目或干，过午便热，宜四物汤、六味地黄汤，以补其阴。

内伤外感杂治说

前言表里虚实寒热六字，病已尽在其中矣。而表里之中，又有内伤外感之治焉。内伤者，里证也。而有气血痰郁四字之分。外感者，表证也。而有风寒暑湿燥火六字之别。再详其治法，医无余蕴矣。

内伤：一曰气。气虚者四君子汤，若风实而滞者，宜香苏散、平胃散。二曰血。血虚者四物汤，若血实而凝者宜手拈散。三曰痰。痰

轻者二陈汤、六君子，若顽痰胶固，变生怪证，或停饮膈间，宜滚痰丸、小半夏加茯苓汤之类。四曰郁。凡喜怒忧思悲恐惊皆能致郁，郁小者越鞠丸、逍遥散，若五郁互结，腹膨肿满，二便不通，宜神佑丸、承气汤之类。此内伤之治也。

外感：一曰风。真中风是也，非表治中之偶感风寒也。风有中腑，中脏，中血脉之殊。中腑者与伤寒同，太阳用加味香苏散，阳明用葛根汤，少阳用小柴胡汤。中脏者眩仆昏冒，痰声如锯，内有热风寒风二种，热闭则先用搐鼻散，次以牛黄丸灌之，便结胀用三花汤。冷脱则汗珠头摇，以附子理中汤急救之，或三生饮。中血脉者口眼㖞斜，半身不遂，大秦艽汤加竹沥、姜汁、钩藤。二曰寒。伤寒是也。寒在表则与风之中腑治同。寒入里用附子理中汤，法详《伤寒论》。三曰暑。暑轻者但烦渴，益元散足矣。暑重者汗喘昏闷，消暑丸灌之。寒包暑者，头痛恶寒而烦渴，四味香薷饮加荆芥、秦艽。若暑天受湿而霍乱，藿香正气散主之。更有干霍乱证，吐泻不得，俗名绞肠痧，粥饮入口即败，危症也。陈香圆煎汤救之。四曰湿。或受潮，或食冷，面黄身重，平胃散治之。若黄疸则目溺色黄，茵陈大黄汤、茵陈五苓散、茵陈姜附汤。若发肿，五苓散、五皮饮。若渗入筋络，肩背臂痛，用秦艽天麻汤、蠲痹汤。五曰燥。此证惟秋冬时久晴有之，而吃鸦片者更易犯，其症鼻干口渴，咽痛舌燥，目火便秘干热，不宜发表，宜用生地、天冬、麦冬、花粉、沙参、元参、归身、梨藕蔗汁之类以润之。六曰火。治法详于前热治中，更审其脏腑，投凉则得矣。然中寒则暴痛，中暑则猝闷，中湿则痰塞，中火则窍闭，皆能猝然昏倒，非中风而似中风，谓之类中，勿概作中风治，此外感之治也。

伤寒论治

伤寒之证，与春温夏热不同。温热证头痛发热，必不恶寒而口渴。若伤寒则异是，其证由表而入里，初起时邪在太阳膀胱经，则头痛恶寒，发热脉浮，宜加味香苏散，或桂枝汤、麻黄汤、柴葛解肌汤。继传阳明胃经，则目痛鼻干，唇焦不渴，宜葛根汤。再传少阳胆经，则目眩耳聋，胸满胁痛，口苦，寒热往来，头汗，脉弦，宜小柴胡汤。此三阳传经之表证也。失治则传入三阴矣。其传入太阴脾经者，则肠满痛下利，脉沉，宜大柴胡汤。其传入少阴肾经者，口燥咽干，痛利清水，目不明，危矣，宜小承气汤、大承气汤。至传入厥阴肝经者，小腹满，舌卷囊缩，厥逆，用大承气汤，或有得生者。亦有不传三阴而传入太阴脾腑者，则口渴溺赤，宜五苓散。传入阳明胃腑者，则谵语狂乱，燥渴便闭，转失气，自汗不得眠，宜白虎汤、调胃承气汤。以上为传经伤寒，因寒化火也。其有初起寒邪直中三阴者，其症腹冷痛，吐清沫，利清谷，踡卧肢冷，囊缩吐蛔，舌黑而润，脉沉细，此寒证也。中太阴脾理中汤，中少阴肾四逆汤，中厥阴肝白通加猪胆汁汤，急投勿缓。此系医中第一要证，故专论之。

虚劳论治

虚劳之证，大证也。固由真阴亏损，虚火烁金而然，而其始大半由于外感。感邪在肺则作咳嗽，治失其宜则咳不已，久咳则伤肺金，金伤不能生水则肾水日枯，肾火日炽，上灼于肺，再复嗜色欲，受外邪，以竭其水，而虚劳成矣。间有本元不足，思虑太过而心血耗，心火旺，肾水干，肺金痿者。其受病不同，及其成功一也。此等证多见吐血，痰涌，发热，梦遗，经闭，以及肺痿、肺疽、咽痛、音哑、侧卧、传尸、鬼疰诸疾，唯在屏弃一切，不近女色，调饮食，慎风寒，息嗔怒，静养二三年，服药可，不服药亦可，自然生机徐转，复其天和，非旦夕所能效也。然既有证必有治，列方备择，仍在其人之能自养耳。

咳嗽初起，用止嗽散加苏梗以散之。如或不已，变生虚热者，佐以团鱼丸。若病势渐深，更佐以月华丸。若吐血，先用四生丸，继用生地黄汤、逍遥散之类。元气虚，五味异功散。如气血虚而发热，八珍汤、人参养荣汤均可。咽痛用百药煎散，音哑用通音煎，如遗精用秘精丸，经闭泽兰汤，至五脏虚损则补天大造丸。用药之法，不过如斯而已。此证十存一二，其能存者皆自养之功，非药力也。

疫痢疟肿论治

疫痢疟三证最多，肿最难治，故合提而论。疫有由天时者，有由人染者，由天时则邪从经络入，为头痛，发热，咳嗽，颈肿，发颐，大头天行之类，用香苏散、普济消毒饮治之。由人染则邪从口鼻入，为憎寒壮热，胸膈满闷，口吐黄涎之类，用神术散、藿香正气散治之。此两路之邪，若传入脏腑，渐至谵语腹胀唇焦口渴者，宜治疫清凉散、承气汤治之。总不越乎发散，解秽，清中，攻下四法而已。痢证则生死所关，良由夏秋之际，暑热在中而为风寒生冷所遏，火不得舒，迫而为痢也。热者为赤，寒者为白，热伤血分者为赤，热伤气分者为白。初起时不宜妄攻，宜葛根治痢散以解之。余邪未已，里急后重，则用治痢奇方以清之。腹胀痛有坚积，则用朴黄丸下之。日久脾虚，五味异功散加白芍、黄连、木香清补之。气虚下陷者，补中益气汤升提之。如邪秽塞胃，呕逆不食者，开噤散启之。此一定之治法也。疟则轻于痢矣。寒邪入内，阴阳相搏，初起寒热往来，用香苏散逐之，随用小柴胡汤和之。三四发后，止疟丹加白蔻仁、醋炒鳖甲以截之。久疟元虚，六君子汤加柴胡补之。中气下陷，补中益气汤举之。此易治也。唯肿胀一证，目胞与足先肿者水也。先腹大后四肢肿者臌胀也。臌胀证用和中丸，虚者白术丸。水肿证四肢肿而腹不肿者表也，腹亦肿者里也。腰以上肿邪在表也，

宜汗，五皮饮加苏叶、秦艽、防风、荆芥。腰以下肿邪在里也，宜利小便，五皮饮加赤小豆、赤苓、泽泻、车前、草薢、防己。且烦渴便闭者阳水热也，五皮饮加连翘、黄柏、黄芩。不烦渴者阴水寒也，五皮饮加附子、干姜、肉桂。先肿而后喘，或但肿而不喘者胃经蓄水也，五皮饮照前加减治之。若先喘而后肿者肾经聚水也，金匮肾气丸治之。此证最难收功，慎勿误治。更有中风后热伤经络，足不任地，腿肿胀痛者，此脉痿也，用苍术、黄柏、苓、连、冬、斛、归、地、芪、膝、寄生、草薢、丹参之类。又有肿痛在脚名曰脚气，风湿胜也，用槟榔、防己、秦艽、天麻、独活、牛膝、桑枝、木瓜之类。

首卷列方

六味地黄汤 滋水制火，专治血虚，亦可为丸。

大熟地四钱 山萸肉 山药各二钱 丹皮 茯苓 泽泻各一钱五分

八珍汤 治气血并虚，即四君四物相并。

大熟地四钱 西党参三钱 白术 当归各二钱 茯苓二钱 白术一钱五分 川芎一钱 炙甘草五分 大枣二枚

十全大补汤 治阴阳并虚而畏冷，即八珍汤加黄芪二钱，肉桂六分。

四君子汤 治气虚脾胃不足之证。

人参三钱 土炒白术二钱 茯苓二钱 炙甘草五分

加生姜二片，大枣三枚。古方用人参，如无力，以西党参代之。

六君子汤 治气虚挟痰，即四君子汤加制

半夏一钱五分，陈皮一钱。

香砂六君子汤　治胃寒吐泻，即六君子汤加藿香一钱，砂仁二粒。

五味异功散　治气虚，即四君子汤加陈皮一钱。

四物汤　治血虚肝肾不足之证。
　　大熟地四钱　归身　白术各二钱　川芎一钱

香苏散　治时邪感冒，头痛发热等证。
　　苏叶一钱五分　陈皮　香附各一钱二分　荆芥　秦艽　防风　蔓荆子各一钱　川芎五分　甘草七分
　　加生姜三片。

平胃散　治脾胃不和，胀满呕吐，霍乱等证。
　　藿香一钱五分　厚朴一钱二分　苍术八分　陈皮一钱

二陈汤　治肺胃寒痰。
　　制半夏　陈皮　茯苓各一钱五分　炙草八分
　　加生姜一片，枣二枚。

手拈散　治血滞心腹作痛。
　　玄胡索醋炒　五灵脂醋炒　草果　没药各等份
　　上为细末，每服三钱，热酒调下。

滚痰丸　治老痰变生怪证。
　　大黄　炒黄芩各四两　青礞石　沉香各三钱　辰砂二钱
　　以水为丸，辰砂为衣，每服一二钱，开水下。

小半夏加茯苓汤　治饮停膈间，加苍术更效。
　　半夏姜炒　白茯苓各三钱　炙甘草一钱　生姜三片

越鞠丸　治郁膈痞满。
　　香附　山楂　炒神曲　炒麦芽　川芎　苍术　炒栀子各等份
　　上为末，水调丸，如桐子大，每服五七十丸，开水下。

逍遥散　治肝经血虚木郁。
　　柴胡　甘草　茯苓　白术　当归　白芍　丹皮　黑山栀各一钱　薄荷五分

神佑丸　治沉积变病，气血壅滞，湿热风痰郁结。
　　黑丑二两　大黄一两　芫花　大戟　甘遂各五钱　轻粉二钱
　　上为末，用皂角去子煎浓汤糊丸，每服必泻，勿可轻用。

大承气汤　治邪热闭结，或食积坚硬，宜下之。
　　大黄二钱　枳实一钱五分　厚朴一钱　芒硝三钱

小承气汤　治证稍缓。即前大承气汤去芒硝。

葛根汤　治邪传阳明，以此解肌。
　　葛根二钱　升麻　秦艽　荆芥　赤芍各一钱　苏叶　白芷各八分　甘草五分　生姜二片

小柴胡汤　治寒热往来，少阳疟疾，口苦耳聋，胸满胁痛。
　　柴胡二钱　赤芍一钱五分　甘草　半夏各一

钱　黄芩一钱五分　人参五分　生姜二片　大枣
三枚

搐鼻散　治一切闷证，不省人事，吹入鼻
中有嚏者生。

细辛　皂角各一两　生半夏五钱
上为细末，入磁瓶勿泄气。

牛黄丸　治中风痰火闭结，或喘嗽痰壅，
不省人事。

牛黄　麝香　龙脑以上各六钱另研　羚角
当归　防风　黄芩　柴胡　白术　麦冬　白芍
各七钱半　桔梗　茯苓　杏仁　川芎　大豆黄卷
即黄豆芽　阿胶各八钱五分　蒲黄　人参　神曲
各一两一钱五分　雄黄另研四钱　甘草二两五钱
白蔹　肉桂各三钱七分　干姜三钱七分　犀角一两
山药三两五钱　大枣五十枚　金箔一百五十片为衣
上为细末，炼蜜同枣膏丸，每两作十丸，
金箔为衣。

三化汤　治中风入脏，热极闭结。
厚朴　大黄　枳实　羌活各一钱五分
水煎服。

附子理中汤　治脏寒将脱之证，用以回
阳。

人参　白术各一钱　附子　干姜　炙甘草各
一钱

三生饮　治寒风中脏，六脉沉细。
生南星　生乌头　生附子各一钱五分　生姜
五片　生木香五分
此方用人参两许同投，更有益。

大秦艽汤　治风中经络，口眼歪斜等证。
秦艽一钱五分　炙草　川芎　当归　芍药
生地　熟地　茯苓　羌活　独活　白术　防风

白芷　黄芩各八分　细辛二分
如阴雨，加生姜三片同煎。

益元散　利窍清暑。
甘草一两　滑石六两

消暑丸　治中暑昏闷。
制半夏四两　茯苓　甘草各二两
共为末，生姜汁糊丸。

四味香薷饮　治风寒闭暑之证。
香薷　扁豆　厚朴各一钱五分　炙甘草五分
若两足转筋，加木瓜、茯苓。

藿香正气散
藿香　砂仁　厚朴　茯苓　紫苏　陈皮各
一钱　白术　制半夏　桔梗　白芷各七分　炙甘
草五分

茵陈大黄汤　治黄疸热闭。
茵陈三钱　栀子　大黄各二钱

茵陈五苓散　治阴黄小便不利。
茵陈　白术　茯苓各一钱五分　猪苓　泽泻
各七分　薄桂五分

茵陈姜附汤　治阴黄小便自利。
茵陈一钱　白术二钱　附子　干姜各五分
炙草一钱　肉桂三分

五苓散　治小便不通。
茯苓三钱　猪苓　泽泻各八分　白术一钱五
分　桂枝一钱

四苓散　治伏暑小便不通。即五苓散去
桂枝。

五皮饮 治胃经蓄水，发为水肿。

大腹皮　茯苓皮　陈皮　桑白皮各一钱五分
生姜皮八分

秦艽天麻汤 治寒湿入络，肩背臂痛。

秦艽一钱五分　天麻　羌活　陈皮　当归
川芎各一钱　炙草五分　生姜三片　炒桑皮三钱
挟寒加桂枝。

蠲痹汤 治风寒湿三气成痹。

羌活　独活各一钱　桂心五分　秦艽一钱
当归　桑枝各三钱　川芎七分　海风藤二钱　炙
甘草五分　乳香　木香各八分

桂枝汤 治太阳中风寒。

桂枝　芍药　生姜各一钱五分　甘草炙，一
钱　大枣四枚

麻黄汤 治太阳伤寒无汗，此方宜于西北。

麻黄四钱　桂枝二钱　甘草炙，一钱　杏仁
十二枚

柴葛解肌汤 治温热证发热头痛，不恶
寒，与伤寒异。

柴胡二钱二分　葛根一钱五分　赤芍　知母
各二钱　贝母一钱　生地二钱　黄芩　丹皮各一
钱五分　甘草五分

大柴胡汤 治伤寒邪入太阴。

柴胡一钱五分　半夏十分　黄芩　芍药各二
钱二分　枳实一钱　大黄二钱

白虎汤 治阳明胃腑大热。

生石膏五钱　知母三钱　甘草二钱　粳米
一撮

若热甚者倍之。

调胃承气汤 治胃热谵语，便闭结，脐
硬痛。

大黄三钱　芒硝二钱　甘草五分

四逆汤 治少阴中寒，肢冷厥逆。

附子五钱　干姜五钱　炙甘草二钱

白通加猪胆汁汤 治阴盛格阳，热药
不入。

附子五钱　干姜五钱　葱白二钱　人尿半杯
猪胆汁五茶匙

止嗽散 治一切咳嗽。

桔梗　荆芥　紫菀　百部　白前各二斤　甘
草炒十二两　陈皮一斤

共为末，每服二钱，初感风寒生姜汤下。

团鱼丸 治久咳将成痨瘵。

川贝　知母　前胡　柴胡　杏仁各四钱　大
团鱼一个，重十二两以上者，去肠。

上药与鱼同煮熟，取肉连汁食之。将药渣
焙干为末，煮鱼骨汁为丸，如桐子，麦冬汤日
下三服。

月华丸 滋阴保肺平肝，为治劳之圣药。

天冬　麦冬　生地　熟地　山药　百部
沙参　川贝　真阿胶各二两　茯苓　獭肝　广三
七各五钱

用白菊花二两，桑叶二两熬膏，将阿胶化
入，和药炼蜜为丸，日三服，每服一丸。

四生丸 治热血妄行而为吐衄。

生地黄　生荷叶　生侧柏叶　生艾叶各一分
同捣极烂为大丸，如鸡子，每服一丸，水
煎去渣。

生地黄汤 治肾火烁金。

生地三钱　牛膝　丹皮　黑山栀各一钱　丹参　元参　麦冬　白芍各一钱半　郁金　广三七荷叶各七分

加陈墨汁、清童便各半杯冲服。

人参养荣汤　治气虚荣卫不固。

白芍二钱　人参　蜜炙黄芪　当归　白术　熟地各一钱五分　炙甘草　茯苓　远志各七分北五味　桂心　陈皮各四分

加姜一片，枣二枚。

百药煎散　治咽痛。

百药煎五钱　硼砂一钱五分　甘草二钱

共为末，米饮调下。

通音煎　治音瘖。

白蜜一斤　川贝二两　款冬花二两　胡桃肉十二两，去皮研烂

上将川贝、款冬为末，四味和匀，饭上蒸熟，开水服。

秘精丸　理脾导湿，治浊固精。

白术　山药　茯苓　茯神　莲子肉各二两芡实四两　莲花须　牡蛎各一两五钱　黄柏五钱车前子三两

共为末，金樱膏为丸。

泽兰汤　治经闭，调血脉。

泽兰二钱　柏子仁　当归　白芍　熟地牛膝　茺蔚子各一钱五分

补天大造丸　补五脏虚损。

人参二两　蜜黄芪　蒸白术各三两　炒枣仁当归　山药　茯苓各一两五钱　枸杞子　大熟地各四两　河车一具　鹿角一斤　龟甲八两与鹿角共熬膏

以龟鹿胶和药，炼蜜为丸。

普济消毒饮　治大头疫证，喉风发斑等证。

甘草　桔梗　酒芩　酒黄连各二钱　马勃元参　橘红　柴胡各五分　薄荷六分　升麻二分

神术散　治时行不正之气，满闷吐泻，发热伤食。

苍术　陈皮　厚朴各二斤　炙甘草十二两藿香八两　砂仁四两

共为末，每服二三钱。

治疫清凉散　治疫邪入里，胀闷谵狂诸证。

秦艽　赤芍　知母　贝母　连翘各一钱　荷叶七分　丹参五钱　柴胡一钱五分　人中黄二钱

葛根治痢散　治痢初起，赤白皆效。

葛根一钱五分　酒炒苦参八分　陈皮一钱赤芍　陈松萝茶　炒麦芽　山楂各一钱二分

上为细末，煎服。有火者，加川连五分。

治痢奇方　治暑痢。

川连六分　酒芩　厚朴　归身　白芍各一钱五分　山楂三钱　甘草五分　桃仁　青皮　红花各八分　枳壳　地榆各一钱　槟榔一钱二分

如白痢，加木香六分。

朴黄丸　治坚积作痢，腹痛拒按。

陈皮　厚朴各十二两　大黄一斤四两　广木香四两

荷叶水为丸。

补中益气汤　中气下陷，以此升之。

黄芪一钱五分　土炒白术　人参　当归　炙草各一钱　柴胡　升麻各三分　陈皮五分

加生姜一片，大枣二枚。

开噤散 治噤口痢。

姜汁炒黄连 人参各五分 石菖蒲七分 丹参三钱 石莲子 茯苓 陈皮 冬瓜仁去壳各一钱五分 陈米一撮 荷叶蒂二个

止疟丹 治疟二三发后，以此止之。

火酒炒常山 草果仁去壳 半夏曲姜炒 香附米酒炒 青皮醋炒各四两

真六神曲姜炒三两为末，用米饮糊丸，清晨面东服。

和中丸 治腹胀食积。

土炒白术四两 炒扁豆三两 茯苓 砂仁各一两五钱 半夏姜汁炒一两 面炒枳实 炒神曲 炒麦芽 炒山楂 姜汁炒香附 丹参酒蒸各二两 陈皮 五谷虫炒焦黄色各三两

上为末，荷叶一枚，煎水为丸。

白术丸 治气虚中满。

白术 茯苓 陈皮各二两 砂仁 神曲各一两五钱 五谷虫四两

用荷叶、老米，煎水为丸。

金匮肾气丸 治肾经聚水。此即六味丸加附、桂、车前、牛膝。

大熟地八两 山药四两 山萸肉 丹皮 泽泻 车前子 牛膝各二两 茯苓六两 肉桂一两 附子一枚

上为末，白蜜捣炼为丸。

儿科论治

小儿之病，百倍难于方脉，其疾痛疴痒不能自言，旁人又不能代言，全恃医家以意揣之。揣之不合，杀人易于反掌。即揣得其当，而小儿纯阳之体，易虚易实，药一过分，变幻百端。此非绝顶聪明，好学深思，心知其意者，未易胜任也。至于护惜之深，姑息之至，则饱暖失宜，果物恣食，畏苦废药，或求速杂投，则又非医家之咎矣。然揣之之法，不过辨其表里虚实寒热。其法与方脉无异，其证亦与方脉同，方脉中之病，小儿亦无不有也，故不能儿科者或能治方脉，不能方脉者必不能治儿科。

初生保治

初生三朝，即用三黄汤解其胎毒，服三四日后，每日投金银花汤，至弥月而止，可保其痘稀而少疮疹之患。若遇寒冬之月，或小儿体寒质薄，则专用金银花汤亦可。弥月间，声直发搐，撮口脐风，是胎风也，俗名腹里惊，因其母肝气素郁，儿禀受之，再浴时断脐时或有进风，得外风则内风动。此证发之太早，泣不出声，泣而无泪者皆难治。治法：痰盛者先治痰，火盛者先清火，或用益黄散治之。视其牙龈有泡，急以绵裹指擦破之，用青黛切片，略涂口内为妙。至三岁以前，形质微弱，无脉可凭，但察其脉之强弱缓急而已。须更审其食指寅卯辰三关，男左女右。食指近手，第一节为寅关，次节为卯关，上节为辰关。凡儿有病，必有脉纹外现，如现纹在寅关，不过卯关者易治，过卯关者难治，过辰关者更难治。若一条纹从寅关直透卯透辰者必死。其纹青色为风，紫为泻利，青紫为肝木乘脾，红则为热，合之唇舌面色，亦可得其大概也。三岁后，六七至为平脉，四五至为寒，九十至为困。脉弦急为气不和，沉缓为伤食，促结为虚惊，浮为风，沉细为寒，脉乱者不治。

外热内热辨

外热与内热不同。外热者身终日发热，或拘束肢冷，外有清涕咳嗽，头痛鼻塞之象，内则脉浮而不渴，此外解之证也。不可用凉药，宜荆防散表之，得汗自愈。内热者如夜热潮热，昼轻夜重，病最缠绵，或口渴，或腹胀，或盗汗，其证有因伤食停瘀，伏燥伏火，阴虚阳虚等异，宜分别而治，此内解之证也。不可用表药，伤食者保和丸，加地骨皮消之。停瘀者和中丸，加鳖甲，牡蛎消之。伏燥者贝母瓜蒌散润之。伏火者黄芩芍药汤加山栀、丹皮等清之。阴虚者蒿皮四物汤退之。阳虚者四君子汤养之。此等热，久必伤阴，日渐削瘦，成为疳痨，慎勿忽视。

非惊论

方脉中有中寒中暑诸证，时医混以为中风，东垣、景岳以非风别之善矣。儿科有急惊风、慢惊风二证，不惟惊字全无干涉，即风字亦未可混称。乃自有惊风之名，而滥以丸子相投，从此小儿之遭其劫者，不知万万矣。试思惊字何解？凡受吓者谓之惊吓，则神魂失守，心神恍惚，惕惕悸动，唯心虚者易犯，此在方脉中亦有之。儿科中大惊猝恐一证，即此候也，是真惊也。故用药以人参、五味、枣仁、丹参等安神定魂为主，断无有攻痰散风而能治惊证者。且风字亦有二义，在外感则为风邪，宜用表散，在内病则为肝风，宜用镇息。今混言之曰风，究竟外风乎内风乎？治外风之药，不可以治肝。治肝风之药，不可以解表。甚矣哉！其混也。盖时俗所谓急惊风者，痰火闭也。小儿受暑热则生火，乳积则生痰，痰火相搏，则血虚而肝失所养。肝主筋，筋脉干热则抽搐，故外作拘挛，面现青色，是肝燥而风内动，非外风也。是痰火闭其窍而目窜牙紧发厥，非吓惊也。但利其窍，清其火，降其痰，则神醒矣。此证即不医亦能自醒，而漫以惊风名之可乎？世俗所谓慢惊风者，脾虚生风也。小儿或吐或泻，久则脾虚，肝木乘之，手足微搐，是内风侮土，非外风也。阳衰神怠，气息短促，是中气脱乏，非吓惊也。宜补其脾，回其阳，

则土振而木静矣。此证不补必死，而谬以惊风名之可乎？且急惊为实火证，慢惊为虚寒证，如水火然，治急惊药不可以治慢惊，治慢惊药不可以治急惊，而世俗竟有以一粒丹丸名之曰治急慢惊风，欺人乎欺天乎？兹特并揭之曰非惊，而分为痰火闭证，木侮土证，则为实为虚，当各求其病源而治之。而小儿庶不至于枉死？

痰火闭证

痰火之证，即俗所谓急惊风也。小儿或感风寒，或积乳食，皆能生痰，痰积则化火。或受暑热亦生火，失于清解则火升而痰亦升，痰火上壅闭其肺窍，则诸窍皆闭。其证目直气喘，昏闷不醒，且火甚则肝燥筋急，为搐搦掣颤，反引窜视，而八候生焉。总因痰火郁结，肝风内动而成。当其拘挛弓仰之时，但以手扶，勿可用力抱紧，伤其筋络，致成废疾。初起以通关散开其嚏，得嚏则醒。轻者利火降痰汤，重者清膈煎加石菖蒲、竹茹，或抱龙丸，醒后清热养血汤。

木侮土证

木侮土证，即俗所谓慢惊风也。小儿受暑受寒，或伤乳食，皆能作吐作泻，或吐泻交作，久则脾土虚弱，肝木乘之。其泻渐见青色，面部痿白带青，手足微搐无力，神气恹恹不振，而慢脾成矣。初起即宜异功散，吐则加藿香、煨姜。若病已数日，粪见青色，即加木香或肉桂。若手足皆冷，脉息微细，唇舌痿白，此将脱之证，宜急用附子理中汤以温中回阳，尚有可救。诸脏之证皆缓，独脾病之变甚速，尽有吐泻一昼夜而即脱者，甚勿缓视也。

大惊猝恐

大惊猝恐，真惊也。小儿气血未充，心神

怯弱，一遇惊吓，则神魂震怖，举动失常，夜则跳醒，昼则惊惕，治宜安神魂，敛心气，七福饮、秘旨安神丸、安神定志汤皆可。心有蕴热而惊悸者，七味安神丸。神定后气虚者，四君子汤以补其阳。血虚者，六味地黄丸以补其阴。若妄投以朱砂镇惊丸子，耗其心血，则愈发愈盛，肝风乘虚而亢，其势不可复制矣。慎之！

夜啼

夜啼之证有二。一曰脾寒，一曰心热。若仅胃停乳食，则不能安寐而已。不啼者，脾寒也。温其脾而啼止，藿香和中汤主之。心热者，清其心而啼亦止，导赤散加川连主之。或花火膏亦可，切勿乱投消痰破气之药，致损真元。

吐泻

小儿吐泻之症最多，或专吐，或专泻，或吐泻交作。其因伤食而吐泻者，腹必硬，所吐所泻，必有酸臭气，保和丸消之。因伏暑而吐泻者，小水必不利，必兼烦渴，吐则香薷饮，泻则四苓散加益元散，或导赤散加川连清之。因受寒而吐泻者，唇舌面色必痿白，口不渴，四肢或冷，此证易成慢脾，始则平胃散、二陈汤，加煨姜以温其中，继则六君子汤以补其脾。若虚寒甚，则附子理中汤，不可稍缓。其因伏火而吐泻者，身必热，唇舌必赤，清中饮导之。火退后，仍宜四君子汤以养其脾。盖火吐则乳饮不得入，一入即出，寒吐则乳饮受而后出，此其辨也。然吐泻久则脾胃必虚，肝木必侮。无论因何而起，凡大吐大泻之后，即有火亦清，有食亦出，速宜培补脾阳，勿使气脱。

伤暑

小儿性秉纯阳，不受火迫，一染邪暑，热焰沸张，其症肌热烦躁，口渴唇红，溺涩，急宜香薷饮调服益元散以解之。且暑中有湿，湿易伤脾，故每作泻利，甚者兼吐，治法详吐泻门。若受暑风而清涕头痛者，用香薷饮加秦艽、荆芥主之。若热动肝风，而发搐厥，宜用清热汤，利其暑热，而风自息。昏闷者通关散启其嚏，切勿轻用治惊化痰之品，戕其正气，变生他证。

食积痞积虫积痰积水积

诸积皆属于脾，脾土果旺，则何物不化？至于成积，脾力之弱可知已。然积既已成势，不能不用药以消。夫欲消困脾之积，必更伤受困之脾，愿治积者，必时时顾念脾土而后可。食积者，肚腹必硬，膨胀拒按，吞酸嗳腐，不思饮食，保和丸、大和中饮等消之。脾虚者，六君子汤参用。痞积者，或疟后痰结，或血裹肝气伏于胁下，时痛时止，和中丸消之。外贴消痞膏。气虚者，六君子汤参用。虫积者，湿热所化也。虫有九而血鳖最狠，蛲虫最驯，寸白虫上能蚀肺，柳叶虫下能蚀肝，凡患虫症则唇内起白点，若虫长一尺，贯胃则危，冲心则死，其人日渐消瘦，虫则吸血自肥，当以化虫丸下之。腹痛则服花椒汤，虫闻椒则伏也。下后，仍以异功散养脾。痰积者，饮食所积，脾不能化，则酿而为痰，其证初起时，两脉皆弦，腹渐胀大而软，急宜六君子汤加厚朴、麦芽、莱菔子等以消之。若迁延日久，则痰积愈多，一旦上涌，发为厥逆，则吐之不能，下之不得，无药可治也。水积者，即水肿之证，治法具详首卷。

疳证

疳者，干也。久热伤阴，津液干涸之证，俗名童子痨。其证总因饮食不节，积滞化火，渐或生疳生虫，致成骨蒸内热，销灼其阴。其症腹大青筋，发直毛焦，肌肤枯燥，唇舌绛红，而疳证成矣。此证阴血既槁，势已难回，况又有热未清，积未去乎？善治者，必乘其阴血未槁之时，清其火，消其积，育其阴，调其脾胃，尚克有济。初治宜清热导滞汤。有虫者，唇内起白点，以化虫丸间服。若阴分既虚，则用理阴和中煎。胃口不开，则并用异功散调其胃，俾得阳生阴长，庶几有救。大约此证，腹软者虽虚可治，为其能受补也。腹硬者难治，为其不可消也。

盗汗自汗

盗汗为阴虚，自汗为阳虚，然亦有秉质如此，终岁习以为常，此不必治也。若平日并无此证，又非夏秋暑月，而无端盗汗者，宜四物汤加龙骨、牡蛎、浮小麦、北五味之属，以养其阴。无端自汗者，宜四君子汤加北五味、牡蛎，以养其阳，或加玉屏风散亦可。

咳嗽

小儿咳嗽，半由于风寒，初起以杏苏煎散之。痰薄者，加半夏，生姜。痰浓者，加川贝、花粉、瓜蒌仁之属。肺有火邪，则泻白散，此一定之治法也。若秋冬燥令，肺受火刑，则咳而无痰，甚者咳血，宜以贝母瓜蒌散润其肺，清肃之气下行，则咳自止。

解颅龟胸龟背

解颅者，脑盖未满，头颅不合，中陷而四角起如古钱之形，此先天不足所致，暑月服六味地黄丸，冬春之月，补天大造丸，俟气血渐充，则自合矣。龟胸者，肺热作胀，胸骨高起，须白虎汤加泻白散，以凉肺气，若喘急者，难治也。龟背者，背骨高突如龟，此先天不足，督脉为病，补大大造丸加金毛狗脊治之。

儿科列方

三黄汤

黄芩　黄柏　川黄连　大黄各一钱

浓煎，将丝绵作乳头状，蘸药时时令吮，每日五六回，不必尽剂。

益黄散

陈皮一钱　青皮　诃子肉　炙草各五分　丁香三分

荆防散

荆芥一钱　防风　苏梗　川芎　陈皮各八分　杏仁二钱　甘草　姜皮各三分

保和丸

山楂炭　茯苓　莱菔子各一钱五分　神曲　半夏　陈皮　连翘各一钱

和中丸

白术二两　扁豆　茯苓　砂仁　半夏各一两　枳实　神曲　炒麦芽　楂炭　香附　丹参各一两五钱　陈皮　五谷虫各二两

共为末，每服三钱。

贝母瓜蒌散

川贝二钱　瓜蒌仁一钱五分　山栀　黄芩　橘红各一钱　甘草五分

热甚，加川连八分，痰多，加胆星五分。

黄芩芍药汤

黄芩　白芍各二钱　生甘草一钱

蒿皮四物汤

生地三钱　北沙参　炙鳖甲各二钱　归身　白芍　青蒿各一钱　地骨皮一钱五分　丹皮八分　甘草五分

四君子汤

人参　茯苓各一钱　白术一钱五分　炙甘草
五分　大枣三枚

通关散

细辛　皂角各三钱　生半夏二钱
共研末，吹入鼻孔取嚏。

利火降痰汤

黄连八分　连翘一钱五分　山栀　滑石各二
钱　木通　黄芩　枳实　瓜蒌霜　车前各一钱
钩藤四钱　柴胡六分　甘草三分

清膈煎

制胆星　木通各一钱　白芥子　川贝各二钱
海石三钱　陈皮一钱五分

抱龙丸

胆星二钱　天竺黄一钱五分　雄黄　辰砂各
一钱　麝香三分
共为末，糊丸，灯心汤下。

清热养血汤

细生地三钱　丹参一钱五分　黑山栀　青蒿
丹皮各一钱　赤芍八分　生甘草五分

异功散　即前四君子汤加陈皮一钱。

附子理中汤

人参　白术各二钱　附子　干姜　炙草各
一钱

七福饮

人参　熟地各三钱　归身　枣仁各二钱　白
术二钱五分　炙草一钱　远志五分

秘旨安神丸

人参　枣仁　茯神　制半夏各二钱　归身

炒白芍　橘红各一钱五分　北五味　炙草各五分
生姜三片

安神定志丸

茯苓　茯神　人参　龙齿各一钱　远志五分

七味安神丸

黄连　当归　麦冬　茯苓　甘草各二钱　朱
砂三钱　冰片二分
共研末，为丸，灯心汤下一钱。

六味地黄汤

熟地四钱　山药　萸肉各二钱　丹皮　泽泻
茯苓各一钱五分

藿香和中汤

藿香八分　厚朴　砂仁　陈皮　炙草各五分
生姜二片
此方加苍术、白芷、苏梗、川芎、香附、
楂炭、麦芽，治感寒停食。

导赤散

生地二钱　木通　麦冬　车前　竹叶各二钱
甘草三分
加灯心三十寸，虚者加人参五分。

花火膏

灯花三颗　煎汤

香薷饮

香薷　扁豆　厚朴各一钱五分　炙草五分

四苓散

白术一钱　赤苓三钱　木通　猪苓各一钱
车前　泽泻各一钱五分

益元散

滑石粉六钱　生甘草一钱

平胃散

藿香　厚朴各一钱五分　苍术八分　陈皮一钱

二陈汤

制半夏　陈皮　茯苓各一钱五分　炙甘草五分　生姜二片

六君子汤　即前四君子汤，加半夏一钱五分，陈皮一钱。

清中饮

川连五分　钗石斛　生谷芽各三钱　赤苓　车前各二钱　酒芩　藿香各八分

加姜汁炒竹茹一钱五分。

清热汤

钩藤四钱　山栀　连翘　青蒿各一钱五分　僵蚕　赤芍　香薷各一钱　滑石二钱　川连　柴胡各五分

大和中饮

炒麦芽　楂炭各三钱　枳实　砂仁各六分　陈皮　厚朴　泽泻各一钱

化虫丸

芜荑　雷丸各五钱　槟榔　木香　白术　陈皮　神曲各三钱　雄黄一钱五分

共为末，糊丸，使君子肉三钱，煎汤送下三钱。

清热导滞汤

胡黄连五分　地骨皮　楂炭各二钱　青蒿　山栀　大腹皮各一钱五分　炒麦芽三钱　槟榔　厚朴　丹皮　生甘草各一钱

加红枣五枚。

理阴和中煎

生地　北沙参　生谷芽各三钱　地骨皮　首乌　青蒿子　炒麦芽　稆豆皮　牡蛎各二钱　白芍　楂炭各一钱五分　厚朴　丹皮各一钱

四物汤

熟地四钱　归身　白芍各一钱五分　川芎一钱

玉屏风散

生黄芪二钱　防风八分

杏苏煎

杏仁二钱　苏梗　前胡　赤芍　荆芥各一钱　陈皮八分　桔梗　甘草各五分

泻白散

桑白皮蜜炙一钱五分　地骨皮二钱

白虎汤

生石膏四钱　知母一钱五分　粳米一撮　甘草五分

补天大造丸

人参二两　黄芪　白术各三两　当归　枣仁　山药　茯苓各一两五钱　熟地　枸杞各四两　河车一具

用鹿角一斤，龟甲八两，熬膏，同为丸。

妇女证论

妇女之症不肯对人言，与小儿之不能自言，其难治一也。医家又未便逐细询问，则更暗中摸索矣。然大要不离乎中情郁结者近是。盖妇女本坤阴啬嗇之性，心地浅窄，识见拘墟，一有逆意，即牢结胸中，又不能散闷于外，则郁久而成病矣。主治之法，审无外感内伤别症，唯有养血疏肝四字，用四物汤、逍遥散之类，可以得其八九。其一切杂症，与方脉同治，兹不赘叙。若胎前产后，此生死交关处，详叙于后，慎勿忽诸。

室女

室女天癸未至，有病从幼科论，天癸既行，则与妇人同治矣。然其神完气足，经水应无愆期。其有时经闭者，若非血海干枯，必其经脉逆转，血枯则内热咳嗽，渐成怯症。经逆则为吐为衄，血必妄行，皆非轻候也，须速治之。如或经水适来，偶阻溺窍，则小便不通，腹胀欲死，急宜通其经，而便自利，用调经饮。更有心热烦闷，如嘈如饥，恹恹倦怠，此其情窦久开，欲火内炽所致，为父母者察知其意，速宜择配定期，以安其心。若溺爱久留，或不爱瘵阁，势必相火刑金，咳嗽发热，吐血而成痨瘵，慎勿选婿过备，而俾令饮恨以终也。

月经

经者，常也。月行有常度，经水有常期，其愆乎常者，皆病也。方书以趱前为热，退后为寒，此说亦难尽信。要之察其色总以红为正，其变为紫黑者，热也。黄如米泔者，湿也。浅淡红白者，虚也。或成块而紫黑色黯者，寒凝也。成块而紫黑色明者，热结也。将行而腹痛拒按者，气滞血凝也。既行而腹痛喜按者，气虚血少也。经前发热者为血热，经后发热者为血虚，腹胀者为气滞，腹痛者为血滞，泄泻者是脾虚，溏泻者是寒湿。凡逆行上溢而吐衄，错行下流而暴崩，皆属血热妄行，而亦有络脉伤损，瘀积肝旺所致。若经水过多者，色淡为虚，色深为热，或兼赤白带而下者，臭者为湿热，腥者为寒湿。

血枯与经逆者，并用益母胜金丹加牛膝主之。

经阻溺窍者，调经饮，并泽兰汤主之。

经水紫黑者，生地四物汤加丹参、丹皮、益母草。

淡红者，八珍汤主之。

黄如米泔者，六君子汤加苡仁、扁豆。

寒凝成块者，四物汤加桂心、牛膝。

热结成块者，生地四物汤加丹参、丹皮、益母草。

气血凝滞而作痛胀者，调经饮或四物汤加延胡、香附、木香。

气虚血少，而或痛或热者，四物汤加人参、白术。

泄泻溏利者，六君子汤主之。

血热而上下妄行者，四物汤加丹皮、阿胶、黄芩、黑山栀。

络脉伤而妄行者，或喜怒，或过劳，八珍汤主之。

瘀血积，则血不归经，独圣丸主之。

肝火旺不能藏血者，逍遥散主之。

其兼赤白带者，五苓散加减治之。

肝气

肝气者，妇女之本病。妇女以血为主，血足则盈而木气盛，血亏则热而木气亢，木盛木亢，皆易生怒，故肝气唯妇女为易动焉。然怒气泄，则肝血必大伤，怒气郁，则肝血又暗损，怒者血之贼也。其结气在本位者，为左胁痛。移邪于肺者，右胁亦痛。气上逆者，头痛，目痛，胃脘痛。气旁散而下注者，手足筋脉拘挛，腹痛，小腹痛，瘕疝，乳岩，阴肿，阴痒，阴挺诸证。其变病也不一，随证而治之。

左胁痛，肝气不和，柴胡疏肝散。若七情郁结，用逍遥散、解恨煎。

右胁痛，用推气散。如肝燥而皮泡胀痛者，瓜蒌散。

头痛者，痛或连眉棱骨眼眶，逍遥散之。

目痛者，蒺藜汤加柴胡、山栀。

胃脘痛者，沉香降气散、柴胡疏肝散并主之。

手足筋脉拘挛者，肝气热也，五痿汤加黄芩、丹皮。

腹痛者，木乘土也，芍药甘草汤主之。

小腹痛者，癥瘕之气，橘核丸主之。

瘰疬者，血燥有火也，消瘰丸散之，兼服逍遥散。

乳岩者，逍遥散、归脾汤二方间服。阴肿阴痒阴挺诸证，逍遥散主之，甚则龙胆泻肝汤。

带下

带症有青黄赤白黑之分，亦不必分属五脏，总之不外乎脾虚有湿而已，用五味异功散加扁豆、苡仁、山药、泽泻等，无不愈者。倘挟五色，则加本脏药一二味亦可。若有热，加黄柏、莲心为得。

青色属肝，异功散加柴胡、山栀。

黄色属脾，加石斛、荷叶、陈米。

赤色属心，加丹参、当归。

白色属肺，倍加苡仁。

黑色属肾，加杜仲、续断。

嗣孕

求嗣之法，别无他术，只有实心待人，广行善事而已。男子葆精，女子调经。诗曰："妇人和平，则乐有子。"男女有病，或气血不足，随证调理，无不得子者。至有孕之脉，左寸心脉动甚，为孕子之兆。心主血，心脉旺则血旺，故知有子。若两尺脉旺，与两寸迥别，亦为有子。若流利雀啄，亦为孕脉。盖经脉闭塞不行，故脉疾而歇至，此数月之胎也。或谓两寸皆浮大，主生二男，两寸皆沉实，主生二女。若经断三月，以川芎末煎艾汤，空心服之，腹内微动者，即胎也。

葆精之道，首宜寡欲，次宜服药。

真水虚而左尺无力者，六味丸合五子丸，或左归丸。

真火衰而右尺无力者，八味丸合五子丸，或右归丸。

两尺俱无力者，十补丸合五子丸。

精薄不凝者，六味丸合五子丸，加鱼鳔、鹿角胶之属。

气虚不能射远者，赞育丹主之。

调经之法，见于《月经篇》。

血热者，益母胜金丹加生地、丹皮。

血寒者，益母胜金丹加肉桂。

气滞腹痛者，四物汤加延胡、香附、木香，或调经饮。

气虚者，四物汤加人参、白术、黄芪。

气血并虚者，毓麟珠主之。

胎前诸证

妊娠之月，宜节欲食淡，勿过劳，亦勿过佚，日常走动，以活其胎，屏绝嗔怒，以善展性，自然易生易育，儿亦聪明多寿矣。然儿在腹中，为时又久，一切皆能致病。备举其证，以示治法。

恶阻者，浊气闭塞中脘，停痰，眩晕，呕吐，满闷，宜二陈汤加枳壳主之，脾虚者，六君子汤加苏梗、砂仁、香附。

胎动不安者，起居不慎也，安胎饮主之。

胎漏者，经水忽下，血沥尽则胎不保，四物汤加防风、黄芩主之。如血虚，加茯苓、阿胶、艾叶，气虚下陷者，补中益气汤。

子悬者，胎上逼也，紫苏饮加减主之。更有气逆而厥晕者，名曰子眩，其证甚危，亦用前药。如脾虚挟痰，则六君子汤。

胎不长者，产母宿疾所致，五味异功散或八珍汤主之。

子烦者，烦心闷乱也。四六两月居多，火盛而烦，淡竹叶汤，若气滞而闷，宜二陈汤加白术、黄芩、苏梗、枳壳。

子痫者，血虚受风，忽然口噤反张，春证最暴。受风者，羚羊角散定之。若怒动肝火者，佐以逍遥散。胎气上逆者，佐以紫苏饮。

子鸣者，小儿口中脱出胞乳，腹内哭声也。须曲腰就地，如拾物状，一二刻疙瘩仍入儿口即止，用四物汤加白术、茯苓，以安胎气。

子喑者，肾脉系舌本，为胎气壅闭，故不能言，不须服药，分娩后自能言矣。

小便不通者，小肠有热也，四物汤加黄芩、泽泻主之。然有胞胎坠压，胞系缭乱，点滴不通者，名曰转胞，其祸最速，茯苓升麻汤主之，或服补中益气汤，随服而探吐之。

胎水肿满者，名曰子肿，由胞胎壅遏水饮不流所致，五皮饮加白术、茯苓主之。脾虚不能制水者，六君子汤。

乳自出者，名曰乳泣，生子多不育，八珍汤补之。

热病损胎者，病热而胎损腹中也。古方用黑神散下之，或平胃散加朴硝五钱下之更稳。产母面赤舌青，其子已损，若面青舌赤，母亦难全，慎哉。

小产者，未足月而欲生，总因劳伤所致，急用安胎饮以安之。既产而腹痛拒按者，瘀血也，当归泽兰汤主之。

小产后血不止，或烦渴面赤，脉虚微者，气血大虚也，八珍汤加炮姜补之。若腹痛呕泻，脾胃虚也，香砂六君子汤加姜、桂。

临产将护法

临产之月，一宜善养，勿呆坐，勿多睡，勿饱食，常食糜粥，以解饥渴，天热则择凉处，天寒则择暖室。二宜选稳，须预请老练稳婆，备办需用之物，临产时，但用老妇二人撑扶，不许多人喧闹。三宜服药，怀孕八月，宜服保产无忧汤二三剂，临产时，再服此剂，撑开道路，则儿易生，如或连日不产，用力太早，宜服加味八珍汤以助其力。人生人系天生人，有

自然之造化，不假人力强为，其有调护失宜，而为逆产者，则命在呼吸。备列方法，以保两全。

冻产者，天寒气血凝滞，难以速生。须暖其室，厚其衣服。

热产者，暑月过热，恐头目昏眩而生血晕，宜就凉处，若水阁风雨，更宜谨避。

横生者，儿方转身，用力太急。产母宜安然仰睡，令老练稳婆，先推儿身顺直，以中指探儿肩，不令脐带绊羁，然后用脱花煎催之，产母努力，儿即顺生。

倒产者，儿未转身，努力太早，手脚先出也。令稳婆轻手推入，若良久不生，稳婆手入产户，就一边拨转儿头，服脱花煎。

偏产者，儿已转身，母努力太急，逼儿头偏一边，虽露顶非也，乃额角耳。令稳婆轻手扶正其头，儿即下。若儿顶后骨偏注谷道露额，稳婆轻手于谷道外旁托正，产母努力即生。

凝产者，儿转身时，脐带绊其肩，以致不生。稳婆轻手推儿向上，以中指按儿肩，脱去脐带即生。

盘肠产者，临产子肠先出，然后生子。肠出时，以洁净漆器盛之，用蓖麻子四十九粒研烂，涂产母顶，肠即收，急洗去其药。其药若干，以磨刀水少许温润之。又有用麻油纸捻点灯吹熄，以烟熏其鼻，肠即上。

交骨不开，有锁骨者，有血虚不能运达者，令稳婆以麻油调滑石涂入产门，或用两指缓缓撑开，服加味归芎汤、脱花煎。

产门不闭，气血虚也，八珍汤补之。如不应，十全大补汤。

胞衣不下者，因力乏不能努力，宜用物系定，再服归芎汤，即下。或血入胞衣，胀大不下，心腹胀痛，喘急，急用清酒送失笑丸三钱，其衣自下。如不应，花蕊石散，牛膝散亦得。

产后诸证

产后最宜将护，一曰倚坐，上床以被褥靠

之，暑月以凳靠之，不可遽然睡倒，须至十日后，方可平睡，常以手从心摩至脐下，俾瘀露下行。二曰择食，初生后，宜专食粥，半月后，方可食打开鸡蛋，满月后，可食羊肉猪蹄等物。三曰避风，养神少言语，大忌梳头濯足，恐招风湿。四曰服药，初产毕，即用生化汤，或归姜汤，以驱瘀血，自然安吉。其有变生他证者，随证治之。

产后血晕者，瘀血上攻，胸腹胀痛拒按，宜归芎汤下失笑丸。若去血过多，心慌自汗，用归姜饮加人参，甚则加熟附子。

产后不语者，由心肾不交，气血虚弱所致，七珍散、归脾汤并主之。若虚火上炎，六味地黄丸。

产后发热者，若无风寒表邪之象，则血虚也，四物汤加黑姜补之，或加童便为引，更效。如有脾虚伤食，用异功散加神曲、麦芽。大凡风寒发热，昼夜不退。若血虚与伤食发热，则晡热晨退，然伤食更必吞酸嗳腐，满闷，以此为别。更有气血大虚，阴躁作渴者，乃阳随阴散之危候，十全大补汤救之。

狂言如见鬼神者，有败血上冲，胸腹胀痛，宜泽兰汤并失笑丸。若血虚神不守舍，则心慌自汗，宜安神定志丸加人参、归、芎治之，归脾汤亦得。

心神惊悸者，心血空虚也，七福饮、秘旨安神丸之类。

汗多变痉者，阳气大虚也，十全大补汤主之。

产后身痛，若遍身手按更痛者，瘀血凝滞也，四物汤加黑姜、桃仁、红花、泽兰化之。若身痛喜按者，血虚也，四物汤加黑姜、参、术补之。若兼风寒，必头痛，鼻塞，恶寒，宜古拜散加当归、川芎、秦艽、黑姜散之。

产后腰痛，若上连脊背，下连腿膝者，风也，独活寄生汤主之。若专腰痛者，虚也，八珍汤加杜仲、续断、肉桂。若恶露不尽，痛如锥刺者，速用桃仁汤化之。色作痈肿，可用二香散。

产后心腹诸痛，受风寒者，口鼻气冷，停食者，吞酸嗳腐，俱用二香散。惟瘀血作痛，若刀锥之刺，失笑丸主之。其中气虚寒，腹中冷痛，得热则止者，理中汤加桂心。若小腹痛处，有块不可手按者，此名儿枕痛，瘀滞也，失笑丸主之。

恶露不绝者，因肝气不和，用逍遥散。因脾不统血，用归脾汤。若因瘀滞而新血不得归经，必腹痛拒按，归芎汤下失笑丸。

蓐劳者，寒热食少，头胀肢痛，最难调治，八珍汤养之。

喘促者，营血暴竭，卫气无依，最为难治，六味地黄汤加人参。若脾肺两虚，四君子汤加黑姜、当归。若瘀血入肺，口鼻起黑气及鼻衄者，此肺胃将绝之候，急服参苏饮。如厥冷自汗，更加附子，间有得生者。

产后乳少，由元气虚弱，八珍汤主之。若乳房焮胀，是未通也，速宜吮通，服王不留行汤。若为儿口吹气，壅肿不通，不急治，即成乳痈，速服瓜蒌乳香散，敷香附饼。若儿饮不尽，留乳作肿者，亦如前法。亦有郁怒而乳肿者，于瓜蒌乳香散内加柴胡、川芎、橘叶、甘草。

乳痈初起，由胆胃热毒，服瓜蒌乳香散，敷香附饼，即消。如已成脓，则以神仙六乙膏贴之，吸尽脓，即愈矣。

乳岩初起，内结小核，不赤不痛，渐大而溃，形如熟榴，内溃深洞，此脾肺郁结，气血亏损，最为难治，初起用加味逍遥散，加味归脾汤，二方间服，亦可内消。及其病势既成，虽有卢扁，亦难为力。

乳卸者，乳头拖下一二尺，此肝经风热发泄，用小柴胡汤加羌防主之。蓖麻子四十九粒，麝香一分，研涂顶心，俟乳头收上，即洗去。

妇人科列方

益母胜金丹　调经行血。

砂仁拌熟地　酒蒸当归　酒蒸茺蔚子　土炒上白术　酒炒香附各四两　酒炒白芍　酒蒸丹参各三两　酒蒸川芎二两五钱

以益母草八两，酒水各半，熬膏蜜丸，开水下。

独圣丸　去瘀积。

五灵脂去土，炒烟尽

为末，醋丸，酒送下。

蒺藜汤　治目赤肿痛。

白蒺藜一钱五分　荆芥　赤芍各一钱　羌活防风各二钱五分　甘草五分

加有须葱白二段。

龙胆泻肝汤　治肝经湿热。

龙胆草　泽泻各一钱　车前子　木通　生地山栀　酒炒当归　黄芩　甘草各五分

解恨煎　治暴怒伤肝，气逆胀满。

陈皮　半夏　厚朴　茯苓各一钱五分　苏叶芍药各一钱　砂仁七分

如胁肋胀痛，加白芥子一钱，如胸膈气滞，加枳壳、香附、藿香。

调经饮　治经阻气滞而作痛者。

当归三钱　牛膝　山楂　香附各二钱　青皮茯苓各一钱五分

五子丸　此方同六味丸、八味丸，合成为种子之方。

枸杞子　菟丝子各四两　五味子　车前子覆盆子各二两

石斛六两熬膏，蜜丸，开水下四钱。

赞育丹　治男子精衰阳痿，而艰子息。

熟地　白术各八两　当归　枸杞各六两　杜仲　仙茅　韭　巴戟肉　山茱萸　淫羊藿　肉苁蓉各四两　蛇床　附子　肉桂各一两

毓麟珠　治妇人气血虚而经不调不孕者。

人参　白术　茯苓　芍药　川芎　炙草杜仲　鹿角霜　川椒各二两　熟地　当归　菟丝子各四两

蜜丸，空心服。

安胎饮

当归　川芎　白芍　熟地　茯苓　阿胶各一钱　白术三钱　炙草　艾叶各三分

紫苏饮

当归　川芎　紫苏各一钱　炙草　人参　白芍各五分　大腹皮八分

加姜一片，葱白一寸。

淡竹叶汤

淡竹叶七片　黄芩　知母　麦冬各一钱　茯苓二钱

羚羊角散

羚羊角　独活　当归各二钱　川芎　茯神防风　炙甘草各七分　钩藤三钱　桑寄生二钱人参八分

茯苓升麻汤　治妊娠小便不通。

茯苓赤白各五钱　升麻一钱五分　当归二钱川芎一钱　苎根三钱

或调琥珀末二钱服更佳。

黑神散　隆冬寒月，及体气虚寒者，用此。

桂心　当归　芍药　炙草　干姜　生地各一两　黑豆二两　附子泡去皮，五钱

当归泽兰汤

当归　泽兰　酒芍　川芎　熟地各一钱五分
延胡索　红花　香附　丹皮各五分　桃仁七粒

保产无忧汤　临产日先服一二剂。

酒洗当归一钱五分　川贝一钱　黄芪八分
艾叶七分　酒芍一钱二分　菟丝子一钱四分　姜
汁炒厚朴七分　荆芥八分　枳壳六分　川芎一钱
三分　羌活五分　甘草五分　姜三片

加味八珍汤

人参　白术各一钱　茯苓八分　当归五钱
炙草三分　川芎一钱五分　酒芍二钱　熟地一钱五
分　乳香五分　酒炒丹参三钱　益母草二钱

加味归芎汤

当归五钱　川芎三钱　龟甲童便炙，三钱
妇人头发一把，烧灰存性

脱花煎　凡将产先服此药催生最佳，胎死

腹中，加朴硝三钱即下。

当归八钱　肉桂二钱　川芎　牛膝各二钱
车前子一钱五分　红花一钱

失笑丸　治瘀血胀胞，并治儿枕痛。

五灵脂去土炒　蒲黄炒
等份，为末，醋丸，每服三钱，酒下。

花蕊石散　服此瘀血化水，其人即苏。

花蕊石一斤　上色硫黄四两
为末和匀，入瓦罐封固，用炭煅二炷香取
研，童便酒下。

牛膝散　治胎衣胀急，缓则不救。

牛膝　川芎　炒蒲黄　丹皮各一两　桂心四
钱　当归一两五钱
共为末，每服五钱，水煎。

生化汤　产后去瘀要药。

当归三钱　黑姜五分　川芎一钱五分　益母
草一钱　桃仁七粒，研

归姜汤　产后心慌自汗。

当归三钱　黑姜七分　炒枣仁一钱五分

七珍散

人参　石菖蒲　生地　川芎各一两　防风
辰砂各五钱　细辛一钱
为末，薄荷汤调下。

古拜散　产后受风诸症。

荆芥穗
为末，每服三钱，生姜汤调下。

独活寄生汤

独活　桑寄生　防风　秦艽　威灵仙　牛
膝　茯苓各一钱　桂心五分　细辛　炙草各三分
当归　金毛狗脊各二钱

桃仁汤

桃仁炒十粒　当归三钱　牛膝二钱　泽兰三
钱　苏木一钱

二香散　散寒消食。

砂仁　木香　黑姜　陈皮　炙甘草各一两
香附三两
共为末。

参苏饮

人参一两　苏木三钱

王不留行煎

王不留行一钱五分　通草一钱　赤芍一钱五
分　葱白头五个　炒麦芽三钱

瓜蒌乳香散

瓜蒌一个　明乳香二钱　酒煎服。

香附饼

香附一两　麝香二分

共研匀，以蒲公英二两，酒调药敷之。

神仙太乙膏　治一切痈疽。

元参　白芷　当归　肉桂　生地　赤芍　大黄各一两　黄丹十三两，炒筛

用麻油二斤，熬药去渣成珠，入黄丹再熬为膏。

四物汤　逍遥散　泽兰汤　八珍汤　六君子汤　生地四物汤即四物汤去熟地用

生地　五苓散　异功散　六味丸即六味地黄汤　二陈汤　补中益气散　五皮饮　平胃散　香砂六君子汤　十全大补汤　理中汤即附子理中汤　小柴胡汤以上诸方俱见首卷

柴胡疏肝散　瓜蒌散　五痿汤　芍药甘草汤　橘核丸　消瘰丸以上见肝部　推气散见肺部

沉香降气丸　归脾汤　十补丸　安神定志丸　七福饮　秘旨安神丸以上见心部　左归丸　八味丸　右归丸以上见肾部

医医偶录卷二

长孙男心典辑

闽吴航陈修园著　湖邵王海峰校

后学徐志源句读

心部 手少阴属脏

心体属火，位南方，色现赤，胸下歧骨陷处其部位也。凡额上手足心皆其所辖。得血以养之，方能运慧思，用才智。心无表证，皆属于里。

心之虚，血不足也。脉左寸必弱，其证为惊悸，为不得卧，为健忘，为虚痛，为怔忡，为遗精。

惊悸者，惕惕然恐，神失守也，七福饮、秘旨安神丸主之。

不得卧者，思虑太过，神不藏也，归脾汤、安神定志丸主之。

健忘者，心肾不交，神明不充也，归脾汤、十补丸主之。

虚痛者，似嘈似饥，以手遮心，喜得手按，洋参麦冬汤主之。

怔忡者，气自下逆，心悸不安，归脾汤主之。

遗精者，或有梦或无梦，心肾不固也，清心丸、十补丸主之。

心之实，邪入之也。心不受邪，其受者胞络耳。脉左寸必弦而大，其证为气滞，为血痛，为停饮，为痰迷，为暑闭，为虫啮。

气滞者，或食胀，或怒冲，烦闷而痛，沉香降气散主之。

血痛者，血凝于中，痛有定处，转侧若刀针刺，手拈散主之。

停饮者，干呕吐涎，痛作水声，小半夏加茯苓汤主之。如有饮囊，则加苍术，名倒仓法。

痰迷者，顽痰壅闭，不省人事，清膈煎灌之。

暑闭者，汗喘昏闷，先以消暑丸灌之，再用香薷饮加益元散。

虫啮者，饥时作痛，面白唇红，化虫丸主之。

心之寒，脉左寸必迟，其症为暴痛。

暴痛者，肢冷气冷，绵绵不休，姜附汤加肉桂主之。

心之热，火迫之也。脉左寸必数，舌尖赤，其症为目痛，为重舌木舌，为烦躁，为不得卧，为癫狂，为谵语，为赤浊，为尿血。

目痛者，赤肿羞明，导赤散加连翘、菊花、蝉蜕主之。

重舌木舌者，泻心丸主之。

烦躁者，泻心丸加竹卷心主之。

不得卧者，暑热乘心也，导赤散加益元散主之。

癫狂者，弃衣骂詈，生铁落饮主之。

谵语者，邪热攻心也，泻心丸主之。

赤浊者，萆薢分清饮加灯心、丹参主之。

尿血者，阿胶散主之。

心部药队

补心猛将 北五味

补心次将 枣仁　柏子仁　远志　丹参　龙眼　麦冬　当归　白芍　茯神

泻心猛将 石菖蒲　黄连　木通　朱砂　犀角

泻心次将 山栀仁　连翘心　通草　车前子　竹卷心　灯心　莲子心

心部列方

七福饮 治心血虚而惊悸者。

人参　熟地各三钱　当归　枣仁各二钱　白术炒，一钱五分　炙甘草一钱　远志五分

秘旨安神丸 治惊悸神魂失守者。

人参　枣仁　茯神　制半夏各二钱　当归　炒白芍　橘红各一钱五分　五味子十粒　炙草五分　生姜三片

归脾汤 养血安神。

人参　白术　当归　白芍　枣仁各一钱五分　黄芪钱半　远志七分　炙草五分　元眼肉五枚

安神定志丸 治心惕不卧。

茯苓　茯神　人参　远志各一两　石菖蒲　龙齿各五钱

蜜为丸，以辰砂为衣，每服二钱。

十补丸 治气血大亏之证。

黄芪　白术　黄肉　杜仲　续断　枣仁各二两　大熟地三两　人参　当归　白芍　远志各一两　茯苓　山药各一两五钱　北五味　龙骨　牡蛎各七钱五分

洋参麦冬汤 治心经虚热而痛者。

洋参　麦冬　当归各二钱　生地三钱　白芍　丹参　钗石斛各一钱五分　犀角　甘草各五分

清心丸 清心火，止梦泄

生地四两　丹参二两　黄柏五钱　牡蛎　山药　炒枣仁　茯苓　茯神　麦冬各一两五钱　北五味　车前子　远志各一两

用金樱膏为丸，每服三钱。

沉香降气散 治气滞心痛。

沉香三钱　砂仁七钱　炙草五钱　盐水炒香附五两　酒炒元胡索一两　煨净川楝子一两

共为末，每服二钱，淡姜汤下。

清膈煎 治痰壅心膈。

制胆星一钱　白芥子二钱　海石三钱　陈皮　木通　川贝各一钱

化虫丸 治虫积心腹诸痛。

芜荑　白雷丸各五钱　槟榔二钱五分　雄黄一钱五分　木香　白术　陈皮各三钱　炒神曲四钱

以百部二两熬膏糊丸，每服三钱五分，米饮下。

姜附汤 治寒厥心痛。又真心痛，宜用本方大剂饮之，或救十中之一二，痛而喜按者更加人参。

干姜　熟附子各三钱

水煎服。

导赤散 治热闭小便不通。

麦冬三钱　木通一钱　生地三钱　甘草四分　竹叶十片　车前　赤茯苓各一钱五分

泻心丸 治心火。

川黄连五钱

为末，灯草汤下。

生铁落饮 治心热。

天冬　麦冬　川贝各三钱　胆星　橘红各一钱　远志　石菖蒲　连翘　茯苓　茯神各一钱　元参　钩藤　丹参各一钱五分　辰砂三分

用生铁落煎熬三炷线香，取此水煎服。

萆薢分清饮 治心移热膀胱，而为赤浊

者。并治诸淋。

川萆薢二钱　炒黄柏　石菖蒲各五分　茯苓
白术各一钱　莲子心七分　丹参　车前子各一钱
五分

阿胶散　治尿血。

阿胶一钱　丹参　生地各二钱　黑山栀　血
余　丹皮　麦冬　当归各八分

手拈散以下俱见首卷方　**小半夏加茯苓
汤　消暑丸　香薷饮　益元散**

肝部足厥阴属脏

肝与胆相附，东方木也。其性刚，赖血以
养。自两胁以下，及少腹阴囊之地，皆其部位。
最易动气作痛。其风又能上至巅顶而痛于头。
色属青，常现于左颧目眦，于妇人为尤甚。

肝无表证，皆属于里。

肝之虚，肾水不能涵木而血少也。脉左关
必弱，或空大。其症为胁痛，为头眩，为目干，
为眉棱骨眼眶痛，为心悸，为口渴，为烦躁
发热。

胁痛者，血不营筋也，四物汤主之。

头眩者，血虚风动也，逍遥散主之。

目干者，水不养木也，六味地黄丸主之。

眉棱骨眼眶痛者，肝血虚，见光则痛，逍
遥散主之。

心悸者，血少而虚也，煽也，七福饮主之。

口渴者，血虚液燥也，甘露饮主之。

烦躁发热者，虚火亢也，六味地黄丸主之。

肝之实，气与内风充之也。脉左关必弦而
洪。其症为左胁痛，为头痛，为腹痛，为小腹
痛，为积聚，为疝气，为咳嗽，为泄泻，为呕
吐，为呃逆。

左胁痛，肝气不和也，柴胡疏肝散、瓜蒌
散并主之。

头痛者，风热也，清空膏主之，或柴胡疏
肝散。

腹痛者，肝木乘脾也，芍药甘草汤主之。

呕吐者，木火凌胃也，二陈汤加炒黄连
主之。

呃逆者，气郁火冲也，橘皮竹茹汤主之。

肝寒之证，脉左关必沉迟。其症为小腹痛，
为癥瘕，为囊缩，为寒热往来。

小腹痛者，寒结下焦也，暖肝煎、奔豚丸
主之。

癥瘕者，寒气结聚也，橘核丸加吴茱萸、
肉桂主之。

囊缩者，寒主敛故缩也，奔豚丸、四逆汤
主之。

寒热往来者，欲化疟也，小柴胡汤主之。

肝热之证，脉左关必弦数。其症为眩晕，
为目赤肿痛，为口苦，为消渴，为头痛，为胁
痛，为瘰疬，为聤耳，为筋痿拘挛，为气上冲
心，为偏坠，为舌卷囊缩，为小便不禁。

眩晕者，风热上升也，逍遥散主之。

目赤肿痛者，风热入目也，蝉花无比散
主之。

口苦者，胆味苦，肝热胆亦热也，小柴胡
汤主之。

消渴者，风燥其液也，一柴胡饮主之。

头痛者，火上冲也，柴芩煎主之。

胁痛者，肝火郁也，柴胡疏肝散加瓜蒌霜
主之，左金丸亦可。

瘰疬者，血燥筋急而生也，消瘰丸主之，
兼服逍遥散。

聤耳者，风热相搏，津液凝聚，而痒痛也，
逍遥散去白术，加荷叶、木耳、贝母、香附、
菖蒲主之。

筋痿拘挛者，血气热也，五痿汤加黄芩、
丹皮、牛膝主之。

气上冲心者，火逆也，柴芩煎主之，甚则
小承气汤。

偏坠者，热而睾丸舒纵也，柴胡疏肝散
主之。

舌卷囊缩者，邪入厥阴，血涸也，大承气

汤主之。

小便不禁者，肝气热，阴挺失职也，逍遥散主之。

肝部药队

补肝猛将 枸杞　北五味　乌梅

补肝次将 山茱萸　菟丝子　首乌　当归　白芍　沙苑蒺藜　鳖甲　龙骨　牡蛎　木瓜

泻肝猛将 郁金　桃仁　青皮　莪术　沉香

泻肝次将 香附　木香　延胡索　柴胡　山栀　川芎　川楝子　赤芍药　瓜蒌壳　白蒺藜　陈佛手　钩藤

凉肝猛将 龙胆草　胡黄连

凉肝次将 羚羊角　夏枯草　石决明　青蒿　菊花

温肝猛将 肉桂　桂枝　吴茱萸　细辛　胡椒　骨碎补

温肝次将 菟丝子　艾叶　山茱萸　茴香

肝部列方

甘露饮 治血虚胃热。

枇杷叶　生地　熟地　天冬　麦冬　黄芩　石斛各一钱　甘草五分　枳壳八分

柴胡疏肝散 治肝气左胁痛。

柴胡　陈皮各一钱二分　川芎　赤芍　枳壳　醋炒香附各一钱　炙草五分

瓜蒌散 治肝气燥急而胁痛。

大瓜蒌一枚，连皮捣　甘草二钱　红花七分　水煎服。

清空膏 治肝经风热入升为头痛。

羌活　防风各六分　柴胡五分　黄芩一钱二分　川芎四分　炙草一钱　薄荷三分　酒炒黄连六分

芍药甘草汤 治木侮土而腹痛。

酒炒白芍三钱　炙甘草一钱五分

奔豚丸 治小腹气结作痛。

川楝子一两　茯苓　橘核各一两五钱　肉桂七钱　附子　吴茱萸各五钱　荔枝核八钱　小茴香　木香各七钱

橘核丸 通治七疝。

盐酒炒橘核三钱　小茴香　川楝子　桃仁　醋炒香附　山楂各一两　木香　红花各五钱

以神曲三两，打糊为丸。

二陈汤 治胃经寒痰。

半夏　茯苓　陈皮各一钱　炙草五分　生姜二片　大枣二枚

橘皮竹茹汤 治气郁火冲呃逆。

陈皮二钱　竹茹一团　半夏　人参　甘草各一钱

暖肝煎 治肝肾阴寒，小腹疼痛，疝气。

当归　枸杞各三钱　茯苓　小茴香　乌药各二钱　肉桂　沉香各一钱　加姜三片

蝉花无比散 治目赤肿痛。

蝉蜕二两　羌活一两　川芎　石决明　防风　茯苓　赤芍各一两五钱　白蒺藜八两　炙甘草　当归各三两　米泔浸苍术一两

为末，开水服

一柴胡饮 治外有邪而内有火，及肝燥胃渴。

生地三钱　白芍二钱　黄芩一钱五分　柴胡　陈皮各八分　甘草五分

柴芩煎 治内火上冲，或为痢疾头痛诸症。

柴胡二钱　黄芩　栀子　泽泻各一钱五分　木通　枳壳各一钱

左金丸 治肝气痛。

川黄连一钱　吴茱萸七分

消瘰丸　治瘰病初起即散，久服亦消。

蒸元参　醋煅牡蛎　蒸川贝母各四两

蜜为丸，每服三钱。

五痿汤　治五脏受热而痿。

人参　白术　茯苓各一钱　炙草四分　当归一钱五分　苡仁三钱　麦冬二钱　黄柏　知母各五分

四物汤以下俱见首卷方

逍遥散　六味地黄汤　和中丸　止嗽散　四君子汤　小柴胡汤　四逆汤　大小承气汤　七福饮见心部方

脾部

脾土脏，中央黄色，属足太阴之脉，后天之本也，下受命门之火，以蒸化谷食，上输谷食之液，以灌溉脏腑，故人生存活之原，独脾土之功为最大，然其性喜燥而恶湿，一受湿渍，则土力衰而肝木乘即以侮之。位中焦。眼胞鼻准及四肢，皆其方野。与胃相表里，故其药略同，详前十二官，兹不赘述。脾无表证，皆属于里。其为病也，寒热虚实，四字尽之。

脾虚者，左关脉必细软。其症为呕吐，为泄泻，为久痢，为腹痛，为肢软，为面黄，为发肿，为肌瘦，为臌胀，为恶寒，为自汗，为喘，为积滞不消，为饮食化痰，为脱肛，为肠血。

呕吐者，中空无物，六君子汤加煨姜主之。

泄泻者，土不胜湿也，五味异功散加木香主之。

久痢者，气虚下陷也，补中益气汤主之。

腹痛者，肝木乘脾也，芍药甘草汤加木香主之。

肢软者，脾属四肢也，五味异功散主之。

面黄者，本色虚现也，六君子汤主之。

发肿者，皮不亮，手按成窟，补中益气汤去升柴主之。

肌瘦者，脾主肌肉也，十全大补汤主之。

臌胀者，中空无物，气虚也，六君子汤主之。

恶寒者，阳虚不达于表也，附子理中汤主之。

自汗者，脾主肌肉，表虚不摄也，五味异功散加黄芪、五味主之。

喘者，土不生金也，五味异功散加北五味、牛膝主之。

积滞不消者，化谷无力也，六君子汤加谷芽、砂仁、肉桂主之。

饮食化痰者，土不胜湿也，六君子汤主之。

脱肛者，气虚下陷也，补中益气汤主之。

肠血者，脾不统血也，归芍六君子汤主之。

脾实者，右关必洪实。其症为气积，为血积，为食积，为痞积，为虫积，为痰饮，为蛊胀，为腹痛，为不能食。

气积者，气郁发闷也，沉香降气丸主之。

血积者，蓄血作痛如刺，有定处也，泽兰汤主之。

食积者，坚滞胀满也，大和中饮主之。

痞积者，血滞成痞，癥瘕痃癖可按也，太无神功散、和中丸主之。

虫积者，湿热所化也，唇内有白点，化虫丸主之。

痰饮者，或停心下，伏两腋有声，咳则痛，小半夏加茯苓汤主之。

蛊胀者，中实有物，非虫即血也，和中丸主之。

腹痛者，中有滞也，香砂二陈汤加楂、芽、厚朴主之。

不能食者，食未消也，保和丸主之。

脾寒之证，右关必沉迟，唇舌必白。其症为呕吐，为泄泻，为白痢，为腹痛，为身痛，为黄疸，为湿肿，为肢冷，为厥脱。

呕吐者，食不消而反胃也，平胃散主之。

泄泻者，土失职也，六君子汤加泡姜主之。

白痢者，积寒伤气也，六君子汤加木香主之。

腹痛者，绵绵不减，香砂理中汤主之。如挟食拒按，木香丸主之。

身痛者，拘急为风，重坠为湿，风用香苏散，湿用苍白二陈汤。

黄疸者，土为湿制，有阴寒之象，熏黄色黯，茵陈五苓散主之。

湿肿者，不烦渴，喜热，五苓散主之。

肢冷者，阳气不营于四体也，附子理中汤主之。

厥脱者，气衰火息也，附子理中汤加大剂人参主之。

脾热之证，右关必数，舌苔薄而黄，唇赤。其症为热吐，为流涎，为洞泄，为泻渤，为赤痢，为腹痛，为目胞肿痛，为酒疸，为眩晕，为阳黄疸。

热吐者，食不得入也，橘皮竹茹汤加姜汁、炒黄连主之。

流涎者，睡中出沫，脾热蒸湿也，黄芩芍药汤主之。

洞泄者，暑湿胜土，一泄如注也，四苓散加益元散主之。

泻渤者，暑湿内搏，利如蟹渤，将变痢也，黄芩芍药汤主之。

赤痢者，暑热伤血也，治痢奇方主之，或葛根治痢散，噤则开噤散。

腹痛者，乍作乍止，芍药甘草汤加黄连清之。

目胞肿痛者，火上升也，柴芩煎主之。

酒疸者，酒湿积而为疸也，加味枳术汤加茵陈、葛根主之。

眩晕者，酒湿生热上蒸也，葛花清脾汤主之。

阳黄疸者，黄如橘皮有光，目溺皆黄，栀子柏皮汤主之。如便闭，茵陈大黄汤。

脾部药队

补脾猛将 白术 黄精

补脾次将 山药 扁豆 苡仁 大枣 炙甘草

泻脾猛将 枳实 莱菔子

泻脾次将 神曲 麦芽 山楂 枳壳 厚朴 大腹皮 使君子 白芷 鸡内金 陈皮 槟榔

凉脾猛将 大黄 黄芩 瓜蒌霜

凉脾次将 黄柏 山栀 知母 银花 武夷茶

温脾猛将 附子 干姜 巴豆 肉豆蔻 草果 苍术 胡椒

温脾次将 木香 煨姜 乌药 益智仁 藿香 砂仁 白蔻仁 羌茇 焦谷芽 川椒

脾部列方

归芍六君子汤 治脾阴虚弱下血。

归身 白芍各二钱 人参 白术 茯苓各一钱五分 陈皮 半夏各一钱 炙草五分

大和中饮 治食积胀闷。

枳实一钱 厚朴一钱五分 麦芽 楂炭各二钱 陈皮一钱 砂仁八分 泽泻一钱

太无神功散 治一切痞积。

地萹蓄 瞿麦穗 麦芽各五钱 神曲二钱五分 沉香 木香各一钱五分 炙草五钱 酒蒸大黄二两

共为末，每服二三钱，灯心竹叶汤下，女人红花当归汤。

香砂二陈汤 治脾滞腹痛。

木香一钱 砂仁一钱 制半夏 陈皮 茯苓 炙草各一钱五分

加生姜一片，大枣二枚。

苍白二陈汤　治受湿身痛。即前方去木香、砂仁，加苍术、白术各一钱。

保和丸　治伤食。

麦芽　山楂　莱菔子　厚朴　香附各一钱　炙草　连翘各五分　陈皮一钱五分

水煎服亦可。

香砂理中汤　治脾寒腹痛。

木香一钱　砂仁一钱　人参　白术各二钱　干姜　炙草各一钱

木香丸　治寒积腹痛拒按，名曰阴结。

木香　丁香各一钱五分　干姜三钱　炒麦芽五钱　陈皮三钱　巴豆三粒

以神曲煮糊为丸，每服十丸。

黄芩芍药汤　治脾热流涎，利如蟹渤等症。

黄芩　白芍各二钱　生甘草一钱

四苓散　治伏暑泄泻。

白术　猪苓　木通各一钱　赤苓三钱　车前　泽泻各二钱

水煎，用益元散三钱冲服。

加味枳术汤　治酒疸湿热发黄。

白术二钱　枳实　陈皮　麦芽　山楂　茯苓　神曲　连翘各一钱　茵陈　荷叶各一钱五分　泽泻五分

如伤酒，加葛根一钱。

葛花清脾汤　治酒湿生热生痰，头眩头痛。

葛花一钱　枳椇子三钱　赤苓三钱　泽泻　茵陈　酒芩各二钱　山栀　车前子各一钱五分　甘草五分　橘红　厚朴各一钱

栀子柏皮汤　治郁热在里而发黄疸，名曰阳黄。

栀子三钱　黄柏二钱　炙草一钱

六君子汤　**五味异功散**　**补中益气汤**　**十全大补汤**　**附子理中汤**　**泽兰汤**　**和中丸**　**小半夏加茯苓汤**　**平胃散**　**香苏散**　**五苓散**　**茵陈五苓散**　**益元散**　**葛根治痢散**　**治痢奇方**　**开噤散**以上诸方俱见首卷

沉香降气丸　**化虫丸**二方见心部

芍药甘草汤　**橘皮竹茹汤**　**柴苓煎**三方见肝部

肺部 手太阴属脏

肺主气，属西方而色白，其形如华盖，为诸阳之首。凡声之出入，气之呼吸，自肺司之。其性娇嫩，故与火为仇，其体属金而畏痰，故遇寒亦咳。凡目白及右颊鼻孔皆其分野。然肺气之衰旺，关于寿命之短长，全恃肾水充足，不使虚火烁金，则长保清宁之体，而寿臻永固。

肺有里证亦有表证，肺主皮毛故也。邪在表，右寸脉必浮。其症为发热，为喷嚏，鼻塞，为咳，为嗽，为喘，为畏风，为胸满痛，为喉疼，为鼻燥，为伤暑风，为中时疫。

发热者，腠理闭也，香苏散主之。

喷嚏鼻塞者，肺窍受邪也，二陈汤加苏叶、生姜主之。

咳者，无痰而有声，气为邪遏也，杏梗前胡汤主之。

嗽者，有声而有痰，液已化痰也，止嗽散主之。

喘者，风寒闭塞也，加味甘桔汤主之。

畏风者，邪在皮毛也，香苏散主之。

胸满痛者，气郁而胀也，加味甘桔汤主之。

喉疼者，邪化火而内焰也，加味甘桔汤主之。

鼻燥者，邪化火而液干也，贝母瓜蒌散主之。

伤暑风者，恶寒头痛而烦渴，香薷饮加荆

芥、秦艽主之。

中时疫者，初头痛发热，渐呕恶胸满，或胀闷谵狂，唇焦口渴，先用香苏散，次则神术散，又治疫清凉散，便闭加大黄。

肺虚之证，右寸脉必细。其症为自汗，为咳嗽，为气急，为咯血，为肺痿，为虚劳。

自汗者，气虚表不固也，八珍汤加黄芪、北五味、麦冬主之。

咳嗽者，肺虚不宁也，五味异功散主之。

气急者，金不生水而虚火上炎也，知柏八味丸主之。

咯血者，阴虚动火也，初用四生丸，兼用生地黄汤。

肺痿者，火刑金而叶焦也，五痿汤加天冬、百合主之，或紫菀散、人参燕窝百合汤亦可。

虚劳者，吐血而成，月华丸、归脾汤、六味地黄汤并主之。

肺实之证，脉右寸必有力，其症为气闭，为痰闭，为暑闭，为水闭，发喘，为风闭，为火闭，为咽痛，为右胁痛，为肺痈。

气闭者，气壅塞其络而满闷也，加味甘桔汤主之。

痰闭者，顽痰壅塞也，清膈煎主之。

暑闭者，暑邪中肺而烦渴也，消暑丸加香薷、木通主之。

水闭发喘者，胃经蓄水作肿而浸肺也，五皮饮主之。

风闭者，风郁于肺而哮嗽也，麻黄汤主之。

火闭者，火郁于肺而喘胀也，白虎汤加桑皮、葶苈主之。

咽痛者，诸闭皆能作火也，加味甘桔汤主之。

右胁痛者，肝移邪于肺也，推气散主之。

肺痈者，隐隐而痛，吐痰腥臭也，桔梗汤主之。

肺寒之证，外感居多，脉右寸必迟。其症为清涕，为咳嗽，为恶寒，为面色痿白。

清涕者，寒搏其液也，二陈汤加苏梗主之。

咳嗽者，金畏寒也，止嗽散主之。

恶寒者，阴忌其类也，香苏散主之。

面色痿白者，寒伤正气也，六君子汤主之。

肺热之证，脉右寸必数，其症为目赤，为鼻衄，为咽痛，为吐血，为咳嗽浓痰，为酒积，为龟胸，为小便不利，为便血。

目赤者，火克金也，泻白散加黄芩、菊花、连翘主之。

鼻衄者，血热妄行也，茜根汤主之。

咽痛者，火逼咽道也，加味甘桔汤主之。

吐血者，火动其血也，四生散、犀角地黄汤主之。

咳嗽浓痰者，火刑金而灼肺液也，黄芩知母汤主之。

酒积者，鼻赤鼻疮，湿热内蒸也，黄芩清肺饮加葛花主之。

龟胸者，肺热而胀也，白虎汤主之。

小便不利者，火烁金而化源窒也，黄芩清肺饮加盐豉主之。

便血者，肺与大肠相表里，火迫血行也，芍药甘草汤加黄芩、丹皮、生地主之。

肺部药队

补肺猛将 黄芪　人参

补肺次将 党参　沙参　百合　怀山药
燕窝　阿胶　诃子　麦冬　冰糖

泻肺猛将 葶苈　麻黄　桔梗　白芥子
升麻　胆星

泻肺次将 苏子　牛蒡　杏仁　桑白皮
前胡　紫菀　僵蚕　竹茹　贝母

凉肺猛将 石膏　黄芩　竹沥　马兜铃
山慈菇

凉肺次将 洋参　元参　山栀　地骨皮
花粉　天冬　知母　麦冬　薄荷　海石

温肺猛将 麻黄　天南星　北五味

温肺次将 苏梗　款冬花　制半夏　生姜烟

肺部列方

桔梗前胡汤 治肺气闭塞闷咳。

桔梗一钱　前胡　苏子　赤芍　桑白皮蜜炙　陈皮各一钱五分　杏仁三钱　姜汁炒竹茹一钱　生甘草五分

加味甘桔汤 治肺郁哮喘等证。

甘草五分　桔梗　川贝　百部　白前　橘红　旋覆花　茯苓各一钱五分

贝母瓜蒌散 治肺热液干。

贝母二钱　瓜蒌仁一钱五分　胆星　黑山栀各五分　黄芩　橘红　炒黄连各一钱　甘草五分

知柏八味丸 滋水降火。

知母　黄柏各一钱五分　大熟地四钱　萸肉　山药　茯苓各一钱五分　丹皮　泽泻各一钱

紫菀散 润肺止嗽，并治肺痿。

人参五分　紫菀　知母　川贝　桔梗　茯苓　阿胶各一钱　五味子　炙草各三分

人参燕窝百合汤 润肺清金。

人参一钱，如无力以洋参、沙参二三钱代之　燕窝三钱　百合五钱

共炖烂食之。

推气散 治右胁气痛。

枳壳　郁金各一钱　桂心　炙草各五分　桔梗　陈皮各八分　生姜二片　大枣二枚

桔梗汤 治肺痈。

桔梗　白及　橘红　炒甜葶苈各八分　甘草　贝母各一钱五分　苡仁　金银花各五钱

泻白散 治肺热。

蜜炙桑白皮二钱　地骨皮三钱

茜根汤 治衄血神烦。

茜根　黄芩　阿胶　侧柏叶　生地各二钱　甘草一钱

犀角地黄汤 治血热妄行及斑疹。

犀角尖镑，先煎　丹皮　麦冬　白芍各一钱五分　生地四钱

黄芩知母汤 治火嗽烦热。

黄芩　知母　桑白皮　杏仁　天花粉　山栀　川贝　桔梗　生甘草各一钱

黄芩清肺饮 治肺热，小便不利。

栀子二钱　黄芩一钱

香苏散 **止嗽散** **香薷饮** **神术散** **八珍汤** **治疫清凉散** **五味异功散** **生地黄汤** **月华丸** **六味地黄汤** **消暑丸** **五皮饮** **麻黄汤** **六君子汤** **四生丸** **白虎汤**以上诸方俱见首卷

归脾汤 **清膈煎**二方见心部

二陈汤 **五痿汤** **芍药甘草汤**三方见肝部

肾部足少阴属脏

肾者天一之水，先天之本也。位北方故黑，其体常虚，处腰左右，介其中者有命门火，蒸化谷食，名曰真阳，肾水充足，自多诞育，享大寿。凡夙夜宣劳，矻而不倦者，皆肾气之固也。好色之流，先竭肾水，丧其本矣。瞳神下颏两腰皆其部位，望气者觇之。

肾无表证，皆属于里。

肾主虚，脉左右尺常细软。其症为头痛，为耳鸣，为耳聋，为盗汗，为夜热，为健忘，为咳嗽，为喘，为吐血，为腰痛，为腿酸足软，为目视无光，为大便结，为小便不禁，为戴阳，为久痢久疟。

头痛者，血不能充髓海也，六味地黄丸主之。

耳鸣者，血虚火旺也，六味地黄丸加牛膝、知母主之。

耳聋者，虚闭也，六味地黄丸加枸杞、人参、石菖蒲、远志主之。

盗汗者，虚热也，生地黄煎、八珍汤加黄芪、北五味并主之。

夜热者，虚火也，四物汤加丹皮、地骨、青蒿主之。

健忘者，心肾不交也，归脾汤、十补丸主之。

咳嗽者，虚火烁金也，六味地黄丸加白蜜、胡桃主之。

喘者，水亏火炎也，知柏八味丸主之。

吐血者，血虚血热也，生地黄汤主之。

腰痛者，水不足也，六味地黄丸加杜仲、川续断主之。

腿酸足软者，血不营筋也，十全大补汤主之。

目视无光者，水不足也，六味地黄丸主之。

大便结者，血虚液枯也，六味地黄丸加白蜜、胡桃主之。

小便不禁者，肾气不约也，十补汤主之。

戴阳者，阴火上亢，阴躁似阳躁也，金匮肾气丸主之。

久痢久疟者，脾肾皆虚也，王母桃主之。

肾无实证。

肾之寒，肾之虚也。脉左右尺必迟沉。其症为命门火衰，为不欲食，为鸡鸣泄泻，为天柱骨倒，为蹒卧厥冷，为奔豚。

命门火衰者，虚象百出，左归饮、右归饮主之。

不欲饮食者，火力微也，八味地黄丸主之。

鸡鸣泄泻者，肾虚也，加味七神丸主之。

天柱骨倒者，督脉空也，右归饮主之。

蹒卧厥冷者，火衰也，右归饮、理中汤并主之。

奔豚者，肾气上冲也，奔豚丸主之。

肾之热，水将涸也。伤寒门有之，而杂症罕见。左尺右尺必沉数，或浮而空，舌黑无液。其症为口燥咽干，为目不明，为小便不利，为小便浊，为小便出血，为大便秘。

口燥咽干者，水涸也，大承气汤主之。

目不明者，目无血养也，知柏八味丸主之。

小便不利者，水少也，滋肾丸主之。

小便浊者，湿热结于下焦也，草薢分清饮主之。

小便出血者，肾水热也，生地黄汤主之。

大便秘者，液涸也，大承气汤主之。

肾部药队

补肾猛将 熟地　枸杞　淫羊藿　北五味

补肾次将 生地　首乌　巴戟天　杜仲　龟甲　女贞　稽豆皮　海参

泻肾猛将 猪苓

泻肾次将 泽泻　知母　赤苓　苡仁

凉肾猛将 朴硝　苦参　元明粉

凉肾次将 生地　丹皮　知母　滑石

温肾猛将 鹿茸　破故纸　鹿角胶

温肾次将 艾叶　山茱萸　菟丝子　大茴香

肾部列方

生地黄煎 治阴火盗汗。

生地　当归　炙黄芪　麻黄根　浮小麦　炙草　黄连　黄芩　黄柏各一钱

水煎服。

王母桃 培补脾肾。

炒冬白术　大熟地各二两　何首乌　炒巴戟
枸杞子各一两

共为细末，炼蜜为丸，如圆眼大，每用三
四丸，饥时服。

左归饮 壮水之剂。

熟地五钱　山药　枸杞各二钱　茯苓一钱五
分　山茱萸　炙草各一钱

右归饮 补命门真火不足。

熟地五钱　山药　枸杞　杜仲各二钱　山茱
萸　肉桂　制附子　炙甘草各一钱

八味地黄丸 治命门火衰。

制附子　肉桂各一钱　大熟地四钱　山药
萸肉　茯苓各一钱五分　丹皮　泽泻各一钱

加味七神丸 治肾虚鸡鸣泄泻。

肉豆蔻　吴茱萸　广木香各一两　蒸茯苓
补骨脂盐酒炒　车前子蒸，各二两　土炒白术
四两

大枣煎汤为丸，每服三钱。

滋肾丸 治下焦血热，用此滋阴化气。

黄柏　知母各二两　肉桂一钱
炼蜜为小丸。

六味地黄汤　八珍汤　四物汤　十全大补汤　归脾汤　生地黄汤　金匮肾气丸　理中汤　大承气汤 以上诸方俱见首卷

十补丸　草薢分清饮 二方见心部

奔豚丸 见肝部

知柏八味丸 见肺部

胃部 足阳明属腑

胃属中土，司受化谷食。经云："得谷者
昌，失谷则亡。"其能受与否，生死系焉。其性
与脾同而畏木侮。舌之中及牙，并环唇口而交
人中皆其分野。色现黄。

胃为阳明，有经有腑，故有表证，右关脉必
浮。伤寒邪入阳明经，其症为目痛鼻干唇焦，嗽
水不欲咽。若他表证，为面浮肿而痛，为斑疹。

目痛鼻干唇焦者，邪热作火也，葛根汤
主之。

面浮肿而痛者，风也，葛根汤主之。

斑疹者，邪热所化也，葛根汤加牛蒡子
主之。

胃之虚，其唇必白，脉右关必软弱。其症
为吐，为噎膈，为不能食，为胃脘痛，为停滞，
为湿肿，为痰，为嘈杂。

吐者，土虚木侮也，香砂六君子汤加柴胡
主之。

噎膈者，胃脘干槁也，上脘槁能饮水而食
难进，卜脘槁食可入而久复出，启膈散主之，
佐以四君子汤，有郁则逍遥散。

不能食者，胃气虚而难受也，六君子汤
主之。

胃脘痛者，心悸怔忡喜按，归脾汤或四君
子加柴胡、木香。

停滞者，土虚不化也，枳术丸主之。

湿肿者，土不胜湿也，香砂六君子汤主之。

痰者，土衰湿化也，六君子汤主之。

嘈杂者，躁扰不宁，得食暂已，气促食少，
中虚挟痰也，五味异功散主之。

胃之实，脉右关必洪，按胸则痛。其症为
结胸，为痞气，为食积，为痰饮，为水肿，为
胸胀闷，为胸胀痛，为胸痛呕脓，为不得卧，
为便闭谵语发狂。

结胸者，伤寒下早，邪热结聚也，大小陷
胸汤主之。

痞气者，脾之积在胃脘，腹大如盘，和中
丸加厚朴主之。

食积者，胀痛拒按也，保和丸主之。

痰饮者，咳则痛，转侧有声，小半夏加茯
苓汤主之，《外台》茯苓饮尤效。

水肿者，先肿后喘，或肿而不喘，胃经蓄
水也，五皮饮主之，甚则金匮肾气丸。

胸胀闷者，积滞也，保和丸主之。

胸胀痛者，蓄血也，泽兰汤主之。

胸痛呕脓者，胃脘痈也，不必治而自愈。

不得卧者，胃不和则卧不安也，二陈汤加砂仁主之。

便闭谵语发狂者，胃有燥矢也，大承气汤主之。

胃之寒，唇舌必白，脉右关必沉迟。其症为胃脘痛，为呕吐，为霍乱，为吞酸嗳腐。

胃脘痛者，肢冷气冷，绵绵不休，姜附汤加肉桂主之。如吐蛔加川椒、乌梅、川连、焦术、川楝。

呕吐者，食入复出也，平胃散加煨姜、砂仁主之。

霍乱者，寒湿伤胃也，和胃饮主之。

吞酸嗳腐者，寒不消食也，香砂二陈汤主之。

胃之热，唇舌红口臭，脉右关必洪数。其症为三消，为嘈杂，为吐血，为齿痛，为黄胖面肿，为自汗，为舌黑燥渴，为斑疹，为便闭，为呃逆，为头痛。

三消者，燥热结聚也。口渴消水为上消，二冬汤主之。消谷易饥为中消，生地八物汤主之。口渴小便如膏为下消，六味地黄汤加生脉散主之。

嘈杂者，烦扰不宁，口燥唇焦，痰火为患也，二陈汤加山栀、黄连主之。

吐血者，胃火迫血妄行也，白虎汤主之。

齿痛者，阳明有余，少阴不足也，玉女煎主之。

黄胖面肿者，湿热也，和中丸主之。

自汗者，热而蒸溽也，抽薪饮主之。

舌黑燥渴者，胃火炽甚也，白虎汤主之。

发斑疹者，火郁而化也，初用葛根汤加牛蒡子以散之，次用犀角大青汤加石膏，或三黄解毒汤，甚则白虎汤、调胃承气汤。

呃逆不止者，胃火上冲也，安胃饮主之。

头痛者，头筋扛起，胃火上冲也，加味升麻汤主之。

胃部药队

补胃猛将 白术　黄芪　大枣

补胃次将 扁豆　山药　炙甘草　龙圆　红枣

泻胃猛将 枳实　雷丸　白芥子　神曲　莱菔子　石菖蒲

泻胃次将 苏梗　枳壳　蔓荆子　麦芽

凉胃猛将 石膏　犀角

凉胃次将 花粉　葛根　香薷　石斛　草薢　知母　芦根　竹叶

温胃猛将 草果　丁香　木香　胡椒　辛夷　干姜　高良姜　益智仁　肉豆蔻

温胃次将 藿香　砂仁　半夏　乌药　煨姜　厚朴　白蔻仁　川椒

胃部列方

枳术丸 除胀消食。

炒枳实一两　炒白术二两

大陷胸汤 服小陷胸汤不效，以此治之。

大黄六钱　芒硝四钱　甘遂二分五厘，研冲

小陷胸汤 治结胸，少腹满痛，手不可近。

半夏二钱　黄连一钱五分　瓜蒌仁大者一个，杵

和胃饮 治霍乱。

厚朴　陈皮各二钱　干姜一钱　炙草六分

二冬汤 治上消。

天冬二钱　麦冬三钱　花粉　黄芩　知母各一钱　人参　甘草各五分

生地八物汤 治中消。

生地　麦冬各三钱　山药　知母　丹皮各一

钱五分　黄芩　黄连　黄柏各一钱

荷叶二钱，水煎服。

玉女煎　治阳明有余，少阴不足。

熟地四钱　石膏　麦冬各三钱　知母　牛膝盐水炒，各一钱五分

抽薪饮　治一切火盛。

黄芩　石斛　木通　栀子　黄柏各一钱　枳壳　泽泻各一钱五分　甘草三分

犀角大青汤　治胃火发斑，大渴大热，或咽痛不利。

犀角尖　大青　元参　甘草　升麻　黄芩　黄连　黄柏　人中黄　黑山栀各一钱五分

或加石膏一两同煎。

二黄解毒汤　治火毒内盛。

黄连二钱　黄芩　黄柏　黑山栀各一钱五分

安胃饮　治胃火呃逆。

石斛　麦芽各三钱　黄芩　泽泻　山楂各二钱　陈皮　木通各一钱

知味升麻汤　治胃火上冲，头痛甚炽。

升麻　葛根　赤芍　甘草各一钱　石膏三钱　薄荷五分

加灯心二十节。

葛根汤　香砂六君子汤　四君子汤　逍遥散　异功散　六君子汤　和中丸　小半夏加茯苓汤　五皮饮　金匮肾气丸　泽兰汤　六味地黄丸　大承气汤　平胃散　白虎汤　调胃承气汤以上方见首卷

归脾汤　姜附汤二方见心部

二陈汤方见肝部

保和丸　香砂二陈汤二方见脾部

外台茯苓饮即异功散加枳实二钱，生姜三片，用真人参

膀胱部足太阳属腑

膀胱者，州都之官，津液藏焉，气化则能出矣，然肾气足则化，肾气不足则不化，入气不化，则水归大肠而为泄泻，出气不化，则闭塞下焦，而为癃肿。小便之利，膀胱主之，实肾气主之也。伤寒传经之邪，每自膀胱入，一见太阳头痛等症，即宜发散，不使邪气入为诸经害，则膀胱为第一关隘矣。

膀胱为太阳腑，有表证，左尺脉必浮。其症为头痛，为头脊强，为身痛，四肢拘急，为发热，为恶寒无汗，为喘嗽。

头痛者，头脑痛而连项脊也，加味香苏散主之，甚者加羌活、葱白。

项脊强者，太阳经所过之地也，香苏散主之。

身痛四肢拘急者，风伤卫，寒伤营，寒主收引也，桂枝汤主之。

发热者，腠理闭塞也，香苏散主之。

恶寒无汗者，寒乘表也，麻黄汤主之。

喘嗽者，寒邪客于皮毛，肺气不得升降也。麻黄汤主之，轻者止嗽散。

膀胱之虚，肾气不化也。脉左尺必细沉。其症为小便不禁，为劳淋，为老淋。

小便不禁者，气虚不能统摄也，十补汤主之。

劳淋者，劳力辛苦，气虚不化也，补中益气汤主之。

老淋者，老人思色，精不出而内败，大小便牵痛如淋，宜萆薢分清饮去黄柏加菟丝、远志以去其精，再服六味地黄丸。

膀胱之实，脉左尺必洪大。其症为气淋，为血淋，为关格，为膀胱气。

气淋者，气滞水道，阻塞脐下胀痛也，假苏散主之。

血淋者，蓄瘀茎中，割痛难忍也，生地四物汤加红花、桃仁、花蕊石主之。

关格者，溺闭而吐逆也，假苏散主之。

膀胱气者，一名胞痹，气结膀胱，少腹热涩于小便也，橘核丸主之。

膀胱之寒，左尺必沉迟。其症为冷淋。

冷淋者，寒气坚闭水道，肢冷喜热也，金匮肾气丸主之。

膀胱之热，左尺必数。其症为小便不通，为膏淋，为石淋，为便脓血，为发狂。

小便不通者，渴则热在上焦，四苓散加山栀、黄芩，不渴则热在下焦，滋肾丸主之。

膏淋者，滴液如膏也，草薢分清饮主之。

石淋者，下如沙石也，益元散加琥珀主之。

便脓血者，心气遗热于膀胱也，阿胶散主之。

发狂者，伤寒热结膀胱，下焦蓄血，少腹硬满也，调胃承气汤主之。

膀胱部药队

补膀胱药即补肾之药，肾气化则小便自行。

泻膀胱猛将 羌活 麻黄 防己 木通 葶苈 猪苓

泻膀胱次将 独活 防风 蒲黄 川楝子 前胡 藁本 泽泻 葱

凉膀胱猛将 甘遂 龙胆草

凉膀胱次将 车前子 茵陈 海金沙 川黄柏

温膀胱猛将 吴茱萸

温膀胱次将 乌药 茴香

膀胱部列方

假苏散 治气淋。

荆芥 陈皮 香附 炒麦芽 瞿麦 木通 赤苓各二钱

生地四物汤 治血淋。

生地三钱 归身 赤芍各一钱五分 川芎一钱

香苏散 桂枝汤 麻黄汤 止嗽散 益元散 补中益气汤 六味地黄丸 金匮肾气丸 调胃承气汤 以上诸方俱见首卷

十补丸 草薢分清饮 阿胶散 三方见心部

橘核丸 见肝部

四苓散 见脾部

滋肾丸 见肾部

胆部 足少阳属腑

胆者，清虚之府，居半表半里之交，与肝为表里。气血足则胆气壮，气血虚则胆气怯，胆受邪即阴阳交战而寒热往来，故疟症之来不一，而总不离乎少阳也。然其担事之力，犹中正之官，不偏不倚，决断出焉。

胆有表证，左关脉必浮而弦，其症为头汗，为寒热往来。

头汗者，寒邪将化火也，小柴胡汤加丹皮主之。

寒热往来者，阴阳相争也，小柴胡汤主之。

胆之虚，左关脉必细软。其症为惊悸，为太息。

惊悸者，心血不足以将之也，安神定志丸主之。

太息者，气虚也，四君子汤主之。

胆之实，左关脉必洪。其症为胸满，为胁痛，为耳聋。

胸满者，邪气结聚也，小柴胡汤加枳壳、桔梗主之。

胁痛者，邪入胆经布之胁下也，小柴胡汤加山栀、枳壳主之。

耳聋者，气火上冲而闭也，逍遥散加蔓荆、石菖蒲、香附主之，或小柴胡汤。

胆之寒，脉左关必迟。其症为精滑，为呕吐，为舌苔滑。

精滑者，肢肿食少，心虚烦闷，坐卧不安，温胆汤主之。

呕吐者，邪正相争也，小柴胡汤加藿香汤主之。

舌苔滑者，邪未化入也，二陈汤主之。

胆之热，脉左关必弦数。其症为口苦，为呕吐，为盗汗，为目眩。

口苦者，热在胆，胆汁泄也，小柴胡汤主之。

呕吐者，胆移热于胃也，小柴胡汤加姜炒竹茹主之。

盗汗者，热开腠理也，小柴胡汤加丹皮主之。

目眩者，胆附于肝，肝窍在目，热故眩也，小柴胡汤加山栀主之。

胆部药队

补胆猛将 乌梅

补胆次将 枣仁

泻胆猛将 桔梗　青皮

泻胆次将 柴胡　香附　秦艽　川芎

凉胆猛将 龙胆草

凉胆次将 青蒿　槐实

温胆猛将 肉桂　细辛

温胆次将 山茱萸

胆部列方

温胆汤 治胆气虚寒，梦遗精滑等症。

制半夏一钱五分　枳实八分　陈皮　茯苓各一钱五分　人参一钱　熟地　炒枣仁各三钱　远志一钱　五味子一钱　甘草炙，五分　生姜三片　枣一枚

小柴胡汤　四君子汤　逍遥散 三方俱见首卷

安神定志丸 见心部

二陈汤 见肝部

大肠部 手阳明属腑

大肠者，肾阴之窍，传道之官，受事于脾胃，而与肺金相表里，故肺气虚则肠若坠，而气为之陷，肠液少则肺亦燥，而鼻为之干，其呼吸甚密迩也。然肠口上接小肠，下通谷道，为诸脏泄气之门，启闭一失职而诸脏困矣。

大肠无表证，皆属于里。

大肠虚者，气虚也。脉右尺必沉弱。其症为久痢，为脱肛。

久痢者，气血不足也，归脾汤、十全大补汤、补中益气汤加乌梅即可。

脱肛者，气虚下陷也，补中益气汤加荷叶主之。

大肠实者，胃实移热也。脉右尺必洪实。其症为便闭，为脏毒，为燥渴谵语发狂，为肠痈。

便闭者，实火闭也，小承气汤主之。

脏毒者，肠胃不清，不如鱼肠如豆汁也，芍药甘草汤主之。

燥渴谵语发狂者，燥屎不出也，小承气汤主之。

肠痈者，当脐而痛，溺数如淋，千金牡丹皮散主之。

大肠寒者，积冷也。脉右尺必沉迟。其症为久痢，为便血。

久痢者，腹绵绵痛，寒积在脏也，鸦胆子包粉团吞之。

便血者，肢冷喜热，寒在肠也，附子理中汤加归、芍主之。

大肠热者，肺经移热居多。脉右尺必推。其症为便血，为肠风，为脱肛。

便血者，口燥唇焦，热在肠也，芍药甘草汤加黄芩、丹皮、生地。

肠风者，脏腑有热，风邪乘之，故下血而腹不痛，清魂散主之。

脱肛者，肠有火则脱出难收，肿而痛也，三黄解毒汤，加知母、荷叶主之。

大肠部药队

补大肠猛将 粟壳　淫羊藿

补大肠次将 百合　诃子肉

泻大肠猛将 大黄　桃仁　雷丸　麻仁　升麻　紫草

泻大肠次将 秦艽　旋覆花　郁李仁　杏仁　大腹皮　白芷　梨汁

凉大肠猛将 黄芩　黄柏

凉大肠次将 地榆　槐实　知母　连翘

温大肠猛将 胡椒　枸杞　破故纸

温大肠次将 当归

大肠部列方

千金牡丹皮散 治肠痈。

丹皮　苡仁各五钱　瓜蒌仁一钱五分　桃仁二十二粒，研

水煎服。如大便闭，加大黄钱半，当归三钱。

鸦胆子方 治久痢，寒积在肠。

用鸦胆子一个蒸透，将米粉包作团子，蒸熟，以开水囫囵吞下，空心服。

清魂散 治肠风下鲜血，而腹不痛者。

荆芥炒黑，三钱　当归五钱

十全大补汤　补中益气汤　附子理中汤　小承气汤 以上诸方俱见首卷

归脾汤 见心部

芍药甘草汤 见肝部

三黄解毒汤 见胃部

小肠部 手太阳属腑

小肠者，受盛之官，化物出焉。其上口即胃下口，水谷由此而入，其下口即大肠上口，此处泌别清浊，俾水液注入膀胱，滓秽流入大肠，是腑中之有鉴别者，故与心相表里，脉附于膀胱而在左尺。

小肠无表证，皆属于里。

小肠虚，左尺脉必细软。其症为溺赤短，为腰痛。

溺赤短者，水不胜火也，生地黄汤主之。腰痛者，肾气不固也，金匮肾气丸主之。

小肠实，左尺脉必洪弦。其症为小肠气，为交肠。

小肠气者，气滞下焦，脐下转痛，失气则快也，橘核丸主之。

交肠者，阴阳皆逆，大小肠交也，五苓散主之。

小肠寒，左尺脉必迟。其症为咳嗽失气。

咳嗽失气者，小肠嗽也，止嗽散加芍药主之。

小肠热，左尺脉必数。其症为溺涩溺短。

溺涩溺短者，湿热壅滞也，导赤散主之。

小肠部药队

补小肠将 生地

温小肠猛将 木通

温小肠次将 瞿麦 海金沙 川楝子
苡仁 赤芍 赤茯苓 灯草

小肠部列方

**生地黄汤 六味地黄丸 五苓散 止
嗽散**俱见首卷

导赤散见心部

橘核丸见肝部

三焦部手少阳属腑

三焦者，人生三元之气，脏腑空处是也。
上焦心肺居之，中焦脾胃居之，下焦肝肾膀胱
大小肠居之。其气总领脏腑营卫，经络内外，
左右上下之气，三焦通则竟体调和，斯其职已。
三焦之病，属于脏腑，并无另立病名。

三焦部药队

补三焦猛将 淫羊藿 黄芪
泻三焦猛将 青皮 木香
泻三焦次将 柴胡 香附
温三焦次将 乌药 白豆蔻 胡桃
凉三焦次将 山栀 麦冬 黄柏 地骨
青蒿 连翘

心包络部手厥阴属腑

心包络者，即膻中，与心相附，居膈上代
君行事，臣使之官，喜乐出焉。其见证有手中
热，心中大热，面黄目赤，心中动诸端。而要
之包络之病即心部之病也。言心不必更言包

络矣。

附录

平人延年要诀六则

子夏曰：死生有命。孟子曰：夭寿不二。
是死生寿夭自有定数，似非人力所能移者矣。
殊不知圣贤言命有二，有气数之命，有义理
之命。气数之命不能逃，义理之命所当尽。
故子夏言死生有命，继之曰：敬而无失。孟
子言夭寿不二，继之曰：修身以俟。圣贤教
人，尽人合天，非欲其委心任运，无事操持
也。易曰：穷理尽性，以至于命。书曰：永
言配命，自求多福。朱子云：既安于命。又
当修其在己者，盖以人定胜天，必然之理也。
敦行录云：君子不言命，养性所以立命，亦
不言天，尽人可以回天。故平人延年要诀六
则，以代药石针砭焉。

一存心

真西山先生曰：余闻之孟子曰鸡鸣而起，
孳孳为善者，舜之徒也。又曰存其心，养其
性，所以事天也。夫鸡鸣而起，未与物接，善
乌乎施？存心养性，此人事也。与天何与？呜
呼！明乎此而后之为善之本也。盖天命之性，
赋之于人，本皆至善，自失泪之以私，乱之以
欲，然后不善而之恶耳。心者，所以主乎性者
也。吾能敬畏斋栗，如临君父，如对神明，则
本心常存，而性不失矣。循性而行，何往非
善？是为不负天之所予者，此即所以事天也。
鸡鸣而起，孳孳为善者，为此而已。苟存乎
此，天下之善皆由此出，虽功被万物，泽及百
世，亦是此而充之耳。故曰为善之本也。李二
的先生曰：为学之要，只在不自欺。念虑微
起，善与不善一毫不能自掩，知善即实行其

善，知恶即实去其恶，不昧所知，心方自慊。又曰：纵心于幽独，自谓无人见闻，不知人即不见不闻，而天知必见必闻，未尝不洞若观火。故一念之萌，上帝汝临，一动之非，难逃天鉴。人参随时随事，体认天理，克去有我之私，得全天理之正，则廓然大公，物来顺应，自然动合天心，断必受天之祜。书曰：惟德动天，无远不届，至诚而不动者，未之有也。昔司马温公尝言：吾无过人者，但平生所为，未尝不可对人言耳。范文正公谓贾状元曰：惟君不忧不显，惟不欺二字，可以终身行之。此二公者，静存动察，但求内省不疚而已，岂有心邀福也？然天道常与善人，故皆位跻台辅，寿享期颐，何莫非存心诚敬之应也。六祖云：一切福田不离方寸，故延年要诀，以存心为第一。

二敦本

孔门论学，惟务求仁。有子首言孝弟为仁之本。夫子谓先王有至德要道以顺天下，民用和睦，上下无怨，其体极宏深，用极广大矣。而推本始于孝悌，盖以孝悌为百行之先，万化之源也。子路曰：昔者由事二亲之时，常食藜藿之食，为亲负米百里之外，亲没之后，南游于楚，从□□□□□钟，累茵而坐，列鼎而食。愿食藜藿，为亲负米，□□□也。树欲静而风不宁，子欲养而亲不逮，往而不可返者年也。逝而不可追者亲也。嗟乎！亲恩罔极，为子者即竭毕生之力而事之，养其口体，悦其心志，尚不能酬其万一，况桑榆晚景，人寿几何？尽朝夕承欢，左右就养，亦去日苦多，来日苦少矣。何得尚悠忽泄视，漫不关怀，使其亲愁肠百结，遗恨终天耶？夫孝道无穷，及时为贵。为子者毋使亲年日短，而悔吾心之未尽，毋使子力日裕，而伤吾亲之不逮。诗曰：哀哀父母，生我劬劳，良可念也。杨子曰：事父母自知其

不足者，其舜乎？不可得而久者，事亲之谓也。孝子爱日，夫舜之大孝，至终身慕父母，其心止知不得乎亲，不可以为人，不顺乎亲，不可以为子耳。未尝祈天之眷顾也。然孝德升闻，至禄位上寿之必得，若响应之捷者，何也？盖孝道之大，贯三才，通神明，光四海，至贵之行，配天之德也。是以百福未易备也，惟孝则备。上寿未易享也，惟孝则享。善应录云：纪迈至孝，年跻百龄，严绥友于，岁登天鼙，故延年要诀，以敦本为第二。

三仁民

朱子云：仁者心之德，爱之理，善之长也。程子谓医书以手足痿痹为不仁，此言最善名状，仁者以天地万物为一体，莫非己也。认得为己，何所不至？彼物欲锢蔽之人，视天地万物，与己无涉，犹四肢百骸，气脉不相贯通矣。故博施济众，仁者之功用，是以君子亲亲而仁民，仁民而爱物也。王轩录先生曰：以天地之心为心，方才尽得自己心，以民物之事为事，庶几成得一人事。徐养斋先生曰：君子处世，不论穷达，不可无仁心。若闻一夫不获，见一物失所，自若恻然不忍处，思有以济之，但力有所限，势有所难，则尽吾心可也。昔窦禹钧为谏议大夫，年三十无子，梦祖父谓之曰：汝宜早修，汝不寿，且无子。禹钧唯诺，修省积善，同宗外姻，有丧不能举者，为出钱葬之，前后凡二十七丧，有女贫不能嫁者，为出钱嫁之，凡二十八人，故旧相知由公活者数十家，四方贤士赖以举火者，不可胜数，与夫还金义馆，种种善事，难以枚举。后复梦祖父：汝无子，寿且促，因行阴德，延寿三纪，赐五子荣显。公果享年八十二岁，谈笑而终，子孙俱贵显。古云：谦抑盈满，是祸福关，仁厚刻薄，是修短关。吴文正公曰：量之宽洪者寿，心之慈祥者寿。夫子亦曰：仁者寿。故延年要诀，以仁民为第三。

四爱物

天地之大德曰生，人岂可忍作残害以逆天心？陆桴亭先生云：夫子有曰丘之祷久矣。苟正其身，则鬼神犹敬之。何有于祃？不然，则鬼神见诃，由我之失德也。修身而已，何可非礼宰杀？诟凌鬼神，重增过恶。今人妄信师巫，偶有疾病，动辄宰杀淫祀，以祈福佑，鬼神有知，其能以酒食愚哉？高子遗书云：少杀生命，最可养心，最可惜福。一般皮肉，一般痛苦，物但不能言耳。不知刀俎之间，何等苦恼？我却以日用口腹，人事酬应，略不为彼矜怜，岂复有人心乎？况欲延年愈病，乞怜鬼神，而先杀生造孽，愈折福减算矣。神其佑之乎？祀先供客，弗多肴品，兼用素菜。治病用药，弗伤生命，刻刻以生物为心，稍可省者便省之。省杀一命，于吾心有无限安处，积此仁心慈念，于吾心有无限妙处，此又为善中一大功课也。内典云：人不杀，得长寿报。是以孙真人放龙子而传方，寿八十九，尸解登仙。永禅师赎鱼虾而得度，寿九十六，证成佛果，皆信而有征也。故延年要诀，以爱物为第四。

五寡欲

或说神仙之说有诸？程明道先生曰：若说白日飞升之事，则目所未睹，至如居山林间，寡欲惜精，保行陈气，以延年益寿则有之。譬如一炉火，置之风中则易过，置之密室则不易过，有是理也。程伊川先生谓张思淑曰：吾受气甚薄，三十而浸盛，四十五十而后完，今吾年七十有二矣，校其筋骨于盛年无损也。若待老而求保生，是犹贫而后蓄积，虽勤无补矣。刘元成先生曰：安世平居，未尝服药，方迁谪时，年四十有七，先妣必欲与俱，百端恳罢不允，安世念不幸使老亲入于炎瘴之地，已是不孝，若非义固不敢为，父母惟其疾之忧，如何得无疾？只有绝欲一事可保无虞，遂举意绝之。

自此至今，未尝有一日之疾，亦无宵梦之变。三十年来，血气意兴，只如当时。终日接师友剧谈，虽竟夜不寐，翌朝精神如故。广成子曰：必静必清，无劳汝形，无摇汝精，乃可以长生。故延年要诀，以寡欲为第五。

六惜福

达观录云：富者田连阡陌，金满囊箱，狼籍之余，犹足呕童仆而饱狗彘。乃耕夫织妇，早作夜勤，终岁如牛马，而衣食如乞丐，财止此数，富贵既于我独丰，贫窍自于彼独苦，我既不乐施以益彼不足，又不能崇俭以惜己有余，天于我何亲何私，何功何德，而令久享此乎？杨襄毅公父瞻之言曰：现在之福，积自祖宗者，不可不惜。将来之福，留于子孙者，不可不培。昨非庵集云：人生衣食财禄，皆有定数。若俭约不贪，则可延寿。奢侈过度，用尽则终。譬如钱一千，日用百则可旬日，日用五十可二旬，恣纵奢侈，立见败亡，则一千一日用尽矣。或谓有廉俭而促，贪侈而长者，何也？曰：俭而命促者，当生之数少也，若更奢侈，则愈促矣。侈而命长者，当生之数多也。若更廉俭，则愈长矣。陈眉公先生亦云：省啬淡泊，自有长久之理，是可以养寿也。故延年要诀，以惜福为第六。

或曰：穷通寿夭，莫非命也，但当顺受而已。子谓人力可转移寿数，何盗跖之恶而寿，颜子之善而夭耶？殊不念夫子所言，不知命无以为君子者，非谓命已前定，无可奈何，但当悠悠旷达，安分无求已也。正欲其小心敬畏，积善行仁，顾諟天之明命耳。是以寿纵百年，不可姑待明日。天即一息，此志不容少懈。朝乾夕惕，寸阴是惜，明善诚身，惟日不足者，此君子立命之学也。小人之作恶而无忌惮者，由不知天命而不畏耳。况穷通寿夭，显晦一时，善恶邪正，遗留百世，是盗跖之寿，虽生犹死也。颜子之夭，虽死犹生也。且也天人感应，毫发不差，书不云乎，作善降祥，不善降殃，即感应因果之说也。易不云乎，精气为物，游魂为变，即生死轮回之说也。总之惠迪吉，从逆凶，善即福，不善即祸，无念不善，即无不福，一念不善，即无不祸，天人合一，信不诬也。

程明道先生亦曰：天地之间，只有一个感与应也矣。更有甚事？所以王祥卧冰则鲤跃，耿恭拜井则泉涌，盖忠孝之诚，通于神明，故灵响之臻，捷于桴鼓。不然，人亦万物中之一物耳，何以能参天地，赞化育，而有旋乾转坤之功用也耶？

药症忌宜

（清）陈三山　著

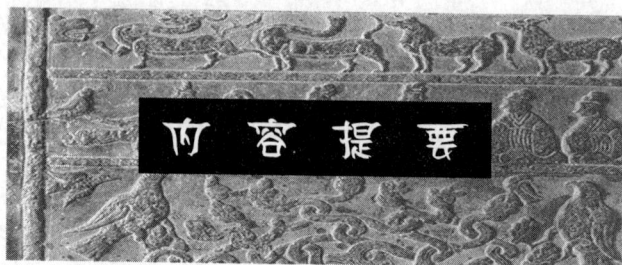

内 容 提 要

　　《药症忌宜》一卷，陈澈著。此书为藏修书屋本。凡每一病症，忌用何药，宜用何药，分列极严。不特医者案置一篇，可作临证之助，即病者人手一篇，亦可免医药之误也。

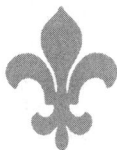

目　录

药 症 忌 宜

三山陈　澈编

绍兴裘吟五校

风症

诸暴强直，支痛软戾，里急筋缩，皆属于风。真中风猝僵仆，口噤不言，不省人事，如遗尿直视，口开手撒，汗出如珠，属不治证。西北高寒之地有此，东南无之。

忌破气，下，吐，苦寒，酸敛，诸药俱录后。

宜辛甘发散，峻补真气。

桂枝　附子　甘草　独活　羌活　天麻　麻黄　防风　芎䓖　细辛　藁本　牛黄　辛夷　白芷　蔓荆实　牡荆实　人参　黄芪

有痰加竹沥、南星、半夏、姜汁。

类中风

口眼歪斜，语言謇涩，半身不遂，口噤不言，四肢不举，痰涎壅盛，昏瞀不省人事。

忌汗，吐，下，大忌破气，温热，苦寒，及一切治风湿辛燥发散，并开窍走真气行血诸药，慎勿犯之，犯之则轻必重，重必毙。

麝香　苏合香　檀香　龙脑香　安息香余忌药俱录后。

宜滋补，阳虚者补气，阴虚者补血，阴阳两虚则气血双补，兼宜清热降气豁痰，及保脾胃。

天门冬脾胃薄弱者勿多用　麦门冬　荆沥　苏子　栝楼根　枇杷叶　贝母　霞天膏　橘红　甘草　竹沥　童便　梨汁　黄柏

次益血于前药中加胡麻仁　石斛　生地黄　牛膝　薯蓣　五味子　甘菊花　丹参　枸杞子　竹叶　鳖甲　菟丝子　何首乌　木瓜　山茱萸　芍药　远志　白蒺藜　酸枣仁　青蒿　瓜蒌仁　沙参　茯苓　巴戟天　柏子仁　人参　车前子　茯神　羚羊角

如便闭加肉苁蓉、当归，倍麻仁，兼气虚加人参、黄芪，有肺热者，勿入人参。

感冒风寒

俗名伤风，其症或头疼身热，轻者则两鼻必塞，兼流清涕，必恶风寒，或声重或声哑，甚者痰壅气喘咳嗽。

忌补气，酸敛，闭气，诸药录后。

宜发散，辛甘，温。

芎䓖　细辛　藁本　防风　甘草　荆芥　白芷　前胡　桔梗　紫苏　薄荷　杏仁

伤风热

忌同感冒风寒。

宜辛寒，甘寒，发散。

石膏　知母　甘草　竹叶　麦冬　前胡　桔梗　薄荷　葛根　桑白

久而不愈者属虚，阳虚者加人参、黄芪，阴虚者加五味、地黄，倍麦冬、白芍。

寒证诸病

上下所出水液，澄澈清冷，癥瘕癫疝坚痞，腹满急痛，下利清白，食已不饥，吐利腥秽，屈伸不便，厥逆禁固，皆属于寒。凡中寒必本于阳虚。

忌破气，苦寒，下，咸寒，辛寒，诸药录后。

宜补气，散寒，辛甘，温热，轻者解表，重者温补。

桂枝　干姜　麻黄　人参　附子　黄芪

伤寒冬月即病，宜从仲景法。

暑证诸病

喘呕暴注卜迫，霍乱转筋，身热督郁，小便浊赤，皆属于暑。

忌破气，升，复忌下，湿润，辛温，辛燥，热散，闭气，热，诸药录后。

宜清暑益气，健脾，甘寒，苦温，辛寒，酸寒，苦寒。

黄连　香薷　葛根　石膏　知母　甘草
人参　黄芪　白术　扁豆　神曲　橘皮　茯苓
木瓜　麦门　五味　白芍　白梅　乌梅

大约用清暑益气汤、香薷饮、生脉散。凡病暑之人，其气必虚，暑伤气，无气以动，故当补气为本。惟肺热多火者，忌参、术。

中暑

猝昏晕，急以童便入即省。

忌宜俱同暑。

又方用丝瓜叶一片，白盐梅肉一枚，并取核中仁，共研如泥，新汲水调灌立瘥，兼治中暑霍乱如神。

太阳病中暍

忌同暑。

宜人参白虎汤。有肺病不能服参者，用竹叶石膏汤。脾胃作泻者，水调六一散。

霍乱

见胃虚条内。

忌宜俱同暑。

疰夏

繇于脾胃薄弱，胃家有湿热，及留饮所致。

忌同前。

宜益气健脾，酸寒，苦寒，淡渗。

人参　半夏　白术　橘皮　茯苓　扁豆
白芍　木瓜　泽泻　兼服生脉散

湿证

诸痉强直，积饮痞膈中满，霍乱吐下，体重胕肿，肉如泥，按之不起，皆属于湿。经云：地之湿气，感则害人。皮肉筋脉，故其病筋骨疼痛，腰重痛，不可转侧，身重四肢不利。湿在上，病呕吐头重胸满。湿在中，腹胀中满泄泻。湿在下，足腔跗肿，脚气臁疮久不愈。

忌湿润，甘，咸，诸药录后。

宜散，渗泄，燥，辛，苦。

木瓜　薏苡　苍术　石斛　草薢　石菖蒲
茯苓

佐以防风、葛根，寒湿加半夏、五加皮，风湿加独活，湿热加黄柏、车前子、木通，甚者汉防己。

脚气

繇于湿热。

忌温燥，湿热，补气，复忌破气，升，诸药录后。

宜清热，除湿，利小便，甘平，酸寒，苦寒，辛温，淡渗。

黄柏　石斛　麦门冬　木瓜　茯苓　石菖蒲　木通　泽泻　薏苡仁　草薢　防己　车前子

燥证

诸涩枯涸，干劲皴揭，皆属于燥。角弓反张，筋挛急不舒，舌强不能言，二便闭涩，口渴口干，舌苦，皮肤皴揭，毛发脆折，津液不生，血枯胃槁，以致饮食不化，噎膈吐食。

忌升散，破气，下，辛燥，大热，温，诸药录后

宜润，益血，辛，甘寒，酸寒，咸寒，有热证者，宜兼清热。

当归　地黄　麦门冬　人乳　牛乳　肉苁蓉　酥　蜜　甘菊花　胡桃　麻仁　柏子仁　人参　胡麻　天门冬　松实　蔗浆　五味子　白芍　枣仁　芦根汁　梨汁　韭汁　童便　佐以姜汁

火证

诸热瞀瘛，暴喑冒昧，躁扰狂越，骂詈惊骇，胕肿疼酸，气逆上冲，禁栗如丧神守，嚏呕疮疡，喉痹耳鸣及聋，呕涌溢，食不下，目昧不明，暴注瞤瘛，暴病暴死，皆属于火。

忌补敛，升发，闭气，辛燥，温热，诸药录后。

宜降折，下，咸寒，苦寒，辛寒，甘寒。

大黄　童便　芒硝　黄芩　黄连　黄柏连翘　石膏　山栀　玄参　甘草　知母　天冬麦冬　生地　蓝汁

虚者宜甘寒咸寒以滋水，不宜用苦寒伤胃。

卒眩仆

九窍流血，多不治。

忌同火。

宜童便、盐汤、竹沥、蓝汁、梨汁、生犀角汁。

卒心痛

忌同火。

宜山栀　白芍药　玄胡索　生甘草　盐汤苏子

目暴赤肿痛甚

见肝实条内。

忌宜俱同。

二便忽闭

以利小便为先。

忌同火。

宜降润，苦寒，甘寒，辛寒，利窍。

大黄　苏子　生蜜　麻仁　桃仁　石膏知母　天冬　麦冬　黄芩　山栀　滑石　泽泻猪苓　车前　木通

头面赤肿

忌同火。

宜清热解毒，发散，苦寒，辛寒，甘寒，咸寒。

甘菊花　鼠黏子　连翘　荆芥　薄荷　蝉蜕　大黄　玄参　石膏　知母　竹叶　童便生甘草

忽大渴思冰水

忌同火。

宜润，生津液，辛寒，甘寒，咸寒。

石膏　知母　玄参　麦冬　竹叶　栝楼根

梨汁　蔗浆　童便　凉水　冰　五味子

口干舌苦

忌宜俱同火。

暴喑

忌同火。

宜降气，发音声，苦，苦寒，辛凉，咸寒。

苏子　枇杷叶　贝母　桔梗　百部　竹沥　梨汁　天门冬　甘草　薄荷　玄参　童便　麦冬　桑白皮

暴注

忌同火。

宜利水，苦寒，酸寒。

茯苓　黄连　黄芩　白芍药　生甘草　葛根　滑石　木通

虚者加人参、白扁豆、莲肉。

躁扰狂越，骂詈惊骇

忌同火。

宜清镇，苦寒，辛寒，咸寒。

丹砂　牛黄　黄连　黄芩　山栀　滑石　石膏　知母　童便

大便闭者加大黄下之，不行加芒硝。

禁栗如丧神守

忌同火。
宜同躁扰狂越。

气逆冲上

忌同火。

宜降气，酸敛，甘寒，苦寒，咸寒。

苏子　枇杷叶　橘红　五味子　石斛　番降香　黄柏　山茱萸　牛膝　白芍药　童便　桑白皮　麦冬

腘瘈瞀瘈

忌同火。

宜清热和肝，酸寒，苦寒，辛寒，甘寒。

白芍药　生甘草　竹叶　玄参　黄连　生地黄　甘菊花　麦门冬　知母　石膏

以上忌宜为风寒暑湿燥火六淫外症，下乃阴阳五脏六腑里虚实内症之忌宜也。

阳虚

即真气虚，其证恶寒，或发热自汗，汗多亡阳，阳虚不发热，单恶寒者居多。

忌破气，降泄，利水，苦寒，又忌辛热发散。

青皮　枳壳　厚朴　牵牛　槟榔以上破气　大黄　石膏　山栀　知母　天冬　生地　栝楼以上降泄　泽泻　木通　瞿麦　汉防己　海金沙　葶苈　猪苓　滑石以上利水　黄芩　黄连　黄柏　玄参　槐花以上苦寒　芍药　乌梅　醋以上酸　麻黄　羌活　独活　前胡　防风　荆芥　吴茱萸以上辛热发散

宜补，甘，温，热。

人参　黄芪　二术　炙草　当归　桂　淫羊藿　附子　仙茅　鹿茸　羊肉　补骨脂　巴戟天

阴虚

即精血虚，其证为咳嗽多痰，吐血咯血嗽血，鼻衄齿衄，盗汗自汗，发热寒热潮热，骨乏无力，不眠气急，腰背痛。

忌补气，复忌破气，燥热辛温，又忌大寒

大苦伤胃，并升提发散，利水。

人参　黄芪　二术以上补气　南星　半夏　附子　官桂　桂枝　仙茅　鹿茸　干姜　丁香　胡椒　乌头　火酒　吴萸　乌药　生姜以上燥热　辛温　山栀　黄芩　黄连　大黄　芒硝　玄明粉以上大寒大苦伤胃　麻黄　升麻　柴胡　羌活　独活　藁本　川芎　防风以上升提发热　破气利水药录后

宜生精补血，兼清虚热，敛摄，酸寒，甘寒，甘平，咸寒，略兼苦寒。

地黄　柏仁　人乳　沙苑蒺藜　枸杞子　牛膝　麋角胶　阿胶　酸枣仁　沙参　石斛　白芍药　山茱萸　远志　地骨皮　薯蓣　续断　车前子　五味子　鳖甲　麦门冬　黄柏　知母　牡丹皮

表虚

其症自汗恶风，洒淅寒，喜就温暖，脉浮无力。

忌破气，升发，辛热。

麻黄　升麻　防风　柴胡　羌活　独活　前胡　干葛　紫苏　薄荷　白芷　生姜　荆芥以上升发　吴萸　桂枝表虚而中寒者不忌　干姜以上辛热　破气药见后

宜补敛，益气实表，甘，酸。

人参　黄芪　芍药　甘草　桂枝有热者勿用　五味子

里虚

其症洞泄，或完谷不化，心腹痛，按之即止，或腹胀，或伤寒，下后痞满。

忌破气，下，苦寒。

大黄　芒硝　玄明粉　牵牛以上下　黄芩　黄连　山栀　天门冬　防己　知母上苦寒　破气药录后

宜温补，甘，佐以辛热。

人参　术　炙甘草　大枣　糯米　肉桂　附子有热者勿用　干姜

阳实

即表邪热盛，其症头痛寒热，遍身骨痛无力。

忌补敛，下，大热。

黄芪　人参　二术　桂枝　芍药　五味　醋　米面食　猪羊犬以上补敛　附子　胡椒　干姜　肉桂　蒜　吴茱萸以上大热　下药录后

宜辛寒发散，天寒略加辛热辛温佐之。

石膏　知母　葛根　麦冬　前胡　柴胡　黄芩　紫苏　薄荷　升麻　防风　葱白　荆芥　羌活　麻黄冬月可用，春夏忌之

阴实

即里实，外感证属邪热内结者，其症胸腹硬痛，手不可近，大便七八日不行，或挟热下痢。

忌辛温发散，补敛，药见上。

宜下，苦寒，咸寒，甘辛。

大黄　厚朴　枳实　滑石　山栀　黄芩　黄连　蓝　茵陈　芒硝　桃仁

阳厥

即热厥，其症四肢厥逆，身热面赤，唇燥大渴，口干舌苦，目闭或不闭，小便赤涩短少，大便燥结，不省人事。

忌升发，补敛，燥热辛温，诸药俱录后。

宜下，清热，甘寒，苦寒，咸寒。

大黄　芒硝　石膏　黄芩　黄连　山栀　知母　童便

如挟虚有痰者，宜麦门冬、竹沥、芦根汁、梨汁、牛黄、童便，如妇人热入血室，因而厥者，药中以童便为君，加赤芍药、生地黄、牛

膝、牡丹皮、桃仁，甚者大便结燥，加大黄、芒硝下之，通即止，勿尽剂。

阴厥

即寒厥，其症四肢厥逆，身冷面青，踡卧，手指爪青黯，腹痛大便溏，或完谷不化，小便自利，不渴，不省人事。

忌下，破气，苦寒，咸寒，酸寒。

食盐 童便以上咸寒 芍药 醋以上酸寒下破气苦寒药录后。

宜补气，温中，甘温，辛热。

人参 干姜 附子 桂 吴茱萸

上盛下虚

属阳盛阴虚。

忌升散，下，助阳补气，复忌破气，燥热辛。

宜降，益阴，甘寒，酸寒，佐以咸寒，苦寒。

苏子 生地 沙参 牛膝 枇杷叶 枸杞子 麦冬 天冬 白芍 玄参 山茱萸 五味子 黄柏 童便

心虚 八证

忌升发，破气，苦寒，辛燥，大热，诸药录后。

宜补血，甘温，酸敛，佐以咸寒，镇坠。

生地黄 龙眼肉 人参 石斛 丹参 茯神 炙甘草 酸枣仁 五味 柏仁 远志炒盐

癫痫惊邪

属心气虚，兼有热痰。

忌同上。

宜清热豁痰，合心虚加麦门冬 犀角 羚羊角 竹沥 天竺黄 牛黄 胆星 贝母 琥珀 金箔

心烦不得眠

属心血虚有热。

忌同上。

宜养阴血清热，加白芍药 玄参 黄连 淡竹叶 沙参

怔忡

心澹澹动，盗汗属心血虚，汗者心之液也。

忌同上。

宜补敛清热，合心虚加当归 黄芪 芍药 黄芩 黄柏

伏梁

属心经气血虚，以致邪留不去。

忌破血，汗，下。

三棱 蓬莪 姜黄 䗪虫 红蓝花 水蛭 桃仁以上破血 诸药录后

宜活血，凉血，散热通结，辛咸。

当归 乳香 五灵脂 没药 赤芍药 郁金 远志 菖蒲 玄胡索 茯神

参用东垣伏梁丸治之。

肝虚 十证

忌收敛，破气，苦寒，下，诸药录后。

宜辛散，甘缓。

当归 陈皮 生姜 地黄 甘菊 甘草 胡麻 谷精草 决明子 刺蒺藜

因郁而虚者加细辛、缩砂密、沉水香、川芎、香附。

转筋属血虚

忌下，复忌升，燥热，闭气，苦寒，破气。

二术　黄芪　银杏　猪脂　羊肉　面以上闭气

宜酸，辛，甘平。

木瓜　牛膝　当归身　石斛　续断　陈皮

芍药　炙草　缩砂密

目昏目光短

属肝血虚，及肾水真阴不足。

忌破气，升，燥热，诸药录后。

宜补肝兼滋肾，甘温益血，甘寒除热。

甘枸杞　生地黄　甘菊花　沙苑蒺藜　谷

精草　五味子　决明子　天门冬　麦门冬

目翳

属肝热，兼肾水不足。

忌破气，升，燥热，苦寒，诸药录后。

宜补肝血，除热，退翳。

甘菊花　生地黄　决明子　石决明　沙苑蒺

藜　羚羊角　犀角　黄连　伏翼粪　木贼　谷精

草　密蒙花　人爪　蝉蜕　石蟹　珍珠　琥珀

亡血过多

角弓反张，或小腹连阴作痛，属肝血虚

有热。

忌同肝血虚。

宜补血清热，甘寒，甘温，酸寒，咸寒，

辛润。

当归　生地黄　白芍药　炙草　牛膝　麦

冬　童便　牡丹皮　甘菊花

有汗加人参、黄芪、枣仁、五味子。

偏头痛

属血虚，肝家有热不急治，久之必损目。

忌同目昏。

宜养血，清虚热，甘寒，酸寒，辛寒。

生地黄　天门冬　甘菊花　白芍药　当

归　川芎　乌梅　炙甘草　土茯苓　金银藤

黑豆

有火实者加黄连酒炒　大黄酒蒸　芎劳　石

膏　雨前茶。

目黑暗眩晕

属血虚，兼肾水真阴不足。

忌同上。

宜养血补肝，清热，甘寒，甘平，酸寒，

苦寒。

生地黄　枸杞子　甘菊花　五味子　白蒺

藜　当归　薯蓣　甘草　山茱萸　白芍药　天

门冬　黄柏

肥气

属气血两虚，肝气不和，逆气与瘀血相并

而成。

忌同上苦寒。

宜和肝散结气，兼行气血凝滞，甘温，

甘平。

川芎　当归　沉香　干姜　肉桂　橘皮

红花　郁金　玄胡索　赤芍药　香附　山楂

红曲　砂仁

参用东垣肥气丸治之。

*脾虚*十二证

忌下，降泄，破气，苦寒，诸药录后。

宜甘温，佐以辛香，酸平。

人参　大枣　黄芪　薯蓣　炙甘草　白茯

苓　莲肉　橘红　藿香　木瓜　白扁豆　白豆

蔻　白芍　枣仁

953

饮食劳倦伤脾

发热，或饮食不消化，补药中加麦蘖、谷蘖。

忌破气，消导克伐，苦寒，复忌燥。

草果　枳实　槟榔　蓬莪　三棱

宜补中益气，甘温，升，酸。

人参　黄芪　术　炙甘草　大枣　白芍药　柴胡　升麻　石斛　麦门冬　橘红　酸枣仁

停饮

为恣饮汤水，或冷茶冷酒所致。

忌下，酸敛，湿润，滞腻。

桃仁　郁李仁

宜健脾利水，淡渗，兼辛散。

人参　白术　半夏　茯苓　橘皮　泽泻　猪苓　木通　桑白皮　旋覆花　紫苏　白豆蔻

水肿

属脾气虚。

忌破气，下泄，湿润，咸，苦寒。

食盐　商陆以上咸　诸药录后。

宜补脾益气，燥湿，利水，辛香，甘温，佐以淡渗。

人参　二术　薏苡仁　橘皮　薯蓣　桑白皮　木瓜　茯苓　赤小豆　香薷　猪苓　缩砂密　泽泻　姜皮

脾虚中满

属脾气虚，兼脾阴虚。

忌破气，下，消导，利水，甘。

饴糖　大枣　蜜　甘草以上甘　诸药录后。

昼剧夜静，属脾气虚，宜补气健脾，甘温，淡渗，佐以辛香。

人参　二术　白芍药　茯苓　橘皮　桑白

皮　姜皮　藿香　车前子　缩砂密

无热证佐以桂。

夜剧昼静，属脾阴虚，宜补脾阴，兼制肝清热，甘平，酸寒，淡渗。

酸枣仁　石斛　莲肉　白芍药　橘皮　白扁豆　五味子　苏子　木瓜　桑白皮　茯苓　车前子

噎膈

属气血两虚，繇于血液衰少，而非痰气壅逆所成。

忌破气，升，复忌下，消导，燥，苦寒，辛热。

宜降，清热润燥，甘温甘平以益血，佐辛香顺气。

苏子　橘红　枇杷叶　人参　白芍药　酸枣仁　人乳　牛乳　芦根汁　姜汁　龙眼肉　白豆蔻　蔗浆　梨汁　韭汁

脾泄

属气虚。

忌破气，下，消导，苦寒，诸药录后。

宜温中补气，升清，甘温，甘平，佐以辛香。

人参　白术　炙甘草　薯蓣　白扁豆　车前子　莲肉　茯苓　白芍药　升麻　肉豆蔻　缩砂密　柴胡　橘皮　白莱菔　木香　丁香　藿香

兼有湿及痰，经年不愈，粪色白者，须服丸制松脂。

健忘

属气血两虚。

忌升，燥热，复忌苦寒，辛散，诸药录后。

宜益脾阴，兼补气，酸敛，甘温，甘寒，

辛平，通窍。

　　酸枣仁　白芍药　人参　黄芪　丹参　炙甘草　五味子　龙眼肉　茯神　远志　柏子仁　麦门冬　石菖蒲　茯苓

倦怠嗜卧

　　属脾气不足。

　　忌破气，消导，苦寒。

　　宜补气，兼健脾，甘温，辛香。

　　人参　白术　炙甘草　黄芪　茯苓　白扁豆　薯蓣　谷蘖　缩砂密　橘皮　藿香　白豆蔻

脾虚腹痛

　　按之则止，属血虚。

　　忌破气，破血，香燥，苦寒，诸药录后。

　　宜益气补血，甘温，酸平。

　　酸枣仁　炙甘草　人参　大枣　石斛　龙眼肉　麦门冬　白芍药

痞气

　　属脾气虚，及气郁所致。

　　忌破气，下，湿润，苦寒。

　　宜健脾，兼散结滞，甘温，辛香。

　　人参　白芍　橘红　缩砂密　藿香　谷蘖　麦蘖　红曲　香附　吴茱萸　木香参东垣痞气丸治之

肺虚七证

　　忌补气，升散，辛燥，温热，诸药录后。

　　宜清热，降气，酸敛，润燥。

　　贝母　苏子　沙参　百部　天门冬　麦门冬　百合　杏仁　蜜　梨　柿　枇杷叶　桑白　五味　五倍子

无热加人参。

齁喘

　　属肺虚有热，因而痰壅。

　　忌破气，升，发散，收涩。

　　诃子　亚芙蓉　粟壳以上收涩　余录后

　　宜降气，消痰，辛凉，甘寒，苦平。

　　枇杷叶　苏子　贝母　竹沥　桑根白　栝楼根　款冬花　百部　百合　薄荷　天门冬　麦门冬　马兜铃　沙参　前胡　白前　射干

咳嗽

　　吐血痰并声哑，属肺热甚。

　　忌升，破气，复忌补气，破血，辛燥，热，收涩。

　　宜降气清热，润肺生津液，凉血益血，甘寒，甘平，咸寒，佐以苦寒。

　　生地黄　郁金　蒲黄　柔根　白及　阿胶　侧柏叶　童便　知母

肺痿

　　属肺气虚，有热。

　　忌宜俱同肺虚。

龟胸

　　属肺热有痰。

　　忌宜俱同齁喘咳嗽。

息贲

　　属肺气虚，痰热壅结所致。

　　忌破气，辛热，补敛。

　　宜降气，清热开痰，佐以散结。

　　橘皮　白豆蔻　白芥子　旋覆花　射干

桔梗　桑白皮

参用东垣息贲丸治之。

连　芦荟　象胆　獭肝　安息香　丹砂　磁石神水

肾虚

即肾水真阴不足。

忌升，破气，利水，温热，辛燥，补命门相火。

仙茅　巴戟天　胡芦巴　人参　补骨脂鹿茸　人胞以上补命门相火　余药录后

宜滋阴，润，生精补血，除热，甘寒，酸寒，苦寒，咸寒。

地黄　牛膝　枸杞子　人乳　肉苁蓉　柏子仁　胡麻　杜仲　山茱萸　续断　天门冬　麦门冬　知母　黄柏　五味子　鳖甲　菟丝子　车前子　丹参　童便　地骨皮　沙苑蒺藜　薯蓣

肾虚腰痛

属精气虚。

忌破气，燥热。

宜同肾虚。

骨乏无力

属阴精不足，肾主骨故也。

忌宜俱同肾虚。

骨蒸潮热

属精血虚极，以致阳无所附，火空上炎。

忌宜俱同肾虚。

传尸痨

忌同肾虚。

宜除热益阴，杀痨虫，兼清镇。

诸药同肾虚，加鬼白　干漆　漆叶　胡黄

五心烦热

属真阴不足。

忌宜俱同肾虚。

梦遗泄精

属肾虚有火。

忌同肾虚。

宜滋阴，生精补血，除热，酸敛，佐以涩精。

石斛　莲花蕊　生甘草　龙骨　鱼胶　莲肉　牡蛎　缩砂密　覆盆子　远志　韭子

小便短涩

热赤频数，属肾虚有火。

忌宜俱同肾虚。

溺有余沥

属气虚。

忌同肾虚。

宜亦同肾虚，以五味子、黄柏、人参为君，加菟丝子、覆盆子为臣，益智为佐。

如觉平日肺家有热，或咳嗽有火者，忌人参，用沙参。

溺血血淋

属肾虚，有火热伤血分。

忌同肾虚。

宜同肾虚，加侧柏叶　阿胶　茅根　韭白干地黄　戊盐　蒲黄

伤精白浊

属房劳过度，以致精伤流出，似白浊证。

忌利小便，燥，辛热。

宜同肾虚。

五淋

属肾虚，兼有湿热。

忌同肾虚。

宜亦同，加清湿热。

茯苓　黄柏　车前子　石斛　草薢　薏
苡仁

精塞水窍不通

属房欲不竟，或思欲不遂，或惧泄忍精，
或老人气不足以送精出窍。

忌破气，下，利小便，燥热。

宜行败精，壮实人宜兼泄火，老人宜兼补
气血，外治用吮法。

牛膝　生地黄　当归　桃仁　车前子　鹿
角霜　红花

齿浮

真牙摇动，及下龈软，或齿衄，属肾虚
有热。

忌同肾虚，又忌当归、芎䓖。

宜益阴，凉血，固肾，诸药略同肾虚，应
以地黄、黄柏、五味子为君，桑椹、牛膝、沙
苑蒺藜、鹿茸、天门冬为臣，龙骨、牡蛎
为使。

下消

属肾阴虚，火伏下焦。

忌同肾虚。

宜清热，及峻补真气，润，酸敛，诸药同
肾虚，宜以黄柏、五味子、生地黄、天门冬、
麦门冬、人参为君，石斛、牛膝、知母、人乳、
童便为臣，地骨皮、青蒿、侧柏为佐。

善恐

属肾气虚，肾藏志故也。

忌破气，苦寒，诸药录后。

宜补气强志，辛平，甘温，佐以辛香。

人参　远志　茯苓　酸枣仁　柏子仁　沉
水香　鹿茸　石斛

阴窍漏气

属肾气虚不固，肾主纳气，虚则不能纳
故也。

忌破气，降，香燥，辛热。

苏子　郁金　降香　橘皮　沉水香　通草
以上降　白豆蔻　木香　香附以上香燥　余药
录后。

宜补真气，酸敛，固涩。

人参　五味子　山茱萸　覆盆子　龙骨
牡蛎　远志　枸杞子　益智子　金樱子　沙苑
蒺藜　莲须

参用肾虚条内诸药。

疝

属肾虚，寒湿邪乘虚客之所致。丹溪谓与
肾经绝无相干者，误也。又有先因寒邪为病，
后成湿热者。药宜分寒热先后二途。

忌升，破气，苦寒，湿润，诸药录后。

宜补气，通肾气，除湿，又有阴虚有热之
人病此，兼宜除湿。

人参　黄芪　橘核　合欢子　荔枝核　牛
膝　木瓜　杜仲　草薢　川楝子　巴戟天

虚寒而痛加桂、茴香、补骨脂、仙茅。

虚热而痛加黄柏、车前子、湿盛者加术。

奔豚

属肾虚，脾家湿邪下传客肾所致。

忌同疝，兼忌燥。

宜补气，健脾，辛温，散结。

人参　薯蓣　桂　牛膝　山茱萸　蛇床子
茴香

参用东垣奔豚丸治之。

命门虚

即元阳真火不足。四证

忌下泄，破气，发散，辛寒，苦寒，淡渗，
燥，补肾水苦寒药，诸药录后。

黄柏　知母　生地黄　天门冬以上补肾水苦
寒药

宜益真阴之气，甘温，咸温，甘热，酸敛。

人参　人胞　肉苁蓉　菟丝子　枸杞子
五味　石枣　鹿茸　覆盆子　巴戟天　补骨脂
附子　仙茅

阴痿

属命门火衰，下焦虚寒。

忌同命门虚。

宜同命门虚，加海狗肾　蛇床子　原蚕娥
牛膝　雀卵　狗阴茎

肾泄

即五更及黎明泄泻者是也，亦名大泻泄，
属命门真火不足。

忌同命门虚。

宜益火，甘温。

肉豆蔻　补骨脂　人参　薯蓣　莲肉　砂
仁　吴茱萸　五味子　木香

小肠虚遗尿

属小肠气虚，兼肾不足。

忌破气，辛散，燥热。

宜补气，甘温，酸温。

人参　黄芪　麦门冬　五味子　山茱萸

遗尿宜固涩，加益智、龙骨、金樱子、
牡蛎。

胆虚二证

忌汗，下，苦寒，破气，燥，吐。

山栀　瓜蒂　藜芦　盐汤　常山以上吐　余
录后

宜甘温，甘平，酸敛，佐以微辛。

谷精草　人参　当归　决明子　甘草　木
贼草　白芍药　竹叶　竹茹　酸枣仁

病后不得眠

易惊，属胆气虚。

忌破气，升发，燥热。

宜补胆气，甘温，辛温，酸平。

酸枣仁　人参　甘草　竹叶　当归　竹茹
白芍药　橘皮

胃虚七证

忌下，破气，苦寒，燥热，诸药录后。

宜益气，甘平，甘淡，酸。

人参　白术　扁豆　莲肉　石斛　橘皮
茯苓　木瓜　芍药

兼寒加生姜、白豆蔻、缩砂密，兼热加竹
茹、枇杷叶、麦门冬、芦根汁、蔗浆。

胃弱不纳食，及不思饮食

忌宜俱同胃虚，仍分寒热治。

胃虚呕吐

宜分寒热。

忌宜俱同胃虚。

霍乱转筋

属胃虚，猝中邪恶气及毒气，兼有停滞所致。转筋与肝经血虚不同。

忌闭气，滞腻，收敛，温补，大热。

宜调气和中，辛散，消导。

繇于暑，必口渴或口干，齿燥口苦，小水短赤。

白梅　滑石　石膏　甘草　橘皮　丝瓜叶
香薷　木瓜　石斛　童溺　食盐　缩砂密　泥浆　厚朴　白扁豆并叶

繇于寒，则小水清白，不渴不热。

缩砂密　丁香　橘皮　藿香

甚者加吴茱萸、肉桂，外治用杉木、楠材煎汤浸洗。

绞肠痧

属胃气虚，猝中天地邪恶秽污之气。

忌温补，敛，尤忌火酒、生姜、蒜，及谷气米饮，热汤入口即死。

宜通窍辟恶，辛散，咸寒。

龙脑香　苏合香　藿香　檀香　乳香　芒硝　童便

煎药亦宜冷服。

中恶

脑中疗痛，属胃气虚，恶气客之所致。

忌同绞肠痧。

宜辟恶气，通畅胃气，辛散。

龙脑香　檀香　麝香孕妇忌用　牛黄　乳香
苏合香　沉水香　丹砂　雄黄　鬼白　藿香

白豆蔻　石菖蒲　橘皮　木香　远志　干姜　桂

反胃

属气虚，满酒属胃弱。

忌破气，升，苦寒，甘，燥热，诸药录后。

宜补气，降气，和胃，清热，酸敛以制肝。

枇杷叶　人参　苏子　橘皮　木瓜　麦门冬　芦根汁　竹茹　石斛　梅酱　蔗浆　白茯苓　白芍药

若因虚寒而得者，加生姜、术、白豆蔻。

大肠虚

四证

忌破气，下，燥热，诸药录后。

宜补气，润燥，甘温。

人参　黄芪　麦冬　五味　白芍　炙草

虚热便闭不通

属血虚，津液不足。

忌破气，下，燥热，苦温，损津液。

郁李仁损津液

宜生津液，润燥，凉血，益血。

生地黄　五味　麦冬　天冬　芝麻　麻仁
肉苁蓉　生蜜　当归　芦荟　炙草

虚热滑泄不禁

属气虚。

忌破气，下，湿润，苦寒。

宜补气，升，甘温，酸敛。

人参　黄芪　白术　炙甘草　吴茱萸　肉豆蔻　莲肉　升麻　木瓜　补骨脂　五味子
赤石脂

肠鸣脱肛

属气虚，兼有湿热。

忌同大肠虚。

宜补气，升提，除湿热。

人参　黄芪　炙草　白术　莲肉　白扁豆　升麻　干葛　柴胡　黄柏　防风　白芍药　黄连　黄芩　樗根白皮

外用五倍子敷之。

膀胱虚三证

忌破气，燥，利小便。

宜补气，酸敛。

人参　五味子　山茱萸　益智子　金樱子

小便不禁

属气血虚。

忌降下，湿润，燥热。

宜同膀胱虚，加牡蛎　龙骨　鹿茸　桑螵蛸　鸡膍胵

频数不能少忍，加麦门冬　五味子　山茱萸　天门冬　黄柏　柏子仁　鳖甲　牛膝　甘枸杞子

遗尿

属本经气虚，见小肠虚条内。因膀胱虚，亦能致遗尿，故复列此。

忌宜俱见小肠虚。

膀胱虚

忌宜俱同疝。

三焦虚二证

忌破气，降，复忌升发，苦寒。

宜补中益气，佐以辛温。

人参　黄芪　白术　益智子　沉香　五味子

短气腹寒

属中气虚。

忌宜俱同三焦。

心实

即实火实热。五证

忌补敛，升，热，温燥。

宜降火清热，苦寒以折之，辛寒以散之，甘寒以缓之，咸寒以润之。

黄连　犀角　石膏　丹砂　牡丹皮　生甘草　滑石　竹叶　麦冬　童便

便结燥，加芒硝、大黄，发狂亦如之。

谵语

属心家邪热。舌破，属心火。烦躁，属心家邪热，及心火内炎。烦属心，躁属肾。自笑，属心家有热邪。发狂，属心家有邪热甚。

以上忌宜俱同心实。

肝实五证

忌补气，升，酸敛，辛热，辛温，燥，诸药录后。

宜清热降气，苦寒，辛寒，甘寒，酸寒。

橘皮　青皮　苏子　黄连　龙胆草　生甘草　黄芩　柴胡　竹叶　青黛　赤芍药

善怒

怒则气上逆，甚则呕血及飧泄。

忌补，升，热燥，闭气，诸药录后。

宜降气，清热，甘寒，酸寒，咸寒，佐以辛散。

苏子　郁金　青黛　麦冬　赤芍　生甘草　橘皮　蒲黄　当归　砂仁　香附　生地黄　童便

善叹息

忽忽不乐，胁痛呕血，属肝气逆，肝火盛，肝血虚。

忌宜俱同善怒。

发搐

属肝家邪热，热则生风，风主掉眩故也。

忌同善怒。

宜清热，降气，利小便，缓中。

黄连　芍药　丹砂　童便　生地黄　羚羊角　苏子　麦冬　竹叶　茯苓　生甘草　甘菊花　木通

目赤肿痛

属血热。

忌同肝实善怒。

宜凉血清热，甘寒，苦寒，酸寒。

生地黄　赤芍药　谷精草　密蒙花　龙胆草　甘草　甘菊　荆芥　黄柏　大黄　连翘　黄连　玄参　山栀　竹叶　空青　曾青　木通　童便　芒硝　蕤核

急者宜以三棱针刺破眼眶肿处，捋出热血立解，迟则血贯瞳人目损矣。

脾实

即湿热邪胜。六证

忌湿润，收涩，滞腻，热，咸，甘，诸药录后。

宜除湿清热，利小便，辛散，风燥，苦寒。

术　山栀　猪苓　泽泻　滑石　车前　茯苓　防风　干葛　黄连　枳实　白豆蔻

虫胀

繇于脾家，湿热积滞或内伤，瘀血停积而成。

忌破气，甘温，燥热。

宜除湿，清热，利小便，消积。

车前子　木通　防己　猪苓　泽泻　茯苓　乌喙鱼　葶苈　山楂　红曲　三棱　蓬术　桑白皮

易饥

属脾家邪火。

忌升，辛温，大热，香燥。

沉香　麝香　龙脑　豆蔻　藿香　缩砂密
以上香燥

宜清火除热，生津液，益脾阴，甘寒，苦寒，酸寒。

黄连　青黛　连翘　山栀　麦门冬　酸枣仁　芍药　石膏　竹叶　石斛

中消

口糜，口唇生疮，属脾家热。

忌温燥，热。

宜甘寒，酸寒，苦寒，辛寒。

麦门冬　甘草　乌梅　黄连　黄柏　生地黄　白芍药　玄参　连翘　干葛　石膏　龙胆草　栝楼根　大青　竹叶

湿热腹痛，按之愈甚

忌闷气，酸敛，温热，燥。

宜利小便，兼升提，苦寒。

滑石　木通　黄连　黄芩　升麻　柴胡　葛根　防风　车前子

不愈加熟大黄，即土郁则夺之义也。

肺热

八证

忌敛涩，补气，升，燥热，酸，咸。

宜降气，润，甘寒，苦寒，佐以辛散。

枇杷叶　苏子　桑白皮　贝母　杏仁　白前　天门冬　前胡　车前子　知母　桑黄　石膏　栝楼根　黄芩

喘急

属肺有实热，及肺气上逆。

忌同肺实。

宜亦同，加桔梗　甘草　瓜蒌仁　玄参　青黛

声重

气壅痰稠，属肺热。

忌宜俱同肺热。

喉癣，肺胀，肺痈

属肺热。

忌同肺实。

宜清热，消痰，降火，解毒散结，甘寒，苦寒，辛寒。

桑白皮　桑黄　黄芩　栝楼根　贝母　薏苡仁　虎耳草　截米　连翘　鼠黏子　甘草　败酱草

吐脓血血痰，咳嗽嗽血

属肝家火实热其，此正邪气胜则实之谓。

忌同肺实。

宜清热降气，凉血，豁痰。

枇杷叶　桑白皮　童便　苏子　剪草　蒲黄　麦门冬　天门冬　百部　桑黄　百合　甘草　生地黄　薏苡仁　贝母　白及　桔梗　紫菀　白芍药　款冬花

上消

属肺家实火，及上焦热。

忌同肺实。

宜降气，清热，补肺，生津，甘寒，苦寒，酸寒，辛寒。

苏子　桔梗　百部　百合　麦门冬　枇杷叶　黄芩　沙参　黄连　葛根　桑白皮　天门冬　知母　玄参　石膏　甘草　栝楼根　五味子　芦根　冬瓜　人乳　白芍药　籰竹叶

肾无实，故无泻法。

命门实二证

忌补气，温，热。

宜苦寒，甘寒，咸寒。

天门冬　麦门冬　黄柏　知母　玄参　木通　牡丹皮　车前子　泽泻

强阳不倒

属命门火实，孤阳无阴所致，此证多不治。

忌同命门实。

宜亦同，加五味、童便、生地黄。

水窍涩痛

属命门实火。

忌同命门实。

宜清热，利窍，甘寒，苦寒，咸寒，佐以淡渗。

车前子　黄柏　知母　黄芩　牛膝　生地黄
天门冬　甘草　童便　茯苓　木通　麦门冬

小肠实一证

忌敛涩，补气。

宜通利，淡渗，苦寒，甘寒，咸寒。

车前子　茯苓　木通　黄柏　知母　生甘
草　麦门冬　黄芩　黄连　牛膝　童溺　生
地黄

小水不利及赤，或涩痛尿血

忌宜俱同小肠实。

胆实二证

忌汗，吐，下。

宜和解，辛寒，甘寒，苦寒，辛温。

柴胡　黄芩　半夏　生姜　甘草　龙胆草
橘皮

口苦耳聋胁痛，往来寒热

忌同胆实。

宜用仲景小柴胡汤，随所见兼症加减。

鼻渊

属胆移热于脑。

忌辛温，燥热。

宜清热，补脑，甘寒，甘平，佐以辛寒。

天门冬　沙参　薄荷　柴胡　辛夷　沙苑
蒺藜　甘菊花　石枣　黄芩　玄参　知母　生
地黄

胃实六证

忌升，补敛，辛温，燥热，湿润。

宜下，如邪未结，宜清热发散，苦寒，辛
寒，甘寒。

大黄　枳实　知母　石膏　葛根　竹叶
大青　小青　青黛　麦冬　甘草

谵语发狂，发斑，弃衣而走，登高而歌

属胃家邪热实。

忌同胃实。

宜亦同。

如大便结者，加芒硝亟下之。发斑者，加
鼠黏子、玄参、栝楼根，多用石膏为君，便结
亦加大黄下之。

嘈杂吞酸，口臭口淡，数欲饮食

属胃火。

忌同胃实。

宜清热降火，苦寒，甘寒，辛寒。

黄连　青黛　连翘　麦冬　石斛　芦根汁
竹叶　石膏

呕吐

属胃火者，必面赤，小便短赤，或涩，大
便多燥，口苦或干渴。

忌同胃实。

宜亦同，加枇杷叶　竹茹　木瓜　芦根
橘皮　通草　茯苓

大肠实四证

忌补敛，燥热。

宜润下，苦寒，辛寒。

麻仁　桃仁　黄连　黄芩　槐花　生地黄
大黄　石膏　知母　枳壳

便硬闭

忌同大肠实。

宜亦同，加芒硝　猪胆　槟榔　郁李仁　石蜜

脏毒肠风下血

属大肠湿热。

忌下，燥热。

宜清热，凉血，兼升，甘寒，苦寒。

槐花　地榆　黄连　黄芩　生地黄　白芍药　荆芥　防风　甘草　红曲　侧柏叶　白头翁　蒲黄　鸡子　葛根

肠痈

属大肠实火。

忌同肠风下血。

宜下，苦寒，解寒。

大黄　白芷　白及　白蔹　白药子　忍冬藤　连翘　甘草　黄连　黄芪　生地黄　天明精　明矾　黄蜡　生蜜以上三味作丸

膀胱实 一证

忌燥热，收涩。

宜润，淡渗。

知母　黄柏　木通　瞿麦　车前子　滑石　茯苓　猪苓　泽泻

癃闭

属膀胱实热。

忌破气，发散，燥热，如属水液不足，兼忌利小便。

宜同膀胱实，佐以升提，升麻，柴胡。

三焦实 三证

忌补敛，升，燥热。

宜降，清热，调气，甘寒，苦寒，咸寒。

苏子　麦冬　知母　黄柏　玄参　山栀　黄芩　黄连　童便

喉痹

即缠喉风，属少阳相火，少阴君火并炽，经曰："一阴一阳结为喉痹。"一阴者。少阴君火也。一阳者，少阳相火也。忌同三焦实。

宜辛散，佐以苦寒，咸寒，急则有针、吹、吐三法。

鼠黏子　射干　黄连　黄柏　山豆根　麦门冬　生犀角　知母　玄参　童便　山慈菇　苦桔梗　续随子　苏子　贝母　甘草

急治用胆矾、朴硝、牛黄，为末和匀，吹入喉中。又法用明矾三钱，巴豆七粒去壳，同矾煅，矾枯去巴豆，即取矾为细末，吹入喉中，流出热涎即宽。

头面赤热

属上焦火升。

忌同三焦实。

宜降，清热，甘缓，佐以酸敛。

苏子　天冬　麦冬　玄参　薄荷　枇杷叶　梨　柿　蔗　童便　五味　栝楼根　芍药

赤白游风

属血热，热则生风，故善游走，俗名火丹。小儿多患此，大人亦时有之。

忌同三焦实。

宜清热，凉血，兼行血，辛寒，甘寒，苦寒，咸寒。

黄连　黄柏　蒲黄　生地黄　生甘草　牡

丹皮　连翘　玄参　牛膝　红蓝花　鼠黏子
赤芍药　蓝汁　苎根　童便　牡丹皮

宜兼外治，砭出热血，及用漆姑草，慎火草，捣烂敷之，即易愈。

诸疟

热多。

忌辛热。

宜清热。

贝母　石膏　橘红　干葛　滑石　麦门冬
竹叶　牛膝　知母　黄芩　柴胡　何首乌　茯
苓　乌梅　牡蛎　鳖甲

寒多。

忌苦寒。

宜辛温。

桂枝　姜皮　白术　苍术　草豆蔻　人参
黄芪　当归　半夏　炙草　白豆蔻　橘红

汗多。

忌散。

宜补敛。

人参　白术　黄芪　秋冬加桂枝

无汗。

忌补敛。

宜疏散。

干葛　柴胡　石膏　羌活　姜皮　人参
苍术

疟母。

忌纯补。

宜补中行滞。

鳖甲　射干　牡蛎　三棱　桂　缩砂密
橘皮　青皮　人参

诸痢

忌破，闭气，收涩，燥，温热，咸寒，滑腻。

宜清热消积，开胃气，升，利小便。

黄连　黄芩　白芍　红曲　山楂　广橘红
升麻　葛根　滑石　莲肉　甘草　白扁豆　乌梅

如胃弱加人参三四钱，莲子四十粒，橘红二钱，升麻二钱。如腹痛，以黄连四钱，白芍三钱，炙草一钱五分，黄柏一钱，升麻七分煎服。如里急，同上药加当归二钱。如后重甚，加槟榔一钱五分，枳壳一钱五分，木香汁七匙。如口渴去木香倍滑石。如小便赤涩短少，或不利亦倍之。赤多倍乌梅、山楂、红曲，白多加吴茱萸七分。恶心欲呕，即噤口痢，多用人参、莲肉、扁豆、白芍，以绿色升麻七分佐之。久痢不止，加肉豆蔻一钱，人参三钱，砂仁一钱五分，白茯苓二钱。

泄泻

忌湿润，破气，下，苦寒，滑利。

宜安胃补脾，升，利小便。

人参　茯苓　莲肉　白术　升麻　车前子
橘红　藿香　木瓜　干葛　炙草　白莱菔
扁豆

虚寒者，加肉豆、茯苓、补骨脂、吴茱萸。虚热者，去白术加川黄连，倍芍药、莲肉。

暑湿为病，则小水短赤或口渴，倍用姜黄连为君，佐以干葛、升麻。繇于感风寒者，二术、吴茱萸、砂仁、陈皮、干姜、紫苏主之。若繇饮食停滞者，兼消导，山楂、麦芽、神曲、陈皮、肉豆蔻。

诸疸

忌破气，闭气，下，咸，滑利，滞腻，润，燥热。有瘀血者，兼忌酸寒。

宜清热，利水，除湿，养胃气。有停滞者，宜消积滞。有瘀血者，宜行血。

茵陈蒿　黄连　苜蓿酒疸非此不愈　栀子
紫草　滑石　栝楼根　秦艽　车前子　白鲜皮
黄芩　茯苓　仙人对坐草　连钱草一名蟹黡草，

965

一名九里香。取汁入姜汁少许，饮之良。

虚者加人参，停滞者加红曲、橘、谷、麦、柏、山楂，瘀血加琥珀、牡丹皮、红曲、红花、桃仁、玄胡索、蒲黄、五灵脂、韭。元气壮实者，服前药，瘀血不行，可加熟地黄，虚勿用。

痰嗽于热

忌燥，温热，补敛，升，诸药录后。

宜降，润，清热，苦寒，辛寒，佐以咸寒。

苏子　橘红　黄芩　薄荷　枇杷叶　桑白皮　百部　桔梗　贝母　蛤粉　栝楼根　瓜蒌仁　天冬　麦冬　竹沥　童便

胶固者，加霞天膏。

痰嗽于风寒

忌补敛，酸，咸，湿润，诸药录后。

宜降气，辛散。

橘红　苏子　杏仁　天麻　前胡　桑白皮　半夏　南星　葛根　薄荷　白前　生姜汁

痰嗽于湿

忌润，咸，酸，滞腻，发散，诸药录后。

宜健脾，燥湿，辛散，佐以淡渗。

人参　二术　橘红　半夏　茯苓　桑白皮　泽泻

饮如涎而薄者，或如涎而稠者，伏于胸中及脾胃间，或吐酸水苦水黄水绿水，或伏而不吐，上支心胸，胃脘作痛，不可忍，按之不得下，或发寒热呕吐不得饮食

忌宜俱同脾虚证，内停饮条。

诸气

气有余即是火。

忌升，闭气，酸敛，滞腻。

虚者宜降，补敛，调，温，酸，辛，甘。

枇杷叶　苏子　橘红　甘蔗　麦门冬　芦根汁　沉水香　白豆蔻　郁金　甘草　童便　番降香　五味子　芍药

因虚极而气不得行者，加人参。

实者，宜破散，香燥，辛苦，辛寒。

枳壳　青皮　槟榔　厚朴　木香　缩砂密　沉香　香附　乌药　降香　藿香

诸郁

忌酸敛，滞腻，补气，闭气，诸药录后。

属情抱者，宜开发志意，调，散结，和中健脾。

远志　贝母　郁金　香附　石菖蒲　白豆蔻　苏子　橘红　木香　麦冬　苏合香　缩砂密

属五脏者，木郁达之，宜升，吐。

升麻　柴胡　川芎　瓜蒂　人参芦

火郁发之，宜散。

升麻　葛根　柴胡　防风　羌活

土郁夺之，宜下。

槟榔　枳实　厚朴　大黄

金郁泄之，宜降。

桑白皮　赤小豆　橘红　苏子　猪苓　泽泻　车前子　鸟喙鱼　木通

关格

忌升，补敛，闭气，酸，诸药录后。

宜降下，辛寒，辛温。

白豆蔻　沉香　丁香　苏子　橘红　龙脑草　苏合香　生姜　藿香　次用大黄　车前子　黄柏　知母　滑石　木香　牛膝

哕证俗呼呃逆

忌破气，升，散。

宜补敛，甘温，甘寒。

炙甘草　麦门冬　人参　黄芪　石斛　五味子　益智子　白芍药

伤寒失下而发者。

忌补敛，酸，燥热，滞腻，诸药录后。

宜下大小承气之类，便不硬闭，按之腹中和软，未经汗吐者，宜辛寒解表，白虎汤之类。

气逆冲上而发者。

忌升，补，诸药录后。

宜降气，甘寒，咸寒。

枇杷叶　芦根汁　麦门冬　苏子　橘红竹茹　童便

因痰水停膈而发者。

忌升，润，苦寒，甘寒，酸寒，诸药录后。

宜降气，开痰，辛散。

桑白皮　苏子　贝母　橘红　半夏　旋覆花　白豆蔻　生姜

吐血，咯血，鼻衄，齿衄，耳衄，舌上出血

忌升提，发散，下，破血，补气，闭气，破气，温热，辛燥，复忌极苦寒伤胃，诸药录后。

宜降气，清热，凉血益阴，兼行血，咸寒，酸寒，甘寒。

苏子　天冬　麦冬　橘皮　枇杷叶　生地黄　降香　郁金　沙参　牛膝　熟地黄　枸杞子　五味　阿胶　鳖甲　青蒿　牡丹皮　犀角屑　芍药　剪草　童便　茅根　白药子　侧柏叶　樱灰　藕节　当归　蒲黄　小蓟

蓄血发热，积瘀不行

忌破气，复忌补气，下，苦寒，辛燥，诸药录后，辛行血，辛温，佐以咸寒。

瘀血行后，宜补血益脾和肝。

红蓝花　桃花　郁金　乳香　玄胡索　桂有火勿用　当归尾　没药　䗪虫　蒲黄　苏方木番降香　穿山甲　红曲　韭汁　童便　五灵脂麒麟竭　赤芍药　桃枭

甚者用大黄、花蕊石，瘀行则止，勿过剂。如元气虚，脾胃素弱者，慎勿轻用大黄。如瘀血行后宜。

生地黄　川续断　当归身　牛膝　大黄芍药　酸枣仁　龙眼肉　枸杞子　石枣　炙草

头痛挟风寒者

忌补敛，诸药录后。

宜辛温发散。

羌活　防风　细辛　蔓荆子　荆芥　薄荷川芎　藁本　升麻　白芷　生姜　葱白

头痛挟邪热者

忌同挟风寒。

宜辛寒，苦寒，解散。

石膏　薄荷　芽茶　黑豆　甘菊花　土茯苓　乌梅　黄芩酒炒

热极目昏便燥者，加酒蒸大黄。

头痛挟痰者

忌升，补敛，酸甘，滞腻，诸药录后。

宜豁痰降气，辛燥。

苏子　橘红　术　贝母　半夏　前胡　竹沥　天麻

头痛阴虚者

忌辛热发散，诸药录后。

宜补血益阴，甘寒，酸寒。

生地黄　甘菊花　当归　黄柏　天门冬
麦门冬　枸杞子　忍冬　乌梅　白芍　五味子

眉棱骨痛

忌宜俱同阴虚。

齿痛

忌升，补敛，燥热，辛温，诸药录后。

宜清热凉血，苦寒，甘寒，辛寒，咸寒。

竹叶　知母　黄连　黄芩　麦门冬　生地
黄　黄柏　玄参　石膏　薄荷　赤芍药　牡丹
皮　苏子　甘草　童便

上下龈，属胃与大肠火。

宜熟地黄　石膏　黄芩　黄连　麦门冬
赤芍药　青黛　细辛　甘草　薄荷　生地黄
枇杷叶　苏子　木通　西瓜皮灰

真牙浮动及黑烂，属肾虚有火，已见肾虚
条内，忌宜俱同。

胃脘痛，因火者

忌补敛，燥热，诸药录后。
宜降，苦寒，甘寒，咸寒，辛寒。
苏子　橘红　黄连　山栀　麦门冬　炙甘
草　石膏　知母　玄参　童便
因寒者。
忌破气，滞腻，苦寒，诸药录后。
宜辛温发散。
草豆蔻　橘红　益智　丁香　桂　白术　白
蔻　吴萸　厚朴　香附　干姜　缩砂密　藿香
因宿食者。
忌升，补敛，苦寒，诸药录后。
宜消导，兼降气，因脾胃虚弱食停者消导。
加人参　山楂　草果　红曲　草豆蔻　谷
麦蘖　枳实　槟榔　青皮　厚朴　术　缩砂密

橘皮
因瘀血者。
忌补气，酸敛，诸药录后。
宜辛温，苦温以行血。
桃仁　红曲　红花　韭菜　玄胡索　山楂
肉　郁金　肉桂　三棱　童便　牡丹皮　赤芍
药　通草　牛膝　琥珀
因血虚者，按之则痛止。
忌破气，复忌补气，燥热，辛温。
宜润，补敛，甘寒，甘温。
石斛　麦门冬　炙甘草　酸枣仁　白芍药
当归　生地黄
因虫者。
忌补，升，发散，甘，诸药录后。
宜杀虫，苦，酸。
苦楝根　使君子　薏苡仁根　锡灰　槟榔
鹤虱　雷丸　芜荑　大黄　乌梅
因恼怒者。
虚弱人忌破气，壮实人忌补气，总忌酸敛，
升，诸药录后。
宜降气，辛温。
枇杷叶　白豆蔻　番降香　苏子　木香
橘红　缩砂密　玄胡索　五灵脂
因痰饮者。
忌宜俱见痰饮证下。

腹痛因于寒

忌苦寒，下利，诸药录后。
宜温中，辛散。
白术　厚朴　吴茱萸　缩砂密　干姜　桂
木香　橘皮　炙甘草
因于热，火在少腹则绞痛。
忌辛散，香燥，补敛，诸药录后。
宜甘，苦寒。
山栀仁　麦门冬　石斛　白芍药　甘草
桔梗　黄芩　黄连　滑石　木通　戎盐

诸痛不可按

属实。

忌补气，大热，诸药录后。

宜破散，疏利，苦寒。

枳实　青皮　蓬莪　槟榔　三棱　滑石　木通　大黄有积滞宜用，无者勿用。

诸痛可按

属虚。

忌破气，破血，下利，发散，诸药录后。

宜补气血，甘温，酸敛。

人参　黄芪　生地黄　二术　当归　炙草　白芍　薯蓣　枣仁　五味

痹

拘挛而痛也。因风寒湿三者合而成，风气胜者为行痹，寒气胜者为痛痹，湿气胜者为着痹。

忌下，收敛，酸寒，苦寒，咸寒，诸药录后。

宜辛散，行气，燥湿，甘寒，淡渗。

漆叶　续断　黄芪　草薢　甘菊花　车前子　甘草　防己　白术　防风　桑寄生　蔓荆实　羌活　独活　牛膝　秦艽　白鲜皮　原蚕沙　木瓜　天麻　泽泻　茯苓　威灵仙　海风藤　菖蒲　狗脊　杜仲　石斛　细辛　松节　松叶

痿

属湿热，经曰：治痿独取阳明。

忌破气，升，辛热，发散。

宜大补气血，清热除湿，甘寒，甘温，苦寒，酸寒。

人参　黄芪　二术　麦冬　炙甘草　生地

黄　木瓜　石斛　薏苡　黄柏　白芍药　车前子　茯苓　木通　黄芩　川黄连

交肠

其病大小便易位而出，或因大怒，或因醉饱，遂至脏气乖乱，不循常道，法当宣吐以开提其气，使阑门清利，得司秘别职则愈矣。

忌破气，燥热，诸药录后。

宜升清降浊，兼补气，淡渗。

升麻　柴胡　苏子　降香　橘红　人参　术　茯苓　泽泻　猪苓　木通　滑石　车前子

鬼疰尸疰飞尸客忤

此系天地阴邪杀厉之气，乘虚中人，或遍身青黯，或忽消瘦声哑，面色青黄不定，或忽惊厥，目直视，手握拳，或遍身骨节疼痛非常。

忌破气，复忌补气，升，燥热，酸敛，诸药录后。

宜辟恶气，安神镇心，辛香发散，金石镇坠。

牛黄　丹砂　琥珀　乳香　苏合香　天竺黄　檀香　木香　麝香　沉香　龙脑香　安息香　真珠　雄黄　犀角　金银箔　代赭石　虎骨　獭肝　远志　生地黄　龙齿　天灵盖　菖蒲

诸病应忌药总例

补气　人参　黄芪　二术　人胞　红铅

温补　人胞　红铅　白胶　鹿茸　人参　巴戟天　黄芪　白术　淫羊藿　肉苁蓉　补骨脂　当归　狗阴茎　菟丝子　蛇床子

大热　附子　肉桂　仙茅　乌头　阳起石　海狗肾　硫黄　羊肉　雀肉　天雄　胡芦巴

破气　青皮　枳实　枳壳　槟榔　厚朴

牵牛

闭气 银杏 二术 黄芪 米曲食 猪脂油

降气 苏子 郁金 橘红 沉香 枇杷叶 降真香 乌药

破血 桃仁 红花 干漆 乳香 苏方木 玄胡索 没药 姜黄 三棱 蓬莪 五灵脂 花蕊石 水蛭 虻虫 肉桂 穿山甲 麒麟竭 䗪虫

升提发散 升麻 柴胡 川芎 紫苏 麻黄 干葛 羌活 独活 防风 白芷 生姜 细辛 荆芥 前胡 藁本 葱白 薄荷

辛温辛热发散 干姜 桂枝 麻黄 吴萸 细辛 羌活 独活 防风 藁本 川芎 白芷 葱白

吐 瓜蒂 栀子 豉 人参芦 皂荚 藜芦 常山 虾汁 盐汤

下 大黄 芒硝 巴豆 牵牛 枳实 玄明粉 厚朴

降泄 山栀 知母 玄参 天冬

利水 猪苓 泽泻 木通 瞿麦 葶苈 海金沙 滑石 商陆 茯苓 扁蓄 琥珀 乌桕根皮 芫花 甘遂 大戟 车前 续随子 汉防己 郁李仁

损津液 郁李仁 白矾 红矾 半夏

敛摄 白芍 五味 醋 乌梅 白梅 酸枣仁

固涩 龙骨 牡蛎 粟壳 益智 山茱萸 桑螵蛸 肉果 蛇床子 阿芙蓉 金樱子 原蚕蛾 莲须 诃黎勒

消导 山楂 麦芽 草果 槟榔 三棱 蓬莪 神曲 枳壳 枳实 绿矾 红曲 橘红 莱菔子 砂仁

开窍 麝香 檀香 龙脑香 苏合香 安息香

香燥 沉香 麝香 豆蔻 龙脑香 缩砂密 藿香 香附 丁香 乌药 木香

辛燥 火酒 蒜 半夏 南星 二术

辛热 干姜 胡椒 巴豆 吴萸 茴香 龙脑香

湿润 地黄 当归 天冬 知母 肉苁蓉 瓜蒌仁 猪脂 麻仁

滞腻 猪羊犬鹅肉 地黄 南面 油腻 炙煿

滑利 榆皮 牛乳 柿 瓜 李 冬葵子 桃 梨 蜜 青菜 莼菜 酥 椿根白皮 茄子

发湿 鳜鱼 南面

苦寒伤胃 山栀 黄柏 黄芩 黄连 大黄 苦参 玄参 知母 芦荟

补命门相火 鹿茸 附子 红铅 巴戟天 阳起石 白胶 人胞 肉桂 仙茅 淫羊藿 腽肭脐 补骨脂 狗阴茎 菟丝子 原蚕蛾

补肾水苦寒 黄柏 玄参 知母 天门冬

酸寒 牛膝 乌梅 芍药

咸寒 童便 芒硝 玄参 秋石

生冷 菱 梨 菜 李

甘 甘草 饴糖 大枣 蜜

咸 食盐 商陆 硇水 鹿茸 蛤蜊 蛏蛎黄

蠢 子 医

（清）龙绘堂 著

内容提要

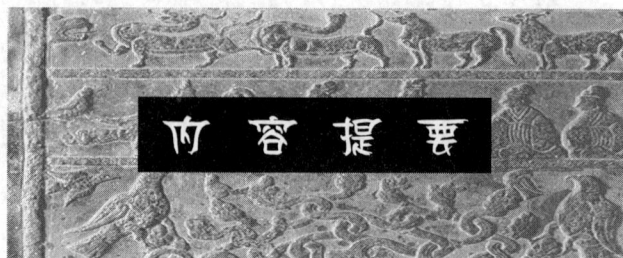

本书所论，皆属经验之言。著者原以课孙为目的，故颇多不传之秘。用药不无峻毒，若所投的当，则效如桴鼓。观其学验，诚有铃医之特长，而无铃医之庸俗。今之市医类都巧趋平淡，斯项负责之效方，似已少见。学者苟有剑胆琴心，不难得其薪传。否则胶柱鼓瑟，未免偾事。

序

　　天下以技名者，惟医最切生民之用。是技也而进于道，非深于学者，不能探其蕴而窥其奥也。然同一技耳，彼泥古而鲜通，此嗜古而能化，是技也而又进于神矣，惟吾邑龙绘堂先生有焉。先生原籍太康，家学渊源，代以古文名，少负异质，志期远大，久困诸生，初习堪舆术，继又学医，晚年遭家不造，二子夭折，孤孙嗷嗷，恐业薄无以为养，因即以平日所心得，历试有验者，作为诗歌，取其浅俗易晓，以课诸孙，此书所以名也。先生既没，其侄君由与其孙兑山，果以医名。家藏之秘书，遂为济世之宝筏。君由兑山，恐传抄失真，反没先生之苦心，欲锓板以广其传。念余少时，曾问医学于先生，属为序之。盥诵往复，益叹先生于医，皆定而后发，验而后言，诚此道之神手也。人见其奇而能中，险而实夷，简要可以摄烦，警透可以化障，用毒而反剂其平，师古而妙用其创，谓先生入于医者深，抑知其得于道者邃乎？尝曰：医道亦从一贯得来。又曰：治病所谓君子而时中。此岂术士所能及欤？独慨世运日非，气运亦日变，医国者泥古时之法，且不足以治今时，医人者泥古人之方，又岂足以治今人乎？先生曰：古今气运不同，脉理亦异，不从此斩关夺隘，无以见手法。呜呼！世之读此书者，即此可以知先生矣。易曰：神而明之，存乎其人。吾于此书亦云：使不善学焉，将举先生之妙方，且反足以误人也。是在学者穷其变，而观其通焉尔。

宣统元年八月朔日项城后学杨凌阁谨序

原　序

甚矣，医道之难也。医者，意也。不可以妄试，不可以轻尝。非有祖父业儒于前，师友交导于后，而欲自恃脉理之渊博，本草之贯熟，吾恐披却导窾，未能骤入于神。错节盘根，焉能尽中其窍？而能奏功于一旦，获效于十全，吾知其罕矣。予自弱冠游泮而后，潜心于举业，何暇及医？无奈自身多病，室人亦多病，不得不于课读之余，兼及于岐黄。每当用药之时，虽按证以诊脉，实不知脉理之为何？不过望风捕影，以乞灵于药王而已，未几，馆于沈邱，得与名士晏廷予相交，廷予以抡元经魁，得名医李子振之传，遂为医国名手。予心向往之，未得一遇。尔时予虽不精于医，而地理之学，声称藉藉，廷予亦心向往之，未得一遇。未几，互相往来，各尽其传。时人为之语曰：龙子岳岳，晏子堂堂，神悟妙契，各尽其长。继又得《石室秘录》一书，切理餍心，自以为天下之观，尽于此矣，然未敢以问世也。忽而皖匪四起，兵荒频仍，炊烟几至不起，兼之遭家不造，长子次子，相继而亡，诸孙嗷嗷，无以糊口，欲课以农，无田可耕，欲课以读，无暇可乘，不得不以医道为生活，入五都之肆，得百钱以自足。乘人之车者，载人之危，而可妄意以试乎？而可轻意以尝乎？因举古人方略，与自己管见，率为诗歌，以便诵读。使诸孙朝而诵，夕而维，以及于古，虽不能以入神农之室，亦可以继晏子之风也。是为序。

光绪八年岁次壬午太康龙之章绘堂氏书于芸香书屋

序

　　医之为道，由来久矣。昔神农、黄帝、岐伯、雷公尚矣，神矣，厥后名医间出，如扁鹊、和缓、华真人、孙药王，皆是天生神异。后之学者，焉能尽如其神乎？而操之有要，必脉理精通，药性贯熟，明五运六气之理，洞七情六欲之伤，学古焉而能通，嗜古焉而能化，复得名医真传，庶可以问世乎？因思吾叔父绘堂公，其殆若是焉。叔父讳之章，字绘堂，岁贡生，兄弟五人，叔父次居四，原籍太康，迁项既久，殆项人也。天性孝友，精于地理之学，又精于医，生而颖悟，不事戏嬉，幼即专志于学。吾祖怡如公，虑其幼弱太专而受病，虽每使之玩弄，亦不能变其专心。既而工夫纯熟，为文亦卓然成家。吾祖尝顾而喜曰：是儿或可以光门楣乎。乃命运多乖，终困棘闱。又值兵燹，遂泊志于功名。又身弱，因于课徒之余，兼及岐黄，此学医所由来欤！中年运数尤舛，长兄宾门，二兄耀门，相继去世，叔父念家计日艰，诸孙束发，即授以医书焉。是编全集，无非诗歌，盖以便诸孙之诵读，未尝谋公诸世也。编内见病即录，故无次序。其笔力超脱，字句光昌，能使学者读之生快，虽曰浅显，试问大雅君子，果俗浅焉否耶，余之学医，叔父尝口讲指画，授以心得之妙，告以捷径之方，则是编所载备矣。嗣后亲友争以先睹为快，互相传抄，复各愿集赀刊行。余与侄镇川，感诸君之意，付之石印，以公诸世，且以继吾叔父之志也。

宣统三年胞侄金门谨序

题　辞

　　从来世事无如读书好，读得好了知大道。我初欲为蓬莱客，十洲三岛去发越。孰知仙道甚是难，穷年累月不能殚。不如医道洞至元，三年两载悟真诠。大而可以治天下，小而可以理心端。唐朝有个狄仁杰，恒从此道悟真诀。天后颠倒鼎未移，全凭医国手是说。丙吉名相亦问牛，每从此道去调燮。名相名医有真传，国祚绵绵得安然。我家运数亦其奇，拙荆四十便归西。长子次子相继亡，闪下诸孙甚郎当。家中立锥甚是难，我是他乡一范丹。诸孙嗷嗷恒待哺，不得不从门前去悬壶。每治一病得真诀，即从笔头细细说。一则便诵读，二则好玩阅。诸孙朗朗诵一遍，我亦心头暗喜悦。久而积成缃，久而堆满堂。诸孙善收拾，此是汝家续命汤。可惜我家本书香，两世著述擅名场。我祖著有《四树堂文集》，我父著有《学古斋文集》。我独倜傥不喜书，南北各地验兴亡。龙穴沙水看多少，不知铁鞋穿几双。老来成叟甚支离，每从医书探真机。一切病症皆经过，不论平仄好为诗。昔有宋朝邵康节，恒将数学去课儿。他有蠢子数，我有蠢子医。虽然愚劣甚不等，愿从洛阳一问之。

绘堂氏题

例　言

学医须知医之所以然，是编有正论，有翻论，有从治，有逆治，有外治，有内治，皆理之所以然也。果能烂熟胸中，自下手无弊。若拘拘于成方，则末矣。

蒙医入手，要使脉理分明，病证虽有变化，而脉理之虚实寒热，固确有可据也。线索在手，奏刀砉然，何往而不可乎？

是编就所见所治之证言之。其所未见者，尚多也。然脉理在我，虽所未见之证，其虚实寒热，亦在于我矣。未有学养子而后嫁者也，治病者亦当如是耳。

是编脉病药味，同在数句之中，一诊脉即知病，一知病即知药，取其易于成方耳。本为蒙医而设，不得不然也。

是编重重叠叠处甚多，阅之令人喷饭，然为蒙医而设，不得不尔。即反复告诫，犹恐其不知，故语多重复，不敢以简为贵也。

是编见症即录，略无统纪，略无次序，然到处皆有病，到处皆有脉，到处皆有药，虽无统纪次序，而病症能出脉理之外乎？是脉理固军中之旗鼓也。守而勿失，断无贲军之将矣。

时下之证，或伤寒，或时气，病虽不同，而用药则同，以气运所至，人不得而改也。亦有时下之证，或吐血，或咳嗽，有新得而然者，有久病而然者，病虽同而用药大异，是又气运不得而拘也。运用之妙，在于一心，岂可胶柱而鼓瑟乎？

药味该有多少，只在颠倒匀和耳。看似相类，实不相类，以人身气血各有攸当也。

牛黄散、紫金丹，本为婴童而设。然大人之症，往往相类，有用作引子者，有用作线索者，人虽不同，理只一贯耳。极壮之人，用时不过以一钱为度，假两回吃。其人如或素弱，用时只以一分二分为率，便可以治病，不可过也。

古今气运有数，十年一变者。道光年间，吴又可《瘟疫论》最行，咸丰年间，便有不行，以其偏于清利，全无温补也。如今气运，又以除风利气为主，化痰清热为辅，目下甚行，过此以往，吾不敢知也。是又吴又可《瘟疫论》之类耳，然补偏救弊，亦古人所不禁也。易穷则变，变则通，羲文之所以终于未济也。

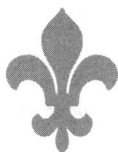

目　录

卷一

卷二

卷三

蠢子医卷一

阳夏龙之章绘堂甫手著
榆山朱名焰潜斋甫
秣陵杨凌阁仲唐甫 参订
阳夏毛世型特立甫
襄邑施景舜虞琴甫

阎松堅济源甫
秣陵 于建章黼宸甫 校正
张三宝鼎实甫
邓汉东林春甫
侄 金门君由甫
孙 镇川兑山甫付印
侄孙浚川晴澜甫

杭州 董志仁 校刊

学医真诠

学医第一看药性，有了药性心有定。某药入某经，某药治某病。或是温，或是凉，与某证相称；或是补，或是泻，与某证相应。各药各有温凉补泻理，各经各有寒热虚实证。看得到时药分明，此中早已有把柄。学了药性学脉理，学了脉理方有用。某经是真虚，某经是真实，用某药相应；某经是真寒，某经是真热，用某经相称。各经各有虚实寒热理，各药各有温凉补泻性。看得到时脉分明，任凭病来如明镜。有了明镜有把柄，一下笔时便入圣。不靠汤头歌，不任人家命。病端虽夹杂，病脉总清净。药方虽更变，药性总周正。君臣佐使无参差，便是医中之捷径。即有天师再临凡，亦难寻找方中病。

学医者，每多药性不熟，脉理不精，果能心如明镜，洞悉某药与某病相称，某脉与某证相应，则治病自不难矣。侄金门谨志

汤头歌不可泥

今日治病好依汤头歌，以为十大名医必不错。岂知妙理皆自脉中得，不得脉理枉用药。得了脉理细细思，其中自必有主药。有了主药往下排，此是汤头真大略。今人动说古方好，不知以古治今多有错。古人未看今日病，安知今日之用药。病症皆从气运生，今日气运与古大不合。古人但知古人病，未知今日之病瘼。今日病瘼须得今人治，安得妄用古人药。古人用药条条好，安得今日病情恰恰合。今日气运已大变，今日脉理甚可愕。皆因午会火已极，真气往往往上薄。往上薄入斗牛宫，迢迢中指看落落。以下三部皆不营，照旧方儿方知错。真气尽皆走上头，真气上走，火亦随之而升。下边部位皆虚托。看似阴寒实真热，昆仑顶上通关钥。古圣真理难豫传，所余方脉尽糟粕。愿起古人一质证，古人望我如饥渴。安得对面谈一笑，眼前大道尽放着。

若只依汤头歌，则是不论脉理，抄古人之方，治今人之病，安得恰相合乎？何如师古人之意，不泥于古之为得焉。侄金门谨志

诊脉下药诗

诊脉下药心内裁，手未立方眼已开。肺实有力宜大泻，前胡枳实橘红偕。肺虚无力宜大补，党参五味百合辅。肺实有力夹风火，酒芩全蒌元参佐。辅也。肺虚无力夹风寒，款冬紫菀

麻黄添。心实有力宜大泻，菖蒲郁金凌霄偕。心虚无力宜大补，枣仁远志柏子辅。佐也。心实有力夹风火，黄连连翘栀子佐。心虚无力夹风寒，白附天麻荜芨添。胃实有力宜大泻，大黄枳壳槟榔偕。胃虚无力宜大补，白术云苓炙芪辅。胃实有力夹风火，知母石膏干葛佐。胃虚无力夹风寒，干姜白芷藁本添。肝实有力宜大泻，桃仁醋军大黄术莪棱三棱偕。肝虚无力宜大补，当归川芎香附辅。肝实有力夹风火，柴胡生地二芍赤芍白芍佐。肝虚无力夹风寒，吴萸艾叶首乌添。命实有力宜大泻，芒硝火麻郁仁偕。命虚无力宜大补，缩砂益智肉蔻辅。命实有力夹风火，槐花地榆蒲黄佐。命虚无力夹风寒，黑姜附子故纸添。肾实有力宜大泻，木通泽泻车前偕。肾虚无力宜大补，熟地萸肉山药辅。肾实有力夹风火，黄柏丹皮草薢佐。肾虚无力夹风寒，肉桂巴戟椒川椒茴小茴添。此虽守株待兔法，聊训蒙医以开先。

吾祖尝曰：吾之脉理遵节庵，此即遵节庵之意，如篇中六部脉之虚实，加风火风寒，皆于有力无力中分，又各有主药以治之，学者熟察乎此，不惟能知脉理，且能知温凉之补泻，某药入某经，治某病之数十品矣。侄孙浚川谨志

治病皆有主药

治病一定有主药，不用主药便是错。火结必要用大黄，枳壳枳实紧跟着。寒结必要用巴豆，三棱莪术紧跟着。实结必要用山甲，蝎子蜈蚣紧跟着。调气必要用木香，槟榔元胡紧跟着。透坚必要用牙皂，细辛辛夷紧跟着。破血必要用桃仁，红花赤芍紧跟着。脾胀必要用干漆，火麻郁仁紧跟着。暖胃必要用硫黄，丹参玉竹紧跟着。腰疼必要用杜仲，续断艾叶紧跟着。陷下必要用洋参，三生生附子、生半夏、生南星狗脊紧跟着。去虫必要用榧子，芜荑使君紧跟着。顺气必要用香附，乌药腹毛紧跟着。

通淋必要用斑蝥，川漆草薢紧跟着。清心必要用黄连，连翘栀子紧跟着。老痰必要用砒霜，雄黄绿豆紧跟着。助脾必要用马钱，虎骨猴骨紧跟着。定痛必要用良姜，缩砂益智紧跟着。治疥必要用斑斑蝥麻黄，大枫蓖麻紧跟着。治疮必要用神灯，艾绒乳乳香没没药紧跟着。治疔必要用蒜灸，乌金乌金膏，巴豆炒黑研细用，水调涂患处，以膏药贴之。菊花内服甘菊汤，方见卷四疗疮门紧跟着。治邪必要用铜自然铜砂避阳砂，良姜葛根紧跟着。补气必要用党参，炙芪白术紧跟着。补血必要用川川芎归当归，生地酒芍紧跟着。补阴必要用熟地，山药萸肉紧跟着。补火必要用肉桂，干姜附子紧跟着。滋阴必要用黄柏，知母丹皮紧跟着。以上一药为君。麻黄杏仁疗寒嗽，芥子半夏紧跟着。款冬紫菀疗虚嗽，百合五味紧跟着。川乌草乌疗风痹，桂枝灵仙紧跟着。黑姜吴萸疗反胃，丁香胡椒紧跟着。苍术麻黄疗风寒，羌活独活紧跟着。川贝蒌霜疗火痰，苏子卜子莱菔子紧跟着。乌梅五倍疗虚脱，龙骨牡蛎紧跟着。乌贼诃子疗带下，阿胶肉果肉豆蔻紧跟着。条参云苓疗阴虚，骨皮枸杞紧跟着。藿香杷叶疗逆气，赤石滑石紧跟着。芫花大戟疗水肿，牵牛防己紧跟着。瓜蒌天冬疗结胸，川贝川朴紧跟着。苦参赤苓赤茯苓疗湿痒，蛇床白芷紧跟着。槐花地榆疗崩漏，荆芥秦艽紧跟着。前胡元参疗头风，薄荷柴胡紧跟着。白附天麻疗风痰，僵蚕郁金紧跟着。桔梗豆根疗喉风，牛子射干紧跟着。三七莲子疗诸血，黄芩童便紧跟着。黄芪用生防风疗自汗，枣仁麦皮紧跟着。芦荟胡连疗阴热，泽泻车前紧跟着。小茴川椒疗肾气，缩砂故纸紧跟着。菖蒲柏仁疗心疾，茯神远志紧跟着。葶苈桑皮疗肺喘，礞石朱砂紧跟着。石膏知母疗热渴，香薷糯米紧跟着。川楝茴香疗疝气，芦巴巴戟紧跟着。升麻柴胡疗气陷，干葛潞党紧跟着。扁豆薏苡疗泻泄，猪苓木通紧跟着。土碱红糖疗菸毒洋烟，大黄芒硝紧跟着。以上两药为君。此皆治病之大略，小小蒙医有

捉摸。

按：自古用药，皆有君臣佐使，此篇于每证先点明主药，或以一药为君，或以二药为君，佐使随之。熟读此篇于诊脉审证之后，胸中早有成竹，即不读本草，而某药治某病，温凉补泻之性，早已知之。有益初学不少，何得谓其浅显而忽之乎？侄孙浚川谨志

驳汪讱庵加减古方

古时病分七十门，汪讱庵减至二十一，古时方计七百首，讱庵减至三百余，附方过之，看似简约，实未真简约也。一贯之理，恐不在此，以备查览，则无不可耳。

看病药性要分清，入手诊脉精又精。二者果然有把握，不怕病来如墙倾。或用攻伐或用补，或用和解或用行。一切温凉补泻得其宜，便是用药如用兵。可以称主帅，可以立大营。要得心中有个真是非，一诊脉时药自呈。若是迟疑生枝节，纵有名药亦不灵。亦有胸中全无真是非，只把老本乱翻腾。愈翻愈糊涂，愈查愈不清。何用病分七十门，何用方计七百盈。何用门留二十一，何用方变六百零。方子愈多愈夹杂，门道愈多愈纷争。好如世上考混童，层层叠叠私文誉。不是题目有不合，便是花样有不同。何如心里念个真明白，大笔一下使人惊。不惟朱衣暗点头，亦且龙虎榜上共联名。

治病要有把握有提纲

治病总要有把握，有提纲，有了把握与提纲，下笔便是方。若无把握与提纲，纵学一世亦渺茫。试看今之翰苑客，能知几篇好文章。试看今之都督府，能知几路好刀枪。然而安天下，定四方，只是有把握有提纲，纵有不知亦何妨。请问今日病，千头万绪不能详。若是有把握，有提纲，三言两语便如常。不是气分起，

便是血分藏。若是从气起，补中益气去酌量。若是从血起，六味地黄去推详。二方岂能包尽天下病，天下之病自此知深长。补中汤中重补气，亦有去了参术加硝黄。六味汤中重补血，亦有去了熟地加参芪。补中汤中重提气，亦有减了升柴用槟榔。六味汤中重凉血，亦有减了丹皮用桂姜。气血各有寒热虚实时，气血各有温凉补泻方。不过依着二方为规模，千变万化愈精良。只要脉理透，药味详，何往不得神奇方。不必翻《素问》，不必溯轩黄，胸中自有真主张。方知岳夫子不泥宗泽意，自足驰骋古战场。楚霸王不拘项梁法，自可立扫秦边疆。不然今检壶中药，明读肘后方。愈看愈夹杂，愈读愈荒唐。胸中毫无真是非，纸上总是妄涛张。用心格物固然好，神明致知亦甚良。我无上池水，我无古锦囊。只是心中有把握，手里有提纲。一看这人是甚人，便知这人用甚汤。药味就在人身上，更从何处寻药王。

医道亦从一贯得来

读书不得一贯理，不知圣学真心传。治病不得一贯理，不知医道真机缄。欲知医道真机缄，必从周身去贯穿。周身骨节三百有六十，周身毛窍八万有四千。果能周身皆贯穿，便是平地小神仙。吾尝治病治上头，便从下头去贯穿。吾尝治病治下头，便从上头去贯穿。吾尝治病治左边，便从右边去贯穿。吾尝治病治右边，便从左边去贯穿。此皆翻覆去贯穿，不免内中多曲弯。若是一直去贯穿，不必远道费周旋。吾尝治病治中焦，以其肢体能贯穿。吾尝治病治小肠，以其血道能贯穿。吾尝治病治大肠，以其气道能贯穿。吾尝治病治精髓，以其督脉能贯穿。吾尝治病治经络，以其任脉能贯穿。吾尝治病治皮毛，以其腠理能贯穿。吾尝治病治丹田，以其命火能贯穿。吾尝治病治元府，以其脏里能贯穿。吾尝治病治髓海，以其骨里能贯穿。吾尝治病治粪门，以其六腑能贯

穿。吾尝治病治玉门，以其百窍能贯穿。吾尝治病治五心，以其中心能贯穿。吾尝治病治穴道，以其中气能贯穿。吾尝治病治祖窍，以其先天能贯穿。吾尝治病治鼻息，以其后天能贯穿。不能浑身皆贯穿，便非医道真机缄。医道真机缄，即是神仙真妙元。古来学圣亦不少，几个悟澈真机关。

圣人以一贯之道，贯通天下之理，不可及矣，而医道亦宜悟一贯之旨。盖贯则通，通则无不利，而病自无矣。如人之一身上下，有不贯穿处，则病生于上下。左右有不贯穿处，则病生于左右。诚使周身节骨毛窍，无不贯穿，则气血周流，常如天地流行不已，六脉和缓，而大年可享矣。侄孙浚川谨志

金匮石室小脉案

我家读书书连层，夜中偶翻石室录。蝴蝶栩栩兴有余，引人入胜教我读。药王灯下笑相迎，命我执笔作脉鹄。我言我是大俗人，何敢案上轻举烛。但是仙人有诏命，不得不罄南山竹。南山之竹有万竿，挥毫落纸如云烟。云烟之上有真我，看尽天下真病源。不是名心重，便是利心宽，想得愁火往上窜。不是爱痴儿，便是爱娇女，想得情火往上翻。不是爱纹银，便是爱大钱，想得急火往上参。不是爱赌博，便是爱棋盘，想得欲火往上攒。不是好高卧，便是好游田，想得热火往上炎。不是爱妾娇，便是爱妓间，想得痴火在脸前。不是爱饮酒，便是爱肉餐，想得馋火不能眠。不是好结客，便是好会官，想得妄火入头尖。不是好鞍马，便是好鹰犬，想得疯火皱眉间。不是思入阁，便是思开边，想得怒火上青天。不是好顽童，便是好洋烟，想得淫火上层颠。既有诸般火，必有诸般症。痰随火上升，风随火上动。不是结喉便结胸，或头懵，或脑疼，或心颤，或耳聋，或咽干，或眼红，或鼻衄，或肺痈，或喉呃，或胆惊。诸如此类症，当从何处攻？宜降

火，宜除风，宜化痰，宜清空，宜利膈，宜陷胸。如果气不下，再加金石坠肾中。如果火不清，再加肉肉桂附附子去收功引火归元。病在上者取诸下，或亦理所同。但是火急性不留，翻入下焦定生愁。一切湿邪淫，皆从此处收。流入肾囊阴必肿，仿佛腰挂水晶笼。流入元府精必遗，仿佛美人来相持。流入小腹便必涩，仿佛孕妇久坐胎。流入两胯腿必酸，仿佛枷棍见上官。流入膀胱尿必红，仿佛蒺藜包茎中。流入大肠虫必行，仿佛崩漏接后宫。诸如此类病，当从何处泄？宜利水，宜清热，宜顺气，宜破血，宜通窍，宜解结，宜疏凿，宜澄澈。如果火不降，再加肉桂便能决。如果气不通，再加升升麻柴柴胡往上揭。病在下者取诸上，或亦别有说。亦有上下滞不通，病在中焦无处容。或导痰，或决壅，或透胁，或捶胸，或罐搬，或针松，或麸拓，或脚蹬。前后左右善收拾，上下四旁一齐攻。多加发表药，八万毫毛汗两濛。病在中者旁取之，调变中州妙化工。古云病机十九条，只有一二把寒消。可知寒证甚是少，温中温外甚昭昭。除了寒证皆是火，看透人情不可招。况当午会火已极，乾坤欲把大丹烧。恨不挽将河汉水，剖开人心细细浇。但是火证有虚实，有大小，不得不从中州加意调。实火一泻便能转，虚火不补不能消。况乎脾土作对有肝贼，四经有病常乱摇。恐怕因风来纵火，多培命命门土使根牢。可知圣人立方无甚奇，只是参透人情与天理。情理合处便是药，大笔一下甚淋漓。古来名医亦不少，那个洋洋洒洒如天师。古来立脉亦甚多，那个亮亮堂堂如天师。药王教我立案我不立，只要参透人情与天理。情理参透便无疑，即此便是圣人小徒弟。如谓后学心无知，我尝作有诊脉下药诗。如谓后学脉不全，我尝作有脉法续余篇。但是以续金匮石室录，恐辱古圣与先贤。口中呶呶说未已，谁知一身犹在青云里。忽闻金鸡叫一声，瞥眼东方已大明。

经云：伤于七情六欲为内伤，篇中言名心

重数端妄想太甚，所以有上焦结喉等症，流入下焦阴肿等症，又有上下滞不通之症，皆情欲之所致也。治法言病在上，而准以降火诸方，病在下，而准以利水诸方，病在中，而准以导痰诸方，又有取诸下，取诸上，旁取之妙论，则上下四旁，无非调理之处，其病安有不愈者乎？再观瞽眼大明，而良工之心苦甚矣。侄孙浚川谨志

医道以气运为主

客有诮于予曰：君之治病，与古大不同。自抒意见作主盟，不怕世人作话柄。日日饶舌妄丁东。予曰：我之立说皆从气运生，气运就是医道之权衡。看与古人有不合，实与古人正相通。守住古方无变化，已失古人之正经。我说气运无凭据，何不尧典诵一通。尧典原是历数书，于今不知换了多少主人翁。代代有差移，代代瞻中星。我说气运人不信，何不细按脉理思一通。脉理就是中正星，与古制历正相同。如今脉理出本位，与古大不同。古时脉理只三部，细按三部便知清。今时三部出本位，只看三部便不中。必须上下去推寻，方能病症知分明。病症知分明，方能下药无渺冥。下药无渺冥，方能起死去回生。不是安石好执拗，害杀一切老名公。我之立说有主见，便是尧时中正星。诗言刍荛有一得，请君细细看一通。

今日脉案与古稍异

古人脉案，原是一定不移，至于今日，气运亦少移矣，脉道亦少移矣，必须再加鉴定方可。

人身原是小天地，天地人身总不离。所以唐虞定历数，必于人身验析夷。人身原具天地理，寒热温凉总不齐。天若转时他便转，天若移时他便移。自古大挠制甲子，天干地支立岁基。然而有岁差，有岁移，代代名人用心机。

寒热温凉虽仍旧，气盈朔虚尽调剂。上推皇古初，下验当今时。要与唐虞无参差，如今天道犹如此。如今人道安能无转移，气运转移钦天定。脉道转移谁防维，但拘三部九候理。恐亦有岁差，恐亦有岁移。寒热温凉无一定，温凉补泻必不齐。一世人命悬瓠落，何以对神农，何以对轩岐。岂知三部以上也要思，三部以下也要维。三部以上岂无虚实寒热理，三部以下岂无温凉补泻时。得了上下得头脑，三部九候始无疑。我尝上下细细思，我尝上下细细维。不过盲人说痴话，却是循途而索埋。所望后学诸君子，也要细细思，也要细细维。如今方书虽已备，如今脉理总支离。古人脉案甚表表，于今多不宜。三部以上还要细细思，三部以下还要细细维。或作为古歌，或作为风诗。一如李时珍，粲然若列眉。一如王叔和，皎然若布棋。是予之厚望也，焉得一见之？

三部九候，固古人一定之脉案，而此篇言三部以上要思，即下篇按中指节脉上窜之谓，三部以下要维，即下篇按尺泽穴脉下窜尺脉拉尾巴之谓。盖于三部九候之外，又多一诊法也。侄金门谨志

今日脉证有不甚相合者，是今日气运与古稍有变迁，不可不知

右边气脉往上传，右边中指要一观。左边血脉往上传，左边中指要一观。我尝诊脉时，必将中指细细参。非是后学好奇异，如今气运最为先。气血每随气运转，三部九候宜互参。人身原是小天地，焉能不随气运为变迁。况当午会火已极，风从火上动，火从风上宣。每到春夏时，一转到头巅。四时皆有春夏为盛，如此病症几至十有八九。试看今日病，那有一个不是风火开其先。无怪古人诊脉诊掌后，今人诊脉诊掌前。诊了掌后诊掌前，一切病症稳如

山。三部九候不能离，三部九候不尽传。试观名家做文章，神气每从题外传。诗家善吟咏，风趣必自象外观。我愿今日司命者，亦要象外观，亦要题外传。诊了掌后诊掌前，方能尽此医中真妙玄。纵有十大名医再临凡，亦必气运为主权。不能泥住病症无周转，不能执住脉理无变迁。必将脉理再斟酌，必将病症再传宣。试观唐虞历数书，如今不知换了多少小钦天。岂知医道亦如此，我今得为后学言。

气运有变，故三部九候不能尽其传。中指一观，即按中节之谓，可与上篇参看。任金门谨志

脉理就是中正星，须要上下细斟

吾言脉理就是中正星，全在脉理悟精通。如今脉理出本位，不是尽贯中指中。尽贯中指亦时有，不可以此为正经。一星一点皆有理，一毫一忽皆有灵。或是人虚气不贯，按住时久方分明。看似细小无关系，岂知脉理精通尽在中。以为虚兮非真虚，必有假积暗暗呈。以为寒兮非真寒，必有假热暗暗萦。观圣人设易去求卦，吉凶悔吝每从动处生。吾人诊脉亦如此，毫厘丝忽见真情。至于中指节里上下飞，二寸头上暗暗增。清明以后霜降前，尤于此处多见端。四时皆有，夏秋之间更盛。纵是蒙医亦能知，不待予言去传宣。不是风来便是火，不是气来便是痰。若夫毫厘丝忽便见病，不是老医不能洞至玄。必于此中讨消息，方见脉理之真传。脉出本位人人有，细斟上下知的端。不是予言多隐怪，脉外之脉甚昭然。必兼上下始洞达，吾尝于此悟真诠。以补脉学甚是好，匆匆一得费钻研。镜中明月圈外注，方知神妙之境仙乎仙。

上焦虚火全在细加揣摩

用药之理精又精，不细揣摩必不中。吾言

一星一点皆有理，一毫一忽皆有灵。看似虚兮非真虚，必有假积暗暗呈。看似寒兮非真寒，必有假热暗暗萦。此皆脾虚气不化，全无真积在其中。此皆肝虚血不摄，全无真热之实情。重用参党术白术气自开，气一开兮便流通。重用芎川芎归当归血自摄，血一摄兮便冲融。或加陈皮半夏和胃里，或加香附酒芍调肝经。气血一旺便贯注，那有余波僭上行。不然再用杏仁芥子去发散，不然再用郁金菖蒲把寸平。以治上焦亦有理，无不归入中州中。不然再用小茴故纸暖气海，不然再用肉桂附子入命中。一切僭上之火尽回来，便无一星一点往上升。一切后起之风尽下来，便无一丝一忽往上冲。牛黄牛黄散金丹紫金丹全不用，此皆赤壁之疑兵。以为无积也罢了，以为无热也分明。何必堕在疑团里，而为子莫之执中。

下焦虚火与上焦虚火相同，概不得以真火治

吾言脉往上窜皆是火，亦有假火竟误我。吾言脉往下流皆是热，亦有假热把人跌。上焦假火已言明，下焦假热未曾说。下焦假火多从情欲起，好酒好色无搏节。内里肾水养不住，不是遗精便尿血。或是小便如沸汤，或是夜半长发热。但观中上便知清，不必专向尺部去。细切中上脉实是真火，中上脉虚是假热。流出尺部三寸长，好如纸条把皮贴。宜用参党参芪黄芪往上提，宜用升升麻柴柴胡往上揭。宜用龙骨牡蛎去收涩，宜用莲子莲须去清澈。宜用缩砂益智暗暗补，宜用熟地黄肉细细折。宜用山药云苓去养气，宜用枸杞菟丝去滋血。此皆下焦虚热之治法，与上假火有同说。上焦假火亦言明，故将虚火又分别。

虚火实火宜从寸头上下分

虚火实火有分别，按住寸头便知切。脉如

上窜无止息，以下三部皆渐灭。此是一定该大行，风药薄荷、前胡、桔梗之类尽用金丹制。若是三部皆有力，微露寸头便宜泄。此亦一定该大行，降火金丹风尽绝。金丹服下，火降风自息。亦有二寸已露头，但是三部如车辙。必欲此火真下来，大补气兮大补血。此是鄙人真主见，愿与诸君说一说。脉理细处无他言，此是时下真妙诀。

脉在上下 指脉出本位言 中焦 该三部言 虚甚，脉当以中焦为主，上下带治方好

如今治病治上下，治了上下病自罢。此皆病脉出本位，不如此治更治嘎。现今如此病症，十居六七。亦有病久上下急，中焦虚迟更可咤。如若舍此治上下，便觉上下皆虚架。不如三部皆补益，中焦填实真无价。中焦填实神气旺，上下虚火立时化。后天以脾胃为主，中焦一旺，万病皆已，然必真虚，方可填实。不然万病亦随之而生矣。上头微微清，下头微微泻。好如由基射伯梦，上下晃漾中间射。一箭中红心，此是归根复命大治。我今谨告小后生，切莫舍此泥上下。现今补中焦以治上下，亦间有之，但不多耳。

古今气运不同，脉理亦异，不从此处斩关夺隘，无以见手法

古今气运大不同，百年一小变，千年一大变。更亦运转不能停，只按六部便失中。脉已移，气已冲，温凉补泻皆无功。若依古人方，便失主人翁。古人之脉从何起，今人之脉从何终。古人之脉从何极，今人之脉从何生。今人多是心中火上炎，一直冲入斗牛宫。指头。但看中部犹是寒，岂知已驾火车到天庭。火冲头顶，脉必上窜中指，不可但诊中间三部。不从此处寻病源，往往不见主人翁。欲上昆仑去报捷，必使前胡元参为先锋。中间胸膛路已塞，全靠全蒌天冬为亲兵。好和马服下层山，秦兵百万立时倾。但是火极从水化，翻身跳入水晶宫 指肾言。水晶结甚金丹用，全靠斑蝥蓖麻作行龙。又有十枣十枣汤，方见《医宗金鉴》湿证门。作引子，川牛川牛膝川楝川楝子为弟兄。直透海底便无病，摩顶放踵有全功。但是上下看所急，那边重兮那边轻。诊脉下药宜分别，不得颠倒胡乱行。中间三部作枢纽，或和或调使流通。譬如做文章，今世尽是搭题为正经。若是做上头，下头亦要融。若是做下头，上头亦要通。中间不过作一纽，南北官道颂平平。今世用药多是搭题客，切勿留恋中军营。上下招呼无懈怠，常山蛇势精又精。击头则尾动，击尾则头行。若要击中间，头尾齐应承。我设此阵去，用药却于此道甚是行。不知将来更如何，到了那时再叮咛。

今结胸证与古不同

如今气运大不同，不知不觉结当胸。古人结症结胃口，今人结症结胸中。古人结胃伤寒见，今人结胸百病生。古人结胸证多死，今人结胸尚从容。古人结胸因行早，今人结胸并未行。不从此中讨消息，不知今日之病情。只因午会火已极，冲入上焦气熊熊。不用清扬清头目，大开胸膈便无功。世人皆知下焦行，不知下焦愈行愈不中。但看中指气迢迢，便知胸中垒块几时消。际此运会处处有，妇人更比男子昭。如要治此证，不用下焦行，只要上头攻。一要去清火，清得火时上下融。二要去除风，除得风时上下松。三要去化痰，化得痰时上下空。四要去决壅，决得壅时上下通。重加牛黄牛黄散与金丹，只要气血分得清。此本如今大关键，不敢冒中当当胸。如果真实结胃口，亦须硝芒硝黄大黄往下行。非是后学好奇异，愿学君子而时中。

风火诸证脉论

一切头懵与头疼，尽是风火往上传。

一切眼黑与眼红，尽是风火往上传。

一切鼻衄与耳聋，尽是风火往上传。

一切喉呃与喉疼，尽是风火往上传。

一切吐血与痰迷，尽是风火往上传。

一切心颤与心悸，尽是风火往上传。

一切气逆与结胸，尽是风火往上传。

一切痨嗽与老痰，尽是风火往上传。

一切气喘与哮齁，尽是风火往上传。

一切产前类伤寒，尽是风火往上传。

一发产后类癫痫，尽是风火往上传。

一切疝气与水肿，又是风火往下传。穷乎上者必反下。

一切便浊与遗精，又是风火往下传。火穷于上心肾不交。

一切经滞与癥瘕，又是风火往下传。经滞之人皆头疼。

一切崩漏与腿疼，又是风火往下传。

一切哕呕与泄泻，又是风火互流传。

一切背疼与腰疼，又是风火互流传。火冲痰涎使然。

以上诸症，有即三部而见者，有不即三部而见者。吾初不以为意，以为事属偶然耳。及至细细留神，一上诊，一下诊，便能知之。始知气血上窜，未有不下流者。夏秋之间，风火为最盛，举目皆是，实非三部所能拘束矣。吾概以风火治之，一药而愈。有因症而加药者，有不因症而加药者，故敢列之于下。

风火上冲之证，四时皆有，惟夏秋为最盛。霜降以后，清明以前，不过十中二三耳。此法或可以不用。惟至夏秋极盛之时，风借火势，火挟风威，几乎举目皆是，此法断不可以不用，吾自生平学医以来，凡治大病，治久病，治一切奇奇怪怪之症，但即三部九候之理，细细推思。恒觉束手无策，一上诊，一下诊，便可出奇制胜。不泥古人之意，偏得古人之心。气脉一冲而上，则诊脉不在于上乎？气脉一流而下，则诊脉不在于下乎？中间三部九候之地，反觉为虚，位为虚设。吾谓三部以上，可作一部，尺部以下，可作一部，中间三部，只为一部者此也。吾谓治病治上下者此也。吾谓治病如常山之蛇者此也。吾谓今日治病，尽是搭题格者此也。吾谓治上必取下，治下必取上，中间可作一纽者此也。周身之脉，皆可以备诊，古人已有此说，总不若予言为最急。天耶，时耶，命耶，非予之所敢知也。诗云：采葑采菲，无以下体。或以刍荛之一得，不知有当于医否？不知有当于三部九候之理否？知我罪我，惟在于此矣。敢不列之于左。

人之头巅，与中指相应。凡是风火上中于头巅，则气脉必贯乎中指。且当贯指之时，又有初节中节上节之异。又有有力无力之分，是气脉已移于上矣。尚能拘此三部九候之理乎？

凡是脉气上窜，未有不下流者，穷乎上者必反下，大易已有明言。脉气一窜于上，则诊脉必在于上矣。脉气一流于下，则诊脉必在于下矣。吾言上诊而不言下诊，以上包乎下，阳兼乎阴也。

凡当上冲极盛之时，以治上为主，而治下次之。下流极盛之时，以治下为主，而治上次之。是上下又有轻重之分焉。且当治上治下之时，以治上治下为主，中间不过一纽耳。或补气血以接乎上下。或调气血以通乎上下。又在随时变化，不可滞于一偏也。凡是此证，皆出于有余，补者甚少，间或有之。以气血虚甚，上下皆是虚火，一补中焦即愈，不可不知。

且人一身之气，与天同行，上下周流无间。一窜于上，必滞于上，下间必有所不通。一流于下，必滞于下，上间必有所不顺。吾于此证必量其轻重而加牛黄牛黄散金丹之药，以复周流无间之本体耳。

且治上焦之病，以除风为主，而清火化痰顺气次之。治下焦之病，以利湿为主，而清火化痰除风又次之。此皆有余之治法。间有不足之证，皆因病久淹缠，实化为虚，不可不知。大补中焦而愈，以上就乎下，下就乎上，真气尽归于中也。后天以脾胃为主，不其然乎。

凡当上窜之时，有显而易见者，有隐而难知者。显而易见，一药可愈。隐而难知，人多不以为然。岂知上焦一丝一点，大有关于一身之安危。试观圣人之画卦也，那画少，那画当众。再说天变于上，不运岁动星移，其机甚微，而国家之休戚系焉。治病亦如此，大病久病之后，多有此象，不可不知。《素问》谓独大者病，独小者病，独疾者病，独迟者病，即此已露其端，况在三部九候之间乎？

吾尝治一气滞之人，三部九候，皆无其形，一诊中指而得之，影影绰绰，仅露其端，即从此处去治，一药而愈。类此亦多。又尝见一病久之人，三部九候毫无脉线，一诊中指而得之，即从此处去治，一药而愈。类此亦多。况且祟脉不可为典要，往往如此，出奇制胜，全在于此，吾谓题外传象外观者此也。能拘三部九候之理乎？凡事当论其常，不当论其变，此皆论其变也。然当如今世道与古不同，奇奇怪怪之症，举目皆是，不从此处斩关夺隘，更从何处下手哉？吾尝治一重伤寒，两次大汗，衣被皆湿，而表证未解，诊脉毫无可见，一摸手心而得之，周身虽润而手心未润，是中气犹有未透也，又用清凉解散之品，加入其中，一药而愈。手心与脚心，皆与中心相对，是手心亦备一诊也。岂仅中指为可凭哉？

《素问》云：百病之生于气也。风火上冲之证，惟有气之人为最多。而当夏秋之时，虽无气之人亦然，非风而何？风者，百病之长也。不信然乎？又曰：痰能生百样怪症。风火一冲，未有无痰者。而《病机十九条》之论病也，惟火为最多。自我看来，大抵如今病症以风为主，而火次之，痰与气又次之。治病者当以四者为提纲，惟寒为差少耳。然亦有不可不于四者之中加之意也。

脉学

脉形脉象已尽传，治病全靠古圣贤。一切三部九候理，何须鄙人肆口谈。然而今日之文章，犹步前人之陈言。然而今日之诗歌，犹步前人之旧编。不妨移宫而换羽，不妨改调而续弦。况且运会有不同，况且风气有变迁。不得泥住古人意，而忘今日之宫悬。医道亦如此，吾今得为后学一指点。

脉法续余歌

自古脉法多清绝，不及节庵陶节庵一句说。有力无力已分明，何必利口苦谍谍。我尝奉此为主臬，焉敢剑上试一映。偶于三部九候外，得个续貂诀。请为诸君说一说，三部以上皆是火，三部以下皆是热。火热在人有分别，总于有力无力试一决。尝于诊脉余，偶按中指节。或如蛇吐信，或如珠流缀。或如针括藏，或如电明灭。因之问其人，始知暗气结。皆由暗气所致。不是多垒块，便是多妖孽。妖孽藏于垒块之中。其人头必疼，其人眼必黑。谚云：头晕眼黑是也。其人多耳聋，其人多心热。皆是风火上升之故。其人中惕惕，心跳、心悸、心颤、心咄。其人迷迷迭迭。火生风，风生痰之故。其人多咽干，其人多心噎。夜里多惊恐，血结阴分之故。昼里时寒热。晚间寒热，皆是风木摇动之故。若要治此证，先清头上火，次清心中热，略破中下亦是说。病在上者取诸下。如有邪祟附，不若与之绝。又于诊脉余，偶察尺泽穴。未至尺泽穴，已得引绳切。即是拉尾巴。上下若滞水，中外若车辙。其人必滑精，其人必溺血。遗泄淋闭，皆所不免。其人腿必疼，其人髓必竭。其人茎中刀，其人腹内铁。湿热停滞极言之耳。其人行不安，其人睡不澈。一切湿邪淫，寒住水分穴。因之问其人，其人多不洁。不是多流火，便是多淫亵。若要治此证，先清膀胱火，次清小肠热，略加升提亦是说。

病在下者取诸上。世上多少希奇症，尽从二处决。若但察三部，恐无此清切。欲问陶节庵，容我说不说。我今已利口，幸勿为谍谍。

脉不上窜不下流如此治

二寸脉外倒

右寸外边倒一线，右膀疼痛不能堪。左寸外边倒一线，左膀疼痛不能堪。皆因阳维受风寒，内外夹治方能安。内用热药透发散，外用炒豆枕藉眠。

二寸脉内倒

右寸里边倒一线，喉疼喉干不能堪。左寸里边倒一线，心疼心热不能堪。此皆虚火往上炎，上下对治方能安。只用清空药一付，加上肉肉桂附附子引归元。

肺脉心脉如针尖，皆是虚火上炎

肺脉上透如针尖，欲哕欲呕不能堪。心脉上透如针尖，热热时疼不能堪。一泻上焦便能愈，郁金、菖蒲之类。多加酒连是真诠。

包络脉滞宜破心

包络脉滞小皮钱，心跳心悸不安然。多用凌花凌霄花便能愈，细调肝肾是正端。

左尺坚硬宜服紫金丸

妇人月间疾甚深，已吃多药，甚是危险。左尺坚硬不回春。栽用蜡匮紫金丸，日日服之妙入神。虽是破药，不伤脾胃。其实一切病结滞，无不得此便还真。只要耐性日日食，不怕二竖与为邻。

男子尺寒热，药不可通用

男子遗精本是寒，小腹疼痛尺部坚。连请名医用肉肉桂附附子，陷入内里不安然。时热时疼不能止，我用知知母柏黄柏立时痊。先疼是寒，后疼是热。此证只宜温散，用肉桂、附子不免太过。况不知止乎？热气乘虚而入，牢不可破者有之。壮火食气，谁不谓然？

男子尺寒，宜用肉附汤，还宜保养

有一男子娶两房，病服肉肉桂附附子地黄汤。连吃几付甚得意，云云雨雨到巫阳。忽见尺部数无伦，热陷里边无有方。虚痨底子，舍此别无可用。病在不知戒房，其死宜矣。

尺部热甚，非知柏不解

有一寒嗽甚非常，大用胡椒炸生姜各四两。陷入内里尺数甚，连进知知母柏黄柏始平康。

腿疼有寒热虚实之分

湿热下注腿最多，清凉利水是仙着。亦有大热与大补，外用炒豆把腿烙。腿粗热肿腿粗腿细虚寒腿细有分辨，尺部虚实须细酌。

肝胃疼痛用药有分

凡是疼痛胁肋寻，肝胃两部要辨真。胃经须要重半夏，气分多有痰滞。肝经须要重桃仁。肝经多有血滞。青皮调肝陈皮调胃兼利气，干姜暖胃吴萸暖肝去阴沉。两部之脉如积札，牛黄气分用金丹血分用加二分。气血总要分清楚，立方下药妙如神。

六脉如纸蒙，是风寒凝滞于外

诊一老妇脉甚穷，脉弱，上下不及尺寸。上头好似皮纸蒙。气血尽被风凝住，不用风药必不中。重用风药十余两，加上熟地使性平。

肺部脉宽，痰滞使然

肺部脉宽点点花，有风有火有痰呀。头疼时乎一寒热，大用风药清肺家。

肺脉平而不动，结在心口

脉平不动是有食，想是零碎细细积。郁金菖蒲开上焦，牵牛一到便辟易。

眼疼总要治肝

凡是眼疼总在肝，加上金丹便立痊。况且肾经如续弦，斑蝥利气最为先。用一两个作引子。除风降火有主药，上焦风火下焦剡。

眼疼因肝经结滞

有一眼疼痛不堪，我一诊脉滞在肝。重用青皮与桃仁，各用七八钱。当即痛止立时安。

头疼因二寸结滞

有一头疼痛不堪，我一诊脉滞寸间。重用郁金与前胡，各两余。当即痛止立时安。

右寸滞如麦屑

肺脉寸头滞麦屑，头上疼痛喉中咄。我用二丑入风药，枕藉炒豆病立撒。

左寸滞如麦屑

心脉寸头滞麦屑，头懵头晕心中咄。我用郁金与菖蒲，加入风药病立撒。

隆冬疼痛，多是阴风为病

隆冬疼痛多是风，气脉不贯中指中。贯中指则为火风矣，宜清散。阴风入骨寒入窍，二乌川乌、草乌二活羌活、独活最融融。

罐搬下焦，能下妇人之气

老妇肝气滞不通，多是狐鬼据当中。不用火罐搬下焦，吃药之后，立用罐搬玉门则愈矣。纵吃金丹仍上冲。

六脉不动，宜内外兼治

六脉不动受大寒，肚里疼痛嗽不堪。外用苍苍术附附子去出汗，内用消化紫金丹。

六脉不动，宜内外透发

六脉不动是沉寒，苍苍术半半夏麻黄宜多餐。川乌草乌不怕燥，肉肉桂附附子吴萸更是妍。只要熟地去坠着，内外透发始得安。如欲一付便能愈，再加炒豆铺盖眠。

终夜不眠，由于下焦结滞

有一老妇夜不眠，诊脉下焦滞而寒。我用金丹和白芍，因他虚火冲左关。

崩症由于肺经热

崩症肺热燥不安，白及枣仁乌梅兼。外加艾叶与赤石，一付饮之便立痊。

湿寒作热，久诊方知

湿寒作热脉甚强，初一诊时脉慌张。诊得久时全不动，治宜利湿用二黄。熟地黄和硫黄为丸，久服自愈。

女子二寸不可过于关脉

有一女子才及笄，诊脉问我是甚疾。我言二寸较关为稍大，便是他病真根柢。右寸大兮必哕呕，左寸大兮必疼积。教他即用郁郁金桃桃仁丸，便可此病立调剂。

老妇右尺全无，右边身疼，不能食

老妇右尺甚虚寒，兼之气恼塞胸间。大补命门重肉桂，浑身痛减便能餐。参党参芪黄芪之药全不用，恐他引药上头巅。

喉疼喉肿，多是风寒

喉疼喉肿数十天，一见香油便不安。真寒证见。我按六脉全不动，大用苍麻苍术、麻黄加附子透骨间。加上热砖暖海底，因他腿冷，知是命门寒。浑身汗解便加餐。此证以汗解，亦是创治法。

治吐血不用血分药，亦是创治法

一人吐血已数天，我一诊脉是受寒。且是与人大生气，右胁疼痛不能堪。我用牛黄牛黄散大发散，一付便可立时安。因他初起身壮实，治血全不置心间。

少妇心脉结聚，右肾肿硬

少妇心脉小皮钱，右臂肿硬不能弯。我用凌霄郁金去破心，加上泽漆草名，俗名猫儿眼，苍苍术麻麻黄连。蜈蚣蝎子共为末和内吃，一付两付便安然。

左寸如钱治法

左寸如钱厚而高，风火一涌结上焦。男子多是痰厥证，女子多是经不调。抉开心经再用药，郁金菖蒲甚昭昭。

痨嗽之脉，尺寸皆无

老妇尺寸脉全无，中间两部亦模糊。如此之虚虚不透，那有气血挽辘轳。夜里不能黏枕头，一黏枕头嗽都卢。我用十全大补肺，庶乎目下稍安乎。

沉寒出汗，必须内外兼治

沉寒之脉贴底眠，全无鼓荡真机缄。用尽热药不出汗，内外夹治方得安。内用热补带出汗，外用酒打蜜打罐子搬。

气恼之脉治法

气恼之脉如破毡，无条无缕无丝绵。大用苍苍术麻麻黄使透发，加上熟地带金丹。看似燥兮实不燥，必当暗暗转机关。

哕呕不必脉窜

哕呕不必脉上窜，二寸两边乱动摊。即是风火痰上头，大清上焦是真诠。

虚实有即脉之两边而见者

虚实岂尽脉上见，六脉两边亦可断。如是实证肉紧护，虚证从来肉懒散。

肺脉如针悬

肺脉如针上下悬，时哕时呕最难堪。且是头疼不能忍，大泻肺经立时痊。

三部脉如皮钱

三部脉如小皮钱，湿寒作热手足瘫。且是骨节皆肿痛，吾用利湿带养肝。日日服之皆有验，补气和血是真诠。

治中毒一切禽兽肉毒皆是
恶毒，六脉沉细紧数

毒蕴在里脉上酌，沉细紧数甚是恶。不得飞龙夺命丹，焉能立时把毒削。必须硇砂五分之热毒，必须南星一钱之焦灼。必须蟾蜍一钱之辛寒，必须黄丹五分之酷虐。必须斑蝥十六个之迅下，必须巴豆一钱去油之击搏。必须雄明雄一钱信砒霜五分之燥烈，必须乳乳香五分麝原寸少许之开拓。此皆阴毒脉沉细，引下廿丸酒一酌。若是焮肿脉浮洪，清散表邪为上着。按：飞龙夺命丹即以上诸味，共研细末为丸，备用。服之毒从汗解。附注。

中毒六脉浮洪，宜饮二仙丹
白矾明雄共为细末

六脉浮洪二仙丹，葱水痛饮汗涓涓。紧备外风七天整，痛定毒解得生还。

二便不通，有从心肺治者

有一男子二便俱不通，大为迅利毫不灵。谁知上焦脉甚大，心肺二脉皆大。结住痰火皆是风。即用化痰兼降火，风药送之便有功。牛黄牛黄散斑蝥作引子，上焦通时下焦通。腑家有病宜治脏，不看脉理总不中。

女子上焦有病，宜从经脉中治

有一幼妇六脉毫不动，惟有心脉往上冲。中指根节动，知是经脉结下焦，心颤心悸兼心疼。经脉结住，必上窜胞络为祟。我用风药带金丹，肉桂附子吴黄往下通。连吃两付病皆愈，六脉皆动，病自安矣。再用蜡丸细细攻。用黄蜡溶化，入金丹搅匀为丸，日食数丸，不久痊愈。

妇人关肾无脉治法

妇人脉空下半截，腿疼腰疼心里咄。治宜大补肝肾火，兼之调气更调血。斑蝥不妨少用些，炒豆热砖不可撤。

脉上窜下流如此治

喉病肺脉上窜

喉病肺脉恒上窜，寸上一寸乱动摊。似有大钱一片，在皮之里。湿热隐伏不肯出，风药多用凉带餐。凉药多用，恐有以束之，故多用风药以散之，凉药自能得力。

风火疟子脉上颠

风火疟子脉上颠，用补用泻皆不占。我用风药带清凉，一付便把根子剜。

虚痨中风脉上颠

脉象打闪上下飞，虚痨风热甚可危。我用风药七八两，加上金丹春便回。金丹少用，有风药驾驭，尽从汗解，并不下泻。

产前风证脉上颠

产前风证脉上颠，二胡前胡柴胡二活羌活独活艾叶兼。加上红糖葱出汗，不怕母子俱不安。

牙疼用肉桂而愈

一人牙疼是湿寒，脉亦上窜中指间。湿寒作热。虽然上窜无有力，只得肉桂往下牵。加上细辛与熟地，一付便可得安全。

牙酸用肉桂而愈

一人牙疼是牙酸，虽然面肿只半边。真寒证见看来是火非真火，六脉沉迟风上颠。大用发散兼肉桂，便可真气使回旋。

脉有上窜下窜之分一定是火

脉有一按即得真，上窜下窜如有神。一定是火无挪移，除风上宜除风利湿下宜利湿上下分。

尺部热极便下流

尺部热极往下流，不至尺泽不肯休。现出多少怪怪症，尽与中指作对头。不是遗精与崩带，便是疝闭二便愁。不是湿气注腿脚，便是阴热夜半留。既以上边看一看，又须下边搜一搜。我言尺部拉尾巴，正可脉学作论头。

耳疼多因脉窜而然

耳疼因风到头巅，脉细无力上窜然。内用风药去发散，外烧热砖枕藉眠。

湿热下注，脉拉尾巴

湿热下注脉细察，尺部往往拉尾巴。腰疼腿疼并肾肿，知知母柏黄柏十枣十枣汤，方见前。一概加。若是尺部脉不毅，大热大补犹恐差。

脉拉尾巴有左右之分

左脉尺部拉尾巴，凉血破血药多加。若是此部脉不毅，熟地黄肉肉桂最当家。右脉尺部拉尾巴，凉气破血药多加。若是此部脉不毅，炮姜附子缩砂最当家。二者亦要有分辨，温凉补泻方无差。

脉拉尾巴，亦有虚热而然者

脉拉尾巴是湿热，不是结气便结血。亦有

999

虚热往下流，虚热实热，亦在有力无力中分。大补中焦便回辙。如此治法十一二，虚热甚少。与上虚热有同说。上焦虚热，药加肉桂便下来。

脉流左尺以下，便当大泻阴分

脉流左尺二寸长，定是发热夜中央。女子癥瘕儿痞块，无不于此知端详。若能大泻阴分火，便可立时见药王。

脉贯中指，宜分虚实，中下亦然

脉气贯指往上冲，清空降火大除风。若是脉气有不足，量加温补方有功。前胡覆花不可少，元参郁金亦必中。枣仁远志共当归，三陈陈皮、半夏、茯苓薏苡好和衷。椒川椒茴小茴故纸暖下焦，金丹牛黄略带通。脉气相同实不同，全在指下辨分明。

喉疼总要治肺

凡是喉疼总在肺，加上牛黄牛黄散立调剂。况且尺部拉尾巴，此是喉咙最下系。斑蝥一到关门开，除风降火甚得济。

二将军能开风火之门 牛黄散、紫金丹为二将军

眼科喉科最是神，如何专靠二将军。现今风火多上头，不得二将不开门。开了关门有主药，疼痛一去便回春。凡是疼痛，病已入内，欲去疼痛，无有过于此者。

头上诸病，以除风为主

眼科喉科先除风，多用寒凉必不中。多用寒凉风束住，此是先生大不通。风不能出火不降，头上之病总牢笼。

脉出寸口以上，必用行药

尺部硬了便可行，古人之言精又精。今人如欲用行药，但看中下必不中。风火一壅往上冲，不结下焦结喉咙。其人头必懵，其人耳必聋。其人心必咄，其人眼必红。但看寸脉出，

本位已驾火车到天庭。多用风药清头目，捧住金丹使上行。上至昆仑下海底，一切滞气尽皆松。亦有气到海底便回来，多是狐鬼当说胸。即用火罐搬下焦，使他立出玉门中。所搬之物，有如牛乳头、羊乳头、小鼠形者。此症多是妇人得，那有一个老名公。真是令人料不着，不泻上焦必不中。我尝治此千千万，始敢如此乱丁东。

男子左尺下传，其初皆寒

男子左尺往下传，多是房事不安然。一个纸条糊半截，平平妥妥在中间。伸手一按无形迹，明是虚寒在里边。其腹必积渣，其身必痛酸。昼里多憎寒，夜里壮热连。可惜盲医无识见，动说此是重伤寒。多加羌羌活麻麻黄去出汗，与他本底全不占。一付两付不见效，虚虚之祸不可言。我用热补带金丹，沉寒一去便安然。治病须要求来历，不知来历莫妄谈。

脉以和缓为高

六脉和缓为最高，不软不硬气迢迢。太软则弱病难愈，太刚则折魂暗飘。

脉不知缓便为病

和缓原是土之性，人禀胃气他为政。六脉以胃为主。有时过细与过小，有时过粗与过盛。有时过迟与过柔，有时过疾与过劲。皆非胃气之本然，失了和缓便为病。过则为病，即从此处去治。况且头上窜，脉出寸口，有到中指之颠者。况且脚下蹬。脉出尺部，几至尺泽之上。今日又有这毛病，午会已极，方有此象，古书无有此说。尤须急救正。

久病脉窜，下焦虚寒，宜引气归元

脉气飞空火上天，除风降火并金丹。牛黄散亦可。若是空中脉微细，风药犹可丹金丹少研。况乎久病气血虚，不可大开大泻仍如前。云苓薏苡宜酌用，川椒故纸小茴添。间有海底虚寒

甚，肉肉桂附附子吴茰往下牵。上热下寒亦不少，不可泥住脉窜是大端。

治病治上下，以覆花赭石汤为例

覆花赭石治虚呃，本是伤寒真妙诀。我尝治病治上下，即会此意为圭臬。病窜上焦多是风，覆花之类往上揭。荆芥、防风、柴胡、前胡、羌活、独活之类。病流下焦气不通，金石之类往下制。自然铜、阳砂、赤石、滑石、礞石之类。若是中间作一纽，牛黄金丹不用说。虚用党参、黄芪、当归、白芍之类。只要善会古人意，按住三部细分别。

肝横午后热，肝肾齐横夜半热，治亦不同

肝经横滞午后热，桃仁红花青皮诀。流入下焦三寸长，知母黄柏牛膝啜。有了此脉腿必疼，有了此脉夜必热。利湿清热宜并用，金丹斑蝥不用说。

六部以上，须要细察

我遇老妇六十年，岁也。膝下儿女亦双全。孰知一诊他里脉，却是喉咄病久缠。此本暗气结，三部九候不能传。但看中指动，便知火欲上青天。中指中节动，喉间如塞绵。中指根节动，胸中如砌砖。大约结滞在海底，阴火上冲昆仑山。二证必要分虚实，方能下药不至偏。先清头上火，次开胸中痰，肉桂一引便愈痓。如若垒块不能消，必须斗酒大黄煎。二味宜多用，方能上头巅。好如泰山雪，一滚到海边。好如银河槎，一掉到门前。我治这些证，不在三部九候间。不是好奇异，大抵运会使之然。古人若是生今日，安知不是如此往下传。我今抱此意，愿与古人言。

六部以下，须要细察

有一庄农甚有情，夫人死了意萦萦。每夜精魂来入梦，不知不觉龙暗行。一日请我去看看，六脉虚弱无病踪。惟有左尺出本位，似乎相火甚不平。其中细按有疙瘩，必是疑心暗鬼生。其人问我是何病，我言六脉无病只遗精。夜中仿佛美人来，时时与君有旧情。伊闻我言笑着说，必有人对先生明。先生既知速用药，休使美人再偷情。即用斑蝥滑石哈，一付两付便安宁。可知六部以下也有脉，但拘六部便不清。六部以下细细思，思之思之鬼神通。我尝相脉上下寻，不知不觉遇神人。神人不言我已晓，何处不有定南针。

脉窜中指，亦有寒积使然者，不可用凉药

上焦脉窜火最多，亦有寒积起风波。皆因气滞与血滞，无有药饵去开拓。时候久了生虚热，飞入颠顶作祟魔。宜用二胡柴胡前胡清上火，椒川椒茴小茴故纸为正科。干姜吴茰仍多用，烧枣十枚使坠着。一切湿寒皆导出，芫花大戟共琢磨。僭上之火尽引下，不用连黄连桂肉桂暗交合。岂可泥住窜上理，而忘温和之正药。此等之人色多暗，那有真火昭灼灼。

治病以剂脉之平，脉平便无病

治病脉法精又精，只要寒热虚实剂其平。虚者便宜补，实者便宜行。开荡通和皆是行，不必定用下药。寒者便宜温，热者便宜清。六脉部位分清楚，六部各有寒热虚实，各有温凉补泻。不得颠倒胡乱行。果然调剂上天平，便得神仙一体轻。孙真人渡河，神人亦渡河，真人执其手曰，六脉和平。非圣则仙。我尝治一气虚陷下证，二腿疼痛不能行。只用风药大升提，寸关虚而无力。便得神仙一体轻。又尝治一遗精陷下证，寸关虚弱难为情。大加升提清相火，便得神仙一体轻。又尝治一头懵头疼症，数年服药毫不灵。只用清空十数两，便得神仙一体轻。治病无甚奇异方，只要寒热虚实剂其平。

按：病有偏于虚实寒热，故脉不平。若脉

理既精，则温凉补泻，各得其宜，而无偏一之害，则脉自平矣，何病之有？侄金门谨志

程国彭胃神根三字诀诗

从来古圣重知生，初诊脉时便知终。五脏和缓禀胃气，本无一病之可名。但是祸来原不测，顷刻病起如墙倾。主人便请去诊脉，谁知药王灵不灵。此中有个把柄法，中候有力犹可通。中候有力原有神，人之精神。寒热温凉药成功。药力须借人之精神转动。若是中候无有力，纵然扁鹊亦回程。淹淹缠缠三两月，病沉家人泪暗倾。此时若要寻生路，二尺中上连根生。沉候应指还可为，却是主人救难星。譬如遍地皆霜雪，岭上寒梅信已通。眼前虽未生枝叶，春回气转便发生。此时再加补药三两付，著手成春妙化工。胃神根子三字诀，程家恀之作二铭。我亦此中讨消息，不知下手灵不灵。

脉能洞见隐情须要细诊

有一少男病不安，请我到家将脉看。一诊尺部左尺结疙瘩，知有积热肾下缠。他言先生诊脉须言明，方见此中真的端。我言君本遗精不奈烦，伸手挪住玉茎间。留滞败精下不来，于今淋闭不能堪。跟随之人忽大笑，声言先生脉理不能瞒。凡类此症甚是多，岂仅一二在眼前。

富贵贫贱人用药相同，
实不相同

有一老妇脉干涩，彻夜咳嗽甚危殆。我用十全大补汤，他便优优甚自在。可知一切脉细微，只用此汤不用改。可知一切脉濡缓，只用此汤不用改。可知一切脉弦紧，只用此汤不用改。可知一切脉虚弱，只用此汤不用改。可知一切脉柔软，只用此汤不用改。可知一切脉沉

迟，只用此汤不用改。可知一切脉疾数，只用此汤不用改。果能认真此汤头，便可走京与串海。纵遇大官家，亦能调鼎鼐。惟有一切脉洪实，不吃承气不能得。惟有一切脉强硬，不吃金丹紫金丹不能得。惟有一切脉滞塞，不吃牛黄牛黄散不能得。惟有一切脉横决，不吃十枣十枣汤不能得。以治粗人甚是好，以治官家再安排。说起这些话，好如登场之傀儡。富贵贫贱实不同，纵是轩皇无主宰。

无脉之人多不死，
要与神色相参

看起脉来无可言，须要神色相对参。有了神色病易理，不昏，不迷，不焦，不暗。纵是无脉亦还元。我尝治些无脉症，不过寸口露针尖。一见良药便竖起，昭昭彰彰度余年。又有六脉尽窜中指间，三部全无一线牵。大用风药加金丹，忽而脉象尽如前。又有虚寒已极脉尽无，十全大补气模糊。阴分模糊亦不得，加上恶露水顿苏。又有疫疠虐疾已数场，气血枯竭脉全亡。但用热补十数两，蔻仁一到脉如常。更有三部九候皆周全，转眼时节染黄泉。不是昏迷似睡着，便是暗淡起寒痰。可知神色亦当家，不必脉理尽关天。

久病必须诊脉

人止外观便不灵，必须诊脉始知情。我尝治一牙疼症，其人强壮甚熊熊。伊言牙疼已二年，每到吃饭难为情。热了一点不能食，凉了一点不能行。必俟饭食温暖后，吃到口中始能平。吾初观之以为火，一看脉理大不同。内里阴寒无与比，无怪吃药屡不灵。即用肉肉桂附附子吴萸与故纸，炮姜荜茇一样同。一搓搓了十余两，大加升提往上行。苍术、升麻、细辛、白芷、羌活、独活之类。初吃一煎全不效，再吃二煎始收功。吾初不料此人有此脉，并有如

此之牙疼。虽依脉理去用药，时时思之总朦胧。迟至半月始敢问，二年之病一时清。可知圣人治病理，仅恃望闻仍不中。一切五脏与六腑，若不诊脉怎能精。

左手无脉，由相火败坏

人有命火是纯阳，上下流走左部旁。若是一时伤坏了，左部上下甚光堂。手无脉线无起伏，好似大腿肉一方。我尝见一肿胀人，脉象如此以败亡。又尝见一取妾人，脉象如此亦遭殃。皆因左手无脉线，时候不久见阎王。可知命为一身主，全赖相火滋元阳。若治此症预培补，肉肉桂附附子吴萸故纸姜黑姜。加上熟地与萸肉，方可地久并天长。

肺脉如草节，其人多痰，亦是危症

痰证须从肺经看，肺脉头上看所安。肺脉头上空空然，原无黏腻滞心间。肺脉头上如草节，定是黏腻满肚缠。有了此脉主哕呕，恼恼积里十余天。不用皂皂角矾白矾去导吐，纵有仙药下亦难。谁知一吐十余回，罗膈以上尽净宣。犹有黏腻滞膈下，较之膈上更缠绵。又用金丹下数四，金丹加入药中。一切黏腻始尽删。恼恼积里尽去了，只是哕意未尽捐。再用六一安胃里，滑石亦土类，以土安土。再用金石坠肾间。皆用红糖和入内，使他脾气暗周旋。因他不能用药，故用此类。此皆治痰之妙诀，全在蒙医悟真诠。脉以和缓为贵，凡是坚硬如骨头，如冰棱，如劈柴，多是坏证。如草节，亦非吉象。虽然暂愈，不知将来何如也？

各种祟脉

手梢湿凉多有邪祟

一为诊脉手湿凉，定是狐鬼据中央。若要

此症立时愈，山甲为丸入麝香。

祟脉多战战

祟脉一诊勿战战，恍有飞鼠过其间。脉战身亦战。其人恍惚梦颠倒，鬼门针到便能痊。

祟脉有似电者

祟脉恒在中指间，上下飞流电一般。肝脉时乎有也无，定有癥瘕痛不堪。

各种难治之脉

肝脉如绳者难治

肝脉如绳紧紧牵，有虚有寒气使然。况且脾脉有也无，噫气不止痛不堪。

肝脉如针者难治

肝脉如针中间悬，腰疼腿疼不能堪。略加调理便见效，只恐迟久不能堪。凡是血盛易得治，如此细细怎归元。

肝胃软弱皆难治

胃脉软弱如麻披，一身举动全无力。肝脉软弱如麻披，一身疼痛无可为。略用温补便见效，三日五日病又归。皆因气血虚弱甚，药力一尽难支持。

胃中双脉如双线者难治

胃中双脉如双线，积积渣渣痛不堪。纵然治好不时犯，淹淹缠缠饮食难。少壮之时不如人，才至四十便瘫痪。

胃脉如针者难治

胃脉如针中间悬，隔气隔血痛不堪。略加行药便能愈，只是饮食分外难。无头无尾无根柢，焉能连转真机缄。

胃中吸腰者难治

我尝诊脉把胃调，谁知胃里中吸腰。吸腰之时心上涌，心中满。吸腰之时气下抛。多放屁。吸腰之甚病必死，吸腰之微亦难疗。日进焦术四五两，始得脾土命根牢。

寸头脉横如线者难治右寸头者居多

寸头一横脉如线，便是呃食小证见。开痰利气宜常服，除风降火切莫慢。滋养肾水往上潮，引下虚火便如贯。

左尺右尺硬如芦管者难治

右尺脉硬如芦管，大肠湿泻不能堪。左尺脉硬如芦管，小肠淋闭不能堪。或补命门或利水，略加升提便能安。此中变化亦多端，惟有石淋须刀剜。

折脚之脉难治

折脚之脉无尺部甚难疗，下焦亏损洞昭昭。男子即此是死脉，女子疼腿更疼腰。大补水火必见效，药用肉桂、附子、当归、熟地。时候久了命根牢。

肿胀脉如秫莛当难治

脉如秫莛肝已横，一寒一热使人惊。大补脾土以制木，或可永世得安生。

脉如蚯蚓者瘫痪

瘫痪之脉甚是长，好和蚯蚓卧中央。不起不伏不流走，纵是仙人亦无方。

各种死脉

脉似除中者死

我尝治一幼妇卧在床，秽气熏人不可当。有尸气者多死。左手恍惚仅有脉，右似硬骨树

中央。现居肺分必是痰，大用牛黄牛黄散泻胶糖。胶糖泻尽全无脉，日进饮食似饿狼。俗云吃尽命食。忽然昏沉不能食，大数已到见阎王。又尝治一老叟病在床，脉无根柢神已亡。中间微微有结滞，略进金丹已开张。但是枵腹不思食，三日两日见阎王。如此无神脉气象，不下已亡下亦亡。以比伤寒号除中，想是同路走无常。

胃脉中断者必死

我治噎食把胃调，谁知胃脉断一刀。有横断一刀之象。大补中焦即能食，食之数日忽魂飘。

脉如灰里蚯蚓者死

灰里蚯蚓脉无神，不起不伏渐渐伸。老年寿终多见此，三日五日便归阴。

脉如皮条者死

脉如皮条上下伸，不软不硬亦无神。痨症枯竭恒如此，一年半载便归阴。

脉如牛槽者死

牛槽之脉两边高，中下无根上亦飘。气血已竟抉去了，纵有仙丹不能疗。

脉如芦管者死

脉如芦管坚硬圆，不饮不食痛不堪。我用金丹去顺气，他便动静皆安然。迟至两月甚得意，我知是死不敢言。一日扬扬去看戏，即便哕血到阴间。

脉如秫莛者死

右手脉如秫莛圆，亦饮亦食不多餐。左手脉如秫莛圆，一冷一热天晚间。一人两脉皆已具，犹自周旋甚安然。只因脾泻气流通，胀闷多不能免。便能迟死至半年。一人脉象亦如此，全无疾痛在眼前。我说此人是死脉，旁观以为是

妄言。未至半月忽受病，一到家中入阴间。

脉如弓弦者死

我尝诊脉脉似弦，知是死期在眼前。即用补脾一大付，全无疾痛之可言。未至三日便翻覆，石光电火忽回旋。

脉如牛筋者死

我尝诊脉脉似筋，外滑而中实。天晚寒热时一侵。补之不得似虚非虚泻不得似实非实，只得降火与滋阴。以其脉中气不往来故也。时候久了嗽不已，严霜一到便回身。

脉如游鱼者死

脉如游鱼在水间，尺寸不到底不连。药吃两付便能愈，转眼时节便回旋。此等脉象无根柢，焉能日久不变迁。

脉如线绳者死

脉如线绳上下牵，结结实实在中间。我言如此脉象不贯串，恐怕饮食下咽难。他言我是噎食病已久，呜呼噫嘻在眼前。

吐血脉如葱叶者死

吐血脉象甚是长，气吹葱叶好光堂。补之不得泻不得，一寒一热见阎王。

痨证脉似革者死

痨证出头脉似革，时时作嗽气不接。人家脉象皆圆和，此独皮上贴韭叶。

蛊症脉如刀者死

凡是蛊症脉如刀，直条条里弦一条。脾土克尽不能食，十天半月入阴曹。

关尺火旺，鼻如烟煤者死

一身之气统于肺，鼻中干燥无生意。伤寒瘟疫伏烟煤，皆是关尺火克制。多由误泻使然。

脾虚不动者死

一身生机全在脾，脾土不动无可为。况有肝木来克制，二目塌陷垂眼皮。

病人无神者死，脉无神者亦死

治病先把脉来摸，有了脉理好用药。若是脉上无有病，纵遇轩岐无奈何。但看外边昏蒙甚，已是薤露种一科。我尝治些瘟疫症，脉如麻披似甚弱。呼之不能一语应，混混沌沌又睡着。又尝治些老年痰甚多，六脉沉静无大错。只是昏迷不醒人，魂魄若已离肉壳。又尝治些少年将归阴，六脉洪大无甚恶。但是迷闷无知识，仿佛梦寐把精夺。大约治病先看神，有了精神好为人。若是精神一无有，昏昏迷迷入鬼林。况是脉道又无神，浑身血肉化飞尘。试看天地身外身，多大精光海外临。

治病先看气色，吉凶亦可预知

治病先把面来观，有吉有凶露真端。病人那有好气色，只要鼻间微含润。面上略带鲜，润鲜便是阳气，便是生气。无论红黄与黑白。最忌灰黯与枯干。灰黯枯干便是阴气，便是死气。试观老树将发芽，必有嫩色透枝尖。试观田苗将结实，必有秀色之可餐。即此想生意，便知人命之大关。又或翻身去说话，一挽病人重如山。此是阴气入骨髓，那有阳气在人间。兼之臭气多熏人，骨重如山，臭气熏人，皆是阴气，皆是死气。能在世上活几天。睁眼便要看出来，医人原带数分仙。不然何以赞造化，何以修先天。

决死生，外面亦当家

死生多从脸上看，全靠脉理必不占。或是好药正管着，脉象顿皆失固然。或是翻覆连日夜，此时忽当睡安然。病人恒在黑影里，伸腿赤脚拥被眠。即出两手决生死，如此仓猝甚是难。不如扶他坐起来，先将神情观一观。或在黑影看不着，油纸点着看一看。或是鼻子如烟煤，或是天柱侧一边。或是昏迷若睡着，或是身体重如山。即从此处决一决，已见生死之一斑。再将脉象细审审，看与病症翻不翻。亦有脉象如革条，亦有脉象如弓弦。亦有脉象如蒜皮，亦有脉象如舟悬。亦有脉象无起伏，亦有脉象坚硬圆。此皆必死之证见，石火电光在眼前。

脉理虽足凭，间有不可凭者，不可不知

大抵相脉只相八九分，亦有一分知不真。一则上关天，二则下关人。如果真是该死了，脉上必无神。如果真是该活了，脉上必有神。有神无神甚清楚，相脉之人如何不知八九分。亦有该死之人，不必脉上全无神。也吃饭，也整襟，稳排大坐笑音音。无奈一阵鬼来临，顷刻之时即归阴。亦有该活之人，不必脉上定有神。不知己不知人。淹淹缠缠鬼为邻。无奈一夕忽转轮，半夜之时即回春。如此之症不是全没有，世上亦曾一二人。可知人命上关天，下关人。纵是药中仙，亦有一分知不真。知道脉理不过治不错，焉能一一胥下定南针。我说这样话，不是医道认不真，胥知万事由天不由人。如果人尽作主张，葫芦谷中一把药，这回定杀多少人。

蠢子医卷二

阳夏龙之章绘堂甫手著
榆山朱名焰潜斋甫
秣陵杨凌阁仲唐甫　参订
阳夏毛世型特立甫
襄邑施景舜虞琴甫

阁松墅济源甫
秣陵　于建章麟宸甫　校正
　　　张三宝鼎实甫
邓汉东林春甫
侄　金门君由甫
孙　镇川兑山甫付印
侄孙浚川晴澜甫

杭州　董志仁　校刊

古今用药不同

皇降而王王而霸，世运升沉关造化。三代以上皆纯王，三代以下必兼霸。治化每随气运转，遵此用药真无价。天师生于皇古初，岐伯生于黄帝时。国初临凡将世化。洋洋大笔甚淋漓，沧海无边把舟驾。去今仅余二百年，石室岐伯著《石室秘录》，多用重大之剂。附注。扬帆立时跨。无奈俗医执不肯，案头小本把人诈。岂是二竖未肯离，一苇作航妄凌架。吾独把掉不敢移，天师谓我不必怕。洪波巨浪乱翻花，款乃一声一齐下。两岸人声乱惊啼，吾独船头食甘蔗。以此方儿去治人，可谓霸中又用霸。其实稳坐钓鱼船，未见揶揄小儿把人骂。今日谨告小后生，不学天师更学嗄。

余前治一暴得鼻血症，已经无药不投，均难稍为遏止，因视内热太甚，即用生地一斤，佐以生侧柏叶炭之类，水和生捣取汁，凉服立获神效。后又用桃仁、红花、当归等诸和血之品，瘀血尽从大便而下，亦无后患。借此可知先生是言为不虚矣。然要看病之浅深缓急，万不可轻施重剂，致偏害而莫克挽回也。世再晚邓汉东林春氏拜读

霸药亦不可少

吾谓天师药甚霸，纵有二竖亦不怕。其实药味甚平和，和风甘雨连九夏。一切大毒药，并未绕笔下。但具翻山倒海力，不得不谓霸。天师之霸原是假，后学之霸乃真霸。一切攻伐大毒药，往往用之若食蔗。毒药得炮制之法，亦不毒矣，治病最有力。岂是后学好奇异，如今世道人心甚可诧。不用此药便不灵，用得此药回造化。如今之人多呃逆，不用此药不能下。如今之人多喉闭，不用此药不能下。如今之人多塞胸，不用此药不能下。如今之人多癥结，不用此药不能下。如今之人多瘰疬，不用此药不能下。如今之人多石淋，不用此药不能下。如今之人多鬼窟，不用此药不能下。有此奇奇怪怪症，必用奇奇怪怪药，安能舍此不用罢。吾尝立方时，必兼此味作舟驾。虽有堂堂正正药，舍了此味不神化。譬如由基射伯棼，只在当面那一诈。譬如关帝斩蔡阳，只在背后那一叱。如此一点药，不必多用，一点就到。也最灵，也最捷，好似神龙飞火射。今日谨告小后主，莫谓江东无小霸。

凡用霸道毒药，其势不得不然，非有过人之识，脉理分明，病原参透，不可妄加。至炮

制药时，尤要遵古今良法，百倍其功，转极毒之品，成极平之性，否则恐致误事。孙镇川谨识

毒药按法炮制，最有奇功，篇中言呃逆等症，每因气郁所致，用此药则气血周流，上下贯通，病自愈矣。非病症察明，勿妄投。侄孙浚川谨识

治病有先霸后王之不同

大热大凉有几番，用得好时病立痊。病一痊时便须已，不如和缓为上仙。大补大泻有几番，用得好时病立痊。病一痊时便须已，不如平妥为上仙。凡是病症皆有偏，不得矫枉过正必不安。好似秦人之暴虐，必得霸王之铁鞭，一若平定了，便须治世之曹参。治病亦如治天下，有时用霸王，霸药专治暴症。有时用曹参。日饮醇酒以自乐，又有黄老那一篇。大病已竟抉去了，全凭盖公去周旋。

治病有和缓治法，仍以和缓为是。凡大攻伐之后，邪虽去而正气亏矣。若培养稍差，致变他证，亦复不少，慎之慎之。然尤不可因循以误事也。林春谨识

病有可以用霸之时则霸之，可以用王之时则王之。盖医道亦宜学君子而时中也。侄金门敬识

病宜用金丹不论老弱贵贱

客有问于予曰：君好用金丹，何以古人未尝言？予曰：世道每从人心转，人心就是病根源。畴昔人心多纯良，世道亦无偏。有病多传阳，一用大黄便安然。如今人心多峻溪，世道亦曲弯。有病多传阴，不用金丹便不占。客曰：信如君所言，此药只可治丁壮，不可治连娟。纤弱貌，附注。只可治村夫，不可治高贤。予曰：瘟疫流行，不论人贵贱老幼一样传，吃了多药不见效，得此一分便安然。我尝治小儿，

和入滑石立时欢。紫金丹性燥，和入滑石以平之，小儿服之易纳。附注。我尝治高人，丸人黄蜡立时痊。治病只要有兼药，无非济世之舟船。治病只要有和药，无非救苦之仙丹。治病只论病，全在立时能豁然。不必参苓白术散，不必真珠元麝丸。百病皆因积滞生，不用此药必不灵。如但积滞用大黄，尚有多窍不能通。得了此药便贯穿，再用补益亦易痊。得了此药便流通，再用滋养亦易安。非是我家好迅利，如今疵疠大非前。世道每随人心转，焉能泥住古道无变迁。纵是轩岐再治世，亦必将此再传宣。不能舍此全不用，以为治世之神仙。客笑予亦笑，遂各退处于无言。

治杂疾老病，风药行药相辅而行

有一老医性好用马钱，不论是甚病总以此为先。多是杂病，尽皆丸药。他言我好用马钱，病自毛窍宣。犹之君好用金丹，病自肠胃捐。我言君言虽有理，只是性太偏。谁知今日之病偏又偏，不兼二人之偏犹不占。今日之病多从风上得，不用风药必不痊。风药少了不中用，风药多了往上窜。风药甚多，不必定是马钱。不用金丹贯顶子，不能运转大周天。上头有病上头表，下头有病下头宣。杂疾老病恒如此，不如此治必不安。我尝二药一齐用，上下周流无弊端。大抵运会使之然，我亦不敢多变迁。

杂货汤歌

病有专补者，有专泻者，有专热者，有专凉者，惟杂症则不然，故作歌以纪之。

世人用药不精良，动云医是杂货汤。岂知医道精良亦如此，药不杂兮不成方。但是药杂心不杂，总要病上去着忙。不似盲医无主见，恶滥杂碎一锅汤。或补上而泻下，或补下而泻

上，必须细推详。或补左而泻右。或补右而泻左，必须细酌量。既欲用参芪，又要用硝黄。既欲用连柏，又要用桂姜。不是仙人好奇异，实是脉理生光芒。不惟一身之症有不同，即此一经亦分张。此中自具阴阳补泻理，曲曲折折莫荒唐。看似杂兮实不杂，百万雄兵拥韩王。我今专为杂症言，岂是寻常小文章。

按：病只一条，药可专用，则药不必杂也。若一人而具虚实寒热之症，故用药亦具温凉补泻之品。盖病杂，故用药亦杂，要以脉理为准。侄金门谨志

夏秋之间用药不得不杂

病到夏秋甚是杂，虽老名医亦无法。一症常具温凉补泻理，汗吐下法不得不齐加。我尝遇此症，便用九里山前摆阵法。头痛如劈是少阴，细辛白芷得多加。心中嘈杂欲呕出，黄连滑石得多加。浑身大热汗不流，防风二活羌活独活得多加。五内干燥不能忍，芩黄芩连黄连栀栀子柏黄柏得多加。不然先用六一牛黄六一散，又加牛黄散。去导吐，再用煎药更觉嘉。此症原由风木摇动无止息，所以寒火湿热乱翻花。只要立志去平贼，金丹和入紫金丹和入渴药之中扫根芽。不是我心杂乱无主意，九里山旗樊哙拿。或用葱水煎，或用醋麸拓。内有清凉去解散，外用过热亦不差。纵有霸王作病神，不过乌江去看他。

吐法不可废

古人治病有三法，不用汗吐便用下。后人有言吐伤人，遂将吐法一齐罢。岂知痰实与风火，每在上焦凌空架。不用吐法便不灵，膈上之病如何化。吾尝治一头慒头晕症，头慒头晕，痰火无疑。昏昏沉沉睡不下。自言胸满欲作呕，呕出病来胜用泻。必本人有欲呕之意，方可以言吐。我言吐法久不用，我若用时人尽诧。便

将六一牛黄散，六一、牛黄二散。用白矾、皂角末亦可。叠饮叠吐人人怕。岂知痰涎吐尽便无病，不知不觉又大下。可知病在上焦无停留，不用下药亦能下。随用黄连清一清，一天云雾散了罢。因悟疫邪传里表未松，浑身大热不能行。再说羌羌活麻麻黄去出汗，此中实满欲结胸。只得承气并调胃，一泻二泻便安宁。随饮茶汤一大碗，不知不觉汗已倾。里证通时，外亦通。可知治病须要看所急，该吐该下宜立行。不必狐疑生枝节，一窍通时百窍通。但观前症细细思，可知用兵贵先锋。亦有猛然呕吐甚可惊，滴水入口不能容。翻江倒海连日夜，声声叫娘不能行。只用六一六一散兼牛黄散恶水恶露布洗水以饮药频频压，频频压时频频倾。但得一勺入胃里，胃中火尽便安宁。再将清补去调变，转眼时节又复生。更有猛然大泻粪门开，若将肠胃涌出来。衣带裤子提不住，腹内肠鸣似奔雷。果然实火脉有力，便将承气去安排。脉实有力宜用，不然亦须清补。实火下尽便如初，何用参党参芪茯苓仔细裁。此皆呕因呕用、通因通用也，较上二说更深哉。

毒药制好能治大病

毒药真正制得好，大病一见便能了。忆昔一时大家疟，惟有土信称至宝。面包烧红用醋洗一两，明雄二两石膏生熟各二两共豆绿豆粉半斤捣。并合一处为仙丹，以治湿疟真绝妙。又尝糯米炒斑蝥，以治下焦血滞窍。又尝沙土炒马钱，以治偏枯身潦倒。多少名医不以痊，惟此三味一笔扫。休说诸药甚是毒，斩关夺隘他最巧。试看兴王佐命臣，那有一个和平老。

毒证非用毒药不行

嗄病不曾亲手经，不知其中底理清。我尝湿癣滞两腿，用些毒药便能轻。可知一切疥癞

症，皆是阴寒湿毒结滞成。不用信石与硇砂，不用斑蝥与蜈蚣。不用麝香与轻粉，不用蟾酥与陀僧。而能这毒都治了，真是挟山超海同。或用些须熬膏药，或用些须完丸行。真是洪炉一点雪，毒证还须毒药攻。

病有风火湿寒之毒，便须从此下手

如今气运大非前，病症多有毒证兼。不用毒药却不效，一加毒药便立痊。我尝遇些喉结症，屡次用药毫不占，一见毒药便立痊。我尝遇些淋闭症，屡次用药毫不占，一见毒药便立痊。我尝遇些肚疼症，屡次用药毫不占，一见毒药便立痊。我尝遇些疮肿症，屡次用药毫不占，一见毒药便立痊。从此知备毒药好，见了病症必审端。看他来历有不善，即须毒药立上前。有风毒，有火毒，用上此药能立捐。有寒毒，有湿毒，用上此药能立剡。虽有余波容易治，全要这里拔帜以登先。好如项王已入牛窦里，那有不是汉江山。

关格之证宜加二将军以行之

凡人关格气不通，缠头汗出往上行。有一成童似中风，两手两足举不能。直条条里卧茵席，缠头汗出往上行。我用金丹去破血，加上风药使冲融。果然汗出比前多，但是下焦未全通。又用牛黄去开拓，加上风药使和同。这回大汗满周身，两手两足皆有功。狱其实脉道不见大结滞，只得舍脉从证为正宗。二药全赖巴霜力，风药驾御俱凌空。大黄沉浊无生气，不能通行十二经。我用二药皆此意，每从大汗显神通。此是我家创治法，莫说风证不可兼药行。

大药引子甚是得力

治病引子最为先，引子便是先锋官。先锋如硬实，他自打敌前。我尝治伤寒，大葱一把煮水煎。我尝治吐衄，茅根一握煮水煎。我尝治腹疼，黑豆一碗炒焦煮水煎。我尝治尿血，蓟根一束煮水煎。我尝治疮肿，忍冬一掐煮水煎。我尝治风证，艾叶一团煮水煎。我尝治眼红，薄荷一襟煮水煎。我尝治滑泻，五倍一两煮水煎。我尝治虚热，童便一罐当水煎。又尝姜汁一大盏，对药治顽痰。又尝韭汁一大杯，入药治血鲜。又尝酪酥一大壶，炒药炒大黄半斤治喉干。治火呃之症。又尝治半边，外用醋麸炒热裹腿缠。又尝治项强，外用热砖枕藉眠。又尝治瘰疬，外用神针把火燃。硫黄、麝、朱砂合银朱卷入油纸，炼成丸，用针挑住，贴瘰疬上，日一次，以火燃之。诸如此类症，引子最为先。好似乌骓马，全在霸王去著鞭。又如青龙刀，全在关帝去传宣。幸当用药时，不妨此笔添。

按：自古用兵最重先锋，取能冲阵开路，直捣敌巢。用药如用兵，此言大药引子亦如是也。不得谓其大而减之。侄孙浚川谨志

病在血分，多从小肠而出，不必另寻出路，下法以此为正

病在血分得最多，皆因情欲起风波。情欲多了暗受伤，一有风寒便黏着。不是湿肿往下流，便是气恼横击搏。不是癥瘕为聚散，便是寒热为鼓囊。此病皆自小肠出，全赖肝肾去疏凿。与胃大肠并不挨，不必硝芒硝黄大黄去开拓。不论虚实与寒火，皆从血分去斟酌。我尝治此千千万，无不以此为关钥。人说下法不在此，我不与彼强聒聒。

治病不必定用此病药

凡事有滞即生热，不结气来便结血。万病皆从气血壅郁而生。我尝治一眼疾眼甚红，搜风凉血一齐攻。两关不见大结滞，若有结滞，便用酒军、醋军。只用金丹和药中。吃得两付

便能愈，因他破滞兼除风。又尝治一少年腿甚疼，肿硬无头甚可惊。因用发散和血药，加上金丹调入中。只吃两付疼已愈，亦因破滞能除风。可知治病全在看活泼，看得活时无不通。金丹原非二症药，我若用时妙化工。

蜡匮金丹以治虚弱人，亦有神效

乡愚治病甚是难，一付不效便生端。有一村妇虚寒甚，内里积滞结肾肝。本该先补后攻伐，无奈性急欲速完。只得调和加金丹，意欲一付把病剜。谁知金丹性暴戾，积滞已久不能安。我用黄蜡匮金丹，药性平和便有缘。不怕积滞久不通，渐渐磨来渐渐攻。只吃数丸有转机，再吃数丸有大功。任是虚寒难支持，不加补药亦能中。此真济世之菩提，此真活人之仙翁。愿将座右书一通。

用药真诠

过燥过濡之药久用便有变化

人有湿寒甚不安，必须苍术硫黄与马钱。若是日用常常服，再得地黄方周全。人有虚热甚不安，必须二芍赤芍白芍生地与车前。若是日用常常服，再得术苓白术茯苓方周全。不是用药好夹杂，暂服久服要细参。暂服一偏便能了，久服必得和药入其间。

正治不得，必用反治

久治腿疼不能了，一加升提便顺道。久治便血不能了，一加升提便入窍。此是回环大道理，医家用之真绝妙。

丸药真诠

丸药通利莫认真，兼通四肢方为神。若不

横行竟直走，闪下病疾何处寻。

烂积丸

大黄二丑各一斤君子肉二两，山甲一两滑石二斤皂角一斤骨，荞面为丸卜子莱菔子一斤用，以之烂积甚是速。山甲、皂角、卜子是此方妙处。

四消丸

大黄三两二丑三两与僵虫即僵蚕四钱，桃杏桃仁三钱杏仁三钱山甲二片石决明一两，外滚芒硝完丸好，此是四消用药精。山甲、桃仁、杏仁是此方妙处。

丸药用补，必带和方可

补气补血莫认真，补中带和方出神。煎药纯补犹可说，久服丸药须细斟。

时下小方亦有可取

不在脉理亦有病，多少名医不中用。竟有出个方儿甚是巧，村夫野妇竟成圣。前日有长脚搭背，虽多用药空受罪。有言卷住火艾用烟熏，熏来熏去病自退。又有大膀突硬甚可惊，多少名医治不中。有言此是沉寒滞里边，无大寒者，必不作大热。只用拓法便能生。葱姜炒醋麸，频拓频换。又有少妇心翻病不宁，清凉解散全无功。有言此是火煞子，须用盐水打穴中。打遍手弯并腿弯，手弯腿弯，打过皆青。一针舌根便立清。又有妄用针法气不通，用尽打药毫不灵。有言皂角末最善，装入竹筒吹肠中。大抵病不在内里，只用外治病自已。强似出外请先生，时下小方亦可取。

1011

内治不得须外治

内治外治皆要通，泥住一边便不中。我尝遇一大便不通症，此人用此行，彼人用彼行，愈行愈不中。我用皂角末，装入竹筒中，即将竹筒置粪门，一吹便有功。如何能见效，纵是神仙知不清。又尝遇一小便不通症，这人用这攻，那人用那攻，愈攻愈不中。我用水银珠，装入鸡翔中，水银一珠入铁勺，用油煎红，再用茶盅浇净，方入鸡瓴简中。鸡瓴入肾窍，一滴便有功。如何怎见效，纵是神仙知不清。可知天下小方儿，皆具大神通。只要用得着，便是君子而时中。

金石之药能凉血除风，风火诸证宜用

人生气逆不能行，痰涎风火从此生。实用肝横来克土，不得金石必不中。滑石能利窍，赤石能涩精。礞石能坠痰，朱砂能镇惊。磁石滋肾水，赤金把火平。避阳砂兮善凉血，自然铜兮多通经。一切气逆不能行，必得金石始克清。况乎金石能生水，转眼萌芽又发生。虽与肝木相为敌，实与肝木若有情。我今再劝司命者，还须山经诵一通。

金石之药治虚痨杂疾百药不效者，甚有奇验

凉血破血金石堪，一切虚痨他能痊。补药破药全不效，治得久时心内翻。但用二药研为末，避阳砂、自然铜、朱砂、礞石、琥珀之类。红糖和入日日餐。不论邪祟与狐鬼，真是神仙绝妙丹。

巴豆赞 非起尽油，断不可用

吾尝制有牛黄散，必以巴豆盛玉碗。吾尝制有紫金丹，必以巴豆上翠盘。如此药料甚是毒，胡为尊宠若上仙。上下飞行常自在，左右周流恒贯穿。世上不知此味好，恒以大黄为主权。岂知大黄行火不行寒，寒证用他腹塞砖。巴豆行寒兼行火，表里周流到处安。行火须加清凉药，行寒便自作军官。可以除暴安良。一身之宰气为主，病自气得自气宣。通也。多少垒块不自达，必得此味始破坚。气滞气分牛黄散，气滞血分紫金丹。一身之气虽由肺，一身之病常在肝。若能平肝火，不动肺中之气自安然。何必肺中去导滞，何必胃中去化坚。肺中有滞，胃中有坚，亦须去治。如此言之，以见肝中病多也。吾尝治病先平贼，总因命火肝中攒。命火去入三焦胞络之中。如此说来不治肺，何必牛黄散是餐。不知病在血分十常九，病在气分仅二三。吾尝二药一齐备，金丹用尽牛黄全。可知病在气分甚是少，病在血分有万千。如此说来甚是好，何不使彼指巴豆言先着鞭。不知此味须赖辅，相力上下周流无弊端。不必多用止丝忽，如虎生翼便为官。主也。大黄必待入里用，此药不里亦能宣。病在上焦恒有痰，使他化痰最娟娟。病在上焦恒有滞，使他导滞亦便便。但在上焦宜用少，毫厘丝忽便通宣。病在中下能消积，或寒或火皆安然。胃中虚寒莫多用，肝中有滞他为先。只要多加平肝药，巴霜夹入群药之中，以为丸散。一切百病无不痊。我用此药号无敌，天下因此称为仙。岂知神仙原自巴豆得，不用巴豆亦枉然。

大黄说

予赞巴豆之第三夕，有一将军横空而来曰：子何视巴将军之重，视予之轻耶？岂以予之不才乎？予曰：子虽有才，但嗜酒太甚，不可以独任，故不多言也。将军曰：喉之役，予嗜酒三斤，而强寇以歼，吾独无三两之力乎？有一怒妇，脉滞寸口，中下无脉，予以大黄三两，酒三斤，煎至一碗饮之，一药而愈。心之

师，予嗜酒两碗，而伏戎以灭，吾独无四两之力乎？有一人后心时平刺痛，予以大黄四两，酒两碗，煎至一碗饮之，一药而愈。昆仑之战，予嗜酒四斤，而枭贼以诛，吾独无四两之力乎？一人病头风，终年不愈。予以大黄四两，酒四斤，煎至一碗饮之，一药而愈。呃咽之戏，予嗜酒三壶，而滑贼以息，吾独无半斤之力乎？一人呃逆不止，予以大黄半斤，酒三壶，煎至一碗饮之，一药而愈。有功者尝，无功者罚，古之道也。子何斤斤于此乎？且伤之起，瘟疫之来，非予寸步不能行，子能使巴将军肩此任乎？予之素性嗜酒，固所不免。嗜醋，亦时有之。邪传肝经，必用醋炒。子何斤斤于此乎？予笑，将军亦笑。遂黯然而逝，故志之。

按：以大黄之峻下，辄用至四两、半斤，未免骇人。不知大黄见酒，则性平。盖酒能升提，用酒煎，则不即下行，而先上升，待将头病治住，至下行时，性已不峻矣。大黄用酒煎，斯为有制之兵。侄孙浚川谨识

血证眼症多用大黄而愈者，不可不知

血证绝少用大黄，以其与证费酌量。若果真是大实证，其气刚，其脉强，即用大黄亦何妨？吾尝治吐血，一两二两不足用，三两四两或酒炒或醋炒始平康。可知衄血与便血，实与此症正相当，还要细酌量。脉断不可用。绝胜虚弱人，或荡胸，或涤肠，或慎酒，或戒房，淹淹缠缠见阎王。眼症绝少用大黄，以其与证费酌量。眼疾多是搜风散热。若果真是大实证，其气刚，其脉强，即用大黄亦何妨？吾尝治眼疼，一两二两不中用，三两四两始平康。百中一二。可知眼眵与眼蒙，与此正相当，还要细酌量。绝胜虚弱人，或归当归地地黄，或羌羌活防防风，或云皮，或槟榔，淹淹缠缠入膏肓。吾今始知大黄好，只要证脉恰相当。好如秦政之暴虐，今日正遇楚霸王。

山甲可封平和将军

山甲亦可号将军，我尝治病屡出神。有一妇人月病久，诸药不效死为邻。腹疼卧床甚难忍，一为诊脉脉横陈。即用山甲末一两，黄蜡为丸麝香匀。日食一钱痛即止，不满十日大回春。又有男儿虚痨久，诸药不效死为邻。一寒一热不能止，一为诊脉积已深。即用山甲末一两，黄蜡为丸青黛匀。日食二钱热已止，不满十日大回春。又有痨疾寒疟久，诸药不效死为邻。一寒一热不能止，一为诊脉气在心。即用山甲末二钱，玉金煎汤红糖吞。当即平复无一病，不满十日大回春。又有虚痨蛊症久，诸药不效死为邻。补之不得泻不得，一为诊脉脉阴沉。即用山甲末二钱，麝香和入茶细吞。吃了时节忽大汗，肿硬一消即回春。好如汾阳见吐蕃，不动声色若甚亲。百万雄兵尽慑服，那有一个作梗人。我如药中去为政，定封山甲为将军。大黄巴豆虽无敌，气血旺时稳称心。若遇此症气淹淹，不得此药怎回春。一切病积尽去了，无风无火无烟尘。若问大黄与巴豆，定当俯首称为臣。病到此时难为力，焉得如此怎称心。

马钱子赞 若有中其毒者，饮香油自解

马钱大毒甚可惊，得了制法有殊功。黑豆水煮三炷香时，以透为度，连豆水盛放十余日，将药捞出，去皮心，用马牙沙炒焦黑，研末备用，丸散皆可，豆水埋之，以尽灭其毒。我尝治些大风症，无不以此为先锋。上至颠顶下涌泉，百骨百节皆流通。譬之项王乌骓马，一到壁上便凌空。譬之柳州白花蛇，一遇疠症便乘风。此真天下大奇物，不可使之抑郁在土中。我初见此，便埋之土中，恐人中其毒也。

斑蝥引子赞每用二枚，研入药中

小肠不透用斑蝥，糯米炒黄糯米同炒，以米黄为度。毒自消。腰疼腿疼无出路，淋闭肿满受监牢。非得此药不贯串，焉能上下气迢迢。

蓖麻治淋甚好

蓖麻之性，善于收敛，故能开放无敌

蓖麻从未入汤药，谁知添入甚合作。吾尝治血淋，必加金丹为要著。谁知遇此症甚危，只好半天病又作。因悟天地动静理，一翕一辟通橐籥。有合必有开，欲前必先却。即用蓖麻二十枚，以其善收合。譬如拉大车，已竟陷泥窝。向西不得走，只得向东薄。俟得车活动，回头便出窝。纵有老淋二十年，无不以此开关钥。加斑蝥五六个，滑石二三两，干漆二钱，肉桂五分，共为细末，升麻煎汤，日日饮之。可知乌梅能出汗，以其善收合。五倍能化毒，以其善束约。因悟唐家李邺侯，终身守退以入阁。绝胜三齐王，有进无退。卒遭未央祸。

风毒坚硬，用蜈蚣足
不能治，全蝎亦可

有一项肿坚似铁，大抵湿寒水暗结。我用蜈蚣足一钱，研为细末使铺啜。和入风药去出汗，一夜蚀烂水外泄。过了几日渐长住，内里作脓似火热。蚀开一口脓外流，我用风药大补气与血。过了几日又长住，一身之病尽皆撤。又有肚疼夜无节，我研蜈蚣使铺啜。和入汤药饮一付，从此肚疼尽皆撤。蜈蚣随人去使用，内外表里尽洞澈。全蝎与此正相等，一切风证尽昭雪。

人身之药，胜似草头万倍

夏秋哕呕死为邻，妇人恶布最出神。恶布

为水吞滑石，一吞二吞便回春。平地人参最难寻，其实皆在女人身。女人身上混沌皮，即紫河车。小儿落下等灰泥。如能为药以济人，便是当面遇轩岐。更有女子身上血，起死回生不用说。得了此水以煎药，即是灵山白玉屑。

尿臊罐子治臀中恶毒

镇店便溺慎为先，一或中毒即难堪。有一中毒臀痒甚，恨不使刀把病剜。老臊尿罐得一个，大煮风药荆芥、防风、羌活、独活、广椒、皂角、枯矾、芥子、火艾、老葱等之类把汤安。脱了裤子坐罐上，略熏一时手抓渑。庶可恶毒尽洗净，再无杨梅生祸端。

细辛宜大用

细辛猛烈上头巅，头疼如劈立时痊。有了火证不必用，有了寒疼他为先。若夫寒火夹杂候，有酒军，有酒芩，有酒连，得此拔帜以登先。可以立大功，可以称为仙。胜似平平淡淡药，仅仅逐队而随班。凡用此等药，看监制，看包罗，有了监制与包罗，纵然多用不生波。他如麻黄白芷与川芎，无不并此一样看。譬如武侯在军中，魏延不敢反。譬如汾阳掌大纛，怀恩无变迁。古人每每用数分，恒若禁止不敢添。不是古人无识见，古今气运须细参。不是后人多明哲，如今疵疠大非前。我今幸生古人后，岂敢多改变。犹是前人意，总要善周全。不得不因气运为变迁，不得不因疵疠为牵连。不怕此等药，多倔强，多香窜，有了监制他为先，有了包罗他上前。如此英雄药，使他抑郁在土间，我亦不安然。

硫黄能治湿寒百病制法用豆腐一

块，入硫黄于内，同煮二炷香时，取硫黄研末，面糊为丸，每服二三钱

硫黄原是火之精，一切湿热他能清。湿热

原从寒上得，抑郁之久与热同。热药皆补他能通，姜、桂、附子守而不走，硫黄走而不守。疏通元府妙化工。湿热引下便无病，故云一切湿热他能清。治湿寒抑郁之热，若真火证，他焉能治？如若疥癣毒上壅，内吃外治皆有功。巴豆水银共油猪板油捣，以搓皮外立时轻。更治湿寒腹甚疼，但吃此味必能通。更治脾虚口流涎，但吃此味必得安。更治水肿愈后复起波，但吃此味永无痫。更治手足风痹不能行，但吃此味渐渐松。更治妇人虚寒不坐胎，但吃此味便解怀。吾今已七十，始知硫黄好。加上马钱与熟地，便可长生并不老。制马钱子一两，制硫黄二两，熟地八两共捣为丸，每服二钱，开水送下。

翻用大柴胡，实与大柴胡相表里

暴得之证皆因寒与热，传入里时不用说。过了七日皆成火，解表解里期洞澈。古人立下大柴胡，以治时证真妙诀。时证妙诀时证用，以治久证便不切。久证自有久证药，与那时证大有别。时证不过用柴胡，久症便须羌羌活防防风苍苍术麻黄节。时证不过用大黄，久证便须肉附金丹歠。犹是解表解里意，彼用寒凉此用热。彼时表证寒往来，今时表证寒洞澈。彼时里证心干燥，今时里证心呜咽。看与古人治不同，实与古人无二说。古人当此时，亦必用此诀。非是后学好雌黄，先圣后圣原一辙。

麻黄桂枝汤不必泥

伤寒伤风不必过分端，医家何苦聚讼谈。伤风不过寒较浅，所以不住汗外钻。伤寒实是寒疑重，所以一身血不宣。其实风寒二字分不开，风者，百病之长也。《素问》言风不言寒，而寒已在其中矣。只因人身气血未周全。气不周兮寒凝重，血不周兮风摧残。气血壮盛，断

无风寒之病。那有寒处风不来，那有风动寒不参。只将风寒二字谍谍讲，何如气血二字细细研。气血有虚实，便有多药与干旋。何必泥住麻黄与桂枝，使人离此不能餐。气虚更加辛细辛芷白芷补气内，即此便是麻黄单。血虚便加荆荆芥防防风补血中，即此便是桂枝丸。此皆气血之表寒，故增补气补血之多端。若是表寒里亦寒，干姜吴萸紧相连。若是上寒下亦寒，肉肉桂附附子故纸紧相牵。如此气血虚寒甚，故须热补叠叠兼。亦有气血滞而热，尤须凉破多多添。岂无痞胀受风寒，枳枳实朴厚朴硝芒硝黄大黄交相关。岂无肝横受风寒，桃桃仁红红花赤芍并上前。内宜清泻，外宜热散。一切热补全不用，夹入清利此为先。皆兼麻黄、桂枝，以散外寒。所以石膏和二药，便是神龙上青天。大青龙汤治内热而外寒。由此以推吾所加，二药变化有万端。即不变化仍如旧，药味何必尽如前。麻黄不过大发汗，芎川芎归当归二活羌活独活亦能兼。桂枝不过带敛肝，荆荆芥防防风枣仁亦能参。纵有仲景再临凡，亦必谓我善传宣。何必聚讼口不休，动将二药讲数篇。真是中了风证了，拉拉扯扯到人间。张仲景二汤实是万古不磨，然其好处，不过数言尽之，而汪讱庵动讲数千言，阅之令人头晕脑冈。吾平生性躁，不善读书，故有此失。问之他人，尽以为然。故书此以见吉人辞寡之难。且其书中呶呶不已者，不一而足，吾于武成取二三策焉，始知读书者，不可不奉教于孟子者也。

驳汪讱庵讥陶节庵伤寒书

陶节庵伤寒书，虽未诠发仲景之方，实与仲景不相背，便是一脉相传，汪讱庵讥之非也。

凡事创始最为难，非圣非神无以立其先。《伤寒论》起张仲景，实为一画之开天。以后庸医多不识，全凭节庵代传宣。虽未泥住仲景法，实与仲景无二三。变化浅显最易读，确是庸医之舟船。不然仲景奥妙实难测，凡琐庸医何处

参。如泥此中理，便是新莽之诰篇。如执此中义，便是安石之周官。以之害人最容易，岂非万古之祸端。如此看来甚通达，何必胶柱而鼓弦。仲景固是方书之圣人，节庵亦是继述之大贤。世医得以有把握，世医得以有攀缘。虽与节庵为俎豆，仍是仲景之薪传。由此以洞神中理，由此以悟妙中玄。真是万古师弟一线牵，不意汪讱庵著新编。欲学三代之礼乐，欲用唐虞之衣冠。不谓节庵善变化，翻谓仲景失真传。真是舍了孔子书不读，却要学那一画去开天。伏羲固斯文之鼻祖，恐怕舍了孔子难又难。

伤寒杂病六字诀

程家字国彭，伤寒四字诀，予因而作杂病四字诀，又增虚实二字，方能无弊，是伤寒杂病四字诀，又为六字诀矣。

从来伤寒有万端，只此表里寒热尽其传。不是表寒并里热，便是表热与里寒。或是表里一样热，或是表里一样寒。程家以此治伤寒，依脉下药个个安。吾谓杂病有万端，只此气血寒热尽其传。不是气寒并血热，便是气热与血寒。或是气血一样热，或是气血一样寒。再将寒热分虚实，方能下药无弊端。寒热到头两条路，虚实二字要细参。会须程门一携手，敬增二字为金丹。

寒证亦不甚少

我言寒证甚是少，药王恐我情太娇。即现寒证一二人，看你能了不能了。一人发热已数日，床上翻腾胡乱倒。我为诊脉甚迟迟，胃中有物如贴草。伊父教我用药行，我言热药到时病自了。谁知寒甚反不宁，吃下热药心甚燥。阴阳交战故也。伊言我药已大翻，我言脉和无不好。顷刻大汗雨淋漓，一觉安眠达天晓。我初诊时已言明，手面微汗手心燥。寒深故也。天灵盖上热彻骨，寒深故也。身如火炭心噗掉，

外虽热而心甚寒。如此寒证甚是别，虽有名医不易了。又有一人病半月，内虽阴寒外甚热。肚里疼痛不能忍，二人扪腹始少贴。因请盲医进大黄，连进二付身如铁。直条条里卧茵席，二脚骨凉似霜雪。真寒从下起，面无人色皮甚黄，气血不达于外故也。声不出口牙只嚙。我为诊脉脉如绳，上下弦紧似门闩。惟有右部稍松和，一条生路从此决。欲为用药口不开，只用金丹二钱使便啜。药才入口即欲吐，二人捶胸始不噎。略停一时疼即止，只有膨胀不能撤。再进二钱心似火，少咽西瓜以压热。迨至天明始大泻，一泻直长似水决。少进面汤以安神，气渐通调脚渐热。可知寒证亦不少，从此不敢胡乱说。我今思之心犹骇，无怪古人肱三折。

人之天性，各自不同。有偏于火者，有偏于寒者，卷中用牛黄散、紫金丹处最多。有单用者，有常用者，有和入煎剂而用者，吾尝用之，最有奇功。但人有与此散性不谐者，服之甚是反胃。病虽因此而愈，而人或以为霸道，大约此散见凉物则性平，见热物则性烈。纯寒之人用之则平，多火之人用之则燥，单用常用，其功最多。若和入煎剂，宜察明病症而慎投之。侄金门谨志

伤寒初起治法，有受寒中寒之分 有三端者少，有二端者多

伤寒初起分两端，只泥发汗便有偏。若是脉浮兼有力，或弦或紧在外边。一经发汗便能愈，此是受寒非中寒。受寒只在肌肤里，中寒已入骨髓间。二脉不浮不弦紧，不起不伏在里边。好似平人没有病，中候无神松懈连。便须肉附吴萸入骨治，补气补血是正传。温暖腠理发带汗，一付两付便安然。此是中寒非受寒，浑身疼痛不能堪。若但发汗必不愈，必须温里药上前。小小蒙医多不识，故为尔等细细言。

伤寒以解表为主，未至胃腑结实 _胃腑结实，脉必实大，应指而起_ 断不可下

人老气衰毛窍松，不知不觉便中风。中字比受寒重，轻轻发汗，必不济事。两膀疼痛不能忍，小小发汗必不灵。再说大剂透毛骨，病虽暂愈益虚中。先用火罐搬一搬，便得身体一时轻。再用火艾灸一灸，又得身体一时轻。可知风自毛窍入，必得透出毛窍始能松。更用乌附熬膏药，常常贴之方有功。因悟伤寒病治法，不透发汗总不灵。我尝治一重伤寒，睁眼胡说呶呶生。我为大加发汗一两剂，谵语如故依旧形。因摸手心干燥甚，手心脚心与中心相应，心中不透，手心必燥，此法切不可废。知是骨髓不透血不荣。再加清表仍发汗，手心温润渐渐平。因悟疫邪传胃舌干黄，燥粪不尽舌不清。舌黄不退，还须再下，犹之手心不润，还须再表。醋军用醋军必用桃仁、红花，邪传阴分故也。酒军用酒军必用枳实、芒硝，邪传阳分故也。叠代用，传阴传阳始收功。若是伤寒传胃腑，舌不干黄外无凭。胃脉必实大洪数应指。但是心烦恒闷乱，胃脉应指而起便行得。得了调胃承气便安宁。亦有传胃大下后，病虽回头火横生。必俟进饭昏沉候，忽然一汗神顿清。饭能压虚火，不知不觉便入睡乡矣。猛然一汗，顿觉神思精爽，从前未出之汗，至此透出。皆由前日邪气传入里，风药未透骨髓中。所以传经入里而发热，清表必加酒与葱。荆芥、防风、前胡、柴胡皆可加。直中入里而发热，温暖命火加防风。麻黄、羌活、独活皆可加。必将客邪徐引出，免致后日火横生。可知风自毛窍入，到底透出毛窍始能平。

乌附膏药方

川乌三钱，草乌三钱，附子二钱，桑寄生三钱，独活二钱半，秦艽二钱，当归三钱，红花二钱，白芥子三钱，乳香一钱半，没药一钱半，香油红丹。

伤寒伤风有分辨，无大分辨总以表汗为主，其异只在白芍耳

时证不外风与寒，诊脉下药要分端。伤风必是脉和缓，浑身酸懒不能安。伤寒必是脉弦紧，浑身搐战不能眠。伤风手心微含润，伤寒手面涩而干。初起病症略相似，麻黄桂枝各有单。麻黄汤主治伤寒，桂枝汤主治伤风，俱见仲景《伤寒论》。

伤寒有二

同是伤寒有重轻，二者亦要去分清。伤寒轻者麻黄解，伤寒重者岂易平。重须川乌与草乌，补气补血始称情。姜桂吴萸犹多加，岂但麻黄汤为名。

伤风有二

同是伤风有两端，不可泥住桂枝单。果然脉和无大病，桂枝一付汤立痊。如若喉咄声嘶重，尤须肉肉桂附附子辛细辛芷白芷添。其人受风又受寒，不加大热必不占。我尝见此痛流汗，重用大热始得安。脉上强硬可凭。可知古人立方重分辨，吾人亦要善周旋。

伤寒伤风有相兼而见者

伤风虽说是风亦有寒，但看酸懒那一端。伤寒虽说是寒亦有风，便看搐颤便知清。二者均要去出汗，但是出汗有重轻。阴邪痛出方能愈，阳邪再出便虚中。故曰白芍微带敛，桂枝汤中有白芍。使他寒从毛窍松。圣人用药上天平，但看二子去问行。

寒证有伤寒、受寒、中寒之分，治亦不同

寒证初起有三端，一味发散便有偏。若但发汗便能愈，必是脉弦脉紧为可观。宜用麻黄汤。若不弦紧脉如绵，不起不伏在中间。其人力乏痛汗饮水，以致浑身疼痛酸懒，故见此脉也。必须大补气血党参、白术、当归、熟地暖命元肉桂、附子、炮姜，方可透发这阴寒。看这阴寒怎样重，犹是受寒非中寒。若是中寒入内里，骨头骨节尽含酸。六脉迟滞全不动，浑身一块冰凌丸。必须热补痛出汗，方能贞下去启元。内用肉附透脏里，外用葱姜暖丹田。过了七日便不治，全凭急火热上前。寒证就有怎利害，不但仲景麻黄单。

风证有伤风、受风、中风之分，治亦不同

风证初起有三端，不但桂枝去敛汗。若仅阳邪入腠理，桂枝一付便立痊。此本阳邪容易治，脉上和缓窅指间。若是阴风入骨寒入窍，只在内里乱动摊。不是大搐便大颤，毫无形影到指尖。此是肝胆受风邪，甲木摇动支持难。必须芎川芎归当归羌羌活防防风痛出汗，葱水和糖当饭餐。又有风邪中脏涌痰涎，忽而倒地挪捶拳。羊羔风证从此起，不是左瘫并右瘫。此等风证入骨治，二乌川乌草乌二活羌活独活大透宣。即补气血吃两付，继进马钱服壮丸。方见四卷妇科，附注。日饮皂牙皂巩白矾使吐水，雷火针灸暖命元。可知风证有阳亦有阴，还须方内细细参。

虚热不尽，风寒犹存，宜发散兼收敛

凡是风寒骨内侵，一寒一热汗津津。再说风药去表汗，已竟汗透热不禁。再说纯补去固表，内里风寒尚有存。不如苍苍术麻麻黄仍带用，加上五味酸枣仁。一阖一辟天地理，动静机械不由人。试观做文章，一反一正方出神。试观炼仙丹，一呼一吸便还真。治病不知此中真消息，纵遇卢医不成春。

伤寒误泻，必须再发散

伤寒未解遽用泻，浑身冰凉似霜雪。只得回头用热补，大加发散是正说。发散缓了病不治，发散紧了即回辙。但是回辙身热燥，动至两鼻外出血。即用清解亦不妨，必须多方透肌热。生蜜和酒前心打，打了前心后心折。再进火罐搬一搬，一切热燥必渐泄。随用清凉去解散，无不应手立时制。此正转败为功日，不如此治便渐灭。岂可他误我亦误，坐视此人抱恨别。

干烧之证必须内外兼理

人有干烧滞皮中，清凉解散全无功。多是羊毛疔露头，滞住一身热熊熊。不如先用黄蒿一大把，拿在手中搓当胸。前后心皆搓。即和蜜水频频打，用干酒打后，以蜜搓之。见了紫点用针攻。更取火罐搬一搬，一切滞气尽皆松。再吃清凉去解散，无不应手立时轻。吾尝治此千千万，断必以此为先锋。更有锦文与紫萍，清凉解散与此同。但是针法有不用，莫谓异曲而同工。因悟人受风寒贯当胸，浑身酸懒四肢疼。内用热药去解散，或用醋麸葱姜加入炒热熨有功。可知圣人修身理，以之治病妙无穷。养中固所以制外，制外亦所以养中。莫谓壶中日月小，四大神洲无不通。

人身寒热，有一摸手即得者

一诊脉时手甚热，知是寒向里边撤。寒既里边作主人，热必向外去为客。所以一摸他里

手，便似出炉铁。寒证者多。一诊脉时手甚寒，知是热向里边殚。热既里边作主人，寒必向外去为客。所以一摸他里手，便以掬霜雪。热证者多。亦有外寒内亦寒，五脏六腑冰凌丸。如此之寒寒澈骨，怪得十指玉笋攒。必是大寒证。亦有外热内亦热，五脏六腑火龙血。如此之热热烙人，怪得十指炀灶热。是大火证。更有热厥与寒厥，瘟疫条款从此设。热厥便将大黄用，寒厥必须肉肉桂附附子折。二厥虽然外相同，究竟内里有分别。即请小便观一观，便将内里尽昭雪。内里热时便黄浊，不黄必浊。内里寒时便澄澈。此是千古不易法，以之治病有妙诀。

寒热有因伤寒见者，有不因伤寒见者，皆因湿寒作热，痰涎滞住经络，而初起看似伤寒，实非伤寒，宜开痰，宜泻水，岂可与伤寒同日语哉？

寒热皆从伤寒见，一见此证便发汗。亦有痰涎滞经络，一寒一热若流电。但是按脉大不同，不弦不紧为可辨。弦紧是伤寒，不弦不紧是痰涎为祟。细按濡滞亦不免，一见茶汤便流汗。不似伤寒汗难出，见了汗时病立断。此证虽然汗流身，到了那时病仍犯。似乎疟疾往来，气滞寒热从昼起，血滞寒热在夜半。治宜斑蝥十枣汤，十枣汤加斑蝥一二枚。加上化痰前胡、橘红、厚朴之类便无患。

痰涎为祟，寒热往来，非用导吐法不行

湿热能作热与寒，凡是痨症类皆然。况乎夏秋湿作热，常有痰涎在胸间。十天半月不能食，痰在胸间，胸已满矣，焉能饮食？冷茶冷水时一餐。不是昼里时寒热，便是夜里热与寒。或有间日一发作，或有昼夜相接连。细按脉理无滞结，不起不伏在中间。谁知脉已出本位，一诊中指始了然。或如罗纹或水旋，痰涎一拥到头巅。用补用泻皆不效，不如导法最为先。苍苍术半半夏为君皂皂角矾白矾研，使他饮此便

涌痰。涌出痰涎心宽绰，再无一寒一热作祟缘。窗外明月圈外注，只要上下细周旋。

沉阴伤寒甚是难治

沉阴伤寒治甚难，干烧如镦接连天。酒军醋军叠代用，大泻胶糖始少安。转眼如故仍干烧，青龙青龙汤方，见仲景《伤寒论》。饮下汗亦难。胸中虚满欲作呕，生梨咀嚼以压干。干烧不退如何好，大煮葱水青龙煎。痛饮一碗始出汗，骨瘦如柴支架难。古云隆冬痼寒夏始见，吴生吴又可非之甚是偏。吾甥痼寒因尿床，隆冬褥被未尝干。始泻胶糖终绿块，沉阴痼寒露一斑。吾治此病甚担心，有言温补托可痊。吾诊此脉尽长洪，其中积渣谓脉微带刺硬，附注。时一参。说是沉寒实实有，如此干烧补甚难。生梨生瓜时时压，且顾急火把眉燃。俟得葱水痛出汗，干烧少退渐加餐。或进滑石以压热，或进金丹以破寒。每吃四五丸。二味只须循循进，恐怕伤胃饮食难。迟至半月少壮实，大加金丹始得痊。一切沉寒尽下来，再无一寒一热到眼前。

伤寒瘟疫治法到底不同

伤寒瘟疫治不同，到了入胃便相通。入了胃时便结实，一样通利一样灵。虽然如相近，宜凉宜温总分明。伤寒泻时火将军，大加温散方有功。瘟疫到底用大黄，一切清利药相从。如果寒热交相杂，还是脉理认不清。候久了有互用，阴阳递转或相同。

伤寒传里，与瘟疫治法相同，或清或凉或泻，服之均能获效。但伤寒在外，温散而愈者有之。传里，攻泻而痊者有之。决不能容留日久。惟瘟疫自里达外，清解而复凉泻，清泻而复凉解，递相轮环，有经旬弥月不能身凉体净者，此二症之所以区别也。孙镇川谨识

治瘟疫舌苔最当家

伤寒不必看舌苔，惟有瘟疫舌上来。舌上湿黄行不得，尚未传里，切不可行。舌上干黄宜大开。传里必矣，急用行药。酒军传阳用醋军传阴用必合着，行血行气仔细裁。传阳昼重，传阴夜重。舌上淡黑阴寒久，男子因阴寒而得，女子因经寒而然。或是深黄似香灰。与那鱼肚湿滑甚，一切将军莫妄猜。宜兴脆磁干而裂，舌上虽白老树推。干如树皮，虽白亦行。大小承气并调胃，舌上干甚，虽白亦行。三方并见仲景《伤寒论》。惟有干黑治不回。舌上干黑内已坏，虽行无益。此是吴生治疫法，吴又可《温疫论》言之最详。不看脉理亦通哉。

按：瘟证舌黑如墨，重用石膏至三四两，有连服数剂，色变而生者。仲唐附识

按：伤寒时疫，及一切杂症，凡见舌起芒刺，苔聚干黄者，宜急下之。若舌黑如墨而干者，或凉或下，勿可迟疑。恐热盛亡阴，至成逆症。如舌黑滑润，二便清利如常者，宜速滋阴生水。是已现苔，均有急象，皆不可缓，只在医人者详查而明辨可也。孙镇川谨识

风火湿寒交杂，多是风木为崇

有一成童风症多，伤寒瘟疫一齐搓。四肢冰冷是瘟疫，浑身战栗受寒过。喉间痰喘铿不出，夜里大热甚可愕。一看此症无经纪，知是甲木摇动妄起波。只要入手先擒贼，暗扶胃气无差讹。外用苍苍术麻麻黄去出汗，内用三陈三陈汤去消磨。加上金丹往下行，一切滞气尽从阴分削。不使胃气有所伤，便可一付起沉疴。吾今谨告小后生，再遇此症莫惊愕。只要脉上分清楚，只要药上无偏颇。一切寒火交杂症，全凭认定老贼窝。认定老贼有主意，便可立时斩么魔。吾今已七十，犹奉此意为金科，不敢一丝有走作。

治虚证以扶正气为主

论治病时只论病，不可轻意去扶正。一切邪气犹未除，妄加补益必立横。所以伤寒与瘟疫，不肯参党参芪黄芪竟持赠。如若正气有大亏，虽吃名药亦不应。不是汤头有不合，只缘正气和不动。不用补益必不灵，邪气且将日强硬。不如参芪为先锋，不如肉肉桂附子为使令。正气一足阳回来，一切阴霾尽扫净。纵有垒块不能达，略和药命立定。试观虞廷去伐苗，一舞千羽苗遂听。试观文王去伐崇，一修德政崇立应。我尝治暴脱，参芪之外无他赠。用党参、黄芪，则肉桂、附子可知。我尝治沉积，肉附之外无他敬。用肉桂、附子，则党参、黄芪可知。用里少了不当家，参芪归地常用称。用党参、黄芪，未有不兼当归、熟地者，有阳不可无阴也。虽曰治病宜除邪，不使邪所妄纵横。如若真该用补益，亦必攻伐尽去净。不问病症之如何，总以参芪为之政。正气一旺能饮食，补而不能食，是不当补而补矣。虽有芥蒂亦不横。时候久了尽降伏，那有一个作蹭蹬。

按：补虚之要，在扶胃气。胃气强则饮食进，饮食进则气血生，所谓得谷者生，失谷者死也。概用参芪归地以补虚，法至善耳。惟多属腻塞中宫之品，恐胃强者能受，胃弱者难当，临症犹须斟酌。孙镇川谨识

治病以胃为主，不论粗细人

治病须要寻主翁，胃为一身之主。失了主翁便不通。我尝治一农妇甚强壮，不把胃虚置意中。肝肾肺命皆暗结，便将四部用药攻。谁知胃虚不当家，不能操纵使药行。药不治病反生病，动与主人为敌锋。专补胃家余带治，四经之病始渐平。又有书香之妇同日治，脉症相同药亦同。但是胃虚加补益，诸病如失分外精。可知胃为转输关，一有亏损便不灵。胃经亏损

药不运，纵有名药陷入阮。不惟无益诸经病，反与主人作难星。胃经虚弱，药必陷入为祸。试观鲁家失柄三桓盛，日入台下便兴戎。千古乱贼皆如此，尽因不认主人翁。不知脉理也罢了，知道脉理要寻清。农妇士妇都一样，岂可外面任溟濛。

余尝治一商人，年四十余，因劳病暑，身热燥烦，医误为伤寒，用重表之剂，遂大汗淋漓，神疲气短，口大渴，脉细无伦次，按之虚无。余曰：寒伤形为有，暑伤气为不足，六脉虚无。伤暑明矣。急用人参三钱，麦冬三钱，五味十五粒煎服。次日脉证俱减。又合四君子汤服之。一剂进粥碗许，继而渐培，可谓安谷者昌矣。越宿汗复大出，手足冷至肘膝，脉虚且数，按之如无。余曰：虚极矣。汗多不止所致耳。急服参芪桂附归术等药，日一进，脉证乃尔。余悟曰：药之取效，必赖胃之运化。胃气虚，虽药对证，咸归罔效。计必得适口之味以充胃气，参芪自然得力。遂问病者喜食羊肉否？曰：善。余曰：肉者胃之药也。羊肉补气，与参芪同功，参芪不能取效，明是胃虚以肉充之。胃气自强，则运化参芪，即可奏功。再取羊肉煮而食之，仍以前药投之立愈。从可知胃为一身之主，胃气强则百病立消，胃气虚则诸病交侵也。孙镇川谨识

胃虚不可下

有一少年气甚盛，上焦滞结下焦硬。中焦脉虚无有力，伊欲打药把胃净。我言胃中空空无有物，打药一到必虚横。不惟上下皆无益，且将中间增一病。他言我吃丸药不怨尔，果然陷入中焦没头送。迟至数日要煎药，我言此宜开胸兼扶正。如果胸开饮食进，再将下焦细细净。伊言我急不能留，情愿打药把命听。果然又陷中焦不能出，好和水牛落槛阱。过了一月忽见面，犹然首鼠多蹭蹬。

补脾歌

治病须先明主气，主气不明空欷歔。问是主气何处来，一身之宰曰脾胃。先天以命门为主，后天以脾胃为主。胃为水谷海，脾为生化源。生化旺时病易已，生化亏损病必繁。凡是久病要扶脾，扶得脾时病不危。治病以进饮食为主。肠胃通调胸膈利，能饮能啖夫何疑。我今告你补脾法，胃之真类出肾家。左肾属水，右肾属火。水即火之根，火即水之芽。命火旺时脾自旺，不必离中问生涯。枣仁、远志、柏子仁能生脾土，不能生胃土。肾经寒甚脾必寒，肉肉桂附附子黑姜熟地添。壮火食气，不可久服。若但肾虚并脾虚，纸故纸砂宿砂益智肉黄肉地熟地居。杜仲、山药、芡实、云苓、紫河车、青盐皆可用，少火生气，可以常服。至若脾虚火杂疾病攒，无如裴子大补丸。参党参术白术为君带黄连，枳枳实朴川朴木香木香砂宿砂一齐安。三消三消饮三陈三陈汤皆并用，二方俱见《本草纲目》。炼蜜为丸和为先。不大补泻。以治虚痨百损症，无不应手渐渐痊。虽然是补能导滞，痞胀疼痛并调剂。虽然是补能流湿，疟痢痰饮便载戢。即有虚痨火旺甚量加，补脾带清金。一切滋阴与降火，虚痨日久总宜慎。可知参党参术白术苓云苓草甘草单脾虚，无病尚可餐。脾虚有病宜去邪，谁如大明老裴仙。参党参芪黄芪归当归地熟地虽名药，能救气血大虚弱。若要日用常常服，便将脾胃上关钥。硝黄枳朴亦名药，胸中垒块立时削。若要日用常常服，便将先天真气脱。故曰久病之人宜丸药，无如裴仙那一着。暴得之症多平肝，吾尝作有降贼篇。以此相济方无弊，莫谓补脾无真传。

按：胃为水谷之海，脾为生化之源，生化旺则气血清和，诸病屏息，生化衰则气血亏损，百病交侵，非细故也。惟东垣先生，深得其旨，阐发脾胃元气之妙，可谓呼聋震聩矣。世之医者，徒执病形，不推病本脾胃之义，置而勿讲。如脾虚气短，似为痰喘，泥为脾热痰壅，泻以

1021

黄芩苏子。脾虚发热，似有外感，认为风寒重，以表汗。脾虚下陷，变为后重，误谓积滞，下以硝黄枳朴。脾虚不运，变为水胀中满，犹谓宿积不化，导以巴豆二丑。痨瘵脾虚，食减而恶心溏泻，又用知柏滋阴，恣意投之，脾胃转伤而疾转笃，曷可胜言？皆因未明主气之说故也。主气实而攻之，则病易愈。主气虚而攻之，则病反加。非药不能治病也，主气不能行药力也。镇治病三十余年矣。凡治内伤杂症，即产后诸虚证，反覆思维，是不能取效者，实因未明主气之说也，故敢注之于左。孙镇川谨识

万病皆以脾胃为主

自古方术有万端，不得一贯总枉然。吾读医书浩无涯，偶于脾胃到真家。脾胃者真气之枢纽，命门者真气之来由。真气发见无从见，真气运转说从头。胃在一身常常行，无少留待无少停。一有气凝不能行，百般疼痛从此生。一有痰窒不能行，百般怪症从此生。一有食滞不能行，百般胀闷从此生。所以裴子善言医，以有脾胃在胸中。人家教他去催生，宜用芎归。他把三陈去决壅。视彼瞑眩无知状，知是痰塞胃口气不行。人家教他去止崩，宜用党参、黄芪。他把肠胃沉积攻。视彼呃呃欲吐状，知是脾失健运气不行。人家教他去调经，宜用桃仁、红花。他把肠胃积滞通。视彼肺喘便结状，知是气滞中焦久不行。人家教他去定心，宜皆枣仁、远志、人参、砂仁。他把苍苍术半夏去为君。视彼嘈杂欲呕状，知是痰窒中州气不伸。人家教他去安神，宜用丹砂、龙齿、牛黄、琥珀。他把小胃丹泻入。视彼右关数滑甚，知是痰火气冲心。人家教他去治腰，宜用杜仲、续断、故纸、肉桂。他把小胃丹去消。视彼恶心呕吐状，知是湿痰陷胯气不调。此皆胃气之有余，拨转胃气在须臾。若是胃气有不足，补养胃气亦不虚。试看裴子补养法，亦有数端之堪夸。人家教他去解结，胃中坚解不行，已下数

四。他把补中益气去流戳。视彼脉迟细而虚，外面气弱神疲。知是元气不运病不撤。人家教他去清热，宜用黄芩、白芍之类。他把参姜五味去铺啜。视彼脉洪数无伦，外面气乏神疲，呼之不能以语应。知是真气不足无收摄。人家教他治水肿，宜用巴豆、防己之类。他加八味培土中。党参、黄芪、白术。视彼汪洋之肆行，知是脾无根柢火不生。人家教他治癫狂，宜用藜芦、细辛之类。他加竹沥独参汤。视彼濡缓脉气象，外面形瘦色苍。知是胃虚火动妄飞扬。可知胃为转输关，一身流动不能间。无论有余不足症，总要使之若转环。转动胃气便无病，此是治病之大关。守住关头有把握，不要案上书如山。

经云：脾胃为后天之根本。人果脾胃调和，气血充盛，虽有病亦自无妨。一失运转之常，则百般病症，必从此生。篇中引裴子言医，大约于脾胃有余似不足者，以通利为主，不足似有余者，以补养为主，无非贯以中道，则调理脾胃，为医中之王道，诚不虚矣。不惟发明脾胃为重，且有功于裴子也。侄金门谨志

痰证多从外面而得

人言裴子脉甚灵，吾言裴子相亦精。病到无处寻归阁，每从痰证看神情。不是恶心与嘈杂，痰凝中州故也。便是头晕并耳鸣。痰之外症。不是呕吐妨饮食，痰客中焦故也。便是瞑眩痴呆呈。痰之外候。苍术半夏宜多加，况有脉弦而滑为可凭。可知妙理每从空中得，神游象外若神明。百般怪症从此起，素问言之精又精。百般怪症由痰生，本于《素问》。

病从饮食男女得者甚多

礼云：饮食男女，人之大欲存焉

人之得病无多端，只因饮食男女忽受寒。

受了寒邪便凝滞，阴火阳火出此间。一见阴火六味用，六味地黄汤出自朱丹溪。一见阳火补中添。补中益气汤出自李东垣。二方岂能包尽这些病，只要加减变化圆。加减变化何处来，还从脉理细细裁。脉理便是军机府，又能文来又能武。

凡治久病，只论当下，不必细问来由，所谓君子而时中也

治病总要论当下，不论当下便大瘥。阳证伤寒证日久必变阴，汗吐下后邪寒邪易侵。手足未冷鼻先寒，元气虚弱好整襟。脉虽洪数实无根，断续不整疾无伦。无次序。一似疾行无善步，不蹶山兮而蹶岑。纵有便结谵妄症，元气太虚，不能运行所致。桂附参姜细细斟。有因温补而下者，有俟数日再加泻药而愈者。又有阴证日久时变阳，阴证，虚痨证也。壮火食气实难当。本因羸弱好温暖，桂附连进并黑姜。热入骨髓油入面，真阴失守陷膏肓。一人虚寒，食桂附日久，陷入阴分发热。一人虚弱，食生姜、胡椒太多，陷入阴分发热，如油入面。清之甚难，多致不救。凡中此病，皆是少年人。若老年人，不惟无损，而且有益。咯血盗汗并遗精，犹谓虚热不可清。岂知滋阴降火方，正为此证续命汤。临危勒马善收拾，扑灭相火滋元阳。知柏地黄汤最善。守住身体无走泄，邪陷阴分，最易走泄，少年人多死于此。多书死字慎行藏。禁酒色止妄想，病到此时，无有过于此法。醒时宜坐睡宜醒，如履如临，恐有走泄之失。牢把尾闾固苞桑。此症虽不用大凉，滋养气因是神方。裴子治此症，亦用滋养之药，但以补脾为主，略有转关即宜，禁止滋补药。说得甚好，不知此事甚难，非加行药，断不能补。观下二篇始知治痨之难，观下二篇方得治痨之妙，此亦千古创格也。

虚痨阴热之证，非加补脾之药必不愈，欲加补脾之药，不泻元府之阴热，断不能加也。此中斩关夺隘，正是人鬼分界处，全在眼明手快，相其机宜而乘之耳

世间治病最为难，惟有虚痨须细参。不用滋阴降火药，他必不安然。多用滋阴降火药，他亦不安然。滋阴降火败脾元，败了脾元是祸端。不是溏泻防饮食，便是虚嗽涌寒痰。此时须有补脾法，使他暗暗转机关。寻常阴阳交胜理，伤寒时气。犹有隔拒不通端。如此寒热日往来，岂无阴阳争胜端。不用泻法必不灵，上下一贯始得安。必须肉桂能通元府酒军能通秘结来使用，力透元府是真诠。若得通时宜立止，不然则危矣。参芪多用补脾元。肉桂少用些。如若参芪补不住，三生三生饮多助便回旋。脾土渐旺能饮食，百病以进饮食为主。生出阴血痨嗽安。血虽统于肝，实皆生于脾。此个法儿甚是好，欲补先泻无弊端。譬如做文章，笔不开合文不工。譬如炼仙丹，气不升降丹不融。我今谨告小后生，一切治病理，开合升降一样同。昼里不宜近妇女，夜里勒住小仙童。用布一幅，勒住仙童，使茎向后，不得妄动。醒特宜坐睡宜醒，常提精神妙无穷。勿谓虚痨之人总宜清，泻法补法必不灵。岂知虚痨之极亦有滞塞时，必须相其机宜而乘之。或当时令一小变，或当节序一大更。天气转，人气通，温凉补泻必成功。吾今始得滋补理，方能死中去求生。

痨病有色痨气痨之分，不可一例而观

吾言治痨甚是难，尤须色痨气痨分其端。一人虽然有色痨，总以气痨为主权。此人遭后母

之变。吾初见此症，即知结滞坚。必须力透元府里，肉桂酒军最为先。当吃一两付，滋阴降火始全删。以后渐得用补益，即此便是他生端。谁知前日之热热不断，今日之热热午前。只用生梨生藕压一压，以为补益渐可痊。谁知午前之热热不止，如油入面去甚难。按脉不见有结滞，如何午热不能删。再为对面观一观，知有暗气在心间。每吃稀饭三两口，噫气往往往上翻。夜半东方始发白，嗽声一阵哕痰涎。此中仍有暗气结，即用蜡匮紫金丹。当与数丸透真气，明日即不哕痰涎。但是午热尚未止，热之不可凉亦难。凉药断不可用。忽得京都传异方，加减常山七宝丹。牵牛、常山、槟榔、乌梅、前胡、元参、葶苈、天冬、生地、川贝、羌活、山楂、大枣十个。中有牵牛透中气，庶乎止热有真传。谁知一付两付略见效，再吃一付便枉然。有言峻补阴血以制火，继以补阳必安然。谁知二药全不效，二药本治色痨之圣，药以治气痨，故不见效。病人亦遂厌药烦。仍用望闻细细思，定是结气未全删。即用山甲和青黛，丸和黍米吃二钱。午热虽未尽去了，已如破狱出牢间。以后每用七八分，身凉体静渐渐安。午热已去，尽成虚寒矣。热补从此敢多加，二竖再不到眼前。可知治病须要寻来历，色痨气痨总分端。相脉虽好仍相面，虚痨之症难又难。

癸丑冬，有农夫色痨，面如土色，咳声串串，不停片刻，余询所服之药，伊出方数张，均属补益，尚不悖谬，伊言皆无一效，死在目前，余曰是也。弱人偏补，药腻胃脘，嗽而不止，凉风入肺，即令服麻黄炭八分蜜炙，熟地五钱，砂仁捣枳实八分麸炒，潞党五钱。一剂。嗽如失，饮食颇进，彼欲照方多服。余曰：可仍用汝前服数方，彼觉不敢入口。余曰：不汝欺，请试之。一服精神倍增，数剂病去八九，可知看药书，论汤头，执固不通者，守定古方，其误人不少也。林春谨识

虚痨阴热用大黄，原是创格，有小心不敢用者，只用山甲亦可

吾言虚痨用大黄，亦须与主细商量。先备洋参二三两，高丽参多伪，故不用。吃了此药吃参汤。一张一弛阴阳理，转瞬之时得平康。这本斩关夺隘法，亦是神仙绝妙方。有说此方甚是险，不如平妥为的当。只用山甲炒焦为末一二两，丸入药内用麝香。初服三钱，后用一钱有余。以治午热甚是好，以治此热亦必良。眼前现有康庄道，何必鸟道与羊肠。不须邓艾度阴平，不须韩信走陈仓。此说亦有理，我故录之以慰老药王。此症用山甲固可，而大黄之说终不可废，故并录之，以为日后之法也。

日至未申以后，阳衰阴盛，虚痨阴热，多起于此时，或发于日落，至平旦渐轻。盖气虽虚，而虚中每多有窒，故阴热。愚尝治此证，用补益退阴热，药多不效，加醋军以透之，而热即止。又尝治小儿痞疾阴热，用退阴热药多不效，加军灰以透之，而热亦止。盖尝师此意也。侄孙浚川谨记

呃逆之证，尽由命根亏损，不能引虚火归元所致

喉间咄，喉中噎，大约病在上一节。虽说病在上一节，实由命火坠不住，无以熔化一天雪。若要治此证，必须大补气，必须大补血，必须大补先天真气穴。命根渐兴旺，命火自发越。能引无根火，与己甚亲切。好如真珠帘倒卷，好如天河水下折。尽有背坐堂，尽有广长舌。只见龙戏水，那有鸠祝噎。此是正治法，不得不细说。不然但清头上火，但洗心中热。但开胸中痰，但透喉中咄。此皆从梢治，与本全无涉。恐化苌弘碧，恐染杜鹃血。治甚不容易，何尝无妙诀。吾今尽倾吐，惟君去决别。

乙巳春，余内人偶患此症，呃噎之声，同

室莫辨人语，不容进药，值欧翔樨表兄到舍，言京师有方，令病人坐正张口，以鼻吸气，尽力不能再吸，合口咽下，急用两手着力按腹，互相推揉，自胸推至小腹，如是三四，即可少止片刻，果因此方，始得进药，幸无性命之忧。今见此书言"实由命火坠不住"七字，不禁心服先生妙论，岂庸医所得而知者哉？林春谨识

恶露水大治呃逆之证

有一痨证甚是寒，六脉不动冰凌丸。吃了一口哕一口，且是吐时常带丹。如此之症甚夹杂，已竟不食廿余天。惟至东方始发白，暂用面水以当餐。我思此症带吐血，只治哕呕便是偏。即用热补一大付，加上恶露水即妇人经布之水，用女儿红更好。去煎。待至东方始发白，即将此药代茶餐。他就如此吃两付，即进稀粥亦不难。我因此水恁见效，以后治呃逆，动以此水为金丹。甚至呃食无起色，得了此水便加餐。看来此水甚不洁，人每掩鼻痛不堪。呜呼噫嘻，君不见五台山上蛆，非了至贵不能餐。君不见佛寺僧化石，非了至富不能啖。再说象白与鹿白，较比更恶滥。那有贫贱之人到口边，慎勿弃此一杯水，眼前人命最相关。

紫河车焙干为末，俟药煎好，以此和入药中饮之，实与仙丹无异，然此药甚难得，女儿红亦然，不可以彼而忽此也。

治痨嗽要补先天命门穴

如今痨嗽甚是烈，动欲先天命根抉。本因年少凿丧甚，兼之虚弱肾水竭。真元命火坠不住，虚痰虚火往上噎。才欲睡着便要起，直将心肝涌洞彻。如要此人不咳嗽，要补先天直气穴。椒茴故纸作引子，肉附吴萸熟地切。参苓术草并渗湿，乌梅文蛤收散缺。先天真气渐回来，五味款冬紫菀嗷。此与寻常治不同，风加姜芥与麻麻黄红橘红。苍术陈皮燥脾湿，半夏南星皆有功。虚热骨皮桑皮用，条参元参兼补中。只须金匙拨一拨，何烦铁板唱江东。

滑泻之证，非加三生饮不可

我尝治一老医七十多，鸡鸣肾泻有沉疴。已经屡次用参芪，忽得暴泻似筒脱。吃饭即泻饭，吃药即泻药。强力支持犹能行，向我一揖请斟酌。我为诊脉犹未毕，衣带裤子又湿着。我用洋参一两余，三生饮子姜桂多。伊言此药能吃麽，我言此是补脾之圣药。病到急极无能为，非得此药无奈何。遂饮此药一大杯，立见起色无蹉跎。我用此药有妙诀，多加甘草便平和。又尝用此治慢脾温脾风，小儿一见便能活。小儿老头都一样，起死回生是要着。又尝治些寒痰证，也曾依此为金科。我每视此为神品，以其能止薤露歌。只要用之得其宜，何必讥此为毒药。

学生二十之前后病以六味地黄汤为主药再看所加

六味地黄最好汤，一切阴虚他为王。年幼学生多犯此，舍了此药总诪张。我尝治些阴虚证，多从嗍咙知端详。不是肿来便是呫，不是疼来便是强。皆因命火坠不住，多在家中少在堂。一到学中便发作，五更鼓里念文章。口喝凉风支不住，红红紫紫遍是伤。看似火兮非真火，皆因命府失元阳。若要治此症，六味地黄最的当。宿砂益智少不了，肉桂附子最当行。二位虽少亦将军，多少虚火尽归降。不惟此症宜此治，纵有他症亦为王。此是归根复命大治法，学生之理须要细思量。

年幼妇女，亦多此症，治亦相同，其理可想而知也。

补益必得仙人炼神还虚之意方好

不用补益也罢了，若用补益要安好。试看

修仙用补益，日炼金丹以自保。不知此中理必说，满腹金丹盛不了。其实熊经鸱顾养精神，灵山会上颠颠倒。并无粒米之可言，那有金丹盛不了。今人用补益，动期长生与不老。岂知补益有不当，辄生病魔不能了。不是水肿滞下焦，便是疟痢日日讨。何如荡涤肠胃使清楚，能饮能啖养三宝。精气神为三宝，即有补益时，必得仙人窍。有些肉桂引入神，有些橘红便不饱。虽然是补能流湿，虽然是补能润燥。调燮鼎鼐常通和，一窍元神达天表。再无滞气塞满胸，方是神仙养生道。何必额外生枝节，徒与人家增烦恼。我尝灵山去采芝，尽知此中真元妙。

补益不可泥

世人皆说补益好，岂知补益不当殊难了。试看日月常常行，万古千秋未曾老。江河日日流，九州四海达昏晓。人身原是小天地，日月为神江河道。胸膈喜顺利，胃肠喜通调。日食三合米，胜似参芪一大包。参芪虽说能补益，大脱大下有几道。就是吃得此药好，岂能日日熬。凡是治病理，不得泥住一穴以为高。纵是虚弱人，亦有一经之独豪。就是强壮人，亦有一经之独雕。恒脏有余于不足，参芪岂能日日叼。恒寓不足于有余，硝黄岂能日日浇。必须临时细斟酌，看病下药惜分毫。好如五味之相和，不得一味之独胶。好如五音之相杂，不得一音之独豪。试观古之大英雄大豪杰，恒勤俭以为高。肠胃通调胸膈利，粗茶淡饭胜匏羔。不必定肉食，心广体胖赛唐尧。试看今之呆公子，恒列八珍以自高。肥浓腻人痞闷生，骨瘦如柴常搯腰。此皆善于补益者，好似螳螂抱树条。可知日用补益理，必须胸膈利，必须肠胃调。不必参芪常常服，不必腥荤日日叼。能饮能啖神自旺，一动一静乐陶陶。即此便是蓬莱客，绝胜王母冥蟠桃。

脾胃者，后天之根本，气血亏损，固以补

益为高，若于补益中即加调理脾胃之药，使胸膈顺利，肠胃通和，能饮能食，则五谷之精华自生气血，不诚胜于参芪之常为补乎？侄金门识

补益有阴阳之分，不得泥住治一边

补益要通补益方，须照人身细思量。人身不过一气血，气血不过一阴阳。气阳而血阴。或以阴为主，血虚。或以阳为主，气虚气血已自有低昂。即或专于去补气，气中亦自有阴阳。或以阴为主条参、山药，或以阳为王党参、白术，补气岂能无低昂。即或专于去补血，血中亦自有阴阳。或以阴为主熟地、黄肉，或以阳为主川芎、当归，补血岂能无低昂。此皆专于论补益，已见用意之深长。岂可泥住党参与黄芪，以为卢医之锦囊。

党参黄芪白术三药定评

党参其药中之圣乎？黄芪其药中之王乎？白术其药中之君子乎？均足以拯难，均足以济急。其或动而不臧者，以用之者过也。

补阴亦有至理，终难骤见起色

一点纯阳贵似金，医家胡为专补阴。一切虚痨与百损，往往邪火往上侵。得了阳药必立起，得了阴药暂安身。非是知柏为上品，非是六味为至尊。只因且顾目前急，不得不降火，不得不滋阴。当下虽然甚稳当，那有立地见回春。有人悟澈此中理，即速用肉桂，即速用酒军。力透元府里泻出，湿热免阴沉。再用补药便得力，再用热药便还真。此法甚好，亦极不易细，观治痨二则自知。此是菩提再造丸，此是洪钧妙转轮。一点纯阳即回来，免使淹淹缠缠入鬼林。

虚弱人能受阳药，犹易治

人生端的补阳好，能受阳药病易了。此皆未沉于酒色，此皆未入于幽渺。犹可一用参术便得力，犹可一用肉附便见效。岂非人生之至愿，岂非医家之妙窍。何至阴阴沉沉不能出，动与生人有二道。

补药亦多，聊举一二以为例

酸敛收涩皆是补，参芪术苓定为辅。甘淡渗湿亦能补，肉附姜茱聊为伍。枣仁五味共乌梅酸敛收涩之类，天麻苡薏并石乳甘淡渗湿之类。皆非大补大热药，实能有功于脾土。吾尝用意细细思，恰是用药之真谱。

治病有即泻为补者，方能治此虚滞之证

宜补宜泻宜分明，不宜夹杂胡乱行。亦有明知此证宜用补，骤用补药必不灵。此证皆是湿寒水，暗结气滞中焦久不行。看病不见有结滞，六脉闭隔总不通。一月两月不能食，稀茶稀水时一冲。不是哕呕不能止，便是虚滞往上壅。看似沉疴不可为，一观神色尚可生。不如只用金丹二三分，使他先去通一通。即用大补十全大补汤一两付，连三赶四贯当中。二药不可相离远，埙篪相引递为功。泻药得力补亦得，使他运转乾坤妙化工。此即高帝将将法，夺印交印只一顷。从此脉道得露出，从此病疾渐渐轻。虽未饮食仍如旧，转眼时节气满容。胜似专于用补法，恶滥杂碎闭当中。连吃数付不见效，以为病入膏肓不可生。我尝治此亦用补，必以泻法为先容。泻只一分补十分，自能运转周天行。此皆虚极气暗结，湿寒湿水滞不通。不用此法必不灵，一用此法便回生。如若脉道皆如旧，何用夹杂胡乱行。既无虚虚祸，亦无实实情，方是主人真救星。请君阁下药性

赋，再将兵法诵一通。

久病必须扫尽外证，方可治其根本

久病用补不用说，亦须临症细诊别。凡是久病必滞痰，凡是久病必积热。凡是久病必结气，凡是久病必结血。必须扫尽一天云，方可洞见真门阃。由此而入室，由此而得穴。一用补药便得力，不难立把病根抉。不然贸然用补必不灵，好如雪上又添雪。吾今得为后学言，不是好为雌黄说。吾尝治一月间疾，已一年矣，及诊视，风火痰涎无所不有，兼之外证夹杂，甚是可畏。吾先用针以开其路，次用牛黄散以导其痰，方敢大补气、大补血、大补先天真命穴，以治其根本。甚矣，久病之难也。

人有彻骨寒证，纵用好药，一两付不能了

妇人泻吐动经年，多少名医不能痊。我每遇此症，只消一付把病剜。如何这药恁见效，全在热补齐上前。一则能培脾中土，二则能提头上巅。三则能增性命火，四则能闭肾门关。好如九里摆阵法，纵是霸王亦难钻。惟有一妇不见效，初吃一付有起色，再吃一付泻更添。他就如此来问我，我言此人必是冰凌丸。非了内里俱温透，不能贞下去起元。他因吃药甚是难，只用拓法进热砖。一进热砖便止住，以为得力全在砖。我尝细思此中理，此人用砖非一番。前日用砖不见效，以他原是冰凌丸。今日用砖恁见效，以他已化冰凌丸。冰凌一化便无冰，所以一见热砖便成功。我说这话不是要居功，一切治病底理要知清。世人只知阳春回来好，岂知岭上寒梅十月信已通。

凡久泻之症，每因脾土太亏，命火太弱，不能运转元气，牢固下元所致，用热补以培脾土，以壮命火，则肾门坚而泻自止矣。若加米

1027

壳炒黄作引更妙。侄金门识

治遗泄之证老幼不同

老幼遗泄治不同，不除湿热总不中。少年遗泄肾不固，黑栀五倍共茯苓。为丸服。老年遗泄肾不固，熟地硫黄带木通。泽泻更佳，为丸服。况且老年多半边，硫黄并除四肢风。此药真是老人星照着，不可舍此逞英雄。

五倍子治滑泄之症，大有奇验，加上升麻更好。五味、枣仁、乌梅、白及、龙骨、牡蛎，皆有可用，总不及此。凡是滑泄先涩肠，涩住肠胃若锦囊。若是骤出胃下口，纵有仙药亦诪张。我尝治此症，必以五倍先煮汤。有了补药往上提，有了热药好发扬。纵是天大证，只消一付便回阳。又尝用些三生饮，加入老人脾泄方。只消一付便止住，无不立时见药王。

遗泄之证最难治

遗泄之证最是多，不必泥住补益科。此证虽由肾经虚，实由相火不停梭。妄想皆自壮盛起，朋从尔思么么。如用温补泄益甚，但吃清利远娇娥。茯苓五倍为提纲，知知母柏黄柏栀子作丸药。一清相火便好。日服二钱便能止，俟他火起再渐摩。不可日用常常服，恐戕命元防吃哈。知柏虽清相火，亦戕命元。若要此病连根除，除非南海大士过。此与吐血最易犯，皆因情欲起风波。谁学古人清心理，鸡鸣戒旦药如何。不然但用此药时一服，亦可一止薤露歌。如真年长虚弱，亦可加补益，亦可用肉桂，但年长之人有此症者甚少。

按：梦遗之症，久则玉关不闭，精尽而亡矣。余治此证用芡实八钱，山药一两，莲子五钱，茯神三钱，枣仁三钱，潞党参二钱，车前子一钱，煎服，连吃数付后，将前药为末，面糊为丸，服至月余，不必止梦，而梦自止，不必止精，而精不遗也。又何至玉关之不闭哉？孙镇川谨识

血证不离地黄汤 吐血之证三年不犯，方算痊愈。不然犹不可测，切宜保养

吐血治法最多端，大抵不离地黄单。六味地黄汤、八味地黄汤。男女虚实要分辨，温凉补泻须细参。女子多有血结证，桃仁红花宜多兼。男子亦用。男子多有实火证，酒军醋军宜多添。女子亦用。亦有血虚色犯紫，干姜附子药内煎。亦有气虚统不住，参党参芪黄芪三七药内研。亦有吐血兼哕呕，葶苈大戟宜多餐。内有湿热故也。亦有吐血恒咳嗽，款冬紫菀宜多牵。敛肺入肾。亦有衄血用栀栀子地生地黄，不加大黄必不占。此是吾家创治法。亦有崩漏用椿椿根白皮榆榆白皮，不重参芪必不安。如此诸症各有异，临时加减方为仙。一切虚痨不离此，蒙医要得读这篇。

余尝治一富商妇，因妻妾争宠，屡伤肝气，复又大怒而吐血，倾口而出，重用凉剂，兼带止血之药，俱不见效，因思得病之由，乃怒气伤肝，若不平其肝气，而遽用凉药止血，愈激动肝气，则气愈旺，而血愈吐矣。又用白芍一两八钱，当归一两五钱，荆芥灰二钱五分，黑栀子三钱，柴胡八分，红花一钱五分，丹皮二钱，甘草钱半。水煎服。一剂而气舒，二剂而血止，三剂痊愈矣。可知白芍多用之妙，平肝又能舒气。荆芥、柴胡，引血归经之药，所以奏功甚速，而止血实神也。当归不过补血，佐白芍以成功耳。又有血从口鼻出者，有从九窍手足皮毛之孔而出者。又有一方，当归一钱，黄芪一两，生地两半，熟地两半，芥灰钱半，丹皮二钱，三七二钱，煎服立愈。此方妙在补血兼补气，止血兼引血归经。故无论各血证，用之皆效也。孙镇川谨识

治血证上下不同

一妇衄血已二年，胸中沉闷如塞砖。不舍

昼夜津津出，多少名医不能痊。我用清空透天庭，多加风药，透胸为妙。忽涌血鱼出鼻渊。死血结滞如鱼。自此通和无血迹，再无沉闷在眼前。因悟一切吐血证，皆因窒塞受迍遭。不是阴寒结下焦，便是虚火滞心间。只宜钻研去调气，不得妄补生病端。惟有崩漏病已久，阴火沸腾溃堤边。须要参党参芪黄芪大补气，勿得疏凿使性偏。同是血证分上下，惟君看风去使船。

吐血因遗精而得者甚多

气色阴暗皆阴热，不是遗精便尿血。有一壮夫三十余，请我诊脉把病说。我一诊脉脉下流，左尺出位似水决。素问尝言独大病，独大者病，独小者病，本于《素问》。不从此说从何说。我言中上微弦气甚弱，惟有尺部是真热。每夜邪火一起来，恒有美人暗交接。且是尿尿如茶汤，涩滞茎中似火热。他言我之身体甚是寒，一见冷风便吐血。我言此是吐血真证见，一有遗泄火上噎。火上噎兮气不流，下者为精上为血。浑身是寒此是热，一见热药便癫癎。不如知柏八味清相火，止住淫邪把病折。从此加之以保养，再莫看那巫山雪。

病有所以然须从此处去治

治病须治所以然，不治所以病不痊。我尝见些吐血症，风火一壅到头巅。可惜时下小先生，凉药黑炒下锅煎。如此风火大已极，好如杯水救车燃。无怪内热作成脓，时乎吐肉甚可怜。我独覆花合前胡，元参栀子一齐安。再加白芍一二两，使他一剂热退还。但是脓血未尽净，加上漆灰合金莲。莲子也且用斑蝥与童便，肉桂三分引归元。但是正气未全复，不能红意尽净宣。我思此病本从妇人得，不用妇人总不占。即用妇人恶露布，洗下浊水把药煎。始吃一付便大愈，再吃一付把病剜。此即平地小人

参，不可弃置粪堆边。留此以为后学法，庶可瘥病得生全。可知治病须要寻来历，不得来历总不占。若是病症未能愈，还是思之未通仙。

吐血之证，只宜清补而已，一见热药便吐

水火二司性命关，真阴失守甚是难。水即火之根，火即水之源。真阴一失守，虚火往上翻。一见热药便倾吐，一见大补便不安。所以一切吐血证，只宜凉心肾，只宜清肺肝。惟有吐血色犯紫，热药时一餐。去了如此证。只用六味地黄汤。古人留下此汤头。实是济世之舟船。我说用大黄，用肉桂，也是不得有不然。寒热止不住，不得不闯这一关。如果六味能止住，守住身体为最先。不宜饮美酒，不宜近婵娟。惟当吃药时，不妨恶露水去煎。一则能止血，二则能还元。试看一切呃逆证，与此最相关。虽未近房室，亦是亏本原。不挽黄河水倒流，不能运转大周天。三花怎聚顶，五气怎朝元。女人有此证，尚觉易周全。女人血当家。男人血不足，治之实甚难。吐血之证亦如此，吐血之症，亦是女人易治。故为尔等再传宣。

山中之药能壮筋骨，服壮之人宜用

山中物件骨力坚，穿山跳涧他无难。人生软弱不能行，得了此味便立痊。虎骨能硬猴骨软，软硬适宜最便便。鹿角属阳龟属阴，阴阳相济最娟娟。花蛇乌蛇除阴湿，鹰爪羚羊能透穿。纵有补气补血药，不得此味总不坚。我今敬劝司命者，必须山经读一篇。

水中之物能眠阳，虚痨之人宜用

水中之物能眠阳，虚痨之人宜细尝。蒲藕清

脆真肥齿，菱菱角芡鸡头子 甘淡堪润肠。荸荠
地梨荸荠之类共为粉，紫菜白菜并煮汤。海马海
狗能兴阳，恐恣游子之邪荡。海蛤海龙能滋肾，
独助修士以行藏。年幼学生，坏此症者不少，沙
土炒焦为末，黄酒下，其功不在紫河车下。再吃
龙骨以固本，再饮鳖头以垂囊。沙土炒焦，黄酒
下。庶息后起之相火，即返固有之元阳。

海龙能补阴回阳

人有肾虚忽脱阴，浑身大汗似雨淋。我用
海龙一两条，沙土炒焦为末匀。黄酒烧滚凄下
哈，须臾时节即回春。较之草头药万倍，其功
不下海东参。人说河车紫河车力更大，镇店集上
何处寻。不及此药容易得，且治遗精妙如神。

平地有二物，亦能眠阳

黑猪鞭子黑牛鞭，藏在丹房固下元。沙土

炒焦研细末，酪酼一醉杏花天。黑狗鞭亦然。

养病歌

大病只宜治八分，治得八分好温存。虽有
余波莫用汤，或丸或散最为良。只吃二分善将
养，全靠米面为主张。饮食不妨任所欲，或咸
或淡不宜拘。纵然适口莫浪食，只吃八分便已
足。鸡鱼肉蛋莫轻尝，青菜稀粥养性王。美酒
美色休轻看，一若看时后悔难。病若好时莫贪
眠，一贪眠时便流连。病若好时莫妄动，一妄
动时生毛病。病若好时莫妄餐，亦妄餐时病淹
缠。病若好时莫生气，一生气时病难治。病若
好时莫受风，一受风时病又生。病若好时莫受
寒，一受寒时病又添。头上有汗莫出门，身上
无衣莫浪眠。久病之人多虚热，生梨生藕时一
啜。久病之人多好馋，美味美果时一餐。蜻蜓
点水不宜多，用得好时养太和。我说这话皆经
过，养病之人细吟哦。

蠢子医卷三

阳夏龙之章绘堂甫手著
榆山朱名焰潜斋甫
秣陵杨凌阁仲唐甫参订
阳夏毛世型特立甫
襄邑施景舜虞琴甫

阎松墅济源甫
于建章黼宸甫
秣陵　　　　　校正
张三宝鼎实甫
邓汉东林春甫
侄　金门君由甫
孙　镇川兑山甫付印
侄孙浚川晴澜甫

杭州　董志仁　校刊

调气总歌

人有如此大躯壳，必有一气通橐籥。有时窒塞不能行，便如关口上关钥。有一少妇气不接，实因寸口气壅遏。寸口上窜人不知，愈用补药愈塞着。我用风药泻上焦，顿觉中气皆通和。试看百川长流水，那有一节忽干涸。若有一节忽干涸，必是其中有阻遏。我尝治这病，不是上焦去涤荡，便是下焦去疏凿。一通关口便流利，那有一气接不着。至于大脱与大下，实该用补药。此本人人所共知，何烦予言去聒聒。可知世上气不接，多是有阻遏。如果脉上分清楚，只在应弦那一拨。况乎古来治气亦不少，原非片言所能约。有用枳朴去荡涤，有用硝黄去疏凿。有用归芍去平肝，有用肥甘去扶弱。有用五味去收敛，有用椒茴去引却。有用诸香去透发，有用旨酒去斟酌。有用升柴去提拔，有用金石去坠着。此皆一切调治法，不仅参芪大补那一着。如泥参芪那一着，恐失人身之太和。后学须要记心间，切勿置之于高阁。

丹溪治病以调气为先

丹溪治病有要诀，调气更比调血切。气血原来是一家，何为于气独昭雪。百病皆自气中生，百病皆自气中掣。气于一身上下行，一有窒塞便横决。其始皆因寒与食，热则流通，所以结火者甚少。窒塞久了便成热。百病发热皆由于壅郁，但有虚实之分。冲入右胁必挟痰，苍术二陈多用。冲入左胁必结血。桃仁、红花、生地、赤芍、白芍多用。结血之时金丹用，挟痰之时牛黄撒。冲入上焦头必懵，流入下焦便必热。冲入上焦兼风治，流入下焦将水竭。我今已七十，始于医理皆洞澈。气血虽然是一家，总要气上去调燮。今日谨告小后生，全在此处悟真诀。

治病以调气为主，即调血亦调血中之气也，故以调气名之

论人气血原两停，一入治病分重轻。无论病在气分宜调气，即在血分调气一样同。调血中之气。试观圣人治天下，乾纲独振天下平。吕后武后虽临朝，亦借汉唐以为名。可知阴阳大造理，无阳阴不化，无男女不行。惟有阴虚阳亢证，养血滋阴亦有功。但是回头便须转，补养脾胃为正宗。如泥养血滋阴药，必致人人九泉

中。滋阴之药虽期速效，多服则伤脾，减食有必然者，但看饮食减少，急须温补脾胃，兼行气清金等药，方为得治。

顺气、调气、下气有三法，惟下气为最难

顺气三法君须记，惟有下气最不易。下法不必定大黄，能到二便便是地。到了二便气流通，诸药并此显神异。有了阳药气上行，有了阴药气下坠。此处本是性命关，气不流通药如寄。中气不通用牵牛，人有痴憨健忘，宜用一二分。肾气不通斑蝥利。用一二个。水火二司惟肉桂，十二经络巴霜备。只用丝忽。不论虚实与寒火，略略加些便殊异。还有多药与帮扶，宿砂、豆蔻、大戟、山甲、小茴、川椒、轻粉、沉香、赤石。不及此味总为次。好如邓艾渡阴平，从天直到地。好如韩信出陈仓，千里一时至。此个方儿甚是好，不会软来翻谓戏。

年老有积，亦当攻伐

人有积聚滞当胸，勿谓年老不可攻。攻去积聚能饮食，不过十日便肌丰。不然淹淹缠缠三两月，元气消烁终成凶。我尝积滞略停胸，全不置之于意中。能饮能食复何害，到了两月寒热增。即用大黄三四两，酒煮饮之立时轻。又用大黄三四两，酒煮饮之彻底清。若是起头便荡涤，何至两月始决痈。幸是元气未消烁，犹得转败以为功。又尝治一烟鬼已成翁，上下烟油滞不通。我用硝黄三两余，他意首鼠不肯庸。迟至数日受不过，只得用此尽力攻。连吃两付全不动，吃至四付始全通。但是正气支不住，即用洋参四五钱扶当躬。吃了一付能饮食，吃至数付气熊熊。可知疾病只要能去了，元气一回寿无穷。切勿效那噢咻小先生，护养余疾以成凶。就是再加药味去荡涤，未必春意乐

融融。

年老积聚，停滞中宫，轻则消导，重则速行，万勿迟延，护养余积。若牵延日久，元气一损，补之不得，泻之不能，酿成不救，必得医者临时确有把握也，镇屡治屡验，故敢笔于篇末。孙镇川谨识

年老补泻并用，亦是治法

老年气弱甚可怜，往往结滞上下缠。再说补气去和他，如此结滞何自梭。再说泻药去打他，如此气弱怎回旋。不如补药带金丹，使他一气运周天。大似元祐调停法，目前之计此为先。补药得力泻亦得，主人正喜通神仙。调停不可治天下，以之治病有真传。若谓元祐法不善，却是药王大法船。

老人疼痛多是气虚生痰

老人气虚恒生痰，不流四肢便胁间。流入两膀痛彻骨，闭塞气道不能穿。即用热麸热砖拓，两手渐渐生风寒。流入两腿气滞内，未从走动便筋酸。流入胁间似有积，出气回气时塞砖。即用苍苍术半半夏与陈皮，砂仁芥子当饭餐。外贴二乌川乌草乌生用芎川芎归当归膏，一切滞气尽皆宣。时候久了气流通，便无痰涎作祟缘。间有夹寒夹气夹食积，总以痰证为主权。

治病先治肝

诊脉下药虽已全，左手颇较右手难。右手一脉管一部，左手多个心包三焦款。命门相火出入由此路，心是君火，命是相火。实较右手多一班。肝属风木本是贼，肝者，六经之贼也。乘此猖狂生事端。小肠原是肝下口，肝肾原是一家。或消或散亦不难。人家治病先治脾，我家治病先治肝。入手下去先

擒贼，纵有不平病易痊。我家治病无他奇，每于此处寻病源。小小蒙医多不识，故为尔等细细言。

按：初病平肝者多，久病扶脾者多。孙镇川谨识

杂病多在阴分，宜从阴分寻出路，大病久病亦然

杂病多从阴分走，下至涌泉上至首。上下奔腾十二经，多是命门火辐辏。冲入上焦喉必呃，横入中焦肝不透。流入下焦夜必热，时候久了皆不救。况当午会火已极，风从火上来，火从风上就。上下表里皆是热，不得金丹总不救。加上风药便腾达，十二经中皆能透。解表又解里，行左又行右。不比寻常用大黄，大黄只行身之右。大黄多走阳分。如此病症走阴分，使他通行总挂漏。纵加醋酒来调和，较之金丹总是后。况且人情甚浇漓，不是好色便好酒。私心杂念从此起，一切外物俱能诱。诱出元神不当家，戕性斧斤刷骨帚。积成垒块不能达，寒热温凉件件有。如此病症在阴分，舍了金丹无可救。不用此药必不灵，我尝备此作圭纽。上下表里俱腾达，寒热温凉一齐救。病疾皆从积滞生，得此一付若神佑。大病久病俱如此，不如此治总挂漏。只缘左手多三部，病疾多从此处走。时下盲医多不识，只从胃中去解救。以为胃为水谷海，时候久了病必凑。加上大黄用药行，以为一付可立就。岂知病不到此命已极，何如一诊左部先下手。一见左部有毛病，即从此处去解救。上焦有病加风药，驾御金丹上下走。中焦有病加白芍，风药如旧。接住金丹上下走。下焦有病加斑蝥，风药如旧。以今日之病，皆从风起也。引入金丹上下走。上下一走病立止，何必胃中去等候。驱除病疾亦多门，小肠原是肝下口。一切阴分之病从此出，不待行胃已驱走。此是斩关夺隘法，只消一付便解救。若得胃中去开门，恐怕人命多不寿。

金丹亦能解表

凡人一切受风寒，头痛身懒骨节酸。风药一壅齐上前，太阳之症可立痊。但是胸膈不利甚，不得金丹总不宽。金丹虽然有巴豆，巴豆属阳，通行十二经。风药驾驭入肾肝。一切表证俱能解，病不引邪入胃间。大黄引邪入里，此则不然。我尝治些表实证，胸膈不利他为先。或喉咄，或心疼。今日风寒大非前，六经涌动在表间。不是下焦结肾里，便是上焦结心端。中间胃家全不实，多赖此味上下宣。此是吾家创治法，古人并未入笔端。今日告尔解表时，亦有靠他作仙官。

治病须要兼风药

治病须要兼风药，不兼风药不合作。人之姿质本五行，金木水火土，皆是实的。人之运气由六合。风寒暑湿燥火，皆是虚的。六气皆以风为本，一呼一吸通囊籥。我初治病不谓然，往往置之于高阁。孰知人在天地间，无非大造所磅礴。况属肝木原是贼，每于人身肆狂虐。素问皆是大圣人，尤于此处言凿凿。风者，百病之长也。《素问》曾屡言之。试看一切虚寒证，加上风药便绰约。荆芥、防风、羌活、独活之类。一则能升提，二则能损霍。再看一切实火证，加上风药便引却。前胡、柴胡、升麻之类。一则能发散，二则能开拓。我今始知风药为最灵，不用风药总脱略。譬如做文章，之乎者也为关钥。譬如炼仙丹，嘘嘻咨咦为鼓橐。始知从前治病理，不得精微皆糟粕。以后要读南华道德经，元空妙理为上着。

治病风药断不可少

人生治病皆有偏，一切细密难周全。我初

治病脉清楚，虚实寒热得真传。一看虚实寒热证，便将温凉补泻诠。至于一切除风药，全不置念在心间。间有受风甚显然，始加发表四五钱。中年悟澈五运六气理，始知人生受病风为先。以后治病开方子，必于风药加检点。寒证便须苍苍术　麻麻黄羌羌活防防风用，热证即将二胡干葛添。只因一身之病皆由气，气若到时风自钻。必加此味始通灵，好如熊经鸥顾在眼前。必加此味始有力，好如抽坎填离在心间。可知妙手空空尔，登场傀儡一线牵。治病岂必在实际，八万毫毛皆能宣。但置风药三两味，便是虚医到身边。

肝经虚弱，反生横决之病，非补不行当归、川芎肝经主药，因其滑肠，故不用。熟地亦然

人生横决肝最多，吾尝立有平贼科。忽遇少妇虚寒甚，亦有胀泄诸病魔。吾为诊脉肝愈极，实与肝肾有同疴。但是治法大不同，大补甲乙始无讹。兼之肾寒无有火，不能滋养萌芽长枝柯。因用吴萸英肉与故纸，肉肉桂附附子二术苍术白术紫苏搓。小茴、川椒、茯苓、半夏、升麻之类。大培命土使根牢，不得横决起风波。古云肝属风木喜条达，不宜攻伐用太阿。吾初不服今贴然，始知古时肝肾虚寒多。不似今日因风来纵火，一不降伏立起波。今遇少妇用大补，不敢与肝再操戈。可知治肝之法亦不一，不得泥住平贼科。平贼之义出圣人，圣人致治日日新。有时用征伐，有时用和亲。征伐之义我为主，和亲之义他为臣。虽说治道有升降，以之治病定出神。不从此处去翻案，必泥平贼为正论。可知医道要活泼，那有万病不回春。肝经虚寒，反生横决之病，实不甚多，间或有之，脉理不清，治错者不少，故为此歌以救其弊。

肝木虚横，只宜补脾，脾土一旺，肝自收敛，不敢与土为敌矣。虽不补肝，而补肝之理自寓焉

肝木太旺宜泻肝，泻得肝时脾自安。肝木虚横只扶脾，扶得脾时肝自持。况乎补脾必补命门火，命火一旺肝自左。只顾儿火日兴旺，无暇与土再操戈。吾初不知补肝法，谁知补脾更比补肝嘉。补得脾土如山岳，肝木根深自结花。

肝经治之不得，宜从脾土下手

吾言人家治病先治脾，吾家治病先治肝。看似治病无主见，岂知肝木兴旺最易痊。虽说为贼能克土，亦能生火补脾元。纵有天大病，或清肝，或疏肝，或平肝，或和肝，略加补益入胃里，一切百病皆能安。若是肝木有也无，恐绝脾土生化原。其脉必懒散，其人必凋残。温之不能起，凉之不能堪。补之无有力，泻之不能甘。以其命火无生气，不能运转大周天。为从有了病，淹淹缠缠滞脾间。可知风木摇动虽不好，若无根柢也是难。必须补益好先生，细细治之方周全。

头上诸证，以牛黄散为主要紫金丹亦可

人之一身顶最高，非风非火不能招。火性本炎上，风势往上飘。论治头上证，散风除火是根苗。但恐滞气壅塞住，不得牛黄牛黄散总不消。我尝细思头上理，必得清扬若羽毛。清扬之药，上至头目。或清空，或发表，荷叶一枚作引牢。牛黄虽少亦将军，中有巴豆霜故也。十二经中细细调。上至昆仑下海底，透澈心神与肾交。此等病儿中指定，脉气上冲入云霄。直贯中指

故也。不论喉咄与耳聋，不论发颐并眼眊。皆是中气滞不通，壅塞风火往上飘。不得牛黄为主药，焉能圣德醍醐贯顶高。

头上清凉发散，必兼流行始妙

凡是头上火与风，清凉发散是正经。不使牛黄牛黄散与金丹，方子虽好总无功。清凉反使火激住，发散反使心胀膨。必得二药为经纪，清凉发散始流行。头上有火便下来，心中膨胀顿一清。但是二药宜斟酌，宜多宜少宜从容。方本吾家屡试验，故敢注之为二铭。

如今病以治风为主

如今人心最不平，不得厉气总不中。况当午会火已极，火已极时尽是风。今病尽从风上起，不痛治风总不灵。吾尝诊脉细看症，不是头懵便耳聋，不是喉呃便眼红。明明皆是风证见，如何皆用凉药清。治火定然风束住，治风能使火外松。治火不过为辅佐，治风定然作主盟。病轻二麻天麻麻黄二活羌活独活自能已，病重必须蝎子与蜈蚣。再加金石往下坠。再加金丹往下行。重用厉剂方能愈，不如此治病难轻。大抵运会使之然，吾尝以此为先锋。

头上诸证，亦有阴毒结就

一切头懵与头疼，一切鼻衄与眼红。任凭百方皆治到，不见丝毫有重轻。皆是阴毒结已久，不用毒药总不中。我尝调和二将军，一遇此证为先锋。若是下头有不顺，加上斑斑蝥麻蓖麻往下行。若是上头有不顺，加上马钱往上冲。上头下头俱流利，那有内毒不外松。况且风药大使用，一窍通时百窍通。任是世上修行客，不过千窍万窍共玲珑。纵有一切小阴翳，焉能滞隔药王大和衷。

牙疼有假火

牙疼恒作火来看，亦有似火实是寒。虽然面肿只半边，不是面上都肿完。虽然疼时有不疼，不是一疼无休端。疼痛无休是真火。此皆湿寒生风热，逼起无根火上窜。只用清凉去解散，不用引火去归元。细辛防风能散湿，肉桂熟地往下牵。往下牵时用肉桂，不使附子往上参。附子之性无停留，浑身疼痛是真诠。不可二味一齐用，使他上下无边堰。此症皆用水酒煎，因他性温能散寒。

治咽喉诸证，宜分虚实

喉证虚实治不同，实者宜针宜针乳蛾头尾，莫针中间。虚莫攻。甘甘草桔桔梗三黄黄芩、黄连、黄柏、黑栀子。治实证，虚只元参并麦冬。量加四物午后重属阴虚，加四物汤。四君子，午前重属阳虚，加四君子。每从桂附去收功。气血虚甚，必用金匮肾气丸、八味地黄丸始能收功，以二药之功有肉桂、附子故也。

以上数方，有出自己见者，有出自传闻者，有出自别书者，皆百发百中。自记

咽喉两边有硬根，多是阴毒结就成

有一幼妇请我治喉咙，我一诊脉是寒风。但用热药痛出汗，三月之病一时清。隔了数月又不好，这回两边时硬疼。日日吃饭亦无碍，但觉时候不冲融。我用大热一两付，以为药到必成功。谁知吃了全不效，知是阴毒结已成。从此不敢用平药，只用毒药细细攻。毒药不过三几味，搀入丸药使除风。吃了此药喉便痒，数日之间即成功。第一用山甲，第二用全虫全蝎，第三用郁金，第四用明雄。第五用棱三棱术文术，第六用蜈蚣。小小方儿即能愈毒症，即藉毒药攻。从此治喉咙，恒以此药为先锋。任是

喉强如树皮，无不得此便成功。如今喉证多有毒，较之往日大不同。以后临证宜细酌，专靠平药必不中。

治今喉证以除风为主

咽喉不利最多端，总以除风为大关。阴风入骨寒入窍，阴寒在内难骤宣。时候久了起疙瘩，疙瘩坚硬皮不丹。或白或紫或淡红，仍是阴寒伏里边。虽然发热成毒火，因寒作热。总是阴热往外钻。正当乘机去发散，透出毒火是真诠。多用风药为上策，少用清凉为正端。多用风药必上壅，加上葶苈麻杷枇杷叶往下牵。少用寒凉恐束住，加上肉肉桂附附子引归元。此是治喉真妙诀，如今气运最为先。我尝治眼科，必以此方为神丹。我尝治头疼，必以此方为仙丸。喉证亦从头上起，舍了此方必不占。试观古人治喉咄，必用郁砂往下传。郁金、朱砂加巴豆霜为丸。试观古人治肾寒，必用辛细辛附附子往上宣。可知少阴通喉咙，少阴肾经上通喉咙。上焦风火下焦剡。一切上壅下不来，不透肾经总不安。巴霜、细辛、附子皆能通肾。我因时下喉症甚是危，不得不将此理再传宣。

少年人喉疼多是寒证

一人喉疼并喉干，愈吃清凉愈不痊。一日请我去看看，我言皮色不变喉不丹，必是少阴受风寒。况且脉道甚迟迟，那有真火往上窜。君必身上时发冷，君必骨里略带酸。看君成室必不久，以致喉证甚流连。他言正是如此无别说，年前已度玉门关。即用肉桂八味与之食，大加风药天麻、白附子、僵蚕之类除内寒。只吃一付便能愈，何用外处寻金丹。

有咽喉忽肿作疼，饮食不能下咽，但此证实火易治，而虚火难医，实火世医皆有妙方，即用桔梗、豆根、芩、连、花粉之类，治之立消。惟虚火乃肾火，不能潜藏于命门，浮游于

咽喉之间，虚火惟夜重于日，清晨反觉少轻。若实火清晨反重，夜间反轻，实火口燥舌干，虚火口不渴，舌滑，以此辨之，断不差错。余用元参一两，熟地一两，麦冬五钱，萸肉二钱，山药五钱，茯苓五钱，五味子一钱，白芥子三钱，好肉桂一钱三分，青盐少许，煎服一剂。痛除肿亦尽消，则龙雷之火，有不归根于命门者乎？绝胜于八味地黄汤也。倘喉肿闭塞，滴水不能下，方用附子三钱，破故纸五钱，撞细末，调糊作膏药，贴两脚心，以火烘之。一时喉宽，可以服药矣。屡试屡验，真奇方也。孙镇川谨识

妇人喉证因阴虚而得者不少

妇人阴虚亦最多，一受寒邪起乳蛾。浑身壮热不能止，以为风火定不错。多少盲医无识见，动将甘桔去搜罗。不是牛子加射干，便是元参并薄荷。以治风火甚是好，以治此证错又错。此证皆自房中得，肾水亏损立起波。不用肉附八味丸，不能治此双乳蛾。若能初起即嚼桂，亦可补此少阴科。再说闺中待嫁女，亦有此证若沉疴。不于此中讨消息，动将甘桔去止遏。岂知描鸾绣凤多闲暇，蝴蝶一梦起风波。愈吃此药愈不得，皆是同室暗操戈。生此门者死此户，几个人儿知清楚。古人立下地黄汤，原是此证真妙着。我见人命多丧此，故将此方再吟哦。此症因风火而起者固多，亦有因少阴亏损而然者，人多忽焉而不察，往往命染黄泉而不知，甚可哀也。故再笔之于此。

阴蛾之证，肾水亏极，虚火浮腾，不能归原，看似蛾而非蛾也。若早晨痛轻，午后痛重，至晚而痛更甚，得热则快，遇寒则加，方用引火归原，而痛顿失。萸肉六钱，大熟地一两，麦冬一两，川膝钱半，车前子二钱五分，五味子一钱五分，好肉桂一钱，附子三分，青盐一分，煎服立愈，此方大补肾水则火息，引火归元则痛消也。孙镇川谨识

风火上壅，咳嗽不已，在本人皆以为寒，岂知因湿生热，因热生风，往往如此，不可不知

咳嗽之证亦多端，不必定是风与寒。风寒之症哑喉咙，发表温中自能痊。若是风火往上壅，愈吃热药愈不安。他说他是寒利害，我一诊脉脉上攒。大加风药清上焦，射干葶苈滑石连。再加蓖蓖麻杷杷叶往下行，二芍赤芍白芍大戟入肾肝。连吃两付便能愈，方知上头风火下头剜。因悟先兄好酒热上赞，大清风热始得安。不用十枣十枣汤泻下焦，湿热转眼往上翻，可知一切上壅证，必要下焦去透穿。下焦透穿病自已，此是湿热大证见。若是痨嗽大不然，痨嗽全凭补丹田。丹田补实病自已，肉肉桂附附子吴萸引归元。熟地萸肉并山药，宿砂益智乌梅兼。此是归根复命大治法，何至睡倒坐不安。吾尝作有痨嗽诗，正可与此参一参。

隆冬骤得寒嗽，皆是风毒为祟，治以马钱丸为最

治病透字最为先，不得透字总不占。在表宜透发，在里宜透穿。一毫有不透，即有一毫不安然。吾本无甚病，惟到隆冬嗽忽添。即用马钱服壮丸，马钱用法甚多，随人所加。加于治嗽药中，即是马钱服壮丸。脱了衣裳拥被眠。初时不见有动静，二更时节忽战战。上至巅顶下涌泉，似有微汗欲外钻。忽而嗽大起，忽而数吐痰。须臾之间即安然，从此再无病来缠。可知病疾皆从积滞生，有风积，有寒积，有气积，有食积。不得透字总不占。无怪老陈已八十，朱仙镇人。终年制此马钱丸。以为病自毛窍入，必自毛窍宣。我初意不解，时候了得的端。试观市上甚重英雄丸，那有人参入其间。不过生乌一大块生川乌，治里好了治沉寒。彼治沉寒甚有力，此治风毒如刀剜。我今封他为将军，使

他四外去开关。如今风毒甚是多，不得厉剂必不占。

证杂药杂，有先后递用者

病杂药亦杂，必与合处见精佳。亦有病杂药亦杂，必与分处见权拿。虽然一付药，有合有分始无差。我尝治一伤寒证，见了药水便肠滑，平素不论补泻药，一入肚中便泻出。汗从何处发？且是肝经滞而热，不得破药不合法。如此病疾甚别致，纵有仙人亦难去治他。我用参党参术白术苓云苓草甘草三生引，方见首卷。细辛白芷共升麻。俟他浑身汗出后，再加金丹破肝家。加入煎药汁中。只是一药分补泻，有先有后便堪夸。可知君子时中理，一用药时自知嘉。

白露前后病同治不同

一年之病秋最多，凉茶凉水夏间哈。人受热极便欲寒，寒一束住病立作。不是哕呕便是泻，不是痢疾便是疟。初得之时皆是火，利湿清热是正着。时候久了便生寒，仍是前病要变药。白露以前一样治，白露以后又一科。或是补泻一齐用，或是寒暖交相和。前日猪苓滑石好，今日茯苓赤石摸。前日柴胡前胡切，今日羌活独活搓。前日黄芩黄连入，今日干姜干葛合。前日栀子连翘煎，今日山药萸肉嚼。同此一节治不同，莫谓吾人好前却。休慌忙，须斟酌，不可泥住前方为妙着。吾尝于此细忖度，时候久了便生寒，时候久了便有错。多少年老与杂疾，竟有以此致沉疴。只因不知如来转法轮，以成今日之子莫。

夏秋吐泻交加，虽甚危殆，补药宜慎

从来吐证用硝黄，泻证升提是为良。若是

1037

二证一齐见，必须术白术苓云苓补中央。如今治法大不同，再用此法便不良。只因毒火如胶膝，沾住肠胃不光堂。若用术苓必立起，反与敌家赍之粮。何如六一六一散加牛黄，牛黄散。凉水饮下渐渐康。再哕再泻亦不妨，肠味涤尽永无殃。生梨生瓜且咀嚼，略饮面水便回阳。何须术苓四君子，斗起病来反着忙。我尝细思治病理，始知世道宜酌量。

病寻出路，宜顺势而导之

病寻出路人不知，只要尽力以送之。本在脏腑里，今忽到眼前。本在脏腑里，今忽到鼻端。本在脏腑里，今忽到喉间。即此便是他出路，只要尽力与发散。即此可悟，治眼之理。或清散，头懵头疼，多用升柴、前胡之类。或热散，喉咄寒嗽，多用麻黄、羌活、独活之类。不是除风便化痰。有寒风，有火风，有寒痰，有火痰，宜分别治之。如若大凉与大泻，大凉恐有以激之，然亦有用之者，关脉实有用酒军醋军者，若尺实则不拘乎此矣。恐于此处不甚甘。凡治上焦病，大约如此便能安。若是下焦寻出路，不用导法便不安。本在脏腑里，今忽在茎前。本在脏腑里，今忽在膝前，本在脏腑里，今忽在脚端。即此便是他出路，只要尽力与疏瀹。或滋肾，或平肝，不是和血便化坚。有用斑蝥下之，有用肉桂引之，皆是要着。如若大补治鹤膝风，有用防风一两，炙芪四两，大汗而愈。与大提，有阴虚下陷腿疼者，用升柴二活而愈。恐于此处不相干。凡治下焦病，大约如此便能安。譬如横客来，与主不相安。只要疾速送门前，宜用量天尺，治上焦之病。宜用下水船，治下焦之病。即此便是小神仙。

病在上取诸下，病在下取诸上，皆是要着

人病往往在中州，指脾胃而言。不是上出便下流。既从上边出，便从上边援。吾尝作有吐法歌，不可不讲究。用六一散、牛黄散以吐之。但是世间呕吐者，几个下边若行舟。不是水不流，便是屎不周。若要求来历，必于此处进一筹。再加行药方得。既从下边流，便从下边搜。吾尝作有导法诗，不可不讲究。有用承气汤，有用十枣汤。但是世间泄泻者，往往上边塞砖头。不是气凝胸，便是痰壅喉。若要求来历，必于此处进一筹。须要大开胸膈。人家请我去诊脉，便当上下细细搜。不可见病便治病，以为门前作应酬。此与病寻出路诗，似乎不相伴。言之各有当，讲了这头讲那头。

治病须要顺时令

霜降以后皆是寒，那有一人炼仙丹。不是苍苍术麻麻黄去出汗，便是肉肉桂附附子暖命元。不是五味五倍收散缺，便是党参黄芪提上颠。于今已两月，未曾一人用芩黄芩连黄连。因忆麦榸烂，没好汉，尽皆湿热冲上天。不是六一牛黄散，便是嚼化冰荷丸。那有大热与大补，不过清凉二字为主权。故我录之以示人，寒热之药皆能随时作金丹。

治病要临时得窍，不论好歹药

治病总在临时恰中窍，药不中窍总不妙。有一孕妇将分娩，妄进补益塞气道。胸中噫气不能止，我用牛黄甚是妙。牛黄散中有巴霜。只和滑石哈两口，其人惊喜若再造。大泻湿水而愈。又有孕妇将分娩，妄进补益塞便道。日饮凉水不能止，我用金丹甚是妙。紫金丹中有巴霜。只用滑石哈两口，其人惊喜若再造。大泻胶糖而愈。可知治病无奇方，只要临时恰中窍。好如瞎子遇仙桥，好如迷人得大道。

治病有标本之殊

从来治病有两般，泥住一边便为偏。我尝

治一士人病，本是久泻不能餐。忽染外边火，顿而喉不安。我一诊脉是虚火，便用肉桂往下牵。一身之病皆治着，引热下行便还元。他兄一见为太热，只用酒连治一边。虽然能暂愈，与他本底全不占。他兄言之甚得意，我只置之若固然。可知医道甚是大，治本治标皆能痊。必须本原尽澄澈，方是圣人之十全。

心中虚满与实证不同，只宜空中着眼，方见手法，又有隔二隔三治法，不可不知

人有虚满往上壅，实无一物在胸中。不是寒来便是火，不是气来便是风。只宜扫去浮云归洞壑，不可硝芒硝黄大黄用大行。辛细辛芷白芷能散寒，荆荆芥防防风能除风。火宜用芩黄芩连黄连，气宜用橘红。只要上焦无壅滞，便可妙手称空空。可知人身之气如橐籥，原无一丝滞不通。有了一丝滞不通，便是呃逆贯当胸。如若下焦与中焦，或可峻剂用力攻。至于上焦有不顺，只宜妙手去荡空。不是先生不着紧，必以此治方可澈底以澄清。亦有引入海底归洞壑，亦有坠入丹田作主翁。此又纳入须弥穴，此又降入水晶宫。医道玄远妙无穷，岂可狃于子莫之执中。

腑病治脏，脏病治腑，原自相通

哕呕原因肺经壅，有时全不关肺经。我尝治一伤寒证，只二尺胶不行。我用金丹与芒硝，下焦大肠通时上自通。肺经结粪原因大肠干，有时病不在腑间。我尝治一肠秘证，只因肺虚不能传。多用潞党与当归，元气一旺立时宜。因悟肺逆不止用牙皂大肠药，大肠原与相应叫。因悟小肠不通用菖蒲心经药，心经原是他枢要。因悟下焦大肠干燥用黄芩肺药。华盖肺

滋润为善道。此本表里不相离，好如男女夫与妻。纵隔千里总一家，那有芝兰参与差。

脏腑之病不同，治法亦异

现在之证皆自六腑来，久病必定五脏裁。六腑之病浮浮治，五脏之病深深推。浮治不必论上下，那边有病那边开。久病便须上下相叫应，这边有病那边猜。吾言治病治上下，大抵多从五脏来。五脏病脉恒皆出本位，六腑病脉只在六部该。亦有久病新得时下症，时病端自久病来。此又病症多变化，病过七日，多有变化。还要脉症细细推。

中秋人有疼痛哕泻，皆是伏暑未尽，看似寒证，不可遽以寒论

凡是肚疼必多寒，惟到中秋细细参。中秋时节寒虽来，夏末余热未尽殚。不是吐泻交相杂，便是疼痛不能堪。吐泻疼痛虽利害，不可遽作阴寒看。只宜四物加白芍，只宜六一带金丹。只宜甜梨与西瓜，只宜醋麸与热砖。只宜糖红糖酒水酒炒山楂，只宜雷火罐子搬。纵有脉理好先生，不可到此生事端。一诊脉理便颠倒，虚实寒热尽茫然。只因暑伏脉亦伏，不能洞见真病源。我尝治此千千万，始敢如此胡乱言。不如按住伏暑细细思，不如按住秋初淡淡观。只用浮皮创痒方，便可一付把病剜。如依脉理去调理，误了人病自招愆。中秋之时，伏暑未尽，治法以此为例。

按：中秋腹疼，吐泻兼作，皆因伏暑寒热郁滞于中焦。盖邪在上焦则吐，在下焦则泻，在中焦则吐而且泻，故脉虽沉伏，而不可遽用热药。此因伏暑而致吐泻也。用黄连香薷饮为最稳。若暑湿积聚，停滞于内，而腹痛者，宜推荡调气，利湿为主，不可与前症同治也。孙镇川谨识

寒哕火哕，皆因气虚统不住，宜健脾为主，余只带治

七月间，断不可用此法

古言哕症有寒热，皆从饭后去决别。食远犹哕便是寒，食近即哕必是热。如今气运大不然，寒热皆从饭时决。我尝见一人，六脉冷如雪。吃了一口哕一口，心中全无一点热。我用热补齐上前，始得一付心熨贴。连吃数付已大愈，后因嚼桂病转烈。吃了一口哕一口，又请我去把病阅。前日之哕全是寒，今日之哕尽是热。只用前日大补方，删了热药带凉血。加上白及与白芍，一见清补便回辙。不论饭近与饭远，寒热皆从当下决。可知百病胥随气运转，不得执住古人无二说。

按：呕吐有食入而即出者，乃肾水虚，不能润喉所致，是有火也。若久食而反出者，乃肾火虚不能温脾，因脾寒而反出，是无火也。欲治反胃呕吐者，理当从肾，详辨有火无火之分。如无火而反吐，宜用萸肉五钱，大熟地一两，茯苓三钱半，泽泻二钱，丹皮二钱，山药四钱，肉桂一钱，附子一钱，水煎服，即八味汤也。治有火反吐，方用熟地一两半，萸肉五钱，山药八钱，泽泻三钱，丹皮三钱，云苓五钱，麦冬六钱，五味二钱，砂仁二钱，煎服，即麦味地黄汤也。二方临证加减，治反胃呕吐，实有神功。又有呕吐倾胃而出者，必伤胃气，胃气一伤，多致不救。然亦有寒火之殊。有火者用姜黄连三钱，云苓一两，潞党参二钱，砂仁二钱，无火者用白术一两，潞党参三钱，干姜三钱，丁香二分。若下泻者，俱宜加车前子三钱，一剂即可奏效。凡遇此证者，总以先固胃气为本，缓则脾败主亡，虽有灵丹妙手奚施哉？孙镇川谨识

治疟以平肝为主

一切病证皆由肝，况乎疟疾据之为主权。

虽说湿痰恒在脾，不治肝经总支离。青皮能散肝，山楂能调肝。桃仁能平肝，醋军能行肝。看似一洗脾经寒，不透肝经总不完。如果食水泻不下，再加金丹便能罢。金丹能泻阴分食水。亦有肝盛脾经弱，须得补脾那一着。苍术半夏能燥湿，宿砂干姜能去恶。补得脾土与肝齐，他自不敢妄支离。亦有肝寒脾亦寒，脾寒未有不虚者。必用肉肉桂附附子补脾元。补得脾土如山岳，肝木根深蒂固盘。纵有狂风来相摆，德厚无疆摇动难。老疟子、虚疟子，多补脾土而愈。亦有肝经郁滞脾不开，只在皮里为祸灾。大加苍苍术麻麻黄去出汗，肝木调达上不来。亦有肝经抑郁湿寒水，不在皮毛在脏里。看似伤寒一寒一热，有似伤寒，实是湿水为病。莫出汗，大泻湿水病自已。宜用甘遂、大戟之类。亦有肝经抑郁痰停胸，二寸头上似虫行。只用截疟丹导痰，截疟丹方用土信一两，绿豆粉面四两，共研细，分作四百付。大人每服一付，小儿半付。凉水送下，先一时服。忌饮热茶及一切温热之物。附注。导出痰涎病自完。可知疟疾寒热皆在肝，总以平肝为正端。有时肝经平不得，还须他经善周旋。他经周旋肝自和，终以此地为橐籥。

前后疟痢平肝两论，平肝者，即所以和脾也。脾胃一和，湿痰自解，疟痢可去矣。镇治此证，屡试屡验，无不奉此为主臬。孙镇川谨识

疟疾不易治，要有把握，以伤寒瘟疫杂证括尽治疟之理，是我家创治法

如今疟疾甚是多，治家尽是胡乱摸。初起即作伤寒治，在表在里分清楚。在表便去透发汗，无汗要有汗，有汗要无汗。在里补泻有两科。宜补宜泻宜利亮，宜补宜泻，要拿住病，不然反觉利害。不必婆婆妈妈去开拓。半表半里宜化痰，大除痰饮是正着。以常山不二饮、

十枣汤为例。亦有初得之时甚狼狈，温凉补泻一齐搓。虽然用药甚是杂，按脉切理那里错。此病便作瘟疫治，俟他少轻加截药。不俟少轻，必截不住。时候久了即作杂证论，不必泥住湿痰疟。温凉补泻各有脉，加上治痰便不错。无痰不作疟。但治此证宜狼豁，先去截头为正着。凡病皆宜截头。若是截头用狼豁，一付两付便如初。只因此证来里猛，他用虐时我亦虐。疟者虐也，要顾名思义。即用热补宜金刚，不可仙丹养太和。何必如此设名色，疟有热疟、寒疟、风疟、暑疟、湿疟、痰疟、经疟、脏疟、食疟、瘴疟、鬼疟之分。使人心神无捉摸。

治痢积以湿热论

痢积皆因积滞生，凉气凉血要分清。不论红白皆湿热，贸然用补便不通。气分要将槟榔用，血分无如白芍精。只宜清利去刮摩，积滞黏腻，非刮摩不行。不可硝芒硝黄大黄用大行。大行便将积滞滑过去。此证皆由肝横来克土，用行药，土愈亏，肝愈横，不如用生芍以敛之。生芍多用是正经。即在气分，亦宜多用。至于年老与久痢，不可执此以为名。宜热宜补又宜涩，返还元阳是正经。此皆治痢之大略，还要脉理为真凭。

夏秋感暑热之气，患痢脓血，甚有日夜百几十次不止者，至危至急之证也。如用凉药止血，利药攻邪，俱非善法。余每治此证，仅用和平缓淡之药，故能痢止身健，亦无损于正气，方用当归、白芍多至二两，枳壳、槟榔各二钱，陈卜子萝卜子、西滑石各三钱，木香、甘草各一钱。煎服。轻者一剂，至重者二三剂即愈。妙在归芍之多用，平肝气即所以和脾也。脾胃有生发之机，大肠有转导之化，卜子、槟榔消积之神剂，木香、甘草调和于迟速之间，使瘀滞尽除，而无内留宿毒之患矣。余治此症数十年，屡试屡验，故敢笔之于篇末。孙镇川谨识

治痢以平肝为主

百般病证皆由肝，况乎痢积在夏天。湿热抑郁不能达，肝木条畅甚是难。不是胸膈有不顺，便是滞泥在肠间。人说宜用厉剂去行他，吾说此症开胸最为先。胸膈一开饮食进，已得治病之大端。虽然湿热尽在脾，岂知横抉皆在肝。青皮能疏肝，桃仁能破肝。再加生芍白芍二三两，使他脾里去敛肝。当归能滑润，车前能钻研，亦是治痢之金丹。不论红白皆湿热，总以二物为最先。如果痢疾尽白脓，腹毛槟榔宜多添。川贝川朴不相离，枳壳枳实齐上前。看似清利去治脾，实以平肝为主权。生地丹皮皆带用，木通泽泻紧接连。吾尝治此千千万，无不条畅老根源。至于年老与久痢，又以热补为真诠。吾尝作有治痢诗，蒙医须读那一篇。

湿热已久，内里必有绿水，藏在元府之里，宜细治之

凡是风肿先肿头，眼皮肿，面皮肿。水肿定从脚上流。流在脚上是证见，断乎湿热聚中州。况乎心肺有证见，二寸翻饱又寸头。定是肝横来克土，一寒一热生绿油。昼里痞闷夜干烧，专与此人作对头。欲将此证连根拔，必泻绿水方能休。但是此症结已久，骤泻绿水使人愁。凡是大泻必大吐，泻里紧了入九幽。如此病症热已深，必有黄水在外头。先泻黄水病半愈，即扶正气建根由。正气一旺能饮食，再进行药便周流。即有绿水在内里，金丹一到便出头。此是治病真节次，补泻相间方无忧。大凡治病遵素问，大积大聚有正谋。我尝治此甚担心，故敢著之为论头。

病脉与病症一一相合，尤须细治

方子精良脉上存，脉不精良何处寻。我之

方子虽从脉上得，只按三部亦不真。凡是脉出寸口空中飞，必用牛黄牛黄散始合机。二胡柴胡前胡二活羌活独活恒相依，三麻麻黄、升麻、天麻三花凌霄花、菊花、覆花必为归。凡是脉走下部甚是长，必用金丹始为良。左边必加利水药，右边更须去宽肠。此是泻法真证见，吾欲铭之于鼎常。况乎疟痢时症常大烧，限定时刻不可逃。太阳证见日亭午，阳明燥金未申交。少阳寒热寅卯见，限定时刻甚昭昭。再与脉理细参想，那有温凉补泻差分毫。我尝治一右尺拉尾巴，右尺出乎本位，甚长。胃中劈柴见一条。胃中脉丝丝，干硬不和。此是沉寒真证见，不用大泻不能消。宜用牛黄散。先泻黄水后绿水，一泻泻有廿余遭。凡是大泻必大吐，几乎一命入阴曹。大积大聚，去其大半而止，自是千古定法，此人性急，不能少待，故致过下之过。即用参芪肉附四五两，始得屈平把命招。虽然沉积尽去了，不如和缓为最高。此是侥幸以成功，若不成功怨滔滔。

湿肿非兼巴霜不可，宜相虚实量加之

巴豆利湿最相宜，一切湿肿他为师。只要多加培土药，不怕病大难支持。肉肉桂附附子吴萸能生水，早为脾土立根基。苍苍术麻麻黄独活能散湿，早为脾土作防维。再用十枣十枣汤量加三四分。作引子，水往下流不侵脾。脾土旺盛堤防固，不怕江河日日滋。我尝遇证甚是危，痰涎涌盛湿无疑。湿热出不去，便作痰涎上涌。伸手摄住肾子子，好如冰弹包热皮。凡是大寒证，肾子无有不凉者，以此为人命之根也。此是贴身大证见，何须诊脉细细思。

小腹微肿有边是有水气宜泻

小腹微肿下边起，便是湿寒结在里。十枣汤头正用着，大泻寒湿病自已。

大寒结滞不宜用行药

水本柔软不用说，一到隆冬便似铁。人本空空无有物，一受风寒便心咄。甚至上下滞不通，大肿大胀痛欲绝。岂真食积塞满胸，不过湿寒水暗结。只宜苍苍术麻麻黄二活羌活独活去透发，肉肉桂附附子吴萸炮姜歠。连吃两付便流通，内里温散外洞澈。亦有葱姜炒麸拓，亦有椒桂入齿啮。不可妄意用行药，一见硝芒硝黄大黄把命折。有用二丑与巴豆，不过席上地下别。只因人身虚弱甚，以致此证似霜雪。一见阳春便回来，宜从此处想真诀。

阴黄阳黄治法有辨

黄病皆因湿作热，抑郁之久无从泄。不是皮色黄花染，便是二目黄表贴。治宜苍术与茵陈，黑矾烧红栀子往下掣。泡入酒中加陈皮，红糖为引细细啜。每晚服。一切湿气尽引下，便无身黄使人说。又有阴黄寒最重，彼色明亮此有别。必用肉桂与附子，灰暗烟熏始尽撤。阴黄阳黄有两般，不得泥住清凉不用热。此是治病之大关，须探本原连根抉。

按：黄病之证，一身尽黄，两目亦黄，虽成于湿热，毕竟脾虚不能分消水湿，以致郁而成黄，余用薏苡三两，茯苓一两，茵陈三钱，陈皮二钱，车前一两，上肉桂三分，芡实三钱，大剂服之，分消水湿。前药多是健脾固气之品，用茵陈以解湿热，肉桂引水入于膀胱，从小便出，三四剂后减半，加白术五钱服之，再用二三剂，愈后永无后患矣。孙镇川谨识

治腿以破小肠为主

一身之气注小肠，才有腿疼尿必黄。纵然不黄尿必热，大抵郁滞在膀胱。如若湿热陷下焦，腿肿肾亦肿。大破肝肾加之凉。金丹紫金丹和药甚是好，只消一付立除殃。亦有虚弱用热

补，必借十枣为之汤。斑蝥二枚为引子，大加升提是神方。脉上部皆空，便加风药升提。此症出来多左腿，大约肾虚遭祸殃。间有干枯虚弱甚，必补肾水滋元阳。归、地、宿砂、故纸之类如滞膀胱气不通，恐怕不久见阎王。吾尝治此千千万，温凉补泻细酌量。注定太阳用宣泄，不滞此窍最为良。

腿疼即弱证，亦须先行后补

凡是疼痛皆不通，不得行药总不中。吾尝以此治坚结，不料二腿疼痛亦能松。二腿红肿常用此，一付二付便收功。谁知骨瘦如柴虚弱甚，一用打药亦甚灵。斑蝥一到小肠开，滴滴达达尿甚红。金丹一到大肠开，积积渣渣下粘脓。初时不见有重轻，吾意打药必不中。再与二黄硫黄，地黄共为丸。三两把，数日之间走如风。一阖一辟天地理，始知此证总宜通。但是大黄用不得，其性寒凉欠冲融。吾尝治此用金丹，以其有山甲，以其有蜈蚣，以其有全蝎，以其有明雄。兼些莪术棱与郁金，能开窍，能和衷，能散寒，能除风。不怕上去行里猛，只要后头暖融融。一付两付便能愈，方知行药甚有功。百病以通利为主，虚证宜少用，不宜多用。

治腿疼痛离不了金丹

如今气运大不同，但观治腿已分清。古时治腿分虚实，今时治腿总宜通。腿肿腿胀无论矣，纵是虚弱亦要行。吾尝治此一切症，离了金丹便不中。细究此症真消息，始知脉窜上焦下焦空。虽然下焦宜用补，不泻上焦脉不行。泻到下焦归本位，便无疼痛诸毛病。此真气运一大变，不常治此总朦胧。

疝证皆起于湿寒

疝气皆因湿与寒，湿寒作热痛不堪。不是

湿气不下流，不是寒气他不顽。顽住气血一大块，那有真火在其间。不用大热硬不消，不用大破气不旋。不用除风他不散，不用去湿他不宽。再加升升麻柴柴胡往上提，再加温和透余寒。清凉不妨少用些，引出湿热便能痊。以此治疝甚得法，不怕肿硬数十年。

治疝气方

吾尝见一疝证，当立一方，一药而愈。

疝气初起肾子坚，肉肉桂附附子吴萸加金丹。青皮当归白芍药，椒川椒茴西茴故纸引归元。三陈薏米并渗湿，二胡前胡柴胡升麻提上颠。病在下者取诸上，清气上升，浊气下降。辛细辛本少阴药。芷白芷消肿。黄柏带清热，斑蝥三个直下达阴关。

胆颤心寒证治方

人有胆颤心寒之证，皆是湿毒痰涎为祟，治以白砒为最。

我治吐血症数天，忽得胆颤并心寒。知是痰涎为祟果，即用火炼降仙丹。火炼降仙丹有名，不得治法总不占。必须白信如硫璃，白如硫璃明如玉，始堪以治内证。若外证，则不拘乎此矣。必须荞麦面裹圆。荞麦面大制信毒。虽吃一分亦无碍。必须烈火烧透亮，必须陈醋湿周全。打开信石用一两，明雄就得二两研。共合一处为细末，便是凉水降仙丹。用此药以凉水为引。每吃二厘便能愈，无不应手立时痊。如若吃时先相脉，脉上无火纯是寒。或是二寸头上如麦屑，或是二寸头上如针尖。皆是湿寒怪怪症，此药下去稳如山。如若脉上数有力，不必此药作舟船。试观京都甚重灵宝丹，亦是明雄和砒研。但是修合甚得法，以治湿寒天下传。我制此药不及此，以治湿寒类疝子。以治痰迷类风颠，无不一药而愈如刀剜。如若外治身上疼，只用生研入膏丹。如若外治疮烂口，只合轻粉共枯矾。渗烂肉上，微有痒意，即宜洗去，另上长药。如若外治疥痕干，只合巴霜猪油煎。内治外治皆有力，毒症得此若遇仙。若是脉症不清楚，不必将此置市前。

阴寒就是大毒物

我膀疼痛不能行，多少妙药全不灵。一用菩萨三十六金刚，一帖贴之便收功。菩萨膏中多毒药，以毒攻毒毒便轻。我膀疼痛无甚毒，只因年老毛窍松。试观李华吊古文，堕指裂肤处处同。阴寒就是大毒物，那有一个悟当躬。试思洞房花烛暖融融，犹有一二变成凶。阴风入骨寒入窍，谁能出此圈套中。

痛痒本于湿寒，非用热药毒药亦不能了

凡是痛痒本湿寒，时候久了热不堪。治以清凉必不效，热药毒药宜对参。常治小儿尿不得，肾痛肾痒不能堪。内用肉桂肉桂附附子并斑斑蝥麻蔻麻，外用醋麸共热砖。又治小儿痒不堪，和血凉血全不占。外用轻粉和潮脑，内用硫黄与马钱。只消一付便能愈，那有痛痒不能安。有人好用太平药，一遇此症便茫然。岂知圣人致治理，削平祸乱最为先。

湿热创治法

惟有一妇病难疗，心中痛痒不能招。兼之玉门起燎泡，小水不下肿不消。我用苦参七八两，只消一付除根苗。此是湿热创始法，混入恶毒便失调。

治湿寒方

水银银朱本治杨梅之要药，凡治湿寒热结，必须以此为例。

欲用毒药有真诠，不得真诠莫妄谈。果能用之真的当，不用渣滓只用烟。水银银朱并黄丹，安息香合麝片菸。清晨漱口吸四袋，连吃四天便清宣。皆如此吃。内不伤脏腑，外把病立剜。疮证三天便结痂。不过身上微含懒，不过口中痛流涎。昼里忌盐七天正，夜里衔枚始能安。任是杨梅天大毒，一见此药便豁然。方详四卷外科门，此毒能治，他毒不用说矣。以治湿寒老痞子，以治湿寒吐水黏。以治湿寒起疙瘩，脖项肿硬，坚如铁石。以治湿寒死眼前。一切痰厥，状类羊风痫。此药燥烈无与比，抉住根子把病剜。看似大毒服不得，清烟一过便了然。纵有天师再临凡，亦必谓此为飞丹。此药可名飞仙丹。试观菩萨仅有三十六金刚，仅有毒药不可餐。甘遂动数两，二两生用。巴豆恒数钱。八钱生研。川乌草乌各一两，生用。皆能用，蝎子七钱蜈蚣十条紧相连。芫花七钱大戟八钱一齐入，陀僧四两木鳖一两共细研。只缘用之真的当，况且过火入油煎。吾辈脉理果通达，即不过火亦能餐。凡此皆是湿寒生暗毒，杂入群药最便便。我尝用些三生引，以治滑泻甚安然。只缘杂入群药有包罗，正可与此相对参。莫谓毒药甚可骇，毒症须得毒药剜。试观古来治国亦如此，用贼擒贼把边安。以毒攻毒甚是好，壮士长歌入汉关。

湿寒杂疾，宜用雷火，再进丸药

湿寒杂疾脉无神，淹淹缠缠入鬼林。纵有名药不见效，不如先进雷火洗几巡。此证尽是湿寒水，脾胃败极饭不亲。惟宜干酒去点着，洗了前心洗后心。洗至数巡身变热，一回便得酒一斤。天天洗了天天搬，后心更比前心亲。前心多骨搬不住，后心脊骨两边寻。上至颈项下尾闾，罐罐比接罐罐匀。一切湿寒尽拔出，再用丸药便回春。宜补相火宜健脾，茶汤茶水少入唇。如此连日用洗法，不怕二竖与为邻。

治酒病有先热后寒之分

醉汉心里乱翻花，好似马钱饲暮鸦。初得之时皆湿热，必须清凉泻胃家。哕呕可证。山楂干葛宜多用，以其能解酒味嘉。时候久了便成寒，再用此药必不占。必须川乌草乌散脾湿，憎寒可证。必须肉肉桂附附子吴萸暖命元。肚痛可证。间有五内虚寒甚，参党参术白术苓云苓半半夏宜多餐。亦有乌梅成两用，以其收敛带平肝。此皆治酒之要药，前后脉理要细参。初时皆热，久了便寒，凡证类然，而酒尤甚焉者。

治沉寒必须重加透澈药始得

治病总要去透澈，一不透澈便隔越，于今四月日犹蚀，于今五月天不热.尽皆阴寒为病疾，不见阳和便尰脆。或是抑郁成痿痹，或是肿硬暗结血。必须苍术麻黄之温散，必须干姜独活之燥烈。必须川乌草乌之峻发，必须肉桂吴萸之辛热。必须马钱乌蛇之利窍，必须山甲全蝎之洞穴。内用葱酒和药煎，外炒黑豆将皮贴。如再阴寒透不出，再加金丹为妙诀。我尝治此千千万，无不阳春化积雪。

1045

蠢子医卷四

阳夏龙之章绘堂甫手著
榆山朱名焰潜斋甫
秣陵杨凌阁仲唐甫参订
阳夏毛世型特立甫
襄邑施景舜虞琴甫

阁松墅济源甫
秣陵于建章黼宸甫校正
张三宝鼎实甫
邓汉东林春甫

侄　金门君由甫
孙　镇川兑山甫付印
侄孙浚川晴澜甫

杭州　董志仁　校刊

妇人之病多于男子

吾言上焦之病多是火，妇人更比男子多。男子在外多自适，妇人在内受折磨。自不安命多怨人，致生上焦诸病疴。况有寡妇妾妇之不同，终年抑郁更是多。邪鬼淫狐乘此入，不知不觉渡银河。渡得银河生垒块，谚云：鬼胎。胸膈不利有么魔。窜入上焦皆是火，实因肾寒暗起波。肾经寒，真火不居其位，邪火得以妄动。亦有少妇少男恣淫亵，下焦阴寒真气缺。虚火上冲生喉痛，顷刻之时把命折。初得之时宜嚼桂，引火归元便洞澈。亦有寒间上下壅，汤水不下药不容。只用巴霜郁郁金砂朱砂丸，咽入胸膈气便通。若要此症永不犯，金匮肾气肾气丸乐融融。肉肉桂附附子八味亦通神，直拔病根何处容。寻究根源皆因肾之精，与心牵连上下通。上下通时便无病，上下不通百病生。其初皆因肾经寒，真火不安其位，虚火得以妄动。虚火无根往上冲。有用连桂暗交接，肉桂、黄连，能交心肾于顷刻。杂入群药妙化工。可知世上呃逆贯当胸，皆因此处无是公。可知世上癥瘕经不调，皆因此处无根苗。可知世上虚痨与遗精，皆因此处无真踪。这些病皆因心肾不交。今人但治上焦火，不通肾元总无功。因悟尝治少妇气上壅，喉间塞绵难为情。六脉沉迟不见火，惟有中指中节时一冲。即用清扬清上火，清扬之药，上走头目。少加肉肉桂附附子往下通。多少名医不能疗，惟用此剂始收功。又尝治一少年脉类此，亦用此药上下通。上下通时便无病，何用攻打胡乱行。又有少妇少男哑喉咙，又多清火把命倾。若能时时温下焦，量加发散便有功。又尝治一中年肾不交，通宵不寐数十朝。只用清空十数两，酒芍多加把肝调。平肝以安土，中焦便无阻滞。肉肉桂附附子虽少亦将军，暗把真阳海底招。虽未深明大易理，实合阴阳交姤那一爻。可知诸病皆因气不通，治得上下有神功。吾尝治病治上下，上下一贯妙无穷。试观世上修炼用醍醐，闭任任脉开督督脉有工夫。督脉一开上下转，好似人间大辘轳。治病若能用此法，虽入死地病犹苏。

治病男女皆同，只有胎前产后之分

治病男女一样同，气血二字要分清。男子

若害血分证，调剂血分与女同。女子若害气分症，调剂气分与男同。惟有胎前与产后，较之男子倍兢兢。胎前虽有攻伐药，保胎时时在意中。产后虽加大补药，恶露总要细细通。所以桃仁与红花，付付用之恒有功。亦有不用桃仁、红花者，不过十中之一耳。我尝作有产后诗，不妨间时诵一通。多少杂症从此出，以治男儿妙化工。

妇人之病皆由左尺凝滞

女人之病皆在肝，气血往来出此间。其实皆从左尺起，男女交接是病源。此中之脉左肾之脉通心胞，一切之病因受寒。受了阴寒便凝滞，相火即速往上窜。其根是寒，见症皆火。下焦愈寒愈结实，上焦愈窜愈不安。头懵头晕从此起，心疼心颤从此兼。初时心脉如扁豆，结久便成小皮钱。见了此症即破心，非破火不下。郁金菖蒲与酒连。凌花凌霄花茜草一齐用，桃仁红花青皮宣。肉桂川膝牛膝少用些，归当归地地黄芎川穹芍白芍恒带餐。况是女子气不息，每多借此窜肺间。喉疼胸满不能食，右寸脉实是病端。诸如火症从上见，其实皆因左尺受阴寒。我治此症千千万，清凉上焦暖命元。前胡枳实带治气，总于左尺细钻研。钻透左尺便无病，金丹暗暗作锋前。男子虚痨多似此，亦因交接受阴寒。男子破药差少。治法恒与女相类，此真人命之大关。关头出入要谨慎，一不谨慎是祸端。多少人命尽丧此，何不清净作神仙。清心寡欲，便无此病矣。

痰滞胸膈，便不生育

人生知他生嘎病，纵有神仙亦难定。有一壮妇二十余，不生不育把命听。意必癥瘕滞经罗，闭著子宫作蹭蹬。谁知寸关二部胶似钱，好如米饭糊个净。下部脉和若常人，两个手脖尽肿硬。知是痰气寒满胸，即将杏仁芥子苍苍

术半半夏用。葶苈射干清肺热，桔梗蒌霜前胡并。六一牛黄二散并用亦当家，川贝川朴先导送。导出痰涎进金丹，和入汤药清剩。只服两付便能愈，后再调经把子种。

经脉之病皆从肝经起，而调经之法不专在此也

人言调经只在肝，何必六经共周旋。或补气而温肝，或破气而行肝。岂知一经有病经经病，那有一经不牵连。如果此病滞在表，便可伤寒一样看。如果此病滞在里，便可杂证一样看。必须上下常周流，必须表里尽贯穿。方能运转大周天，始得此病皆安然。不然舍了六经全不治，即此一经亦难痊。不观世上用坐药，不知多少上贼船。不观世上用打药，不知多少入阴间。只知泥住一经治，岂知这经也从那经宣。不能六经皆治着，焉能稳坐钓鱼船。试再放眼一去观，那有一病无牵连。今有咳嗽者，岂能泥住肺经看。今有吐血者，岂能泥住心经看。今有遗泄者，岂可泥住肾经看。泥住一经去调理，六经必有所不安。六经有不安，即此一经亦难痊。凡是治病者，必须细细参，那有不可作对观。任是百样病，皆要运转大周天。今之悬壶者，往往分门别户往下传。皆因脉理不精通，只知泥住治一边。岂知寒热虚实皆有脉，温凉补泻各有单。只要指下一着实，何往不可运转大周天。看似偏住治一边，不过以此为主权。那有一经治不到，那有一经不周旋。吾今得为后学言，以见治病有真诠。如但泥住治一边，何不海上问张骞。银河上下常周转，亦是教人运周天。

胎病交加，只要治病不必安胎，病去胎自安耳

胎病交加甚是难，即老名医亦难参。如果

有病速治病，按病下药无弊端。大病生死在眼前，病若能去胎自安。我尝治一少妇病，骨瘦如柴饭亦难。已经数医不能疗，即加大破将病捐。吃至两付能饮食，寒热往来渐渐蠲。伊家贫甚难用药，即服加料紫金丹。皆是破药，兼有巴豆。朝食一分暮一分，服至月余病皆痊。病到痊时药即止，未至两月即分娩。生下一儿甚健旺，于今已有四五年。又遇孕妇本是火，盲医只顾补肾元。补至三付噫不止，茶水不进甚是难。我用六一六一散牛黄散，二散并用，以牛黄散中有巴豆霜也。饮至一付便回旋。旋至粪门腹甚疼，即往厕上跐缸边。衣带裤子甫解毕，好似急流并涌泉。一窜窜有一丈余，臭水下尽便安然。其夫为我言甚明，我言眠食如故胎自安。有故无殒本素问，只要眼明手快急上前。去了病时药即止，即此便是安胎元。何必更读产前赋，何必更用益母丸。巴豆伤胎之要药，我尝用之以安胎，非能安胎也，只要病愈即止耳。事到无可奈何之时，有不得不然者。

治孕妇前后不同

孕妇有病治最难，一身精气注胎间。胎间一注身便懒，淹淹缠缠似受寒。皮毛渐渐生暗冷，筋骨憔悴时含酸。虽然做活没有力，一见茶饭便不欢。心之所爱食不足，心之所恶只贪眠。一诊左尺血旺甚，似乎凝滞结腹间。若要治此症，活血为最先。羌羌活芥荆芥辛细辛芷白芷宜多用，调理肝气是正端。加上宿砂与蔻仁，内里温暖外皮宣。此是三月正治法，如过百日便不然。过了百日能运转，往往有火致不安。稍有凝滞便烦躁，稍有错落痛不堪。黄芩栀子并白芍，陈皮焦术养胎元。真有大火亦用泻，泻了湿热病自安。善能自保即保胎，一切姜芥宜少餐。不宜过劳与过逸，凉血顺气为大关。果能胎教如周王，便是女中自在仙。

孕妇脉结下部为凭

妇人怀孕知最难，多少名医费周旋。有言肝经和缓便有孕，有言尺部动数是真端。有言妇人气粗为凭据，有言观骨色嫩为正诠。虽然所说各有理，全无定见在眼前。我说胎是一围真气血，必将重坠往下传。坠入尺部结疙瘩，便是胎孕真的端。有言左边是闺女，有言右边是孩男。我说男女皆是血成就，必于左尺细细研。但是下焦火甚亦如此，还要诸说参一参。

孕妇禁忌有宜遵者，有不宜遵者

妇人受孕血必凝，血既凝兮气不行。气不行兮风上涌，风上涌兮火纵横。但看左尺生疙瘩，两颧骨上微带红。即是产前风露头，不用凉破必不中。乘此气血正旺时，须要放开大眼睛。切莫效那噢咻小先生，守住禁忌吓主翁。如果按脉去调理，那有病症不可通。病若通时药即止，反与补益大有功。有故无殒本素问，岂可一味去牢笼。我愿诊脉治病者，先须目下决死生。如果气血无可为，不妨妊娠歌一通。

治孕妇不必多忌讳病初起，气血正旺，如此治，一药可愈。若迟久，亦不可用

我治孕妇年二三，不饮不食但欲眠。我一诊脉脉不动，只有中气上头巅。知是风寒紧束住，大用风药苍术、麻黄、羌活、独活之类。加金丹。内有伤胎药。干姜附子亦透发，全不照顾养胎元。一付两付病即愈，病一愈时胎自安。又尝治些吐血证，只看得时真病根。或用解表或攻里，抉住根子把病剜。若是用药多忌讳，再吃多药亦不占。何用乘此气血正旺时，当头一棒便回旋。如此孕证与血证，是医皆知病淹缠。若果起初如此治，何至病久

不能安?

产前风证甚多 治法以此为例

产前不安多是风,浑身酸懒浑身疼。上下尽是湿寒水,那有一时得春容。必须伏虎丹透发,必须琥珀散方见后邪祟门冲融。风药一齐涌上前,不得大汗总不中。虽说此药似伤胎,伏虎丹中有蝎子、蜈蚣之类,琥珀散中有良姜、干葛之类。风药驾驭俱凌空。风药驾驭,则毒从外解,力不内攻,吾治产前一切症,往往用此法。况有术白术苓茯苓香香附砂砂仁相保护,况有椒川椒茴小茴故纸交和衷。纵有药不平,得此亦安宁。大大罐子得一个,搬住风头使下行。一切风气尽下来,那有外至风不松。此风内生者多,外至者少。人说此病不易治,依吾此方立时轻。

伏虎丹方

伏虎丹即紫金丹,去了巴霜带理肝。一切凝胸不易治,浮云一扫见青天。

治产前风一则, 并寒痰坠胎一则

产前风证气顶心,艾叶一团值千金。三两,用醋炒。再将黄芩炒焦黑,引入血分妙入神。更有产前欲堕胎不禁,皆因寒痰胞内侵。必欲生芪加官桂,蒲黄灵脂此味炒用即回春。

产前风治法

产前风证多是热,不是结气便结血。气一结住不流通,血一结住便横决。大搐大颤无奈何,翻三倒四痛欲绝。我用汤药他难食,只用丸散一付截。即用金石一两余,自然铜、避阳砂、青礞石之类,三味能凉血下气,且是金能

克木之意。和入红糖使立啜。再饮葱汤一大碗,汗出如雨甚熨贴。我尝用此治怪症,不料治此甚合节。有用二芍赤芍白芍与生地,醋军柴胡使凉血。有用火罐搬玉门,立拔内风使外撤。虽皆治风甚有理,不及此方为妙诀。我故录之以示人,好如红炉一点雪。

催生用发散是创格

临时治病恰相合,无不应手立时瘥。有一产妇将产时,大搐大颤无奈何。只因前年如此致横生,请我立时去下药。我一诊脉是风寒,二关如钱滞经络。即用荆荆芥防防风苍苍术麻麻黄去解表,益母独活芎川芎归当归多。吃下病止即生儿,并无一味异样药。他教我打我不打,诊脉解表是正着。

隆冬产生大宜发散

妇人产生甚是难,隆冬皆因受风寒。受了风寒气上壅,气上壅兮血不宣。不是大搐便大颤,母子二人俱不安。筋亦往上就,脉亦往上牵。风寒拘束甚窄狭,那有余力颠倒颠。不是横生便倒产,一失机宜难又难。吾尝隆冬治一人,一经发散便安然。又迟数日治一人,一用发散便生还。可知治病须要顺时令,隆冬发散最为先。治病顺时令,百病皆然,隆冬宜发散,盛夏宜清散,盖可知之矣。岂可泥住佛手散,而忘发散之大端。

产后见饭烦恼, 宜用热补
虚弱人恼食,皆宜如此治

产后满月数十天,别无他病之可言。一见饭食别烦恼,时时哕噎不能捐。我一诊脉是湿寒,已竟作热应指边。但是假热不必治,只用热补暖命元。苍术宿砂去利气,二陈故纸一齐添。且加白术去健脾,肉肉桂附附子姜黑姜萸吴

莫紧接连。因他产后尚未远，且是气色未澄鲜。一切凉药概不用，全凭热补为主权。

产妇气色宜惨淡

产妇气色宜惨淡，方是产妇本来面。有一产妇十余日，气色如故色光粲。即此而观，便是实证症见。颧骨不红唇不紫，已吃数药效不见。我一诊脉无大滞，只是寒热不能饭。我问恶露有也无，他言数日已曾断。即用生化生化汤方见后。重桃仁，明日仍然病不散。更加桃仁一两余，始克安眠达晚旦。可知产后恶露最当家，纵是强壮色必变。我治此病只因色不合，大加桃仁真有见。

产后风治法

产后风证皆是寒，气血亏损恶露顽。虚热上冲连心肺，大搐大颤若倒悬。治宜生化汤一付，重用桃桃仁红红花入桂桂枝枝研。术白术苓茯苓羌芜活芥芥穗炒看所加，总要温补为正端。阴风入骨寒入窍，二症指胎前胎后相判若天渊。产前风证，亦由寒起，今已变成热矣。只以热论，以气血充盈故也。产后风证，亦由寒起，虽然发热，皆是虚热，仍以寒论，以气血亏损故也。

产后风证宜用厉剂以胜之

产后风证甚是难，不得厉剂必不占。芥穗三两不为多，桃仁两半细细哈。生化汤协参苓散，半夏不可少。凌花艾叶皆能管。如有邪证素相附，痰证类邪。琥珀三钱琥珀散透入骨。此证出来热冲心，肉桂虽少亦为君。天冬、麦冬皆可加。能引虚热往下行，童便煎药定在中。小儿尿得一两碗。风气皆从毛窍出，手心一润便止住。绵衣犟去，不使多汗，汗多为灾。只要恶露能下来，便无产后一切灾。

治产后搐风一则

产后口歪并眼邪，生芪四两驱阴霾。芎川芎归当归桃桃仁红红花皆重用，芥穗炒黑始能谐。此皆阴风入窍里，治血一旺乐无涯。

产后风证宜出汗，与寻常伤寒伤风无二理，不必以方中用白芍为疑

产后风症甚是难，不用风药去出汗，他必不安然。多用风药去出汗，他亦不安然。产后养血为正端，一有过汗必不安。此本古人之所戒，后人宜守无变迁。但是出汗正好甚是难，往往以此致祸端。我谓治此症，必得有真传。不问出汗之多寡，只以手心津润为主权。手心不润宜出汗，手心一润便止焉。热汤热水宜少饮，铺盖衣被宜用单。此是出汗真妙诀，后人宜守无变迁。但观产后出汗理，已悟一切出汗端。不论伤寒与伤风，只以手心津润为主权。手心不润宜出汗，手心一润便止焉。不必白芍为话柄，只以手心津润为大关。虽说伤风寒较浅，较之产后之人强万千。彼以手心为凭据，此以手心为证见。手心原与心相应，心里一透即止焉。内里一透即止住，总无出汗之过端。吾立此说以解后学之迷惑，敢与仲景有二三。此亦治风之妙诀，庶乎治寒有取焉。

桂枝汤亦是表汗之药，不过较麻黄汤为少轻耳。只因方内有白芍一味，遂致蒙医心中恍惚，毫无主见，因立此说以解后学之迷，庶乎表汗有真传，而仲景立方之苦心，亦洞若日月矣。何必反覆辨难，动至千有余言哉？自记

产后指南歌括

产后指南，沈邱赵衣旗先生所作也。予因为歌括十八首，以便童蒙云尔，以治产后可，

以治杂证无有不可，神而明之，存乎其人。

产后之证有三端，一风二虚三曰寒。虽曰病证有三端，要以虚字为主权。论治产后有三端，补气养血温中尽其传。虽曰治法有三端，仍以虚字为主权。但是虚字有不同，不得虚字一样看。虚中不足要补益，虚中有余宜破兼。看似纷纷有三端，总以二治为大关。赵氏分开两条路，实是产后之金丹。我恐蒙医多不识，故为歌括以终篇。

产后之证，何以无有不虚者，因下血多，故虚。惟虚，故风易入，寒易侵，所以病证以三端包之。治法亦以三端包之。而虚中不足，虚中有余，尤为产后之大要紧处，以下十八首，皆本此数句之意以推广之耳。侄孙浚川谨识

虚中不足虚中有余证见

论治产后便不同，只有大补是正宗。党参、白术补气，当归、地黄补血。虽然大补要分明，确有二法不可更。虚中不足要大补，补气，补血。虚中有余略带攻。桃仁、红花少不了。再问恶露下不下，恶露下，可以纯补。恶露不下，便要带破。胸有定见药有凭。

三急三冲证见三急是虚中不足，三冲是虚中有余

欲知三急三冲症，入眼看时要分明。一急呕吐款冬、紫菀百合、五味少不了。二泄泻，肉豆蔻、山药、宿砂少不了。三急多汗五味、麦冬、枣仁少不了。皮毛松。大约三急面色白，温敛温涩加补中。加入补气补血之中。一冲冲肺咳嗽气喘加葶苈、楼霜。二冲心，不省人事加郁金、菖蒲。三冲冲胃干呕或吐，宿砂、小茴。气盈胸。大约三冲面色红，颧骨紫，嘴唇红，皆是。温和益母、香附少不了。温破桃仁、红花、赤芍少不了。加补中。加入补气、补血之中。

产后小腹疼，六脉强硬，沉取则无，此虚中寒也，宜补气养血温中

产妇脉硬小腹疼，寒也。沉取则无寒在中。虚也。补气参党参芪黄芪血归当归地熟地黄，故纸肉桂陈皮通。香附益母红花草，温中下气乐融融。

产后溏泄宜补气涩肠

产后溏泄宜补涩，参党参芪黄芪术白术苓茯苓山药谐。肉蔻肉豆蔻芡实皆大补，归当归土妙地地黄姜炒甘草立时回。

产后去血过多，内外大热，外证色白，宜补血生水以制火

产后大热去血多，归当归地黄为君炙芪合。五味麦冬能生水陈皮草甘草，酒和童便一气哈。

产后口吐清水，腹内疼痛，宜补气温中兼调气

产后吐水腹内疼，术白术苓茯苓炙芪肉桂增。吴萸入肝故纸入命门合香附和肝，陈皮和脾顺气熟地姜炒蒸。

脱花煎治胞衣来迟

胞衣来迟脱花煎，芎归活血肉桂破血牛膝下坠添。车前引下芒硝力，虚加人参热童便。

生化汤能去旧生新，诚产后要药

去旧生新生化汤，芎归川芎、当归活血桃仁

破血并黑姜。入经散寒。产后无病亦顺服，甘草童便真妙方。

加味芎归汤善能催生，兼治产后诸证

芎川芎归当归肉桂善催生，加上龟甲更觉精。如治产后血晕证，减去龟甲芥穗酒炒黑烹。

产后宜忌

产后切忌汗吐下，补血补气是正法。夹寒方宜姜黑姜与桂，肉桂误用，必致烦躁发喘。虚热黄芪退热归地当归，熟地黄生水制火。加。

加味四物汤

归当归地地黄川芎并赤芍破血，益母红花菖蒲开窍多。瘀血上攻癫狂甚，姜汁化痰童便引火下行可对哈。七日内不用白芍，十一日内不用赤芍。

加味四君子汤 治产后伤食，外症胀闷

参党参术白术苓茯苓草甘草治虚胀，神曲山楂有大功。产后伤食宜用此，切忌硝芒硝黄大黄用力通。

血虚者益其气

产后血虚面唇白，内外不热头眼黑。此是血脱须益气，黄芪炙用益气生血为君归当归地地黄接。

产后诸证只以治产后为主

产后疟痢并疮疡，只用产后大补方。疟痢疮疡药间加一二味，亦不妨。不必额外生枝节，恐伤根本变非常。一伤气血，便有非常之变。

产后痘疹治不同，总宜温补气融融。若用平时攻伐药，气血不足难立功。

产后口疮与血崩，眼昏鼻衄并耳聋。皆是血虚有假热，补气养血尿童便一盅。

产后脉与寻常不同

产后实大脉弦急，寸口涩疾更难医。不若沉取脉虚无，外强外数反是吉。

浮中沉取脉有力，张先卅载始一及。必然如此用凉药，实属产后人家希。产后用凉药，百无一效。产后用温药，十效八九。

以上十八首，依《产后指南》而作也。

月间疾宜从月内治，满了月便宜用丸药莫用汤，俟他壮实一药而愈

凡是治病有真诠，不得真诠治枉然。有一妇人月间疾已久，又逢月子疾大翻。我用生化生化汤重桃仁，连吃两付病大安。过了几日又发作，连吃两付又大安。但是恶露未尽净，他已止住我药单。过了几日满了月，肚里疼痛又不安。四外请医用打攻，连吃数付败脾元。脾元一败，纵是好药，亦不见效。骨瘦如柴不能动，又请我去把病看。我言此等病儿宜从月内治，连吃数付把病剜。恶露未尽月已满，好和贼在内里把门关。再用药饵病不出，实较月内分外难。我言此宜温补治调气，止住疼痛病自安。凡是四损症，止宜温补调气。汤药多了妨饮食，不如山山甲麝原寸丸成丸。加上肉桂并斑蝥，日食三分便安然。俟他日后身壮实，不用多药病自痊。到经动时，用药更好。凡是久病如此治，不论啥病。只宜丸药细细餐。俟他壮实再用药，一付两付把病剜。我故留此以为后学法，久病切莫如此败脾元。汤药多用，大败脾元，况用

药又不当乎？

治湿寒作热杂疾

妇人月间疾甚难，时候久了百病缠。口中重舌生疙瘩，红红紫紫左右含。肚里有块时作泻，身上不住热与寒。才说治上火，下边不能安。才说治下寒，上边不能安。不如上下分开治，使他内外两不黏。外用小米水漱口，青布蘸蜜拭口黏。音年。口里白皮尽去净，使他口含冰荷丸。冰糖、白糖、核桃仁、薄荷叶，醋糊为丸。再用蒸酒去点着，前心洗了后心湔。前心后心皆洗透，内里热则透矣。再用火罐前后搬。前心多骨搬里少，后心脊骨两边连。见了紫点用针挑，微透。罐罐搬了罐罐搬。凤凰台上贴皮穿，撮起皮，十字穿。搬出血来气周旋。夜里口含冰荷丸，昼里酒洗罐子搬。如此连治三五日，内用马钱服壮丸。马钱为君，能去风化痰。虎骨鹰爪各煅三钱并乌蛇，白花更好，炒一钱。珍珠二个，能化毒。琥珀一钱，破血还气。建磁二钱，能破血。连。甘草一两钩藤一两共苏木二钱，红花二钱当归醋糊圆。除风活血带破块，牙关紧紧册音吸，四十。九丸。内外分治甚是好，胜似独用汤药煎。

又治一人内本寒，喉咙溃烂白皮漫。湿寒作热，方有此证。当以湿寒治，不以热论。上症亦如此论。亦用小米蜜去拭，亦用雷火罐子搬。如此治了三五日，即用卫生汤透宣。卫生汤中用山甲，僵蚕除风化痰蝉蜕除风热石决清阴热连。乳乳香没没药二活羌活独活并沉香，沉香一钱，余药皆二钱。花粉二花假热蠲。此证是真寒，亦带假热。加上葱酒使出汗，再进三义马钱丸。马钱一两，另研，钩藤五钱，甘草五钱，醋糊为丸，如绿豆大，水送，酒送皆可。昼服噙化噙化丸夜马钱马钱服壮丸，不满十日病亦痊。

噙化丸 治咽喉干疼

桂枝一两，良姜五钱，细辛四钱，陈皮一两，核桃仁二两，土贝五钱，冰糖一两，白糖一两，薄荷一两，珍珠一个，琥珀一分，礞石一两，丸药以此为衣。醋糊为丸。

马钱服壮丸方

马钱二两，虎骨三钱，白花蛇一钱，鹰爪三钱，钩藤一两，甘草一两，糖稀为丸。

妇人带证难治

妇人带证治甚难，多少名医不能痊。此证往往有隐情，只宜平心细细参。多少缘故不必表，总是衣带裤子不能干。皆因心猿意马缚不住，情缘一阵使心酸。大类男子滑精证，时候久了是祸端。即宜升升麻柴柴胡往上提，一切恶秽细细宣。再用补涩无漏泄，一切湿热渐渐蠲。清利阴热少不了，大培命土是根源。赤便调血白调气，按脉切理自安然。如谓此症连根拔，除非平地出神仙。只宜清心细将养，庶乎二竖离身边。

少妇寡妇经滞宜细治

少妇寡妇弱可怜，经脉一滞百病缠。皆因胃弱饭食少，不能鼓动使干旋。药力亦借饭力补，药气亦待真气传。如此之人虚弱甚，饭力何自得，真气何自宣。破血破气宜带用，清补温散是真诠。小儿小女痞疾亦如此，总要彼此细细参。

崩漏脱血，宜大用党参黄芪以治之

凡是崩漏大脱血，无如参芪为妙诀。参芪

多用补而通，非多用不可，少者塞滞。白术亦然。加上肉肉桂附附子回阳绝。回阳生阴。止住崩漏去肉桂，恐怕热胜能动血。有说椿根地榆好，不过小小作陪客。诸如大吐与大衄，亦可视此为圭臬。但是吐衄多纯阳，不可崩漏一样说。崩漏亦从火起，既已脱血，不得复论火矣。初时有用三黄汤，十中一二。继后虽补亦清热。若果卒然暴脱血，舍了参芪无妙诀。

按：血崩不止，妇人之大证也。若一时昏晕，气不接而死者有矣。此病多起于贪欲过度，如治之不得法，日用止涩之味，凉药清热，未有不轻变重，重至死者。余治此证，尝用口芪一两三钱，潞党一两，白术五钱，全当归五钱，霜桑叶七片，田三七二钱五分，为末冲服，一剂即止。盖血崩之后，惟气仅存，不补气而补血，非正法也。只固其元气，气固而血自止矣。孙镇川谨识

诊小儿脉与大人同

吾之脉理遵节庵，斩钉截铁数语含。不肯额外生枝节，有力无力尽其传。我诊小儿亦如此，有力无力在两关。小儿只有两关脉，无尺寸二部。有力便作实火治，无力便作虚寒看。左关属血，右关属气。虚寒黯淡声寂寂，实火啼叫面色鲜。但是小儿虚寒甚是少，多半滞热在左关。亦有在右关者，但甚少耳。手心手背亦当家，内伤外感便分端。内伤每每手心热，外感手背热不堪。如果真是风火证，鼻子恒觉动而干。纵然不动中必黑，睡时胆颤醒时欢。角弓天吊时一见，再将筋纹细细观。筋纹如墨定不治，时候久了过三关。风气命三关，过此者难治。人说青惊紫热红伤寒，我说脉症面色皆可观。如果两说尽兼了，便是平地小神仙。

治婴童诊脉下药歌

人言治病婴童难，无言无语妙难传。吾言治病婴童易，无大虚痨无大寒。不是痰实便风火，小儿病实火，十尝八九。虚寒仅一二，大虚大寒亦少。只要牛黄与金丹。牛黄散、紫金丹，皆吾之家藏，与寻常不同。热在气分牛黄散，热在血分紫金丹。伸手揪住婴童手，不在左关在右关。小儿脉，三部只一部，病在左关恒多，在右关恒少。况有手心手背之可凭，左手心热，病在血分。右手心热，病在气分，要之手心热，病在里。手背热，病在表。不妨与脉参一参。那边实大那边急，牛黄金丹便分端。热重三黄大黄、黄连、栀子，引二药而下。轻钩藤，钩藤、薄荷、二花引一药而下。若有风寒，即用全蝎四五个作引亦可。引下二药稳如山。若只寻常虚寒证，参党参术白术苓茯苓草炙草可带餐。牛黄金丹多风药，风药就能治风寒。小小寒证最易痊。不似大人病难治，十二经中细细观。

牛黄散方

热在气分牛黄一钱散，青黛朱砂礞石选。半夏南星白附子，灵脂僵蚕蝎子面。大黄寒石共为末，惟有巴豆须精炼。以上各一两，共为末。惟巴豆为最难制，非千锤百炼如细面然，断乎不可用。

紫金丹方

热在血分紫金丹，赤金一百张。蜈蚣十条蝎子以下各一两郁金全。三棱醋炒莪术醋炒穿山甲土炒，巴豆为霜霜字须要着眼，非真细白如霜，断乎不可用。明雄研。

用金丹以埋伏为妙着

牛黄散以此为例

金丹之药管最宽，斩将搴旗他为先。有时不得直用他，必须埋伏阵里边。有人与他性不

协，有吃三钱无碍者，有吃一分不能受，非病症不对，乃天性不相协耳。百中或有一二。一若见面便心翻。我于此中想个埋伏法，使他不得妄生端。黄蜡之性甚是滑，把他藏在内里丸成丸。不吃药时先用他，转眼之时到下边。凡是翻症在胃口，一到下边便安然。即用煎药如吃茶，再不一齐涌上前。武侯用兵多埋伏，吾于此中得一斑。锦囊必须临时发，免使竖子生祸端。

小儿风证最多

小儿之病风最多，未从看病将鼻摸。若是鼻子动而干，似有扇动之意。以此为风定不错。但用牛黄散一撮，牛黄散宜细吃，吃得紧了便不受用。钩藤二花与薄荷。再看两关脉孰急，酒军醋军分清楚。调血调气治不同，不得一齐胡乱搓。筋纹如墨定不治，角弓天吊有荐瘥。重病也。治出鼻子往下流，鼻如烟煤不治。吾为此人诵弥陀。更有慢脾风露头，虽名为风甚是弱。此症原出大泻后，三生引子方见首卷助补药。党参、黄芪、当归、熟地。肉肉桂附附子吴萸仍多加，返还元阳是正著。

小儿风证有不可治者

尝见儿风已数天，二目天吊往上翻。身子硬直难曲折，鼻无洟流燥而干。纵然能饮亦能食，石光电火在眼前。

小儿风火症以牛黄散为主药

小儿风症用牛黄，牛黄散。此是千古不易方。纵或肝经火旺甚，不用金丹，以金丹不能化痰也。多加醋军妙非常。若是胃中有大火，酒炒大黄甚是良。以治大人风痰火，无不以此为神方。不论在表与在里，风药驾驭立安康。治风治痰兼治火，并无他药可酌量。惟有慢脾

风露头，大热大补方为良。吾尝著有小儿科，其中辨别甚端详。

小儿月内风皆不治

小儿撮口与脐风，原皆先天毒内攻。若是此风从后起，何至手青嘴亦青。不惟四四日六六日风不治，即在月内皆成凶。如果出了一月再见症，气血二字要分清。酒军醋军叠代用，金丹牛黄皆有功。风症用牛黄散者，十尝八九，以其多化痰药也。纵在血分，加上醋军无有不可。除了筋纹如抹墨，皆可起死与回生。

附录治撮口风方

此方甚佳，吾初未见此方

一钱朱砂一分雪轻粉一分，七个僵蚕三个蝎蝎子，不论急风与慢风，引用他母身上血。月水也。

治小儿羊羔风并大人痰厥

羊羔风证治甚难，只因孩儿受风寒。凉茶凉水不时哈，尿脬被子未曾干。初得此证容易治，生姜炒糖便能瘥。生姜炒米糖，时时食之，不久自愈。时候久了用马钱，琥珀白者宜真牛黄石决石决明连。丁香白丁香即雄雀粪礞石共为末，丸成丸子向晚餐。不时饮口皂矾皂角、白矾水，使他常常吐腻黏。一月之后再行痰，方可运转大周天。行痰，牛黄散最佳。较之寻常治法为得当，骤吐骤泻皆不安。

小儿一切风火证，皆以平肝为先

风木摇动总由天，纵是婴童一样看。每到夏秋时，惊风痰火一齐翻。不是胀满妨饮食，

便是风火不能眠。不是湿热流黄水，便是惊骇涌痰涎。俱由肝木暗为贼，克制脾土不得安。我尝治此证，只用牛黄与金丹。全在气血先分明，看该那药急上前。牛黄金丹多风药，以之平肝甚不难，或用生军与熟军，用酒用醋，各有所宜。或用酒芩与酒连。或用连翘与栀子，或用石膏与石莲。石莲子，如若小儿甚是小，加入滑石细细研。和些红糖白糖便能哈，再用梨水瓜水西瓜以压干。风火一下便能愈，脾土从此得安然。可知一切治病理，失了平木便不占。故将小儿再讲讲，以见治病有真传。

童子肝肾受寒

童子诊脉脉受寒，忽而腰硬两腿瘫。重用乌乌头附附子带金丹，补气和血暖命元。外加炒豆痛出汗，置于腰腿之间。其人惊喜遇神仙。

小儿肝经受寒多泻绿水

小儿绿粪肝受寒，不加温暖宜用姜枣山楂汤多风颠。慢惊风，皆起于此。口舌生疮常流水，皆因湿热上下传。有用吴萸炒黄连者。治宜除风兼利湿，不可清利败脾元。

小儿剥肠泻大宜通利

小儿剥肠泻不安，不大通利不过关。我用滑石和金丹，连三赶四五六餐。到晚始能见稠粪，又哕黏腻三两番。浑身干烧始少退，毛窍亦觉透真寒。内有金丹故也。此证宜利不宜汗，大人亦必依此得安然。

小儿湿寒作热，以尿罐上霜为上药

小儿亦有湿寒水，隆冬时节热忽起。不是昼里神不安，便是夜里啼不止。但看舌上多白点，有边有堰皆是紫。浑身不见真火症，细按脉理总不起。一切大凉用不得，一切大热不能使。只宜细辛与天麻，只宜白附与白芷。只宜荆芥与防风，只宜僵蚕与牛子。只宜半夏与云苓，只宜槟榔与泽泻。加上尿罐霜去煎，又能发散又清里。一切湿热尽下来，胜似龙肝与凤髓。不用此药便不尽，过了咽喉便是死。白点过咽喉者，不治。以治小儿甚得法，真是奇门丁得使。

以尿罐上霜一撮，瓦上焙干为末，加冰片少许，以治小儿口舌诸症，无不神效。

小儿寒热哕泻与大人同治

小儿乳食未尝动烟火，胡为寒热哕泻一样多？不知五运六气遍宇宙，小儿一呼一吸亦该着。其母饮食寒热通天地，其儿一动一静与之合。此本天地大道理，不知不觉受渐磨。若到用药时，亦与大人有同科。但是煎药难与食，草药不如面药合。或用些须黏乳食，或用些须和糖哈。每到夏秋时，只要伸手摸一摸。或是左手血不调，或是右手气不和。我心已自有主意，便用金丹牛黄与之哈。二药虽说有巴豆，小儿纯阳恰相合。有热便弓下，有寒便能和。或加化石一二分，面与面儿有同科。若真有大火，加些黄连亦不多。但是肝为六经贼，治胃不如治肝合。我尝二药一齐备，金丹用尽牛黄多。可知人生虽说调胃好，人生端自平肝多。小儿虽小官骸具，每与大人有同科。会治大人会治儿，何用更看小儿科。

小儿痞块难治

小儿痞块医甚难，好似因犯入牢间。其初皆因寒与食，继而疟痢受熬煎。不知不觉半肚子，纵有仙人亦难剜。再说用药去打他，徒伤胃气非妙诠。胃气一伤难收拾，不饮不食病愈难。我今告你正治法，其病源流皆在肝。略类女人癥瘕证，大破肝肾是正端。桃仁、红花、醋军、胡连、黑栀子之类。止住寒热汤药止，切勿再泻败脾元。后用红糖带金丹，药只数厘细细餐。每晚服。或加八仙八仙膏去吃馍，或加膏药皮外宣。虽然用药不显药，不过两月把病剜。切记风寒与发物，一若蹉跌起来难。至于软边与莲花，痞块软边者，如莲花瓣者，难治。附注。原非人力所能痊。小儿病症此最难，故为尔等细细言。

小儿痞积，宜用吃馍药，补破并行，虽用药不显药，无不愈者，即是大人虚痨杂疾，以此治之，无有不可

小儿痞积面青黄，只宜用面莫用汤。杂入馍中当饭食，一月两月便康强。一切补破宜并用，莫使郁热在膀胱。补用参党参参茯苓芡芡实莲子，扁豆薏苡半半夏术白术良。破用莪莪术棱三棱青陈皮青皮陈皮，二甲山甲鳖甲二丑黑白丑三消麦芽、山楂、神曲详。酉金鸡内金谷虫五谷虫并泽泻，二胡柴胡前胡东楂合槟榔。温凉补泻一齐用，临时加减再酌量。纵有大人郁滞将归阴，但用此方亦还阳。

小儿痞块膏药方，寒热各有所宜，大人用此贴病，亦必以此为例

小儿痞块膏药方，三棱莪术阿魏良。热盛便加二黄大黄、黄连与芦荟，山甲蓖麻郁金香。全蝎乳乳香没没药并血竭，紫草红花芎川芎与当。当归。亦有寒证滞已久，内不发烧，外不热。二乌川乌草乌肉肉桂附附子吴萸姜。黑姜。斑蝥蜈蚣共乌蛇，人言砒霜巴豆入麝香。香绵油熬宜斟酌，稍加陈醋浸皮囊。醋能入骨俟，熬好时入醋少许。纵有疮症用此药，亦必望闻知端详。

小儿喉症，风寒最多，大人亦然，非真红如珊瑚或紫或白或淡红，皆是风湿寒邪作热，不可认为实火，以致不救

喉痛隆冬风最多，切莫错认是实火。手按两脉全不动，不饮不食甚可愕。未从吃乳便外呛，非风而何？口中湿水似囊龠。非寒而何？我用僵蚕白附与天麻，蝉蜕山甲紫苏撮。辛细辛芷白芷麻黄合滑石，牛黄牛黄散黏乳去开拓。连吃两付口大渴，一切湿寒尽引却。饮食渐进嗽亦止，全不轻用治喉药。治喉之药，皆是清凉。可知风寒就是大毒物，喉喑喉疼须细酌。雷火罐子皆此意，总要脉上分清楚。

小儿马牙，一月之内，最有关系

小儿马牙甚是凶，不知不觉丁成风。或在暗里未寻着，三天两天把命倾。不在牙根在上腭，此处最宜留神。寻着莫谓病根轻。或用大针或指甲，务除根柢见血脓。在将小米与青布，添上清水一大盅。拭来拭去拭干净，鹅粪鹅粪上白面，瓦上焙干。尿余尿罐上霜刨下，瓦上焙黄。皆有功。加上五倍五倍子与冰片，朱砂共研往上蒙。内里若是火不尽，汤煎大黄与木通。一月之内风不治，多从此处病根生。

红糖治病最多

红糖治病最多，不论虚实与寒火。以其性缓入中州，诸药逢之若金科。补药得之益平善，泻药得之亦能和。有一憨公子，儿病亦无多。今日用此汤，明日用彼药。日日用之不耐烦，见药便如见阎罗。一日请我去看看，先言此儿不吃药。温凉补泻凭君治，只要先生不用

药。我言不吃苦药最容易，只要甘蔗买一颗。外备甜梨与西瓜，还要鸡蛋与焦馍。日食红糖二三钱，饿了吃鸡蛋，饿了吃焦馍。若是心中热，吃口甜梨甘蔗亦不多。小儿多阴热，吃此二味，以防金丹之热。主人听了我的话，便自笑呵呵。我用红糖和金丹，略无异味最耐哈。从此再不用苦药，管保一世永无疴。郎君今日该好了，请君归去念弥陀。以后治小儿，往往依此为金科。或用一分煎鸡蛋，或用一分烙焦馍。或入生梨与生瓜，或入茶汤使自哈。只要使之不闻知，便自心安意肯乐婆娑。只要红糖入肚中，不愁病大无奈何。今日谨告小后生，小小孩儿病无多，只因盲医妄用药。若要如我去安排，那怕痰食与风火。只要日日用，只要渐渐摩。纵有天大病，无不颐养乐太和，何必学那盲医妄生波。

山楂治老幼之滞甚好

小儿大补甚是少，才得温和便能了。寻常吃嘎没才料，吃得多时又病倒。恒因吃多致泄泻，看是脾虚实胀饱。一见参党参术白术便不灵，小儿参术不宜妄用。再加泻药又不好。不如与他吃山楂，或三两或四两。加上红糖细细炒。山楂炒焦，加红糖二三两，再炒再煎。再用水酒一大碗，煎至数沸实甚好。能温能和又能补，能把滞泻之症一齐扫。老人虚滞亦似此，吃下此药亦能了。我尝恶此无有力，谁知以治老幼甚是好。

眼科不知脉理断乎不可

不知脉理妄用药，如今皆是这眼科。不知伤了多少人，犹自搬砖当镜磨。我尝官家去教学，他妾数数请眼科。一日问我治眼否，我一诊脉大黄多。生地、大黄、赤芍皆两余。他就照此吃一付，好如秋水立澄波。又尝世家去教学，主妇数数经眼科。一日问我治眼否，我一诊脉大黄多。醋军二两，酒军二两。他就照此吃一付，好如新铜镜乍磨。又尝古镇去教学，其中治眼多专科。动至寒热皆颠倒，病人问我作生活。我一下药锋立解，好如宝匣出太阿。我尝细思此中理，不用将军总蹉跎。这几年来又变局，再用大黄便是错。用药随气运转，气运一变，则用药亦随而变矣。于何知之？细诊脉理自知。不如风药齐上前，金丹一到起沉疴。以治暴症甚是好，久症脉要细斟酌。我故录之以示人，后学得以有楷模。

眼科摘取数方

眼科书甚多，吾不能读，聊取数方，以为后学规程。

吾读医书数十篇，靡不按脉以剔抉。又读眼科十数篇，只就眼间暗分别。聊撮浅显十数方，以为后学之圭臬。暴得之眼多是热，惟宜搜风与散热。在表故也。风热作实必大肿，两眼脓汁滴玉屑。二荆荆芥、蔓荆，清扬上升。菊菊花最能清头。芷白芷散头目之风。并防防风大清头目。麻，麻黄大能解表。桃红桃仁、红花二味，大能和血破血。芎芍归地四物并皆和血。决，石决明、草决明，皆能平肝。如若脉实更有力，大黄或酒炒或醋炒栀子引火下行少不得。更有风热伤血目甚红，依此方法亦有功。更有风热攻目目甚疼，依此方法亦能通。至于风邪中目目甚痒，用此温熨便成功。久病之眼多昏沉，在里故也。只宜养血并安神。党参、茯苓、菖蒲、远志、柏子仁，皆能安神。四物汤中略带补，菖蒲远志柏子仁。更有远视不能看不真，参党参苓茯苓养心补火神。菖蒲之类少不了，恐肉桂、附子亦少不了。更有近视不能看不清，生地天冬滋味精。恐萸肉、枸杞之类亦得用些。更有真阴失守酒色过度。邪火侵，风木摇动散目神。大补金水以制火，人参五味诃子亲。皆能收敛目神。瞳子散大虽无光，闭目静坐便回春。更有饮食起居过劳神，瞳子青白隐隐侵。内障故也。总因脾土虚弱甚，不能运精入双轮。人身以脾胃为主，五脏皆禀气于脾，脾气一虚，五脏失守，不能运精入目矣。多加参党参芪黄芪减连柏，黄连、黄怕恐有损于脾胃。略益命火便还真。补火以生土，此是仆所添。更有冷泪不止目昏花，川椒枯草一齐加。一切清凉概不用，温暖元气止淫邪。肾虚故也。宜温暖元气，以引湿邪下行。此二句是仆所加。更有翳障白云目内侵，皆因元府郁不伸。此说出自刘河间。热用黄连能解热郁。湿川椒，能解湿郁。经用羌活能解经络二郁。血归身。能解肝经。蝉蜕蛇蜕与木贼，一切郁解便入神。亦有增补气血目便明，元府充盛脉流通。出自李东垣、朱丹溪。通则明，明则公，二说变化不能穷。再将脉理参一参，二说互用方有功。任他世上看眼多模糊，我要寻个脉理为主翁。

世上看眼不看脉，只把眼药往上开。何如气血诊明白，寒热虚实依法裁。再加眼药三两味，虽不恰合无大乖。

眼科五诀

吾素不精眼科，然治病已久，知目疾却有五种毛病，即以五种药治之，无有不效，故录之以为蒙医训。

一透窍人有九窍，目居其一，忽而合缝不开，以此窍不透故也，故选透窍药数品，以为治目之式。

人之一身有九窍，营卫周流真气到。真气一到，则无病矣。眼为精明穴甚深，窒塞不通甚可笑。眵糊糊眼泪盈腮，谁为拨开见斜照。麝香冰片为通神，至香至臭之药，皆能透窍。竹沥竹黄皆精妙。二药能利窍明目。痒用白芷治目痒泪出。泪细辛，治风眼泪下。菁子蔓菁子治风泪下流。泽兰治目疼。川椒治目痒。要。远志菖蒲皆能通九窍。柏子仁，香能入目。辛夷能通九窍。桔梗宽胸利气。并人尿。引诸药而通窍。却说芥汁与广椒，咀嚼口中亦利窍。

二除风人有风邪上先受之，忽而眼皮下垂，是有风之验也，故选除风药数品，以为治目之式。

眼属肝经多是风，脉透中指往上冲。热风上冲，宜清散。寒风不上冲，但头晕头疼而已，宜温散。荆荆芥防防风散头上滞气。二胡前胡降下，柴胡发散。并二活，羌活理游风，独活理伏风。此句治外风。白附天麻僵蚕同。此句治内风。覆花薄荷二味清头目虚火。亦兼用，若要引子酒与葱。

三清热目居清高之地，本坎一之精，今忽发热，是水火不相济也，故选清空数品以为治目之式。

二目通红多是热，须要凉气与凉血。三黄汤中黄柏、黄芩、黄连、皆能明目。加栀子治目赤，木通泽泻皆能明目。车前设。去目障。青葙决明龙胆草，三味去肝经风热，兼治努肉。明粉消肿明目。蒙花治目赤。芦荟清肝肾热而明目。切。若是假热紫滞现，肉肉桂治目赤。附引下温散说。努肉紫色，是风寒凝滞，宜用温散，加上肉桂、附子，便能引火归元。

四定痛疼犯上焦为逆，况目居群阳之首，而可疼痛不止乎？故选定痛药数品，以为治目之式。

二目珠子忽大疼，乳乳香能和血明目。没没药去油和蔓菁。蔓菁子能明目。加上三七治目赤。辛夷花，通九窍而明目。苍耳治头疼。蒺蒺藜破恶血。与夜明。夜明沙能攻血积。再看寒热虚实证，元胡香附皆治疼。一样同。惟有大补精髓药，大病大年始称情。眼疾不轻用大补药，惟大病大年之人，始一用之，则用大补者亦鲜矣。虽与他证相同，实不相同也。

五去翳眼者人之日月也，恒贞明不息，今忽视而不见，是有物以隔之也，故选去翳药数品，以为治目之式。

目症多端要去翳，去得翳时方无蔽。二蜕蛇蜕、蝉蜕、皆能退翳。变化二贼木贼、乌贼，皆能退翳。磨，琥珀珍珠琥珀能磨翳，珍珠能退翳，二味得金水之精。细细磋。谷精能退翳。菊花得金水之精。茶叶末，清利头目。磁石入肾而生水。朱砂入肝而养血。甘石炉甘石能去翳。多。郁仁治不眠。蕤仁治目肿而虚。养目神，硼砂硇砂治努肉，兼能去翳。可对哈。散大瞳子散大五味能收神，治虚。熊胆清，专能清目热。覆盆枸杞菟丝三味皆补肾经之虚。精。款冬润肺羚羊屑，羚羊角专清肝热。金水神品信能通。

眼药加减真法

泥片元寸硼砂甘炉甘石，加减眼药在其间。以上是本方看症加减。热加熊胆疼乳乳香没没药，红肿朱砂血竭攒。云翳鹰粪乌羽炒，琥珀建磁蕤仁丹。黄丹。风泪枯矾轻粉入，倒毛石燕马钱摊。惟有铜青属烂眼，依方下药个个安。

老年羸弱之眼，亦有用补者

眼科从无用补方，一有大补眼必盲。眼科用补绝少。少年新症宜记此，老年产后补不妨。我尝治些羸弱症，温凉补泻以脉量。不过葱茶做引子，葱茶引药入眼。转眼时节大放光。

眼疾初起，多是风火，大黄宜慎用

治病总要用将军，不用将军枉劳神。一入眼科便迟慢，谁肯一试巴豆仁。间有一二用大黄，多是眼科认不真。眼本离中一点火，不可北方杂类陈。多用风药便见效，火出皮外汗津津。只宜甲乙共条达，不可壬癸太认真。如今午会火已极，宜散风，宜洗尘，不可激住火性使自焚。但是此等药，多迟慢，多因循，不得将军总不神。我尝金丹细细研，我尝牛黄牛黄散渐渐寻。以其中有巴豆仁，久病之眼全不用。新得之症用数分，一见二药效如神。始知眼本

离中一点火，喜帮扶，喜温存，最爱吾家二将军。不可轻意用大黄，大黄与眼总不亲。太寒凉，太阴沉，不知瞎了多少人。

治眼须要论五行

眼疾已久，须依此法

眼珠原是水之精，治法须要论五行。小儿吃馍不像样，以致脾火往上壅，不泻脾土必不中。老人气衰金不荣，以致肾水无从生，不补肺金必不中。多泪之人眼已枯，以致虚火往上冲，不养肝血必不中。产后之人眼已干，以致阴火往上炎，不滋坎一必不占。劳心之人夜不眠，以致肝火上头巅，不平风木必不占。劳力之人昼不闲，以致烈火拗眉尖，不抽离照必不占。亦有肾经干枯火不生，冷泪不止住精英，大培命根必有功。川椒、枯草少不了。更有阴血失守酒色过度眼不明，肝木摇动散真精，瞳子散大。大补金水必有功。五味、诃子、人参少不了。更有瞳子青白看不清，内障故也，过于劳神，以致脾土虚弱之甚。脾土虚弱难为情，脾土弱甚，不能运精上入于目。大益中州必有功。参芪少不了。更有白云翳障目内横，拨去浮云盼睐精，大增气血方有功。二蜕、木贼少不了。亦由气血虚弱使然，增补气血方为正治。

庄农人家治眼要诀

庄农人家眼不清，皆因风火往上升。有一壮妇四十余，十岁孩儿忽命倾。因此心中常焦急，朝朝暮暮泪雨零。时候久了眼干枯，一睁眼时便冥蒙。况且庄稼起来恒下地，太阳热燥晒当空。不是头懵便耳聋，睁眼一看人雾中。皆因湿热聚内里，因之生火又生风。如用大凉药，必且激火在当中。如用大泻药，必遗邪气往上冲。只宜清空与降火，只宜凉血与除风。加上牛黄牛黄散共金丹，破血破气暗消融。二药全赖巴霜巴豆霜力，杂入风药通行十二经。眼疾

原从经络得，专用大黄必不灵。大黄沉浊难升降，必待脉实始一通。况且眼居群阳首，一旦沉浊必不中。故用清扬拨腠理，和入二药使上冲。浮云浮雾尽扫净，好和大明生于东。

眼中瘀肉色紫，多是寒证

一人眼疼本是寒，妄请盲医进芩黄芩连。黄连。岂知眼科温散甚有理，全赖透发心与肝。不用温散用大凉，必激紫血眼内含。试观割牲初出血，皆是红活气色鲜。迟之数刻便成紫，皆是滞住风与寒。人受风寒亦如此，何不彼此一样观。况且脉道甚迟迟，那有真火上头巅。不可泥住眼流眵，以为实证在其间。岂知连日不瘥寒作热，必生黏腻在脸前。即用风药大发散，多加肉肉桂附附子反芩黄芩连。黄连。只吃一付便能愈，全在脉症相对参。可知世上血证若犯紫，尽是受了风与寒。一见热药便流通，此是治血之大关。

坏眼之证，多是阴毒结就

我尝见些坏眼证，多是阴毒结滞成。平日并不见形迹，一若露头气熊熊。忽而疼痛不能忍，忽而流泪不能行。忽而浮云遮个净，再相睁眼断不能。不过三日坏已极，蛤蜊头子出当中。可惜时下小先生，不知毒药用力攻。此皆阴毒结已久，一若露头猛如风。若得蛤蜊不露头，一付两付便成功。内用金丹往下行，外用清散大除风。若是蛤蜊已露头，再用此药亦不中。只能治得泪不流，只能治得眼不疼。蛤蜊头子去不了，多吃两付仅路通。阴毒就有凭利害，好如吕后据住未央宫。三个元勋尽去了，那见太阳晒当空。

外科按脉吃药自好，切勿轻用刀针

人果内科精又精，外科一点便能中。我本

不昧阴阳理，曾将外科辨分明。虽然不甚中肯綮，以治半阴半阴半阳证尽有功。忽闻牛生字拱辰善于治阴证，我去领教他倾情。尽将青田法一说，用药之理甚是精。又得老陈字喜邻数方子，一切恶证亦能通。我遂不昧此中理，一见外科便分明。我尝治一书生是阴证，暗结腹内时时疼。我用热药七八付，他便粪里带流脓。又尝治一男子气上壅，我用清散大有功。半月之后嗽不止，口吐脓血渐渐轻。又尝治一脑后疽甚疼，日夜衰号不成声。我用神灯细细灸，方见后附注。略吃温散便成功。又尝治一附骨疽有名，腿如布袋殆疮肉烂也。附注。已成。按注下头上流水，秽气熏人使人憎。我用参党参芪黄芪十余两，吃至廿付始成功。外用水银炒巴豆去皮，炒至成灰微存些性渗入中。去腐生新无过此，此亦死中去求生。又尝治一妇人旧月疾，一逢新产使人惊。我用温散重桃仁，连吃两付下如脓。他看好了不用药，出了月子腹大疼。屡请名医不见效，卧在床上已成凶。我用山甲加麝香，日日食之大有功。有人与他倒罐子，见些物件似黏脓。以前小腹似蒸馍，吃了此药渐渐松。又尝治一颈项坚不通，我用风药加蜈蚣。加四五条。他便喉烂小窟窿，流尽毒水即长平。到了一月热又起，喉烂小口出稠脓。我用大补兼风药，稠脓流尽又成功。又尝治些喉间疽，一加八味八味丸中有肉桂、附子便流通。间有红肿一点白，绣针微挑即成功。如非真火无此象，妄用刀针总是凶。以上皆是我治过，那有一个用针攻。青田治法亦如此，恐伤好肉不能行。间有歹会脓疮已熟，只用竹刃贴皮冲。可惜时下小先生，不知此中真实情。我故录之以示人，按脉吃药自成功。切勿妄意用刀针，伤了好肉断不行。

外科不知纯阴之证甚多

著书立说甚是难，不得头脑总枉然。头脑不能分清楚，千言万语是祸端。我看世上外科

1061

门，尽是《外科正宗》传。《外科正宗》虽然分经络，纯阴之证全未去昭宣。纯阴之证便要入骨治，大热大补大透宣。果能早早透出毒，纵然为祸亦有边。不可使他隐伏藏在内，穷年累月绕骨间。不怕透出热不断，不怕透出肿连绵。不怕透出脓外流，不怕透出口如钻。炮姜焦术渗脾湿，肉肉桂附附子二活羌活独活苍苍术麻麻黄连。若是热补带透毒，连吃数付便外传。那有附骨真阴证，滞住经络不能宣。间亦有之，观下自知。果能毒透便有脓，只用竹刃贴皮穿。金针伤了好肉，最难联口。外边溃烂海浮散，方见后，附注。内用大补十全大补汤，附注。是真诠。更有半阴半阳证，治法较此稍轻便。或捣葱姜用火熨，或贴独蒜点艾干。用艾灸。或用神灯细细灸，方见后，附注。要使内毒往外宣。再饮除风化痰药，毒从外解古人传。试看一切真伤寒，不透发汗致祸延。可知阴寒就是大毒物，几个阴寒不解能命全。外科内科都一样，内毒不透是祸端。只说阴毒甚难治，岂知肉肉桂附附子参党参姜黑姜未牵连。况且外科不讲脉，虚实寒热尽茫然。如何是气滞，如何是血顽。内里五脏未分清，外里五色未细研。一付两付不见效，便将针刀透骨穿。岂知疮毒皆以脓浆解，脓浆不足便不安。一见针刀气内散，焉能殓脓往外传。不过稀浆与稀水，再想联口难又难。不是疼来便是痒，淹淹缠缠到九泉。我见此证千千万，尽是外科送入鬼门关。至于一切纯阳证，如今外科可称仙。解表解里甚分明，一付两付自周全。此证不治亦不坏，略加调理便如前。

治疮先辨阴阳为主

治疮须先辨阴阳，阴阳不辨空着忙。阳证红肿脉洪实，芩黄芩连黄连知知母柏黄柏与大黄。阴证顽麻脉沉涩，苍苍术麻麻黄归当归地熟地并黑姜。更有半阴半阳证，解表解里细推详。如依外科分经络，不辨阴阳总渺茫。阳证用阴药，阴证用阳药，自是千古定理，纵分经络，不论阴阳，药无当也。或有疮证在脏腑，挪移四肢方为良。上焦桂枝下牛膝，中焦丝瓜引边疆。艾灸神灯皆善着，不治红肿与纯阳。先忧热中后寒中，总要阴阳二字细商量。

我初作此二篇，意欲以治纯阴之证也。谁知纯阴之证，用药甚精，非但热补可了也。我之所言，不过以治半阴之证则可耳。细读下篇，自知其理，始知刘青田为不可及也。自记

病有阴阳，必分阴阳治之，则病可痊。疮亦有阴阳，若不辨阴阳，概以清凉解毒之药治之，则阳明之毒，自必愈矣，而纯阴之毒，不已愈寒而结愈坚乎？治疮者要必读此数篇，而辨其阴阳也可。侄金门谨志

治疮用药真诠

天下病证有万端，随时转变随时传。伤寒瘟疫之类。惟有疔疮证不变，初起皮色为可观。初起皮色如犯红，到底治法无变迁。一定是阳。初起皮色如犯白，到底治法无变迁。一定是阴。较之寻常一切证，皎然不昧甚的端。但是阳证人多知，一有阴证便倒颠。初起宜用夺命饮，以后只用阳和单。二方斟酌无参差，一方动吃数十天。夺命饮中二活羌活独活兼，青皮赤芍僵蚕连。疼痛不止多细辛，加上甘草便十全。阳和汤中麻黄先，炮姜肉桂大熟大熟地前。此四味是阳和汤。橘红半夏与云苓，芥子甘草便十全。二陈汤加入其中。有了熟地肉桂好，引火归元甚娟娟。有了熟地麻黄好，散入肉里甚便便。炮姜用时必炒黑，不炒黑时心内翻。此此出来多阴虚，鹿胶龟胶宜多添。此证出来多隐疼，山甲河车草河车，此味是增。宜多兼。此证出来多脾酸，脾寒也。炮姜麻黄宜多餐。此证出来多痰结，橘橘红苓云苓半半夏芥芥子宜多煎。此证出来多硬顽，生南南星有用四两者生半半夏宜多牵。此证出来多滞湿，甘遂大戟宜多安。此证出来多膜白，干姜本是麻黄芥子宜多

羼。此证出来多正穴，牛黄狗宝宜多研。此证出来多管骨，推车即蜣螂转丸，炒焦为末。为末麝香填。渗入穴里便有力，一切烂肉他能宜。再将轻粉和梅肉，唾沫和药。不使明星在外边。搓成捻子插孔里，迟之两日管外钻。摄出管子臭脓出，加上补药漏能痊。虽通脊漏，亦能治。更有锁口圆圈色带白，皆因冷药致迍遭。宜用原寸渗疮口，蒙上温膏自周全。更有疼痛不止治不得，必须关帝火针穿。硫硫黄麝麝香朱砂合银朱，卷入细纸炼成丸。疼痛不止用针挑，贴上丸药将火燃。火一燃时便透毒，永无疼痛作祟缘。初得瘰疬宜此治，一日两针针两回，烧两回针三天。便能根柢悉拔出，省了药饵拜佛前。亦有淹缠恒作痒，羊矢拣实烧为丹。轻者醋和重蜜和，糊住痒处便能痊。若是流水不能止，渗上此药亦能干。木是湿滞疼是寒，一切麻证皆风传。青风海风石枫藤，加入药内把病完。以后再讲熬膏药，膏药药内桂肉桂为先。宜多用。赤芍大黄并生南生南星，葱须干姜一概兼。凤仙苍耳皆用科，熬得好时将醋添。醋能入骨。摊贴疮口加原麝，俟他熟时竹刃穿。一切毒药皆不用，附子犹恐外牵连。用肉桂不用附子。斑蝥蜈蚣与乌蛇，全蝎红娘巴豆捐。此药皆是治阳毒，一入阴疮便不安。不论经络与时令，总以紫花地丁为引煎。除了皮白皆是火，红黄紫黑，皆是火症。始用菊白菊叶英蒲公英、紫花者佳，二味之叶，加白糖治火疗。与泽兰。泽兰叶。栀子大黄多斟酌，二味是仆所加。防风蝉蜕与芩黄芩连。黄连，数味名泽兰汤。疔证有寒亦有火，红生于心黄生于胆紫生于肝黑生于肾色相兼。藤黄蓖麻熬膏药，飞龙夺命内里安。酒引送下，数色皆毒证，非毒药不能治，此是另有所闻。疔头圆硬宜用针，与死为邻。多出黏音年水使药漫。蟾酥乌金巴豆去皮炒黑，研细备用。皆善着，内外加治得生还。要之细论痈疽疔疮理，仍以阴阳二字为大关。皮色红肿出六腑，色皮正白皮色不变也五脏含。痈本六腑血壅住，疽本五脏气沮残。六腑血壅容易治，五脏气沮难周全。脏为阴兮腑为阳，阴阳二字莫荒唐。那有阴阳俱宜药，惟有山甲与麝香。纵是大补药，加上山甲亦光昌。纵是大凉药，加上麝香亦吉祥。二药本是外科骨，外科恃此为药王。我本不昧阴阳理，曾将外科批一场。谁知青田先生已批过，用药精细妙非常。有人为我述一遍，不得不将治疮理铭之于锦囊。

治疮须要顾脾胃

凡病初得属实属火者居多，久而不愈便虚寒矣。凡病皆然，而疮尤其彰明较著者也。自既破以后，总以大补气血为主，纵有虚火假热，只可带治。大约与产后治法相类

治病须要顾脾胃，疮证尤须兢兢持。初起攻散无论矣，以后血出谨防维。滋味宜厚药宜补，风寒暑湿莫稽迟。先忧热中后寒中，总以脾胃为根基。

疮证坚硬，宜用热补
透发，方可收功

有一童子甚刚强，口长托腮硬非常。妄请盲医用刀针，内里实未殁脓浆。割开鲜血往下流，一寒一热生祸殃。我言此证宜热补，多用风药使发扬。发扬于外毒解散，纵殁稠脓亦吉祥。只用竹刃拨一拨，不须利刃把肉伤。蒙上温膏自稳当，何用飞龙夺命汤。又有妇人头项尽是疮，外不红肿痛非常。已吃多药不见效，尽是外科世书香。看的皆是正宗书，不知此证分阴阳。但以经络去调治，愈吃名愈荒唐。我用热补带透毒，一切滞气尽发扬。外虽庞肿内安然，连吃数付妙非常。况且外科不讲脉，虚实寒热只一望。初起皮色又不变，焉知此中真的当。不过朦胧去治病，恐是遇见老阎王。我虽未见青田书，已知青田之锦囊。只要阴阳二字去揣摩，不

怕不得神奇方。

治肿硬疙瘩 先以乌金膏盖顶，外用此药箍之，无不消散

白矾二钱白占一钱密陀僧五钱，赤金二十张冰片一钱有大功。蒸酒和药紧箍住，疙瘩肿硬立时轻。再加官粉三钱亦可。

治肿硬外毒

身起肿硬必有毒，先进酩酊酒一壶。蝎子二钱蜈蚣一钱研为末，山甲一钱便不孤。细细饮下立时愈，胜似仙人用醍醐。

治前后照 以治杨梅甚好，一切余毒不用说矣

水银三钱，以唾沫研至无珠，始能入烟。银朱一钱并黄丹一钱，安息香三根和麝三分片五分烟。旱烟六钱。清晨漱口吸四袋，大火一袋，吸三四口。连吃四天吐水黏。音年。昼里忌盐七天正，夜里衔枚侧身眠。用箸一根衔口中，两头用绳挂耳上，夜睡使口常开，则毒水流出，不至咽下为害。附注。

神灯照治头上诸疮

头上点艾怕火升，神灯照法朱砂、血竭、明雄、没药各三钱，麝香五分，共为细末，用绵纸条裹药三分，香油浸点，自外而内周围照之，毒气随药解散，自不内侵脏腑。初用三条，渐加至四五条，疮势渐平，又渐减之，随上乌金膏，盖以万全膏。若肿势漫衍，用蒸酒和密陀僧、白矾之类箍之。达天庭。虽然塌陷能高耸，纵使灰白亦活红。头上顽麻若紫青，神灯照法或不灵。但团小艾如黍米，烧来烧去火星星。二法治疮原通神，神灯治漫肿，艾灸治顽麻。外科门中作二铭。

治疮无头

漫肿无头何处消，先干湿纸是头脑。用湿纸贴肿处，先干者即疮头。附注。此处便用乌金乌金膏贴，上盖疮门太乙膏。四旁跟脚须箍紧，密陀僧和蒸酒调。

砭法

头上中空不便脓，漫肿无头甚可惊。此处急须用砭法，取细磁锋，用竹箸夹紧，遍刺肿处，使出紫血。贴上精肉润鸡清。以肥猪肉切片贴之，再用乳香调鸡蛋清润之。

治浑身疮烂流水，日久不愈

浑身疮流龟甲丸，龟甲为君，沙土炒焦。山甲僵蚕乳香没没药含。有脓有血加滑石，硫黄土苓治之安。间有加花粉者。

治久漏久痔诸证 凡病久皆是虚寒，不是六味地黄汤，便是补中益气汤，或二者相兼而加减之，此是万古不易之法

海底痔漏并脱肛，加减地黄益气汤。亦有血虚火旺甚，四物升麻真妙方。外敷海浮海浮散方见后。附注。贴膏药，洗用忍忍冬菖菖蒲擦螺浆。以冰片渗入活田螺靥中，仰放盏内，少顷水出，取擦痔上，其效如神。

补中益气汤 治一切气虚下陷之证

参党参芪黄芪甘甘草术白术当归汤，陈皮升升麻柴柴胡提气良。若非气虚并下陷，去尽升柴用原方。

妇人乳疮治法

妇人乳疮忌阴寒，内吹有孕时得者，为内

吹。外吹小儿食乳时得者，为外吹。须分端。外吹攻伐无不可，内吹和血带平肝。通草、青皮、橘叶之类。虽说和血带平肝，加上山甲方立瘥。加上山甲加风药，风药驾驭胎自安。风药驾驭药朝外走，不向内蚀，故不伤胎。纵用膏药宜温和，不似他处凉破兼。

治女乳男肾，均宜温补，切戒清凉

妇人最怕奶花疮，纵是红肿非纯阳。况且溃烂口流水，疼痛不止饭亦忘。我用参党参芪黄芪十数两，肉桂、附子皆数钱。兼之温膏暖周详。主人日食那些药，一见此药以为狂。无奈已食多药不见效，不得不进此药再商量。只吃一付疼亦止，连吃十付永无殃。始知女子乳兮男子肾，内治外治戒清凉。又有男子腿长附骨疮，已经数月未下床。骨瘦如柴热不止，溃烂流水饭亦忘。我用参芪十数两，兼之肉附暖回阳。连吃四付始见效，又吃十付始平康。主人初见不敢食，多人怂恿始一尝。可知一切溃烂症，无不以补为药王。况且脉细如麻披，那有实火为祸殃。

疔疮初起治法

疔疮初起类伤寒，痛偏一处是真端。敷疮无如远志肉，远志去心酒煮，捣敷患处，越宿自消。随饮银花一两甘草单。若是疔毒形如疥或小泡，坚硬如钉。宜艾灸，取艾加麝香、木香、明雄为团，安蒜片上灸之。乌金乌金膏擦头膏药漫。内服甘甘草四钱菊花叶连根皆好汤一付，即是神仙绝妙丹。二证亦有挟风寒，必先发表是真诠。即吃卫生汤，重用二活，加葱酒。

红丝疔治法

手足生疔并面唇，多有红丝入内侵。挑破红丝方无碍，汤饮甘菊效如神。

手指脚指疔治法

肢末生疔妄用药，不如艾灸为上着。随饮甘菊汤一付，其人即便笑呵呵。

治蛇头疔一则

手指生疔甚是疼，牙猪胆治最有名。明雄白矾研为末，连指带药入其中。俟水干枯便能愈，若不痊愈再一行。如不在指在手端，以此糊上亦能轻。胜似仙人活命饮，连吃数付不成功。

治疔毒黑紫

疔毒紫黑证甚危，蓖麻藤黄膏立施。内服护心汤一付，方见后。飞龙夺命紧追随。

艾火灸法

隔蒜灸法胜用刀，恶毒最怕火来烧。不论阴阴证皮不红，中间顽硬。阳阳证皮红。皆灸透，纵有顽硬亦能消。虽然成脓无大苦，黏上乌金即巴豆仁炒黑，研细听用。上盖膏。余毒不尽多烂肉，防风汤洗防风、白芷、川芎、当归、葱白之类，加猪蹄煎。海浮调。即乳香、没药安箸皮上，炙干为末，敷患处，再贴膏药。《说文》：楚谓竹皮曰箸。去腐生新无过此，外人何须口器器。

内服普济消毒饮

甘甘草桔桔梗升升麻柴柴胡并翘连翘蒡牛蒡子，芩黄芩连黄连橘橘红荷薄荷元参汤。一切发颐疮名看所加，或用人参虚加人参或酒黄。实加大黄。

护心丹 并口疽生于心口，宜多用。

他症恐毒入心，亦用之

毒大须服护心丹，志肉远志肉半两辰砂二钱乳香一两全。绿豆粉子二两和甘草五钱共为末，每吃三钱病易痊。

卫生汤歌 方见前

恶毒疔疮用山甲，小毒，数分便可。僵蚕蝉蜕二活活、独活加。乳乳香没没药石决石决明。以上皆二钱。并沉香一钱，葱酒和入花二花又花。花粉。

此方甚简便，初起无有不可。憎寒多，加发表药。疼痛多，加乳没药。大热多，加清凉药。

疔疮恶毒膏药 贴一切恶毒，不用

面子药，一日一换便好

疔疮恶毒密陀僧四两，宫粉四两轻粉四五钱赤金二十张精。乳香没药各三钱，黄蜡白蜡叠代兴。用黄者不用白，用白者不用黄，二者亦不须多。艾叶头发女人发先炸枯，俟油香油一斤冷定药已成。

柳花散

青黛蒲黄并黄柏各一两炒，硼砂五钱冰片五钱人中白。一两。六味名为柳花散，口舌诸症皆治得。

治疥疮

治疥无如麻黄膏，雄猪油熬下斑蝥。麻黄入油还滤净，大枫蓖麻再同熬。大风子、蓖麻去壳捣如泥，下锅搅匀。

治干疥

水银银朱轻粉交，土信斑蝥猪油雄猪板油包。青石板上捶千下，芥根一擦立时消。有加大风肉、蓖麻肉、槟榔者。

治妇人阴痒法

火硝土信生用蚀烂肉，枯矾宫粉轻粉足。阴户痛痒无过此，刀子刮后其皮皆强，非用刀刮，药必不得力。将药覆。如有虫行在内里，鸡内金入与过宿。鸡内金带肉圈囵一具，锥子扎扎，黏些雄黄、白矾末，纳阴中，虫入鸡内金，亦随而出矣。再将火罐搬一搬，纵有狐鬼亦清肃。

治跌打损伤以大便为凭

皮破血出用十全，用十全大补汤。二便不通大黄添。将大黄加入桃仁、红花、泽兰、当归、丹皮、赤芍之内，水酒引下，不必十全大补汤矣。若只伤损二便通，三七好酒送之痊。

一厘散 治伤损不起最佳

跌打损伤一厘散，土鳖一个，瓦上焙焦。巴豆一个，去壳半夏一个，生用选。乳香没药半各分自然铜，火烧醋淬，少许。碾碎下酒真是罕。共为细末，每服一厘，好酒送下，真有奇验。

七厘散 治一切伤证，孕妇忌服

乳乳香没没药血血竭儿儿茶七厘散，朱砂红花雄黄选。加上归尾各一钱，三分原麝三分片。跌打损伤效如神，孕妇忌服黄酒灌。

生肌散

生肌散用软石膏，一两炒。乳乳香没没药血竭各三钱黄丹五钱交。白芷二钱半龙骨三钱煅和潮脑，少许。血止痛定立时消。

治肢体伤折法

肢体将断用莲薄，枞莲子，穿成薄。乳乳香没没药血血竭儿儿茶续断和。各二钱半。共同麦粉二两，用匦围块。翻镦炒，醋和札紧自无讹。翻镦炒黑为度，再研为末，热醋和摊贴，胶布札紧，外用莲薄裹缠，俟干以醋润之自好。

烧灵药方疮不联口，非此不愈，
夜静始烧，忌妇人鸡犬之声

疮不联口用灵药，火硝四两水银二两二味多。枯矾朱砂各五钱，轻粉二钱黄丹三钱百草百草霜三钱撮。新碗盖锅盐泥封，用纸盖碗上，附注。候锅不响始大火。先文后武香一炷碗上纸焦为度，珍珠三颗，放铁勺内，用酒钟盖住，火煅碎。附注。冰片五分另对磨。取碗上霜，入珍珠、冰片共研极细，贮瓷瓶内，黄蜡封口，勿令泄气。附注。

邪祟中人，男女有分

邪祟中人无他诀，只因人情未清澈。人心一动他已知，每乘淫机暗交接。交接久了下焦寒，满腹垒块塞洞穴。每于诊脉时，恍若先报说。心中忽战战，脉上似鼠掣。亦有抱持中指毫不动，坐得久时间一泄。或如蛇吐信，或如电明灭。此皆女子之祟脉，每从上焦决。若是男子真中邪，必于下焦见清切。梦中若有美人来，一相交时精便泄。心中犹自甚爱惜，便将十指玉茎摄。多少败精留此间，不是淋闭便尿血。时候久了结疙瘩，相火下注似车辙。如此说来人尽邪，恐于名教有不洁。不知世际叔季人浇漓，几个男女似霜雪。但看关帝斩貂蝉，史官曾有说。武穆拒名妹，精忠不敢灭。此皆人家奇男子，始能尘世称妙绝。又有近邻贞烈妇，已入贞祠无异说。每与近邻言，未尝劝守节。有一孀妇问来历，他便搂腿教伊阅。每到人情不自由，便将肉腿刺寒铁。此是真正上品人，始肯真情来吐说。可知人非土木孰无情，只要学个鲁男亦奇绝。守住父母遗体身上玉，便是人间大豪杰。我今斋戒已七十，始知神仙如霜雪。若是混俗与和光，安保终身无二节。今日谨告小后生，能学圣人立身好。不然即学鲁家奇男亦是说。

治邪以针为先

如今世道尽翻着，病证亦是怪证多。试看世上淹缠证，那有一个无妖魔。

怪证端是妇人多，妇人装扮似妖魔。妖魔自有妖魔缠，那有一个得清楚。

真是怪证莫用药，纵有名医填溪壑。药味尽被鬼盗去，都有一个得安药。

欲用名药宜用针，针为治邪不二门。先用琥珀琥珀散压一压，使他无处去翻身。金针一到再用药，这回定得药中神。

真是邪证宜导痰，皂角枯矾共为丸。面上若见痴呆象，即吃此丸最为先。

真是怪症宜安神，金石为末细细斟。避阳砂合自然铜琥珀散有此二味，正是此证定南针。

真是邪证宜利窍，一切通利最为妙。牛黄金丹二将军，长长服之通仙道。日食一分，红糖为引。

用针先针虎口穴，虎口上与骨相接。欲要下针先使嗽，嗽声未了针已透。针若透时只一分，便有酸意往上侵。若不上侵针上提，虽然提针不离皮。掐住此地莫放松，一若放松他便惊。左转右转针不停，针头似有鬼来拧。或有胶膘针上缠，定是此物受艰难。此针下去定见效，那有盲医得知到。犹忆端阳马真人，留下神针甚是妙。

针了虎口针曲尺，曲尺一穴只透肌。针了曲尺针膀弦，膀弦内外细细研。掐住膀弦有疙瘩，即将金针向里札。向里札时似鞋底，用尽气力方能已。三针五针针莫拔针只一分，按住针头贴皮掐。掐住疙瘩使松和，方可他处挪一挪。针了膀弦针肩窝，肩窝恒藏老妖魔。掐住此地痛而酸，内针外针相接连。若是不酸方松手，大腿根子搜一搜。若是妇人，与他丈夫明言，使他如此用针，亦可立拔此病。

大腿根子性命关，阴邪多伏两肾边。一寒一热从此处，多少人命尽丧此。伸手掐住有疙瘩，用尽气力莫放他。贴住指甲向里札，任凭叫娘与叫达。俟那疙瘩稍松和，方可金针往下搁。

一身精气聚眼窝，此中更藏老妖魔。闭住一身气不通，其人颠倒胡乱行。趁他颠倒胡乱行，知在此地逞英雄。伸手掐住莫放松，这回定要他的命。安排左右莫妄动，顷刻之时一天云雾散个净。

以外用针针尚多，全在因人去揣摩。亦有陷入内里无捉摸，非用熏法无奈何。若不教熏用药酒，饮醉再熏出皮窝。火针一到鬼无魂，这回定要斩妖魔。

琥珀散

琥珀一两，避阳砂一两，自然铜一两，礞石一两，干葛一两，良姜四钱，宿砂一钱，肉桂一钱。共为细末，每用三钱，红糖为引，热水送下。

熏法

牙皂一钱，麝香一分，阿魏、牡蛎、巴豆、

鬼箭各一钱。共为末，卷入叠表之中，点着吹灭，以烟熏鼻，鬼不能安，必在藏皮内，以火针针之，鬼即死矣。

制火针法

用棉花绒捻在针上，蘸油点着，去针外之火，便成火针矣。

制药酒法

当归二钱，川芎三钱，细辛一钱，白附子一钱，原寸一厘。蒸酒熬好，饮醉，再用熏法针法。

邪症宜散风清火

邪症皆因肝肾结滞，风火上壅，痰迷心窍而然，治以散风清火为主，兼之大泻肝肾实热，无不愈者。间有入内已深，熏法针法，亦不可废。

邪症皆因肝肾结，肝肾一结便发热。时候久了风火起，驾驭痰涎塞孔穴。或男或女皆一样，不是结气便结血。或先头上懵，或先心中咄。或先胃里疼，或先喉中噎。或是数症一齐见，或是暗里把魂摄。夜里多惊恐，昼里时寒热。奸鬼淫狐梦里来，颠三倒四不能说。磨光先生治不得，送祟端工无能折。其实除风降火为上着，大破肝肾立时雪。痰涎泻净便无病，一天云雾尽澄澈。我尝治此不哄人，必持此法为妙诀。间有入内无奈何，熏法针法不可缺。

治邪症以导痰为主

有一邪症数十天，一日请我把病看。及至彼处始知得，我言此症针为先。他言用人尚未备，不如少待齐上前。须臾时节邪已知，闻说是我乱颤颤。过了一时有主意，即请与我相对谈。声言先生治病全仗针，针法与我不相关。如果用针不见效，恐怕先生有厚颜。果然用针若不知，不得不用导法以了缘。谁知导法用下甚是捷，须臾之时见青天。一哕哕了两三碗，尽是胶鳔老黏痰。哕出痰涎心宽绰，纵此再无鬼来缠。可知怪证皆从痰上起，素问言之仙乎仙。

参 阅 姓 氏

袁世升　邓锡纶　高积福　马蕙芝　田作霖　袁克仁　高明善　夏五云　张亮臣　张维屏　杨宝璋　于书勋　阎盛钧　樊柳堂　李廷襄　李作栋　黄丙午　赵芝亭　张淑芹　赵清宝　杨象乾　萧永清　谷怀仁　阎楷修　萧荫墀　郭锦章　刘欣然　温全德　孙金章　田希正　夏东芳　熊官荫　姚万荣　秦庆堂　孙恒礼　王德科　王心正　吕俊卿　王国桢　麻增华　马炎蒸　王调鼎　阎至善　高迁善　高咸善　黄寿堂　刘新垌　张江亭　刘仲连　田执璋　靳家骐　刘金声　栾忠顺　赵鸿德　张体印　尹云凌　高得元　纪纯修　张金淼　王孔清　谷怀品　刘德邻　赵庆昌　周鸿吉　宿俭斋　吴穆宗　胡树声　樊书堂　刘文经　张省身　丁先传　韩履祥　贺学颜　李志公　卫青选　李志昂　彭世勤　朱鉴书　张元芳　赵云龙　戚世名　阎增福　阎炳渊　阎炳耀　李延侗　秦晓纶　常景芳　魏庆余　高泰安　赵清忱　范华峰　魏　镇　魏　锟　张良材　田凝瑞　栾召南　张培厚　刘晴岚　张德全　张槐茂　张汝霖　徐经纶　周监文　赵学周　李元镜　余珍曾　解恒春　卫天一　乔　岩　刘武明　王冠林　赵心公　李长敬　傅子尹　王彤云　李晴园　左振铎　苏凤城　张作相　韩庆澜　赵世臣　李存厚　胡其茂　鸿泰堂　侄彩云　三元　海门　雉门　王万宝　熊官和　邓汉书　马式贤　曾广渊　王寅恭　涂　济　郭锦章　李祥升　冯　炎　崔子贞　阎盛鑫　邓汉栋　李心德　张锡龄　孙秀章　刘国兴　刘寿田　冯国榜　李肇升　王敬修　谢冠元　王书吉　刘文彩　王秉乾　张斌珍　陶顺德　陈好仁　田心正　张广义　冯元林　王亮彩　叶茂林　侄孙澄川　广川　侄曾孙瑞麟　国显

书　后

　　上《蠢子医》四卷，阳夏龙绘堂先生晚年所著，教其孙兑山者也。兑山少孤，先生恐医学失传，因本平日心得而经验者，演为诗歌，不避浅俗，取便记诵而已。先生既没，兑山与其从父君由皆得力是书，遂以医名世。亲友争相传钞，屡拟付梓不果，尝呈政于县长榆山朱潜斋先生。今秋吾项县志将竣，兑山橐书来求吾师仲唐先生，及友人施君虞琴等参订校正，付诸石印。余本不谙此道，然以兑山之托，义不容辞，谨按其原卷，各以类从，稍为次其先后，至其病论药方，或简括难晓，并请兑山口述而附注焉。欲便阅者，非敢妄事赘述也。独是先生此书多出创获，神而明之，存乎其人，兑山幼承家学，数十年栗栗恐坠，又不私为己有，欲公同好以广其传，可谓克绳祖武者矣。

甲寅仲冬项城后学张三宝谨书于周滨张氏别墅县志局

跋

　　呜呼，镇川生五岁，先君见背，读书略识文义。先祖每抚镇川等而叹曰：吾老矣！家又贫，诸孙嗷嗷，均少不更事，是皆短折之象也。欲教以读，何日望成耶？若失教训，何以糊口耶？贻厥孙谋，何妨暂归于医道，庶糊口有资。汝辈若有志上进，重理砚田，再续书香，亦未为晚。吾虽不忍令尔改途，实因时势有不得不然者也。自后我祖以平日治愈之症，选心得奇验之方，编成诗歌，取其浅俗易晓，偶成一章，即草书成篇，督令孙辈朝诵夕维，勿敢或忘，积久成帙，分订四卷。先祖指镇川曰：噫！小子苦矣。甘自苦中来，汝后庶不至流入乞丐下贱之徒，吾心尚可稍慰焉。镇川十二岁时，即悬壶于门，历视之病，默按是书投治，无不应手而验，是则我祖精深于医也明矣。不意十六岁，我祖又捐馆，自觉聆教无从，惟仍以是编熟读深思而已。迄今又三十年，亲友中争相传钞，而终以所及未广为憾，金议捐股石印，庶几所传愈远，所惠愈无穷矣。不但不没先人之苦心，且可裨益于斯世。念昔先祖相知者，惟杨仲唐先生，求为撰序弁其首，而镇川亦历述前日受教于先祖而不敢忘者于末简云。

　　　　　　　　　　　　　　　　　　　　　宣统三年孙镇川谨跋

宜 麟 策

（明） 佚 名

内 容 提 要

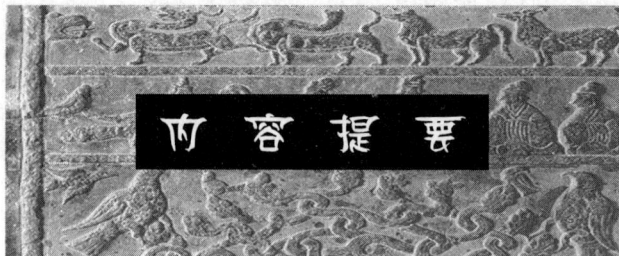

　　本书一卷，续集一卷，著者佚名。惟总论中自署曰宾，因不知其姓，无从考证。其书以天时、地利、人事，传广嗣及胎教之道。视近世优种学，真有形上形下之分矣。在盛唱复兴民族之际，必无人不先睹为快也。

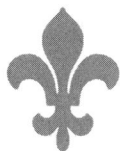

目　录

宜　麟　策

著者佚名　绍兴裘去生校

总论

天地纲缊，万物化醇，男女构精，万物化生，此造化自然之理也。亦无思无为之道也。故有人道，即有夫妇。有夫妇，即有子嗣。又何有乏嗣之说？然天有不生之时，地有不毛之域，则人不能无乏嗣之流矣。然则生者自生，乏者当乏，而求嗣之说，又何为也？果可求耶？果不可求耶？则其中亦自有说，亦自有法矣。所谓说者，非为不生不毛者而说也，亦非为少壮强盛者而说也。盖不生不毛者，出于先天之禀赋，非可以人力为也。少壮强盛者，出于妙合之自然，不必识，不必知也。惟是能子弗子者，无后难堪，本非天付。衰老无儿者，精力日去，岂比少年？此所以有挽回之人力则有说而有法矣。虽法之垂诸古者已不为少，然以余觉之，则若有未尽其妙蕴者焉。因而胪列其法，曰天时，曰地利，曰人事，曰药食，曰疾病。但犯其一，便足败乃公事矣。宾于晚年得子，率鉴乎此。凡苦于是者，惟察之信之。则嗣续之猷，或非渺小，故命之曰《宜麟策》。

时气天时一

凡交会下种之时，古云宜择吉日良时，天德月德，及干支旺相，当避丙丁之说，顾以仓猝之顷，亦安得择而后行，似属迂远不足凭也。然惟天日晴明，光风霁月，时和气爽，及情思清宁，精神闲裕之况，则随行随止，不待择而人人可辨，于斯得子，非惟少疾，而必且聪慧

贤明。胎元禀赋，实基于此。至有不知避忌者，犯天地之晦冥大雾，则受愚蠢迷蒙之气，犯日月星辰之薄蚀，则受残缺刑克之气，犯雷霆风雨之惨暴，则受狠怒惊狂之气，犯不阴不阳倏热倏寒之变幻，则受奸险诡诈之气，故气盈则盈，乘之则多寿，气缩则缩，犯之则多夭。顾人生六合之内，凡生长壮老已，何非受气于生成？而知愚贤不肖，又孰非禀质于天地？此感兆元始之大本，苟思造命而赞化育，则当以此为首务。

阴阳天时二

乾道成男，坤道成女，此固生成之至道。然亦何以见之？亦何以用之？盖乾坤不用，用在坎离，坎离之用，阴阳而已。

夫离本居阳，何以为女？以阳之中而阴之初也。坎本居阴，何以为男？以阴之中而阳之初也。盖中者盛于上，盛者必渐消。初者生于下，生者必渐长。故阳生于坎，从左而渐升，升则为阳而就明。阴生于离，从右而渐降，降则为阴而就晦，此即阴阳之用也。而千变万化，莫不由之。由之推广，则凡冬至夏至，一岁之阴阳也。子东午西，一日之阴阳也。有节有中，月令之阴阳也。或明或晦，时气之阴阳也。节前节后，消长之阴阳也。月光潮汛，盈虚之阴阳也。再以及人，则老夫少妻，阴若胜矣，有颠之倒之之妙，彼强此弱，阳亦在也。有操之纵之之权，顾无往而非阴阳之用也。知之而从阳避阴，则乾道成男，不知而背阳向阴，则坤

道成女矣。明眼人其鉴而悟之，笔有难于尽意也。

地利 地利一

地利关于子嗣，非不重也。有阴宅之宜子孙者，常见翕斯之多。有阳宅之宜子孙者，惟生气天乙方为最吉。然吉地吉人，每多不期而会。所谓有德斯有人，有人斯有土，此其所致之由，自非偶然。故曰必先有心地而后有阴地，信非诬也。第其理深义邃，有非一言可悉。然宗枝攸系，诚有不可不知者。此外如寝室交会之所，亦最当知宜忌。凡神前庙社之侧，井灶冢枢之傍，及日月火光照临，沉阴危险之地，但觉神魂不安之处，皆不可犯。倘有不谨，则夭枉残疾，飞灾横祸，及不忠不孝之流，从而出矣。验如影响，可不慎哉？

基址 地利二

谷绵瓜瓞，当求基址，盖种植者必先择地，破砾之场，安望稻黍？求子者必先求母，薄福之妇，安望熊罴？倘欲为子嗣之谋，而不先谋基址，计非得也。然而基址之说，隐微叵测，察亦诚难，姑举其显而易者十余条，以见其概云耳。大都妇人之质，贵静而贱动，贵重而贱轻，贵厚而贱薄，贵苍而贱嫩。故凡唇短嘴小者不堪，此子处之部位也。耳小轮薄者不堪，此肾气之外候也。声细而不振者不堪，此丹田之气本也。形体薄弱者不堪，此藏蓄之宫城也。饮食纤细者不堪，此仓廪血海之源也。发焦齿豁者不堪，肝亏血而肾亏精也。睛露臀削者不堪，藏不藏而后无后也。颜色娇艳者不堪，与其华者去其实也。肉肥胜骨者不堪，子宫隘而肾气诎也。嬛娜柔脆筋不束骨者不堪，肝肾亏而根干不坚也。山根唇口多青气者不堪，阳不胜阴，必多肝脾之滞逆也。脉见紧数弦涩者不堪，必真阴亏弱，经候不调，而生气杳然者也。

此外如虎头熊项，横面竖眉，及声如豺狼之质，必多刑克不吉，远之为宜。又若刚狠阴恶，奸险克薄之气，尤为种类源流，子孙命脉所系，乌可近之。虽曰尧亦有丹朱，舜亦有瞽瞍，然二气相合，未必非一优一劣之所致。倘使阴阳有序，种址俱宜，而稼穑有不登者，未之有也。惟一有偏胜，则偏象见矣，是种之不可不择者有如此。不然则麟趾之诗，果亦何为而作者耶？余因人艰嗣之苦，复见人有不如无之苦，故日愿天常生好人。

十机 人事一

阴阳之道，合则聚，不合则离，合则成，不合则败。天道人事，莫不由之，而尤于斯道为最。合与不合，机有十焉，使能得之，权在我矣。

一曰阖辟，乃妇人之动机也。气静则阖，气动则辟。动缘气至，如长鲸之饮川，如巨觥之无滴。斯时也，吸以自然，莫知其入，故未有辟而不受者，未有受而不孕者。但此机在瞬息之间，若未辟而投，失之太早，辟已而投，失之太迟。当此之际，自别有影响情状可以默会，不可以言得也。惟有心人能觉之，带雨施云，鲜不谷矣。

二曰迟速，乃男女之合机也。迟宜得迟，速宜见速。但阴阳情质，禀有不齐。固者迟，不固者速。迟者嫌速，则犹饥待食，及咽不能。速者畏迟，则犹醉添杯，欲吐不得。迟速不侔，不相投矣。以迟遇疾，宜出奇由迳，勿逞先声。以疾遇迟，宜静以自持，挑而后战，能反其机，适逢其会矣。

三曰强弱，乃男女之畏机也。阳强阴弱，则畏如蜂虿，避如戈矛。阳弱阴强，则闻风而靡，望尘而北。强弱相凌，而道同意合者鲜矣。然抚弱有道，必居仁由义，务得其心。克强固难，非聚精会神，安夺其魄？此所以强有不足畏，弱有不足虞者，亦在乎为之者之何如耳。

四曰远近，乃男女之会机也。或以长材排闼，唐突非堪。或以偷觑踉门，敢窥堂室。欲拒者不能，欲吞者不得，联隔如斯，其能姤乎？然敛迹在形，致远在气。敛迹在一时，养气非顷刻。使不有教养之凤谋，恐终无刚劲之锐气，又安能直透重围，而使鸠居鹊巢也？

五曰盈虚，乃男女之生机也。胃有盈虚，饱则盈而饥则虚也。肾有盈虚，蓄则盈而泄则虚也。盛衰由之，成败亦由之，不知所用，则得其幸而失其常耳。

六曰劳逸，乃男女之气机也。劳者气散而怯，逸者气聚而坚，既可为破敌之兵机，亦可为种植之农具，动得其宜，胜者多矣。

七曰怀抱，乃男女之情机也。情投则合，情悖则离，喜乐从阳，故多阳者多喜，郁怒从阴，故多阴者多怒。多阳者多生气，多阴者多杀气，生杀之气，即孕育贤愚之机也。莫知所从，又胡为而然乎？

八曰暗产，乃男子之失机也。勿谓我强，何虞子嗣？勿谓年壮，纵亦何妨？不知过者失佳期，强者无酸味，而且随得随失，犹所莫知，自一而再，自再而三，则亦如斯而已矣。

附：小产论

凡小产有远近，其在二月三月为之近，五月六月为之远，新受而产者其势轻，怀久而产者其势重，此皆人之所知也。至若犹有近者，则随孕随产矣。凡今艰嗣之家，犯此者十居五六，其为故也，总由纵欲而然。第自来人所不知，亦所不信。兹谨以笔代灯，用指迷者，倘济后人，实深愿也。请详言之。盖胎云始肇，一月如珠露，二月如桃花，三月四月而后血脉形体具，五月六月而后筋骨毛发生。方其初受，亦不过一滴之玄津耳。此其囊籥正无依，根荄尚无地，巩之则固，决之则流。故凡受胎之后，极宜节欲，以防泛溢。而少年纵情，罔知忌惮。虽胎固欲轻者，保全亦多。其有兼人之勇者，或恃强而不败，或既败而复战。当此时也，主方欲静，客不肯休，无奈狂徒，敲门撞户，顾彼水性热肠，有不启扉而从，随流而逝者乎？斯时也，落花与粉蝶齐飞，火枣共交梨并逸，合污同流，已莫知其昨日孕而今日产矣，朔日孕而望日产矣！随孕随产，本无形迹。盖明产者胎已成形，小产必觉，暗产者胎仍似水，直溜何知？故凡今之衒衕家，多无大产，以小产之多也。娶娟妓者多少子息，以其子宫滑而惯于小产也。今尝见艰嗣求方者，问其阳事，则曰能战。问其功夫，则曰尽通。问其意况，则怨叹曰：人皆有子我独无。亦岂知人之明产，而尔之暗产耶？此外如受胎三月五月而每有堕者，虽衰薄之妇常有之。然必由纵欲不节，致伤母气而堕为尤多也。故凡恃强过勇者多无子，以强弱之自相残也。纵肆不节者多不育，以盗损胎元之气也。岂悉由妇人之罪哉？欲求我方者，当以此篇先读之，则传方之思，已过半矣。

九曰童稚，乃女子之时机也。方苞方尊，生气未舒，甫童甫笄，天癸未裕。曾见有未实之粒，可为种否？未足之蚕，可为茧否？强费心力，而年衰者能待乎？其亦不知机也矣。

十曰二火，乃男女之阳机也。夫君火在心，心其君主也。相火在肾，肾其根本也。然二火相因，无声不应。故心宜静，不静则火由欲动，而自心挑肾，先心后肾者，以阳烁阴，出乎勉强，勉强则气从乎降，而丹田失守，已失元阳之本色。肾宜足，肾足则阳从地起，而由肾及心，先肾后心者，以水济火，本乎自然。自然则气主乎升，而百脉齐到，斯诚化育之真机。然伶薄之夫，每从勉强，故多犯虚劳。讵云子嗣，朴厚之子，常由自然，故品物咸亨，奚虑后人？知机君子，其务阳道之真机乎？

蓄妾 人事二

无故置妾，大非美事。凡诸反目败乱，多

有由之。可已则已，是亦齐家之一要务也。其若年迈妻衰，无后为大，则势有不得不置者。然置之易而蓄之难，使蓄不有法，则有蓄之名，无蓄之实，亦仍与不蓄等耳。而蓄之之法，有情况焉，有寝室焉。以情况言之，则主母见妾，大都非出乐从，所以或多嗔怒，或多骂詈，或因事责其起居，或假借加以声色，是皆常情之所必至者，而不知产育由于血气，血气由于情怀，情怀不畅，则冲任不充，冲任不充，则胎孕不受，虽云置妾，果何益与？凡蓄妾之不可过严者以此。再以寝室言之，则宜静宜远，宜少近耳目者为妙。盖私构之顷，锐宜男子，受宜女人，其锐其受，皆由乎气。当此时也，专则气聚而直前，怯则气馁而不摄，此受与不受之机也。然勇怯之由，其权在心。盖心之所至，气必至焉。心有疑惧，心不至矣。心有不至，气亦不至矣。倘临期惊有所闻，则气在耳，而不及器矣。疑有所见，则气在目，而不及器矣。或忿或畏，则气结在心，而不至器矣。气有不至，则如石投水，而水则无知也。且如两阵交锋，最嫌奸细之侦伺，一心无二，何堪谗间以相离？闺思兵机，本无二致。凡妾室之不可不静而远者以此。虽然，此不过为锦囊无奈者设。倘有高明贤淑，因吾言而三省，惟宗祧之是虑，不惟不妒，而且相怜，则愈近愈慰，而远之之说，岂近人情？又若有恭谨良人，小心奉治，则求容已幸，又安敢有远而敬之之念？其然其然，吾末如之何也已。

药食论方

种子之方，本无定轨，因人而药，各有所宜。故凡寒者宜温，热者宜凉，滑者宜涩，虚者宜补，去其所偏，则阴阳和而生化著矣。今人不知此理，而但知传方，岂宜于彼者亦宜于此耶？且或一人偶中，而不论宜否，而遍传其神，竞相制服，又岂知张三之帽，非李四所可戴也？

饮食戒饮

凡饮食之类，则人之脏气各有所宜，似不必过为拘执，惟酒多者为不宜。盖胎种先天之气，极宜清楚，极宜充实，而酒性淫热，非惟乱性，亦且乱精，精为酒乱，则湿热其半，真精其半耳。精不充实，则胎元不固，精多湿热，则他日痘疹惊风脾败之类，率已受造于此矣。故凡欲择期布种者，必宜先有所慎，与其多饮不如少饮，与其少饮犹不如不饮，此亦胎元之一大机也。欲为子嗣之计者，其毋以此为后着。

男病疾病一

疾病之关于胎孕者，男子则在精，女子则在血，无非不足而然。凡男子之不足，则有精滑精清精冷者，及临事不坚，或流而不射者，或梦遗频数，或便浊淋涩者，或好色以致阴虚，阴虚则腰肾痛惫，或好男风以致阳极，阳极则亢而亡阴，或过于强固，强固则胜败不治，或素患阴疝，阴疝则肝肾乖离，此外则或以阳衰，阳衰则多寒，或以阴虚，阴虚则多热。若此者，是皆男子之病，不得尽诿之妇人也。倘知其由而宜治则治之，宜反则反之，必先其在我而后及妇人，则事无不济矣。

女病疾病二

妇人所重在血，血而构精，胎孕乃成。欲察其病，惟于经候见之。欲治其病，惟于阴分调之。盖经即血也，血即阴也。阴以应月，故月月如期，此其常也。及其为病，则有或先或后者，有一月两至者，有两月一至者，有枯绝不通者，有频来不止者，有先痛而后行者，有先行而后痛者，有淡色黑色紫色者，有瘀而为条为片者，有精血不充而化作白带白浊者，有子宫虚冷而阳气不能生化者，有血中伏热，而阴气不能凝成者，有血癥气瘕，子脏不收，月水不通者。凡此皆真阴之病也。真阴既病，则阴血不足者，不能育胎。阴气不足者，不能摄胎，是以求子之法，首重调经。

附：衍庆编调经至言

天地生生之理，止阴阳二气。合则生之理全，分则人之质定，故男秉阳，女秉阴，男肖日，女肖月。男子生气，一日一动。女子生气，一月一周。夜半子时，男子生机所发，月经行日，女子生意所萌，能于此生生之时，加意保护，便可却病延年，此一定之理也。每思世间女子，较男子颇逸。至于富贵之家，闺阁妇女，锦衣美食，曲房深室，无饥寒风露筋力劳苦之事，然痨瘵偏多，疾病时作，此何故哉？盖其受病甚微，起于所忽而不自知也。大抵女子年十四则天癸至，月事时下，此时生意勃然，凡以生以育，皆由于此耳。第其将行之时，新者未生，旧者欲去，意中必有烦躁之态，异于平日，彼时能自知经将欲行，一切起居，便当加意调摄，劳碌气恼，俱不宜犯，最不可饮食冷物，坐卧冷处。盖寒冷乃肃杀之气，最害生意。况经行之时，凡百骸四肢，毛孔皆开，然后旧血入于冲脉而下，彼时若一受寒气，不论何处，其欲下之血，即停留不行。初则止须毫毛之聚，逐日血行周身，至于所凝之处，则滞而不行，日积日多，此瘀血瘕，癥瘕痞块，瘰疬膈噎，行经疼痛短缩，所由来也。至于净后一二日内，则百骸四肢，皆生新血，此时一受冷气，则生机郁遏，无论何处受冷，则此处便不生发，此血枯痨症，黄瘦无力，心脾胀闷，月经过期，白带诸病，所由生也。当其时感之至微，原不知觉，至病已成，医家又随病施治，不究所由，此妇人所以多病也。况当贵之家，妇女素习骄恣，又善于掩饰，甜瓜冷果，一时可口，禁之不能，且好吃生冷，则胃气内寒，见热便怕，不知一时之爽利有限，日久之疼痛难当，以致不能生育，种种受害皆由于此，今特指出。凡天下妇女，能于经行时，戒生冷气恼，如产后调摄一般，每月不过五六日，使百病自除。此时服药，亦易收效，故去积行瘀，须于经行之时，趁势下之。补养调理，须于经净一日，乘机助之。其奏功必速于往日，此中实具至妙元机。奈天下庸医，茫如雾露，嗣后见此书者，信而遵行。若有疾妇女，半年之内，有不脱体安吉者，誓断吾舌。兹因衍庆编成，特著此论以赘于后，使天下妇女知之，不惟永无疾苦，而广嗣多男，亦庶几少助天下大生之德耳。

辨古

种子之法，古人言之不少，而余谓其若未尽善者，盖亦有疑而云然，谨并列而辨之，亦以备达者之裁正。

一广嗣诀云：三十时辰两日半，二十八九君须算。落红满地是佳期，金水过时徒霍乱。霍乱之时柱费功，树头树底觅残红。但解开花能结子，何愁丹桂不成丛。按：此言妇人经期方止，其时子宫正开，便是布种之时，过此佳期，则子宫闭而不受胎矣。然有十日半月，及二十日之后受胎者，又何为其然也？又一哲妇曰：若依此说，则凡有不端者，但于后半月为之，自可无他虑矣。善哉言也！此言果可信否？

一道藏经曰：妇人月信止后，一日三日五日合者，乾道成男。二日四日六日合者，坤道成女。按：此以单数属阳，故成男，偶数属阴，故成女。果若然，则谁不知之？得子何难也？总未必然。

一褚氏遗书云：男女之合，二情交畅。若阴血先至，阳精后冲，血开裹精，精入为骨，而男形成矣。阳精先至，阴血后参，精开裹血，血入为本，而女形成矣。按：此一说，余初见之，甚若有味有理，及久察之，则大有不然。盖相合之顷，岂堪动血？惟既结之后，则精以肇基，血以滋育，而胎渐成也。即或以血字改为精字，曰阴精先至，似无不可！然常见初笄女子，有一合而即孕者。彼于此时，畏避无暇，何云精泄？但其情动则气至，气至则阴辟，阴辟则吸受，吸受则无不成孕，此自然之正理也。若褚氏之说，似穿凿矣。

一东垣曰：经水断后，一二日，血海始净，精胜其血，感者成男，四五日后，血脉已旺，精不胜血，感者成女。按：此说亦非确论。今见多生女者，每加功于月经初净，而必不免于女者，岂亦其血胜而然乎？

一丹溪曰：阴阳交构，胎孕乃凝，所藏之处，名曰子宫，一系在下，上有两歧，中分为二，形如合钵，一达于左，一达于右，精胜其血，则阳为之主，受气于左子宫而男形成。精不胜血，则阴为之主，受气于右子宫而女形成。按：此乃与《圣济经》"左动成男，右动成女"之说同，第以子粒验之，无不皆有两瓣，故在男子亦有二丸，而子宫之义，谅亦如此。惟左受成男，右受成女之说，则成非事后，莫测其然。即复有左射右射之法，第恐阴中阖辟自有其机，即欲左未必左，欲右未必右。而阴阳相胜之理，则在天时人事之间，似仍别有一道耳！

宜麟策续编

著者佚名　绍兴裘吉生校

大意

张景岳先生《宜麟策》，为求嗣者必读之书。今采诸书名论，编为四类以续之：曰蓄德，曰培元，曰布种，曰胎教。或补其未备之义，或发其未畅之旨，合而读之，遵而行之，无弗子者矣。

乾道 蓄德一

孕元立本章云：天地之大德曰生，人者天地之心也。具此生理，生生无穷，乃有无子者曷故？观夫层冰积雪，天行肃杀之令，地合闭蛰之德，斯时生物亦鲜矣。人之气禀无偏，而生机偶歇者，非其心之所趋，冬秋阴惨之气深，春夏阳和之气少乎？故不可录曰：残恶之人多无子，阴贼之人多无子，好杀之人多无子，淫乱之人多无子，财紧之人多无子，清刻之人多无子，狷隘之人多无子，好洁之人多无子，是岂天定之哉？由人心之自致耳。然人心至灵，如舟之有舵，一捩便转。其捩转之术如何？曰：存仁而已矣。仁者生之德，是以草木蔬谷百果之核，名之曰仁。植之无有不生者也。人能在在存仁，随地随时，不放过去，如有言责者用其言，如林给事疏减赈米，妻梦神责，二子皆死，门户遂绝，则奏疏活人者，后嗣蕃昌必矣。有官职者尽其职，如虞允文禁民溺女，本无子而有子之类。将兵者不嗜杀，如曹彬徐达子孙贵盛之类。掌刑者不妄刑，如马默除岛囚投海之例，本无嗣而有子之类。富者不私其富，一

切众生，以财为命，冻者得之暖，饥者得之饱，离者得之合，死者得之生，财聚于我，宽一分，则人受一分之福，其仁岂不溥哉，多男之庆有必然者。贫贱者能尽其诚，如任奔走效口舌，以解人之厄，恤人之难，隐人之过，成人之善，步步是仁，所谓不费钱功德也。非求嗣之捷径乎？凡此皆自尽其心而已。然已默契夫天地生物之心，种豆者其苗必豆，种瓜者其苗必瓜，断断然矣。夫所谓捩转云何？即改过之谓也。人非圣贤，孰能无过，过而能改，即求仁得仁，是故存仁之道。以改过为先，欲求有子而且贤者，可不以此为首务哉？

坤道 蓄德二

又云：夫子赞乾元资始曰大，赞坤元资生曰至，坤者顺承乎天以成其生物之功，故曰妻者齐也。是以子嗣之有无，重在男子，尤重在妇人。妇人虽不与户外事，倘其悖谬垂戾之性成，而门内先受其祸，既失其坤顺之德，岂能著生物之功？或孕而不育，育而不寿者多矣。妇人之心，求子最切，祷祀求神，神弗福也。曷若近而求之门内耶？公姑孝之，夫主敬之，妯娌和之，奴婢恤之，庶事宽之，如是则戾气消，和气溢，作善降祥，瓜瓞之庆，神必福之矣。又有妇人焉，性非凶暴，貌似柔和，亦艰于子嗣者，盖妇人秉质于阴，易流为毒，其家庭日用之常，处心积虑之地，煞有关系。常见有能干之妇，其营家也勤而俭，其持己也谨而严，锱铢之数无差，恩怨之分至晰，揆其大较，

不过自私自利之心多，恕人宽人之地少，似乎无大失德，然而家业暗替，子息杳然何哉？盖妇人之德，不期于宽厚，即流于刻薄。剥削元气于冥冥之中，是为隐慝，故不特悖谬乖肩，为无嗣之显端，即事事义胜于恩，已非坤厚生物之体矣。妇人无子，即干七出之条，可不痛自修省，赞夫为善，以期螽斯麟趾之庆哉！

精血盛衰之验培原一

褚尚书曰：饮食五味，养髓骨肉血肌肤毛发。男子为阳，阳中必有阴，阴中之数八，故一八而阳精升，二八而阳精溢。女子为阴，阴中必有阳，阳中之数七，故一七而阴血升，二七而阴血溢。阳精阴血，皆饮食五味之秀实也。方其升也，智虑开明，齿牙更始，发黄者黑，筋弱者强，暨其溢也。凡充身肢体手足耳目之余，虽针芥之沥，无有不下。凡子形肖父母者，以其精血尝于父母之身，无所不历也。是以父一肢废，则子一肢不肖其父，母一目亏，则子一目不肖其母。精未通而御女以通其精，则五体有不满之处，异日有难状之疾。阴已痿而思色以降其精，则精不出内败，小便道涩而为淋。精已耗而复竭之，则大小便道牵疼，愈疼则愈欲大小便，愈便则愈疼。女人天癸既至，逾十年无男子合则不调，未逾十年思男女合亦不调，不调则旧血不出，新血误行，或溃而入骨，或变而之肿，或虽合而难子，合男子多则沥枯。虚人产乳众则血枯杀人，观其精血，思过半矣。

聚精之道有五培原二

袁了凡先生云：聚精之道，一曰寡欲，二曰节劳，三曰息怒，四曰戒酒，五曰慎味。今之谈养生者，多言采阴补阳，久战不泄，此为大谬。肾为精之府，凡男女交接，必扰其肾，肾动则精血随之而流。外虽不泄，精已离宫，

未能坚忍者，亦必有真精数点，随阳之痿而溢出，此其验也。如火之有烟焰，岂有复反于薪者哉？是故贵寡欲。精成于血，不独房劳之交，损吾之精，凡日用损血之事，皆当深戒。如目劳于视，则血于视耗。耳劳于听，则血以听耗。心劳于思，则血于思耗。吾随事而节之，则血得其养，而与日俱积矣。是故贵节劳。主闭藏者肾也，司疏泄者肝也。二脏皆有相火，而其系上属于心。心，君火也。怒则伤肝而相火动，动则疏泄者用事，而闭藏不得其职，虽不交合亦暗流而潜耗矣。是故当息怒。人身之血，各归其舍则常凝，酒能动血，人饮酒则面赤，手足俱红，是扰其血而奔驰之也。血气既衰之人，数月无房事，精始厚而可用，然使一夜大醉，精随薄矣。是故宜戒酒。《内经》云：精不足者，补之以味。然酝郁之味，不能生精，惟恬淡之味，乃能补精耳。盖万物皆有真味，调和胜而真味衰矣。不论腥素淡，煮之得法，自有一段冲和恬淡之气，益人肠胃。《洪范》论味而曰"稼穑作甘"，世间之物，惟五谷得味之正，但能淡食谷味，最能养精。又凡煮粥饭，中有厚汁滚作一团者，此米之精液所聚也，食之骤能生精，试之有效，

葆真为种子首务培原三

大生要旨云：大寒之后，必有阳春，天地之道，不蛰封则不发育也。今人之无子者，往往勤于色欲，岂知施泄无度，阳精必薄，纵欲适情，真气乃伤，妄欲得子，其能孕乎？夫男象天主施，女象地主受，一施一受，其妊始成。今其所施，全非先天浓郁之气，不过后天浇漓渣滓之物。纵使阴受可化，而实先阳施之用矣。故有心种子者，毋伤于思虑，毋耗其心神，毋意驰于外而内虚，毋志伤于内而外驭，毋以酒为色媒，毋以药而助火，葆精汇神，静养日久，及至阴阳交媾，两神相搏，其一点先天元真之气，勃勃生育之机，即寓于情欲大动之时，万

举而万当矣。《内经》云：阴平阳秘，精神乃治，阴阳离决，精气乃绝。《老子》曰：必清必静，毋摇尔精。《人镜经》曰：精气盛则生二男。谚云：寡欲多男子。历历名言，不特老而无子者，当奉为龟鉴，即壮年难子者，亦须尊为节符。寡欲广嗣篇云：世人无不急于生子，亦知生子之道，精气交媾，熔液成胎。故少欲之人恒多子，且易育，气固而精凝也。多欲之人恒艰子，且易夭，气泄而精薄也。譬之酿酒然，斗米下斗水，则酒浓，且耐久，其质全也。斗米倍下水，则淡，三倍四倍，则酒非酒水非水矣，其真元少也。今人夜夜淫纵，遍御妾婢，精气妄泄，邪火上升，邪火愈炽，真阳愈枯，安能成胎？即侥幸生子，亦不能育，或殇于痘，或殇于惊。痘者热毒，惊者热风。毒者，父母之真精不足。风者，父母之真气不固。昔有人艰于子息，医者教以节欲静摄，勿劳心神，心静则精不摇，神完则气不走。每妻经净，乃一交媾，否则各榻，如是半年，妻果有娠。娠后即异榻，足月之后，果生男子，后来天花只三五粒。彼求子而广蓄婢妾，不知节欲，岂有当哉？

药忌燥热培原四

大生要旨云：天地之道，只贵和平，太热则阳亢，太寒则阴凝。阴凝肃杀，人果知之。阳亢消烁，人都不察。常见世之艰于子嗣者，构觅传方，希图种子。其方大抵兴阳壮热之品居多，甚至煅炼金石，及制取毒秽悍劣诸物，劫尽其阴，以为培阳。益以房帏重耗，渐至髓消肉减，神昏气夺，毛瘁色枯，尚不知为药所误，可胜道哉！

色戒男淫培原五

陈成卿曰：养生家言男淫损人，尤倍于女。盖男为阳，两阳相亢，必竭其精，精竭则寒，

寒则不能生育，故求嗣者当首戒男淫。且谷道为幽冷秽浊之地，屡屡犯之，气偏为庆。纵阳未衰而有子，非生而不育，即长亦为败家之子。知以后嗣为重者，可不畏乎？况溺于此者，或痿废，或失明，未老先衰，不一而足，是以有子者亦当深戒也。人能痛自改悔，誓不再蹈前非，外资药力，内养生机，久久坚持，阳和渐复，不特宁馨有庆，且康寿可期矣。

合男女必当其年布种一

褚尚书求男论云：建平孝王妃姬，皆丽无子。择民家未笄女子入御，又无子。问曰：求男有道乎？澄对曰：合男女必当其年。男虽十六而精通，必三十而娶，女虽十四而天癸至，必二十而嫁，皆欲阴阳完实，然后交而孕，孕而育，育而子。坚壮强寿，今未笄之女，天癸始至，已近男色，阴气早泄，未完而伤，未实而动，是以交而不孕，孕而不育，育而子脆不寿，此王之所以无子也。然妇人有所产皆女者，有所产皆男者，大王诚能访求多男妇人至宫府，有男之道也。王曰：善。未再期，生六男。夫老阳遇少阴，老阴遇少阳，亦有子之道也。

百脉齐到则孕成布种二

程鸣谦云：褚澄氏言男女交合，阴血先至，阳精后冲而男形成，阳精先入，阴血后参而女形成，信斯言也。人有精先泄而生男，精后泄而生女者，独何欤？东垣曰：经水才断一二日，血海始净，感者成男，四五日，血脉已旺，感者成女，至于六七日后，则虽交感亦不成胎，信斯言也。人有经始断，交合生女，经久断交合生男者，亦有四五日以前交合无孕，八九日以后交合有孕者独何欤？俞子本撰《广嗣要略》，著方立图，谓实阳能入虚阴，实阴不能受阳，即东垣之故见也。又谓微阳不能射阴，弱阴不能摄阳，信斯言也。世有尪羸之夫，怯弱

之妇，屡屡受胎，虽欲止之而不能止者，亦有血气方刚，精力过人，顾乃艰于育嗣而莫之救者，独何欤？朱丹溪论治，专以妇人经水为主，然富贵之家，侍妾已多，其中宁无月水当期者乎？有已经前夫频频生育，而娶此以图其易者，顾亦不能得胎，更遣与他人，转盼生男矣，岂不能受孕于此，而能受孕于彼乎？愚以为父母之生子，如天地之生物。易曰：坤道其顺乎，承天而时行。夫知地之生物，不过顺承乎天。则知母之生子，亦不过顺承乎父而已。知母之顺承乎父，则种子者果以妇人为主乎？以男子为主乎？然所谓主于男子者，不拘老少强弱，康宁病患，精易泄难泄，只以交感之时，百脉齐到为善耳。交感而百脉齐到，虽老弱病患易泄，亦可以成胎。交感而百脉参差，虽少强，虽康宁，虽难泄，亦难以成胎矣。妇人所构之血，固由于百脉合聚，较之男子之精，不能无轻重之分也。孔子赞乾元资始曰大，赞坤元资生曰至，得无意乎？若男妇之辨，又不以精血先后为拘，不以经尽几日为拘，不以夜半前后交感为拘，不以父强母弱母强父弱为拘，只以精血各由百脉齐到者别胜负耳！是故精之百脉齐到，有以胜乎血则成男矣。血之百脉齐到，有以胜乎精则成女矣。至有既孕而小产者，有产而不育，有育而不寿者，有寿而黄耇无疆者，则亦精血之坚脆，分为修短耳。世人不察，其精血之坚脆，已定于禀受之初。乃以小产专责之母，以不育专付之儿，以寿夭专诿之数，不亦谬乎？

种子须知絪缊之时 布种三

袁了凡云：天地生物，必有絪缊之时，万物化生，必有乐育之时。猫犬至微，将受娠也，其雌必狂呼而奔跳，以絪缊乐育之气触之而不能自止耳，此天然之节候生化之真机也。世人种子有云：三十时辰两日半，二十八九君须算。此特言其大概耳，非的论也。丹经云：一月止

有一日，一日止有一时。凡妇人一月经行一度，必有一日絪缊之候于一时辰，间气蒸而热，昏而闷，有欲交接不可忍之状，此的候也。于此时逆而取之则成丹，顺而施之则成胎矣。其曰三日月出庚。又曰温温铅鼎，光透帘帏，皆言其景象也。当其欲情浓动之时，子宫内有如莲花蕊者，不拘经净几日，自然挺出阴中，如莲蕊初开。妇人洗下体，以手探之自知也，但含羞不肯言耳。男子预密告之，令其自言，一举即中矣。

娠子论 胎教一

娠子论云：至精才化，一气方凝，始受胞胎，渐成形质。子在腹中，随母听闻。自妊娠之后，则须行坐端严，性情和悦，常处静室，多听美言，令人讲读诗书，陈说礼乐，耳不闻非言，目不观恶事，如此则生男女，福寿敦厚，忠孝贤明。不然，则生男女，多鄙贱不寿而愚顽，此所谓外象而内感也。昔太妊怀文王，耳不听恶声，目不视恶色，口不出恶言，世传胎教之道，此之谓也。

逐月养胎 胎教二

徐之才曰：妊娠一月，名胎胚。饮食精熟，酸羹受御，宜食大麦，毋食腥辛，是谓才正。是月足厥阴脉养胎，不可针灸其经。足厥阴属肝，主筋及血。一月之时，血行否涩，不为力事，寝必安静，无令恐畏。

妊娠二月，名始膏。毋食辛臊，居必静处，男子勿劳，百节皆痛，是为胎始。是月足少阳脉养胎，不可针灸其经。少阳属胆主精。二月之时，儿精成于胞里，当慎护之，勿惊动也。

妊娠三月，名始胎。此时未有定象，见物而化。欲生男者，操弓矢，欲生女者，弄珠玑，欲子美好，数视璧玉，欲子贤良，端坐清虚，是谓外象而内感者也。是月手心主脉养胎，不

可针灸其经。属心。毋悲哀思虑惊动。

妊娠四月，始受水精以成血脉，食宜稻，宜鱼，是谓盛血气，以通耳目，而行经络。是月手少阳脉养胎，不可针灸其经。内输三焦。此时儿六腑顺成，当静形体，和心志，节饮食。

妊娠五月，始受火精以成其气，卧必晏起，沐浴浣衣，深其居处，厚其衣服，食稻粱，羹牛羊，和以茱萸，调以五味，是谓养气以定五脏。是月足太阴脉养胎，不可针灸其经。属脾。此时儿四肢皆成，毋太饥饱，毋食干燥，毋自炙热，毋太劳倦。

妊娠六月，始受金精以成其筋，身欲小劳毋逸，出游于野，食宜鸷鸟猛兽之肉，是谓变腠理，纫筋，以养其力，以坚背膂。是月足阳明脉养胎，不可针灸其经。属胃，主口目。此时儿口目皆成，调五味，食甘美，毋太饱。

妊娠七月，始受水精以成其骨，劳身摇肢，毋使定止，动作屈伸，以运血气，居处必燥，饮食避寒，食稻粱以密腠理，是谓养骨而坚齿。是月手太阴脉养胎，不可针灸其经。属肺主皮毛。此时儿皮毛已成，毋多言哭，毋洗浴，毋薄衣，毋饮冷。

妊娠八月，始受土精以成肤革，和心静息，无使气极，是谓密腠理而光泽颜色。是月手阳明脉养胎，不可针灸其经。属大肠，主九窍。此时儿九窍皆成，毋食燥物，毋辄失食，毋忍大便。

妊娠九月，始受石精以成皮毛，六腑百节，莫不毕备，饮醴食甘，缓带自持而待之，是谓养毛发，致才力。是月足少阴脉养胎，不可针灸其经。属肾，主续缕。此时儿脉络续缕皆成，毋处湿冷，无着炙衣。

妊娠十月，五脏俱备，六腑齐通，纳天地气于丹田，故使关节人神皆备，只俟时而生。是月足太阳脉养胎，不可针灸其经。属膀胱。宜服滑胎药。

胎教迩言 胎教三

张石顽曰：胎教之说，世都未谙。妊娠能遵而行之，不特无产难之虞，且生子鲜胎毒殇夭之患，诚为广嗣要旨，姑以大概陈之。妇人经后四十余日不转，即谨房室，慎起居，薄滋味，养性情，刻刻存心，与执持宝玉无异。举趾必徐，行立勿仰，坐不实其前阴，卧勿久偏一侧，弗举手攀高取物，勿擎手沐浴篦头，不可看异形，不可独处暗室，毋登高，毋临深，毋移重，毋蹉跌，忌耽坐嗜卧，使气血凝滞。虽不可负重作劳，然须时时小役四体，则经络流动，胎息易于运动，腰腹渐粗。饮食不宜过饱，茶汤更须节省，大热大凉，总非所宜。犬羊蟹鳖等一切有毒之物，固宜切禁，即椒姜常用之品，亦须少尝。其豕肉醇酒湿面之类，纵不能捵绝不食，亦不可恣啖。归精于胎，过于蕃长，致母临蓐难产。而子在胞中，禀质肥脆，襁褓必多羸困。即如沃壤之草木，移植堉土，枝叶得不凋委乎？甫交三月，即当满裹其腹。胎气渐长，仅可微松其束，切勿因其气急满闷而顿放之。在夏洗澡，须避热汤。冬时寤寐，勿迫炉炭。其最甚者，尤在不节交合，淫火尽归其子，以酿痘疹疥癞之毒。然须妊娠禀性安静，不假强为，方遵实济。若强制以违其性，则郁火弥炽，此与恣情无禁者虽截然两途，而热归胎息则一。尝见有切于求嗣者，得孕即分处房帷，而子仍殁于痘，岂非强制，其火弥炽之明验乎？盖人之志欲匪一，苟未能超出寻常，又须曲体母情，适其自然之性，使子气安和，是即所谓胎教也。当知胎教原非一端，若怀子受惊则子多胎惊。怀子抱郁，则子多结核流注。怀子恐惧，则子多癫痫。怀子常起贪妄之念，则子多贪吝。怀子常挟愤之心，则子多暴狠。怀子常造绮语诡行，则子多诈伪。非但怀子之后，当检束身心，而经净交感，慎毋恣肆，以遗胎息之患。若大醉后媾精，精中多著酒湿，则子多不育。大怒后媾精，精中多挟怒火，即子多乖戾。大劳后媾精，精中不满真气，则子多孱弱。若夫热药助战，作意秘精，精中流行毒悍，则子多异疾。至于风雨雷电媾精，感触震气，则子多怪类。以此言之，则三元五腊，宜确遵禁戒，诞育自是不凡。宗祧重务，安得视为嬉戏哉？

保孕六说胎教四

胎前节养篇云：一除恼怒。凡受胎后切不可打骂人。盖气调则胎安，气逆则胎病。恼怒，则否塞不顺肝气上冲，则呕吐衄血。脾肺受伤，肝气下注，则血崩带下，滑胎小产。欲生好子者。必须先养其气，气得其养，则生子性情和顺，有孝友之心，无乖戾之习，所谓和气致祥，一门有庆，无不由胎教得之。

二禁房劳。保胎以绝欲为第一要事，试观猫犬至微，尚知有孕不复交合，何况人为万物之灵，岂反不如之耶？所以妇人于经过一二日，交感之后，只宜分床独宿，清心静养，则临盆易生易育，得子少病多寿。倘或房劳不慎，必致阴虚火旺，半产滑胎，可不谨欤？

三戒生冷。胎前喜食生冷，只因怀孕以后，多恼多气，不慎房劳，以致火旺口渴。殊不知生冷等物，岂能退血分之热？徒使脾胃受伤，疟疾痢疾，呕吐泄泻诸病，皆由此起。病则消耗精液，口渴愈甚。惟戒恼怒，慎房劳，服健脾补血之药，调理本原，可保平复。否则临产之虚脱，产后之绝证，断不免也。

四慎寒温。胎前感冒外邪，或染伤寒时证，郁热不解，往往小产堕胎，攸关性命。要知起居饮食，最宜调和。夏不登楼，宜著地气。夜不露坐，宜暖背腹。古人有言，不受寒自不发热，不伤风自不咳嗽。此为胎前紧要关头。

五服药饵。胎前产后，药能起死回生。世人鉴误治之害，遂言胎产不必服药，迷乱人意，以致失于调补，株守含忍，勉强临盆，诸证蜂起。若知接养有方，随时调治，其所安全母子

者，药饵之功，正复不浅也。

六宜静养。胎前静养，乃第一妙法。不校是非，则气不伤矣。不争得失，则神不劳矣。心无嫉妒，则血自充矣。情无淫荡，则精自足矣。安间宁静，即是胎教。绍宗祧之重，承舅姑之欢，叶琴瑟之和，衍螽斯之庆。所以古人必先静养，无子者遵之，即能怀孕。怀孕者遵之，即为易育。静养所关，岂不大哉？

防蹉跌胎教五

保生辑要云：孕妇切忌倾跌。怀子之初，胎元未固，一遭蹉跌，多致损堕。至月分已多，儿神识初生，魄魂怯弱，母身倾跌，儿在母腹，如山崩地陷，神惊气乱，无论胎堕子母不保，即幸而生育，其子必有胎惊夭折之虞，可不慎哉？

忌多浴胎教六

护生编云：凡觉受妊，不可抬手洗头，不可曲身洗足，不可热汤多洗下体，易致窍开胎堕。初受胎及临月，尤宜禁戒。关系不小也。

论胎肖胎教七

月令：先雷三日，奋木铎以令兆民。曰雷将发声，有不戒其容止者，生子不备，必有凶灾。是可知民生，垂疣枝指，聋聋暗哑，侏儒跛蹩，形体不备者，其来有故矣。圣人早戒于生身受气之初，后人征验于凝质象形之际，所谓胎肖之说，其言岂不可信哉？霏雪录云：矾昌高八舍家，轩墀间畜龟，数年生育至百余，其家产子四五人，皆龟胸伛偻。至正末，越有夫妇二人，于大善寺金刚神侧，缚苇而居，其妇产一子，首两肉角，鼻孔昂缩，类所谓夜叉形。陈白云家，篱落间植决明，家人摘以下茶，生三子，皆短而跛，而王氏女甥亦跛，予皆识

之。会稽民朱氏，一子亦然，其家亦多种之，悉拔去。胎养保真论云：吾见鄙俗妇人，怀胎时看搬傀儡，装神像，舞猴戏者，后生子貌多肖之。便产须知云：孕妇应避宰杀凶残之事，不见残废秽毒之人。种种琐言，其旨衷于圣训，可忽乎哉？盖胎元化始，未有定仪，如鉴纳形，有感随象，自然之理也。

修造犯胎不足信_{胎教八}

便产须知云：不利嗣息，动必成灾。虽邻家自家，修造动土，犯其胎气，令子破形损命。刀犯者形必伤，泥犯者窍必壅，打击者色青黯，系缚者相拘挛等说，此为术者妄言，百无一验，必不可信，惟修造兴工，下椿动土，皆非娠妇所宜见，谨避之可也。

转女为男之理_{胎教九}

乾坤秘窍云：古人有转女为男之法。夫男女媾精，阳胜成男，阴胜成女，气以成形，岂有法焉？可以人力转变之哉？其法于始觉有娠之时，以斧仰置孕妇床下，弗令知之，则生男。又为之说曰：如不信，待鸡抱卵时，置斧窠中，则一窠尽雄。又法取弓弩弦缚孕妇腰下，满百日去之。又法三月以前，或取雄鸡尾尖上长毛三茎，或取夫发及手足甲，潜安妇人卧席下，弗令知之。又法带雄黄袋，或佩宜男草。是琐琐者，岂竟能夺造化之功哉？此难凭信者也。然而术不足信，理有可凭，转女为男，实有良法。人能方寸之地，刻刻栽培，积功累行，则阳长阴消，阴从阳化，不弄瓦而弄璋，有断断然者，则人定可胜天，特恐人之不能自蓄其德耳。

孕妇饮食忌_{胎教十}

鸡肉合糯米食，令子生寸白虫。

食犬肉，令子无声。

鲙鲤同鸡子食，令子生疳多疮。

兔肉食之，令子缺唇。

羊肝，令子多厄难。

鳖肉，令子短颈。

鸭子与桑椹同食，令子倒生心寒。

鳝鱼同田鸡食，令子喑哑。

雀肉合豆酱同食，令子面生雀斑黑子。

食螃蟹，横生。

食子姜，令子多指生疮。

食水浆，冷绝产。

食雀肉饮酒，令子多淫无耻。

食茨菰，消胎气。

干姜蒜鸡，毒胎无益。

黏腻难化，伤胎。

食山羊肉，子多病。

无鳞鱼勿食。

菌有大毒，食之令子风而夭。

食雀脑，令子雀目。

孕妇药物忌_{胎教十一}

蚖斑水蛭及虻虫，乌头附子配天雄。

野葛水银并巴豆，牛膝薏苡与蜈蚣。

三棱代赭芫花麝，大戟蛇蜕黄雌雄。

牙硝芒硝牡丹桂，槐花牵牛皂角同。

半夏南星与通草，瞿麦干姜蟹甲爪。

硼砂干漆兼桃仁，地胆茅根莫用好。

附保命延生戒期

从来娶妇必期偕老，生子必望长成，乃人有伉俪极笃，而中道死亡，产育艰难，而半途夭折者，只因肆情纵欲，暗犯禁忌，而不自知也。道经云：男女交媾，最有避忌，若犯所忌，天夺其算，神降之殃，生子丑貌怪相，性行不良，残疾夭札，实有明验，故君子不独外色锄之务尽，即房帏之内，琴瑟之欢，俱有克治之道焉。

正月初一名天腊玉帝下界，校世人禄命犯者，削禄夺纪。初三万神都会，犯者夺纪。初五五虚初六六耗初七上会初九玉皇上帝诞，犯者绝嗣。十四三元下降，犯者减寿。十五天官诞十六三元下降廿五每月廿五为月晦日，犯者减寿。廿七北斗下降，犯者夺纪，每月如此。廿八每月廿八神人在阴，犯者恶疾。三十每月三十灶君奏事，犯者减寿，如逢月小即戒廿九，嗣后每月初三皆宜避忌。

二月初一犯者夺纪，每月如此。初三文昌帝君诞，又万神教会，犯者削禄夺纪。十五犯者夺纪，每月如此。十八圣先师孔子讳辰，犯者削禄夺纪。十九观音大士诞，犯者夺纪。廿五 廿七 廿八 三十俱同前。

三月初一同前初三玄天上帝诞，犯者夺纪。初九牛鬼神出，犯者产恶胎。十五同前十六准提菩萨诞，犯者夺纪。十八中岳帝诞廿五 廿七俱同前廿八东岳帝诞，犯者削禄夺纪。三十同前。

四月初一同前初四万神善化，犯者失喑。初八佛诞，又善恶童子降，犯者血死。十四吕祖诞十五同前廿五 廿七 廿八 三十俱同前。

五月初一同前初五名地腊五帝考校生人官爵，犯者削禄夺纪。自初五 初六 初七 十五 十六 十七 廿五 廿六 廿七此九日名九毒日，犯者天亡。十五子时，犯者男女三年内双亡。十六为天地万物造化之辰，最忌。十三关圣帝君成神日廿八 三十俱同前。

六月初一同前十五同前十九观音得道廿三火神诞廿四关帝圣诞，又雷祖诞。廿五 廿七 廿八 三十俱同前。

七月初一同前初七名道德腊五帝校生人善恶初十阴毒日十五地官校籍，犯者夺纪。十九太岁诞廿五 廿七 廿八同前三十地藏菩萨诞，犯者夺纪。

八月初一同前初三灶君诞，又北斗诞，犯者夺纪。初十北岳帝诞十五太阴朝元焚香守夜

廿五同前廿七至圣先师孔子诞，犯者削禄夺纪。廿八 三十俱同前。

九月初一同前初九斗母诞，犯者夺纪。十五同前十七金龙四大王诞十九观音出家，犯者困苦。廿五 廿七 廿八 三十俱同前。

十月初一岁腊初五下会初六天曹考察初十西天王降，犯者暴亡。十五水官校籍，犯者夺纪。廿五同前廿七北极紫微大帝诞廿八 三十俱同前。

十一月初一同前十一太乙救苦天尊诞十五同前十七阿弥陀佛诞，犯者夺纪。廿五 廿七 廿八 三十俱同前。

十二月初一同前初七犯者恶疾初八 初旬戊日名王侯腊十五同前十六南岳帝诞二十天地交道，犯者夺纪。廿四司命上奏善恶廿五上帝下界考察廿七 廿八同前除夕诸神考察，犯者夺纪。

每岁二至之日，夏至、冬至，乃阴阳相争死生分判之时，宜禁欲事。二分春分雷将发声，犯者生子五官四肢不全，父母有灾。秋分杀气浸盛，阳气日衰，前后数日俱宜戒。三元日，犯之减寿五年。四始二分二至社日，犯之减寿四年三伏日，弦日，晦日，犯之减寿一年。庚申甲子日，祭祀前斋戒日，父母诞日，讳日，夫妇诞日，本命日，犯之减寿一年。丙丁日，犯之得病。白昼星月下，灯光下，犯之损寿。烈风雷雨日月薄蚀高山大川之上，犯之损寿产恶胎。酷暑严寒，犯之得重疾。寺庙之中，井灶坑厕冢墓尸柩之傍，犯之恶人降胎。郁怒，大怒伤肝，犯之必病。远行，行房百里者病百里，行房者死。醉饱，醉后入房，五脏反覆。空腹，犯之伤元神。胎前，犯之伤胎。产后，百日内犯之妇病。天癸来时，犯之男女俱损。病后，犯之变症。一夕勿两度，勿忍蓄不泄。竹席竹性寒凉，犯之恐感寒气。薄衾犯之寒气入骨腨罅有风宜避，夜深就枕宜戒。

陈抟曰：上士异室，中士异床，下士异被，

守此戒期者，非异室异床不可。谨按：《礼记月令》：日夜分，雷乃发声。先雷三日，夺木铎以令兆民。曰雷将发声，有不戒其容止者，生子不备，必有凶灾。可知禁忌，自古有之。日长至则曰止声色，毋或进。日短至则曰去声色，禁嗜欲。盖冬夏二至，阴阳相争之时，最难保护。前后数日，皆宜绝欲。语云：乐极生悲，纵欲成患。谨劝世人，须为长久之欢，弗逞暂时之乐。夫欲浓则暂，欲淡则长，其理不爽，其事不诬也。凡一切非地非时者，能不严戒乎？笃信之士，贤德之妇，每逢禁忌，必谨遵之。不特身其康强，自能多生好子矣。

医 医 小 草

（清）宝 辉 编

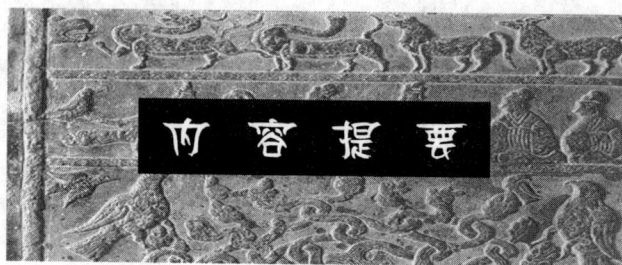

内 容 提 要

　　《医医小草》一卷，附《游艺志略》一卷，荆州宝玉珊氏著。氏为扬州名家叶子雨先生高足弟子，经历各省，访道群彦，博读古书，穷研经籍。其文皆补偏救弊之言，可传之书也。

序 一

予友玉删宝君，姿性杰出，好读书而尤致力于医，医书无所不窥，凡岐轩方术，与夫古今名家诸集，皆能潜心考究，默寻指归，如此者亦有年，其间或有因疑得悟，因悟得解者，爰撮其大要，著为论说，名之曰《医医小草》。予周览一过，窃叹宝君此书，能发前人之所未发，补古人之所不逮，使非洞明乎五运六气之机缄，七情九候之异同，以及脏腑虚实，经络源流，阴阳变化，气血周转，而又方药烂熟，临症甚多，安能如是之精审详备，不滋遗议也乎？吁，博学详说，尽宣医学之奥，使天下后世，凡业医者皆有所依据，宝君方功，诚匪浅矣。予少与君同学，备悉君之天姿英敏，立志甚大而锐，自离群而后，予虽稍稍涉猎方书，亦欲以术活人，而著述之事，自渐固陋，谢未能也。今读《医医小草》，深幸宝君既能医世，又能医医，行见此书之不胫而走，遂不计辞之工拙，乐而为之序云。

光绪二十有七年岁次辛丑季夏初吉砚愚弟春云倬清甫拜叙

序　二

医之难能也，孙氏思邈其知之乎？孙氏之著《千金要方》也。曰："凡欲为大医者，必谙《灵》《素》《甲乙》《明堂》《流注》《本草》《药对》，以及仲景、叔和、阮、范、张、靳诸部经方，又须妙解阴阳禄命，诸家相法，灼龟五兆，周易六壬。若不尔者，如无目夜游，动致颠陨。"岂不以医之道，通乎造化，与阴阳五行相消息，不如是不足尽医之能事哉！今之世距唐远矣，孙氏所言诸术不尽传，诸经方亦多不可见。然自唐以来，千余年间，以医名者数十人。此数十人者，又各有所论著，以成一家之言，虽其中是非杂出，要莫不即其生平辛苦所仅获者，掬而告诸万世。自今观之，南北燥湿不同，古今禀赋亦异，执其一说，或且足以杀人。然则欲应无穷之变，而不窘于所施，不可不广览博采，以待一日之用明矣。顾今之悬壶者流，略识药性，请者造门，如《内》《难》《伤寒》《金匮》诸书，不一寓目，遑问其他？晚近人情，乐简易而恶繁重，大抵然也。有本其师说，与其平日揣摩而有得者，约举以相示，不可谓非仁人之用心，而希捷获者之所甚便，然则玉珊是书之刻，其亦有不容已者乎？余与玉珊遇于维扬书肆中，非素相识也。闻余购夏氏奇疾方未获，慨然出其家藏本假钞，因以是书属序。观玉珊之先施于朋友如此，其于疗疾处方又何如耶？书二种，号《医医小草》一卷，《游艺志略》一卷。玉珊富于年，异日读书愈多，研理愈深，吾知其所撰述，较今必更有进也。

望江何声焕顿首拜序

序 三

宝子玉珊，余世好也。卓荦有大志，而酷嗜医，少时读《灵》《素》《玉函》诸经，有神悟。若熟识者，其谈医则按病施治，毫无难色。余尚不之信，适余患温病，十余日数易医矣。玉珊为出一方，投之立效，始信玉珊之有得于医为不诬云。然余究惜玉珊之自小其志，而未观于读书致用之大也。而玉珊则视弃举之业，如弃敝屣，以为从事占伴，规规于记诵词章之末，即幸获一第，亦复于世何裨？是则玉珊之牢骚郁抑，因托于医以自见者。岁丙申余治装北上，赴部供职，而玉珊亦于是岁出游，由是天各一方，几及四年。旋余以读礼家居，就馆于鄂之抚署。季夏假归，玉珊亦先于前月旋里，握手道故，欢逾平生，出所著《易知录》《医藉选》《游艺志略》《夜谈随记》，各种而请序于余。余固不能辞，惜余少究心岐黄，未识玉珊医术，果能阐《内经》之奥旨，窥仲圣之秘蕴否？但自玉珊之立意言之，亦若惩世之庸医杀人，而有所不得已者，则以是延颈翘首而望之曰：玉珊之书，其传矣乎！是为序。

光绪庚子立秋之后一日前工部主事愚小兄迎喜雨亭甫识

医医小草自序

　　医学之难，难于无偏，无偏者仲景一人而已。厥后方书汗牛栋，以偏得名者莫胜于金元，如子和偏攻，丹溪偏补，河间偏凉，东垣偏温，入主出奴，愈趋愈下。而学古者泥古，执一家言，妄辨得失，非偏于寒证治法，即偏于温证疫证治法。殊不知寒温疫三证，包括者广，推之霍乱、疟痢、吐血、咳嗽，莫不各有斯三者，是三证明，而诸外感证，自迎刃而解。何偏之有？夫医本全生术耳。今习是术者，全生适足以伤生。盖欲人之生者，是其心。速人之死者，是其术。无他，医庸故也。天下多一明医，而所全者众。少一庸医，而所全者更众。兹编其欲化庸医为明医，俾使融会三者，同归于无偏而后已，未始非救偏之一助乎？

光绪辛丑夏仲西园居士撰于辅文书院之南轩

游艺志略自序

余自从朱爻生习医后，在皖南遇一友，周君潜初也。在扬州遇一师，叶君子雨也。余川广闽浙，足迹所经，知音者希。窃以不明营卫，血脉难通。不明三焦，气化何识？痨瘵，人只知虚而不知实。蛊胀，人只知实而不知虚。霍乱第知其为寒，消渴第知其为热，而不知凡病各有寒热虚实，偏则多弊。余不揣谫陋，谨将得诸师友者，都为一卷，以公同好。颜曰《游艺志略》。盖持艺以游，游愈远而艺愈进，聊以备救弊补偏之一助，敢著述云乎哉！然亦仅可为知者道也。

光绪二十七年岁次辛丑仲夏月两湖钓叟自记

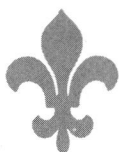

目　录

医医小草

医 医 小 草

荆州宝辉编辑

杭州徐志源校

精义汇通

滋腻妨中运，刚烈动内风

滋腻如天冬、麦冬、熟地、生地、石斛、葳蕤、人参、阿胶、百合、蜂蜜、甘草、大枣、麻仁、文蛤、花粉、菊花、小麦、鸡黄、蚕沙、首乌之敛阴，刚烈如吴萸、丁香、川椒、干姜、肉桂、附子、硫黄、苍术、巴豆、草果之动阳，乃一时救急之药，非常病可久任之品。妨中运者，以土喜燥而恶湿。动内风者，以木喜水而憎火也。

辛热耗营液，温补实遂络

外感发表，辛药固不可少，如麻黄、苏叶、葛根、升麻、羌活之散气，桂枝、柴胡、荆芥、当归、川芎之行血，各有奇功，误用耗液，多变痉厥。内伤托里，温药亦未可废，如白术、黄芪、饴糖之补脾，杜仲、菟丝、补骨脂之补肾，非无幸中，第过用阻络，定患药癖。二者皆能助邪而益病，主用者，不可不慎。

苦寒伤生气，咸润蔽太阳

热在气分，宜甘寒，在血分，宜苦寒，尽人而知。据时令言，春温，秋燥，甘寒用处甚多，惟夏外阳内阴，则宜苦以燥湿，寒以胜热。然胃阳素虚者，自不可过投。而《金匮·吐衄》篇三黄泻心汤云：治心气不足，西昌谓培生气而坚脏。诚然，何医只知有倒胃之弊哉？其药如大戟、甘遂、葶苈、防己、知母、大黄、黄芩、黄连、栀子、丹皮、青黛、木通、苦参、龙胆草、鸦胆子之类是苦寒，虽有清实热之益，弊与滋腻同，不再赘。咸寒如鳖甲、蟹壳、僵蚕、蝉蜕、蛇皮、蛴螬、水蛭、䗪虫、海藻、紫葳、文蛤、牡蛎、秋石、戎盐、人中白、肉苁蓉、桑螵蛸、元明粉之属，软坚，清燥，却风火，攻宿血，非无捷效，用之过当，心阳蒙蔽，而神明为之不灵，精血为之日削矣，司命者尤当急知之。

外感忌酸收，内证戒消导

酸收如枣仁、榴皮、五味、乌梅、诃黎勒、罂粟花、宣木瓜、山茱萸，涩可固脱似也。设有一毫外感，令邪永无出路。即系内伤吐血、咳嗽之证，反致成劳。观仲景用乌梅，必用川椒，用五味，必用干姜，用麦冬必用半夏，用枣仁必用川芎，其意深矣。内伤之证，有阳亏于外者，有阴虚于内者，彼茱萸、茯苓、泽泻、滑石、瞿麦、石韦之利溺，牵牛、芒硝、大白、大青、大黄之滑肠，切勿乱投。即兼有外感，则麻桂发汗，瓜蒂、皂角探吐，更宜酌用。伤寒有云：亡血家不可发汗，疮家亦不可汗，湿家不可下，是其例也。乃暴病忌参、术、黄芪、熟地，沉疴忌枳、朴、桃仁、山楂，亦可类推。

合观四节，可审用药之法。

二妙不尽妙，四神亦非神

苍术、黄柏，一生一熟，偶方中之小剂，湿热证之妙方，所以二妙命名。究竟治湿重于热者则妙，若热重湿轻，当加入知母、地榆较妥，而风湿寒湿，终非其治也。补骨脂、豆蔻、吴萸、五味、四药合丸，治食后脾泄、五更肾泄神效。殊不知脾肾之泄，有命火虚者，有肝火炽者，徒以为神，即有增病速死之神矣。可知方书中，随意命方者，如八珍、十全、固本、保真之类，不得以其名目好看，而妄投不计。但四君子扶脾，谁谓不善？以治脾虚，可称君子，若遇胃实，何异小人？盖方无论平奇，要在对证。

白虎固金佳，青龙驱水捷

虎啸风生，其热自平，凡火刑肺胃，当推白虎第一。若火在肝肾，即芩连阿胶鸡子黄汤、白头翁汤之证治，此方未能胜其任。胃有实邪，粳米又宜减之。而小青龙，桂枝开天，细辛通地，复有姜、夏、麻、草温中以散其外，芍药内助以托其邪，面面周到，无微不入，故洞溪谓为治寒水之神剂。发汗利水，并可补四逆、真武之不逮。然温邪咳嗽，误投必毙。大青龙发汗亦然。是二法乃一大寒大热之对子，泻心、四逆，庶堪比肩。

理中伤胃脂，逍遥劫肝阴

理中汤之醒脾，逍遥散之疏肝，洵为良方，然治气分不足则可，若以之治血虚之体，是增病而速毙。凡方皆利弊相因，彼偏用二方者，何徒知其利而不计其弊哉？

牛黄损离火，黑锡夺坎水

一清心中痰火，一摄肾下寒水，诚医家宜备之要药。然备以治仓猝闭证，则有无穷之益，误施于久延脱证，其害不可胜言。苏合香丸治气闭，大活络丹治中风，损益同此。

合观四节，可以悟投方之机。

温寒须行气，清热要活血

气滞而后寒积，血壅而后热生。行气如旋覆、香附、陈皮、葱、薤等味，加入温药队中以散寒，其效倍捷。清热苦寒，甘寒咸寒诸药，大剂寒凉，必加入活血之品，如桃仁、丹皮、泽兰、茜草、刘寄奴、参三七等，乃无冰伏热邪之弊。此理本易知，惜医多不识，故特表而出之。

命方良有以制剂岂徒然

方有膏、丹、丸、散、煎、饮、汤、渍之名，各有取义。膏取其润，丹取其灵，丸取其缓，散取其急，煎取其下达，饮取其中和，汤取其味，以涤荡邪气，渍取其气，以留连病所。而君臣佐使，配合全在分量，如小承气用大黄为君，走中下焦血分，厚朴为君，即变而为中上焦气分之法。阳旦汤桂枝为君，走太阳，芍药加倍，便入太阴。当归赤小豆散，赤豆为君，重在败毒，当归为君，重在理血。主之，佐之，轻之，重之，运用之妙，存乎一心，立方者讵可忽诸？

六经提纲

仲景《伤寒》一书，乃统治外感之书，非专治风寒者也。六经分明，寒温疫三证，均晓然矣。兹录提纲于下曰："太阳之为病，脉浮，头痛，项强，而恶寒。""阳明之为病，胃家实是也。""少阳之为病，口苦，咽干，目眩，耳聋。""太阴之为病，腹痛，自利，时时呕吐。""少阴之为病，但欲寐是也。""厥阴之为病，消渴，气上冲胸，饥不欲食，食则吐蛔，下之利不止。"

六字真言

无论外感内伤，无论出其右者，莫六字若也。曰表，里，寒，热，虚，实。三阳为表，三阴为里。表中之里，阳明是也。里中之表，少阴是也。并各相表里。三阳之腑主表，经主里。三阴则心肺主表，脾肝肾主里。外感者表宜汗，里宜下。内伤者表宜清补，里宜温补。内伤阳则阴盛，阴盛者易感寒。内伤阴则阳亢，阳亢者易感热。此所谓邪乘虚入也。虚为正虚，实乃邪实。故经云："邪气盛则实，精气夺则虚。"医能将此参伍错综，条分缕晰，则亦庶乎其可。

六气便解

风

风有内外。内动之风病于肝，治当辛凉。外感之风病在肺，治当温散。兼寒脉紧，兼湿脉弦，燥化脉数，寒化脉迟，本病脉浮。

寒

寒有表里，而表里各有虚实。实者解表，宜麻黄汤，攻里宜三物白散。虚者固表，宜桂枝汤，温里宜四逆汤。兼风脉浮，兼湿脉沉。

暑

天热地湿，合而成证，暑气当令，因时命名，邪实脉洪，正虚脉濡。

湿

湿有清浊。露雾湿伤气分者曰清，潮水湿伤血分者曰浊，清宜发汗，浊宜利水。从燥化则脉急，从寒化则脉缓，本病脉滑。

燥

燥有虚实，虚燥救肺，实燥泻心，酸甘凉润，始终正治，邪实脉涩，正虚脉短。

火

火有阴阳，阳火可釜底抽薪，阴火宜导龙归海，阳脉有力，阴脉无神。

医经补正

服桂枝汤，大汗出，脉浮大者，与桂枝汤如前法。若形如疟，日再发者，汗出必解，桂枝二麻黄一汤主之。

按：发汗出，不可更行桂枝汤，况脉洪大乎？故白虎人参汤条下云："服桂枝汤，大汗出，大烦渴不解者，白虎人参汤主之。"可知此节原文，与桂枝汤如前法者，脉非洪大，是浮大。盖阳盛之脉，则洪大，阳越之脉，则浮大故也。然须不烦渴，桂枝证仍在者，乃可与。

脉浮紧者，病在表，可发汗，宜麻黄汤。脉浮而数者，可发汗，宜麻杏甘石汤。

按：表有风寒、风热不同，故脉浮有紧数之别，发汗有辛热辛凉之分，原文上节无"紧"字，下节又宜麻黄汤，定有错落。

伤寒脉浮缓，身不疼，但重，乍有轻时，无少阴里证者，越婢汤主之。

按：脉浮缓不紧，脉无寒也。身重不疼，证非寒也。乍有轻时，里无少阴，此不过伤风轻疾。原文麻黄汤发汗非是。

伤寒脉浮滑，此表有热，里有寒，白虎加桂枝汤主之。

按：表是阳明之表，里是太阳之里。阳明热未深，故脉滑。太阳寒未解，故脉浮。为脉滑乃用白虎，为脉浮所以加桂。观下节云："伤寒脉滑而厥者，里有热也，白虎汤主之。"彼里有热之里字，是谓阳明之里，与此节里有寒，为对待之文，故只言里不言表，此节因误有白虎汤主之。所以纷纷聚论，莫衷一是。

寒实结胸，无热证者，与三物白散，小陷胸汤亦可用。

按：白散是此证正治之方，小陷胸是此证借用之法。一则巴豆为主，桔贝以反佐，逐寒重剂也。一则半夏为主，栝连以反佐，逐寒轻剂也。原文颠倒，无怪人疑小陷胸与亦可，与为衍文。

伤寒身黄发热者，麻黄连翘赤小豆汤主之。伤寒瘀热在里，身必发黄，栀子柏皮汤主之。

按：此两节，原文方证不合，今正之。

伤寒心下有水气，咳而微喘，发热不渴，

小青龙汤主之。服汤已渴者，此寒去欲解也。

伤寒脉浮紧无汗，发热身疼痛，八九日不解，表证仍在，此当发其汗，麻黄汤主之。服药已微除，其人发汗，目瞑剧者，必衄，衄乃解。所以然者，阳气重故也。

伤寒不大便六七日，头痛有热者，与承气汤。小便清者，知不在里，当须发汗，宜桂枝汤。苦头痛者必衄。

太阳病寸缓，关浮，尺弱，其人发热汗出，复恶寒，不呕，但心下痞者，此以医下之故也。病人不恶寒而但渴者，此转属阳明也。其不可下者，小便数者，大便必硬，不更衣十日，无所苦也。渴者宜五苓散，渴欲饮水者，少少与之。

按：此数节，某方主之，并宜某方，原文俱在尾句，乃汉文倒装笔法，钝根人不解，今上下顺正，语气似妥。

病发于阳，而反下之，热入，因作结胸。病发于阴，而反下之，因作痞。所以成结胸者，以下之太早故也。所以成痞者，误下故也。

按："所以"二字，承上起下之辞，原文起分两证，承只一证，省文也。恐初学难识，妄增两句，较易醒目。乱改圣经，则吾岂敢？

金匮云：阳毒咽痛吐脓血，面赤斑如锦纹，升麻鳖甲汤主之。阴毒面青如蓝靛，身痛如被杖，升麻鳖甲去雄黄蜀椒主之。

按：雄黄、川椒，乃辛热温烈药品，阳毒反用，而阴毒反去，疑误。《活人书》有加减法，颇切当。

金匮云：病微饮，短气，苓桂术甘汤主之。肾气丸亦主之。

按：仲景立方，向无两可之见，既曰主之，何以有两方？盖谓此宜汤丸并进，非谓汤治者是一证，丸治者又是一证，下一亦字意深哉！

治病法解一

治外感如将，意在去其所本无，所谓急则

治标。治内伤如相，意在复其所固有，所谓缓则治本。治心肺如羽，药当从轻。治脾胃如衡，药当从平。治肝肾如权。药当从重。

治病法解二

古人治外感，有汗吐下三法。治内伤有温清和三法，其实皆治肺胃也。肺寒实则汗之。胃寒虚则温之。肺胃虚热，治以清和。肺胃实热，治以吐下。此至当不易之法，时医不识，调理肺胃，归宗脾肾，去古远矣。

素问摘要

脏腑为病者：心为噫，肺为咳，肝为语，脾为吞，肾为欠为嚏，胃为气逆为哕为恐，大小肠为泄，下焦溢为水肿，膀胱不利为癃闭，不约为遗溺，胆气郁为怒。诸病所属者：诸风掉眩，皆属于肝。诸寒收引，皆属于肾。诸气膹郁，皆属于肺。诸湿肿满，皆属于脾。诸疮痛痒，皆属于心。诸痿喘呕，皆属于上。诸厥固泄，皆属于下。诸暴强直，皆属于风。诸病水液，澄澈清冷，皆属于寒。诸呕吐酸，暴注下迫，皆属于热。诸胀腹大，诸病有声，按之如鼓，诸转反戾，水液浑浊，皆属于热。诸痉项强，皆属于湿。诸热瞀瘛，诸禁鼓栗，如丧神守，诸病跗肿，疼酸惊骇，诸逆冲上，诸躁狂越，皆属于火。四时所病者：春善病鼽衄，仲夏善病胸胁，长夏善病洞泄，寒中，秋善病风疟，冬善病痹厥，此病机之要旨也。

风淫于内，治以辛凉，佐以苦甘，以甘缓之，以酸泻之。寒淫于内，治以辛凉，佐以甘苦，以咸泻之。暑淫于内，治以咸寒，佐以苦甘，以酸收之。湿淫于内，治以苦热，佐以酸辛，以苦燥之，以淡泄之。燥淫于内，治以苦温，佐以酸辛，以苦下之。火淫于内，治以咸冷，佐以苦甘，以酸收之，以苦发之。此治法之要则也。

三证合参

发热，汗出，恶风，脉缓者，名曰中风。恶寒，体疼，呕逆，脉寸尺俱紧者，名曰伤寒。此风寒脉证之提纲也。分言之六经，各有专证，各有异脉。太阳受病，寸尺俱浮。阳明受病，寸尺俱长。少阳受病，寸尺俱弦。太阴受病，寸尺俱细。少阴受病，寸尺俱弱。厥阴受病，寸尺俱微而缓，故曰脉异。太阳汗不出名伤寒，汗自出名中风。阳明能食为中风，不能食为伤寒。少阳耳聋，目赤，胸满，心烦，为中风；头痛，发热，而脉弦细，为伤寒。太阴中风，手足自温，伤寒自利，不渴。少阴中风，自利而渴，伤寒欲吐欲寐。厥阴中风，舌卷囊缩，伤寒饥不欲食。故曰证专在三阳，脉则浮，三阴脉则沉，其缓紧迟细则一。若浮不缓，不紧，而滑数，沉不细，不迟，而濡急，则即风温与湿温之脉。再审其证，庶无错误。至于阳证见阴脉，阴证见阳脉，舍从两难，乃系疫证，与寒温异治矣。

寒本阴邪，何以伤寒证中又有中风？温乃阳邪，何以温证之中，又有湿温？要知阴中有阳，阳中有阴。寒证中伤寒是主，中风是宾。温证中风温是主，湿温是宾。湿温与伤寒相对待，风温与中风相对待。而疫则有寒有温，温疫是其常，寒疫是其变。知常知变，知对待，知宾主，可与言阴阳互根之理矣！彼囿于一偏者，不肆用寒凉，即概用温补。曾亦思偏寒偏热之证，不多见耶。

说寒

寒最要者，表里二字。而表里中，又有兼风兼湿之别。风寒病太阳，湿寒病太阴。伏气治少阴，感冒治少阳。第拘标本言，少阴太阳司此气耳。余惟太阴亦多，至少阳阳明厥阴三经，即系寒病，每从热化，和解可也。当与前六气参看。

说温

温热之论，叶香岩寻其源。风湿之分，陈平伯溯其流。厥后吴氏鞠通，祖述叶案，而著《条辨》。王氏孟英，宪章平伯，而纂《经纬》。治温津梁诸书备已。然一则界划三焦，一则伏气未达，智者一失，殊为二先生惜。今将风湿分两段，持前人言，以明其义，庶长夜一灯，不致盲人摸索。

风温

吴鞠通曰：风有温有寒。风寒之风，此风从北方来，乃触发之寒风也。最善收引，阴盛必伤阳，故首郁遏太阳经中之阳气，而为头痛、身热等症。太阳阳腑也，伤寒阴邪也，阴盛伤人之阳也，故曰风寒。风温之风，此风从东方来，乃解冻之温风也。最善发泄，阳盛必伤阴，故首郁遏太阴经中之阴气，而为咳嗽、自汗、口渴、头痛、身热等症。太阴阴脏也，温热阳邪也，阳盛伤人之阴也，故曰风温。

按：温者热之渐也。冬日闭藏，寒气外束，热气内伏，至春内伏之热气欲出，而天之阳气相干，则外束之寒，亦从中化，欲谓之为寒不可，直谓之为热又不能，所以名温。天气温暖，风木司令，应令而病者，因名风温。然有外感内伤两端。外感者发热咳嗽，而仍恶风项强者是也。内伤者由精虚水枯，不能涵木，阳亢阴亏，肝风内动之类是也。

冬寒春温，天之常气也。亦有冬变为温，至春变为寒者，宜以其时所受病，果温果寒为断，不得拘执冬皆寒病，春皆温病也。

湿温

叶子雨曰：湿温之因有三，阳脉濡而弱，阴脉小而急，此先受暑，后中湿，乃暑邪蒸湿者是也。症见两胫冷，腹满，又胸头目痛，妄言，治在足太阴，不可发汗。由先伤于脾，因而中暍，湿热相搏者是也。脉濡弱，舌苔白或绛底，呕逆口干，不能汤饮，胸满闷，身潮热，汗出稍凉，少顷又热，此春分后，秋分前，少阴君火，少阳相火，太阴湿土，三气合行，加以天气热下降，地气湿上腾，由口鼻吸受，着于脾胃者是也。误治变证，非一端所能尽。夫湿自外来，上焦气分受之，潮热，自汗，表之不解，清之不应，宜宣通气分。若冒雨雾，湿留太阴，肌表发热，自汗，不渴，不饮，舌苔灰白，黏腻，身虽热，不欲去衣被者，宜解肌和表。论证不清，鲜有不偾事者。

按：春温曰风，夏温曰湿，夏至后则不曰温而曰暑。或曰温与暑有别乎？对曰：有。温外阴内阳，伤在血分，暑外阳内阴，伤在气分，所伤既异，主治安同？

医善治风湿二温者，则疗小儿痘疹，急惊风，慢惊风，易如反掌，盖证本各殊，理实一贯，此中化机，是在慧心人自领之。

说疫

疫者，役也。犹徭役之谓，多见于旱潦兵燹之余，烈日郁蒸，尸骸之气，与亢胜之气，混合化而为厉毒，散漫于天地之间，受之者大则一郡一城，小则一村一镇，互相传染，所感之因虽同，所患之证不一。如东坡所论寒湿之疫也，东垣所论虚疫也，吴又可所论湿热相搏之疫也，余师愚所论暑燥之疫也，故刘温舒《素问遗篇》有五疫之刺，庞安常《总病论》有五色之治，然不可泥也。越人《五十八难》言，伤寒有五，其中风，伤寒，湿温，热病，证脉委曲详尽，行在诸经，不知何经之动也。盖随其经所在而取之。盖天地诊厉之气，不可以常理测，不得以常法治。彼见温病，动手发汗，是误以伤寒法治温病。每遇疫病，往往失下，则又是以温病法施治于疫，更误之甚矣。

按：古所谓阴阳毒、百合狐惑，今所谓霍乱、沙瘴、羊毛疔、虾蟆瘟之类，名目繁多，其实统之曰疫。

辨证

发热

寒证发热恶寒者，病发于太阳也。无热恶寒者，病发于少阴也。温疫发热是潮热，非若伤寒壮热，初起间有恶风，及次日即口渴畏热。而疫证憎寒壮热，有如瘅疟是已。

呕利

少阳胆木，挟火披猖，呕是上冲，利由下迫，此谓风温之呕利也。中虚始利，聚饮而呕，此湿温之呕利也。若夫胃气不降，肺气不和之呕利，疫多有之。盖或温或疫，凡呕利者，是其邪之出路，不可遽止，寒病反是。

诸痛

头痛目痛，太阳阳明伤寒者不至侧倾难举，温与疫则头痛如劈，两目昏瞀，势若难支，骨烦疼，腰如被杖。寒病责在伤阳，温疫责在亏阴。

肢冷

在寒证是肾阳不通，在温证、疫证是肝阳不宣，所以寒踞少阴，与热伏厥阴有别。

鼻衄

寒证见之是邪气之将退，温疫见之乃邪气之正进。

蓄血

寒证当汗不汗，热结膀胱，温疫当下失下，火郁膜原，均有此证。凡发热不退，小便自利，其人如狂，而喜忘者皆是。

按：伤寒温疫，形证相淆，难以枚举。惟寒多寐，温不寐。温口渴，寒不口渴。寒恶寒，温不恶寒。温心烦，寒不心烦。加以爱动爱静，身重身轻，审之何患？项强转筋，呃逆囊缩，筋惕肉瞤，种种之相似乎。

治法

寒病宜汗者，是外感之风寒。而中寒则宜温，虽有里证，总以先汗后下为是。温病风温慎汗，治当辛凉。湿温禁下，治宜苦寒。疫病表里双解，内外分消，偏汗偏下，两非所宜。

指南

病证有相类者，不可不辨。湿从寒化曰痹，湿从热化曰痿。中风，寒中衰食饮，热中消肌肉。厥冒血厥由风，气厥由痰，煎厥是风，薄厥是热，痛厥是寒，蚘厥是湿。此风痹痿厥相类而实殊。重阳者狂，重阴者癫，阴阳相搏者痫，津液两亏者痉，此癫狂痫痉，相类而实殊。清不升则呕，浊不降则吐，清浊不分则哕，营卫不和细噎，此呕吐哕噎，相类而实殊。气分六聚，痃癖是已，血分五积，癥瘕是已，此癥痃瘕癖，相类而实殊。虚损宜补精，痨瘵宜攻血，蛊宜开肺，膈宜调胃，此蛊膈虚劳，各从其类。黄疸黄汗，湿与风别，脏结脏燥，寒与热分。咳嗽当别痰饮，消渴须分寒水。水逆火逆，少阴手足不同。风温湿温，太阴手足各异。九痛七疝，虚实自喜按拒按而定。三冲五郁，燥湿由善怒多恐而明。各门别类，毫厘千里，医当辨记，勿谓不然。

审脉

浮沉以审表里之虚实，迟数以审脏腑之寒热，大小以审邪气之进退，长短以审正气之厚薄，滑涩以审血气之盛衰，左右以审生克之顺逆，合望闻问思过半矣。此所云者，聊举一隅，是在善悟者，触类旁通可耳。

游艺志略

荆州宝辉编辑

杭州徐志源校

营卫，血气也。何以《内经》或云一昼夜五十周于身，或云一昼夜一周于身？其运行之道，生会之理，盍详陈之。

答曰：一阴一阳之谓道，有三气存乎其间。譬如阴静也。阳动也。所以使其动静者，又一也。识此则明三才之指归，知互根之为用矣。营主血，卫主气，然营血何以能循行经脉，卫气何以能濡润皮毛？盖血中有气，气中有血，不可斯须之相离，此即阴阳互根之理也。请参中西之说以证明之。西士言食入于胃，其精汁有微丝液管吸至颈，过肺入心，化赤为血，由总脉管达下焦，散布十二经脉，此即行十六丈二尺，脉道以应漏水百刻，五十度周于身之营血也。经言营气之道，内谷为宝。谷入于胃，乃传之肺，流溢于中，布散于外。精专者，行于经隧，常营无已，终而复始。又言人受气于谷，谷入于胃，以传于肺，五脏六腑，皆以受气，其清者为营，浊者为卫，营在脉中，卫在脉外，周营不休，五十而复大会，阴阳相贯，如环无端者是也。人之饮食五味杂投，奚能无毒？其清者，奉心化赤为血。其浊者，积于胸中，随经脉中之血气，出诸气街，散布周身，以卫护阳气，故谓之卫气。西士言血由脉管之尾，入微丝血管，缠布周身，以充肤热肉。其所谓微丝血管者，孙络也。微丝血管之血行遍周身，渐并渐粗，而入回血管。回血管者，络脉也。血入回血管，则其色渐变为紫，中含毒气故也。其管两支，一支向上，一支向下，皆与十二经脉，逆顺皆行，至总回管

入心右房，由心至肺，呼出毒气，吸入生气，其血复变为赤。从心左房而入总脉管，往来如环，昼夜不息。经言谷始入胃，其精微者，先出胃之两焦，以溉五脏，别出两行营卫之道。其大气搏而不行，积于胸中，命曰气海者也。西士言脉管内其血行速，微丝血管内，其血行迟，查得总脉管内，每秒时行十二寸，足脉管内，每秒时行二寸有奇，微丝血管内，每分时只行一寸。经言卫气之行，一日一夜五十周于身，昼日行阳二十五度，夜行阴二十五周，周于五脏。又言卫气常一日一夜，大会于风府，日下一节，二十一日下至尾骶，二十二日入脊内，注于伏冲之脉，其行九日出于缺盆之中，其气上行者也。

夫《营卫生会篇》所谓一日一夜，五十度周于身者，乃奉心化赤之血，由心入总脉管，散布三阴三阳之十二经脉，行八百十丈脉道之营气也。《岁露篇》所谓一日一夜，行身一周者，乃脉管之血气，由三焦气街，出诸孙络，挟阳明悍气，缠布周身，充肤热肉，澹渗毫毛之卫气也。《营卫生会篇》所谓昼行阳二十五度，夜行阴二十五度者，乃络脉中之气血，行遍周身，渐并渐粗，而入络脉也。络脉有阴阳之分，阳络浮于肤表，阴络沉于肌里，皆与十二经脉管交相逆顺而行。缘人昼则寤，寤则动，动则阳气浮，故络脉中之气血，行阳络者多。夜则寐，寐则静，静则阴气沉，故络脉中之气血，行阴络者多。是皆奉心化赤之血，从经脉而行孙络，从孙络而入络脉，一气运行，循环

不息耳。然经以清者为营，浊者为卫，此中界限，分划甚严。盖脉管之血色红，既出三焦气街，入孙络色即兼紫，挟阳明悍气之毒故也。入络脉其紫色较重，必待入心出肺，呼出此毒气，吸入生气，其血复变为赤，落心左房，而入脉管，是脉管中运行之血气，为营，清而无毒也。孙络络脉中之气血为卫，浊而有毒也。学者当知同一荣养百骸之气血，而泾渭分明，不容紊乱也明矣。其治病大法，亦当从兹悟入。风寒由毛窍袭人者，宜达表。由口鼻吸受者，宜攻里。沙瘴一证，刮则泻孙络中之热毒，刺则泻络脉中之热毒，故刺出之血紫病轻，深紫病重，色黑则危。盖暑秽之毒，随阳明悍气，至总脉管，入心，入心则死矣。凡百伤寒温暑，从可类推也。若夫《岁露篇》所谓卫气之行，一日一夜，大会于风府，日下一节，九日而上出缺盆，与一日一夜，五十度，周于身之行度，迟速不侔者，盖出三焦气街，入孙络之气血，缠布周身，如日绕天之外，故其行迟。经脉阴阳逆顺偕行络脉中之气血，如月行地之中，故其行速。或谓江河窄处水流急，宽处水流缓，何以脉管阔处血行速，而出气街之气血，挟阳明慓悍之气，何以行迟？斯说亦颇近理，江河窄处其流急是矣。若支派分流，则细港浅渠，其泄亦迂缓，阳明悍慓之气滑疾是矣，若散漫不收其气，亦力弱行迟。况亿万分派之微丝血管乎？势分行缓，理势然也。虽然，此犹日月运行，阴阳造化自然之理，非知力所能臆度者也。《卫气篇》黄帝所云：亭亭淳淳乎，孰能穷之？其斯之谓欤。

外感重病，因四时之有伏气也。伏气不明，何疗外感？张隐庵非不知也，惜于反覆辨论中，多有词不达意者，继而王孟英议吴鞠通略伏气，而自强侈谈，毫无实际，愿闻其说。

答曰：《素问·阴阳应象大论》曰：重阳必阴，重阴必阳，故曰冬伤于寒，春必病温，春伤于风，夏生飧泄，夏伤于暑，秋必痎疟，秋

伤于湿，冬生咳嗽。此四时伏气之机，尤重在"重阴必阳，重阳必阴"八字，以明阴阳互根之义也。何以言之？伤于风者上先受之，伤于湿者下先受之。风为阳邪，阳病者上行极而下，是以春伤于风，夏生飧泄，此重阳必阴也。湿为阴邪，阴病者下行极而上，是以秋伤于湿，冬生咳嗽，此重阴必阳也。冬伤于寒，春必病温者，冬至一阳渐生，人身之阳热内盛，被严寒之气，折伏于肌髓之间，至春阳气盛长，伏邪浅者，亦可随春阳之气渐散，伏邪深者，或因风寒所遏，或为嗜欲所伤，伏结之阳气，遇天气之阳热，两热相干，发为温病，此重阴必阳也。夏伤于暑，秋必痎疟者，夏至一阴渐生，人身之阴气内盛，暑乃阳邪，阳气外炽，则里气虚寒，加以贪凉饮冷，损其真阳，至秋阴气之时，内伏阴邪欲出，外袭阳暑欲入，阴阳相持，故发为往来寒热之痎疟，此重阳必阴也。是即伏气是即外感之源也。再求精详，自有子雨之《伏气解》在。

生气通天论云：其生五，其气三。何谓也？

答曰：天地阴阳一气而已，自太虚而有太乙之生，气由是动静焉。而阴阳分，阴阳分而五行具，是五行之生，不离夫阴阳之一气也。而经曰其生五，其气三。且曰三而成天，三而成地，三而成人。是三气者天地人之本始也。请试明之。太极无形，静则为阴，动则为阳。易曰"一阴一阳之为道"。此一阴一阳，非各一之一，乃道之妙用，而合一之一也。惟其合一，乃能各一，则是其本一而已。有三气存乎其间矣，是故动与静各一也。而所以能动静者，又一也。由此观之，太乙之所施生，造化之所鼓铸，必得三而始能成。物气不得三则无以布于五，而五非得三，又不能各致夫一也。三者一之用，五者三之成也，故三而成天。立天之道，曰阴与阳，天总阴阳，而又积阳以自刚也。立地之道，曰柔与刚，地致柔刚，而又积阴以自奠也。立人之道，曰仁与义，然理以宰气，而

气以宰理，故人之成也。本乎气交，禀天之阳动为气，本地之阴静为精，而有神存乎其间，以立性命之基。是精气神三者，合而不离，所谓三而成人也。且太极用此三气以生五行，而五行之生，又莫不各用夫三气。试就人之五脏言之。心为太阳而主血脉，是合阴阳而自为阳也。肾为太阴，而涵命门真火，是合水火而本为阴也。肺主制节，而水出高源，是合金木水以行气也。肝为血海，而生一阳，以升太冲，是合水木火而总于厥阴也。脾上承火，下涵水以奠乎中，火以腐熟，水以滋灌，而土以归藏，是合水火土而养四脏也。故知阴阳之致，相待为用，阴阳之根，互藏其舍。而五行之变化，皆非一气偏至之所成，盖一有偏至，而合三则无偏至，一无鼓动，而合三则能鼓动，人徒知为三，而不知合三而后致夫一也。从知生于一，而不知用于三，而后全夫生也。自轩岐指出三气，而造化之妙用始彰，故三五与一，太上之玄闻，养生奥关也。

《三十二难》有曰：肺象金，肝青象木，金得水则沉，木得水则浮，何以肺浮肝沉？乐火乐金，其合化之道，可得闻乎？

答曰：十干合脏腑，甲阳木应胆，乙阴木应肝，丙阳火应小肠，丁阴火应心，戊阳土应胃，己阴土应脾，庚阳金应大肠，辛阴金应肺，壬阳水应膀胱，癸阴水应肾。若以五音配五行，宫土，商金，角木，征火，羽水。各因十干之阴阳，而分太少也。肝属乙，木得水当浮，何以反沉？然肝虽乙木，乙与庚合，庚为阳金，金性本沉，妇当从夫，其意乐金，而失木之本性，故得水反沉也。肺属辛，金得水当沉，何以反浮？然肺虽辛金，辛与丙合，而为阳火，火性炎上，妇当从夫，其意乐火，而失金之本性，故得水反浮也。生则生气旺，故能合化。熟则生气尽，故不能合化。所以肝熟而复浮，肺熟而复沉，乃返本还原也。大而言之，天地之阴阳。小而言之，即人伦之夫妇。其理一也。

夫肝属足厥阴经，位乎膈下，故行阴道多也。肺属手太阴经，位乎膈上，故行阳道多也。今举肝肺类推，则脏腑阴阳之合化，从可会通矣。然阴阳之理，以和为洽。夫妇之道，非胁可成。合化之义，未有明其所以然者，虽张隐庵、高士宗、汪双池、张翼元诸家，不以翼轸分疏，即用生克定论，似是而非，支离颇多。惟罗淡生《内经博议》，引申《天元玉册》之义，最为晓畅。今节录于下：岐伯述《天元玉册》曰：太虚寥廓，肇基化元，万物资始，五运终天，布气真灵，总统坤元。夫肇基化元，而布气真灵，乃云总统于坤元，是坤元为万物之母也。坤元既为万物之母，而总统之，而天亦必先有以用之也。天之十干，以戊己居中宫，而先用水火，然后成于金木，岂非总统坤元而以土为首之义乎？是以天之御化，首以土为甲，而甲遂为土，仍顺布五行于乙丙丁戊之上，而以本气化之，土生金，金加于乙，金生水，水加丙，水生木，木加丁，木生火，火加戊。五行毕，再传而土加于己，故甲己合也。金加庚，故乙庚合也。水加丙，故丙辛合也。木加壬，故丁壬合也。火加癸，故戊癸合也。因合而化，此一定之理，有不可移易者也。然本气之阴阳，仍有不能从化，而依之以为用者，如加阳干为气有余，加阴干为气不足，此又因值年以佐用也。

昔贤论三焦一府，纷纷聚讼，莫衷一是，或谓无形，或谓有形，或言是一，或言是二，甚则云为肾傍之脂者，虽明如张隐庵，亦游移其词，不能指为何物，《内经》谓上焦如雾，中焦如沤，下焦如渎，岂虚语哉？

答曰：考脏腑之学，西士言之最详，观《全体通考》，三焦即所谓腹包膜也。其膜包绕全腹，上通颠顶，下行膀胱，中有脂膜，横于肝胃之间，惟遮阴道，护子宫，则男女稍异耳。或问复包膜即三焦，亦有证据否？曰观其包二肠，遮两肾，正当七节之间，命门部位。命门既藏水中，真火，即为相火之宅，居其位，行其权，此膜即为相火之腑。考心肺之下，肝胃之上，有膈膜一层，其形薄如细纲，上与心包络之下面相连，下与此膜之上层黏续，气脉通贯，则包络为相火之脏。由膈膜上通脑筋，即经所云"上焦如雾"是也。中有薄膜两层，包肝裹胃，即经所云"中焦如沤"是也。绕膀胱，遮阴道，以行其气化，即经所云"下焦如渎"是也。以此证之，腹包膜即三焦，夫复何疑？夫三焦者，肾中之脂，与膀胱相峙，有二白膜，通于两肾，贯脊筋，由脉管以入心，即引心火入肾，蒸膀胱之水，化而为气之物也。故心火一动，相火随之。肝胆属乎巽，三焦包络属乎震，震为阳木，火无体，以木为体，《说卦》传言，震为雷，为龙雷之火，三焦包络之流行，即是火之流行也。况以似府外府之大囊，配似脏别脏之小囊，亦天造地设，不可移易者也。若求此膜功用全文，自有《通考》在，兹不具赘。

三阳为腑，三阴为脏，或云心为太阳，肾为太阴，何也？六阳六阴，云手云足，或有他意欤？其标本之传变，经络之起止，可以晓否？

答曰：阴阳分而天地定其位，阴阳交而否泰呈其象，阴阳错综而后变化见焉。万物之中惟人最灵，禀二气淑德以生，故圆其颅，方其趾，而异于物，是以与天地相应，阴阳相参者也。夫心为手少阴，肾为足少阴，人所知也。心肾系背，背为阳，脏为阴，而心肾皆为阴者，五脏系于背内，背虽属阳，其内所包者阴也。阳中有阴，故能刚柔相济以成其化。盖身中之定位，当如此耳。心复为太阳，肾复为太阴，斯又舍人身而言天地之定位。心赤色象火，应于南方。南方者，天地所长养，阳之所盛处也，则心属老阳，故曰心主太阳矣。肾紫色象水，应于北方。北方者，天地所闭藏之域也，风寒冰冽，则肾属老阴。故曰肾主太阴，虽然，非有异于手足少阴乎？不知其定位既异，正阴阳

互根之理，复何害其不同哉？惟施治于病。在经脉者，即随经脉所主。论治于时令胜复，即随时令所主论治。其随时论治，如夏为太阳，病当在心，则宜视心之受邪与否？冬为太阴，病当在肾，则宜视肾之受邪与否？无使逆其时气。心脉不钩，肾脉不石，斯生病矣。然所投药饵，亦皆入手足少阴，非走太阳太阴者，尤参伍错综之要道焉。况心居尊高，并于君主，有显明之象。肾处卑顺，比于妾妇，属蛰封藏之本。得主太阴太阳者以此。心通离卦，离为中女，实含阴德，且萧邱生寒焰，海水成夜磷，复为火有出于阴者之明证，心得主少阴者，又以此也。其六阴六阳，云手云足者，考《经脉篇》手太阴肺，终手大指次指之端，即接手阳明大肠，足阳明胃终足大指之端，即接足太阴脾，手少阴心终手小指之端，即接手太阳小肠，足太阳膀胱终足小指外侧，接足少阴肾，手厥阴心包终手小指次指之端，即接手少阳三焦，足少阳胆终足小指次指之间，即接足厥阴肝。盖十二经脉云手云足，以行手行足而得名耳。岂因足在下属阴，手在上属阳，号为太阳阳明少阳，即不当行于足，号为太阴少阴厥阴，即不当行于阳哉？果尔，则日阳也，设不行寒带，则格林兰济诸国无明也。可乎？月阴也，设不行于赤道，是苏门答喇诸国无夜也。可乎？况三阴之脉起于面，三阳之脉起于腹里，更非若手足之比矣，亦得谓为错行乎？惟知阴阳相互根，即可明乎斯理矣。至标本之传变，《至真要大论》曰：少阳太阴从本，少阴太阳从标，阳明厥阴不从标本，从乎中也。言遂旨深，殊难明晓，故自王太仆以下，皆未通其意，及张戴人始阐发火湿二字，介宾张氏又从而引伸之，厥义益显，说具《类经图翼》中。略谓少阳太阴从本，以少阳本火而标阳，太阴本湿而标阴，标本同气，故当从本。其不言从中，少阳中见木，太阴中见土，木火共化，土金相生也。少阴太阳从本从标者，以少阴本热而标阴，太阳本寒而标阳，标本异气，故或从本，或从标。

亦不言从中，少阴之中水，太阳之中火，同本则异标，同标则异本也。若阳明厥阴，其不从标本，从乎中气者，以阳明中湿土，是湿从燥化矣。厥阴中相火，是木从火化矣。故不从标本，从中气也。传变则胜复，盛衰之道生焉。从其化则为常，然后生不息。逆其化则为变，必致灾害起。如木从火化，木具生气，遇火盛而化为炭，反无钻火之功，此太过也。木失其化，木朽火衰，亦少出火之质，此不及也。燥从湿化，物虽感湿生，干物含湿必霉坏，遂非本性，此亦太过也。土失其化，地薄土湿，则五金不能蕴，此亦不及也。皆标本传变之理，当随其衰王以消息之。是以经言百病之起，有生于本者，有生于标者，有生于中气者，有取本而得者，有取标而得者，有取中气而得者，有取标本而得者，有逆取而得者，有从取而得者，逆正顺也，若顺逆也。又曰人有客气，有同气。有小大不利治其标，小大利治其本。病发而有余，本而标之，先治其本，后治其标。病发而不足，标而本之，先治其标，后治其本也。经言如此，要必明知胜复，而知百病之害矣。经络之起止者，手太阳之脉起于小指少泽，至头之听宫。手阳明起于次指，至头之迎香。手少阳起于四指关冲，至头之丝竹空。各长五尺，六阳经共长三丈。手太阴之脉起于胸中中府，至大指少商。手少阴脉起于胸中极泉，至小指少冲。手厥阴起于胸中天池，至中指中冲。各长三尺五寸，六阴经共长二丈一尺。足太阳之脉起于头之精明，至小指至阴。足阳明起于头之头维，至次指厉兑。足少阳起于头之瞳子髎，至四指窍明。各长八尺，六阳经共长四丈八尺。足太阴之脉起于足大指隐白，至胸中大包。足少阴起于足心涌泉，至胸中俞府。足厥阴起足大指大敦，至胸中期门。各长六尺五寸，六阴经共长三丈九尺。跷脉起于尾闾长强，至内唇龈交。任脉起于毛际会阴，至下唇承浆。各长四尺五寸，共长九尺。跷脉从足至目内眦，各长七尺五寸，左右共长一丈五尺。都合一十

六丈二尺也。冲脉起于气街，至胸中而散。带脉起于季胁，回身一周，维络于身。阳维起于诸阳会，阴维起于诸阴交也。二脉皆无尺寸之可稽，经络起止尽于是矣。

八脉者，阳跷，阴跷，阳维，阴维，冲，任，督，带也。跷者跷于何经何络，维者维于何经何络，其有形无形，可实指其所在乎？周氏所论，病机体用治法，是耶非耶？

答曰：夫十二经脉，相为表里，阴阳斯偶，前贤论之详矣。顾有偶即有奇，大易之象也。是故复有奇经者焉。冲任督三脉之行，经文班班可考。带脉回身一周，已可考见。惟跷维二脉，起止难详，谨述所得于下焉。跷，履也。跷起于足跟，故曰跷。维，纲也。维络于一身，故曰维。《二十八难》曰：阳跷脉者，起于跟中，循外踝，上行入风池。阴跷脉者，亦起于跟中，循内踝，上行至咽喉，交贯冲脉。阳维阴维者，维络一身，溢畜不能环流，灌溉诸经者也。故阳维起于诸阳会，阴维起于诸阴交。盖阳跷为足太阳之别，故始申脉。阴跷为足少阴之别，故始少海。二跷既有行道，则不得谓之无形，乃络脉中之气血，行身之左右，与少阳厥阴同行，诸筋所主。然其行不同，皆阴出阳而交于足太阳，阳入阴而交于足少阴，阴阳交互，跷自下而荣于上，大会于目，此跷脉有形之证也。惟既属络脉，则岂若正经有一定循行之路？其不用丈尺计者，以此耳。维则越人明言，灌溉诸经，亦不能究其行度，是本非一脉，故难悉数。虽不曰无形，而未可实指所在，与跷脉有行道可考者异也。阳维主皮肤之气，行身之表。阴维主脂膜之气，行身之里。而阳维以维于诸阳，阴维以维诸阴。诸阳会，诸阴交者。督脉，阳脉之海也。冲脉，阴脉之海也。阴阳维即起于是。何则？饮食入胃，有无数微丝血管，吸其精汁，至领会管，过肺入心。由心下房，出总脉管，以达于督脉，阳维者当起于是。冲为血海，腾精气而上积于胸中，为宗

气。人之五味杂投，奚能无毒？谷入于胃，其精者固化血液，而阳明之悍气，不随精者，俱化聚于宗气之区，然后散布周身，阴维者当起于是。斯皆二维之脉，即孙络，故更无行度可计也。况跷脉为病目不暝，诸脉者皆属于目，跷脉上属目内眦，则跷脉为络脉不可证耶！维脉为病，发寒热，邪在皮肤，寒热乃生。经络居内，不当复病寒热，则维为孙络，不又可证耶？至周氏所论，体用病机，治法委曲详尽，先得我心。其论桂枝汤之治维病，不徇入太阳经之谬说，尤卓识也。或谓昔人皆有二维脉起止之度，如阳维起于少阴，而至太阳，阴维起于少阳，而至厥阴，濒湖李氏载之甚详，何可遽谓孙络乎？斯皆误会叔和微旨也。从少阴斜至太阳。少阴，心也。太阳，膀胱也。由心生血，行于孙络，孙络缠布周身，膀胱主一身之表，故以太阳少阴候阳维之脉也。从少阳斜至厥阴。少阳，三焦也。厥阴，心包也。三焦为腹包膜，血挟阳明之悍气，出诸气街，而遍周包膜，返还入总脉管，从心包复归于心，故以少阳厥阴，候阴维之脉也。且脉络论列所主病多肌肉痹痒，汗出恶风等证，虽所刺有阳谷、金门、仆参、客主人、承山、分肉、筑宾穴，究非一经所主，岂一脉而交贯四五经耶？《素问》阳维之脉，肉里之脉者，脉气与太阳少阳相合。阳维维诸阳，故取太阳少阳泄其邪也。即服桂枝汤反烦不解，先刺风池、风府。卫气行孙络，一日一夜，大会于风府，故取风府也。观此则维脉属孙络明矣。如实有可稽，何卢、华、仲景、叔和诸书不一称之哉？然络脉孙络从未有以比诸跷维者，狂瞽愚论，复望高明一为发其聩也。

伤寒桂枝汤所治之中风，与小续命汤所治中风，是一是二？而金匮防己地黄汤，与风引汤所主，是异是同？但中风一证，自有真类之说，愈辨愈晦，何所取法？劳以虚名，愈补愈剧，何则？蛊膨云虚云实，孰是孰非？遍察古书，有云关格是证，有云关格是脉，将谁适从？温暑燥湿，疟痢霍乱，各有名义，其所以然，请各抒所见以对。

答曰：中风真类之说，始自金元，古医经未之见也。类中者，即经所谓厥。是桂枝汤所治，邪居浅者。小续命汤所治，邪居深者。病因无异，故药惟以轻重别之。岂若古今录验续命汤，治风热之痹证，而用石膏哉？防己地黄治阴虚于内，邪并于阳。风引治阳实于外，邪并于阴。病既各异，为治是以悬殊。脉有损至，而后证有虚劳。虚曰虚损，劳曰痨瘵，乃一病而二证，概行温补可乎？况有者为实，无者为虚。虚劳者，是非劳力劳心而因逸以致病也，故仲景以血痹类为一门。痹者，闭也。所以大黄䗪虫丸与薯蓣丸为起死之神方。女惑，男风，落山谓之蛊，后人云膨，因其肤肉肿胀，形类乎鼓，外实中空而言，非膨与蛊有别。实指肝言，虚指脾言，云虚云实皆是也。偏攻偏补，非法也。《内经》治以鸡矢醴，非取金制木，木制而土不受木贼，运化之机自生乎？关格是证，覆溢是脉，膈乃关格之始，格即关膈之终，正《素问》所谓阴阳离决，精气乃绝之败证，蒋宝素有考宜参。温者外寒内热，至春而发之病。暑乃天之阳热下降，地之阴湿上腾，湿热互合，化而为暑。湿重病太阴则曰阴暑，热重病阳明则曰阳暑。病暑轻重不同，所以又有中伤之分。水湿火燥，《内经》谓秋伤于湿，言气之本，西昌补秋伤于燥，言气之标。春夏地湿则天热，秋冬天寒则地燥，燥湿固对待，究各有寒化热化之无定也。疟者言其病之暴疟而难骤愈，其脉自弦可知，不弦虽寒热往来，犹非疟。痎疟，温疟，瘅疟，瘴疟，为证不一，治不如法，有三患，戕脾元则成疟鼓，蓄肝血则成疟母，耗肾阴则成疟劳。无犯三患，则无论痰疟、食疟、牡疟，自随手奏效。痢因欲利不得利，其病在利，故曰痢。有虚实，有寒热。桃花汤非治虚寒者乎？白头翁汤非治实热者乎？由此类推，治法可思矣。霍

珍本医籍丛刊
医医小草

乱是阴阳淆乱，如雨声霍霍而暴注下迫也。属寒者固多，属热者亦常见，但须刻刻顾虑其脾胃耳。因寒宜理中四逆，故姜附不嫌其热。因热宜白虎天水，则膏滑不嫌其寒。若救阴当于大剂参术中佐以牡蛎、白芍，转筋宜在扶持脾胃，参用蜘蛛散以抑风木，审因察证，活法运乎一心，不可泥执一家之言而偾事也。

医 门 补 要

(清) 赵竹泉 著

内容提要

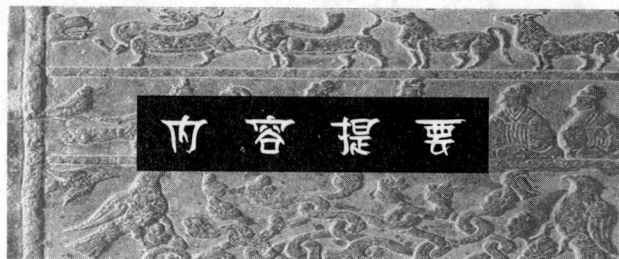

本书三卷，附察病人生死法一卷。清丹徒赵竹泉著。有方论，有治案，皆为生平心得效方。谚云：千方易得，一效难求。盖方多而经验者甚少也。本书看似义浅文疏，然其撷经之腴，搜方之秘，简而且明，足补前人之未发。读之如诵白香山诗，老妪都能解说。较之深文绮语，言过其实者，不可以道里计矣。

自 序 一

业医者多矣，而医书尤多，大都繁征博引，专执一偏，尊信太深，误人匪浅。又或胪列方症，论绪弗详，用以治人，率皆不验，比比者更未易屈指数。盖书多而无补生人之用，即谓之无书焉可也。忆余自侍皇太后疾，辞都门，由海上归故里，过京口，揽金焦之秀，获晤竹泉赵君。谈医竟日，于《灵》《素》、越人、长沙、《千金》《外台》，暨元明诸老作，靡不淹贯。信于斯道三折肱者，夙深钦佩。今君以所著《医门补要》示，余受而读之，如诵白香山诗，老妪都能解说，而又撷经之腴，搜方之秘，其言甚简，而其治甚验，洵医林之宝筏，寿世之奇珍也。爰属付剞劂氏而僭弁数语于简端云。

光绪二十三年秋八月上浣孟河文植马培之拜手书序

自 序 二

　　立言有裨于世，足为千古可重而不废者，必性命之学，经济之文，所以历久而弥彰也。然无益之说，虽长篇屡牍，焉得人人而重之？至若可重者，欲其见诸实事，大则体国经野，泽被下民而靡穷，小则拯急恤灾，征诸日用而最切。盖莫近乎医，医能去病，人不能无病，病不能不医，以医有起死回生之力也。医岂易言乎哉？苟医者胸无洞见，拘定旧规，不知变通，经治必然功少，是以医贵乎精，学贵乎博，识贵乎卓，心贵乎虚，业贵乎专，言贵乎显，法贵乎活，方贵乎纯，治贵乎巧，效贵乎捷，知乎此，则医之能事毕矣。抑知古今内症之书，已极浩瀚，果能潜心考究，加以临症经历，自可日进乎神明。非比外科必须传授，另多手法奇方，或有专长之症，试之必奏其神。又往往秘其术而藏其方，不肯一白诸人。殆欲矜其独得，以为射利与传家之具也。余不惮数十年心瘁，搜求前贤之义蕴，并所历各症之情形，更将师传以后化出诸法，汇辑成帙，以灾枣梨。愧无深文绮语，以供称许，要使阅者，燎然心目。一得之愚，未必于医林无小补云尔。

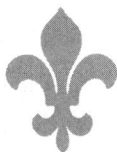

目 录

卷中

珍本医书集成

医门补要

医门补要

医门补要卷上

丹徒赵濂竹泉著

诸暨蒋抡元校点

外症用刀针法

针灸为医门一科，须得名师传授，遇病始能按穴刺灸，立起沉疴。奈其人罕观，余曾得异传，用银丝长五寸，锉尖两头，每逢痞块，癥瘕，腹痛，阴疽，风寒湿痹，周身串疼等症，非针不效。患者肉厚可刺寸许，肉薄者约刺四五分。次以纸叠摺寸半厚，中锥一孔，套入针内，又以生姜厚片，亦中锥一孔，套加纸上，安艾绒灸之。虽经时久不觉疼痛，且易愈病。出针后按症贴膏药，并进汤药。

阳痈焮肿，有日渐觉抽痛，以右食指遍捺患上，有一点软陷处，内脓已成。用右食指与大指，掐住披刀响铜打的披刀之口，向上轻轻斜刺患上，肉厚者刺深，肉薄者刺浅，捺尽脓水，插药纸捻于孔内，贴以膏药。倘痈势延大，脓孔兜住难出，待数日后，皮肉穿薄，顺其下流处，再开一口，泄净脓毒，方易收功。果脓未熟，门开过早，有翻花肿凸之害。若肌肉太厚，刀不能透，以火针在灯火上烧红，一烙孔口，插药捻，外贴膏药。背与腹用火针，要斜刺方不伤内膜害人，惟手足针可直入。凡头面，及疔疮，对口，搭背等症，俱不可用火针，闭毒助火生变。

阴疽多坚肿，骤难成脓，不易消退。惟烙以细火针，以回其阳。其针数多寡，量病形之大小，外敷温散药，过四日一换。如胸背生症，用针斜刺为要。验脓熟之诀，以右食指，捺有软处，须粗火针烙之。阴疽附骨，披刀不能透。孔内插药捻，随贴膏药。倘脓兜塞，数日后，顺下流处再烙，则脓易净。若针处肉厚烙口不张，以骨针穿透其口，即插药捻贴膏药，过二三日，方能见脓。若患口内脓多壅塞难出，果然皮肉薄者，随插拔脓管，钓动脓势，自从管中涌出。管式另详。背部与胸膺，刺艾针当以左食指与大指，捏起患处厚皮，然后量意针入二三分。因脏腑皆系于背，而胸前为心之宫城，肌肉浇薄，恐有伤犯。惟腹肚内空，可刺寸许。其余之处临针时，均宜用大指掐紧穴道，让过大筋再刺，遂不知疼，亦无所碍。

凡用刀针时，令患者口内先含桂圆肉八枚，以接补元气，方不晕脱。若老人幼孩，及病久虚体者，皆难忍痛，不可草率动手，猝有昏脱之变。

喉内舌下两边，生起累累疙瘩，吞吐不快，名曰甸气。或舌根当中，生肉球如樱桃，此为梅核，皆肝气所致。用烙铁，在灯火上烧红，以左手执，捺舌，捺开口，右手持烙铁，轻轻烙之，以烙平为度。内进逍遥散，外吹冰硼散，半月平复。

烙铁，用铁打成，烙头如半粒小蚕豆大，烙柄以棉线绕紧，烧红时，方不烫手。若以铜烙烧红多熔化入喉，伤人性命，决不可用。

大火针阴疽放脓，所用先以笔杆竹长二寸为柄，次用粗铁丝三寸，插入竹内，外余一寸，锉尖竹杆两头，用细铁丝塞牢，方不脱落。若发散阴疽，用细火针，但以细铁丝，仿上做法，亦在灯火烧红，看疽势大小，量意用针几下。切不可用铜火，针见火，易熔化，误人不浅。

艾针，用细银丝寸许，或二寸长者，一头锉尖，一头绕铜丝作柄。每遇寒湿，侵入经络肢体，走串酸痛，安艾炷灸之。

喉内诸症，不可轻漫用刀刺，恐日后易于复发。果肿处脓熟，必起软小点，或生小白头，方可用刀，刺出脓血，立时能见松快。

火针不可轻用

火针又名燔针为外症所必用，能决脓痈，消散阴疽，惟红肿焮痛，火毒旺者。误用，更肿痛深溃。头面为诸阳总会，一用火针，引火闭邪，使轻病转危矣。

治筋缩法

隐曲处，生痈疽，脓水日久溃多。夫脓为血液，与肌肉所化而成。血脉已枯，束骨之筋，失其滋养，故筋缩，不得屈伸。待完口时，外以青葱新艾，煎汤，先熏后洗，内进十全大补汤。俾气旺血充，筋得舒润，再加时常以手揉抹患上或扯之左，或拽之右，或伸之前，或屈之后，不拘手足身体，如此行之无间，约月余则骨节可活，气血可通，筋脉可舒，自必复原归旧。若肌肉烂深，大筋已断，虽然肌生口敛，必有曲无直，或直不得曲，终成废疾。

治足筋缩法

腿足生痈疽，脓水去多，筋无荣养，故易短缩。乘完口时，用二尺长酒杯粗竹子一段，带于身旁，时常放地上，将患足蹋其上，推转来去，活动筋脉，约月余，即和活如旧矣。

浮皮兜脓须剪开

痈疽溃脓，日久内肉烂空，外皮浮软，上

下有孔流脓，中间薄皮，搭住如桥，使毒护塞，不能尽性掺药，难以完功。用剪刀将浮皮剪开，自可任意上药，易于收口。

升药所忌

手背乃三阳经脉之部，生疮忌用升药，助火蚀肌，宜清火燥湿药掺之。膝盖下至足背生疮，皆湿热下注居多，尤忌用升药，闭湿生火，须以利水清火药外掺。

背部湿痰块

背为阳部，又督脉循行之道，人身气为阳，而血为阴。若阳衰而阴偏盛，脉络因之不畅，每入饮食，所化精微，不归正化，而变为痰，留滞经络，走注于背，致漫肿隐痛，最难消散。体壮者，溃脓虽迟，犹可收功。体弱者，十中难保二三。

痔漏

大肠尽处为肛门，肺与大肠相表里，气主于肺。盖劳碌忍饥，或负重远行，及病后辛苦太早，皆伤元气。气伤则湿聚，湿聚则生热，热性上炎，湿邪下注，渗入大肠而成漏，时流脓水。由咳嗽延为漏者难治。体实者与其刀割挂线，不若内服消漏丸方见后，久久自效。

臁疮

两胫内外廉骨，每有脾虚，湿盛化热，蕴于血分，而成臁疮。初发红片，破流臭水，极其延绵难效。或有气虚下陷，而患口难敛者。但壮实妇女患此，而疮口常血出不止者，由天癸将临，经血错行，不循正轨，尤不易效，宜内投凉血清热之剂。春夏时，阳气升泄，治多费手。交秋冬后，人身肌肤固密，始易为力。外掺用黄灵丹、胜湿丹。方载《青囊集》。

鸡胸症

肾主骨，肺主气。先天属肾，肾虚必盗肺气，肺损不能下荫，子母交戕，故病后失调。或咳久伤气，使胸前忽生高骨，渐凸成患者。男妇容或有之，惟小儿禀质不足，得此者居多。初起外在骨尖处灸之切忌针刺，内服补肺养阴汤方见后。

龟背症

父母之体素亏，所生之婴孩先天早为不足。若襁褓中失宜，或多病致伤，或早令强坐，则脆嫩筋骨，易于戕损，使背中脊骨瘘突。初发如梅，渐高似李，甚则伛偻。亦有风水所召者，极其难效。每见男女，由肾虚腰痛而得者，惟久服益阴煎方见后，保其天年，从未见有痊愈者。

虚人有病易昏愦

虚人气血，必是两亏。若遇外感之邪，乘空横扰，正气不能抵御，任邪鸱张，直犯胞络，神智为之不明，语言错乱，起卧无以自主，须于本证方中，略加扶正之品，即党参、玉竹之类。始得载邪以出。不然正虚邪陷，未免奄奄之虑。胖人同法。

病挟气郁宜审

善怒多思之体，情志每不畅遂。怒则气结于肝，思则气并于脾，一染杂症，则气之升降失度，必加呕恶胸痞胁胀烦冤。在本病应用之药，量意加入舒气解郁几味，如佩兰、佛手、郁金、沉香、木香、香附之类。徒以见病治病，

不求其本，焉能有效？

治少壮妇女病要法

女子以肝为先天，肝藏血。少壮时，经水适来适去，忽然生病，其邪必陷入血室。血属阴，搏结邪气莫出，身体必重，令人昏昏默默，不知所苦。延久不退，当于所用方内，加以向导之品，如桃仁、胡索、归尾之类。破其血垒，捣其巢穴，不难迎刃而解。孕妇忌用，防其伤胎。老妪天癸已涸，可置勿论。

治孕妇病法

孕妇若有病，所怀腹内之胎，早具人性，故一人生殃，两人有虑，一人服药，两人消受，医药之所系也大矣哉！稍有不慎，一犯胎元，易使陨落，伤及二命。欲得两可之道，在临症时，应用方药，常宜加安胎数味于内，如当归、白芍、枳壳、苏梗。有热加黄芩，有寒加肉桂，胸闷加川朴、木香，腹胀加大腹皮，体虚加白术，无不应手奏效。其余参病酌用，自可保全母子两安。

时疫捷法_{先看两肩有红点}

天地间每有厉气流行，触人鼻窍。肺主鼻，由肺传胃，先犯上焦气分，起初恶寒，随后发热，舌苔白滑，渴不欲饮，独右寸关脉洪数，邪热上熏则呕，热势下注则泻。盖肺司皮毛，脾主肌肉，热邪渐次传里，蕴而日炽，烁营耗液，逼邪达表，皮肤现出如蚊啮红细点为疹，隐于肌肉红点为斑，赤亮者吉，紫黑者凶。常发于春夏秋三时，冬令间或有之。初宜用豆豉、荆芥、桑叶、僵蚕、西河柳、郁金、桔梗、蝉蜕、升麻之类，升透其邪。两三帖后，当清其营，以柴胡、连翘、紫草、地骨皮、丹皮、象贝、山栀、赤芍。两三贴后，倘壮热大渴喜饮，

舌苔燥裂，急救其阴，投犀角地黄汤、白虎汤，或荸荠汁、甘蔗汁、枇杷果梨汁。如是渴未能解，乃少少饮以冷水，入腹后不作呕，任其饮足，随出汗而解，亦有邪随汗出，恶寒战栗而解者。退病早者一候外七日来复之谓也，有延至二候三候始退者，不可不知。

产后治法大略

产后百脉皆空，不宜发表。并大寒大热之剂，伤败气血，再虚其虚。虽有他症，皆以调血为主。若恶露未尽腹痛者，以当归炭、五灵脂、桃仁、泥炮姜。血虚晕脱者，以当归炭、白芍炭、杞子、川断、阿胶珠、淡苁蓉、丹参、香附、太子参、茺蔚子。有风者，加荆芥炭、桔梗、川芎。有寒者，加肉桂。发热口渴舌燥者，加黄芩、麦冬、丹皮。不思食者，加石斛、谷芽、炒苡仁。凡有杂症临时斟酌，参以妇科书诸法，始无差误矣。

温病舌验

温邪方发，两三日舌便燥裂而缩，言语呢喃，神识半明半昧，饮不解渴，或渴不欲饮，即投育阴清热之药，病势全然不退。此肾气将绝，水枯无以上潮，心阳散越不敛，难过一候之期。

温邪一见舌燥，大渴引饮，皆知进清热养阴法。烦渴虽暂解，移时仍渴，舌虽回润，随复燥裂，止壮热不见汗出，脉象躁疾不静。此生化之源已竭，不能引邪外出，百无一生。

温病初起，舌苔白滑如粉，至六七日，虽烦躁神昏，渴不思饮，而舌苔不见干燥。此邪直犯心包，不干阳明之腑，十中难救一二，惟以参麦散方见后，以希万一。

初病，舌遂黄白相兼而滑，或止黄而不燥，或边白中黄，或中白边黄，皆不干裂。此乃脾湿与秽浊上蒙胞络，其人多时明时昏，渴不多饮，多凶少吉。

温邪至五六日，舌苔见灰白而润，或灰黑夹黄而不燥，神志模糊。此肾气败绝，上凌心君，水极似火之象。非津液枯耗，无以上濡。若用苦寒济阴，是促其危，勉与炙甘草汤方见后，聊尽人事而已。

病至数日，舌苔乍黄乍灰黑，为值邪盛之时，舌又忽转白润，乃值邪退之顷，一日迭变。此由正气本虚，邪来与之交战，故舌亦现幻象。人事皆沉不醒，虽烦不渴，姑以辅正清邪一法，以俟天命何如？

有种时邪并病，久之，人神气清爽，尚能起动，口又不作渴，舌苔忽现嫩黄光润色。此胃气欲绝，以胃属中央，黄乃土之正色，中气外泄，真色不能内藏，不出四五日当死。

诊妇人宜先问

凡诊有夫之妇病脉，先询其经水何时宜行，何时而止。若逐月应期者，不关经水与妊娠之事。倘经已停两三月，非天癸有故，即恐怀孕之兆。用药中须加和营顺胎之味，始不与理相悖。忌大热破血桃仁、附子之类，伤胎损命。

病退缓进饮食

病将退去，胸中多嘈杂难安，乃胃经浮火冲激，欲得食物来填始快。但病中消耗脏腑脂膏，肠胃必为枯细，务忍饿一日周十二时，待胃气渐回。若遽与之食，恐脾土虚，不克磨化，则无形余邪，必藉有形谷气为依附，遂搏结不散，而微焰又能复炽。壮热神昏，治实难于初病，每致深陷不救，仲景谓之食复症，主以枳壳栀子汤方见后，再加消滞清热药。俟四五日方渐退，亦有延迁不起者。凡既饿一日，先须进米饮二三日，再食稀粥可也。

杨梅疮发源

天地之道，阳施阴受，男女起兴，皆凭相

火而发。凡一妇女交合男子过多,其所受精气邪火蕴酿为毒,伏于冲任二脉。肾开窍于二阴,肝主疏泄,相火内寄于肝,人身气血流贯百骸。若交媾时,便摄一身之血至命门,化精而出,所以骨节舒张,心神坦荡,元气从兹暗耗,嗜欲则精竭,精竭则气馁,气馁则神衰,往往成痨成瘵。在妇人是肝肾久受之毒,倘男子与此等妇女欢接,则邪毒必乘泄精后,气血虚时而内袭,此为欲染者。先从下部生小红疙瘩,或大如梅,或随腐臭,或筋骨酸痛,或小便淋涩,周身皆能患生,一时难效,久服仙遗粮散可愈方见后,若闻生梅毒者气味,或食秽物而发者,此为气化易治。

湿温辨

每年交夏至后,天上之暑热流动,地中之湿气蒸腾,人处天地间,适受交迫之郁气,先侵肺胃,初病头觉裹痛,身困重而板疼,恶寒,午后微热,胸闷不作渴,舌苔白滑,面色淡黄,脉濡而弦,甚则昏沉懒语。盖湿邪损人阳气,肺赖胃土以生,气主于肺,胃母肺子,肺伤则气难化,子病传母,胃损则津不布,故神倦烦冤,以三白汤方见后,开通肺气,则湿自化也。医者每难捉摸为何病?若认暑热,使其辗转沉绵有日矣。

老人病治法

人至年老,未有气血不亏者。一染外感,则邪热蒸迫,使阳益衰而阴益涸,舌苔虽润,则脏腑已燔炙难支。初宜用轻扬之品以疏表,如桔梗、杏仁、郁金、牛子、荆芥、桑叶、葛根、豆豉。过虚者,量意稍加党参。若猛浪投麻黄、白芷、羌活、防风、桂枝、细辛、独活辛窜燥烈药,再伐其生气,纵表邪一时暂退,有旋变烦乱喘促晕脱者,司命者可不慎欤?

诊外感起初法

凡有外感诸症,入手总宜宣达肌表之药,使邪有路而出。若不详审,便与苦寒汤剂,则经络日阻,邪气愈为局锢,无由外透,病之轻者转重,重者转危。但寒凉药,用于邪已化热,舌现干裂,渴欲凉饮,脉象洪数,斯时为救液灵丹,犹旱魃之遇甘霖也。至有喜以热药当先者,每遇病者,不究其何因,辄以熟识几味暖性填写纸上,其人果是寒邪,原合病势,出乎偶尔幸中,不足为功。若疗温症,何异抱薪救火?更劫其阴,旋变狂躁喘急之患。若极虚人生病不受重剂克伐,须于疏散方中微加党参,辅助正气,托邪易出,不可拘执初病无补法。试观贫乏之辈,非济以资财,乌能支持家道乎?若夹食滞之病,非添消导药不效。总之首贵辨症,辨症既明,投方无误。辨症不明,举手便错,误人匪轻矣。

耳痔

肾与三焦湿火上腾,使耳中气脉阻闭,或先干痒有日,继而焮疼异常,初生小红肉,逐渐塞满窍内,甚至拖出耳外,时流臭血水,名曰耳痔。正如湿地热蒸而生菌也。宜针刺出污血水,搽硇砂散方见后,内服龙胆泻肝汤方见后。

鼻痔

鼻为肺窍,天气通于肺经,以胆移热于脑,则辛额鼻渊。乃外由风寒侵入脑户,蕴久化热生痔,不闻香臭,甚而外挂。先以针刺破,随将棉花蘸硇砂散塞鼻中。五日一次,渐化为水而消。此如炉火上炎,而成煤也。内服羚羊角散方见后,防面赤肿起火走串。若鼻流清涕为脑寒,治宜温散。但生半鼻者可治,倘由鼻渊而成者,难消尽矣。

虚火鼻衄

亏弱之体，太历辛苦，或病后未曾复元，气血不充，肺主气，脾统血，肺虚气不外护，脾虚血失中守。若阴络一伤，逼血上溢，清道而出，以补肺益脾饮方见后，二帖自已。

虾蟆瘟

时行厉气，遏于胆胃二经，致耳下浮肿不坚，或由左串右，或由右串左，外宜贴清凉膏药，内进普济消毒饮方见后。若化热成脓，按痈疽治法。倘误用火针必赤肿可畏。若耳根痰肿，至数日后多坚大，不能左右相串。

痹症

痹者，闭也。风寒湿外受，则经络闭塞，四末失其滋养，手足麻木缓纵，周身酸痛。有因劳伤筋骨而成者，有因坐卧湿地者，有因浸入凉水者，有因冲犯雨雪者，皆宜针灸多次，内常服祛风湿活血脉药酒，痛处常贴膏药。迁连之病，亦有治之不应成废疾者。痹脉沉缓或涩，先宜辨明。

似痹非痹

营分不足，无以荣筋，筋急作痛者，有肌表不密，外风内乘，久郁化热，耗营燥络，使筋脉枯涩，周身软弱，串疼无休者，脉数而弦，以养阴润燥汤方见后。缓治自效。

阴斑阳斑宜辨

阴寒内伏，逼其浮火外散，舌润脉沉迟而虚，发斑如蚊咬痕，当服理中汤方见后。若夫时邪所发为阳，初时寒热，或脉静身凉，或又呕恶烦乱，渴不喜饮，头疼有汗，是邪陷胃腑，

而逼营分热蒸液耗而然治法见前。设早误苦寒药，使营气冰凝，则斑内隐，神昏谵语，恐无救法。

寒湿肿腿

奔走热足骤入冷水浸洗，或在水中劳作。凡人动则毛孔开，寒湿之气内袭，致脉络阻滞，气机为之不运，难以蒸变，阴液为血所聚。隧道者，皆水，肌肉呆板肿亮，日大不得汗泄。初时艾针刺灸，佐进药酒，或可退细，延久成患足。

解颅

先天不足之婴孩，若吮乳汁，不为肌肤，则精气无以上充髓海，肢体消瘦，惟头颅日见胖大亮白，令人可骇。有发此症未日久而殇者，亦有延数年者，治之徒费手无功。昔见盐商之子，用真人参研末，做棉帽冬夏久戴，长成者，只可广人之见闻，天下能有几钜富者，其力皆可购参乎？况真者觅于何处乎？他孩用之，果能皆效乎？

瘰疬

瘰为小者，疬为大者。症原与治法，前贤论之极详，究难遍试。大都多由肝经忿郁，胃腑痰瘀，经络不畅，则痰随气上升至颈。盖气也痰也，皆能蕴而为热也。气遇痰则凝，痰有热则肿，结久不散乃成。推之动者，烙以火针。及已溃烂者，俱常贴五苔头草膏，方见《青囊集》，一膏贴十日。内服清肝化痰丸方见后，非治数月不瘥。推之不动，并串至胸胁者难治。有食鼠食剩物，与虚体劳伤而生者。

拔脓管式说

其管以薄铜卷如象筋粗式，长二寸余，要

中空似细竹，紧焊，其缝一头锉平，一头锉斜尖式，用时要尖头插患孔内，少顷则脓自管中射出如箭。

鹅口疮

脾胃郁热上蒸，口舌白腐，叠如雪片，在小儿名鹅口疮。先以牛桔汤方见后，升发其火。若苦寒药用早，则冰伏火势。有喉烂气喘声嘎之危。

虚火牙疳

病后阴阳两虚，中焦浮火上炎，致牙根腐臭，当六味加肉桂汤方见后，引火下降，非比实火，可用苦寒，以制其势。

痞块治分虚实

腹胁内之痞块，初生如梅，渐大如杯，坚胀作痛，乃病后脾虚，一食鸡肉荤腥面食糯米，不能磨化，停于脏腑之外，躯壳之内，加以血脉日裹，胶锢难散。体壮者可针灸数次，投消坚散方见后，缓缓消去。如虚体食少者，误针必转中满不治。

腿胫湿热

大凡膝盖以下，乃湿聚之地，湿盛生热，热结腐肌痒痛交作，血水杂流治不易效，直如卑泄之处，日照难干，以推行散方见后，清血热利湿邪。

发物忌食

一切发物为外症，尤当戒。误犯者，随加焮肿溃痛，敛者复烂。医者须嘱咐病家宜先。若小儿痘后犯之，肢体骨节，隐痛漫肿，却如注痰，延绵难效。有发症随死者，有成残疾者，即如牛羊肉、鱼、蟹、虾、蚌、鸡、鸭、海味、猪首、王瓜、芥菜、芹菜、茄子、番瓜、扁豆、甜菜、菠菜、芋头、芫荽、菌子、香蕈、金针、赤豆、竹笋、豆腐、面食、豆粉、面筋、鸭蛋、乌豇豆各味。

病后口疮

小儿病久，肺胃大虚，无根之火上浮，满口生疮烂腐，面黄身肿，或肿如馒口。流涎者可治，无涎者难治。以六味汤加肉桂，方见后。

妇人腹痛宜辨

妇女有满腹串痛者，有痛在一处不移者。有寒留胃脘作痛者，宜温散中焦。有虫扰腹痛者，宜安其蛔。有肝气闭塞痛者，宜平肝和胃。有气裹水，腹中漉漉，有声而痛者，宜导吐痰涎，或行针灸。有血瘀气滞，腹内生癖痛者，宜理气逐瘀，加以针灸数次。有胃汁枯槁痛者，宜甘润胃阴。有中气虚损，不运而痛者，宜补中气。有脏气欲绝，痛无止时，服药不应者，不治。

注痰块

寒湿与痰液，阻滞经络，随处可注为痰块。先在肿硬处，宜细火针烙之，宜通其气即消去者。有消此处而串彼处者，有针孔略流清水仍肿者，内进阳和汤方见后。若患上焮红，此由湿火所聚，外宜敷清凉药，内以清利法，不可行火针。此症轻者一二月，重者半载一年，有溃后难敛成废疾者。有此症，并搭背，因肿痛伤胃，致气血虚，不能鼓动肌肉，托毒外出，忽软陷不痛，亦少脓血，当温补扶助正气。服药后不高起化脓，与不生肌者难治。有误进苦寒败胃阳而成者，急宜温中醒胃。

有一日发注痰十数块，或发二十余块，亦

有数日内发二十多处。若是者，乃气虚不能运血流贯经络，故随注随肿。甚至不知疼。如针刺及投药不应者不治。

有因注痰，服泻痰物致虚者，宜服温脾汤方见后。有壮实之体生痰块，初以芫花末三钱，整大枣三枚去核，为丸，服下泻稀痰而消者。有此症，溃脓日久，脾胃已败，极难收功。今定药粉方方见后，补中开胃，则内肉渐生而敛，徐徐而效。

有小儿颈项生注痰若串，至喉立死。若一日浑身发一二十块者不治。

有小儿身有隐痛，未能自言，其故延至月久，忽见脓溃，终难完口，惟久服八仙粉方见后可效。倘入冷水，则三阴经即受湿气，一犯房欲，则肾精耗而肌肉肿，在旧患上即作痛，溃脓水，虽治寡效，每因此成劳而死者。

有虚体欲后易受风寒，壅于隧道，初知隐痛，渐肿成注痰，治难速效。

似注痰非注痰

体虚者，若过于劳苦，伤损气脉，则经络因之不和，周身每有浮肿不痛，不可针刺，更伤血脉，内进调补药，外敷温和之品，缓治方得成功。

大麻风认法

麻风，初起处必麻木不仁，毛孔闭而无汗，有红晕碎块，稍肿如云片者，有皮白生屑如癣者，有用针刺出黑血者。

大麻风针法

先在好肉与病肉分界处，用墨笔画一隔界圈，凡患处，或分圈，或合圈，皆圈定。次在圈中，次第点成黑点，每点相离些许，后以九个二号针，各眼穿线，卷圆，外包布条扎紧，

须露针尖在外，每黑点刺三十六下。隔界圈，亦刺三十六下。即用麝香、冰片、牛黄各数分研末入姜汁、米醋内和匀，磨墨涂刺，过黑点上，再在黑界圈上，刺三遍，亦随涂药水一次。未愈仍照前法刺圈内。未刺之处，若足痹肿，须砭去污水尽而止。若已破皮淌血水者，不治。既刺忌盐酱一百二十日，方不复发。

久旱疫

久旱不雨，则亢厉之气，流行天地间，在夏月尤甚。河井之水，亦被燥热。蒸耗人处，斯际内受水泉之毒，外迫炎燠之邪，易生时疫，互相传染。更有劳伤之辈，元气早虚，加以饥饿，剥其脏腑，境况扰其情怀，其阴分未有不先亏者？初病疏散方中，稍加润药，以却亢势。继以甘寒，大养阴液。若莽投温散，劫阴致变，舌干口渴，谵语神昏，狂躁不安，恐为不救。抑知热邪，先干肺胃，肺金忌燥，胃土喜润，病由阳邪，治以阴润，阳原足以伤阴，阴亦可以制阳，阳衰则热去，热去则阴生，于是亢阳，得与柔阴，相为济美，则太和之气，鼓舞身中，而病倏然远退矣。

久雨疫

雨降连绵，久鲜日照，则阴霾之邪，迷漫宇宙，地中湿气上腾，人身之阳易伏，而阴独盛。凡见邪热化斑病，始终总宜轻散。虽延有日，壮热烦闷，舌不燥，口不渴，似化热未伤阴，乃阴滞于内，而格阳于外，故热止发于皮肤，不曾伤及胃腑，惟有透阴以和阴，不当助阴以困阳。若与凉剂，即神昏乱语，烦躁不休矣。且雨泽多，淫湿生寒，每伤脾土，则中气不运，常见疟痢痹痛霍乱等症，用药喜温忌凉。

喉痧论

喉系于肺，肺开窍于鼻，则鼻外通天气，

一触非时厉气，由肺传胃，先见鼻塞、咳嗽、恶寒、发热，遂喉肿痛腐，其病似喉风。传染他人，甚则耳下漫肿，或肿串左右，牙关紧胀，痰壅气急，或身发红斑，肿处宜贴清散膏药。治法见《青囊集》。下手误进苦寒药，冰伏风热，随转沿烂，声哑呛咳。大人费手，小儿不救。

疔疮食荤味散黄

疔症初起，一疙瘩如粟米，觉麻木痒痛，误食荤腥，即助火生痰，闭毒不出，愈加肿硬，作疼，是为走黄。有毒走串他处，发如注痰者。误刺火针成不治。轻者可治，毒重者不救。俟至十日外，脓熟痛减，无妨。并搭背、对口，一切火毒，致病皆忌荤腥。

伏毒梅疮

有男女染毒，知欲发疮，畏耻不言，只求速效。每有用轻粉一钱，或升药一钱，加大枣肉数枚，为丸，分数次，令病人服下者。则患者口舌破腐，咽喉肿痛，难进汤水，时吐唾涎，十数日，喉口方松，毒收入骨，如油和面。疮虽暂愈，后或数月，或隔几年，毒又外透。随处生核，或小，或大，皮色如常，隐痛渐破，黑烂极臭，竖头坏肉深嵌。在上部，用升药、生石膏、黄连、大黄，研细末掺之，贴膏药渐愈。如落膝盖下，暂痊，必屡发。多服败毒方。可知轻粉、升药，皆水银炼成，性烈助火，入胃灼阴殆尽。医者临此症，询其生梅毒否？服截毒丸否？方有把握。至此遂遗毒于后嗣。若邪淫湿火，不由下泄，每炎炎上烁肺系，喉中肿痛，并无寒热，可进饮食。倘喉风发寒热，难进饮食。烂形似蜂窠，或有臭味，或肿烂及帝丁，甚而烂脱，渐串至鼻，或有鼻烂脱，尽串至唇口，面目烂者。或有毒攻脑户，烂延头额，此名开天窗者。或有满舌臭烂，如蜂窠，此名

舌痹者。或止鼻孔肿痛，生小红疮，此为鼻痹者。或先由鼻串烂，唇口渐烂通喉者。或止喉烂，为喉痹者。吹以青霜散，加升药搅匀，方见《青囊集》。外掺遇仙丹，见《青囊集》。外贴膏药，常服仙遗粮散，以降其毒方见后。或止由上唇，外边先烂腐后，便豁嘴串鼻者，不治。

梅毒乳痈

妇女梅毒，犯于阳明，致乳房烂深似陷，全不肿痛，时流臭清水，乳汁常通，以此可辨。

梅毒臁疮

梅毒下注三阴，腿胫烂黑或紫暗色，时淌臭水，中有竖头肉，凸凹如嵌珍珠形，大小不定，名落底结毒，极难全效。

野杨梅

兵兴日久之处，必有恶厉气横亘其间，兼有马溺流入河井，虚体及劳伤人，易受其毒。入于肺胃，淫于肌肉，达于皮肤。先发小红疙瘩，渐如梅李，臭烂翻花，内有竖头肉，为野杨梅者。不由精气传染而来，治法同梅疮，易效。

下疳

玉茎有烂至逐段脱去平根者，外搽珠黄散，内服败毒方，渐可收功。若肿硬臭烂，治之不应者，难瘳。若肿似猪肝色者，不治。

霍乱时邪宜辨

霍乱，头额与周身全不发热，只有头眩烦闷，上吐下泻者。若不吐泻，惟腹痛甚，为搅

肠痈。果时感头面身腹总发热，医者须用右手按摸病人头与胸腹方知。若妇女，令彼自家内眷按摸可也。

用降药条宜审

痈疽溃脓日久，患口时淌稀脓，或流清水，终难完口。或完口未久又发，必脓毒瘀结成管。用降药条插患口中，贴膏药，过七日管自出，再上收口药可愈。夫降药用水银降成，其性与砒霜相等，猛烈烂痛，不可轻用。少壮者，可少用。若幼孩老人及虚体者，用之生变。但痛甚，则浮火上攻，口舌与牙根糜烂者，用生麦益阴煎方见后。凡口中、眼边、耳中、鼻内，并心窝、腰眼、玉茎、红筋聚处、血瘤、气瘤，总不可用，关人性命。从来只知其利，未知其害。今有一变险为平法，用降药三分，生石膏七分，糯米饭汁捣和作条，亦能追拔恶腐收口，内宜投调养方。若外症溃脓旬余，用白降条，极易全功。

不可用三品一条枪害人

三品一条枪者，用砒霜经火煅炼，加糯米饭汁和成细条。其性悍烈热极，误用则烂肉断筋，肿痛难忍。每有烂通经脉，血出不止害人者。独《外科正宗》载此方，可速删去，幸诸医籍未选入耳。

䟺皮疮

起初皮肤红亮焮痛，随见细黄水泡，沿散浑身，名䟺皮疮。误用水洗即串烂不救。惟用黄柏、大黄、生石膏、青黛、芙蓉叶，研末，白蜜、米醋和敷，过二日一换，遂愈。

治外吹乳法

乳孩，随母身边，夜卧鼻孔之气，易使吹入乳房，则乳内窍孔壅闭，乳汁不通，肿硬作痛。一乳形有七瓣，后多串肿，溃脓延绵。凡乳有病，其汁多苦，孩不肯吮，须倩大人吮五六日，乳汁一通，方可收口。

冬温辨

冬令本寒，而反温和，则阳气不藏，使人腠理疏纵，易传为病。有汗不恶风，乍发热，乍不发热，咳则引胸隐痛。有一候即解者，有二三候方解者，治法同时疫。

夏日伤风辨

初起恶风，发寒发热，头痛有汗，欲衣被覆。盖身体困束，不渴，呕恶，烦闷，脉浮洪，不似暑症。壮热口渴汗多，只可轻凉方，即桔梗、白菊、葛根、枇杷叶、薄荷、杏仁，以逐其风，不可过凉过暖之，弊致变。

先审病人禀性用药

人体质有虚实之分，禀性有寒热之异。属寒体者，病时宜凉药中微加温和之品以监之。若太苦寒败胃，有致吐泻胃寒腹痛之患。属热体者，病时宜用热药者，惟温平品以缓治，若太燥烈，恐激起本原之火，致烦渴狂暴失血之患。属实体者，或因病变虚，宜用补帖些少与之。若太呆补，致不食腹胀中满逆气之患。属虚体者，病时宜克伐，尤宜性缓品。若太峻厉，致虚脱多汗，肢冷，懒言烦躁，欲入水之患。

痧痘后与病后宜戒口味

痧痘后与病后，气血皆虚，则肌肤薄嫩。若犯一切动风，鲜味，发物荤腥，助火生风，或转走马牙疳，或风疹，痒疮，或外痈，遗毒。每有愈后，值其痧痘所发，节气复发。凡乳孩，须乳母戒口为要。

小儿叠发风疹

小儿乃脆嫩弱质，淫风厉气，每能侵犯而发风疹。壮热、咳嗽、鼻塞、作呕、眼如含泪、烦躁易啼，身现似针尖红点，此名风疹，非痧也。治法同痧。有一月发两次者，有连接发三四次者。病孩与乳母，皆宜戒发物。

烂皮野痘

夏秋间，湿热蒸烁，浸淫人之肌表，发脓窠疮。皮薄起壳，顶空浆清，形似痘粒，易破流水。但水淋处，烂如剥鳝，一用水洗，则串烂难图。他人粘近其疮，亦燃肿烂皮，治同麸皮疮。

虚火牙衄

病后中虚，使脾不统血，无根之火，逼血上涌牙缝而出，脉虚弦，用六味汤加肉桂三分，方见后。因口不臭为别。引火下降。误与苦寒制火，反大涌出不治。若胃经实火口臭，脉数有力，宜投犀角地黄汤。

毒药不可入口腹

凡单方、毒药，非常用之品，误入腹不救。即如斑蝥、番木鳖、砒霜、煅雄黄、马蝗、水银、硇砂、河豚、巴豆、轻粉、莽草、鸦片，此类尚多。

审病用药不拘日期

有种外感，初被凉药冰伏，邪气不出，使人烦闷，呕吐胸痞，多汗壮热，渴喜热饮，舌面虽黄，舌底潮润，小便黄赤，皆邪内扰而然。

不问一候外，或已二三候，仍宜用轻扬品升托其邪，如桔梗、葛根、升麻、桑叶、苏梗、香附，一二帖自愈。

炼白降丹法

水银、明矾、食盐、皂矾、火硝，各一两研末，用大销银罐，在火炉上，慢慢少许挑药入罐内，搅不停手，渐渐结坚，直至药硬，面起黄色，此为结胎。火候已到，其法极难看老嫩得宜，在此一刻间，如过嫩过老，覆罐炼时皆落下，无用。速拥离火炉，次用比银罐稍大小瓦盆一个，将罐口，对覆盆内，再以皮纸浸盐水封罐口四面，然后以砂灰护围罐半截，随安放平地。即在盆周围，以板砖围与盆平，遂用火炭放罐底，逐渐放周围，先文火，后武火，炼至三炷线香时，待冷，开罐刮下盆底药片，用清水漂净，晒干研末。要冷天煮糯米饭，捣熔和药，做条粗如线香，长一二寸听用。炼时须静室，忌人出入。

看外症内陷法

痈疽至气血两败，不能托毒外泄，化腐生肌，则毒内陷。患处肉烂如棉软，低凹流污水，不与四面之肉相粘。或紫黑如炭，全无活色。或烂肉棉软难脱，或腐脱净，不生鲜红，如石榴子肉。或烂如深洞，只流血水，臭味如尸。或脓如豆腐脑，倾入水中有油花泛泛，或紫如猪肝色。皆正气内败，惟补托一法，以尽人力。

结喉疽

结喉骨生疽，极难溃脓，或肿硬不通气，不进汤水者危，或溃后不得敛口成漏者。

瘌痢头

皮虚血热，风湿内蕴，上攻于头。风盛则

1137

痒，湿热重则屑厚屑多，有传染而成者，须戒发物，时用汤洗。每早用麻油搽患上，每晚以生姜片擦之，麻油润皮肤，生姜开毛孔。务一二月勿间断，无不愈。

病中大便下黑血

病中肝脾两败，肝不藏血，脾不统血，正气下陷，故下黑血，或下大黑血块，为坏血，皆不治。

戏药是病久胃虚，易生变幻，虽医药频更，始则中焦犹暂受，继则气力莫能当，无非尽其人事耳

有病日久，初服此医之方一二帖颇效，再服则不效。又延彼医，不问药对症与不对症，初服一二帖亦效，再服又不效。及屡更数十医皆如此，为戏药，终不治。

经络滞痛似痹

凡肌枯肉瘦，则气不能行血，血不能辅气，经络阻碍，周身酸痛，串走似痹，或漫肿如注痰，针之无脓血，消之不退，饮食日减，精神日败，多见不治。

针后劳动病转重

内外诸症，经针灸后，即劳动伤筋脉。若外症则僵肿不消，毒气四散，又难化脓。外敷散药，内进和营活络方，非一两月不得愈。

骨槽痈

风热上壅阳明，致耳下漫肿，牙关胀痛，为骨槽痈。以针刺牙根尽处，出血即松。内服

清散方。若牙关紧闭，滴水不入，名骨槽风。若牙痛见牙根，肿凸一点，即是牙疔。

疥疮结毒成臁

疥疮湿毒下注，腿胫外结黄屑，内淌脂水，照湿热臁治法。

破皮疮

病久脾虚，湿邪浸淫肌肉周身，皆可破皮流水，色黑形陷，不肯生肌，是土气已败，迁绵难愈。

辛香气味宜避

辛香气味，性最温窜，透入鼻窍，内达脏腑，元气暗被销耗，令人不觉，每见成痨。凡佩香袋香珠，及焚辟秽诸香，皆宜弃去。惟阿魏能制香气。因此致虚者，多服补剂为佳。

治疤孔法 先用针刺破其处

盖人面部疤孔，乃为破相。流年值此部位，蹭蹬，用陈降丹、生石膏，乳细掺疤孔内，须薄贴膏药，过七日，疤孔肉果俱腐起。太深者，只薄掺生肌散一次，贴膏药后，多贴无药膏药。疤孔浅者，不可上药，只贴膏药。倘疤孔内未腐，仍薄掺降药，贴膏药。待疤肉见腐，要贴膏药四十日，自长平复。或先贴膏药五日，使疤肉回嫩易腐。千古妙方。

铁针入肉

铁戳入肉不见，取癞虾蟆眼珠四个，捣敷戳口，三日针现头，可钳出。冷天在河内取虾蟆。或戳口上降丹贴膏药，过一月针自原口吐

出，或大吸铁石吸之亦出。

骨伤断

人过四五十岁，若手足骨跌断，骨中精髓已坚满，一时难接。或须经年，方可复原。年少骨中空薄，月余可归旧。

鸦啗疮

初起红肿，随转紫黑，沿烂深嵌，时流脂水，似鸦喙所啄形，故名鸦啗疮。周身可生，乃脾肺湿热过盛，溢于经隧所致。掺药方。见《青囊集》。

经水倒行

妇女若临经期下窍阻闭，反见血从口鼻涌行，此气旺血热，引之逆出上窍，惟降气凉血，自循常道归经。

囊痈自烂卵落可治

湿盛热炽者，每下注肾囊，失于疗治，则易肿易溃。常有烂穿囊皮，脱去一卵者，或落下两子者，无容惊畏，只内进清热利湿方，外掺两元散，方见《青囊集》。贴以膏药，一二月可全功。若刀棍伤落者，立死。

肢肉伤治不可迟

人之肢体肌肉，及手足指，设被刀斧伤落，不在毙命之处，尚有皮连或皮已断，先宜止其血，速趁血未冷，气未散，安整原位，不可稍有歪斜，即在伤口掺生肌药，外贴膏药，加以布条扎紧，不使移动，隔三四日一换，月余可痊。尚伤落之肢肉一过迟，而血枯气散，虽如法安放上药，必难接续归原。因生气已去，岂有复长之

理？至接断骨，妙在手法，当考伤科书自知。

咯血圆点不治

吐血虽多，由肺胃肝来者，十中可治七八。惟咯血乃痰带血丝，盖由咳久肺伤，或脾虚无以生肺，或风遏化火刑金。初时易治，延绵多费手。最危者，痰见圆红珠，形神饮食尚未大败，实肾水将枯，龙火震动，营分溢于上窍。以圆为天，天一生水，肾者水脏，水中火烁，越位侵肺，故咯圆点血星，十症十死。

抓碰成恶疮

人有头面肢体，每因抓碰，伤破肌肉，或被刀斧伤斫，初无关碍，乃不戒荤腥发物，致患处焮赤肿痛，转成疔疮恶毒。病者与医家，昧于不知其由。宜速忌口味，依外症施治。延迟难救。

气虚成瘤

每有病后，体亏气虚，不能上升，使头巅之气机不运，凝肿如瘤，按之绵软，或大如杯，或小如桃，不可动刀针，只宜峻补正气，月余自消。又有初生小儿，先天不足，亦有此瘤，不必施治，两月后自愈。

病时病后要省劳节欲

人当病来，一触忿怒，劳动并嗜欲忧思，能使轻症转重，而重症入危，至病将愈，尤宜屏去外缘，方易强健。若不禁戒，变象蜂起，谁之咎欤？

病中转病

有因内病将愈，随转外症者。亦有先由外

症欲痊，旋起内病者。更有轻病变重，而重时又转轻，迭相循环者。又见病日未久，传变不定，而病象无常者。皆由脏腑早败，精血散离，不能敛束，而神气无所依据，现出幻端，其亡可立而待也。

砒霜切不可用入药

砒霜本大热大毒，禁用之品，一入药中进腹则肠胃炸裂，立时见毙。若以搽头虱，则头面赤肿裂痛。用擦疥癞，则浑身肉肿皮绽，或腐肌剥肤，轻则使人残疾，重则殒命。中其毒者，内多服清败药，外以生军、绿豆粉、青黛、黄连为末，老桐油和敷。

人忽反常

人有素性好静，少怒忽变为多怒而常动，此阴已亏，而阳将亢。有性嗜动善怒，忽转成寡怒而求静，此阳不足而阴有余。凡七情之喜惧爱憎，迨乎居室衣服饮食玩好，皆与平昔迥乎相反者，殆非祸兆，即是病机。他人只可迎其意，而婉然劝解。勿可再拂其性，而使更剧也。

医门补要卷中

丹徒赵濂竹泉著

诸暨蒋抡元校点

鼻渊

脑户久为湿热上蒸，外被风寒裹束，鼻通于脑，气亦壅塞，时有腥脓渗下，如釜底常有薪炊，则釜中自生变味，气水涓涓而滴，名曰鼻渊。乃肺脑实火，以清肺饮方见后，引加猪胆汁一个冲服。胆可通脑，以有情入无情，转能制病。十数服自效。

下疳宜食淡味

患下疳与鼓胀病，皆忌盐酱，因咸味敛湿助火凝痰，使外症肿痛腐烂。然食淡味，人易衰软。以秋石充盐为食最妥。

肺热极便烂臭

表邪遏伏于肺，失于宣散，并嗜烟酒，火毒上熏，久郁热炽，烁腐肺叶，则出秽气，如臭蛋逼人，虽延迁终不治。

脓气味如臭蛋

痈疽成脓日久，未经开放，愈酿则热愈盛，热愈盛则蒸灼腐肉变味，愈热愈熟必穿决而脓出，其气臭过于臭蛋，在四肢总拖连难敛，在身体者难治。

肾气游风

脾肾两虚，气血错乱，湿邪内扰，每临暑湿之令，外湿激动内湿，使足胫皮肤，红肿坠痛，为肾气游风。用针刺出湿水，将黄柏末、豆腐和敷，内服防己汤。方见后。

赤白游风

表虚风入，兼血热皮燥，致皮痒搔落白屑，或生水窠，或有黄白靥，游走不定，赤者名赤游风，白者名白游风。治不易效，久进祛风丸，可退。方见后。

狗咬毒易走散

常犬咬破皮肉，即上戌毒丹贴膏药，方见《青囊集》。四五日可愈。倘不速治，及不戒口，其毒易散，红肿焮痛，烂深淌脓。在上身者，按痈肿治法。在膝盖下者，先提毒三日，再按臁疮治法。若疯犬咬者，治法见《青囊集》。

辨痧疹腹痛

小儿痧疹，热毒未达，伏于肠胃，常悠悠腹痛，头与胸腹皆发热，或全不发热，其身腹有红紫块点，或隐或现，脉浮数，宜疏散其表。如误以暖药，入腹不救。若蛔犯中胃作痛，痛有止息，尺脉沉滑，忽大忽小。若寒邪腹痛，脉沉迟，此二症皆不发热。

头面颈项外症不可针灸

头面颈项生疡，乃风热上壅居多。头又诸阳所会，误用针灸，似救火沃油，遂漫肿难挽。至肉桂、麝香，温暖膏药，尤不可贴，亦助火为肿，可畏。

粗筋多处忌针

劳苦之辈，腿足多有粗筋盘曲，则筋内即血管或湿气盛，与血分过热者，虽发外疡，误用刀针，恐血淌不止无救。

外症忌食燕窝

燕窝是海燕衔小鱼黏于石上而成，藉燕口含之元气，清补肺阴。乃海味发物，若外症误食，补塞毛孔，毒遂内陷不出，串肿溃烂不可收拾也。

湿脚气 又名肾脏风

肺司皮毛，脾主肌肉，二脏虚损，湿邪留连，化热下注，热甚则皮赤而发热，湿甚则肿胖而恶寒，多在盛夏，阳气发扬，湿暑流布，生于虚体安逸之辈，而足胫先肿而后痛，是血伤气，名湿脚气。或先足弯一点红肿，或自足指与足胫先起，而后串肿一腿，或串及两腿胫者，七日可退。若脚气上冲，乃水来凌火，则呕吐不止，喘急不休者逆也。以当归拈痛汤。方见后。

干脚气

足胫不肿而痛，蹑缩枯细，乃热甚伤血，为干脚气，宜凉血清燥汤。方见后。

外疡腐肉脱时凶象

外症脱腐之时，脓血去多，正气难支，患底肉如灰色，全无生气。或患上骤变，干枯无脓，四边皮色，焮红起晕，锁住患口。或针刺刀割，并不知痛，口渴唇燥，心神慌张，形色呆板，脉象弦硬。皆胃气败绝，血枯肉死，无根浮火外泄，阴阳两离，殆四五日之命。

腰痛日久成龟背痰

脾肾两亏，加之劳力过度，损伤筋骨，使腰胯隐痛，恶寒发热，食少形瘦，背脊骨中凸肿如梅，初不在意，渐至背伛颈缩。盖肾衰则骨痿，脾损则肉削，其龟背痰已成，愈者甚寡，纵保得命，遂为废人。宜久服补肾汤。方见后。

吸洋烟人病难复元

吸鸦片者，气血日被烟火熏耗，肾水渐枯，脾阳不振，所以食少肉削，皮焦神惫，遇病即昏。迨病已退，多软弱难起色，要静心培养。倘性躁，欲速瘥，恐有不能。

胁肋生核

肝气郁结，并虚体劳苦太过者，胁肋生核，遇劳动肿硬尤甚，或溃流清水，坚肿依然，若此未有不成痨者。

痔疮

湿热下注大肠，从肛门先发小疙瘩，渐大溃脓，内通大肠，日久难敛，或愈月余又溃，每见由此成痨者，乘初起服清热内消散方见后数帖，可愈。若无咳嗽而成漏者，不治。

孕妇病须保胎

孕妇病忌热药，须应用方中入清热顺胎，步步保护。若热甚阴伤，胎已坠下，多分不救。

血瘀格食

噎膈日久，格拒饮食不纳，则胃之上口或有瘀血拦截，滴水不进，或吐紫血块二三口者，或吐鲜血杯许，立刻亡者，或数日后方死者，或延弱极而死者。

上格

忧闷伤肝，致帝丁两旁凸起紫筋数条，束紧咽喉，似物撑塞，吐不出，咽不下，名为上格。用长披刀，刺断其筋，内投平肝散方后见自松。再动肝气必发。

粪毒致病

田圃种植，必以粪为滋培。每交三夏，烈日炎威所照，蒸起地中湿毒，则农作之男妇，手足易染其毒。始痒痛赤肿，随串烂。用蒜头、青松果、甘蔗、莴苣皮，煎洗数次可愈。倘以染毒手指拈食物入口，则毒易染物，犯肺必发喘咳，治不能效。

湿水归肾囊

脾虚不能制水，则水下聚于肾，溢于子囊，肿大亮如水晶。将细铁针眼穿头发一根，在囊总筋两边，顺下流势处，各穿通发一针，将针过孔口，各留发两段，在外拖挂，使针孔不闭，则水自易流尽。内宜服温补利水方。

眼肿难睁

眼目肿闭热毒内灼，生翳烂珠，用竹片二条，长与眼齐，宽二分许。先以绵线，扎紧竹片。一头即将竹片夹住眼上胞内眦，又以长线扎紧竹片外端，留线栓于耳上，则眼可睁，以泄火气，肿痛可退。数日后所夹之肉，腐脱无妨。

取牙宜慎

牙齿痛久，其根虽极动摇，内有血筋绾束，若草率动手取落，伤动血筋，则血涌出不止，有性命之忧。投犀角地黄汤方见后，如不止者，加西洋参二钱。

多骨症

骨槽风与牙疔，初起食荤腥，必助火闭毒，坚肿串溃，连及面颈，牙关紧闭，最为延迁，每成多骨，待多骨结聚拔去之。凡外疡不戒荤鲜，患口难敛，则脓凝结于内，日久坚硬，遂为多骨。

疔症复肿

疔疮方愈，遂食荤腥，患处新肉，薄嫩未坚，每复焮肿，溃穿脓水，否则患顶生胬肉，如钉硬，治难除根。

疯犬咬

疯犬与蛇咬，伤口愈后多麻木不仁。若咬毒复发，浑身尤麻痒，乱串至心则死。疯犬初咬时，头顶有红头发三根，以灯火照之，拔去红发，则不发。忌发物、麻味、锣声。

不敬鬼神致病

凡有亵慢神祇，或染邪祟，或前身冤孽来缠，其发内症，神昏烦乱，乍发热，乍不发热，夜间专言鬼神事，身重串痛，不能转动，眼斜少寐。若生搭背、对口、流注，止漫肿，或硬坚，不见根盘，痛无休息，溃流血水，刀针深刺不疼。患者后须积善，早为忏悔，或焚冥镪，自可挽救。孔圣云：敬鬼神而远之。是当虔诚以尽礼，非可诌渎以邀福也。

眼疾食荤生翳

暴患眼疾，皆受风邪，蕴而化热，上扰清窍。若食肉味，助火生痰，壅滞邪路。风乘火威，消耗目中膏脂，或起白膜红丝，或胬肉牵攀，使目无全光，或至失明。先服决明消翳散数帖，后继服羚羊角汤。二方见后。久患目疾，不在此论。

胃绝舌鉴

男女大小诸症，数日间舌底滑润，舌面罩满姜黄色，或大便时下蛔虫，此胃土欲绝，虫无所附，乘便时而出。土乃黄色，舌因土之败，气上冲故黄，四五日当亡。

肌肉如铁

胸腹串痛，按之有跳跃之处，肌肉似铁石，针刺不得入，此真气已竭，血不流行，则肌肉呆板，速死之象。

足底僵疔

足底初有一点顶痛，渐若坚石，日久亦或化脓，或五六月，或一二年，行走顶疼，按之僵硬似铁。从旁边以刀刺开，或以火针当顶烙之，插降药条，拔去老根。收功后忌荤腥两月，以免复发。医书未载此症。

时感忌贴温窜膏药

时疫病，浑身每有肿痛处，暖性膏药贴之，

虽用于外，亦能引动内火，劫阴助阳，致肢体色紫肤冷，脉伏神脱气喘，不旋踵而危者。

乳不浮肿

向来体虚，再加劳动太过，真气多为不足，每乳下浮肿如杯，初时不觉，渐因动作，及咳喘引痛，消之不去，易延痨怯不治。

温病反常

温邪发即神昏不语，毫不发热，或手足抽搐，或一二日后，稍明能言，渐转神烦，微热无汗不渴，此邪直犯心胞，未传肺胃，先宜看胸背有红斑否？并舌苔干燥否？小儿亦有此症。

温邪一起，遂妄躁狂奔，语言烦乱，坐卧不安，或舌苔燥裂生刺。此热势炎甚，扰动心胞，阴亏无以上济，进救阴方，得脉静神安，舌润可治。如狂暴依然，乃心神散越，阳离阴竭，治之何功？

龟头皮裹

大人小孩，龟头有皮裹包，只留细孔，小便难沥。以骨针插孔内，逐渐撑大。若皮口稍大，用剪刀，将马口旁皮，用钳子钳起，量意剪开，速止其血。或用细针穿药线在马口旁皮上穿过约阔数分，后将药线打一活抽结，逐渐收紧，七日皮自豁，则马口可大矣。

痈疽肿硬如石

痈疽初肿即硬如石，或渐大，或不大。误用刀针，便血流不止，或淌清水，患口翻凸难治，投平肝补脾法，犹可延年。

溃痈

治溃痈，日久难敛。倘孔内老脓成多骨，

须降丹条提去方收口。有脓血去多，气血虚不敛者，有甫收口，皮肉尚嫩，遂劳苦太早，复肿溃流清脓，或臭污水，皆脾土伤败，须培补节劳欲可瘥。有溃久穿通，骨筍成漏无治者。

痈疽正气虚

痈疽浮肿如棉，皮色如常，大如杯，或发盘，痛无休止，治疗不应，此气虚血竭，所以络脉阻滞作疼，忌刺刀针。若溃流青黄水，或淌黑血，肿痛仍在，或患口翻凸，或肿消不收口者，延久食少形削，皆无法施。

食疸

病发时，及病后，脾胃甚虚，不戒食物，则中焦多停滞，极难消化，遏伏化热，生湿生痰。脾胃为仓廪之官，痰聚湿蒸，犹乎盦酱曲然，无能外泄溢于肌肤，使面目肢体皆黄，宜化滞渗湿法。

交节令发旧病

曩时所患诸病，虽皆暂退，每遇交节前一二日，旧病照常复发，或加沉重。盖天地换节气，万物为之变色，人身脏腑，亦因气候，而触其旧病伤处而生病，治更较于初起难愈者，或卧病不救者。

病似痨怯

男女幼年过劳，壮时心境不遂，至老来未有他病，只微寒不发热，胸闷常不思食，神安力怯，少食腹便胀。此向来精气衰微，今加中宫生化之源欲绝，不过久延而已。

肾绝死病

凡男妇稍发热头晕舌即干短，言謇神清，

不渴饮。投救阴法，热退舌润，但形神削脱，此真阴先绝，净阳欲离，数日之寿耳。

虚晕

元气素亏之体，若作劳太过，或负重忍饥，或气脑伤中，或病后不慎，或房欲过度，或多思深虑，或大暑大寒时远行并烦劳，皆损人精气，岂非虚中加虚？故每昏晕猝倒，无寒热表象，无吐泻里患，须大补益方，以培真元。

赤游丹

小孩生下数日，浑身发紫红块，大小不一，走散极速，为赤游丹。急砭去恶血可救。或高肿如痛，一二日即成脓，速宜刺放，迟则内溃。因在胎中受父母热毒，生下外热触动而发也。

小孩头颅浮软非痈

小孩之头颅，每浮软如杯，或如碗，按之不痛。若痈毒一按即疼，颇似痈疽脓熟之状。此先后天皆亏，或久病伤气，气伤无以固血，血虚无以辅气，所以气不上升，血瘀而肿。误用刀针，则血出不止，立危。以益气固阴汤方见后缓治，自然头皮坚硬。

脾虚身面淡黄

胃主容纳，脾主消化，居人身中，属土色黄，蒸腐水谷，分别清浊而行升降，以生气血而助精神，一失常度，即易生病，身面虚浮而色淡黄，如目珠不黄，并非黄疸病。乃脾虚，补土为治。

烂皮毒痈

皮肤焮肿似痈，按之不坚，或发如痘，皮

烂水淌，作疼发寒热。倘贴膏药及误敷药，立串烂流水，名烂皮毒痈。不可水洗，以生石膏、黄豆炭、川柏末、乌梅炭，研细，川蜜、米醋和敷。

皮肤串痛

周身皮肤，作痛不止，串走不定，并不浮肿，此气滞血燥，经络闭塞不通，不治之症。

肋疽

胁肋初来隐痛，乍轻乍重，随后高肿，溃流血水，久不收口，恐医无效。

小儿溃疽哭则淌血

小儿生外症已溃脓口，稍逆其意，则啼哭，扰动肝火，牵引血脉，使血自患口涌出，不须以药止塞，安慰其不哭，则血自止。

肝郁筋梗

郁闷伤肝，肝主筋，位部于左，每有肚脐左边，相离寸许，梗起一条，粗筋如箸，隐于皮内，日夜跳跃，上下串痛，或作或止。刺以艾针数次可止痛，内投葱白丸方见后。倘皮肉僵硬，针不能入，只延留月日而已。

黑壳刺下疳

劳苦之流，先受湿热之毒，复与不洁妇交，致玉茎先肿痛，后生黑芒刺，外皮包住，其形似毛栗之壳。内进泻肝汤，外敷清疳散。二方见后。

甘疽内溃

左右乳上坚肿，皮色如常，由气闷而成者

多，或由血瘀者，或由肺气不降者，消之不去，溃脓极迟。若脓向口鼻出者，无妨。惟绿色臭脓者无救。

内膜穿破

痈疽酿脓，日久未泄，先穿内膜，后始外溃，虽不作疼，不见凶象。惟溃口似蟹咋沫，百无一生。

乳心坚肿

妇女乳心坚肿，先小后大，寒热不退，痛不止，不焮红，延至日久，方溃脓水。因此症成痨者有之矣。

虚人劳动痿症

肥人多气虚，及体弱之辈，或病后未复元，突有劳动伤损经脉，手足因之软痿，不得举动。须缓用大补气血自效，如服散药难痊。方见后。

病死牛肉有毒

病死之牛，必有毒聚之处，误食其毒处之肉，遂腹痛不止，无药针治，待死必矣。

肛脱不收

肛脱日久不收，则脂液必干，尤难猝上，乃气虚不固，内进益气汤，提下陷之气，外以熏洗方，二方见后。但内肠得暖，可收，遇冷则坠也。须月余方复原。

病中忌食诸豆

鼓胀并诸病时，脾胃必衰，则消磨之权早失，误食杂豆，壅闭中焦，阴霾愈结，清阳难升，遂多喘满不救者。

孕妇水肿

脾虚不能约水，水溢皮肤，致周身浮肿，名为子肿。加以腹中孕孩日吸母血，中气更虚，水积愈甚，所以产时水下成桶，产妇与婴儿皆脱不救。须未产三月前，投补气顺胎方，方见后。直至临产而止，可保二命。如产后误补，阻塞恶露生变。

婴儿舌连下唇

婴儿生下，舌底总筋，连及下唇，不能吮乳。用剪刀，在下唇剪至舌底总筋处而止，速止其血。一伤总筋，血流不止，则伤其命。

肛门皮包

初生婴儿，肛门有薄皮包裹无孔，用剪刀剪开薄皮，以药速止其血，则肛自通。

病久目瞎背跎足跛手软

小孩元气未充，再加病久失调，脏腑尤亏，遂致目光失明，或致背跎，或使足跛手软，种种残疾，不如早为补救犹可，不至缺陷。

肝痈

左乳下隐疼，牵引胁肋咳嗽，与大便时亦痛，硬肿难溃，不能着左边卧。由肝气郁结，或努力血瘀，谓之肝痈，以消坚散。方见后。

肝火冲肺作咳

肝经火旺，上冲肺络，即木击金鸣乃咳，左关脉洪数，以柔肝宣肺汤。方见后。

阴湿鼓胀

寒湿留着中焦，清阳不布，满腹坚胀，面黄，不渴，不食，脉沉迟，宜通阳汤。方见后。

水泡风

肝经风热，与肾经水湿，搏结肌肉间，先由手足发水泡，延及腕胫，初只烂筋，后即脱骨，或愈后又发，每至于死，宜用三棱、莪术各五钱，为末，分三次温水和服。

虚人劳力伤气音哑

肾为声音之根，肺乃声音之户，虚人劳力，损伤元气，气海空浮，丹田真气不与在上肺气相接，故喉哑难出声，内投金水八物汤。方见后。

伤食症

伤食症头不大疼，不甚热，胸腹饱闷，只腹上亢热，以手细按之自明。

痈疽溃串过大难敛

痈疽溃串，太大难敛。患上皮薄者，以药线穿贯两头，打一活抽结，每日束紧线，七日自豁，再以药收口。如肉厚孔深，或有多骨瘀塞者，量意上白降丹，后用生肌法可也。

肾囊用刀针法

肾囊肿胀成脓，及湿水注于囊，肿亮，不速刺放，即烂脱难治。先以左手指推肾子上入，随以右手持刀针，在肿胀下流势之处，刺放脓水。若误刺肾子，立危。

真黄病

凡黄病面目皆黄，手指甲白色，心须跳跃，头眩腹膨，乏力，脉洪数有力。不必服煎药，惟进丸剂可效。

党参 冬术 茯苓 陈皮 苦参 半夏 煅皂矾 煅针屑

各药研末，用黑枣煮熟去皮核捣溶，和药为丸。

舌苔验

凡舌苔浮面灰黑，而底面滑润，非实火伤阴，乃肾气欲绝，散越于外，必死不治。若实火舌黑，必干燥起刺，得凉药即退黑回润。

痔漏挂线法

用细铜针穿药线，右手持针插入漏管内，左手执粗骨针要圆秃，头镂深长槽一条，以便引针。插入肛门内，钓出针头，与药线打一抽箍结，逐渐抽紧，加钮扣系药线梢，坠之七日管豁开，掺生肌药一月，收口。如虚人，不可挂线，易成痨不治。

禁食宜辨

人生皆赖谷气入胃，化生气血以长精神，半日不食则气衰，一日不食则气少，断食七日则死。惟时疫霍乱，邪盛里实，食滞当禁。其余有挟虚证，须得谷气以助药力，乌可不辨，一概禁与，致伤人命哉？迨饿极患者，恶闻食味，不能下咽矣。要在少食淡食，勿使伤食耳。故伤寒时疫，食滞霍乱，初起若进饮食，则邪气内闭难出。至病果退，头额与胸腹，决不发热，正气虚弱，难以出言，须灌稀米饮，接补

元气，一二日再进糜粥。若徒恃药力，何异操刀杀人。

骨槽风不治症

有种骨槽风，溃脓后牙关仍肿闭不开，或不肿闭，牙根又无肿烂处，患口已合，只耳下有一细孔，静时并无所见，每逢言笑，稍流清水。惟呷饮食，则脂水津津不绝，治亦无效，乃终身痼疾。

踝骨疽坏症

内外踝本为三阴发源之地，若受阴湿及浸冷水，使血脉冰凝，肌肉坚肿作疼，不止一起，烙以火针，内投温经燥湿之方可效。若日久失治，更加高硬漫串，恐名医束手。

手臂痈疽治法

手臂为三阳之部，凡生痈疽，最易肿串一手，不可轻用刀针，只宜先敷对病之药，过三日一换，待根盘收束，脓水已成，始可开放。

炼升药法

用火硝、明矾各一两，研末，入小铁锅内，以炭火化开，待转成干硬，结于锅底，再加入水银一两，在硝矾硬胎上，后覆一大碗于碗内，又以棉纸条蘸盐水塞紧碗四围，勿使走气，复用沙灰护碗半截，用秤锤一个，压住碗底，以棉花少许，置碗底，先文火，后武火，升三炷香时，看棉花焦黑，是药已成，熄火待冷，揭碗刮下药听用。

降药不痛配法

陈降药五钱　生半夏三钱　蟾酥一钱

上各研末，或用糯米饭捶溶和作条，听用，不觉痛。

用刀针宜审

痈疽之脓未熟，不可轻动刀针，破伤出血，反使肿痛，毒气走散加重。至患上四围腐肉已成，须得烂透，方可用铜钩搭起剪刀，轻缓剪去。一觉痛处，切不可剪。再待腐熟剪之，至见鲜红肉。若犯，动则痛作血流，尤难收口，慎之。

针灸饮酒忌症

凡红肿焮痛外症，最忌火针艾灸，并饮酒浆。不然，助火串毒，更痛肿异常。疔疮尤忌，犯之便走黄延肿，不可治疗。

合药说

外科应用诸药，总宜现配现用，气力始足，易于去病。若是陈久，失其本性，鲜能应效，岂不误人？独降药愈陈愈妙。

验肺痈法

咳嗽有日，口干喉燥，舌下生细粒，胸膈微痛延迁，痰带白脓，腥臭味。

流注初起治法

风寒与痰湿，走窜脉络，结为流注，愈者将愈，发者又发，延绵不已，多进阳和汤可效。若皮色红者，不可用热药。附方：

熟地一两　白芥子二钱，研　鹿角胶三钱　肉桂一钱　炮姜五分　麻黄五分　生甘草一钱　乳岩加土贝母五钱　陈酒一杯

痈疽验脓法

放脓拔刀用响铜打成，临时以右手大指与食指，掐住刀口，向上卧刺，方不伤好肉，要脓口顺下流势之处，浅深量意。口欲大则刀斜出，口欲小则刀直出。脓深放浅，则内脓不出，反泄好血。脓浅放深，则内脓虽出，好肉已伤。轻捺病处，便痛皮热，重者脓浅而稠。重按方痛，皮稍热者，脓深而稀。遍捺患上，有一点软陷不起者，或皆硬不痛者，脓未熟，或瘀血，若放早，必伤气血，而脓难成。捺之软而即起者，或皆软不痛者，脓已熟，或湿水，若不放，则腐烂深，而疮难敛。肿高而软者，发于肌肉，放宜浅。肿低而硬者，发于筋脉，放宜深。肿平皮色不变者，毒着于骨，当火针烙之。体虚者，先补而后放。有起一二日，皮色照常，已有脓者。或十数日，皮色紫黑，尚无脓者。有数月之久，仍须刀放者。亦有不待放而死者。故用刀针宜审。

溃脓难敛处

两乳上下处，并膻中心窝，以及肚脐之上，一发外疡，溃脓后不易收功。乃气脉升降要途，而精血难停于助长也。

颈断治法

人之颈项，中有二管，或自刎与刀伤，若断前管，为食管，可治。先止其血，掺生肌药，贴以膏药，外用布条缠好，常令仰面静卧勿语，头后垫高，要使伤口合住，不可离开，过三日上药一次，每日用米粉做细圆子吞食，不可饮汤水，及齿相呷，月余全功。若断后管，为气管，立时殒命。

盘舌痈

满舌肿硬，难于语言进食，为盘舌痈。由

湿火熏灼心君而然，内服犀角汤，待五六朝，看舌上中心起高点，以刀刺出血，又刺舌下或出脓血，自可渐松。

肛痈辨

肛门四围红肿作痛，速宜凉血利湿药消之。若消不去，一处出脓者为肛痈，每易成漏。有数处溃开者，名盘胚痈，甚至大小便不通。须早顺下流势之处开门，免使溃大淌粪，不可收拾。如在大小便之介中处溃孔者，即海底漏，极难收口。总当培养本元，外插提脓药，往往获痊者，不一而足。

恶阻似病，只顺胎即平

妇人月经，若闭至四五十日，遂觉头眩，目昏身困重，常懒怯，胸闷呕吐痰水，虚者尤甚，不欲饮食，或择食物，嗜卧面色如故，脉缓滑，每误认是病，治多不效，抑知经停血虚，则胎气上逆，中焦为之壅塞，是恶阻也。须顺胎方数剂，乃安。

当归　白芍　枳壳　苏梗　香附　厚朴木香　陈皮　有寒加砂仁　有热加黄芩

辨痿证

有小儿忽软弱无力，手足不能举动，初无寒热，亦无痛肿。若痹证，应有隐疼，至大人亦每有之。乃阴虚热蕴，上熏肺金，使肺叶焦损，则生痿躄，失治遂成废人，须养阴清热，徐图自效。附方

熟地　制首乌　生龟甲　女贞子　丹皮黑料豆　阿胶　生白芍　沙苑子　北沙参

时邪四季辨

医者不先辨症施治，何能取效？即如冬令之伤寒，始由足经血分传入气分，脉浮紧无汗恶风，先恶寒，后发热是也。伤风，有汗，恶风，脉浮缓也。其余传变诸症张长沙已详言之。以及治法，备载伤寒书中。若夫时邪，始由手经气分，传入血分，右脉洪数过于左脉，若脉沉弱为阳病阴脉，多不治。亦先恶寒，后发热，其热自内达表，午后热甚，头痛烦闷，初宜辛凉透表，轻剂可得，战汗而解。汗后脉静者生，烦躁脉疾者死。国朝叶君天士卓识炯见，补千古之未备，须玩索其书而有得焉。盖初春所发者，为春温。若鼻塞，咳嗽，声重浊烦闷，为风温，当轻疏其邪。至春末夏初而发者，为温邪，以温者热之渐也。交夏至后，发者为热病，此时病端杂出，当细辨明。李笠翁不云乎，使天只有春秋冬三时而无夏，则人之病也必稀，以天时热盛，则损人元气，人之皮毛因而虚张，百病易于乘机而窃发。热病者，微恶寒，后发热，头痛烦渴，或起病即壮热，或数日后现斑点者，若传染诸人者，为瘟疫也。若头重，鼻塞，咳嗽，微烦热者，风暑也。当轻疏风邪，兼解其暑。若发热畏寒，头重，烦渴，汗大出，脉虚者，静中伤暑也，宜香薷饮。又有劳苦烈日中而得者为中热，身热而痛，大汗烦躁，宜审虚实用药。更有每逢立夏后似乎有病，右脉虚大，微发热，身倦，头昏，烦闷，不思饮食者，疰夏病也，当清暑益气汤。若头如裹痛，四肢沉困，身重板痛胸痞，纵病有日，舌不干燥，因天之炎暑一盛，地之湿气上升，暑湿交并，着于人身，由初夏所发者，始名湿温。直至秋末，乃无此病，他时不得混称也。治莫妙于三白汤。夫初秋所发者，为秋邪，治病莫难于此时。以天地之暑湿，久伏人身，新凉甫临，人之毛孔，骤为收密，则外凉引动内邪所发之症，治难速效。一不得法，便入险途。若秋时过于旱燥，便出咳嗽发热，名秋燥症，当清燥救肺汤。乃燥能生火，刑克当令，肺金而成病也。到深秋而发头痛，烦渴面赤者，谓之伏暑晚发。更属迁绵，须法活心灵，方可见功。每

逢冬令，固多伤寒。设冬当寒而反温，感此温厉气而发者，遂为冬温，不宜辛热药劫散，只须轻宣其表。至于时邪初起，即壮热，神昏谵语，或懒言神倦，或微发热，不识人，皆由正虚阴弱，而热势扰乱神明者，此犹可治。若见病即神昏不语，手足抽搐，牙关紧闭者，或一病即见斑点者，或有病三四日，出斑不多，过二三日又发斑，比前更密者，此皆难救。有起病神清，至七八日后忽神昏妄语，暴躁不安者，此邪犯心胞，惟仲景复脉汤去肉桂滋其化源，兼至宝丹或紫雪丹三分，凉水和服，藉辛香通窍，逐秽，或有效者。若有病数日忽气喘邪热熏肺，呃忒，肾气下竭，手足掣搐邪热伤肝，肢冷热陷阴分，牙紧，舌苔灰黑，不干燥，肾阴欲绝。凡得此者，速死之候，多发于体虚之人也。若病至六七日，发热腹满，拒按，大便闭小便涩，或神昏谵语，脉沉数有力者，当承气汤下之。腑气一通，其病可解。

梅毒喉疳

喉症有难辨，不可不辨者。凡男妇脏腑内蕴梅毒，周身虽未现疮点，及小孩胎中受遗毒，忽发喉痛，不甚赤肿，帝丁四面便烂，几处白腐深孔，病者自昧不知，医者须询其染梅毒否？得其病根，治始有效。内进苦寒药清降其火，外以冰硼散，少加轻粉、升药，乳吹。迟则损落帝丁，随穿鼻孔，并连唇口烂开，每使伤命。或烂透囟门，为开天窗，变成破相。若痨症之虚火灼肺，虽喉疼只烂浮皮，无深孔，多不治。如风热喉症，其烂处在喉两旁耳。

痈疽逆象

痈疽溃经日久，不得收功。患口日见凸陷翻花，或小者如梅如李，或大者如碗如盘，僵硬作痛，疮势可畏，或脓水腥臭，逼人难近，或患上起有白腐厚皮，然后皮面又生密

密芒刺，及变一切奇形怪状，世所罕见者，皆罪孽所致，无药可疗，总归延迟月日而已。

疯犬毒述

效野每逢夏令，多出土灰蛇，其穴外，有蛇吐毒沫，犬之口鼻，一触其毒，遂成疯狂。亦有因食臭尸，或饥饿太过而疯者。倘人被咬破伤，或止咬衣服，皆有毒内犯，即作犬吠声，数日乃毙。有一月或二月如觉周身麻木，神气昏乱，或见饮食嗅鼻有声者，虽多治法，未有能生者。

乳心疳

妇女乳中心生结核，初如梅，渐如李，不大痛，延久始能化脓，名乳心疳。若寡居室女，便成乳岩，并男子患此，均难治，当以化坚汤多服。

党参　当归　青皮　玉竹　香附　僵蚕
白芍　佛手　郁金

铁钩入肛门

长铁丝鱼钩插入肛门，钩之背必圆，可入内，而钩尖向外，钩住内肉，拖之难出，痛苦无休。用细竹子照患者肛门之大相等，打通竹内节为空管，长尺许，削光竹一头，将管套入在外之钩柄，送入肛门内，使钩尖收入竹管内，再拖出竹管，则钩随管而出。

虚人外症当补若阴疽，外宜隔蒜艾灸法以回阳

老人与体虚者，生痈疽、搭背、对口诸疮，虽外皮红硬，不甚高肿，脉浮大无力，或脉沉弱。盖由真阳式微，浮火发越于外，先宜荆防

败毒散数剂，或卫生汤疏散其邪随后。不可拘诸疮属火。一用补药，助火闭邪，拥毒难出。抑知前贤审症果虚，非藉参、芪补气，归、芍养血，少加附子、肉桂，蒸酿元阳，扶正托毒，多易内陷，不能全功？或有阴亏无以敛阳者，须阳八味法滋阴以煦阳。倘是实火，脉必洪数有力，烦渴便结者，当服内疏黄连汤。惟疔疮梅毒，始终无用补之理。

小孩不可食孕妇乳

女子二七，天癸至，月事以时下，凡至有孕，则癸水内壅以养胎，迨生孩后上行为乳汁，后再有妊，前余之乳汁，遂为胎气蒸遏，悉化热毒清水，小孩一吮此乳，必变内热面黄，便泻常哭诸病。

大小便结胀及肾囊肿亮

老人及病久者，大小便结胀难行，乃虚气下陷，不能泌别糟粕，运腾水浊，而出下窍。若阴囊玉茎肿亮不消者，是脾伤无以约水，下注于囊。如此之症，莫冀其生。

用药宜审分两为先

小儿之体最嫩，服药分两较大人当用药一钱者，只可二三分，以次加减。如药味过大，树皮草根，船小何能重载？反损真气。至老人与体虚者，纵药可合机，亦宜小其剂数。以其气质本衰，无能抵御药力，宣达脏腑，充贯脉络，易使气壅胸塞，呕恶神伤，未收本病之效，先发变端。合机之药尚如此，不合病之大剂，其不至误人，果谁信哉？故分两不可不慎。且古之一两，乃今时七分六厘，简编久载。古人禀赋强实，每用一药，不过数分，每服一方尚分数次，而今运会日下，人身较于古时倍见孱弱，无如医者漫喜大剂浪投，不辨症之虚实，

不究分两之重轻，任情率意，恬不自悔，病家昧于不知，罹其夭札者，不一而足，何啻暗中以刃杀人？惜未经人发明者，良足致慨。倘病阴寒，非大温剂，不足以回其阳。大时热，非大凉药，不足以救其阴。骤脱症，非重用参芪，不足以接其元阳。与夫壮实之辈，非轻剂所能胜其病，又非可一例论也。

龟背症治法

龟背症起于小儿，筋骨脆弱，加以先天不足，或病后失调，或跌伤碰损，大人肾虚腰痛，每成此症。由脊骨第一节数至第十四节下，两傍各一寸五分为肾俞穴，入之两腰，乃肾经发源，即在此一点，先天生命所系，阴阳之变化出焉。今十四节椎骨肿凸如梅，痛连肾俞，使腰屈而不能直，久则肿大，伛偻不治。乘初起用长尺许宽五寸布膏药，再掺观音救苦膏末药方见《青囊集》于上，外贴肿处连两腰眼，半月一换，内服方看体质虚实，轻者半年，重者一载屡效。此法亦可治鸡胸痰。

痈疽溃后能收功不能收功法

凡痈疽溃后，腐肉渐尽，患口大者，尚流厚黄脓，碍动患底之肉，即流鲜血，口小孔深者，必插药捻，插至见红血者，以及日久漏管，既经提拔，脓管已去，后插生肌药，亦觉肌生血见者，俱可收功于迟早。以上各症，或溃淌稀脓污黑汁，或流黄水白浆者，是气血早伤，肌肉腐败，阴阳之机，不能鼓荡，其生发无功，于无中为有。安望敛肌完口，可指日而待哉？

肛门内生虫奇痒

素来湿盛热炽者，或嗜酒生湿，或喜食辛辣之物热结脏腑之内，日久皆能龕伏生虫，流

入大肠，盘踞肛门，奇痒异常。虽服煎药，外施熏洗，终不见功。今有验方列左。

杏仁二钱　轻粉一钱　黄连二钱　芜黄一钱蛇床子二钱　花椒一钱　朝脑一钱　枯矾一钱黄柏三钱

共研细末，用黑枣肉同捣烂，做如笔杆粗，约长寸许，晒干，外裹丝棉，以棉线一根，系紧药条端打结，插入肛门内，留线拖于外。一日一换，数日除根。

湿邪困脾

人受湿邪内困，肢体便觉顽重，无寒无热，面色不泽，精神委顿，一见饮食，心中即泛泛欲呕，不饥不食，日久难退，此当专责之于脾，不关于胃。盖脾喜香燥，燥脾则湿去，犹之地上湿润，一得日照风吹，其湿立干。非比胃经湿热，宜渗宜润。至湿滞于脾，尤不可用补腻，以窒闷中宫者也。治方附后。

炒焦赤苓三钱　焦苡米三钱　焦神曲三钱焦扁豆皮三钱　焦泽泻一钱　焦冬瓜子三钱　焦茵陈钱半　焦车前子三钱

引用焦陈米一酒杯，布包煨。

不先辨症乱用药引

男女春日所发之病，有春温、风温。夏时发者，有暑热、斑疹、湿温、霍乱。秋季发者，有秋邪。冬令发者，有冬温，以及小儿痧疹。凡由风热而得者，总宜先以轻平之药，疏达气分，不难随手取效。奈世俗不究病之阴阳，即遇阳证，犹投阳药，更喜常用青葱、生姜为引，不知葱性温散伤阴，姜味辛热耗气，使人药甫入腹，旋增烦躁昏蒙，譬如抱薪救火，竟变轻病为重，重病入危，尚然执迷不悟，比比皆是，将必归咎，病起不治，非人力可为，岂不冤哉？

眼中生翳舐法

眼中生翳，用点消药不能去者，须用一人先以清水漱口，次将舌尖在眼翳上轻轻舐之。不可过重，防伤脂膜，约十数下，再以清水漱口，复轻巧舐之。如此十数遍，每日无间，以翳舐净为度，绝效之法。但月日太久之翳，舐之无功。初起翳膜薄嫩者，舐之多消。

止血涌射法

劳苦之辈，手足前后廉，每有粗筋梗起，或筋累累盘曲，果若是而生外疡者，不可误用刀针，刺损其筋，使血涌出，立时殒命。盖筋主于肝，肝藏血，人身血管与筋相通，倘逢破伤血射，而用止血药不应者，速用大缸盛入冷水，令患者破处浸在水中，再加棉花捺紧患口，不使血流，约半时许，则血自止，故血脉得寒逼，则凝涩不行，遇热迫则冲击而散决也。待血已停，再以应用之药而治。凡血出难止者，皆可行此法。

救人被跌压法

人有突从高处坠下者，或被重物压磕者，若损伤筋骨，不在致命处，虽昏沉无语，或软弱难动，只要胸口尚温，手足未冷，速用两人扶起患者，搀其两手，缓缓行走两时之久，因其跌压使气闭血凝，一经走动，则气血可以运行，渐次回生。倘弃置不问，则瘀血奔心，必死。而轻者血停胞络，成为痴骏。至于骨断出笋者，须按整骨法施治。

肾囊痈烂落卵子可治

常见湿盛热重之人，下注于肾，使子囊肿痛溃脓，竟至烂脱卵子者，或单或双，不可弃而不治，内进利湿清热药，外掺二元散。方见《青囊集》。月余皆可完全，独猝被伤破卵蛋者，立死。

应用诸方

消漏丸　治湿热盛成寿漏。
生地　苦参　银花　地榆　槐米　胡黄连
川柏　龟甲

补肺养阴汤　治鸡胸症。
熟地　玉竹　百合　山药　贝母　阿胶
白芍　北沙参　沙苑子　引梨肉　热甚加麦冬
枇杷膏冲服

益阴煎　治龟背症。
熟地　巴戟天　破故纸　淡苁蓉　杜仲
杞子　菟丝子　山萸　覆盆子　引葡萄肉　鹿
角霜

枳壳栀子汤　治食复。
枳壳　栀子

仙遗粮散　治杨梅疮。
土茯苓　银花　灵仙　川柏　知母　白菊
花　芦荟　胡黄连　羌活　独活　龙胆草　槐
花　引陈酒
火毒重者加芒硝、大黄，虚者加人参。

三白汤　治湿温。
杏仁　苡仁　通草　滑石　郁金　厚朴
半夏　豆豉

龙胆泻肝汤
当归　黄芩　栀子　木通　龙胆草　泽泻
柴胡　生地　车前子　生甘草

羚羊角散　治鼻痔。
知母　生石膏　栀子　羚羊角　元参　麦

冬　苍耳子　黄芩

补肺益脾饮　治虚火鼻衄。
党参　玉竹　山药　白术　百合　黄芪
怀牛膝　当归　引大枣

普济消毒饮　治虾蟆瘟。
桔梗　薄荷　马勃　柴胡　僵蚕　升麻
黄芩　荆芥

养阴润燥汤　治似痹非痹。
钩藤　制首乌　阿胶　白菊花　当归　丹
皮　生地　白芍　沙苑子　元武板　女贞子
丝瓜络

清肝化痰丸　治瘰疬。
生地　丹皮　海藻　贝母　柴胡　昆布
海带　夏枯草　僵蚕　当归　连翘　栀子

牛桔汤　治鹅口疮。
牛子　桔梗　薄荷　葛根　象贝　柴胡
生甘草　枳壳

六味加肉桂汤　治虚火牙疳。
熟地　丹皮　山药　茯苓　泽泻　加肉
桂少许　或加人中黄

消坚散　治痞块。
归尾　桃仁　厚朴　三棱　莪术　乳香
没药　玄胡索　地栗粉　水红子　蚝螂　建曲

推行散　治腿足湿热。
茵陈　苦参炒　木通　川柏炒　当归　防
己　丹皮　独活　车前子

药粉　治注痰溃后不敛。
党参　山药　百合　茯苓　白术　生芪

玉竹　当归　莲子

将药晒脆，加炒熟粳米数升，和药磨末。每早加洋糖调食。

生麦益阴煎　治虚火致口舌牙根破烂。

生地炭　麦冬炭　北沙参　元参炭　元武板　人中黄　熟石膏　黑料豆

清肺饮　治鼻渊。

生地　生石膏　麦冬　知母　栀子　黄芩苍耳子　丹皮　川芎　引猪胆汁

防己汤　治肾气游风。

苍术　川柏炒　防己　苡仁　独活　赤苓防风　草薢　豨莶草　车前子

祛风丸　治赤白游风。

苦参　当归　白蒺藜　熟地　羌活　独活灵仙　大胡麻　制首乌　蝉蜕　火麻仁　天麻紫浮萍　黑芝麻

研末，白蜜为丸。

当归拈痛汤　治湿脚气。

苦参炒　海南子　当归　茵陈　独活　木通　防己　川柏炒　苏叶　苍术　知母　木瓜

凉血清燥汤　治干脚气。

熟地　阿胶　白芍　川柏炒　当归　丹皮茵陈　鹿衔草　元武板　女贞子

补肾汤　治腰痛成龟背症。

当归　熟地　菟丝子　杜仲　破故纸　巴戟天　山萸　杞子　山药　淡苁蓉　怀牛膝葡萄肉

清热内消散　治痔疮初起。

生地　银花　槐花　泽泻　胡黄连　地榆

苦参　川柏　丹皮

平肝散　治上格。

当归　佩兰　郁金　桔梗　香附　玫瑰化白芍　木香　陈皮　柴胡　枇杷叶炙

犀角地黄汤　治牙根出血不止。

生地　丹皮　犀角　白芍　麦冬

决明消翳散　治目生翳。

荆芥　蝉蜕　桑叶　蕤仁　木贼草　石决明　谷精草　白菊花　青葙子

羚羊片散

羚羊角　夜明砂　草决明　木贼草　桑皮木通　丹皮　赤芍　归尾

益气固阴汤　治小儿头软块。

党参　玉竹　白术　熟地　川续断　沙苑子　杞子　黄芪炙　当归　白芍

葱白丸　治肝气筋梗。

归尾　枳壳　厚朴　青木香　三棱　苏梗玄胡索　香附　青皮　沉香

清痔散　治下痔。

青黛三钱　扫盆二钱　川柏末五钱　柏油八钱　麻油一两

炖温，和匀入药末，搅匀搽之。

益气汤　治肛门下坠。

当归　党参　白术　陈皮　柴胡　黄芪炙升麻　甘草炙　红枣

熏洗痔疮脱肛方

蛇床子　明矾　乌梅　槐花　地榆　防风青葱

煎滚先熏后洗。

柔肝宣肺汤　治肝火冲肺咳。

石决明　羚羊角　丹皮　白菊花　白前　杏仁　苏子　桑叶　象贝　枇杷叶

通阳汤　治寒湿鼓胀。

茯苓　附子　干姜　草果　陈皮　厚朴　车前子　椒目

金水八物汤　治喉哑因伤气。

北沙参　玉竹　山药　白术　黄芪　百合　桂圆肉　燕窝

补遗方

白虎汤　治时邪热甚，大渴舌燥。

生石膏　知母　甘草　粳米

生脉散　治暑伤气弱。

西洋参　生地　麦冬　五味

炙甘草汤　治时邪昏陷。

甘草炙　西洋参　生地　麦冬　阿胶　火麻仁

大补气血汤

党参　黄芪　当归　玉竹　白术　杞子　白芍　山萸　杜仲　怀牛膝　桂圆肉

消坚散　治肝痛。

郁金　归尾　玄胡索　木香　青皮　佛手　香附　泽兰　僵蚕　新绛

猪心丸　治痰火入心发狂。

猪心一个，不下水，切片，焙脆研末。　甘遂

三钱　石菖蒲钱半

为末，用贝母三钱煎汤作丸，每早以生铁落二两煎汤送下。虚人小儿，须服少许。

人咬方　人齿每呷各物，加之胃火日夜熏灼，其毒甚重。凡被咬之处，最易肿烂作痛。

黄升药五分　生石膏三钱　人粪炭二钱　黄连末一钱

乳至无声掺咬处，外贴膏药三日一换。

玉茎生黑刺方

柏油八钱　麻油一两　青黛三钱　扫盆二钱　黄柏五钱

研末，同油和匀搽之。

吐血神方

鸡血藤膏二钱　三七一钱　茜根钱半

煎服，轻者一帖，重者三帖，除根。

香薷饮

香薷　扁豆　厚朴　茯苓

清暑益气汤

黄芪　党参　白术　苍术　神曲　青皮　陈皮　甘草　麦冬　五味　当归　黄柏　泽泻　升麻　葛根

清燥救肺汤

杏仁　麦冬　生石膏　甘草　火麻仁　阿胶　桑叶　条参　枇杷叶

复脉汤

炙甘草　西洋参　火麻仁　生地　麦冬去肉桂

承气汤

大黄　芒硝　枳实　厚朴

荆防败毒散

荆芥　防风　羌活　独活　柴胡　桔梗
枳壳　党参　茯苓　甘草

神授卫生汤

羌活　防风　白芷　红花　归尾　角针
乳香　甲片　花粉　连翘　银花　甘草

内疏黄连汤

黄连　当归　白芍　桔梗　黄芩　薄荷
连翘　山栀　木香　甘草

阳八味汤

熟地　山药　萸肉　茯苓　丹皮　泽泻
附子　肉桂

消痔漏神方

每日用黑枣十六个，或二十个，每个剖开
去核，填满棉子仁，外以线扎紧煨熟，清早食
之，月余收功。

医门补要

医门补要卷下

丹徒赵濂竹泉著

诸暨蒋抡元校点

医案

一人背脊正中长三寸，宽一寸，痒不可忍，每日必搔刮，皮破血流始快，名百脚风。医以桐油和石灰捶熔，做如患上一样长宽，当中做一空槽式，将有底一面放患上，次以煎滚香油，倾入空槽内熨之，熨至痛不可忍方止，三次愈。

一少妇寒邪与痰湿留于三阴经，使腹疼不止，频进温通理气药不应，改用。

吴萸 肉桂 干姜 木香 乌药 陈皮研末，温陈酒下三钱，立愈。

一少妇，每怀孕至三月则坠。三月心脉养胎，心属火主血，胎藉血养，木火之体，又值火脏，胎脉两火交并，灼血耗液，胎元枯涩，内脏难系故堕，犹乎瓜系于藤，藤枯瓜落，以清营顺胎方，超堕期前一月，隔两三日服一帖，服过五月七月期方止。盖胎皆隐于单月，单为阳属火也。若虚体胎陨者，宜补气血。

生地 当归 白芍 枳壳 黄芩 麦冬 栀子 元参 知母 川柏 或加川连

一妪小便点滴难下，痛如刀刺，小腹坠胀，乃龙雷之火。与湿热结于小肠，宜泻肝热，利湿邪，十数帖全好。

龙胆草 胡黄连 芦荟 滑石 栀子 丹皮 片芩 苦参 泽泻 通草 瞿麦 车前子 引琥珀屑

一老人湿热蕴于大肠，日久化生寸白虫，奇痒不堪，以驱虫法，清早服四帖除根。

使君子 芜荑 雷丸 楝子 槐角 贯众 鹤虱 川柏 乌梅 引黄土—两

一老人形容瘦小，偶诊其脉全无，自云生来无脉，一世未尝有病，此天下所罕见者，志之以广医林耳目一新。

一妪素常失血，忽因劳力吐血盈盆，诸治不效，后以降气化瘀方，立止。此气郁化火，逼血妄行耳。

苏子 归尾 郁金 旋覆花 青皮络 香附 三七 荆芥炭 玄胡索 橘络 降香末 引佛手 琥珀 藕节

一人哮病，冒风寒而发，或劳力而发者，宜小青龙汤。

麻黄 桂枝 苏子 细辛 白芍 杏仁 桔梗 干姜

一童过湖食咸成哮者，或过食甜，亦成哮。以缓劫法。

轻粉八分研末 白面八两 和作烧饼八个分八清早食之。小儿减半

一人体虚，劳动而哮作，脉细弱，以宣肺扶土方。即平。

杏仁 南沙参 玉竹 太子参 茯苓 苏子 橘红 半夏 引冰糖

一妇有梅疮毒，发时筋骨酸痛，浑身生出红疙瘩，随溃脓水，屡发屡愈，奈毒根太深，不得全好。

一人手腕生三坚硬核，大如棋子，由恼怒伤肝，气分郁结，痰凝络脉所致，烙以燔针出黄胶水，此为痰瘤。插入降条，提出坚核。大凡瘤，皮有红丝缠绕，即是血瘤。若用刀针，

则血流不止而死。若按瘤棉软，或大或小，乃是气瘤。误用刀针，真气立散而危。有种筋瘤，其筋似蚯蚓蟠结形，不禁刀针，易使筋缩难伸。惟骨瘤、肉瘤，初起可用火针，插进降条，化尽其根可愈。至已肿大如桃李，决不可动刀针害人。

一老人背疽漫肿，疮头无数分清，虽出脓水，但年老气血虚，非补托不可，进十全大补十帖，根脚消而疮反高起，用刀剪开，流去脓血，调治八旬始痊。凡老人背疽虽愈，不出三五年多死。

一老人生阴搭背，僵硬如盘，痛不可耐，先捣蒜头铺患上，加艾绒灸之，使温通血脉，转为阳，内服阳八味加黄芪、党参，扶助正气，三日后烙以火针，随插药捻，又三日，硬悉化腐渐脱，百日外始完口。

一人夏月足底生疔，误食猪肉，立刻走黄毒散，由腿至肋，数处肿如注痰块，大小不等，痛不可忍。照疗治法，一日疼止。切不可作痰块治，用火针立危。待脓熟放以刀，约月余方痊。

一女孩生下无肛门，先用药线，穿挂肛上羃皮，四日吊豁，随以披刀，挑破肛之正门，外用细木尖长寸许，裹以薄棉，插入刀口，三日使皮肉不得复连，乃成完全人矣。

一孩生下，舌下中筋与下牙床相连，不能掉动，用剪刀剪至舌下正筋处而止，以药止其血，即愈。

一少年夏日，常赤身将背坐倚有石之墙，图其清凉适意，岂知阴冷凝涩经脉，未几觉背酸痛，日剧一日，疗治不效，延半载乃逝。

一童周身生骨瘤，坚硬贴骨，小大不一，肌肉日瘦，由母肾虚，与骨月至戚苟合，胎感其气而成，久服肾气汤，自消。

熟地　菟丝子　萸肉　破故纸　杞子　当归　昆布　海带　怀牛膝　乳香　覆盆子　陈皮

一妇气郁不舒，使左乳结核三枚，如棋大，方一月，下以火针，随插降条，隔六日一次，数次化尽核而止。此症宜早治。若大如桃李，或溃血水及翻花，皆不可治。

一人膝盖漫肿，痛不可当，饮食不入，外捣敷社花根扎好，两日一换，内投温经燥湿药，一月全功。

一老妪腿生痰块，初觉隐痛，二旬外高肿疼甚，腿胖如尸，形容日瘦，烙以火针，全不知痛，乃脾败肉死寻亡。

一少年面浮黄，神气弱，背中并乳旁有痰块，漫肿光亮，胀痛之极，针出黄水，此脾虚湿泛，至两月将敛口，忽浑身浮肿，疮口迸裂，已而遂殂。

一人病后，浮火熏肺，致音哑难言，投六味汤寻愈。

一妇耳下始隐痛，渐肿大，经治后肿虽退，而牙关仍紧，延已两月，颐下有一孔流脓，是骨槽风之脓毒，结成多骨，抵拒牙关，用刀刺牙床后尽处，插入降丹少许，闭口半日勿食，免药毒入喉伤人，提出多骨，乃痊。

一妪牙关不能开，牙床一深孔流臭水，饮食不入，终为不治之症。

一妇产后血虚生风，身痒搔起白屑，发落目昏，与祛风润燥凉血丸，半年病如失。

一人肚脐肿烂，时流黄水，乃肠胃湿热从脐而出，内进清利湿热药，外掺黄提丹，渐肿消水干而愈。

一妇面黄瘦，每见生米，口即流涎，得啖始快。此脾虚湿盛，化热生虫，与乌梅　楝子　鹤虱　贯仲　槐角　雷丸　芜荑　川连　槟榔　花椒　以黄土煎汤煨药，十剂后无恙。

一女瘦弱不堪，常食臭抹布，及臭污泥。此腹内有虫窠，与杀虫药，十数帖除根。

一人病后遗毒，牙关胀硬，牙龈臭烂，时流赤黑水，不进饮食，投药不应而亡。

一人起居如常，时喜吃金铁、土石物，毫无所碍，此肝胃火旺极生虫，故能磨化坚刚之物，以大青叶煎饮二旬，专清肝火乃愈。

一人因数日夜赌博大输，致相火上沸，扰乱心宫，将舌啮去一截，尚不自知，遂投降火安心药而瘥。

一人自六岁生痰块，背上至臀破溃十八处，时出黄水不绝，延及三十岁未愈，形色虽败，饮食尚可，大约是起初多进凉药，冰凝肌肉，所以治亦无效。

一孀妇心怀不遂，郁火上蒸，使舌根生数孔，时出臭味，谓之嗓舌，治数年总无功。

一人牙关初肿闭，他医令其食荤腥发物，一则风热被荤味助火滞毒，肿硬愈甚，牙关永紧，只进稀粥，成骨槽风锢疾，终身不治。

一人手中指生疔，食猪肉饮酒，走黄，毒重，肿痛已三年不稍退。先令饮洋参、桂圆汤一碗，固其元气，随以快刀将患指根节笋处剁去，刀口掺止血药，即浸手冷水内，后乃提尽余毒，一月全功。

一人缘动怒，使肺气阻闭，汤水难入，初作喉风治，不应。余以舒肝理气药，苏梗 佩兰 枳壳 沉香 玫瑰花 郁金 香附 木香佛手四帖遂平。

一人被火药，将头面并两手轰烧，皮肤欲腐，兼起水泡，随用生军末，调老桐油敷，外贴皮纸，过二日一换，一月瘥愈。

一人休息痢，二十余年，先投培补正气药六剂，继进大承气三帖，攻其老积，遂下血团一个，此积滞为血所搏，藏于大肠隐曲处，每有触动则发，屡发屡止。后调补月余乃瘥。

一孩环跳穴生疽，因多服凉药，致肌肉冰凝成漏，时消清脓，一足已跛，终成不治。

一妇内踝骨生疽，形如剥鳝，腐流臭水，人身湿多下注。掺胜湿丹，须外扎紧，则药方不从水淌去，后遂获瘥。

一人生左足发背，烂开臭腐极痛，足背至下之处，难于升发，收口甚迟，掺胜湿丹，扎紧，隔四日一次，五旬奏功。

一妇手足遍生紫疙瘩，掀疼或溃黄水，名紫癜风。乃湿热留于血分而然。以刀砭去毒血，

外将老桐油调清凉散敷之，内进凉血掺湿药，随手取效。

一孩上牙床缝中，常流臭脓，此为牙漏。用银条探试，奈其漏上通于鼻，无法可施矣。

一人内目眦成漏，以探条试之通外，先插陈降条，化去管，次将利剪豁开，上生肌药，贴膏药一月完全。若通眼内，决不可治。

一妇口角生疔，误食猪肉走黄，唇肿翻硬，刀刺无血，极痛烦燥呕恶，此毒内闭。又串至胁肋，漫肿三处，如流注，若用火针立死。内服疗毒复生汤方载《外科正宗》十二剂，唇上脓溃肿退，但胁肋至月余始有脓，百日乃完口。

一人患缩脚痰已好，误食赤豆，使毒复萌，患腿酸痛难忍，僵硬如铁，疗治不灵，延年许，聊可伸动，卒成跛躄。

一人患流注三处，卧床一月未见脓，独尾闾穴已深烂，是名席疮。乃肌肉先死，辞不可治，寻亡。

一老人冬温发热，烦躁有汗，大便泄，舌板硬燥裂，全不渴饮，脉象细弱，阳病阴脉。此真阴告匮，不得上润，立见神昏，勉投救阴法，不应而逝。

一妇对口，腐已脱尽，疮中黑凹腥臭，不肯生肌，此为内陷坏症，竟死无救。

一妇素忤逆，一日骂姑不堪，忽被雷神提至空中，陡然掷下，吓得心神恍惚，如醉如痴，与柏子仁、远志、当归、熟枣仁、茯神、丹参、麦冬、夜合花、九节菖蒲、龙齿、金针菜，六帖而安。

一人手碗生肉瘤，大如杏，经针后随耘田，伤及筋脉，一手漫肿作疼，连破数孔出脓，仍不消肿，治有二年，方肿退口敛，手指终拘挛。凡针灸后，一犯劳动，必见肿痛。

一老人患阴搭背，肿硬如盘，皮色不变，先捣蒜头铺疮上，再加艾灸，如此两次，根脚虽收小，正头坚黑，刀刺嘣叭有声，此肌肉僵死如石，冤谴之症，更数医终死。

一妇冬月冒雪远行，又赤足涉水过渡，使

阴寒之邪内逼，随发直中伤寒，身冷头发热而痛无汗，周体青紫，六脉沉伏，辞不立方，三日乃殂。

一兵剿寇凯旋，因心喜急，奔路五十里，俾五内之火，沸涌上腾，逼伤阴络之血妄行，由口眼耳鼻而出，奄奄一息，犹出不止，与犀角地黄汤，甫入腹，血即止，此方治实火，不可治虚火。调息数日而康。

一妇大疟数年，脾胃虚极，中气不运，周身浮肿，食入作胀，与补中消满法，虽暂效，已而肿甚于前，乃土败不胜药力，后延半载没世。

一妇乳房臭烂，中有竖头紫肉，并不肿硬，乳汁又通，此杨梅遗毒，照梅疮治法乃愈。

一孩痧疹，热盛熏烂肺叶，每张口有臭蛋气触人，治亦无效。若大人口有臭蛋气之病，未有生者。

一妇产后风邪，乘入太阳，上踞清道，头疼如破，或作或止，延及廿年，针灸头维二穴四次，内服当归、川芎、黄芪、白芍、党参、羌活、冬术、细辛、防风、白芷，十二帖除根。

一妇生反唇疔，因食劳荤走黄，满头赤肿，毒延至背，溃流脓水，从二月疔已近愈，至五月仍然昏卒。

一人秋邪，三日忽昏厥如尸，胸次尚温，脉且流利，细询，因素嗜洋烟，断烟数日，值瘾到时，无烟杀瘾，正气又被邪气暗耗，所以难支。先用烟膏二厘，冲开水灌下，接过其瘾，旋投祛邪辅正方而愈。

一人患秋燥，误服燥药三贴，致阴伤液涸，遂神昏舌短，不得出言，先进梨汁润其脏腑，寻投清燥养阴汤，五日遂瘳。

一人脘痛不止，形脱食少，已延一年，乃寒邪蒙闭中焦，气机呆滞难运，与党参、官桂、丁香、乌药、木香、草果、吴萸、陈皮、附子、乌梅，三十帖，疼减其半，又三十帖，觉心中嘈杂，更以枳壳、半夏、砂仁、茯苓、白术、党参、陈皮、山药、甘草、木香，八帖，病如失。

一妇遍身酸痛，手腕高肿数块如棉，肢痿食少，乃脾虚血弱，经脉流行不畅，风袭筋急，谓之痛痹，用当归、冬术、白芍、山药、黄芪、桂枝、木瓜、灵仙、秦充、防风、贝母、川断，四十帖，肿疼减半，又四十帖而平。

一人脘痛，左乳下辘辘有声，如囊裹浆，脉象滑数，此痰蓄中，胃挟肝火上犯，先以瓜蒂散五分，开水调下，立吐痰水两碗，继投楝子、吴萸、半夏、木香、姜汁炒川连、茯苓、干姜、乌梅、陈皮、白芥子，二十剂全可。

一人冬月常五更冲寒远行，则寒气阻闭经络，手足多生青紫块，麻痹难动，议桂附理中汤，加温通药八帖乃痊。

一老妪体虚痰盛，忽昏厥声如拽锯，称为痰中，投三生饮加味，党参、冬术、橘红、姜汁、附子、南星、木香、竹沥冲灌，顷刻神稍清，脉总弦急，延八日竟死。

一人因服朱砂、青盐，神呆语涩，面赤口渴，起坐不安，此苦燥烈性，扰犯心神，阴伤火炽无制，投大剂白虎汤加犀角，八帖遂平。

一人见食碗至前，嗅鼻发惊状，此疯犬毒内伏。询其被疯犬咬否？彼云曾有疯犬咬伤，并未发作，咬口已平。嘱其速办后事，入夜果亡。

一人腹胀如鼓，月余只饮稀糜，先以舟车丸三钱，开水下，移时泻湿水积滞半桶，腹胀便消，后进枳壳、麦芽、冬术、神曲、山楂、陈皮、苡米，调理一月复元。

一老人春温二日，便神昏谵语，时轻时重，脉十动一止，或廿动一止，诸医皆辞不治，此年老正虚，不能与邪相抵，至一候七日也邪退正回自好。

一人因伤食起病，脉七动一止，在法无治，至八日发出斑疹而愈。此风热早伏，藉伤食更闭，难于外达，故昏沉懒言。至一候经络已周，而症乃现。

一老妪常头痛引脑鼻，淌臭涕，此胆热移

于脑，煎灼阴液，渗泄而下，名为鼻渊，当清热透脑法，与辛夷、羚羊角、藿香、苍耳子、知母、栀子、生石膏、川芎、生地、黄芩、猪胆汁，八帖病除。

一人上下牙床隐痛腐烂，脉象迟细。此阴虚浮火上炎，以熟地、泽泻、茯苓、肉桂、丹皮、山药、萸肉，八帖即瘥。第虚火如雨中雷电之火，见日则消，六味中加肉桂，引火归原，乃雨中电火而见日光矣。倘用苦寒，阴霾反盛，更益其病。

一人牙缝忽生肉条，挺出口外，名为髓溢，先以铁烙烧热烙平，内进生地、苁蓉、骨碎补、菟丝子、阿胶、萸肉、杜仲、线鱼胶、怀牛膝、龟胶、猪脊髓，十二帖不发。

一人舌肿硬难言，胀疼不入汤水，即紫舌胀。舌中乃凸起一点，以刀刺出血，投三黄汤，三帖遂消。

一妇大疟，延至体亏，在法当补以六君汤，入腹便昏晕，询其素不受丝毫补益，反与克削药始苏，此禀赋之异者。

一妇每生病，六脉全无，追疾退脉亦渐起。向来孱弱，不能载邪，故脉沉伏不现。惟见病治病，不必凭脉可也。

一妇季夏在田中农作，值烈日蒸起，垭粪湿邪，两足侵染其毒，遂赤肿作腐，痛痒难当，常欲以手摩擦，致手亦染其毒，乃用手持物吃，则毒径犯喉系，随时咳喘，甘蔗、蒜头煎饮可效。但粪毒咳，失治无救。

一孕妇因湿热上冲，头疼欲死，先刺风池两穴、太阳两穴，痛稍减，脉来洪数，与胆草、泽泻、夏枯草、白菊、滑石、山栀、桑叶、羚羊片、黄芩、知母，四帖，后不复发。

一孕妇六月受暑发痧，误饮生姜汤，遂腹疼不止，凡痧忌姜，暑天尤宜戒。用白王瓜皮煎饮，再刺痧症诸穴，立定痛而瘳。

一老人病久阴伤，相火震动无制，玉茎破皮流血痛甚，外搽珍珠散，进生地、元参、川柏、生首乌、山栀、丹皮、知母、龟甲、女贞

子、麦句，廿帖渐敛口矣。

一妇腹痛，引阴不止。凡温通理气去瘀杀虫，及平肝针灸诸法，均不应。乃脏结症，数日溘逝。

一妪脐腹咬痛，便泄昼夜无度，诸治罔验，亦脏结症，故疼常无休息，旬日遂亡。

一老妇左臀被针戮旋肿，疼似流注，日夜呼号，众医束手，延月余方死。此伤人神。何者谓人神？人身气血会聚之源也。

一农夫每劳动便胃脘板痛，得食稍定，此中虚，因劳而气难运，故疼，投党参、白术、陈皮、木香、草蔻、黄芪、山药、肉桂、干姜、吴萸，六帖痛止，骤难除根。

一人欲后，髓空阳虚，便入水捕鱼，阴寒乘间直入三阴，周身掣痛，竟无定时，因经络悉为寒邪阻闭不通，六脉沉伏，与四逆汤加桂枝、当归，不应，三日遂卒。

一妇生颧疔，散黄面肿如斗，作痛昏瞀，症势濒危，以疔毒复生汤不应，乃加琥珀一钱，疼止，肿渐退。

一人右颧肿硬，皮色如故，旬余未化脓。此风热上壅，其名颧疡，最属迁绵。以牛子、薄荷、山栀、连翘、僵蚕、丹皮、桔梗、黄芩，外敷清凉散渐退。

一人口生紫泡，牙床臭烂，手足发红晕斑，壮热烦躁，与薄荷、山栀、羚羊角、麦冬、知母、生石膏、片芩，三帖全退。

一妇生外踝疽，淌脓五年不敛，因骨笋空隙处为之穿溃，常一细孔流水，不能入药，终成痼疾不治。

一童跌豁上唇嘴，掺生肌散，用棉带扎紧，拴于耳后，四日一换，只进稀粥，不可言笑，静养一月平复。

一人忽喉痛不肿，痛牵耳下难忍，恶寒壮热，滴水难入，从午初至申刻便死。此风邪闭满肺络，脉来促急，乃紧喉风也。

一人喉不肿痛，忽痰壅不出，气塞难通，汤药滴不能进，《内经》谓一阴一阳结为喉痹，

延三日乃死。

一妇腿内侧生流注，治不得法，年余始溃，每出脓盈碗，已六载未收口。乃骨缝空隙已被烂通，药不能到，肌肉为之空浮，稍劳动即胖肿，诸治无效。

一妪生数处流注，烙以火针，毫不知痛，此肌肉早死，遂辞不治，二日后果死。

一人年幼腿生流注，疗十数载方愈。及壮，夏月入水，阴湿又乘三阴，初觉旧患处隐痛，两月后只溃清水，因肌肉久虚，故无厚脓。与生芪、白术、芡实、莲子、山药、党参、附子，合炒老黄籼米磨屑，加红糖调食，接补正气，四月余虽痊，旋又完姻，精气更加暗耗，复因入水，旧患仍作，诸治不验而逝。凡久病体亏，戒欲为要。

一人曾染妓毒，几年后因有病正虚，淫毒乘间窃发，龟头生如翻花菌，大小十数枚，逐一用药线扣住，过一日收紧线一次，待落下，随上生肌散而痊。

一妇大疟，延久形瘦脾虚，过于作劳，忽口鼻俱出血不止，乃脾虚不能统血，上溢清道而出，以黄芪、白术、玉竹、党参、山药、当归、茯神、牛膝，二帖，便止。或因此发牙衄者，治方同。

一女头顶被碰跌，由头至额，肿软如棉，此气凝血瘀所致，用活络膏药贴自消。

一孩跌破眼睑流血，当时未洗净，遂上下睑长为连合，尚有一孔通光，用刀割开眼缝，随止其血，目可照旧。惜目珠闭合年余，生翳难除。

一女孩额上跌破，初起失治，数月来满面皆脓，串空起壳，污水不断，逐渐插降条化毒，并生肌散而痊。

一妪鼻中生痔，挺出不通，先刺破受药力，次以棉花蘸硇砂散塞之，复加棉花塞紧，难落，隔五日一次，化尽，服生地、丹皮、知母、栀子、元参、花粉、条芩、川连，则面方不起火。

一老人表虚血弱，筋失营养，常觉左脚底

有气一条串至胸肋，胀闷欲绝，移时串上头顶，又从头顶走至右边胸肋，亦复胀闷，移时串至右脚底，气止人安。每日数次，不堪其苦。先以肾气汤，加理气药卅帖，再用当归、杜仲、党参、黄芪、杞子、菟丝子、巴戟天、白芍、怀牛膝、海桐皮、川断、葡萄肉、破故纸、毛脊、五加皮，陈酒隔水煮一支香，服四月悉平。

一人生搭背，常要刀剐去患上肉方快，随出蜈蚣数条，直至剐尽背肉，出蜈蚣无数乃死。其人作孽太重，冤仇相报耳。

一人左肋生流注未完口，因远行跌倒，碰伤患口，竟出血不止。乃远奔则浮火必腾，使经脉错乱，逼血而出，投犀角地黄汤入腹即止。

一妇中虚痰盛，使痰随经络流串遍身，或凝结多处，肿软如瘤，按之不疼，瘫弱不得转动者年余，用川贝母四两，陈酒六斤，隔水煮服，渐能行走矣。人身多痰，气血盛则痰化为血，气血衰则血化为痰也。

一童劳苦伤中，脾气郁结，化热生痰，凝于舌下，左边成为痰包，肿胀，致言语饮食俱难，以刀放出胶痰杯许，插陈降条少微化去根，方不复肿。

一妪玉户肿痛，不得大小便，饮食不入，此湿热注于膀胱，移于小肠，将成蚌疽，投龙胆汤加利湿药三帖，溃流紫血盈盆，外掺清凉散，又前方五帖痊愈。

一妪刀伤破左食指皮，自掺药刚收口，忽一手肿痛不止，饮食欲绝，或而昏愦，脉象疾硬，治不应手，此伤人神者，四日故亡。

一人食牛肉，便腹胀壮热，以山楂、建曲、青皮、槟榔、厚朴、麦芽、枳壳、苍术，加稻草为引，因牛喜食草，物理当然，覆杯则消。

一童食蛋停滞，致心窝肿凸如李，食少形削，将近十载，用手提起肿块，使离内膜，免伤胞络，以针轻缓刺下灸之，服化积方，十日针一次，一月除根。

一妇心窝生疽，月余不溃，僵卧食少，用细火针，轻缓眠侧刺少许，方不伤内膜，插入药捻拔尽脓乃愈。直刺针必险。

一妪生喉蛾，脓出甚多，遂太劳动，大损肺气，忽音哑无言，别无所苦，早服燕窝汤接补，晚投益土生金方旬余，言能高朗矣。

一人霍乱，三日仍吐泻，使中气败竭，而阴阳已倒行逆施，则大便自口而出，此胃底已翻，四肢厥冷，烦躁不安，至七日而亡。

一产妇血虚风燥，周身串痛，几处浮肿如桃，筋渐短缩难动，脉来浮数，以生地、钩藤、阿胶、白芍、大胡麻、丹皮、当归、沙苑、首乌、女贞子、生龟甲、丝瓜络。十帖复原。

一人针戳手掌肉内，用细绳扎紧手腕，使不上走，针随血脉走至心则死。未尝剐割，一月针从原口而出。

一人喉生叠肉，状似鸡冠，搅塞要路，惟进米饮，症名喉岩，以火烙烙平，服解郁方乃消。三月后翻肿胜昔，难语难食，时流鲜血，知是冤报，未久遂卒。

一妇伤子过悲，致肝脾气郁，智慧不灵，神昏不语，不食不大小便，直卧如尸，已旬半，惟目尚灵，脉迟细，以郁金、佩兰、木香、佛手、苏梗、夜合花、茯神、九节菖蒲、橘红、远志、沉香、煅磁石、香附，解郁安神通窍，八帖，遂起坐如常。

一妪肝郁喉间梗阻，汤饮可进，硬食难入，帝丁左右有筋扛起，撑胀不爽，即是上格，用刀刺筋上，多不出血，服平肝理气方，数次便松。

一老人搭背，溃后见代脉，此脓腐去多，元气不相接续之故，与十全大补十日，外脉如常，疮口已敛，忽双足痿软，不能动，仍进大补法，二旬如旧。

一人满颈起痰核十数枚，先烙火针，疏通其结，进柴胡、贝母、蒌仁、海藻、海浮石、荸荠、香附、橘红、昆布、丹皮、海蜇头，十帖，外全消。

一妇乳痛已痊，因劳动，便焮肿流脓，将逾二载，投八珍汤卅帖，乃不复发。

一人欲后下床小便，寒邪乘虚侵入肾经，玉茎肿亮不痛，与杞子、巴戟天、韭子、菟丝子、苁蓉、熟地、覆盆子、山萸、破故纸、鹿胶，六帖肿退。

一妇临产，去血过多，忽然昏晕，肢冷脉绝，立时不及备醋、炭与火盆，先以火纸卷粗卷，点火藉烟熏鼻，接透阳气立醒，内进调理方获痊。

一人满腿肿亮作痛，乃脾虚湿邪溢于肌表，其名冬瓜痰，用针刺出黄水，敷冲和膏而愈。若用火针，便烂难敛。

一人大腿生流注，三月余方溃脓，竟诸治法，不得功，因人腿只一条大骨，名成骨。另有两条脆骨，名辅骨。夹扶大骨于肉中，今被脓烂穿骨缝空隙，药不能入，常流脓水终身。

一妇天寒临产，儿先出一手，经一昼夜不下，用艾叶一斤煎汤，倾盆中，令产妇坐盆上，四围密护莫走气，俾热气熏透，玉门交骨得暖方开，儿遂奔生而下。

一人肝郁化火，上升头巅，火滞血瘀，结成肉条，长及三寸，红亮竖凸，触之痛极，用青黛、川蜜和敷，月余全消。

一女喉外结核胀疼，治已将痊，继音哑难言，以苏子、叭杏、苡米、莱菔子、象贝、桔梗、蒌仁、紫菀、炙杷叶，十二帖，声渐透如初。

一人玉茎浮肿破烂流脓，延有半载，以生地、胡黄连、川柏、银花、车前子、知母、土茯苓、栀子、泽泻、甘草梢，十二帖，外搽珍珠散，皮敛肿未消，并不疼，袖住马口如婴孩，自言如此肿已十年，故难消。

一童痢下日久，痢虽止而脾胃败极，忽右手瘫软难动，与当归、熟地、党参、白术、白芍、山药、杞子、黄芪、茯苓、红花，廿帖，复原。

一孩肠澼延久，谷食甚少，正气耗伤，致目眶内陷，目珠生膜，投熟地、黄肉、太子参、冬术、菟丝子、杞子、山药、怀牛膝、当归、陈皮，调治一月，膜消复明。

一幼女左肋生肝痈溃破，两月余失治，穿透内膜，患口如蟹作沫，每掺药随被膜内气煽去无存，必死之症，数日而夭。

一人牙根作痛，渐烂穿牙床，日见深嵌，延开及腮，仍痛不休，此为牙岩，禁用刀刺，辞不可治，延年余死。

一人龟头肿痛，色如烟煤，马口闭塞，烂至尿管，溺从烂孔流出，臭不可近，此肝肾湿毒结久所致，治之不应而亡。

一妇生锁口疔走黄，满面红肿，四日渐消，以刀刺疔头，流污水不知痛，其毒忽走至手臂及臀，肿如流注，忌用火针并暖药。烦乱昏愦三日乃殂。

一孩日暮内喉胀痛，急进疏散方不应，至平旦气促神呆而殇。此风热内闭，是紧喉风也。

一妇因寒凝气滞腹痛，以温通理气方，六帖不效，次用吴萸、肉桂、木香、附子、陈皮，研末，温陈酒冲服，痛立止。盖末药尚存原性，故治速效，不似煎剂，性已淡，故鲜效。

一人项下漫肿，气喘吐涎，汤水难入，是风痰内闭，服药无功，三日便卒。

一妇小产去血太多，血虚液涸，火灼脏燥，扰动心神，悲喜不知自主，似神鬼所凭数伸欠者，以甘麦大枣汤，当归、阿胶、红花、丹参、柏子仁、大枣二枚、甘草、白芍、杞子、小麦二合，入腹即平。

一女少腹隐痛，不能仰卧，小便下脓血，乃小肠痈，以归尾、苡米、泽兰、没药、玄胡索、桃仁、蒌仁、乳香、木通、车前子，十二帖全安。

一妪臀生流注，不甚高肿而疼，引及半身，不纳饮食，不过六日乃亡。

一老人由牙床烂穿过腮，深陷可畏，并无脓水，亦无臭味，其名牙岩，诸医推辞，年余方死。

一妇胃痛廿余年，右乳下硬如覆杯，辘辘声响，此痰积于躯壳内脏腑外空处，先以瓜蒂散五分，涌吐其痰，服党参、干姜、半夏、乌药、吴萸、木香、白芥子、橘红、草蔻、白术、官桂，十二帖除根。

一童跌豁上口唇，先以细火针穿通两边豁唇，次以丝线针，自火针孔穿出收紧豁口，掺生肌散，贴以膏药，三日一换，惟饮稀粥，禁止言笑，一月复原。

一人龟头忽生皮包住，只一线之孔通马口，小便极难，用细鹅毛管寸许，插入孔内，后渐换粗毛管插之，外以布袋套住玉茎，欲溺去之，溺过仍然包插，久久其孔可宽，小便自畅。

一孩疟久转痢，泻如苋菜汁，此脾虚不能统血，阳亏不能蒸血变赤，服药不效，四日而殇。

一妇腹疼月余，转成腹胀气促痰鸣，汤药入口即吐，用铜铁钥匙廿四把煎饮，至夜半泻水甚多，胀消能纳饮食。

一妇生锁口疔，食荤走黄，唇硬如石，面肿如斗，刀刺不疼，口中气臭，神昏谵语，汤水难进，不肯化脓，此毒内闭，十四朝而死。

一童因惊恐，每夜梦一红衣人与黑衣人相斗，至天明方退，延及三月。夫黑色属肾，红色属心，心火独亢，肾水不充，水不制火，心肾不交而然。投生水安神方，熟地　柏子仁　茯神　白芍　龙齿　石菖蒲　丹参　夜合花　远志　枣仁　金箔　金针　二帖不复见。

一妇产后少腹板痛，小便难出，是气血壅闭，与寒邪交结，成小肠痈，若大便结，乃大肠痈。延已三月仍痛，甚难转动，只进米饮，肚脐肿突出脓，掺提脓丹，针灸少腹数次，以归尾、桃仁、没药、蒌仁、五灵脂、木香、泽兰、乳香、苡米、香附、玄胡索、肉桂，十帖后渐起床矣。

一人舌左畔生两个硬尖叉，不便伸缩言语，渐至烂穿半舌，不得纳食，名为舌岩。因心绪太烦，水亏火旺所致，无何便亡。

一人玉茎赤肿，尖头烂若蜂窠，时流脓血，后中段又破，一孔出脓，溺从此孔而出，马口堵塞，色似猪肝，此血肉早死。延半载方死。

一老人满舌肿胀作疼，不能进食，名盘舌痈，势甚危殆，先用通关散，嗅鼻开通其气，凡喉舌病皆可用嗅鼻法。舌本立松，吐痰甚多，次以刀刺舌下出血，进清火化痰方寻愈。

一孀妇乳房肿硬如石，此体虚气郁而得，贴消坚膏药，服佩兰、当归、象贝、黄芪、郁金、茯神、香附、青皮、党参、白术、远志、陈皮，一月全消。

一妇善怒闷，气瘅于上焦，致呃逆之声达于户外，作呃歧治不效，以杏仁、苏梗、沉香、郁金、枇杷叶、桔梗、紫菀、佛手、佩兰、降香，症乃肺瘅，十帖渐好。或加金沸草、丁香、代赭石、柿蒂，经治数人皆效。

一妇常腹疼串至满腹，声如雷鸣，呕恶不食，卧床难起，以黑丑、枳壳、建油、白芥子、桃仁、党参、沉香、玄胡索，煎汁送滚痰丸三钱，下痰水甚多。或舟车丸三钱，或三圣散，防风、瓜蒂各三两，藜芦一两，为末，齑汁下一钱，皆能逐痰。

一童右手酸痛，用冷水浸渍，以希定疼，岂知血脉被冷水冰涩已死，随现紫黑斑片，渐加窜烂，筋肉腐落，后至指肘烂脱，形削不食而死。

一妇往田刈麦，刀伤左胫皮约寸许，彼时未尝介意，三日后一足赤肿如尸，连腹皮有紫黑起泡，破流黄水，壮热神昏，谵语不食，痛难转动，此因刀染蛇毒，皮肉一近，毒从血脉走串，一日便卒。

一妇伤子过悲，舌尖生一红菌，其大如豆，蒂小痛极，妨碍饮食，名曰舌菌。先以药线，扣住线头，将膏药贴藏于面，便于进食，渐收线紧，七日菌枯而落，次以火烙，烫平菌根，乃愈。

一妇往园圃摘取王瓜，满手旋串，烂及腕臂，时流脂水，疗及半年始痊，此手沾蛇虫之毒也。

一人右足背，有蚊一啮，便肿连膝胫，麻木不疼，敷清凉散加雄黄，服败毒药六帖而消。此蚊先吸蛇虫毒血，故移毒于人。

一妇产后暴怒，震动肝火，耗竭阴血，血舍空虚，神志瞀乱，言语颠倒，不识亲疏，饮食如常，投当归、丹参、苁蓉、白芍、杞子、玉竹、佩兰、远志、黄肉、红枣、郁金、香附、阿胶，八帖霍然。

一妇秋邪，月余昏沉，不言不食，卧不能动，大便久结，胸次灼热，惟目珠尚灵，正虚邪气里结，以大承气加高丽参三钱，扶正通便，服药半日，大便行，神渐醒，随进米饮接补元气渐痊。

一妇时邪，六旬昏睡，不语不食，大小便利，不渴微热，询其经水适来，发病经即停，此热入血室。形容枯弱，目珠灵活，以生地、丹皮、山栀、片芩、柴胡、桃仁、赤芍、元参，三帖病退。

一人温邪六日，无汗壮热，大小便通，大渴烦躁，卧转不休，舌苔白滑带黄，脉象洪数。此邪热内陷，与井水一杯，甫入腹，大汗淋漓，热退人安无病矣。

一妪哮症数十年，冒风寒则发，喘促不得卧，汤水不入，语言难出，神昏舌强，奄奄待毙，以苏子、附子、干姜、肉桂、茯苓、杏仁、橘红、白芥子，三帖乃平。

一人秋邪八日，发热形脱无汗，卧不能动，舌白润，脉细数，已穿齐衣服，待气下入槻。先与梨汁半杯，入腹后烦躁大作，略与凉水，饮下更渴，一日夜计食梨卅斤，井水一大桶，遂溱溱大汗，病如失，此症罕有遇之者。

一人冬月，赌博数夜，忽神昏跌倒，不省人事，目闭不言，便泄无度，脉象沉微，与桂枝、厚朴、藿香、砂仁、苍术、附子、陈皮、木香，三帖遂起。

一妇因夫欧后腹疼，十日未止，遂服鸦片自尽，当遭救醒，腹疼更甚，连进跌打理气方不效，加紫棉秸二两入原方中，煎服立愈。

一人咯痰带血，三年来左胁板痛，渐串至

胸，腹胀形紫，瘦不食，痛处喜风，吹之方快爽，若是无风即用扇自扇，百治不灵，死时十指卷起，两足踡缩。

一人用人言搽入发中虱，俾头面与身赤肿裂痛，皮肤干燥，敷清凉散，服清火败毒方三日消去。

一人小便六日不通，用桃枝、柳枝、槐枝、水葱煎滚，倾桶内患者坐桶上，四围密护，熏蒸一时，窍开溺如注。

一人用人言、水银搽疥疮，致周身皮燥开拆，白屑脱落不绝，以当归、杏仁、生地、桃仁、火麻仁、柏子仁、丹皮、阿胶、紫草、山栀、郁李仁、麦冬，廿帖稍好，原方为丸收功。

一人体胖，劳动太过，胖者多虚，忽手足疲软，不能举动，故劳则气伤，气伤难以运血，血滞不得贯通脉络，当补气和血方，党参　当归　白术　川断　五加皮　黄芪　红花　玉竹　白芍　陈皮六帖，行动便能。若作痹证，用散药则瘫矣。

一妇产方八日，其夫即与交合，遂呕恶头重，瘫软畏动，懒言，服当归炭、太子参、苁蓉、菟丝子、冬术、炒丹参、炒白芍、杞子、阿胶珠、干姜、山药、陈皮，八帖安然。此伤冲任为重，补奇经所以效。

一妇因夫时热证初退，与之接合，随发热不安，腹痛难忍，名阴阳易。投郁金、香附、小朴、公鼠粪十四粒、枳壳、僵蚕、藿梗、韭根五钱，二剂乃效。

一人稍劳动便肛脱寸许，坐卧不安，此体胖气虚下陷使然，进益气汤加槐米、地榆，另以独活、当归、侧柏叶、乌梅、倍子、青葱，煎滚倾桶内，坐上熏之，数次乃收上。

一妇陡然浑身麻木，手足抽搐，神困不言，似肝风非肝风也，是胖人多虚，加以产多血耗，乃气不行血，血不荣筋耳。投归脾汤，六帖而退。

一妊妇时疫告危，先只用门面药不效，余进生地、枳壳、山栀、片芩、麦冬、苏梗、连翘、花粉、当归、元参，二帖，因加顺胎药，故神验。

一妇怀孕已六月，乃感时疫，壮热胸闷腹坠，口出臭气，知胎已死，用苍术、陈皮、厚朴、甘草，加芒硝三钱，夜半果下一死胎，热亦退，调治而痊。

一妇妊足十月，口鼻皆血出，三日未止，气微神惫难动，汤饮入口则呕，进顺胎凉血方，生地、苏梗、麦冬、小朴、沉香、白芍、枳壳、知母、山栀、元参，三时许，陨下死孩便安。

一老人年近九旬，生中搭手，赤肿作疼，二候尚僵黑未化脓，以八珍汤加附子五分，四帖，扶正助阳，痛止得脓，腐亦渐脱，继以六君调治全功。

一人右乳下生流注，坚肿作痛，不食神败，身不能转，二旬外口中吐脓数碗，此必膜内之脓。后肿处亦出脓，此必膜外之脓。延至半年收口，盖未穿破内膜。故而得痊，稀有之症也。

一人左耳下发马刀疬，大如杯状，焮硬痛甚，加之染患时疫，昼夜昏躁不安，忽口鼻俱淌脓数碗，此马刀脓从内溃而来。翌日而毙。

一人休息痢，延半载转为每日泻绿水四次，食少躯削，此痢久脾虚，肝木来侮。夫木色绿，木强阳弱，失其蒸腾之力，故而肠泄，以破故纸、冬术、苁蓉、菟丝子、黄芪、续断、巴戟天、山药、杞子、怀牛膝、党参、萸肉，加生姜、红枣，卅剂而止。

一老人左耳下生马刀疬，漫肿如李，不觉焮疼，此由肝气与痰凝滞而成，若用针刺，立疼痛速死。以逍遥散。后误于刀刺，便胀痛而死。

一人目珠与面身纯黄色，食少倦怠，脉迟细，此阴湿发黄疸，以茵陈、苡米、泽泻、附子、赤苓、苍术、肉桂，五剂而退。

一人突受大惊，精神恍惚，目珠与身面皆黄，脉虚促，此胆因惊而裂，胆汁流于经络，运及一身之故，无法可治，已而乃逝。

一人两眼及身面都黄色，不时烦躁，能食脉数，此湿热盒伏成为阳黄，进茵陈、栀子、木通、车前子、滑石、泽泻、蓄蓄、川黄柏，四帖，色皆转白。

一孩患疟，误服截散药多剂，使元气损败，面色㿠白，汗出不止，神脱难言，肢冷脉绝，目珠独灵，先以高丽参二钱，煎米饮灌之，接续阳气，随进补益方而愈。

医门补要附载

丹徒赵濂竹泉编辑
诸暨蒋抡元校点

采集先哲察生死秘法

头部

头低无神者死，头低视深者死，头摇不止者死，头上撺者死，头重视身者死，项筋展长者死，耸肩动形者死。

面部

天庭光润者伤风，天庭晦暗者伤寒。面青黑者为寒，面紫黑者为热。发汗后面赤甚者，邪未出，当再表散。阴盛格阳面赤者为戴阳，当温之。五色精华尽发于外，而内无所畜者凶，面赤目上视者死。面黑头汗出不流者死。面淡黄者，脾胃伤。肢痿腹胀，面黄如熏者，湿盛黄疸。面黄如橘者，多热。面黄挟青紫，脉芤瘀血在胃，或胁有块。面多白点者，虫积。面黄不润，多蟹爪纹者，虫积。面黄不一者食积。面赤目黑者死。面黑目黄者死。面黄白眼胞肿者，谷疸胸痞。面黄目青者，伤酒。面目有黄色者，有胃气吉。面赤吐沫者死。面青伏枕者死。颧赤者心痛。左颧赤者，肝热病。右颧先赤者，肺热病。两颧赤色，如指大者，病小愈必死。颧黄黑者，肾病。伤寒汗不出，颧赤气喘者死。面青舌卷囊缩者死。面青小腹痛者阴寒。面青唇黑者死。面青目黄，面青目赤，面青目白，面青目黑者皆死。病人与无病人远望似青，近看似黑者死。面青者风寒。面黄者小便难，胸中寒。面黄而光润者，湿热及痰饮

蓄血。面黄而枯暗者，寒湿食积。面黄而黑者，脾胃衰。面目身皆黄，小便涩者湿热。面目身皆黄，小腹胀痛，小便利者蓄血。面黄而赤者风热。面黄目青，面黄目赤，面黄目白，面黄目黑者，皆不死。面赤者风热。面赤目青，面赤目白者，皆死。面赤脉虚数者，假热。面赤脉沉细者，假热。面赤脉弦数者，少阳病。面通赤者，阳明病。面颊午后赤者，虚火。颧现赤色者死。颧及耳目起赤色者，五日死。面白者气虚。面白无神者，病后及脱血多汗。面白如搽残汗粉者死。面白形瘦，身热下血坏者死。面白目黑者死。面白而黑者，寒痛。颧现青色者死。面白颧赤者死。面黑目青，面黑目白者，皆死。面黑者，伤寒及劳。久病面焦黑者肾热。面黑唇青者死。面黑皮枯牙根露者死。面黑目直视，恶风者死。面黑两胁难转动者死。面黑而肿者死。天庭黑者死。颧与发际鼻梁黑者，五日死。耳目口鼻起黑色者死。面黑而肿，唇焦者死。病人及无病人面黑，又起白色在耳目口鼻，三日死。病中面肉瘦削见腮者死。面无精彩，不受饮食者，四日死。面光不暗者，伤风。面暗不光者，伤寒。面如锦纹斑者，热毒。面垢如油，喘促多汗者，中暑。面垢生尘，洒然畏凉，毛耸者，中暑。面浮肿者死。失睡之人，神若饥。丧亡之人，神色呆。面赤者，心热络脉溢。面青者肝热爪枯。面黄者，脾热肉蠕动。面白者，肺热毛败。面黑者，肾热齿枯。面色深暗者，内病与重病久病。面色浅亮者，外病与新病轻病。

目部

目昏，及目赤、目黄者，皆邪热入里。开目见人者，阳病。闭目不欲见人者，阴证。横目斜视者，死。瞪目直视者死。目忽不明者，脱阴及脱血。目青目赤，目白目黑者，皆凶。自上视者，为戴眼。目黑颊赤者，痰热。目睛黄者，酒疸。目黑行走哼声者，骨节痛甚。目黑面黄，肢痿难屈伸者，风痰。眼下青者，挟阴伤寒。目黄心烦，脉和者，病欲愈。目黄小腹胀痛，小便利，大便黑者，蓄血。目黄头汗出者，欲发黄疸。两目皆黄者，病欲愈。目暗黄者，湿热。目赤唇焦者，热病。两目眦红者，欲发疮疹。目白睛黄者，欲发瘴热。目白睛黄，脉沉细者阴证。目眶黑者，为痰。目下灰黑者，痰饮。目睛稍定即转动者，为痰。目暗者，欲衄血。目暗鼻燥者，热邪。目矇矇者，热邪。目光乱者为痰。目睛不转，白珠黄者，欲衄血。目直视喘气，下痢者死。目梢生黑气，牵入太阳者死。目睛定不转者死。目无精彩，牙齿黑者死。目胞肿者为水。目睛恍惚者死。目眶陷下者死。目瞳子高者死。目直视肩垂者死。目直视耳聋，及百节皆直者死。闭目恶人，脉短涩者死。目昏不识人，目反上视，目瞪睛小，目睛圆正，目反折者皆死。目转运者死。

鼻部

鼻微黑者，痰饮。鼻色黄者，湿热。鼻欲嚏不能者，为寒。鼻孔干黑，如烟煤者，阳毒热，极凶。鼻孔黑润出冷气者，阴毒冷极。产妇鼻内黑及衄血者危。鼻塞，口中黑者死。鼻出气多，入气少者死。鼻色赤者风热。鼻尖青黄色者，为淋。鼻色鲜红者，留饮。鼻紫暗者，时病。病人鼻尖山根明亮，目眦黄者，病欲愈。无病人现黑色，忽起于耳目口鼻边者凶。明堂目下青者房劳，或精神不快，即夜未睡。鼻色青者，腹痛肢冷死。鼻色黄者，小便难，及痰饮湿热。胸中寒，鼻色黄黑而亮者，小腹两胁

痛及蓄血。鼻色白者，失血气虚。鼻色黑者，房劳及痰饮水气。鼻痛者，风火。鼻流清涕者，肺寒。鼻塞流浊涕者，风热。鼻鼾难言者，风温。鼻鸣干呕者，伤风。鼻孔满胀者，风热。鼻孔干燥脉浮数者，欲衄血。鼻孔色黑滑冷者，阴证。鼻上出汗如雨者，心胃病。鼻孔扇张者死。人中平满者死。

唇部

唇黑痰多者死。唇卷喉痛者死。唇干焦者，邪在肌肉。唇反舌卷者死。唇燥舌干者，脾热。焦唇黑者死。唇青黑者寒证。唇黄者血虚。唇反肉肿者死。唇口生疮声哑者，虫积。唇青舌卷囊缩者死。唇吻青者死。唇黄者，脾热血虚。唇赤而肿者热证。唇焦赤者，脾热。唇焦红者吉。唇紫者虫积。唇白者失血及呕吐。唇淡白者气虚。唇口俱黑者死。唇齿焦黑者燥屎。唇青人中平满者死。怒气上冲唇青者，当平肝和胃。吐后唇白者，当养胃调气。唇燥裂者脾热。唇口舌苔有断纹者死。唇缩气喘者死。唇肿齿焦者死。唇反舌缩者死。唇吊齿燥下痢者死。人中反不语者死。

口部

口中红吐血，又有痰涎而息轻者死。口如鱼嘴尖起者死。口中气出不返者死。口噤难言者痉症，及痰厥中寒。环口黧黑者死。口酸者肝热。口甜者，脾热及痰。口苦者，心热及胆热。口干者胃热。口臭及口淡者胃热。口辣者，肺热。口咸咽干者，肾热。口有血腥味者，胃热。口不知食味者，津液伤。口中不仁者，外感。口难出言者，血少。口张气直出者，死。口张脚肿，脉绝者，五日死。口目动摇不止者死。口燥齿干形脱者死。口渴眼张，谵语身热，肢冷脉沉细者死。口语死者死。

齿部

初病齿缝流血，痛者胃火。齿燥脉虚者，

胃痛。齿燥无津者热病。齿焦黑无垢者死。齿垢灰色者死。齿如枯骨者死。齿生垢，发枯者死。齿长，发枯者死。

喉部

喉不肿，干痛难忍，气促者死。喉痛，头汗出者死。喉干痛无痰者死。喉声如雷及呛食者死。孕妇喉痛，脉浮者死。

耳部

耳痛耳肿，与耳痛耳聋者，皆胆病。耳痛，耳鸣者，三焦病。耳痛耳轮黄者，类伤寒。耳聋舌卷，唇青者，肝病险。耳聋发狂者，阳虚病。两耳枯焦者死。耳上起青筋，肝风。耳轮枯薄而青，耳轮枯薄而黑，耳轮枯薄而白者，皆肾败。

舌苔部

舌润如常，未生苔者，邪在表。苔见白滑者，邪入里。白苔滑者，邪在胆经。白苔燥者，邪热。舌苔淡白者，里寒。白厚苔，如煮熟色者，寒积脾绝。白苔中黄，邪入胃。干白苔，中心黑者死。白苔起雪花片者，脾冷闭危。白苔尖生灰色刺者，十中救五。舌尖白苔，根黄及根黑，或半边干半边湿者，胆病。半边白苔，半边黄黑苔者，危。白苔中有黑点者，十中救二。白苔多而滑，黄黑苔少者，多表邪。黄黑苔多而干白苔少者，多里证。白苔中两条黑者死。舌尖白苔，根黄苔者危。舌尖与根白苔，中心黑者死。舌尖白苔，中红苔，根黑苔者死。白苔外烦躁欲坐卧泥水中，脉虚大者，是阴寒逼其无根之火上扰，当温之。舌白色者失血。白苔腻者脾热。黄苔而滑者，热未盛。黄苔而干者，热已盛。黄苔生芒刺黑点者，十中救二。黄苔起裂瓣者，胃液干。舌中黄苔，两边白苔者，邪入内。舌两边黄苔，中心白苔者，邪入大肠。舌根黄苔，尖白苔，舌短缩者，胃热湿痰及宿食。黄苔带黑苔者，肝热。黄苔带红色者，小肠热。厚湿黄苔，中心青紫色者，阴证。黄苔带灰色者，胃热。黄苔带黑色者危。外感挟内伤五六日，黄苔中心干，两边润者，里热未重。满舌黄黑苔燥者，里热已甚，当急润之。舌色黄者血虚。

舌红者暑症。舌红极者温毒。舌红中带白色者寒邪。舌红中夹两条灰色者，温疫挟寒食。舌红有黑者，热毒入肾。舌红极有黄芒刺者，热毒入胃。舌中红晕，四边黑者热极。舌红如虫咬者，火旺。舌红生大点者，胃热挟湿。舌红有白点者，心胞邪。舌红尖黑者肾虚。舌红有黑点者，胃热。舌红起干裂纹者肝热。舌红胀烂者，湿热入脾。舌红生白泡者，火旺。舌生紫疮者，火郁。舌生红点者，火炎。舌红嫩如新生，望之似润，摸之干燥者，乃妄行汗下，津液竭死。

舌绛深红色也者，热入血分。舌绛兼白黄苔者，气分邪未尽。舌绛中心干者，心胃火旺。舌绛望之似干，摸之湿者，津亏湿热盛欲蒙心胞。舌绛黏腻者秽浊。舌绛光亮者，胃津亡。舌绛干燥者，火邪伤营。舌绛生黄白碎点者，欲发牙疳。舌绛干缩者，肾阴竭，十中救二。舌尖干绛者，心火旺。舌底绛面有白苔者，湿热遏伏。初病舌便干，神清者，宜扶正透邪。如神便昏者不治。舌边绛，中白如粉而滑者，邪在表。舌绛难伸者，痰阻舌根。舌赤者里热。舌紫暗摸之湿者，瘀血挟热。舌紫肿大者酒毒。舌紫暗而干者，肝胃绝。舌紫黑者阴寒。舌紫有红点，舌紫带干黄，舌紫短缩者，皆热毒。舌淡紫带青而滑者，阴寒。舌紫带灰黑苔而滑者，邪伤血分。舌干紫如煮熟猪肝者死。

舌苔黑润，不发热不渴者，阴寒，当温之。黑苔而燥者，热病。黑苔而滑，发热者，暑证。黑苔生干芒刺，刮去底色红者生，底色黑者死，刮去又生者死。青者者寒极。舌卷干黑者热病。冬月黑苔者死。黑苔舌烂者心肾绝。舌根黑舌尖白者，胃火犯肾。舌根黑，舌尖红者，肾邪。

1171

白苔有黑点者胃热。舌黑而缩者肝绝。舌黑生紫泡者肝绝。舌心一条黑燥，两边或白或黄者，两感症。舌心一条黑润，两边白者，表里皆虚。舌黑带红者，肾虚挟邪。舌半黑半黄，或半黄半白，或中干边润，或尖干根润者，传并之邪。舌红露黑纹数条者，阴证。舌外红内黑者，热极。外白内黑，外黄内黑者，皆热极。

舌灰黑者阴邪。灰黑苔而干者热传里。舌灰色薄润者，阴寒。舌灰黄干裂者，热病。舌灰色中有黑晕者，邪入肾。舌中灰黑，四边微红者，邪入大肠。热毒内传一次者，见灰黑晕一重，热毒内传二三次者，见灰黑晕二三重。不治。初病舌便灰色无苔者，寒食痰水。感冒妄行汗下，二便通，舌灰黑而滑或干者，虚火上炎。白苔中心渐黑者，热传里。红苔渐黑者，热病险。舌冲酱色者，夹食伤寒。

舌强难动者危。舌生干糙裂刺者危。舌收敛如干荔枝肉者危。舌亮如镜面无苔者，胃绝。舌现人字纹者死。舌蓝色者肝绝。舌吐出数寸者危。舌吐出难收者热极。舌缩入喉，难言者寒极。舌短者宿食，危。舌肿大者，热极，急砭之。舌硬者为痰，危。舌枯缩者心绝。舌瘦而长者心绝。啮舌者死。舐舌者危。舌卷神昏者危。汗出不流，舌卷者死。伤寒，舌吐出者死。

身部

病人身轻能转侧者为轻。身重难转侧者为重。身重难移，恶寒肢腹痛，自利，闭目怕亮，不欲见人者，阴证。身痛如被杖，身重如山难动者，阴证。身轻易动，发热体痛，骨节痛者，表证。身重骨节肿痛难伸动，自汗者，风湿。身重痛，骨节不活者湿痹。手足抽搐，身反向后者，痉病。身目皆黄者黄疸。身如虫行者表虚。肉动筋急汗多者气虚。臂多青筋者失血。手背热，与背上热者外感。手心热，与小腹热者内伤。浑身恶寒者伤寒。背稍恶寒者气虚。足冷而晕者气虚。发热而晕者热厥。背曲肩垂者腑败。腰难转动者肾败。形肥白者夭。形瘦有神者寿。形肥者邪气实。形瘦者邪气虚。肥人气虚生痰，难以周流，痰凝生火，故多中风暴厥。瘦人阴虚血少，相火易亢，故多劳咳。病人形瘦喘促狂乱者死。形肥大皮肤宽缓者寿。形肥大皮肤紧急者夭。血实气虚者则肥。气实血虚者则瘦。肥人耐寒不耐热。瘦人耐热不耐寒。胃经气血旺者，髯美而长。胃经气血弱者，髯少。胃经气血不足者，无髯，坐欲伏者，气少。坐欲下一足者，腰痛。行迟者，痹症。息引胸中气上逆者，咳息。张口短气者，肺痿吐沫。叉手摸心闭目者，心虚。手心冷者，腹中寒。手心热者，虚火旺。形肥者，气虚。形瘦者，气促。形肥者，脉细。形瘦者，脉疾。形润者，脉涩。形涩者，脉滑。形大者，脉小。形长者，脉短。形矮者，脉长。

四肢不收者死。身肉不仁者死。寒热往来，形瘦脉涩者死。喘促发热者死。鼻衄发热者死。湿痹身难动，肘膝后高肉破，发热者死。气虚发热脉涩者死。身重尿不止者死。身反向后抽搐者死。皮肤着骨者死。骨肉相离者死。大肉陷下者死。大骨枯槁者死。咳嗽，尿血，形瘦脉小硬者死。妇人乳缩者死。心痛，气弱，着床者死。卧床遗尿不觉者死。形肥，脉细，气少者死。形瘦脉大气多者死。心促肢冷者死。手孔生灰者死。背脊骨肿痛者死。形肥食少为痰，肥人摸之如絮，为无气者死。形瘦食多为火，瘦人肉干着骨者死。

胸部

胸前未胀痛者，邪在表。胸胀满，邪在半表半里。既下后，下部痛甚者防结胸。胸胀气急，大小便不通者死。心畏惧，胸前红甚者死。

腹部

小腹未硬痛者，邪在表。小腹硬痛者，邪入里。小腹绕脐硬痛，小便短缩者，燥屎。小腹痛，脉沉迟者阴寒，当温之。腹胀大小便闭者死。腹胀闭，不得气息者死。腹胀时减，而痛绵绵者，里证未实，大便通为虚。内外无寒者，为阳实热利，大便闭为实。内外无热者，为阴结便闭。小腹硬痛，小便自利，大便黑者，蓄血。小腹胀痛，大便如常，小便不利者，溺涩。小便红为热，浅红淡黄者阴虚。小便白为寒。浑白如米泔者为湿热。腹胀气少者死。腹胀而泻，脉大者死。腹胀而鸣，肢冷而泻，发热形瘦，脉大者死。腹胀干呕烦热，大小便闭，脉沉细者死。吐血腹胀，脉疾者死。气喘大小便闭者死。浮肿喘气，脉细者死。泻利气喘者死。泻利，发热脉大者死。溺多心烦者死。脐肿反出者死。阴囊龟头皆肿者死。内热喉干，溺多心烦者死。泄泻不止者死。

手足部

手大指在外男顺女逆，手大指内握女顺男逆，手热足冷，头痛发热者，挟阴证。手热足冷，汗多妄言者，暑湿病。手冷足热者，阴虚阳弱。数手指者死。两手撮空者死。指甲白者死。手足指甲内肉黑者死。指爪枯毛折者死。足跗肿，两膝肿如斗者死。足跗肿，头重作吐者死。手足抽搐，目上视，身反向后者虚风。额上及手足冷者阴证。不能久立，行则掉动者骨败。膝难伸动，行则曲附者筋败。循衣摸床者死。抽衣撮空者死。惊骇筋束者死。循衣缝谵语者死。

死诊

须发焦枯善怒者死。眉与发竖起者死。发直如妆者死。汗出发润气喘者死。汗出如油者死。汗出如珠不流者死。冷汗发黄者死。大肉尽脱者死。大躁欲入水者死。吐血不止者死。咳不止，吐白沫者死。咳嗽挟便血者死。呃逆不止者死。气少不语者死。善忘善悲者死。善惊妄言者死。或静或乱者死。起坐不定者死。神明失守，声哑者死。神昏妄语者死。热病可治。中风发直吐沫喷药者死。鼻衄不止，脉大者死。气喘脉疾者死。寒热往来妄言者死。热病脉静者死。如死尸臭者死。背人面饮食者死。阴脱者目盲，阳脱者见鬼。

五色诊

面赤色，与黄色者风热。赤如坏血与赭色者死。黄如土色曾枳实者死。青黑色，与白色者，阴寒与痛。青如草滋与蓝色者死。白如枯骨黑如烟煤与地苍者死。骨与盐色者死。黑色甚者，麻痹拘挛。淡黑色者寒水。淡白色者失血。淡黄色者虚病。颊赤色者虚劳。新病受邪未久，脉变色不变。久病邪已深，色变脉不变。新病正能受邪，色脉俱不变。久病正不胜邪，色脉俱变。色深者内病。色暗者久病与重病。色浅者外病。色亮者新病与轻病。色如云散者，病将愈。或色红，或色白，脉浮气怯者，心中羞愧。

五行病诊

心病面黑，壬癸日死。肝病面白，庚辛日死。脾病唇青，甲乙日死。肺病颧赤面肿，丙丁日死。肾病唇黄面肿，戊己日死。

五脏见症

心病色红舌赤。舌深赤，干卷者实邪。浅红润短者，正气虚。实则口干心烦，喜笑胸痛，健忘惊悸，脐有动气，发狂昏冒。虚则好悲，手心热。

肝病面青。实则抽搐转筋，胁痛耳聋，疝瘕便闭，淋浊善怒。虚则目晄晄无所见，如有人将捕之惊。

脾病面黄。实则身重，腹胀便闭，善噫。虚则善思，肠鸣泄利，嗜卧怠倦，骨节痛食少。

肺病面白，实则胸痹胁痛，善嚏悲愁。虚则喘咳恶寒，气少不能接。

肾病面黑，耳黑。实则善恐，善欠气逆，胫冷，喘不得卧，二便不利，小腹胀痛泄泻，脐下气动水畜，背与骨节痛。虚则心空如饥。

五脏绝症

心绝面赤肩垂，目直视，目回视，掌肿无纹，乱语热闷，口张，一日死。

肝绝面青肿，舌卷囊缩，目视不见人，汗出如雨，好伏眠，四肢无力，泣不止，抽搐眼合，八日死。

脾绝面黄肿，头胀口冷，腹热脐跗肿，泄利无度，污衣不觉，唇反肉粗，手撒，十一日死。

肺绝面白，口张气直出不收，声如鼾，三日死。

肾绝面黑目黄，齿枯发焦，汗不止，腰折齿痛，骨肉相离，目盲遗尿，四日死。

六腑绝症

胆绝眉垂，七日死。胃绝腰重脊痛，难反覆，五日死。小肠绝，发直如麻，汗出不止，六日死。大肠绝，泄利无度，利止则死。筋绝，手足指甲青，或脱落，呼骂不休，九日死。骨绝腰痛难转，齿落，脉浮无根，十日死。肉绝，舌肿脚肿，身重，大便赤，尿血，六日死。

看法

口鼻之气粗，疾出疾入者，外感，邪有余。口鼻之气微，徐出徐入者，内伤，正气虚。发热静默默者，邪在表。发热动躁，谵语者，邪已入里。向里睡者阴证。向外睡者阳证。仰卧及伸脚者，热证。覆卧及踡脚者，寒证。全覆衣被不露手足者，非恶寒，即表证及阴寒。揭去衣被，扬手露足者，非发热，即邪已入腑，或形逸心劳，或形劳心苦，或郁闷伤中，或病脱后皆耗营气，名为脱营，或先富后贫，忧愁内结，精神丧失，名为失精。暴喜伤气，暴怒伤血。

闻声

新病小病声不变。久病大病声乃变。寒病无声。热病多语。出言懒怯，先轻后重者，虚证。出言雄壮，先重后轻者，外感邪盛。哼声蹙眉者，头痛。哼声不能行立者，腰脚痛。叫喊用手摸心者，脘痛。摇头用手托腮者，唇齿痛。言迟者风。言急者火。声重鼻塞者伤风。声如从瓮中出者，中湿。声哑不出而咳者，水寒伤肺。声如破而咳者，外寒里热。言而弱，终日乃复言者，气虚。衣被不覆，言语善恶，不避亲疏者，神明乱。言语迟懒者内伤。气少不足以息者气虚。气喘烦躁谵语者实邪。连声者精气竭。忽然声哑喉痛，不肿红，不发热，二便清利者，阴寒。语声细小而长者，头中痛。语声暗暗不透者，心胸病。语声寂寂喜呼者，骨节痛。声如拽锯者死。失音不能言者死。声哑不出，冷厥不回，二便不通者死。病在上焦者吸促。病在下焦者吸迟。病在中焦者，吸数，当下之，虚者死。喘息不止者死。呼吸动摇者死。张口气短呼息者肺痿。呼息引胸中气上者，咳嗽。行迟者腰脚痛。叹气者闷气。扭身者腰痛。声哑形瘦，喉有肺花疮者，劳病死。声哑者血败，久病危。暴哑声者，风痰伏火，或暴怒叫喊。坐而气促者，哮喘痰火，久病危。中年人声浊者痰火。独言独语者，思虑伤神。气促喘急不足以息者，虚极。平时无寒热，气短不足以息者痰火。

辨症

胃病喜冷饮。胃热者口烂，心空如饥。胃寒者肢冷，腹胀而病。

肠病喜热饮。肠热者，溺黄加粥。肠寒者，溺白便泻肠鸣。从面先肿者，阳水。从足先肿者，阴水。若手肿至腕，足肿至跗，面肿至颈，皆气虚不还，死症。

食多气少，非胃火，即病新愈。食少气多，非胃虚，即气逆。虚热喜热饮。实热喜冷饮。虚寒喜冷饮。实寒喜热饮，人左乳下，为胃之大络，名虚里穴，以验宗气，若微动者，宗气虚，不动者死。

问因

先问何等人？或男或女或老或幼，或婢妾童仆，或室女寡妇。次问得病之日，受病之因。饮食何如？大小便何如？曾服何药？日间何如？夜寐何如？胸膈闷胀否？问之不答，必耳聋。再问其左右，平日如何？不然是病久，或伤汗下致聋。问而懒答或点头，皆虚。昏愦不识人，非暴厥，即久病。如女人多气结。妇人先问月经如何？寡妇、室女、尼姑，气血凝滞，两尺脉多滑，不可误断为胎。腹胀疼问新久，问喜食何味何物？或荤，或素，或茶，或酒。喜酸肝虚，喜甜脾弱。头身臂足作痛，问曾生恶疮否？曾服何药否？

孕妇生死

面赤，舌下脉青，舌反，身冷者，母活子死。面青，舌下脉赤者，母死子活。面与舌下脉皆青，或皆白，吐沫者，母子皆死。面黄黑，舌干短者，急刺之，十中救二。舌色润则安，舌色败则死。欲产之脉，沉细而滑。弦紧者生，沉涩者死。浮大者难产。临产，左中指中节脉跳动产男，右中指中节脉跳动产女。

诊暴病绝脉

脉两动一止者，四日死。三四动一止者，六日死。五动一止者，八日死。脉不往来者死。脉伏绝者死。脉或迟或数者死。脉变反关者，半年死。

五实

脉大，发热，腹胀，大小便闭，昏朦，五实死。

五虚

脉虚恶寒，气弱，大小便泻利，饮食不入，五虚死。

五运六气全图要诀

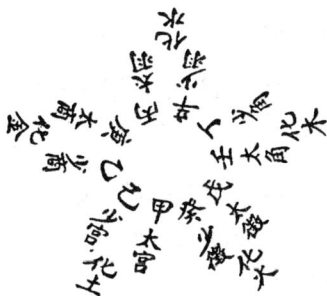

十年干化气图

逐年司天，客气加于在泉，主气，每气管六十日零八十七刻半，克泄主气者祸，生比主气者福。

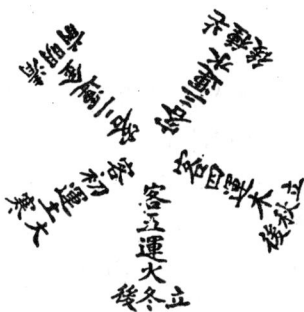

逐年主运图

每运各主七十五日零五刻。

大寒	立春	雨水	惊蛰	春分	清明
谷雨	立夏	小满	芒种	夏至	小暑	大暑
立秋	处暑	白露	秋分	寒露	霜降	立冬
小雪	大雪	冬至	小寒		

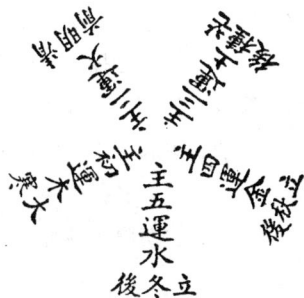

逐年客运图

前哲未肯将运气全图轻泄者，恐人未必深信。愚不揣谫陋，和盘托出，以公同志者，果能熟玩各图，每到各月节气，逐一参详，即可预知所发何病居多，欲求性命之学者所不可废也。幸毋忽诸。

推司天五运十年干客气法

以甲子年为例，如甲己化土，初客气，即土也。土生金，二客气金也。金生水，三客气水也。水生木，四客气木也。木生火，五客气火也。余仿此。

十年干化气主病

化气少阴君火，主病疮疡，寒热惊惑，谵语悲哀，鼻衄。

化气太阴湿土，主病痞格，中满霍乱，胕肿积饮。

化气少阳相火，主病疮疡，惊躁呕嚏，曚昧喉痹，耳鸣暴泻，抽搐暴死。

化气阳明燥金，主病浮虚，鼻流清涕，尻股膝足皆病，胁痛鼻嚏。

化气太阳寒水，主病骨节不利，腰痛盗汗，项强遗泄。

化气厥阴风木，主病胁痛吐泻，肛坠筋急，筋软。

逐年主运主病

主运木被金克，主病善怒，眩冒巅疾，胁痛吐甚。

主运火被水克，主病胸胁痛，肩背臂痛，骨痛皮肤疼。

主运土被木克，主病善搐，四肢不举，肉缩胸满，食少腹痛，肠鸣便泻，足痛。

主运金被火克，主病喘咳，肩背尻股膝胕皆病，吐血。

主运水被土克，主病腹满肠鸣，便泻食不化，妄冒。

逐年客运主病

客运木气所克，脾土受病，泄泻身重，烦躁肠鸣腹胀。

客运火气所克，肺金受病，疟疾，少气咳喘，吐血便血便泻，喉燥耳聋。

客运土气所克，肾水受病，腹痛身重，足冷烦躁。

客运金气所克，肝木受病，胁痛胸痛腹疼，目病耳聋，身重烦躁。

客运水气所克，心火受病，喘咳盗汗，心烦，厥冷昏乱心痛，腹肿胫肿。

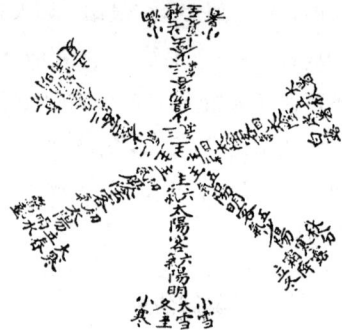

子午二年六气主客图
少阴君火司天，阳明燥金在泉，

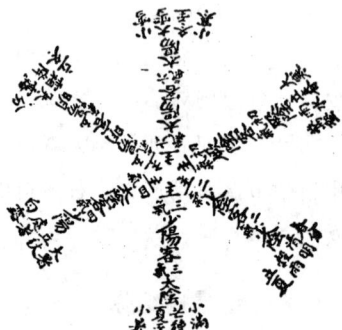

丑未二年六气主客图
太阴湿土司天，太阳寒水在泉。

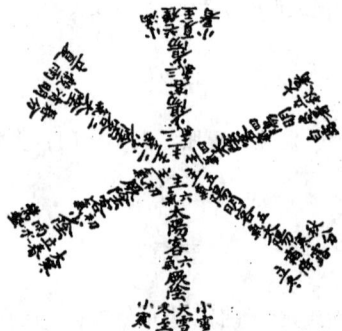

寅申二年六气主客图

少阳相火司天，厥阴风木在泉。

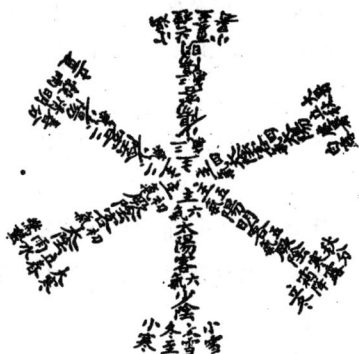

卯酉二年六气主客图

阳明燥金司天，少阴君火在泉。

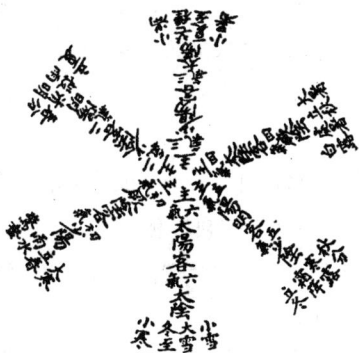

辰戌二年六气主客图

太阳寒水司天，太阴湿土在泉。

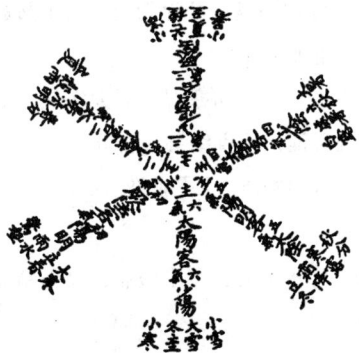

巳亥二年六气主客图

厥阴风木司天，少阳相火在泉。

子午二年少阴君火司天，主病胸烦，喉干胁痛，皮肤痛，喘咳失血便血，疮疡胕肿心痛腹满，肩背臂目痛，肺胀嚏呕。阳明燥金在泉，主病善呕，心胁痛，喉干，足外热。

丑未二年太阴湿土司天，主病骨痛，痹证，胕肿，腰脊头项皆痛，头眩便难，饥不欲食，咳血，心如悬。太阳寒水在泉，主病疝引心痛，失血喉痛，颌肿。

寅申二年少阳相火司天，主病头痛，疟疾，皮肤痛，水肿疮疡，咳血心烦，下痢胸热，鼻衄，鼻流清涕。厥阴风木在泉，主病伤风，胁胀心痛，喉肿腹胀，善噫身重，多屁。

卯酉二年阳明燥金司天，主病疟疾，腹痛腹鸣，腹痛便泻，心疼喉干，腰痛瘭疝，目昧疮疡。少阴君火在泉，主病气喘，腹鸣，皮肤痛，目下肿，目瞑齿痛，腹痛，腹肿，疟疾。

辰戌二年太阳寒水司天，主病善悲，疮疡心痛，失血鼻衄，便血眩仆，善噫喉干，胸腹满，肘挛腋肿。太阴湿土在泉，主病饮积心痛，耳聋喉肿，喉痹，便血，溺闭，腹肿痛，头痛，腰膝痛难动，足肚痹。

巳亥二年厥阴风木司天，主病脘痛，喉肿舌强腹胀，便泻，成瘕。少阳相火在泉，痢疾，腹痛，溺血。

五运六气述

每年有化气，又有五主运，复有五客运，加以司天，又加以在泉，更有六气之主气，六气之客气，七者会聚于一时，总以客气所克者受邪，若客气是木，即脾生病也。余仿此。

岁运与司天，相会合为天符，如木运之岁，又遇厥阴风木司天，火运之岁，又遇少阳相火司天，乃奉天行令，谓之热法，故中其病者，危而速也。

岁运与年支相会值，为岁会，如木运逢寅卯年支，火运逢巳午年支，乃平气，而主一年，譬方伯之行令，故中其病者，徐而持久也。

岁运与司天及年支三者会合。如火运之岁，遇少阴君火司天，又遇年支是午，即戊午年也。土运之岁，遇太阴湿土司天，又遇年支是丑未，即己丑己未年也。如金运之岁，遇阳明燥金司天，又遇年支是酉，即乙酉年也。乃为天符岁会。

又为太乙天符，又为贵人。偏胜之时，故中此偏胜之邪者，暴而死也。又有值其日，而中其邪，戊子日为天符，戊午日即为太乙也。

脉诀纂要

切脉捷诀人之鼻气一出一入为息，切脉时数之，即能辨脉

脉浮轻按可得，浮而旺大为洪，洪而有力为实，浮大迟软为虚，虚大散漫为散，浮大而软为芤。直硬为弦，浮而弦芤为革。小软如丝为细，浮细为软，细软如无为微。沉脉重按始得，沉而弦硬为牢，沉至着骨为伏，沉细为弱。一息三至为迟，迟细为涩，迟而一止为结。一息四至为缓。一息六至为数，数而流动为滑，数而弦硬为紧，数而乱转为动，数而一止为促，促而一止为代。一息七至为疾。过于本位为长，不及本位为短。宽阔为大，细狭为小。

脉象主病

浮 寸风头痛，痰聚在胸，关主胃弱，尺浮二便，不得相通。

浮脉表病，有力为风，无力血虚，浮迟表寒，浮数风热。

浮紧风寒，浮缓风湿，浮虚伤暑，浮芤失血，浮洪虚火。

浮微痨症，浮濡阴虚，浮散虚极，浮弦痰食，浮滑痰热。

浮细气虚，浮涩血弱。

沉 寸痰在胸，关冷脘痛，尺沉腰痛，遗浊泻利。

沉脉里病，主寒主积，有力痰食，无力气郁，沉迟虚寒。

沉数伏热，沉紧冷痛，沉缓水蓄，沉牢痼冷，沉实热极。

沉弱阳虚，沉细湿痹，沉弦饮痛，沉滑宿食，沉伏吐利，阴毒积聚，沉涩血结，沉主骨。

迟 寸寒上焦，关胃冷痛，尺腰脚病，七疝便泻。

迟主脏病，有力冷痛，无力虚寒，迟涩血少，迟缓寒湿，迟滑胀满，浮迟表寒，沉迟里寒，冷积癥瘕。

数 寸喉嘴病，咳嗽失红，关肝胃火，尺数阴虚。

数脉腑病，主吐主狂，有力实热，无力虚疮，浮数表热，沉数里热，虚数肺痿，右寸数实肺痈。

滑 寸痰呕吐，吞酸咳嗽，关滑宿食，肝脾经热。尺中淋浊，便泻利疾。

滑主痰食，上为吐逆，下为蓄血，浮滑风痰，沉滑食痰。

滑数痰火，滑短宿食，滑大阴痛，滑散瘫痪，血旺脉滑。

涩 寸涩心虚，又为胸痛，关中胁胀，尺伤精血，淋浊便红。

涩主血少，或伤寒湿，涩大实热，涩弱虚火，气旺脉涩，反胃结肠，自汗厥逆，亡阳寒湿，女人有孕胎伤，无孕血败。

虚 寸虚血亏，关中腹胀，尺伤精血，骨蒸痿痹。

脉虚血虚，气虚病弱，自汗怔忡，阴虚发热，惊悸伤暑，久病脉虚者死。

实 寸面风热，喉痛气填，关中胸闷，尺实腰痛，大便不通，实紧寒结，实滑痰凝，脉实血实，水谷为病，郁火发狂，谵语频吐，阳

毒伤食，粪结气痛。

长 胃经热重，阳毒癫痫。长脉属肝，宜于春。

长则气旺，浮长疯痫。

短 寸短头痛，关伤酒食，尺短腰痛。

短脉属肺宜于秋。

短主气痛，沉短宿食。

洪 寸洪失血，关中肝火，胃虚脘痛，尺部肾损。

洪主阴虚，下痢失血，胀满反胃，脉洪形瘦，多气者死。若久咳者忌之。

微 寸微气急，又主心惊，关中腹胀，尺损精血。

浮微恶寒，沉微发热，男微虚损，女微崩带。

紧 左寸紧伤冷，右寸紧伤食，关心腹痛，尺疝奔豚。

紧主冷痛，浮紧表寒，沉紧里寒，紧数鬼祟，喘咳疯痫，中恶浮紧，咳嗽沉紧皆死。

缓 寸缓风邪，关中胃弱，尺主便泻，痿痹风秘。

浮缓为风，沉缓为湿，缓大风虚，缓细湿痹，缓弱气损，缓涩血伤，缓滑湿痰，血虚气旺。

芤 寸芤血瘀，关肠胃痛，尺主便血，赤淋崩漏。

久病脉芤者生，新病脉芤者死。

弦 寸弦头痛，胸膈有痰，左弦癥瘕，右心腹痛，尺主七疝，手足拘挛。

浮弦头痛，沉弦腹痛，弦数多热，弦迟多寒，弦大主虚。

弦细拘急，单弦饮痛，双弦寒痼，痰饮疟疾，脉弦不食者，为木克土，不治。

革 女人半产崩漏，男子阴脾梦遗。

牢 心腹寒痛，疝气癥瘕，失血脉浮大者死。

濡 读软寸濡自汗，又主气虚，关中气损，尺伤精血，骨蒸受湿。

寸弱气虚，关中胃弱，尺主阴虚。

弱 弱主气虚，恶寒发热，筋骨痿弱，惊悸自汗，弱主筋。

散 左散怔忡，右知自汗，左关痰饮，右主足肿，尺多死象。

细 寸细呕吐，关中腹胀，尺部遗精，便泻虚冷。

细为气血皆衰，湿伤腰肾，忧劳过度吐衄，脉沉细者生。

伏 寸伏食滞，关知腹痛，尺主疝气。

霍乱频吐，宿食老痰，脉伏因火邪内郁，阳极似阴，必大汗而解，夹阴伤寒，先内有伏寒，又外感寒，阴盛格阳，肢冷脉伏，须投姜附。

动 便泻拘挛，腹痛惊悸，女人带漏，男子遗精。

浮动盗汗，沉动发热。

促 阳旺脉促，促为气郁，喘咳痰积，发狂斑点，肺痈热毒。

结 阴旺脉结，气血两凝，痈肿疝瘕，老

1179

医门补要

痰久停。

代 代脉气衰，疮疽脓血，呕吐腹痛，下利霍乱，跌打闷绝，女胎三月。

脉象吉凶

中风之病，脉喜浮迟，硬大疾实，其凶可知。伤寒热病，脉喜浮洪，沉细弦涩，症反必凶。汗后脉静，身凉自安。汗后脉疾，热病难痊。脉阳证阴，命必多殂。阴证阳脉，虽困无害。劳倦内伤，右关虚弱。汗出脉疾，死症可必。疟脉多弦，弦数者热，弦迟者寒，代散则死。泄泻痢疾，沉细缓滑，弦实浮数，发热则卒。呕吐反胃，浮滑者昌，弦数细涩，结肠者亡。霍乱之症，代脉勿讶，洪滑是顺，细涩可嗟。咳脉多浮，浮滑者生，弦疾沉涩，伏大者殂。喘急气逆，浮滑者顺，沉涩疾大，肢寒逆症。火旺之症，洪数为宜，细数无神，魂魄欲离。骨蒸发热，洪数为虚，热而涩细，必殒其躯。痨病诸虚，浮细虚大，沉涩弦数，其死可必。失血脉芤，缓细却宜，数实弦疾，此症堪忧。蓄血之病，牢大可医，沉涩而细，速愈者稀。三消之脉，数大者生，短涩细散，到手生惊。小便淋闭，鼻色现黄，实大可疗，涩细乃亡。遗精白浊，迟细易治，浮虚疾大，危期恐至。大便不通，疾散者凶，心腹之痛，细迟速愈，浮大弦疾，必是延久。疝为肝病，脉必弦疾，弦牢者生，弱疾者死。黄疸湿热，洪数为宜，细涩口渴，便利难医。胀肿痞满，浮大弦实，沉细而虚，岐黄无术。积聚癥瘕，脏腑分治，实大可生，沉细难愈。狂癫之症，浮洪不妨，沉细弦实，必见凶殃。头痛浮弦，短涩难治，汗脉细迟，紧数者死。昏厥肢冷，沉弱可畏。郁闷之脉，数滑相当，沉牢弦涩，此病多亡。痉脉弦紧，角弓反张，沉伏而细，病必丧亡。筋脉拘急，浮弱者生，弦实疾大，必然病

增。中毒腹胀，细紧无妨，浮大如何，命乃危亡。鬼祟之脉，或大或小，细紧何忧，浮大可愁。痈疽未溃，脉宜洪大，及其已溃，短散有害。肺痈数实，肺痿数弱。面白无神，脉宜短涩。浮大相逢，气血损失。肠痈实热，滑数主吉，沉细无根，其死可测。妇人之脉，细涩难产，浮弱血虚，沉迟经闭，滑数怀胎，欲产沉散，新产宜缓，弦实必凶。血崩虚迟，数大者危。带下浮弦，疾实者死。心绝之脉，硬疾而牢，一日可忧。肝绝之脉，硬疾而弦，八日而亡。脾绝之脉，虚疾而散，四日难留。肺绝之脉，短涩而散，三日而没。肾绝之脉，硬疾而散，四日莫挽。其有过期者，能食故也。

六脉配节气预知病诀

肝　　　　　　　　心
左 关立春雨水，**左 寸**
　　　　惊蛰春分。
　　　　命门
清明谷雨，**右尺**芒种夏至，
立夏小满。　　小暑大暑。
脾　　　　　　　　肺
右 关立秋处暑，**右 寸**
　　　　白露秋分。
　　　　肾
寒露霜降，**左尺**大雪冬至，
立冬小雪。　　小寒大寒。

脉得独大、小，独浮、沉，独长、短则病，如左关脉弦大，知惊蛰后有风热之病。盖弦主风，而大主热也。如右尺脉缓大，知芒种后有湿热之病。盖缓主湿，而大主热也。久病之人，右寸脉缓，余部滞知，立冬后愈。

脉受克死期

心脉洪大，肝脉濡弱，肺脉浮毛，肾脉沉滑。若二月宜得濡弱肝脉，反得浮毛肺脉，至秋应死，金来克木，秋令金旺故也。

履 霜 集

（清）臧达德　著

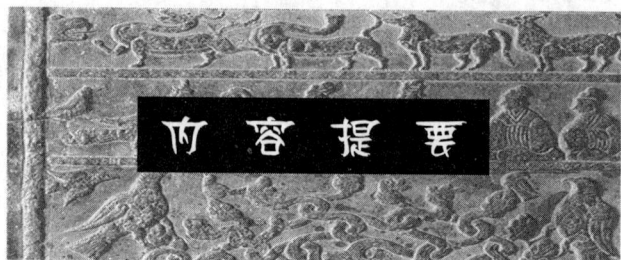

内　容　提　要

　　《履霜集》三卷，清嘉庆间臧达德著。校定未印之稿也。无锡周小农名医得之，录寄三三医社，日久不刊。其论病论方，皆明白晓畅，详尽无遗，亦可珍之本也。爰为辑入本集，以广流传，并以慰周君。

序

　　盖医者，意也。借望闻问切四者，以一己之心理，而揣度夫病理，援五行生克之标榜，而定其所伤何部，以形式而论，似属谈空，细绎之，固有至理在焉。医学者，实理学也。即古圣所谓格致学也。凭一人有限之心理。而揣摩夫无限之病理。浅试之，未能尽中夫病窍，故自轩岐以来，四千余年，名医辈出，著作汗牛，非偏于凉清，即偏于温补，偶有得窍之方法，或终身秘而不宣，或传授不肯尽言而自秘，私心不死者众。故谚云："医者后世不昌。"是作也不敢云无所偏谬，实系家传三世临症确验，虽属一得之愚，洵堪自信。本邑王鹤侣先生，亦医友也。屡劝付梓，以广流传，爰详加校定，以便付印，并拟数言，以志缘起于简端云。

　　　　　　　　清嘉庆十九年八月上旬识于五莲山之望海书楼，
　　　　　　　　山东诸城县臧达德公三氏自识，时年六十有五岁

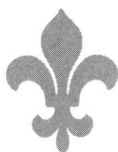

目 录

履霜集卷一

琅琊臧达德公三自著

无锡周镇小农别署伯华参订
诸 暨 刘 淡 如 重 校

男子虚损痨症

男病莫重于痨，为其根本伤也。先天根本肾也，后天根本脾也。肾乃藏元气者也，脾乃养形体者也。治宜分阴分阳，滋肾补脾，以久取效。但世多劳心好色，以致阴虚火动。人见阴虚火动，往往专事清润。不知痨症多死于泄泻，泄泻多由于寒凉，此至著至确者也。伤在根本，治在枝叶，宁有当乎？故特辨之。

妇人胎前产后

妇人病，先须调经，经调则无病矣，故调经科居首，而通经止血科次之，保胎救产科又次之。惟大补科居终收功，神而明之，存乎人耳。或谓妇人胎前产后，有三十六症，岂六科所能尽乎？然三十六症，无非六科之变症也。但治其本，百标自愈矣。

虚损痨症总论

经云：男子之痨，起于伤精。精不足则气失资化，气不足则血失所荣，血不足则气无所附。盖肾为真水，肾气竭，而微阴不能与胃气上升，以接清阳之气，则元气下陷，相火大旺。火旺则真阴愈烁，遂发躁热。火冲上焦，发热咳嗽，喘急吐痰，吐血，肺痨，肺痈等症。火结下焦，发热淋浊，结烁遗精，盗汗腹疼等症。

然其症必各见于一经，如现有精浊，兼之胫酸，腰背拘急，则其邪在肾也。现有喘咳嗽血，鼻塞声重，知其邪在肺也。现有咯血多汗，加之惕惊，口舌生疮，知其邪在心也。现有梦遗，加之胁痛，多怒颈强，知其邪在肝也。现有泄泻，加之腹疼痞块，饮食无味，知其邪在脾也。大抵阴虚多，阳虚少，要随症调理。世之治者，往往用四物补阴，黄柏、知母降火。不知阴虚者，乃肾中之真阴虚也，非四物阴血之理也。火者，龙雷之火也，非寒凉所能降也。况血药尝滞，必至减食，血药常润，必至滑肠。黄柏苦寒，尤能减食，知母甘寒，尤能滑肠，二味俱泻肾中实火。丹溪云：实火可泻，虚火可补。痨症之火，虚乎实乎？泻之可乎？即有知补者，而用药颇多疑难，以保肺则妨脾，保脾则妨肺也。须知燥热而甚，能食而不泻者，润而补脾，亦不可缺也。若虚羸而甚，食少肠滑，虽多喘咳，惟当补脾，而清润宜戒，故古人治痨，补肾兼补脾。盖水为天一之元，土为万物之母，二脏安和，诸经各治，所谓土旺而金生，水旺而火熄，诚不易之论也。经云：受补者可治，不受补者不可治。故丹溪专主滋阴，其痨方用参者，十之八九。葛可久神于治痨，其垂著十方，多用人参。自王好古有肺热伤肺之说，后人畏参不用，束手待毙，良可悲也。然肺经自有热者，肺脉必洪数，按之而实，未合用参。若火来乘金，肺脉虽洪数，按之必软，金气大伤，非参安能保之？亦在乎用药者之认症的确，活变不滞耳。

1187

阴虚阳虚论

经云：治病必求本。盖阳病阴必虚，口干舌疮，咽疼涕唾稠黏，咳嗽手足发热，小便黄赤，大便燥结，面必赤，无根之火载于上也。脉弦数而疾，下午及夜尤甚，宜用滋补，或六味地黄丸，或早服九味地黄丸，晚服补心健脾丸，不可偏用苦寒知柏之类。咽疮失音者难治。阴病阳必虚，火衰不能上行，腐熟水谷，唾痰白，胃逆不纳饮食，食亦不化，手足逆冷，小便多，遗精白浊，大便溏泄，面不赤，火入于内也。脉沉缓无力，上半日转剧，宜用温补，或八味丸，或加减八味丸，或补中益气汤，因症加减，不可偏用辛香丁附之类。泄泻不止者难治。总之痨症须分阴阳，然后可施治，否则阴虚补阳，阳虚补阴，误人多矣！

阴虚似阳论

阴虚之病，反觉恶寒足冷，呕吐自汗，或见小便清长，与精滑频溺之状，似阳虚之症，不可作阳虚治之。惟其脉必涩数，口必干燥为异。虽有恶寒足冷之势，以其相火动，火极似水也。如阳虚病而有前项之症，则其脉必微弱，而口中气息，惟觉寒冷，不觉干燥为异。

阳虚似阴论

阳虚之病，反见夜热昼止，或咳嗽咽疼，骨蒸烦热，两手心焦烙，面红烦躁，或阳气固，而患脱血之状，似阴虚证，不可误作阴虚治之。然形症虽如是，其六脉必微弱，或命门之脉衰脱，及手足逆冷为异。

阴虚发热论

阴虚者谓劳，好色内伤真阴也。真阴既伤，阳无所附，故发热。世之不治者，因阴字认不真，误以为阴，故用四物补阴，知柏降火，百不救一。不知肾中之真阴，即先天也。内经云：真水竭，则隆冬不寒。真火息，则盛夏不热。必须六味八味，出入增减，以补真阴，屡用屡效。有一等假热之症，烦扰狂越，不欲近衣，欲坐卧泥水中，甚者烦极发躁，渴饮不绝，面如涂朱，身如焚缭，足心如烙，吐痰如涌，咳嗽喘急，大便秘结，小便淋沥，三部脉洪大而无伦，当是时也，却似承气热证，承气入口即毙。却似白虎证，白虎下咽即亡。若用八味六味丸，缓不济事。急用加减八味丸料一斤，内有肉桂一两，水煎五六饭碗，冰冷与饮，诸症自退。异日必畏寒脉脱，是无火也。当补其阳，急服八味丸自愈。此病俱变其常，而不以常法治者也。

滋阴降火论

滋阴者，谓滋其阴，而火自降。当串讲，不必降火也。盖人之身，阴常不足，阳常有余。况节欲者少，过欲者多，精血既亏，相火必旺，火旺则阴愈消，宜常补其阴，使阴与阳平，则水能制火，水能降火，斯无病矣。故丹溪发明补阴之说，谓专补左尺肾水也。或谓少年肾水正旺，似不必补。然欲心正旺炽，妄用太过，至于中年，欲心虽减，少年斫丧既多，焉能得实？及至老来，真水渐绝，只有孤阳，故补阴之药，自少至老，不可缺也。但水虚者固多，火衰者亦不少。当于二尺中，各分阴阳虚实，求其所属而平之。如左尺脉虚弱细微，是左尺之真水不足，用六味丸。右尺脉迟软沉细而数，是命门之相火不足，用八味丸。是皆滋其先天之化源，实万世无穷之利也。

臧公三曰：人之阴虚，犹树之根枯，始宜以滋肾为主，继宜以参芪救肺，虚则补母之义也。若不先用六味，壮水以镇火，而遽投参芪以补阳，反使阳火愈旺，金益受伤，岂药之罪哉？所谓不识先后者也。

先天真水论

先天根本肾也。肾者水脏，水不足，则龙雷之火，无畏而亢上。刘河间所谓肾虚则热是也。古圣论脉，谓人生之有尺脉，犹树之有根，所以足于精者，百病不生，穷于精者，万邪蜂起。先哲窥见原本，亟保北方，以厚生命之根。而昧者多以知柏为滋阴上品，不问虚实而概投之，则滑肠寒胃，阳明受戕，何以化荣卫而润宗筋？经云：壮水之主，以镇阳光。六味丸是也。

六味地黄丸

大怀生地八两，酒润开，重汤煮极透，杵膏听用，山萸肉四两，去净核微蒸，怀山药四两，炒过再用乳拌蒸，白茯苓三两去皮，乳拌谷米饭上蒸透，粉丹皮三两去骨酒洗，白泽泻三两去净毛，小便勤者减半，共末炼蜜，并煎杵膏为丸，丸如梧桐子大，空心淡盐汤下三钱。

按：地黄、山萸萸味厚，为阴中之阴，故补肾阴，山药、茯苓甘淡，能制湿渗湿，故云渗肾经，泽泻、丹皮咸苦，能润下降火，故伏龙雷之火，上方水泛为痰之圣剂也。

九味地黄丸

熟地黄四两杵膏，山萸肉二两去净核微蒸，怀山药三两炒，再用乳拌蒸，白茯苓三两去皮蒸透，粉丹皮二两，去骨酒洗，白泽泻一两去净毛，小便勤者减半，加人参二两去芦，麦冬二两去心，辽五味一两炒，炼蜜并前杵膏为丸，如梧子大，空心热水服三钱。

按：六味地黄丸，天一生水之良剂也。而又加味何也？经云：虚则补其母。盖肺为肾母，人参补之，麦冬清之，五味敛之，所以滋其上源也。上方不燥不寒，兼理脾胃，治阴虚龙雷之火，至和平，至应验，久服则灼阴之火自除，济火之水益滋，效在六味丸之上，不必用七味

及治之方也。

先天相火论

经云：两肾中间，一点是真精，即命门相火也。盖一阳生于二阴之间，所以位乎北，而成乎坎也。人非此火，无以运行三焦，腐熟水谷，生化之源，或几乎息矣。此火与人火不同。人火者，可以湿伏，可以水灭，可以直折，黄连之属，可以制之。相火者，龙火也，雷火也。寄于肝肾之间，乃水中之火，若用黄柏、知母苦寒之药，又是湿伏水减，直折龙雷之火愈发矣。龙雷之火，每当浓阴骤雨之时，火焰愈炽，惟阳火一照，火自灭息，此得水则炽，得火则灭之一验也。此相火不可以水灭，而用辛热之义也。经云：益火之源，以消阴翳。八味丸是也。

八味肾气丸

六味丸加肉桂二两，不见火，大附子一两，炮制如法。

去附子，加五味，名加减八味丸。

按：肉桂性热，与火同性，杂在下焦壮水药中，能引无根虚火，降而归经，附子健悍，能嘘既槁之阳春。上方水沸泛为痰之圣剂也。

制附子法　黑附子择一两三四钱重顶圆正，九顶如莲花瓣，兼底平者佳，先用面包附子，入火烧热取出，去净皮脐，切四大片，用童便、盐汤、防风汤、甘草汤，浸一二日令透，即用浸附子汤去渣，文火煮附子以汤尽为度，切薄片焙干，视有白星者。再焙至无白星收用。

后天脾胃论

后天根本，脾胃是也。人之有脾胃，犹其家之有饷道。饷道一绝，万众立散。脾胃一败，百药难施。古圣著脉，谓四时皆以胃气为本，

有胃气则生，无胃气则死矣。东垣《脾胃论》，亦有胃中元气胜，能食而不伤，过时而不饥。脾胃俱旺，能食肥。脾胃俱虚，不能食而瘦。能食而瘦者，胃伏火邪于气分，则能食。脾虚则肌肉削也。每见世俗，一遇脾胃虚滞，便投山楂、麦芽、香砂、枳、朴之类，甚而用黄连、山栀，以为脾胃良方，不知此皆实则泻子之法。因脾胃有积聚，有实火，元气未衰，邪气方张者宜之。若虚而伐之，则愈虚。虚而寒之，遏其生化之源，则脾胃愈伤。脾胃伤则元气必耗，阴火上冲，气高而喘，身热而烦。脾胃之气下陷，谷气不得升浮，是春生之令不行，无阳以护其荣卫，乃生寒热。经曰：痨者温之，损者补之。又曰：甘温能除大热。故补中益气，正取其温养之义也。

经云：水谷入口，其味有五，各注其海，津液各走其道。胃者，水谷之海也。饮食不节则胃病，胃病则气短精神少，而生大热。胃既病则脾无所禀受，脾为死阴不主事，故亦从而病焉。形体劳倦，则脾病。脾病则怠惰嗜卧，四肢无力，大便泄泻。脾既病，则胃不能独行津液，故亦从而病焉。其所生病之先后虽异，所受邪则一也。

《医贯》云：人之脾胃，当分别阴阳水火而调之。如不思饮食，此属阳明胃土受病，须补少阴心火。归脾汤补心火，以生胃土也。能食不化，此属太阴脾土受病，须补少阳相火。八味丸补相火，以生脾胃土也。无非欲人培养一点先天之火气，以补土母耳。

补中益气汤阳虚宜之

嫩黄芪钱半蜜炙，人参一钱去芦，白术一钱土炒，甘草一钱蜜炙，陈皮一钱，当归一钱酒洗，升麻三分，柴胡三分，水碗半，姜枣煎服。

按：中者脾胃居中，为四脏之主。气者中焦无形之气，所以蒸腐水谷，升降出入，是先天之气，又为脾胃之主也。

补心健脾丸阴虚宜之

白茯苓一两蒸透，陈皮一两，人参三钱，炙草五钱，当归身一两酒洗，白芍八钱炒，枣仁二两炒透，麦冬六钱去心，桔梗六钱，莲子八钱去心衣，龙眼肉八钱，山药八钱炒，炼蜜为丸。

臧公三曰：经云：精不足者，补之以味。《洪范》论味，而曰稼穑作甘。世间谓五谷得味之正，淡食五谷，大能养精。又曰：胃为水谷气血之海，化荣卫而润宗筋，是胃强则肾充而精气旺，胃病则精伤而阳事衰，补后天即所以补先天也。《医贯》谓，饮食入胃，犹水谷在釜中，非火不热。夫人肾气，若壮丹田之火，上蒸脾土，脾土温暖，中州自运则能化食矣。若房劳过度，则真阳衰惫，坎水不温，则中州不运，故饮食弗进，胸膈痞塞，或不食而胀满，或既食而不消，皆下焦真火，不能上蒸脾土，补先天即所以补后天也。故曰先天后天，不得截然两分。

虚痨吐痰论

王节斋曰：痰之本水也，源于肾。痰之动湿也，主于脾。世人用二陈，为治痰通剂，然以治湿痰寒痰则是也。若阴水不足，阴火上炎，肺受火侮，不得清肃下行，故其津液，随气而升，凝结成痰，腥秽稠浊，甚则有带血而出者，此非中焦脾胃，湿痰寒痰之所比，亦非半夏、南星之所治，惟用滋阴之剂，使上逆之火，得返其宅而息焉，则痰自清。投以二陈，立见殆矣。

《医贯》云：痰者水也。原人身之所有，非水泛为痰，即水沸为痰，但当分有火无火之异耳。肾中之火虚，不能制水，则水不归源，如水逆行，洪水泛溢而为痰，是无火者也，故用八味丸补火以制水。肾中之水虚，不能制火，则火动而水沸，腾动于肾者，犹龙火之出于海，龙兴而水附，动于肝者，犹雷火之出于地者，疾风暴雨，水随波涌而为痰，是有火者也，故用六味丸补水以制火，此不治痰之标，而治痰之本者也。然有火无火之痰，何以辨之？曰无火者纯是清水，有火者中有稠浊白沫为辨耳。至其用药，于肾虚者，先以六味、八味，壮水之主，益火之源。后以四君子，或六君子补脾以制水。于脾虚者，既先补中、理中以补土，继以六味、八味制水以益土，子母互相生克，而于治之道，其庶几矣。《蒙筌》谓，地黄腻膈生痰，为痰门禁药，以姜汁炒之。嗟乎！以姜汁炒之，则变为辛燥，地黄无用矣。盖地黄正取其灟润之品，能入肾经。若杂于脾胃药中，土本恶湿，安能不腻膈生痰？六味地黄丸诸品，皆少阴经药，群队相引，直入下焦，名曰水泛为痰之圣药，空腹服之，压以美膳，不留胃中，此古贤立方之妙，又何疑焉？

四君子汤

人参一钱去芦，云白术钱半土炒，白茯苓钱半去皮，甘草八分蜜炙。

六君子汤

四君子汤加半夏一钱，姜汁炒透，陈皮一钱。

理中汤

人参一钱去芦，白术二钱土炒，干姜八分，炙草八分。

虚痨吐血论

阴虚吐血有二。阴中之火虚，则肾中寒冷，龙雷无可安之宅穴，不得已而游行于上，故血亦随火而妄行。八味丸中桂附二味，纯阳之火，加于六味纯阴水中，使肾宫温暖，如冬日一阳来复，于水土之下，龙雷之火，自然归就于原宅，不用寒凉，而火自降，不必止血，而血自安。阴中之水虚，则肾水干枯而火炎者，去附桂，纯用六味丸，以补水制火，血亦自安，不

必去火，俱水为主。

夫人之吐血，多起于咳嗽。咳嗽血者，肺病也。方家以止嗽药，治肺兼治血，而不效何也？肾脉入肺，二脏相连，病则俱病，而其根在肾，肾中有水有火，水干火然，阴火刑金，故咳嗽。嗽中有痰唾带血而出者，肾水逐相火炎上之血也。惟六味丸独补肾水，性不寒凉，不损脾胃，久服则水升火降而愈。又须人参救肺补脾药收功。

《医贯》曰：吐衄非阴虚则阳虚。今人一见血症，以为阴虚者血虚也，舍四物何法乎？火动者，热也。非芩、连、栀、柏何药乎？咳嗽者，火也。非紫菀、百部、知母何物乎？谁知阴虚之病，大抵上热下寒者，始而以寒凉进之，上焦非不爽快，医者病者无不谓道在是矣。稍久则食减，又以食不化，加神曲、山楂，再久而热愈盛，痰咳愈多，烦燥愈甚，又以药力欠到，寒凉倍增，而滑泻腹胀之症作矣。乃以枳壳、大腹皮宽中之药，快气之品进之，不危何待？是故咳嗽吐血，时时发热，未必成瘵也。服四物黄柏之类不已，则瘵成矣。胃满膨胀，悒悒不快，未必成胀也。服山楂、神曲之药不已，则胀成矣。面浮附肿，小便秘涩，未必成噎也。服渗利之药不已，则噎成矣。成则不可服药，及至于危，乃曰病犯条款，虽对症之药，无可奈何，岂不愚哉？

虚痨咳嗽论

咳为无痰而有声，嗽为有痰而有声，其要皆主于肺，而治之之法，不在于肺，而在于脾，又不专在于脾，而反归重于肾。盖脾者肺之母也。肾者肺之子，故虚则补其母，虚则补其子也。如外感风寒而咳嗽，今人率以麻黄、紫苏之类，发散表邪。如果系形气病气俱实者，一汗而愈。若形气病气稍虚者，宜以补脾为主，而佐以解表之药。何也？脾实则肺金有养，皮毛有卫，已入之邪易出，后来之邪，无自而入

矣。若专解表，则肺气益虚，腠理益疏，外邪乘间而入，何时能已也？须以人参、黄芪、甘草补脾，并桂枝以驱邪，此不治肺而治脾，虚则补母之义也。《仁斋直指》云：肺出气肾纳气也。肺为气之主，肾为气之藏。凡咳嗽，暴重，动引百骸，自觉气从脐下逆奔而上者，此肾虚不能收气归元，当以六味肾气丸主之。勿徒从事于肺，虚则补其子也。

有火烁肺金而咳嗽者，宜清金降火。今之医书中，论清金降火者，以黄芩、天冬、麦冬、桑根白皮清肺金，以黄连降心火，石膏降胃火，以四物、黄柏、知母降阴火，殊不知清金降火之理，似是而实非，补北方，正所以泻南方也。滋其阴，正所以降火也。盖病本起于房劳，不过亏损真阴，阴虚而火上，火上而刑金，故咳嗽，则金不能不伤矣。宜先壮水之主，用六味丸补其真阴，使水升而火降，即以参芪救肺之品，以补肾中之母，使金水相生而病愈矣。

虚痨发喘论

内经云：诸喘皆属于上。又谓：诸逆冲上，皆属于火。盖火之有余，水之不足也。阳之有余，阴之不足也。凡诸逆冲之火，皆下焦相火，出于肾肝者也。肾水虚衰，相火偏盛，壮火食气，销铄肺金，乌得而不喘气耶？须用六味地黄丸料，加麦冬、五味子，大剂煎饮，以壮水之主，则水升火降而喘自定。盖缘阴水虚故有火，有火则有痰，有痰则咳嗽，咳嗽甚则喘也。

有一等似火而非火，似喘而非喘者，其人平日若久病，但觉气喘，非气喘也，乃气不归元也。视其外症，四肢厥逆，面赤而烦燥恶热，似火非火也。乃命门真元之火，离其宫而不归也。察其脉，两寸浮大而数，两尺微而无力，或似有而无为辨耳。不知者以其有火也，少用凉药以清之。以其喘急难禁也，佐以四磨汤之类以宽之。下咽之后，似觉稍快，少顷依然。岂知宽一分更耗一分？甚有见其稍快，误认药

力且到，倍进寒凉快气之剂，立见其弊矣。何也？盖阴虚至喘，去死不远。幸几希一线，牵带在命门之根。易治者以助元接真，温补下元之剂，俾反本归元，或可全生，然亦不可峻骤也。且先以八味丸，煎人参生脉散送下，觉气若稍定，然后以十全大补汤，加补骨脂、牛膝等，以镇坠之于下，又以八味丸，日夜遇饥则吞服可矣。然犹未也，须远房帏，绝色欲，经年积月，方可保全。不守此禁，终亦必亡而已。聪明男子，当自治未病，毋蹈此危机。

十全大补汤

人参一钱五分去芦，白茯苓一钱去皮，白术一钱五分土炒，炙草八分，当归一钱五分，熟地一钱五分，白芍八分酒炒，川芎七分，肉桂五分去皮，黄芪二钱蜜炙。

人参生脉散

人参三钱去芦，五味子二钱研碎，麦冬二钱去心。

虚痨消渴论

经曰：二阳结为之消。二阳者，阳明也。手阳明大肠主津液，消则目黄口干，乃津液不足也。足阳明胃主血，热则消谷易饥，血中伏火，乃血不足也。结者，结而不润，燥热而渴，皆真水消耗所致，宜分三消而治之。上消者肺也。多饮水而少食，小便如常，治宜以肺胃为急，麦冬、花粉、生甘草、生地、干葛、人参之类。然必由心有事，以致虚火上攻，宜茯神安心，竹叶清火。能食而渴为实热，人参石膏汤，不能食而渴为虚热，白术散。中消者胃也。善食易饥，自汗大便硬，小便数黄赤，治宜甘辛降火，地连丸或猪肚丸。下消者肾也。人之有肾，犹木之有根，因色欲过度，肾水虚衰，足膝痿弱，面黑形瘦，耳焦小便频数，稠浊如膏，较诸病为重，治宜壮水之主，则渴饮不思，

六味丸。若元阳衰败，宜兼益火之源，八味丸或加减八味丸，盖无阳无以生阴也。

《医贯》曰：治消之法，无分上中下。总是下焦命门火不归元，游于肺则为上消，游于胃则为中消，先治肾为急，其间摄养失宜，水火偏胜，惟六味八味，加减八味丸，逐症而服，降其心火，滋其肾水，则渴自止。渴病愈，多发脑疽背痈，宜预先服忍疼膏，黄酒下可免。

赵氏曰：人有服地黄汤，而渴仍不止者何也？盖心肺位近，宜制小其剂。肾肝位远，宜制大其剂。如上消中消，可以前丸缓治。若下消已极，大渴大燥，须加减八味丸料一斤，内有肉桂一两，如煎五六碗，恣意冰冷服之熟眠，而渴病如失。亦在乎人之变通耳。

有一等渴饮，一二口即厌者，此中气寒，寒水泛上，迫其浮火于口舌之间，故上焦一段，欲得水救，若到中焦，以见水自然恶之。治法如面红烦躁者，理中汤送八味丸。

三消脉多洪数无力。洪数是虚火，无力是气血不足，宜滋养不宜燥剂，俱宜服茯菟丸，禁半夏及发汗，更戒厚味酒面，房事等项。

人参石膏汤

人参五分，石膏一钱打碎，炙草五分，粳米一撮。

白术散

四君子加五味子、炒干葛。

地连丸

生地黄、白藕，各取自然汁一升，牛乳一升熬成膏，炒黄连末为丸，如绿豆大。每日白汤下三钱。

猪肚丸

黄连二两炒，麦门冬、熟地、五味子、花粉各二两，人参一两共为末，入雄猪肚内缝，煮极熟捣烂，炼蜜为丸，食后米汤下百丸。

茯菟丸

菟丝子十两蒸，五味子七两炒，白茯苓五两蒸，莲子四两去皮心，共为末，山药六两打糊为丸，如绿豆大，米汤下三钱。

臧公三曰：余有一单方，无病寡欲，遇病绝欲，如是则爱念不生，万虑澄澈，水火自然交媾，何病之有？否则虽药无功。遇病七戒，不可不知。恣纵惝淫，不自珍重，一也。阴阳莫分，攻补妄投，二也。姑息日久，肌肉消脱，三也。求治心急，阴火愈动，四也。寝兴不适，饮食无度，五也。惮服药丸，过用汤剂，荡涤肠胃，六也。今日预愁明日窘，若拘囚无潇洒趣，七也。

履霜集卷二

琅琊臧达德公三自著

无锡周镇小农别署伯华参订
诸暨刘淡如重校

调经论

夫妇人之病，四时所感，六淫七情所伤，悉与男子治法同。惟胎前产后，崩带经闭，七癥八瘕等症为异。究其所因，皆由经不调变生诸症，大概以经如期为要。

岐伯曰：心属阳主血，脾统血以行气。经候不调，多由心君不足，思虑伤脾，有所劳倦，谷气不输，肺金失养，肾水无资，经血津液，日渐枯涸，所以养心则血生，健脾则气布，布者则和，气畅血行，调经之要，斯其至矣。

丹溪曰：经水者阴血也。阴必从阳，故其色红，禀火色也。血为气之配，气热则热，气寒则寒，气升则升，气降则降，气滞则滞，气行则行，气清则清，气浊则浊，每应于月，其行有常，名之曰经。夫经有紫有黑，今人率指为风冷乘之，而行温热之剂，祸不旋踵矣。

经云：火热过极，反化水象。所以热则紫，甚则黑也。况妇人性情迁滞，脏腑之火，无日不起，非热而何？若曰风冷，必须外得，间有之耳。

妇人无子，多因七情所伤，气盛血衰。气盛者，谓忿郁之邪气盛也。所以经候不调，不能受孕，调经种玉汤甚效。若过期而色淡者，加桂、姜、艾。先期色紫者，不可加减。经至之日服起，一日一剂，连服四五剂，则孕子成矣。

薛立斋曰：经水先期为血热，加味逍遥散。

后期为血虚，八珍汤。食少体倦为郁火，加味归脾汤。发热恶寒，为气血俱虚，十全大补汤。

许鹤年曰：经水将行，先一二日，小腹连腰作疼，血瘀气滞也。当归、玄胡各二钱，乳香、陈皮、炙草各一钱，煎服自效。经水过期不来，心腹连腰作疼，血虚气寒也。八珍加小茴、玄胡，或十全大补汤亦效。经水后期或淡红，痰多血少也。八珍加陈皮、半夏。经水行后作疼，气血俱虚也。八珍或大补丸俱效。经水不分先后期，紫黑色血热也。四物用生地，加防风、荆芥穗。如黑豆汁烟尘水，血热之甚也。前药加童便或六味丸，腹疼加玄胡。经水不分先后期，紫黑成块，血热气凝也。四物用生地，加防风、荆芥穗、桃仁、红花、香附、陈皮、青皮。经水不止，遍身四肢浮肿，是脾经血虚也。八珍加木通、陈皮、香附、玄胡。若面目俱肿，是胃经气虚也。倍白术、白茯苓，或调经丸与大补丸，相间服之亦效。经水不行，遍身四肢浮肿，是瘀血渗入脾经也。八珍加桃仁、红花、玄胡、木香，或救产丸与大补丸，相间服之亦效。经水正行之时，忽断不行，反吐血衄血，是火载血上，气之乱也。四物加条芩、生地、麦冬、丹皮，或止血丸加童便服，或六味地黄汤。

臧公三曰：血者水谷之精气，滋养五脏六腑，在妇人上为乳汁，下为经水。虽心主血，肝纳血，总统摄于脾。夫人之精血，由脾胃饮食化生，宜补脾胃元气，以生阴血。仲景治血脱补气，东垣论阳生阴长，血无单补之理也。

若专用四物，则胃气愈虚，而血无资生之地矣。

调经益母丸

益母草八两，砂锅焙干，香附末二两，七制，人参二两，嫩黄芪三两蜜水炒，白术三两土炒，白茯苓三两去黑皮，乳拌蒸透，粉甘草三两，去皮蜜水炒，陈皮三两，熟地三两，当归身三两，川芎二两，白芍二两炒，远志二两去骨，水煮片时，酸枣仁三两炒透，莲肉二两去皮心。上药为末，用龙眼肉六两，好黄酒制烂，杵膏和炼蜜为丸，每丸重三钱，晒干收用。病轻者，日用一丸研末，或热黄酒下，或蜜汤下。有痰者，姜汤下。病甚者，朝夕各一碗，以愈为度。或丸如绿豆大，每服三钱，亦可。余仿此。

七制香附法　香附一斤，黄酒、米醋、盐汤、童便、姜汤、艾汤、米泔，共浸香附，春五日，夏三日，秋七日，冬十日，剖开无白心为度。将原汤澄清，煮米汤尽，晒干听用。

逍遥散

当归酒拌，白芍酒炒，白茯苓去皮蒸，白术土炒，柴胡各一钱，炙草五分，加牡丹皮童便炒，栀子姜炒黑各五分，名加味逍遥散，水煎服。

八珍汤

四君子汤四物汤合用，姜枣引煎服。

归脾汤

人参去芦，白术土炒，茯苓去皮，龙眼肉去核，酸枣仁炒透各一钱五分，远志肉去骨，甘草水煮片时，当归身、黄芪蜜水炒各一钱，炙草五分，木香三分，加山栀、丹皮，名加味归脾汤。

十全大补汤

人参一钱五分，白茯苓去皮一钱，白术土炒一钱五分，炙草一钱，当归一钱，熟地一钱五分，白芍炒八分，川芎七分，肉桂五分不见火，黄芪二钱蜜水炒。

四物汤

当归酒洗，熟地各二钱，白芍一钱五分炒，川芎一钱。

调经种玉汤

熟地一钱五分，当归身酒洗，吴茱萸炒，川芎、白芍炒各一钱，白茯苓蒸，香附米便制，玄胡索炒，粉丹皮、陈皮各八分，干姜、艾叶各五分，官桂三分，空心温服。

通经论

妇人壮盛经闭者，此血实气滞，宜专攻也，救产丸主之。虚弱经闭者，此血枯宜专补也，大补丸主之。半虚半实经闭者，宜攻补兼施之。有积块经闭者，宜养血破积也，通经丸与救产丸主之。王节斋曰：经闭不通，多有脾胃损伤而致者，不可便认作经闭血瘀，轻用通经破血之药通之。须审其脾胃如何？若因饮食劳倦，损伤脾胃，少食恶食，泄泻疼痛，或因误服汗下攻克之药，伤其中气，以致血少而不行者，致宜补养脾胃，脾旺则能生血，而经通矣。丹溪曰：妇人经闭，看因何所致？而用何方以治之，不可执一。《内经》云：损其肺者，益其气。损其心者，益其荣卫。损脾者，调其饮食，适其寒温。损其肝者，缓其中。损其肾者，益其精。许鹤年曰：脾胃虚弱，不能生血而经闭者，四君子或六君子加当归、川芎。虚寒者，加砂仁、炮姜。脾胃郁火，销铄其血而经闭者，加味归脾汤。肝脾血燥，自汗盗汗，内耗其血而经闭者，加味逍遥散。脾胃气血虚弱，内热脯而经闭者，八珍汤加童便、丹皮。肺气虚损，不能行血而经闭者，补中益气汤。肾水虚弱，不能生肝木，血虚发热，损伤真阴而经闭者，六味地黄丸。

臧公三曰：经云：妇人之癆，起于经闭，因血虚不荣经络故也。盖血虚则发热，发热则心伤，不能养脾，故不嗜食。脾虚则金亏，故咳嗽。金亏则肾水虚衰，木气不荣，益发燥热。或以为血热，用凉药解。不知血热则行，血凉则凝，遂成败症。当养脾胃滋阴血，血足而热自退，则火不刑金，金不受克，则肾水有资，气血渐充，经脉自通。若用破血之药，反伤脾土，金愈亏水愈竭，骨蒸痨瘵之症成，而大费调理矣。虽然，又当通其变治之，如服滋补药不效，壮盛者宜服救产丸通之。何也？劳伤经闭，亦有瘀血也。瘀血不去，则新血不生，则经水不行矣。

通经益母丸

益母草上截用八两，香附米三两，七制，桃仁三两去皮尖，晒干麸炒，双仁勿用，红花三两酒炒，当归四两酒洗，白芍四两酒炒，白术四两土炒，白茯苓四两乳拌蒸透，粉甘草三两蜜水拌炒，陈皮三两，丹皮三两去骨，丹参三两酒洗，共为末炼蜜为丸，丸重三钱，服法同前。

止血论

丹溪曰：血从上窍口鼻出者，皆是阳盛阴虚，有升无降，血随气上，越出上窍，治法宜补阴抑阳，气降则血自归经矣。

许鹤年曰：妇人血崩有二：一因虚，一因热。虚则下陷，四物加参、术之类。热则妄行，四物加芩、连之类。若虚热，宜服止血汤。但崩后气血必亏，大补为主。

龚西园曰：妇人交肠病，谓粪从小便出，尿自大便出也。乃夏月伏暑而致，须用五苓散加牛膝、车前子、木通，俱令大小便各归本脏即安。

臧公三曰：失血之症，非止一端，大概俱是热证，但有新旧虚实之不同，或妄有寒者误也。若新起属实热者，宜养血清火，止血丸主之。若日久属虚热者，宜温补气血，大补丸主之。若瘀血停滞腹疼者，宜疏通之，救产丸主之。盖虚实不同，故治法有所异也。

止血益母丸

益母草上截用八两，大蓟用四两阴干，香附三两，用童便制，丹参三两，条芩四两，去皮酒炒，熟地黄八两，杵膏忌铁，萸肉四两去核，干山药四两酒炒，白茯苓三两，去皮蒸熟，丹皮三两，去骨酒洗，泽泻三两去净毛，炼蜜为丸，丸重三钱，服法同上。

止血汤

当归头一钱五分，川芎八分，白术一钱土炒，炙草一钱，白芍一钱五分炒，黄芩八分酒炒，生地一钱酒洗，干姜四分炒黑，升麻五分，棕灰六分存性，空心煎服。

赤白带下论

丹溪曰：妇人带下，脉宜迟缓虚小，不宜急疾紧大。或因六淫七情，或因产育房劳，或因膏粱厚味，或因服燥热之药，致脾胃亏损，渗入膀胱，流为稠物，故云带也。带有青红黑白黄之殊，皆应五脏之色。中焦之湿热熏蒸，则带为腥腐之气。凡此皆宜壮脾胃升阳气为主，佐以各经见症之药，俱酌加炒山栀，以解中焦之湿热。若伤心经，则带色红，逍遥散加黄连、山栀。若伤脾经，则带色黄，六君子汤或归脾汤加柴胡、山栀。若伤肝经，则带色青，逍遥散加丹皮、山栀。若伤肺经，则带色白，补中益气汤加白茯苓、山栀。若伤肾经，则带色黑，六味地黄丸。若气血俱损，八珍汤。许鹤年曰：赤带湿热伤血分，血不足则生热，热逼血而错经妄行，加味四物汤以养血。白带湿热伤气分，气不足则生湿，湿滞气而痰积，加味六君子汤以补气。赤白相兼者，气血内虚，加味八珍汤，以补气血。

臧公三曰：脾气不足，则不能过化津液而生湿。脾血不足，则不能滋润一身而生热。湿热伤其气血，以致阴虚阳弱，荣血不升，卫气下陷，渗入膀胱为稠物，名之曰带。健脾气则湿消，养脾血则热退，而带有不愈者鲜矣！

保胎论

夫气为阳，阳气壅则热盛，和顺则热清。先哲云：调理胎前，清热养血为主。保胎丸生血行气药，血生则胎有所养，气行则热清而胎稳。尤当因病加味，百不一失。如气虚加人参，血虚倍当归、熟地，呕吐少食加砂仁，食不化倍白术，稍加神曲，咳嗽倍紫苏，痰涎壅盛，倍陈皮、条芩，胎漏下血，倍条芩加糯米，心神不宁加远志、茯神，小便淋闭，大便闭滋加人乳、童便。至八九个月及十月，形体成就，宜进瘦胎易产之剂。妇人素壮，胎肥气实，微加枳壳，以散滞气，气顺则缩胎而易生。妇人素弱，胎怯气虚，加白术以益元气，气壮则能送胎而易产。服得人参者，加人参更妙。龚金溪曰：妊娠脉息和顺，但肢体沉重，头晕择食，甚者寒热呕吐，胸膈烦闷，名恶阻。谓恶心阻其饮食，切勿作寒热证治，宜保生汤或茯苓补心汤加竹茹。孕妇小便涩痛频数，谓子淋，乃肾与膀胱虚热，不能制水也，宜子淋散。妊妇小便频数，出少不疼，谓转胞，宜五苓散去桂加阿胶。妊妇经水时下，谓胎漏，属气血两虚，有热，宜胶艾四物汤。妊娠觉气不安，或腹疼或腰疼，或饮食不美，或胎动下血，宜安胎饮。妊妇心腹作疼，宜香归止疼散。

许鹤年曰：妊妇病伤寒，烦躁之极，势必小产，宜急取锅底多年烧红土三四碗，好醋调稀，扫病妇腹上三寸厚，干即再换，待汗出尽去。此方不惟保胎，亦能催胎。

臧公三曰：妇人坠胎，因气血虚损，无所荣养而然也。夫胎之在腹，如果之在枝，枝枯果落，理之自然。妇人胎动而坠者，大抵不外属虚属火二者之间，清热养血尽之矣。外此而动脉者，又不可不知。或因饮食不节，或因劳倦太过，或因外感风寒，或因负重闪挫，或因跌仆击触，或因房事相犯，或因怒气伤肝，或因郁气伤脾，俱能动胎，宜保胎丸救之。然胎有伤之轻者，服之而胎稳。伤之重者，必致损坠。若妊妇腹疼，验其面赤舌青者，此胎已死，急用救产丸下之，以救其母。下后必虚，继服大补丸。

保胎益母丸

益母草上截三两，香附米二两童便制，熟地黄三两，归身三两，白芍三两酒炒，川芎二两酒洗，苏梗二两忌鲤鱼，陈皮三两，炙草二两，白茯苓二两，白术二两，条芩二两酒炒，莲肉二两去皮心。共为末，炼蜜为丸，丸重三钱，服法同前。

保生汤

人参、炙草各一钱，白术土炒，陈皮、香附七制、乌药各二钱，加生姜煎服。

茯苓补心汤

当归、川芎、白芍炒、熟地、白茯苓去皮、桔梗、前胡、紫苏、陈皮各一钱，干葛炒、炙草、人参、半夏、香油、姜汁炒各五分。

子淋散

麦冬去心、赤茯苓、大腹皮洗净土泥，姜汁拌炒，甘草、淡竹叶，水煎服。

五苓散

猪苓一钱，泽泻一钱，白术一钱，茯苓八

分，加阿胶八分。

胶艾四物汤

当归、川芎、白芍酒炒、条芩酒炒、白术土炒、熟地砂仁炒、香附童便炒黑、真阿胶蛤粉炒珠、艾叶少许，用粳米同煎服。

安胎饮

白术土炒二钱，条芩炒一钱五分，砂仁炒熟地、陈皮、当归、白芍炒各一钱，川芎、紫苏各八分，甘草四分。

香归止疼散

当归身二钱酒洗，炙草一钱，元胡炒一钱，乳香一钱，水煎服。

救产论

夫妇人临产之初，宜选一善熟稳婆，及得力家人，勿使张皇，以惊产妇。腹疼且令扶行，或疼或止，名曰弄疼。不可使试水手探，亦不可屈腰睡卧。如连腰引疼，眼中如见火光，此是儿转，不可坐草，恐儿在腹难以转侧，及胞浆先破，子道干涩，皆至难产。必至腹相引，频频阵疼，难以行立，然后坐草。抱腰之人不得倾斜，则儿顺易产。若久坐不产，热黄酒下救产丸一粒。夫当脐腹疼痛之初，儿身才转而未顺，若用力一逼，用药一催，遂至横生逆产，所以临月之时，待胎自转下，必头对产户，方用药一催，补其血而顺其气，使子易生，而胞易落也。产讫，用益母草五钱，当归二钱，川芎一钱，水煎，加童便、黄酒各一盏，进三服，百病不生。上床时仰卧立膝，勿伸足，勿便睡。不可以得男为喜，过喜则伤心，恐生红汗之症。不可以得女为忧，恐有败血伤心之患。惟食粥，勿令过饱。若胎衣不下，是血胞中为血所胀，宜将胸间用带束住，恐上冲心胸，喘急疼痛，必至危殆。再以物坠住脐带，用意拴缚，

然后截断，急服救产丸一二枚即下，慎勿妄用手法。

王叔和云：新产之脉缓滑吉，实大弦急死。来侵寸口，焱疾不调死。沉细附骨不绝生。盖产后扶虚消瘀，脉却宜虚小也。

《医鉴》云：妇人产后发热恶寒，有去血过多者，有恶露不尽者，有三日乳蒸者，有早起劳倦者，有饮食停滞者，俱状类伤寒，不可轻易汗下。盖产后气血空虚，若汗之，必郁冒筋惕肉瞤，昏迷不省，手足搐搦，大便闭结。若下之，则痢不止。昏沉厥逆等症，俱宜温补气血为主。

金溪曰：妇人产后，血晕不一，要因症调理。下血少而晕者，是败血冲心，心下胀满，神昏口噤，不省人事，宜破血行血之药治之，救产丸、失笑散选用。下血多而晕者，是去血过多，心无血养，神昏烦热，宜补血养血之药治之，八珍汤、十全大补汤、大补丸、独参汤选用。用力太过而晕者，是去血过多，气无所附，阳随阴散，宜养血补气之药治之，补中益气汤倍归身加香附、六君子加芎归、八珍汤、芎归调血汤、当归补血汤选用。

《医贯》曰：产后及大失血后，阴血暴伤，必大发热，亦名阴虚发热。此阴字正谓气血之阴，若以凉药正治，立见其危殆，此时不可用四物。经云：有形之血，不能速化，无形之气，所宜急固。须用独参汤，或当归补血汤，此阴生阳长之义也。

许鹤年曰：产后心腹作疼，手按而痛愈甚，此是血滞，四物汤加桃仁、红花、炮姜、泽兰、益母，补而散之。手按而疼稍缓，此是血虚，四物加人参、白术、炮姜、益母，补而养之。疼而作泻，是脾虚不能运化，六君子加肉蔻。疼而作呕，是胃虚不能受纳，六君子加砂仁。

《医贯》曰：产后发热恶寒，由脾胃亏损，气血不足也。经云：阴虚则热，阳虚则

恶寒。大抵阴不足，阳旺乘之，则阳下陷于阴分而发热。阳不足，阴旺乘之，则阴上逆于阳分而恶寒。此阴阳不归其分，以致寒热交争，故发热而恶寒也。且不可用汗药发表，凉药降火。若寒盛用补中益气汤，热盛六味地黄丸。

许立斋曰：产后恶露未尽，儿枕疼，必胁肋胀满，连大小腹有块作疼，用桃仁、红花、当归、川芎、丹皮、白芍，行血破血，加炮姜以行瘀。若虚宜另行温补。

许鹤年曰：产后玉门不闭，发热恶寒，气血虚也，十全大补汤加五味子，切忌寒凉。产后生肠不收，发热畏寒，气下陷也，补中益气汤倍升、柴。产后感疟，亦气血虚，补中益气汤，寒盛倍黄芪，热盛倍柴胡。产后大便闭结，气血虚衰，肠胃结涩，不可轻用通利之剂，损伤元气，宜养血润燥，当归、熟地煎汤，入人乳、童便、黄酒日三服，以通为度。产后小腹急疼小便闭，八味地黄汤加车前子、牛膝。产后血不止，用生藕汁一杯、黄酒一杯煮熟，空心服之，以愈为度。

小产论

夫妇人怀胎大产，十月已满，阴阳气足，儿自折胞而出，此是时至自生，如瓜熟蒂落，粟熟壳开，乃造化自然之妙。小产如摘生瓜，如采生粟，破其皮壳，断其根蒂，非自然者。盖胎脏损伤，胞系腐烂，然后坠胎，岂不重于大产？治法尤宜补养形气，生新血，去瘀血为主。

臧公三曰：丹溪谓产后当大补气血，虽有杂症，以末治之。诚不易之论也。原夫妊妇向以气血养胎，而体固不甚厚，况产后大耗气血，是虚而又虚者也。安得不大补？外此又当通其变而治之。夫胎妊既分，而久积之污血，须该尽脱。若犹未尽，腹中必硬疼，宜用破血，如救产丸之药行之。必要恶露驱尽，方用补剂，乃为正治。

救产益母丸

益母草八两，香附四两，盐、酒、童便制，苍术四两，米泔浸炒，泽兰叶四两，桃仁四两，去皮尖，麸炒，双仁勿用，元胡四两酒炒，当归二两，川芎二两，牛膝二两，俱酒炒，炙草二两。共为末，用大黄膏为丸。

川大黄十两研细，苏木三两，河水十余碗，煎汁三碗，炒红花三两，用黄酒十余碗，煎汁三碗，黑豆三碗，河水煮煎汁三碗。先将大黄末入锅，投好醋七八碗搅匀，以文武火煎之。再入醋二次，不住手搅熬成膏，次入红花、苏木、黑豆汁，搅大黄膏内，再用文武火煎成膏，将前药末为丸。每丸晒干重二钱，收用最效。

治产难、横生、倒产，胎衣不下，并产后血晕眼花，有语错乱，心闷口干，寒热似疟，四肢浮肿，癫狂不语，泻痢腹疼，大小便闭结，下血如涌，胸膈气满，呕吐不安，咳嗽喉中似蝉声，面黄舌干，鼻中流血，遍身生黑点血斑。将丸研细末，用黄酒送下一丸。若子死腹中，产母必腹冷胀疼，上则口角呕沫，下则小便流血，手足冰冷，指甲青黑，急以车前子一钱，去壳炒香研末，同丸热酒服之，死胎即下。诸症服一两丸，病愈即止。继服大补丸，收功可也。

立效散　治产难胎衣不下。

真芝麻油、蜂蜜、童便各半茶盏，滑石二钱为末，共入一磁壶内，顿二三滚入碗内，加生鸡蛋清一个，遂搅即服立产。若横生逆产，加葱汁半茶盏，搅匀服之即正产矣，最效。按：药料不费多钱，能救人子母顷刻，真良方。

芎归补血饮

当归、川芎、白术土炒、白茯苓、陈皮、香附、童便、熟地黄、乌药、干姜炒黑、益母草、炙草、牡丹皮。

当归补血汤

黄芪蜜炒一两，当归三钱，水煎丸。

失笑散

五灵脂炒、蒲黄炒各一钱，热黄酒送下。

产后类中风论

夫产后类中风有二：肝经血虚者，其外症遍身手足俱热，面赤渴饮，口鼻中气热，小便黄赤。内经云：肝主筋而纳血。产后阴血去多，阳火炽盛，筋无血养，以致手足屈伸不止，俗云发搐是也。治宜六味丸料，加益母草煎服，以补肝血。肝经气虚者，其外症遍身四肢俱冷，面黄不渴，口鼻中气寒，小便清白。内经云：脾为太阴而主四肢。四肢俱冷，由元阳衰弱，无气以温之也。产时去血过多，气无所附，以致阳随阴衰，故四肢冷，亦发搐不止。脾胃虚陷者，补中益气汤。脾胃虚寒者，十全大补汤。

薛立斋曰：产后类中风者，因产时去血过多，则阴精枯竭，火盛金衰木旺，无制而生风，故发搐不止，皆内伤气血，非外感风寒也。当大补气血，宜八珍汤加丹皮，以生阴血，不可祛风之药。

产后真中风论

夫产后气血内虚，外为风寒湿乘虚而入皮肤经络，则毛孔闭塞，阳气郁结，九窍不利，以致头疼身疼，发热恶寒。若伤于风，重感于寒，则四肢筋脉拘挛，无汗而恶寒。若伤于风，重感于湿则四肢筋脉软弱，有汗而发热。若风入于脏，则心神不宁，恍惚惊悸，随所伤而为病。开目为阳风，闭目为阴风。产后得此，乃气血极虚之危症也，急以十全大补汤，大补气血，稍佐以祛风之剂。无汗恶寒，加荆芥穗、防风各一钱。有汗发热，加荆芥穗、软防风各五分。痰盛加半夏

一钱。心悸加白茯苓、远志各一钱。多服求应，忌服食寒凉。

臧公三曰：产后类中风者，固宜专补气血。即真中风者，亦当补气血，微加祛风之药。《内经》云：风乃气血之虚象也。纵有外来风邪，亦是乘虚而入，若专治风，是速其危也。

大补论

夫妇人虚损成病者，十之八九。壮盛成病者，十之二三。或因虚损而经候不调，或因虚损而经闭不行，或因虚损而吐衄崩带，或因虚损而小胎不稳，或因虚损而产后多疾。大补丸诸虚之总司，妇科之主帅，但要审病虚实，因症投剂耳。

《医贯》云：真其为阳虚也，则用补中益气汤。真其为阴虚中寒也，则用理中汤。真其为阴虚也，则用六味丸。真其为阴虚无火也，则用八味丸。

许鹤年曰：妇人虚劳，惟健脾养血，以致其本，解郁清火，以致其标，久则血生热退，经自行劳自愈矣。逍遥散一方，健脾养血解郁清火之良剂，因加减用之可也。

臧公三曰：妇人虚证，莫要于八珍汤，以气血兼补也。但肥人气虚有痰，宜豁痰补气，四君倍加，四物减半。瘦人血虚有火，宜泻火滋阴，四物倍加，四君减半。

大补益母丸

益母草八两用上截，香附二两七制，嫩黄芪三两蜜炒，人参二两去芦，白术三两土炒，白茯苓二两蒸透，炙草二两，当归身三两，俱酒洗，白芍二两酒炒，陈皮二两，熟地三两，砂仁二两炒。做法同前。按经不调，龙眼肉、炒枣仁去心、莲子煎汤下。经闭，炒桃仁、炒红花煎汤下。卜血，生地、炒芩、丹皮煎汤下。小胎不稳，炒芩、去白陈皮、苏梗煎汤下。俱

于肌肉之间，不即见点者，宜服加减升麻汤。升麻四分，桔梗三分，生甘草一分，羌活三分，水一盏，灯心十根，煎三分，不拘时服。

见点二日三日，如粟如黍，光泽明净，身无大热者，不须服药。若热盛痘多，宜服消毒饮。当归酒洗、川芎、山楂、连翘去穰各四分，前胡二分去皮，木通二分去皮，甘草一钱，煎法同前。

四日五日，大小不等，根窠红润者，不须服药。若色暗陷顶，及欠起发者，宜服牛蒡子汤。牛蒡子五分炒研碎，当归酒洗、川芎、黄芪蜜炙、茯苓去皮各四分，桔梗、陈皮、连翘去穰各三分，大腹皮三分酒洗净土，煎法如前。

六日毒化浆行，痘疮肥满者，不须服药。若欠起发，及不润泽者，宜服托里散。当归酒洗、川芎、黄芪蜜炙、白术土炒、陈皮、牛蒡子炒研碎、茯苓去皮各五分，桔梗二分，通草二分，水一盏，炒糯米一撮，煎四分，食远服。若毒已化而浆欠足者，加人参三分。

七日八日，浆来充足，饮食不减者，不须服药。若痘塌浆亏者，宜服加味保元汤。人参去芦、白术土炒、黄芪蜜炙、当归酒洗、陈皮各五分，通草二分，煎法如前。若发痒，加白芷四分，蝉蜕三分酒洗净。若浆色虚白，再加人参五分。外用灯心缚成小帚，轻轻扫之。

九日十日，浆老如黄蜡色，或结靥高厚，别无他症者，不须服药。若浆不足，及靥薄者，宜服十奇散。人参去芦、白术土炒、白芍酒炒、牛蒡子、茯苓去皮、陈皮、当归酒洗各五分，桔梗、通草、炙草各二分，水一盏，龙眼肉五枚，煎四分，食远服。

十一日十二日，身不潮热，饮食不减者，不须服药。若当靥不靥，及痂落无托靥者，宜服解毒饮。当归酒洗、白芍酒洗、人参去芦、山楂、黄芪蜜炙、荆芥、牛蒡子炒研碎、防风各五分，炙草一分，水煎服。

若阳证阴虚，各照本方加黄芩二分，黄连四分，俱酒炒。热甚者，用生黄连、生黄芩各四分，或加柴胡二三分亦可。热甚发狂，谵语弄舌者，宜服犀角地黄汤。犀角、生地、连翘、黄连、当归各五分，牡丹皮三分，水一盏，煎四分，不拘时服。

若阴证阳虚，咬牙寒颤，各照本方加制过热附子二分。制附子法，见一卷八味丸门内。栀子、丁香、麦冬各三分，生姜三片，同煎温服。若痘疮靥前靥后，痰咳不止，并饮食锉喉者，各照本方加川贝母、麦冬、杏仁同煎。八九日之外，宜加五味子。

阴虚泄泻

阴虚泄泻者，宜服调中解毒汤。

陈皮　山药炒　川芎　白术土炒　赤茯苓　木通　黄连酒炒　连翘去穰　甘草　山楂肉枚各等份。水一盏，姜皮一小片，莲肉三枚，煎四分食远服。如久泻不止，加诃子肉四分炒。

阳虚泄泻

阳虚泄泻者，宜服补中健脾汤。

陈皮　山药　诃子肉煨　人参　白术土炒　砂仁炒研碎　川芎　木香　各等份，不见火，水一盏，生姜三片，炒糯米一撮，莲肉五枚，煎四分，食远温服。如不止，加肉豆蔻五分煨。如泄甚者，宜用豆蔻丸。肉豆蔻面裹煨熟去油，木香不见火，砂仁　白龙骨　枯白丸　诃子肉湿纸裹煨　赤石脂　各等份，共为末，神曲糊为丸，如黍米大，每服三十丸，炒米汤下。

臧公三曰：治痘之法，以气血为主。然气血盛，故能逐痘毒。而火毒盛，亦能损气血。急则治其标，缓则治其本，宜补气血。总以发透托三法为治痘秘诀。

广 嗣 要 语

（明）溯洄道人　撰

内容提要

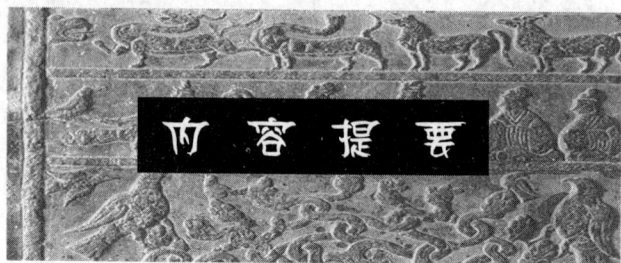

本书一卷，俞桥子太甫撰集。首总论，次调理精血论，又直指真源论，男女服药论，并附插图。所论至为精详，书后更有附方，尤合实用。

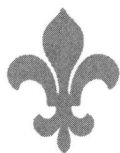

目 录

附论一篇

广 嗣 要 语

溯洄道人俞桥子太甫撰集　嘉兴马星樵校

总论

尽万物而观之，山无不草木，地无不黍稷，人无不生育，要之得其养耳。得其养，则硗者肥，瘠者沃，草木何惧乎不蕃？黍稷何惧乎不秀？夫人亦由是也。苟形质强壮，而嗜欲无节，人之不免虚衰。赋禀怯薄，而摄养有道，终焉亦能完实。不特少健而老衰，早壮而晚惫，滋悟保护之间，固可以视秋冬而复春夏也。昔者名医罗天益，其年戊午春，桃李始华，雨雪厚寸，一园曳令举家击闷堕雪，焚草于下，是年他果萧然，而此园大熟。然则天地之气，尚可以力转移，于人之身，岂无所用其术哉？桥乃不惬愚昧，积以平日所闻，缙绅方士之说，质诸古今名家论议，著为调理精血，直指真源，男女服药三论，阴阳虚实四图，合用方法，三十五道，附录经验秘方，号曰《广嗣要语》，精切晓明，纤芥非隐，信此以行，将见天下无不可父之男，无不可母之女，而螽斯之应，比屋皆然矣。

调理精血论

求嗣之要，在乎男精女血充满而无病也。苟或病焉，必资明医而证调之。夫精者，血也，水也，阴也。盖以有形言之也。有形而能时者，则又为气，为火，为阳，所使然也。论曰：孤阳不生，独阴不成。无阴则阳无所附，无阳则阴无所依。是精兼气，血兼水，火兼阴阳，总属肾与命门二脉，以沉静为平。若见命门脉微

细或绝，阳事痿弱，是为阳虚，法当补阳。若见命门脉洪大鼓击，阳事坚举，是为相火妄动，法当滋阴制火。启玄子云：壮水之主，以制阳光。正此谓也。若见肾脉洪大或数，遗精尿血，是为阴虚，法当补阴。若见肾脉虚微太甚，别无相火为病，法当阴阳双补。又如经者，血也，水也，阴也。假火色而为赤也。随气而行，依阳以运，亦若精之兼气血，兼水火，兼阴阳者也。其候以一月为期，上应月之盈缺，故名月水。应其期则平，失其期则病。先期者，血热也。过期者，血虚也。过期而色淡者，有痰也，或曰虚也。经行而成块者，血之凝也，或曰风冷乘之也。将行而作疼者，气之滞也。行后而疼者，气血俱虚也。经水紫黑色者，气血俱热也。虽然，又当察其时之寒暄，脉之迟数，证之冷热，平而调之，以复常候，不可一途而取。夫男女精血既充，别无他疾，惟守投虚之法，是为知要。

直指真源论

结胎者，男女精血也。男属阳而象乾，乾道资始。女属阴而象坤，坤道资始。阳主动，故能施与，阴主静，故能承受。夫动静相参，阴阳相会，必有其时，乃成胎孕。凡经尽一日至三日，新血未盛，精胜其血，血开裹精，精入为骨，男胎成矣。四日至九日，新血渐长，血胜其精，精开裹血，血入居本，女胎成矣。六日至七日，鲜有成者，纵成亦皆女胎。欲求子者，全在经静三日以里交合，如俯首拾芥，

万举万当。斯时男女无暴怒，毋醉饱，毋食炙煿辛热，毋用他术赞益，阴阳和平，精血调畅，交而必孕，孕而必育，育而为子，坚壮强寿，至真切要，在此数语。受妊之后，宜令镇静，血气安和，则胎孕长养。又须内远七情，外薄五味，大冷大热之物，皆在所禁。苟无胎痛，胎动，漏血，泻痢，及风寒外邪，不可轻易服药，亦不得交合阴阳，触动欲火，未产则胎动不常，既产则胎毒不已。降生之后，摄养一如胎前。盖母食热则乳热，母食寒则乳寒，母食膏粱甍烈之物，则乳毒。有是数者，子受其害矣。求嗣之道，诚不出此。然源头一节，尤当研究。男子十六而精通，必三十而娶。女子十四而天癸至，必二十而嫁。皆欲阴阳二气完实。或精未通而御女，经始至而近男，未完而伤，未实而动，根本既薄，枝叶必衰，嗣续岂能蕃衍？先儒尝言，寡欲则有子。盖寡欲则不妄交合，积气储精，待时而动，故能有子。愚谓不止此为寡欲，凡心有所动，即是欲。心主血而藏神，属手少阴，肾主精而藏志，属足少阴。心神外驰，则肾志内乱，其于交会之际，殊无静一清宁之气，所泄之物，同归腐浊而已，安能发育长养于其间哉？书曰：人心惟危，道心惟微。夫能精一道心，俾常为一身之主，则邪思妄念，自尔退听。欲寡而神益完，不惟多子，抑且多寿。盖养生尤贵于寡欲故也。

男女服药论

男子以阳用事，从乎火而主动，动则诸阳生。女子以阴用事，从乎水而主静，静则众阴集。故治男子，毋过温热以助其阳，治女子，无过寒凉以益其阴。古人黄柏、知母之药，每用于男子，而干姜、艾叶之剂，慎施于妇人。男女阴阳自然之体，固有不得而同者。至于七情内伤，六淫外浸，发为诸病，治热以寒，制寒以热，随证推移，安能执此？但男女嗣续稍迟，虽无疾病，当加调护。男子阳动之体，惟虑合而易失，未获中其肯綮。女人阴静之质，多苦交而弗孕，不能遂其生成。由是培养之术，若不可废。在男子则用思仙丹，收固真阴，以为持久之计。在女子则用启荣丸，鼓作微阳，以为发育之基。窃观古今种子诸方，不偏于寒，即偏于热，务张其功以矜世，不析其理以示人，往往服之反致求全之毁，故述贰方，以为世之求嗣者助焉。

交会宜忌日

宜旺相吉日

春甲乙寅卯　夏内丁巳午　秋庚辛申酉　冬壬癸亥子

忌弦望晦朔，大风大雨，虹霓雷电，云雾昏瞑，日月薄蚀，三光之下，及春秋冬丙丁日。

本命乃劬劳之日，亦不可行也。右宜谨之慎之。

实阳能入虚阴之图

实阳能入虚阴，谓男子阳精充实，适值女人经后血海虚静，子宫正开，与之交合，是谓投虚，一举而成胎矣。

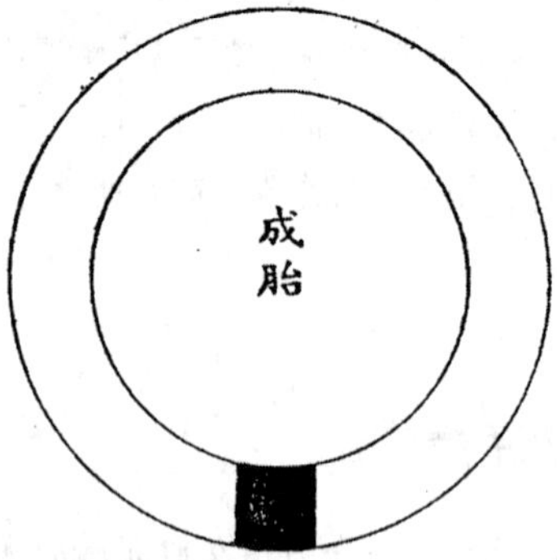

经静一日交会者成男，二日者成女，三日成男，四日成女，五日成男，六日成女，取奇阳偶阴之义，六日无用矣。大抵前三日，新血未盛，精胜其血，血开裹精，必成男胎。后三日，新血渐长，血胜其精，精开裹血，多成女胎。交合得夜半后生气时，有子皆男而寿。

石莲子十两，味甘平，温，无毒。经秋正黑，沉水者是也。本功益气安心，止汗。治腰痛泄精。入药内，去青薏，取净粉　鸡头实十两，味甘平，无毒。益精气，强志。取其实并中子，捣烂。曝干，再捣，筛取净粉

上以金樱子三斤，取霜后半黄者，木臼中转杵，却刺勿损，擘为两片，去子，水淘净，捣烂入大锅内，以水煎不绝火，约水耗半，取出滤过，重煎如稀饧。市肆干者倍之，用水浸软，去子煎，令如法入前药末和丸，桐子大。每服三十丸，空心盐汤下。一月见效，即不走泄。候女人月信住，取车前子一合水煎，空心服之，一交即孕。依法服至多日，精神完固，能成地仙。平时忌葵菜、车前子。

按：《本草》金樱子味酸涩平，无毒。疗脾泄，涩精气。精气滑脱者，服之自固。或言其性涩，乃因无是病而用是药，且无配制而作煎单服者。吁！涩可去脱，十剂之一法，良工不能更其道也。夫鸡头实，味甘平无毒，补中益精。石莲子，味甘寒无毒，安心神，养气力，治泄精。莲花蕊，暖无毒，镇心益颜色。服饵家取鸡头实，熬金樱，煎和丸，补下益，名水陆丹。仙方取鸡头实，并莲实合饵食之，能驻年。昔人得其一二，功效若此，思仙合众妙而有之，信可尚矣。

玉钥启荣丸

治女子无他疾，经事调匀，容颜不损，但久无胎孕。先师云：妇人者众阴之所集，常与温居。今失所养，则子宫有阴无阳，不能生发。用此丸平调气血，鼓作微阳，生育之要药也。

人参　白术　甘草　当归　赤石脂　川芎　茯苓　芍药俱要白者　熟地　牡丹皮　没药　白芷　藁本　白薇　玄胡索上各一两，除石脂、没药另研外，其余用醇酒浸三日，焙晒干为细末，足一十五两　香附去皮毛，水醋浸三日，炒干为细末，一十五两

上药一十六味，重罗极细末，炼蜜丸如梧桐子，磁器中封固。每服五十丸，空心温酒或白汤送下，以干物压之。待月事调匀，受娠为度。

还少丹

治右尺命门脉微细，阳事痿弱，精气不足，阳虚之证。

山药　牛膝去芦酒浸　远志去心　巴戟去心　山茱萸去核　茯苓　五味　苁蓉　杜仲炒去丝　石菖蒲　茴香各一两　枸杞　熟地各一两半　楮实子一两

上为末，炼蜜和枣泥丸，如梧桐子大。每服三五十丸，温酒或盐汤送下，日三服，食前。

巨胜子丸

治右尺命门脉虚微欲脱，阳痿不举，阳脱之证。

熟地四两　生地　牛膝酒洗川的　枸杞甘州　何首乌　茯苓白的　天雄炮　天门冬去心　柏子仁　巴戟去心　五味北者　山药　楮实　酸枣仁　续断各一两　韭子　川椒　莲蕊各五钱　覆盆子一两　木香三钱半　苁蓉一两　芡实五钱　巨胜子　菟丝子　破故纸炒各一两　胡芦巴五钱

上为末，炼蜜丸，桐子大。每服七十丸，甚虚者百丸，空心温酒下。

大补阴丸

治左尺肾脉洪大或数，遗精水血，壮水之要药。

黄柏盐酒炒　知母各四两制同　龟甲酥炙　熟地各六两

上为末，炼蜜和猪脊髓丸，如桐子大。每服七十丸，空心盐白汤下。

补阴丸

治左尺肾脉洪大或数，精元不固，补阴制火之药也。

黄柏半斤，盐酒炒 知母同上制 熟地各三两 芍药炒，白 川牛膝酒洗 陈皮 锁阳 当归各一两半 龟甲四两，酒浸酥炙 虎颈骨一两，制同

上为末，酒煮羊肉丸，如桐子大。每服五十丸，空心盐白汤下。冬加干姜半两。

加味虎潜丸

治左尺肾脉虚数，精神短少，腰膝无力，补肾养血气之剂。

人参 黄芪蜜炙 芍药炒，白的 黄柏酒炒，各一两 菟丝子酒炒，五钱 当归酒洗 山药各一两 锁阳酥炙 龟甲酒浸酥炙 虎颈骨制同 枸杞甘州，各五钱 杜仲酥炙去丝 五味各七钱半 牛膝酒洗，二两 破故纸七钱半 熟地四两

上为末，炼蜜和猪脊髓丸，如桐子大。每服百丸，空心温酒或盐汤送下。

八味丸

治两尺脉微弱，阴阳俱虚，双补之剂。

熟地半斤 泽泻 茯苓白 牡丹皮各三两 山药四两 附子炮去皮脐 桂心各一两 山茱萸四两

上为末，炼蜜丸如桐子大。每服十五丸，温酒送下，日再服。

补天丸

治六脉虚微，气血衰弱，虚劳证，具补天一以生水之剂。

紫河车一具即胞衣，男用女胎，女用男胎，俱以初胎为主，若不可得，即壮盛妇人者亦可 黄柏酒炒 龟甲炙各三两 杜仲酥炙 牛膝酒浸 陈皮各一两

冬加干姜五钱，夏加五味子一两。以上共为细末，先以河车水洗净，布绞干，或用酒煨熟，入诸药末，共捣匀焙燥，再为末，酒糊丸，如桐子大。每服百丸，空心温酒或白沸汤送下。

四物汤

治女子血分或寒或热，经事或前或后，或多或少，以至崩带积块诸症，用此加减。

当归 川芎 芍药 熟地

上等份，水煎。

芎归汤 一名佛手散

补血治血，生新逐败，妇人胎前产后，可皆服也。

当归酒浸 川芎各等份

上锉，每服四五钱，入酒一盏煎，令欲干，加水一盏，再煎二三沸，去渣温服。

安胎饮

治妇怀娠，不问几个月日，但觉胎气不安，腰腹微痛，饮食不美，此汤主之。

白术 芍药白 熟地 当归各一钱 广陈皮五分 人参 川芎 黄芩各五分 甘草 缩砂仁 紫苏各二分

上锉作一服，加生姜一片，水煎温服。

集验方

治妇人胎动不安及下血。

艾叶 阿胶 川芎 当归各三钱 甘草一钱

上锉，水四盏，煎取二盏，去滓纳胶令化，分三服，一日用。

秦艽汤

治证同前。

秦艽 阿胶蛤粉炒 艾叶醋炒

上等份为粗末，每服五钱，水二盏，糯米百粒，煎至一盏，去滓温服。

人参橘皮汤

治始妊娠恶心阻食，和中安胃之药也。

白术 人参去芦 橘红 门冬去心，各二两 白茯苓二两 厚朴姜制，二两 甘草三钱

上为粗末，每服四钱，水盏半，淡竹茹弹子大一枚，姜三片，煎七分，去滓澄清，温服，空心，食前。

保生汤

治妇人恶阻，养胃调气之要药也。

人参八分　甘草五分　白术　乌药　香附子各一钱　橘红一钱二分　呕吐加丁香

水一盏半，姜五片，煎七分，去渣温服无时。

集验青竹茹汤

治妇人恶阻，清痰止呕气之要药也。

竹茹弹大一枚　橘皮一钱五分　生姜二钱茯苓一钱五分　半夏二钱，汤泡七次

水二盏，煎七分，去渣温服。忌羊肉饧鲊等物。

束胎丸

治妇人妊娠七八个月，恐胎气展大难产，用此扶助母气，紧束儿胎。

白术三两　陈皮二两，忌火　茯苓七钱半条芩酒炒，夏一两，春秋七钱五分，冬五钱

上为末，粥糊丸，桐子大。每服五六十丸，白汤米饮，食前任下。

枳壳丸

治妇人妊娠八九个月，禀质肥厚，胎气壅隘，服此以宽和母气，令儿易产

香附一两，炒　粉草炙，一两半　商州枳壳五两，麸皮炒赤

上为末，每服二钱，空心沸汤点服，日三次。

一方加炒糯米，同为末，白汤点服，令儿易产，初生微黑，百日肥白，此为古方之冠。若妊妇稍弱，恐胎寒腹痛，胎弱多惊，于内可加当归一两，木香五钱不见火，则阳不致强，

阴不致弱，二气调和，有益胎嗣。

达生散

治妇人妊娠八九个月，服此以扶正气，散滞气。妊妇稍虚者，得此尤佳。

白术　芍药　当归　陈皮　大腹皮姜制人参各五分　甘草一钱半　紫苏茎叶五分

上作一剂，水煎服，夏加黄芩或黄连、五味子，春加川芎、防风，秋加泽泻，冬加缩砂，或通加枳壳、缩砂，胎动加苎根、金银花，上气加紫苏、地黄，性急加柴胡，多怒加黄芩，食少加缩砂、神曲，渴加麦门冬、黄芩，能食加黄杨脑，有痰加半夏、黄芩。

救生散

治妊娠妇禀受瘦怯，不宜服枳壳散破气之药，此方安胎益气，令子紧小易产。

人参　神曲炒　麦芽炒　白术麸炒　橘红炒诃子煨去核

上六味，各等份，为细末，每服三钱，水二盏，煎至七分，空心食前温服。议者谓今时八月，合进瘦胎易产之药，多用枳壳散非为不是，但妊妇肥实者可也。若本瘦怯，不宜服药，惟救生散安胎益气，令子紧小，无病易产，最为稳当。

神寝丸

治妊妇临产月日，破滞气，瘦胎易产。

商州枳壳一两，麸炒　通明乳香五钱，另研

上为末，炼蜜丸如桐子大，空心温酒或米饮送下。临月用之瘦胎易产，极有功效。

二合济生汤

以枳壳、芎归、达生三方，抽其精粹而合成此汤，治临产艰难，虽一二日不下者，服此自然转动下生。

枳壳二钱，麸炒　香附一钱半，炒　粉草七分

川芎三钱　大腹皮姜汁洗，一钱五分　当归三钱
苏叶八分

上水二盅，煎八分，待腰腹痛甚，服之
即产。

催生丹

疗产妇生理不顺，产育艰难，或横或逆，
大有神效。宜天医日合。

腊月兔脑去膜，研如泥，即十二月　母丁香一
钱，为末　通明乳香一钱，研细末　麝香一字，
研细

上以乳、麝、丁香拌匀，入兔脑和丸，如
芡实，阴干油纸密封固，临产服一丸，温水送
下立产。男左女右，手中握药出，神验。

催生不传遇仙方

治妇人坐草艰难。

朱砂　雄黄各一钱半　蛇蜕煅　蓖麻子十四
颗，去壳

上为细末，粥糊丸，弹子大，临产时先用
川椒汤淋洗脐下，纳药一丸脐中，仍以蜡纸数
重覆药上，软帛拴系，产则急取药去，一丸可
用三次。

如圣膏

治证同前。

用蓖麻七粒去壳，细研去膏，涂脚心立产，
急洗药去，迟则肠出，却以此膏涂顶上，肠自
缩入。

一方用蓖麻子百粒，雄黄末一钱，同研用
如前法。

猪肝蜜酒方

当妇人胞水早行，胎涩不下。

猪肝　白蜜　醇酒各一升

上三味共煎至一升，分作二三服，不能服
者随多缓少，渐渐服之。

夺命丹

治妇人血冷凝滞，胎衣不下。

大黄酽醋煎膏　牡丹皮各四钱　干漆一钱，炒
烟尽　黑附子炮，二钱，去皮

上为末，以大黄膏同鸡子白捣匀，桐子大，
温酒急吞五七丸。如未下，再用后方。

牛膝汤

治妇人生理不顺，用此滑利水道，令儿
易产。

牛膝酒洗　木通　瞿麦　当归酒洗，各一钱
滑石二钱　葵菜子一钱二分半，如无，用黄蜀葵花

上锉分三服，水二盅，煎八分，温服。须
先合预备。

广嗣附方

五子衍宗丸

男服此药，添精补髓，疏利肾气，不问下
焦虚实寒热，服之自能平秘，旧称古今第一种
子方，有人世世服此药，子孙蕃衍，遂成村落
之说。

嘉靖丁亥于广信郑中丞宅，得之张神仙四
世孙，予及数人，用之殊验。

枸杞甘州　菟丝子各八两，酒蒸捣饼　车前
子二两，扬净　五味子辽东，二两，研碎　覆盆子
四两，酒洗去目

上药俱择道地精新者，焙晒干，共为细末，
炼蜜丸，桐子大。每服空心九十丸，上床时五
十丸，白沸汤或盐汤送下。冬月用温酒下。修
合日春取丙丁己午，夏取戊己辰戌丑未，秋壬
癸亥子，冬取甲乙寅卯，忌师尼鳏寡之人及鸡
犬六畜见。

百子附归丸

女服此药，调经养血，安胎顺气，不问胎
前产后，月事参差，有余不足诸证，悉皆治之，

殊益胎嗣。比太仆史鲍璧，台州人，其妻年三十不生育，忽经事不至者十月，腹鼓大无病容，皆谓妊娠，一日，忽产恶物盈裤，视之皆败痰精血，后服此丸，不棋年，生一子。张云：彼尝以此二方与诸人服，无不应者。

阿胶真的，蛤粉炒成珠　川芎去芦　当归肥大者，酒洗，去芦　蕲艾去筋梗，醋煮干　芍药肥长白者　熟地怀庆者，去脑，取沉水者，各二两　香附赤心者，去毛，杵成米，水醋各浸一宿，晒焙干，一十二两

上为极细末，用大陈榴一枚，连皮捣碎，东流水三升熬去滓，打面糊为丸，桐子大。每服百丸，空心陈米醋点沸汤下，日一服。右二方亦俞子木所别传者。

大造丸

治男子女人一切虚弱，不问老幼，或禀气素弱，或斫丧太过，阳事早痿，面色萎黄，形体尪羸，口不能呼，足不能任地，或老年虚惫，气血俱衰，或女人月水不调，或常不产，或多生女少生男。凡是气血虚损不足之症，艰于嗣育者，并宜服此，当有奇效。

紫河车一具，用米泔水洗净，新瓦上焙干，为末，须初生男女为妙。又法：用银器加淡酒水内蒸化入药　败　龟甲年久者良，童便浸三日，酥炙黄，二两，除腰背酸疼，骨中寒热　生地黄怀庆肥大者，二两五钱。入砂仁六钱，白茯苓二两，稀绢包，入银罐内，好酒煮干，添酒七次，去茯苓、砂仁，只用地黄。凉心火血热，除五心热　天门冬去心，一两二钱。去热，养肌肤，生津，保肺气　牛膝去苗，酒浸晒干，一两二钱。壮阳益精，主腰脊疼痛，除四肢拘挛　杜仲酥炙去丝，一两五钱。强肾壮筋骨，益气，主腰疼　人参去芦，一两。止渴生津，和中益气，安神止惊悸

夏月加五味子七钱。

一方加麦门冬去心，一两二钱。

男子遗精，妇人带下，并加牡蛎一两五钱。

妇人加当归二两，去龟甲。

上药除地黄，另用木石杵臼内舂一日，余药各为末，和地黄膏捣极匀，酒米糊为丸，如小豆大。每服八九十丸，空心盐汤进一服，寒月以好酒进亦妙。

神效墨附丸

专治妇人久无子，有经事不调，及数堕胎者服之，可立致效。

香附一斤，要北方香附米，去毛。分四份浸，一份好酒浸，一份童便浸，一份米泔浸，一分醋浸，各七日七夜　艾绵四两，要洁净无尘梗者，用醋二大碗，同香附一处煮干，石臼内约杵三千下，以烂为度，捻如饼子，只钱样厚，用新瓦炭火焙干，捣为细末　茯苓净白者　人参去芦　当归酒浸一宿　川芎去土，大实者　上徽墨火煅，醋淬，各一两　木香五钱，要广南者为真　熟地黄用酒浸，去土，又以酒浸一宿，饭上蒸过，一两

上九味，各为细末，醋糊为丸，如桐子大，每服五十丸，空心好酒下。此方乃闻人道长所传。

何首乌丸

乔白岩服。

牛膝去苗梗，生一斤　何首乌三斤，用铜刀或竹刀切作片

上药以黑豆一斗淘净，用甑一所，先以豆薄铺甑底，后薄铺何首乌，又铺豆，又铺牛膝，重重铺尽，安于釜上蒸之，令豆熟为度，去豆取药曝干，又换豆蒸之，如此三次，去豆取药为末，蒸枣肉为丸，如桐子大。每服三五十丸，食前温酒下。忌萝卜、葱、蒜。何首乌干者，米泔水浸，稍软切之。

又方

萧东之传云：蒋敬所服此。

何首乌雌雄各半斤，铜刀刮去粗皮为片，米泔水浸，夏一宿，春秋二宿，冬三宿，取出晒干为末，无火病以枣肉为丸，否则蜜丸，清

晨盐汤下，或酒下尤佳。《本草》服何首乌用茯苓煎汤，似胜盐汤。

上二方，杨后江掌科传，后江自服此连孕，及人传服者皆验。

延年益嗣丹

男子服。

生地黄酒浸二宿，取出晒干　天门冬酒浸一二时，取出去心晒干　熟地黄酒洗净，晒干　麦门冬酒浸一二宿，取出去心晒干，各三两　地骨皮五两，酒洗净，晒干　白茯苓五两，去粗皮，切作片，酒浸过，取出晒干　人参去芦，三两，上好者方用

何首乌半斤，鲜者用竹刀刮去皮，切作片，干者用米泔水浸软，刮去皮，切作片，用砂锅内下用乌羊肉一斤，乌豆三合，量着水上，用竹箅放此药后，覆盖蒸一二时辰，取出晒干，共为细末，炼蜜为丸，如桐子大。每服三五十丸，用酒送下，清晨服之。崇德县韩主簿传。

加味益母丸

妇人服。

川芎　木香广　芍药赤的　当归各一两　益母草半斤

上为末，炼蜜丸如桐子大，每服五十丸，用好酒或童便酒送下，其妙如神，服百丸有孕。

上二方，余与荆妻亲服有验者。

加味养荣丸

女人服之有孕，且无小产之患。

当归酒浸洗　白术各二两　芍药煨　黄芩炒香附子炒，各一两五钱　贝母　陈皮去白　茯苓白　人参　麦门冬去心，各一两　阿胶炒，七钱甘草炙，五钱　川芎一两半　熟地酒浸，二两　黑豆大者，炒去皮，四十九粒

上为细末，炼蜜丸如桐子大。每服七八十丸，食前空心盐汤或温酒任下，忌食诸血。

四制香附丸

当归酒浸　芍药酒炒　熟地姜汁炒　川芎各四两　泽兰叶　白术　陈皮各二两　黄柏酒炒甘草酒炒，各一两　香附一斤，四两醋，四两酒，四两盐汤，四两童便，各浸二日炒

上为末，酒糊丸桐子大。每服七十丸，空心白汤下，调经养血，顺气健脾，信服有妊。

壬子丸

依方修合此药服之，不过半月一月有孕，试之屡见效，故附录。

乳香三两　白及　白蔹　茯苓白净　吴茱萸各一两　牛膝　细辛各五钱　菖蒲　当归　白附子各少许　厚朴　桂心　没药　人参各四两

上为细末，炼蜜丸。用壬子日修合，如红豆大。每服十丸有效。若男子服补益，若孕妇服之，即生双胎，空心好酒送下，无夫妇者不可服。

琥珀调经丸

治妇人无子，能令经正。

香附一斤，一半童便一半醋各浸七日　蕲艾四两，拣去枝梗，加入香附搅匀，再加好醋五碗，入砂锅内，同煮干为度，日中晒干，磨为细末，另加末药当归酒洗　川芎　芍药煨，各三两　琥珀一两，另研　熟地酒蒸，另杵人糊　生地酒浸各二两另杵入糊

上为细末，共一处捣极细，同为丸，用醋糊丸如桐子大。每服一百丸，空心艾醋汤送下。

济阴丹

当归　川芎各四两　香附一斤　生干地黄四两，去苗　好大艾叶一斤，去梗，蕲艾尤妙　赤芍药四两

上分为四分，一分醋浸，一分童便浸，一分盐水浸，一分酒浸，俱各过一宿，用醋三壶拌匀，以砂锅煮干醋为度，取出晒干为末，醋打面糊为丸，如桐子大。一日三食，食前每服

五六十丸，令人体壮经调有孕，且服久诸病不作。

雏凤丸

用头窠乌骨鸡雌雄各一双，置放一处，不可与群鸡相混，候生卵时，将初生头卵记放，待生卵数足，将初生卵头巅开一窍，用辰砂三钱，当归、芍药、川芎、熟地黄各二钱，为细末，将卵黄倾出，和药末仍入壳内，以厚纸封之。众卵内覆之，待群鸡生，将药卵去壳，以蜜丸之。涂心好酒服三四十丸，此极见效，药尽干有孕。此方宣府镇守总兵马仪都督所传。

香附丸　又名煮附丸

专宜妾婢。盖妾婢多郁，情不宣畅，经多不调，故难孕。此方最妙，不须更服他药。

以香附不拘多少，去毛并粗皮，米泔水浸一宿，晒干，用上好米醋，砂锅内同煮之，旋干旋添，以煮透极烂为度，取出焙干为末，仍用醋糊为丸，如桐子大。每服五七十丸。经不调者，即调。久不孕者，亦孕。

温脐种子方

白芷　青盐各二钱　麝香一分　五灵芝二钱

上各为末，以荞麦面汤和搓成条，圈于脐上，以前药实于其条，以艾灸之，但脐内微温即好，不过二三度。

兜肚方

升麻　丁皮　甘松各七钱　白檀一两　零陵香五钱　麝香九分　白芷五钱　木鳖八钱　兜铃马蹄香各五钱　血竭五钱　羚羊角一两　分作三个兜肚内。

以上共十二味，用蕲艾绵絮装于白绫兜肚内，初服者用三日后一解，至第五日复服，至一月后常服，专治痞积，遗精，白浊，妇人赤白带下，及妇人经脉不调，久不受孕者。惟孕妇不可服。

益母草丸

只一味为末，不犯铁器，炼蜜丸如弹子大。每服一丸，久服亦令人有子。此先祖兰窗公所常施而有验者。其妇人胎前产后诸疾，治不无效，服法备载于积堂方中，在前册。

妊妇五忌

昆山顾状元刊施二法。

一勿睡热炕，南方火厢亦同。

一勿饮烧酒，黄酒有药者，亦不宜饮。

一勿食煎炒炙煿之物。

一勿食葱、韭、蒜、薤、胡椒、茱萸。

一勿于星月下仰卧，及当风洗浴坐卧。

小儿五宜

一小儿初生，先煎浓黄连甘草汤，急用软绢或丝绵，包指蘸药，抠出口中恶血，倘或不及，即以药汤灌之，待吐出恶沫，方与乳吃，令出痘稀。

一初生三五月，宜绷缚令卧，勿竖头抱出，免致惊痫。

一乳与食，不宜一时混吃，儿生疳癖痞积。

一宜用七八十岁老人旧裙裤，改小儿衣衫，令儿有寿。虽富贵之家，切不可新制纻丝绫罗毡绒之类与小儿穿，不惟生病，抑且折福。

愚意满月受贺宴宾，宰杀亦恐不宜。

一儿生四五个月，止与乳吃，六个月以后，方与稀粥哺之。周岁已前，切不可吃荤腥，并生冷之物，令儿多疾。若待二三岁后，腑脏稍壮，才与荤腥，最好最好。

延生第一方

镇江钱医官传。

小儿初生，脐带脱落后，取置新瓦上，用炭火四围烧至烟将尽，放土地上，用瓦盏之类盖之，存性研为末。预将朱砂透明者，为极细末水飞过。脐带有五分重，朱砂用二分五厘，生地黄、当归身煎浓汁，一二蚬壳调和前两味，抹儿上腭间及乳母乳头上，一日之内，晚至尽，次日大便遗下秽污之物，终身永无疮疹及诸疾。生一子得一子，十分妙法也。脐与朱砂重轻对半放。

神功消毒保婴丹

凡小儿未出痘疮者，每遇交春分秋分时服一丸，其痘毒能渐消化。若只服一二次者，亦得减少。若服三年六次，其毒尽能消化，必保无虞。此方神秘，本不欲轻传，但慈幼之心，自不能已，愿与四方好生君子共之。

缠豆藤一两五钱，其藤八月间收，取毛豆梗上缠绕红丝者便是，采取阴干，此药为主，妙在此药 黑豆三十粒 赤豆七十粒 荆芥 防风 川独活各五钱 黄连 桔梗 甘草 当归酒洗 赤芍药各五钱 山楂取肉 辰砂水飞，另研 生地各一两 连翘 新升麻各七钱半 牛蒡子一两，纸炒过 苦丝瓜二个，长五寸，隔年经霜方妙，可烧灰存性，为极细末

上各为细末和匀，净砂糖拌丸，李核大。每服一丸，浓煎甘草汤化下。

其前项药，须预办精料，遇春分秋分，或正月十五日七月十五日修合，务在精诚，忌妇人猫狗见。合时向太阳祝药曰：神仙真药，体令自然，婴儿吞服，天地齐年，吾奉太上老君急急如律令敕。一气七遍。

凡沿初生小儿口内并牙龈生白点者，名马牙，不能食乳，此与鹅口不同，少缓即不能救，多致夭伤。急用针缚箸上，将白点挑破出血，用好京墨薄荷汤，以手指碾母油发蘸墨遍口内擦之，勿令食乳，待睡一时醒，方与乳，再擦之即愈。

牛黄抱龙丸

此屡服屡验方，治一切急慢惊风，及风热风痫，用薄荷煎汤，磨服一丸，儿小作二三次服。

茯苓 雄黄 人参各一钱半 僵蚕三分 胆南星八钱 钩藤一两半 辰砂一钱二分 天竺黄二钱五分

另将牛黄二分，麝香五分，同研极细，入前药末内，又精研，俟将甘草四两锉碎，用水二大碗煎成膏一盏，入药末内，丸如欠实大，金箔为衣，阴干藏之，勿令泄气，每近微火边。

上附方乃自验及人所服验，皆秘方也。兹其阐录以广前方之所未备，盖人之禀养不齐，病亦随异，故方各有宜，择而用之，则罔不效矣。其保婴数方，后嗣之道也，因并附焉。

去胎毒仙方

怀孕后，值夏秋天暖，吞生绿豆每日七粒，石菖蒲汤送下。并能去胎疯，每日七粒，以四十九粒为度，愈多愈好。

四精膏

除赤障热痛。

蜂蜜花之精 人乳人之精 青鱼胆水之精 羖羊胆草之精

上等份，用磁盏盛贮，在饭上蒸熟，入磁瓶中，将黄蜡油纸封固，悬挂井中，七日取起，点眼甚妙，以匙挑出少许咽下亦可。

又海上方

昔日一官，往扬州府到任，双目不明，屡医无效。偶尔一道人传一仙方，要择于冬至日，摘桑叶一百四十叶，若树上无叶，有落在地下者检起，收用亦好，照依后开日期，每日用叶十片，水一碗，煎至八分，澄清温洗，洗目之日，戒酒除荤，忌房事。如不忌不效。洗至一年，明如童目，经验屡效，续将此方传于四方。

患眼之士，仍候冬至日，取摘桑叶，照依前法制造，救了六七百人。有九十老者，洗眼一年，亦如童子。刊刻传施，万千阴隲，莫大之功行也。

洗眼日期

正月初八　二月初十　三月初五　四月初八　五月初五　六月初六　七月初七　八月初三　九月初三　十月十九、二十　十一月初十　十二月廿一、廿二

绝妙乌须方

非他方可比，乐庵道人传。

用乌骨白雄鸡一只，取血入磁瓶内。然后取蚂蝗一百条入水中，养二十七日取出，俱要活的。又用京墨一两，打碎放盏内，少放水，坐水锅中，煮化开，倾入鸡血内，随将蚂蝗同入，封固瓶口一个月后，再入水银三钱，硼砂三钱，再封固一月，其色如漆，用时先将皂角水洗净须，次用猪胆皮套二指，蘸药捻须，梢直黑到根。

神仙通气散

至真至妙，非他方可比。

蛤蚧一对，要全者，炙　母丁香二钱　沉香二钱　胡椒五钱　大茴香五钱　广木香三钱　麝香一钱

共为细末，用大淡虾米一斤，净取半斤，用好烧酒半杓浸透，滚药末在上，入磁罐盛之。再加好烧酒入罐浸之，慢火煮六七个时辰，候冷定取出，晒干收贮，勿令出气。行房时用好酒送下二三枚，后用淡醋汤解之。

鸾镜法

朱砂　硇砂　硼砂　雌黄　雄黄　硫黄　铜绿　无名异

上八味各等份，硫黄减半，同研极腻，用龟尿，无则好醋，调研，描画人物诗句在镜上，即用稻草火烧镜，以镜背有水珠为度，埋藏土中去

火气，冷定取出磨净，如有人物模样古镜不可。

百病紫霞丹

清气化痰，宽胸除秽，止呕吐，安五脏，其功不可尽述。

沉香　丁香　甘松　广木香各三钱　薄荷一两　砂仁　檀香白　豆蔻白　百药煎各五钱　硼砂五钱

共为细末，粉草半斤切碎，用水十余碗浸一宿，次日入锅内，煎五七沸，滤去滓，止用汁，熬用膏，取出碗内，入桂花膏一两，冰片一钱调匀，将前药末和匀，如黍米大，入口嚼化一丸。

治牙疼方

用冰片半分，朱砂半分，擂匀擦患处。

治喉痛方

取牛膝白根，同米泔水捣汁，以口嗽之即吐，久之其痛自止。根赤者不用。

治肿毒

在上食远，在下空心服。

软石膏　硬石膏　紫河车各五钱，金线重楼者便是

上三味，如男生诸肿，女人手一顺同酒擂之，以醉为度。女人生肿，男子擂服，顺擂再不可逆，妙全在此。河车价亦不贵，酒宜热服。

治小肠疝气方

升上疼者，服此即止。

取龟尾草，焙干煅灰存性，加何首乌叶亦煅灰，二味一大撮，煮酒空心送下，甚者不过二三服。

治肿毒方

如肿毒初起，见其势凶，即将鸡子敲入一盅

井花水内，搅匀食之，甚者五六次，即内消矣。

空心白滚汤下，好酒亦可。

治脏毒方

人参一钱五分　台术微炒　枳壳炒　黄连炒地榆　芍药白者　陈皮炒　槐花炒末，各一钱甘草五分　乌梅七个，捣碎　扁柏头七枚

椿树根皮朝东南者一撮，共作一服。

上水二大盅，煎八分，空心与食前服，渣再煎。

治心痛方 验过

用花碱三钱，将热煮酒半盅搅匀，乘热服即散。

治诸般头痛方

亦春丸方，分两不可差。

防风　羌活　藁本　细辛　软柴胡各八分黄芩酒炒　白芷　天麻各一钱　川芎一钱五分白芍药酒浸炒，一钱　半夏姜汁制，七分　姜三片

上水二盅，煎八分，食远服，不拘远近，服之即愈。

清气化痰丸

南星　半夏各五两　生姜、皂角、白矾亦各五两，用河水煮一昼夜，拣去姜、矾、皂荚，只用南星、半夏，切片阴干后，加枳实炒，江西的　橘红五两　黄连炒　黄芩炒各五两　茯苓白，二两　甘草生，二两　瓜蒌仁去壳，研，去油，如泥。去油夹草纸打　杏仁汤泡去皮尖，去油，研如泥，亦前法，各二两

上为细末，用蒸饼打薄，薄糊丸，如绿豆大。每服一钱五分，食远与临睡时，白滚汤下，清茶亦可。

治癣方

川槿皮君　白及臣　剪草佐　巴豆使

为末擦之。

又方

先用穿山甲扒去盖，然后取水搽上。

甘草　川槿皮各一两

上二味，用梅水浸于瓶中，五六日箸头扎布擦之。

十全大补汤

能治诸虚。

人参　黄芪　白术炒　茯苓各一钱　生地当归　黄连炒，各七分　甘草五分　肉桂三分川芎五分

上咬咀，水二盅，煎八分，食前服。

药蝇方

斗峒传。

黎芦　剪草

用白酒同铼浸一宿，去酒留铼，蝇食即死。

白浊方

左共四方，紫泉兄传于盛丸有验者也。破故纸五钱　罂粟米二钱五分

倘不愈，倒数目服之。上二味，炒为细末，

治猪瘟方

川乌　草乌　白芷　苍术　猪牙皂角

上药等份为细末，用芦吹入鼻中，嚏之即愈。

附 论 一 篇

元王隐君作

论童壮

未弱冠为童，过三十为壮。夫寿夭贫富天也，去就邪正人也。共叔段以母偏爱，而失身于不法。孟母三迁，而孟子终为亚圣。今夫少者甜处着嘴，稳处着脚，不趋过庭之训，复厌舞雩之风，谗师佞友，左右瞒亡，萧墙夹壁，沽酒市脯，困极告医，惟务速效，怨天尤人，莫知反躬。孟子曰：学问之道无他，收其放心而已。心神守舍，则饥渴寒温之外，自不多事也。孔子曰：人之少也，血气未定，戒之在色。古法以男三十而婚，女二十而嫁。又当观其血色强弱，而抑扬之。察其禀性淳漓，而权变之。则无旷夫怨女之瘵也。孔子曰：及其壮也，血气方刚，戒之在斗。夫斗者非特斗狠，相持为斗，胸中才有胜心，即自伤和。学未明而傲，养未成而骄，志不行则郁而病矣。自暴自弃，言不及义而狂矣。孟子曰：由仁义行，非行仁义也。如欲行仁义以求安乐者，吾见其为不安乐也。此少壮摄养之道，弃此大道，而别求傍蹊曲径，以资分外者，必致废事荡家，而怪诞无耻也。大抵血气盛壮之时，难以制抑。凡事当先知心，是吾之灵明。主人一切好欲，欺侮凌夺肆恣，皆是血气所使。倘犯刑名灾害，明是主人自取苦辱也。常作此想者，自然渐成。古今修性养命之术，恐名利之士难行，并不抄入。凡除夏日之外，五日一沐，十日一浴。若频浴则外觉调畅，而内实散气泄真也。年二十者，必不得已，则五日一施泄，三十者十日一施泄，四十者一月一施泄。其人弱者，更宜慎

之。毋恣生乐，以贻父母之忧，而自取枉夭之祸。能保始终者，却疾延年，老当益壮，名曰陆地行仙。虽有贫富之异，而荣卫冲融，四时若春，比之抱病而富且贵，则已霄壤之间矣。况能进进不已，则非常人所可知也。但于名利场中，得失任命，知止知足，则渐入道乡也。道者，非特寂寂枯槁之谓也。如所谓素富贵，则行此道于富贵。素贫贱，则行此道于贫贱尔。关尹子曰：圆尔道，方尔德，平尔行，锐尔事。孔子曰：志于道，据于德，依于仁，游于艺。故内外三圣之言，未尝不契。盖艺为应世之术，故曰锐利乃事。仁为泛爱之常，故曰平尔行。德方则不移，而有所得于心，有所据于事。道圆则通而不执，故无所不容。而德行广大，志无不在也。何尝尽废诸事，然后谓之摄养哉？特消息否泰而行之藏之，量其才能而负之荷之。以不流于物，故谓之摄。以安其分，故谓之养。抱朴子云：若才不逮而强思，力不胜而强举，深忧重恚，悲哀憔悴，喜乐过度，汲汲所欲，戚戚所患，谈笑不节，兴寝失时，挽弓引弩，沉醉呕吐，饱食即卧，跳走喘乏，欢呼哭泣，皆为过伤，此古人所戒之文。况夫风前月下，竹径花边，俯仰伤怀，杯余疏散，进退失度，或冲烟冒瘴以求荣，呼吸杂邪，停留宠辱，饮食共味，荏苒暴患，各有治条。当斯之时，即回光返照，少驻元神，以行药力，毋复纵聪明以凌烁粗工，而自取多事也。呜呼！三皇大圣，日总万机，而又能拳拳于天下民瘰，下礼折节于方外士，而讲道论医以广其传。今之学者一身未知所以自治，而以人治之，则孰为多乎？

而况又欲为治人者，难矣哉。余尝作返朴论，其辞有云：倏与忽欲报混沌之德，而相与谋曰：人皆有七窍，以为食息，而混沌独无，尝试凿一窍，七日而混沌死。有客对余曰：吾有术以起混沌之死，但一年修一窍，七年而混沌复生。余曰：固哉之学也。何以为夸尚乎？吾能以一息回混沌之生，而息息与之俱生，故视斯明，听斯聪，言斯辩，而余未尝以有视聪与言，而人亦未尝以余为聪明与辩，固不补其凿而混沌自全。夫是之谓聪明与辩，高明之士，能于此处具眼，则养生必有主也。不摄之方，并类其次。

论衰老

少年既往，岁不我与。孔子曰：及其老也，血气既衰，戒之在得。盖因马念车，因车念盖，未得则虑，得之亦虑，失之趑趄，嗫嚅而未决，癙痵惊悸而不安。夫二五之精，妙合而凝，两肾中间，白膜之内，壹点气动，大如箸头，鼓舞变化，开阖周身，熏蒸三焦，消化水谷，外御六淫，内当万虑，昼夜无停，八面受攻，由是神随物化，气逐神消，荣卫告衰，七窍反常，啼号无泪，笑如雨流，鼻不嚏而涕出，耳无声而蝉鸣，吃食口干，寐则涎溢，溲不利而自遗，便不通而或泄。由是真阴妄行，脉络疏涩，昼则对人瞌睡，夜则独卧惺惺，故使之导引擦摩，以通彻滞固，嗽津咽液，以灌溉焦枯。若叩齿集神而不能敛念，一曝十寒，而徒延岁月。虽云老者非肉不饱，肥则生风。非帛不暖，暖则多淫。侥幸补药者，如油尽添油，灯焰高而速灭。老子云：以其厚生，所以伤生也。况有明修礼貌，暗伏奸雄，曲蘖腐其肠胃，脂粉惑其清真，孤阳独盛，水谷易消，自恃饮啖过人，恣造欺天之罪，宿缘既尽，恶报临头，其或厌饫沉酣，身居勤俭，志益贪婪，方聚龟毛之坛，忽作女子之梦。宋齐丘化书云：怪吝者化为狗，暴勇者化为虎，虽然身未迁谢，业已成行矣。先贤诗云：克己工夫未肯加，吝骄封闭缩如蜗，

试于静夜深思省，剖破藩篱即大家。先贤戒曰：积金以遗子孙，子孙未必能守。积书以遗子孙，子孙未必能读。不如多积阴隙于冥冥之中，以为子孙长久之计。庞居士诗云：北宅南庄不足夸，好儿好女眼前花，忽朝身没一丘土，又属张三李四家。张紫阳诗云：人生虽有百年期，寿夭穷通莫预知，昨日街头方走马，今朝棺内已眠尸。妻财遗下非君有，罪业将行难自欺，大药不求难得遇，遇之不炼更迷痴。盖年老养生之道，不贵求奇，先当以前贤破幻之诗，洗涤胸中忧结，而名利不苟求，喜怒不妄发，声色不因循，滋味不耽嗜，神虑不邪思，无益之书莫读，不急之务莫劳，三纲五常，见成规模，贫富安危，且据见定。邵康节云：美酒饮教微醉后，好花须看半开时。又云：爽口物多终作疾，快心事过必为殃，与其病后求良药，孰若病前能自防。又诗云：虑少梦自少，言稀过亦稀，帘垂知日永，柳静觉风微。但看花开谢，不言人是非，何须寻洞府，度世也应迟。庞居士云：但愿空诸所有，慎勿实诸所无。余有诗云：世人用尽机关，只为贪生怕死，我有安乐法门，直须颠倒于此。晋有祁孔宾，夜间读书，忽闻窗外云：祁孔宾隐去来修饰，人间事甚苦不堪偕，所得未毫铢，所丧如山崖。晁文元公法藏碎金云：众所好者，虚名客气，究其羡财。予所好者，天机道眼，法要度门。又云：观身无物，从幻化缘生。观心无物，从颠倒想生。又云：身有安全败坏者，事之报也，即世而可见。性有超升沦坠者，行之报也，异世而不知。譬如形声之有影响，必然之理也。又云：人有疾苦，或多偶尔非因所作，无如之何？历观幻化之躯，而有甚于此者，能推此理，足以自宽。又云：仕宦之间，暗触祸机。衽席之上，密涉畏途。轮回之中，枉入诸趣。古人云：心死形活，心强身即亡。金刚经云：云何降伏其心？川老子须云：你喜我不喜，君悲我不悲，雁飞思塞北，莺忆旧巢归，秋月春花无限意，个中只许自家知。虚静天师云：灵岩皎洁似冰壶，

只许元神里面居，若向此中留一物，平生便是不清虚。老子云：虚其心，实其腹。是皆融智慧点聪明，而宅天和以却百邪者也。岂比夫三千六百傍门小法，加之于万境煎熬之心，而头上安头。又以金石草木刚烈之剂，饵之于丧津枯涸之体，而求补益哉？历观前人以不仁成家，以仁而保家者有之矣。如以不仁而得，复以不仁而守者，祸不旋踵也。晋书传云：石季龙僭称帝号，发近郡男女十六万，车十万乘，运土筑华林园，扬州送黄鹄雏五，颈长一丈，声闻十余里，泛舟于玄武池，命子石宣祈于山川，因而游猎，乘大辂，羽葆华盖，建天子旌旗十有六，军戎卒十八万，出自金明门，季龙从其后宫，升凌霄观望之，我家父子如是，自非天崩地陷，当复何愁？但抱子弄孙日为乐耳。宣所过三州十五郡资储，靡有孑遗。季龙复命子石韬亦如之，出自并州，游于秦晋，宣所恶韬宠。是行也，嫉之弥甚，于是相图之计起矣。俄而宣使刺客杀韬于佛舍。又欲谋不轨，事发，季能杀之。季龙既死，其后歼焉。呜呼！季龙之富贵而不足恃，而今之碌碌者，十百之幂，又奚足以作威福而造业因哉？今虽枯槁幽栖，而衣冠出处，未尝用馂焰故事，以孔子之性与天道，不可得而闻也。故托佛以言性耳。佛云：一切山河天地，皆从如来性中流出。然则佛之一字，乃一切有情之觉灵也。实为大罗空劫，先天之祖气，即元始天尊是也。人人皆抱此灵而不自觉。故佛经云：一切众生，本来成佛，以不觉故名曰众生，以觉故名曰佛。今之地狱变相，乃唐太宗以入冥境界，命宰相阎立本图画，以示世人。余少年滑稽之时，未尝不在谈笑之下。一日在外因病困极，恍惚所见，与吾家骨肉所梦同日，境界因缘，无有少异，遂绝口不敢戏谑。后读史传语录文字，始知近代以来，王公卿士，于佛书中获大安乐者，不可枚举。故韩昌黎排之至甚，而终得法于大颠。欧阳文忠公恶之如雠敌，而亦号为六一居士。岂非自有所得，翻然而改者欤？悲夫！世人不明佛心，而溺于佛事，故梁武帝之祸，侯景至而不知，秦始皇欲仙，徐福去而不返，况夫琐琐胜事，而能胜其业障乎？夫业障之心，以酒为浆，以妄为常，念念迁谢，昼夜呼吸，共一万三千五百息，一息脉行三十，元气周身，脉行八百一十丈，寒来暑往，知诱物迷，神明流之远矣。养生之士，以此为主，则是认贼为子，岂不谬哉？故岐伯曰：出入废则神机化灭，升降息则气立孤危。易曰：精气为物，游魂为变是也。昔有二人，就余以辩生死事大者。一曰：人之有生也，赋性于天，养命于地，百年之身，仁义而已。及其终也，清魂归天，浊魄归地，夫复何疑？二曰：人之生也，以身为我，以为得强，以妄为常，虫秽之仓，愁虑之囊，或为之让，或为之攘，均为孳孳，一名残忍，一名忠良，拘之则心目外寇，纵之则血气内戕，欲持其要，莫知所长，业识茫茫，一息不来，乌知其何往？余各以一诗遣之。其一曰：原始要终理不诬，四非庄敬怕蹉跎，平生不践中庸地，一曲阳关没奈何。其二曰：超凡一句绝商量，说破教君笑断肠，一切顺违生死事，莫令厌恋作心王。有人能如此，便见养生王也。大抵桑榆之景，劳逸不同。盖劳心者甚于劳力者耳。盖为心王者，劳亦如是，逸亦如是，如鱼饮水，冷暖自知也。其余扶衰润槁之方，各类于后。

　　上夫扶衰润槁之方，与前所云不摄之方，备见养生主论，兹不具录。